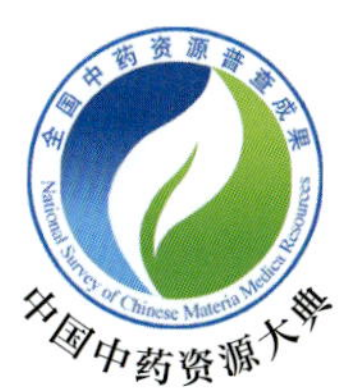

江西马头山中药资源图志

Illustrated of
Chinese Materia Medica Resources in
MATOU
Mountain

总主编　黄璐琦

主编　何国平　虞金宝

海峡出版发行集团 THE STRAITS PUBLISHING & DISTRIBUTING GROUP | 福建科学技术出版社 FUJIAN SCIENCE & TECHNOLOGY PUBLISHING HOUSE

图书在版编目（CIP）数据

江西马头山中药资源图志 / 何国平，虞金宝主编 .
—福州：福建科学技术出版社，2021.9
（中国中药资源大典）
ISBN 978-7-5335-6450-6

Ⅰ.①江… Ⅱ.①何… ②虞… Ⅲ.①中药资源－中药志－资溪县 Ⅳ.① R281.4

中国版本图书馆 CIP 数据核字（2021）第 066924 号

书　　名　江西马头山中药资源图志
　　　　　中国中药资源大典
总 主 编　黄璐琦
主　　编　何国平　虞金宝
出版发行　福建科学技术出版社
社　　址　福州市东水路 76 号（邮编 350001）
网　　址　www.fjstp.com
经　　销　福建新华发行（集团）有限责任公司
印　　刷　福州德安彩色印刷有限公司
开　　本　889 毫米 ×1194 毫米　1/16
印　　张　51
插　　页　4
图　　文　816 码
版　　次　2021 年 9 月第 1 版
印　　次　2021 年 9 月第 1 次印刷
书　　号　ISBN 978-7-5335-6450-6
定　　价　598.00 元
书中如有印装质量问题，可直接向本社调换

编委会

总主编

黄璐琦

主　编

何国平　虞金宝

副主编

余　炅　王小青　吴和平　吴跃进　吕武清　何小群

编　委

（按姓氏笔画排序）

王亚敏　文　萍　邓绍勇　田莹莹　朱培林　李才堂

李　雪　李雪微　李　晶　杨海燕　吴先昊　宋友昕

张　娣　张媛媛　陈　乐　陈星星　陈　超　罗晓敏

郑明敏　赵诗云　胡燕珍　袁源见　黄　斌　康　明

彭智祥　曾慧婷　蔡妙婷　廖卫波　熊　宇　戴　迪

编写单位

江西省中医药研究院

参与单位

江西马头山国家级自然保护区管理局

江西省林业科学院

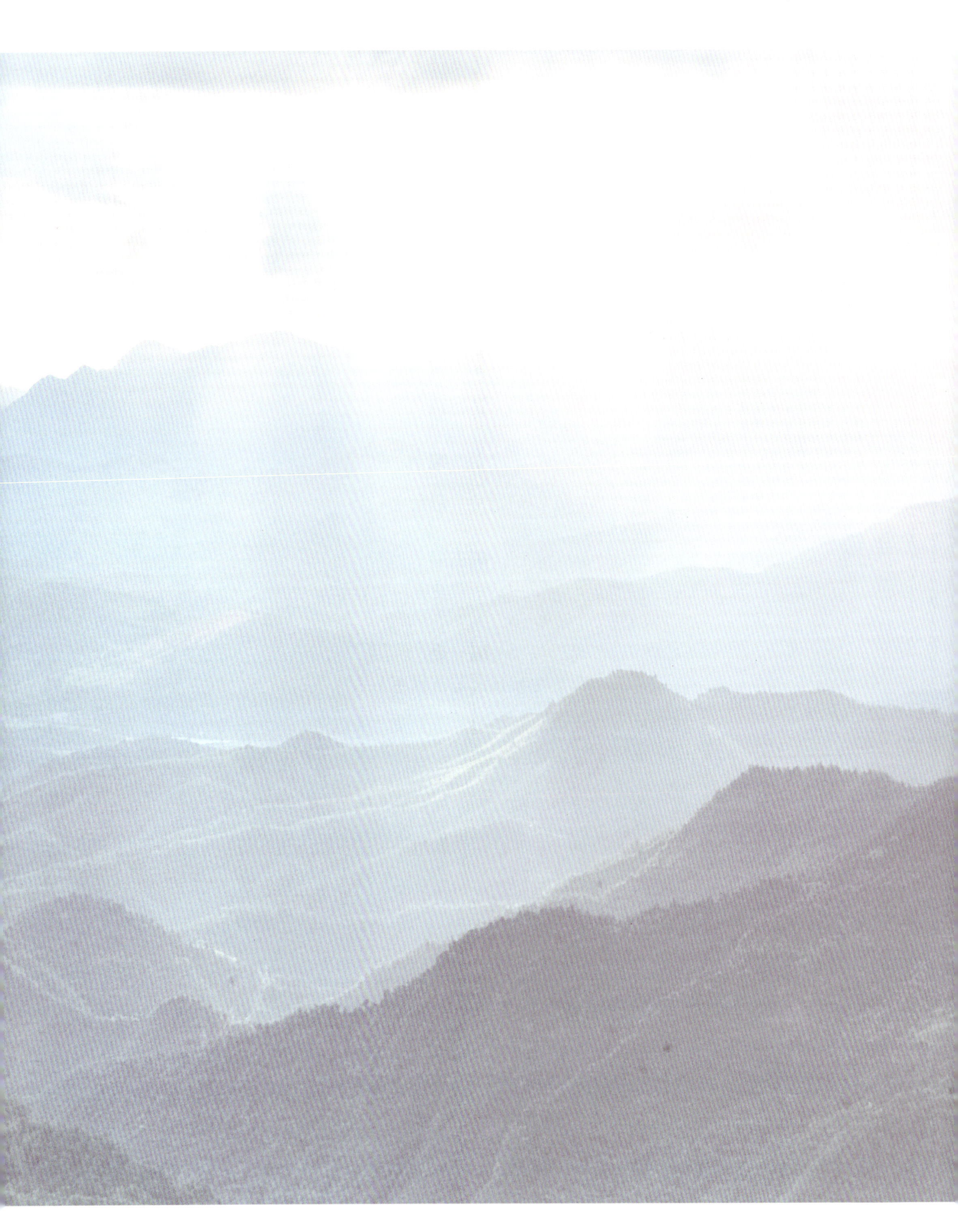

前言

Preface

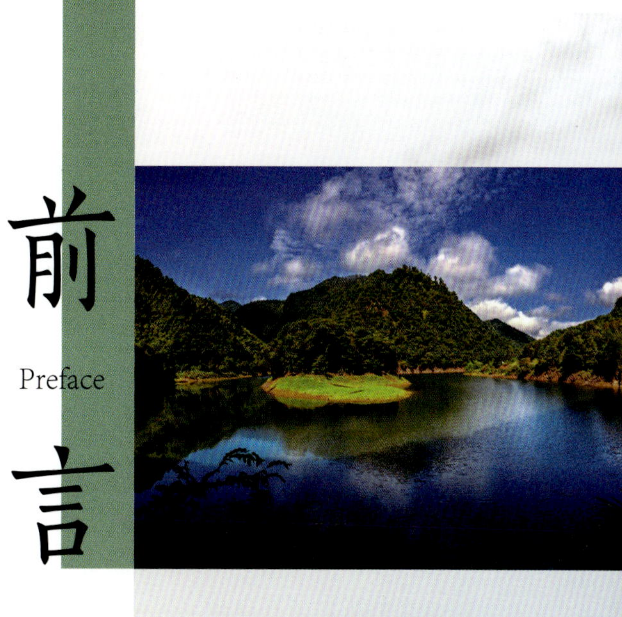

中医药历史悠久，早在商代的甲骨文中就有了中医药治疗疾病的记载。中医中药在长期的医药实践中得到充实和发展，形成了自身独具特色的理论体系，为中国人民的保健事业和中华民族的繁荣昌盛作出了巨大的贡献。中药资源是中医药发展的重要物质基础，只有好的中药材才能生产出好的药品，进而保证临床疗效。然而，随着人们对中医药需求的不断增长，以及对野生中药材资源的过度采挖，导致有些中药材，特别是名贵中药材野生资源濒临灭绝。2016 年，中国中医科学院设立名贵中药资源可持续利用能力建设项目以实现中药资源基础数据在更广的范围内共享，同时设立了子课题，确定以江西马头山国家自然保护区为调查对象，通过对保护区以名贵中药材为主的野生中药资源进行普查，为地方名贵中药等野生资源的保护、合理开发利用与中药产业的发展奠定基础。

马头山自然保护区自然地理条件优越，地形复杂，微地貌多，森林覆盖率达 97.43%，气候属亚热带湿润季风气候，以其得天独厚的水文和气候，孕育了丰富的野生动植物资源。保护区现已记录有高等植物 2483 种，动物 1306 种。通过对保护区内的野生中药资源进行调查，采集区域内腊叶植物标本 792 种，在现有植物品种基础上发现江西新记录种 1 种（香港绶草），马头山新记录种 5 种，调查到药用植物 689 种，

其中收载入《中华人民共和国药典》（以下简称《中国药典》）的常用中药142种，占所调查药用植物的20.61%，珍稀濒危保护药用植物42种，调查到的特色药用植物资源有粉防己、苦参、花椒、通脱木、细梗香草、绵萆薢、金钱蒲、郁金、蘘荷、见血青、福参等。

本书是江西省第四次全国中药资源普查取得阶段性成果的印证，也是马头山自然保护区药用动植物资源的精彩呈现，由于各种原因，本书收录其中的药用植物689种，药用动物17种，简明扼要地介绍了每种中药资源的标本采集号、别名、形态特征、适宜生境、资源状况、入药部位、采收加工、功能主治等，对有凭证标本的植物附标本采集号，并对一些特色药用资源加注评述，书中每一种野生药用植物的分布情况数据，均为普查过程实际调查成果。本书附有2000多幅动植物形态特征图，图片珍贵而精美，直观、形象、生动地体现了野生药用动植物形态和特征，是马头山中药资源调查过程中拍摄的一手资料。本书可为从事野生中药资源保护与管理，以及中医药教学、科研、生产工作的人员提供参考。

在本书编写过程中，得到了江西马头山国家级自然保护区管理局和江西省林业科学院的大力支持和积极参与，谨在此表示衷心的谢意。本书是集体劳动的结晶，参加中药资源普查、照片拍摄的队员和参与编写、审阅、校订等工作的人员众多，承蒙大家精诚团结、同心同德、密切合作，本书编写工作才得以顺利完成。对此，一并致以真诚的敬意和深切的感谢！

由于编者在经验、水平和条件等诸多方面存在不足，书中如有不尽完善之处，敬请海内博雅之士不吝指正，我们将集思广益，不断改进。

编写说明

Instruction

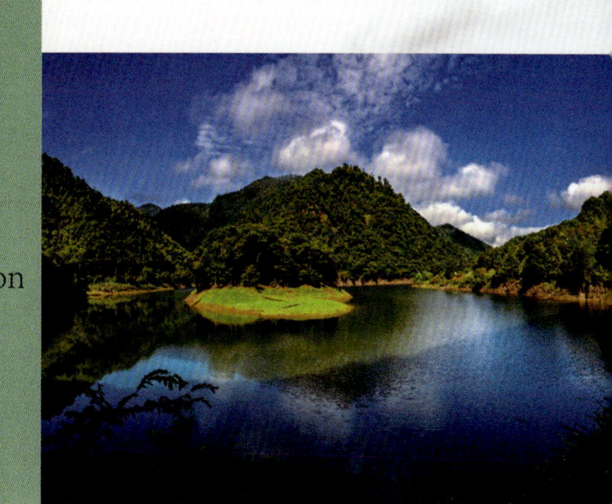

本书主要分为总论和各论两部分，总论介绍马头山国家自然保护区自然地理与人文历史概况、中药资源普查概况、中药资源概况等；各论收录在马头山国家自然保护区所调查到的中药资源706种，其中药用植物资源（689种）、动物资源（17种），每种中药资源介绍包括标本采集号、别名、形态特征、适宜生境、资源状况、入药部位、采收加工、功能主治、评述等内容。同时附上每种中药资源的彩色图片，所有图片均由普查队员拍摄并提供。资料不全者项目从略。此外，书末附有马头山珍稀与新记录种图录、马头山道地药材彩色图录，以及中文名笔画索引、拉丁学名索引。

（1）条目名。药用植物科名、中文名主要参考《中国植物志》，同时附上对应的拉丁学名；药用动物科名、中文名参考《中国动物志》《中国药典》。植物类中药资源689种，按植物分类系统排列，其中蕨类植物按秦仁昌系统（1978年）排序，裸子植物按郑万钧系统（1978年）排序，被子植物按恩格勒系统（1964年第12版）排序。动物类中药资源17种，按低等到高等排序。

（2）标本采集号。即在普查中该物种的标本采集号，编号格式：资溪县行政区划代码（361028）+采集日期（6位，YYMMDD）+序号（001-999）+LY（腊叶标本）。

（3）别名。为药用植物或动物历史习惯叫法，首选地区常用的别名。

（4）形态特征。简要描述该药用植物或动物的形态，突出其鉴别特征。植物描述内容主要为生活型、习性、营养器官（根、茎、叶）、繁殖器官（花序、花的结构、果实、种子）、花期、果期。

（5）适宜生境。简要记述分布区域的海拔高度、地形地貌、周围植被、土壤等。

（6）资源状况。简要记述该中药资源在保护区的主要分布区域，具体到小地名（功能区、山名、河流等）。野生资源蕴藏量情况采用“常见、少见、罕见”等描述。简要记述栽培资源的情况。

（7）入药部位。简要描述该中药资源的入药部位，并在其后附上对应的药材名。若存在多个入药部位，则《中国药典》收载的入药部位优先载入，并与“采收加工”“功能主治”一一对应。

（8）采收加工。为保障该药用植物或动物的安全有效应用，根据其生长特性，依次记述药用部位的采收时间（如月份、季节）、方式与简要的加工方法。

（9）功能主治。记述药物的功能和主治病证。

（10）评述。记述本种的毒性、本种在分类方面的最新进展、本种的鉴别要点（本种与近似种的重要区别）、其他用途、地方用药特点、资源可持续发展和利用的建议等需要附加说明的内容。该项为非必需的拓展性内容，旨在丰富本书。

（11）拉丁学名表示方法。生物学中拉丁学名的属名和种名排斜体，包括亚属、亚种、变种等，附在属种名称中的各种标记及命名人排正体。

（12）参考资料。本书中入药部位、采收加工、功能主治各栏目内容，查阅的参考资料先后顺序为《中国药典》（2020 年版一部）、《中华本草》、《中药大辞典》、《中药志》以及地方中药材标准等。

（13）数字、单位及标点符号。

①数字用法按国家标准《出版物上数字用法的规定》（GB/T 15835—2011）执行。

②计量单位一律按国家发布的《中华人民共和国法定计量单位》及《量和单位》（GB 3100—3102—1993）执行。

③标点符号按国家标准《标点符号用法》（GB/T 15834—2011）使用。

目录

Contents

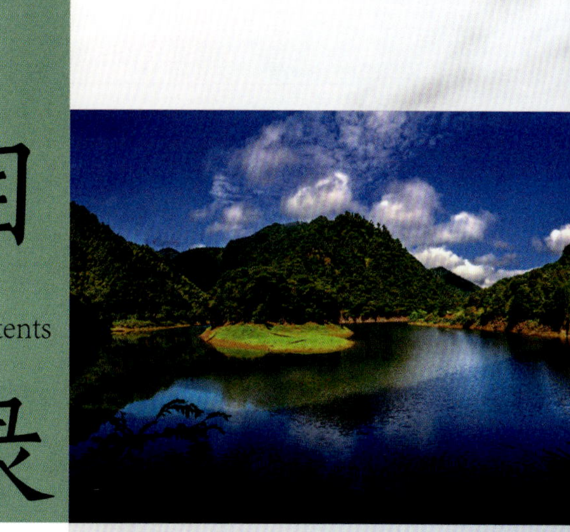

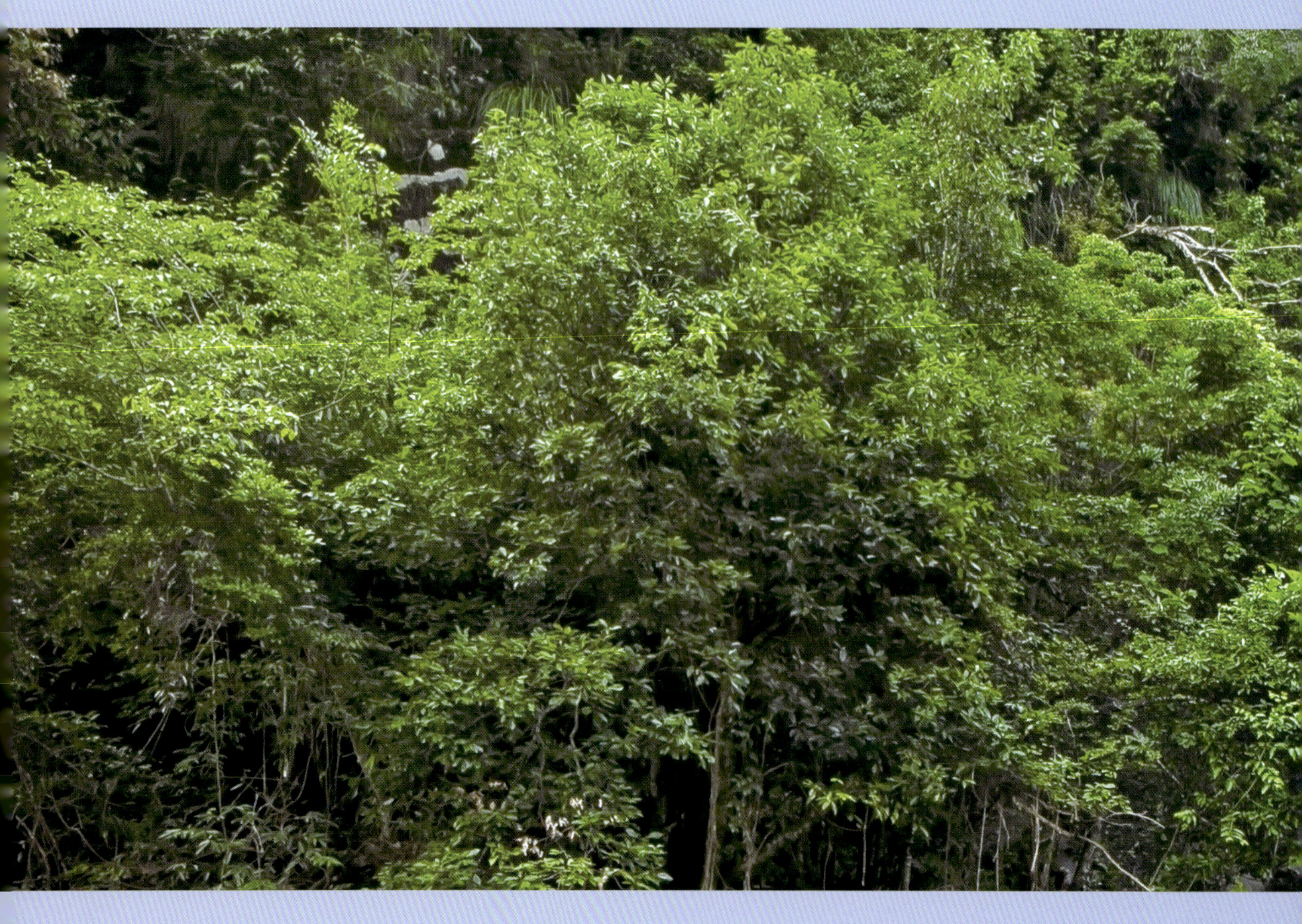

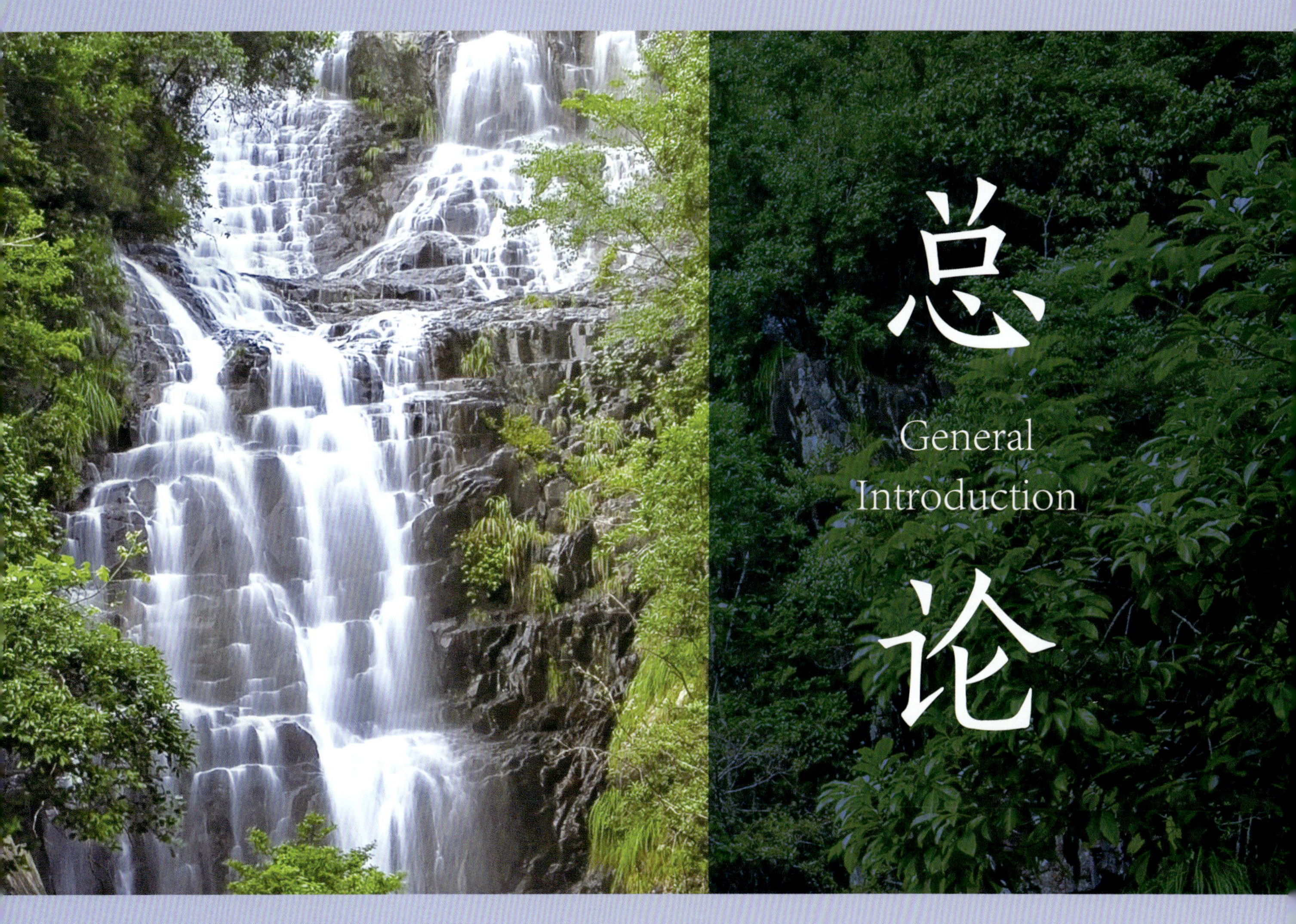
总
General
Introduction
论

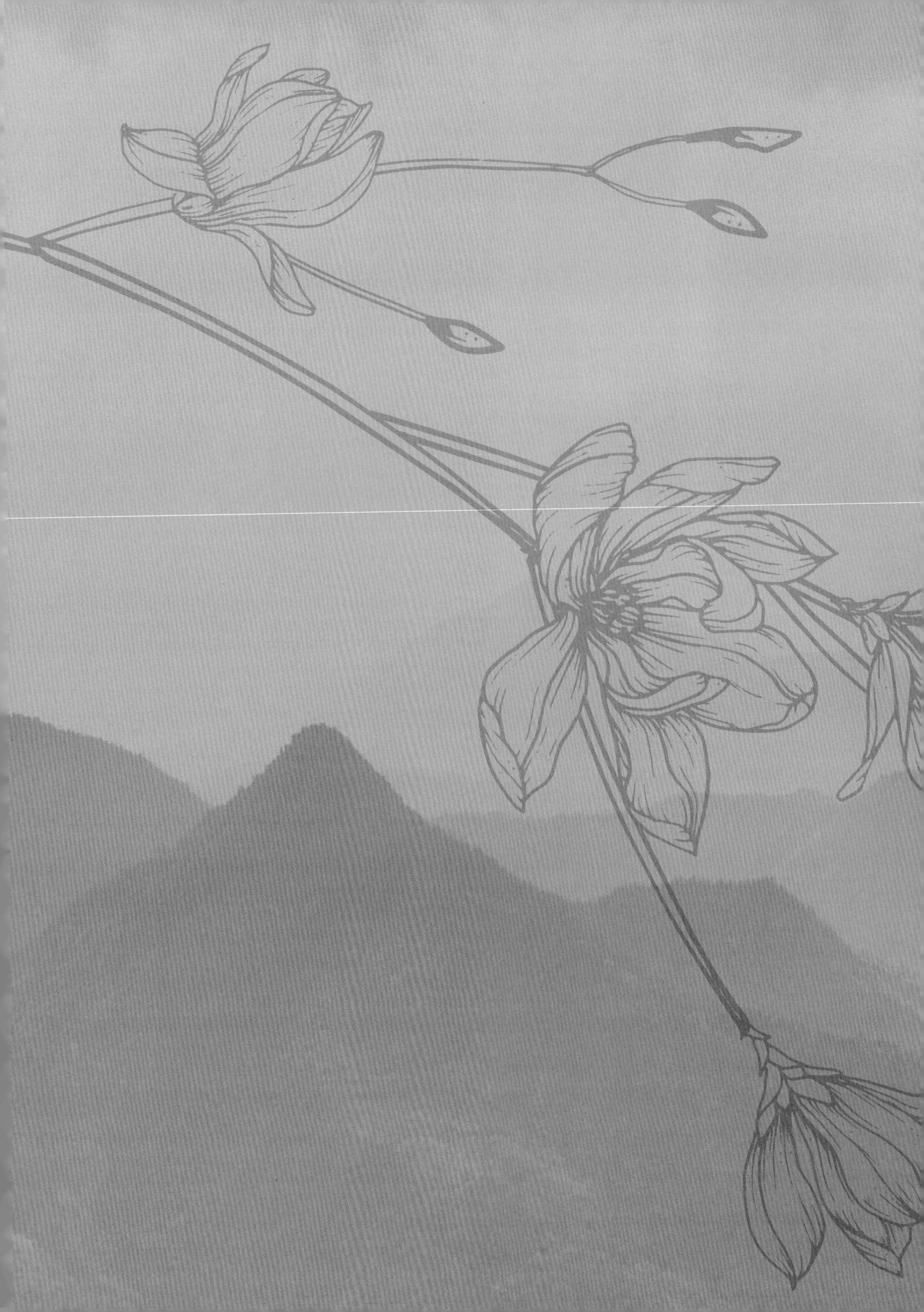

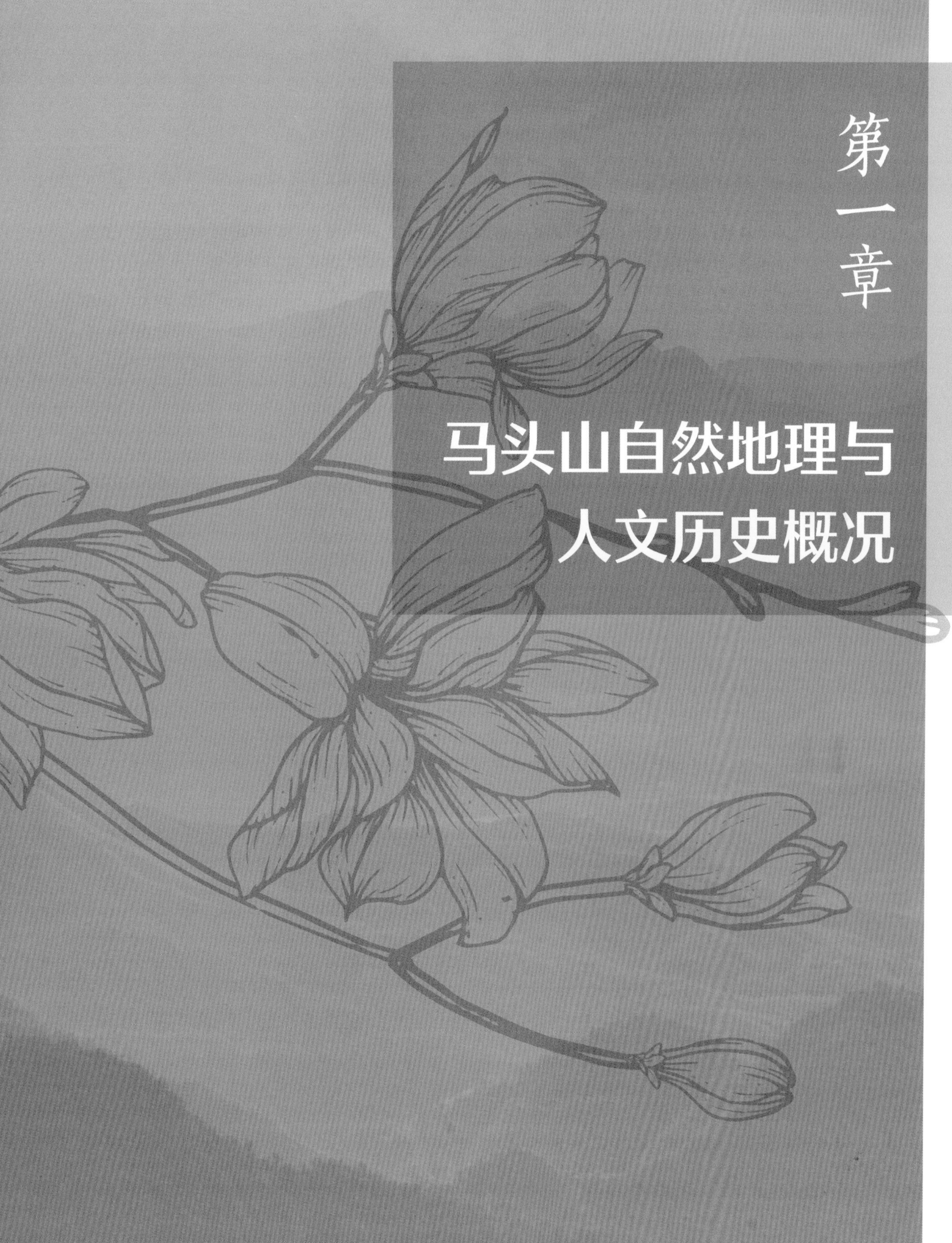

第一章

马头山自然地理与人文历史概况

第一节

马头山自然地理概况

江西马头山国家自然保护区位于江西省资溪县的东北部，地处闽赣交界的武夷山脉中段西麓，地理坐标为东经 117° 09'36"~117° 17'59"，北纬 27° 42'50"~27° 52'49"。保护区基本以山脊为界，东南面以武夷山脉主山脊与福建省光泽县为界，平均海拔约为 1000m；北邻江西省贵溪市，平均海拔约为 800m；西接资溪县马头山镇的山岭村、斗垣村，平均海拔约为 700m。保护区总面积 13866.53hm^2（20.8 万亩），其中核心区 4286.08hm^2，占保护区总面积的 30.9%；缓冲区 3438.72hm^2，占 24.8%；实验区 6141.73hm^2，占 44.3%。保护区下设昌坪、双港口、东源和郑家 4 个管理站。

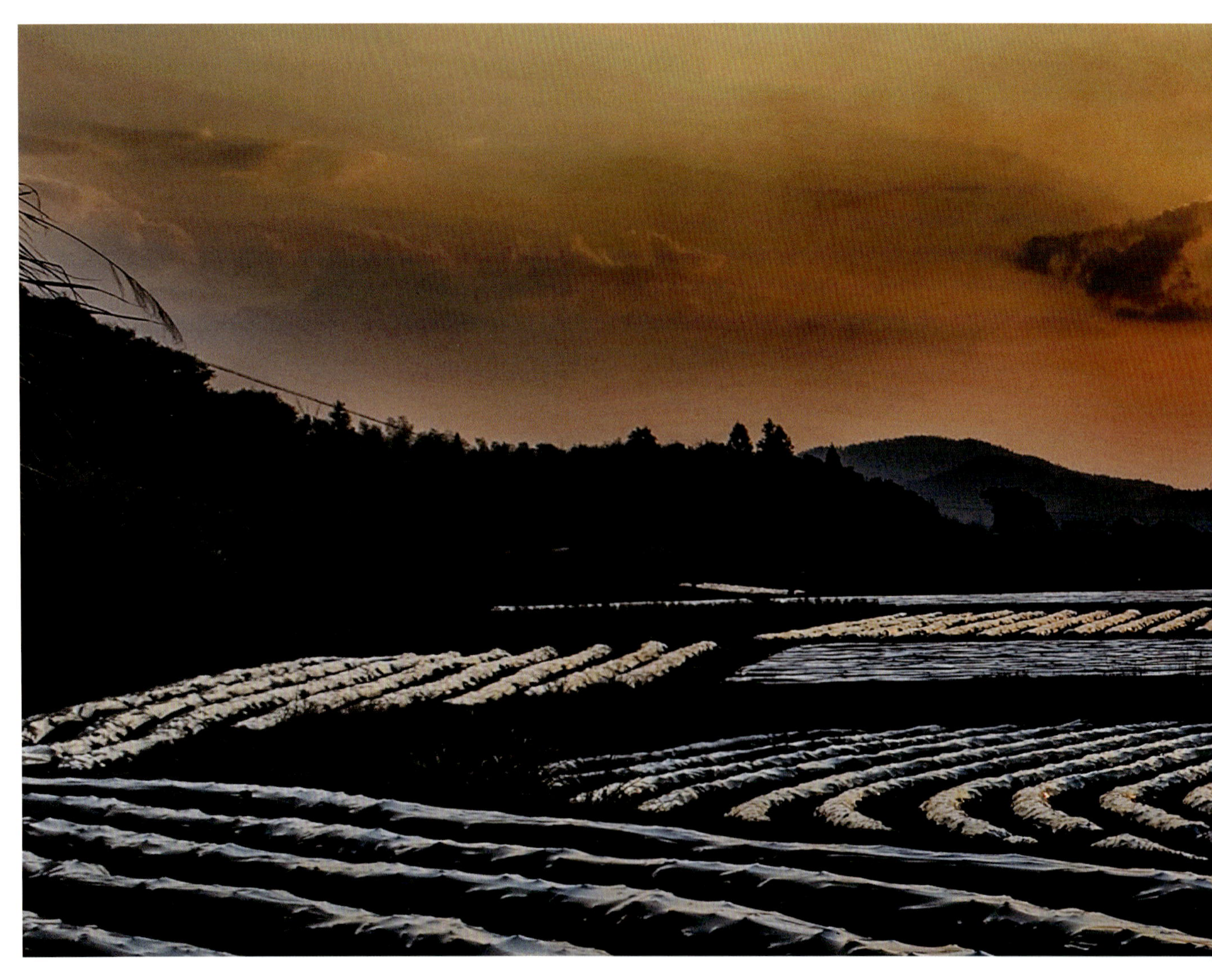

一、

地质地貌特征

保护区的地形地貌为相对封闭独立的盆地，是武夷山脉最偏僻、自然性最好、自然生态系统保存最完整的区域之一。保护区位于欧亚大陆板块东南部新华夏构造体系第二隆起带上，地质层大部分为燕山期花岗岩。地貌特点总体上属于构造切割与流水侵蚀形成的火山岩型山地，属于以中山为主的中低山地貌区。

二、

气候

保护区气候属亚热带湿润季风气候，年均气温 16~18℃；最冷月 1 月的平均气温为 5.7℃，最低气温为 2.4℃；最热为 7 月，平均气温 27.8℃，最高气温 34.4℃。保护区为江西最大降雨地之一，形成明显小气候，年平均降雨量为 2014.7mm，但季节分配不均，主要集中在春、夏两季。年均相对湿度 83%，年均日照为 1597.6h，年均无霜期为 270 日，年均雾日为 88 日。

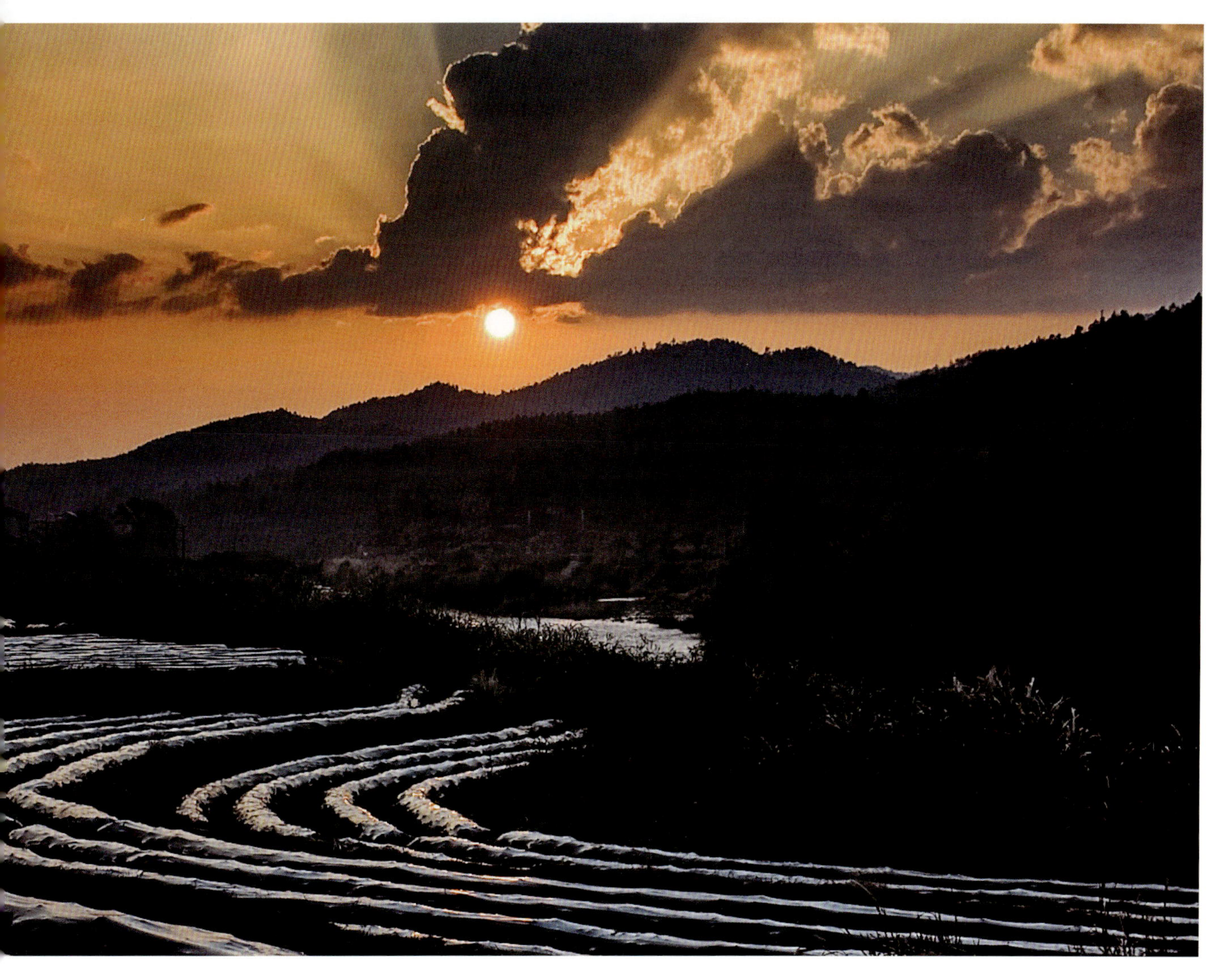

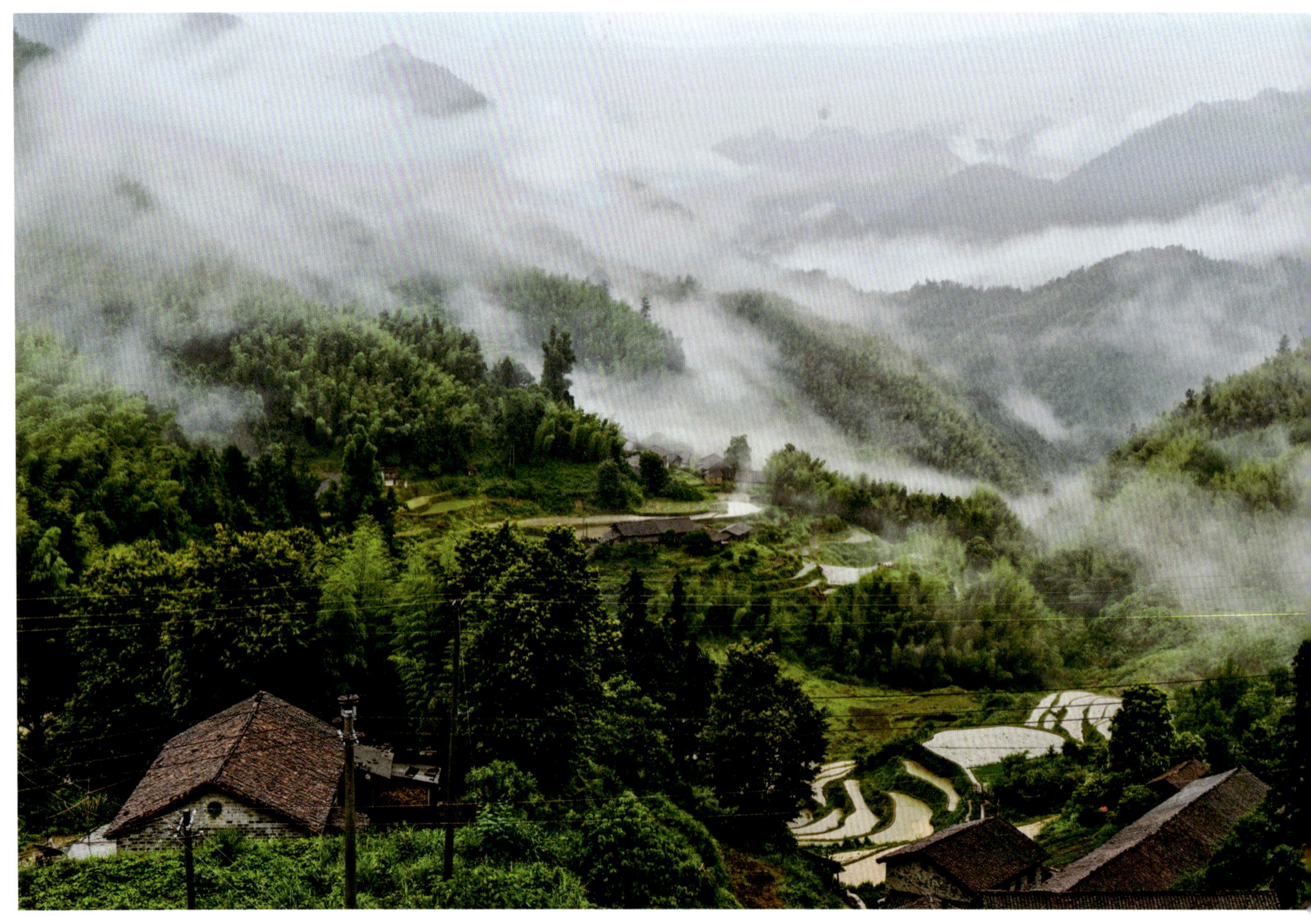

三、水文

保护区是鄱阳湖五大河流之一——信江的最大支流泸溪河的源头地区之一。由于受武夷山主脉西北向倾向和该地区北东构造断裂的共同影响，发源于保护区的3条河流几近平行地自东南向西北方向延伸，纳入资溪县最大河流——泸溪河后又自西南向东北方向流出县境，与发源于贵溪市的上清河汇合后流经贵溪市龙虎山镇、余江县邓埠镇，最后在余江县锦江注入信江。

四、土壤

保护区土壤垂直分布明显，海拔400m以下地区主要是山地红壤；海拔400~600m地区为山地黄红壤；海拔600~1120m地区主要是山地黄壤。

五、动植物资源

保护区森林植被以天然常绿阔叶林为主，森林覆盖率达97.43%。优越的自然地理条件、复杂的地形、

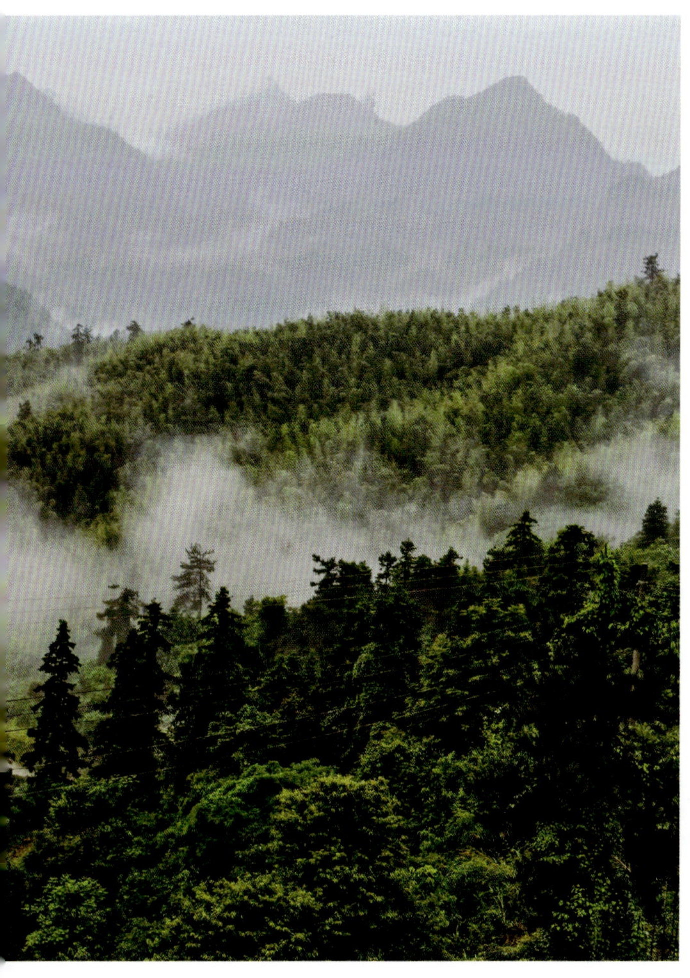
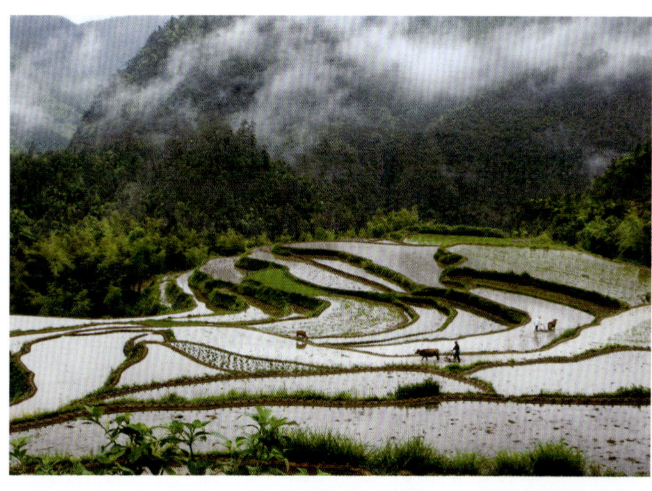
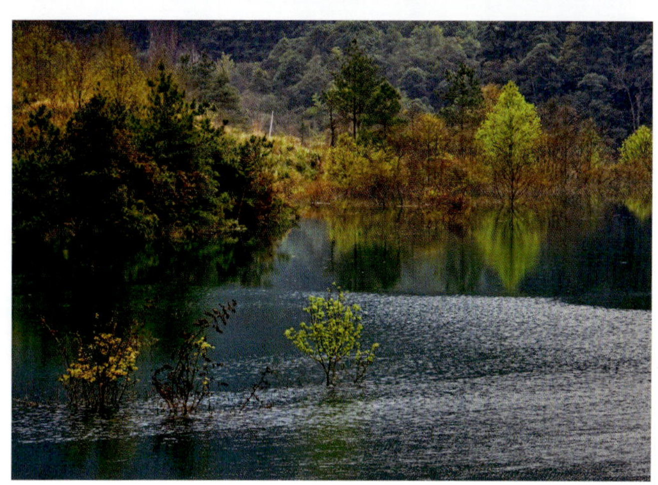

丰富的微地貌以及优越的水热和气候条件，是野生动植物资源孕育的摇篮。区内植物物种、群落及植被具有典型性、稀有性、古老性和完整性等特点。据文献记载，区内有高等植物 2483 种，其中珍稀濒危乔木树种 45 科 124 种，国家重点保护野生植物（Ⅰ级）有南方红豆杉、伯乐树、莼菜、报春苣苔等 4 种；国家重点保护野生植物（Ⅱ级）有长叶榧、福建柏、樟树、闽楠、浙江楠、翅荚木、野大豆、花榈木、蛛网萼、榉树、毛红椿、香果树等 16 种；列入《中国植物红皮书》的濒危植物有美毛含笑、南方铁杉、八角莲、黄山木兰、短萼黄连、银鹊树、银钟花、紫茎等 21 种。区内陆生脊椎动物 27 目 91 科 387 种。其中国家重点保护野生动物（Ⅰ级）有白颈长尾雉、黄腹角雉、金雕、云豹、豹、黑麂 6 种；国家重点保护野生动物（Ⅱ级）有苏门羚、黑熊、猕猴、白鹇等 48 种。动物的区系组成复杂，这与马头山国家自然保护区的地貌和小气候多样性有关，根据分析，马头山自然保护区动物区系特征表现为物种多样、珍稀濒危动物种类多、区系组成复杂等特点，因此，保护区动物区系在江西区系中具有重要的意义。

保护区内珍稀植物古老名木树种多且树龄长，区内最大特色是以珍稀濒危植物为主要成分或建群种的天然群落多，面积大。美毛含笑为马头山国家自然保护区特有物种，是一种树形优美的观花观叶树种，2004 年出版的《中国物种红色名录》将其定为“极危种”；保护区内还保存有完好的杉木原生性天然林群落。

第二节

马头山人文历史概况

一、人文概况

保护区内地形复杂，地势陡峭。核心区和缓冲区内无耕地和居民点，人迹罕至。实验区有少许居民点，总户籍人口 998 人，大部分人员在外地经营面包店等第三产业，实际居住人口仅 365 人。保护区人口密度仅 2.6 人 /km^2，人为干扰较少。保护区内无交通干道，林区公路全长 43km。区内无工业企业，水源洁净，空气清新，旷野幽深，自然环境保存完好。

二、历史沿革

1980 年，江西农业大学、原江西省林业科学研究所及原抚州地区林业局和资溪县林业局对马头山林区的森林植被、树种资源进行联合调查，认为马头山林区地处武夷山脉中段，地理位置特殊，其森林植被具典型中亚热带特征，物种资源丰富，并合力撰写了《马头山林区树种资源调查报告》和《资溪县优良速生珍贵树种资源考察报告》。

1981 年 3 月，江西省人民政府批准省农村工作委员会、省农林垦殖厅提交的《关于江西省自然保护区区划和建设问题的报告》，建议将资溪马头山林区列为自然保护区。之后的数年间，原江西省自然保护区管理办公室、原抚州市林业局、原抚州市林业科学研究所、资溪县林业局等部门，多次对马头山林区树木资源及野生动物进行调查，并形成了一系列调查报告。

1994 年 4 月，资溪县林业局根据历次调查成果在上报原抚州市林业局关于《资溪县自然保护区发展规划大纲报告》（资林政字［1994］第 47 号）中，将马头山林场郑家、危家坑、捉马坑为中心的 2850.00hm^2 的常绿阔叶林划入自然保护区，标志着马头山自然保护区的建立。

2001 年，江西省人民政府以赣府字［2001］91 号文批准将该保护区建立为省级自然保护区。

2006 年，为进一步突出对主要保护对象的保护和更好地管理自然保护区，经江西省人民政府同意，江西省环境保护局以赣环然函［2006］3 号文批准同意，确定保护区总面积为 13866.53 hm^2，调整保护区功能区划，扩大核心区面积至 4286.08hm^2，占总面积的 30.90%；自然保护区类型变更为野生生物类野生植物类型。

2005 年 12 月、2006 年 3 月，将马头山自然保护区建立为国家级自然保护区的申报项目先后通过了江西省林业厅组织的林业系统自然保护区评审委员会和江西省环境保护局组织的省级自然保护区评审委员会的申报专家论证。

2008 年，经国务院批准，马头山自然保护区升级为国家级自然保护区。

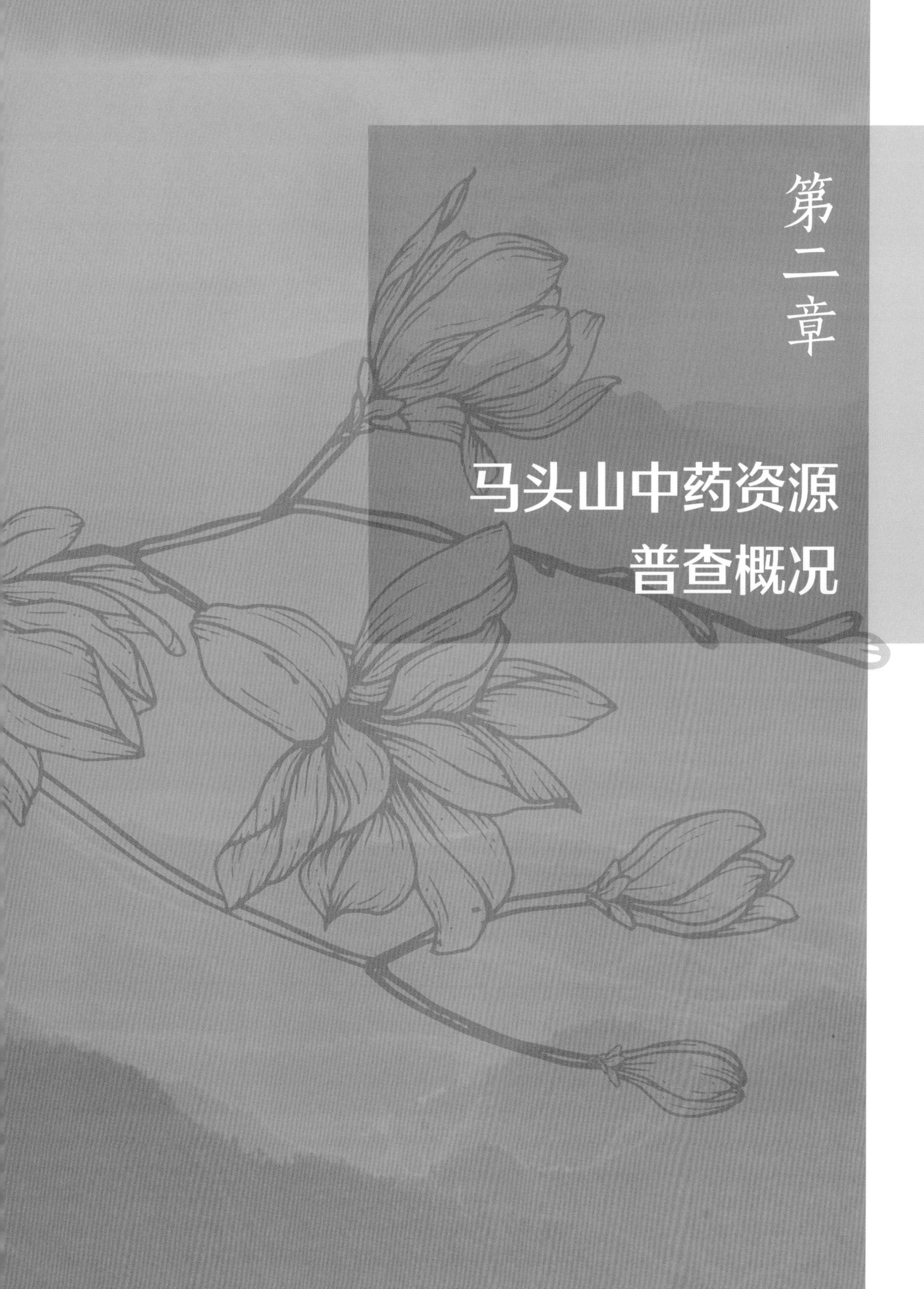

第二章

马头山中药资源普查概况

第一节

马头山中药资源普查实施情况

自 1994 年建立马头山自然保护区以来，已陆续对其自然资源开展调查，但对其药用植物资源的调查较少。为掌握保护区内药用植物资源现状，获得该区内药用植物资源的第一手数据资料，江西省中医药研究院中药资源普查队分别于 2017 年 4 月、2017 年 7 月、2017 年 9 月、2018 年 5 月、2018 年 8 月和 2018 年 11 月对保护区内药用植物进行了总计 6 次、历时一年半周期的实地调查，并对调查结果进行整理和分析，以期为保护区内药用植物资源的合理开发、利用和保护提供参考。

一、外业调查

采用样线调查，按不同方向、不同海拔和不同生境对保护区中昌坪、双港、东源和郑家 4 个管理站所管辖区域进行调查，采集具植物学特征的药用植物标本，记录采集地点、经纬度、海拔等信息并拍照。共调查到药用植物近 900 种，采集具植物学特征的药用植物标本 143 科 451 属 792 种。

二、内业整理

参考《中国植物志》《Flora of China》《江西植物志》《江西马头山自然保护区科学考察与研究（2005年版）》等资料对野外采集的标本进行鉴定，腊叶标本压制和制作，数据整理和分析。已完成数据的统计与分析工作，并发表相关论文 2 篇，同期完成《江西马头山中药资源图志》的书稿编写工作。

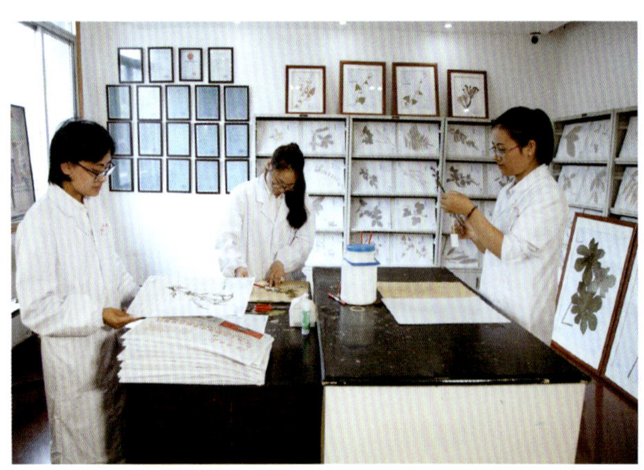

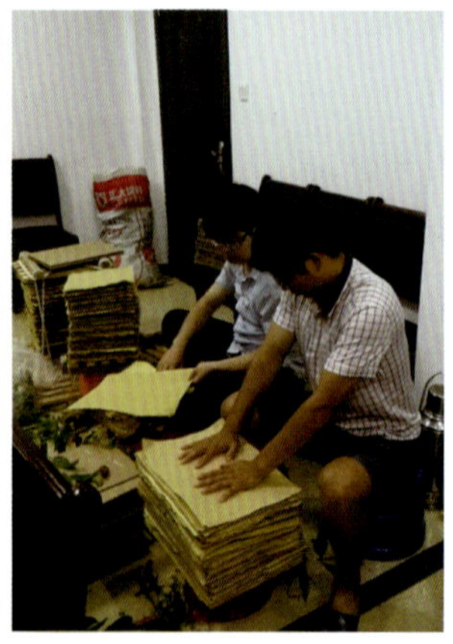

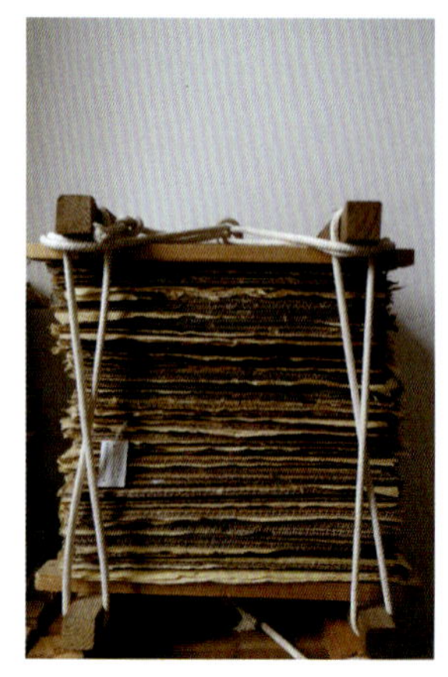

第二节

马头山药用植物重点物种保存圃及中药资源科普基地建设情况

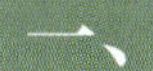

一、江西省药用植物重点物种保存圃（马头山基地）建设（2017~2018年）

重点针对在马头山国家自然保护区及其周边地区中药资源普查过程中发现的新物种和新记录种等，通过药用植物重点物种保存圃建设，采用活体栽培保存、种子保存或者试管苗保存等方式，保存药用植物种质资源。

1. 珍稀濒危野生中药物种保护园

该园建设面积约10亩，主要将马头山国家自然保护区内的珍稀濒危野生中药物种，如白及、短萼黄连、八角莲、铁皮石斛、七叶一枝花、南方红豆杉、青钱柳、香榧等移栽至该保存圃进行异地种植和保护。

2. 中药材种植基地种植品种保护园

该园拟建设面积约20亩，主要保存江西省境内中药材种植基地所种植中药材品种。拟引种60个品种以上，每个栽培品种的种植面积为50m^2。

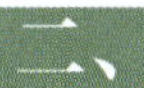

二、中药资源科普基地建设

通过中药材野生品种科普园、中药标本馆等项目的建设，形成马头山国家自然保护区中药资源科普基地，对所有种植品种及标本制作展示牌或标本牌，展示中药资源科普教育的内容，完善科普教育的功能。

1. 中药材野生品种科普园

该园拟建设面积约50亩以上，主要集中保存马头山国家自然保护区内除珍稀品种以外的中药材野生品种，兼引种部分马头山以外的江西省境内野生中药材品种。

2. 中药标本馆

该馆收集或制作各类中药材腊叶标本，设立以马头山国家自然保护区中药资源为主的中药标本展示馆。

3. 中药材体验园

该园拟建设面积约20亩，种植品种约100种，每种种植面积约50m^2，且以花色较鲜艳的中药材基原植物为主。该园种植植物主要用于市民或青少年学生进行标本采集、制作以及中药材采收，以体验中药材标本制作和中药材采收全过程，并设立传统中药炮制工具展览室，体验中药炮制的过程，为社会提供优质的科普宣传教育平台。

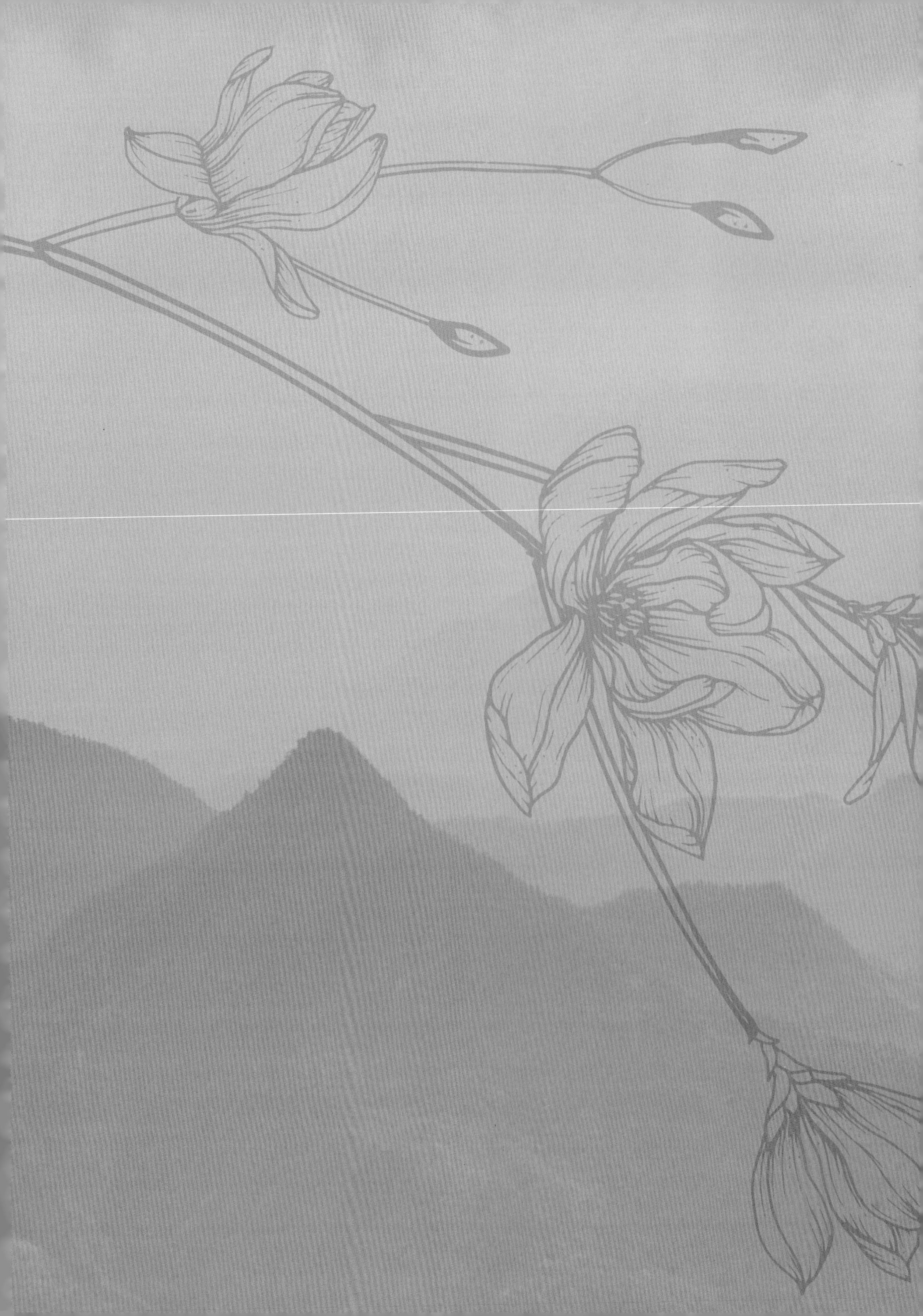

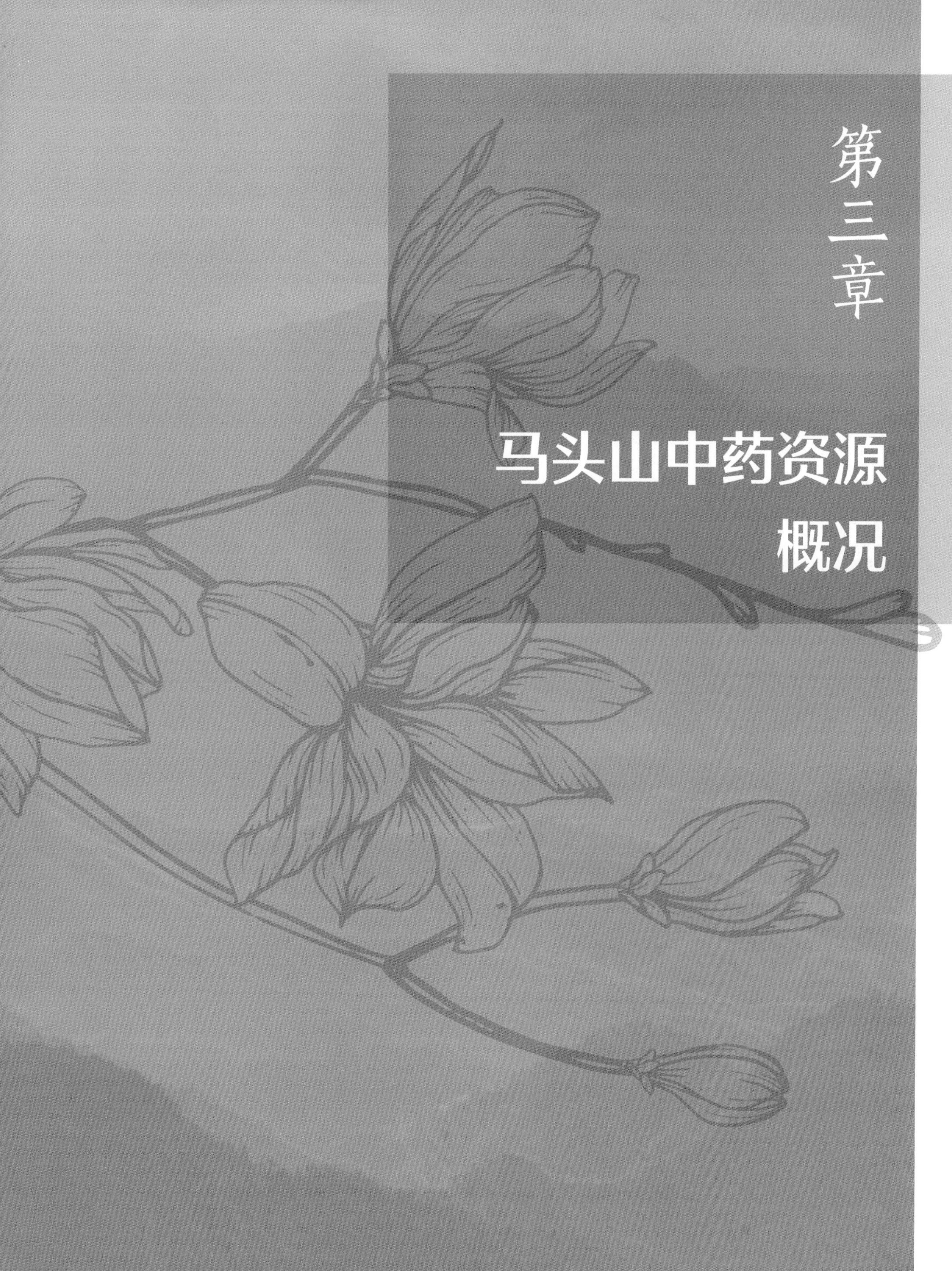

第三章

马头山中药资源概况

第一节

马头山药用植物资源概况

一、药用植物资源概况

通过调查，马头山自然保护区共采集药用植物689种，隶属151科449属。其中蕨类植物21科29属38种，裸子植物6科8属8种，双子叶植物106科355属561种，单子叶植物18科57属82种（表1）。各科所含物种数分散，少则1种，多则36种。其中含20种以上药用植物的优势科为菊科（36种）、豆科（34种）、蔷薇科（31种）、唇形科（24种）、茜草科（22种）、百合科（18种）。药用植物种类较集中的优势属有悬钩子属（11种）、冬青属（10种）、珍珠菜属（8种）、紫珠属（8种）、榕属（7种）、薯蓣属（7种）、苎麻属（7种）、荚蒾属（6种）、铁线莲属（6种）。

表1　马头山自然保护区药用植物分类群组成

类别	科		属		种	
	数量	占比/%	数量	占比/%	数量	占比/%
蕨类植物	21	13.91	29	6.46	38	5.52
裸子植物	6	3.97	8	1.78	8	1.16
双子叶植物	106	70.20	355	79.06	561	81.42
单子叶植物	18	11.92	57	12.69	82	11.90

马头山自然保护区药用植物生长环境多数为针阔混交林、竹林、阔叶林，本项野外调查的海拔分布主要集中于100~750m。调查结果显示，其中药用植物草本记录有376种，包括一、二年生及多年生药用草本植物，占所调查药用植物的54.65%；灌木有129种，占所调查药用植物的18.75%；乔木有93种，占所调查药用植物的13.52%；灌木或乔木有44种，占所调查药用植物的6.40%；木质藤本有46种，占所调查药用植物的6.69%（表2）。

表2　马头山自然保护区药用植物不同生活型的统计

类别	总量	占比/%
草本	377	54.72
灌木	129	18.74
乔木	93	13.50

续表

类别	总量	占比 /%
灌木或乔木	44	6.39
木质藤本	46	6.68

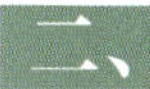

常用药用植物

常用药用植物是指收载于《中华人民共和国药典》（以下简称《中国药典》）且具有较高药用价值的植物种类。调查表明，保护区共有收载于《中国药典》的药用植物 73 科 126 属 142 种，占所调查药用植物的 20.61%，其中含 5 种以上药用植物的优势科为菊科（9 种）、唇形科（8 种）、蔷薇科（8 种）、豆科（6 种）、百合科（5 种）、蓼科（5 种）、马鞭草科（5 种）。药用蕨类植物有海金沙 *Lygodium japonicum* (Thunb.) Sw.、槲蕨 *Drynaria roosii* Nakaike、卷柏 *Selaginella tamariscina* (P. Beauv.) Spring、石松 *Lycopodium japonicum* Thunb. ex Murray、石韦 *Pyrrosia lingua* (Thunb.) Farwell、紫萁 *Osmunda japonica* Thunb. 等；药用裸子植物有银杏 *Ginkgo biloba* L.（多为引种栽培）、马尾松 *Pinus massoniana* Lamb. 等；药用被子植物 133 种，其中资源分布广、蕴藏量较大的野生药用植物资源有淡竹叶 *Lophatherum gracile* Brongn.、车前 *Plantago asiatica* L.、金樱子 *Rosa laevigata* Michx.、龙芽草 *Agrimonia pilosa* Ldb.、葛 *Pueraria lobata* (Willd.) Ohwi、多花黄精 *Polygonatum cyrtonema* Hua、虎杖 *Reynoutria japonica* Houtt.、杠板归 *Polygonum perfoliatum* L.、山鸡椒 *Litsea cubeba* (Lour.) Pers.、千里光 *Senecio scandens* Buch.-Ham. ex D. Don、野菊 *Chrysanthemum indicum* Linnaeus、乌药 *Lindera aggregata* (Sims) Kosterm.、栀子 *Gardenia jasminoides* Ellis、土茯苓 *Smilax glabra* Roxb.、紫苏 *Perilla frutescens* (L.) Britt. 等（表 3）。

表 3 马头山自然保护区收载于《中国药典》的药用植物名录

种名	科名	拉丁学名	药材名
石松	石松科	*Lycopodium japonicum* Thunb. ex Murray	伸筋草
卷柏	卷柏科	*Selaginella tamariscina* (P. Beauv.) Spring	卷柏
紫萁	紫萁科	*Osmunda japonica* Thunb.	紫萁贯众
海金沙	海金沙科	*Lygodium japonicum* (Thunb.) Sw.	海金沙
石韦	水龙骨科	*Pyrrosia lingua* (Thunb.) Farwell	石韦
槲蕨	槲蕨科	*Drynaria roosii* Nakaike	骨碎补
银杏	银杏科	*Ginkgo biloba* L.	白果
马尾松	松科	*Pinus massoniana* Lamb.	松花粉

续表

种名	科名	拉丁学名	药材名
侧柏	柏科	*Platycladus orientalis* (L.) Franco	柏子仁
杜仲	杜仲科	*Eucommia ulmoides* Oliver	杜仲
构树	桑科	*Broussonetia papyrifera* (Linn.) L'Hert. ex Vent.	楮实子
桑	桑科	*Morus alba* L.	桑白皮
桑寄生	桑寄生科	*Taxillus sutchuenensis* (Lecomte) Danser	桑寄生
金荞麦	蓼科	*Fagopyrum dibotrys* (D. Don) Hara	金荞麦
何首乌	蓼科	*Fallopia multiflora* (Thunb.) Harald.	何首乌
萹蓄	蓼科	*Polygonum aviculare* L.	萹蓄
杠板归	蓼科	*Polygonum perfoliatum* L.	杠板归
虎杖	蓼科	*Reynoutria japonica* Houtt.	虎杖
垂序商陆	商陆科	*Phytolacca americana* L.	商陆
马齿苋	马齿苋科	*Portulaca oleracea* L.	马齿苋
牛膝	苋科	*Achyranthes bidentata* Blume	牛膝
青葙	苋科	*Celosia argentea* L.	青葙子
鸡冠花	苋科	*Celosia cristata* L.	鸡冠花
华中五味子	五味子科	*Schisandra sphenanthera* Rehd. et Wils.	南五味子
玉兰	木兰科	*Magnolia denudata* Desr.	辛夷
厚朴	木兰科	*Magnolia officinalis* Rehd. et Wils.	厚朴
樟	樟科	*Cinnamomum camphora* (L.) Presl	天然冰片
乌药	樟科	*Lindera aggregata* (Sims) Kosterm	乌药
山鸡椒	樟科	*Litsea cubeba* (Lour.) Pers.	荜澄茄
威灵仙	毛茛科	*Clematis chinensis* Osbeck	威灵仙
三枝九叶草	小檗科	*Epimedium sagittatum* (Sieb. & Zucc.) Maxim.	淫羊藿
阔叶十大功劳	小檗科	*Mahonia bealei* (Fort.) Carr.	功劳木
三叶木通	木通科	*Akebia trifoliata* (Thunb.) Koidz.	木通
大血藤	木通科	*Sargentodoxa cuneata* (Oliv.) Rehd. et Wils.	大血藤
野木瓜	木通科	*Stauntonia chinensis* DC.	野木瓜

续表

种名	科名	拉丁学名	药材名
粉防己	防己科	*Stephania tetrandra* S. Moore	防己
蕺菜	三白草科	*Houttuynia cordata* Thunb.	鱼腥草
三白草	三白草科	*Saururus chinensis* (Lour.) Baill.	三白草
草珊瑚	金粟兰科	*Sarcandra glabra* (Thunb.) Nakai	肿节风
细辛	马兜铃科	*Asarum sieboldii* Miq.	细辛
夏天无	罂粟科	*Corydalis decumbens* (Thunb.) Pers.	夏天无
枫香树	金缕梅科	*Liquidambar formosana* Hance	枫香脂
垂盆草	景天科	*Sedum sarmentosum* Bunge	垂盆草
常山	虎耳草科	*Dichroa febrifuga* Lour.	常山
龙芽草	蔷薇科	*Agrimonia pilosa* Ldb.	仙鹤草
桃	蔷薇科	*Amygdalus persica* L.	桃仁
梅	蔷薇科	*Armeniaca mume* Sieb.	梅花
枇杷	蔷薇科	*Eriobotrya japonica* (Thunb.) Lindl.	枇杷叶
柔毛路边青	蔷薇科	*Geum japonicum* Thunb. var. *chinense* F. Bolle	蓝布正
翻白草	蔷薇科	*Potentilla discolor* Bge.	翻白草
金樱子	蔷薇科	*Rosa laevigata* Michx.	金樱子
掌叶覆盆子	蔷薇科	*Rubus chingii* Hu	覆盆子
合欢	豆科	*Albizia julibrissin* Durazz.	合欢花
刀豆	豆科	*Canavalia gladiata* (Jacq.) DC.	刀豆
扁豆	豆科	*Lablab purpureus* (Linn.) Sweet	白扁豆
野葛	豆科	*Pueraria lobata* (Willd.) Ohwi	葛根
粉葛	豆科	*Pueraria lobata* (Willd.) Ohwi var. *thomsonii* (Benth.) van der Maesen	粉葛
苦参	豆科	*Sophora flavescens* Alt.	苦参
野老鹳草	牻牛儿苗科	*Geranium carolinianum* L.	老鹳草
飞扬草	大戟科	*Euphorbia hirta* L.	飞扬草
斑地锦	大戟科	*Euphorbia maculata* L.	地锦草
大戟	大戟科	*Euphorbia pekinensis* Rupr.	京大戟

续表

种名	科名	拉丁学名	药材名
蓖麻	大戟科	*Ricinus communis* L.	蓖麻子
柚	芸香科	*Citrus maxima* (Burm.) Merr.	化橘红
柑橘	芸香科	*Citrus reticulata* Blanco	橘核、橘红、青皮、陈皮
吴茱萸	芸香科	*Evodia rutaecarpa* (Juss.) Benth.	吴茱萸
花椒	芸香科	*Zanthoxylum bungeanum* Maxim.	花椒
臭椿	苦木科	*Ailanthus altissima* (Mill.) Swingle	椿皮
楝	楝科	*Melia azedarach* L.	苦楝皮
南酸枣	漆树科	*Choerospondias axillaris* (Roxb.) Burtt et Hill	广枣
盐肤木	漆树科	*Rhus chinensis* Mill.	五倍子
凤仙花	凤仙花科	*Impatiens balsamina* L.	急性子
冬青	冬青科	*Ilex chinensis* Sims	四季青
枸骨	冬青科	*Ilex cornuta* Lindl. et Paxt.	枸骨叶
铁冬青	冬青科	*Ilex rotunda* Thunb.	救必应
枣	鼠李科	*Ziziphus jujuba* Mill.	大枣
黄蜀葵	锦葵科	*Abelmoschus manihot* (Linn.) Medicus	黄蜀葵花
紫花地丁	堇菜科	*Viola philippica* Cav. Icons et Descr	紫花地丁
中国旌节花	旌节花科	*Stachyurus chinensis* Franch.	小通草
栝楼	葫芦科	*Trichosanthes kirilowii* Maxim.	瓜蒌
通脱木	五加科	*Tetrapanax papyrifer* (Hook.) K. Koch	通草
积雪草	伞形科	*Centella asiatica* (L.) Urban	积雪草
朱砂根	紫金牛科	*Ardisia crenata* Sims	朱砂根
紫金牛	紫金牛科	*Ardisia japonica* (Thunb.) Blume	矮地茶
过路黄	报春花科	*Lysimachia christinae* Hance	金钱草
柿	柿科	*Diospyros kaki* Thunb.	柿蒂
女贞	木犀科	*Ligustrum lucidum* Ait.	女贞子
条叶龙胆	龙胆科	*Gentiana manshurica* Kitag.	龙胆
络石	夹竹桃科	*Trachelospermum* jasminoides (Lindl.) Lem.	络石藤

续表

种名	科名	拉丁学名	药材名
栀子	茜草科	*Gardenia jasminoides* Ellis	栀子
茜草	茜草科	*Rubia cordifolia* L.	茜草
钩藤	茜草科	*Uncaria rhynchophylla* (Miq.) Miq. ex Havil.	钩藤
菟丝子	旋花科	*Cuscuta chinensis* Lam.	菟丝子
杜虹花	马鞭草科	*Callicarpa formosana* Rolfe	紫珠叶
广东紫珠	马鞭草科	*Callicarpa kwangtungensis* Chun	广东紫珠
大叶紫珠	马鞭草科	*Callicarpa macrophylla* Vahl	大叶紫珠
马鞭草	马鞭草科	*Verbena officinalis* L.	马鞭草
牡荆	马鞭草科	*Vitex negundo* L. var. *cannabifolia* (Sieb. et Zucc.) Hand.-Mazz.	牡荆叶
风轮菜	唇形科	*Clinopodium chinense* (Benth.) O. Ktze.	断血流
活血丹	唇形科	*Glechoma longituba* (Nakai) Kupr.	连钱草
益母草	唇形科	*Leonurus artemisia* (Lour.) S. Y. Hu	茺蔚子
薄荷	唇形科	*Mentha haplocalyx* Briq.	薄荷
石香薷	唇形科	*Mosla chinensis* Maxim.	香薷
紫苏	唇形科	*Perilla frutescens* (L.) Britt.	紫苏梗
夏枯草	唇形科	*Prunella vulgaris* L.	夏枯草
半枝莲	唇形科	*Scutellaria barbata* D. Don	半枝莲
枸杞	茄科	*Lycium chinense* Miller	地骨皮
凌霄	紫葳科	*Campsis grandiflora* (Thunb.) Schum.	凌霄花
车前	车前科	*Plantago asiatica* L.	车前草
菰腺忍冬	忍冬科	*Lonicera hypoglauca* Miq.	山银花
忍冬	忍冬科	*Lonicera japonica* Thunb.	金银花
轮叶沙参	桔梗科	*Adenophora tetraphylla* (Thunb.) Fisch.	南沙参
半边莲	桔梗科	*Lobelia chinensis* Lour.	半边莲
艾	菊科	*Artemisia argyi* Lévl. et Van.	艾叶
蓟	菊科	*Cirsium japonicum* Fisch. ex DC.	大蓟
野菊	菊科	*Dendranthema indicum* (L.) Des Moul.	野菊花

续表

种名	科名	拉丁学名	药材名
鳢肠	菊科	*Eclipta prostrata* (L.) L.	墨旱莲
千里光	菊科	*Senecio scandens* Buch.-Ham. ex D. Don	千里光
豨莶	菊科	*Sigesbeckia orientalis* Linnaeus	豨莶草
腺梗豨莶	菊科	*Sigesbeckia pubescens* (Makino) Makino	豨莶草
一枝黄花	菊科	*Solidago decurrens* Lour.	一枝黄花
苍耳	菊科	*Xanthium sibiricum* Patrin ex Widder	苍耳子
薤白	百合科	*Allium macrostemon* Bunge	薤白
麦冬	百合科	*Ophiopogon japonicus* (L. f.) Ker-Gawl.	麦冬
七叶一枝花	百合科	*Paris polyphylla* Smith	重楼
多花黄精	百合科	*Polygonatum cyrtonema* Hua	黄精
菝葜	百合科	*Smilax china* L.	菝葜
土茯苓	百合科	*Smilax glabra* Roxb.	土茯苓
大百部	百部科	*Stemona tuberosa* Lour.	百部
福州薯蓣	薯蓣科	*Dioscorea futschauensis* Uline ex R. Knuth	绵萆薢
薯蓣	薯蓣科	*Dioscorea opposita* Thunb.	山药
绵萆薢	薯蓣科	*Dioscorea septemloba* Thunb.	绵萆薢
射干	鸢尾科	*Belamcanda chinensis* (L.) Redouté	射干
鸢尾	鸢尾科	*Iris tectorum* Maxim	川射干
灯心草	灯心草科	*Juncus effusus* L.	灯心草
鸭跖草	鸭跖草科	*Commelina communis* Linn.	鸭跖草
谷精草	谷精草科	*Eriocaulon buergerianum* Koern.	谷精草
薏苡	禾本科	*Coix lacryma-jobi* L.	薏苡仁
淡竹叶	禾本科	*Lophatherum gracile* Brongn.	淡竹叶
棕榈	棕榈科	*Trachycarpus fortunei* (Hook.) H. Wendl.	棕榈
天南星	天南星科	*Arisaema heterophyllum* Blume	天南星
半夏	天南星科	*Pinellia ternata* (Thunb.) Breit.	半夏

第二节

马头山珍稀濒危药用植物

通过调查整理得知，保护区内分布有各类型珍稀濒危保护药用植物共计 42 种。根据《国家重点保护野生植物名录》（第一批），其中国家重点保护野生药用植物（Ⅰ级）3 种、国家重点保护野生药用植物（Ⅱ级）19 种；列入《江西省重点保护植物名录》（第一批）的省级重点保护药用植物（Ⅱ级）3 种、保护药用植物（Ⅲ级）20 种；列入《中国物种红色名录》的珍稀濒危植物 18 种，其中极危（CR）1 种，濒危（EN）3 种，易危（VU）6 种，近危（NT）2 种，无危（LC）5 种，数据缺乏（DD）1 种（表 4）。

表 4　马头山自然保护区重点保护药用植物

种名	科名	拉丁学名	保护级别		
			国家	省级	IUCN
蛇足石杉	石杉科	*Huperzia serrata* (Thunb. ex Murray) Trev.	Ⅱ级	—	EN
福建观音座莲	观音座莲科	*Angiopteris fokiensis* Hieron.	—	Ⅲ级	—
银杏	银杏科	*Ginkgo biloba* L.	Ⅰ级	—	CR
福建柏	柏科	*Fokienia hodginsii* (Dunn) A. Henry et Thomas	Ⅱ级	—	VU
三尖杉	三尖杉科	*Cephalotaxus fortunei* Hooker	—	Ⅲ级	—
南方红豆杉	红豆杉科	*Taxus chinensis* (Pilger) Rehd. var. *mairei* (Lemee et Lévl.) Cheng et L. K. Fu	Ⅰ级	—	VU
青钱柳	胡桃科	*Cyclocarya paliurus* (Batal.) Iljinsk.	—	Ⅲ级	—
杜仲	杜仲科	*Eucommia ulmoides* Oliver	—	Ⅱ级	—
华中五味子	五味子科	*Schisandra sphenanthera* Rehd. et Wils.	—	Ⅲ级	—
玉兰	木兰科	*Magnolia denudata* Desr.	—	Ⅲ级	—
厚朴	木兰科	*Magnolia officinalis* Rehd. et Wils.	Ⅱ级	—	NT
樟	樟科	*Cinnamomum camphora* (L.) Presl	Ⅱ级	—	LC
香桂	樟科	*Cinnamomum subavenium* Miq.	—	Ⅲ级	—
黑壳楠	樟科	*Lindera megaphylla* Hemsl.	—	Ⅲ级	—
八角莲	小檗科	*Dysosma versipellis* (Lamb.) M. Cheng ex Ying	Ⅱ级	Ⅱ级	VU
草珊瑚	金粟兰科	*Sarcandra glabra* (Thunb.) Nakai	—	Ⅲ级	—

续表

种名	科名	拉丁学名	保护级别		
			国家	省级	IUCN
中华猕猴桃	猕猴桃科	*Actinidia chinensis* Planch.	Ⅱ级	—	—
毛花猕猴桃	猕猴桃科	*Actinidia eriantha* Benth.	Ⅱ级	—	LC
杨桐	山茶科	*Adinandra millettii* (Hook. et Arn.) Benth. et Hook. f. ex Hance	—	Ⅲ级	—
厚皮香	山茶科	*Ternstroemia gymnanthera* (Wight et Arn.) Beddome	—	Ⅲ级	—
半枫荷	金缕梅科	*Semiliquidambar cathayensis* Chang	Ⅱ级	—	VU
黄檀	豆科	*Dalbergia hupeana* Hance	—	Ⅲ级	—
花榈木	豆科	*Ormosia henryi* Prain	Ⅱ级	—	VU
红豆树	豆科	*Ormosia hosiei* Hemsl. et Wils.	Ⅱ级	—	EN
紫藤	豆科	*Wisteria sinensis* (Sims) Sweet	—	Ⅲ级	—
枸骨	冬青科	*Ilex cornuta* Lindl. et Paxt.	—	Ⅲ级	—
大叶冬青	冬青科	*Ilex latifolia* Thunb.	—	Ⅱ级	—
铁冬青	冬青科	*Ilex rotunda* Thunb.	—	Ⅲ级	—
黄杨	黄杨科	*Buxus sinica* (Rehd. et Wils.) Cheng	—	Ⅲ级	—
赤楠	桃金娘科	*Syzygium buxifolium* Hook. et Arn.	—	Ⅲ级	—
条叶龙胆	龙胆科	*Gentiana manshurica* Kitag.	—	Ⅲ级	—
天门冬	百合科	*Asparagus cochinchinensis* (Lour.) Merr.	—	Ⅲ级	—
七叶一枝花	百合科	*Paris polyphylla* Smith	Ⅱ级	Ⅲ级	—
金线兰	兰科	*Anoectochilus roxburghii* (Wall.) Lindl.	Ⅱ级	—	EN
虾脊兰	兰科	*Calanthe discolor* Lindl.	Ⅱ级	—	LC
钩距虾脊兰	兰科	*Calanthe graciliflora* Hayata	Ⅱ级	—	—
建兰	兰科	*Cymbidium ensifolium* (L.) Sw.	Ⅰ级	—	VU
斑叶兰	兰科	*Goodyera schlechtendaliana* Rchb. F.	Ⅱ级	—	NT
裂瓣玉凤花	兰科	*Habenaria petelotii* Gagnep.	Ⅱ级	—	DD
羊耳蒜	兰科	*Liparis japonica* (Miq.) Maxim.	Ⅱ级	—	—
见血青	兰科	*Liparis nervosa* (Thunb. ex A. Murray) Lindl.	Ⅱ级	—	LC
香花羊耳蒜	兰科	*Liparis odorata* (Willd.) Lindl.	Ⅱ级	—	LC

第三节

马头山新记录种

在保护区调查过程中，通过拍摄照片、采集植物标本、鉴定得到江西省地理新分布植物 1 种，香港绶草（兰科）*Spiranthes hongkongensis* S. Y. Hu & Barretto；与马头山自然保护区科考报告（2005 年）对比，共计新增 210 种，其中具有特色的药用植物资源有粉防己 *Stephania tetrandra* S. Moore、苦参 *Sophora flavescens* Alt.、花椒 *Zanthoxylum bungeanum* Maxim.、通脱木 *Tetrapanax papyrifer* (Hook.) K. Koch、细梗香草 *Lysimachia capillipes* Hemsl.、绵萆薢 *Dioscorea septemloba* Thunb.、金钱蒲 *Acorus gramineus* Soland.、郁金 *Curcuma aromatica* Salisb.、蘘荷 *Zingiber mioga* (Thunb.) Rosc.、见血青 *Liparis nervosa* (Thunb. ex A. Murray) Lindl.、福参 *Angelica morii* Hayata 等。

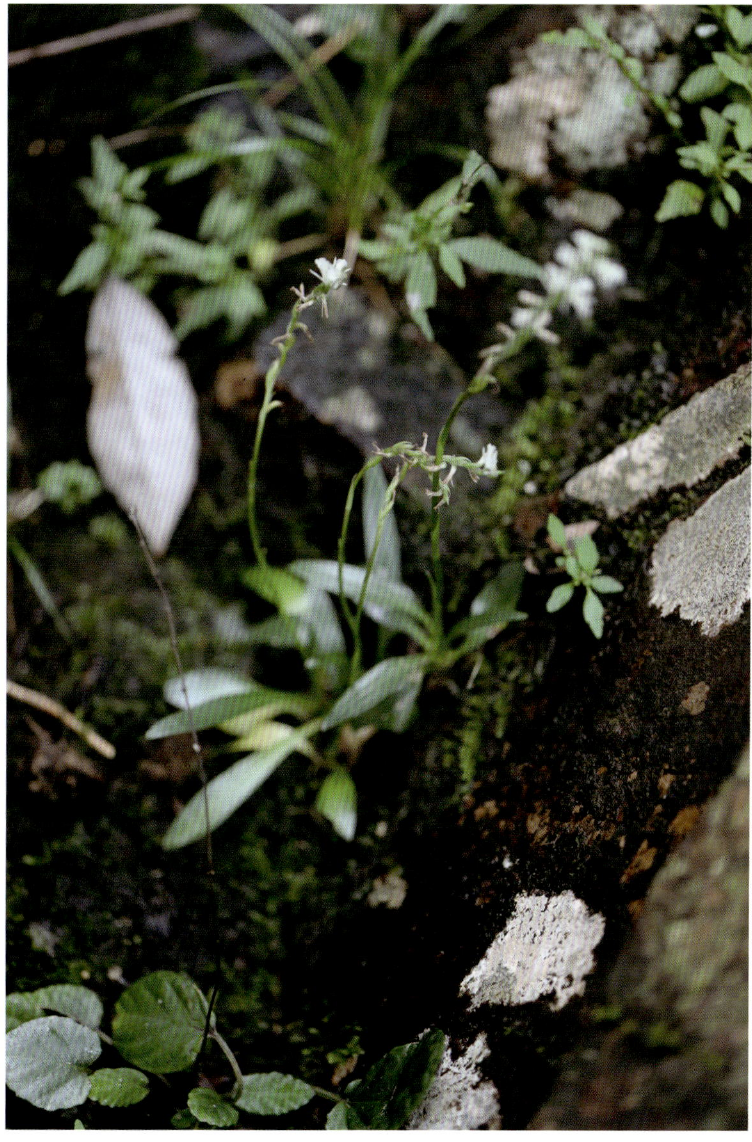

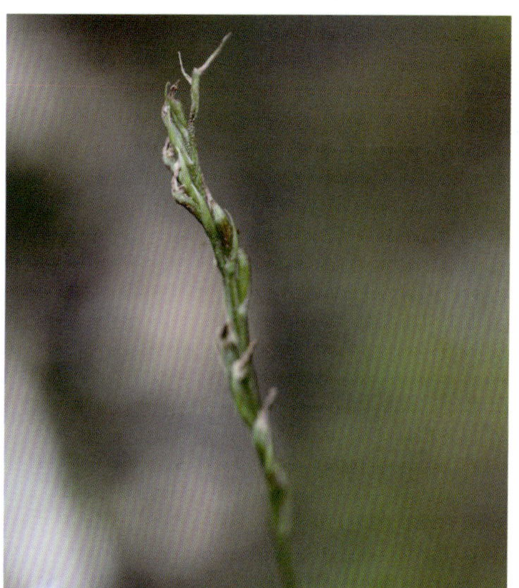

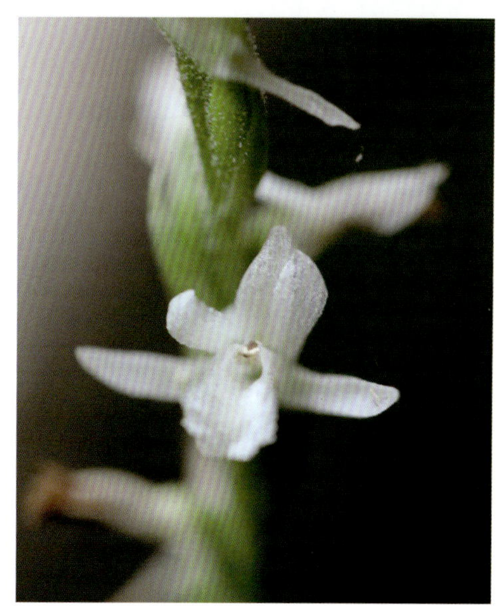

第四节

马头山药用动物资源概况

通过实地考察，结合马头山自然保护区管理局提供的科考数据以及文献记载，数据显示，马头山自然保护区有脊椎动物门兽类6目22科64种［国家重点保护野生动物（Ⅰ级）4种，国家重点保护野生动物（Ⅱ级）13种］、鸟类17目49科245种［国家重点保护野生动物（Ⅰ级）3种，国家重点保护野生动物（Ⅱ级）34种］、爬行纲2目12科49种［国家重点保护野生动物4种（Ⅰ级），国家重点保护野生动物（Ⅱ级）13种］、两栖纲2目8科29种［国家重点保护野生动物（Ⅱ级）2种］，鱼类共计34种，分别隶属于3目8科25属。鉴定出昆虫标本13目123科393属935种，其中江西新记录种30种。根据中医药文献资料记载、临床常用和市场流通情况确定药用动物品种，本书收录了马头山自然保护区药用动物16科17种。

第五节

马头山中药资源保护、利用与开发现状

江西马头山国家级自然保护区自然环境独特，地貌类型多样，生物种类繁多，保存了较完好的自然生态系统，孕育了独特的生物群落，具有丰富的生物多样性。保护区内药用植物资源丰富，常用中药材基原植物、珍稀濒危保护药用植物种类繁多，部分常用中药材基原植物在保护区分布较广，药材资源蕴藏量大，如天南星、乌药、草珊瑚、多花黄精、海金沙、车前等，具有很大的应用价值。另一方面，随着经济发展、人口增长、环境污染，适宜药用动物栖息的生态环境范围越来越小，药用动物的资源和种类相对则较为匮乏。

中药是有限的资源，在调查过程中发现，有不少珍稀濒危植物，多为零散分布，个别物种濒临灭绝甚至已经灭绝。分析其原因可能是由于马头山晋升为国家级自然保护区后，管理局人员加强了对该区域木本植物资源的保护，但随着木本植物资源生长旺盛，导致草本类植物生长环境受到侵占而失去了其生存条件，使得相关物种的野生资源大量减少甚至濒危。根据其申报时的科考集记载，在黄连坑有较多短萼黄连群落分布，但在2016~2018年中药资源调查期间多次调查结果显示，均未发现短萼黄连，有些珍稀品种如八角莲、七叶一枝花、见血青等野生资源有减少的趋势。此外，随着野生动物资源枯竭加速和生态文明建设需要，药材的野生资源保护与可持续利用同样面临严峻挑战。

因此，建立野生中药物种保存基地，实行中药资源的迁地保护，特别是对珍稀濒危野生中药资源实施保护已迫在眉睫。在科学保护与管理野生资源的基础上，合理开发利用药材资源，如开展对其功效物质、药理活性、非药用部位等方面的深入研究；对于珍稀濒危与名贵野生药材资源，通过适宜栽培种植技术，开展野生抚育、人工种养殖，在保护区周边开辟新的种植基地，扩大药源。这不仅能使保护区野生资源得以恢复，缓解野生药用动植物资源尤其是名贵、珍稀濒危药用动植物保护与开发利用之间的矛盾，还可推动保护区中药产业发展，帮助当地农民脱贫致富。

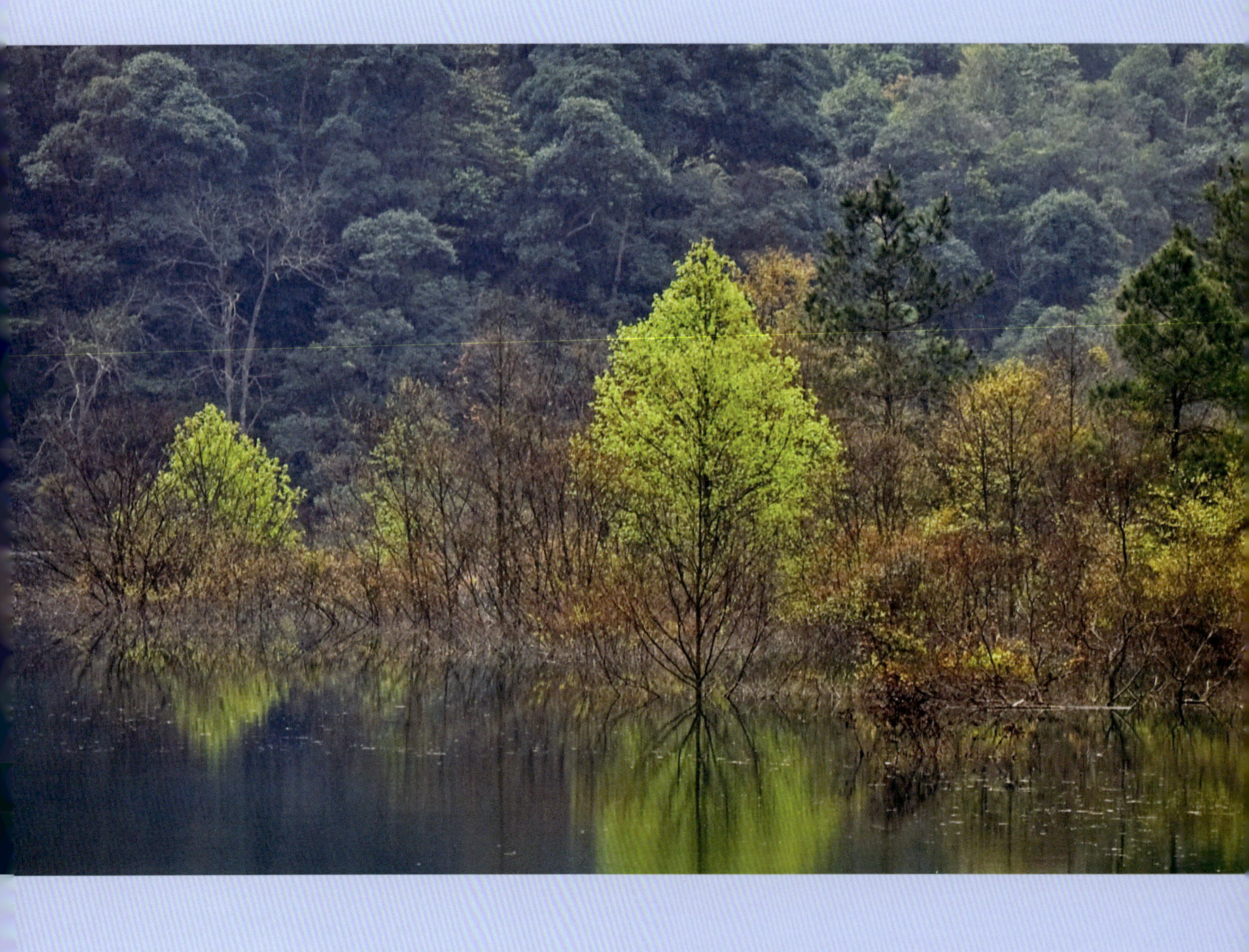

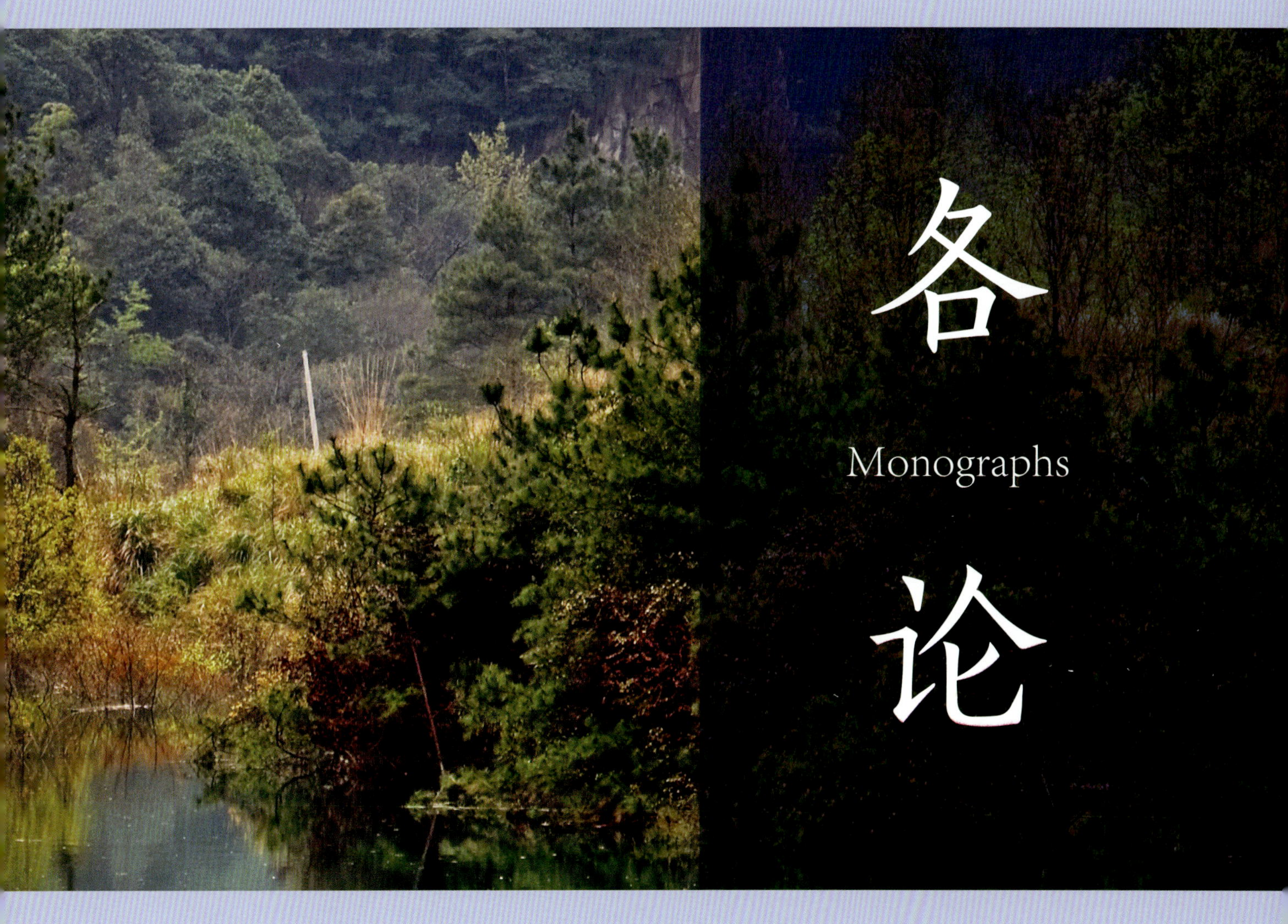

各论

Monographs

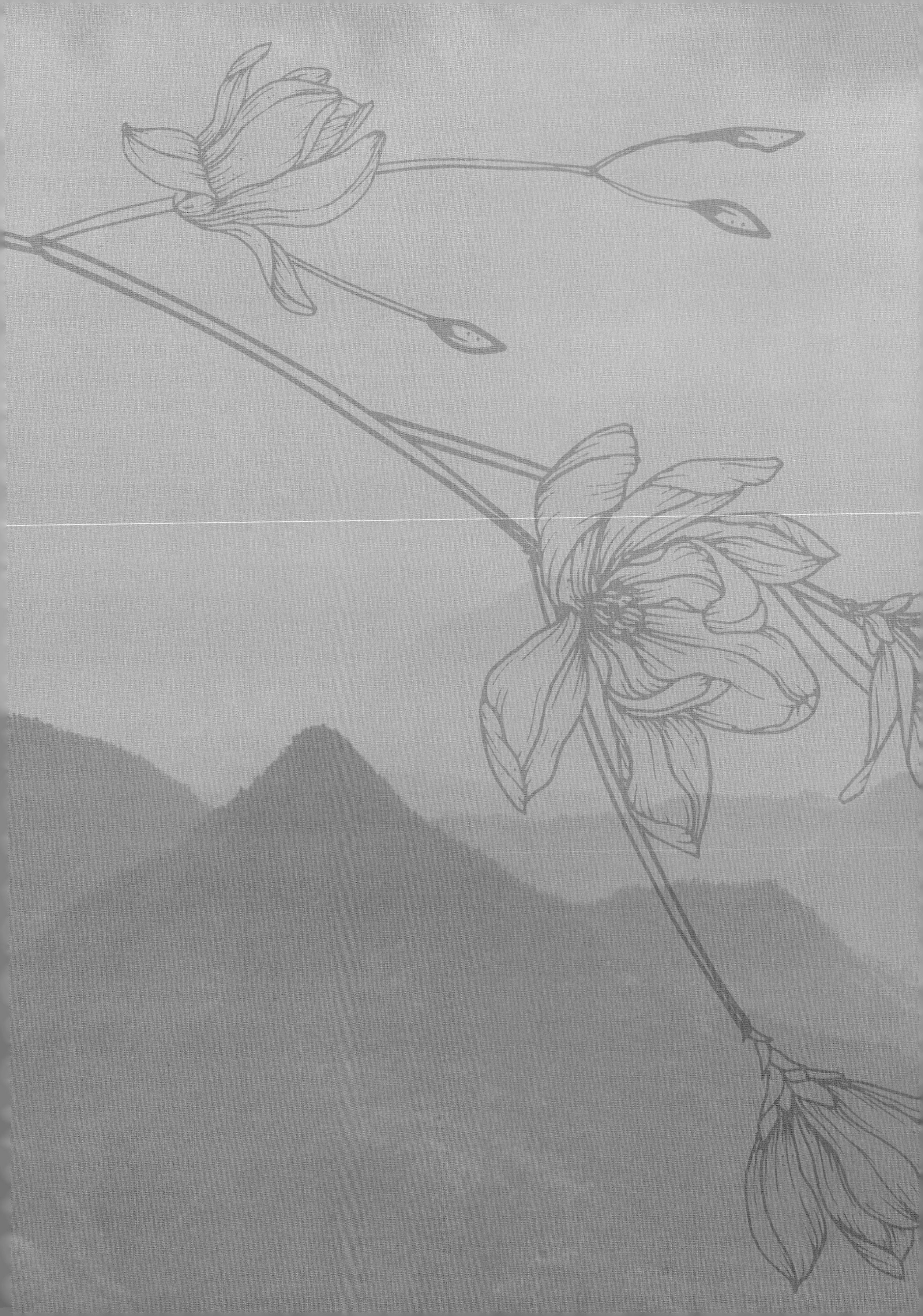

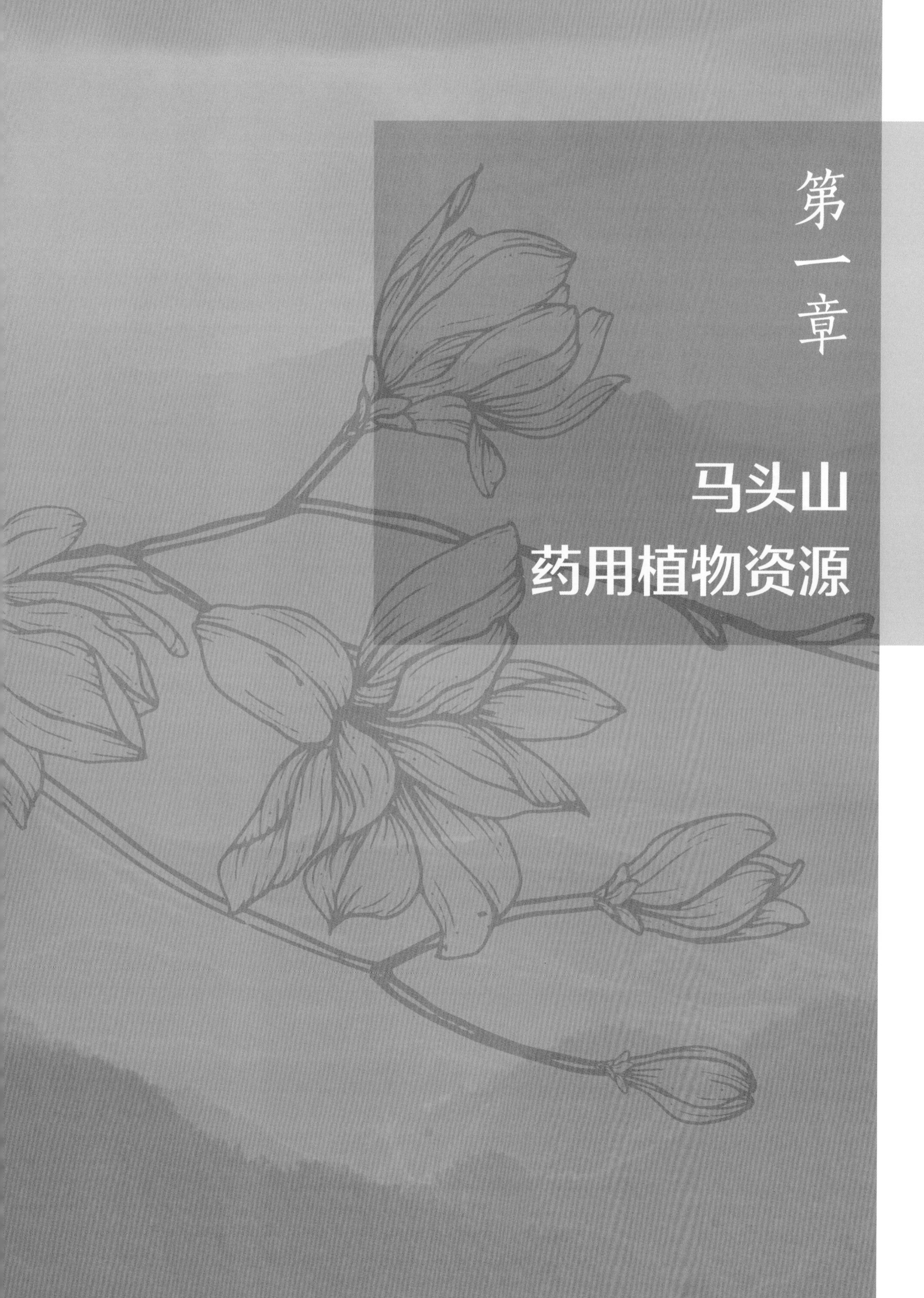

第一章

马头山药用植物资源

石杉科

蛇足石杉 蛇足石松、千层塔

Huperzia serrata (Thunb. ex Murray) Trev.

标本采集号：361028170424028LY

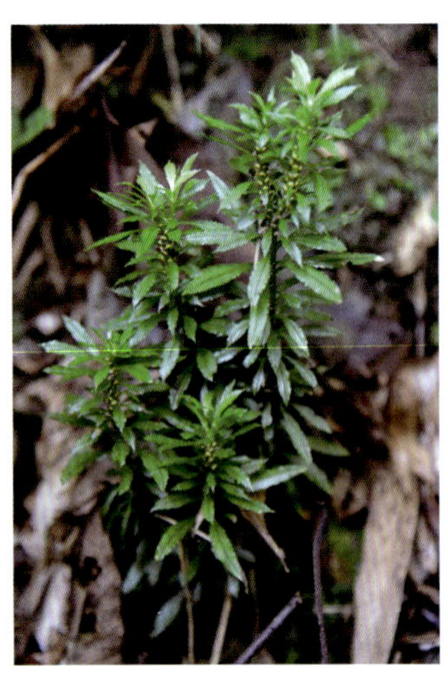
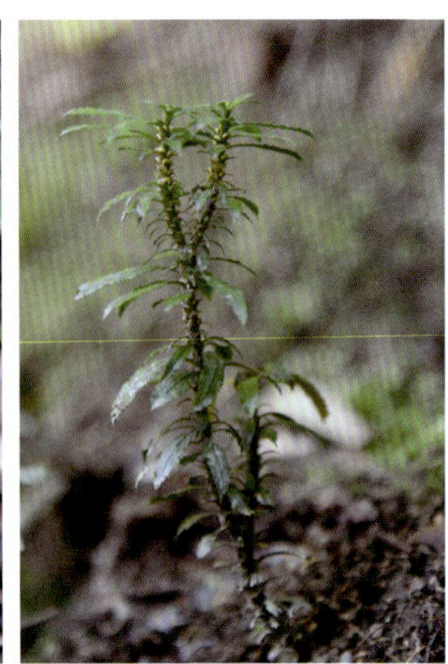
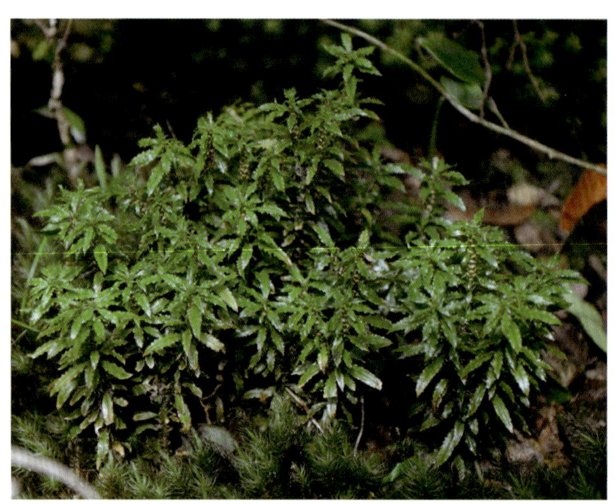

形态特征 多年生草本。茎二至数回二叉分枝，顶端常有芽胞。叶螺旋状排列，疏生，平伸，狭椭圆形，向基部明显变狭，长1~3cm，宽0.1~0.8cm，基部楔形，下延有柄，边缘平直，有不整齐的尖齿，两面光滑。孢子叶与不育叶同形；孢子囊生于孢子叶的叶腋，两端露出，肾形，黄色。

适宜生境 生于林下、灌丛下、路旁。

资源状况 分布于马头山油榨窠等地。少见。

入药部位 全草（千层塔）。

采收加工 夏末、秋初采收全草，除去泥土，晒干。

功能主治 散瘀消肿，解毒，止痛。用于跌打损伤，瘀血肿痛，内伤吐血；外用于痈疖肿毒，毒蛇咬伤，烧烫伤。

评　　述 本品有小毒。蛇足石杉中含有的生物碱石杉碱甲，对早期阿尔茨海默病、血管性痴呆的记忆障碍有较好的改善作用。

石松科

藤石松 舒筋草、千金藤、伸筋草

Lycopodiastrum casuarinoides (Spring) Holub ex Dixit

标本采集号：361028180825005LY

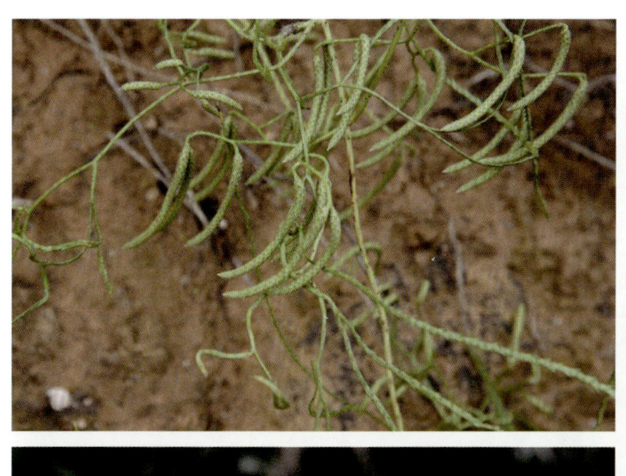
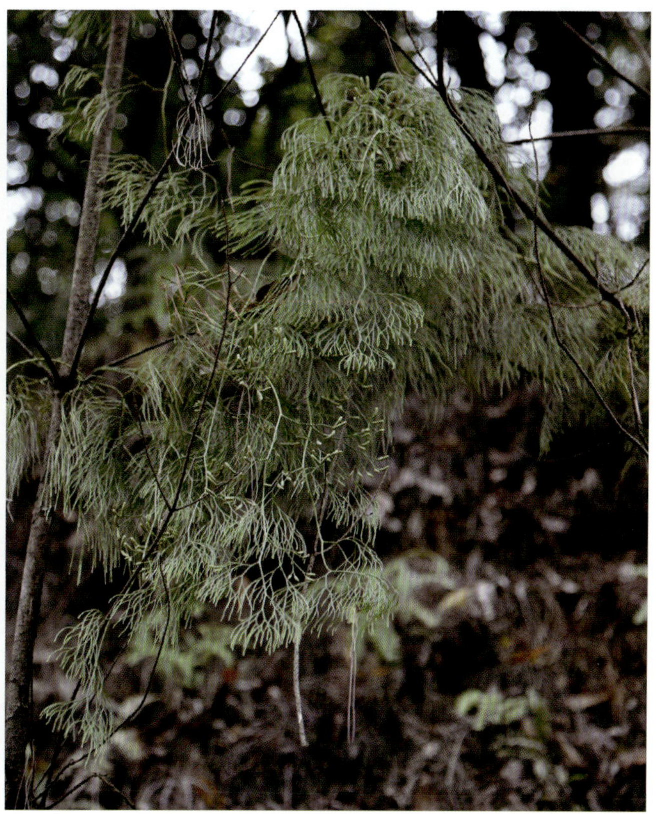
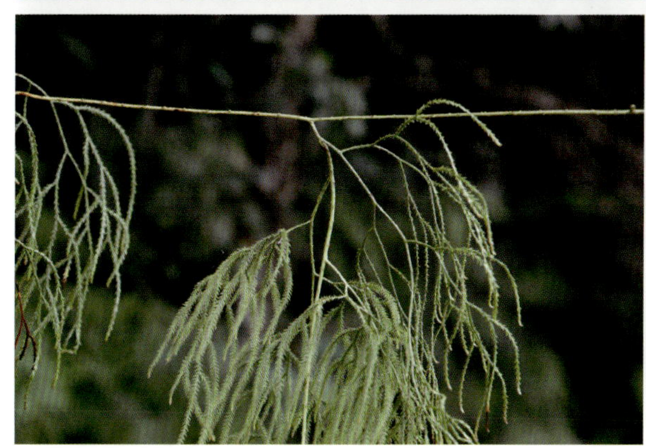

形态特征 多年生草本。主茎攀缘状。下部的叶疏生，钻状披针形，膜质，灰白色，向上的叶较小，绿色，厚革质。不育枝黄绿色，多回 2 叉分枝，末回小枝纤细，下垂，扁平；能育枝红棕色，多回 2 叉分枝，孢子囊穗每 6~26 个一组生于枝顶端，排列成圆锥形，多少下垂；孢子囊近圆形。9 月孢子成熟。

适宜生境 生于森林边缘及灌木丛中。

资源状况 分布于马头山各地。常见。

入药部位 全草（舒筋草）。

采收加工 夏、秋二季采收，鲜用或晒干。

功能主治 祛风除湿，舒筋活血，明目，解毒。用于风湿关节痛，跌打损伤，筋骨疼痛，月经不调，脚转筋，夜盲，盗汗，风湿腰痛，腰肌劳损，水火烫伤，疮疡肿毒。

石 松 过山龙、宽筋藤、火炭葛

Lycopodium japonicum Thunb. ex Murray

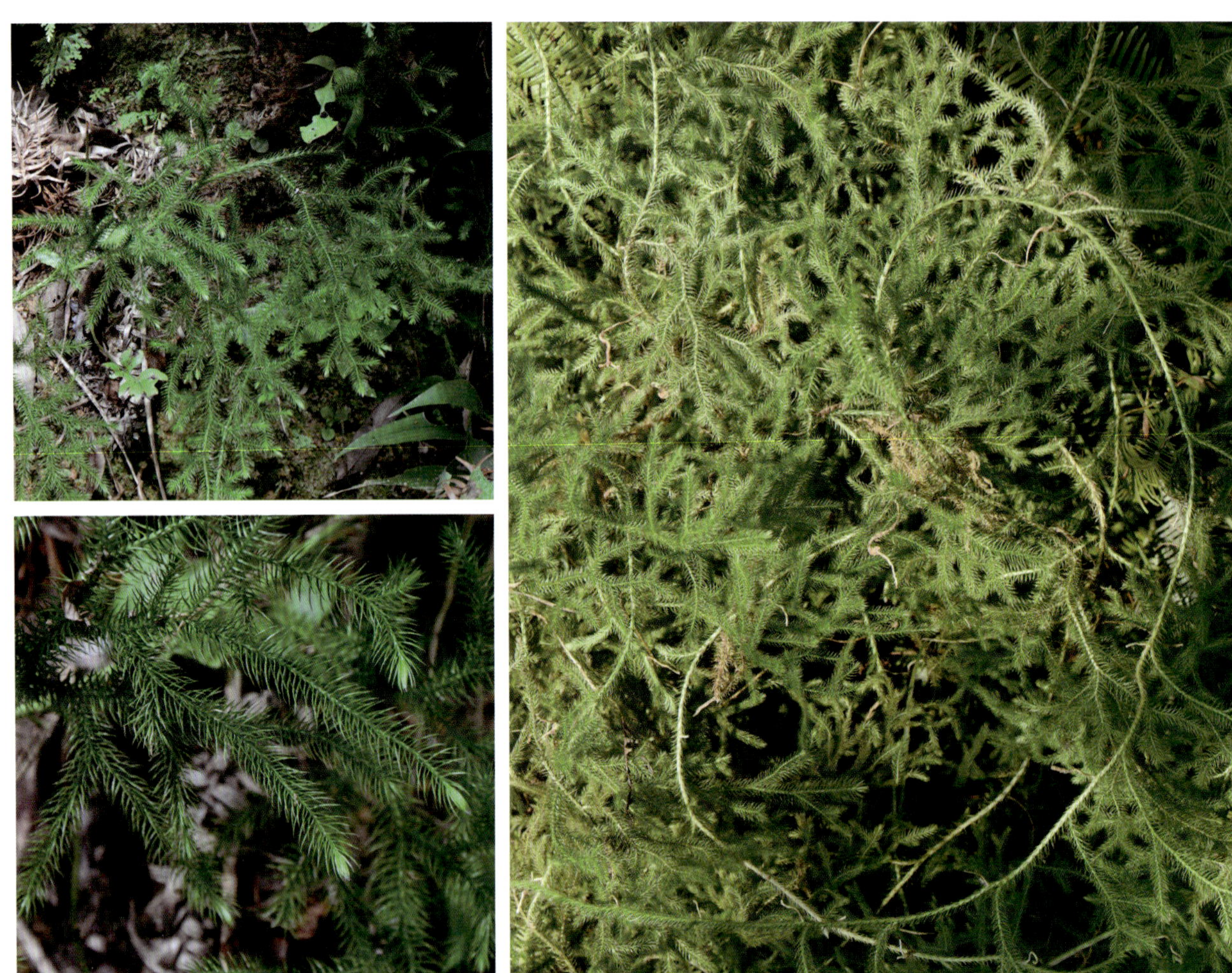

形态特征 多年生草本。匍匐茎地上生，细长横走，二至三回分叉，叶片薄而软；侧枝直立，稀疏，压扁状（幼枝圆柱状）。孢子囊穗3~8个集生于长达30cm的总柄，孢子囊穗不等位着生，直立，圆柱形；孢子叶阔卵形，长2.5~3.0mm，宽约2mm，先端急尖，具芒状长尖头；孢子囊生于孢子叶腋，略外露，圆肾形，黄色。

适宜生境 生于林下、灌丛、草坡、路边或岩石上。

资源状况 分布于马头山各地。常见。

入药部位 全草（伸筋草）、孢子（石松子）。

采收加工 全草：夏、秋二季茎叶茂盛时采收，除去杂质，晒干。孢子：7~9月当孢子囊尚未完全成熟或未裂开时剪下孢子囊穗，在防水布上晒干，击震，使孢子脱落，过筛后应用。

功能主治 全草：祛风除湿，舒筋活络。用于关节酸痛，屈伸不利。孢子：收湿，敛疮，止咳。用于皮肤湿烂，小儿夏季汗疹，咳嗽。

垂穗石松 石松、过山龙、宽筋藤

Palhinhaea cernua (L.) Vasc. et Franco

标本采集号：361028170426036LY

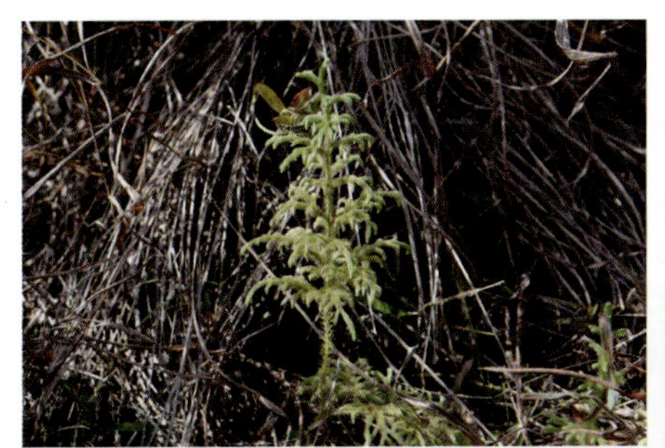
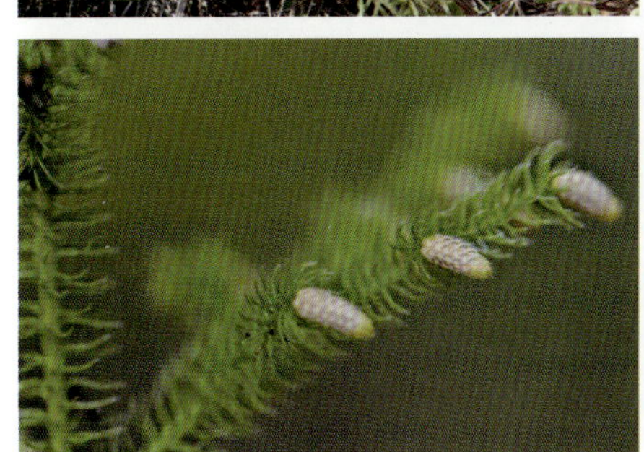
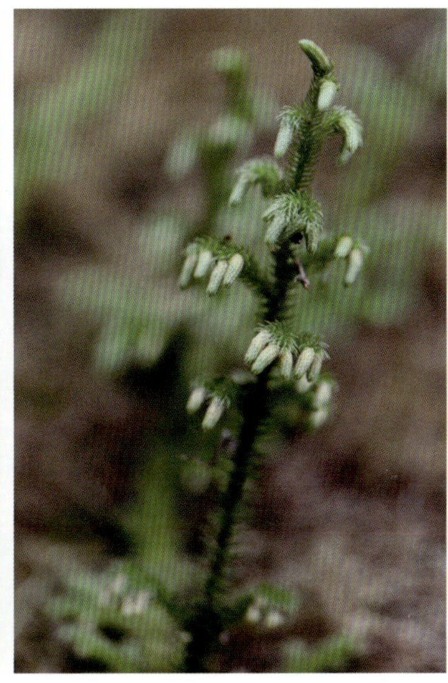
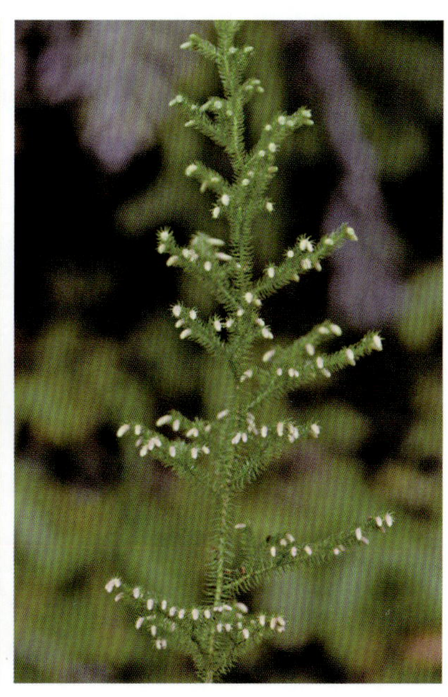

形态特征 多年生草本。主茎直立，圆柱形，多回不等位 2 叉分枝。主茎上的叶螺旋状排列，稀疏，钻形至线形，长约 0.4cm，宽约 0.3mm，通直或略内弯，纸质，边缘全缘。侧枝上斜，叶密集，略上弯。孢子囊穗单生于小枝顶端，短圆柱形，成熟时通常下垂，长 0.3~1cm，淡黄色，无柄；孢子叶卵状菱形，覆瓦状排列，边缘具不规则锯齿；孢子囊生于孢子叶腋，内藏，圆肾形，黄色。

适宜生境 生于山溪边或林下阴湿石上。

资源状况 分布于马头山各地。常见。

入药部位 全草（伸筋草）。

采收加工 7~9 月采收，去净泥土、杂质，晒干。

功能主治 祛风湿，舒筋络，活血，止血。用于风湿拘挛麻木，肝炎，痢疾，风疹，赤目，吐血，衄血，便血，跌打损伤，水火烫伤。

卷柏科

兖州卷柏 金花草、金不换、花肺金

Selaginella involvens (Sw.) Spring

标本采集号：361028170424038LY

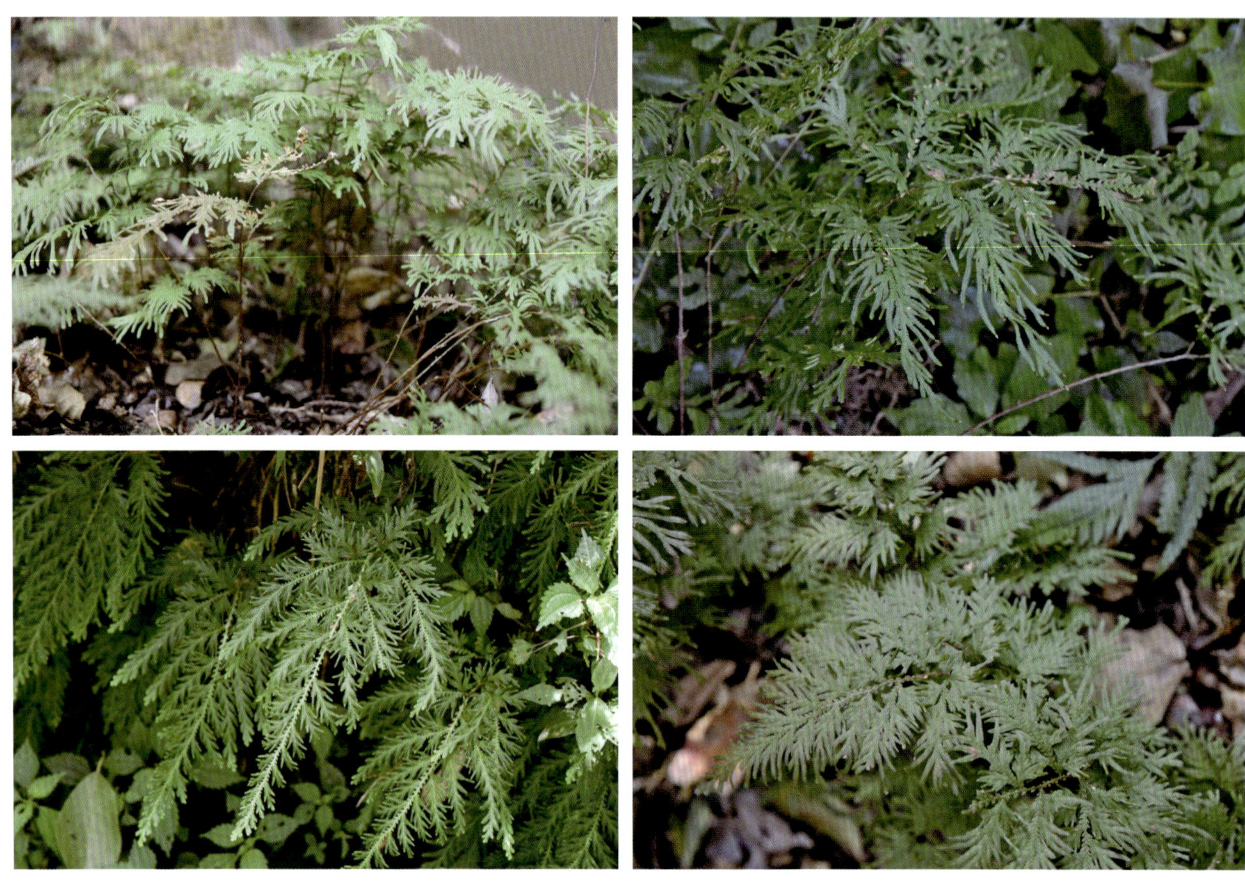

形态特征 多年生草本，直立，高 15~65cm。根托只生于匍匐的根状茎和游走茎。主茎禾秆色，不分枝的主茎高 5~25cm，下部直径 1~1.5mm，光滑无毛，小枝较密，排列规则，分枝无毛，背腹压扁，末回分枝连叶宽 2~3mm。叶二型，不分枝主茎上的叶略一形，分枝上的侧叶卵圆形到三角形，略斜升。孢子叶球紧密，四棱柱形，孢子叶一形。大孢子白色或褐色；小孢子橘黄色。

适宜生境 生于岩石上，或偶在林中附生于树干上。

资源状况 分布于马头山油榨窠等地。少见。

入药部位 全草（兖州卷柏）。

采收加工 全年均可采收，晒干或鲜用。

功能主治 凉血，止血，化痰，利水，消肿。用于吐血，衄血，脱肛下血，痰湿咳嗽，黄疸，水肿，淋证，带下病，烫伤。

江南卷柏 石柏、岩柏草、黄疸卷柏

Selaginella moellendorffii Hieron.

标本采集号：361028170425015LY

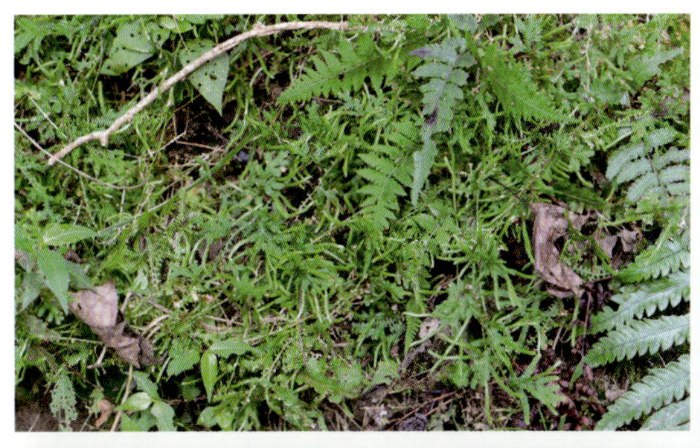

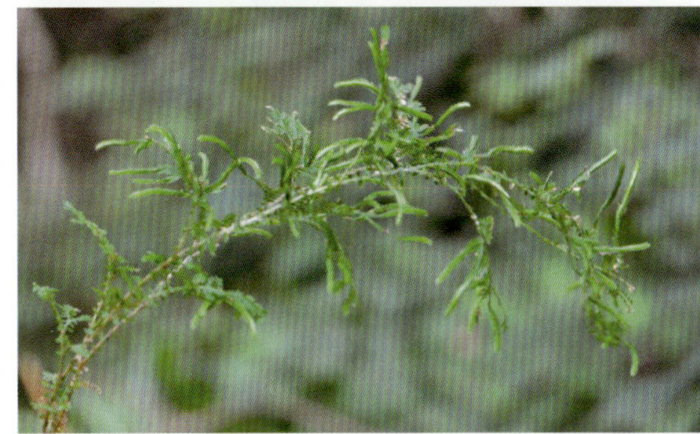

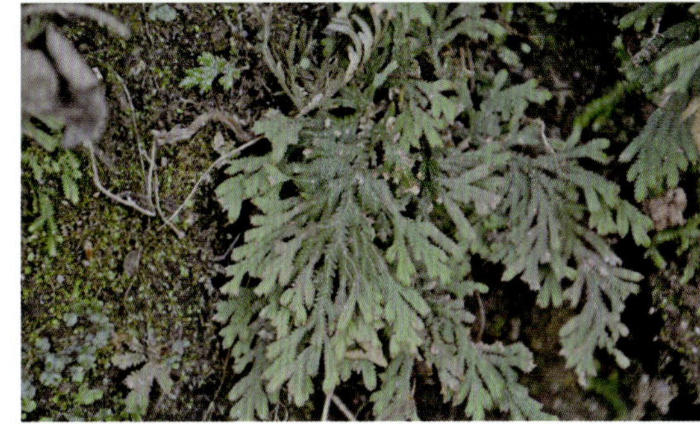

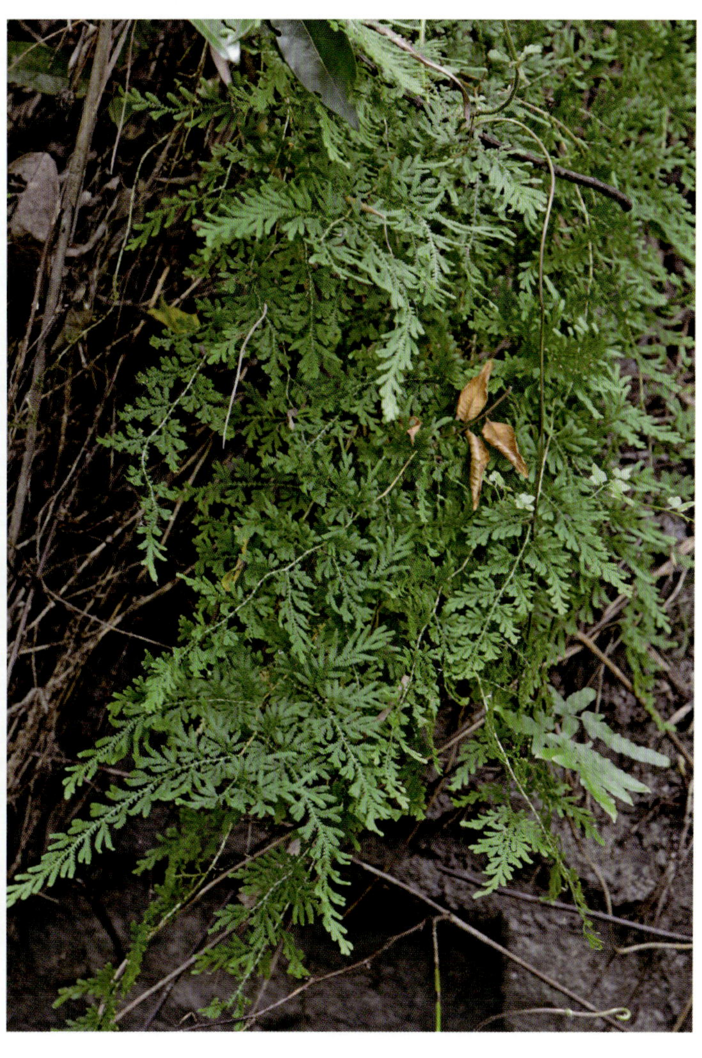

形态特征 多年生草本，土生或石生，直立，高 20~55cm。根托只生于茎的基部。主茎下部直径 1~3mm，光滑无毛。主茎上分枝无毛，背腹压扁，末回分枝连叶宽 2.5~4mm。叶交互排列，边缘不为全缘，具白边，不分枝主茎上的叶排列较疏，一形，三角形，鞘状或紧贴，边缘有细齿。孢子叶球紧密，四棱柱形；孢子叶一形。大孢子浅黄色；小孢子橘黄色。

适宜生境 生于岩石缝中。

资源状况 分布于马头山各地。常见。

入药部位 全草（地柏枝）。

采收加工 7 月（大暑前后）拔取全草，抖净根部泥沙，洗净，鲜用或晒干。

功能主治 清热，利湿，止血。用于急性黄疸性肝炎，全身浮肿，肺结核咯血，吐血，痔疮出血；外用于外伤出血，烧烫伤。

卷 柏 还魂草、九死还魂草

Selaginella tamariscina (P. Beauv.) Spring

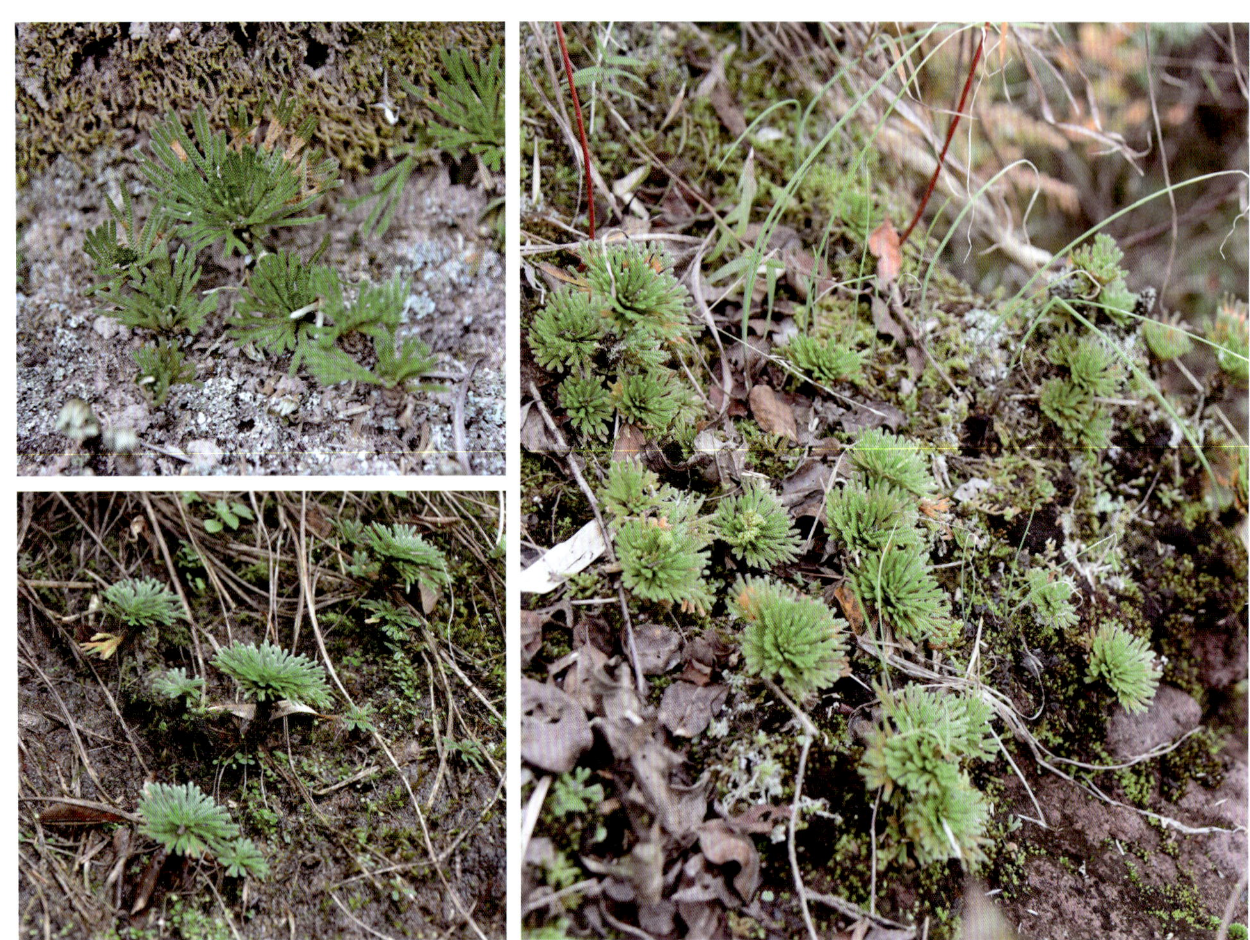

形态特征 多年生草本。根托只生于茎的基部，密被毛，不分枝的主茎高 10~35cm，光滑，背腹压扁，末回分枝连叶宽 1.4~3.3mm。叶全部交互排列，中叶不对称，边缘有细齿，小枝上的侧叶基部上侧边缘不为全缘，呈撕裂状或具细齿，下侧边缘近全缘，基部有细齿或具睫毛，反卷。孢子叶球紧密，四棱柱形；孢子叶一形。大孢子浅黄色；小孢子橘黄色。

适宜生境 常生于石灰岩上。

资源状况 分布于马头山各地。常见。

入药部位 全草（卷柏）。

采收加工 全年均可采收，除去须根和泥沙，晒干。

功能主治 活血通经。用于经闭痛经，癥瘕痞块，跌扑损伤。

翠云草 剑柏、蓝地柏、地柏叶

Selaginella uncinata (Desv.) Spring

标本采集号：361028170424044LY

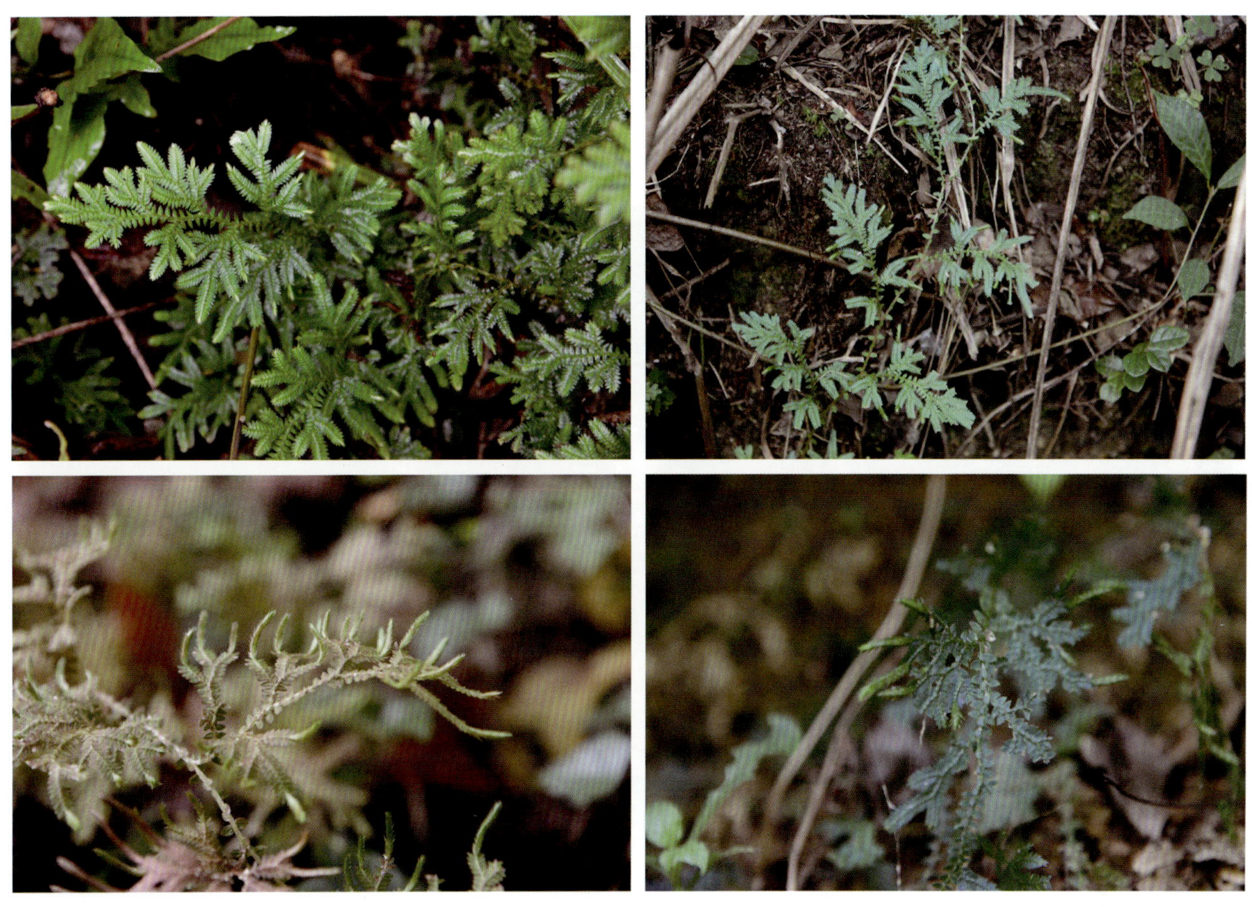

形态特征 多年生草本。主茎先直立而后攀缘状，长 50~100cm，无横走地下茎。根托只生于主茎的下部或沿主茎断续着生，自主茎分叉处下方生出，根少分叉，被毛。主茎上分枝背腹压扁，末回分枝连叶宽 3.8~6mm。叶全部交互排列，表面光滑，具虹彩。中叶基部无耳。孢子叶球紧密，四棱柱形；孢子叶一形，大孢子灰白色或暗褐色；小孢子淡黄色。

适宜生境 生于林下、灌丛中。

资源状况 分布于马头山各地。常见。

入药部位 全草（翠云草）。

采收加工 全年均可采收，洗净，鲜用或晒干。

功能主治 清热利湿，解毒，止血。用于黄疸，痢疾，泄泻，水肿，淋病，筋骨痹痛，吐血，咯血，便血，外伤出血，痔漏，烫火伤，蛇咬伤。

木贼科

节节草 节节木贼

Equisetum ramosissimum Desf.

标本采集号：361028180822032LY

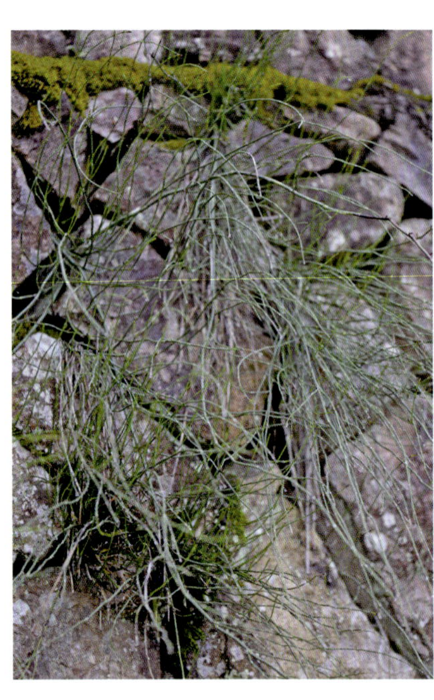
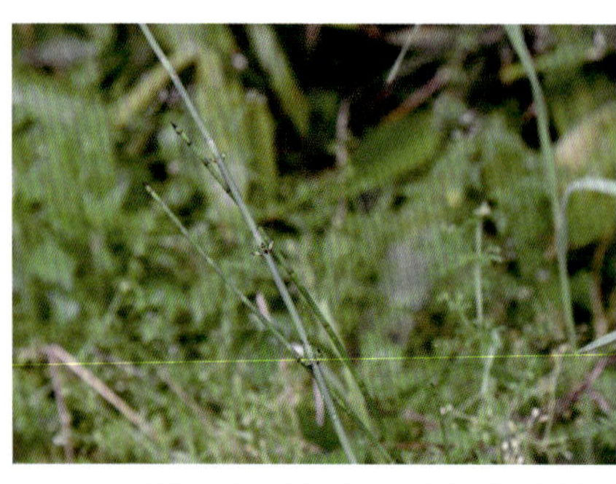
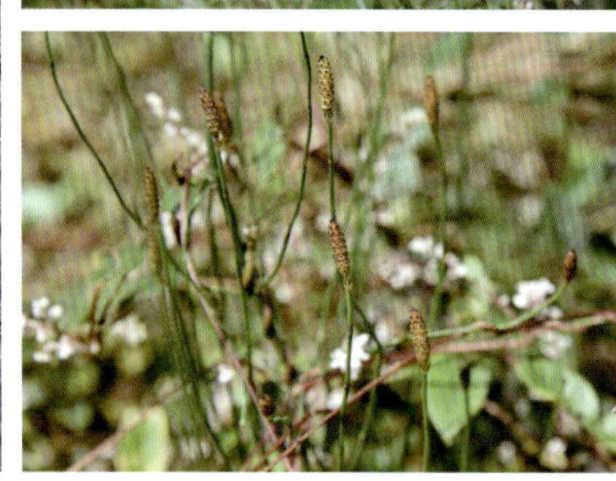
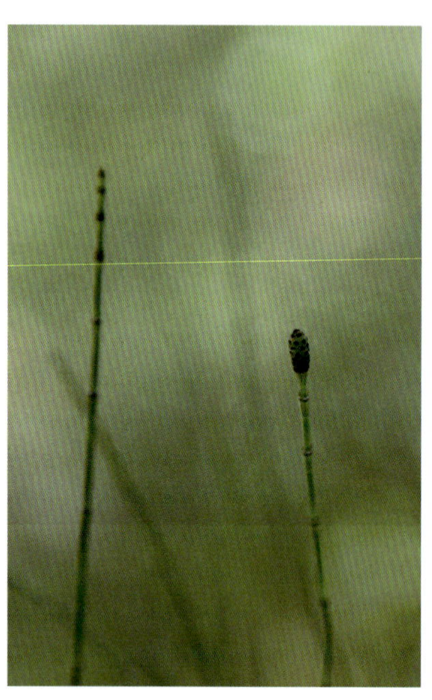

形态特征 多年生草本。枝一型，高 20~60cm，中部直径 1~3mm，主枝多在下部分枝，常形成簇生状。主枝有脊 5~14 条，脊的背部弧形，有 1 行小瘤或有浅色小横纹，鞘筒中空；鞘齿 5~12 枚，三角形，灰白色或少数中央为黑棕色，宿存，齿上气孔带明显。侧枝较硬，有脊 5~8 条；鞘齿 5~8 个，宿存。孢子囊穗短棒状或椭圆形，顶端有小尖突，无柄。

适宜生境 生于沟边、路旁或河边灌丛中。

资源状况 分布于马头山各地。常见。

入药部位 地上部分（节节草）。

采收加工 四季可采，割取地上部分，洗净，晒干。

功能主治 清热，利尿，明目退翳，祛痰止咳。用于目赤肿痛，角膜云翳，肝炎，咳嗽，支气管炎，泌尿系统感染。

观音座莲科

福建观音座莲 马蹄树、地莲花、马蹄香

Angiopteris fokiensis Hieron.

标本采集号：361028180826023LY

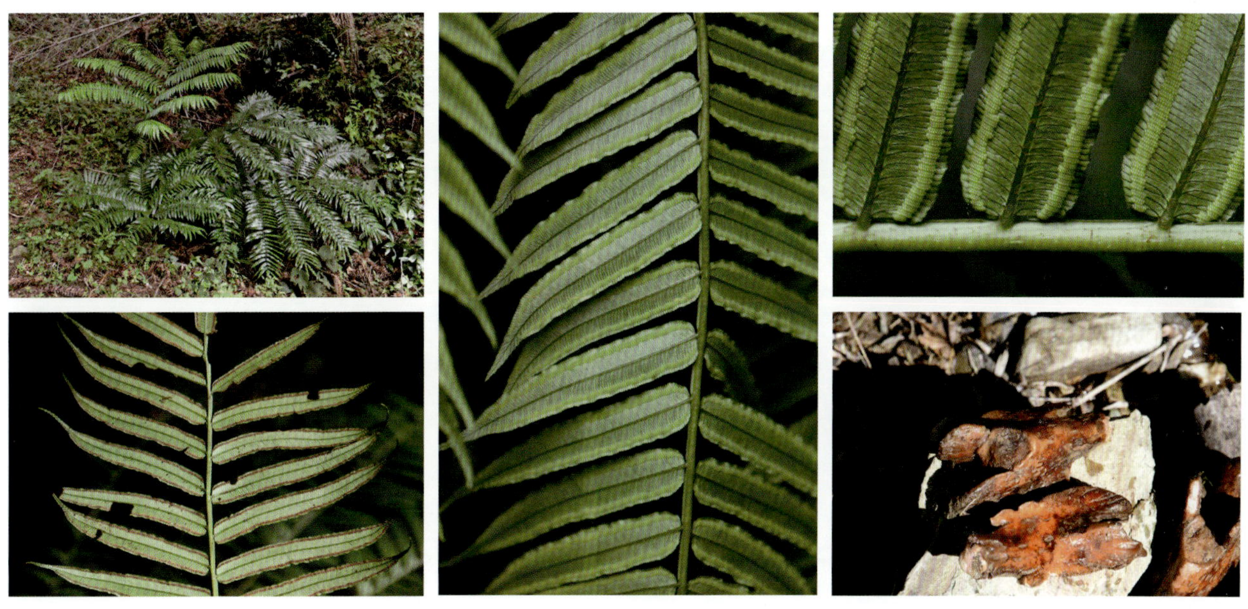

形态特征 多年生草本，植株高大，高 1.5m 以上。根状茎块状，下面簇生有圆柱状的粗根。叶柄粗壮，干后褐色，长约 50cm，叶片宽广，长与宽均大于 60cm；羽片有柄，叶缘具有规则的浅三角形锯齿。叶脉开展，无倒行假脉。小羽片向顶部急收缩成短渐尖头，向上弯弓。叶为草质，两面光滑，干后为绿色。叶轴向顶端具狭翅。孢子囊群长圆形，由 8~10 个孢子囊组成。

适宜生境 生于林下或溪沟边。

资源状况 分布于马头山笔架边等地。少见。

入药部位 根茎（马蹄蕨）。

采收加工 全年均可采收，洗净，除去须根，切片，晒干或鲜用。

功能主治 清热凉血，祛瘀止血，镇痛安神。用于痄腮，痈肿疮毒，毒蛇咬伤，跌打肿痛，外伤出血，崩漏，乳痈，风湿痹痛，产后腹痛，心烦失眠。

紫萁科

紫　萁 高脚贯众、老虎牙、水骨菜

Osmunda japonica Thunb.

标本采集号：361028180822027LY

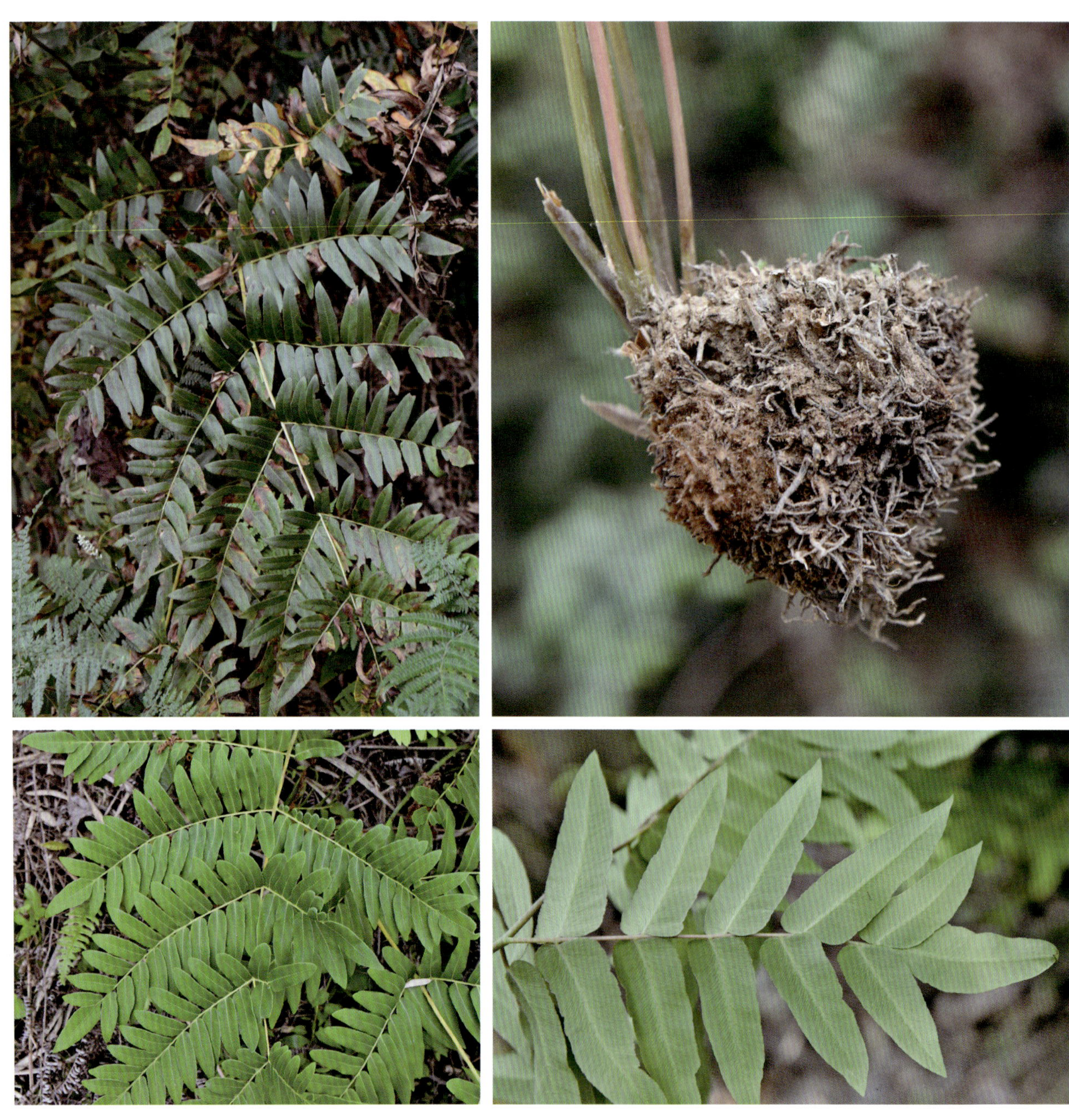

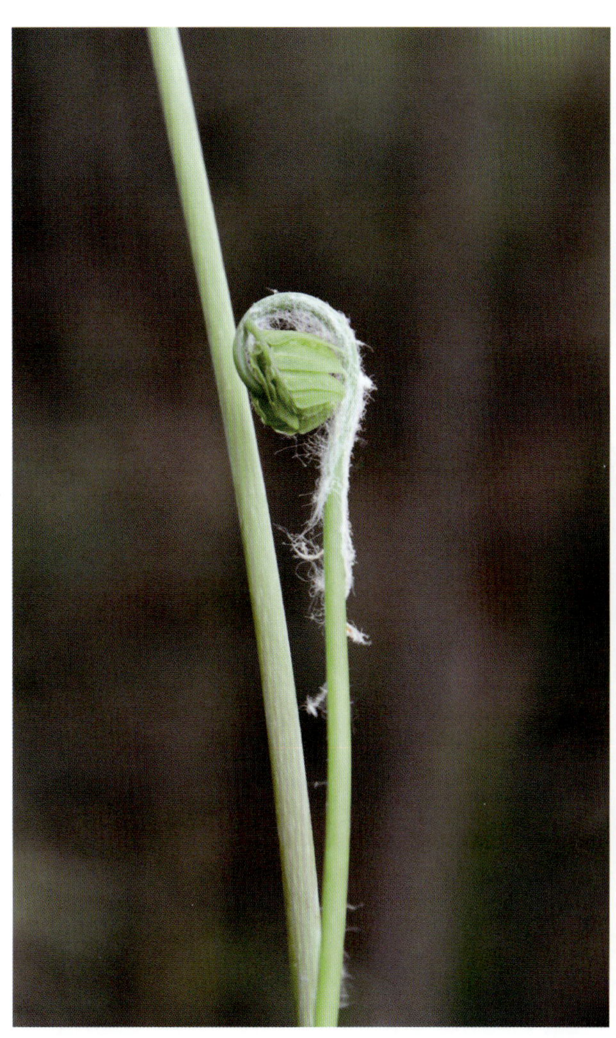
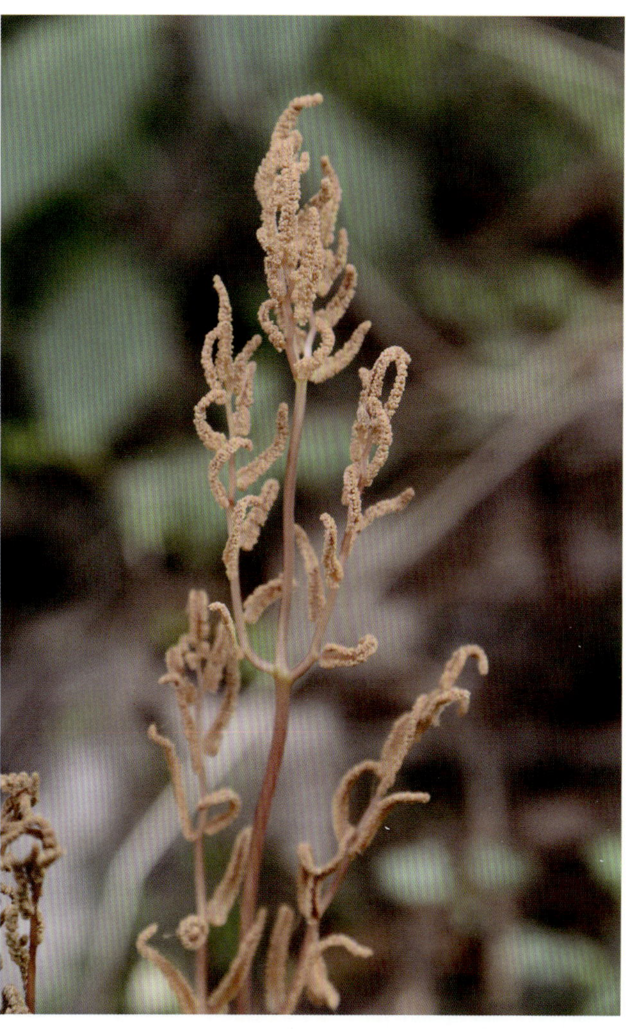

形态特征 多年生草本，植株高 50~80cm。根状茎短粗，或呈短树干状而稍弯。叶簇生，叶片为三角状广卵形，顶部一回羽状，其下为二回羽状；羽片长圆形，奇数羽状；小羽片向基部稍宽，圆形或近截形，顶生的同形。叶脉两面明显，二回分歧。叶为纸质，成长后光滑无毛。孢子叶同营养叶等高，或经常稍高，沿中肋两侧背面密生孢子囊。

适宜生境 生于林下或溪边酸性土壤上。

资源状况 分布于马头山各地。常见。

入药部位 根茎和叶柄残基（紫萁贯众）。

采收加工 春、秋二季采挖，洗净，除去须根，晒干。

功能主治 清热解毒，祛瘀止血，杀虫。用于疫毒感冒，腮腺炎，疮痈肿毒，痢疾，吐血，衄血，便血，崩漏，带下病，蛲虫、绦虫、钩虫等肠道寄生虫病。

评　　述 本品有小毒。嫩叶制成干菜即“薇菜干”，有红、青两种，即“中国红薇干（赤干）”和“青干”，是我国目前出口创汇的重要蔬菜之一，为国际市场高档紧俏的无公害产品。

里白科

芒　萁 小里白、芒仔、穿路萁

Dicranopteris dichotoma (Thunb.) Bernh.

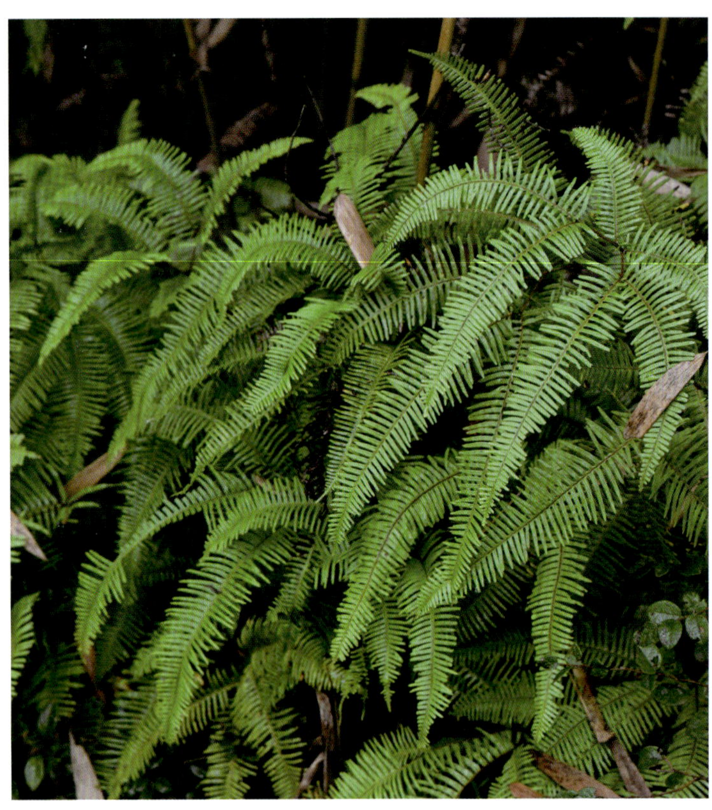

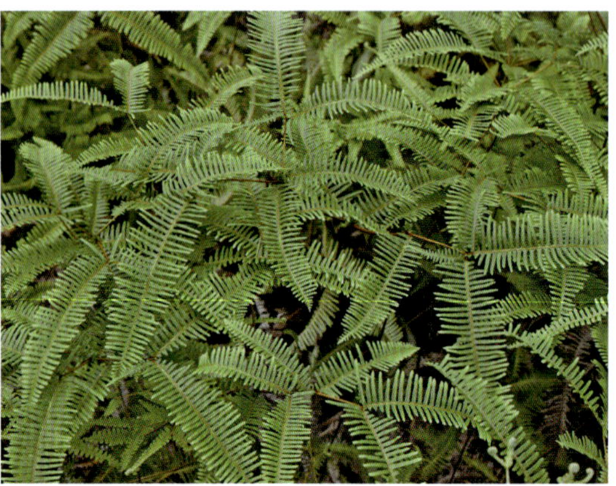

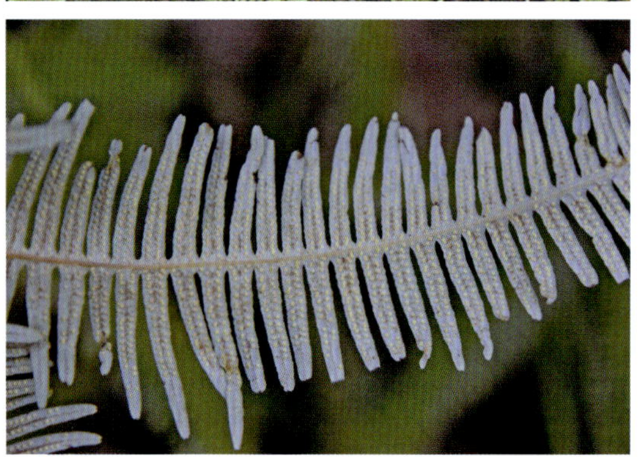

形态特征 多年生草本，植株通常高 45~120cm。根状茎横走。叶远生，叶轴一至三回 2 叉分枝，各回分叉处两侧均各有 1 对托叶状的羽片，末回羽片篦齿状深裂几达羽轴；裂片平展，长 1.5~2.9cm，宽 3~4mm，顶钝，常微凹。叶为纸质，背面灰白色，沿中脉及侧脉疏被锈色毛。孢子囊群圆形，1 列，着生于基部上侧或上下两侧小脉的弯弓处，由 5~8 个孢子囊组成。

适宜生境 生于强酸性土壤的荒坡或林缘。

资源状况 分布于马头山各地。常见。

入药部位 幼叶、叶柄（芒萁骨）。

采收加工 全年均可采收，洗净，晒干或鲜用。

功能主治 化瘀止血，清热利尿，解毒消肿。用于妇女血崩，跌打损伤，热淋涩痛，白带异常，小儿腹泻，痔瘘，目赤肿痛，外伤出血，烫火伤，毒虫咬伤。

评　　述 湿热气候条件下南方红壤山地一种重要的指示植物。

海金沙科

海金沙 左转藤灰、海金砂

Lygodium japonicum (Thunb.) Sw.

标本采集号：361028170711005LY

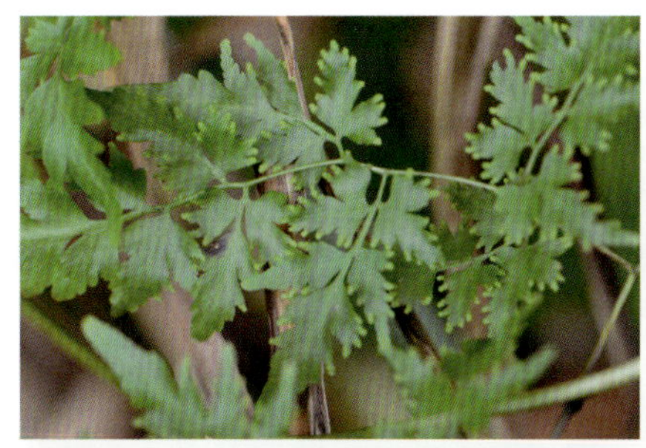
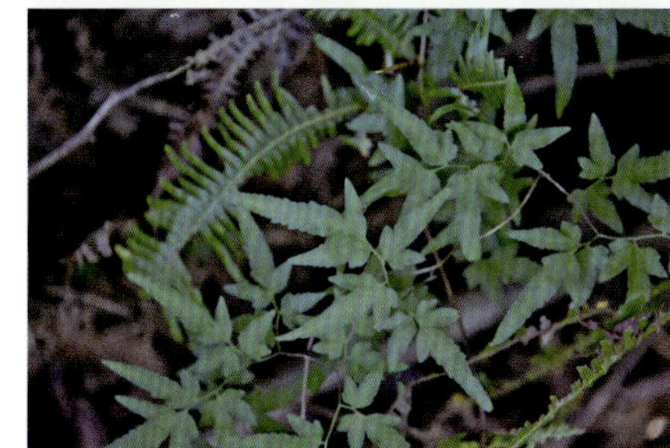
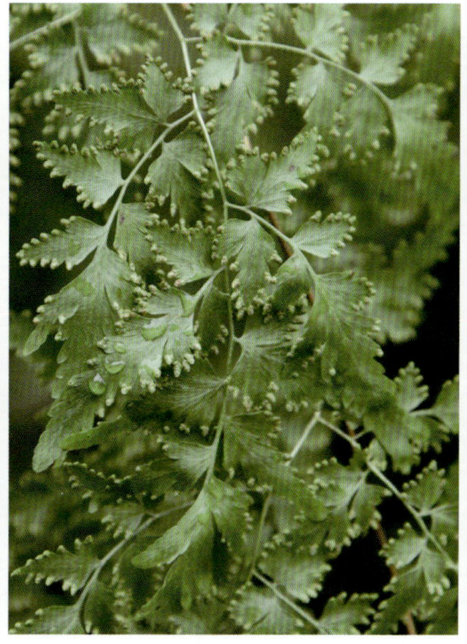
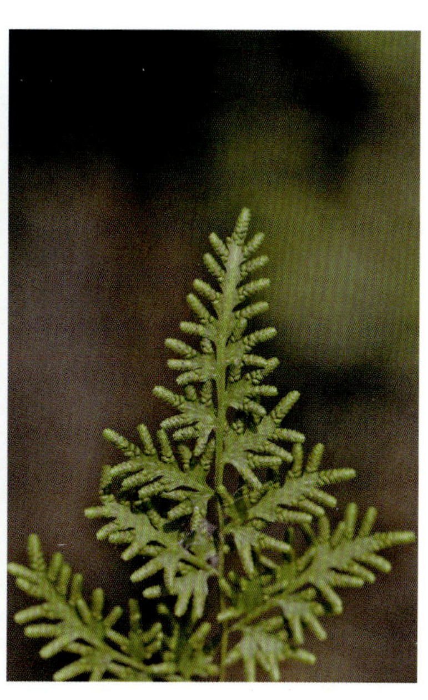

形态特征 多年生草本，植株1~4m。叶轴上面有2条狭边，羽片多数，对生于叶轴上的短距两侧，平展。主脉明显，侧脉纤细，从主脉斜上，一至二回二叉分歧，直达锯齿。叶纸质，干后绿褐色。能育羽片卵状三角形，长宽几相等，二回羽状；一回小羽片4~5对，互生，长圆披针形，一回羽状，二回小羽片3~4对，卵状三角形，羽状深裂。孢子囊穗长2~4mm，往往长远超过小羽片的中央不育部分，排列稀疏，暗褐色，无毛。

适宜生境 生于林下、灌木丛中。

资源状况 分布于马头山各地。常见。

入药部位 根及根茎（海金沙根）、成熟孢子（海金沙）。

采收加工 根及根茎：8~9月采挖根及根茎，洗净，晒干。成熟孢子：秋季孢子未脱落时采割藤叶，晒干，搓揉或打下孢子，除去藤叶。

功能主治 根及根茎：清热解毒，利湿消肿。用于肺炎，感冒高热，流行性乙型脑炎，急性胃肠炎，痢疾，病毒性肝炎，尿路感染，膀胱结石，风湿腰腿痛，乳腺炎，腮腺炎，睾丸炎，蛇咬伤，月经不调。成熟孢子：清利湿热，通淋止痛。用于热淋，石淋，血淋，膏淋，尿道涩痛。

评　述 市面上常会掺杂一些细黄沙在药材海金沙里面，用手捻一下，纯正的海金沙体轻，呈颗粒状，所以不易附着在手上，而且有光滑感，摸上去像丝绸一样柔软光滑，并且很容易从手指间滑落。

陵齿蕨科

乌蕨 乌韭

Stendoma chusanum Ching

标本采集号：361028170710016LY

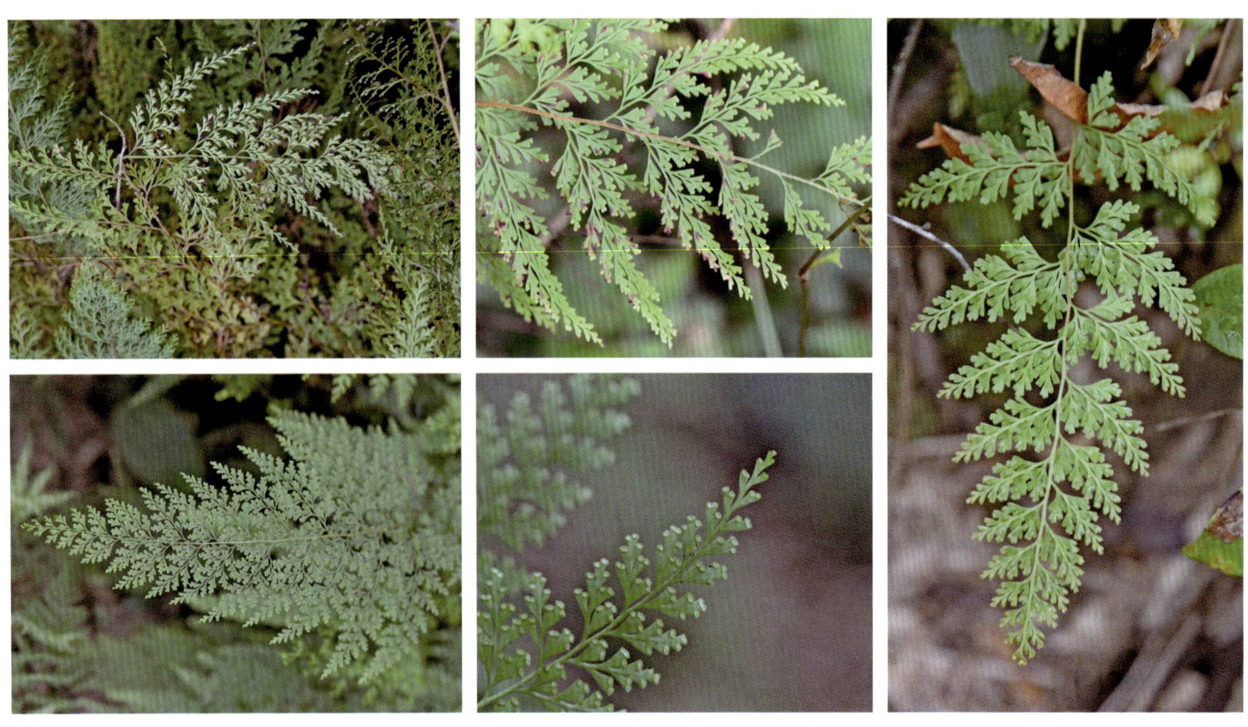

形态特征 多年生草本，植株高达65cm。根状茎短而横走，粗壮，密被赤褐色的钻状鳞片。叶近生，直径2mm，除基部外，通体光滑；叶片披针形，四回羽状；二回（或末回）小羽片小，倒披针形，先端截形，有齿牙，基部楔形，叶脉1~2条。孢子囊群边缘着生，每裂片上1或2枚，顶生于1~2条细脉上；囊群盖灰棕色，革质，半杯形，宽，与叶缘等长，宿存。

适宜生境 生于林下或灌丛阴湿地中。

资源状况 分布于马头山各地。常见。

入药部位 全草（大叶金花草）。

采收加工 夏、秋二季挖取带根茎的全草，除去杂质，洗净，鲜用或晒干。

功能主治 清热解毒，利湿。用于感冒发热，咳嗽，扁桃体炎，腮腺炎，肠炎，痢疾，肝炎，毒蛇咬伤；外用于烧烫伤，皮肤湿疹。

凤尾蕨科

凤尾蕨 大叶井口边草

Pteris cretica L. var. *nervosa* (Thunb.) Ching et S. H. Wu

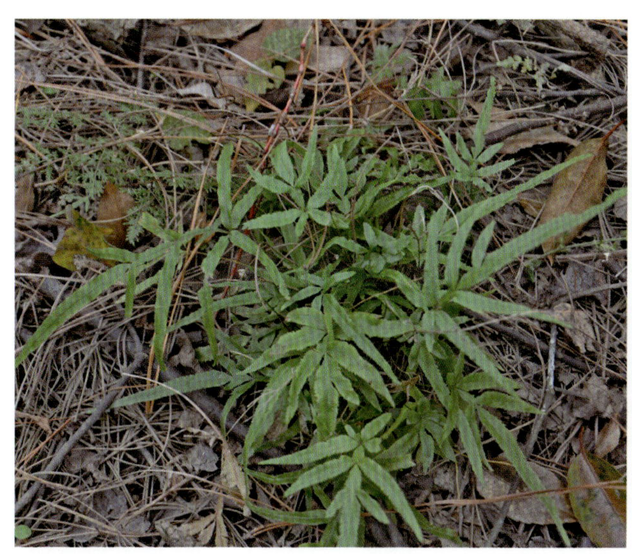

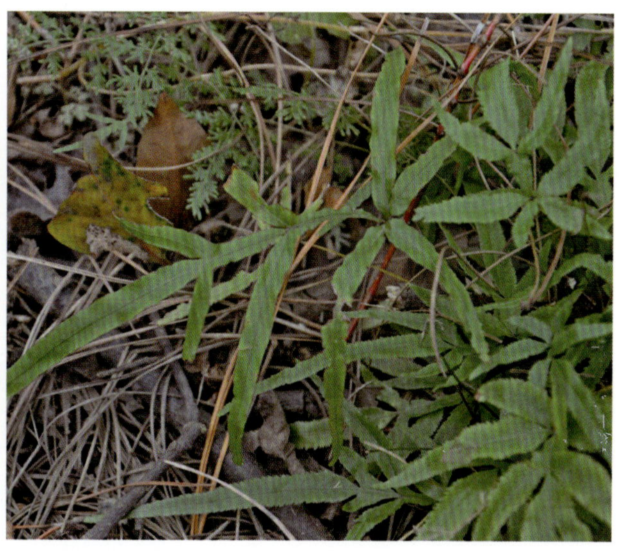

形态特征 多年生草本，植株高 50~70cm。根状茎先端被黑褐色鳞片，边缘有疏睫毛。叶簇生，二型或近二型；叶片卵圆形，一回羽状；不育叶的羽片 2~5 对，基部 1 对有短柄并为 2 叉，叶缘有软骨质的边并有锯齿，锯齿往往粗而尖，也有时具细锯齿；能育叶的羽片 3~8 对。主脉下面明显隆起；侧脉两面均明显。叶干后纸质，无毛。

适宜生境 生于石灰岩地区的岩隙间或林下灌丛中。

资源状况 分布于马头山各地。常见。

入药部位 全草（井口边草）。

采收加工 全年可采，鲜用，洗净，切段，晒干。

功能主治 清热利湿，止血生肌，解毒消肿。用于泄泻，痢疾，黄疸，淋证，水肿，咯血，尿血，便血，刀伤出血，跌打肿痛，疮痈，水火烫伤。

评　　述 凤尾蕨全株含麦角甾醇、胆碱、鞣质、苷类等成分。其全株均可入药，具有降血压、驱虫、防癌等作用，对头晕失眠、高血压、慢性腰酸背痛、关节炎、慢性肾炎、肺病诸症也有较好疗效，故称“长寿菜”。

刺齿半边旗 半边双、半边旗

Pteris dispar Kze.

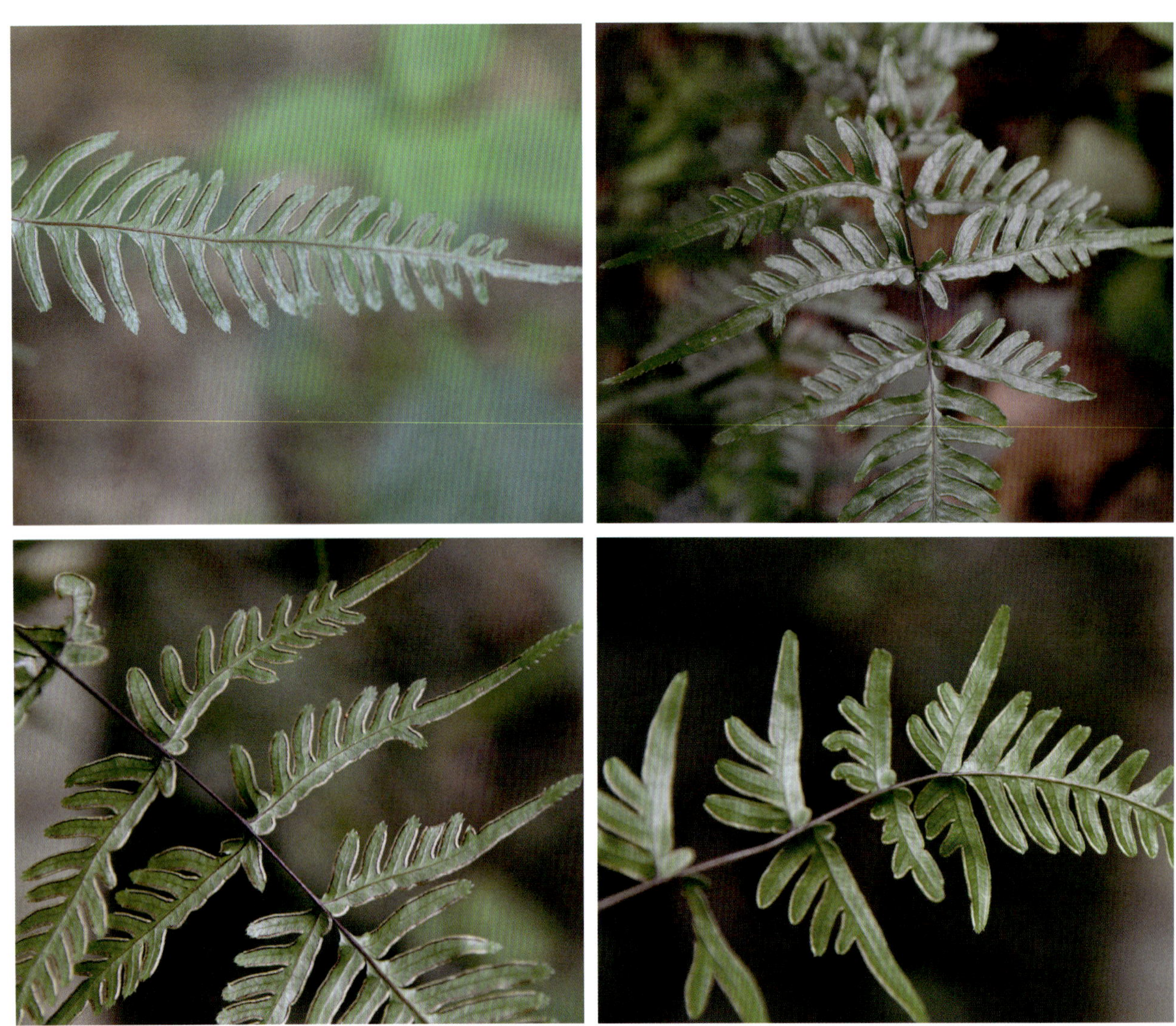

形态特征 多年生草本，植株高 30~80cm。根状茎先端及叶柄基部被黑褐色鳞片，鳞片先端纤毛状并稍卷曲。叶簇生，近二型；顶生羽片裂片 12~15 对，彼此接近，基部下侧不下延或略下延，不育叶边缘有长尖刺状的锯齿；侧生羽片长 6~12cm，裂片基部下侧 1 片最长，有时在下部 1~2 对羽片上再一次篦齿状羽裂。羽轴纵沟两旁有啮蚀状的浅灰色狭翅状的边。叶干后草质，无毛。

适宜生境 生于山谷疏林下。

资源状况 分布于马头山各地。常见。

入药部位 全草（刺齿凤尾蕨）。

采收加工 全年均可采收，鲜用或晒干。

功能主治 清热解毒，祛瘀凉血。用于痢疾，泄泻，痄腮，风湿痹痛，跌打损伤，疮痈肿毒。

井栏边草 凤尾草、井口边草、小金星凤尾

Pteris multifida Poir.

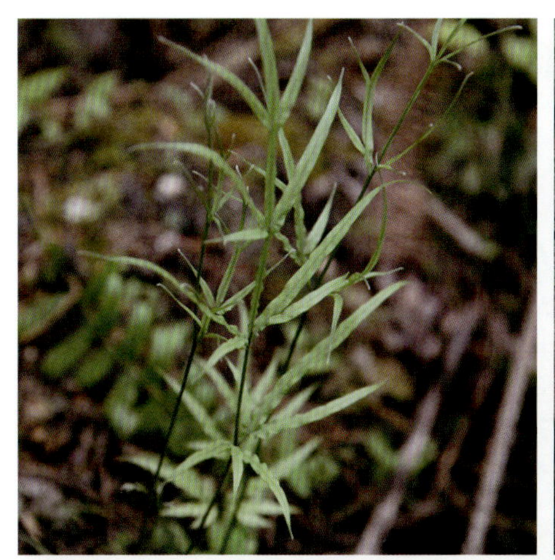
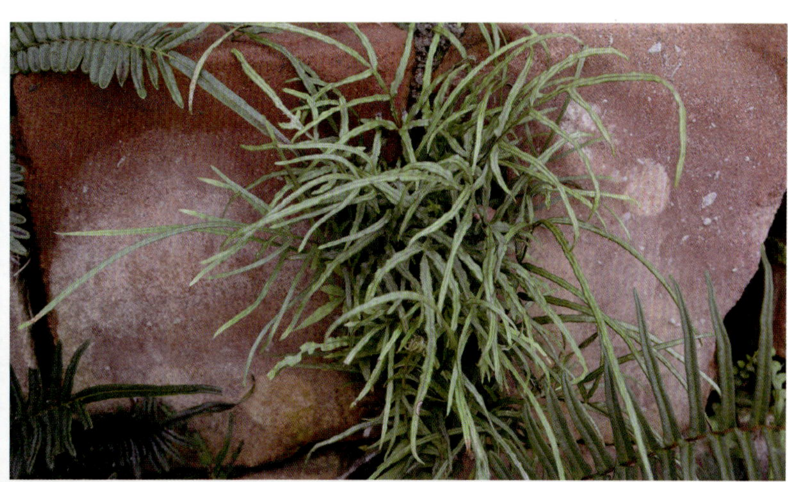
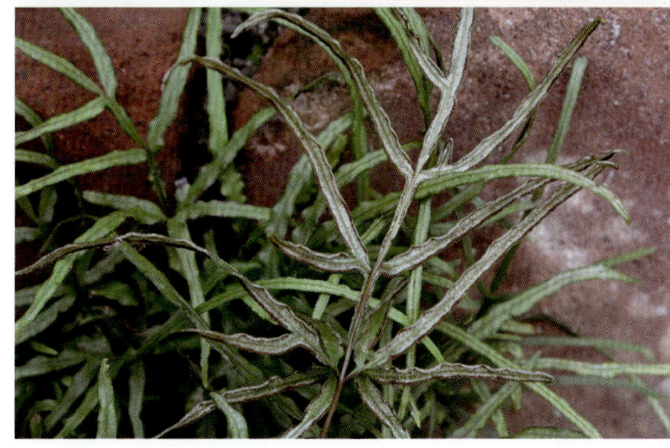
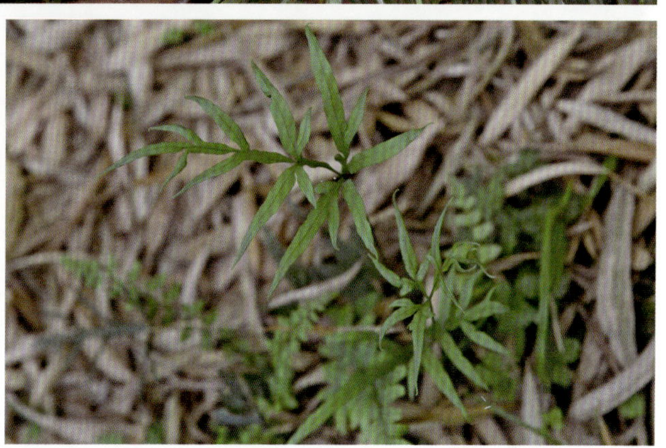

形态特征 多年生草本。根状茎直立，先端被黑褐色鳞片。叶密而簇生；不育叶卵状长圆形，长20~40cm，宽15~20cm，一回羽状，羽片常3对，无柄，线状披针形，长8~15cm，宽0.6~1cm，叶缘有不整齐锯齿，下部1~2对常分叉，顶生三叉羽片及上部羽片的基部下延；能育叶羽片4~6对，狭线形，长10~15cm，宽0.4~0.7cm，仅不育部分具锯齿，有长约1cm的柄。孢子囊群线形，膜质，全缘。

适宜生境 生于墙壁中、井边、石灰岩缝隙中或灌丛下。

资源状况 分布于马头山各地。常见。

入药部位 全草或根（凤尾草）。

采收加工 全年可采，洗净，晒干。

功能主治 清热利湿，凉血止血，消肿解毒。用于痢疾，泄泻，淋浊，带下病，黄疸，疔疮肿毒，喉痹乳蛾，淋巴结结核，腮腺炎，乳腺炎，高热抽搐，蛇虫咬伤，吐血，衄血，尿血，便血，外伤出血。

评　　述 本种主要含有黄酮类、萜类、苯丙素类化合物等成分。近年来研究证明其具有抗肿瘤和消炎灭菌等广泛的药理活性。

蜈蚣草 蜈蚣蕨、小贯众

Pteris vittata L.

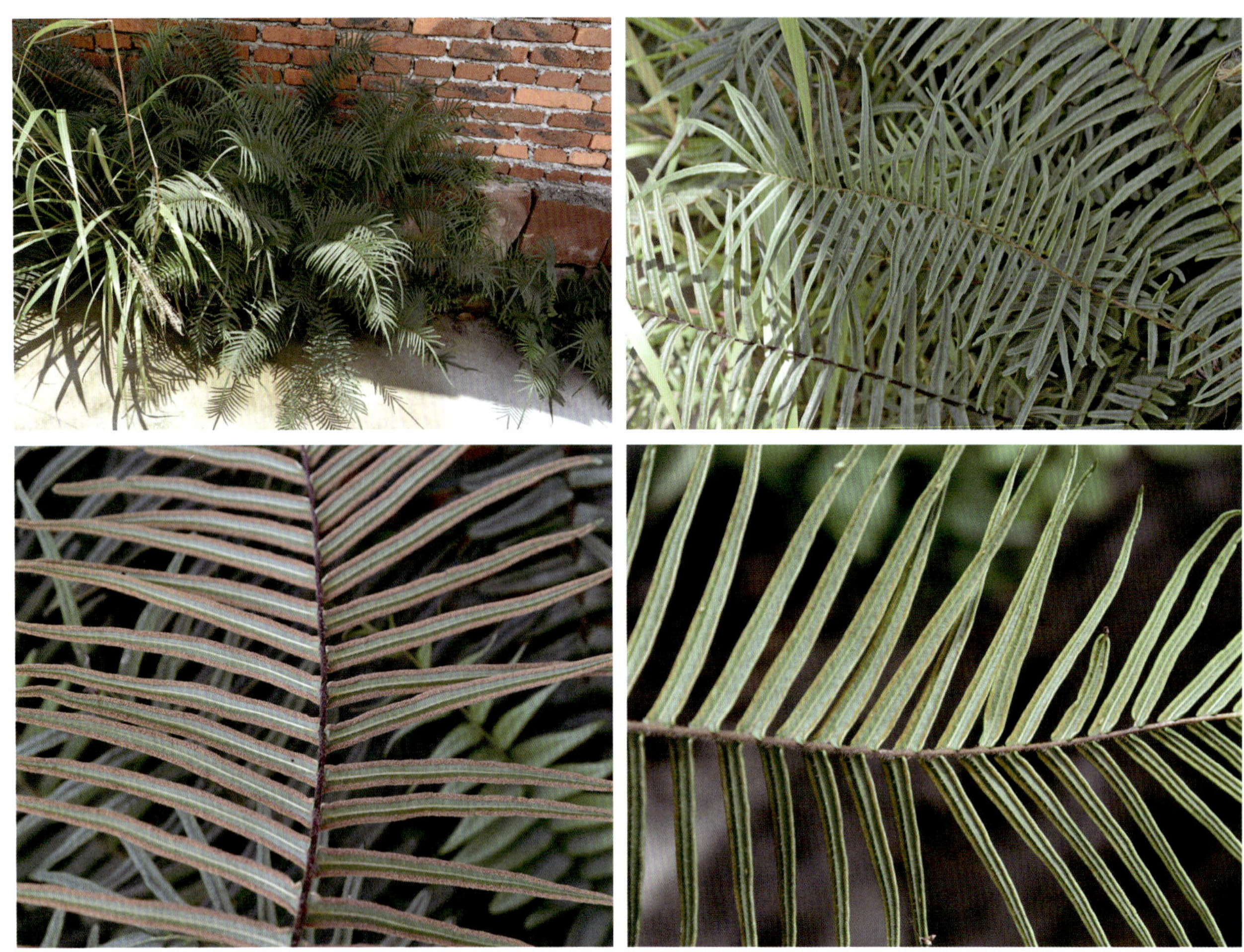

形态特征 多年生草本，植株高20~100cm。根状茎直立，短而粗壮，直径2~2.5cm，木质，密被蓬松的黄褐色鳞片。叶簇生；柄坚硬，长10~30cm或更长；叶片倒披针状长圆形，长20~90cm或更长，宽5~25cm或更宽，一回羽状；顶生羽片与侧生羽片同形，侧生羽片多数，不育的叶缘有微细而均匀的密锯齿，在成熟的植株上除下部缩短的羽片不育外，几乎全部羽片均能育。

适宜生境 生于钙质土或石灰岩上、石缝中或墙壁上。

资源状况 分布于马头山各地。常见。

入药部位 全草或根茎（蜈蚣草）。

采收加工 全年可采收，洗净，鲜用或晒干。

功能主治 祛风除湿，舒筋活络，解毒杀虫。用于风湿筋骨疼痛，腰痛，肢麻屈伸不利，半身不遂，跌打损伤，感冒，痢疾，乳痈，疮毒，疥疮，蛔虫病，蛇虫咬伤。

中国蕨科

野雉尾金粉蕨 日本乌蕨、小野雉尾草、野鸡尾

Onychium japonicum (Thunb.) Kze.

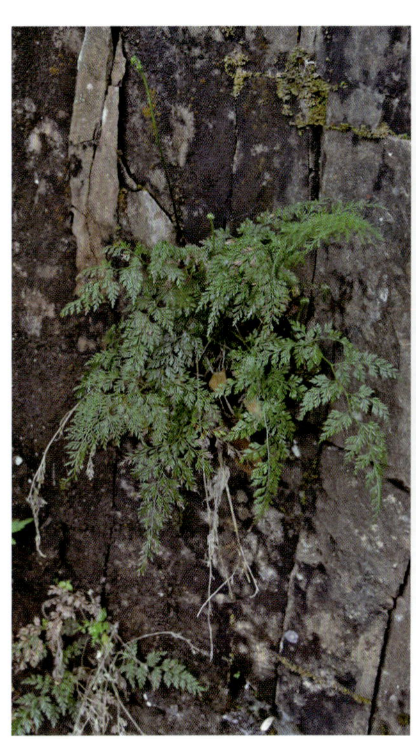
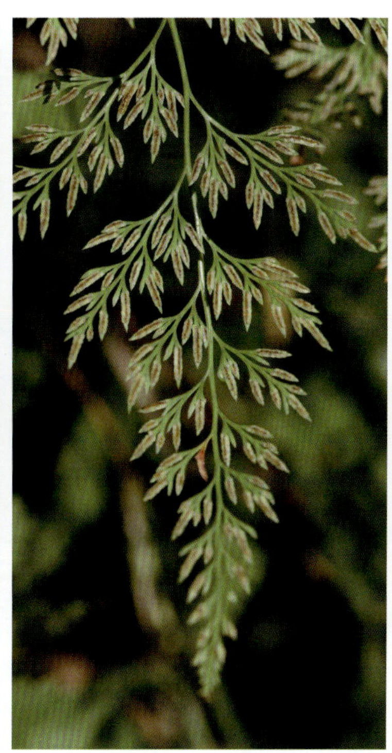
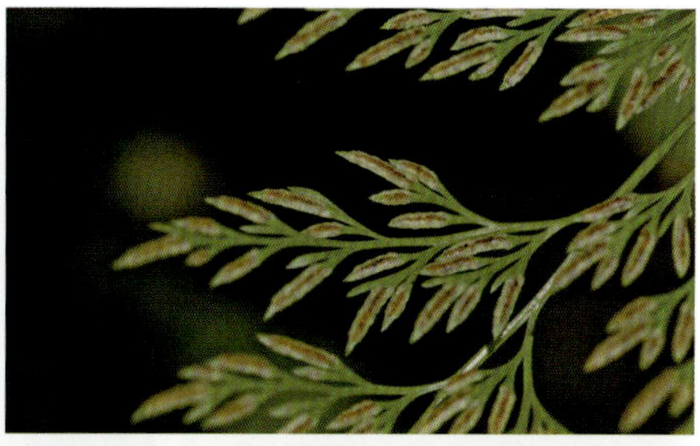
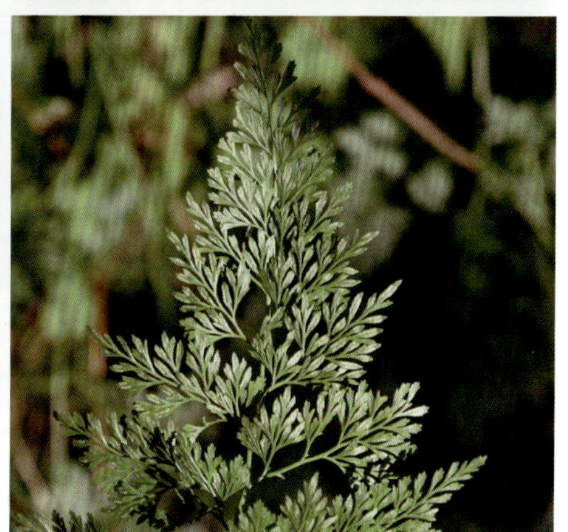

形态特征 多年生草本。根状茎长而横走，疏被鳞片，鳞片棕色或红棕色，披针形，筛孔明显。叶散生；柄长 2~30cm；叶片和叶柄近等长，宽约 10cm 或过之，卵状三角形或卵状披针形，四回羽状细裂；羽片 12~15 对，互生。孢子囊群长 0.3~0.6cm；囊群盖线形或短长圆形，膜质，灰白色，全缘。

适宜生境 生于林下沟边或溪边石上。

资源状况 分布于马头山各地。常见。

入药部位 全草或叶（小野鸡尾）。

采收加工 夏、秋二季采收全草，或割取叶片，鲜用或晒干。

功能主治 清热解毒，利湿，止血。用于风热感冒，咳嗽，咽痛，泄泻，痢疾，小便淋痛，湿热黄疸，吐血，咯血，便血，痔血，尿血，疮毒，跌打损伤，毒蛇咬伤，烫火伤。

评　　述 小野鸡尾药材始载于《植物名实图考》山草类，称“海风丝”；曾收载于 1977 年版《中国药典》，现收载于《湖北恩施药用植物志》《广西中药志》等。

铁线蕨科

扇叶铁线蕨 铁线草、铁线蕨、螺厥蕨

Adiantum flabellulatum L.

标本采集号：361028180826016LY

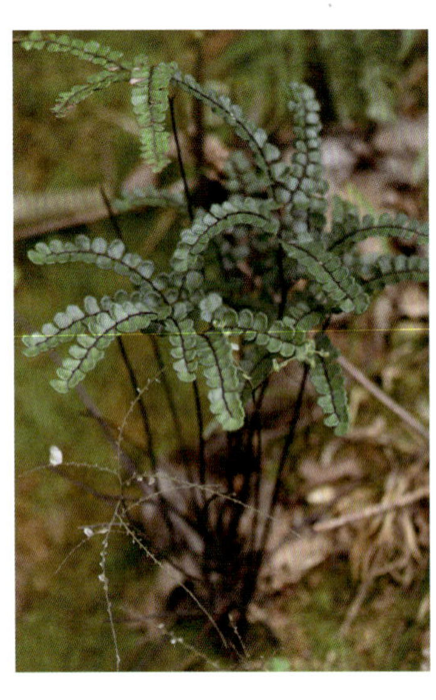

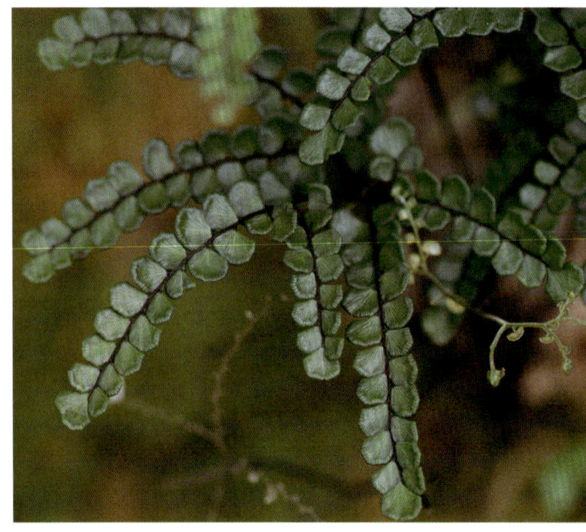

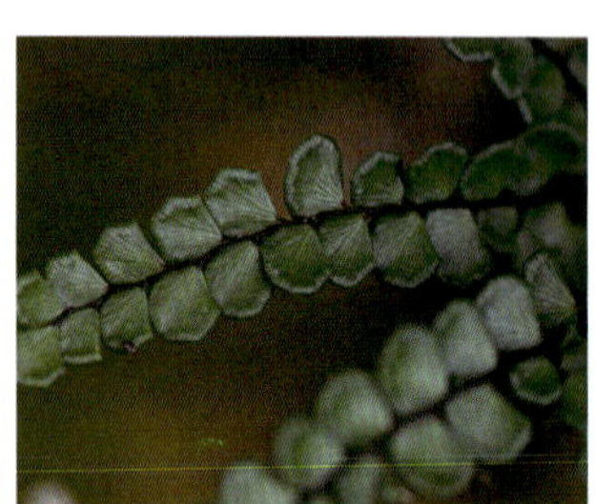

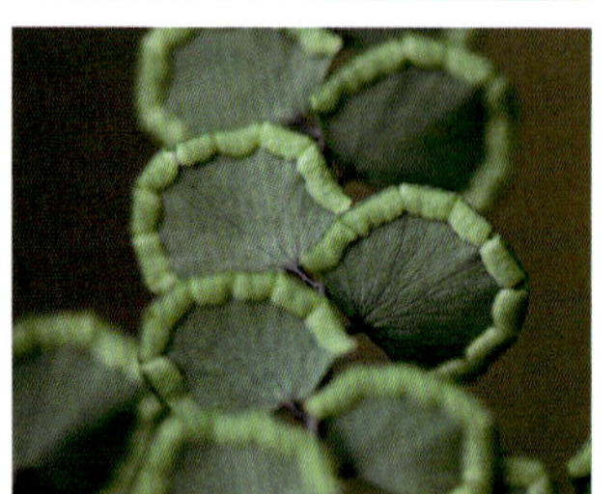

形态特征 多年生草本。根状茎短而直立，密被鳞片。叶簇生；柄紫黑色，有棕色短硬毛；叶片扇形，长 10~25cm，二至三回不对称的 2 叉分枝；中央羽片线状披针形，奇数一回羽状；小羽片 8~15 对，互生，长 0.6~1.5cm，宽 0.5~1cm，半圆形（能育的）或斜方形（不育的）。孢子囊群每羽片 2~5 枚，横生于裂片上缘和外缘，以缺刻分开；囊群盖长圆，革质，黑褐色，全缘。

适宜生境 生于阳光充足的酸性红、黄壤上。

资源状况 分布于马头山各地。常见。

入药部位 全草或根（过坛龙）。

采收加工 四季可采，洗净，晒干。

功能主治 清热利湿，解毒，祛瘀消肿。用于感冒发热，黄疸，痢疾，肠炎，泌尿系统结石，跌打肿痛，骨折；外用于疔疮，烧烫伤，蛇咬伤。

评　　述 酸性土的指示植物。

裸子蕨科

凤丫蕨 日本凤丫蕨

Coniogramme japonica (Thunb.) Diels

标本采集号：361028170710003LY

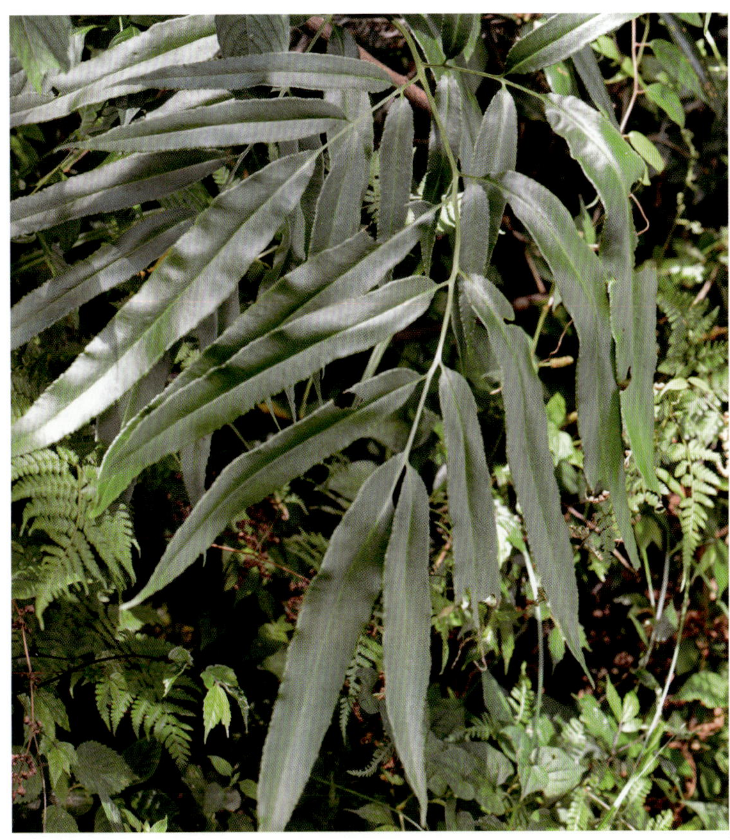

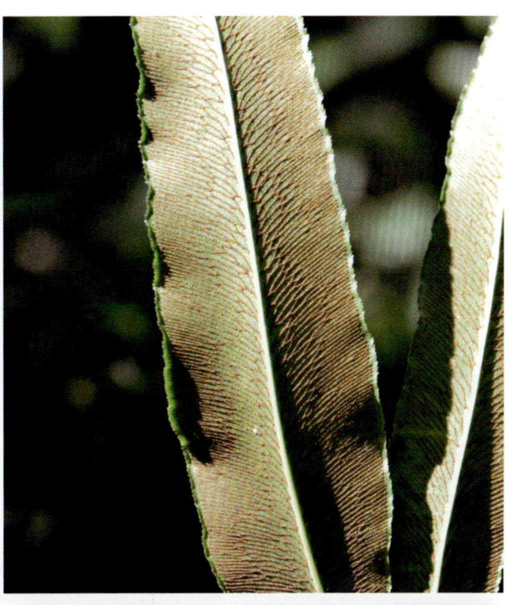

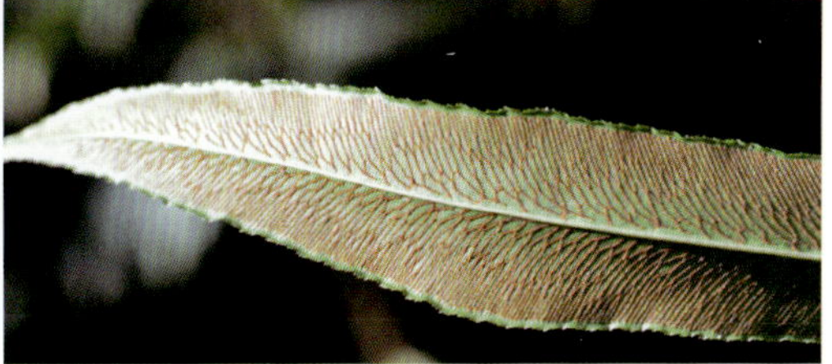

形态特征 多年生草本，植株高 60~120cm。叶片和叶柄等长或稍长，宽 20~30cm，长圆三角形，二回羽状；羽片少则 3 对，基部 1 对最大；侧生小羽片 1~3 对，披针形，顶生小羽片通常向基部略变狭，基部为不对称的楔形或叉裂；叶脉网状，在羽轴两侧形成 2~3 行狭长网眼，网眼外的小脉分离，小脉顶端有纺锤形水囊，不到锯齿基部。孢子囊群沿叶脉分布，几达叶边。

适宜生境 生于湿润林下和山谷阴湿处。

资源状况 分布于马头山各地。常见。

入药部位 根茎及全草（凤丫草）。

采收加工 四季可采，洗净，鲜用或晒干。

功能主治 祛风除湿，活血止痛，清热解毒。用于风湿筋骨痛，跌打损伤，瘀血腹痛，闭经，面赤肿痛，肿毒初起，乳腺炎。

蹄盖蕨科

单叶双盖蕨 矛叶蹄盖蕨、小石剑

Diplazium subsinuatum (Wall. ex Hook. et Grev.) Tagawa

标本采集号：361028170911011LY

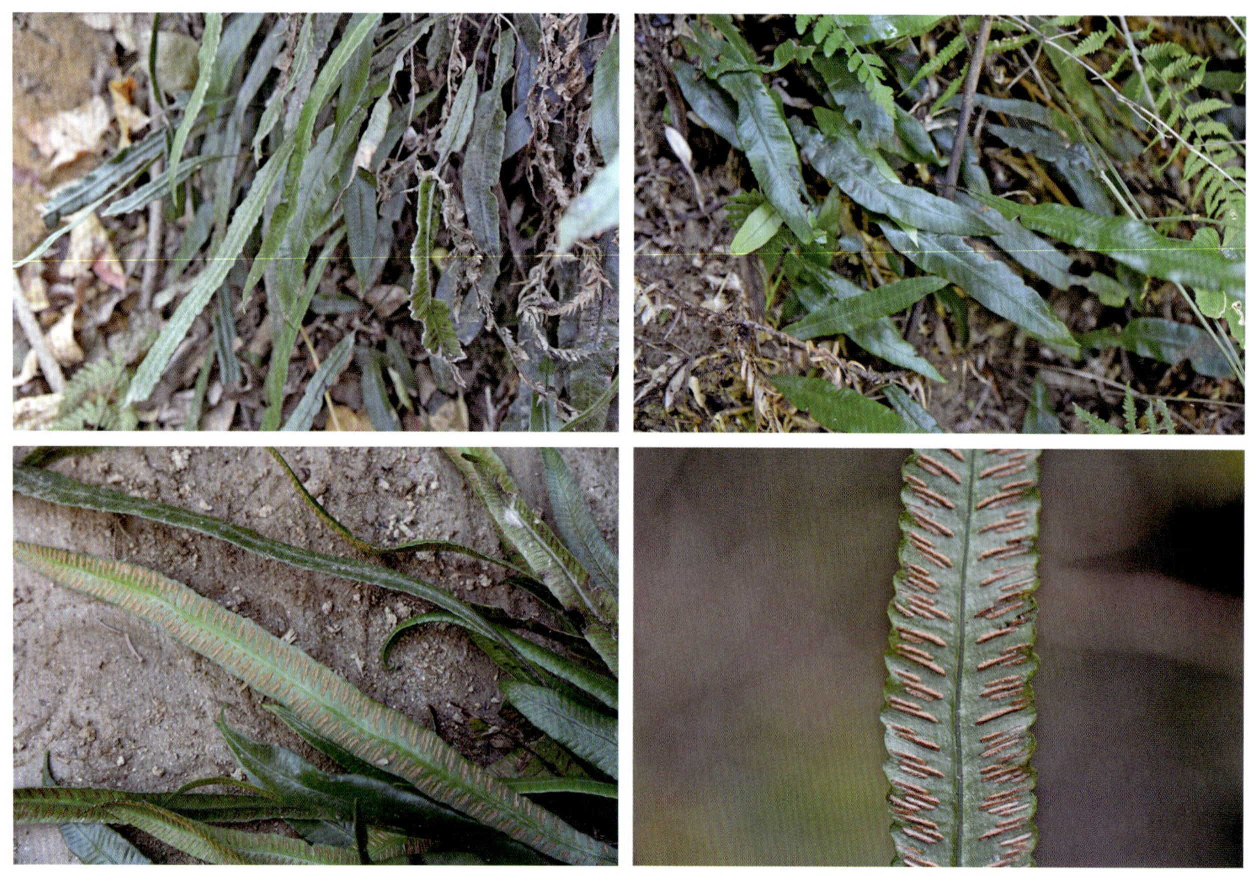

形态特征 多年生草本。根状茎细长，横走，被黑色或褐色披针形鳞片。叶远生，能育叶长达40cm；叶片披针形，长10~25cm，宽2~3cm，两端渐狭，边缘全缘或稍呈波状。孢子囊群线形，常分布于叶片上半部，沿小脉斜展；囊群盖成熟时膜质，浅褐色。

适宜生境 生于溪旁林下的酸性土或岩石上。

资源状况 分布于马头山各地。常见。

入药部位 全草或根茎（篦梳剑）。

采收加工 全年或夏、秋二季采收，洗净，鲜用或晒干。

功能主治 凉血，止血，利尿通淋。用于肺结核咳痰带血，热淋尿血，目赤肿痛。

金星蕨科

延羽卵果蕨 狭叶金星蕨、短柄卵果蕨、翅轴假金星蕨

Phegopteris decursive-pinnata (H. C. Hall) Fée

标本采集号：361028180825028LY

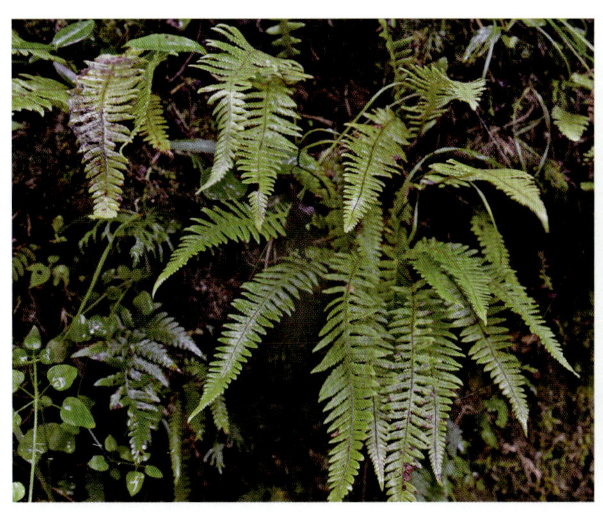

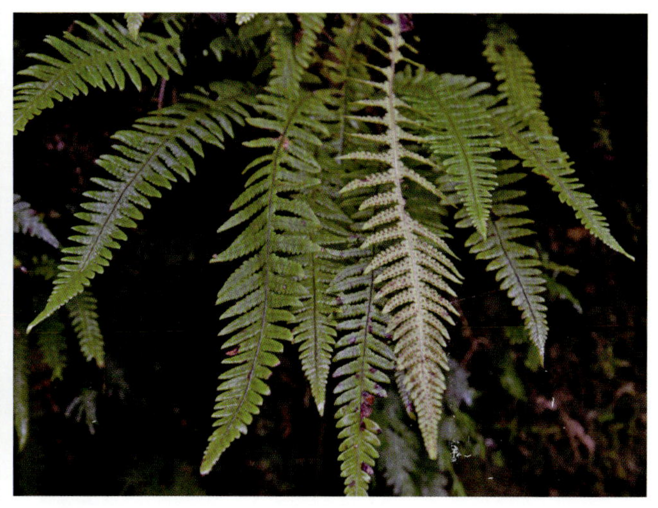

形态特征 多年生草本，植株高 30~60cm。根状茎短而直立。叶簇生；叶柄长 10~25cm，直径 2~3mm；叶片长 20~50cm，中部宽 5~12cm，披针形，二回羽裂，或一回羽状而边缘具粗齿；羽片 20~30 对，互生，狭披针形，先端渐尖，基部阔而下延，在羽片间彼此以圆耳状或三角形的翅相连，基部 1 对羽片常缩小成耳片。孢子囊群近圆形，背生于侧脉的近顶端，每裂片 2~3 对。

适宜生境 生于河沟两岸或路边林下。

资源状况 分布于马头山各地。常见。

入药部位 根茎（延羽卵果蕨）。

采收加工 秋、冬二季采挖，除去泥沙，干燥。

功能主治 利湿消肿，收敛解毒。用于水湿臌胀，疖毒溃烂，久不收口。

铁角蕨科

长叶铁角蕨 二面快、青丝还阳、倒生莲

Asplenium prolongatum Hook.

标本采集号：361028170708028LY

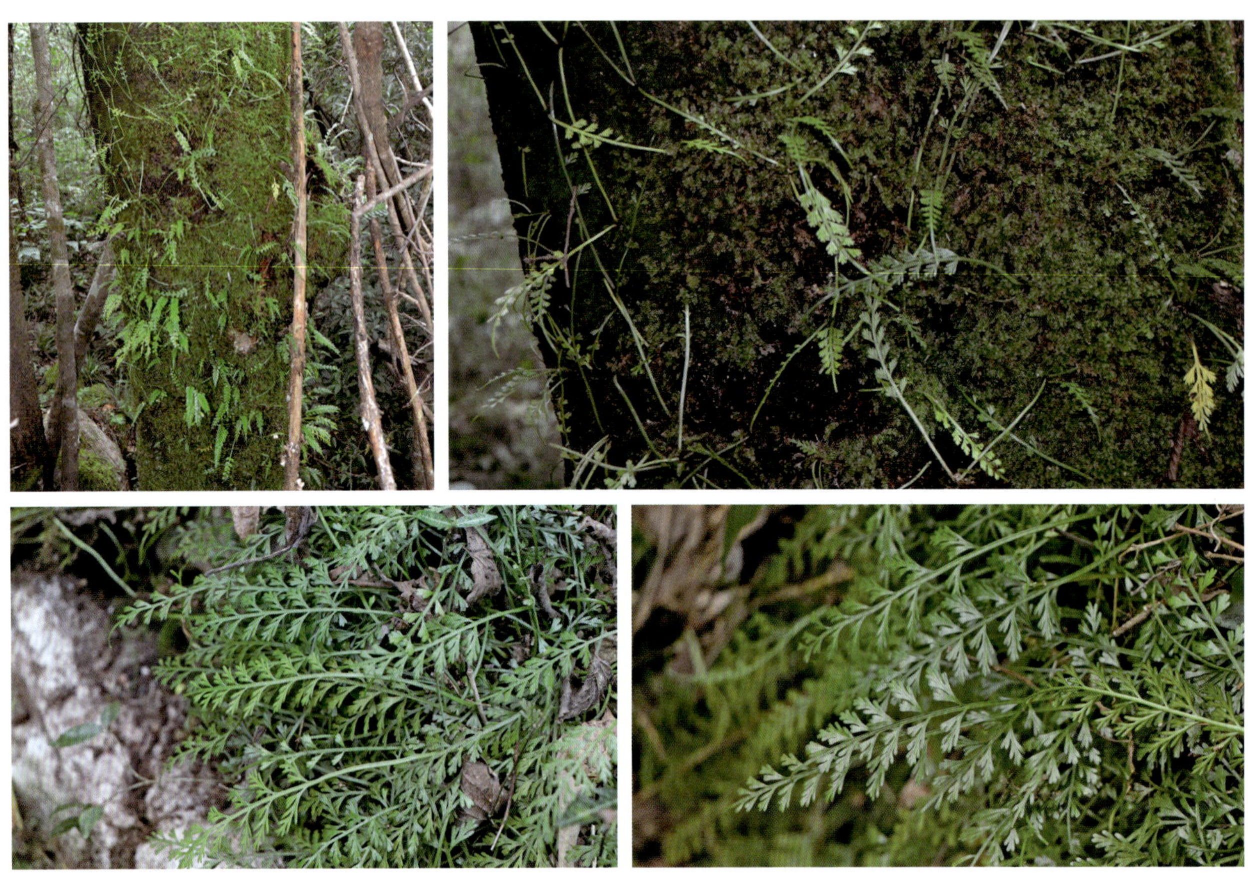

形态特征 多年生草本，植株高20~40cm。根状茎短而直立。叶簇生；叶柄长8~18cm，直径1.5~2mm；叶片线状披针形，长10~25cm，宽3~4.5cm，二回羽状；羽片20~24对，向上互生；小羽片互生，上先出，上侧有2~5片，下侧0~4片，斜向上。叶近肉质，干后略显细纵纹；叶轴顶端往往延长成鞭状而生根。孢子囊群狭线形，每小羽片或裂片1枚；囊群盖狭线形，开向叶边，宿存。

适宜生境 附生于林中树干上或潮湿岩石上。

资源状况 分布于马头山各地。常见。

入药部位 全草（倒生莲）。

采收加工 春季至秋季均可采收，洗净，晒干。

功能主治 清热除湿，活血化瘀，止咳化痰，利尿通乳。用于风湿疼痛，肠炎，痢疾，尿路感染，咳嗽痰多，跌打损伤，吐血，崩漏，乳汁不通；外用于骨折，外伤出血。

铁角蕨 石林珠、金星草、止血草

Asplenium trichomanes L.

标本采集号：361028180825027LY

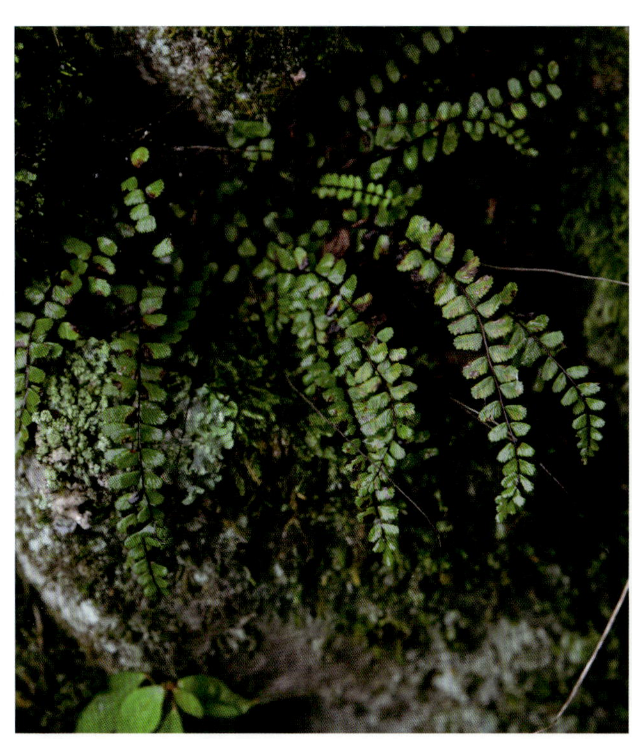

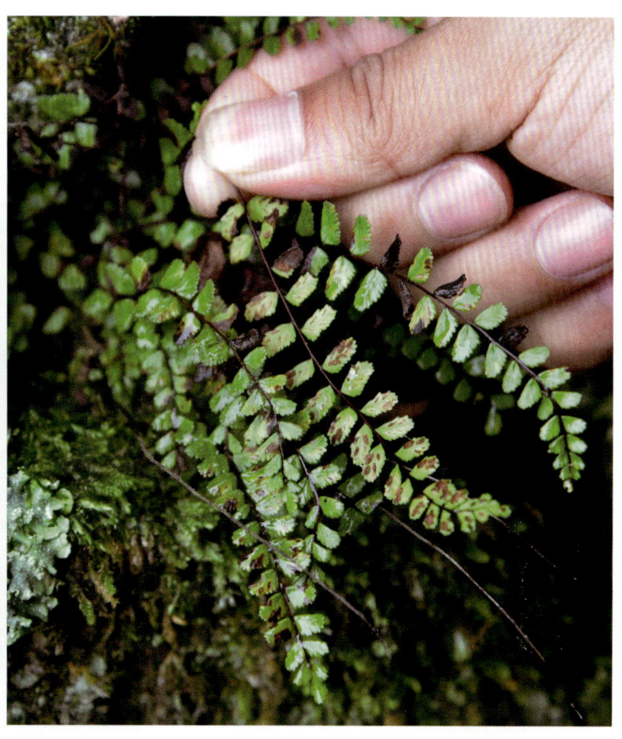

形态特征 多年生草本，植株高 10~30cm。根状茎短而直立，直径约 2mm，密被鳞片；鳞片线状披针形，有光泽，略带虹色。叶多数，密集簇生；叶片长线形，长 10~25cm，中部宽 9~16mm，一回羽状；羽片 20~30 对，叶纸质；叶轴栗褐色，上面有平阔纵沟，两侧有棕色的膜质全缘狭翅。孢子囊群阔线形，每羽片有 4~8 枚；囊群盖阔线形，开向主脉，宿存。

适宜生境 生于林下山谷中的岩石上或石缝中。

资源状况 分布于马头山各地。常见。

入药部位 全草（铁角凤尾草）。

采收加工 四季可采，洗净，鲜用或晒干。

功能主治 清热解毒，调经止血，收敛止带。用于小儿高热，白带异常，月经不调；外用于烧烫伤，外伤出血，疔疮肿毒，毒蛇咬伤。

乌毛蕨科

狗　脊　日本狗脊蕨

Woodwardia japonica (L. F.) Sm.

标本采集号：361028170911012LY

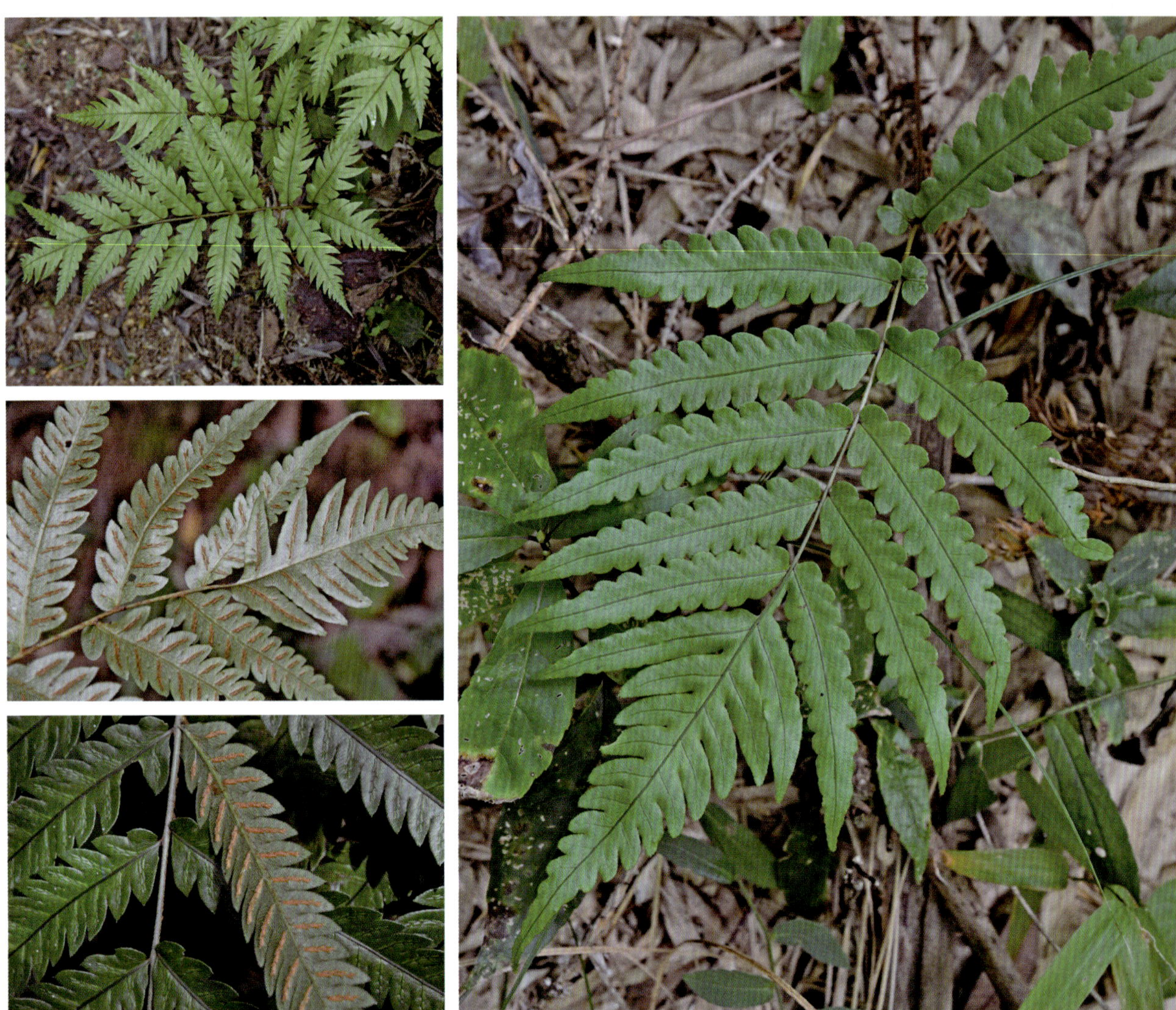

形态特征　多年生草本。根状茎横卧，与叶柄基部密被鳞片。叶片长卵形，长25~80cm，下部宽18~40cm，二回羽裂；顶生羽片卵状披针形，基部1对裂片伸长，侧生羽片4~16对，羽状半裂；裂片11~16对，基部1对缩小为圆耳形，向上数对裂片较大，密接，椭圆形或卵形，边缘有细密锯齿。孢子囊群线形，挺直，着生于主脉两侧的狭长网眼上，不连续，呈单行排列；囊群盖线形，棕褐色。

适宜生境 生于山脚沟边及林下阴处的酸性土壤中。

资源状况 分布于马头山各地。常见。

入药部位 根茎（狗脊贯众）。

采收加工 春、秋二季采挖，削去叶柄、须根，除净泥土，晒干。

功能主治 清热解毒，杀虫，止血，祛风湿。用于风热感冒，时行瘟疫，恶疮痈肿，虫积腹痛，小儿疳积，痢疾，便血，崩漏，外伤出血，风湿痹痛。

评　　述 本品有毒。

珠芽狗脊 多子东方狗脊、台湾狗脊蕨

Woodwardia prolifera Hook. et Arn.

标本采集号：361028180511023LY

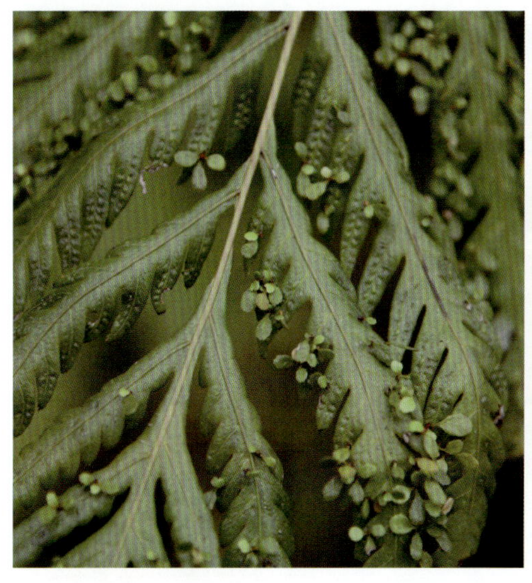
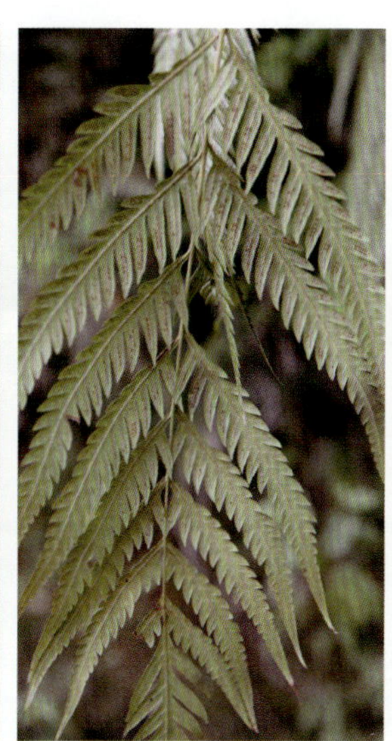
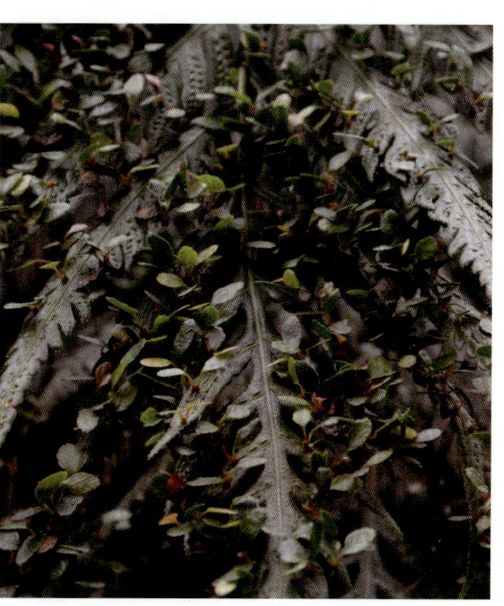

形态特征 多年生草本。根状茎横卧，黑褐色，与叶柄下部均密被鳞片。叶片长卵形或椭圆形，长35~120cm，宽30~40cm，二回羽状深裂；羽片5~13对，下部羽片基部不对称，一回深羽裂，裂片10~24对，略斜向上，线状披针形，下侧常缺少1~3枚裂片；叶脉明显；叶革质，无毛，羽片上面常有小珠芽。孢子囊群新月形，先端略向外弯，着生于主脉两侧的狭长网眼上，深陷叶肉内，在叶上形成印痕；囊群盖同形，开向主脉，宿存。

适宜生境 生于疏林下阴湿处或溪边，喜酸性土。

资源状况 分布于马头山各地。常见。

入药部位 根茎（胎生狗脊）。

采收加工 秋、冬二季采挖，除去泥沙，干燥。

功能主治 补肝肾，强腰膝，祛风湿。用于肝肾不足所致腰腿痛，四肢麻木，筋骨疼痛等。

鳞毛蕨科

贯　众 山东贯众

Cyrtomium fortunei J. Sm.

标本采集号：361028170426025LY

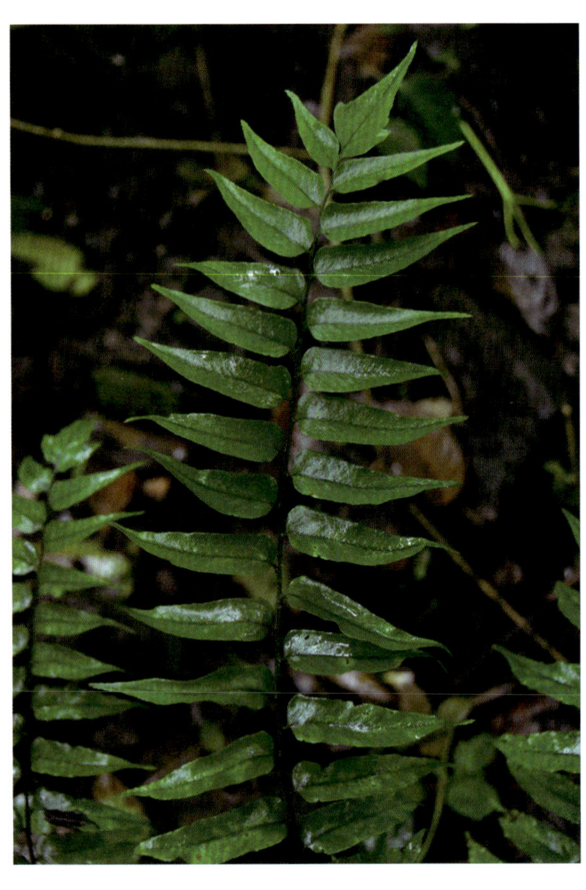

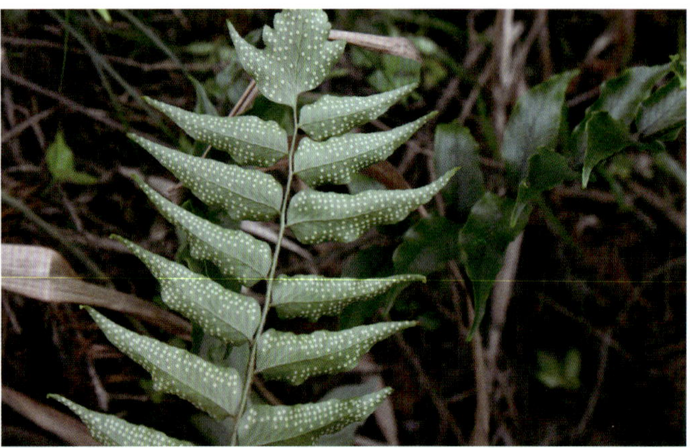

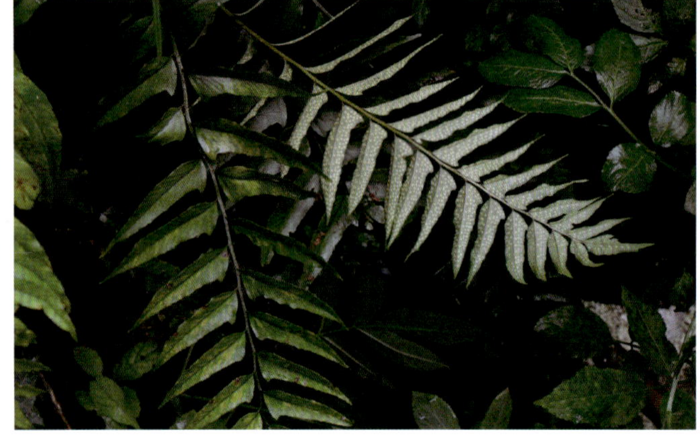

形态特征 多年生草本。根状茎及叶柄密被棕色鳞片。叶簇生，矩圆状披针形，长 20~42cm，宽 8~14cm，奇数一回羽状；侧生羽片 7~16 对，互生，披针形，略上弯成镰状，基部偏斜，上侧略呈耳状凸起，下侧楔形，边缘有小齿；顶生羽片狭卵形，有时 2~3 叉状。孢子囊群圆形，遍布羽片背面；囊群盖圆形，盾状，全缘。

适宜生境 生于空旷地石灰岩缝或林下。

资源状况 分布于马头山各地。常见。

入药部位 根茎（小贯众）。

采收加工 全年均可采收，全株掘起，除去地上部分及须根，充分晒干。

功能主治 清热解毒，凉血祛瘀，驱虫。用于感冒，热病斑疹，白喉，乳痈，瘰疬，痢疾，黄疸，吐血，便血，崩漏，痔血，带下病，跌打损伤，肠道寄生虫。

阔鳞鳞毛蕨 润鳞鳞毛蕨

Dryopteris championii (Benth.) C. Chr.

标本采集号：361028180821051LY

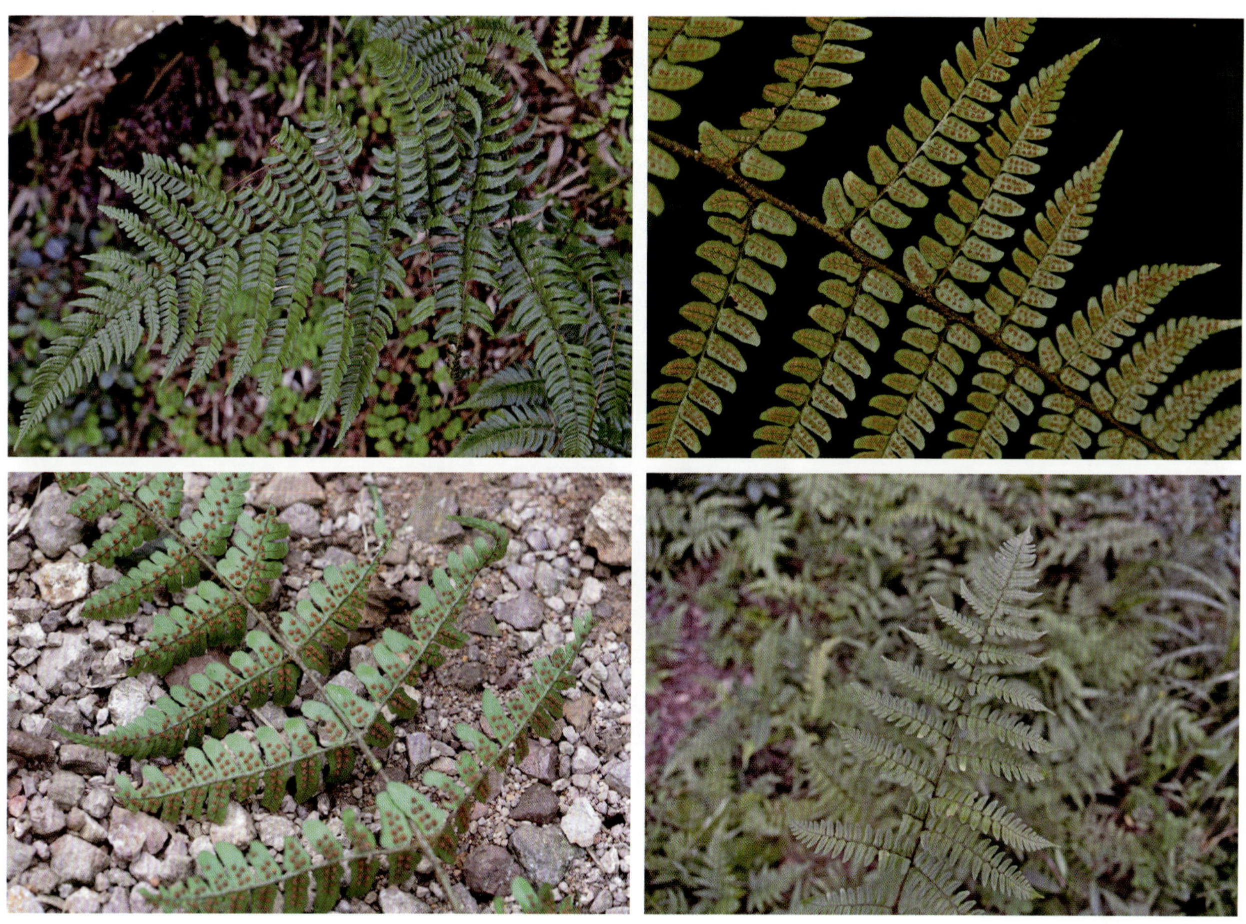

形态特征 多年生草本，植株高 50~80cm。根状茎横卧或斜升，顶端及叶柄基部密被披针形、棕色、全缘的鳞片。叶簇生；叶柄长 30~40cm，直径 4~5mm，密被鳞片；鳞片阔披针形，边缘有尖齿；叶片卵状披针形，长 40~60cm，宽 20~30cm，二回羽状，小羽片具短柄，顶端具细尖齿。孢子囊群大，在小羽片中脉两侧或裂片两侧各 1 行；囊群盖圆肾形，全缘。

适宜生境 生于疏林下或灌丛中。

资源状况 分布于马头山各地。常见。

入药部位 根茎（毛贯众）。

采收加工 夏、秋二季采收，挖出全株，洗净，除去须根和叶柄，晒干。

功能主治 清热解毒，平喘，止血敛疮，驱虫。用于感冒，目赤肿痛，气喘，便血，疮毒溃烂，烫伤，钩虫病。

黑足鳞毛蕨 黑色鳞毛蕨

Dryopteris fuscipes C. Chr.

标本采集号：361028180825029LY

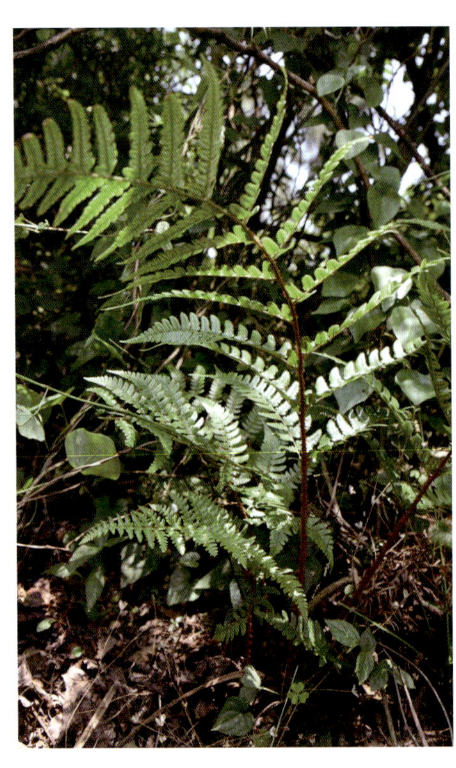

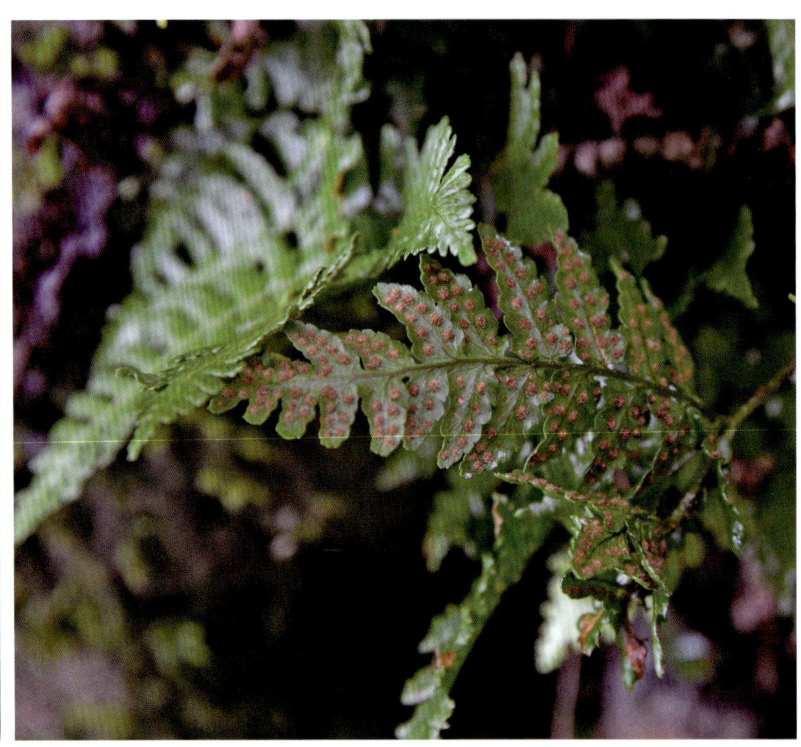

形态特征 多年生常绿草本，植株高50~80cm。根状茎横卧或斜升，连同残存的叶柄基部，直径约3cm。叶簇生；叶柄长20~40cm，基部密被披针形鳞片，鳞片边缘全缘；叶片卵状披针形或三角状卵形，二回羽状，长30~40cm，宽15~25cm；小羽片三角状卵形，有柄或无柄，顶端钝圆，边缘有浅齿。孢子囊群大，在小羽片中脉两侧各1行，略靠近中脉着生；囊群盖圆肾形，边缘全缘。

适宜生境 生于林下。

资源状况 分布于马头山各地。常见。

入药部位 根茎（黑色鳞毛蕨）。

采收加工 全年均可采挖，除去叶及杂质，洗净，鲜用或晒干。

功能主治 清热解毒，生肌敛疮。用于目赤肿痛，疮疡溃烂，久不收口。

水龙骨科

线 蕨 羊七莲

Colysis elliptica (Thunb.) Ching

标本采集号：361028180825029LY

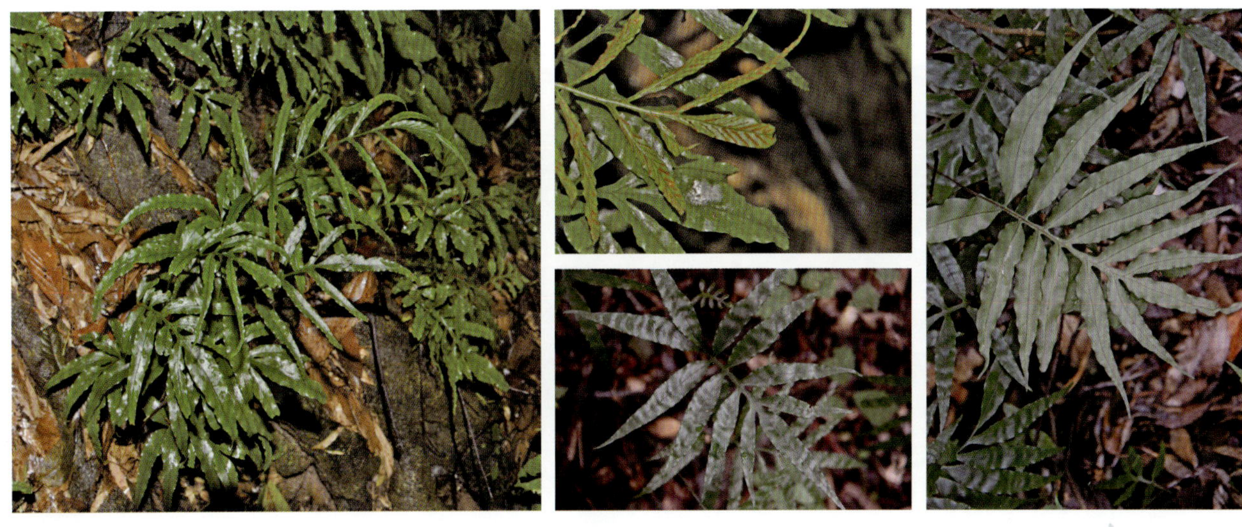

形态特征 多年生草本。根状茎长而横走，密生鳞片。叶远生，近二型；不育叶的叶柄长6~48cm，基部密生鳞片；叶片长圆状卵形，长20~70cm，宽8~22cm，一回羽裂深达叶轴；羽片或裂片3~11对，对生或近对生，狭披针形，长4.5~15cm；能育叶和不育叶近同形，但叶柄较长。孢子囊群线形，斜展，在每对侧脉间各排列成1行，伸达叶边；无囊群盖。

适宜生境 生于山坡林下或溪边岩石上。

资源状况 分布于马头山各地。常见。

入药部位 全草（羊七莲）。

采收加工 全年均可采收，洗净，晒干或鲜用。

功能主治 活血散瘀，清热利尿。用于跌打损伤，尿路感染，肺结核。

抱石莲 瓜子金、瓜子菜、金丝鱼鳖

Lemmaphyllum drymoglossoides (Baker) Ching

标本采集号：361028170710014LY

形态特征 多年生草本。根状茎细长而横走，被钻状有齿棕色披针形鳞片。叶远生，相距1.5~5cm，二型；不育叶长圆形至卵形，长1~2cm或稍长，圆头或钝圆头，基部楔形，几无柄，全缘；能育叶舌状或倒披针形，长 3~6cm，宽不及 1cm，基部狭缩，几无柄或具短柄，有时与不育叶同形，肉质，干后革质，上面光滑，下面疏被鳞片。孢子囊群圆形，沿主脉两侧各排成 1 行，位于主脉与叶边之间。

适宜生境 附生于阴湿的树干和岩石上。

资源状况 分布于马头山斗垣村。少见。

入药部位 全草（鱼鳖金星）。

采收加工 四季可采，洗净，晒干或鲜用。

功能主治 清热解毒，祛风化痰，凉血祛瘀。用于小儿高热，肺结核，内、外伤出血，风湿关节痛，跌打损伤；外用于疔疮肿毒。

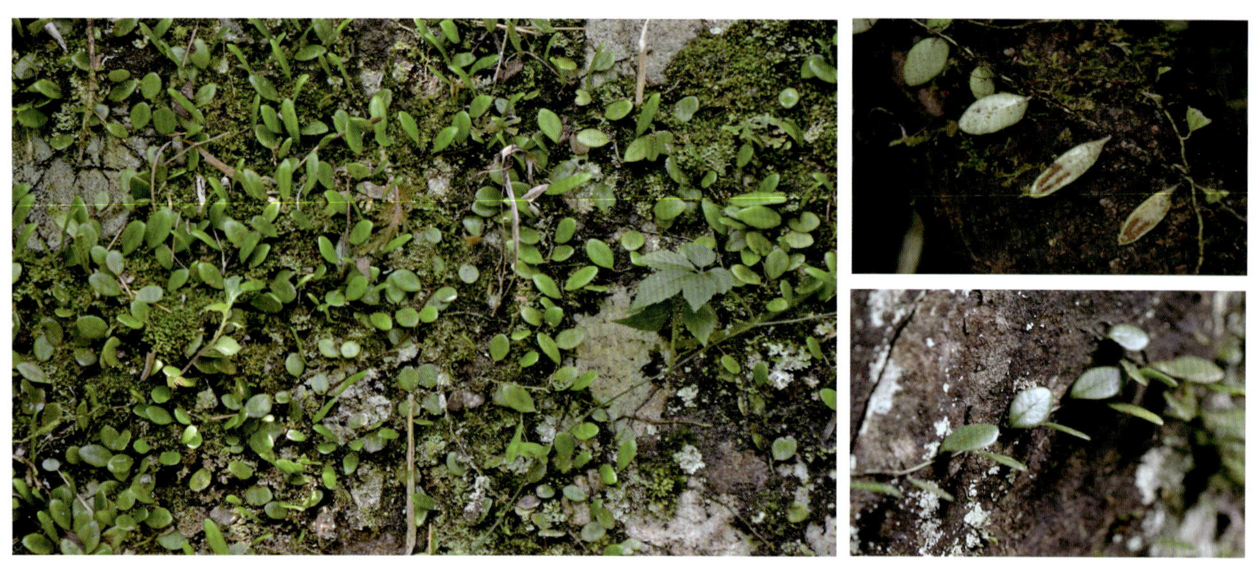

瓦　韦 剑丹、七星草、骨牌草

Lepisorus thunbergianus (Kaulf.) Ching.

标本采集号：361028170710012LY

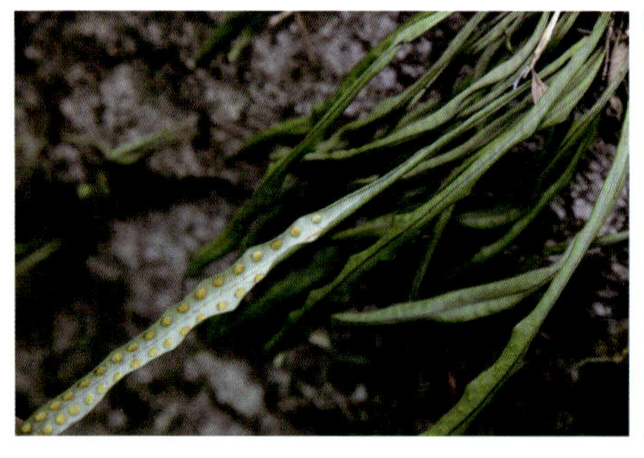

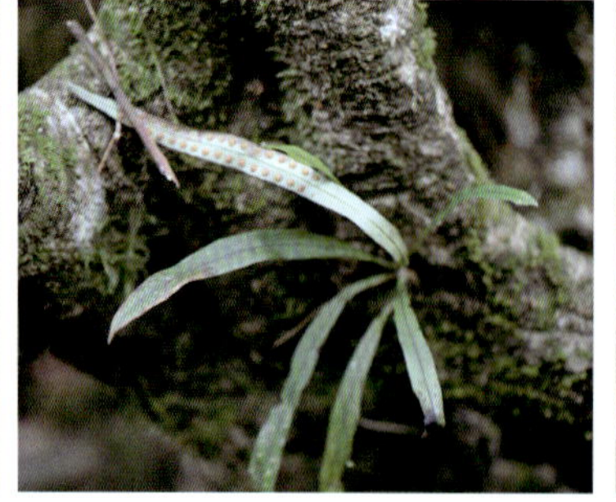

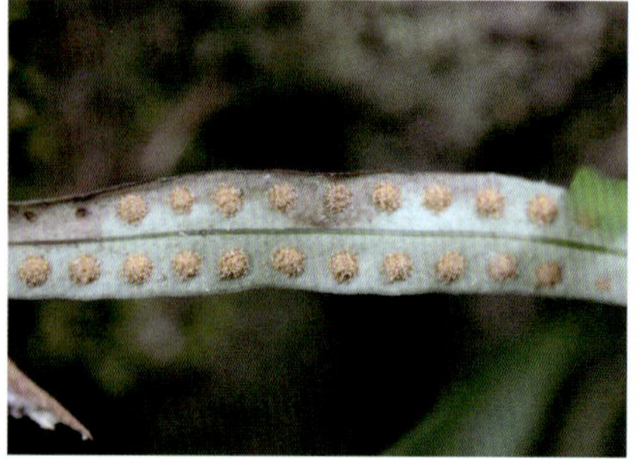

形态特征 多年生草本，植株高 8~20cm。根状茎横走，密被披针形鳞片；鳞片褐棕色，仅叶边 1~2 行网眼透明，具锯齿。叶柄长 1~3cm；叶片线状披针形或狭披针形，中部最宽 0.5~1.3cm，渐尖头，基部渐变狭并下延。主脉上下均隆起，小脉不见。孢子囊群圆形或椭圆形，彼此相距较近，成熟后扩展至几密接，幼时被圆形褐棕色的隔丝覆盖。

适宜生境 附生于山坡林下树干或岩石上。

资源状况 分布于马头山斗垣村。少见。

入药部位 全草（瓦韦）。

采收加工 夏、秋二季采收，洗净，晒干。

功能主治 清热解毒，利尿消肿，止血，止咳。用于尿路感染，肾炎，痢疾，肝炎，结膜炎，口腔炎，咽炎，肺热咳嗽，百日咳，咯血，血尿，发背痈疮。

江南星蕨 福氏星蕨、大星蕨

Microsorum fortunei (T. Moore) Ching

标本采集号：361028180825001LY

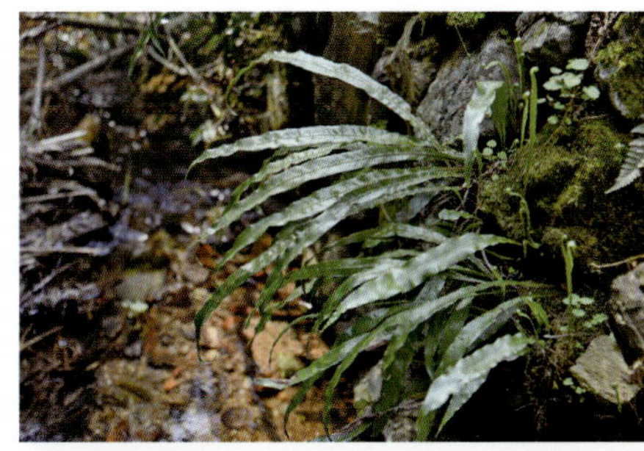
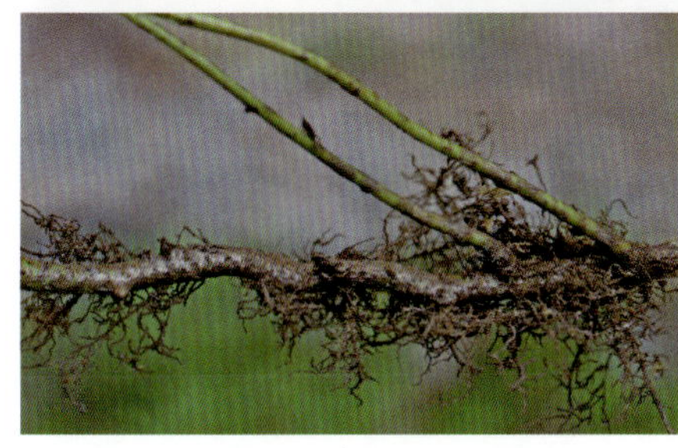
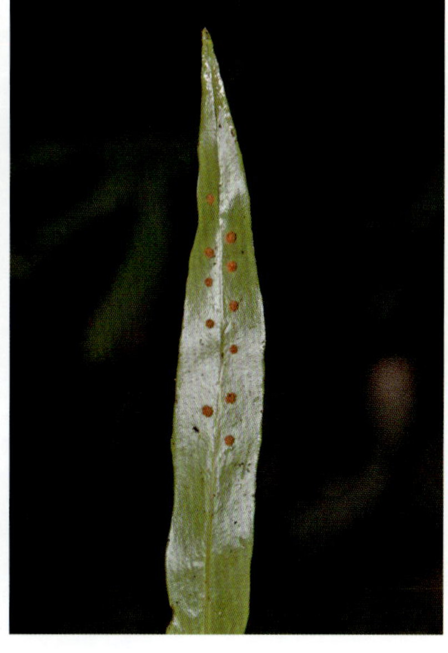
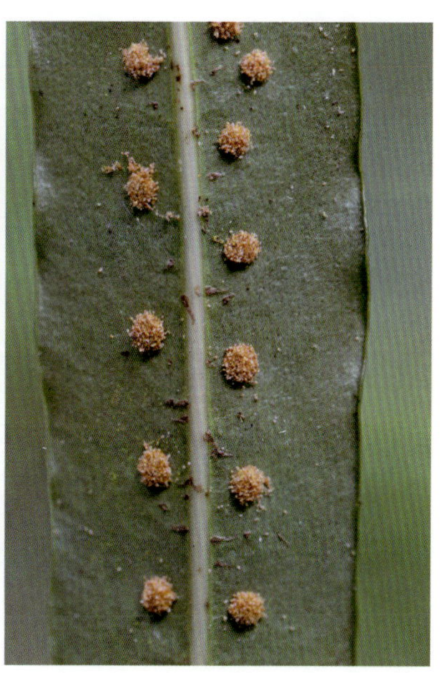

形态特征 多年生草本，植株高 30~100cm。根状茎长而横走，顶部被鳞片；鳞片棕褐色，卵状三角形，有疏齿，筛孔较密，盾状着生，易脱落。叶远生，相距 1.5cm；叶柄长 5~20cm；叶片线状披针形至披针形，长 25~60cm，宽 1.5~7cm，全缘，有软骨质的边。孢子囊群大，圆形，靠近中脉。孢子豆形，周壁具不规则褶皱。

适宜生境 生于林下溪边岩石上或树干上。

资源状况 分布于马头山各地。常见。

入药部位 全草和根茎（大叶骨牌草）。

采收加工 四季可采，洗净，鲜用或晒干。

功能主治 清热利湿，凉血止血，消肿止痛。用于黄疸，痢疾，尿路感染，淋巴结结核，白带异常，风湿关节痛，咯血，吐血，便血，衄血；外用于跌打损伤，骨折，毒蛇咬伤，疔疮肿毒。

卵叶盾蕨 青卷莲、肺经草、青竹标

Neolepisorus ovatus (Bedd.) Ching

标本采集号：361028170427033LY

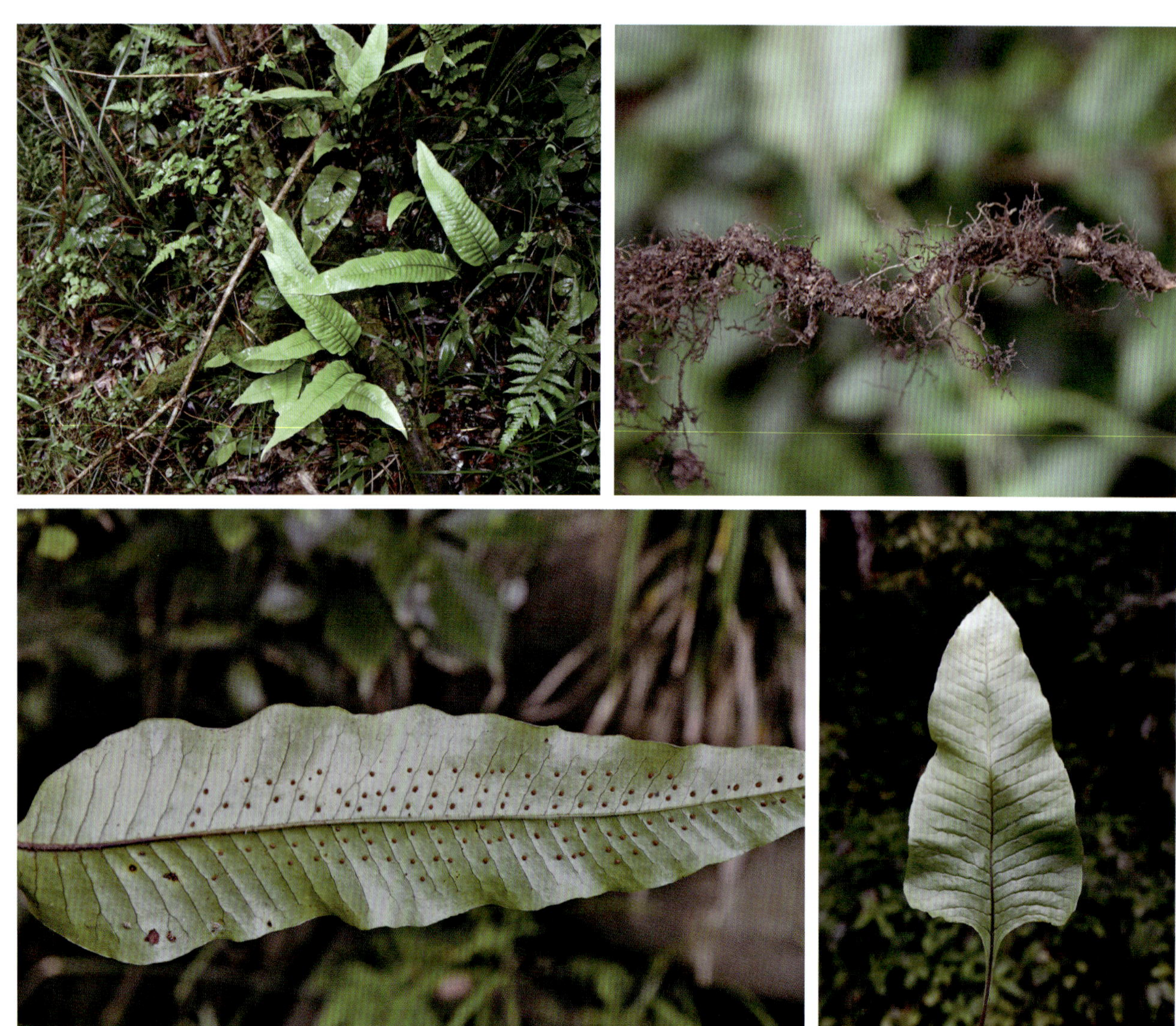

形态特征 多年生草本。根状茎横走，密生鳞片；鳞片卵状披针形，边缘有疏锯齿。叶远生；叶柄长10~20cm，密被鳞片；叶片卵状，基部圆形，宽7~12cm，渐尖头。主脉隆起，侧脉明显，开展直达叶边。孢子囊群圆形，沿主脉两侧排成不整齐的多行，或在侧脉间排成不整齐的1行，幼时被盾状隔丝覆盖。

适宜生境 生于林下。

资源状况 分布于马头山油榨窠。少见。

入药部位 全草（大金刀）。

采收加工 四季可采，洗净，晒干。

功能主治 清热利湿，凉血止血。用于尿路感染，小便不利，咯血；外用于创伤出血，烧烫伤。

金鸡脚假瘤蕨 鹅掌金星草、鸭脚草、鸭脚掌

Phymatopteris hastata (Thunb.) Pic. Serm.

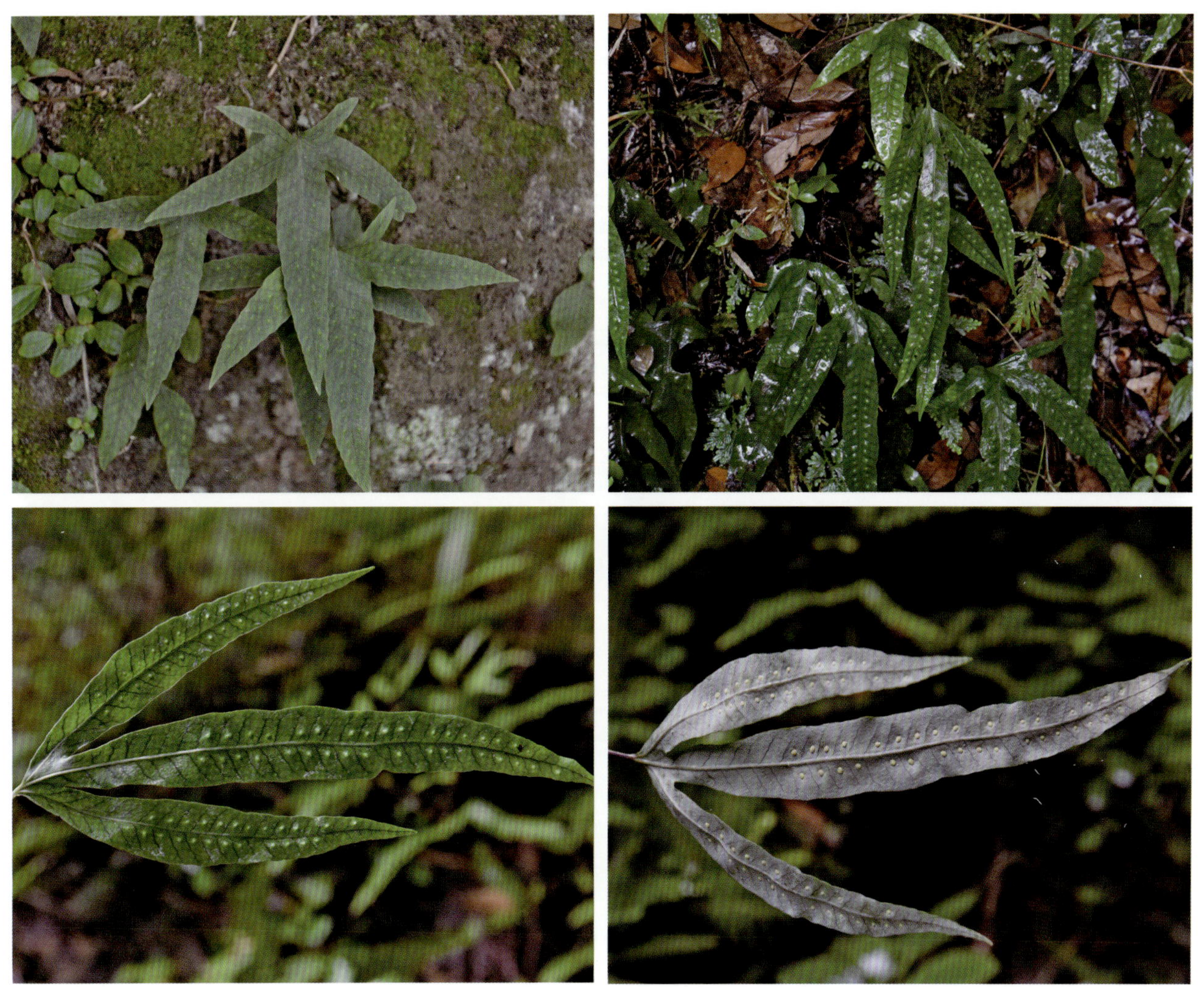

形态特征 多年生草本。根状茎长而横走，密被鳞片；鳞片披针形，长约5mm，棕色。叶远生，叶片为单叶，形态变化极大，背面通常灰白色，两面光滑无毛，单叶不分裂，或戟状2~3分裂；叶片的边缘具缺刻和加厚的软骨质边，通直或呈波状。孢子囊群大，圆形，在叶片中脉或裂片中脉两侧各1行，着生于中脉与叶缘之间；孢子表面具刺状突起。

适宜生境 生于林缘土坎上。

资源状况 分布于马头山各地。常见。

入药部位 全草（金鸡脚）。

采收加工 全年均可采收，洗净，鲜用或晒干。

功能主治 祛风清热，利湿解毒。用于小儿惊风，感冒咳嗽，小儿支气管肺炎，咽喉肿痛，扁桃体炎，中暑腹痛，痢疾，腹泻，泌尿系统感染，筋骨疼痛；外用于痈疖，疔疮，毒蛇咬伤。

石 韦 石樜、石皮、石苇

Pyrrosia lingua (Thunb.) Farwell

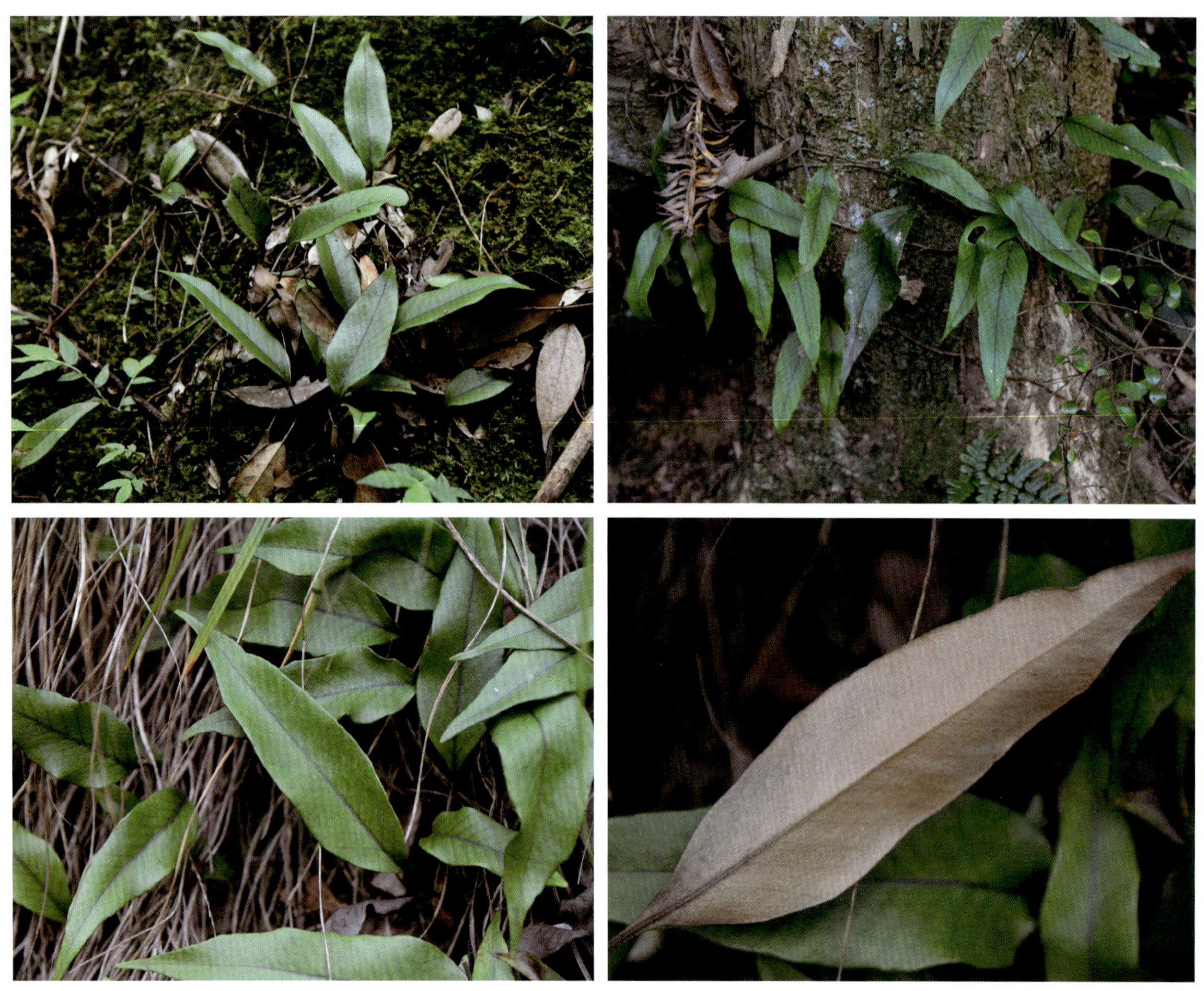

形态特征 多年生草本，植株通常高 10~30cm。根状茎长而横走，密被鳞片。叶远生，近二型；不育叶片近长圆形或长圆披针形，基部楔形，长 5~20cm，全缘，干后革质，近光滑无毛，下面被星状毛；能育叶通常远比不育叶长得高而较狭窄；侧脉在下面明显隆起，清晰可见。孢子囊群近椭圆形，整齐排列成多行，几布满整个叶片背面，成熟后孢子囊开裂外露而呈砖红色。

适宜生境 附生于林下树干上或稍干的岩石上。

资源状况 分布于马头山各地。常见。

入药部位 叶（石韦）。

采收加工 全年均可采收，除去根茎和根，晒干或阴干。

功能主治 利尿通淋，清热止咳，凉血止血。用于热淋，血淋，石淋，小便不通，淋沥涩痛，吐血，衄血，尿血，崩漏，肺热喘咳。

槲蕨科

槲　蕨　猴姜、胡狲姜、石毛姜

Drynaria roosii Nakaike

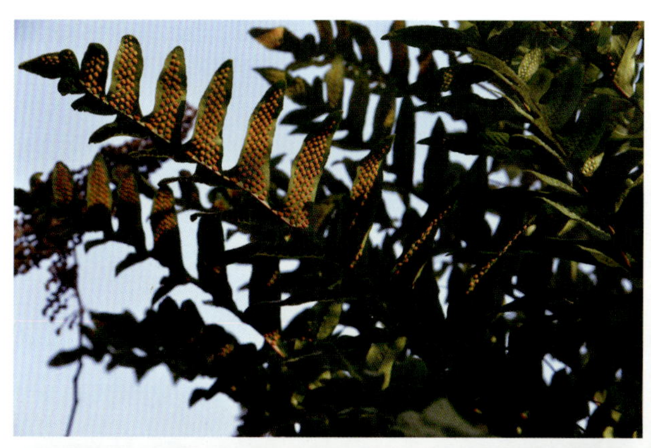
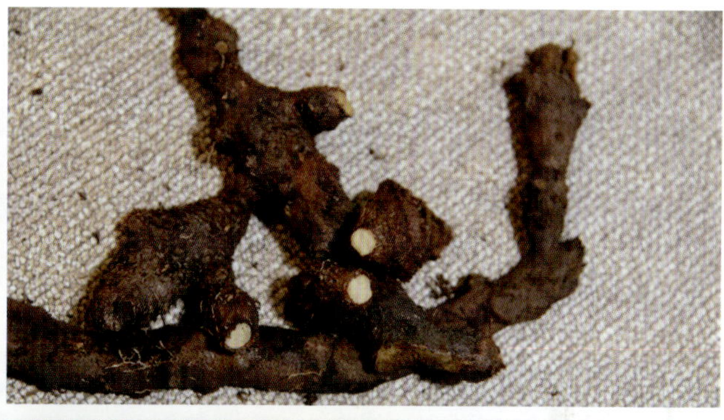
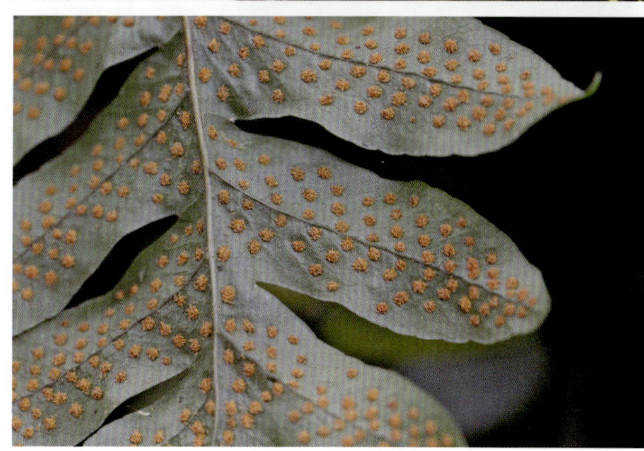
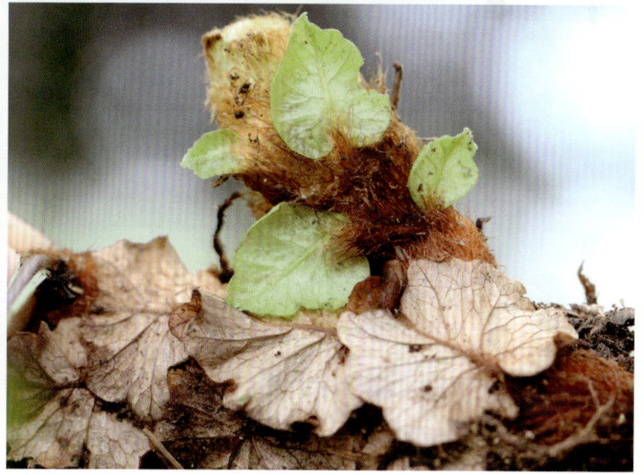

形态特征　多年生草本。根状茎密被鳞片。叶二型；基生不育叶圆形，长2~9cm，宽2~7cm，基部心形，浅裂；能育叶长20~45cm，宽10~20cm，深羽裂，裂片7~13对，互生，披针形，长6~10cm，宽1.5~3cm，边缘有不明显的疏钝齿。孢子囊群圆形，沿裂片中肋两侧各排列成2~4行，成熟时在相邻2侧脉间排成1行。

适宜生境　附生于树干或岩石上，偶生于墙缝。

资源状况　分布于马头山各地。常见。

入药部位　根茎（骨碎补）。

采收加工　全年均可采挖，除去泥沙，干燥，或再燎去茸毛（鳞片）。

功能主治　疗伤止痛，补肾强骨；外用消风祛斑。用于跌扑闪挫，筋骨折伤，肾虚腰痛，筋骨痿软，耳鸣耳聋，牙齿松动；外用于斑秃，白癜风。

银杏科

银 杏 白果、公孙树、鸭脚子

Ginkgo biloba L.

标本采集号：361028170910001LY

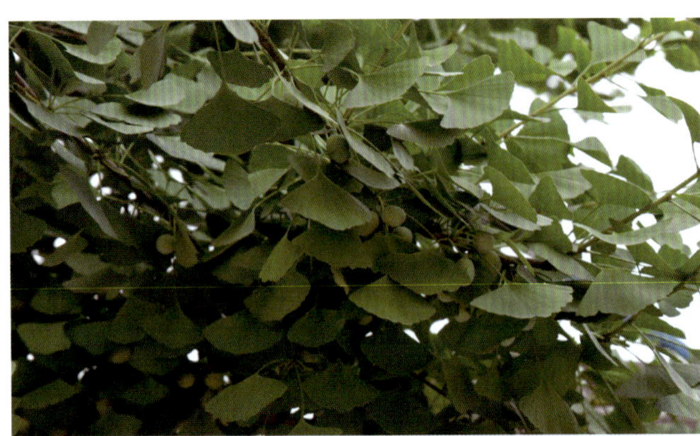

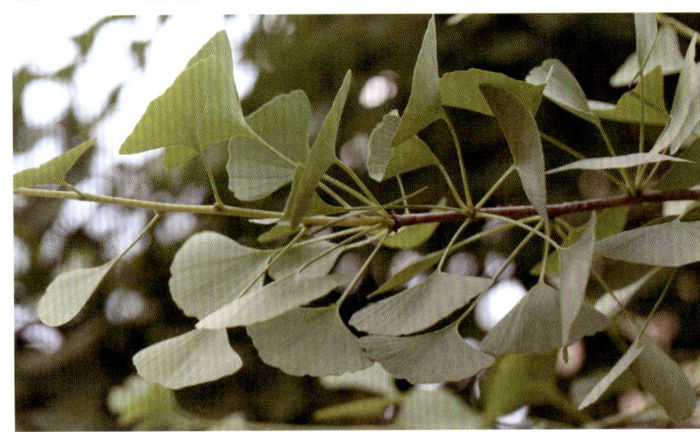

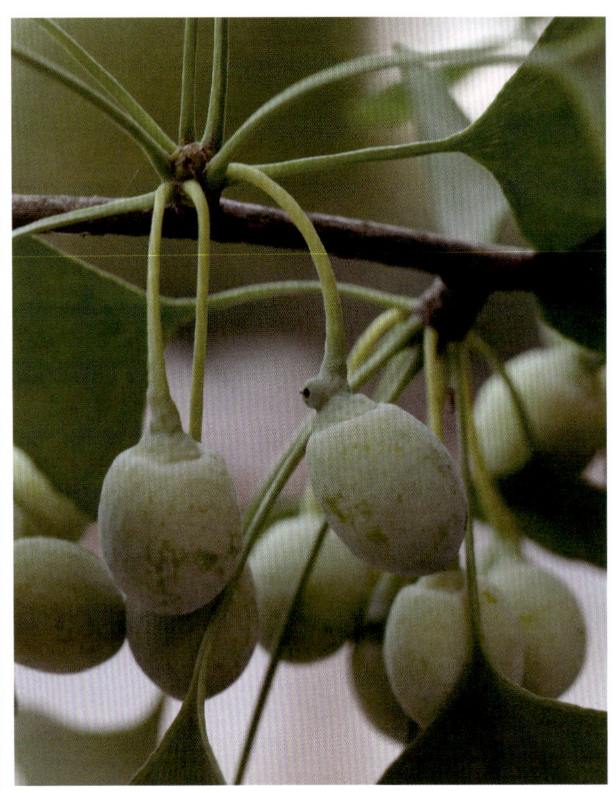

形态特征 乔木。叶为单叶，扇形，具长柄，有多数叉状并列细脉。球花单性，雌雄异株，生于短枝顶部的鳞片状叶的腋内；雄球花具梗，柔荑花序状，雄蕊多数，具短梗，螺旋状着生，常具2花药；雌球花具长梗，梗端常分2叉，稀分多叉，叉顶具珠座。种子核果状，具3层种皮，胚乳丰富。

适宜生境 生于酸性土壤及排水良好地带的天然林中。

资源状况 分布于马头山江家。少见。

入药部位 根或根皮（白果根）、叶（银杏叶）、成熟种子（白果）。

采收加工 根或根皮：9~10月采收，晒干。叶：秋季叶尚绿时采收，及时干燥。成熟种子：秋季种子成熟时采收，除去肉质外种皮，洗净，稍蒸或略煮后，烘干。

功能主治 根或根皮：益气补虚。用于遗精，遗尿，夜尿频多，带下病，石淋。叶：敛肺平喘，活血化瘀，止痛。用于肺虚咳喘，胸痹心痛，高脂血症。成熟种子：敛肺定喘，止带浊，缩小便。用于痰多喘咳，带下白浊，遗尿尿频。

评　　述 种子有小毒。中生代孑遗的稀有树种，仅浙江天目山有野生状态的树木。

松 科

马尾松 青松、山松、枞松

Pinus massoniana Lamb.

标本采集号：361028181122017LY

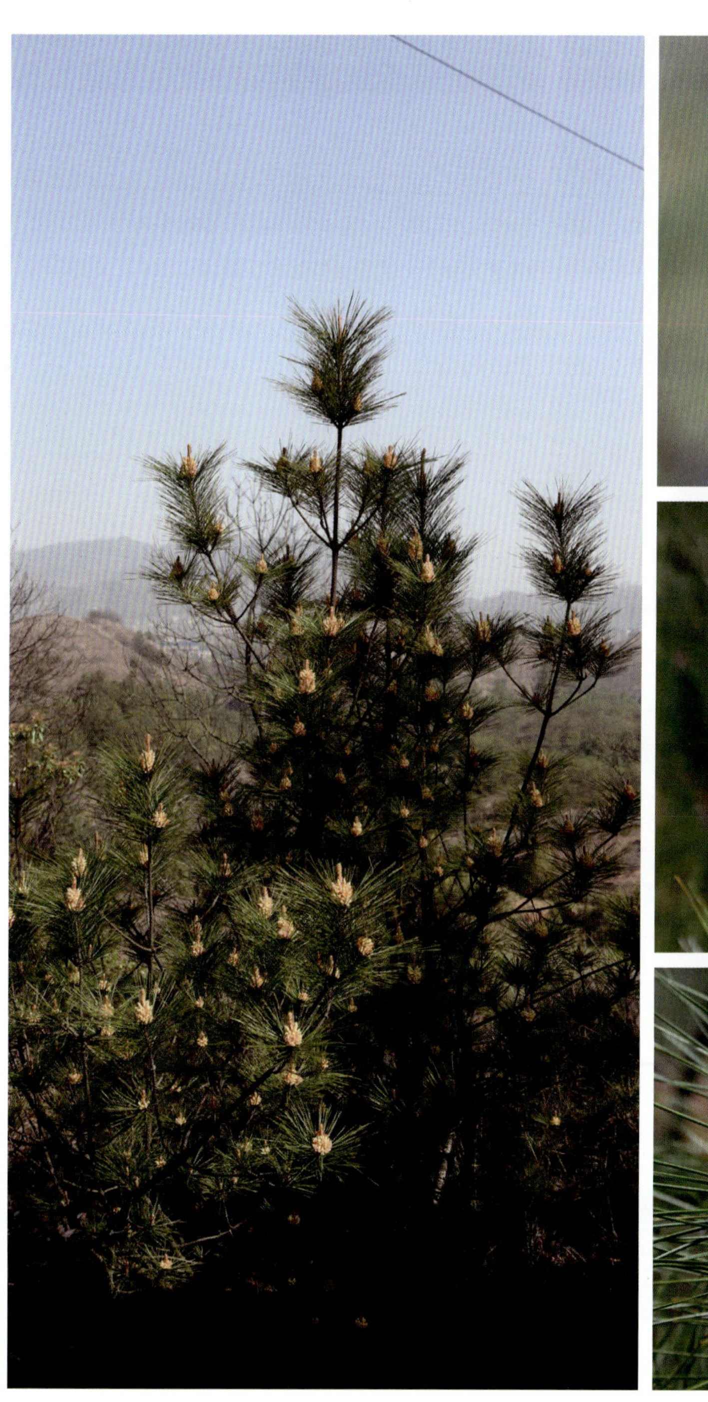

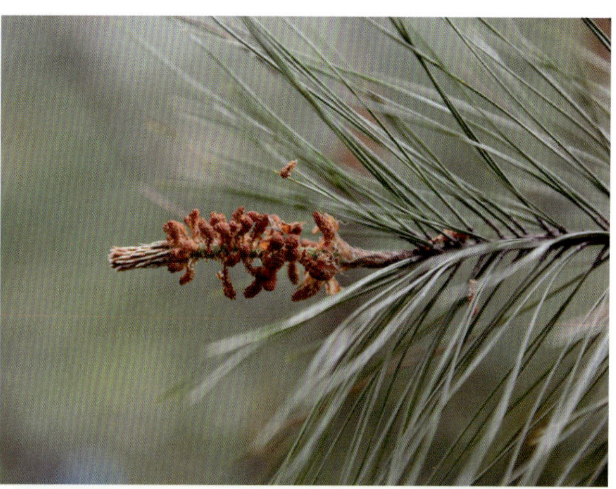

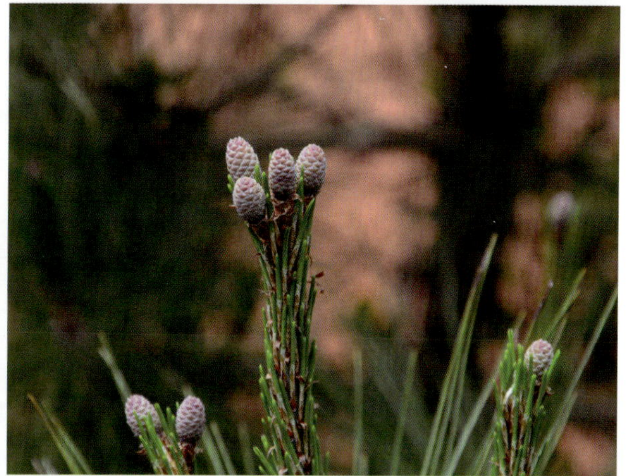

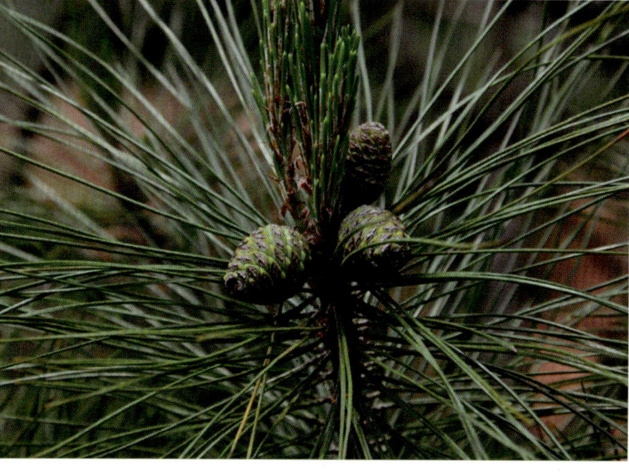

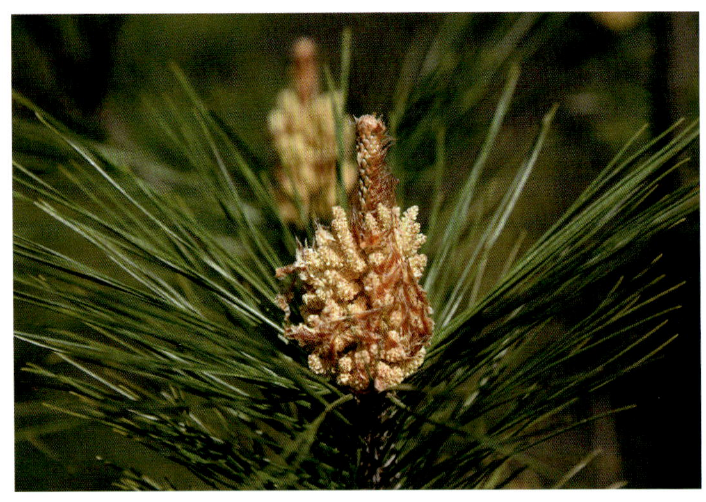
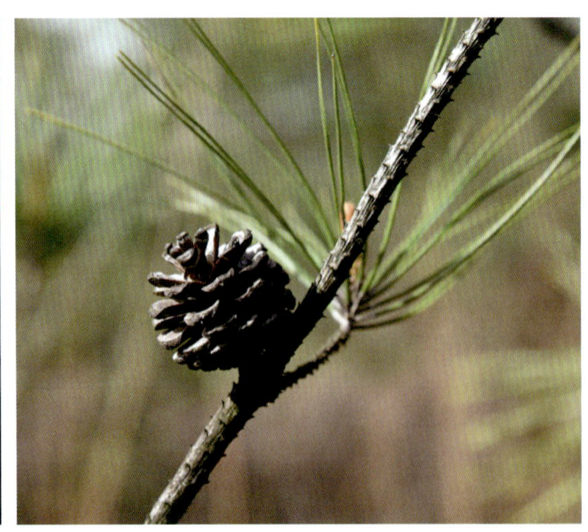

形态特征 乔木。树皮红褐色，下部灰褐色，裂成不规则的鳞状块片。一年生枝淡黄褐色，无白粉。针叶 2 针一束，极稀 3 针一束，长 12~30cm，宽约 1mm，细柔。球果卵圆形或圆锥状卵圆形，长径 4~7cm，短径 2.5~4cm，有短梗，种鳞张开；鳞盾菱形，微隆起或平，无刺。种子卵圆形，长 4~6mm，连翅长 2~2.7cm。花期 4~5 月，球果翌年 10~12 月成熟。

适宜生境 生于干旱、瘠薄的红壤、石砾土及沙质土，或生于岩石缝中。

资源状况 分布于马头山各地。常见。

入药部位 枝干的结节（松节）、叶（松叶）、花粉（松花粉）、树脂除去挥发油后所留存的固体树脂（松香）。

采收加工 枝干的结节：全年均可采收，晒干。叶：全年均可采收，以腊月采者最好，采后晒干，放置干燥处。花粉：春季花刚开时，采摘花穗，晒干，收集花粉，除去杂质。固体树脂：多在夏季采收，在松树干上用刀挖成“V”字形或螺旋纹槽，使边材部的油树脂自伤口流出，收集后，加水蒸馏，使松节油馏出，剩下的残渣，冷却凝固后，即为松香。

功能主治 枝干的结节：祛风除湿，活络止痛。用于风湿关节痛，腰腿痛，大骨节病，跌打肿痛。叶：祛风燥湿，杀虫止痒，活血安神。用于风湿痿痹，脚气病，湿疮，癣，风疹瘙痒，跌打损伤，神经衰弱，慢性肾炎，高血压。花粉：收敛止血，燥湿敛疮。用于外伤出血，湿疹，黄水疮，皮肤糜烂，脓水淋漓。固体树脂：祛风燥湿，生肌止痛。用于痈疖疮疡，湿疹，外伤出血，烧烫伤。

杉 科

杉 木 木头树、刺杉

Cunninghamia lanceolata (Lamb.) Hook.

标本采集号：361028181124004LY

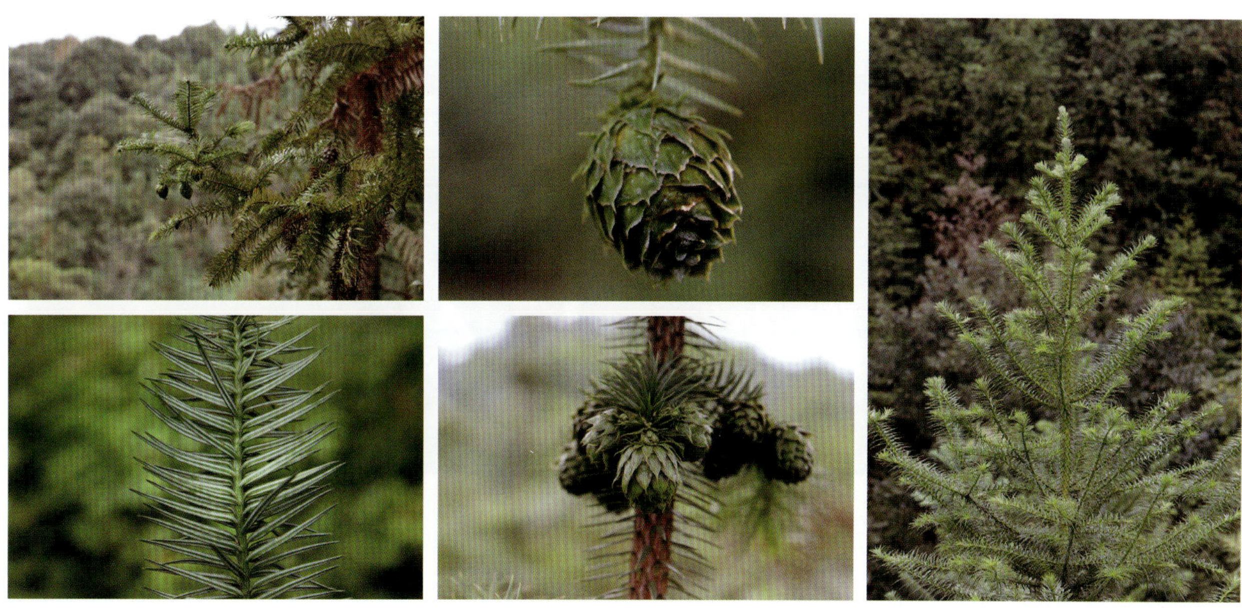

形态特征 乔木。幼树树冠尖塔形，大树树冠圆锥形。树皮裂成长条片，内皮淡红色。小枝对生或轮生，常呈 2 列状，幼枝绿色。叶披针形或窄，常呈镰状，革质、坚硬。雄球花圆锥状，通常多个簇生枝顶；雌球花单生或数个集生，绿色。球果卵圆形，熟时苞鳞先端有坚硬的刺状尖头。种子扁平，具种鳞，长卵形或矩圆形，暗褐色，两侧边缘有窄翅。花期 4 月，球果 10 月下旬成熟。

适宜生境 广泛栽培。

资源状况 分布于马头山各地。常见。

入药部位 根和根皮（杉木根）、心材及树枝（杉材）、枝干上的结节（杉木节）、种子（杉子）。

采收加工 根和根皮：全年均可采收，晒干或鲜用。心材及树枝：全年均可采收，鲜用或晒干。枝干上的结节：全年均可采收，鲜用或晒干。种子：七八月间采摘球果，晒干后收集种子。

功能主治 根和根皮：祛风利湿，行气止痛，理伤接骨。用于风湿痹痛，胃痛，疝气痛，淋病，白带异常，血瘀崩漏，痔疮，骨折，脱臼，刀伤。心材及树枝：辟恶除秽，除湿散毒，降逆气，活血止痛。用于脚气肿满，奔豚，霍乱，心腹胀痛，风湿毒疮，跌打肿痛，创伤出血，烧烫伤。枝干上的结节：祛风止痛，散湿毒。用于风湿骨节疼痛，胃痛，脚气肿痛，带下病，跌打损伤，臁疮。种子：理气散寒，止痛。用于疝气疼痛。

柏 科

福建柏 建柏、滇柏、广柏

Fokienia hodginsii (Dunn) A. Henry et Thomas

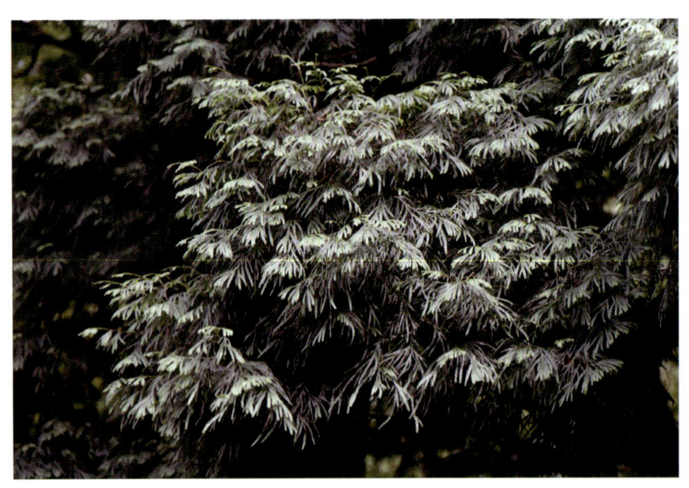

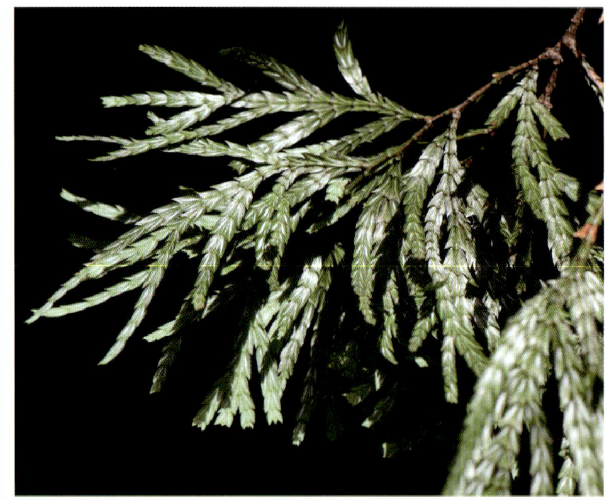

形态特征 乔木，高达17m。树皮紫褐色。鳞叶小枝扁平，二、三年生枝褐色。鳞叶2对交叉对生，呈节状，楔状倒披针形，上面蓝绿色，下面两侧具1~2条凹陷的白色气孔带。雄球花近球形。球果近球形，熟时褐色；种鳞顶部多角形。种子顶端尖，上部有2个大小不等的翅。花期3~4月，种子翌年10~11月成熟。

适宜生境 生于山地森林中。

资源状况 分布于马头山各地。常见。

入药部位 心材（福建柏）。

采收加工 全年均可采收，剥去树皮，取心材切段或切片，晒干。

功能主治 行气止痛，降逆止呕。用于脘腹疼痛，噎膈，反胃，呃逆，恶心呕吐。

刺 柏 山刺柏、台桧、山杉

Juniperus formosana Hayata

形态特征 乔木，高达12m。树冠窄塔形或窄圆锥形。树皮褐色。枝斜展或近直展。叶线形或线状披针形，具锐尖头，中脉隆起，绿色，两侧各有1条白色，稀为紫或淡绿色的气孔带。球果近球形或宽卵圆形，长径6~10mm，短径6~9mm，熟时淡红或淡红褐色，被白粉或白粉脱落。种子半月形，具3~4棱脊，近基部有3~4个树脂槽。

适宜生境 多生于林中。

资源状况 分布于马头山各地。常见。

入药部位 根及根皮或枝叶（山刺柏）。

采收加工 根：秋、冬二季采收，或剥取根皮。枝叶：全年可采，洗净，晒干。

功能主治 清热解毒，燥湿止痒。用于麻疹高热，湿疹，癣疮。

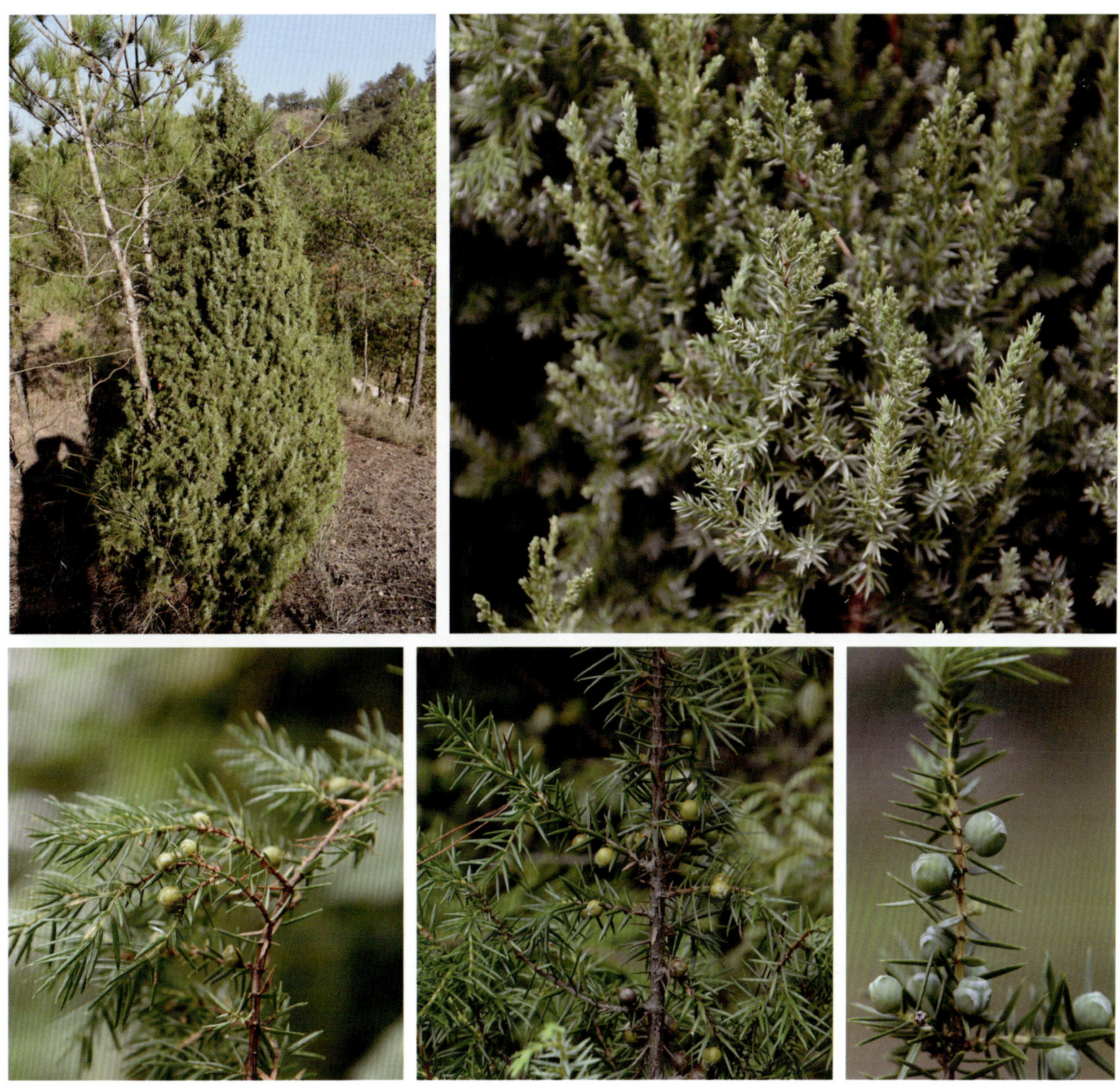

侧柏 香柏、扁柏

Platycladus orientalis (L.) Franco

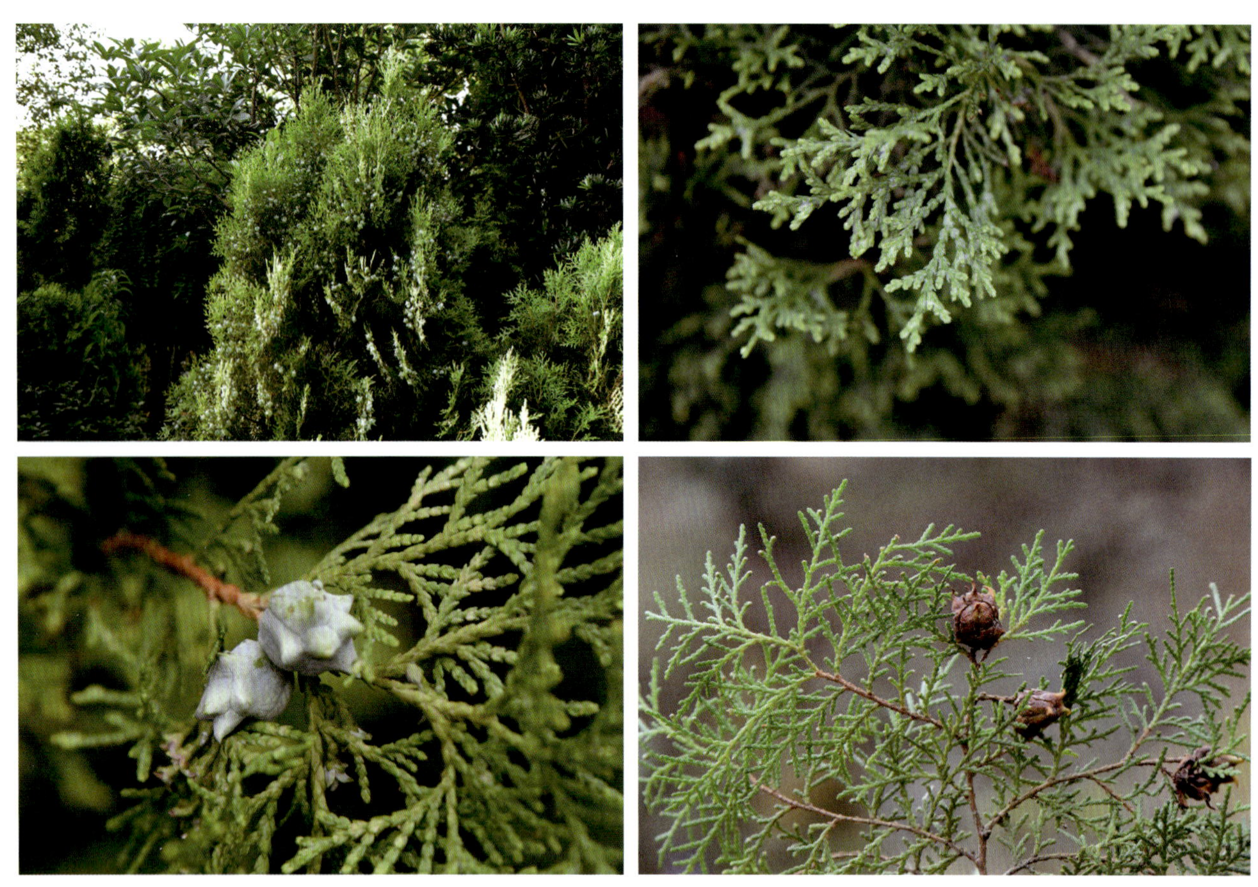

形态特征 乔木，高达 20m。幼树树冠卵状尖塔形，老则广圆形。树皮淡灰褐色；生鳞叶的小枝直展，扁平，排成一平面，两面同形。鳞叶二型，交互对生，背面有腺点。雌雄同株，球花单生于枝顶；球果卵状椭圆形；种鳞背部顶端下方有一弯曲的钩状尖头。种子椭圆形或卵圆形，无翅，种脐大而明显。花期 3~4 月，球果 10 月成熟。

适宜生境 生于山地向阳处。

资源状况 分布于马头山各地。常见。

入药部位 枝梢及叶（侧柏叶）、种仁（柏子仁）。

采收加工 叶：夏、秋二季采收，阴干。种仁：秋、冬二季采收成熟种子，晒干，除去种皮，收集种仁。

功能主治 叶：凉血止血，生发乌发。用于吐血，衄血，咯血，便血，崩漏下血，血热脱发，须发早白。种仁：养心安神，润肠通便，止汗。用于阴血不足，虚烦失眠，心悸怔忡，肠燥便秘，阴虚盗汗。

三尖杉科

三尖杉 藏杉、桃松、狗尾松

Cephalotaxus fortunei Hook. f.

标本采集号：361028180823001LY

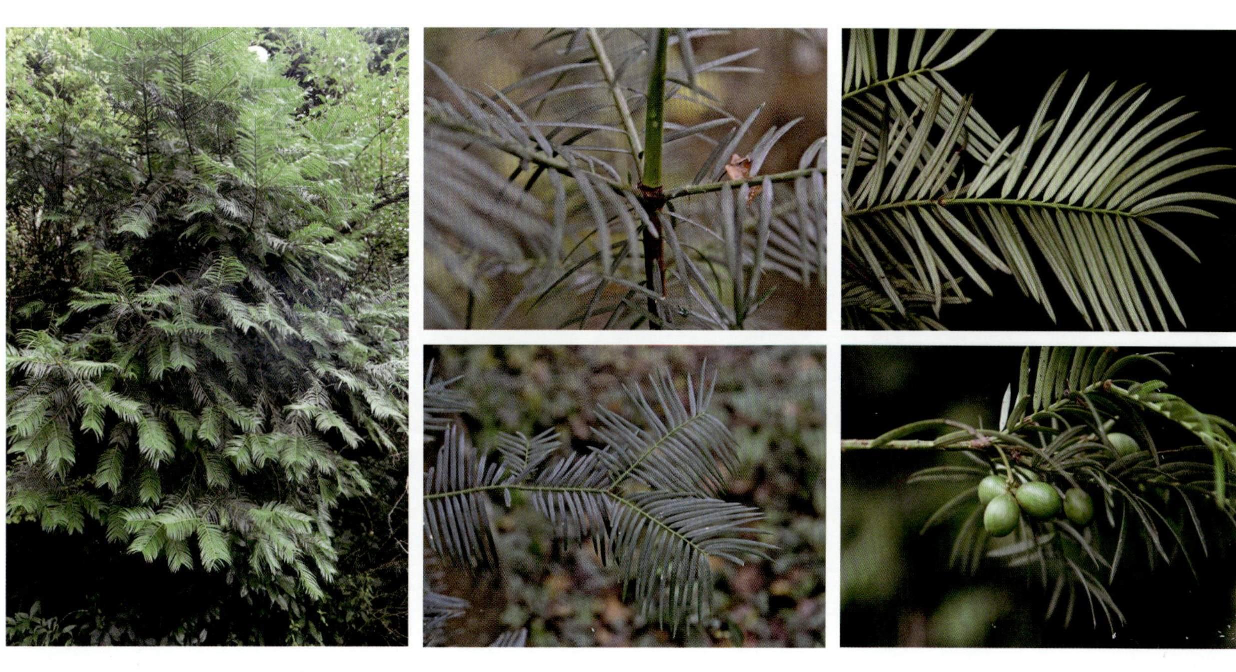

形态特征 高大乔木。树冠广圆形。树皮褐色或红褐色，裂成片状脱落。叶排成2列，披针状线形，上部渐窄，先端有渐尖的长尖头，基部楔形或宽楔形。雄球花8~10朵聚生成头状，具6~16枚雄蕊；雌球花有3~8枚胚珠可发育成种子。种子椭圆状卵形或近圆形，假种皮成熟时紫色或红紫色，顶端有小尖头。花期4月，种子8~10月成熟。

适宜生境 生于阔叶树、针叶树混交林中。

资源状况 分布于马头山各地。常见。

入药部位 根（三尖杉根）、枝叶（三尖杉）。

采收加工 根：全年均可采挖，去净泥土，晒干。枝叶：全年或夏、秋二季采收，晒干。

功能主治 根：抗癌，活血，止痛。用于直肠癌，跌打损伤。枝叶：抗癌。用于恶性淋巴瘤，白血病，肺癌，胃癌，食管癌，直肠癌等。

评　　述 枝叶有小毒。

红豆杉科

南方红豆杉 美丽红豆杉、杉公子、赤推

Taxus chinensis (Pilger) Rehd. var. *mairei* (Lemee & Lévl) Cheng et L. K. Fu

标本采集号：361028180510009LY

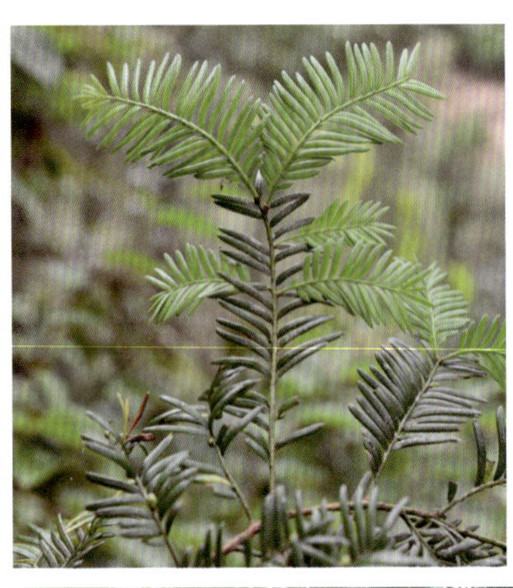
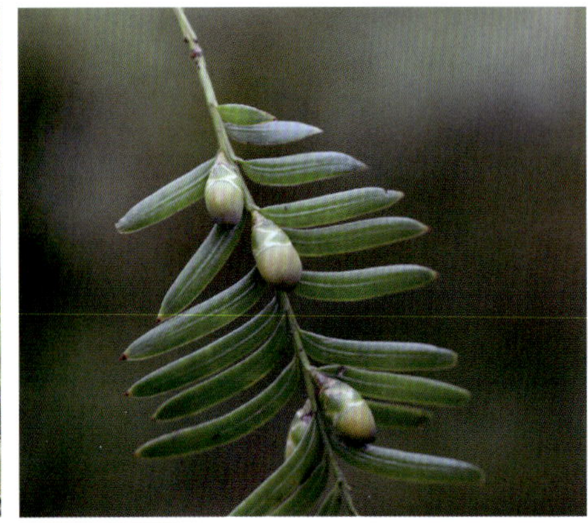
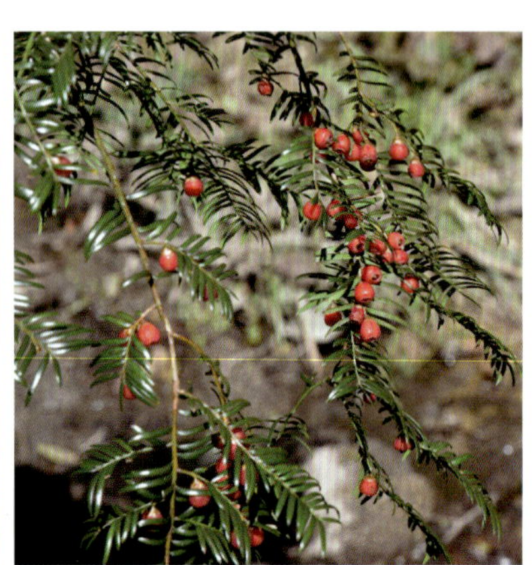
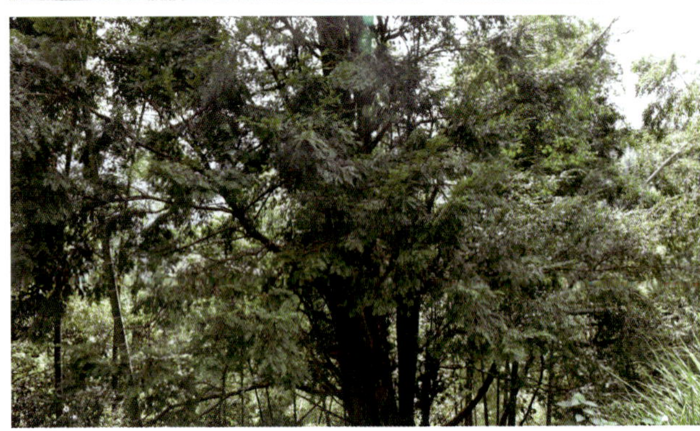
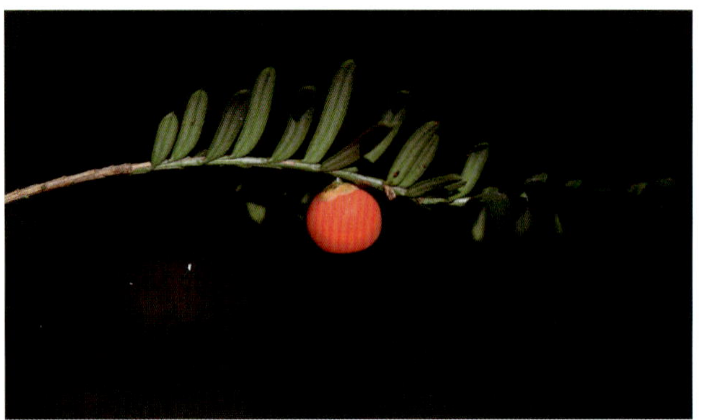

形态特征 常绿乔木。叶2列，叶较宽长，披针状条形或条形，常呈弯镰状，通常长2~3.5cm，宽3~4.5mm，上部渐窄或微窄，先端通常渐尖，边缘不卷曲，下面中脉带的色泽与气孔带不同，其上无角质乳头状突起点，或与气孔带相邻的中脉带两边有1至数行或成片状分布的角质乳头状突起点。假种皮肉质、杯状、红色。种子多呈倒卵圆形，稀柱状矩圆形。

适宜生境 生于山谷林中。

资源状况 分布于马头山王石坑等地。少见。

入药部位 种子（南方红豆杉）。

采收加工 果实表皮转为深红色时采收，干燥。

功能主治 驱虫。用于食积，蛔虫病。

评　　述 经临床验证，由树皮分离提纯的天然次生代谢产物紫杉醇具有良好的抗肿瘤作用，特别是对癌症发病率较高的卵巢癌、子宫癌和乳腺癌等有特效。

杨梅科

杨 梅 山杨梅、朱红、珠蓉

Myrica rubra (Lour.) Sieb. et Zucc.

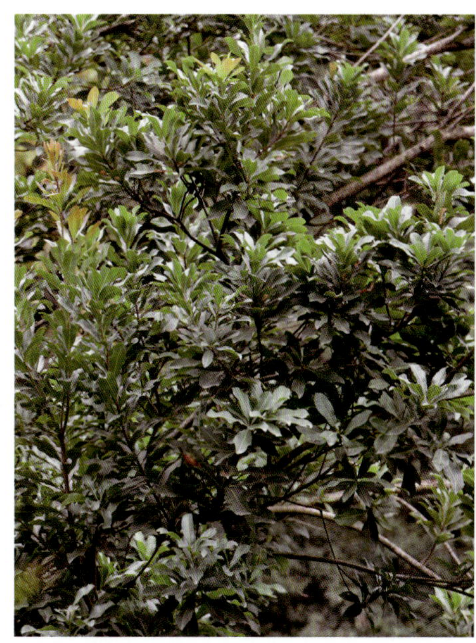

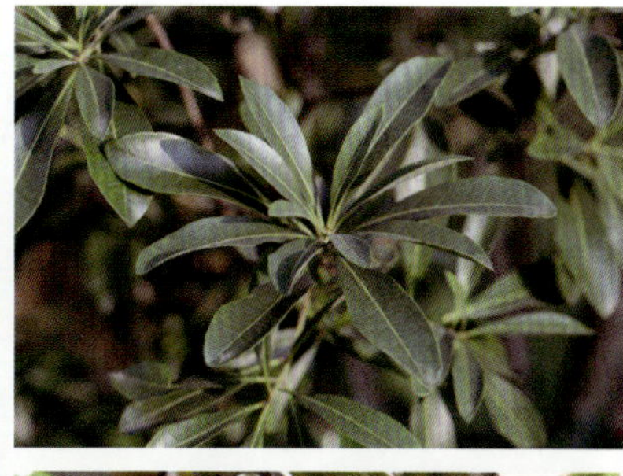

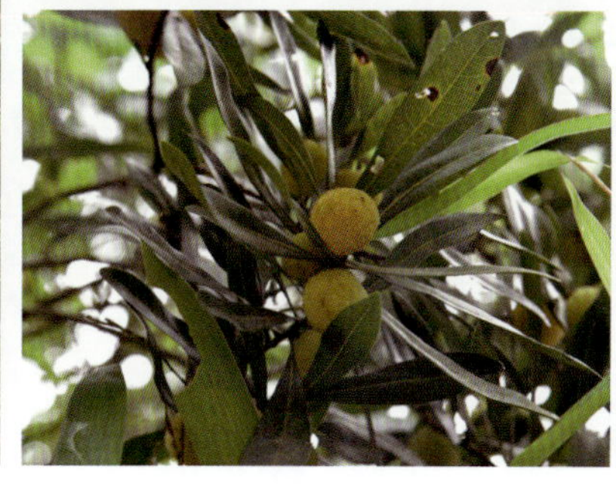

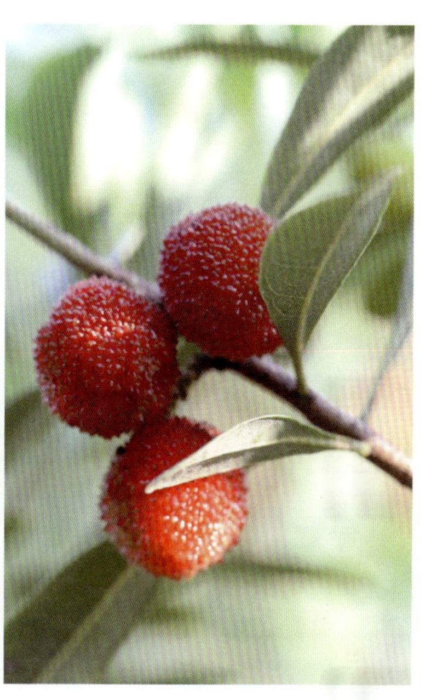

形态特征 常绿乔木，高达 15m。叶革质，楔状倒卵形或长椭圆状倒卵形，长 6~16cm，下面疏被金黄色腺鳞；叶柄长 0.2~1cm。雄花序单生或数序簇生叶腋，圆柱状；雌花序单生叶腋。核果球形，具乳头状突起，直径 1~1.5cm，果皮肉质，多汁液及树脂，味酸甜，熟时深红或紫红色。核宽椭圆形或圆卵形，内果皮硬木质。花期 4 月，果期 6~7 月。

适宜生境 生于山坡或山谷林中，喜酸性土壤。

资源状况 分布于马头山各地。常见。

入药部位 树皮（杨梅树皮）、叶（杨梅叶）、果实（杨梅）、种仁（杨梅核仁）。

采收加工 树皮：全年均可采收，多在栽培整修时趁鲜剥取茎皮、根皮或挖取全根，鲜用或晒干。叶：全年均可采收，通常在栽培整枝时采收，鲜用或晒干。果实：栽培 8~10 年结果，6 月待果实成熟后，分批采摘，鲜用或烘干。种仁：食用杨梅果实时，留下核仁，鲜用或晒干。

功能主治 树皮：行气活血，止痛，止血，解毒消肿。用于脘腹疼痛，胁痛，牙痛，疝气，跌打损伤，骨折，吐血，衄血，痔血，崩漏，外伤出血，疮疡肿痛，痄腮，牙疳，水火烫伤，臁疮，湿疹，疥癣，感冒，泄泻，痢疾。叶：燥湿祛风，止痒。用于皮肤湿疹。果实：生津解烦，和中消食，解酒，涩肠，止血。用于烦渴，呕吐，呃逆，胃痛，食欲不振，食积腹痛，饮酒过度，腹泻，痢疾，衄血，头痛，跌打损伤，骨折，烫火伤。种仁：利水消肿，敛疮。用于脚气病，牙疳。

胡桃科

青钱柳 青钱李、山麻柳、山化树

Cyclocarya paliurus (Batal.) Iljinsk.

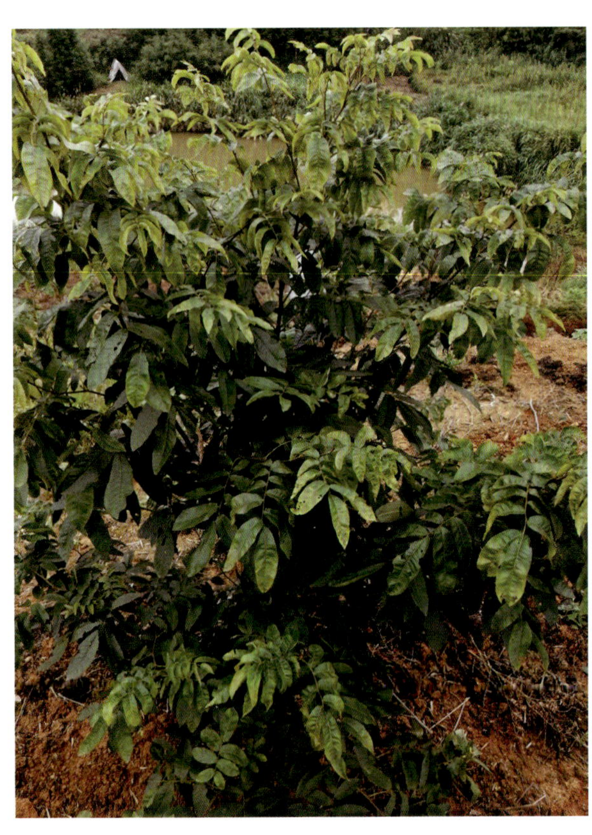

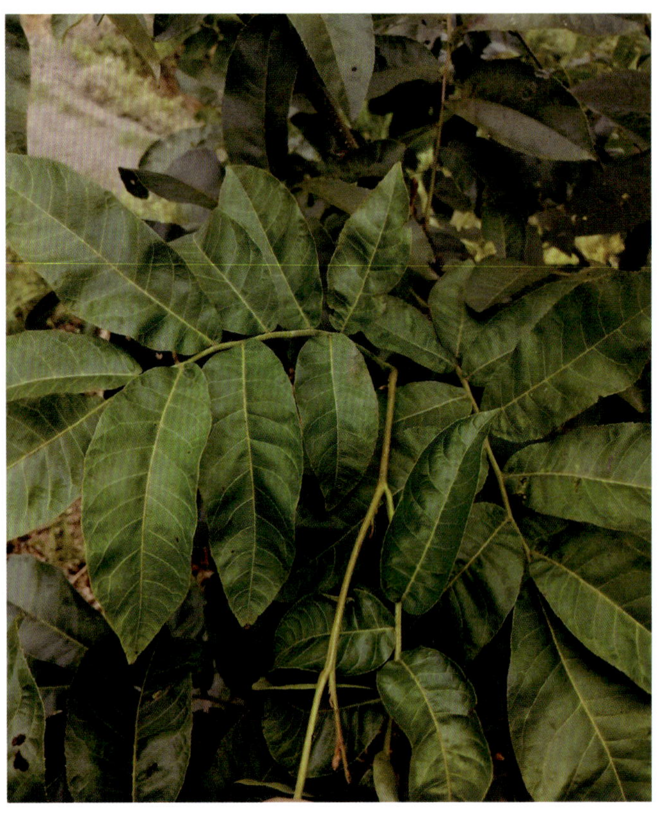

形态特征 乔木，高达30m。冬芽裸露，密生褐色鳞片。叶互生，奇数羽状复叶；小叶边缘有锐锯齿。雌雄同株，雌、雄花序均柔荑状；雄花序具极多花，2~4条花序成束生于叶痕腋内；雌花序单生于枝顶，具雌花约20朵；雄花花被片4，雌花苞片与2小苞片愈合，贴生于雌花，花被片4。果具短柄，果翅革质，圆盘状，直径2.5~6cm，被腺鳞，顶端具宿存花被片。花期4~5月，果期7~9月。

适宜生境 生于山地湿润的森林中。

资源状况 分布于马头山各地。常见。

入药部位 叶（青钱柳叶）。

采收加工 春、夏二季采收，洗净，鲜用或干燥。

功能主治 祛风止痒。用于皮肤癣疾。

枫 杨 麻柳、蜈蚣柳

Pterocarya stenoptera C. DC.

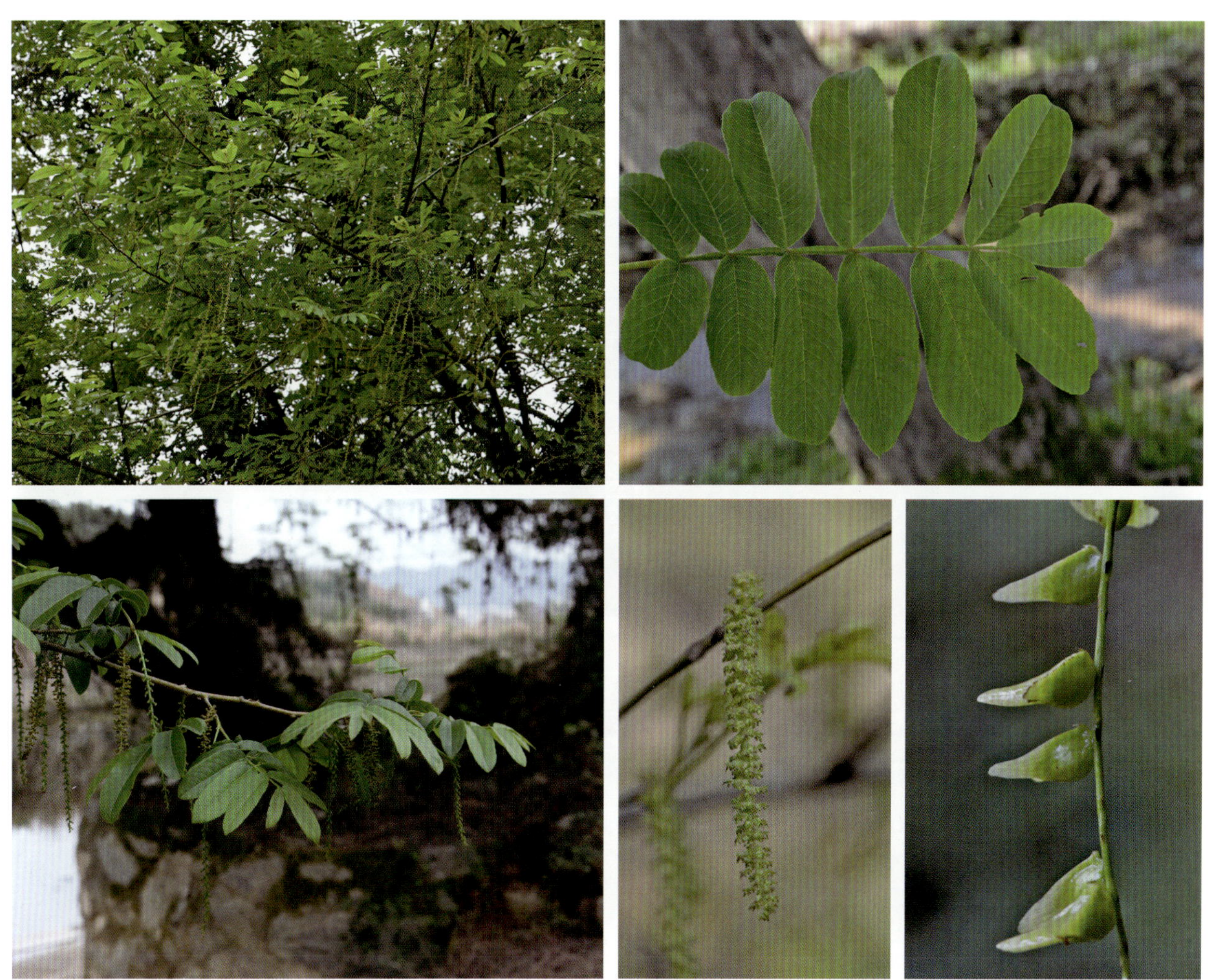

形态特征 乔木。偶数羽状复叶，稀奇数羽状复叶，叶轴具窄翅；小叶多枚，无柄，长椭圆形或长椭圆状披针形，先端短尖，基部楔形至圆，具内弯细锯齿。雄柔荑花序单生于去年生枝叶腋；雌柔荑花序顶生。果序长20~45cm；果实长椭圆形，果翅条状长圆形。花期4~5月，果期8~9月。

适宜生境 生于沿溪涧河滩、阴湿山坡地的林中。

资源状况 分布于马头山各地。常见。

入药部位 枝、叶（枫杨）。

采收加工 夏、秋二季采收，晒干。叶多鲜用。

功能主治 杀虫止痒，利尿消肿。用于血吸虫病；外用于黄癣，脚癣。

评　　述 本品有小毒。

杨柳科

银叶柳 小叶杨柳、白水杨柳、水柳

Salix chienii Cheng

标本采集号：361028180824004LY

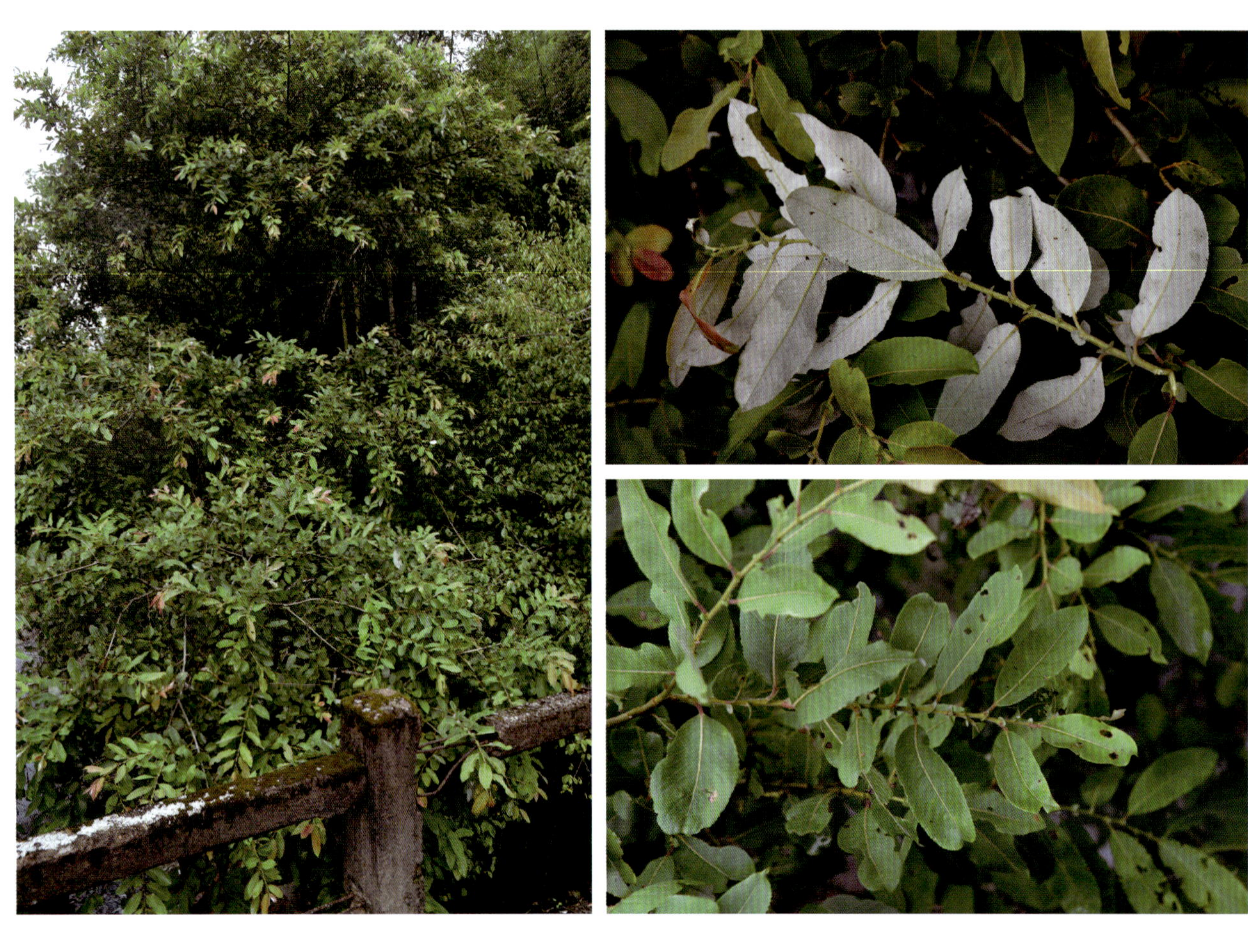

形态特征 灌木或小乔木，高达12m。小枝有绒毛。叶长椭圆形、披针形或倒披针形，幼叶两面有绢状柔毛，下面苍白色，有绢状毛，稀近无毛，侧脉8~12对，具细腺齿；叶柄长约1mm，有绢状毛。花序与叶同放或稍先叶开放；雄花序圆柱状，长1.5~2cm；雌花序长1.2~1.8cm，有短梗。果序长2~4cm；蒴果卵状长圆形，长约3mm。花期4月，果期5月。

适宜生境 生于溪流两岸的灌木丛中。

资源状况 分布于马头山各地。常见。

入药部位 根或枝、叶（银叶柳）。

采收加工 根多在夏、秋二季采收，枝、叶宜在春、夏二季采收，鲜用或晒干。

功能主治 清热解毒，祛风止痒，止痛。用于感冒发热，咽喉肿痛，皮肤瘙痒，膀胱炎，尿道炎，跌打伤痛。

桦木科

桤 木 水冬瓜树、桦茶

Alnus cremastogyne Burk.

标本采集号：361028180822014LY

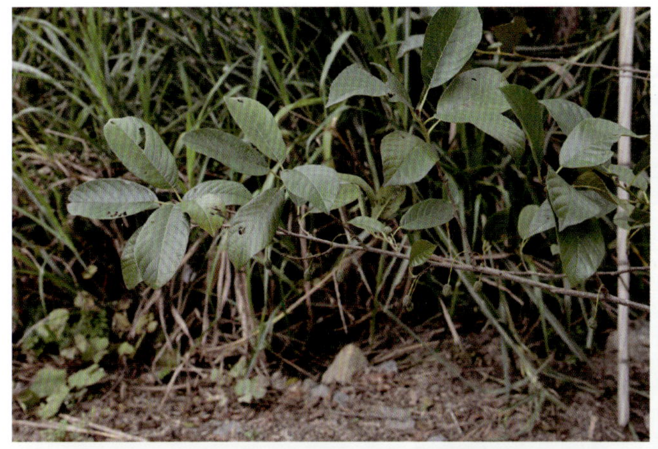

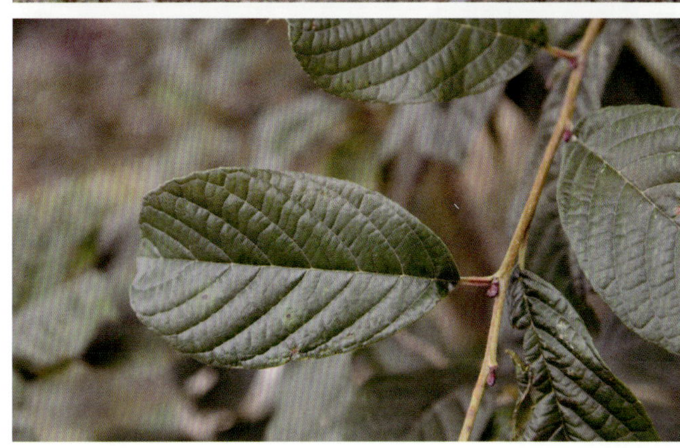

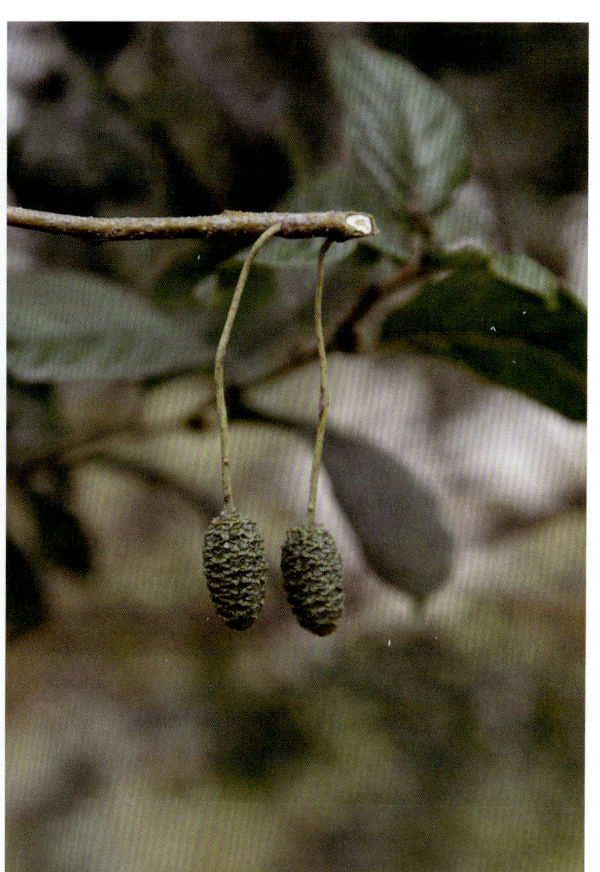

形态特征 乔木，高可达 30~40m。芽具柄，有 2 枚芽鳞。叶倒卵形，长 4~14cm，宽 2.5~8cm，顶端骤尖或锐尖，边缘具稀疏钝齿，上面疏生腺点，脉腋间有时具簇生的髯毛，侧脉 8~10 对。雄花序单生，长 3~4cm。果序单生于叶腋，矩圆形，序梗细瘦，柔软，下垂；果苞木质，长 4~5mm，顶端具 5 枚浅裂片。小坚果卵形，长约 3mm，膜质翅宽仅为果的 1/2。

适宜生境 生于山坡或岸边的林中。

资源状况 分布于马头山各地。常见。

入药部位 树皮、嫩枝叶（桤木）。

采收加工 春季采集嫩枝叶；全年可采收树皮，鲜用或晒干。

功能主治 清热凉血。用于鼻衄，肠炎，痢疾。

江南桤木 水桶树

Alnus trabeculosa Hand.-Mazz.

标本采集号：361028180511013LY

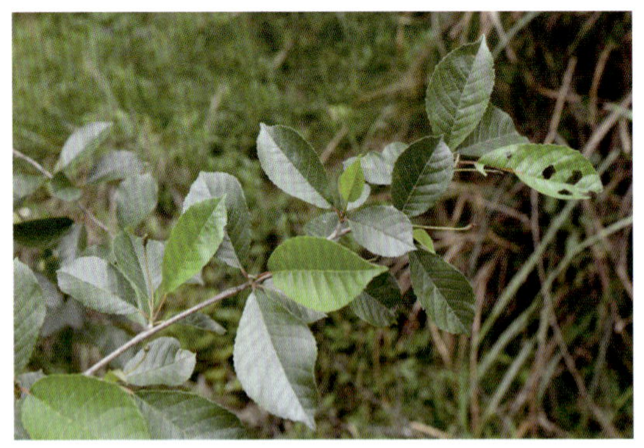

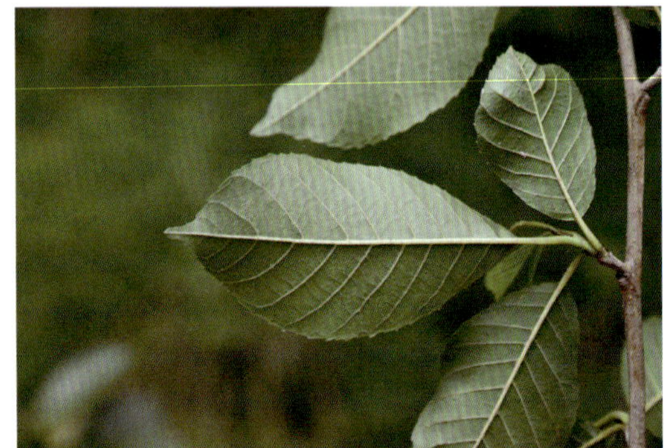

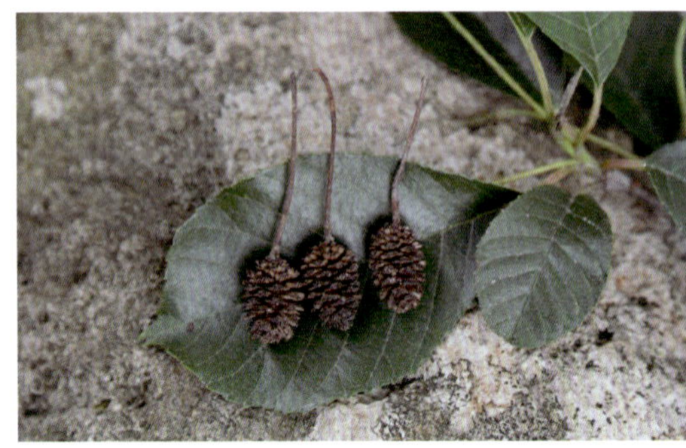

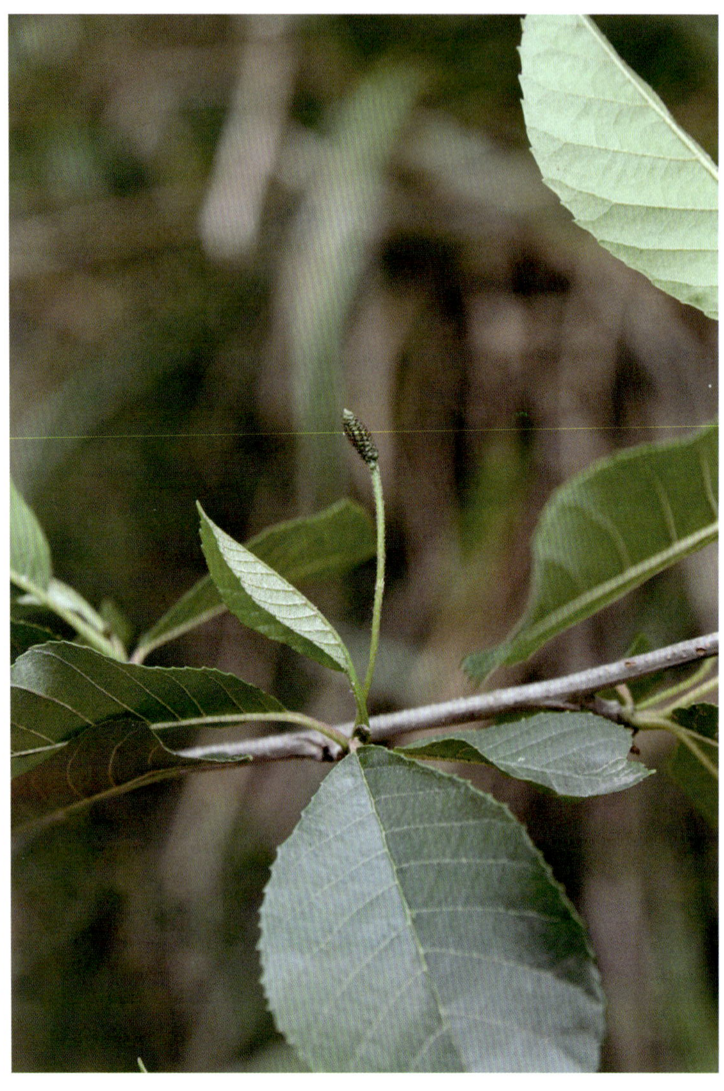

形态特征 乔木，高约 10m。芽具柄，具 2 枚光滑的芽鳞。短枝和长枝上的叶大多数均为倒卵状矩圆形，有时长枝上的叶为披针形或椭圆形，顶端锐尖、渐尖至尾状，基部近圆形或近心形，边缘具不规则疏细齿，侧脉 6~13 对。果序矩圆形，2~4 枚呈总状排列；果苞木质，具 5 枚浅裂片。小坚果宽卵形，长 3~4mm，宽 2~2.5mm；果翅厚纸质，极狭，宽及果的 1/4。

适宜生境 生于山谷或河谷的林中、岸边或村落附近。

资源状况 分布于马头山各地。常见。

入药部位 茎、叶（江南桤木）。

采收加工 全年均可采收，鲜用或阴干。

功能主治 清热解毒。用于湿疹，荨麻疹。

壳斗科

栗 板栗、魁栗、毛栗

Castanea mollissima Blume

标本采集号：361028180510004LY

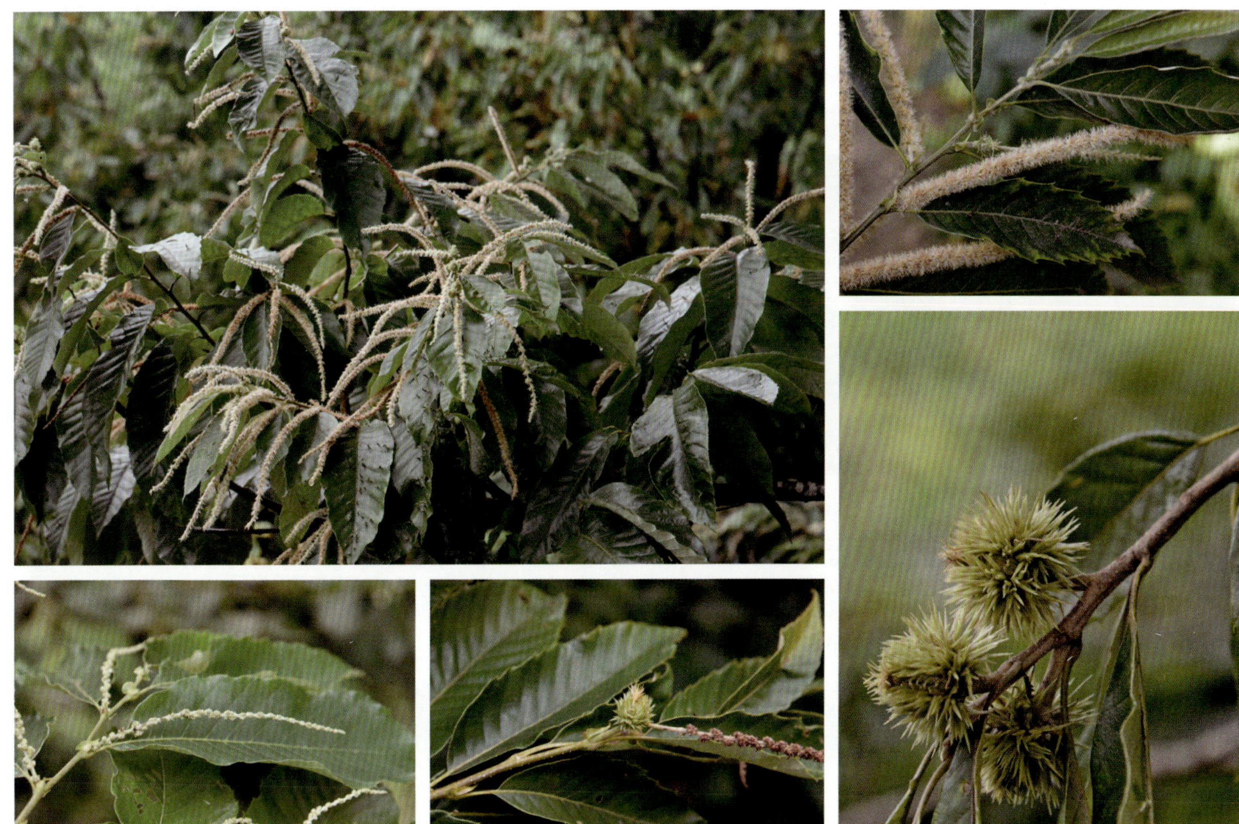

形态特征 乔木。小枝灰褐色。叶椭圆至长圆形，顶部短至渐尖，基部近截平或圆，常一侧偏斜而不对称，新生叶的基部常狭楔尖且两侧对称。雄花序轴被毛，3~5 朵聚生成簇；雌花 1~5 朵发育结实。成熟壳斗具长短、疏密不一的锐刺。花期 4~6 月，果期 8~10 月。

适宜生境 生于平地或山地，仅见栽培。

资源状况 分布于马头山各地。常见。

入药部位 种仁（栗子）。

采收加工 总苞由青转黄、微裂时采收，放冷凉处散热，搭棚遮阴，棚四周夹墙，地面铺河砂，堆栗高 30cm，覆盖湿砂，经常洒水保湿。10 月下旬至 11 月入窖贮藏；或剥出种子，晒干。

功能主治 益气健脾，补肾强筋，活血消肿，止血。用于脾虚泄泻，反胃呕吐，脚膝酸软，筋骨折伤肿痛，瘰疬，吐血，衄血，便血。

茅 栗 野栗子、毛栗、毛板栗

Castanea seguinii Dode

标本采集号：361028180822010LY

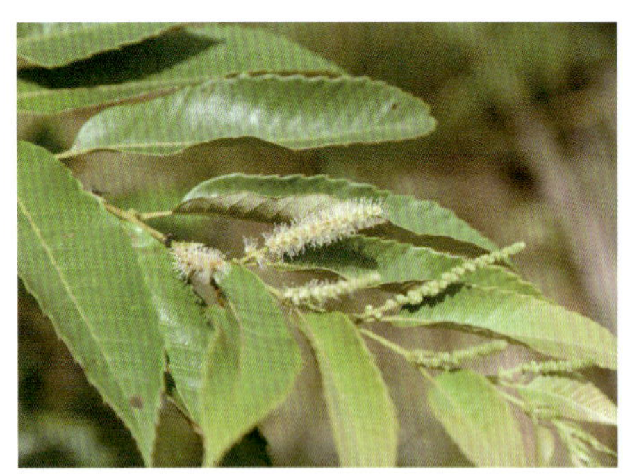

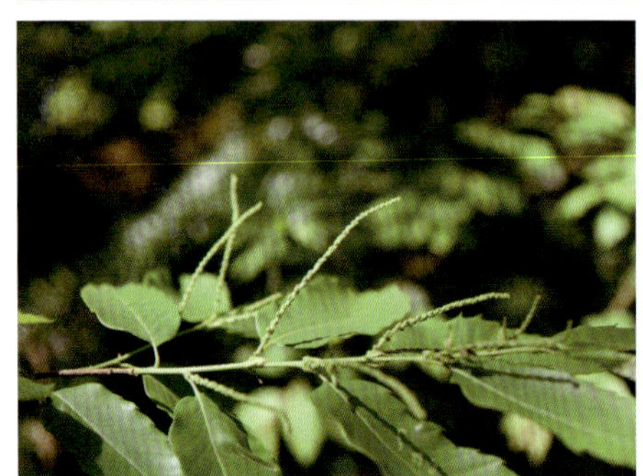

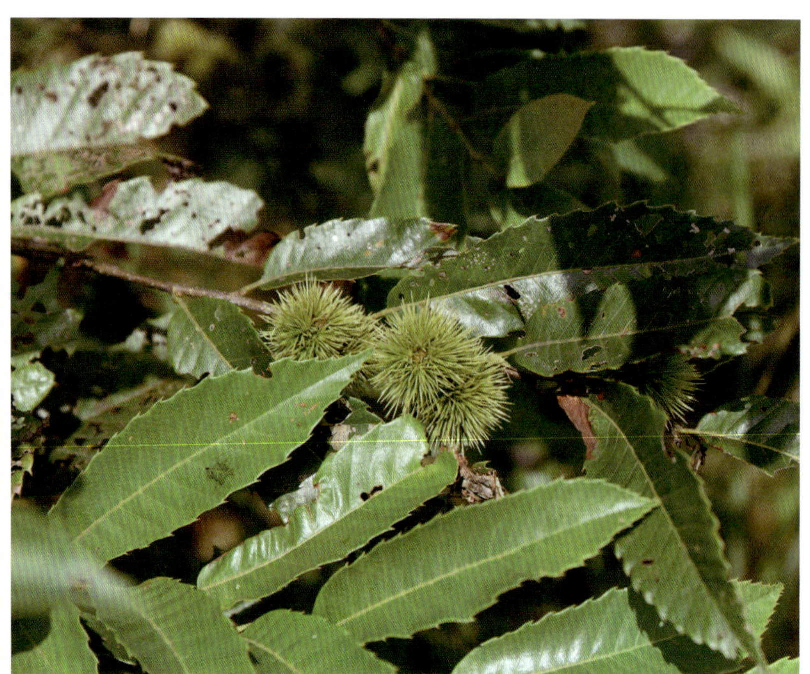

形态特征 小乔木或灌木状，通常高2~5m。小枝暗褐色。叶倒卵状椭圆形或兼有长圆形的叶，长6~14cm，宽4~5cm；叶柄长5~15mm；托叶细长，长7~15mm，开花仍未脱落。花单性，雌雄同株；雄花序穗状，单生于新枝叶腋，长6~7cm，单被花，雄蕊10~14枚；雌花生于雄花序下部，通常3花聚生，子房下位，6室；总苞近球形，直径3~4cm，外面生细长尖刺，刺长4~5.5mm，密生。每壳斗有坚果3~7个，常为3个；坚果扁球形，直径1~1.5cm，褐色。花期5~7月，果期9~11月。

适宜生境 生于丘陵山地，较常见于山坡灌木丛中。

资源状况 分布于马头山各地。常见。

入药部位 根（茅栗根）、叶（茅栗叶）、种仁（茅栗仁）。

采收加工 根：全年可采，晒干。叶：夏、秋二季采摘，鲜用或晒干。种仁：秋季总苞由青转黄且微裂时采收，剥出种子，晒干。

功能主治 根：清热解毒，消食。用于肺炎，肺结核，消化不良。叶：消食健胃。用于消化不良。种仁：安神。用于失眠。

苦槠 结节锥栗、槠栗、苦槠锥

Castanopsis sclerophylla (Lindl. et Paxton) Schottky

标本采集号：361028170426039LY

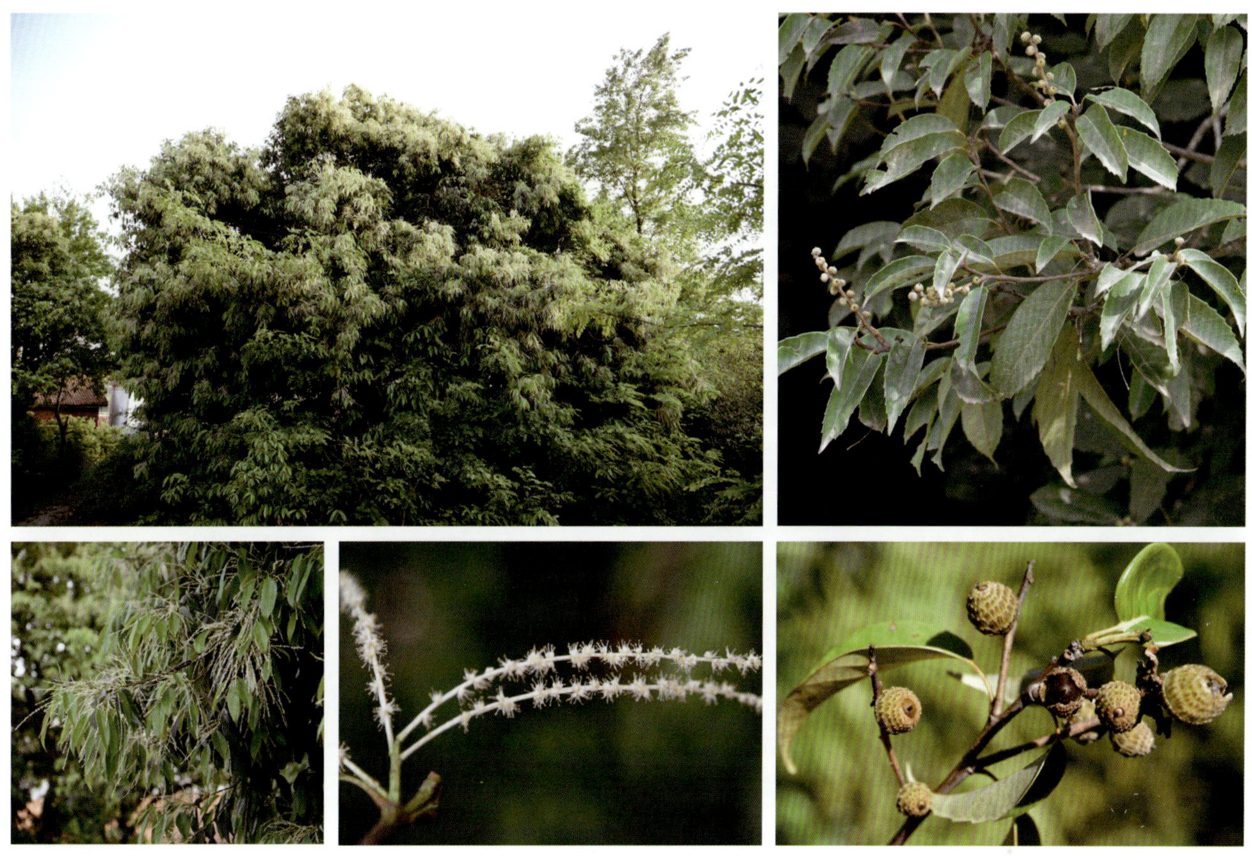

形态特征 乔木，高达 15m。枝、叶无毛。叶长椭圆形、卵状椭圆形或倒卵状椭圆形，长 7~15cm，先端短尖或短尾状，基部宽楔形或近圆，中部以上具锯齿，稀全缘，老叶下面银灰色；叶柄长 1.5~2.5cm。雄花序常单穗腋生。壳斗近球形，全包或包着坚果大部分，直径 1.2~1.5cm，壳斗小苞片突起连成脊肋状圆环，不规则瓣裂。果实近球形；子叶平凹，有涩味。花期 4~5 月，果期 10~11 月。

适宜生境 生于丘陵或山坡林中，村边、路旁时有栽培。

资源状况 分布于马头山各地。常见。

入药部位 树皮或叶（槠子皮叶）、种仁（槠子）。

采收加工 树皮或叶：全年均可采收，鲜用或晒干。种仁：秋季果实成熟时采收，晒干后剥取种仁。

功能主治 树皮或叶：止血，敛疮。用于产妇血崩，臁疮。种仁：涩肠止泻，生津止渴。用于泄泻，痢疾，津伤口渴，伤酒。

青 冈 青冈栎、铁椆

Cyclobalanopsis glauca (Thunb.) Oerst.

标本采集号：361028180821027LY

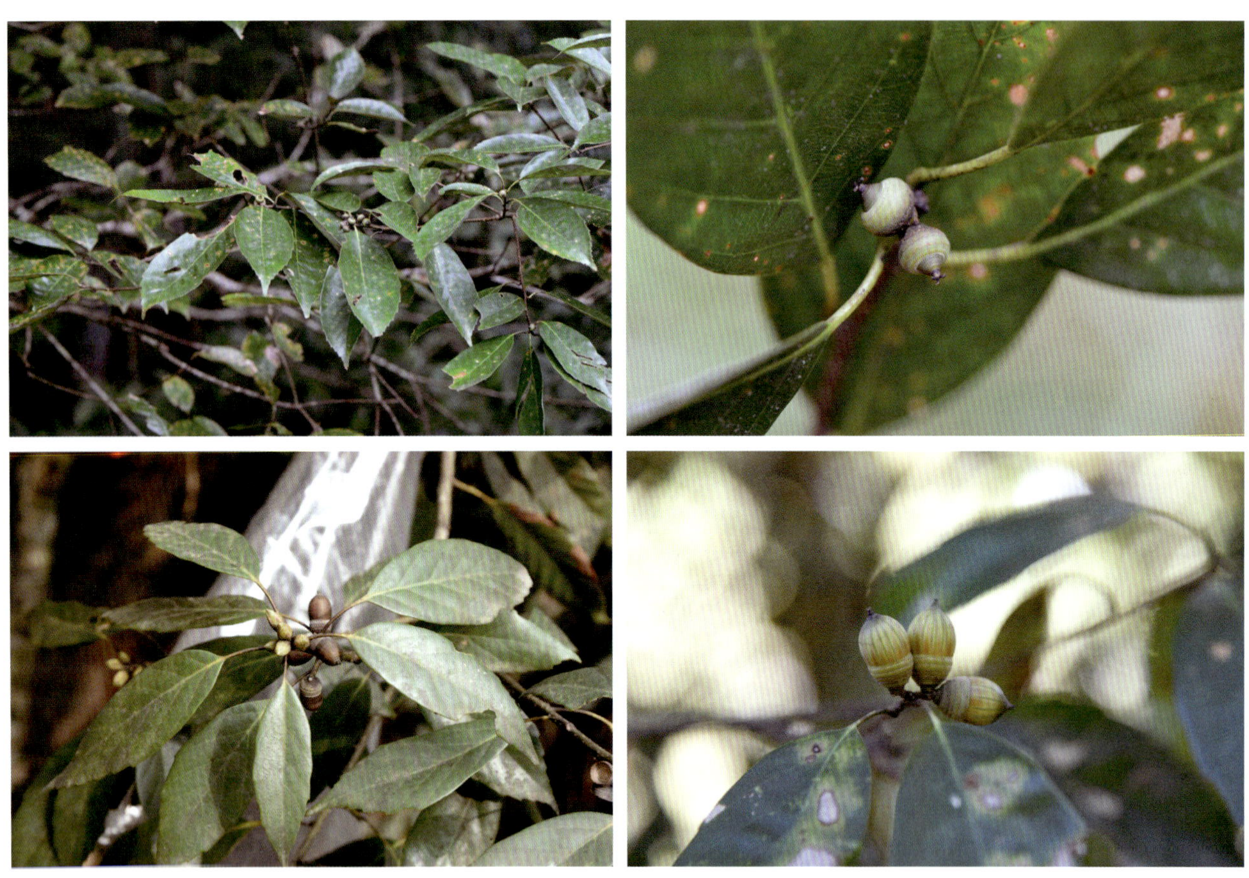

形态特征 乔木，高达20m，胸径1m。小枝无毛。叶倒卵状椭圆形或长椭圆形，长6~13cm，先端短尾尖或渐尖，基部宽楔形或近圆形，中部以上具锯齿，上面无毛，下面被平伏单毛或近无毛，常被灰白色粉霜，侧脉9~13对；叶柄长1~3cm。壳斗碗状，高6~8mm，直径0.9~1.4cm，疏被毛，具5~6条环带。果实长卵圆形或椭圆形，长1~1.6cm，直径0.9~1.4cm，近无毛。花期4~5月，果期10月。

适宜生境 生于山坡或沟谷。

资源状况 分布于马头山各地。常见。

入药部位 树皮或叶（槠子皮叶）、种仁（槠子）。

采收加工 树皮或叶：全年均可采收，鲜用或晒干。种仁：秋季果实成熟时采收，晒干后剥取种仁。

功能主治 树皮或叶：止血，敛疮。用于产妇血崩，臁疮。种仁：涩肠止泻，生津止渴。用于泄泻，痢疾，津伤口渴，伤酒。

白 栎 小白栎

Quercus fabri Hance

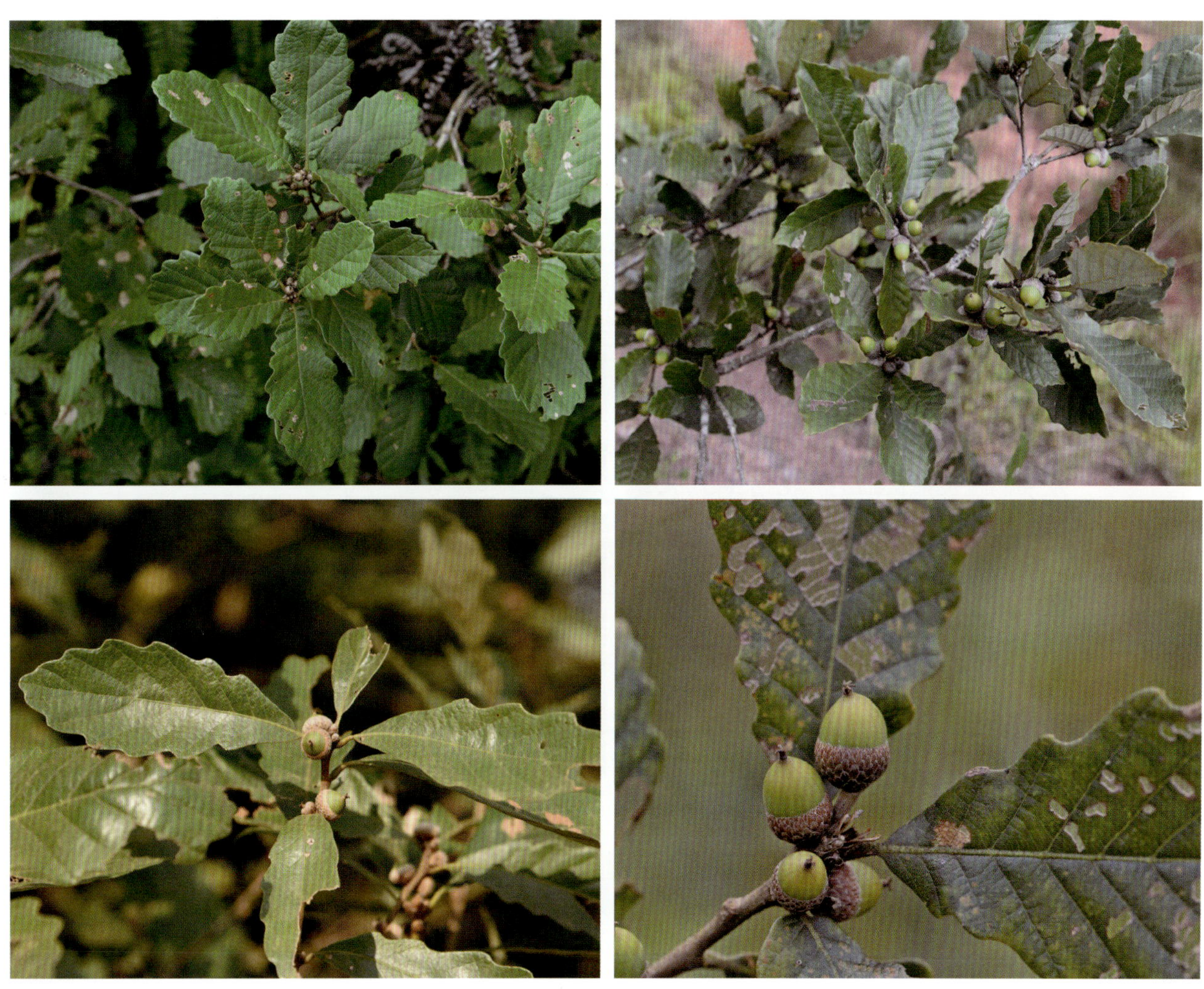

形态特征 灌木。树皮灰褐色，深纵裂。叶片倒卵形至椭圆状倒卵形，顶端钝或短渐尖，基部楔形或窄圆形，叶缘具齿。雄花序较长，花序轴被绒毛；雌花序生 2~4 朵花。壳斗杯形，包裹坚果约 1/3。坚果长椭圆形或卵状长椭圆形，果脐突起。花期 4 月，果期 10 月。

适宜生境 生于丘陵、山地杂木林中。

资源状况 分布于马头山各地。常见。

入药部位 带有虫瘿的果实、总苞或根（白栎蔀）。

采收加工 秋季采集带有虫瘿的果实及总苞，晒干；全年均可采根，鲜用或晒干。

功能主治 理气消积，明目解毒。用于疳积，疝气，泄泻，痢疾，火眼赤痛，疮疖。

榆　科

糙叶树 糙皮树、牛筋树、沙朴

Aphananthe aspera (Thunb.) Planch.

标本采集号：361028170711046LY

形态特征　落叶乔木，高达25m。树皮纵裂，粗糙。叶纸质，卵形或卵状椭圆形，基脉3出，侧生的1对伸达中部边缘，侧脉6~10对，锯齿锐尖，上面被平伏刚毛，下面疏被平伏细毛；叶柄长0.5~1.5cm；托叶膜质，线形，长5~8mm。核果近球形、椭圆形或卵状球形，长0.8~1.3cm，具宿存花被及柱头；果柄长0.5~1cm，叶柄、核果及果柄疏被平伏细毛。花期3~5月，果期8~10月。

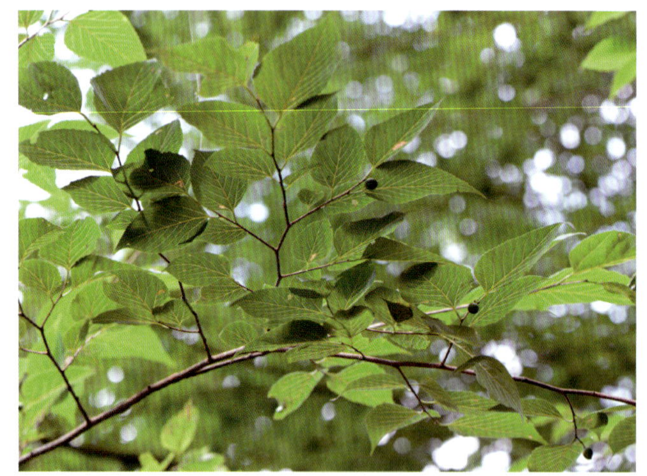

适宜生境　生于山谷、溪边林中。

资源状况　分布于马头山各地。常见。

入药部位　根皮、树皮（糙叶树皮）。

采收加工　春、秋二季剥取，晒干。

功能主治　舒筋活络，止痛。用于腰肌劳损疼痛。

朴　树 黄果朴、紫荆朴、小叶朴

Celtis sinensis Pers.

标本采集号：361028170427031LY

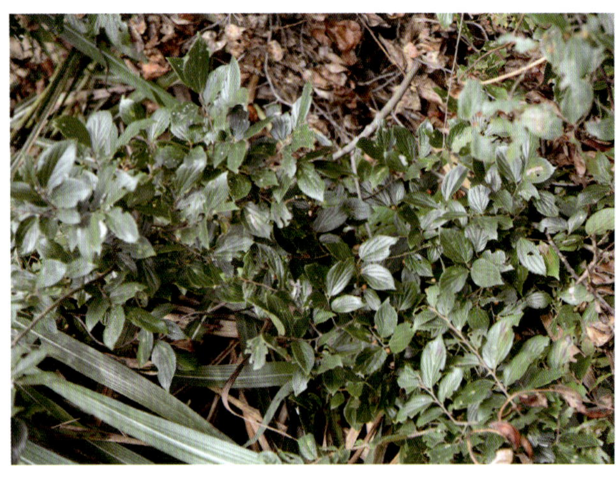

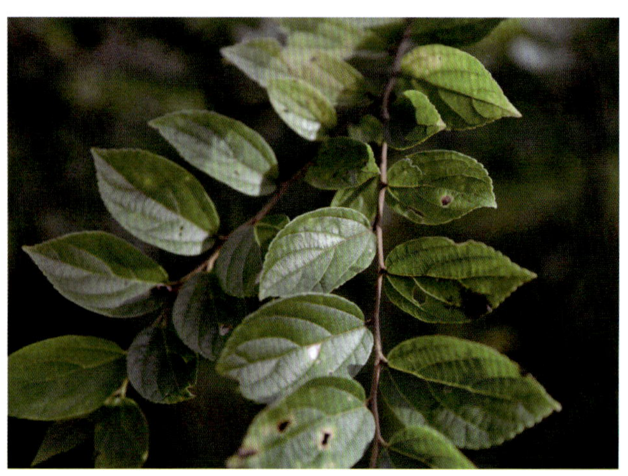

形态特征 高大落叶乔木。叶卵形或卵状椭圆形，先端尖或渐尖，但不为尾状渐尖，基部近对称或稍偏斜，近全缘或中上部具圆齿。果实单生于叶腋，稀 2~3 个集生，近球形，直径 5~7mm，成熟时黄色或橙黄色，具果柄；果核近球形，白色。花期 3~4 月，果期 9~10 月。

适宜生境 生于路旁、山坡、林缘。

资源状况 分布于马头山各地。常见。

入药部位 树皮（朴树皮）、叶（朴树叶）。

采收加工 树皮：全年均可采收，洗净，切片，晒干。叶：夏季采收，鲜用或晒干。

功能主治 树皮：祛风透疹，消食化滞。用于麻疹透发不畅，消化不良。叶：清热，凉血，解毒。用于漆疮，荨麻疹。

山油麻 山油桐、野丝棉、山野麻

Trema cannabina Lour. var. *dielsiana* (Hand.-Mazz.) C. J. Chen

标本采集号：361028170708010LY

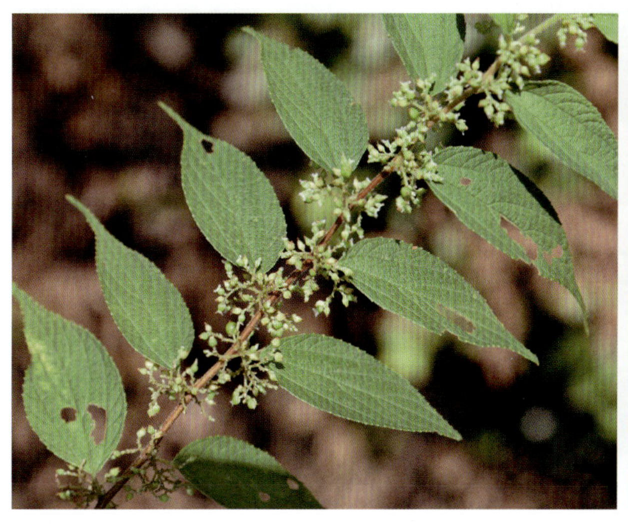

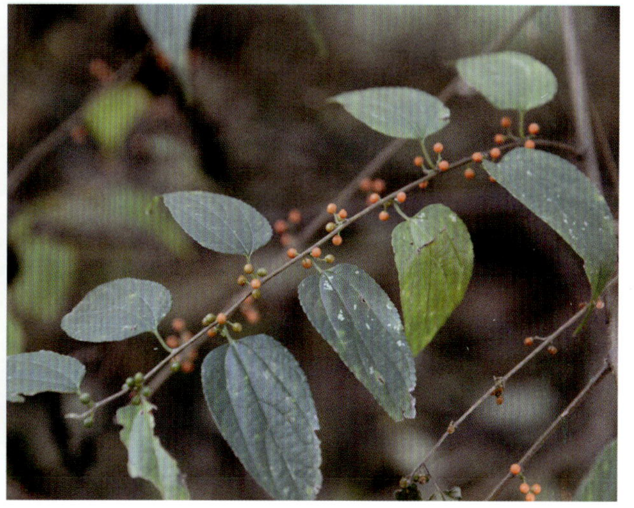

形态特征 灌木。小枝紫红色，后渐变棕色，密被斜伸的粗毛。叶薄纸质，叶面被糙毛，粗糙，叶背密被柔毛，在脉上有粗毛；叶柄被伸展的粗毛。雄聚伞花序长过叶柄；雄花被片卵形，外面被细糙毛和多少明显的紫色斑点。花期 4~5 月，果期 8~9 月。

适宜生境 生于向阳山坡灌丛中。

资源状况 分布于马头山各地。常见。

入药部位 叶、根（山脚麻）。

采收加工 春、夏二季采集叶，全年均可采根，鲜用或晒干。

功能主治 解毒消肿，止血。用于疮疖肿毒；外用于外伤出血。

杜仲科

杜　仲 思仙、木绵、思仲

Eucommia ulmoides Oliver

标本采集号：361028180826002LY

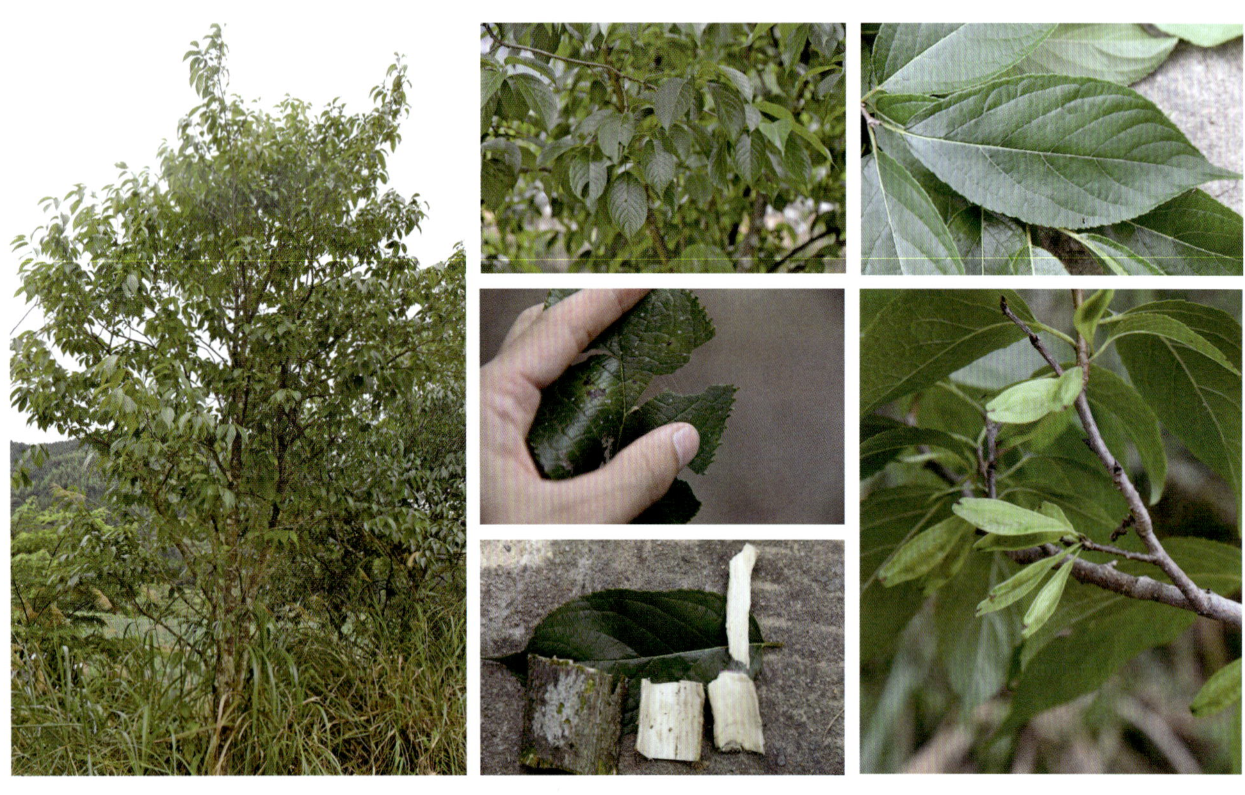

形态特征 落叶乔木。树皮灰褐色，粗糙，植株具丝状胶质。单叶互生，椭圆形至长圆形，薄革质，先端渐尖，基部宽楔形，具锯齿。花单性，雌雄异株，无花被；先叶开放；雄花簇生；雌花单生小枝下部，苞片倒卵形。翅果扁平，长椭圆形，先端2裂，基部楔形，周围具薄翅。花期4月，果期10月。

适宜生境 生于低山、谷地或低坡的疏林里。

资源状况 分布于马头山东山坪。少见。

入药部位 树皮（杜仲）、叶（杜仲叶）。

采收加工 树皮：4~6月剥取，刮去粗皮，堆置“发汗”至内皮呈紫褐色，晒干。叶：夏、秋二季枝叶茂盛时采收，晒干或低温烘干。

功能主治 树皮：补肝肾，强筋骨，安胎。用于肝肾不足，腰膝酸痛，筋骨无力，头晕目眩，妊娠漏血，胎动不安。叶：补肝肾，强筋骨。用于肝肾不足，头晕目眩，腰膝酸痛，筋骨痿软。

桑 科

楮 小构树

Broussonetia kazinoki Sieb.

标本采集号：361028180509001LY

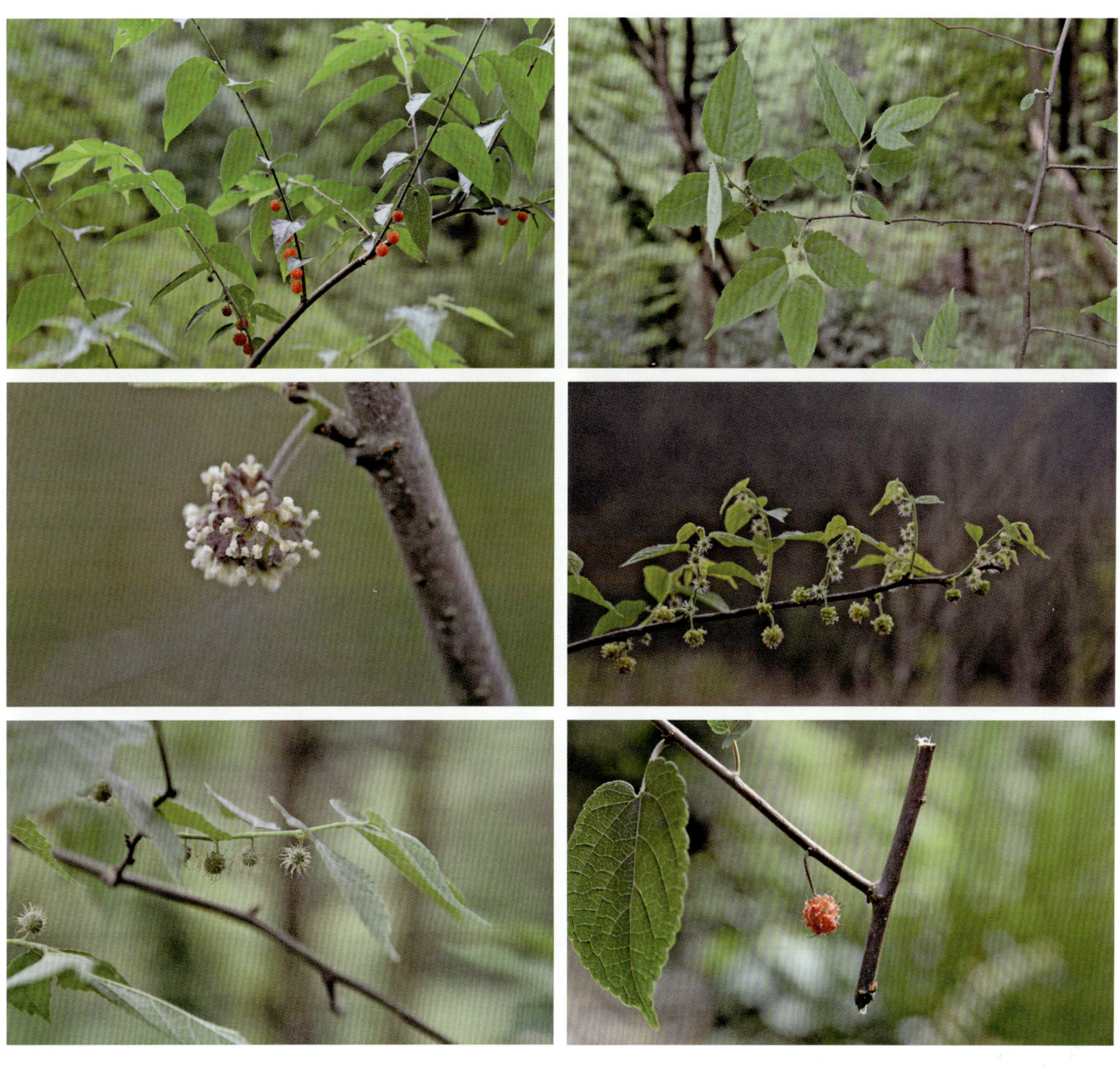

形态特征 高大灌木。叶卵形或斜卵形，先端渐尖至尾尖，基部近圆或微心形，具三角齿，不裂或3裂。花雌雄同株，头状；雄花花被3~4裂，雄蕊3~4；雌花花被筒状，顶端齿裂。聚花果球形；瘦果扁球形，果皮壳质，具小瘤。花期4~5月，果期5~6月。

适宜生境 生于山坡林缘、沟边、住宅旁。

资源状况 分布于马头山各地。常见。

入药部位 根或根皮（构皮麻）。

采收加工 全年均可采剥，晒干。

功能主治 祛风除湿，散瘀消肿。用于风湿痹痛，泄泻，痢疾，黄疸，浮肿，痈疖，跌打损伤。

构 树 楮桃、楮、谷桑

Broussonetia papyrifera (Linn.) L' Hert. ex Vent.

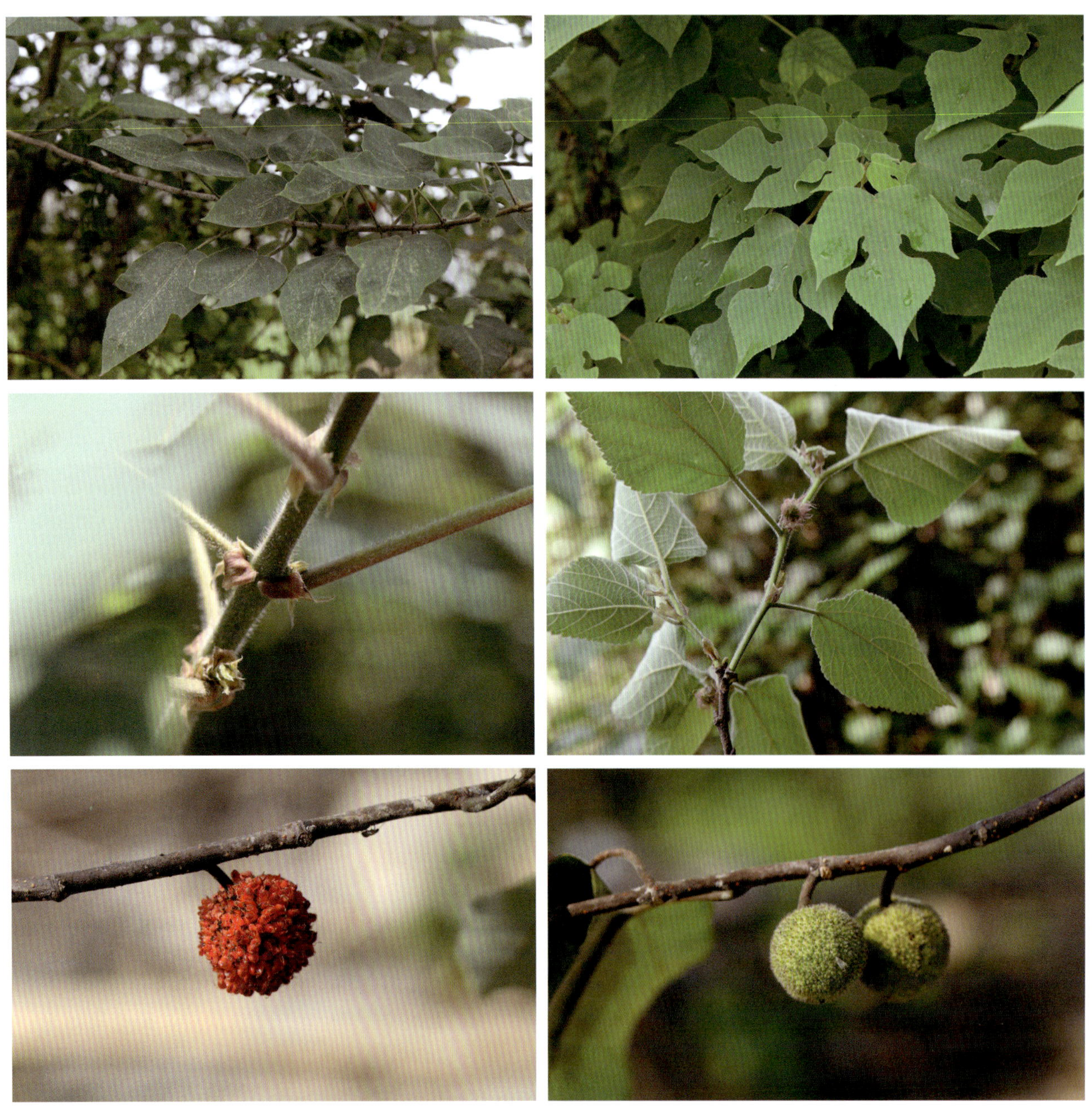

形态特征 高大乔木。小枝密被灰色粗毛。叶宽卵形或长椭圆状卵形，先端尖，基部近心形、平截或圆，具粗锯齿，不裂至5裂多型，上面粗糙，基出3脉。花雌雄异株；雄花序粗，花被4裂；雌花序头状。聚花果球形，熟时橙红色，肉质。花期4~5月，果期6~7月。

适宜生境 生于山坡林缘及住宅旁。

资源状况 分布于马头山各地。常见。

入药部位 成熟果实（楮实子）。

采收加工 秋季果实成熟时采收，洗净，晒干，除去灰白色膜状宿存萼和杂质。

功能主治 补肾清肝，明目，利尿。用于肝肾不足，腰膝酸软，虚劳骨蒸，头晕目昏，目生翳膜，水肿胀满。

构 棘 葨芝

Cudrania cochinchinensis (Lour.) Kudo et Masam.

标本采集号：361028180509034LY

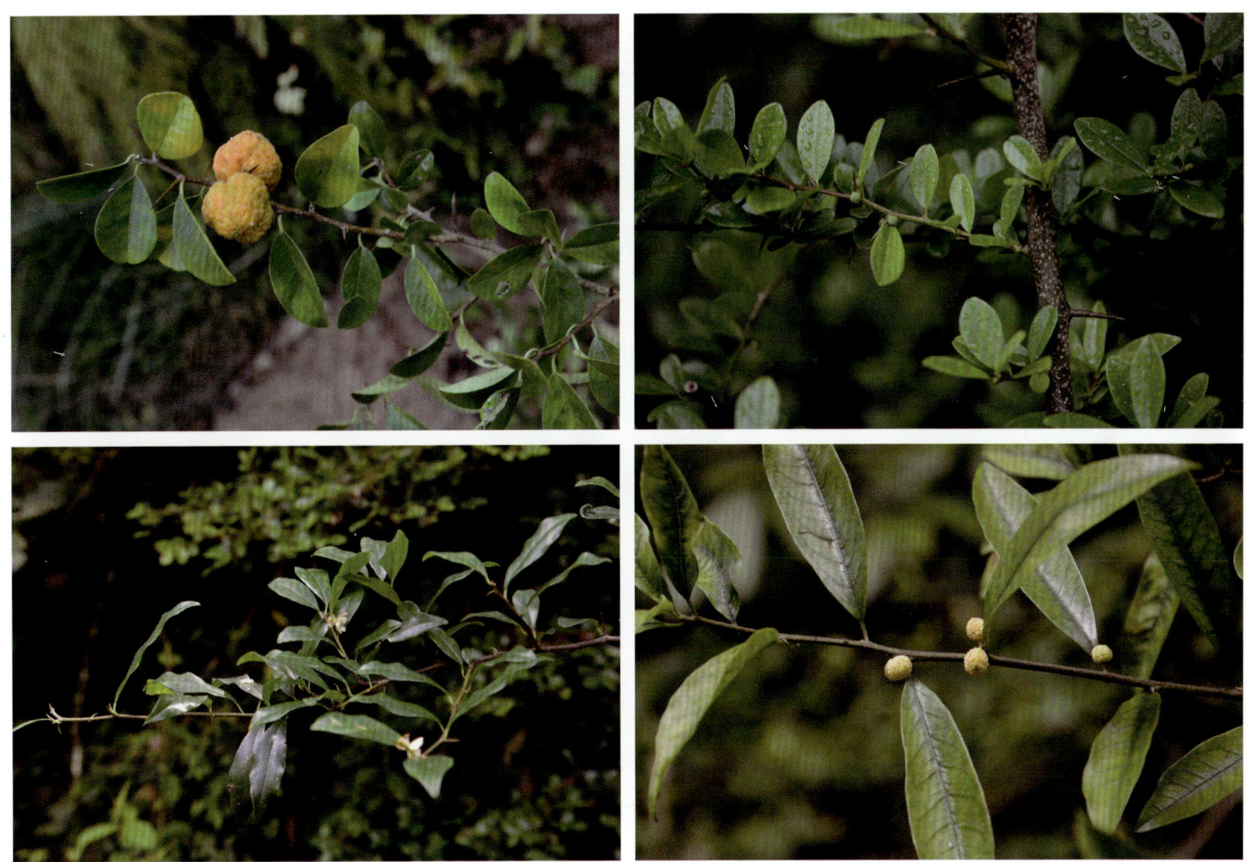

形态特征 灌木。枝无毛，具弯刺。叶革质，椭圆状披针形或长圆形，全缘，两面无毛，侧脉7~10对；叶柄长约1cm。花雌雄异株，花序头状，腋生，具苞片，花序梗短；雄花序直径0.6~1cm，花被片4；雌花序微被柔毛，花被片4，顶部厚，被毛。聚合果肉质，直径2~5cm，微被毛，熟时橙红色；瘦果卵圆形，熟时褐色，光滑。花期4~5月，果期6~7月。

适宜生境 生于村庄或荒野中。

资源状况 分布于马头山各地。常见。

入药部位 根（穿破石）、棘刺（奴柘刺）、果实（山荔枝果）。

采收加工 根：全年均可采收，挖出根部，除去泥土、须根，晒干；或洗净，趁鲜切片，晒干；亦可鲜用。棘刺：全年均可采收，鲜用或晒干。果实：夏、秋二季果实近成熟时采收，鲜用或晒干。

功能主治 根：祛风通络，清热除湿，解毒消肿。用于风湿痹痛，跌打损伤，黄疸，腮腺炎，肺结核，胃及十二指肠溃疡，淋浊，闭经，劳伤咯血，疔疮痈肿。棘刺：化瘀消积。用于腹中积聚，痞块。果实：理气，消食，利尿。用于疝气，食积，小便不利。

柘 奴拓、灰桑、黄桑

Cudrania tricuspidata (Carr.) Bur. ex Lavallee

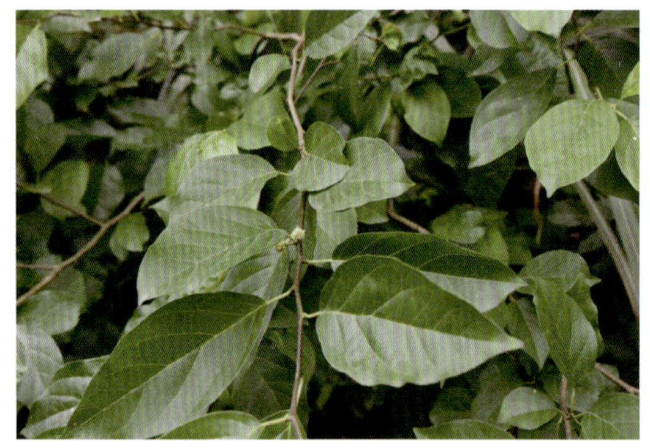

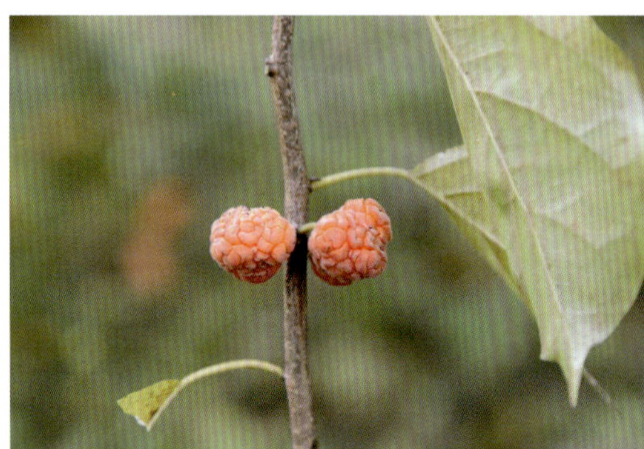

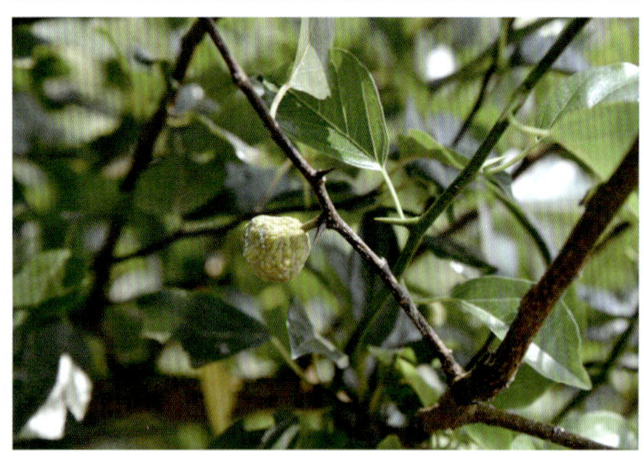

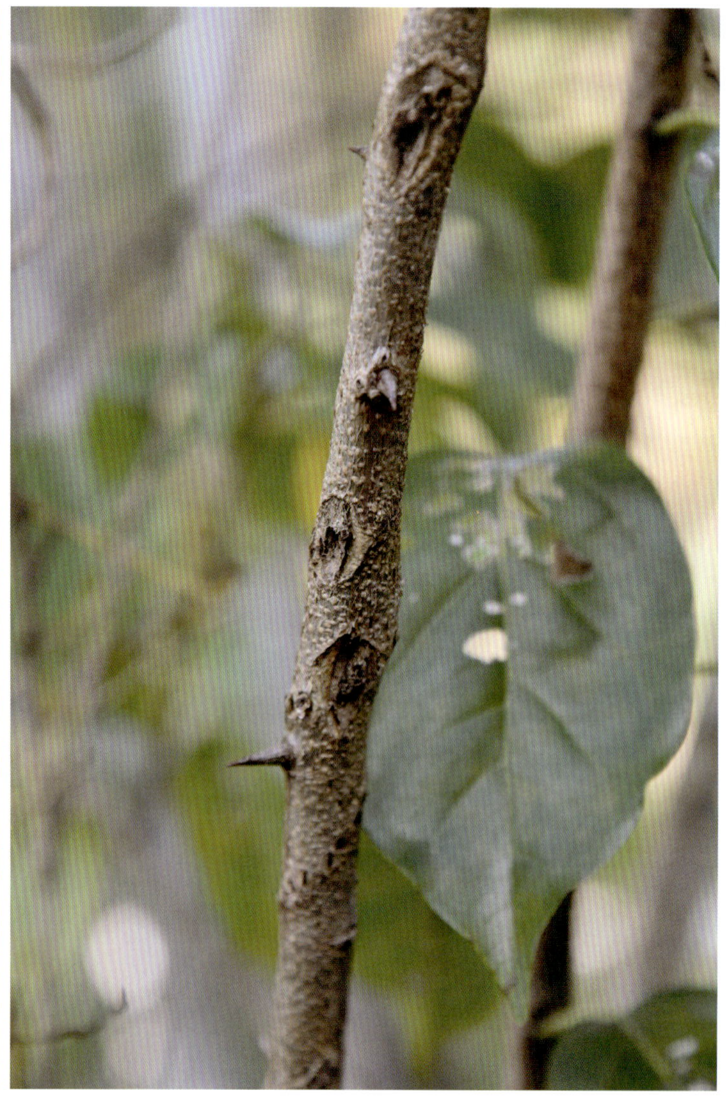

形态特征 灌木。小枝略具棱，有棘刺，刺长5~20mm。叶卵形或菱状卵形，偶为3裂，背面绿白色，无毛或被柔毛，侧脉4~6对。雌雄异株，雌雄花序均为球形头状，单生或成对腋生，具短总花梗；雄、雌花被片均为4，内卷，内面有黄色腺体2个。聚花果近球形，直径约2.5cm，肉质，成熟时橘红色。花期5~6月，果期6~7月。

适宜生境 生于阳光充足的山地或林缘。

资源状况 分布于马头山各地。常见。

入药部位 根（穿破石）、木材（柘木）、果实（柘树果实）。

采收加工 根：全年均可采，挖出根部，除去泥土、须根，晒干；或洗净，趁鲜切片，晒干；亦可鲜用。木材：全年均可采收，砍取树干及粗枝，趁鲜剥去树皮，切段或切片，晒干。果实：秋季果实近成熟时采收，切片，鲜用或晒干。

功能主治 根：祛风通络，清热除湿，解毒消肿。用于风湿痹痛，跌打损伤，黄疸，腮腺炎，肺结核，胃及十二指肠溃疡，淋浊，闭经，劳伤咯血，疔疮痈肿。木材：化瘀止血，清肝明目，截疟。用于崩漏，飞丝入目，疟疾。果实：清热凉血，舒筋活络。用于跌打损伤。

天仙果 牛乳榕

Ficus erecta Thunb. var. *beecheyana* (Hook. et Arn.) King

标本采集号：361028170708027LY

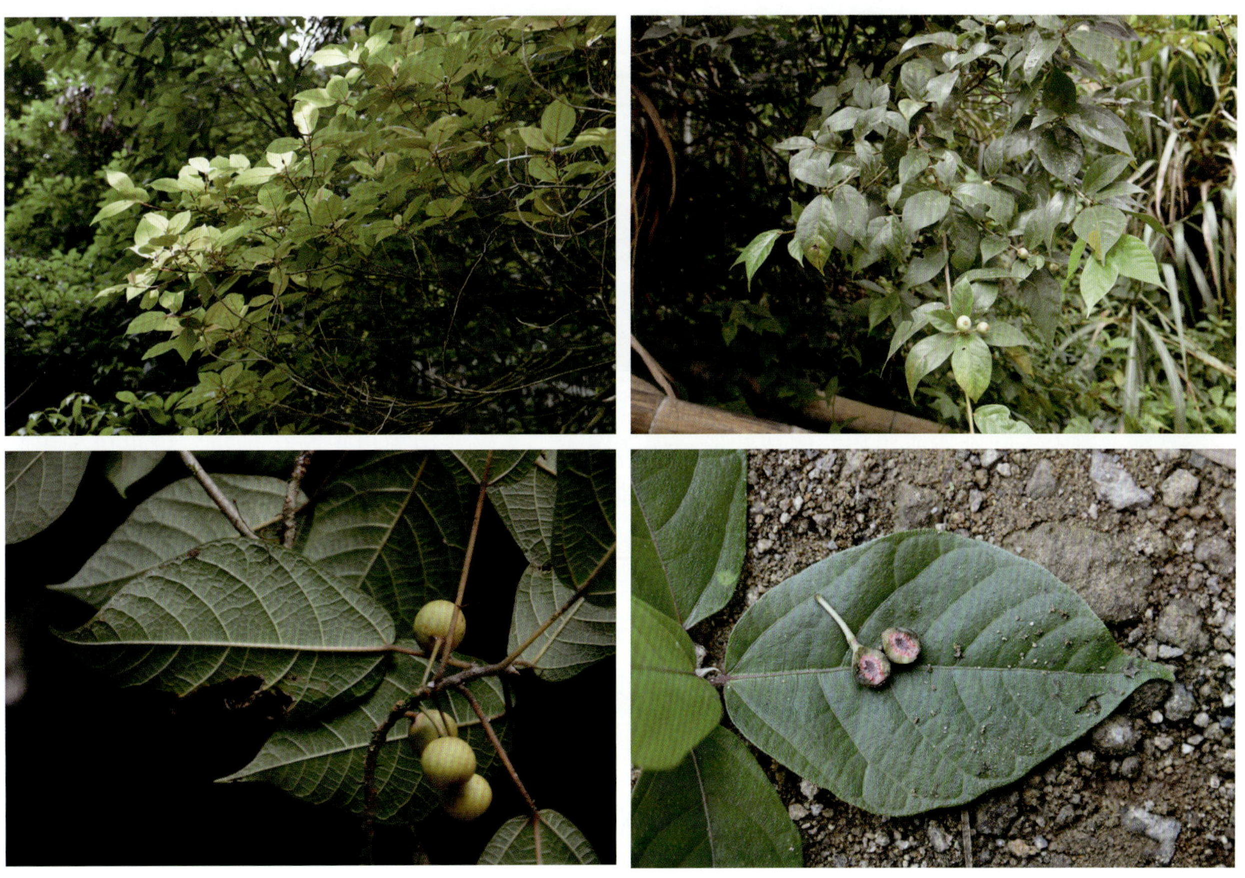

形态特征 灌木。小枝密被硬毛。叶厚纸质，倒卵状椭圆形，全缘或上部疏生浅齿，上面疏被粗毛，下面近无毛或被柔毛，侧脉 5~7 对；叶柄纤细，密被灰白色硬毛。榕果单生于叶腋，具总柄，球形或近梨形，直径 1~1.5cm，顶生苞片脐状，基生苞片 3，卵状三角形，熟时黄红色至紫黑色；雄花和瘿花生于同一榕果内壁，雌雄异株。花、果期 5~6 月。

适宜生境 生于山坡林下或溪边。

资源状况 分布于马头山各地。常见。

入药部位 果实（天仙果）。

采收加工 夏季结果时，拾取被风吹落或自行脱落的幼果及未成熟的果实，鲜用或晒干。

功能主治 润肠通便，解毒消肿。用于便秘，痔疮肿痛。

台湾榕 小银茶匙

Ficus formosana Maxim.

标本采集号：361028170711018LY

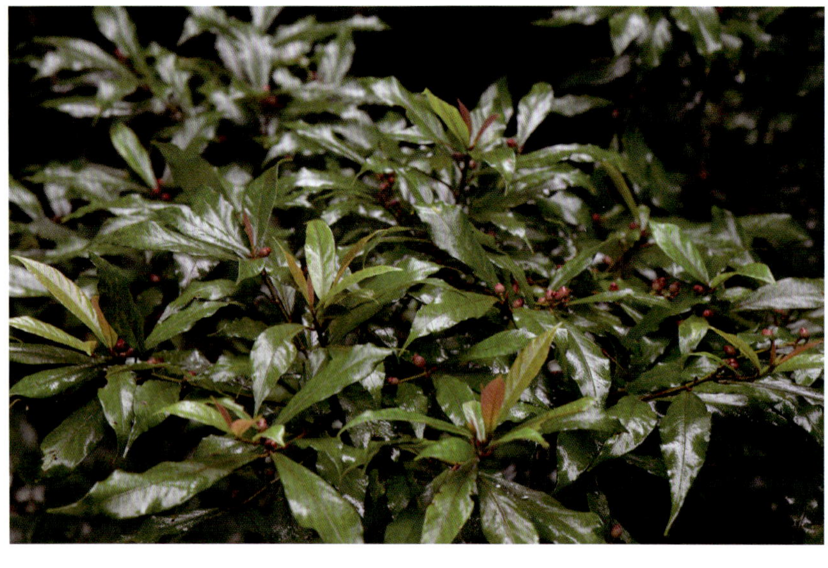
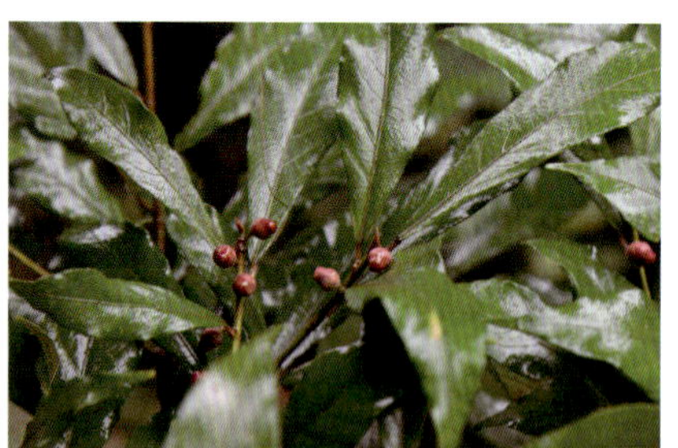
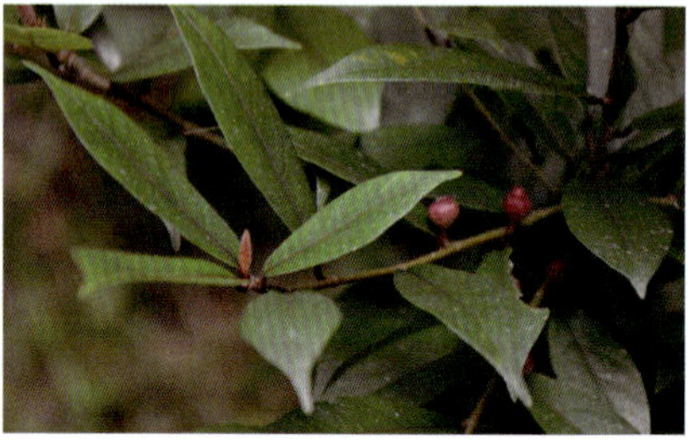

形态特征 灌木。叶纸质或膜质，倒披针形，先端尾尖，全缘或中部以上疏生钝齿。榕果单生于叶腋，卵状球形，直径 6~9mm，熟时绿色带红色，顶部脐状，基生苞片 3，边缘齿状，总柄长 2~3mm，纤细；雄花散生榕果内壁，花药较花丝长；瘿花花被片 4~5，舟状，子房具柄，花柱短，侧生；雌花花被片 4，花柱长，柱头漏斗形。瘦果球形，光滑。花期 4~7 月。

适宜生境 多生于溪沟旁湿润处。

资源状况 分布于马头山各地。常见。

入药部位 全株（台湾榕）。

采收加工 全年均可采收，鲜用或晒干。

功能主治 活血补血，催乳，止咳，祛风利湿，清热解毒。用于月经不调，产后或病后虚弱，乳汁不下，咳嗽，风湿痹痛，跌打损伤，背痈，乳痈，毒蛇咬伤，湿热黄疸，急性肾炎，尿路感染。

异叶榕 异叶天仙果

Ficus heteromorpha Hemsl.

标本采集号：361028180510014LY

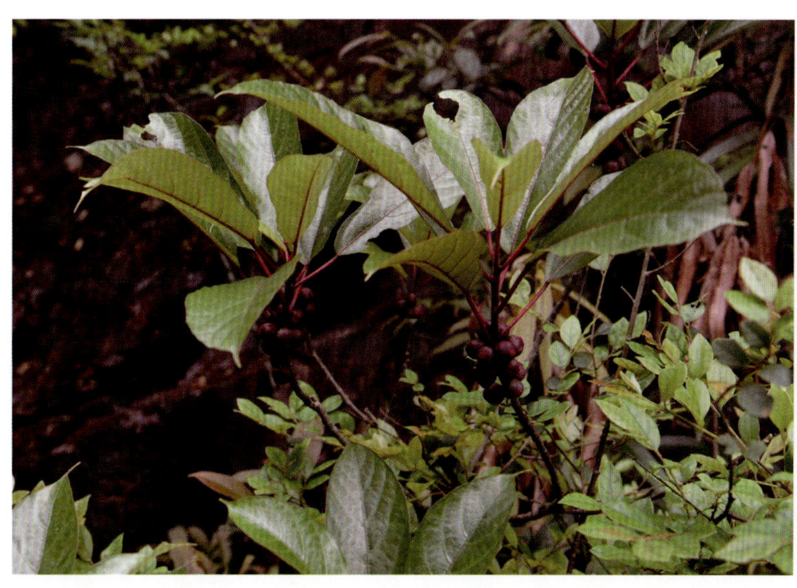

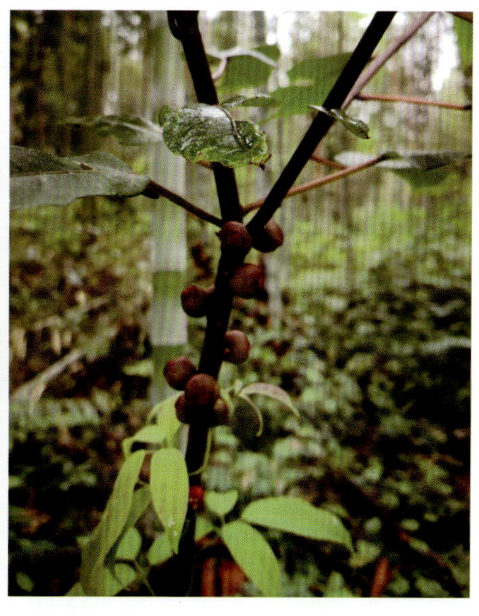

形态特征 小乔木。叶琴形至椭圆状披针形，先端渐尖或尾状，基部圆或浅心形，全缘或微波状，红色；叶柄红色。榕果对生于短枝叶腋，稀单生，球形或圆锥状球形，光滑，熟时紫黑色；雄花和瘿花同生于一榕果中；雄花散生于内壁，花被片4~5，匙形，雄蕊2~3；瘿花花被片5~6，花柱短；雌花花被片4~5，花柱侧生，柱头画笔状。瘦果光滑。花期4~5月，果期5~7月。

适宜生境 生于山谷、坡地及林中。

资源状况 分布于马头山各地。常见。

入药部位 根或全株（奶浆木）。

采收加工 全年均可采收，鲜用或晒干。

功能主治 祛风除湿，化痰止咳，活血，解毒。用于风湿痹痛，咳嗽，跌打损伤，毒蛇咬伤。

琴叶榕 牛奶柴、牛奶子树、骨风木

Ficus pandurata Hance

标本采集号：361028170909018LY

形态特征 灌木，高达2m。叶厚纸质，提琴形或倒卵形，长4~8cm，先端短尖，中部缢缩，下面叶脉疏被毛及小瘤点，基生侧脉2。榕果单生于叶腋，鲜红色，椭圆形或球形，直径0.6~1cm，顶部脐状，基生苞片3，卵形，总柄长4~5mm，纤细。雄花具梗，生于榕果内壁口部，花被片4，线形，雄蕊3；瘿花花被片3~4，倒披针形或线形；雌花花被片3~4，椭圆形。花期6~8月。

适宜生境 生于山地、旷野或灌丛林下。

资源状况 分布于马头山各地。常见。

入药部位 根、叶（琴叶榕）。

采收加工 全年可采根，以秋季为佳；夏、秋二季采叶，鲜用或晒干。

功能主治 祛风除湿，解毒消肿，活血通经。用于风湿痹痛，黄疸，疟疾，百日咳，乳汁不通，乳痈，痛经，闭经，痈疖肿痛，跌打损伤，毒蛇咬伤。

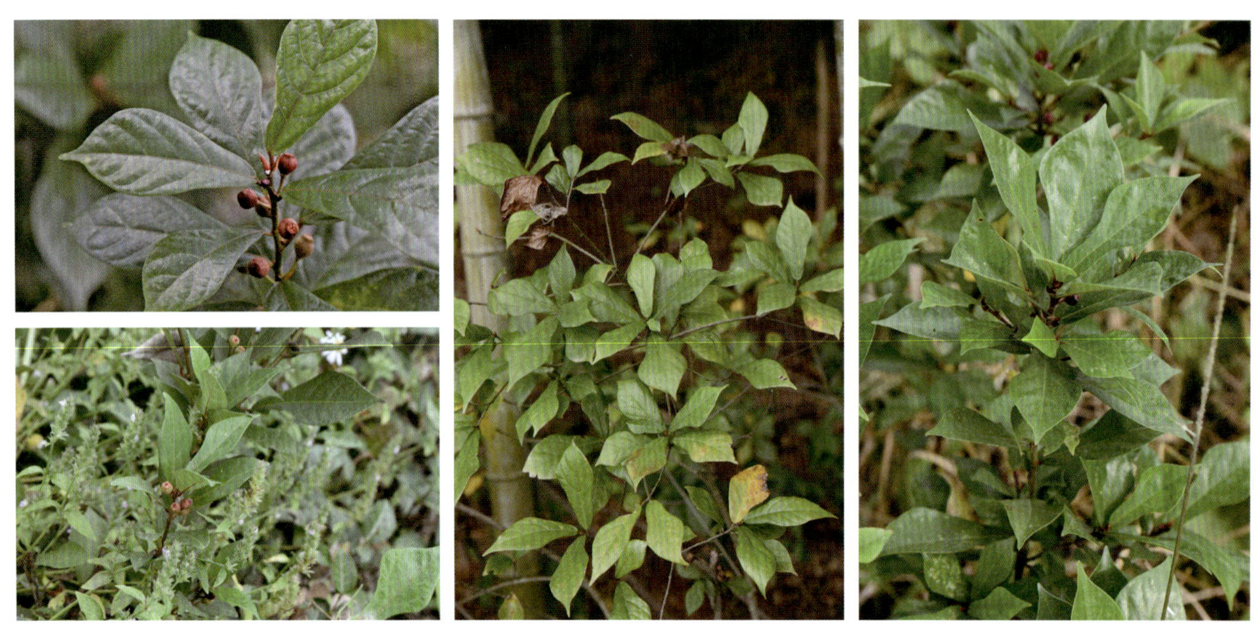

薜荔 凉粉子、木莲、凉粉果

Ficus pumila Linn.

标本采集号：361028170911007LY

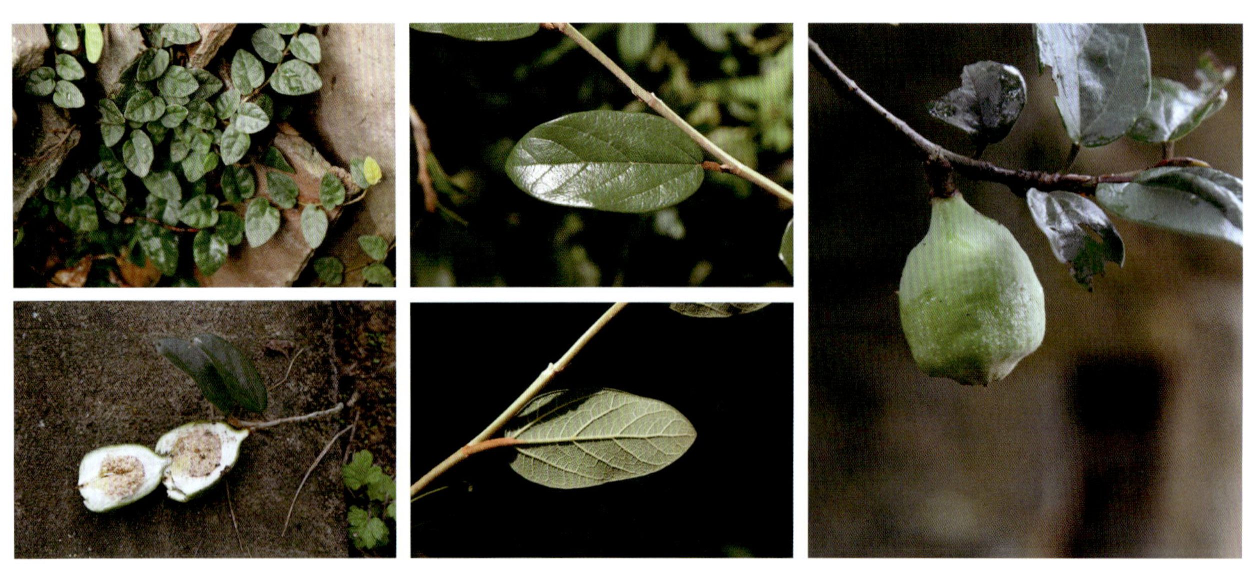

形态特征 灌木。叶两型，不结果枝节上生不定根，叶卵状心形，长约2. 5cm；结果枝上无不定根，叶革质，卵状椭圆形，长5~10cm，宽2~3.5cm，网脉甚明显，呈蜂窝状。榕果单生于叶腋，瘿花果梨形，雌花果近球形，顶部截平，成熟黄绿色或微红；雄花生于榕果内壁口部，多数，排为几行。瘦果近球形，有黏液。花、果期5~8月。

适宜生境 生于旷野树上或村边残墙破壁上。

资源状况 分布于马头山各地。常见。

入药部位 根（薜荔根）、茎及叶（薜荔）、乳汁（薜荔汁）、果实（薜荔果）。

采收加工 根：全年均可采收，鲜用或晒干。茎及叶：全年均可采收其带叶的茎枝，鲜用或晒干。乳汁：随时可采，割破茎皮，待乳汁流出后收集；也可取自叶中。果实：花序托成熟后采摘，纵剖成2~4片，除去花序托内细小的瘦果，晒干。

功能主治 根：祛风除湿，舒筋通络。用于风湿痹痛，坐骨神经痛，腰肌劳损，水肿，疟疾，闭经，产后瘀血腹痛，慢性肾炎，慢性肠炎，跌打损伤。茎、叶：祛风除湿，活血通络，解毒消肿。用于风湿痹痛，坐骨神经痛，泻痢，尿淋，水肿，疟疾，闭经，产后瘀血腹痛，咽喉肿痛，睾丸炎，漆疮，痈疮肿毒，跌打损伤。乳汁：祛风杀虫止痒，壮阳固精。用于白癜风，疬疡，疥癣瘙痒，赘疣，阳痿，遗精。果实：补肾固精，活血，催乳。用于遗精，阳痿，乳汁不通，闭经，乳糜尿。

珍珠莲 *凉粉树、冰粉树、岩石榴*

Ficus sarmentosa Buch.-Ham. ex J. E. Sm. var. *henryi* (King et Oliv.) Corner

标本采集号：361028170426027LY

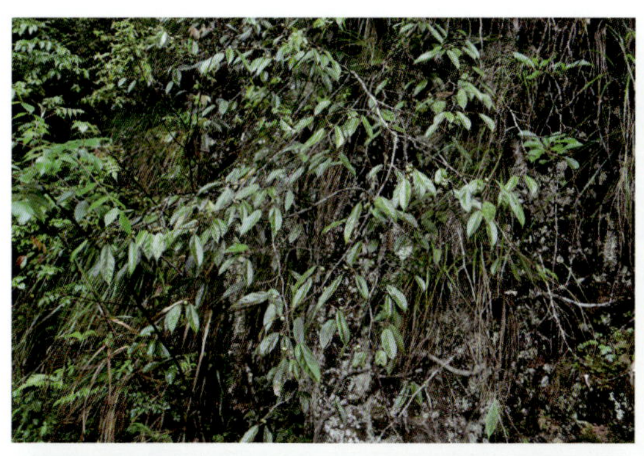

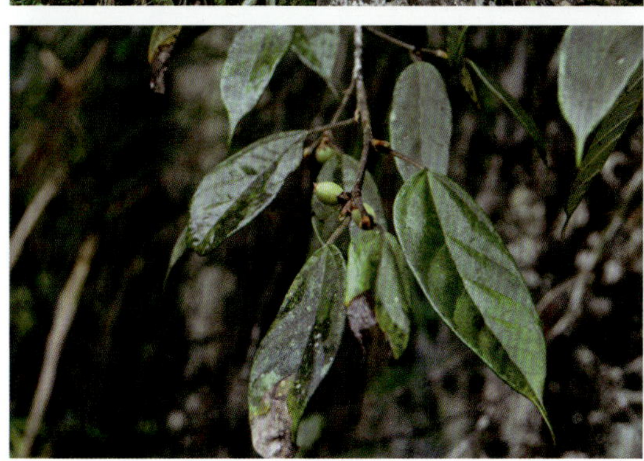

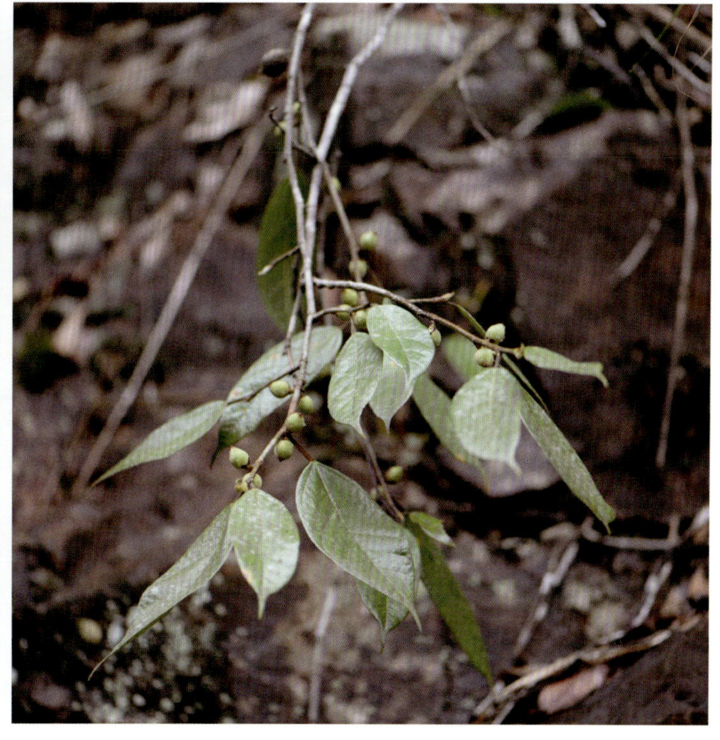

形态特征 木质攀缘匍匐藤状灌木。叶革质，卵状椭圆形，长 8~10cm，宽 3~4cm，先端渐尖，表面无毛，背面密被褐色柔毛或长柔毛，基生侧脉延长，小脉网结成蜂窝状；叶柄长 5~10mm，被毛。榕果成对腋生，圆锥形，直径 1~1.5cm，表面密被褐色长柔毛，成长后脱落；顶生苞片直立，长约 3mm，基生苞片卵状披针形，长 3~6mm；榕果无总梗或具短梗。花期 4~5 月，果期 8~10 月。

适宜生境 生于阔叶林下或灌木丛中。

资源状况 分布于马头山各地。常见。

入药部位 根、藤（珍珠莲）。

采收加工 全年均可采收，洗净，切片，鲜用或晒干。

功能主治 祛风除湿，消肿止痛，解毒杀虫。用于风湿关节痛，脱臼，乳痈，疮疖，癣证。

变叶榕 赌博赖、击常木

Ficus variolosa Lindl. ex Benth.

标本采集号：361028180822017LY

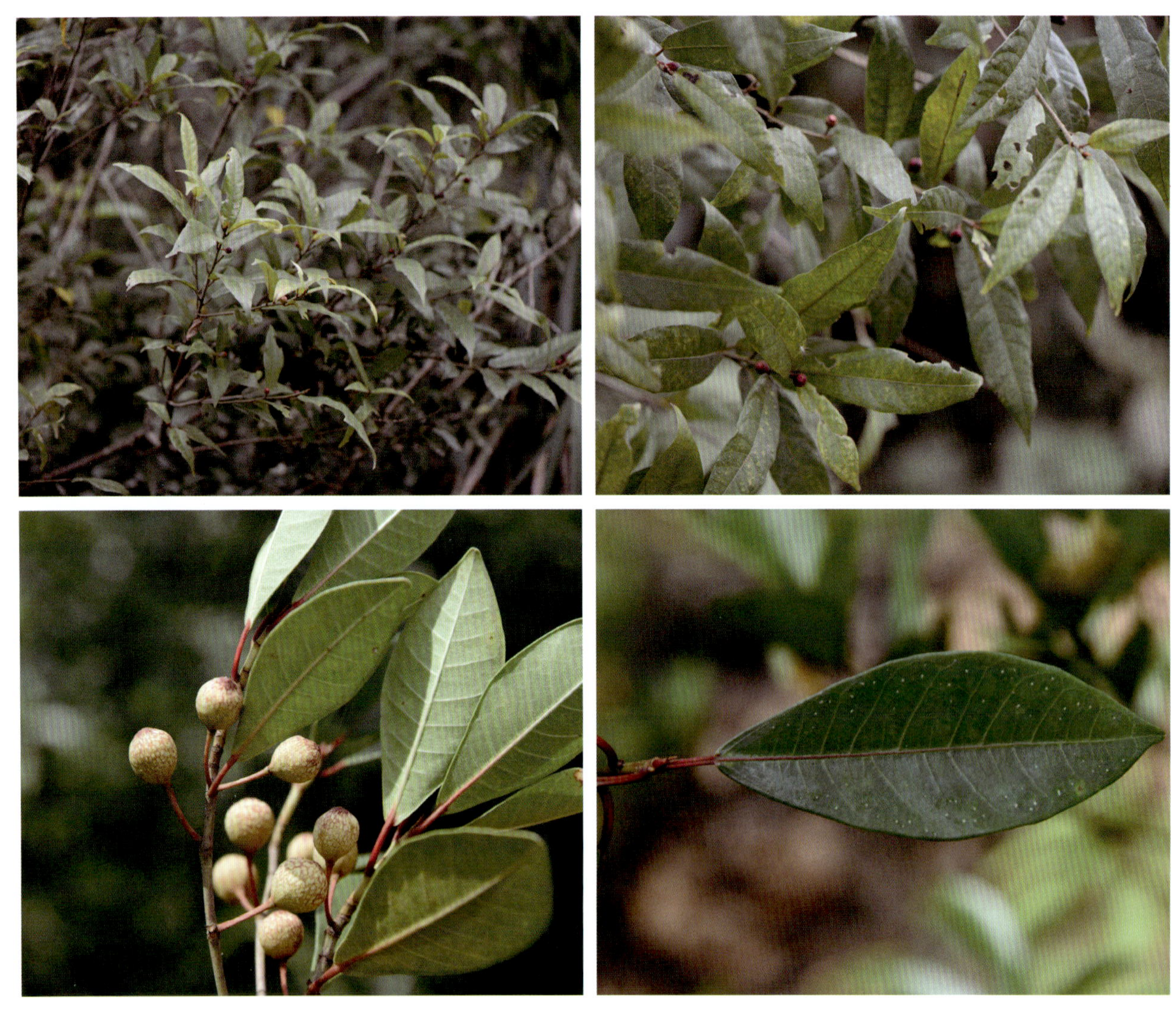

形态特征 小乔木。全株无毛。叶薄革质，窄椭圆形或窄椭圆状披针形，长 5~12cm，全缘，侧脉 7~15 对；叶柄长 0.6~1cm，托叶长三角形。榕果成对或单生叶腋，球形，直径 1~1.2cm，具瘤体，顶部苞片脐状，基部微合生，总柄长 0.8~1.2cm；雌雄异株，雌花生于榕果内壁。瘦果具瘤体。花期 12 月至翌年 6 月。

适宜生境 生于溪边林下潮湿处。

资源状况 分布于马头山各地。常见。

入药部位 根（变叶榕）。

采收加工 全年均可采收，鲜用或晒干。

功能主治 祛风除湿，活血止痛，催乳。用于风湿痹痛，胃痛，疖肿，跌打损伤，乳汁不下。

葎 草 勒草、葛勒子秧、拉拉藤

Humulus scandens (Lour.) Merr.

标本采集号：361028180825031LY

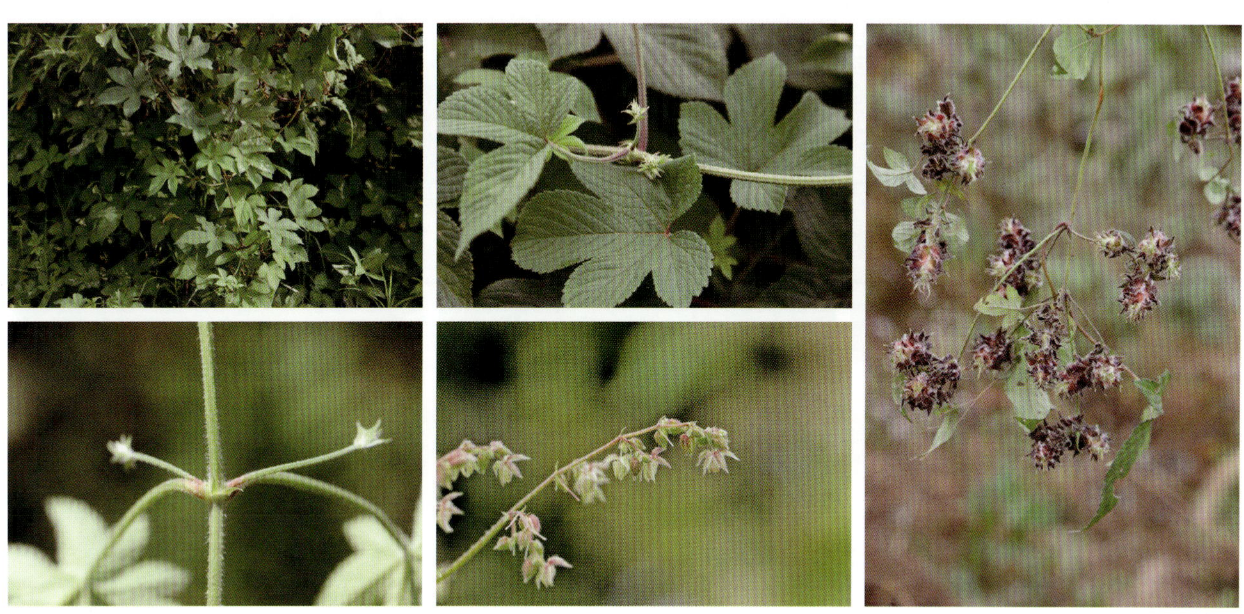

形态特征 多年生草本。茎缠绕，具倒钩刺。叶纸质，肾状五角形，掌状 5~7 深裂，长、宽 7~10cm，基部心形，表面疏生糙伏毛，背面具柔毛和黄色腺体，裂片卵状三角形，边缘具锯齿；叶柄长 5~10cm，具倒钩刺。雄花小，黄绿色，圆锥花序，长 15~25cm；雌花序球果状，直径约 0.5cm，苞片三角形，具白色绒毛。瘦果扁球形，成熟时露出苞片外。花期 6~10 月，果期 8~11 月。

适宜生境 生于沟边、荒地、废墟、林缘边。

资源状况 分布于马头山各地。常见。

入药部位 全草（葎草）。

采收加工 9~10 月收获，选晴天收割地上部分，除去杂质，晒干。

功能主治 清热解毒，利尿通淋。用于肺热咳嗽，肺痈，虚热烦渴，热淋，水肿，小便不利，湿热泻痢，热毒疮疡，皮肤瘙痒。

桑 桑树、家桑

Morus alba Linn.

标本采集号：361028170427014LY

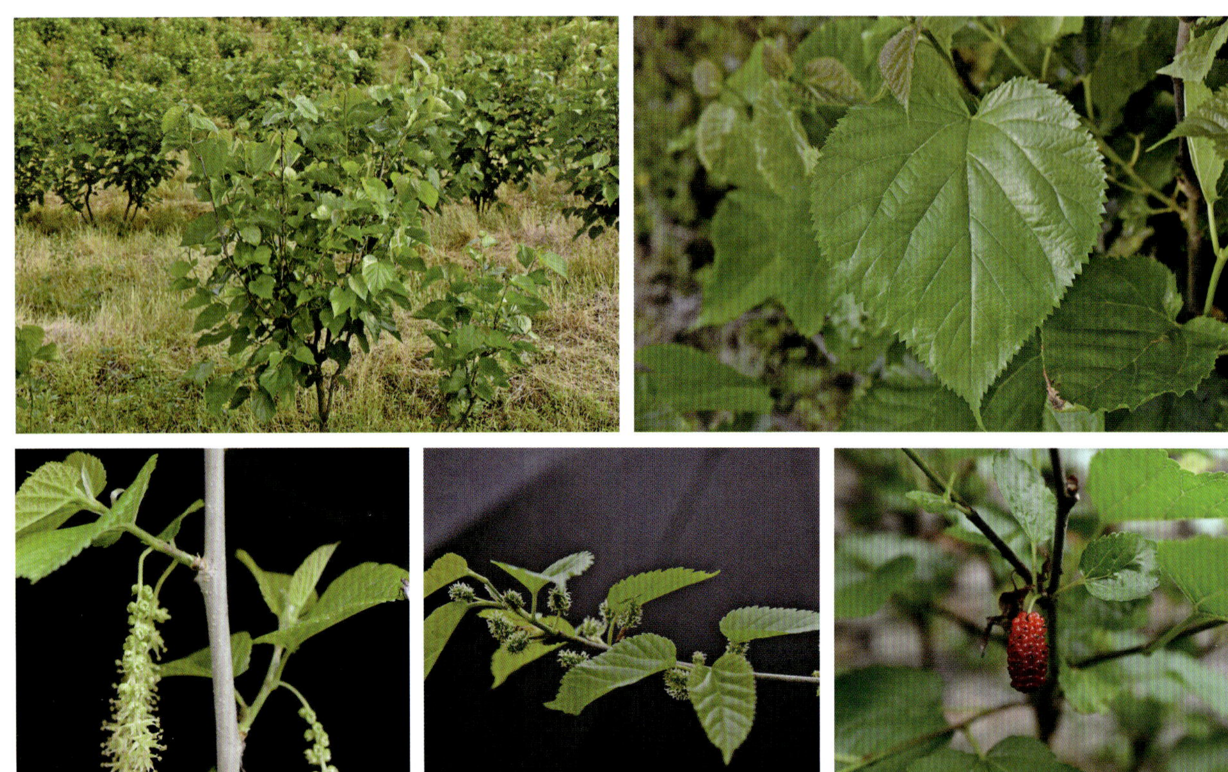

形态特征 灌木。叶卵形或宽卵形，长 5~15cm，先端尖或渐短尖，锯齿粗钝，有时缺裂，下面脉腋具簇生毛。花雌雄异株；雄花序下垂，长 2~3.5cm，密被白色柔毛，雄花花被片椭圆形，淡绿色；雌花序长 1~2cm，花序梗长 0.5~1cm，被柔毛，雌花无梗，花被片倒卵形，外面和边缘被毛，包围子房。聚花果卵状椭圆形，长 1~2.5cm，成熟时红色至暗紫色。花期 4~5 月，果期 5~7 月。

适宜生境 生于沟边、荒地、废墟、林缘边。

资源状况 分布于马头山各地。常见。

入药部位 根皮（桑白皮）、嫩枝（桑枝）、叶（桑叶）、果穗（桑椹）。

采收加工 根皮：秋末叶落时至次春发芽前采挖根部，刮去黄棕色粗皮，纵向剖开，剥取根皮，晒干。嫩枝：春末夏初采收，去叶，晒干，或趁鲜切片，晒干。叶：初霜后采收，除去杂质，晒干。果穗：4~6 月果实变红时采收，晒干，或略蒸后晒干。

功能主治 根皮：泻肺平喘，利水消肿。用于肺热喘咳，水肿胀满尿少，面目肌肤浮肿。嫩枝：祛风湿，利关节。用于风湿痹病，肩臂、关节酸痛麻木。叶：疏散风热，清肺润燥，清肝明目。用于风热感冒，肺热燥咳，头晕头痛，目赤昏花。果穗：滋阴补血，生津润燥。用于肝肾阴虚，眩晕耳鸣，心悸失眠，须发早白，津伤口渴，内热消渴，肠燥便秘。

荨麻科

序叶苎麻 合麻仁、水苎麻、水苏麻

Boehmeria clidemioides Miq. var. *diffusa* (Wedd.) Hand.-Mazz.

标本采集号：361028180825017LY

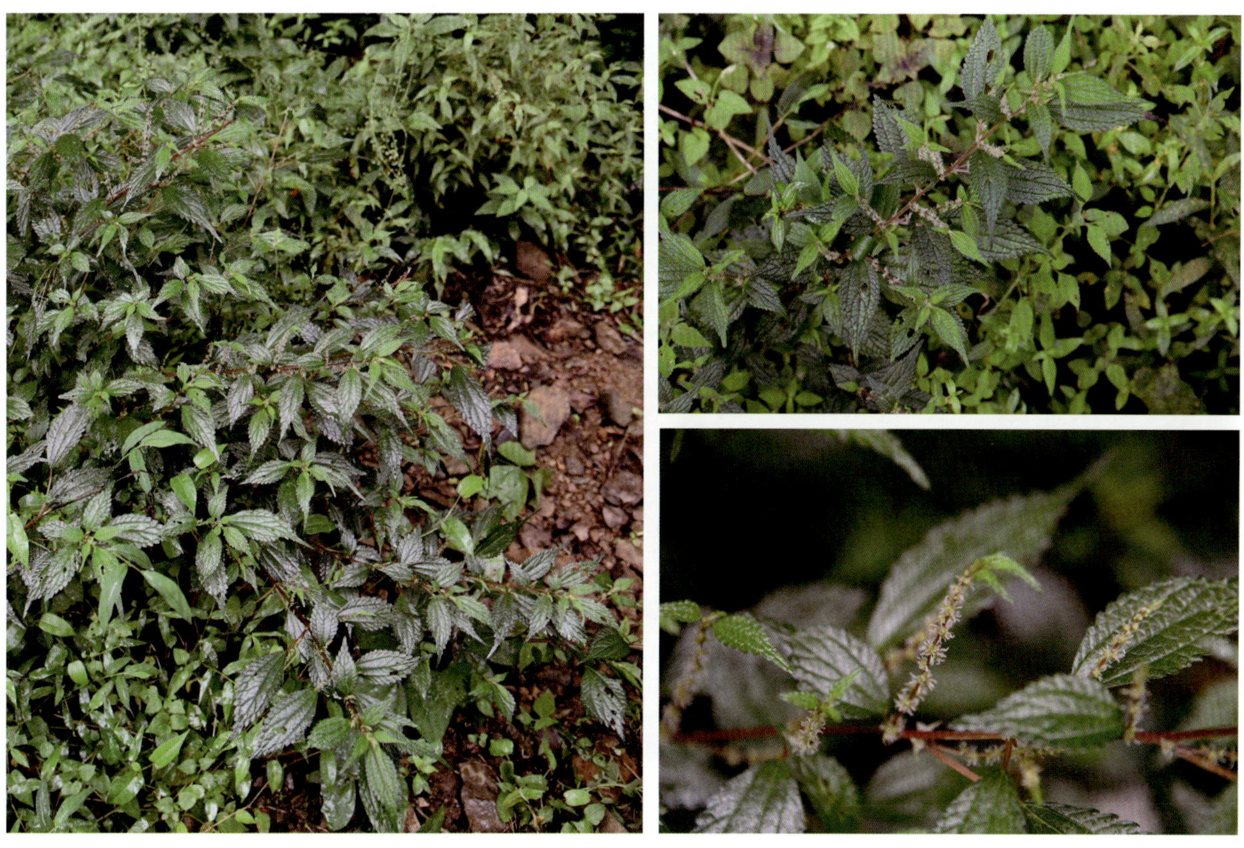

形态特征 多年生草本。叶互生或茎下部少数叶对生，同1对叶常不等大；叶片纸质，卵形至长圆形，顶端长渐尖，基部圆形而稍偏斜，中部以上具齿。团伞花序单生叶腋或组成穗状花序，通常雌雄异株，顶部有2~4枚狭卵形叶；花被片4，椭圆形至狭倒卵形，雄花下部合生，具4雄蕊及退化雌蕊，雌花顶端具小齿。花期8~10月，果期9~10月。

适宜生境 生于山谷林中或林边。

资源状况 分布于马头山各地。常见。

入药部位 全草（水火麻）。

采收加工 秋季采收，鲜用或晒干。

功能主治 祛风除湿。用于风湿痹痛。

细野麻 麦麸草、野线麻、红锦麻

Boehmeria gracilis C. H. Wright

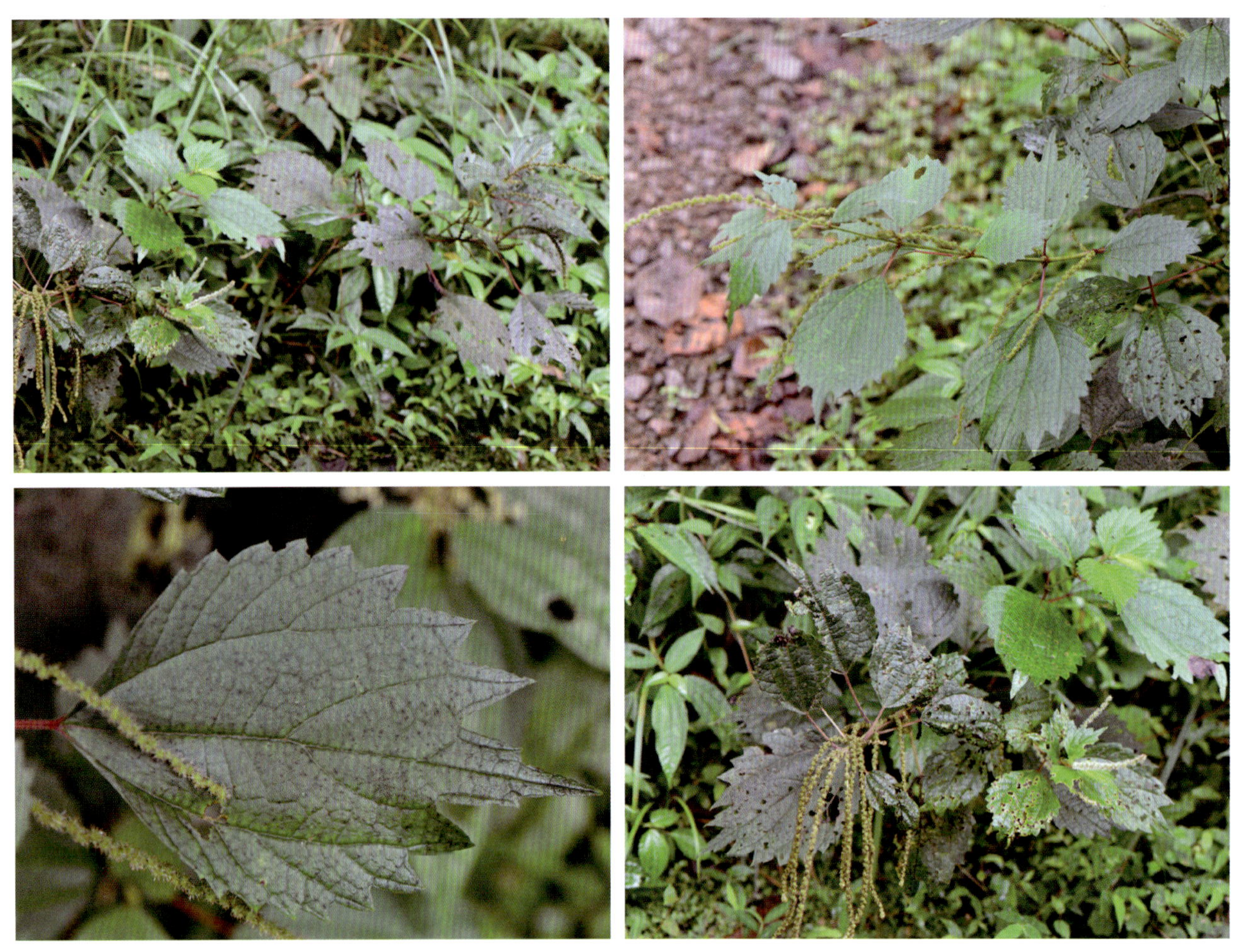

形态特征 亚灌木。分枝，疏被伏毛。叶对生，圆卵形、菱状宽卵形或菱状卵形，先端骤尖，叶缘具8~13对较小且近等大的牙齿，两面疏被伏毛。花单性，雌雄异株，有时同株；穗状花序长2.5~13cm，团伞花序直径1~2.5mm；雄花花被片4，椭圆形；雌花花被片顶端具2小齿。瘦果卵球形，长1.2mm，基部具短雌蕊柄。花期6~8月，果期8~10月。

适宜生境 生于丘陵或低山山坡草地、灌丛中、石上或沟边。

资源状况 分布于马头山各地。常见。

入药部位 根（麦麸草根）、地上部分（麦麸草）。

采收加工 根：秋季采收，鲜用或晒干。地上部分：秋季采收，晒干。

功能主治 根：活血消肿。用于跌打伤肿，痔疮肿痛。地上部分：祛风止痒，解毒利湿。用于皮肤瘙痒，湿毒疮疹。

大叶苎麻 野线麻、山麻、大蛮婆草

Boehmeria longispica Steud.

标本采集号：361028180821050LY

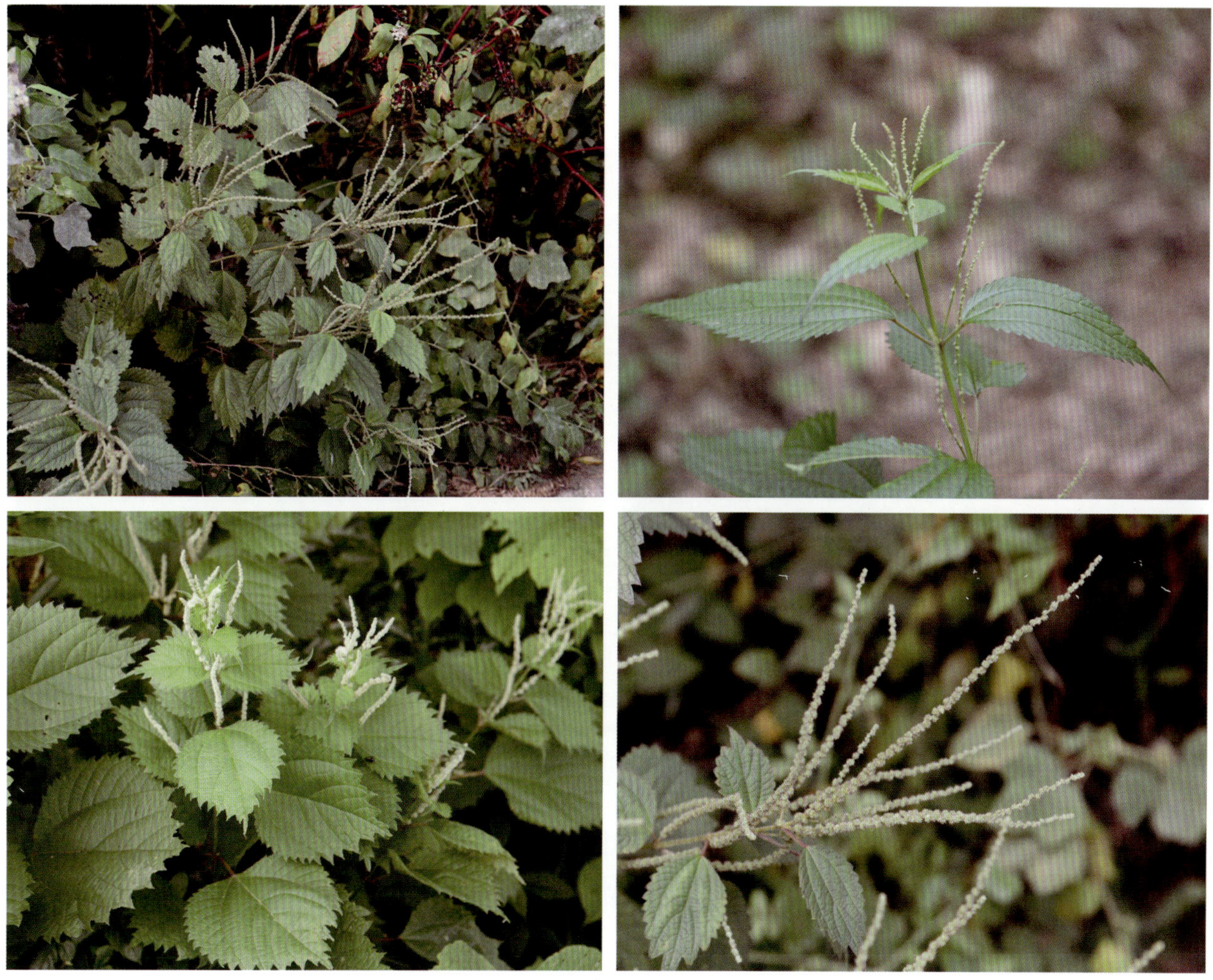

形态特征 亚灌木。叶对生，同1对叶等大或稍不等大；叶片纸质，近圆形、圆卵形或卵形，边缘在基部之上有牙齿，上面粗糙，有短糙伏毛，下面沿脉网有短柔毛。穗状花序单生于叶腋，雌雄异株，不分枝，有时具少数分枝；雄团伞花序约有3花；雌团伞花序有极多数雌花。瘦果倒卵球形，长约1mm，光滑。花期6~9月。

适宜生境 生于丘陵或低山山地灌丛中、疏林中、田边或溪边。

资源状况 分布于马头山各地。常见。

入药部位 根或全草（水禾麻）。

采收加工 夏、秋二季采收，鲜用或晒干。

功能主治 清热祛风，解毒杀虫，化瘀消肿。用于风热感冒，麻疹，痈肿，毒蛇咬伤，皮肤瘙痒，疥疮，风湿痹痛，跌打伤肿，骨折。

苎 麻 家麻、野麻

Boehmeria nivea (L.) Gaudich.

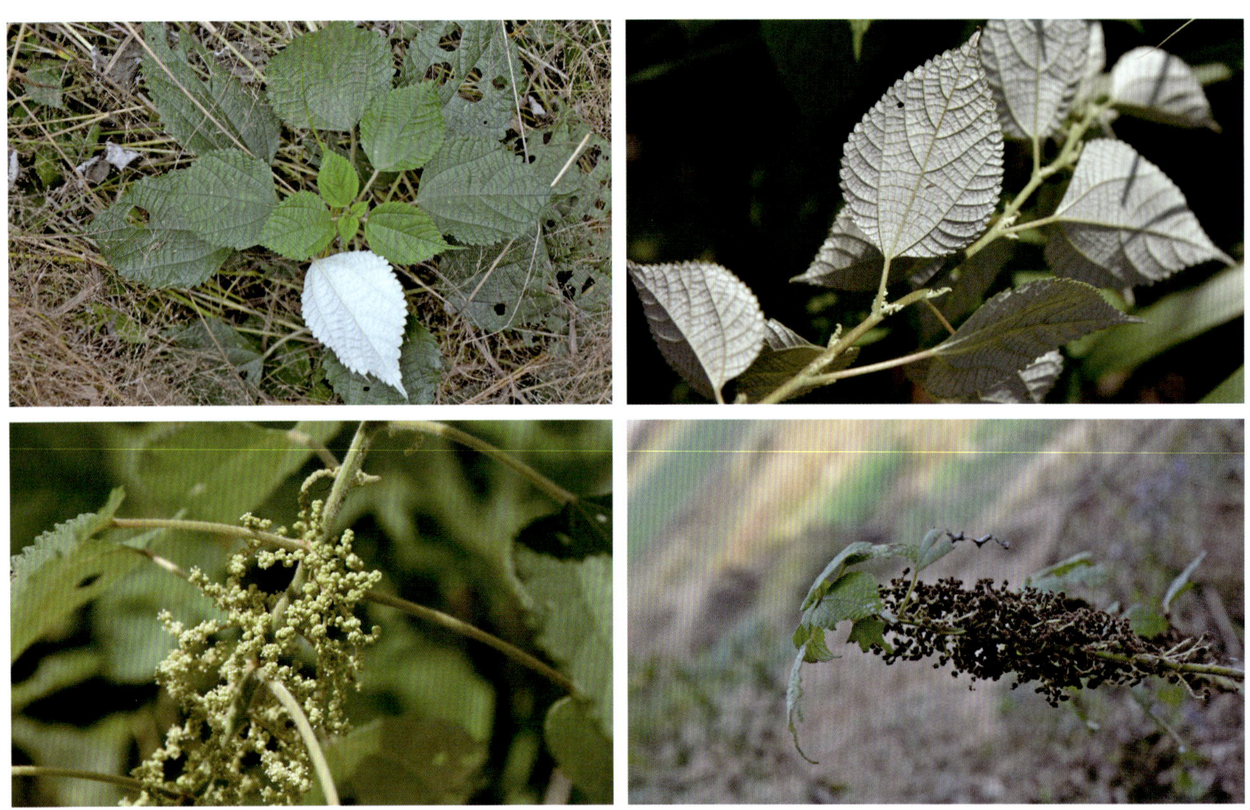

形态特征 灌木。茎上部与叶柄均密被开展长硬毛和糙毛。叶互生，圆卵形或宽卵形，先端骤尖，基部平截，具齿。圆锥花序腋生，雄团伞花序花少数，雌团伞花序花多数密集；雄花花被片4，合生至中部，雄蕊4；雌花花被顶端具齿。瘦果近球形，基部缢缩成细柄。花期8~10月。

适宜生境 生于山谷林边或草坡。

资源状况 分布于马头山各地。常见。

入药部位 根和根茎（苎麻根）、茎或带叶嫩茎（苎麻梗）、茎皮（苎麻皮）、花（苎花）。

采收加工 根和根茎：冬季至次春采挖，除去地上茎和泥土，晒干。一般选择食指粗细的根，太粗者不易切片，药效亦不佳。茎或带叶嫩茎：春、夏二季采收，鲜用或晒干。茎皮：夏、秋二季采收，剥取茎皮，鲜用或晒干。花：夏季花盛期采收，鲜用或晒干。

功能主治 根和根茎：凉血止血，清热安胎，利尿，解毒。用于血热妄行所致的咯血，吐血，衄血，血淋，便血，崩漏，紫癜，胎动不安，胎漏下血，小便淋沥，痈疮肿毒，蛇虫咬伤。茎或带叶嫩茎：散瘀，解毒。用于金疮折损，痘疮，痈肿，丹毒。茎皮：清热凉血，散瘀止血，解毒利尿，安胎回乳。用于瘀热心烦，天行热病，产后血晕、腹痛，跌打损伤，创伤出血，血淋，小便不通，肛门肿痛，胎动不安，乳房胀痛。花：清心除烦，凉血透疹。用于心烦失眠，口舌生疮，麻疹透发不畅，风疹瘙痒。

青叶苎麻 微绿苎麻、贴毛苎麻

Boehmeria nivea (L.) Gaudich. var. *tenacissima* (Gaudich.) Miq.

标本采集号：361028180826017LY

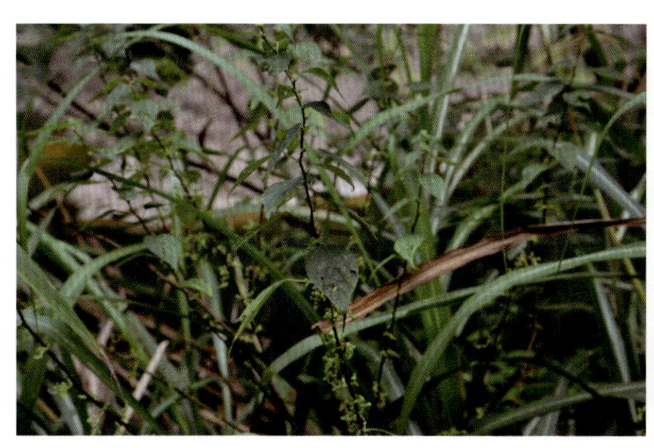
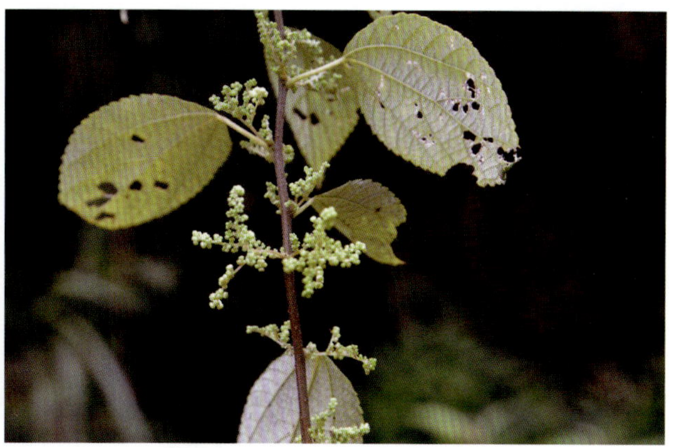

形态特征 灌木。茎上部与叶柄均密被开展长硬毛和糙毛。叶互生，卵形或椭圆状卵形，顶端长渐尖，基部多为圆形，常较小，下面疏被短伏毛，绿色，或有薄层白色毡毛；托叶基部合生。圆锥花序腋生，雄团伞花序花少数，雌团伞花序花多数密集；雄花花被片 4，合生至中部，雄蕊 4；雌花花被顶端具齿。瘦果近球形，基部缢缩成细柄。花期 8~10 月。

适宜生境 生于山谷林边或草坡。

资源状况 分布于马头山各地。常见。

入药部位 根（青叶苎麻根）。

采收加工 秋季采收，洗净，晒干。

功能主治 止泻。用于腹泻。

小赤麻

Boehmeria spicata (Thunb.) Thunb.

标本采集号：361028170909008LY

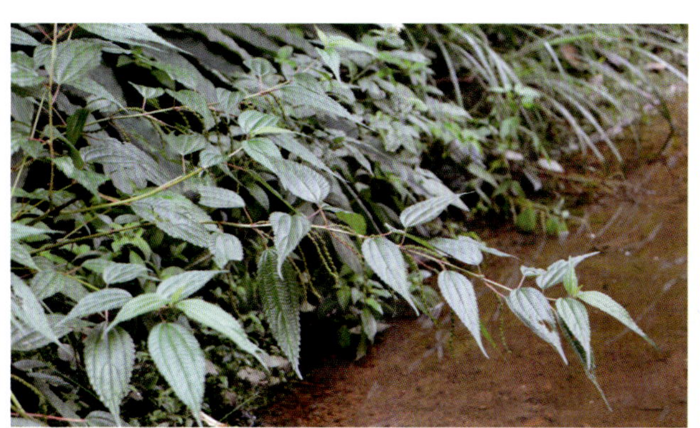
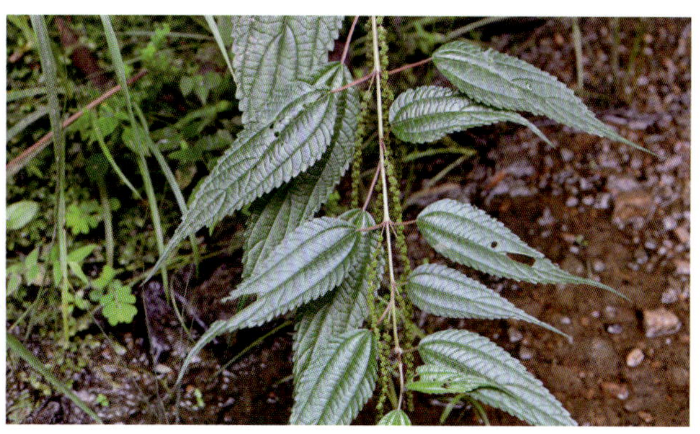

形态特征 亚灌木。茎高达1m，常分枝，疏被伏毛或近无毛。叶对生，卵状菱形或近菱形，叶缘具3~8对窄三角形牙齿，两面疏被伏毛或近无毛。花单性，雌雄异株或同株；穗状花序不分枝；雄花花被片4，椭圆形，长1mm，下部合生，雄蕊4；雌花花被窄椭圆形，长0.6mm，顶端齿不明显。花期6~8月。

适宜生境 生于丘陵或低山草坡、石上、沟边。

资源状况 分布于马头山各地。常见。

入药部位 根（小赤麻根）、地上部分（小赤麻）。

采收加工 根：秋季采收，洗净，鲜用或晒干。地上部分：夏、秋二季采收，割取地上部分，鲜用或晒干。

功能主治 根：活血消肿，止痛。用于跌打损伤，痔疮肿痛。地上部分：利尿消肿，解毒透疹。用于水肿腹胀，麻疹。

悬铃叶苎麻 八角麻、野苎麻、方麻

Boehmeria tricuspis (Hance) Makino

标本采集号：361028180821029LY

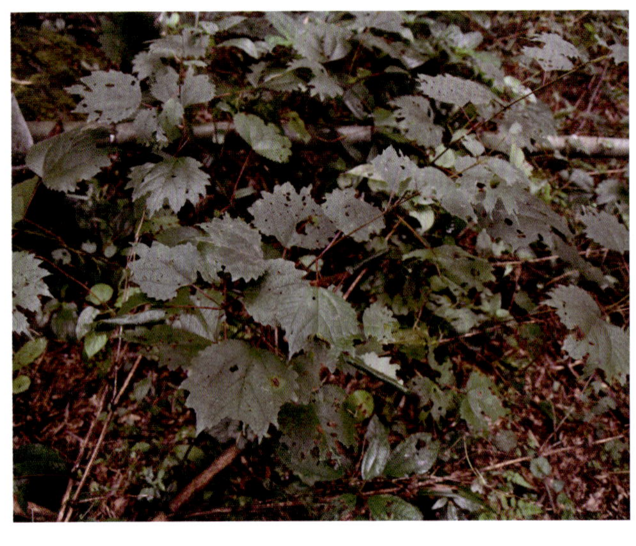

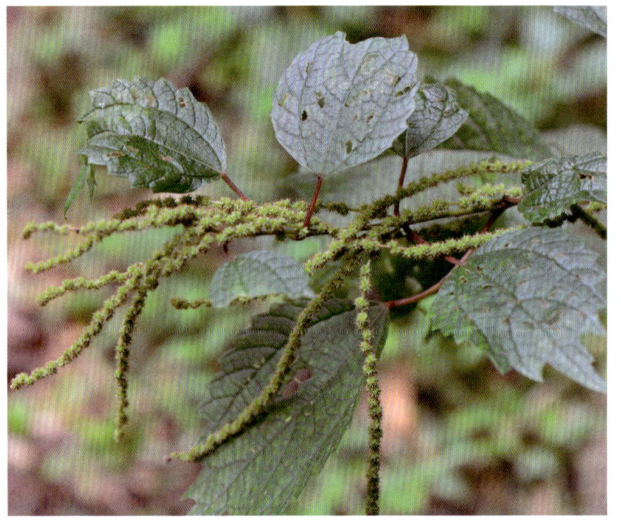

形态特征 亚灌木。中部以上与叶柄和花序轴密被短毛。叶对生，稀互生；叶片纸质，扁五角形或扁圆卵形，顶部3骤尖或3浅裂，下面密被短柔毛，侧脉2对。穗状花序单生叶腋，或同一植株的全为雌性，或茎上部的雌性，其下的为雄性，雄性的分枝呈圆锥状；雄花花被片4，下部合生；雌花齿不明显，外面有密柔毛。花期7~8月。

适宜生境 生于低山山谷疏林下、沟边或田边。

资源状况 分布于马头山各地。常见。

入药部位 根或嫩茎叶（赤麻）。

采收加工 春、秋二季采根，夏、秋二季采叶，洗净，鲜用或晒干。

功能主治 收敛止血，清热解毒。用于咯血，衄血，尿血，便血，崩漏，跌打损伤，无名肿毒，疮疡。

楼梯草 半边伞、养血草、冷草

Elatostema involucratum Franch. et Sav.

标本采集号：361028170426040LY

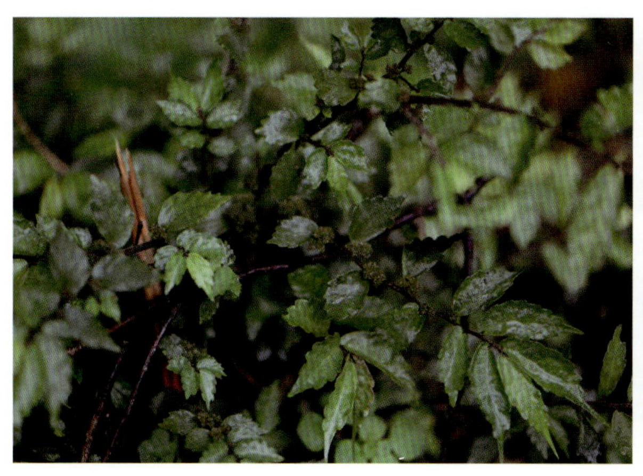
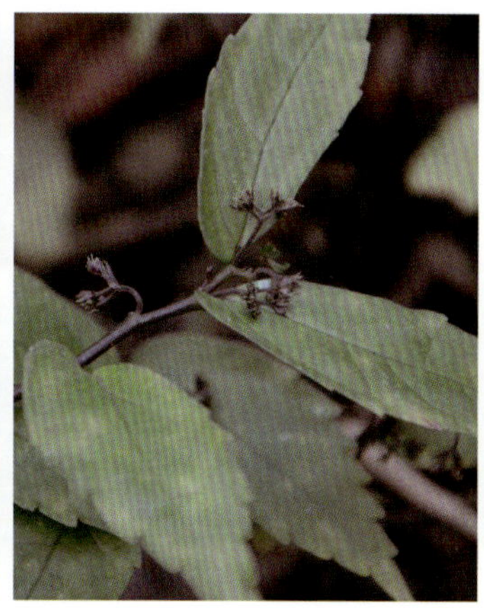
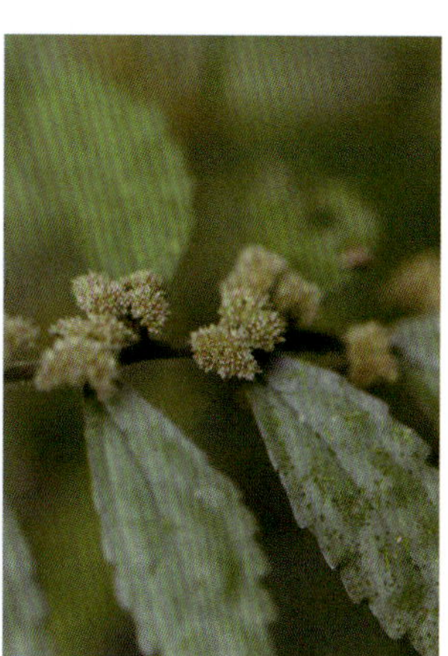

形态特征 多年生草本。叶无柄或近无柄，斜倒披针状长圆形或斜长圆形，先端骤尖，基部不等，窄侧楔形，宽侧圆形或浅心形，具齿。花雌雄同株或异株；雄花序花序托常不明显，花5数；雌花序具极短梗，花序托小。瘦果卵球形。花期5~10月。

适宜生境 生于山谷沟边石上、林中或灌丛中。

资源状况 分布于马头山各地。常见。

入药部位 根茎（楼梯草根）、全草（楼梯草）。

采收加工 根茎：夏、秋二季采挖，除去茎叶及须根，洗净，晒干。全草：春、夏、秋三季采割，洗净，切碎，鲜用或晒干。

功能主治 根茎：活血止痛。用于跌打损伤，筋骨疼痛。全草：清热解毒，祛风除湿，利水消肿，活血止痛。用于赤白痢疾，高热惊风，黄疸，风湿痹痛，水肿，淋证，经闭，疮肿，痄腮，带状疱疹，毒蛇咬伤，跌打损伤，骨折。

蝎子草 蜂麻

Girardinia suborbiculata C. J. Chen

标本采集号：361028180825040LY

形态特征 一年生草本，茎高30~100cm。叶膜质，宽卵形或近圆形，长5~19cm，宽4~18cm，边缘有8~13枚缺刻状的粗牙齿或重牙齿，稀在中部3浅裂，基出脉3条，侧脉3~5对，稍弧曲。花雌雄同株，雌花序单个或雌雄花序成对生于叶腋；雄花序穗状，长1~2cm；雌花序短穗状，常在下部有一短分枝，长1~6cm；团伞花序枝密生刺毛，连同主轴生近贴生的短硬毛。瘦果宽卵形，双凸透镜状，长约2mm。花期7~9月，果期9~11月。

适宜生境 生于林下沟边或住宅旁阴湿处。

资源状况 分布于马头山各地。常见。

入药部位 全草（蝎子草）。

采收加工 夏、秋二季采收，多鲜用。

功能主治 止痛。用于风湿痹痛。

评　　述 本品有毒。

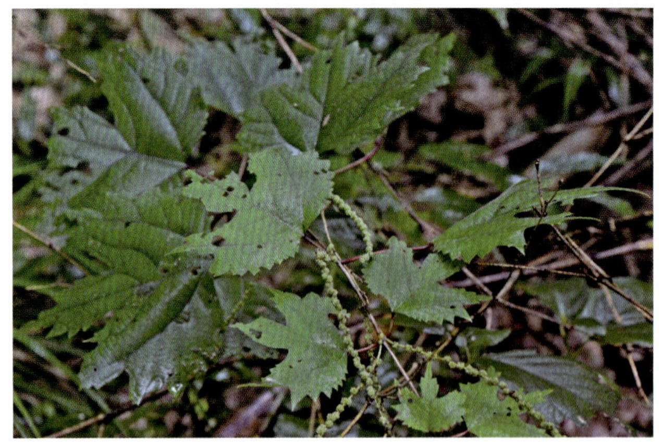

糯米团 糯米莲、糯米藤、大红袍

Gonostegia hirta (Bl.) Miq.

标本采集号：361028170708039LY

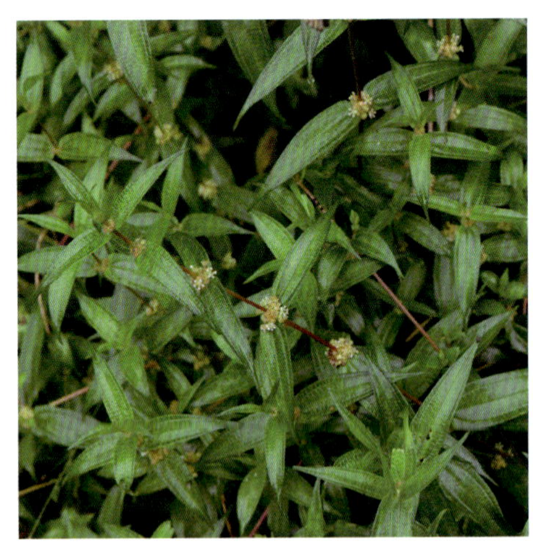

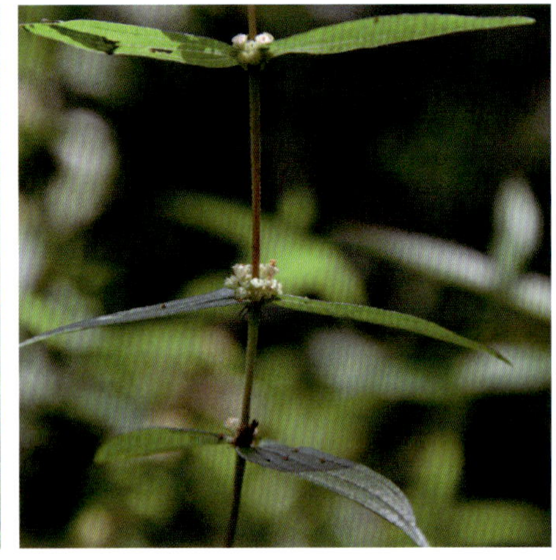

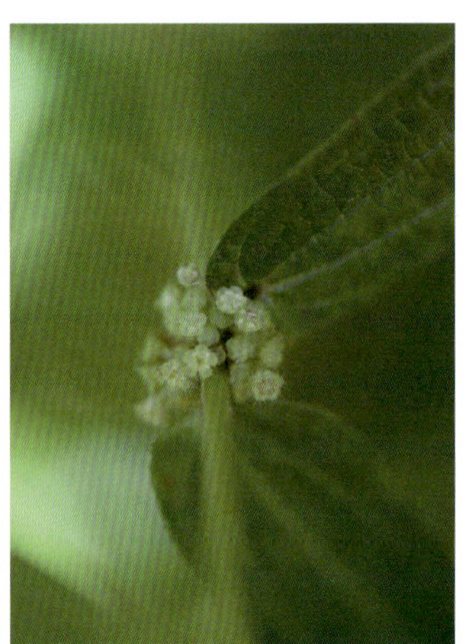

形态特征 多年生草本。叶对生，狭卵形，长 1~10cm，宽 0.7~3cm，全缘，上面稍粗糙，基出脉 3~5 条；叶柄长 0.1~0.4cm；托叶钻形。团伞花序腋生；雄花花被片 5，在内折线上疏生长柔毛，雄蕊 5；雌花花被菱状狭卵形，有疏毛，果期有 10 条纵肋，柱头密被毛。瘦果卵球形，长约 0.15cm，白色或黑色。花、果期 5~10 月。

适宜生境 生于丘陵或低山林中、灌丛中、沟边草地。

资源状况 分布于马头山各地。常见。

入药部位 带根全草（糯米藤）。

采收加工 全年均可采收，鲜用或晒干。

功能主治 清热解毒，健脾消积，利湿消肿，散瘀止血。用于乳痈，肿毒，痢疾，消化不良，食积腹痛，疳积，带下病，水肿，小便不利，痛经，跌打损伤，咯血，吐血，外伤出血。

短叶赤车 小叶赤车

Pellionia brevifolia Benth.

标本采集号：361028170425026LY

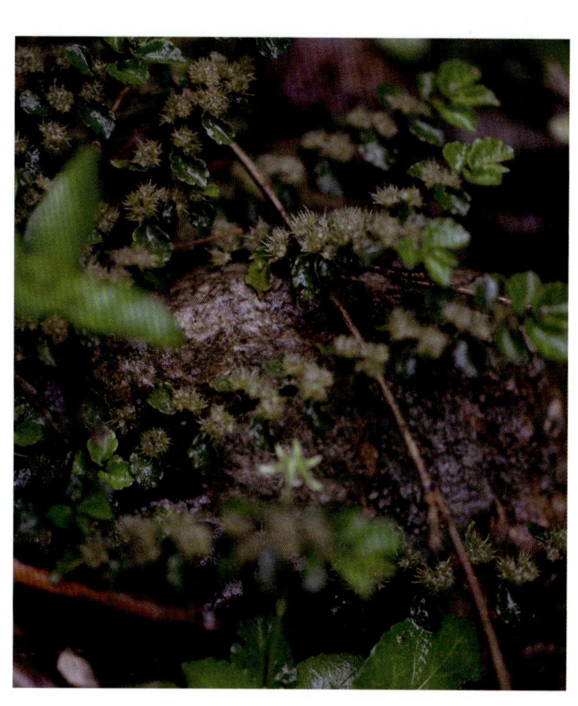

形态特征 草本。茎平卧，下部节上生根，分枝，有反曲或近开展的短糙毛。叶片草质，斜椭圆形或斜倒卵形，边缘在狭侧中部之上、宽侧基部之上有稀疏浅钝齿；托叶钻形。花序雌雄异株或同株；雄花序有长梗，苞片有疏睫毛；雌花序具短梗或无梗，有多数密集的花，苞片狭条形，上部有疏睫毛。瘦果狭卵球形，长约1.2mm，有小瘤状突起。花期5~7月。

适宜生境 生于山地林中、山谷溪边或石边。

资源状况 分布于马头山各地。常见。

入药部位 全草（猴接骨草）。

采收加工 全年均可采收，洗净，鲜用或晒干。

功能主治 活血祛瘀，消肿止痛。用于跌打损伤，骨折。

赤　车 赤车使者、岩下青、拔血红

Pellionia radicans (Sieb. et Zucc.) Wedd.

标本采集号：361028180511008LY

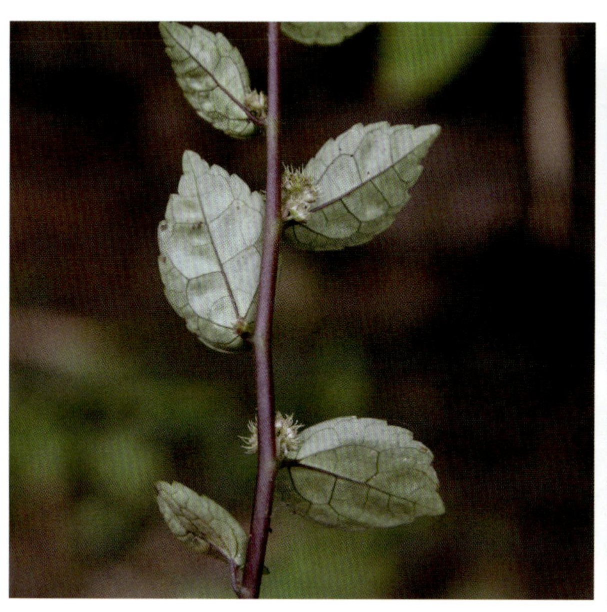

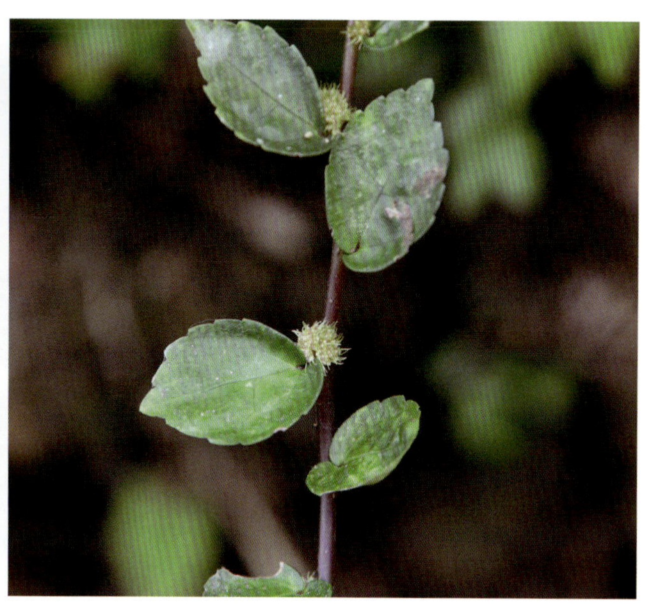

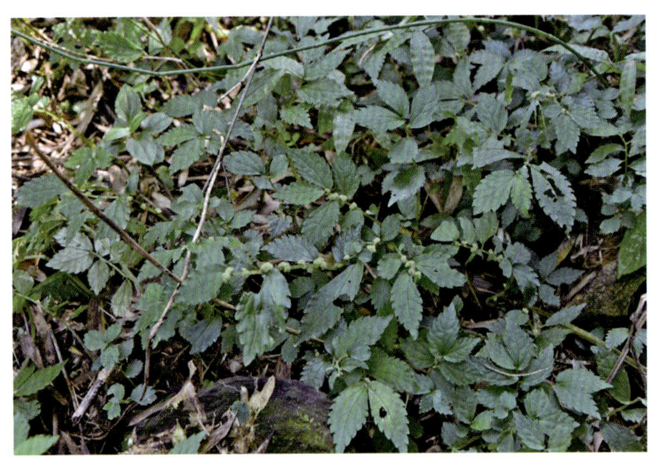

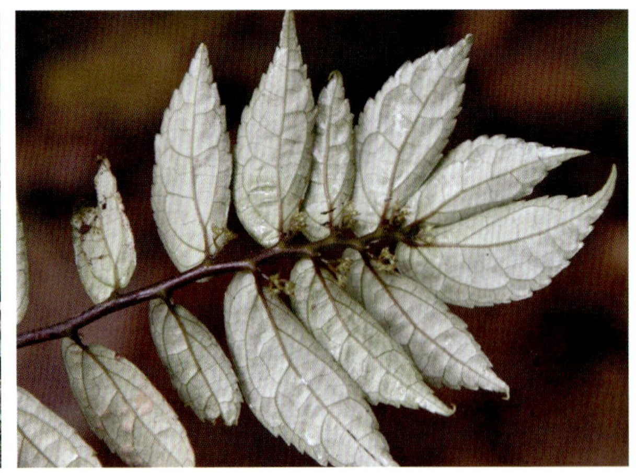

形态特征 多年生草本。叶斜窄菱状卵形，先端渐尖，基部窄侧钝，宽侧耳形，上部具小齿。花雌雄异株；雄花序较大，雄花 5 基数，花被片具角状突起；雌花序较小，雌花花被片 5。瘦果椭圆状球形，具小瘤状突起。花期 5~10 月。

适宜生境 生于山地山谷林下、灌丛中阴湿处或溪边。

资源状况 分布于马头山各地。常见。

入药部位 全草及根（赤车使者）。

采收加工 夏、秋二季拔起全草，或除去地上部分，洗净，鲜用或晒干。

功能主治 祛瘀消肿，解毒止痛。用于挫伤肿痛，牙痛，疖，毒蛇咬伤。

评　　述 本品有小毒。

冷水花 长柄冷水麻

Pilea notata C. H. Wright

标本采集号：361028170912006LY

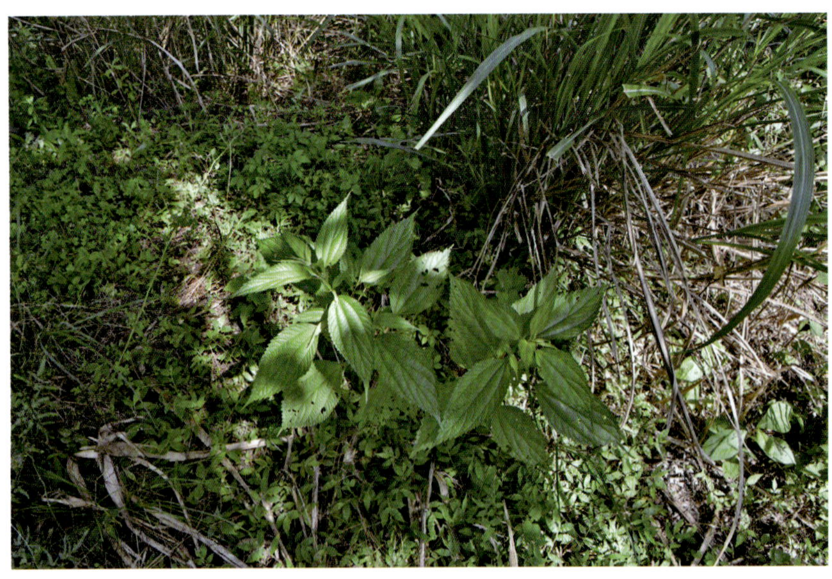

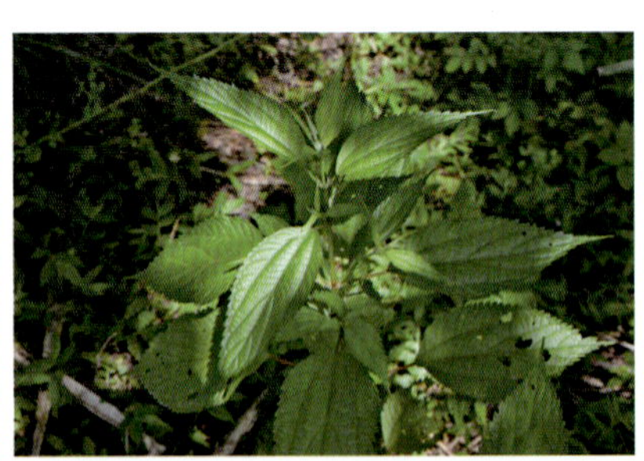

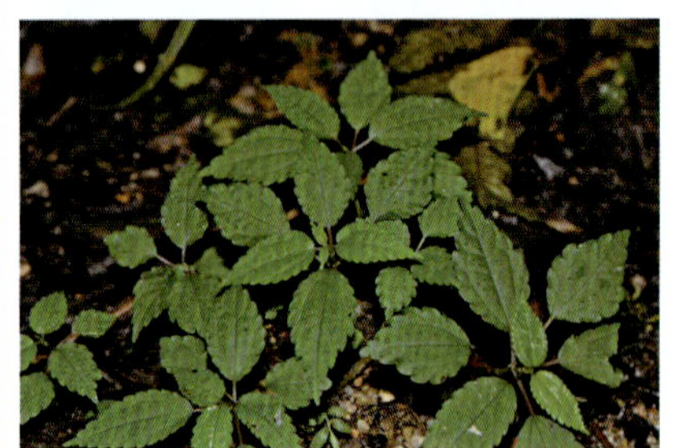

形态特征 多年生草本。叶纸质，卵形或卵状披针形，先端尾尖或渐尖，基部圆形，有齿。花雌雄异株；雄花序聚伞总状，雌聚伞花序较短而密集；雄花花被片 4 深裂，裂片卵状长圆形，宿存，近先端有短角；雌花花被片 3。瘦果宽卵圆形，顶端歪斜，有刺状小疣。花期 6~9 月，果期 9~11 月。

适宜生境 生于山谷、溪旁或林下阴湿处。

资源状况 分布于马头山各地。常见。

入药部位 全草（冷水花）。

采收加工 7~10 月采收，鲜用或晒干。

功能主治 清热利湿，退黄，消肿散结，健脾和胃。用于湿热黄疸，赤白带下，淋浊，尿血，小儿夏季热，疟母，消化不良，跌打损伤，外伤感染。

评　　述 冷水花喜高温多湿和半阴环境。扦插繁殖，成活率高。易栽培，耐寒性强，怕强光和低温。生长迅速，应经常修剪。为常见的室内观叶植物，观赏期长。

矮冷水花 圆叶豆瓣草、坐镇草

Pilea peploides (Gaudich.) Hook. et Arn.

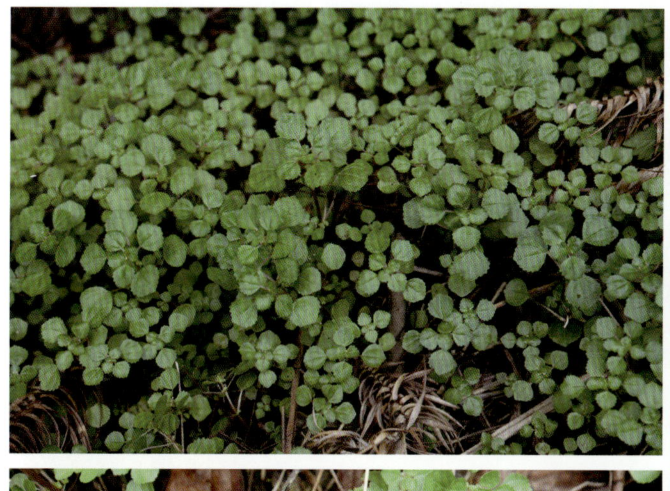

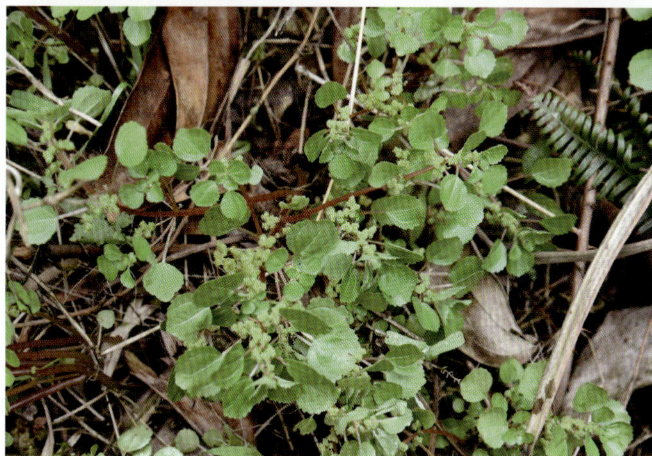

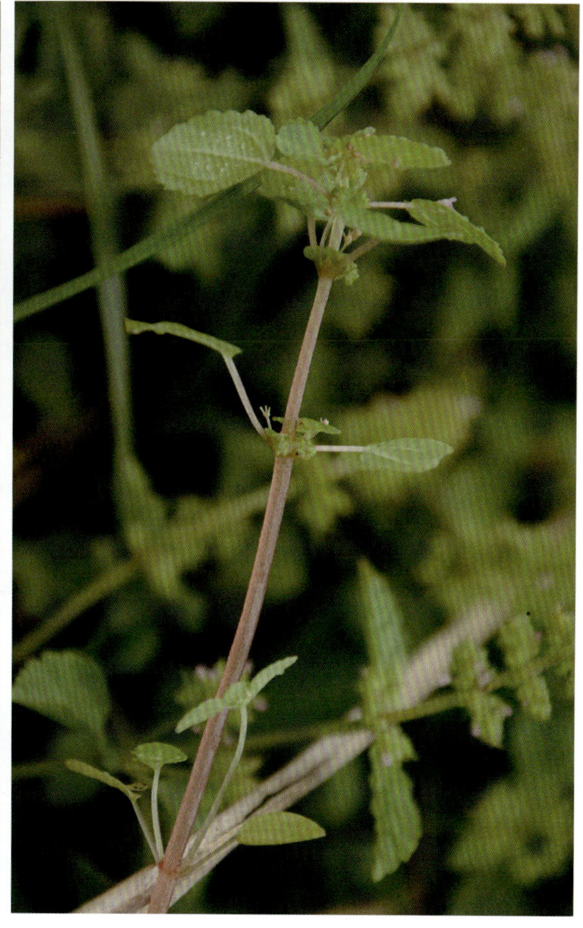

形态特征 一年生小草本。茎肉质，带红色，纤细，高 3~20cm，直径 1~2mm。叶膜质，常集生于茎和枝的顶部，同对的近等大，菱状圆形，稀扁圆状菱形或三角状卵形，长 3.5~18mm，宽 3~16mm，边缘全缘或波状，稀上部有不明显的钝齿；叶柄纤细，长 3~20mm。雌雄同株，雌花序与雄花序常同生于叶腋，或分别单生于叶腋，有时雌雄花混生。瘦果，卵形，顶端稍歪斜，长约 0.5mm，熟时黄褐色，光滑。花期 4~7 月，果期 7~8 月。

适宜生境 生于山坡石缝阴湿处或长苔藓的石上。

资源状况 分布于马头山各地。常见。

入药部位 全草（矮茎冷水花）。

采收加工 全年均可采收，洗净，鲜用或晒干。

功能主治 清热解毒，祛瘀止痛。用于跌打损伤，骨折，痈疖肿毒。

齿叶矮冷水花 水石油菜、苔水花、地油子

Pilea peploides (Gaudich.) Hook. et Arn. var. *major* Wedd.

标本采集号：361028170426020LY

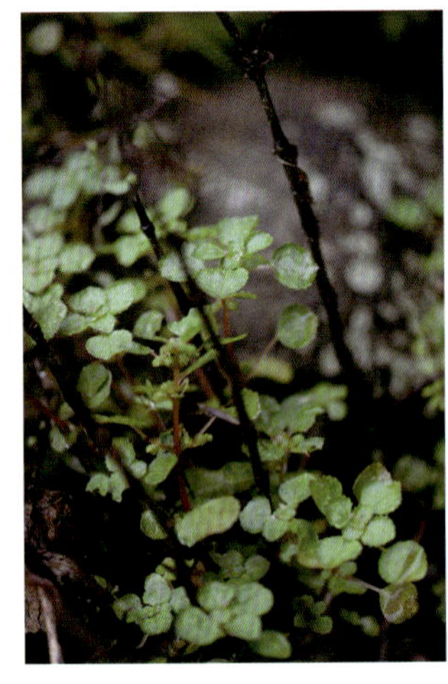
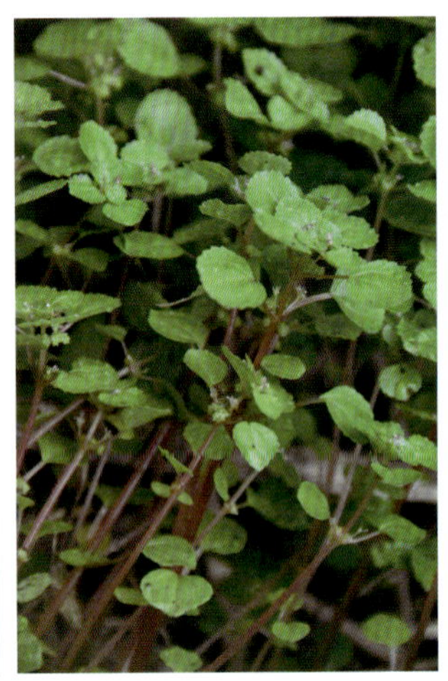
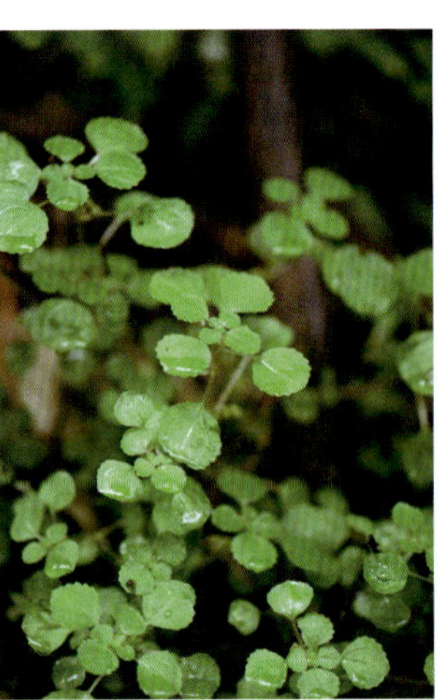
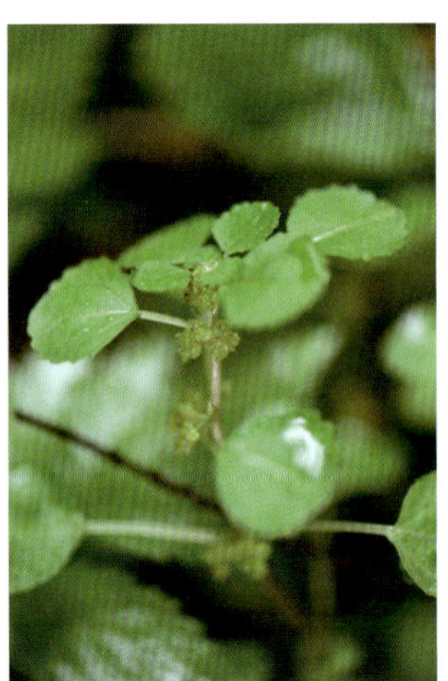

形态特征 一年生小草本，高 5~30cm。多分枝或几乎不分枝。叶菱状扁圆形、菱状圆形，有时近圆形或扇形，长 7~21mm，宽 7~23mm，先端圆形或钝，基部钝或近圆形，有时宽楔形，边缘在中部以上有明显或不明显浅牙齿，稀波状或全缘，二级脉在背面较明显。花序几乎无梗，呈簇生状，或具较短的花序梗，呈伞房状；雌花被片 2 枚。瘦果熟时深褐色，表面常有稀疏的细刺状突起。花期 4~5 月，果期 5~7 月。

适宜生境 生于山坡路边湿处或林下阴湿处石上。

资源状况 分布于马头山各地。常见。

入药部位 全草（水石油菜）。

采收加工 全年均可采收，洗净，鲜用或晒干。

功能主治 清热解毒，化痰止咳，祛风除湿，祛瘀止痛。用于咳嗽，哮喘，风湿痹痛，水肿，跌打损伤，骨折，痈疖肿毒，皮肤瘙痒，毒蛇咬伤。

三角形冷水花 油面草、玻璃草

Pilea swinglei Merr.

标本采集号：361028180823024LY

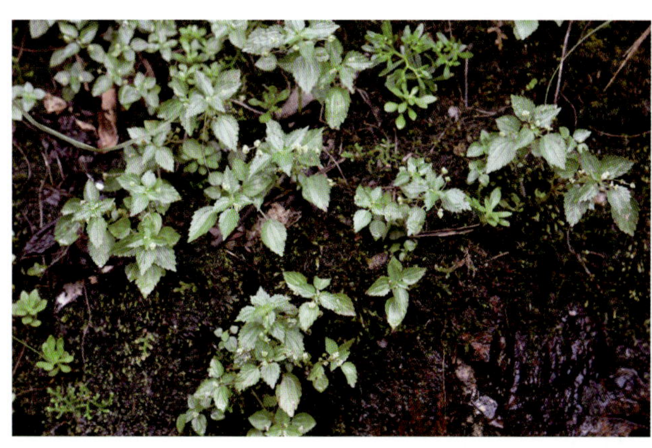
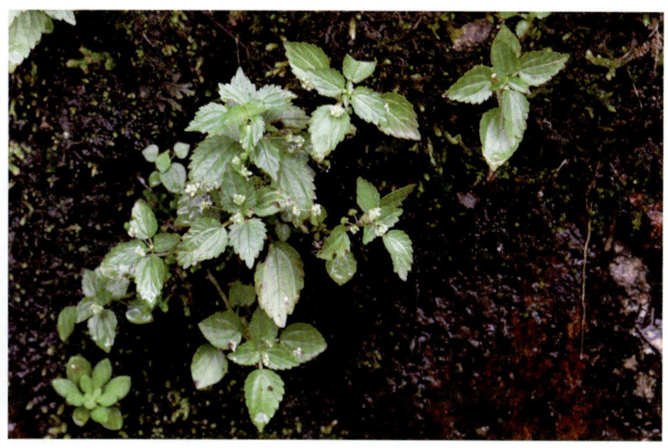

形态特征 草本。茎肉质，高 7~30cm，直径 1~3mm，不分枝或有少数分枝。叶近膜质，同对的稍不等大，宽卵形、近正三角形或狭卵形，长 1~5.5cm，宽 0.8~3cm，边缘有数枚牙齿状锯齿或圆齿；叶柄长 0.5~3cm。花雌雄同株；团伞花簇呈头状，直径 2.5~5mm，常 2~4 个远离地着生于单一或分枝的序轴上，序轴纤细。瘦果宽卵形，稍扁，顶端稍歪斜，长约 0.5mm，熟时淡黄色，光滑。花期 6~8 月，果期 8~11 月。

适宜生境 生于山谷溪边和石上阴湿处。

资源状况 分布于马头山各地。常见。

入药部位 全草（三角叶冷水花）。

采收加工 全年均可采收，洗净，鲜用或晒干。

功能主治 清热解毒，祛瘀止痛。用于疗肿痈毒，毒蛇咬伤，跌打损伤。

雾水葛 啪脓膏、石茹、田薯

Pouzolzia zeylanica (L.) Benn.

标本采集号：361028180825032LY

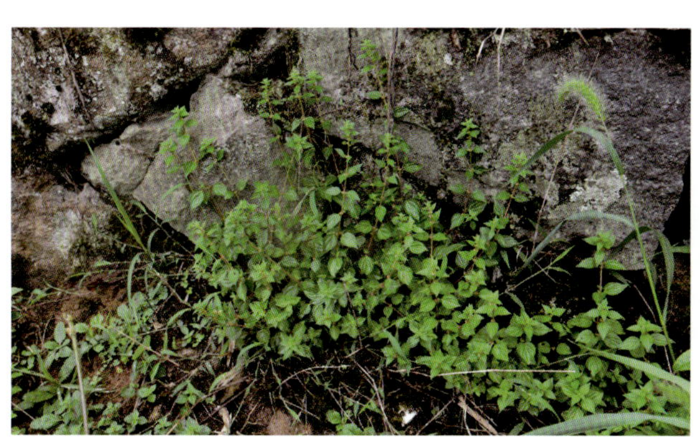
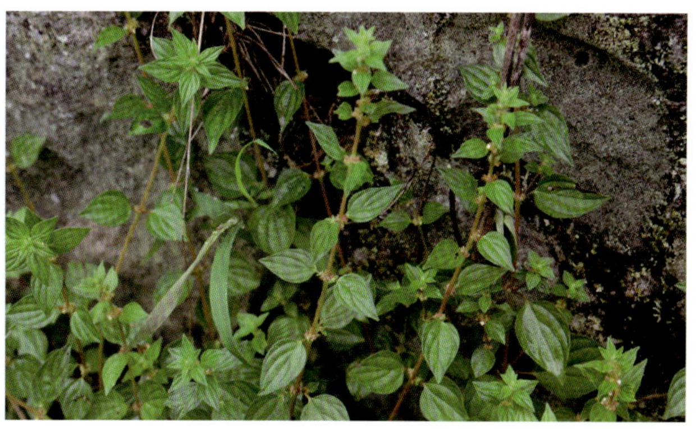

形态特征 多年生草本。不分枝或下部有1~3对长分枝。叶全部对生，或茎顶部的叶互生；叶片纸质，卵形至宽卵形，长1.5~4cm，宽0.5~2.5cm，全缘，基出脉3条。花小，组成腋生的团伞花序，雌雄花混生；雄花淡绿色或带紫色，花被片卵圆形，长约1mm，雄蕊4，突出；雌花花被壶状，长约1.5mm。瘦果卵形，长约1mm，先端尖，黑色，有光泽。花期4~9月，果期5~10月。

适宜生境 生于潮湿的山地、沟边、路旁，以及低山灌丛中或疏林中。

资源状况 分布于马头山姚家岭等处。常见。

入药部位 全草（雾水葛）。

采收加工 全年均可采收，洗净，鲜用或晒干。

功能主治 清热解毒，消肿排脓，利水通淋。用于疮疡痈疽，乳痈，风火牙痛，痢疾，腹泻，小便淋痛，白浊。

多枝雾水葛 石珠

Pouzolzia zeylanica (L.) Benn. var. *microphylla* (Wedd.) W. T. Wang

标本采集号：361028180822039LY

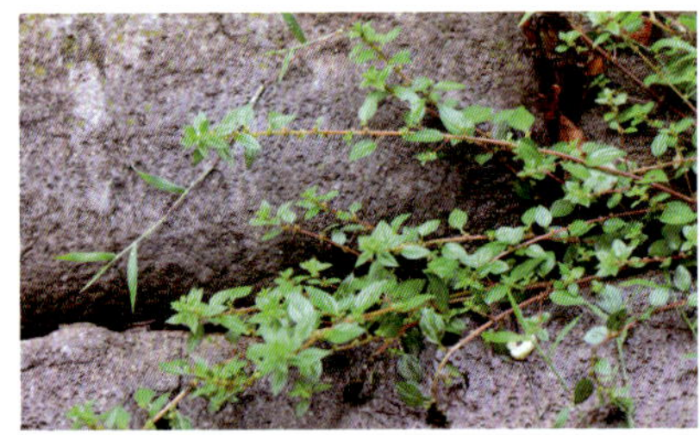

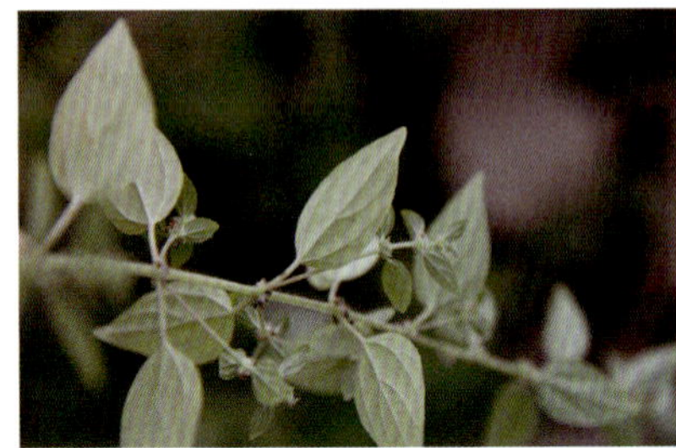

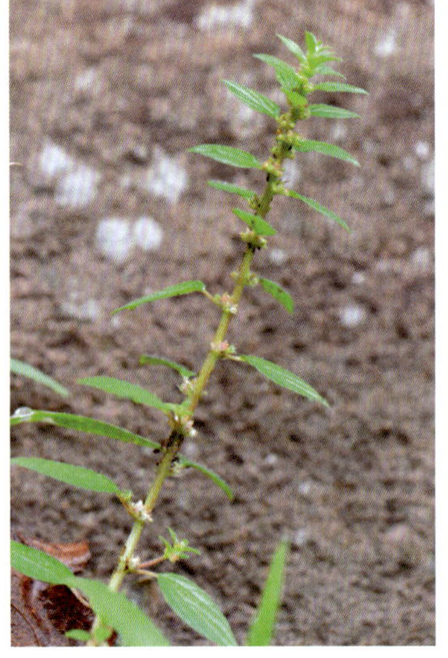

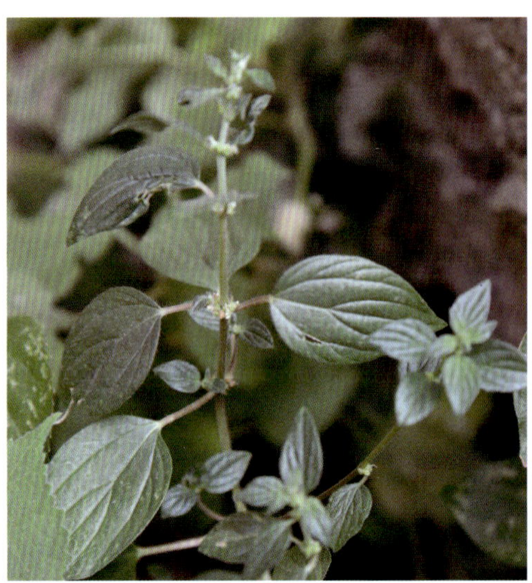

形态特征 多年生草本或亚灌木，长40~200cm。茎常铺地，多分枝，末回分枝常多数，互生，长20~10cm，生有很小的叶子，长约5mm。茎下部叶对生，上部的叶互生，分枝上的叶通常全部互生或下部对生；叶形变化大，卵形、狭卵形至披针形，全缘，侧脉1对。团伞花序腋生，通常两性；苞片三角形；雄花有短梗；雌花花被椭圆形，先端有2枚小齿，果期呈菱状卵形，柱头长1~2mm。瘦果卵形，有光泽，具纵线及狭翅。

适宜生境 生于草地、田边、丘陵或低山疏灌林中。

资源状况 分布于马头山峰上等处。常见。

入药部位 全草（石珠）。

采收加工 夏、秋二季采收，除去杂质，鲜用或晒干。

功能主治 解毒消肿，接骨。用于痈肿，梅毒，肺结核，骨折。

山龙眼科

小果山龙眼 越南山龙眼、红叶树、羊屎果

Helicia cochinchinensis Lour.

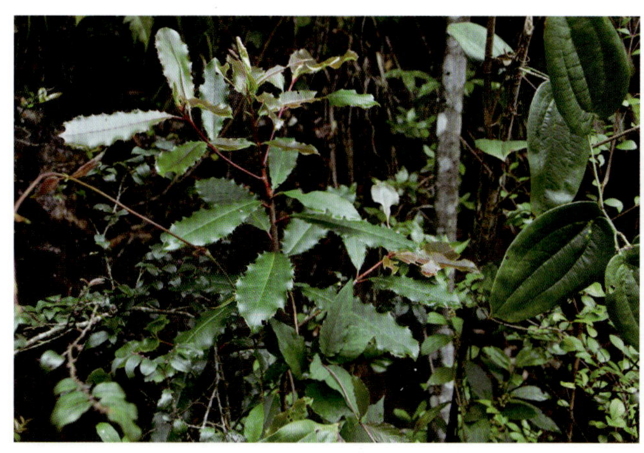
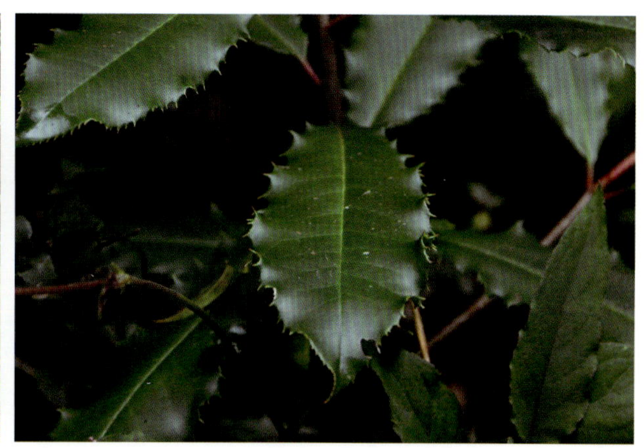

形态特征 乔木。树皮灰褐色或暗褐色。叶互生，薄革质或纸质；叶片长圆形、倒卵状椭圆形、长椭圆形或披针形，长 5~15cm，宽 2.5~5cm，全缘或上半部叶缘具疏浅锯齿；侧脉 6~7 对，两面均明显；叶柄长 0.5~1.5cm。花两性，辐射对称，总状花序腋生，长 8~20cm，花梗常双生；花被白色或浅黄色；花药椭圆形。坚果椭圆形，长 1~1.5cm，直径达 1cm，蓝黑色或黑色。花期 6~10 月，果期 11 月至翌年 3 月。

适宜生境 生于丘陵或山地湿润常绿阔叶林中。

资源状况 分布于马头山峰上等处。常见。

入药部位 根或叶（红叶树）、种子（红叶树子）。

采收加工 根或叶：冬季至次春采挖根，除去须根，洗净，鲜用或晒干；夏、秋二季采收叶，洗净，鲜用或晒干。种子：冬季至次春采收成熟果实，除去果皮、肉，取种子，晒干。

功能主治 根或叶：祛风止痛，活血消肿，收敛止血。用于风湿骨痛，跌打瘀肿，外伤出血。种子：解毒敛疮。用于烧烫伤。

评　述 种子有毒。

桑寄生科

桑寄生 寓木、宛童、桑上寄生

Taxillus sutchuenensis (Lecomte) Danser

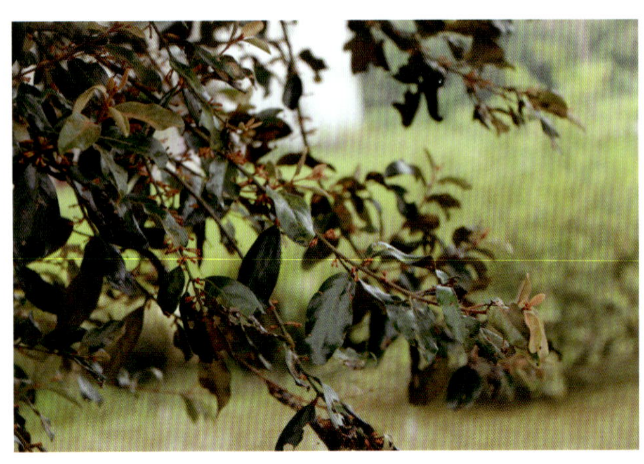

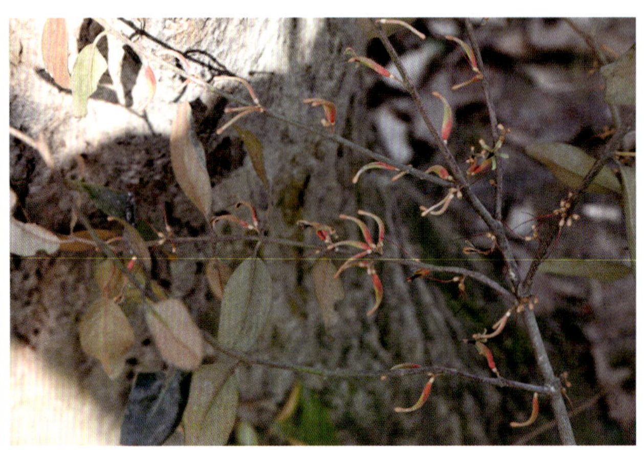

形态特征 灌木。嫩枝、叶密被褐色星状毛。叶近对生或互生，革质，卵形、长卵形或椭圆形，长 5~8cm，宽 3~4.5cm，顶端圆钝，基部近圆形，侧脉 4~5 对，在叶上面明显；叶柄长 6~12mm。总状花序，1~3 个生于小枝已落叶腋部或叶腋，具花 3~5 朵，总花梗和花序轴共长 1~3mm；花红色；花托椭圆状，长 2~3mm；花冠花蕾时管状，长 2.2~2.8cm，稍弯。果实椭圆状，长 6~7mm，直径 3~4mm，两端均圆钝，黄绿色。花期 6~8 月。

适宜生境 生于平原或低山常绿阔叶林中，寄生于板栗树、樟树等植物上。

资源状况 分布于马头山各地。常见。

入药部位 带叶茎枝（桑寄生）。

采收加工 冬季至次春采割，除去粗茎，切段，干燥或蒸后干燥。

功能主治 补肝肾，强筋骨，祛风湿，安胎元。用于风湿痹痛，腰膝酸软，筋骨无力，崩漏经多，妊娠漏血，胎动不安，高血压。

蓼 科

金线草 重阳柳、白马鞭、人字草

Antenoron filiforme (Thunb.) Rob. et Vaut.

标本采集号：361028170909031LY

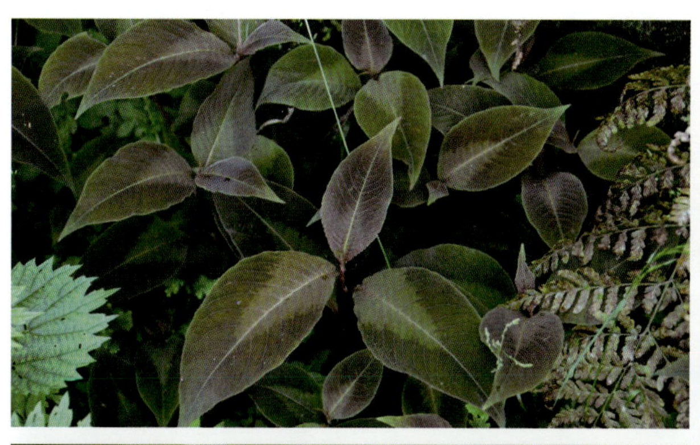
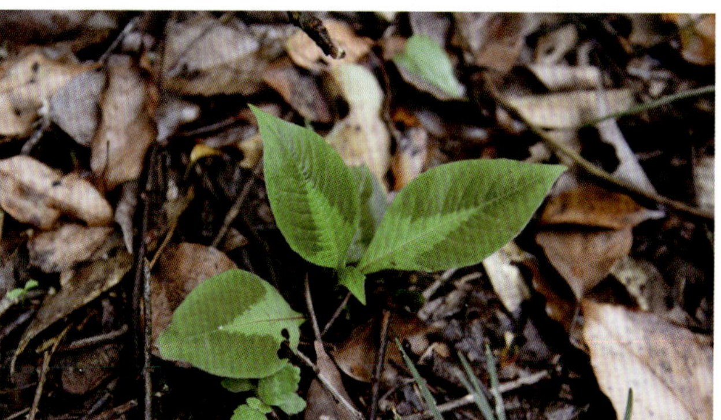
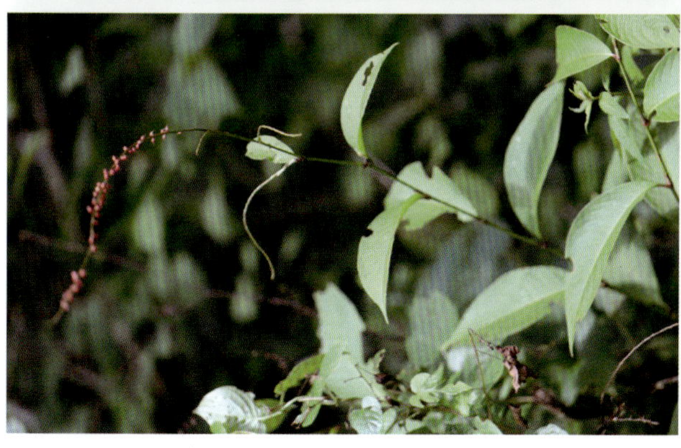
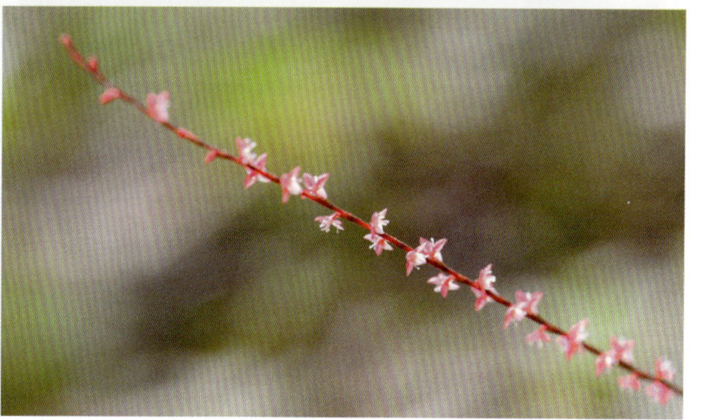

形态特征 多年生直立草本，高 50~100cm。根状茎横走，粗壮，扭曲；茎节膨大。叶互生，叶片椭圆形或长圆形，长 6~15cm，宽 3~6cm，先端短渐尖或急尖，基部楔形，全缘，两面有长糙伏毛，散布棕色斑点；有短柄；托叶鞘筒状，抱茎，膜质。穗状花序顶生或腋生；花小，红色；苞片有睫毛；花被 4 裂；雄蕊 5；柱头二歧，先端钩状。瘦果卵圆形，棕色，表面光滑。花期秋季，果期冬季。

适宜生境 生于山地林缘、路旁阴湿地。

资源状况 分布于马头山各地。常见。

入药部位 全草（金线草）。

采收加工 夏、秋二季采收，鲜用或晒干。

功能主治 凉血止血，清热利湿，散瘀止痛。用于咯血，吐血，便血，血崩，泄泻，痢疾，胃痛，经期腹痛，产后血瘀腹痛，跌打损伤，风湿痹痛，瘰疬，痈肿。

评　　述 本品有小毒。

短毛金线草 重阳柳、白马鞭、人字草

Antenoron filiforme (Thunb.) Rob. et Vaut. var. *neofiliforme* (Nakai) A. J. Li

标本采集号：361028170711011LY

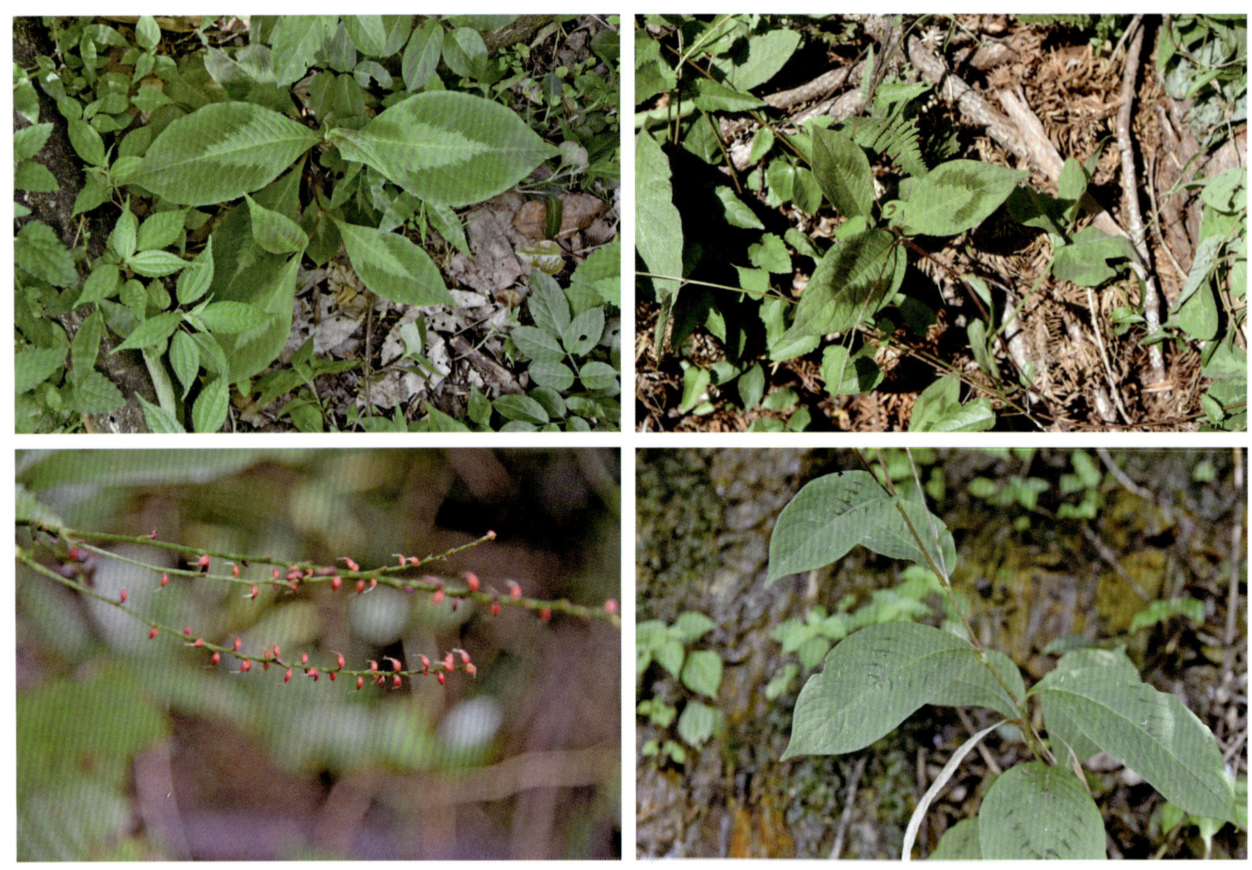

形态特征 根状茎粗壮；茎直立，具糙伏毛，节部膨大。叶椭圆形或长椭圆形，长 6~15cm，宽 4~8cm，顶端长渐尖，两面疏生短糙伏毛；叶柄长 1~1.5cm；托叶鞘筒状，长 0.5~1cm，具短缘毛。总状花序呈穗状，花排列稀疏；苞片漏斗状，具缘毛；花被 4 深裂，红色，花被片卵形。瘦果卵形，褐色，长约 0.3cm，包于宿存花被内。花期 7~8 月，果期 9~10 月。

适宜生境 生于山坡林下、林缘、山谷湿地。

资源状况 分布于马头山各地。常见。

入药部位 全草（金线草）。

采收加工 夏、秋二季采收，鲜用或晒干。

功能主治 凉血止血，清热利湿，散瘀止痛。用于咯血，吐血，便血，血崩，泄泻，痢疾，胃痛，经期腹痛，产后血瘀腹痛，跌打损伤，风湿痹痛，瘰疬，痈肿。

评　　述 本品有小毒。

金荞麦 天荞麦、赤地利

Fagopyrum dibotrys (D. Don) Hara

标本采集号：361028170911004LY

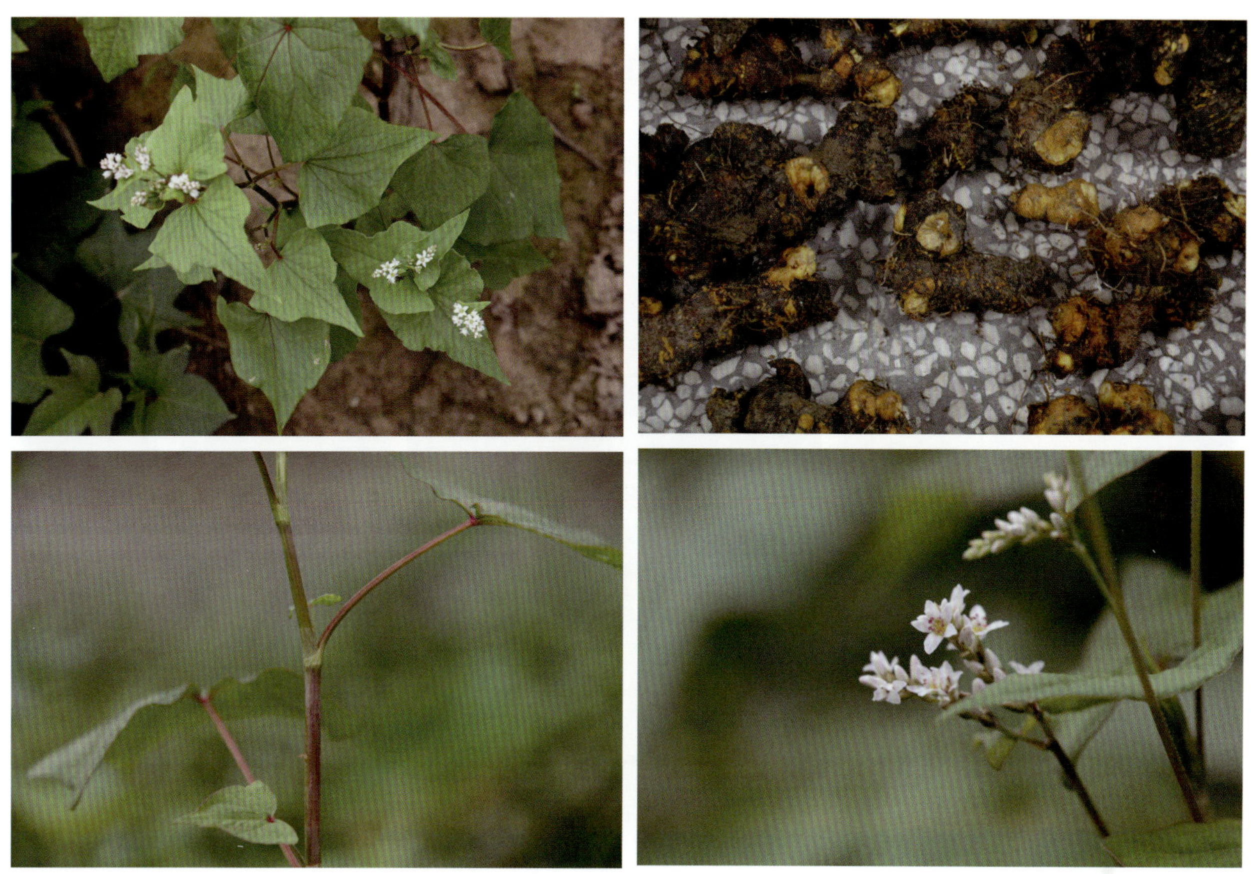

形态特征 多年生草本。根状茎木质化，黑褐色；茎直立，分枝，具纵棱，无毛。叶三角形，长4~12cm，宽3~11cm，顶端渐尖；叶柄长可达10cm；托叶鞘筒状，顶端截形。花序伞房状；苞片卵状披针形，每苞内具2~4花；花梗中部具关节；花被5深裂，白色，花被片长椭圆形，长约0.25cm。瘦果宽卵形，具3锐棱，长0.6~0.8cm。花期7~9月，果期8~10月。

适宜生境 生于山谷湿地、山坡灌丛中。

资源状况 分布于马头山各地。常见。

入药部位 根茎（金荞麦）、茎叶（金荞麦茎叶）。

采收加工 根茎：冬季采挖，除去茎和根须，洗净，晒干。茎叶：夏季采集茎叶，鲜用或晒干。

功能主治 根茎：清热解毒，排脓祛瘀。用于肺痈吐脓，肺热喘咳，乳蛾肿痛。茎叶：清热解毒，健脾利湿，祛风通络。用于肺痈，咽喉肿痛，肝炎腹胀，消化不良，痢疾，痈疽肿毒，瘰疬，蛇虫咬伤，风湿痹痛，头风痛。

何首乌 夜合、桃柳藤、九真藤

Fallopia multiflora (Thunb.) Harald.

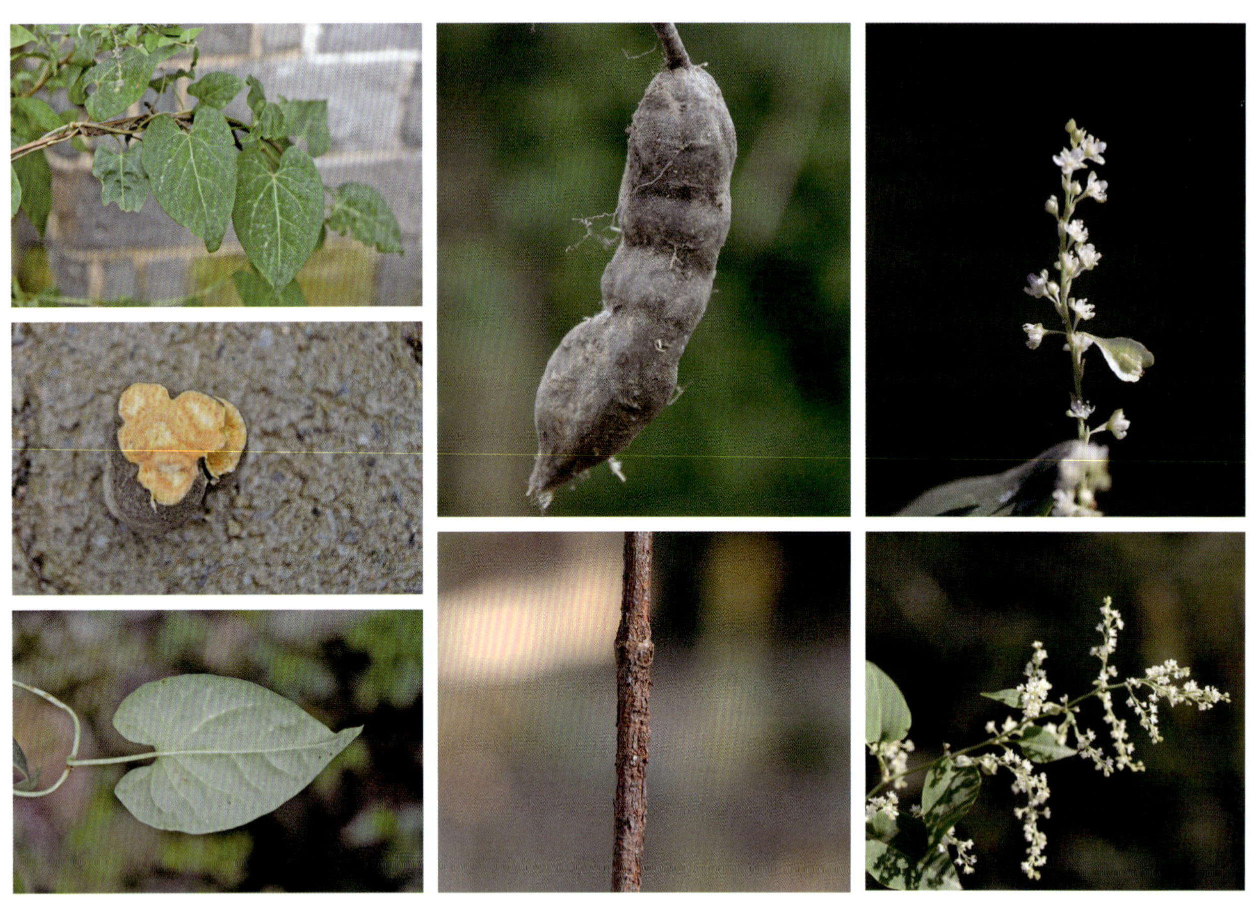

形态特征 多年生草本。块根肥厚，长椭圆形，黑褐色。茎缠绕，多分枝，具纵棱，下部木质化。叶卵形或长卵形，长 3~7cm，宽 2~5cm，顶端渐尖，基部心形或近心形，两面粗糙，边缘全缘；叶柄长 1.5~3cm；托叶鞘膜质，偏斜，无毛，长 3~5mm。花序圆锥状，长 10~20cm；苞片三角状卵形，具小突起，每苞内具花 2~4 朵；雄蕊 8 枚，花丝下部较宽；花柱 3 个，极短，柱头头状。瘦果卵形，具 3 棱，长 2.5~3mm，黑褐色，有光泽。花期 8~10 月，果期 9~11 月。

适宜生境 生于草坡、路边、山坡石隙及灌木丛中。

资源状况 分布于马头山各地。常见。

入药部位 块根（何首乌）、藤茎（首乌藤）。

采收加工 块根：秋、冬二季叶枯萎时采挖，削去两端，洗净，个大的切成块，干燥。藤茎：秋、冬二季采割，除去残叶，捆成把，干燥。

功能主治 块根：解毒，消痈，润肠通便。用于瘰疬疮痈，风疹瘙痒，肠燥便秘，高脂血症。藤茎：养血安神，祛风通络。用于失眠多梦，血虚身痛，风湿痹痛；外用于皮肤瘙痒。

萹 蓄 萹竹、萹茿、萹蔓

Polygonum aviculare L.

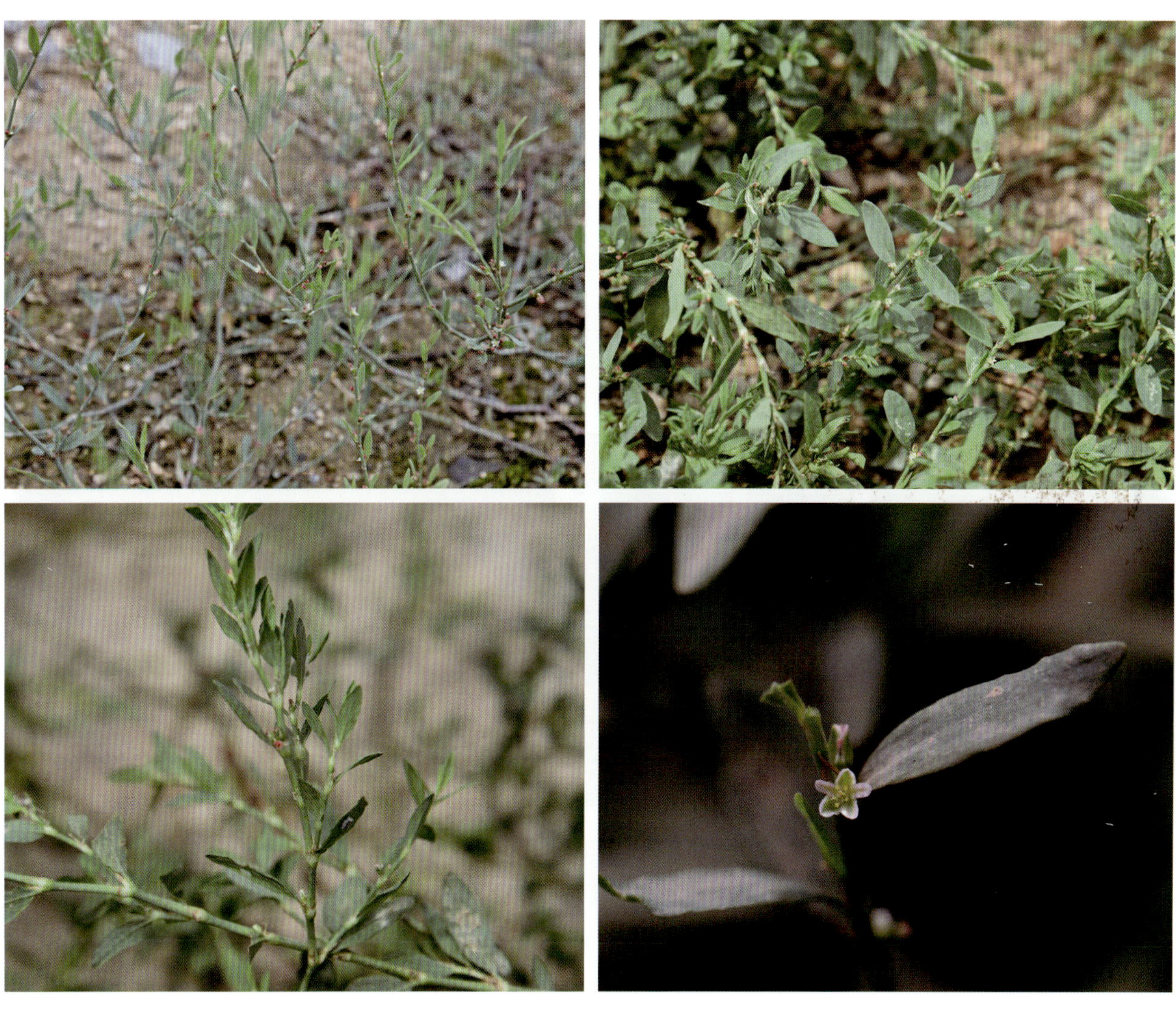

形态特征 草本，植物体有白色粉霜。茎平卧地上或斜上伸展，基部分枝，绿色，具明显沟纹，无毛。单叶互生，叶片窄长椭圆形或披针形，长 1~5cm，宽 0.5~1cm；几无柄；托叶鞘抱茎，膜质。花小，常 1~5 朵簇生于叶腋；花梗短，顶端有关节；花被绿色；雄蕊 8，花丝短。瘦果三角状卵形，棕黑色至黑色，无光泽。花期 4~8 月，果期 6~9 月。

适宜生境 生于山坡、田野、路旁等处。

资源状况 分布于马头山各地。常见。

入药部位 地上部分（萹蓄）。

采收加工 7~8 月叶生长旺盛时采收，除去根和杂质，捆成把，晒干或鲜用。

功能主治 利水通淋，杀虫止痒。用于淋证，小便不利，黄疸，带下病，泻痢，蛔虫病，蛲虫病，钩虫病，妇女阴蚀，皮肤湿疮，疥癣，痔疾。

火炭母 火炭毛、乌炭子、运药

Polygonum chinense L.

标本采集号：361028180825038LY

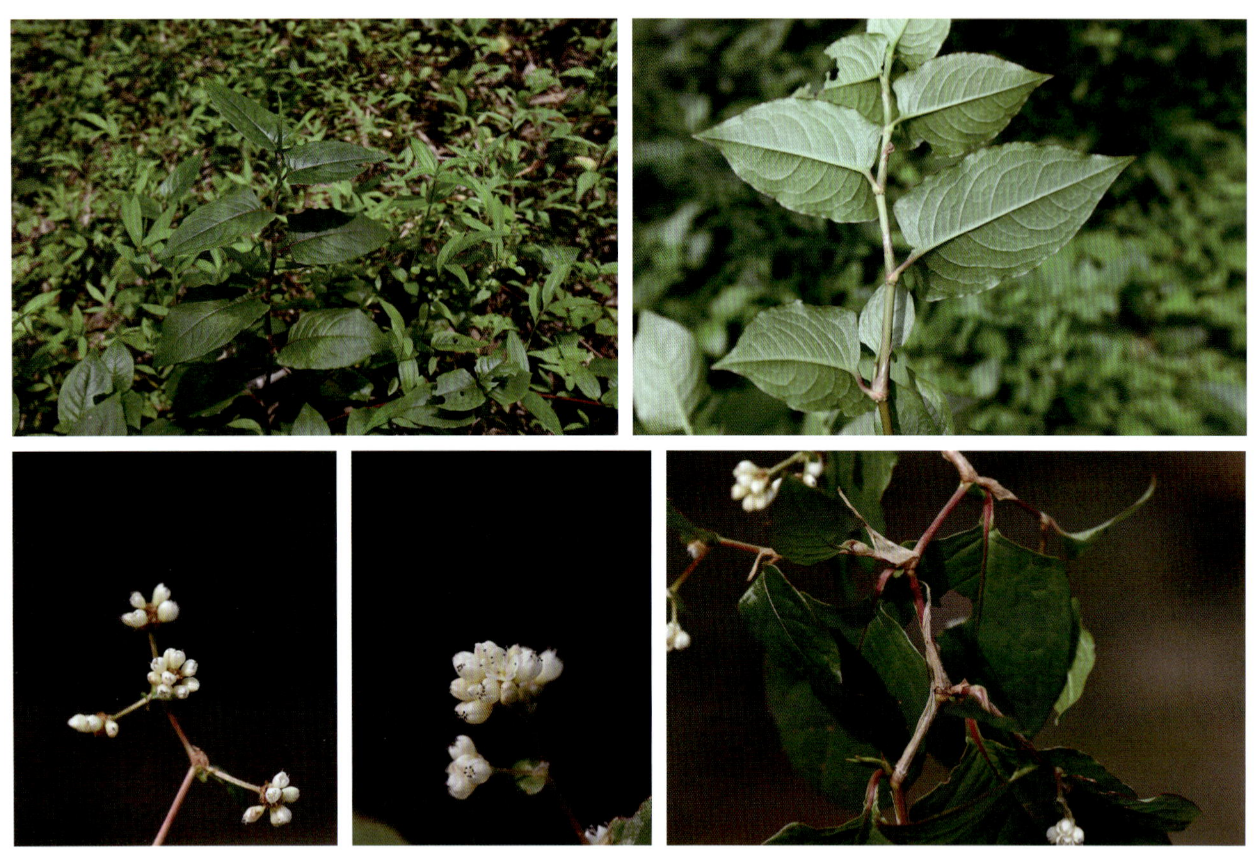

形态特征 多年生草本。茎近直立或蜿蜒，无毛。叶互生，叶片卵形或长圆状卵形，长 5~10cm，宽 3~6cm，先端渐尖，全缘，背面有褐色小点；有柄；托叶鞘通常膜质，斜截形。头状花序排成伞房花序或圆锥花序；花序梗密生腺毛；苞片膜质，卵形，无毛；花白色或淡红色；花被 5 裂，裂片果时增大；雄蕊 8；花柱 3。瘦果卵形，有 3 棱，黑色，光亮。花期 7~9 月，果期 8~10 月。

适宜生境 生于山谷、水边、湿地。

资源状况 分布于马头山姚家岭等地。少见。

入药部位 根（火炭母根）、地上部分（火炭母草）。

采收加工 根：夏、秋二季采挖，鲜用或晒干。地上部分：夏、秋二季采收，鲜用或晒干。

功能主治 根：补益脾肾，平降肝阳，清热解毒，活血消肿。用于体虚乏力，耳鸣耳聋，头目眩晕，白带异常，乳痈，肺痈，跌打损伤。地上部分：清热利湿，凉血解毒，平肝明目，活血舒筋。用于痢疾，泄泻，咽喉肿痛，白喉，肺热咳嗽，百日咳，肝炎，带下病，癌肿，中耳炎，湿疹，眩晕耳鸣，角膜云翳，跌打损伤。

评　　述 地上部分有毒。

水 蓼 虞蓼、泽蓼、辣蓼草

Polygonum hydropiper L.

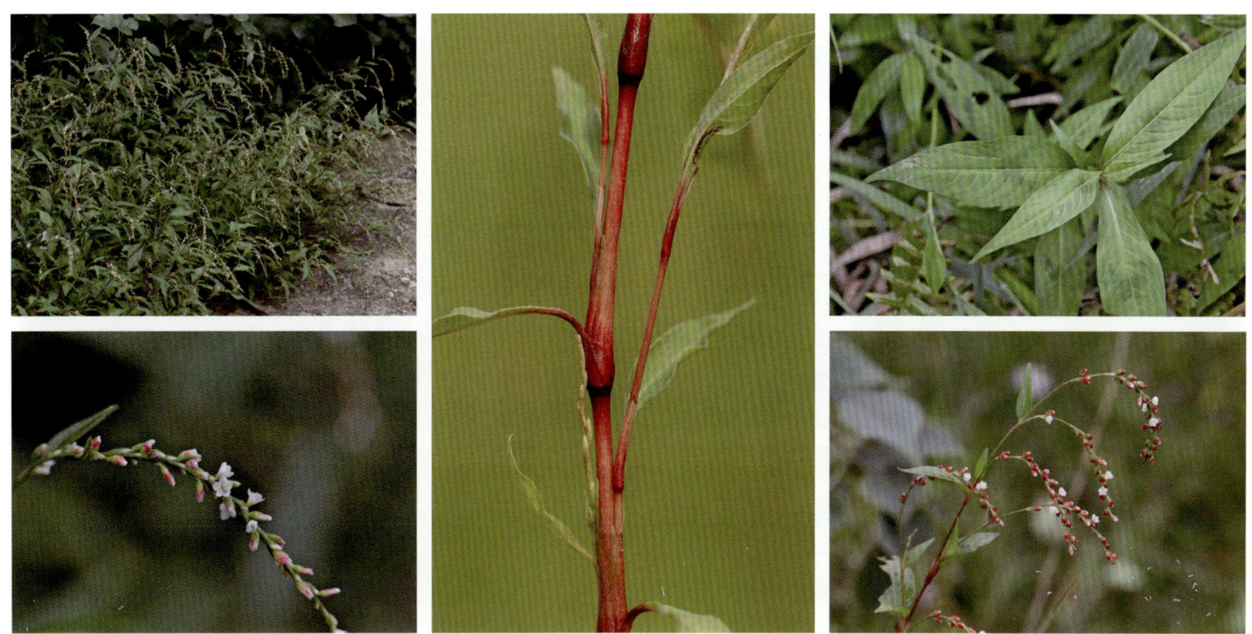

形态特征 一年生草本，高 20~70cm。茎直立，多分枝，无毛，节部膨大。叶片披针形，长 4~8cm，宽 0.5~2.5cm，全缘，具缘毛，被褐色小点；托叶鞘筒状，褐色，长 1~1.5cm，具短缘毛，通常托叶鞘内藏有花簇。总状花序穗状，顶生或腋生，长 3~8cm；花被 4~5 深裂，绿色，上部白色或淡红色，被黄褐色透明腺点。瘦果卵形，长 2~3mm，双凸镜状或具 3 棱，密被小点，黑褐色，无光泽，包于宿存花被内。花期 5~9 月，果期 6~10 月。

适宜生境 生于水边、路旁湿地。

资源状况 分布于马头山各地。常见。

入药部位 根（水蓼根）、地上部分（水蓼）、果实（蓼实）。

采收加工 根：秋季开花时采挖，洗净，鲜用或晒干。地上部分：7~8 月花期，割起地上部分，晒干或鲜用。果实：秋季果实成熟时采收，除去杂质，阴干。

功能主治 根：活血调经，健脾利湿，解毒消肿。用于月经不调，小儿疳积，痢疾，肠炎，疟疾，跌打肿痛，蛇虫咬伤。地上部分：行滞化湿，散瘀止血，祛风止痒，解毒。用于湿滞内阻，脘闷腹痛，泄泻，痢疾，小儿疳积，崩漏，血滞经闭、痛经，跌打损伤，风湿痹痛，便血，外伤出血，皮肤瘙痒，湿疹，风疹，足癣，痈肿，毒蛇咬伤。果实：化湿利水，破瘀散结，解毒。用于吐泻腹痛，水肿，小便不利，癥积痞胀，痈肿疮疡，瘰疬。

杠板归 刺犁头、贯叶蓼

Polygonum perfoliatum L.

标本采集号：361028170911024LY

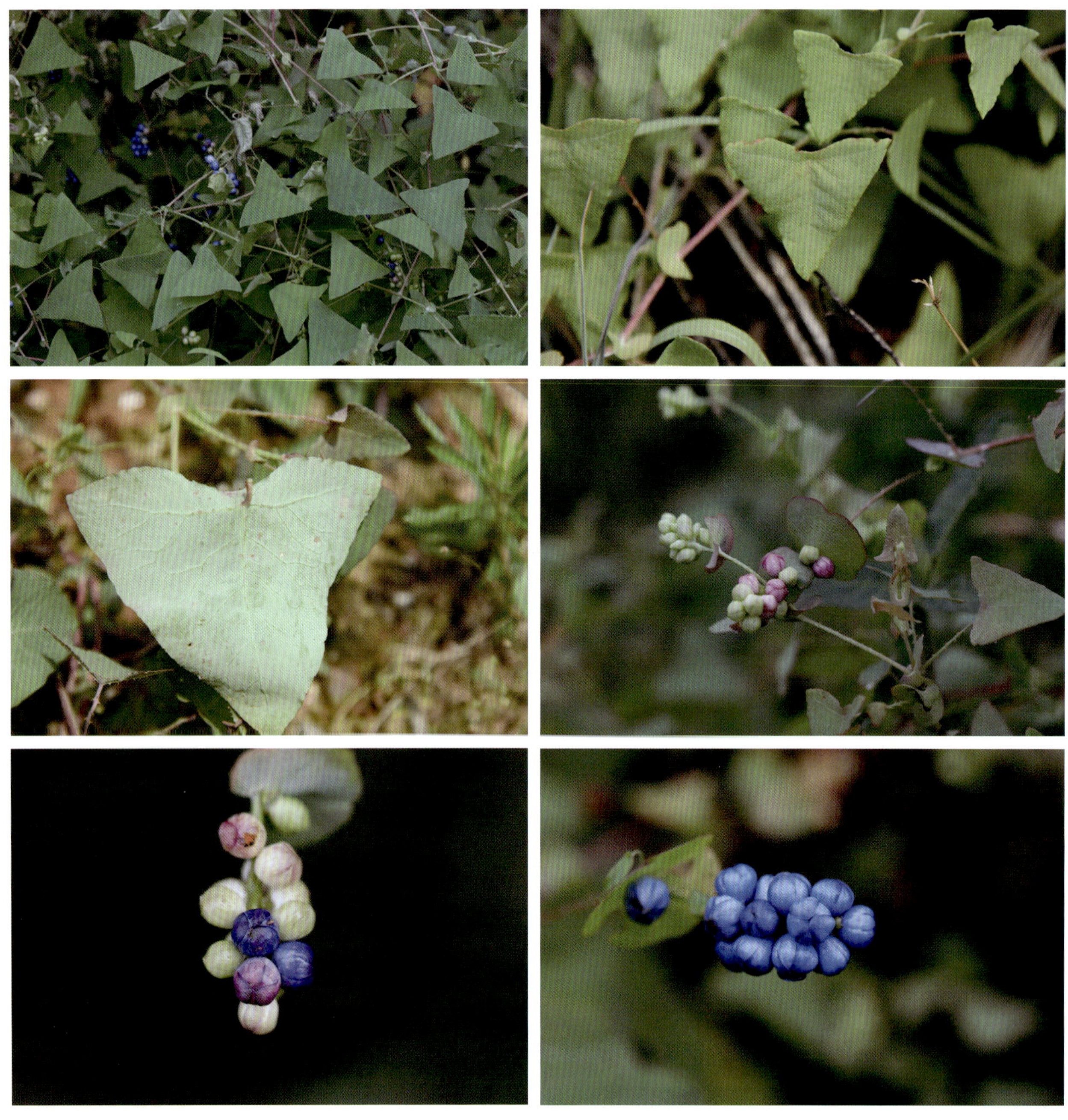

形态特征 一年生草本。茎攀缘，多分枝，具倒生皮刺。叶三角形，长 3~7cm，宽 2~5cm，下面沿叶脉疏生皮刺；叶柄盾状着生于叶片的近基部；托叶鞘叶状，近圆形，穿叶，直径 1.5~3cm。总状花序呈短穗状，每苞片内具花 2~4 朵；花被 5 深裂，白色或淡红色，花被片果时增大，呈肉质，深蓝色。瘦果球形，直径约 0.3cm，黑色，包于宿存花被内。花期 6~8 月，果期 7~10 月。

适宜生境 生于山谷、灌木丛中或水沟旁。

资源状况 分布于马头山各地。常见。

入药部位 地上部分（杠板归）。

采收加工 夏季开花时采集，晒干。

功能主治 清热解毒，利尿消肿。用于上呼吸道感染，支气管炎，百日咳，急性扁桃体炎，肠炎，痢疾，肾炎水肿；外用于带状疱疹，湿疹，痈疖肿毒，蛇咬伤。

刺 蓼 廊茵

Polygonum senticosum (Meisn.) Franch. et Sav.

标本采集号：361028170910025LY

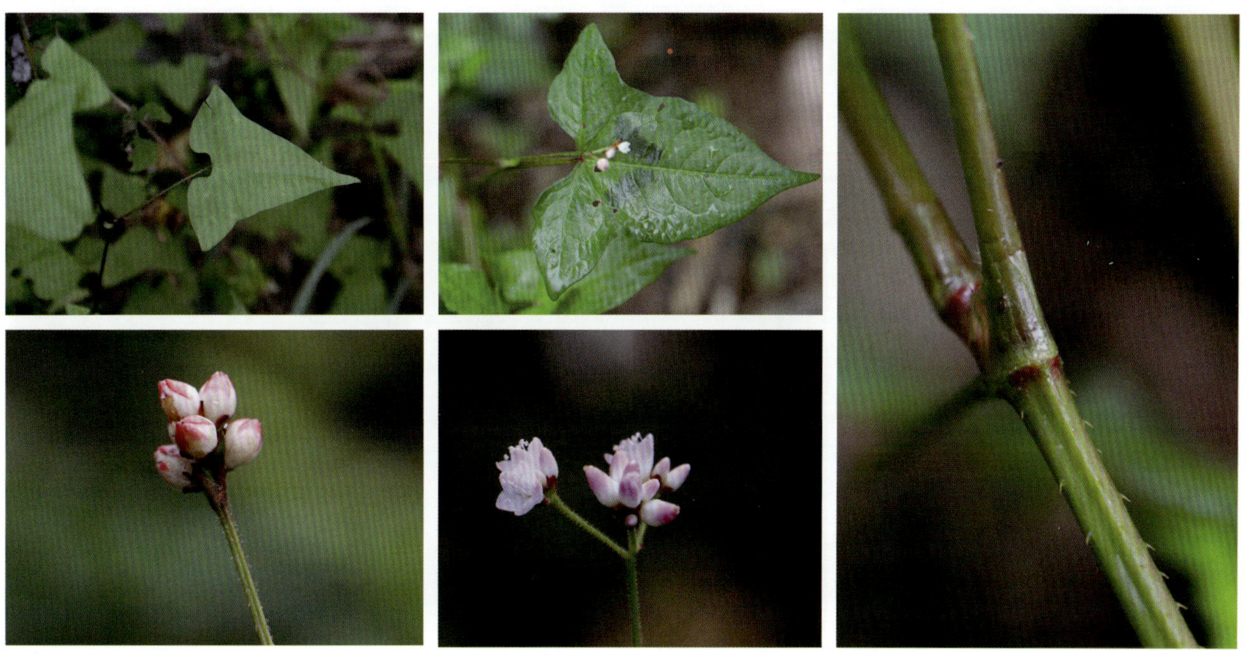

形态特征 多年生草本，长达1~3m。茎蔓延或上升，四棱形，有倒钩刺。叶互生，叶片三角形或三角状戟形，长4~8cm，宽3~7cm，下面沿中脉有倒生钩刺；叶柄长2~8cm；托叶鞘短筒状，膜质，上部草质，绿色。总状花序呈头状，顶生或腋生；总花梗生腺毛和短柔毛，疏生钩刺；花淡红色；花被5深裂，裂片短圆形；雄蕊8；花柱3，柱头头状。瘦果近球形，黑色。花期7~8月，果期8~9月。

适宜生境 生于沟边、路旁及山谷灌丛下。

资源状况 分布于马头山白沙坑等地。少见。

入药部位 全草（廊茵）。

采收加工 夏、秋二季采收，洗净，鲜用或晒干。

功能主治 清热解毒，利湿止痒，散瘀消肿。用于痈疮疔疖，毒蛇咬伤，湿疹，黄水疮，带状疱疹，跌打损伤，内痔外痔。

虎　杖 酸筒杆、酸桶芦、大接骨

Reynoutria japonica Houtt.

标本采集号：361028170909005LY

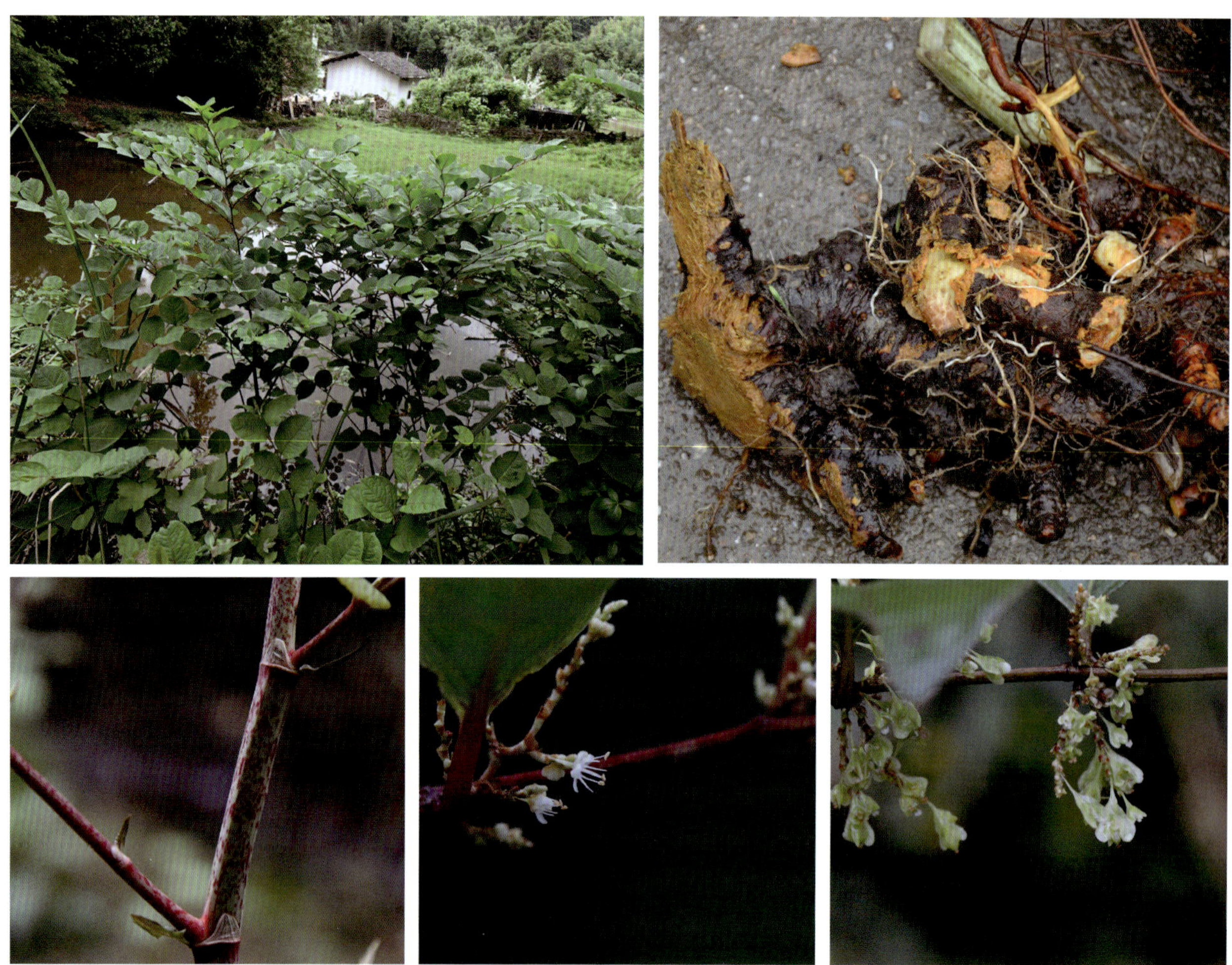

形态特征 多年生灌木状草本，高达 1m 以上。根状茎横卧地下，木质，黄褐色，节明显；茎直立，丛生，无毛，中空，散生紫红色斑点。叶互生，叶片宽卵形或卵状椭圆形，长 6~12cm，宽 5~9cm，全缘，无毛；叶柄短。花单性，雌雄异株，呈腋生的圆锥花序；花梗细长；花被 5 深裂，裂片 2 轮，雌花外轮 3 片在果时增大，背部生翅。瘦果椭圆形，有 3 棱，黑褐色。花期 6~8 月，果期 9~10 月。

适宜生境 生于山谷、溪边。

资源状况 分布于马头山各地。常见。

入药部位 根茎和根（虎杖）。

采收加工 春、秋二季采挖，除去须根，洗净，趁鲜切短段或厚片，晒干。

功能主治 利湿退黄，清热解毒，散瘀止痛，止咳化痰。用于湿热黄疸，淋浊，带下病，风湿痹痛，痈肿疮毒，水火烫伤，经闭，癥瘕，跌打损伤，肺热咳嗽。

羊 蹄 蓫、恶菜、牛颓

Rumex japonicus Houtt.

标本采集号：361028180509018LY

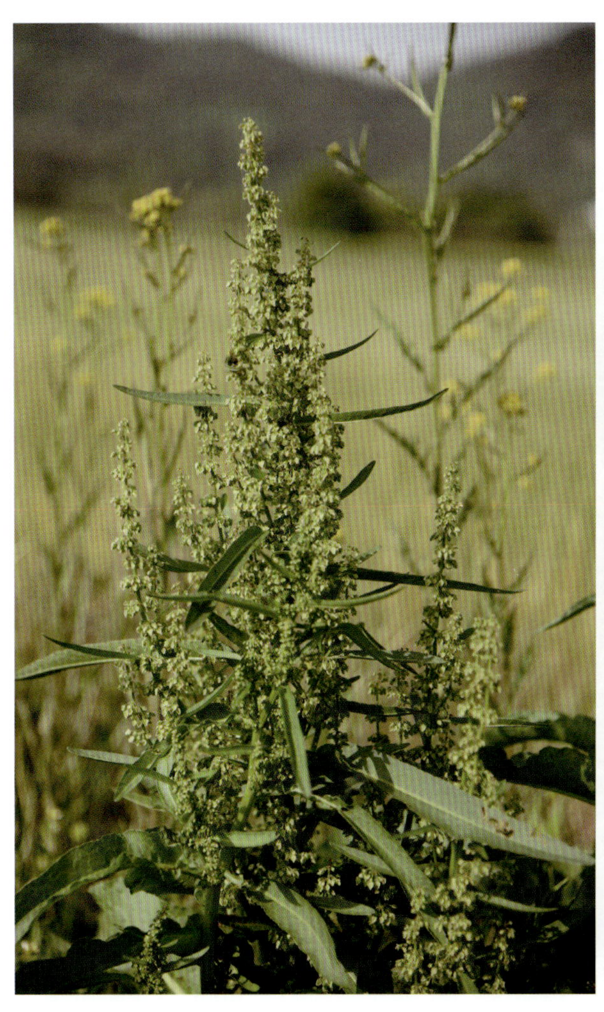

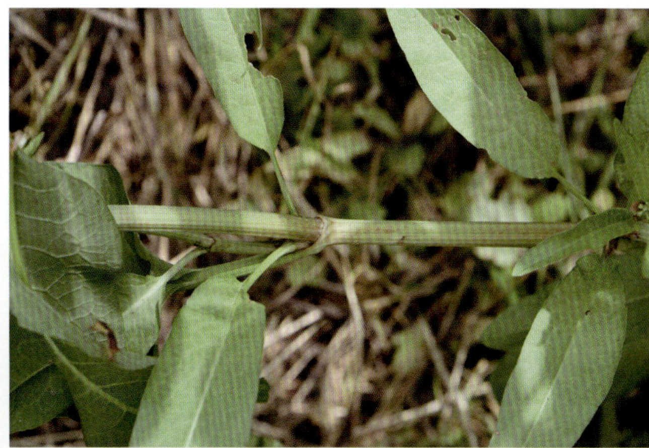

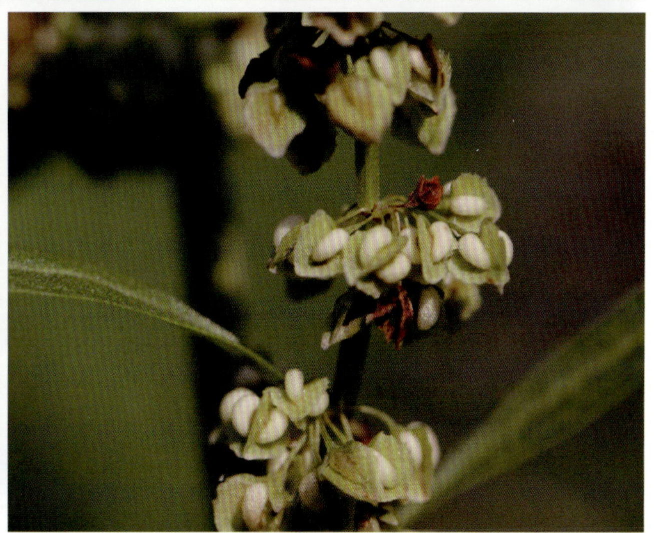

形态特征 多年生草本。茎直立，上部分枝，具沟槽。基生叶长圆形，长 8~25cm，宽 3~10cm，边缘微波状；茎上部叶狭长圆形；叶柄长 2~12cm；托叶鞘膜质，易破裂。花序圆锥状，花两性，多花轮生；花被片 6，淡绿色，外花被片椭圆形，内花被片果时增大，宽心形，边缘具不整齐的小齿，全部具小瘤。瘦果宽卵形，长约 0.2cm，暗褐色。花期 5~6 月，果期 6~7 月。

适宜生境 生于田边路旁、河滩、沟边湿地。

资源状况 分布于马头山各地。常见。

入药部位 根或全草（羊蹄）。

采收加工 春、秋二季挖根，洗净，切片，晒干；全草全年可采，或秋季采割，晒干。

功能主治 清热解毒，止血，通便，杀虫。用于鼻出血，功能失调性子宫出血，血小板减少性紫癜，慢性肝炎，肛门周围炎，大便秘结；外用于外痔，急性乳腺炎，黄水疮，疖肿，皮癣。

商陆科

垂序商陆 洋商陆、美国商陆、美洲商陆

Phytolacca americana L.

标本采集号：361028170711025LY

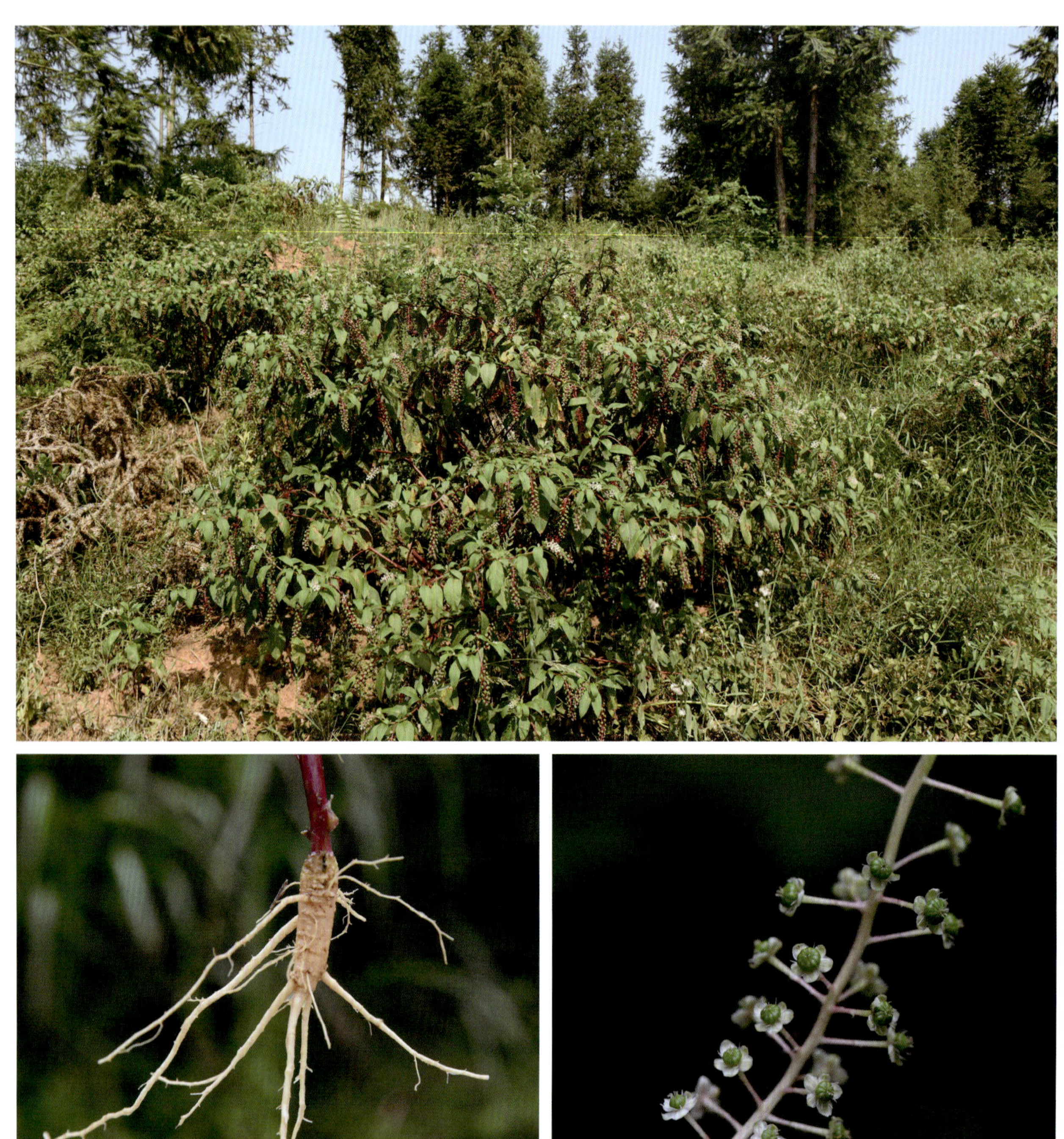

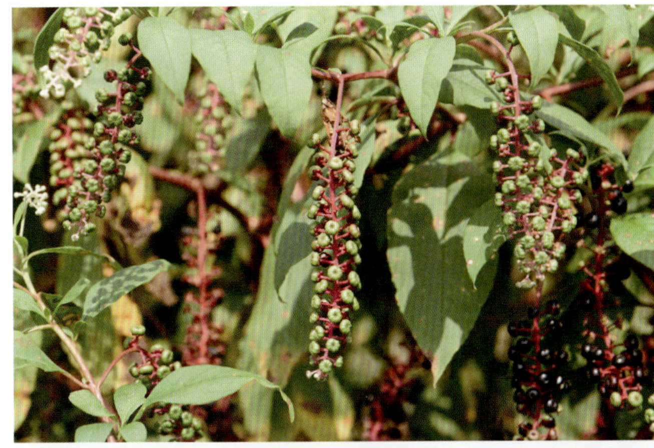
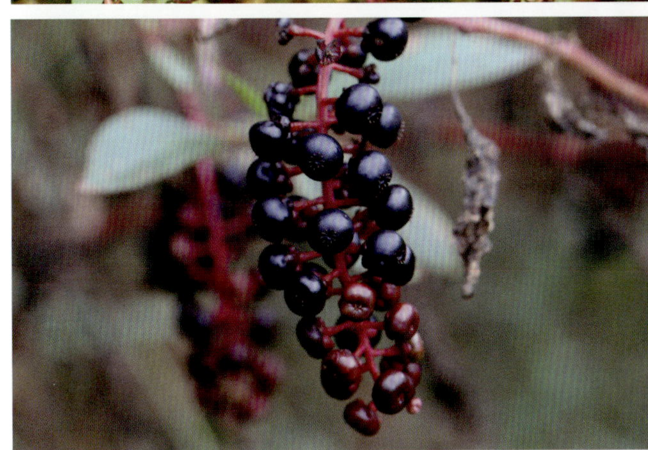
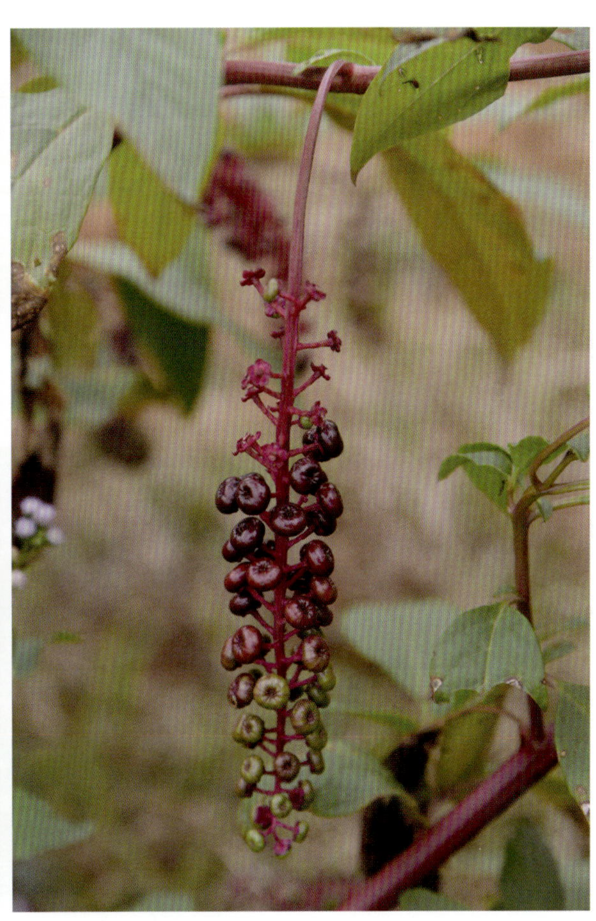

形态特征 多年生草本。根粗壮，倒圆锥形。茎直立，圆柱形，有时带紫红色。叶片椭圆状卵形或卵状披针形，长 9~18cm，宽 5~10cm，顶端急尖，基部楔形；叶柄长 1~4cm。总状花序长 5~20cm；花梗长 0.6~0.8cm；花白色，微带红晕，直径约 0.6cm；花被片 5，雄蕊、心皮及花柱常均为 10，心皮合生。果序下垂；浆果扁球形，熟时紫黑色。花期 6~8 月，果期 8~10 月。

适宜生境 生于沟谷、山坡林下、林缘路旁。

资源状况 分布于马头山郑家等地。常见。

入药部位 根（商陆）。

采收加工 秋季至次春采挖，除去须根和泥沙，切成块或片，晒干或阴干。

功能主治 逐水消肿，通利二便；外用解毒散结。用于水肿胀满，二便不通；外用于痈肿疮毒。

评 述 民间有人误认为本品有补益作用，称其为“土人参”，采集服用，因本品有毒而导致发生中毒事故。因此必须加以注意，以避免此类中毒事故。

紫茉莉科

紫茉莉 胭脂花、粉豆花、夜饭花

Mirabilis jalapa L.

标本采集号：361028170911021LY

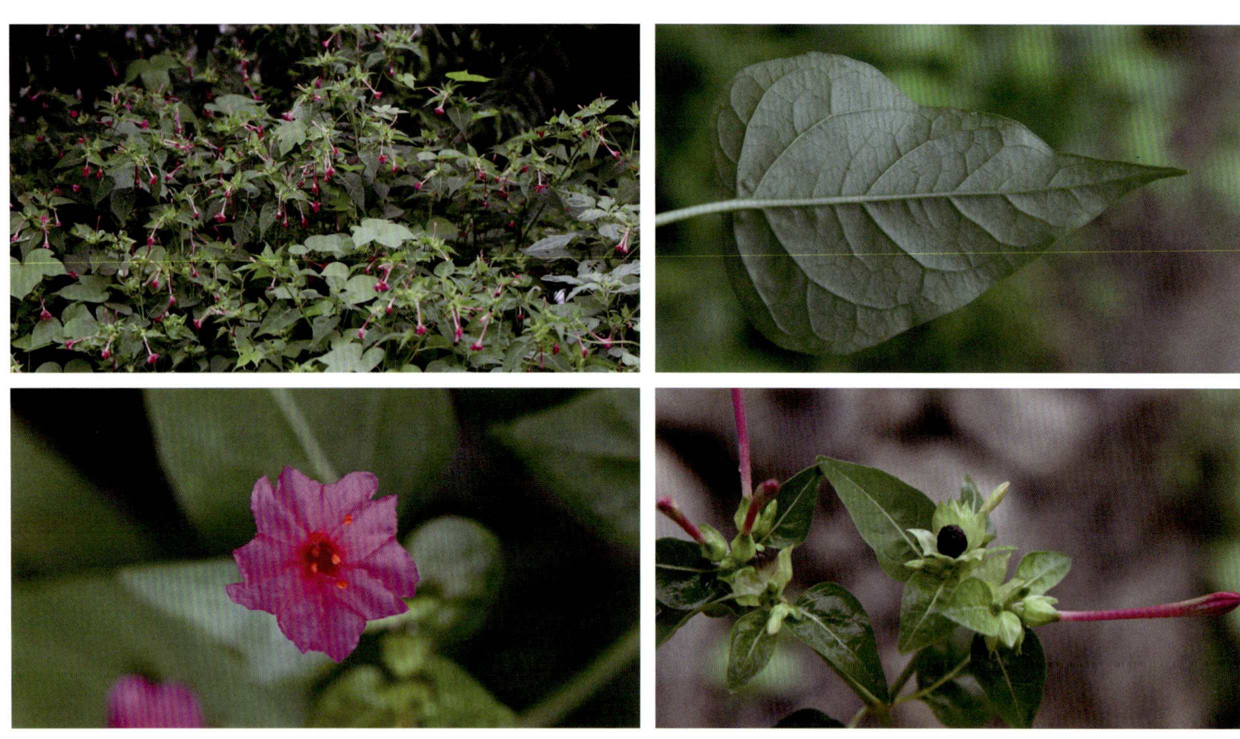

形态特征 一年生草本，高可达1m。根肥粗，倒圆锥形，黑色或黑褐色。茎直立，多分枝，节稍膨大。叶片卵形或卵状三角形，长3~15cm，宽2~9cm，全缘，两面无毛。花常数朵簇生枝端；总苞钟形，长约1cm，5裂，果时宿存；花被紫红色、黄色、白色或杂色，高脚碟状，筒部长2~6cm，檐部直径2.5~3cm，5浅裂；花午后开放，有香气，次日午前凋萎。瘦果球形，直径0.5~0.8cm，黑色，表面具皱纹。花期6~10月，果期8~11月。

适宜生境 生于水沟边、房前屋后墙脚下或庭园中，常栽培。

资源状况 分布于马头山笔架边等地。常见。

入药部位 根（紫茉莉）、叶（紫茉莉叶）、果实（紫茉莉子）。

采收加工 根：秋后挖根，洗净，切片，晒干。一般以开白花者供药用。叶：叶生长茂盛花未开时采摘，洗净，鲜用。果实：9~10月果实成熟时采收，除去杂质，晒干。

功能主治 根：清热利湿，活血调经，解毒消肿。用于扁桃体炎，月经不调，白带异常，宫颈柱状上皮异位，前列腺炎，泌尿系统感染，风湿关节酸痛；外用于乳腺炎，跌打损伤，痈疖疔疮，湿疹。叶：清热解毒，祛风渗湿，活血。用于痈肿疮毒，疥癣，跌打损伤。果实：清热化斑，利湿解毒。用于生斑痣，脓疱疮。

番杏科

粟米草 四月飞、瓜仔草、瓜疮草

Mollugo stricta L.

标本采集号：361028180824030LY

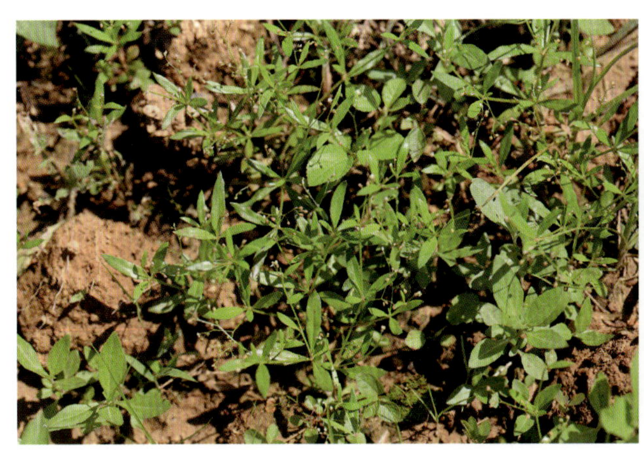

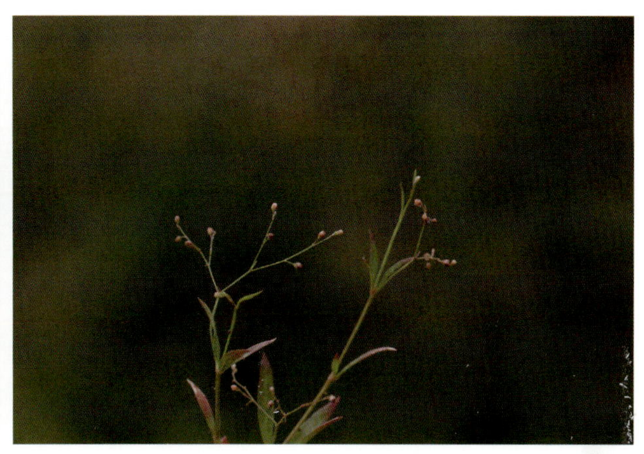

形态特征 一年生草本，高 10~30cm，全体无毛。茎铺散，多分枝。基生叶莲座状，倒披针形；茎生叶常 3~5 片假轮生或对生，披针形，长 1.5~3cm，宽 3~7mm；叶柄短或近无柄。二歧聚伞花序顶生或腋生；花柄长 2~6mm；花被片 5，宿存，椭圆形或近圆形；无花瓣；雄蕊 3；子房上位，心皮 3。蒴果卵圆形或近球形，长约 2mm，3 瓣裂。种子多数，肾形，黄褐色。花、果期 8~9 月。

适宜生境 生于阴湿处或田边。

资源状况 分布于马头山竹延山等地。常见。

入药部位 全草（粟米草）。

采收加工 秋季采收，晒干或鲜用。

功能主治 清热化湿，解毒消肿。用于腹痛泄泻，痢疾，感冒咳嗽，中暑，皮肤热疹，目赤肿痛，疮疖肿毒，毒蛇咬伤，烧烫伤。

马齿苋科

马齿苋 五行草、马齿菜、马齿龙芽

Portulaca oleracea L.

标本采集号：361028180826006LY

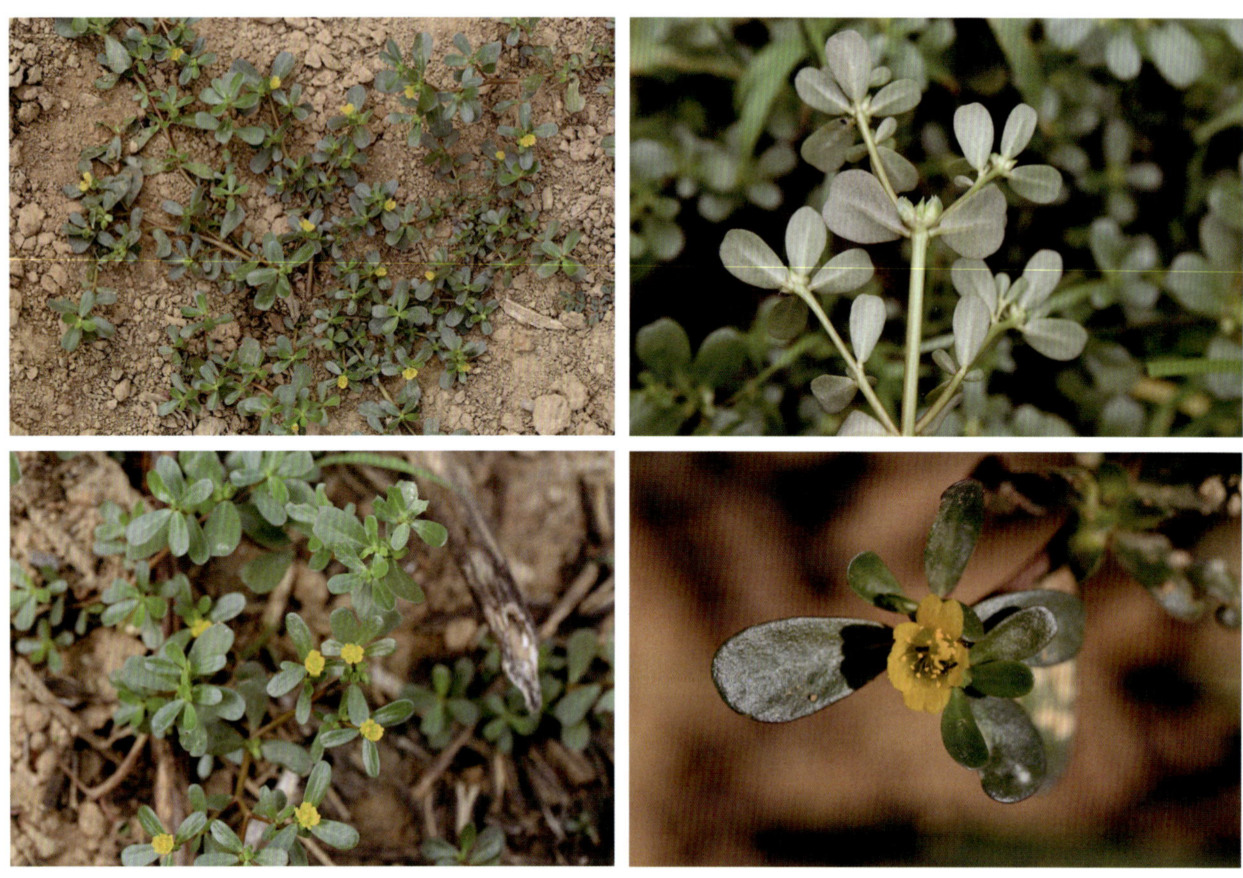

形态特征 一年生草本。茎铺散，多分枝。叶肥厚，倒卵形，长 1~3cm，宽 0.6~1.5cm，顶端圆钝或平截，有时微凹，基部楔形，全缘，上面暗绿色，下面淡绿色或带暗红色，中脉微隆起；叶柄粗短。花无梗，3~5 朵簇生于枝端；萼片 2，盔形；花瓣 5，黄色，倒卵形，长 0.3~0.5cm，顶端微凹。蒴果卵球形。花期 5~8 月，果期 6~9 月。

适宜生境 生于路旁、田间、园圃等向阳处。

资源状况 分布于马头山各地。常见。

入药部位 全草（马齿苋）。

采收加工 夏、秋二季采收，除去残根和杂质，洗净，略蒸或烫后晒干。

功能主治 清热解毒，凉血止血，止痢。用于热毒血痢，痈肿疔疮，湿疹，丹毒，蛇虫咬伤，便血，痔血，崩漏下血。

土人参 水人参、假人参、土洋参

Talinum paniculatum (Jacq.) Gaertn.

标本采集号：361028170711016LY

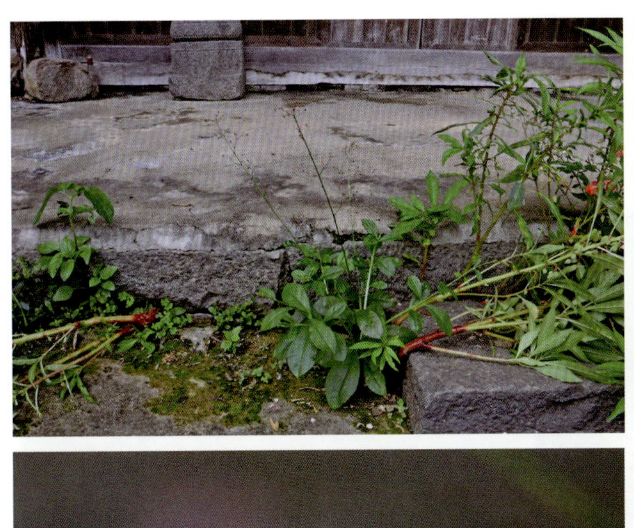
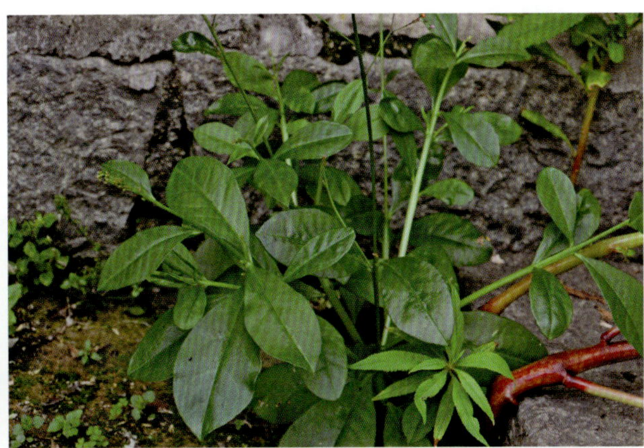
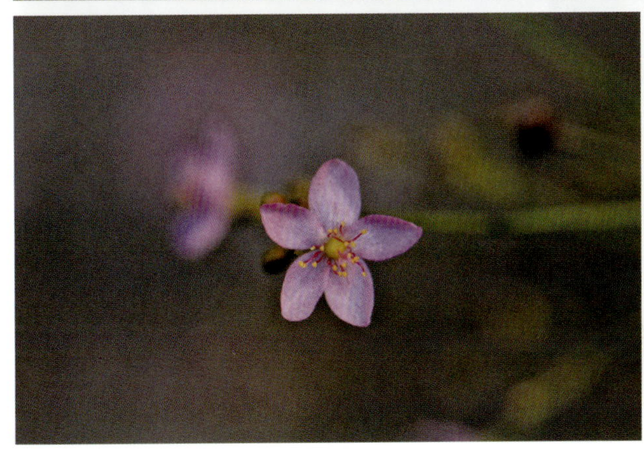
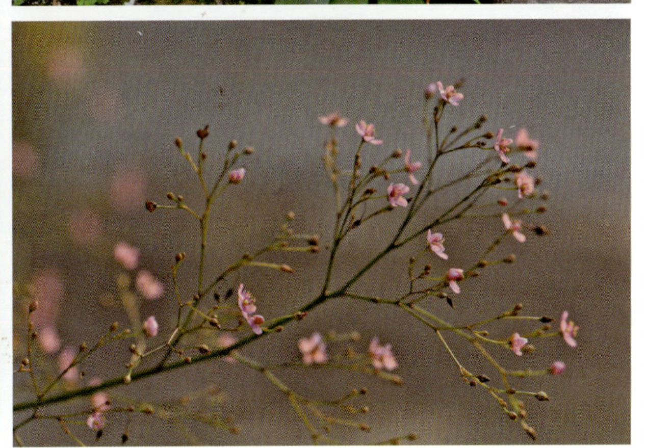

形态特征 多年生草本，高可达60cm。块根粗壮，肉质，圆锥形，外皮黑褐色，断面乳白色，分枝似人参。茎绿色，多分枝，肉质，有沟槽。叶互生，扁平，肉质，倒卵形或长椭圆形，长5~8cm，宽2~4cm，先端渐尖或钝，有时稍凹，基部渐狭，全缘，两面绿色。花小，开放后直径6mm，红色。蒴果近球形，黄褐色，长约5mm。种子多数，肾形，扁平，黑色。花、果期7~9月。

适宜生境 生于田野、路边、墙脚石旁、山坡沟边等潮湿处。

资源状况 分布于马头山周家等地。少见。

入药部位 根（土人参）。

采收加工 8~9月采挖，洗净，除去细根，晒干或刮去表皮，蒸熟晒干。

功能主治 补气润肺，止咳，调经。用于气虚困倦，食少，泄泻，肺痨咯血，眩晕，潮热，盗汗，自汗，月经不调，带下病，产妇乳汁不足。

石竹科

鹅肠菜 牛繁缕、鹅肠草、鹅儿肠

Myosoton aquaticum (L.) Moench

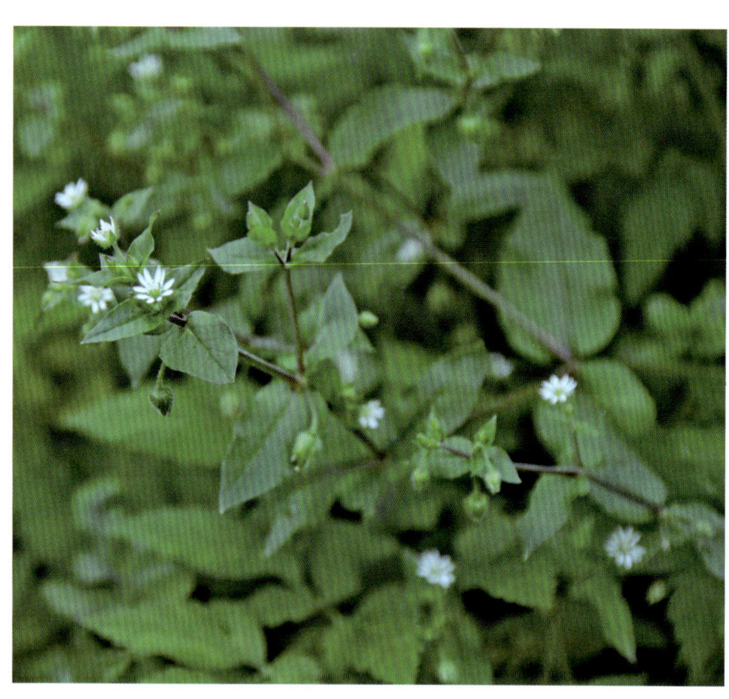

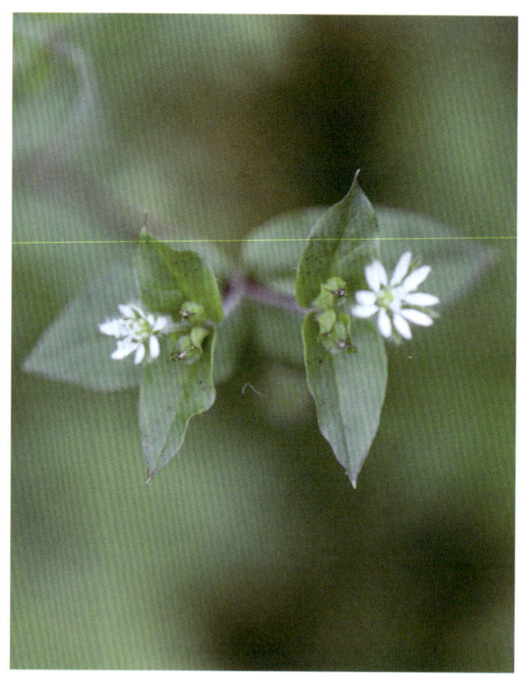

形态特征 多年生草本，具须根。茎上升，多分枝，长 50~80cm。叶片卵形或宽卵形，长 2.5~5.5cm，宽 1~3cm；叶柄长 5~15mm。顶生二歧聚伞花序；苞片叶状；花梗细，长 1~2cm，花后伸长并向下弯；萼片卵状披针形或长卵形，长 4~5mm，果期长达 7mm；花瓣白色，裂片线形或披针状线形，长 3~3.5mm，宽约 1mm。蒴果卵圆形，稍长于宿存萼。种子近肾形，直径约 1mm，稍扁，褐色。花期 5~8 月，果期 6~9 月。

适宜生境 生于河流两旁冲积沙地的低湿处、灌丛林缘或水沟旁。

资源状况 分布于马头山各地。常见。

入药部位 全草（鹅肠草）。

采收加工 春季生长旺盛时采收，鲜用或晒干。

功能主治 清热解毒，散瘀消肿。用于肺热喘咳，痢疾，痈疽，痔疮，牙痛，月经不调，小儿疳积。

女娄菜 王不留行、桃色女娄菜

Silene aprica Turcz. ex Fisch. et Mey.

标本采集号：361028180824006LY

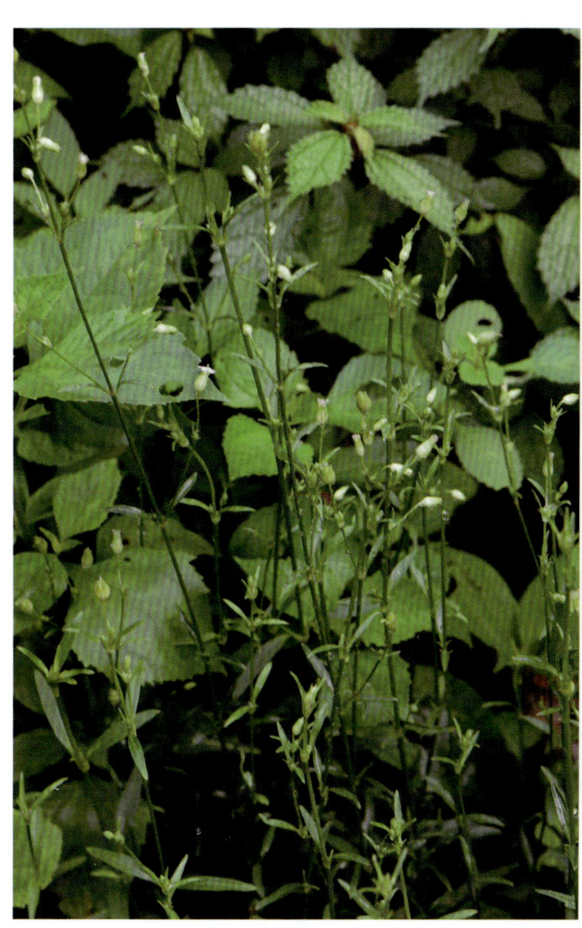

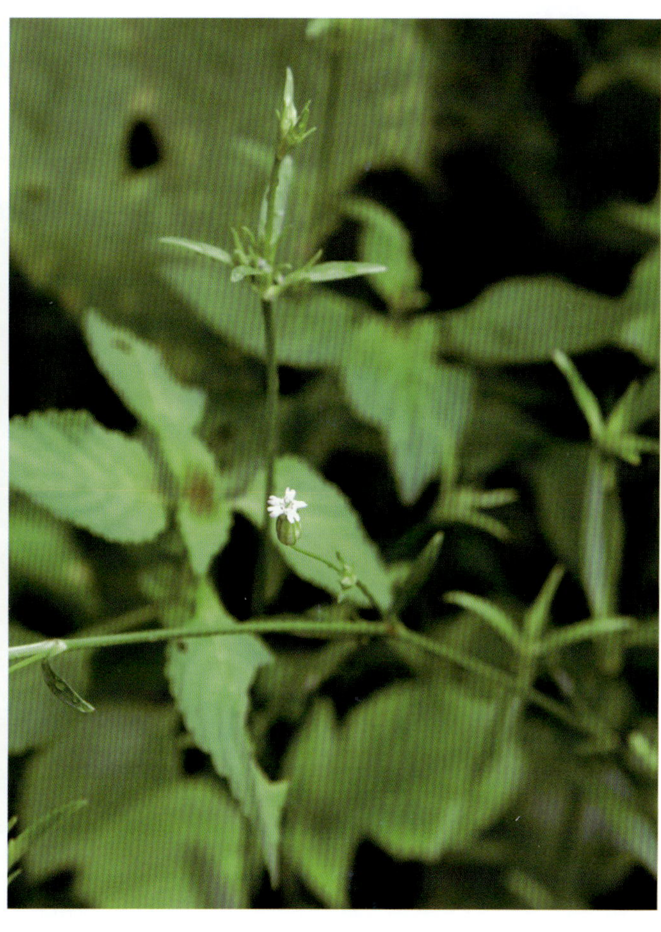

形态特征 多年生草本，高 20~70cm，全株密被短柔毛。茎直立，由基部分枝。叶对生，叶片线状披针形至披针形，长 4~7cm，宽 4~8mm，先端急尖，基部渐窄，全缘；上部叶无柄，下部叶具短柄。聚伞花序 2~4 分歧；萼管长卵形，具 10 脉；花瓣 5，白色，倒披针形；雄蕊 10，略短于花瓣；子房上位，花柱 3 条。蒴果椭圆形，先端 6 裂，与外围萼近等长。种子多数，细小，黑褐色，有瘤状突起。花期 5~6 月，果期 7~8 月。

适宜生境 生于山坡草地或旷野路旁草丛中。

资源状况 分布于马头山竹延山等地。少见。

入药部位 全草（女娄菜）。

采收加工 夏、秋二季采集，除去泥沙，鲜用或晒干。

功能主治 活血调经，下乳，健脾，利湿，解毒。用于月经不调，乳少，小儿疳积，脾虚浮肿，疔疮肿毒。

藜 科

藜 灰藋、灰菜、蔓华

Chenopodium album L.

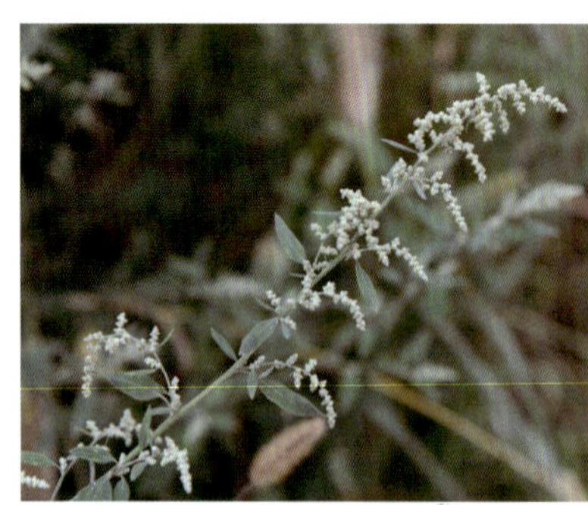
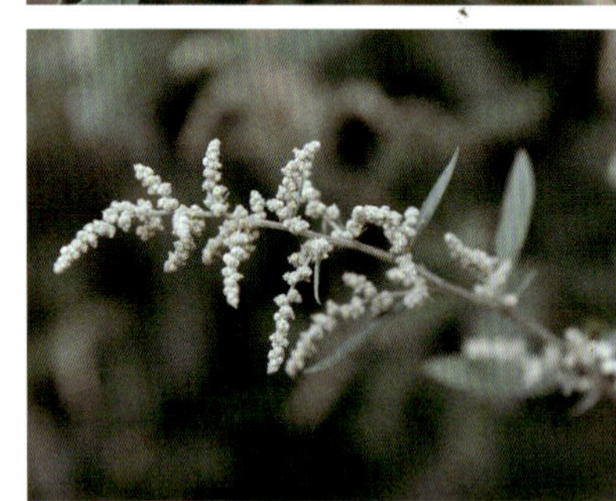
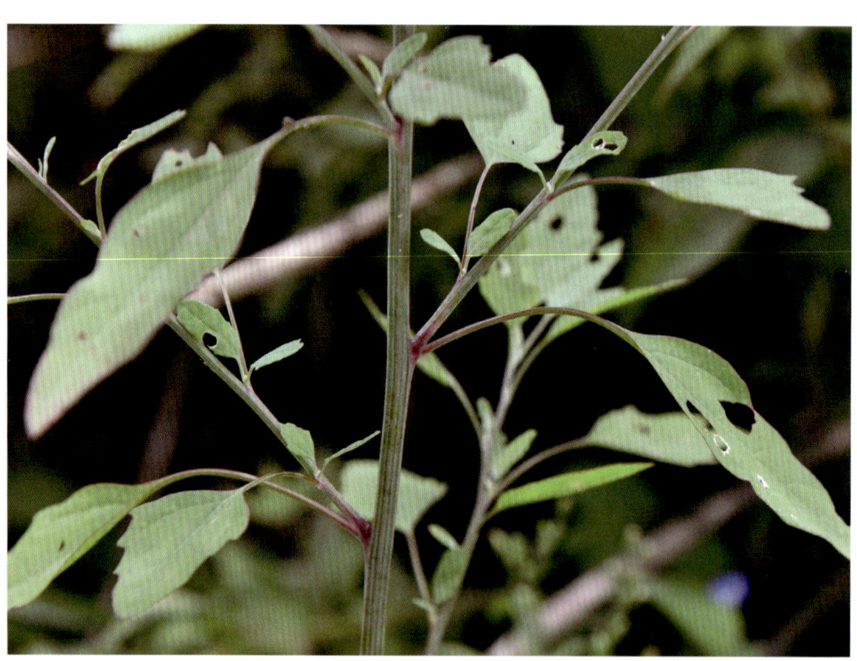

形态特征 一年生草本，高 30~150cm。茎直立，粗壮，具条棱，绿色或紫红色条纹，多分枝。叶互生，下部叶片菱状卵形或卵状三角形，长 3~6cm，宽 2.5~5cm，边缘有牙齿或作不规则浅裂；上部叶片披针形；叶柄与叶片近等长，或为叶片长的一半。花小，两性，黄绿色，生于叶腋和枝顶。胞果稍扁，近圆形，果皮与种子贴生，包于花被内。种子横生，双凸镜状，黑色，有光泽，表面有浅沟纹。花期 8~9 月，果期 9~10 月。

适宜生境 生于荒地、路旁及山坡等处。

资源状况 分布于马头山昌坪等地。常见。

入药部位 幼嫩全草（藜）。

采收加工 春、夏二季割取，除去杂质，鲜用或晒干。

功能主治 清热祛湿，解毒消肿，杀虫止痒。用于发热，咳嗽，痢疾，腹泻，腹痛，疝气，龋齿疼痛，湿疹，疥癣，白癜风，疮疡肿痛，毒虫咬伤。

评　　述 本品有小毒。

土荆芥 鹅脚草、钩虫草、火油根

Chenopodium ambrosioides L.

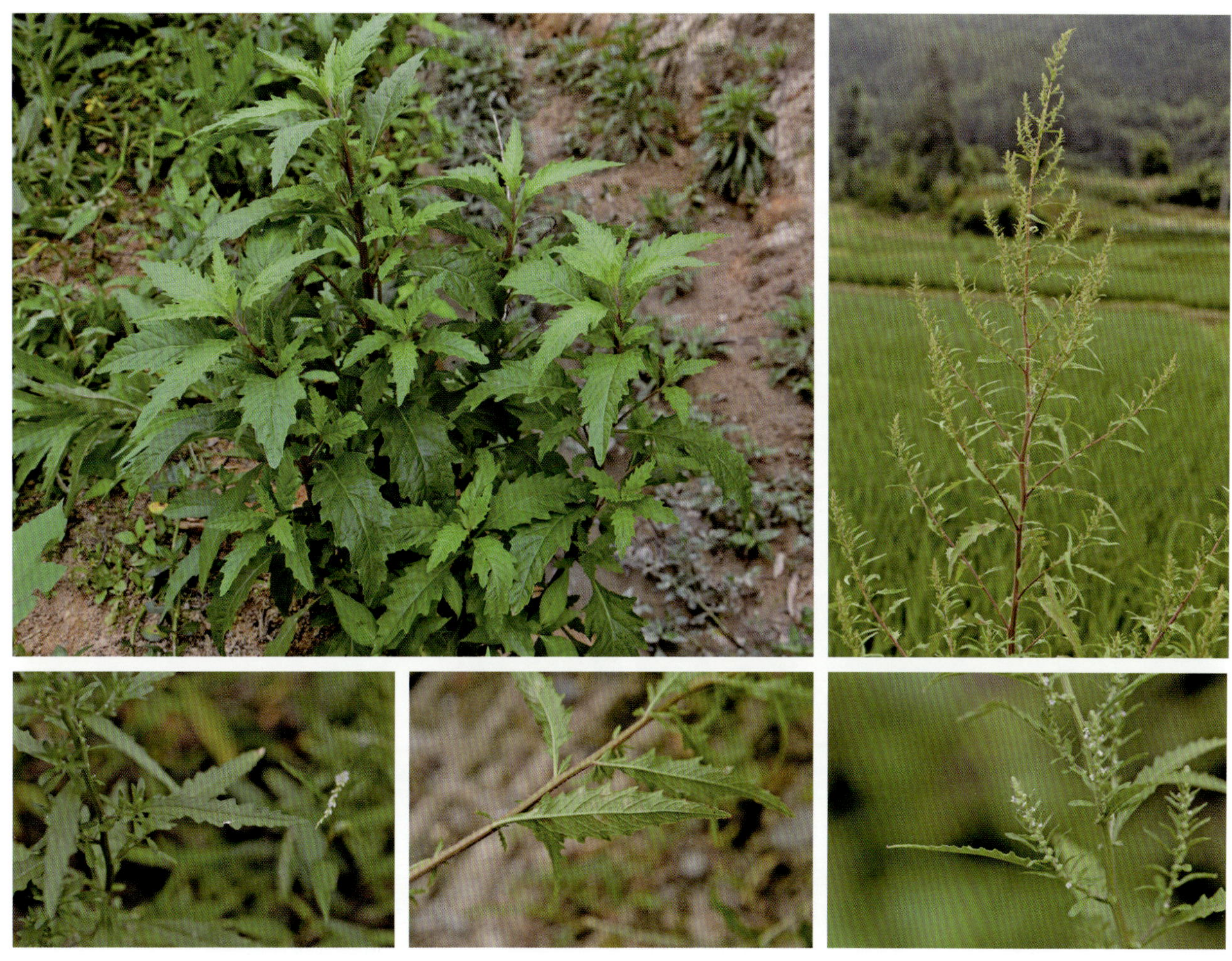

形态特征 多年生草本，高 50~80cm，有强烈香味。茎直立，有棱，多分枝。单叶互生，叶片披针形，长 3~16cm，宽达 5cm，下部的叶边缘有不规则钝齿，上部的叶较小，为线形，全缘；具短柄。花两性，通常 3~5 个团集，生于上部叶腋；花被裂片 5，绿色，果时通常闭合。胞果扁球形，完全包于花被内。种子横生或斜生，黑色或暗红色，平滑，有光泽。花期 8~9 月，果期 9~10 月。

适宜生境 生于旷野、路旁、河岸和溪边。

资源状况 分布于马头山昌坪等地。常见。

入药部位 带果穗全草（土荆芥）。

采收加工 8 月下旬至 9 月下旬采收，摊放在通风处，或捆束悬挂阴干，避免日晒及雨淋。

功能主治 祛风除湿，杀虫止痒，活血消肿。用于钩虫病，蛔虫病，蛲虫病，头虱，皮肤湿疹，疥癣，风湿痹痛，经闭，痛经，口舌生疮，咽喉肿痛，跌打损伤，蛇虫咬伤。

评　　述 本品有大毒。

苋 科

土牛膝 倒钩草、倒梗草

Achyranthes aspera L.

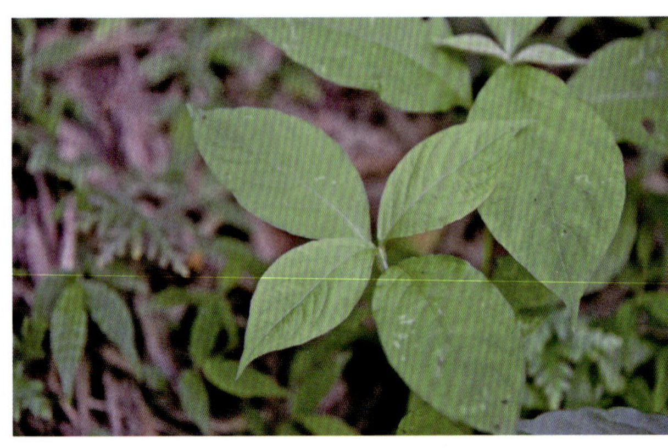

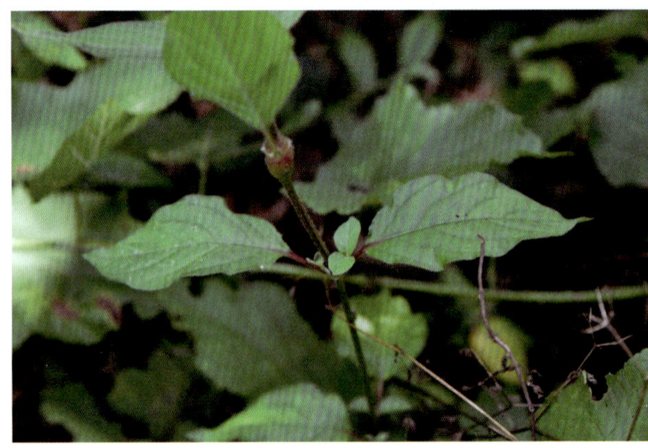

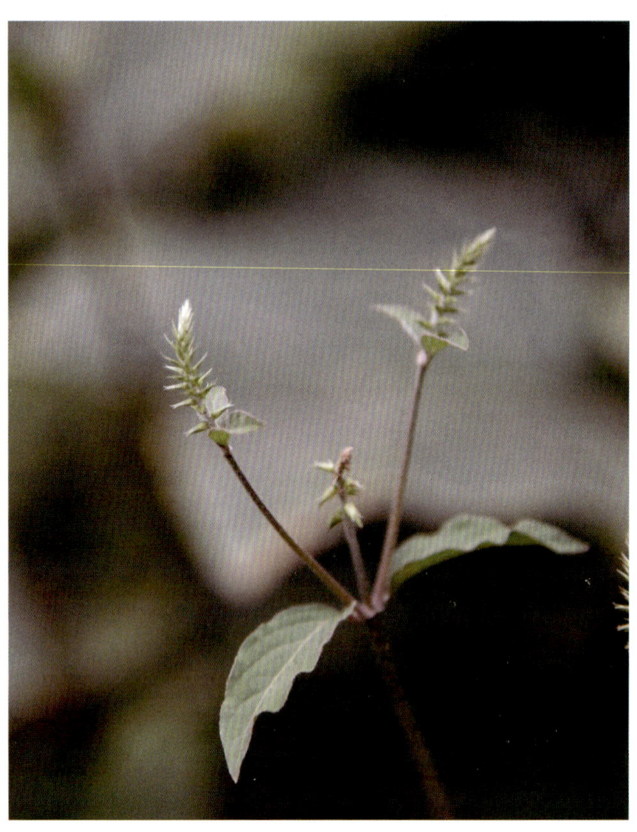

形态特征 多年生草本，高 20~120cm。根细长，直径 3~5mm，土黄色。茎四棱形，有柔毛，节部稍膨大，分枝对生。叶片纸质，宽卵状倒卵形或椭圆状矩圆形，长 1.5~7cm，宽 0.4~4cm，全缘或波状缘；叶柄长 5~15mm。穗状花序顶生，直立，长 10~30cm，花期后反折；花长 3~4mm，疏生；花被片披针形，长 3.5~5mm。胞果卵形，长 2.5~3mm。种子卵形，不扁压，长约 2mm，棕色。花期 6~8 月，果期 10 月。

适宜生境 生于山坡疏林或村庄附近空旷地。

资源状况 分布于马头山昌坪等地。常见。

入药部位 根及根茎（土牛膝）。

采收加工 冬春间或秋季采挖，除去茎叶及须根，洗净，晒干。

功能主治 活血祛瘀，泻火解毒，利尿通淋。用于闭经，跌打损伤，风湿关节痛，痢疾，白喉，咽喉肿痛，疮痈，淋证，水肿。

牛 膝 百倍、怀牛膝、鸡胶骨

Achyranthes bidentata Blume

标本采集号：361028170909007LY

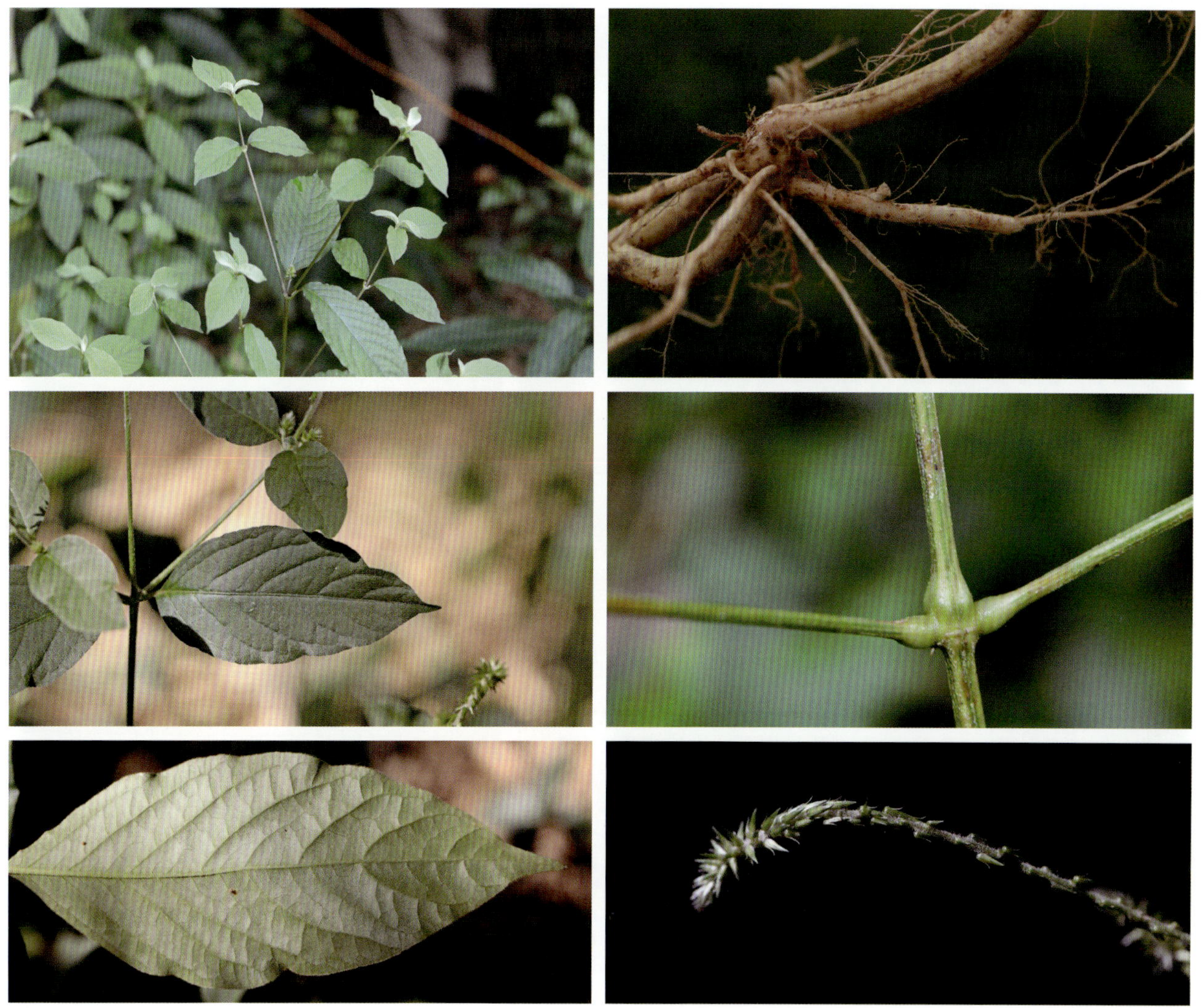

形态特征 多年生草本，高 70~120cm。根圆柱形，直径 5~10mm，土黄色。茎有棱角，绿色或带紫色，分枝对生，节膨大。单叶对生，叶片膜质，椭圆形，长 5~12cm，宽 2~6cm，全缘；叶柄长 5~30mm。穗状花序顶生及腋生，长 3~5cm，花期后反折；总花梗长 1~2cm；花多数，密生，长 5mm。胞果长圆形，长 2~2.5mm，黄褐色，光滑。种子长圆形，长 1mm，黄褐色。花期 7~9 月，果期 9~10 月。

适宜生境 生于屋旁、林缘、山坡草丛中。

资源状况 分布于马头山黄茅寨等地。常见。

入药部位 根（牛膝）。

采收加工 冬季茎叶枯萎时采挖，除去须根及泥沙，捆成小把，晒至干皱后，将顶端切齐，晒干。

功能主治 补肝肾，强筋骨，逐瘀通经，引血下行。用于腰膝酸痛，筋骨无力，经闭癥瘕，肝阳眩晕。

柳叶牛膝 山牛膝、剪刀牛膝

Achyranthes longifolia (Makino) Makino

标本采集号：361028170910009LY

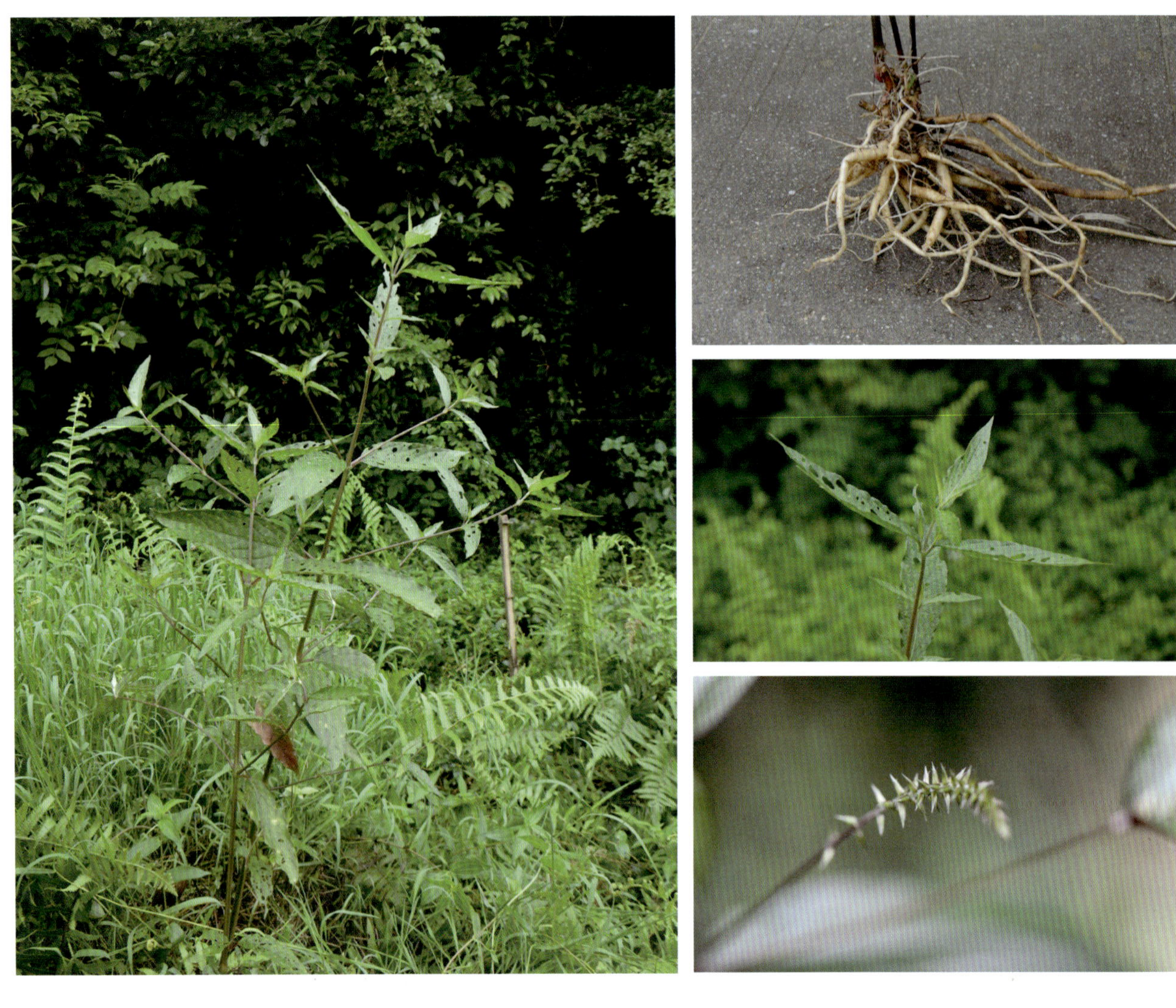

形态特征 多年生草本，高 70~120cm。根圆柱形，直径 5~10mm，呈淡红色至红色。茎有棱角，绿色或带紫色，分枝对生，节膨大。单叶对生，叶片膜质，披针形，长 4.5~15cm，宽 0.5~3.5cm，全缘；叶柄长 5~30mm。穗状花序顶生及腋生，长 3~5cm，花期后反折；总花梗长 1~2cm；花多数，密生，长 5mm；花被片披针形，长 3~5mm。胞果长圆形，长 2~2.5mm，黄褐色，光滑。种子长圆形，长 1mm，黄褐色。花、果期 9~11 月。

适宜生境 生于山坡。

资源状况 分布于马头山江家等地。常见。

入药部位 根及根茎（土牛膝）。

采收加工 冬春间或秋季采挖，除去茎叶及须根，洗净，晒干。

功能主治 活血祛瘀，泻火解毒，利尿通淋。用于闭经，跌打损伤，风湿关节痛，痢疾，白喉，咽喉肿痛，疮痈，淋证，水肿。

红柳叶牛膝 山牛膝、剪刀牛膝

Achyranthes longifolia (Makino) Makino f. *rubra* Ho

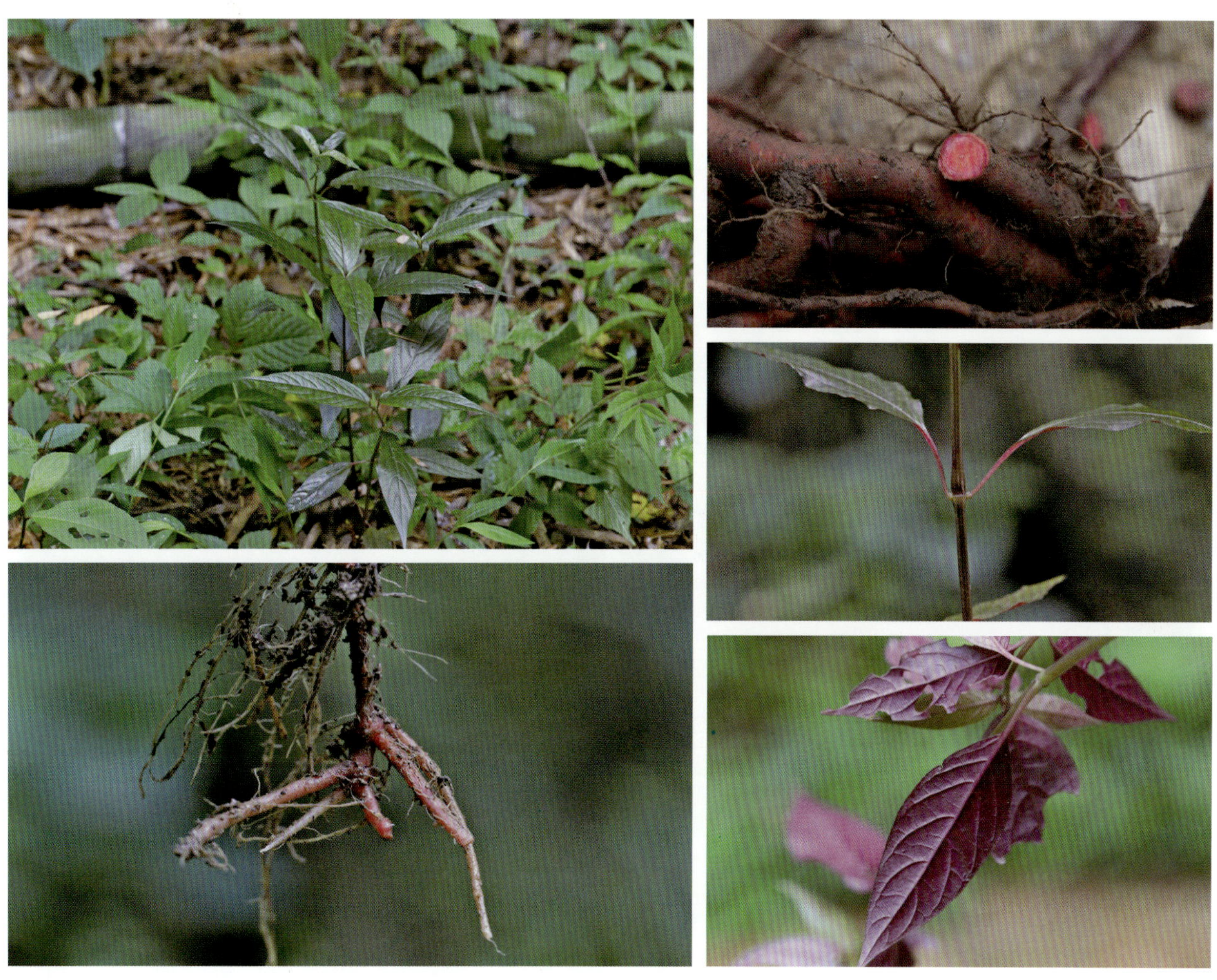

形态特征 多年生草本。根圆柱形，红色。茎有棱角，绿色或带紫色，分枝对生，节膨大。单叶对生，叶片上面深绿色，下面紫红色至深紫色，膜质，椭圆形，长 5~12cm，宽 2~6cm，全缘；叶柄长 5~30mm。穗状花序顶生及腋生，花序带紫红色，长 3~5cm；总花梗长 1~2cm；花多数，密生，长 5mm。胞果长圆形，长 2~2.5mm，黄褐色。种子长圆形，长 1mm，黄褐色。花期 7~9 月，果期 9~10 月。

适宜生境 生于山坡、路旁。

资源状况 分布于马头山江家等地。常见。

入药部位 根及根茎（土牛膝）。

采收加工 全年均可采挖，除去茎叶及须根，洗净，晒干。

功能主治 活血祛瘀，泻火解毒，利尿通淋。用于闭经，跌打损伤，风湿关节痛，痢疾，白喉，咽喉肿痛，疮痈，淋证，水肿。

喜旱莲子草 空心苋、水蕹菜、水花生

Alternanthera philoxeroides (Mart.) Griseb.

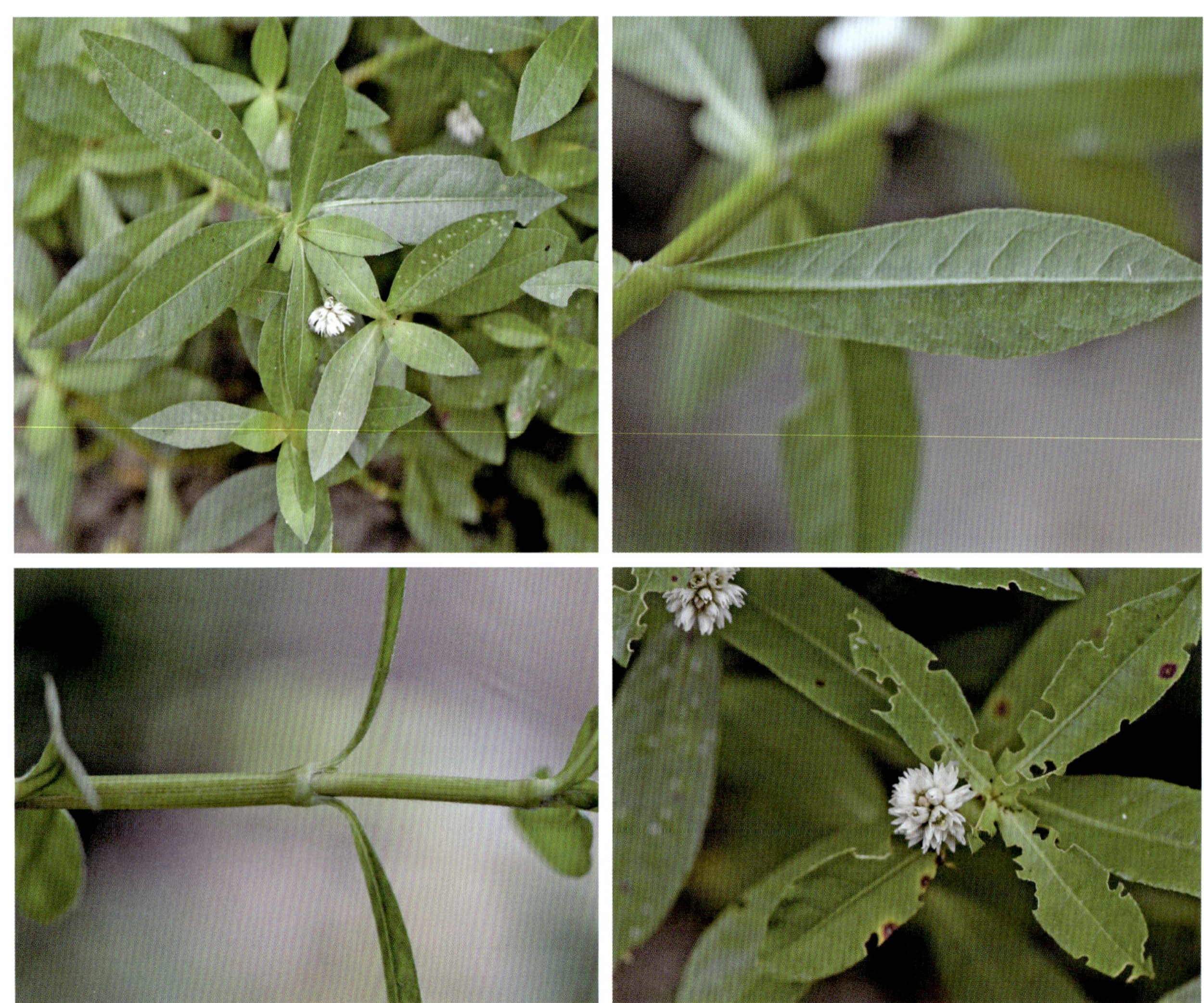

形态特征 多年生草本。茎基部匍匐，上部上升。叶片矩圆形或倒卵状披针形，长 2.5~5cm，宽 0.7~2cm。花密生，排成具总花梗的头状花序，单生于叶腋，球形，直径 0.8~1.5cm；苞片及小苞片白色，苞片卵形，小苞片披针形；花被片矩圆形，长 0.5~0.6cm，白色；子房倒卵形。花期 5~10 月。

适宜生境 生于池沼、水沟内。

资源状况 分布于马头山各地。常见。

入药部位 全草（空心莲子草）。

采收加工 秋季采集，洗净，鲜用。

功能主治 清热利尿，凉血解毒。用于流行性乙型脑炎、流行性感冒初期，肺结核咯血；外用于湿疹，带状疱疹，疔疮，毒蛇咬伤，流行性出血性结膜炎。

莲子草 满天星、虾钳菜、节节花

Alternanthera sessilis (L.) DC.

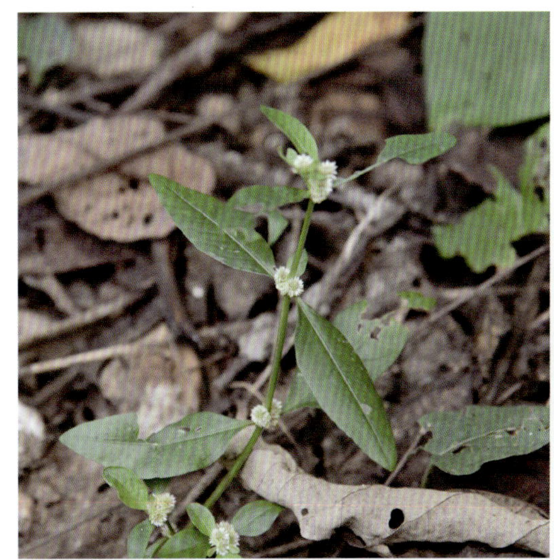

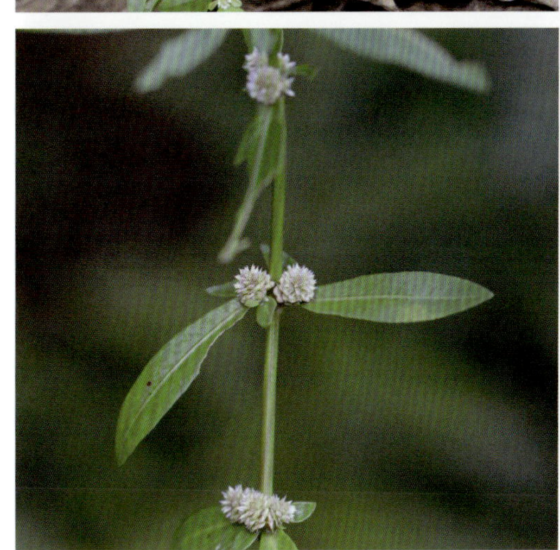

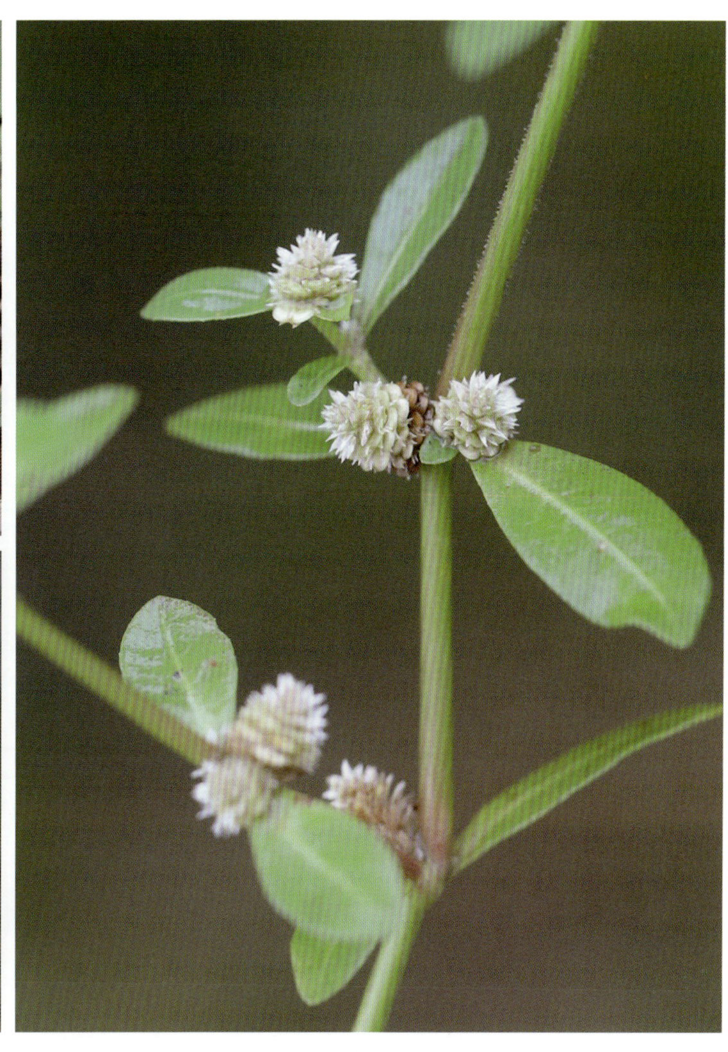

形态特征 多年生草本。茎有纵沟，沟内有柔毛。叶片条状披针形至卵状矩圆形，长 1~8cm，宽 0.2~2cm。头状花序 1~4 个，腋生，无总花梗，直径 0.3~0.6cm；花密生，花轴密生白色柔毛；苞片卵状披针形，小苞片钻形；花被片卵形，长 0.2~0.3cm，白色。胞果倒心形，长约 0.2cm，翅状，深棕色，包于宿存花被片内。花期 5~7 月，果期 7~9 月。

适宜生境 生于村庄附近的草坡、水沟、田边、沼泽或海边潮湿处。

资源状况 分布于马头山各地。常见。

入药部位 全草（莲子草）。

采收加工 夏、秋二季采收，洗净，晒干。

功能主治 清热凉血，利湿消肿，拔毒止痒。用于痢疾，鼻衄，咯血，便血，尿道炎，咽炎，乳腺炎，小便不利；外用于疮疖肿毒，湿疹，皮炎，体癣，毒蛇咬伤。

刺　苋 竻苋菜、勒苋菜

Amaranthus spinosus L.

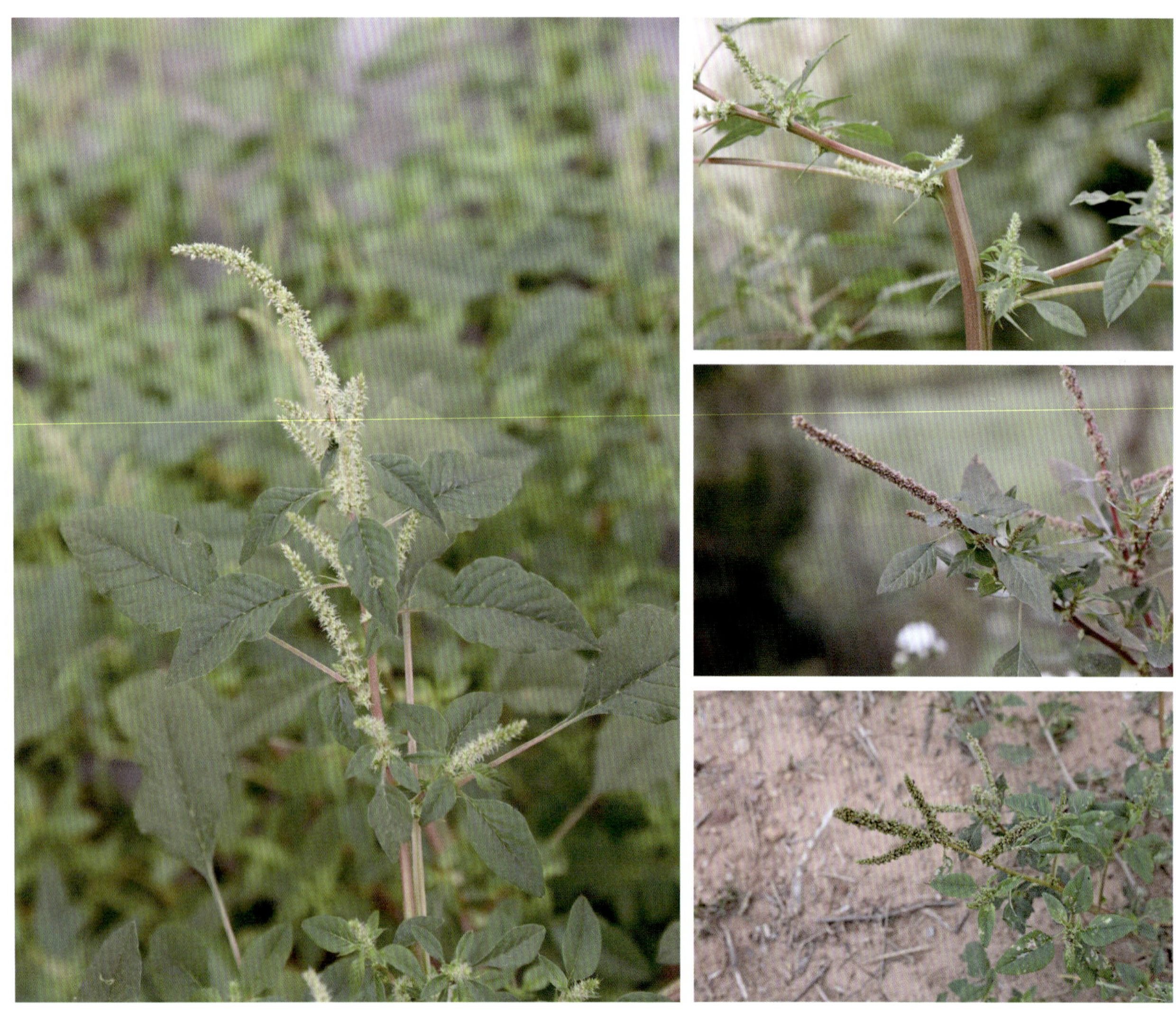

形态特征 一年生草本。茎直立，多分枝。叶片菱状卵形，长 3~12cm，宽 1~5.5cm；叶柄长 1~8cm，在其旁有 2 刺。圆锥花序长 3~25cm，下部顶生花穗常全部为雄花；花穗基部的苞片成尖锐直刺，长 0.5~1.5cm，在顶生花穗的上部为狭披针形，长 0.15cm；花被片绿色。胞果矩圆形，长约 0.1cm，不规则横裂，包裹于宿存花被片内。花、果期 7~11 月。

适宜生境 生于荒地或圃地。

资源状况 分布于马头山各地。常见。

入药部位 全草（簕苋菜）。

采收加工 春、夏、秋三季采挖，洗净，鲜用或晒干。

功能主治 清热，利湿，解毒，消肿。用于痢疾，便血，浮肿，白带异常，胆结石，瘰疬，痔疮，疔疮，喉痛，蛇咬伤。

皱果苋 绿苋、野苋、猪苋

Amaranthus viridis L.

标本采集号：361028180826003LY

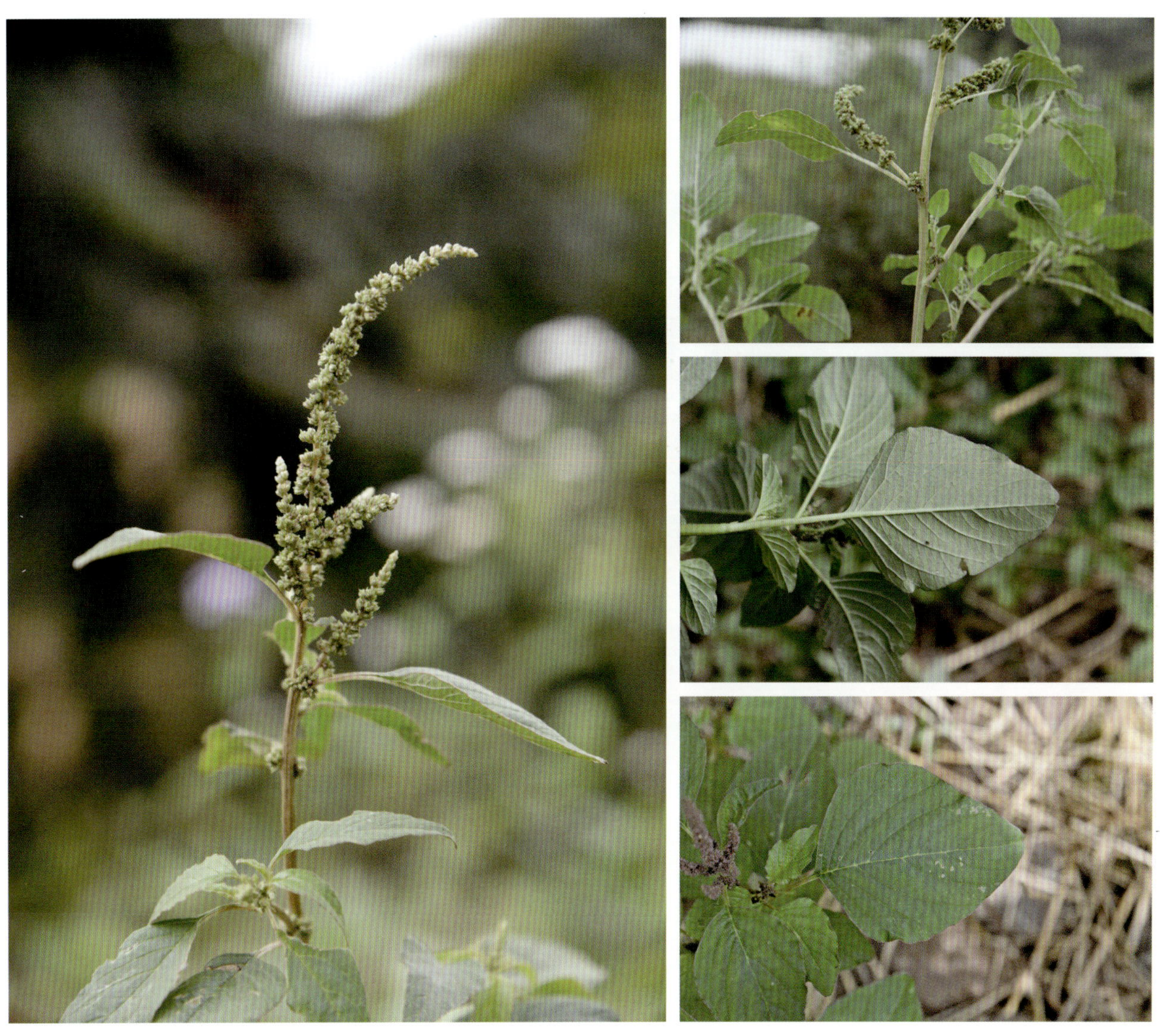

形态特征 一年生草本。茎直立，有不显明棱角。叶片卵形，长 3~9cm，宽 2.5~6cm，顶端有 1 芒尖。由穗状花序组成的圆锥花序顶生，长 6~12cm，宽 1.5~3cm；苞片及小苞片披针形，长不及 0.1cm；花被片 3，矩圆形。胞果扁球形，直径约 0.2cm，不裂，极皱缩，超出花被片。花期 6~8 月，果期 8~10 月。

适宜生境 生于杂草地上或田野间。

资源状况 分布于马头山各地。常见。

入药部位 全草或根（白苋）。

采收加工 春、夏、秋三季均可采收，洗净，鲜用或晒干。

功能主治 清热，利湿，解毒。用于痢疾，泄泻，小便赤涩，疮肿，蛇虫咬伤，牙疳。

青 葙 野鸡冠花、鸡冠花

Celosia argentea L.

标本采集号：361028170911025LY

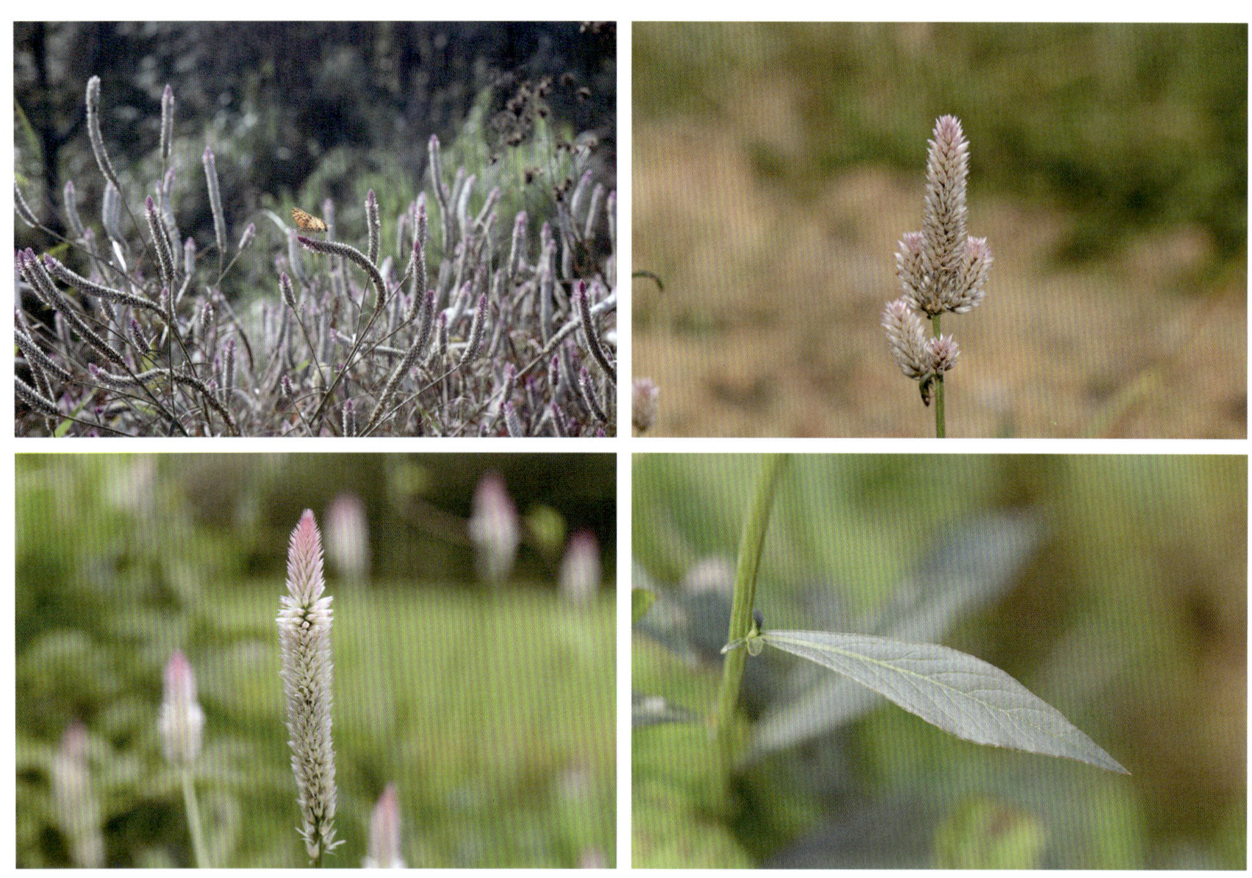

形态特征 一年生草本。茎直立，有分枝，具明显条纹。叶片矩圆状披针形，长5~8cm，宽1~3cm。穗状花序顶生，塔状或圆柱状，无分枝，长3~10cm，花多数，密生；花被片矩圆状披针形，长0.6~1cm，初为粉红色，后变白色。胞果卵形，长约0.3cm，包裹于宿存花被片内。种子肾形。花期5~8月，果期6~10月。

适宜生境 生于平原、田边、丘陵、山坡。

资源状况 分布于马头山各地。常见。

入药部位 种子（青葙子）、茎叶或根（青葙）、花序（青葙花）。

采收加工 种子：秋季果实成熟时采割植株或摘取果穗，晒干，收集种子，除去杂质。茎叶或根：夏季采收，鲜用或晒干。花序：花期采收，晒干。

功能主治 种子：清肝，明目，退翳。用于肝热目赤，眼生翳膜，视物昏花，肝火眩晕。茎叶或根：燥湿清热，杀虫止痒，凉血止血。用于湿热带下，小便不利，尿浊，泄泻，阴痒，疮疥，风瘙身痒，痔疮，衄血，创伤出血。花序：清肝凉血，明目去翳。用于吐血，头风，目赤，血淋，月经不调，白带异常，血崩。

鸡冠花 鸡髻花、鸡公花、鸡角枪

Celosia cristata L.

标本采集号：361028180825046LY

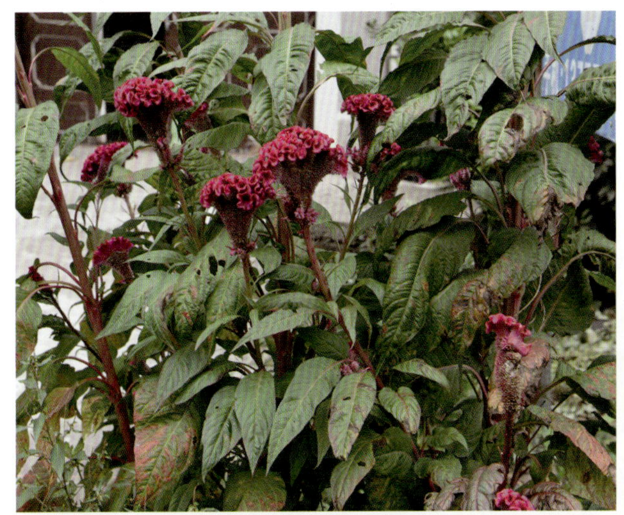

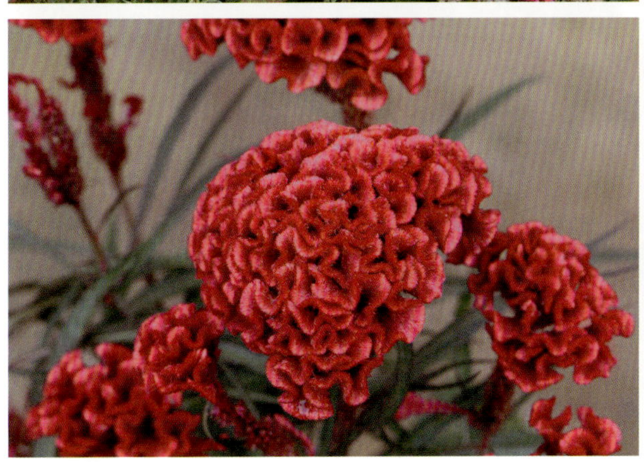

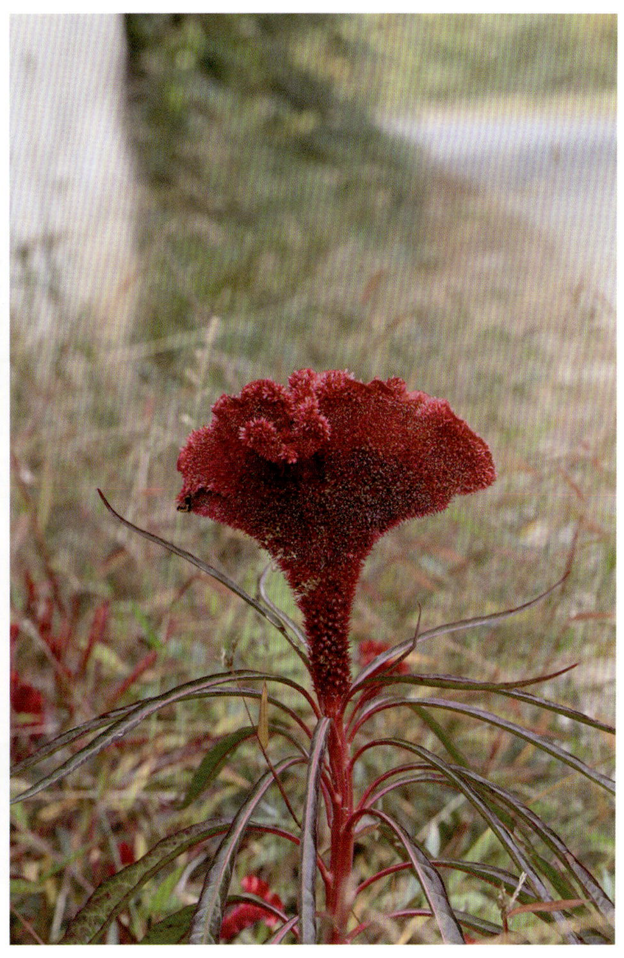

形态特征 一年生草本，茎直立，无毛。叶片卵形至披针形，长 6~15cm，宽 2~6cm。花多数，极密生，形成鸡冠状或羽毛状的穗状花序；花被片 5，披针形，红色、紫色、黄色、橙色或红色黄色相间。胞果盖裂。种子扁球形。花、果期 7~9 月。

适宜生境 生于房前屋后墙脚下或庭园中，常栽培。

资源状况 分布于马头山各地。常见。

入药部位 花序（鸡冠花）、茎叶（鸡冠苗）、种子（鸡冠子）。

采收加工 花序：秋季花盛开时采收，晒干。茎叶：夏季采收，鲜用或晒干。种子：9~10 月果实成熟时采收，割取果序，晒干，搓出种子，拣去杂质。

功能主治 花序：收敛止血，止带，止痢。用于吐血，崩漏，便血，痔血，赤白带下，久痢不止。茎叶：清热凉血，解毒。用于吐血，衄血，崩漏，痔疮，痢疾，荨麻疹。种子：凉血，止血。用于肠风便血，赤白痢疾，崩带，淋浊。

千日红 百日红、火球花

Gomphrena globosa L.

标本采集号：361028180822025LY

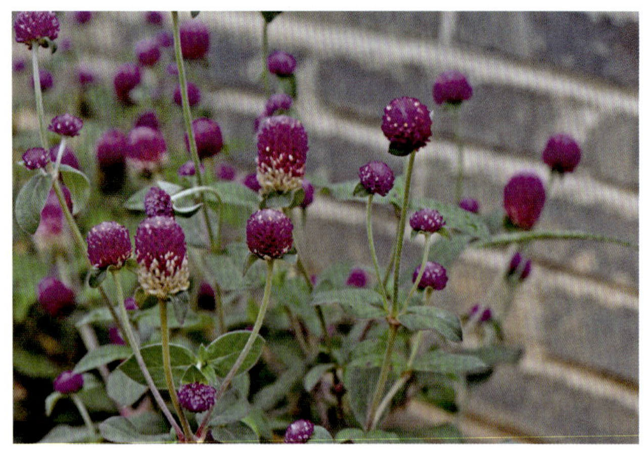

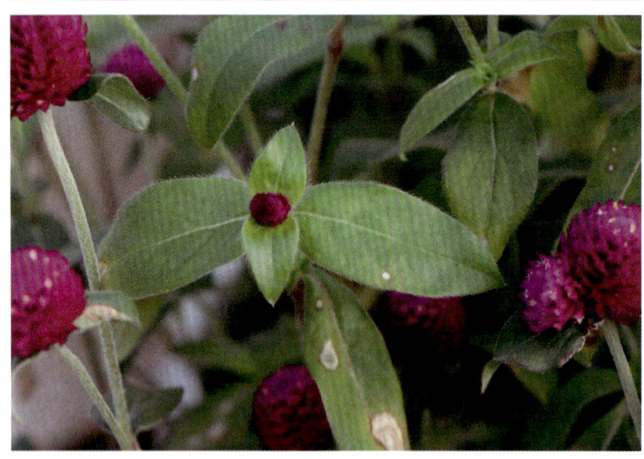

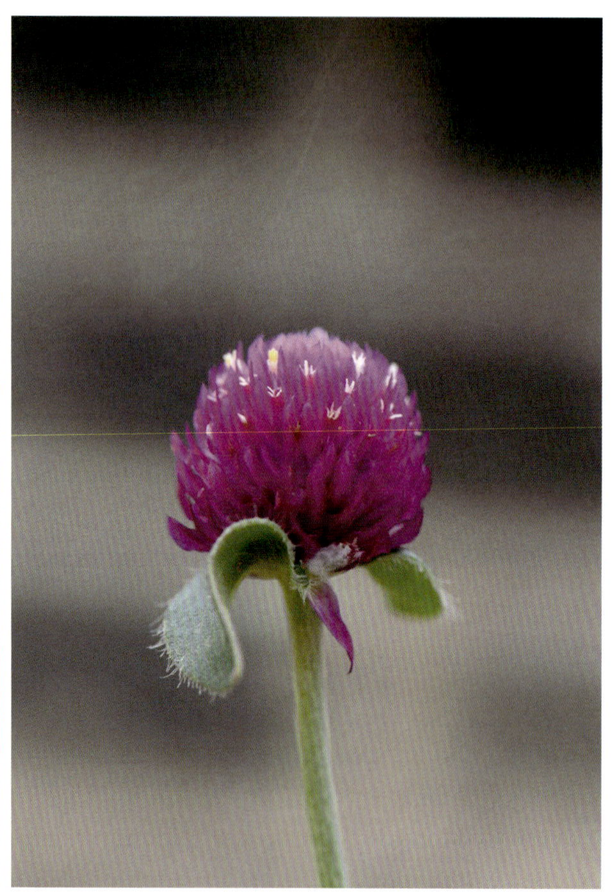

形态特征 一年生草本，全株密被白色长毛。茎直立，有分枝，近四棱形，具沟纹，节部膨大，带紫红色。单叶对生，上端叶几无柄，有灰色长柔毛，叶片长圆形至椭圆形，长 5~10cm，宽 2~4cm，边缘波状；叶柄长 1~1.3cm。头状花序球形或长圆形，通常单生于枝顶，有时 2~3 个花序并生，常紫红色，也见淡紫色或白色。胞果近球形。种子肾形，棕色，光亮。花、果期 6~9 月。

适宜生境 生于房前屋后墙脚下或庭园中，常栽培。

资源状况 分布于马头山峰上等地。少见。

入药部位 花序或全草（千日红）。

采收加工 夏、秋二季采摘花序或拔取全株，鲜用或晒干。

功能主治 止咳平喘，清肝明目，解毒。用于咳嗽，哮喘，百日咳，小儿夜啼，目赤肿痛，肝热头晕，头痛，痢疾，疮疖。

木兰科

红毒茴 披针叶茴香、红茴香

Illicium lanceolatum A. C. Smith

标本采集号：361028170912002LY

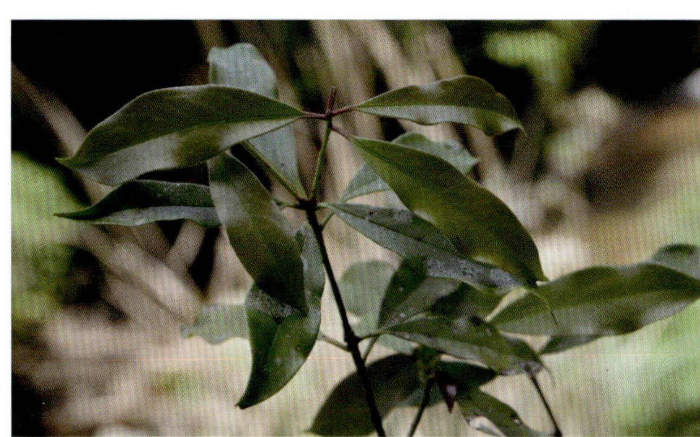

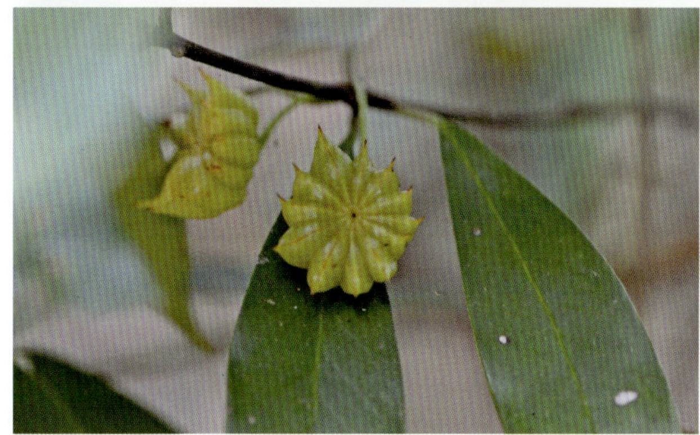

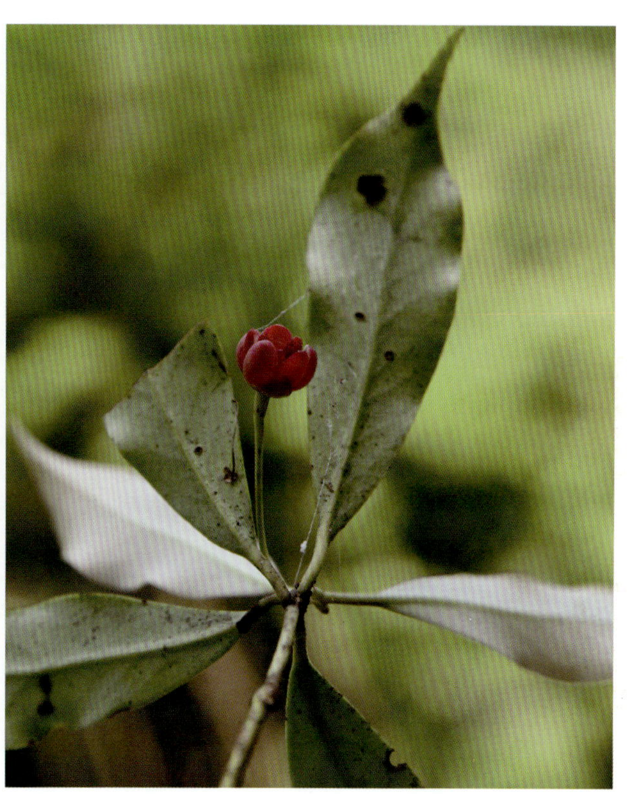

形态特征 乔木。枝条纤细，树皮浅灰色至灰褐色。叶互生，革质，披针形，长 5~15cm，宽 1.5~4.5cm；叶柄纤细，长 7~15mm。花腋生或近顶生，单生或 2~3 朵，红色；花梗纤细，直径 0.8~2mm，长 15~50mm。果梗长可达 8cm，纤细；蓇葖 9~14 枚轮状排列，直径 3.4~4cm，单个蓇葖长 14~21mm，宽 5~9mm，厚 3~5mm。种子长 7~8mm，宽 5mm，厚 2~3.5mm。花期 4~6 月，果期 8~10 月。

适宜生境 生于阴湿狭谷和溪流沿岸。

资源状况 分布于马头山百丈济等地。罕见。

入药部位 根及根皮（红毒茴）。

采收加工 全年均可采收，鲜用或晒干。

功能主治 散瘀止痛，祛风除湿。用于跌打损伤，风湿性关节炎，腰腿痛。

评　　述 本品有毒。

黑老虎 臭饭团、过山龙藤

Kadsura coccinea (Lem.) A. C. Smith

标本采集号：361028180822029LY

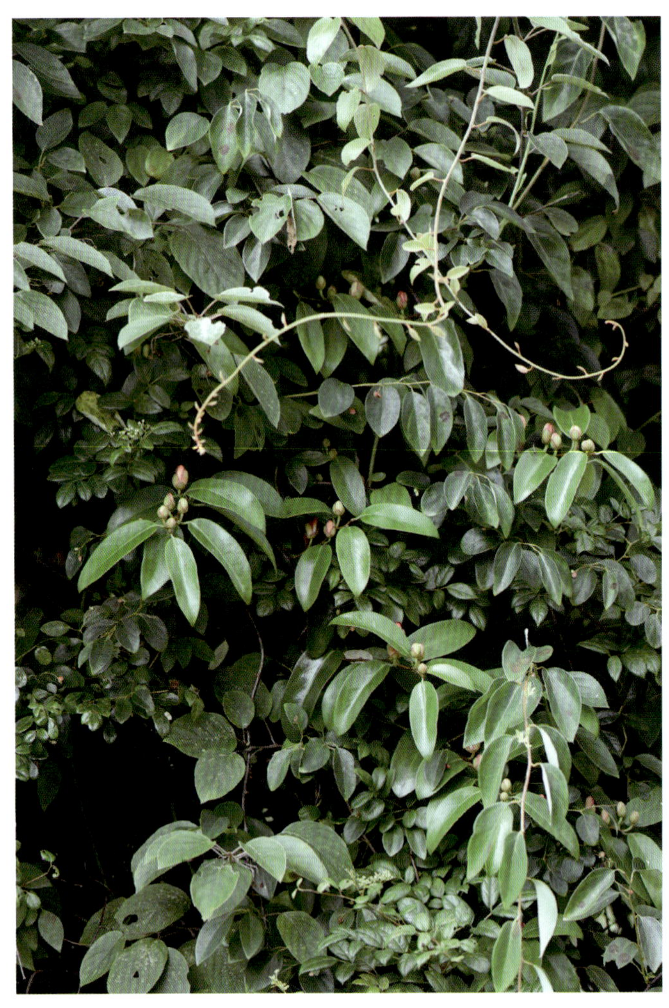

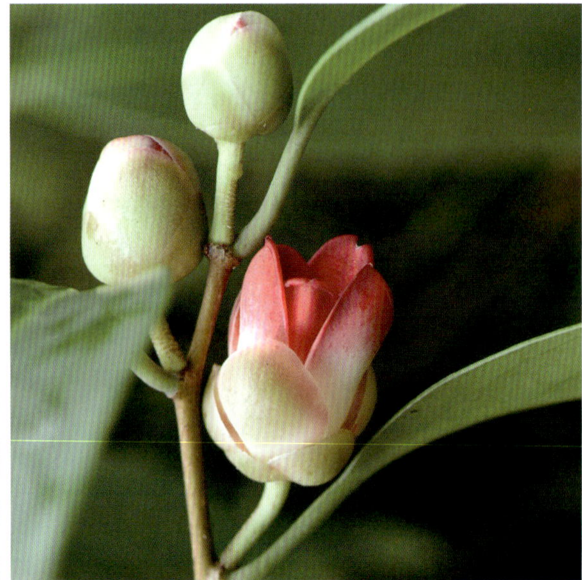

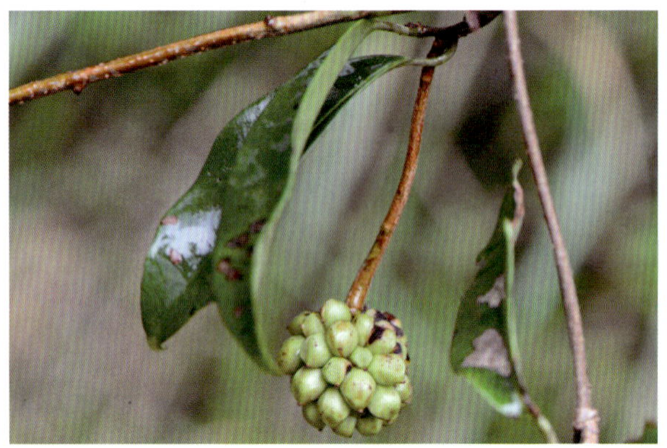

形态特征 藤本。茎下部僵伏土中，上部缠绕；枝圆柱形，棕黑色。单叶互生；叶革质，长圆形至卵状披针形，长 8~17cm，宽 3~8cm，全缘，上面深绿色，有光泽；柄长 1~2.5cm。花单生于叶腋，雌雄异株；花被片红色，10~16 片，长 12~15mm，宽 5~14mm。聚合果近球形，成熟时红色或黑紫色，直径 6~10cm 或更大；小浆果倒卵形，长达 4cm。种子红色，心形或卵状心形。花期 5~7 月，果期 8~10 月。

适宜生境 生于山地疏林中，常缠绕于大树上。

资源状况 分布于马头山峰上等地。少见。

入药部位 根及藤茎（黑老虎）。

采收加工 全年均可采，掘起根部及须根，洗净泥沙，切成小段或割取老藤茎，刮去栓皮，切段，晒干。

功能主治 行气止痛，散瘀通络。用于胃及十二指肠溃疡，慢性胃炎，急性胃肠炎，风湿痹痛，跌打损伤，骨折，痛经，产后瘀血腹痛，疝气痛。

南五味子 红木香、紫金藤、紫荆皮

Kadsura longipedunculata Finet et Gagnep.

标本采集号：361028170711041LY

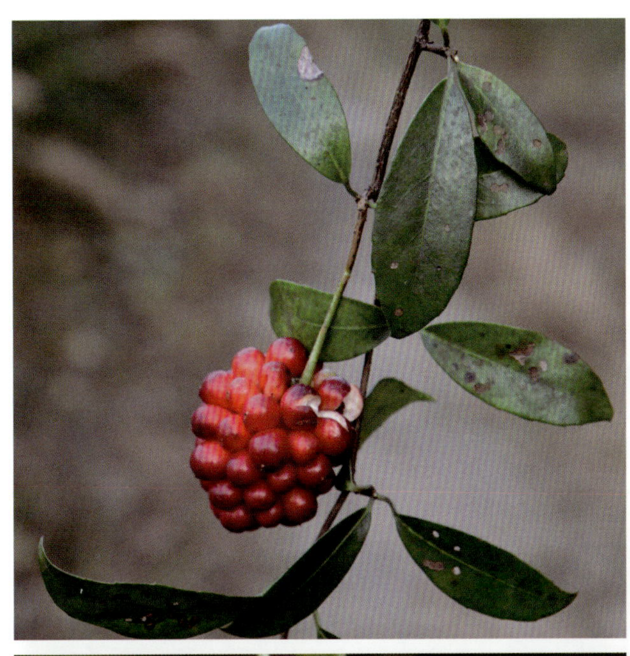

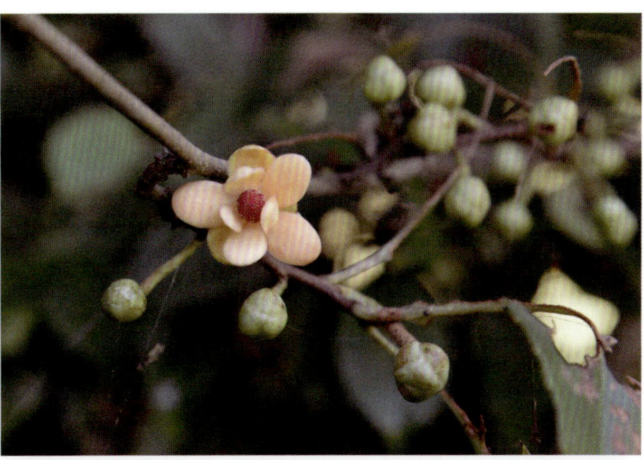

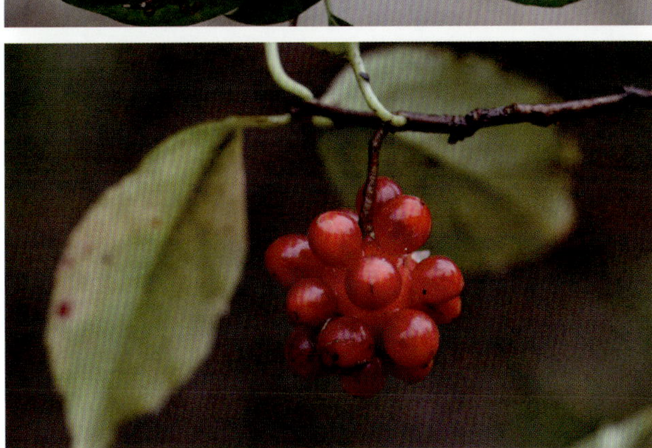

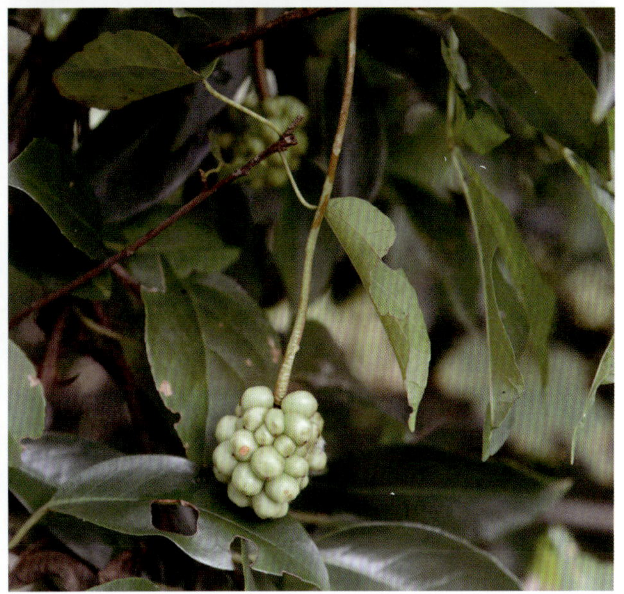

形态特征 藤本。叶长圆状披针形，长 5~13cm，宽 2~6cm，边缘有疏齿，侧脉每边 5~7 条；叶柄长 0.6~2.5cm。花单生于叶腋，雌雄异株；雄花：花被片白色或淡黄色，8~17 片，中轮最大 1 片，椭圆形，长 8~13mm，宽 4~10mm。聚合果球形，直径 1.5~3.5cm；小浆果倒卵圆形，长 8~14mm。种子 2~3，稀 4~5，肾形，长 4~6mm，宽 3~5mm。花期 6~9 月，果期 9~12 月。

适宜生境 生于山坡、林中。

资源状况 分布于马头山各地。常见。

入药部位 根或根皮（红木香）。

采收加工 立冬前后采挖，去净残茎、细根及泥土，晒干；或剥取根皮，晒干。

功能主治 理气止痛，祛风通络，活血消肿。用于胃痛，腹痛，风湿痹痛，痛经，月经不调，产后腹痛，咽喉肿痛，痔疮，无名肿毒，跌打损伤。

华中五味子 南五味子、香苏、红铃子

Schisandra sphenanthera Rehd. et Wils.

标本采集号：361028170910027LY

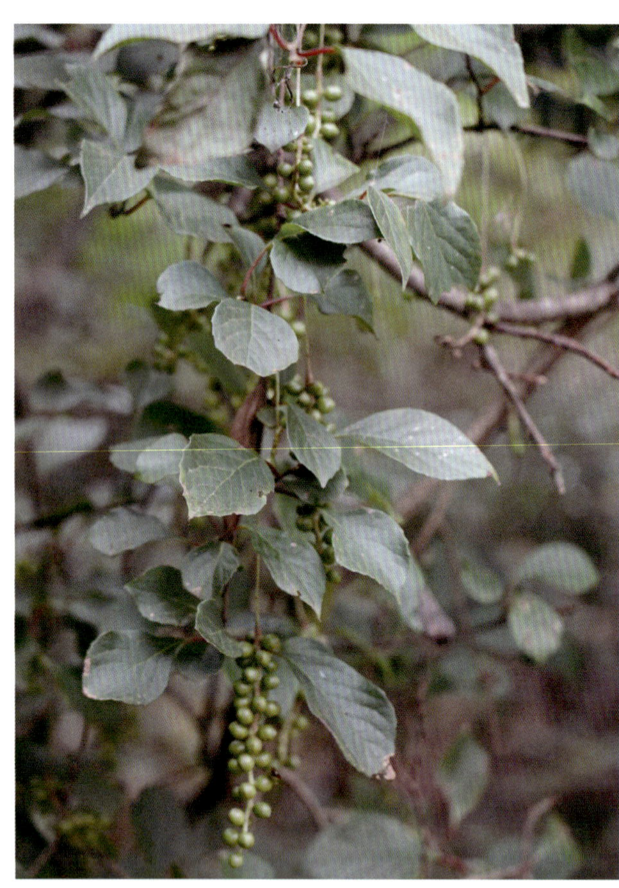

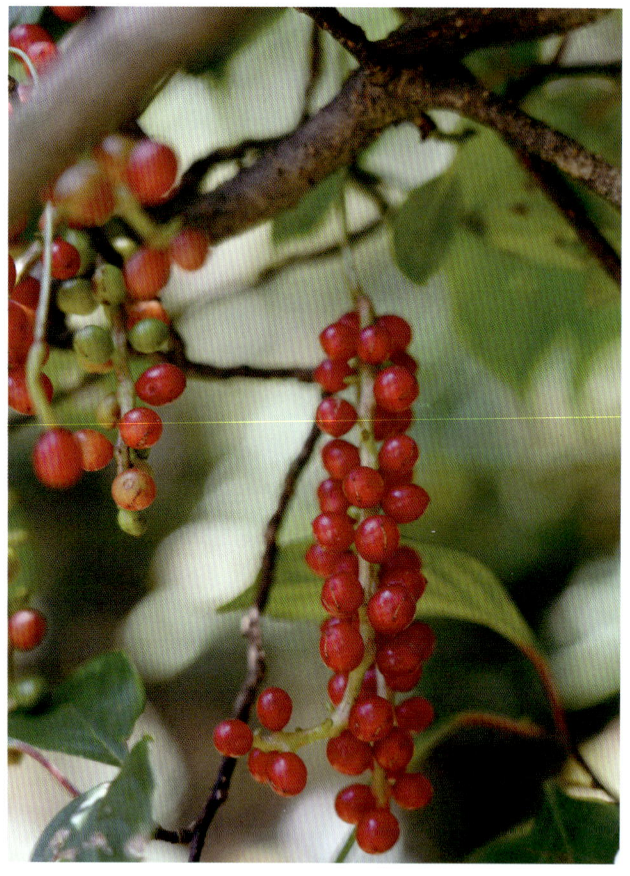

形态特征 木质藤本。小枝红褐色，具颇密而凸起的皮孔。叶纸质，倒卵形、宽倒卵形，长 3~11cm，宽 1.5~7cm，先端短急尖或渐尖，基部楔形或阔楔形；叶柄红色，长 1~3cm。花生于近基部叶腋；花梗纤细，长 2~4.5cm，基部具长 3~4mm 的膜质苞片；花被片 5~9，橙黄色；雄蕊群倒卵圆形，雄蕊 11~23，药室内侧向开裂；雌蕊群卵球形，直径 5~5.5mm，雌蕊 30~60 枚，子房近镰刀状椭圆形，柱头冠狭窄，下延成不规则的附属体。聚合果果托长 6~17cm，果梗长 3~10cm。种子长圆体形或肾形。花期 4~7 月，果期 7~9 月。

适宜生境 生于湿润山坡边或灌丛中。

资源状况 分布于马头山白沙坑等地。常见。

入药部位 果实（南五味子）。

采收加工 秋季果实成熟时采摘，晒干，除去果梗及杂质。

功能主治 收敛固涩，益气生津，补肾宁心。用于久嗽虚喘，梦遗滑精，遗尿尿频，久泻不止，自汗盗汗，津伤口渴，短气脉虚，内热消渴，心悸失眠。

玉 兰 木兰、玉堂春、望春花

Magnolia denudata Desr.

标本采集号：361028180822024LY

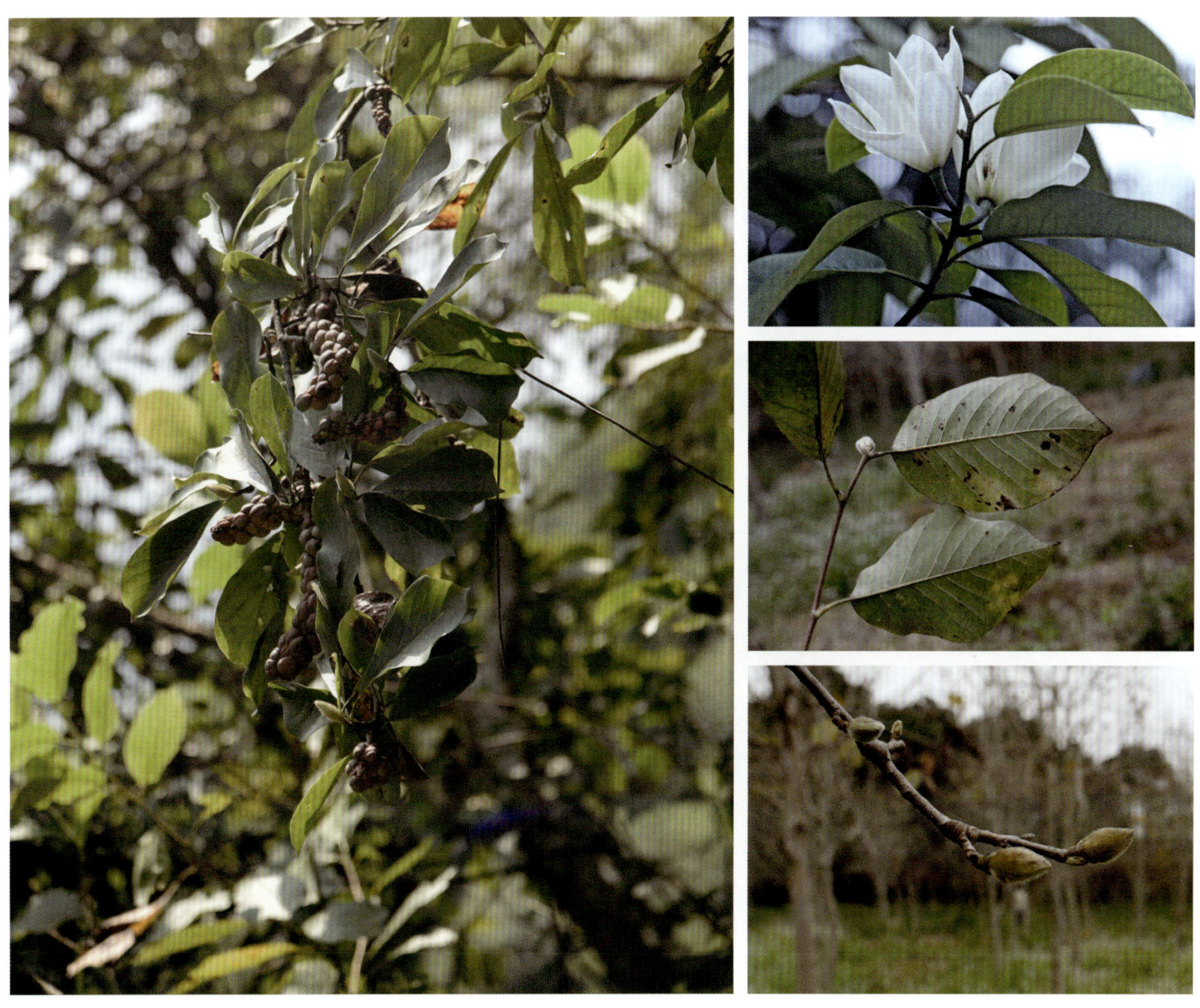

形态特征 乔木。小枝粗壮，被柔毛。单叶互生，叶片通常倒卵形，叶下面及叶柄有白色细柔毛，长 10~18cm，宽 3.5~6.5cm；叶柄长 1~2cm。花先叶开放，单生于枝顶，直立，芳香，直径 10~16cm；花被片 9 片，白色，有时外面基部红色，倒卵状长圆形。聚合果圆筒形，稍扭曲，长 8~13cm。种子倒卵形。花期 2~3 月，果期 8~9 月。

适宜生境 生于常绿阔叶树和落叶阔叶树的混交林中。

资源状况 分布于马头山峰上等地。少见。

入药部位 花蕾（辛夷）。

采收加工 冬末春初花未开放时采收，除去枝梗，阴干。

功能主治 散风寒，通鼻窍。用于风寒头痛，鼻塞流涕，鼻鼽，鼻渊。

厚　朴 厚皮、重皮、赤朴

Magnolia officinalis Rehd. et Wils.

标本采集号：361028180825041LY

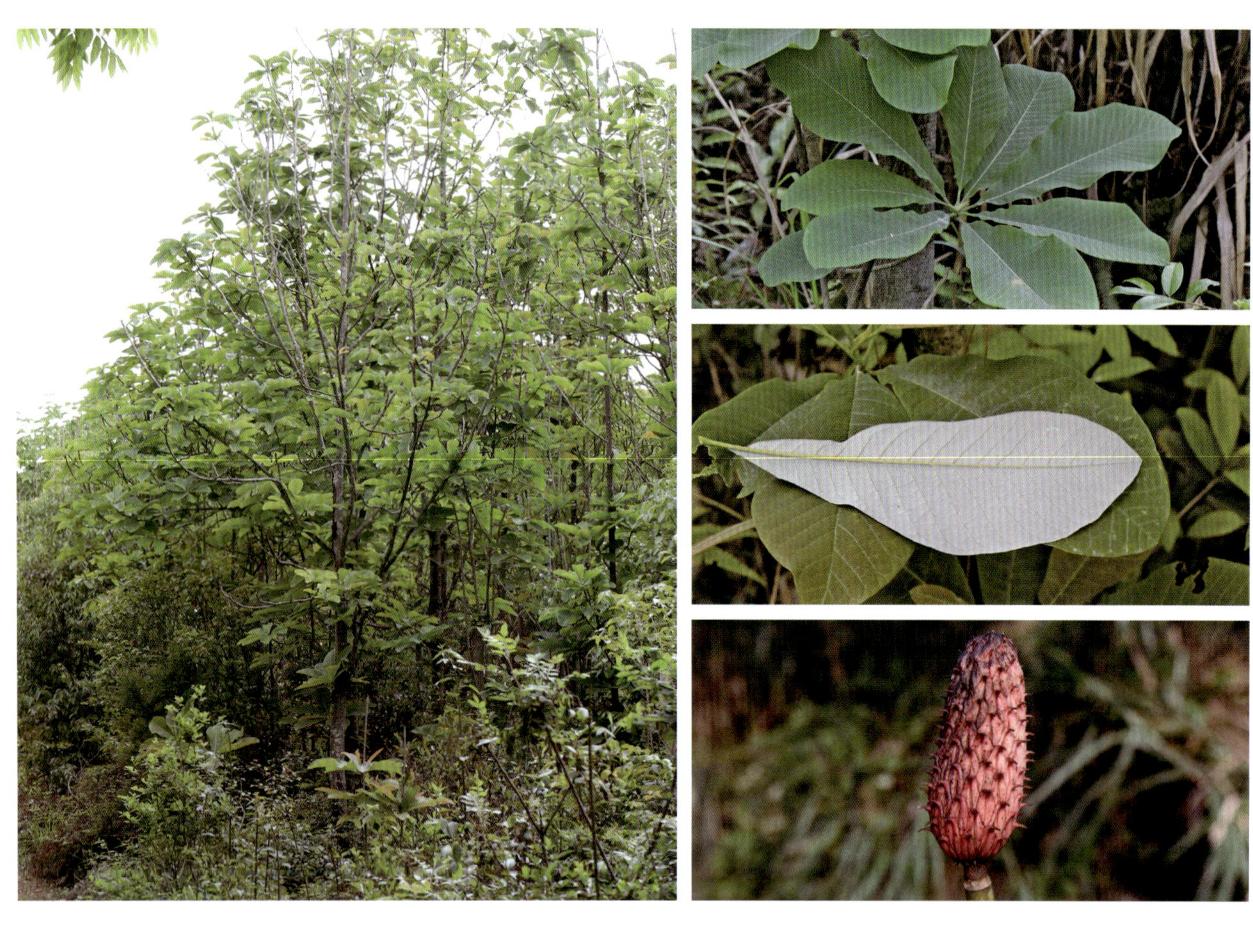

形态特征 乔木。树皮紫褐色；小枝粗壮，淡黄色。叶近革质，叶片7~9集生枝顶，长圆状倒卵形，长22~46cm，宽15~24cm；叶柄粗壮，长2.5~4cm；托叶痕长约为叶柄的2/3。花单生，芳香，直径10~15cm；花被片9~12或更多，外轮3片，绿色，盛开时向外反卷，内两轮白色，倒卵状匙形；雄蕊多数，长2~3cm，花丝红色；雌蕊多数，分离。聚合果长圆形，长9~15cm；蓇葖果具2~3mm的喙。种子三角状倒卵形，外种皮红色。花期4~5月，果期9~10月。

适宜生境 生于山地林间。

资源状况 分布于马头山姚家岭等地。少见。

入药部位 树皮、根皮及枝皮（厚朴）、花蕾（厚朴花）。

采收加工 树皮、根皮及枝皮：4~6月剥取，根皮及枝皮直接阴干；干皮置沸水中微煮后，堆置阴湿处，“发汗”至内表面变紫褐色或棕褐色时，蒸软，取出，卷成筒状，干燥。花蕾：春季花未开放时采摘，稍蒸后，晒干或低温干燥。

功能主治 树皮、根皮及枝皮：燥湿消痰，下气除满。用于湿滞伤中，脘痞吐泻，食积气滞，腹胀便秘，痰饮喘咳。花：芳香化湿，理气宽中。用于脾胃湿阻气滞，胸脘痞闷胀满，纳谷不香。

蜡梅科

山蜡梅 臭蜡梅、岩马桑、秋蜡梅

Chimonanthus nitens Oliv.

标本采集号：361028170426038LY

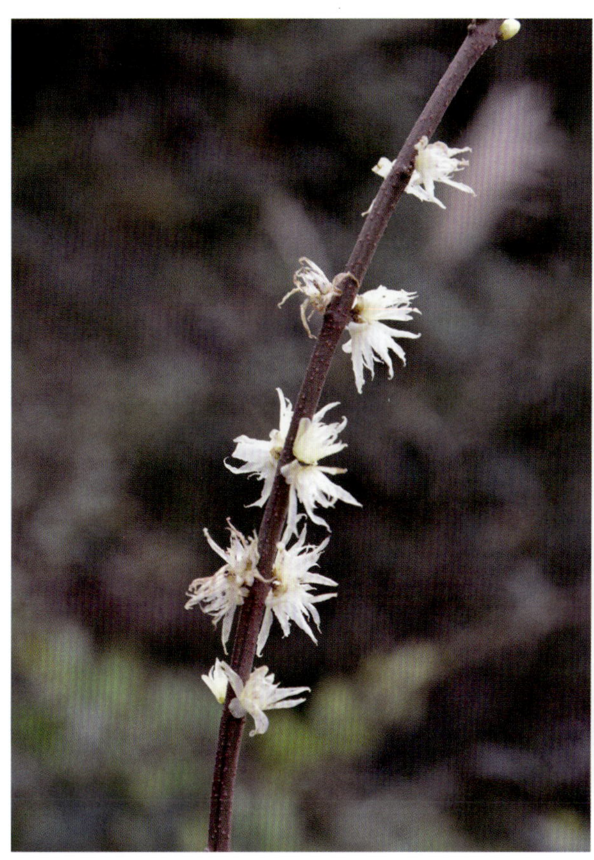
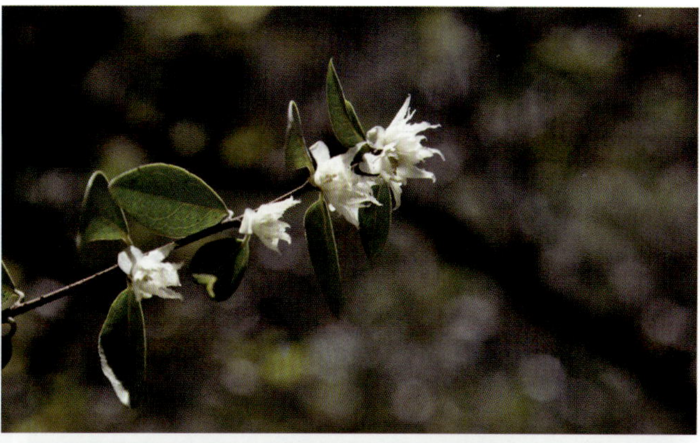
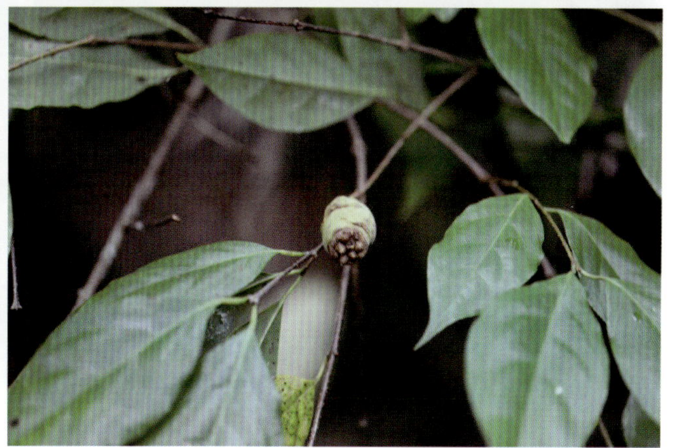

形态特征 灌木。幼枝方形，老枝近圆柱形。单叶对生，近革质，叶片椭圆形或卵状披针形，长2~13cm，宽1.5~5.5cm，上面亮绿色，下面灰白色，叶脉在下面凸起。小花单生或成对生于叶腋，芳香，直径约1cm；花被片多数，白色或黄白色，外轮花被片长圆形，长达1.5cm，宽约3mm，中轮花被片窄椭圆形，内轮花被片卵形。假果椭圆形，长2~4cm，褐色，被糙硬毛，内含瘦果数个。种子1颗。花期10月至翌年1月，果期4~7月。

适宜生境 生于山地疏林下或林缘阳处。

资源状况 分布于马头山竹延山等地。少见。

入药部位 叶（山蜡梅）。

采收加工 全年均可采，以夏、秋二季采收为佳，鲜用或晒干。

功能主治 祛风解表，芳香化湿。用于流行性感冒，中暑，慢性支气管炎，湿困胸闷，蚊蚁叮咬。

樟科

樟 乌樟、瑶人柴、栳樟

Cinnamomum camphora (Linn.) Presl

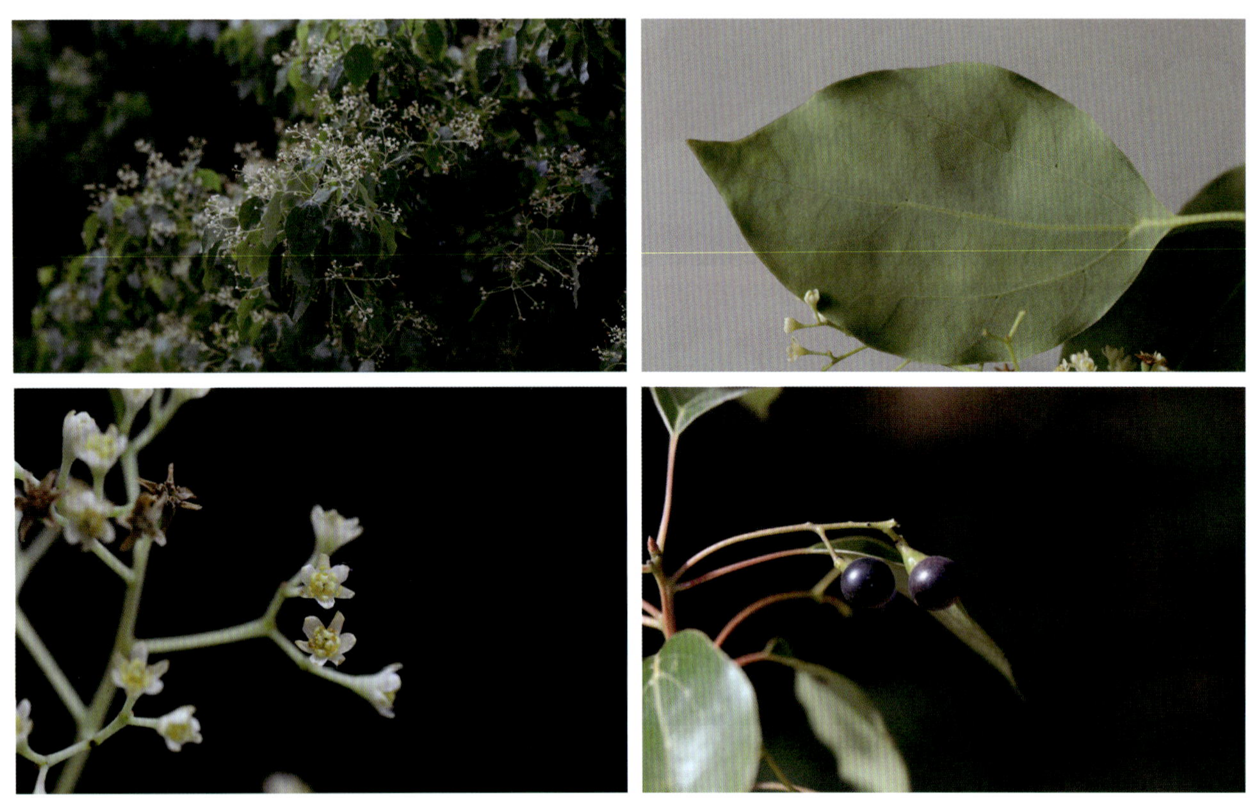

形态特征 乔木，枝、叶及木材均有樟脑气味。树皮黄褐色，有不规则的纵裂。叶互生，卵状椭圆形，长 6~12cm，宽 2.5~5.5cm，全缘；叶柄纤细，长 2~3cm，腹凹背凸。圆锥花序腋生，长 3.5~7cm，具梗，总梗长 2.5~4.5cm；花绿白色或带黄色，长约 3mm；花梗长 1~2mm。果卵球形或近球形，直径 6~8mm，紫黑色；果托杯状，长约 5mm，顶端截平，宽达 4mm，基部宽约 1mm，具纵向沟纹。花期 4~5 月，果期 8~11 月。

适宜生境 生于山坡或沟谷中。

资源状况 分布于马头山各地。常见。

入药部位 新鲜枝、叶（天然冰片）。

采收加工 新鲜枝、叶经提取加工制成。

功能主治 开窍醒神，清热止痛。用于热病神昏、惊厥，中风痰厥，气郁暴厥，中恶昏迷，胸痹心痛，目赤，口疮，咽喉肿痛，耳道流脓。

香　桂 土肉桂、香槁树、香桂皮

Cinnamomum subavenium Miq.

标本采集号：361028180823030LY

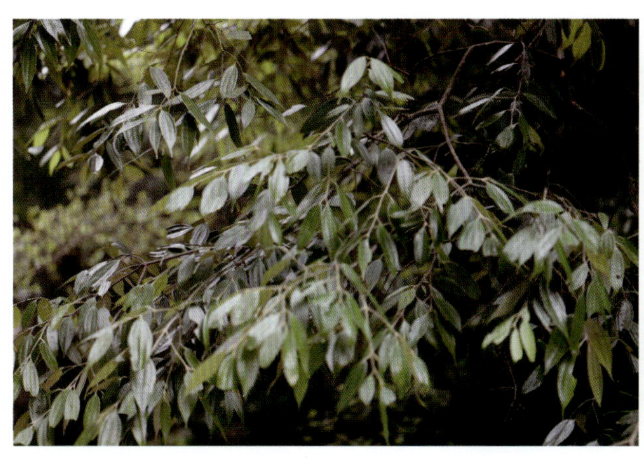
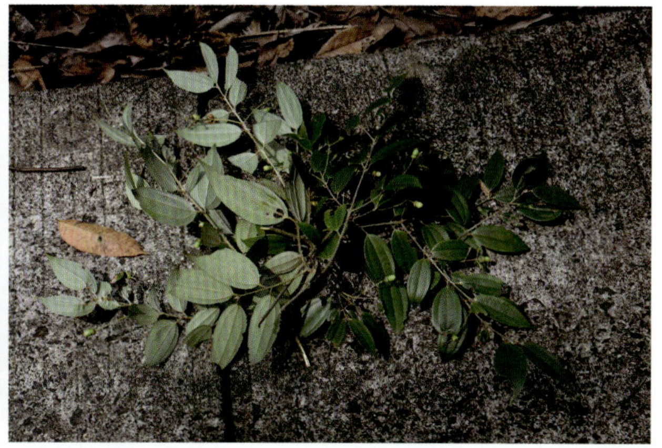

形态特征 乔木。树皮灰色，平滑。叶近对生或互生，叶片卵状椭圆形，长 4~13.5cm，宽 2~6cm，全缘；叶柄长 5~15mm。花序腋生，花具 3~5 朵，作聚伞状排列；花两性，长 3~4mm，淡黄色；花梗长 2~3mm；花被筒倒锥形，长约 1mm，花被片 6。果实椭圆形，长约 7mm，宽约 5mm，蓝黑色；果托杯状，直径约 5mm。花期 6~7 月，果期 8~10 月。

适宜生境 生于山坡、山谷常绿阔叶林中。

资源状况 分布于马头山昌坪等地。少见。

入药部位 树皮、根或根皮（香桂皮）。

采收加工 立夏前后，在近树根处及树干分枝处，上下各横截半周，剥取半周树皮，保留半月，让其继续生长。全年均可采，洗净，晒至七八成干，层叠作圆筒状，再晒干，捆扎成件。

功能主治 温中散寒，理气止痛，活血通脉。用于胃寒疼痛，胸满腹痛，呕吐泄泻，疝气疼痛，跌打损伤，风湿痹痛，血痢肠风。

乌　药 鳑毗树、铜钱树、天台乌药

Lindera aggregata (Sims) Kosterm

标本采集号：361028170912010LY

形态特征 灌木。根有纺锤状或结节状膨胀，外面黄棕色，有香味，稍苦。树皮灰绿色；小枝幼时密生锈色毛。单叶互生，叶片革质，椭圆形，长 3~6cm，宽 1.5~4cm，上面绿色，有光泽，下面苍白色；叶柄长 0.5~1cm。花单性，雌雄异株；伞形花序腋生，总花梗极短或无，通常 6~8 朵花集生在短枝上。果实椭圆形，长 9mm，直径 6mm，熟时黑色。花期 3~4 月，果期 5~11 月。

适宜生境 生于山坡林下或灌丛。

资源状况 分布于马头山各地。常见。

入药部位 块根（乌药）。

采收加工 全年均可采挖，除去细根，洗净，趁鲜切片晒干或直接晒干。

功能主治 行气止痛，温肾散寒。用于寒凝气滞，胸腹胀痛，气逆喘急，膀胱虚冷，遗尿尿频，疝气疼痛，经寒腹痛。

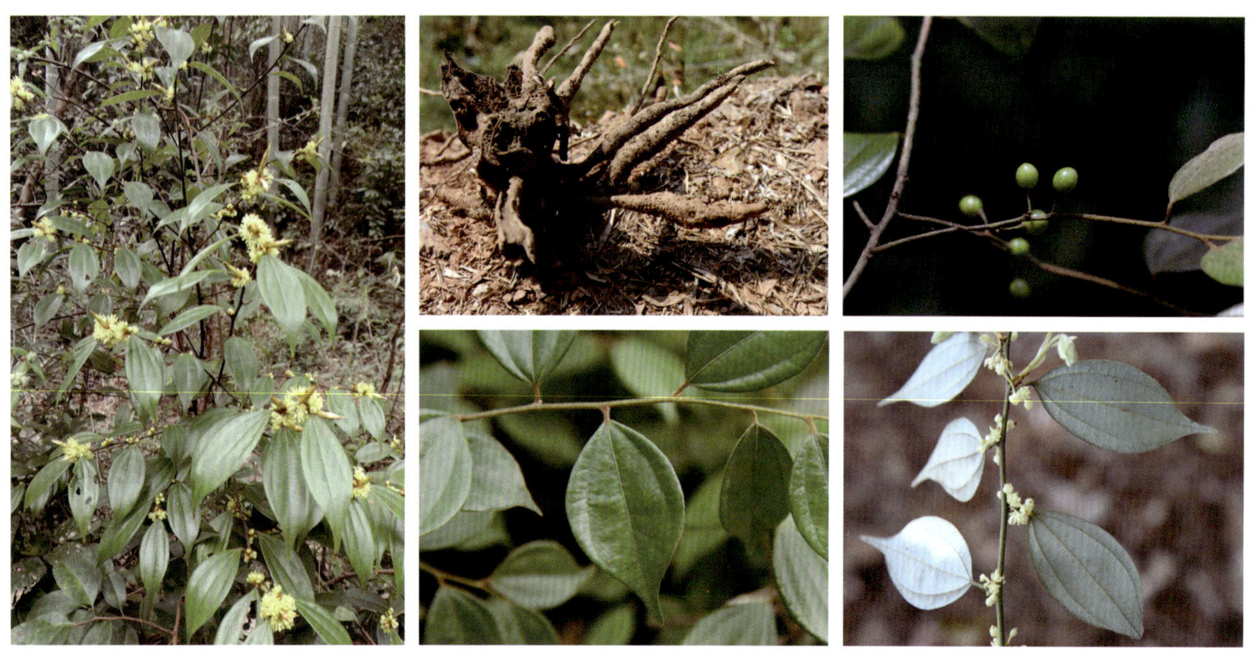

红果山胡椒 红果钓樟、詹糖香

Lindera erythrocarpa Makino

标本采集号：361028170708022LY

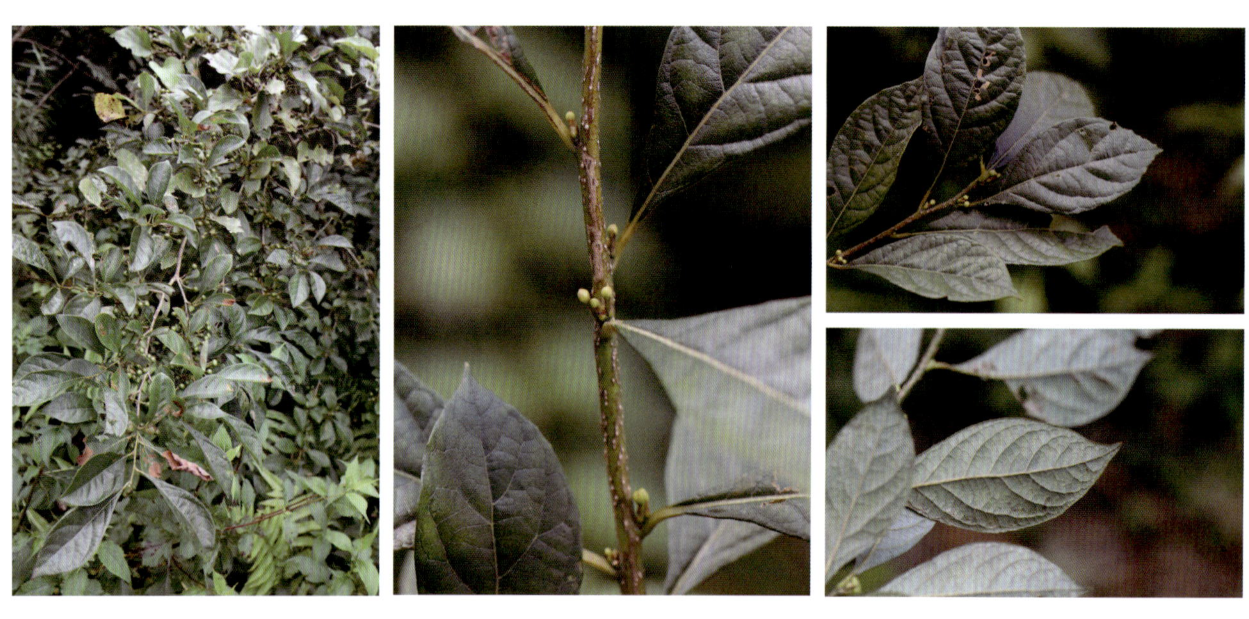

形态特征 灌木。树皮灰褐色。冬芽角锥形，长约 1cm。叶互生，通常为倒披针形，长 5~15cm，宽 1.5~6cm，纸质，侧脉每边 4~5 条；叶柄长 0.5~1cm。伞形花序着生于腋芽两侧各一；总梗长约 0.5cm；总苞片 4，具缘毛，内有花 15~17 朵；雄花花被片 6，黄绿色；雌花较小，花被片 6，内、外轮近相等，椭圆形。果实球形，直径 7~8mm，熟时红色；果梗长 1.5~1.8cm，直径 3~4mm。花期 4 月，果期 9~10 月。

适宜生境 生于山坡、山谷、溪边、林下等处。

资源状况 分布于马头山各地。常见。

入药部位 枝叶（钓樟枝叶）。

采收加工 春、夏、秋三季均可采收，洗净，切碎，鲜用或晒干。

功能主治 祛风杀虫，敛疮止血。用于疥癣痒疮，外伤出血，手足皲裂。

山胡椒 牛筋树、雷公子、假死柴

Lindera glauca (Sieb. et Zucc.) Bl.

标本采集号：361028170426032LY

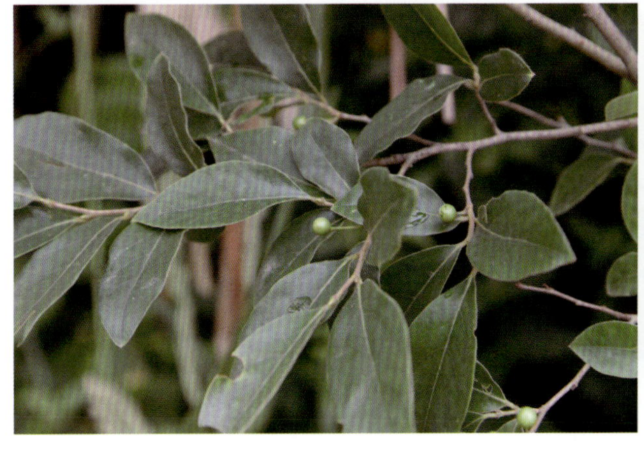

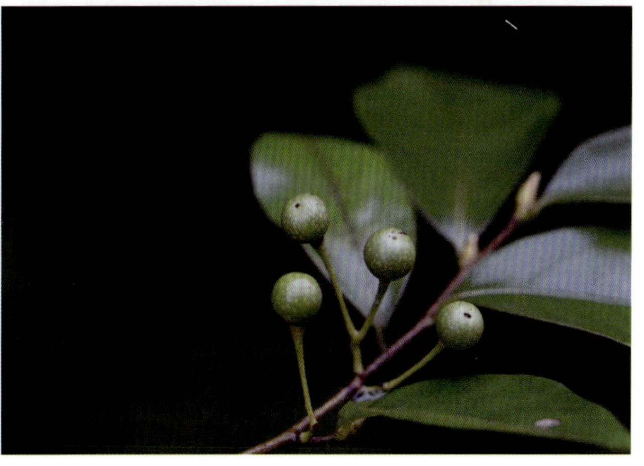

形态特征 灌木。树皮平滑，灰白色；冬芽外部鳞片红色；幼枝浅黄色。单叶互生，叶片坚纸质，枯后不落，宽椭圆形至倒卵形，长 4~9cm，宽 2~4cm，羽状脉，侧脉 4~6 对。花单性，雌雄异株；伞形花序腋生，总花梗短或不明显，有花 3~8 朵；花梗长约 1.2cm，密被白色柔毛；雄花花被 6 片，黄色，椭圆形；雌花的花被黄色，椭圆形或倒卵形，长约 2mm。果实球形，直径约 7mm，有香味，熟时黑褐色。花期 3~4 月。果期 7~9 月。

适宜生境 生于山坡林下、灌丛。

资源状况 分布于马头山各地。常见。

入药部位 果实（山胡椒）、根（山胡椒）。

采收加工 果实：秋季果熟时采收，晒干。根：秋季采收，晒干。

功能主治 果实：温中散寒，行气止痛，平喘。用于脘腹冷痛，胸满痞闷，哮喘。根：祛风通络，理气活血，利湿消肿，化痰止咳。用于风湿痹痛，跌打损伤，胃脘疼痛，脱力劳伤，支气管炎，水肿。

黑壳楠 楠木、八角香、花兰

Lindera megaphylla Hemsl.

标本采集号：361028180822003LY

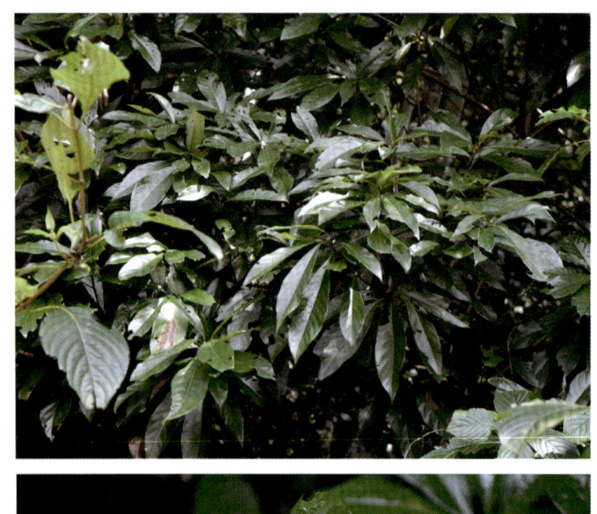

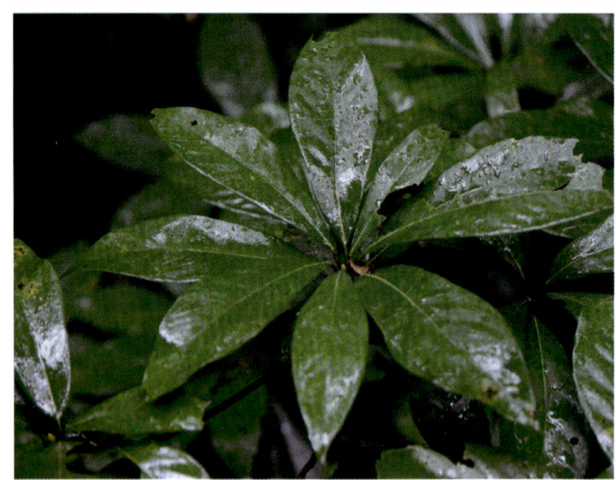

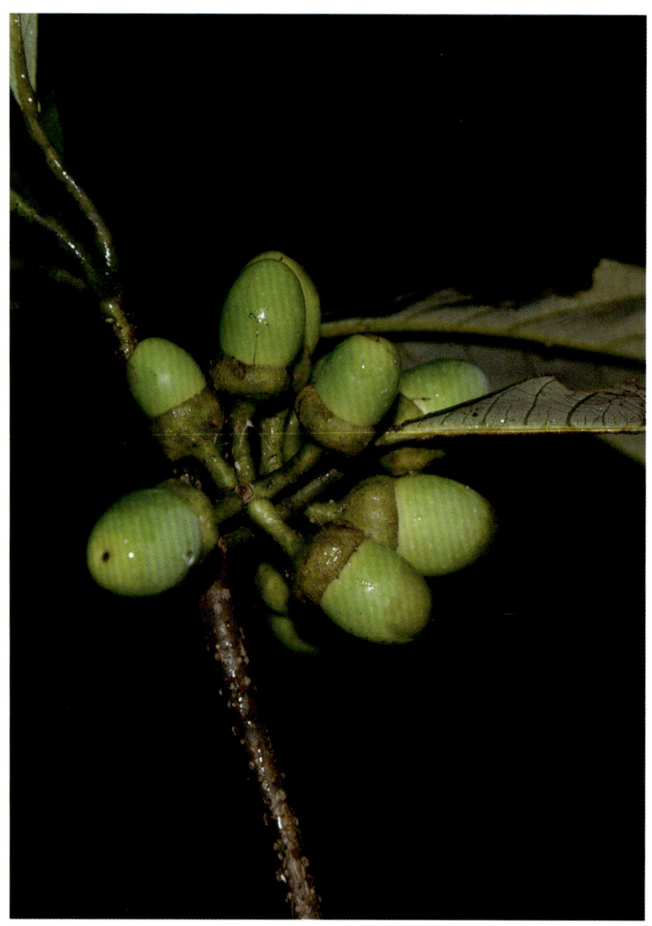

形态特征 乔木。树皮光滑，黑灰色。叶互生，叶片倒披针状长圆形，长10~23cm，宽3~7.5cm，上面深绿色，下面带苍白色，网脉明显；叶柄长1.5~3cm。花雌雄异株，伞形花序腋生，具短总梗；总苞灰白色，密被细柔毛，开花时脱落；每花序有花9~16朵；花紫红色；花被片6，匙形至条状披针形。果实椭圆形至卵状球形，长约1.8cm，直径约1.3cm，成熟时紫黑色，基部具杯状果托；果梗长约1.3cm。种子长椭圆状卵形。花期2~4月，果期9~12月。

适宜生境 生于阴湿常绿阔叶林山坡和谷地中。

资源状况 分布于马头山各地。常见。

入药部位 根、树皮或枝（黑壳楠）。

采收加工 全年均可采收，晒干或鲜用。

功能主治 祛风除湿，温中行气，消肿止痛。用于风湿痹痛，肢体麻木疼痛，脘腹冷痛，疝气疼痛，咽喉肿痛，癣疮瘙痒。

山 橿 野樟树、钓樟、甘橿

Lindera reflexa Hemsl.

标本采集号：361028180509007LY

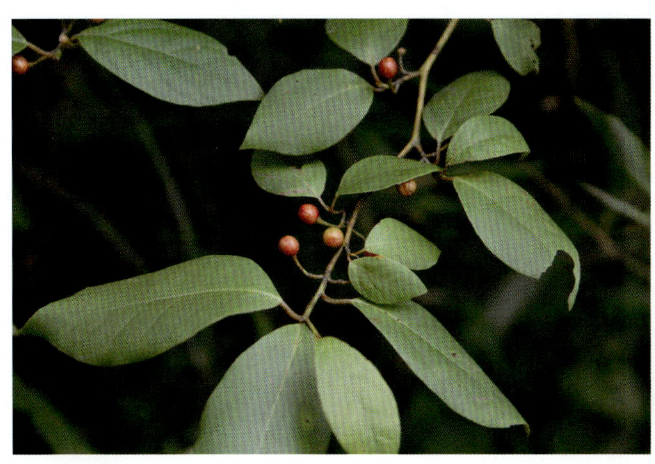

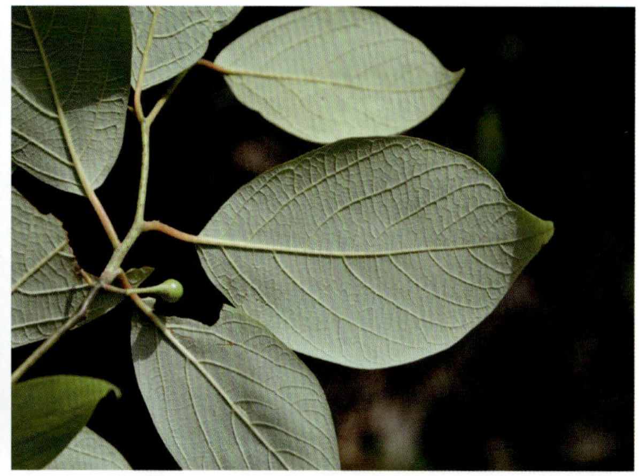

形态特征 灌木，幼时有绢状毛。叶互生，倒卵状椭圆形，长 4~12cm，宽 2~5cm，全缘，纸质，下面被柔毛，老时脱落，侧脉 5~8 条；叶柄长 5~12mm。花单性，雌雄异株；伞形花序腋生，花梗被黄褐色柔毛；花被片 6，椭圆形，黄色；雄花花梗长 4~5mm，密被白色柔毛；花被片 6，黄色，椭圆形，近等长；雌花花梗长 4~5mm，密被白色柔毛；花被片黄色，宽矩圆形，长约 2mm。果实球形，深红色，直径约 7mm；果柄长 1.5~2cm。花期 3~4 月。果期 9~10 月。

适宜生境 生于山坡路边、林缘或灌木丛中。

资源状况 分布于马头山各地。常见。

入药部位 根或根皮（山橿根）。

采收加工 全年均可采收，晒干或鲜用。

功能主治 理气止痛，祛风解表，杀虫，止血。用于胃痛，腹痛，风寒感冒，风疹疥癣，刀伤出血。

山鸡椒 山苍树、木姜子、毕澄茄

Litsea cubeba (Lour.) Pers.

标本采集号：361028170426033LY

形态特征 灌木，枝叶和果实有芳香气味。幼树树皮黄绿色，老树灰褐色。单叶互生，纸质，叶片通常披针形，长 4~11cm，宽 1.1~2.4cm；叶柄较细，长 0.6~2cm。伞形花序单生或簇生，总梗长 0.6~1cm；每一花序有花 4~6 朵，花单性，雌雄异株，花被 6 片。果实近球形，直径 4~5mm，无毛，幼时绿色，成熟时黑色；果柄长约 4mm，先端稍增粗。花期 2~3 月，果期 7~8 月。

适宜生境 生于山坡灌丛、疏林中。

资源状况 分布于马头山各地。常见。

入药部位 果实（荜澄茄）。

采收加工 秋季果实成熟时采收，除去杂质，晒干。

功能主治 温中散寒，行气止痛。用于胃寒呕逆，脘腹冷痛，寒疝腹痛，寒湿郁滞，小便浑浊。

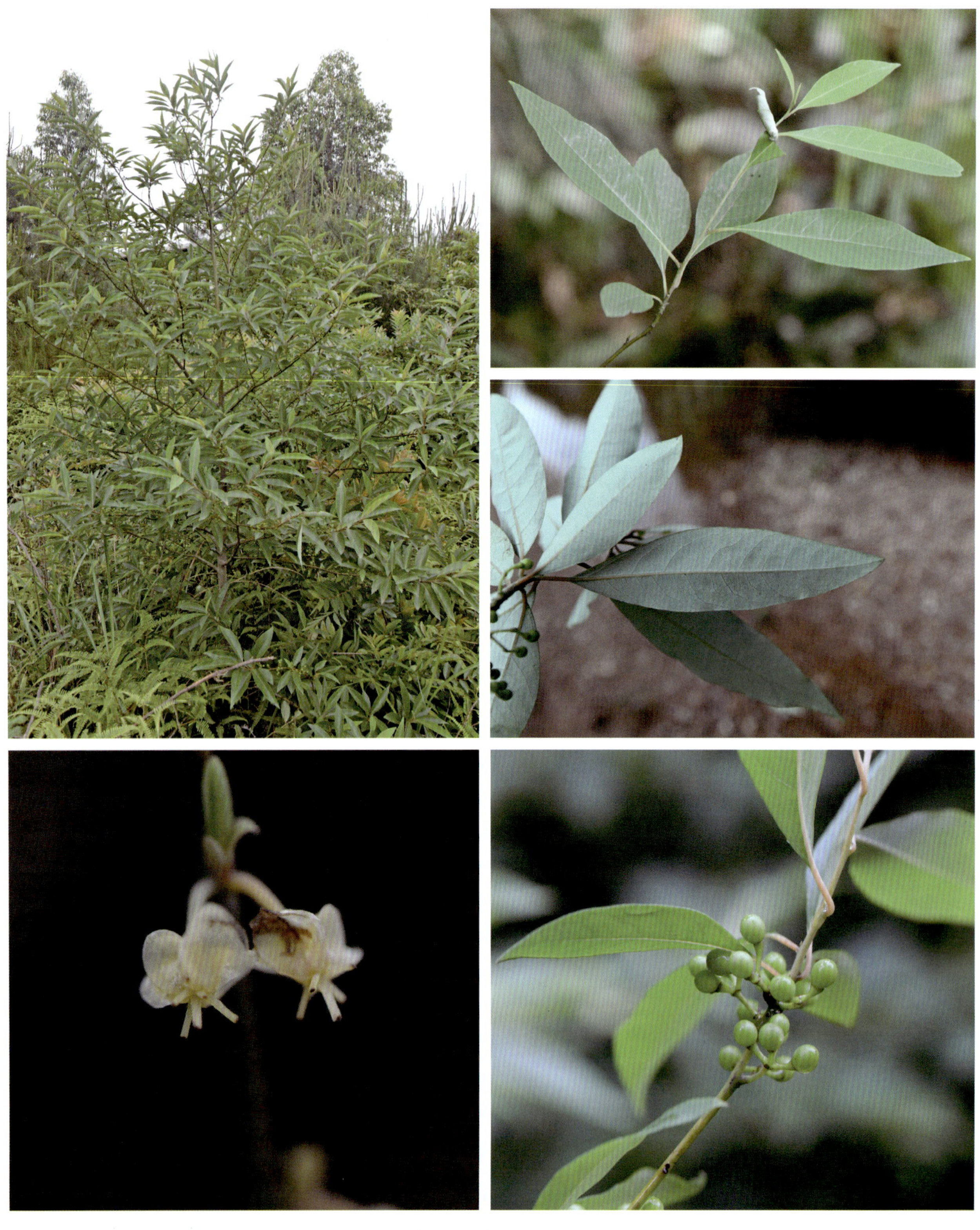

黄绒润楠 黄桢楠、黄楠

Machilus grijsii Hance

标本采集号：361028180509013LY

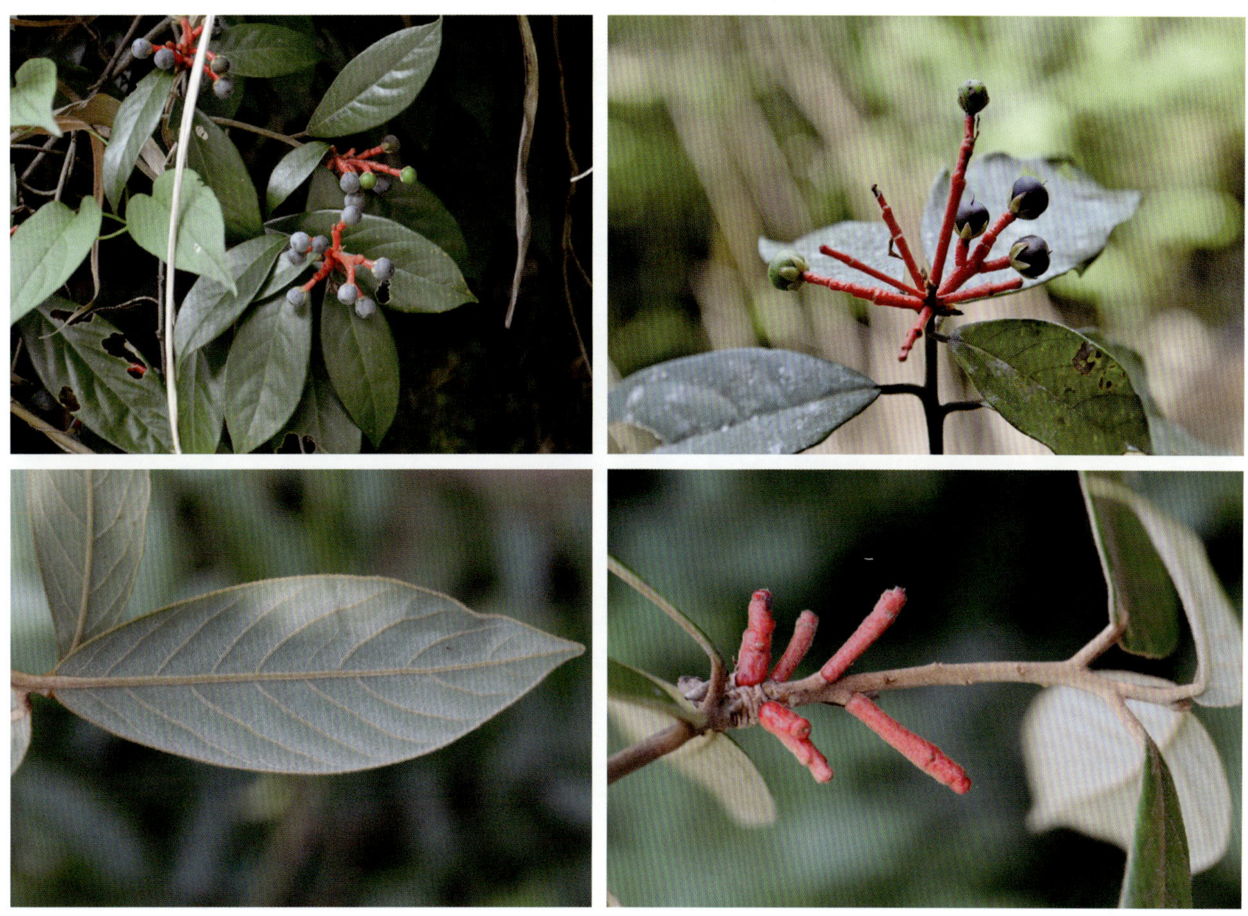

形态特征 乔木，芽、小枝、叶柄、叶下面有黄褐色短绒毛。叶倒卵状长圆形，长7.5~18cm，宽3.7~7cm，革质，中脉和侧脉在上面凹下，在下面隆起，侧脉每边8~11条，小脉纤细而不明显；叶柄稍粗壮，长7~18mm。花序短，丛生小枝枝梢，长约3cm；总梗长1~2.5cm；花梗长约5mm。果实球形，直径约10mm。花期3月，果期4月。

适宜生境 生于灌木丛中或密林中。

资源状况 分布于马头山各地。常见。

入药部位 枝叶、树皮（香槁树）。

采收加工 全年均可采收，鲜用或晒干。

功能主治 散瘀，止痛，消炎。用于跌打损伤，瘀肿疼痛，口腔炎，扁桃体炎。

薄叶润楠 华东楠、大叶楠

Machilus leptophylla Hand.-Mazz.

标本采集号：361028170708013LY

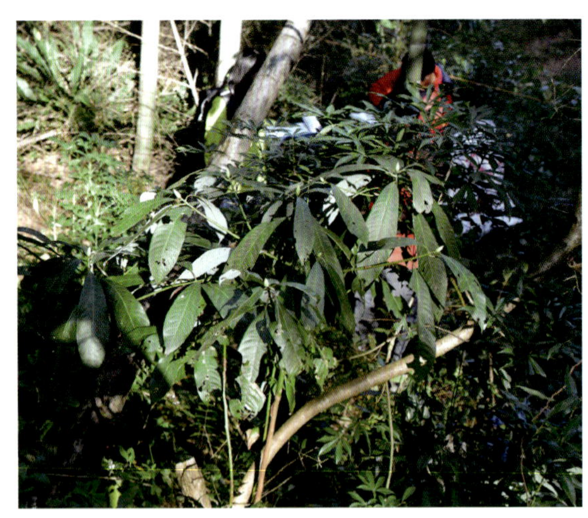

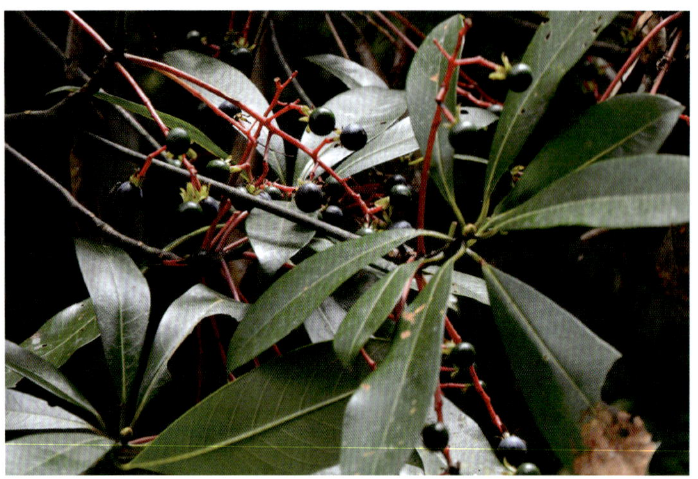

形态特征 乔木。树皮灰褐色。顶芽近球形，外部的鳞片宽卵形，长 2mm。叶互生，倒卵状长圆形，长 14~32cm，宽 3.5~8cm，仍有稍疏绢毛，侧脉每边 14~24 条，略带红色，侧脉间有疏离的横脉；叶柄稍粗，长 1~3cm，无毛。圆锥花序 6~10 个，聚生嫩枝的基部，长 8~15cm，总梗、分枝和花梗略具微细灰色微柔毛；花长 7mm，白色。果实球形，直径约 1cm；果梗长 5~10mm。

适宜生境 生于阴坡谷地混交林中。

资源状况 分布于马头山各地。常见。

入药部位 根（大叶楠根）、树皮（茶卷皮）。

采收加工 根：全年均可采挖，去净泥土、须根，刮去栓皮、切段，晒干。树皮：4 月中、下旬剥取树干皮，用刀逐渐挖剥，至能用手插进时，其皮自落，切成长约 30cm 的段，阴干或晒干。

功能主治 根：解毒消肿。用于痈肿疮疖。树皮：活血，散瘀，止痢。用于跌打损伤，细菌性痢疾。

绒毛润楠 绒楠、猴高铁、香胶木

Machilus velutina Champ. ex Benth.

形态特征 乔木。枝、芽、叶下面和花序都密生锈色绒毛。叶互生，革质，矩圆形、卵状矩圆形或倒卵形，长 7.5~13cm，宽 2.2~4.5cm，具羽状脉；叶柄长 1~1.2cm。圆锥花序生于小枝顶端，近于无总花梗；花黄绿色；花被片 6，宿存，反曲，有锈色绒毛，内轮花被片卵形，外轮花被片小而狭。果实球形，直径约 4mm，紫红色。花期 10~12 月，果期翌年 2~3 月。

适宜生境 生于阴坡谷地混交林中。

资源状况 分布于马头山各地。常见。

入药部位 根或叶（野枇杷）。

采收加工 全年均可采收，鲜用或晒干。

功能主治 化痰止咳，消肿止痛，止血。用于咳嗽痰多，痈疖疮肿，骨折，烧烫伤，外伤出血。

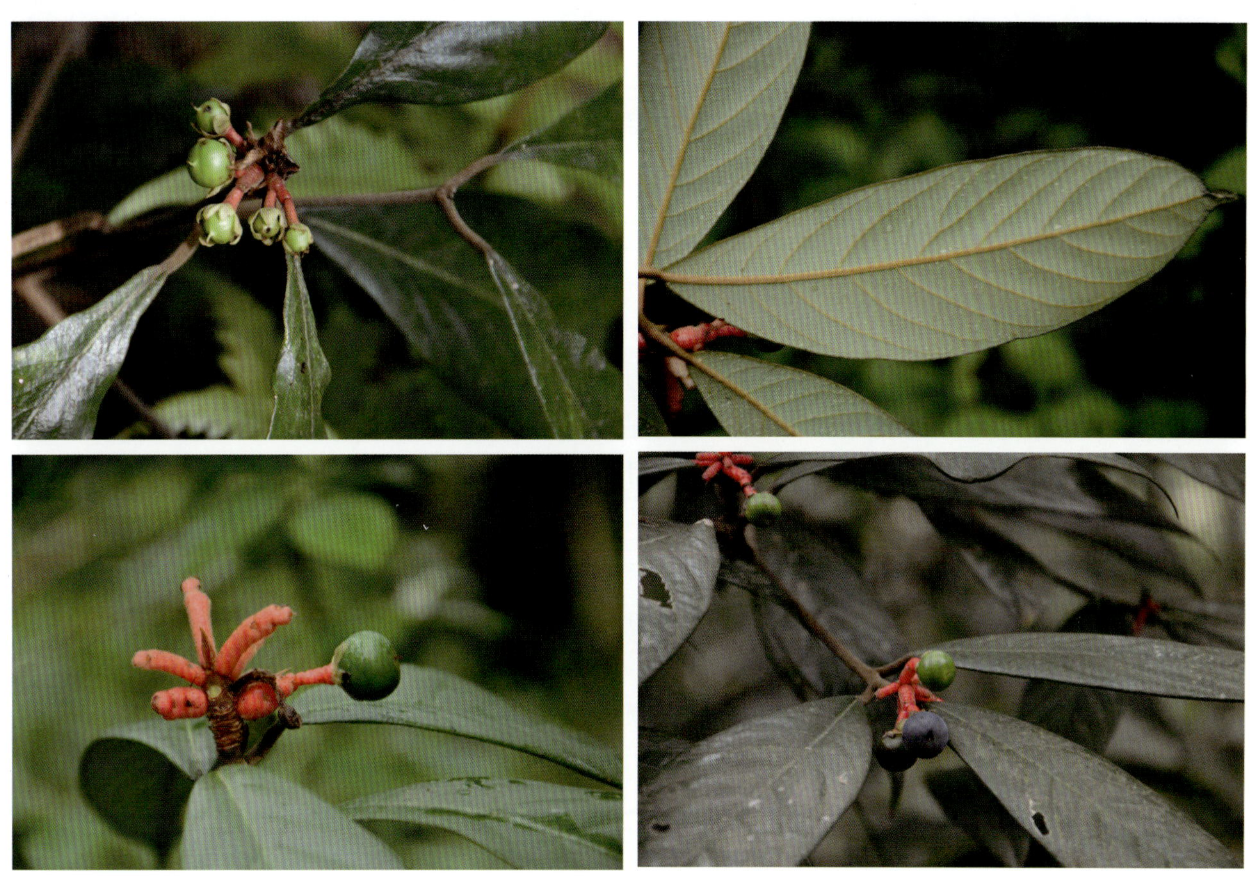

紫 楠 黄心楠

Phoebe sheareri (Hemsl.) Gamble

标本采集号：361028180821003LY

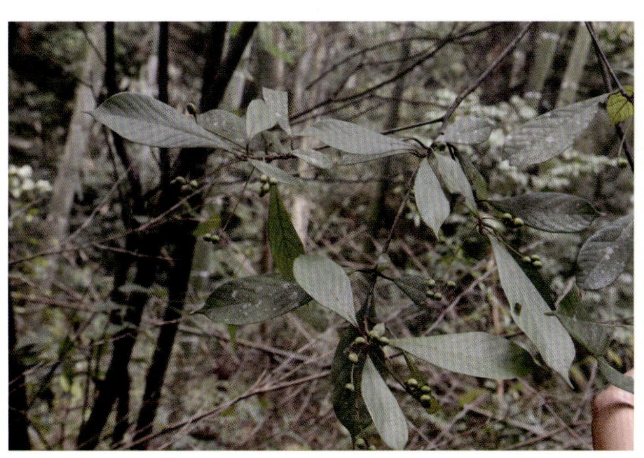

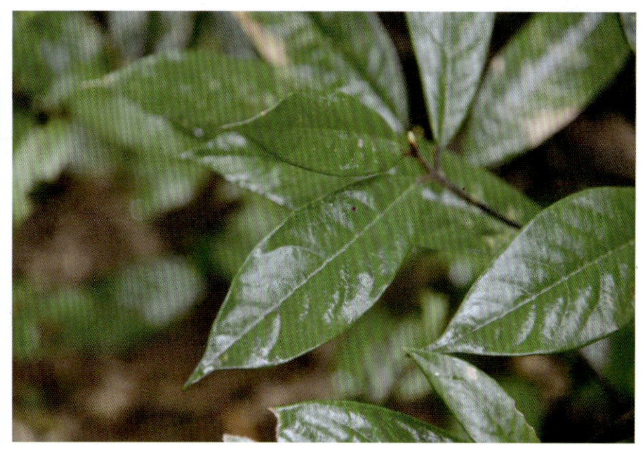

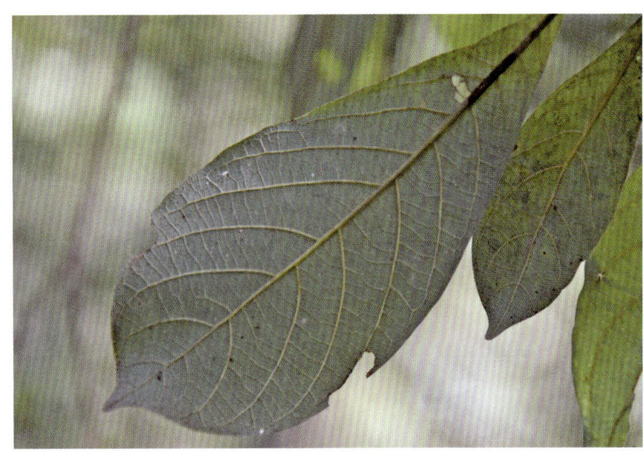
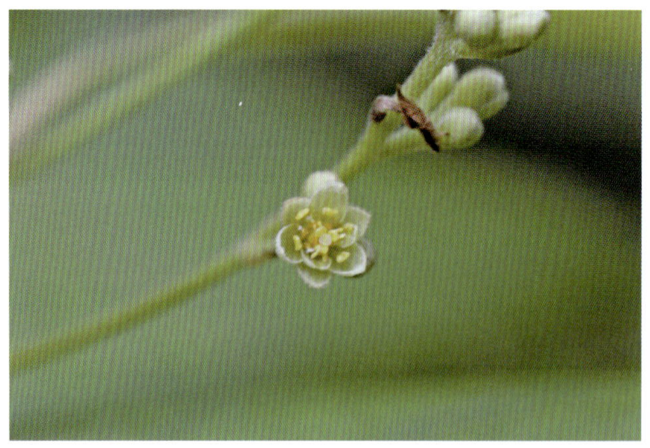

形态特征 乔木，小枝、叶柄及花序密被黄褐色茸毛。单叶互生，革质；叶片倒卵形，长 8~27cm，宽 3.5~9cm；叶柄长 1~2.5cm。圆锥花序生于幼枝叶腋；花两性；花被裂片 6，近等大，卵形，长约 3mm；子房球形，无毛，花柱通常直，柱头不明显或盘状。果实卵形，长约 1cm，直径 5~6mm；果梗略增粗，被毛。花期 4~5 月，果熟期 9~10 月。

适宜生境 生于山地阔叶林中。

资源状况 分布于马头山东港等地。少见。

入药部位 根（紫楠根）。

采收加工 全年均可采收，晒干。

功能主治 活血祛瘀，行气消肿，催产。用于跌打损伤，水肿腹胀，孕妇过月不产。

檫　木 檫树、南树、山檫

Sassafras tzumu (Hemsl.) Hemsl.

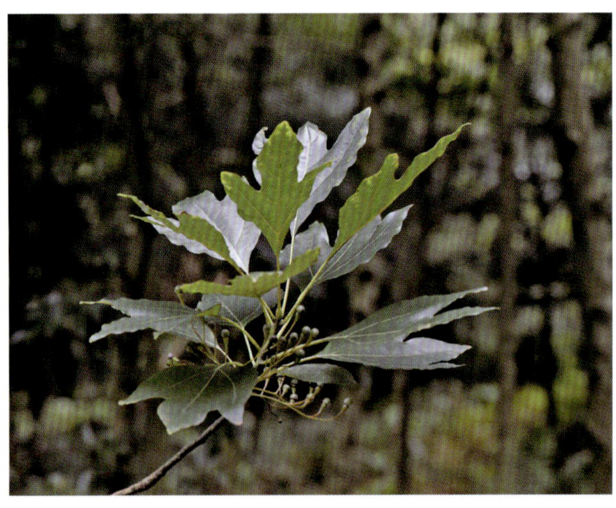
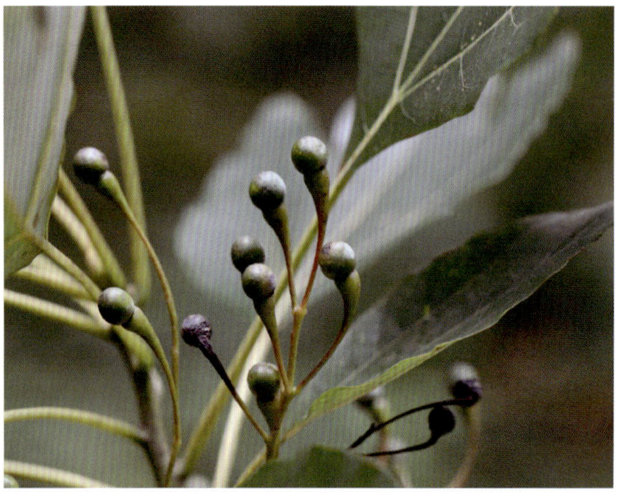

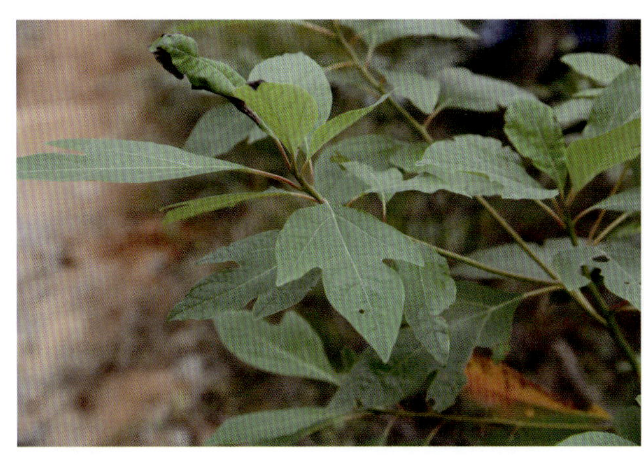
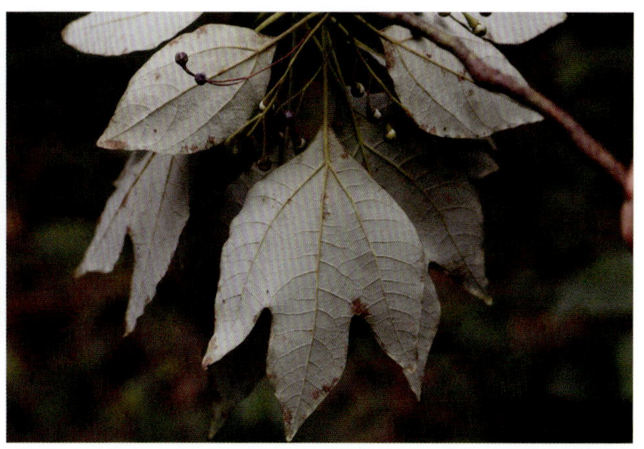

形态特征 乔木。幼时树皮黄绿色，平滑，老则变灰褐色，有纵裂。叶互生或聚生于枝端；叶片阔卵形至椭圆形，全缘或上部2~3裂，长10~22cm，宽4~15cm，近基部通常有3出脉；叶柄长1.5~5cm。短圆锥花序顶生，先叶开放；花小，黄色；花被片6，披针形；能育雄蕊9，不育雄蕊3，花药4室，均内向瓣裂；雌蕊1。核果球形，蓝黑色，直径约5mm，表面有蜡质粉；果梗淡红色，肥大。花期3~4月。果期8月。

适宜生境 生于疏林或密林中。

资源状况 分布于马头山各地。常见。

入药部位 根或茎、叶（檫树）。

采收加工 秋、冬二季挖取根部，洗净泥沙，切段，晒干；秋季采集茎、叶，切段，晒干。

功能主治 祛风除湿，活血散瘀，止血。用于风湿痹痛，跌打损伤，腰肌劳损，半身不遂，外伤出血。

毛茛科

钝齿铁线莲 川木通

Clematis apiifolia DC. var. *obtusidentata* Rehd. et Wils.

标本采集号：361028180826008LY

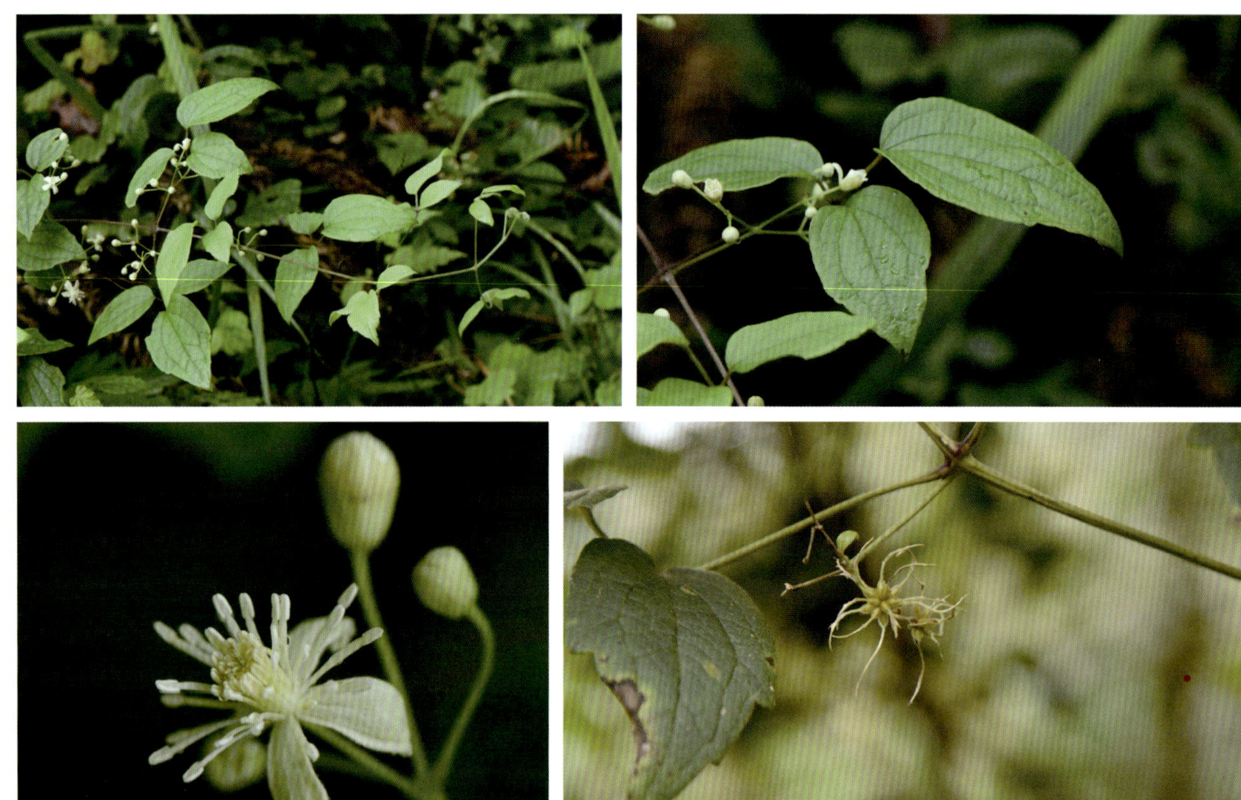

形态特征 藤本。小枝和花序梗、花梗密生贴伏短柔毛。三出复叶，连叶柄长 5~17cm；叶柄长 3~7cm；小叶片卵形或宽卵形，长 5~13cm，宽 3~9cm，通常下面密生短柔毛，常有不明显 3 浅裂，边缘有少数钝牙齿。圆锥状聚伞花序，多花；花直径约 1.5cm；萼片 4，开展，白色，狭倒卵形，长约 8mm；雄蕊无毛，花丝比花药长 5 倍。瘦果纺锤形或狭卵形，长 3~5mm，顶端渐尖，不扁，有柔毛。花期 7~9 月，果期 9~10 月。

适宜生境 生于坡地、林中或沟边。

资源状况 分布于马头山各地。常见。

入药部位 藤茎（棉花藤）。

采收加工 秋季采集，刮去外皮，切片晒干。

功能主治 消食止痢，利尿消肿，通经下乳。用于食滞腹胀，泄泻痢疾，湿热淋证，水肿，闭经，乳汁不通。

评　　述 本品有小毒。

威灵仙 铁脚威灵仙、青风藤、白钱草

Clematis chinensis Osbeck

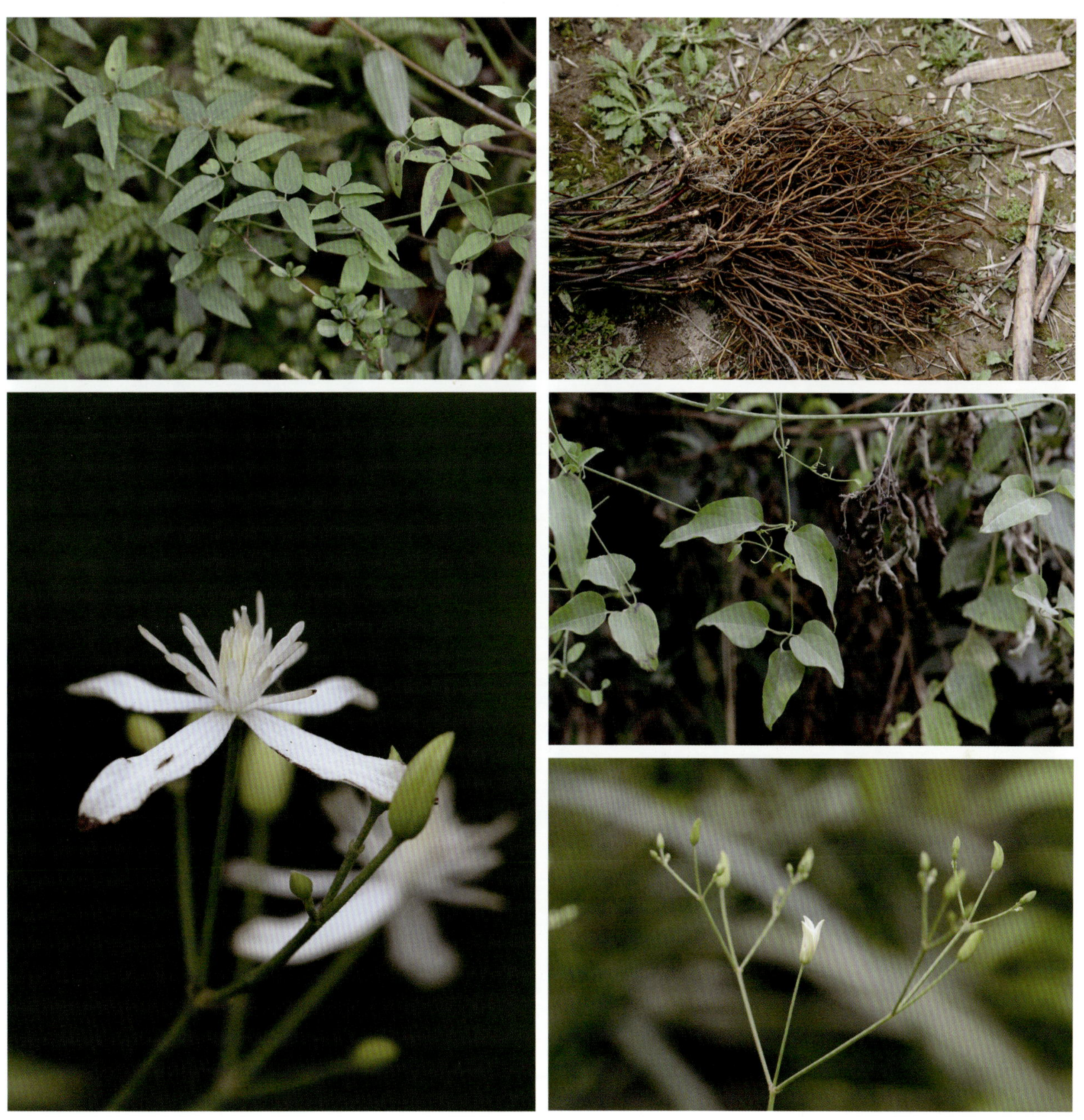

形态特征 藤本。叶为一回羽状复叶，有 5 片小叶；小叶纸质，卵形至卵状披针形，长 1.5~7.5cm，宽 1~3.5cm，基出脉 5 条；叶柄长 3~7.5cm。圆锥状聚伞花序腋生或顶生，与叶近等长或较长；花直径 1~1.6cm；花萼片 4 片，白色，狭长圆形，长 0.6~1cm，宽 2.2~3mm。瘦果扁，3~7 个，卵形至宽椭圆形，长 5~7mm，宽 3~5.5mm，宿存花柱长约 4cm。花期 6~8 月，果期 9 月。

适宜生境 生于山谷灌丛或竹林中。

资源状况 分布于马头山各地。常见。

入药部位 根和根茎（威灵仙）。

采收加工 秋季采挖，除去茎叶、须根及泥土，晒干。

功能主治 祛风除湿，通络止痛。用于风湿痹痛，肢体麻木，筋脉拘挛，屈伸不利，骨鲠咽喉。

评　　述 本品有小毒。

山木通 大叶光板力刚、过山照、老虎须

Clematis finetiana Lévl. et Vant.

标本采集号：361028170424001LY

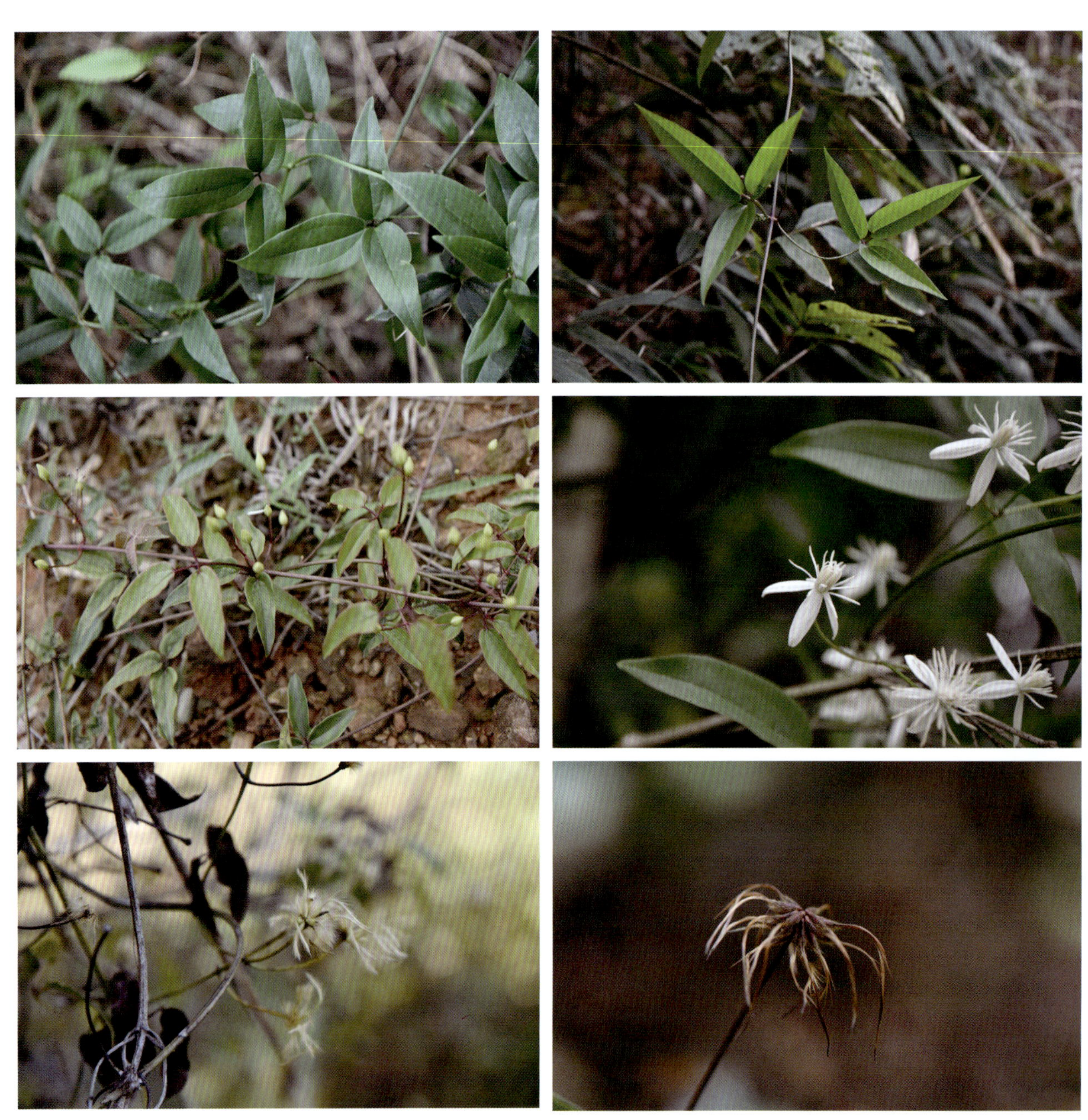

形态特征 藤本。茎长达1~4m，有浅纵沟。三出复叶；小叶薄革质，卵状披针形，长3~10cm，宽1.8~4.5cm，全缘；叶柄长5~10cm。聚伞花序腋生或顶生，有花1~7朵；花萼4片，开展，白色，线状披针形，长1.1~1.9cm，宽2.5~4mm。瘦果镰刀状狭卵形，长约5mm，宿存花柱长约3cm，密生黄褐色长柔毛。花期4~5月，果期秋季。

适宜生境 生于丘陵和山地沟边、田边灌丛中或林中。

资源状况 分布于马头山各地。常见。

入药部位 根（山木通根）。

采收加工 全年均可采挖，鲜用或晒干。

功能主治 祛风除湿，活络止痛，解毒。用于风湿痹痛，跌打损伤，骨鲠咽喉，走马牙疳，目生星翳。

评　述 本品有小毒。

铁线莲 番莲、威灵仙、大花威灵仙

Clematis florida Thunb.

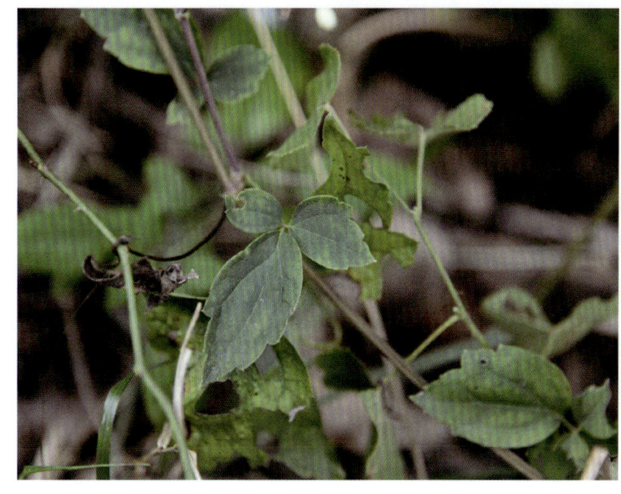
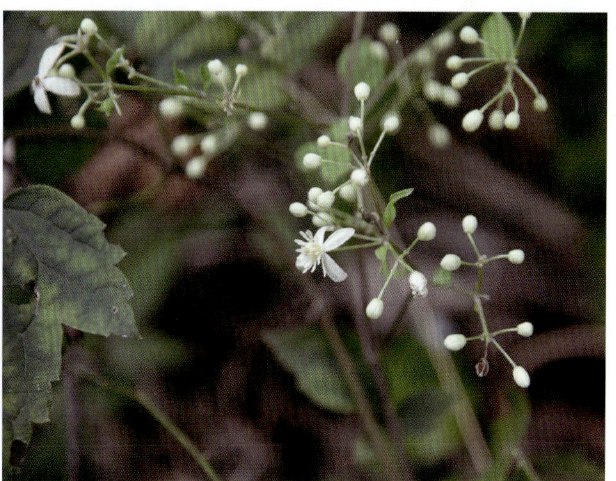

形态特征 藤本。茎棕色或紫红色，具6条纵纹，节部膨大，被疏短柔毛。叶对生，二回三出复叶；叶柄长达4cm；小叶片狭卵形或卵状披针形，长2~6cm，宽1~2cm，全缘，小叶柄长达1cm。花单生于叶腋，花梗长6~11cm，近无毛，无柄或具短柄，有黄色柔毛；萼片6，白色，倒卵圆形或匙形，长约3cm，宽约1.5cm。瘦果倒卵形，扁平，边缘厚。花期1~2月，果期3~4月。

适宜生境 生于低山区丘陵地带灌木林中。

资源状况 分布于马头山各地。常见。

入药部位 全株或根（铁线莲）。

采收加工 7~8月采收全株，切段，鲜用或晒干；秋、冬二季采挖根，洗净泥土，晒干。

功能主治 利尿，通络，理气通便，解毒。用于风湿性关节炎，小便不利，闭经，便秘腹胀，风火牙痛，目生星翳，蛇虫咬伤，黄疸。

单叶铁线莲 雪里开、地雷根

Clematis henryi Oliv.

标本采集号：361028181122006LY

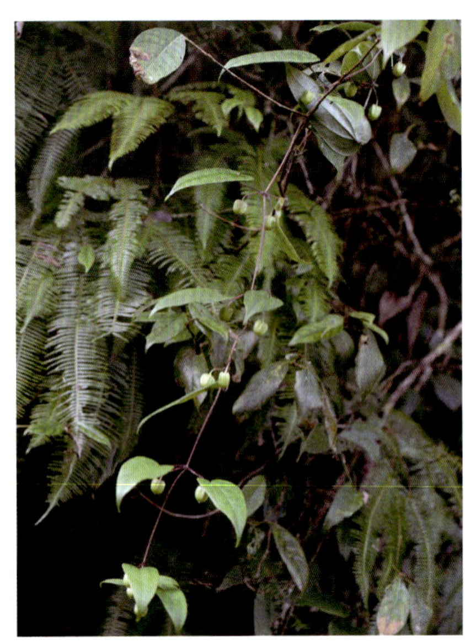

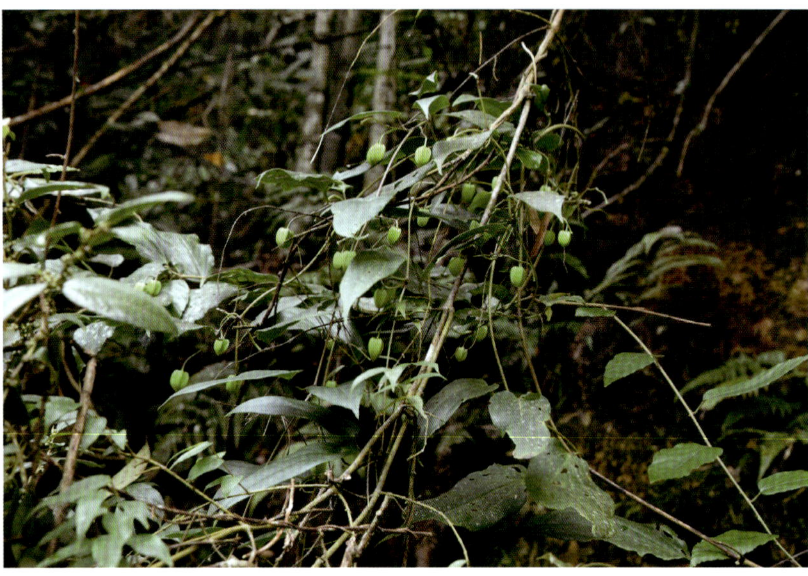

形态特征 藤本。主根下部膨大成瘤状或地瓜状，直径 1.5~2cm，表面淡褐色，内部白色。单叶；叶片卵状披针形，长 10~15cm，宽 3~7.5cm，边缘具刺头状的浅齿，基出弧形中脉 3~7 条；叶柄长 2~6cm。聚伞花序腋生，1~5 花，花序梗细瘦，与叶柄近于等长；花钟状，直径 2~2.5cm；萼片白色或淡黄色，卵圆形或长方卵圆形，长 1.5~2.2cm，宽 7~12mm。瘦果狭卵形，长 3mm，直径 1mm。花期 11~12 月，果期翌年 3~4 月。

适宜生境 生于溪边、山谷、阴湿的坡地、林下及灌丛中，缠绕于树上。

资源状况 分布于马头山油榨窠等地。少见。

入药部位 膨大的根（单叶铁线莲）。

采收加工 秋、冬二季采集，洗净，晒干。

功能主治 行气止痛，活血消肿。用于胃痛，腹痛，跌扑损伤，跌扑晕厥，支气管炎；外用于腮腺炎。

柱果铁线莲 钩铁线莲、癞子藤、小叶光板力刚

Clematis uncinata Champ.

标本采集号：361028170909022LY

形态特征 藤本。茎圆柱形，有纵条纹。一至二回羽状复叶，有 5~15 小叶，基部 2 对常为 2~3 小叶，茎基部为单叶或三出叶；小叶片纸质或薄革质，宽卵形、卵形、长圆状卵形至卵状披针形，长 3~13cm，宽 1.5~7cm，全缘。圆锥状聚伞花序腋生或顶生，多花；萼片白色，线状披针形至倒披针形，长 1~1.5cm。瘦果圆柱状钻形，长 5~8mm。花期 6~7 月，果期 7~9 月。

适宜生境 生于山地、山谷、溪边的灌丛中或林边。

资源状况 分布于马头山各地。常见。

入药部位 根及叶（柱果铁线莲）。

采收加工 夏、秋二季采集，分别晒干。

功能主治 祛风除湿，舒筋活络，镇痛。用于风湿关节痛，牙痛，骨鲠咽喉；外用于外伤出血。

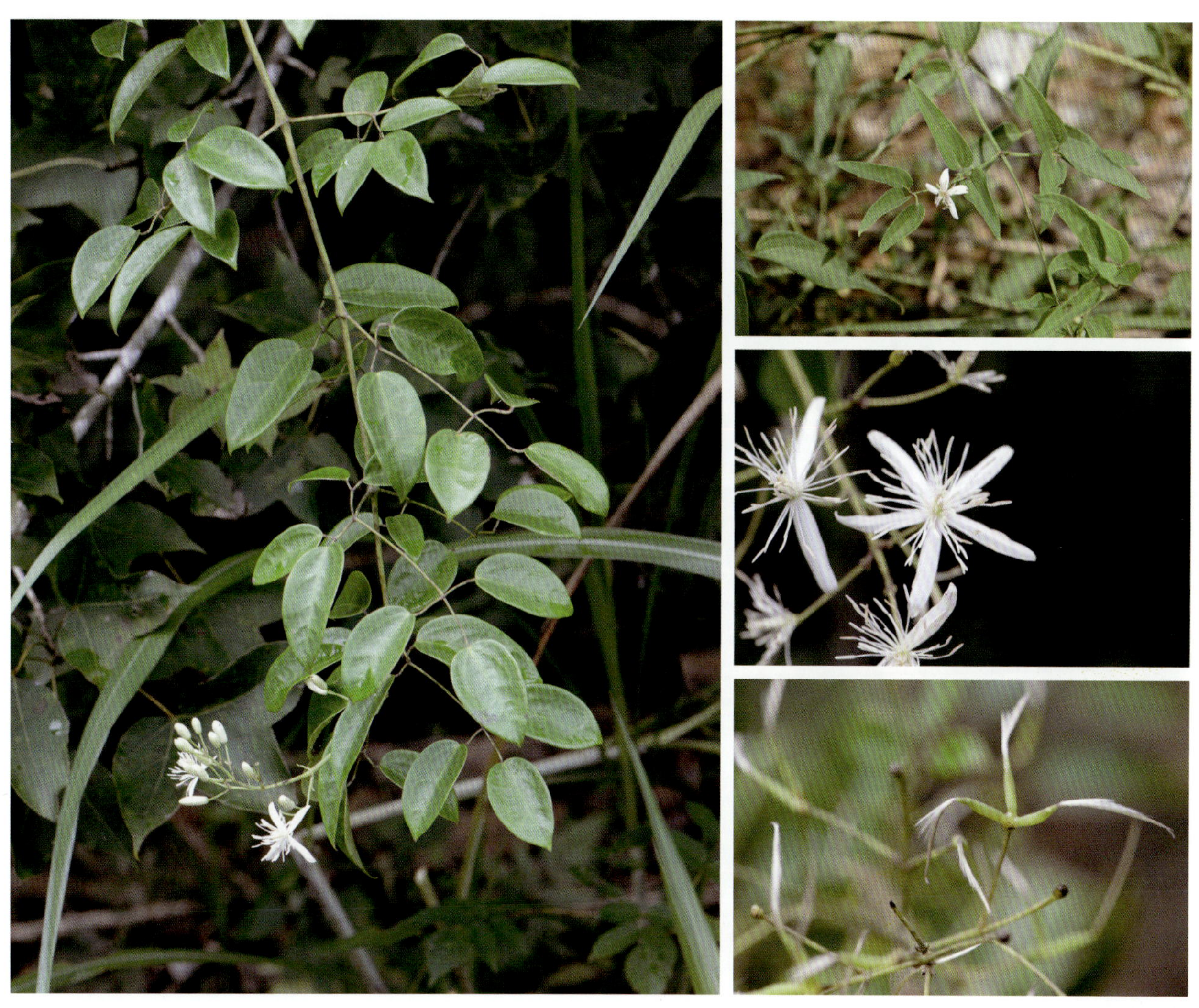

还亮草 鱼灯苏、车子野芫荽

Delphinium anthriscifolium Hance

标本采集号：361028170424021LY

形态特征 一年生草本。茎高 30~70cm，分枝。叶为二至三回近羽状复叶，长 5~11cm，宽 4.5~8cm，羽片 2~4 对，狭卵形，常分裂至近中脉，末回裂片狭卵形或披针形，上面疏被短柔毛。总状花序有花 2~15 朵；花长 1~2.5cm；萼片堇色或紫色，长圆形，距钻形，长 0.5~1.5cm；花瓣紫色，无毛，瓣片斧形，2 深裂近基部。蓇葖果长 1.1~1.6cm。花、果期 3~5 月。

适宜生境 生于丘陵或低山的山坡草丛或溪边草地。

资源状况 分布于马头山各地。常见。

入药部位 全草（还亮草）。

采收加工 夏、秋二季采收，洗净，切段，鲜用或晒干。

功能主治 祛风除湿，通络止痛，消食，解毒。用于风湿痹痛，半身不遂，食积腹胀，荨麻疹，痈疮癣癞。

评　　述 本品有毒。

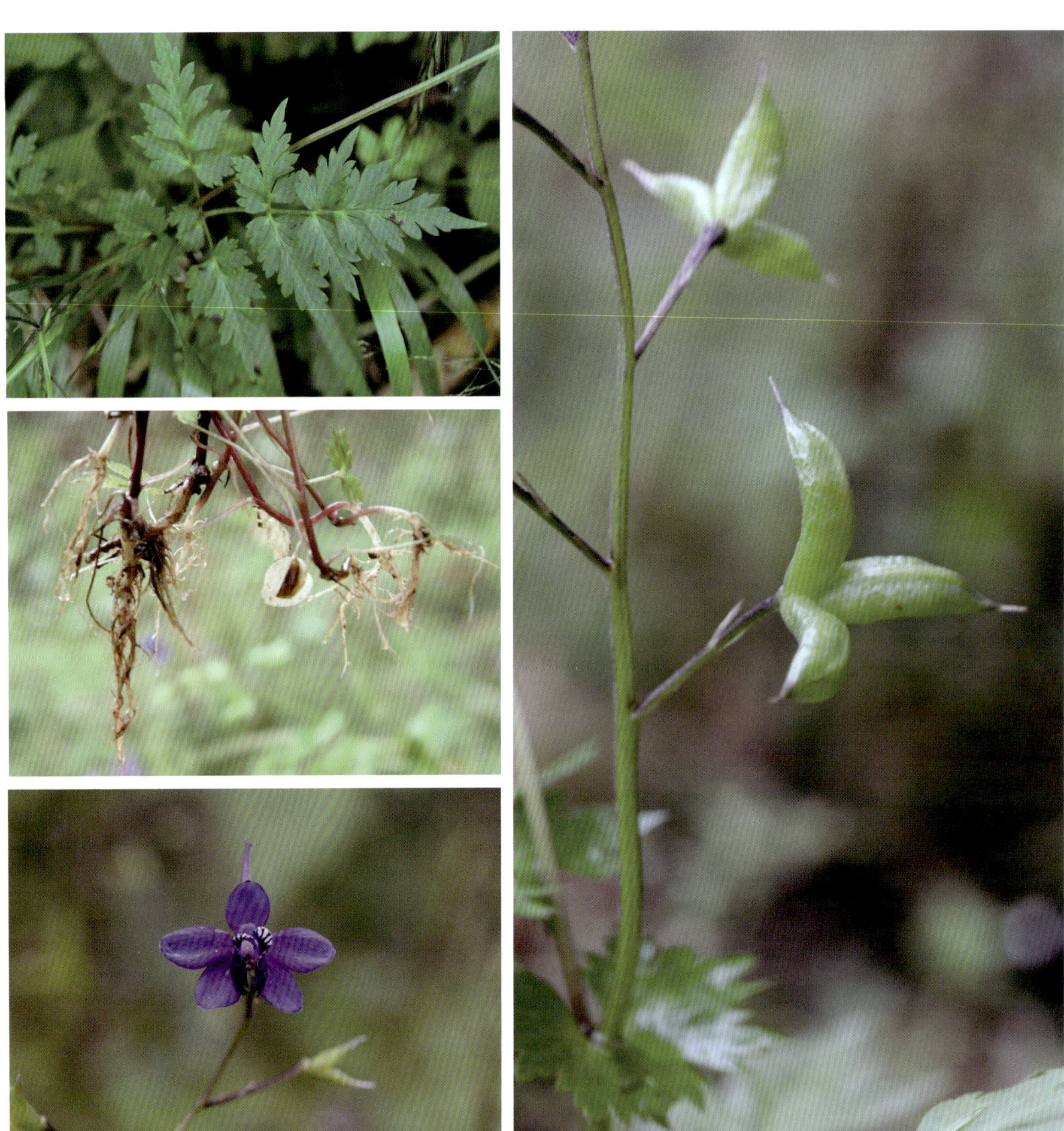

毛 茛 老虎脚迹、五虎草

Ranunculus japonicus Thunb.

标本采集号：361028170424013LY

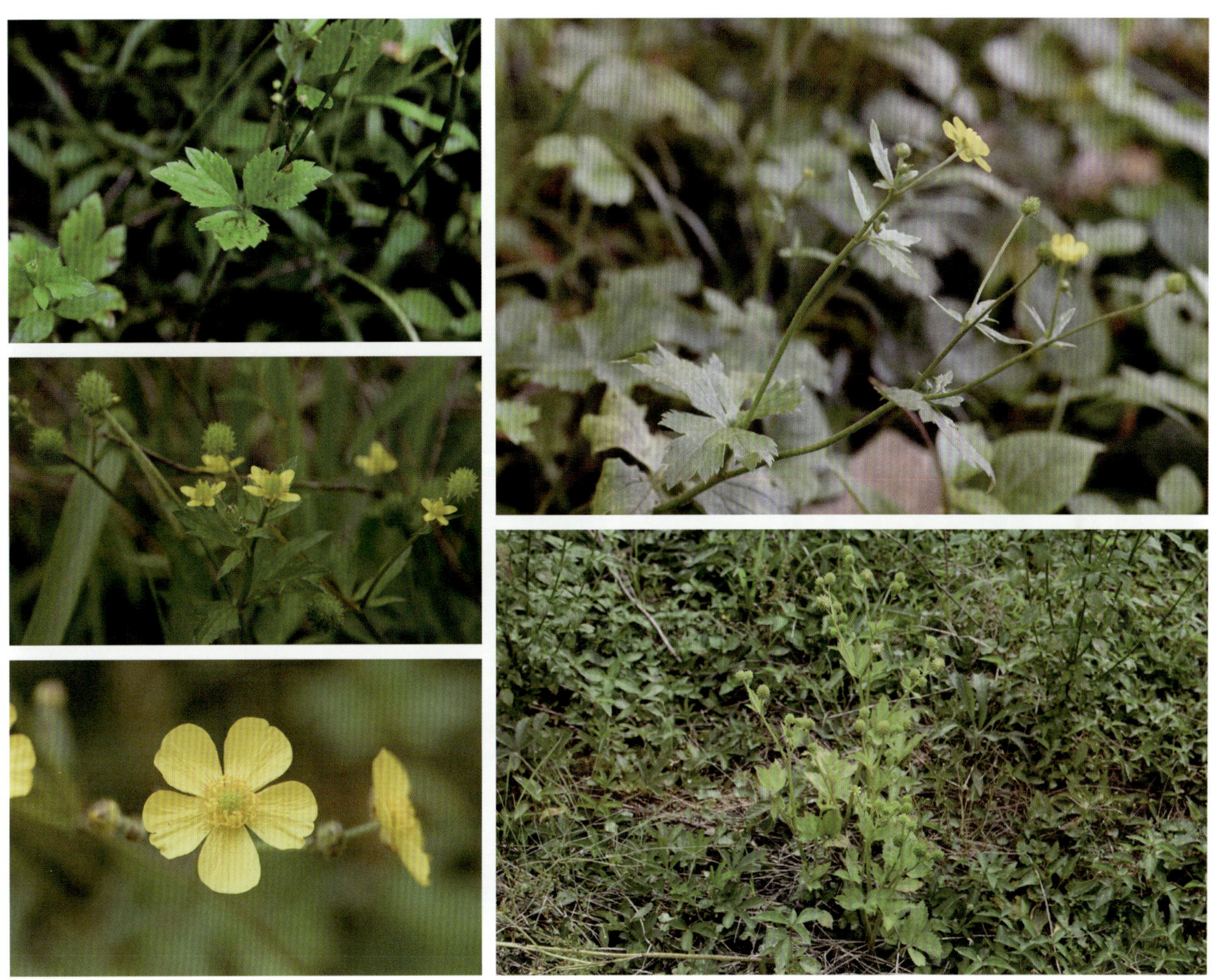

形态特征 多年生草本。茎直立，中空。基生叶多数，叶片圆心形或五角形，长、宽均为3~10cm，常3深裂不达基部，中裂片宽卵形或菱形，3浅裂，边缘有粗齿，侧裂片不等2裂，两面贴生柔毛；茎上部的叶较小，3深裂，裂片披针形或线形。聚伞花序；花直径1.5~2.2cm；萼片椭圆形，生白柔毛；花瓣5，倒卵状圆形。聚合果近球形；瘦果扁平，长约0.2cm，边缘具棱。花、果期4~9月。

适宜生境 生于田沟旁和林缘路边的湿草地上。

资源状况 分布于马头山各地。常见。

入药部位 全草及根（毛茛）。

采收加工 夏末秋初（7~8月）采收全草及根，洗净，阴干；鲜用可随采随用。

功能主治 退黄，定喘，截疟，镇痛，消翳。用于黄疸，哮喘，疟疾，偏头痛，牙痛，鹤膝风，风湿关节痛，目生翳膜，瘰疬，疮痈肿毒。

评　　述 本品有毒。

尖叶唐松草 石笋还阳

Thalictrum acutifolium (Hand.-Mazz.) Boivin

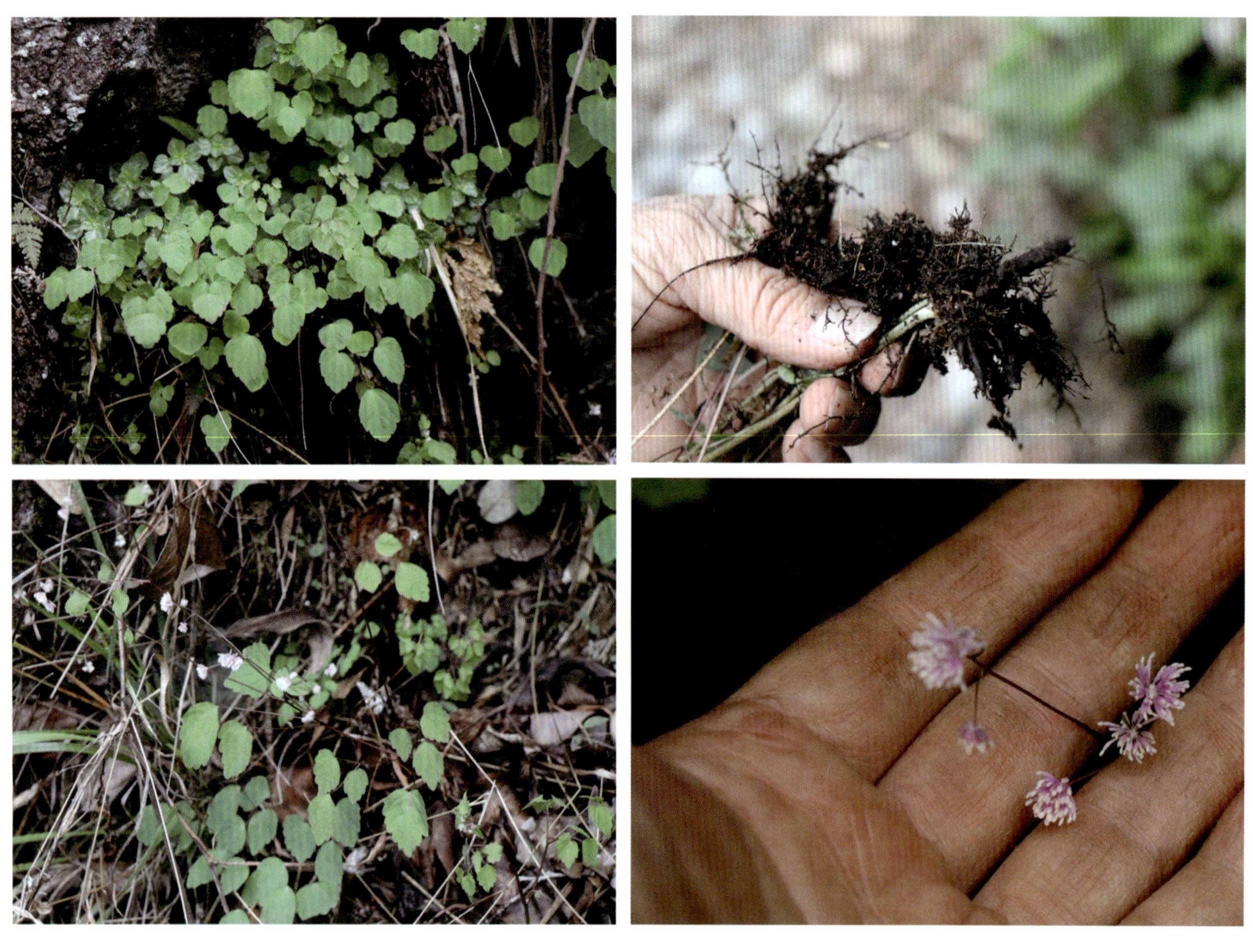

形态特征 多年生草本。根肉质，胡萝卜形。基生叶 2~3，有长柄，为二回三出复叶，叶片长 7~18cm，小叶草质，顶生小叶有较长柄，卵形，长 2.3~5cm，宽 1~3cm，顶端急尖或钝，边缘有疏牙齿，叶柄长 10~20cm；茎生叶较小，有短柄。花序稀疏；花梗长 3~8mm；萼片 4，白色或带粉红色，早落，卵形，长约 2mm。瘦果扁，狭长圆形，稍不对称，长 3~4.5mm，宽 0.6~1.2mm。4~7 月开花。

适宜生境 生于山地谷中坡地或林边湿润处。

资源状况 分布于马头山各地。常见。

入药部位 全草（尖叶唐松草）。

采收加工 春季至秋季采收，鲜用或晒干。

功能主治 清热解毒。用于全身黄肿。

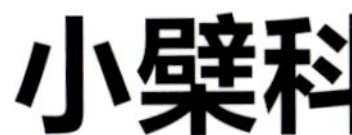

小檗科

六角莲 一把伞、独叶一枝花、独脚莲

Dysosma pleiantha (Hance) Woodson

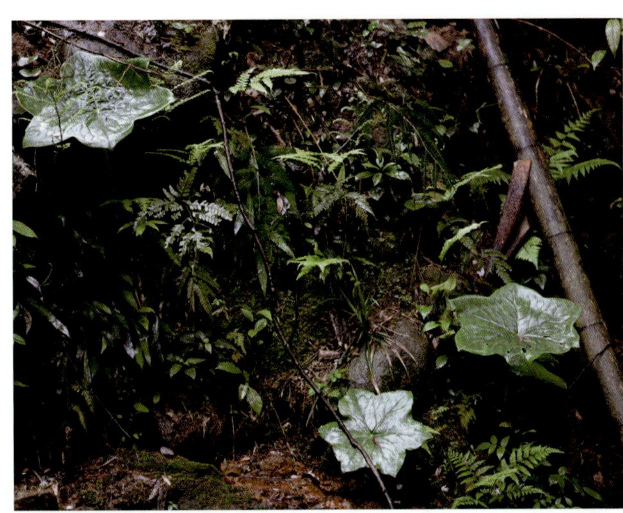

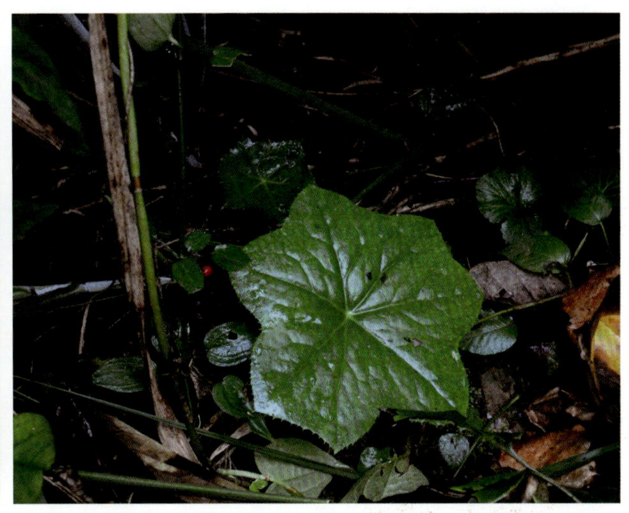

形态特征 多年生草本。根状茎粗壮，横走，呈圆形结节；茎直立，单生，顶端生二叶，无毛。叶近纸质，对生，盾状，直径16~33cm，5~9浅裂，裂片宽三角状卵形；叶柄长10~28cm，具纵条棱，无毛。花梗长2~4cm，常下弯，无毛；花紫红色，下垂；花瓣6~9，倒卵状长圆形，长3~4cm，宽1~1.3cm。浆果倒卵状长圆形或椭圆形，长约3cm，直径约2cm，熟时紫黑色。花期3~6月，果期7~9月。

适宜生境 生于林下、山谷溪旁或阴湿溪谷草丛中。

资源状况 分布于马头山姚家岭。罕见。

入药部位 根及根茎（八角莲）、叶（八角莲叶）。

采收加工 根及根茎：全年均可采，秋末为佳，全株挖起，除去茎叶，洗净泥沙，鲜用或晒干。叶：夏、秋二季采收，鲜用或晒干。

功能主治 根及根茎：化痰散结，祛瘀止痛，清热解毒。用于咳嗽，咽喉肿痛，瘰疬，瘿瘤，痈肿，疔疮，毒蛇咬伤，跌打损伤，痹证。叶：清热解毒，止咳平喘。用于痈肿疔疮，喘咳。

评　　述 本品有毒。

八角莲 八角连、金魁莲、旱八角

Dysosma versipellis (Hance) M. Cheng ex Ying

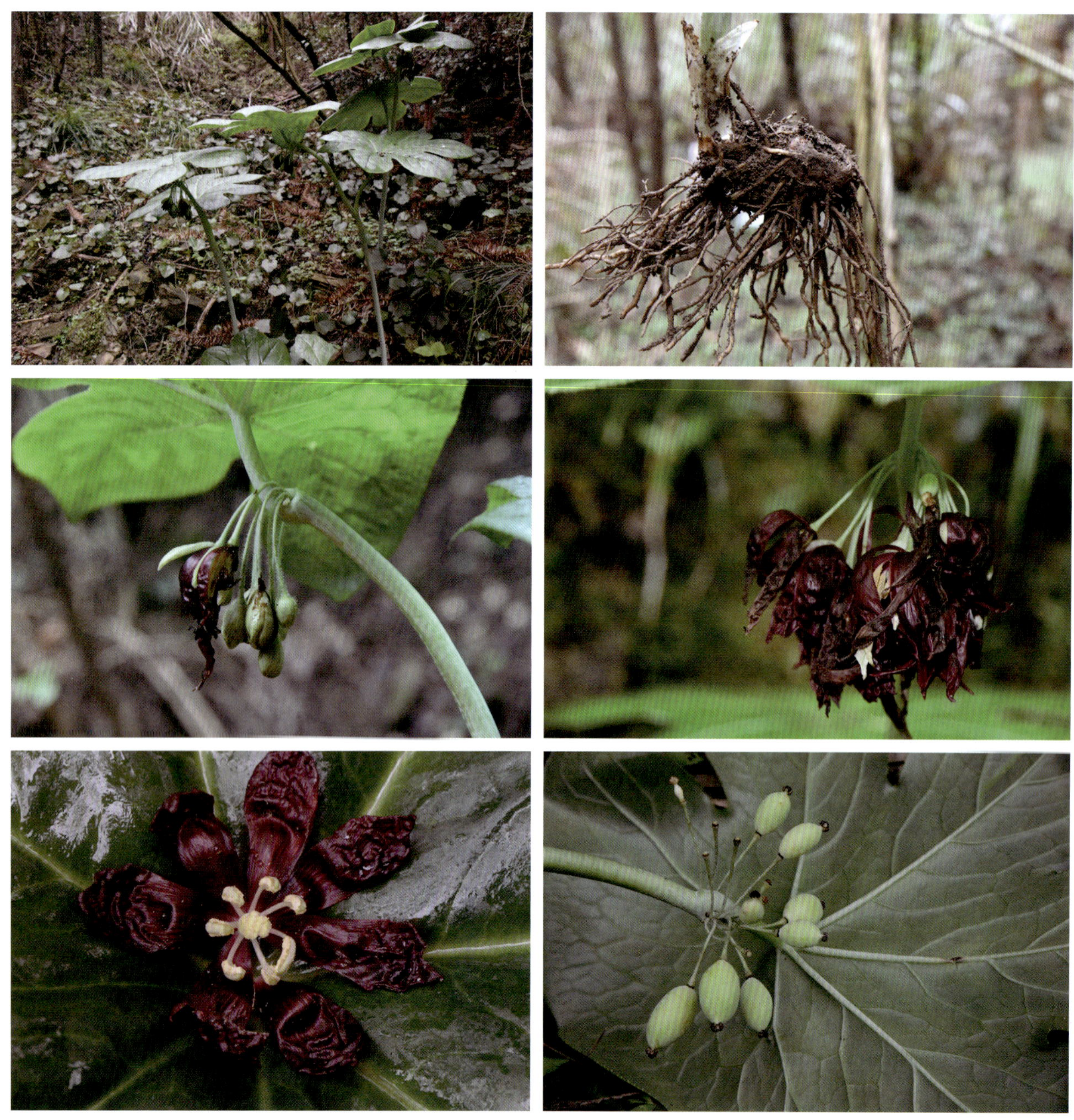

形态特征 多年生草本，根状茎横生；茎直立，不分枝，无毛。茎生叶 2 枚，薄纸质，互生，盾状，近圆形，直径达 30cm，4~9 掌状浅裂，裂片阔三角形或卵状长圆形，长 2.5~4cm，基部宽 5~7cm，上面无毛，背面被柔毛，边缘具细齿。花深红色，5~8 朵簇生于离叶基部不远处，下垂；萼片 6；花瓣 6，勺状倒卵形，长约 2.5cm，宽约 0.8cm。浆果椭圆形，长约 4cm。花期 3~6 月，果期 5~9 月。

适宜生境 生于山坡林下、灌丛中、溪旁阴湿处、竹林下。

资源状况 分布于马头山竹延山。罕见。

入药部位 根及根茎（八角莲）、叶（八角莲叶）。

采收加工 根及根茎：全年均可采，秋末为佳，全株挖起，除去茎叶，洗净泥沙，鲜用或晒干。叶：夏、秋二季采收，鲜用或晒干。

功能主治 根及根茎：化痰散结，祛瘀止痛，清热解毒。用于咳嗽，咽喉肿痛，瘰疬，瘿瘤，痈肿，疔疮，毒蛇咬伤，跌打损伤，痹证。叶：清热解毒，止咳平喘。用于痈肿疔疮，喘咳。

评　述 本品有毒。

三枝九叶草 刚前、仙灵脾

Epimedium sagittatum (Sieb. et Zucc.) Maxim.

标本采集号：361028170425001LY

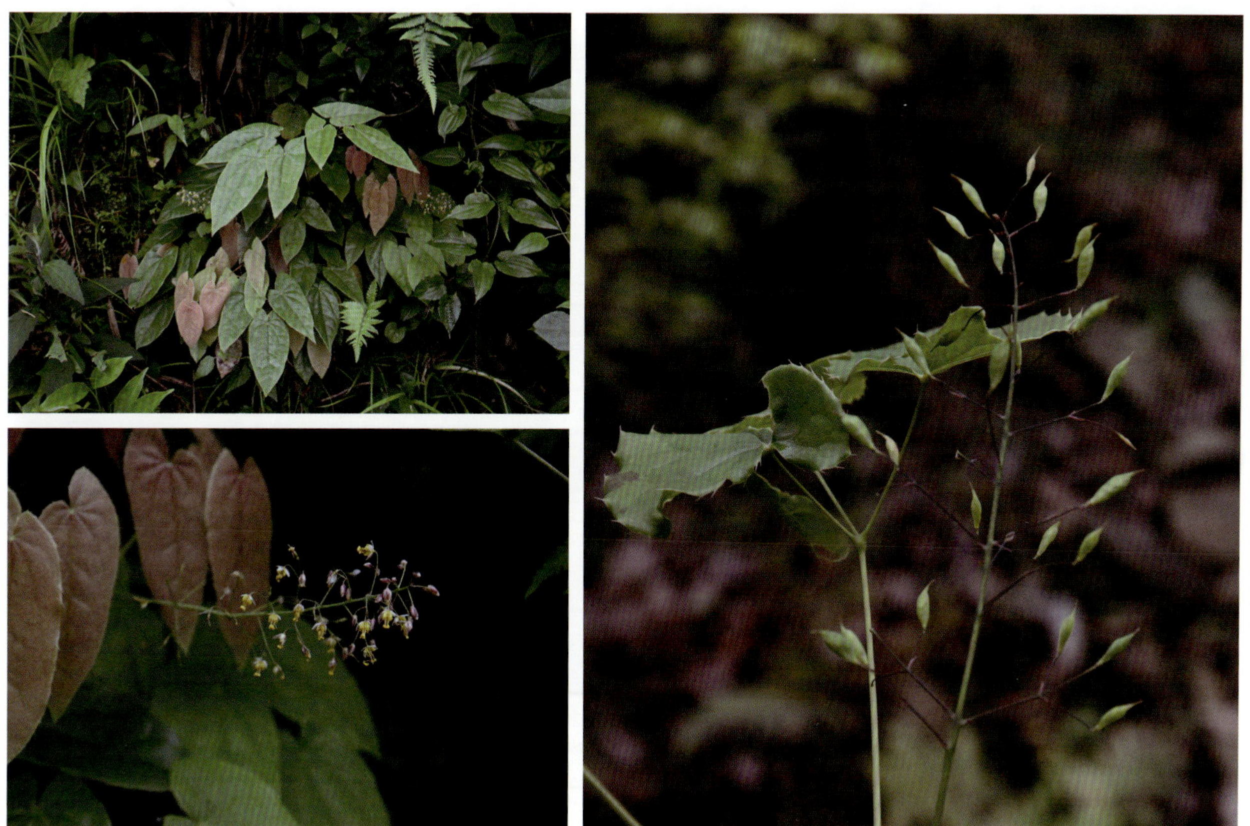

形态特征 多年生草本。根状茎短粗，略呈结节状；茎有条棱。基生叶 1~3mm，一回三出复叶，叶柄细，长 4~18cm；茎生叶 2，生于茎顶，与基生叶同型，小叶革质，狭卵形，长 15~19cm，宽 3~8cm，箭镞形，边缘生细刺毛。圆锥花序顶生，具花 20~60 朵；花白色，直径约 6mm；花梗长约 1cm。蓇葖果长约 1cm，有喙。种子肾状长圆形，长约 4mm，深褐色。花期 2~3 月，果期 5~6 月。

适宜生境 生于山坡草丛中、林下、灌丛中、水沟边或岩边石缝中。

资源状况 分布于马头山油榨窠、竹延山等地。常见。

入药部位 茎叶（淫羊藿）。

采收加工 夏、秋二季采收，割取茎叶，除去杂质，晒干。

功能主治 补肾壮阳，祛风除湿，强筋健骨。用于阳痿遗精，虚冷不育，尿频失禁，肾虚喘咳，腰膝酸软，风湿痹痛，半身不遂，四肢不仁。

阔叶十大功劳 土黄柏、黄柏、黄天竹

Mahonia bealei (Fort.) Carr.

标本采集号：361028180825034LY

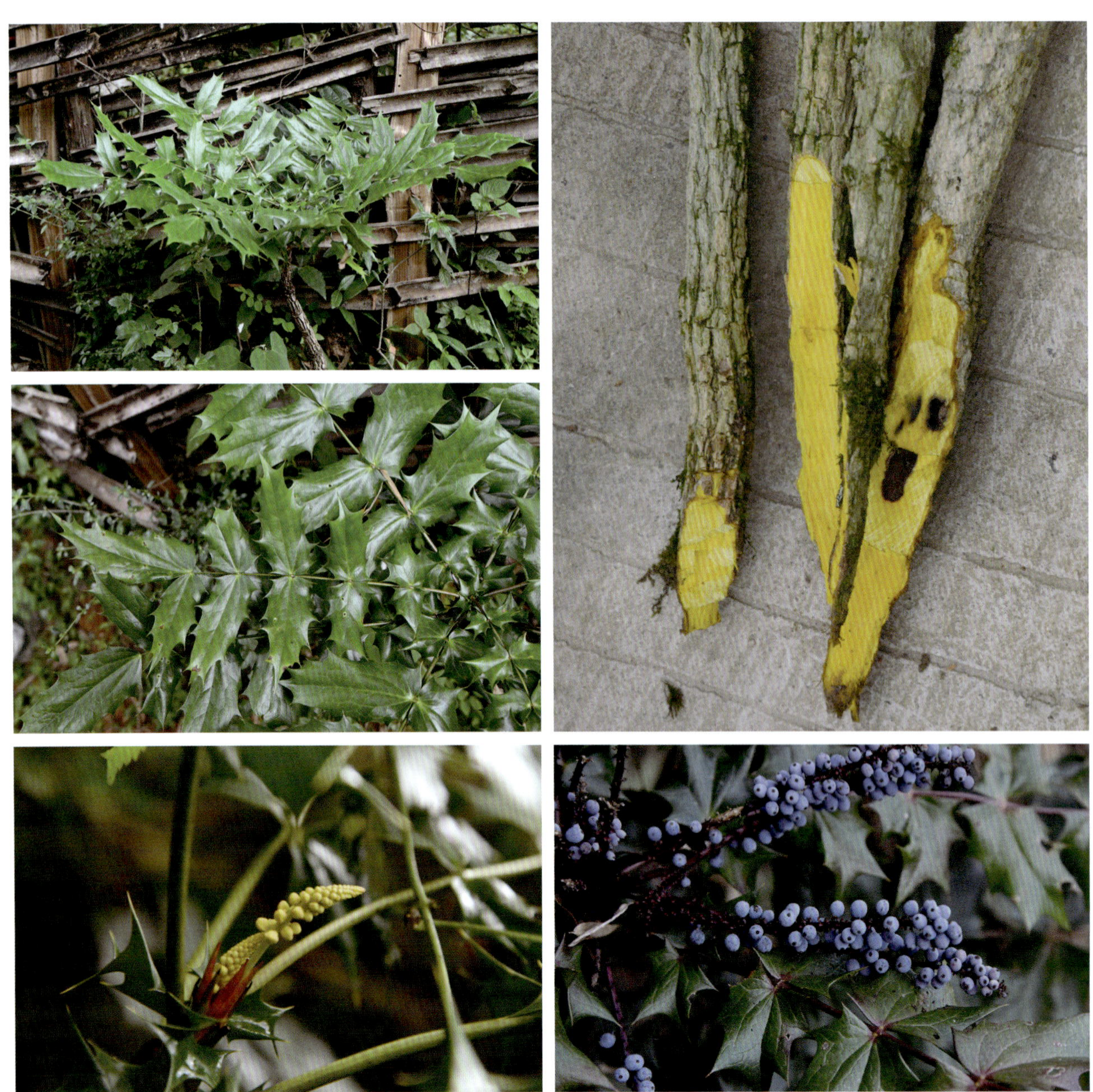

形态特征 灌木。茎表面土黄色，粗糙，断面黄色。叶互生，厚革质，基部扩大抱茎，奇数羽状复叶，长25~40cm；小叶7~15片，侧生小叶无柄，阔卵形，长4~12cm，宽2.5~4.5cm；顶生小叶较大，有柄，每边有2~8枚大的刺状锯齿。总状花序生于茎顶，直立，长5~10cm，6~9个簇生，花黄褐色；小苞片1。浆果卵圆形，直径约5mm，成熟时蓝黑色，被白粉。花期8~10月，果期10~12月。

适宜生境 生于各种林下、林缘，以及溪边、路旁、灌丛中。

资源状况 分布于马头山姚家岭等地。常见。

入药部位 茎（功劳木）、叶（十大功劳叶）、果实（功劳子）。

采收加工 茎：全年均可采收，切块、片，干燥。叶：全年均可采摘，晒干。果实：6月采摘果序，晒干，搓下果实，去净杂质，晒至足干为度。

功能主治 茎：清热燥湿，泻火解毒。用于湿热泻痢，黄疸尿赤，目赤肿痛，胃火牙痛，疮疖痈肿。叶：清热补虚，燥湿，解毒。用于肺痨咯血，骨蒸潮热，头晕耳鸣，腰酸腿软，湿热黄疸，带下病，痢疾，风热感冒，目赤肿痛，痈肿疮疡。果实：清虚热，补肾，燥湿。用于骨蒸潮热，腰膝酸软，头晕耳鸣，湿热腹泻，带下病，淋浊。

南天竹 蓝田竹、土黄连、钻石黄

Nandina domestica Thunb.

标本采集号：361028180825015LY

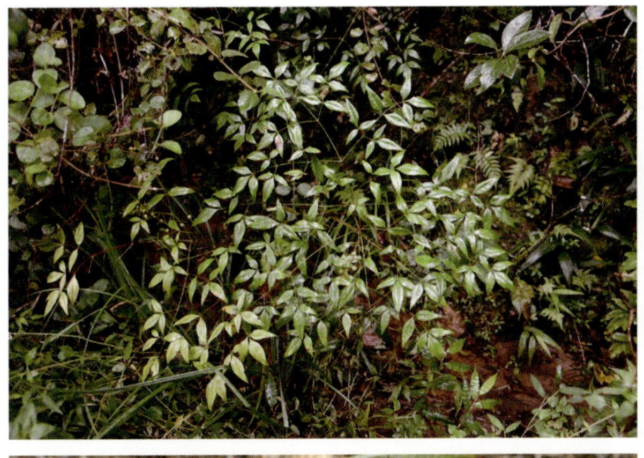

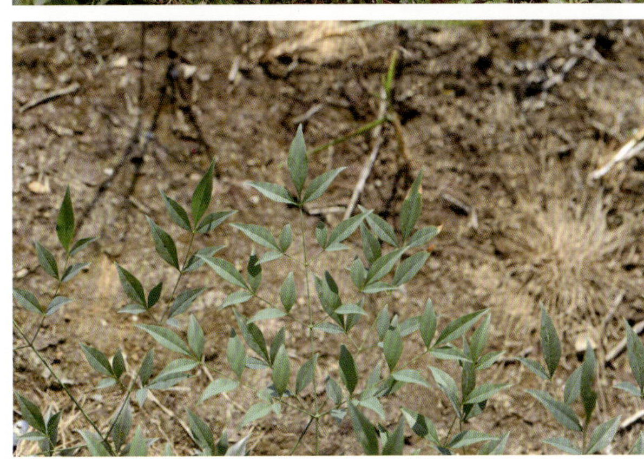

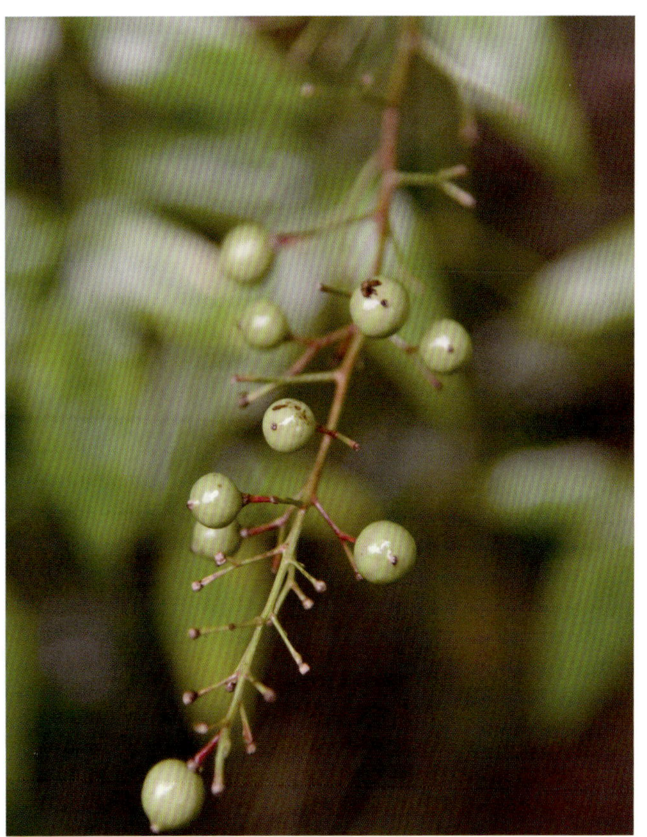

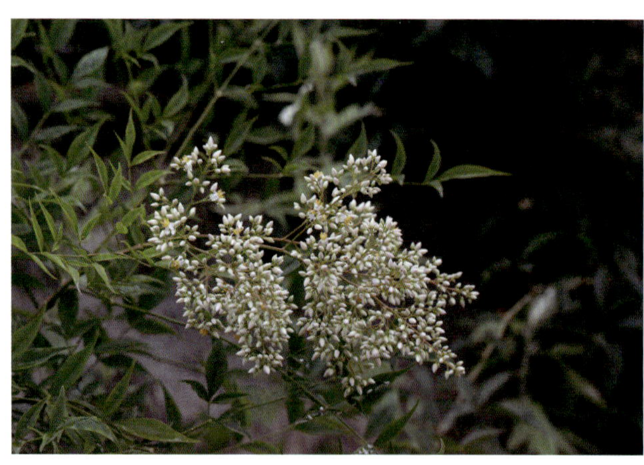

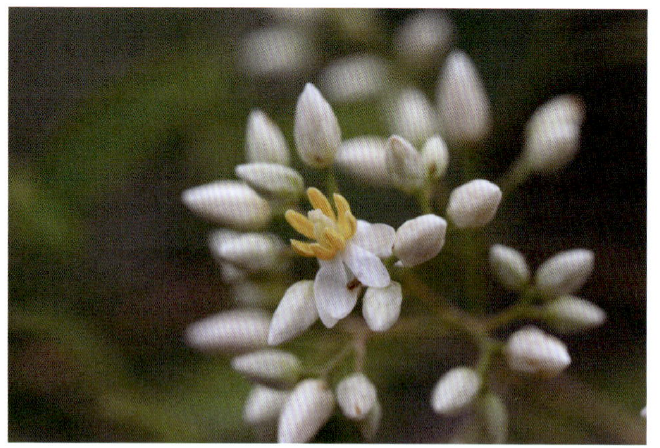

形态特征 灌木。幼枝常呈红色。叶对生，二至三回羽状复叶，各级羽片对生，近无柄；小叶片革质，椭圆状披针形，长2~8cm，宽1~2cm，先端渐尖，基部宽楔形，全缘，深绿色，冬季通常变红。圆锥花序顶生，长20~35cm；花白色。浆果球形，鲜红色，偶有黄色，直径5mm，先端有宿存花柱，内有种子2粒。种子扁圆形。花期5~7月，果期8~11月。

适宜生境 生于山地林下沟旁、路边或灌丛中。

资源状况 分布于马头山百丈济等地。常见。

入药部位 根（南天竹根）、茎枝（南天竹梗）、叶（南天竹叶）、果实（南天竹子）。

采收加工 根：9~10月采收，除去杂质，晒干或鲜用。茎枝：全年可采，除去杂质及叶，洗净，切段，晒干。叶：全年均可采，洗净，除去枝梗、杂质，晒干。果实：秋季果实成熟时或至翌年春季采收，晒干，置干燥处，防蛀。

功能主治 根：止咳，除湿，祛风化痰，清热，解毒。用于肺热咳嗽，湿热黄疸，腹泻，风湿痹痛，疮疡，瘰疬。茎枝：清湿热，降逆气。用于湿热黄疸，泻痢，热淋，目赤肿痛，咳嗽，膈食。叶：清热利湿，泻火，解毒。用于肺热咳嗽，百日咳，热淋，尿血，目赤肿痛，疮痈，瘰疬。果实：敛肺止咳，平喘。用于久咳，气喘，百日咳。

评　　述 果实有毒。

木通科

三叶木通 八月瓜藤、三叶拿藤、拿藤

Akebia trifoliata (Thunb.) Koidz.

标本采集号：361028170426022LY

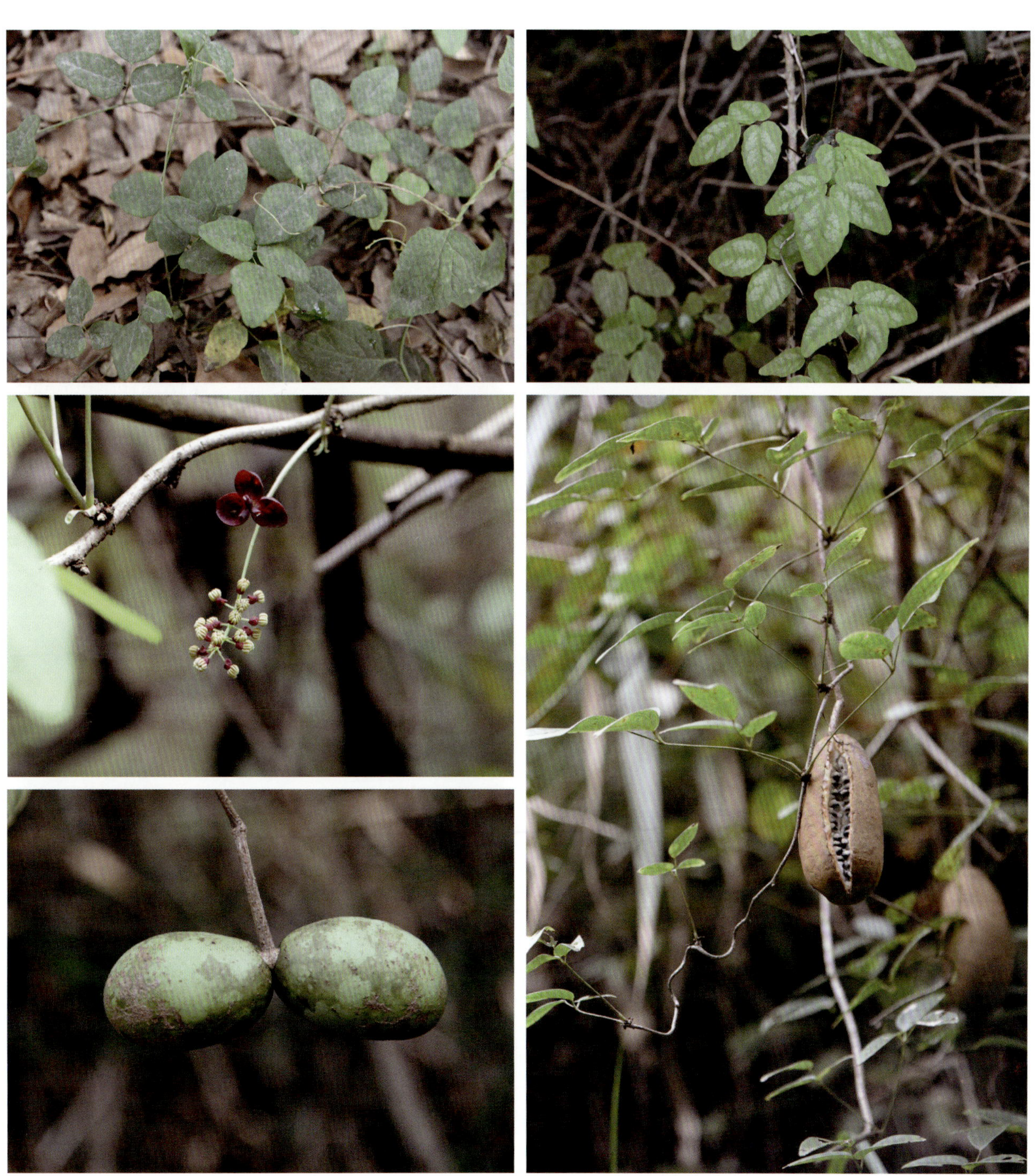

形态特征 藤本。小枝灰褐色，有稀疏皮孔。掌状复叶，叶柄长2~10cm；小叶3片，革质，卵形，长4~7cm，宽3~4cm，中央小叶通常较大，中间小叶柄长2~5cm，两侧的小叶柄长0.5~1.5cm。总状花序腋生，花单性，花序长约8cm；萼片紫红色。果实为浆果，长卵形，长达10cm，直径达4cm，成熟后沿腹缝线开裂，果皮浅灰色带红紫色。种子多数，卵形，黑色。花期4~6月，果期7~9月。

适宜生境 生于山地沟谷边疏林或丘陵灌丛中。

资源状况 分布于马头山竹延山等地。常见。

入药部位 藤茎（木通）、近成熟果实（预知子）。

采收加工 藤茎：秋季采收，截取茎部，除去细枝，阴干。近成熟果实：夏、秋二季果实绿黄时采收，晒干，或置沸水中略烫后晒干。

功能主治 藤茎：利尿通淋，清心除烦，通经下乳。用于淋证，水肿，心烦尿赤，口舌生疮，经闭乳少，湿热痹痛。近成熟果实：疏肝理气，活血止痛，散结，利尿。用于脘胁胀痛，痛经经闭，痰核痞块，小便不利。

大血藤 血藤、千年健、大活血

Sargentodoxa cuneata (Oliv.) Rehd. et Wils.

标本采集号：361028180509008LY

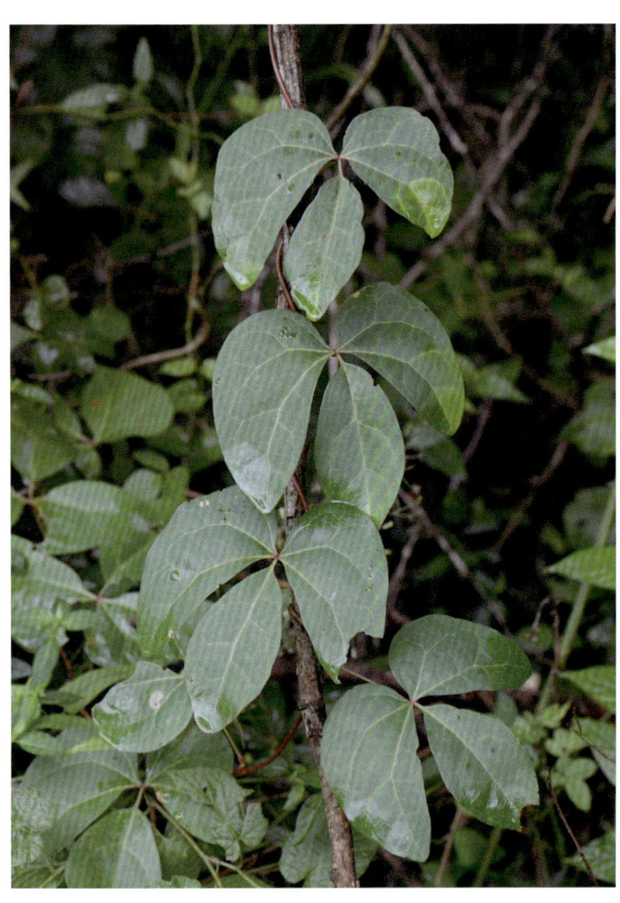

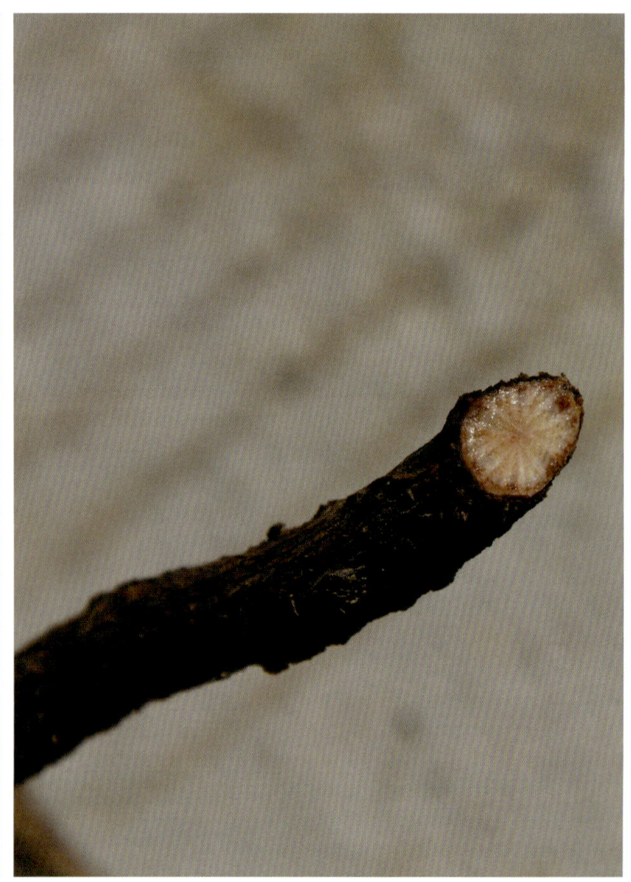

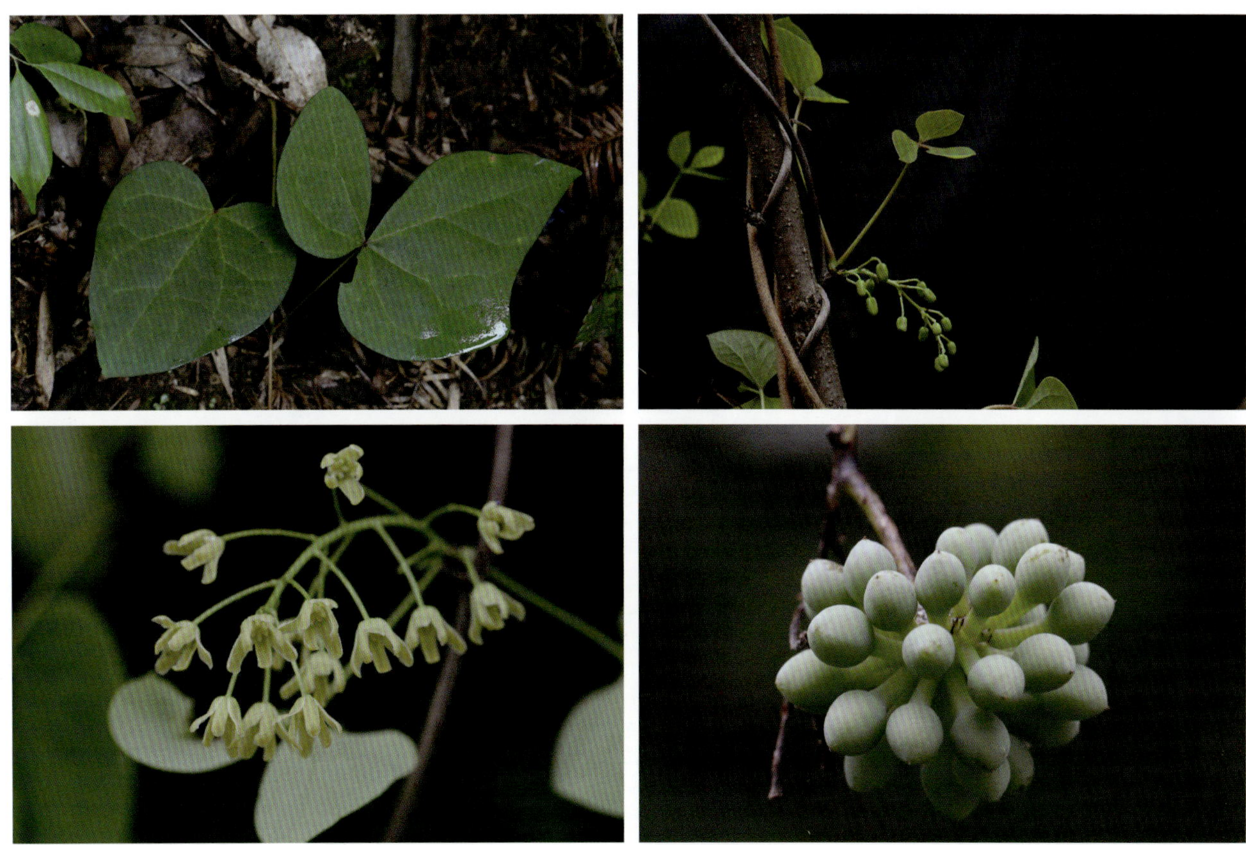

形态特征 藤本。茎圆柱形，褐色，扭曲，砍断时有红色汁液渗出。三出复叶互生，有长柄；中间小叶倒卵形，长 7~12cm，宽 3~7cm，侧生小叶较大，斜卵形，先端尖，基部两侧不对称。花单性，总状花序出自上年生叶腋基部，长达 12cm，下垂；花瓣 6，黄色。浆果肉质，具果柄，多数着生于一球形花托上。种子卵形，黑色，有光泽。花期 3~5 月，果熟期 8~10 月。

适宜生境 生于山坡灌丛、疏林和林缘中。

资源状况 分布于马头山郑家等地。常见。

入药部位 藤茎（大血藤）。

采收加工 秋、冬二季采收，除去侧枝，截段，干燥。

功能主治 清热解毒，活血，祛风。用于肠痈腹痛，经闭痛经，风湿痹痛，跌扑肿痛。

野木瓜 七叶莲、山芭蕉、牛芽标

Stauntonia chinensis DC.

标本采集号：361028170711051LY

形态特征 木质藤本。掌状复叶有小叶 5~7 片；小叶革质，长圆形、椭圆形或长圆状披针形，长 6~11.5cm，宽 2~4cm。花雌雄同株，通常 3~4 朵组成伞房花序式的总状花序；雄花：萼片外面淡黄色或乳白色，内面紫红色；雌花：萼片与雄花的相似但稍大。果实长圆形，长 7~10cm，直径 3~5cm。种子近三角形，长约 1cm，种皮深褐色至近黑色，有光泽。花期 3~4 月，果期 6~10 月。

适宜生境 生于山地密林、山腰灌丛或山谷溪边疏林中。

资源状况 分布于马头山郑家等地。常见。

入药部位 带叶茎枝（野木瓜）、果实（野木瓜果）。

采收加工 带叶茎枝：全年均可采割，洗净，切段，干燥。果实：夏、秋二季采摘，晒干或鲜用。

功能主治 带叶茎枝：祛风止痛，舒筋活络。用于风湿痹痛，腰腿疼痛，头痛，牙痛，痛经，跌打伤痛。果实：敛肠益胃。用于急性胃肠炎。

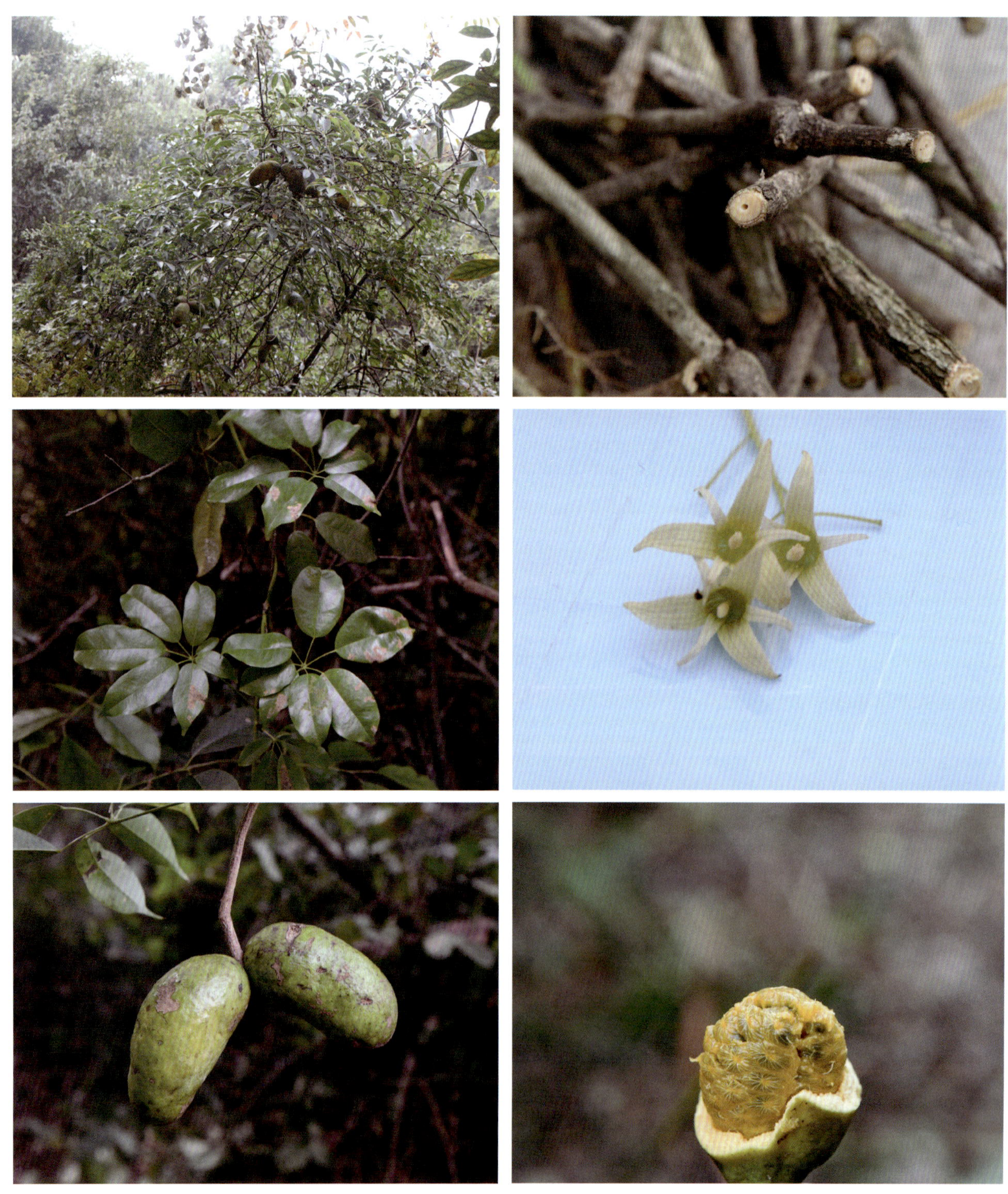

防己科

木防己 土防己、青藤香、钻骨龙

Cocculus orbiculatus (L.) DC.

标本采集号：361028170910007LY

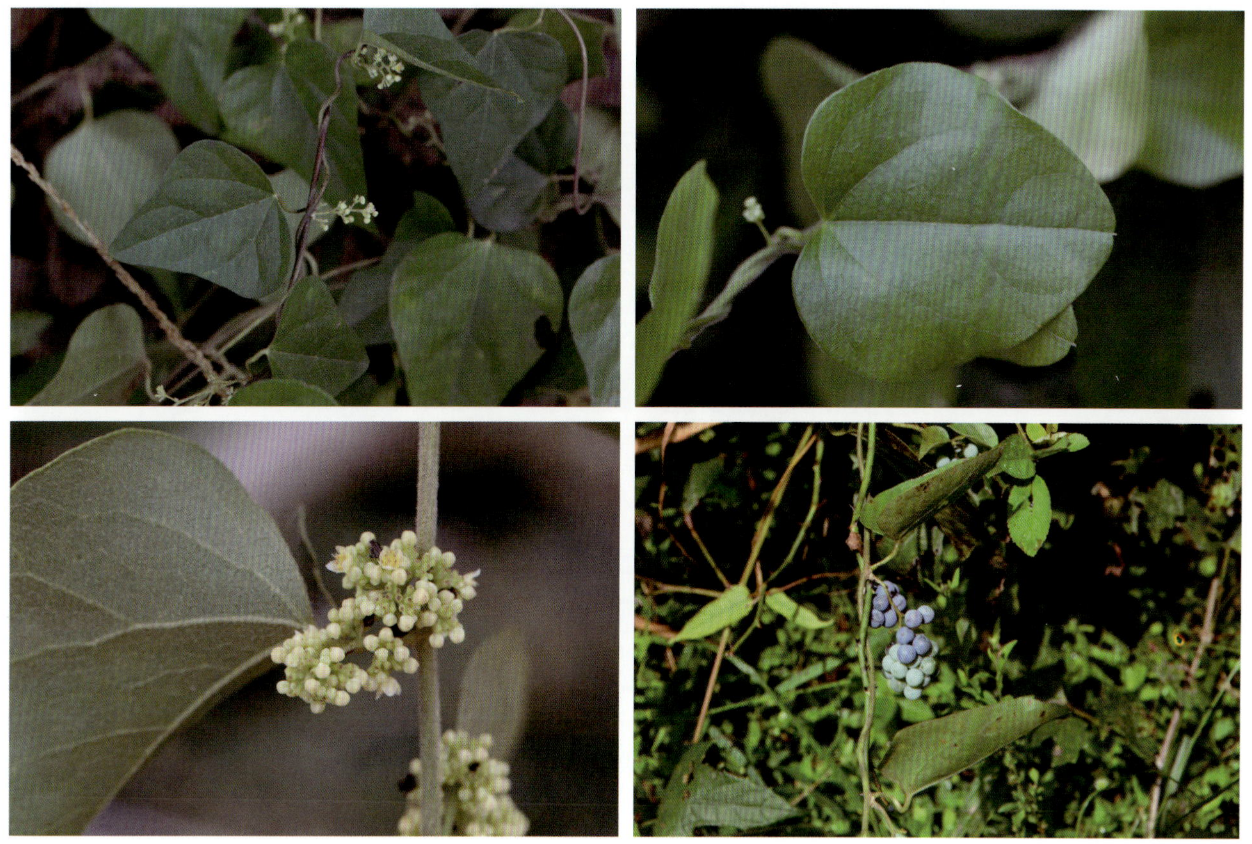

形态特征 藤本。单叶，互生，叶形多变，卵形、宽卵形、卵状长圆形、长圆状椭圆形或近圆形，长3~10cm，宽2~9cm，全缘、稍波，基出脉3~5条；叶柄长1~3cm。腋生或顶生聚伞花序或聚伞圆锥花序；花单性，浅黄色；花萼宽椭圆形或近圆形；花瓣6片，卵状披针形。核果近球形，红色至紫红色，直径常7~8mm；果核骨质，直径5~6mm，背部有小横肋状雕纹。花期6~7月，果期9~10月。

适宜生境 生于灌丛、村边、林缘等处。

资源状况 分布于马头山江家等地。常见。

入药部位 根（木防己）、花（木防己花）。

采收加工 根：春、秋二季采挖，以秋季采收质量较好，挖取根部，除去茎、叶、芦头，洗净，晒干。花：秋季采收，除去杂质，晒干。

功能主治 根：祛风除湿，通经活络，解毒消肿。用于风湿痹痛，水肿，小便淋痛，闭经，跌打损伤，咽喉肿痛，疮疡肿毒，湿疹，毒蛇咬伤。花：解毒化痰。用于慢性骨髓炎。

秤钩风 追骨风、华防己、湘防己

Diploclisia affinis (Oliv.) Diels

标本采集号：361028170708037LY

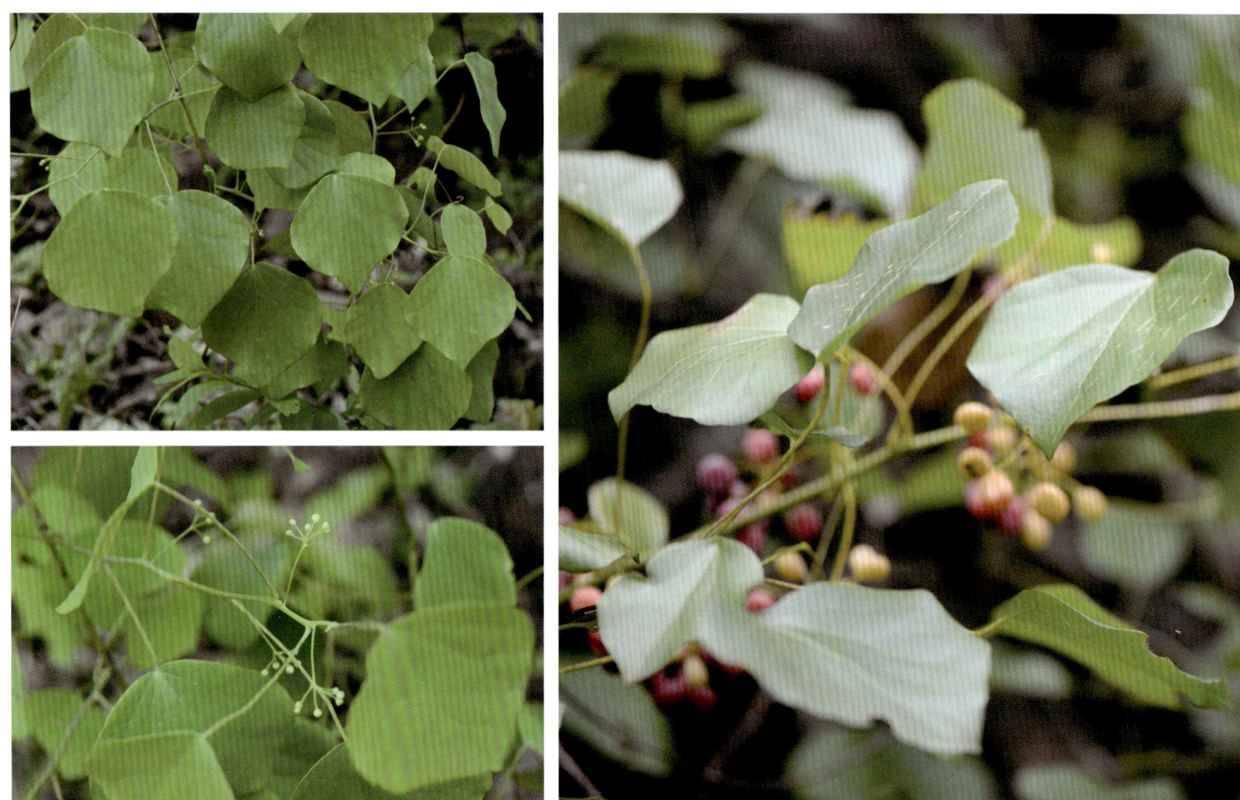

形态特征 藤本。嫩枝草黄色，有直线纹，老枝红褐色，散生纵裂的皮孔；腋芽 2 个，叠生。叶三角状扁圆形，长 3.5~10cm，宽度稍大于长度，边缘有波状圆齿，掌状脉 5 条；叶柄与叶片等长。聚伞花序腋生，有花 3 朵至 10 余朵；花单性异株；雄花萼片 6，2 轮，椭圆形，长 2.5~3mm；花瓣 6，卵状菱形；雄蕊 6。核果红色，阔倒卵形，长 8~10mm。种子马蹄形。花期 4~5 月，果期 7~9 月。

适宜生境 生于林缘或疏林中。

资源状况 分布于马头山各地。常见。

入药部位 根或茎（秤钩风）。

采收加工 全年均可采，以秋季采者为佳。挖取根部及割取老茎，除去泥土，砍成 10~30cm 长的小段，晒干。

功能主治 祛风除湿，活血止痛，利尿解毒。用于风湿痹痛，跌扑损伤，小便淋涩，毒蛇咬伤。

细圆藤 小广藤、土藤、广藤

Pericampylus glaucus (Lam.) Merr.

标本采集号：361028170709031LY

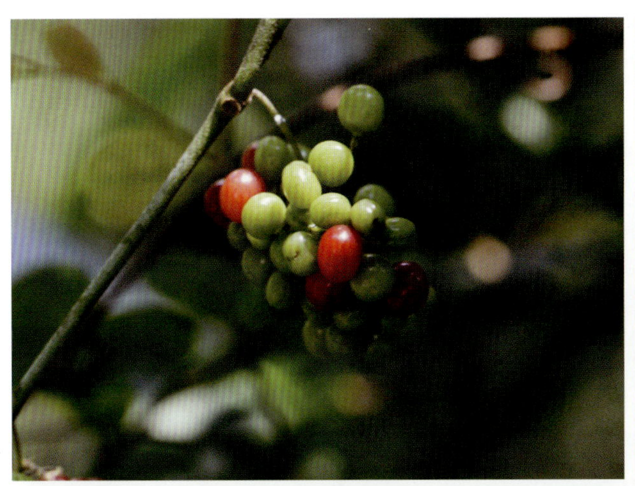

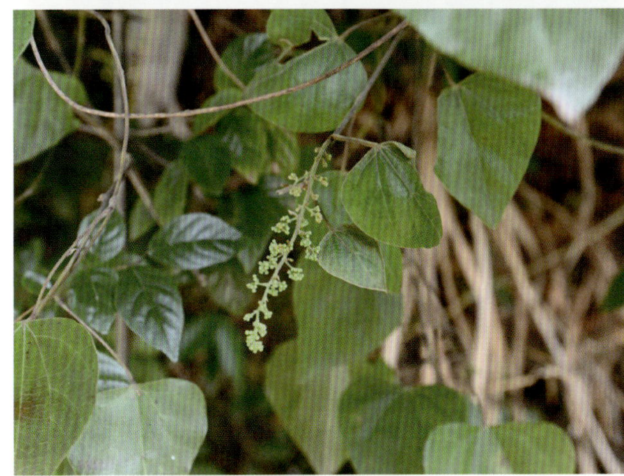

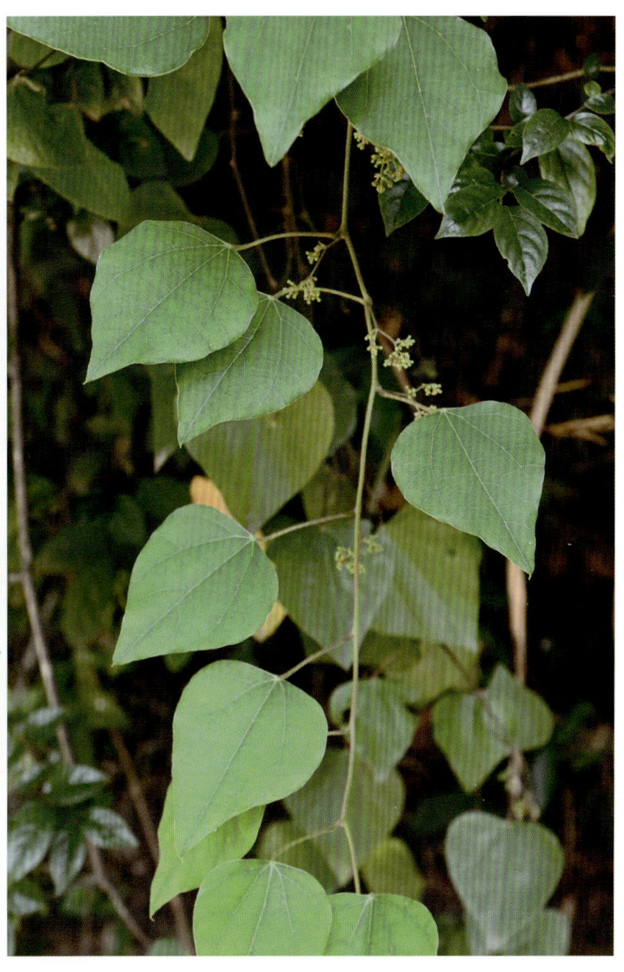

形态特征 木质藤本。小枝通常被灰黄色绒毛，有条纹，常长而下垂，老枝无毛。叶纸质至薄革质，三角状卵形至三角状近圆形，长3.5~10cm，边缘有圆齿，掌状脉5条，很少3条；叶柄长3~7cm。聚伞花序伞房状，长2~10cm；雄花长0.5mm，中轮倒披针形，长1~1.5mm，内轮稍阔。核果红色或紫色，果核直径5~6mm。花期4~6月，果期9~10月。

适宜生境 生于林中、林缘和灌丛中。

资源状况 分布于马头山姚家岭等地。常见。

入药部位 根（黑风散根）、藤茎或叶（黑风散）。

采收加工 根：夏、秋二季采挖，除去须根、泥土，洗净，晒干。藤茎或叶：全年均可采收，晒干。

功能主治 根：清热解毒，利咽，止咳。用于疮疖痈肿，咽喉肿痛，咳嗽，毒蛇咬伤。藤茎或叶：清热解毒，息风止痉，祛风除湿。用于疮疡肿毒，咽喉肿痛，惊风抽搐，风湿痹痛，跌打损伤，毒蛇咬伤。

千金藤 粉防己、公老鼠藤、野桃草

Stephania japonica (Thunb.) Miers

标本采集号：361028180511011LY

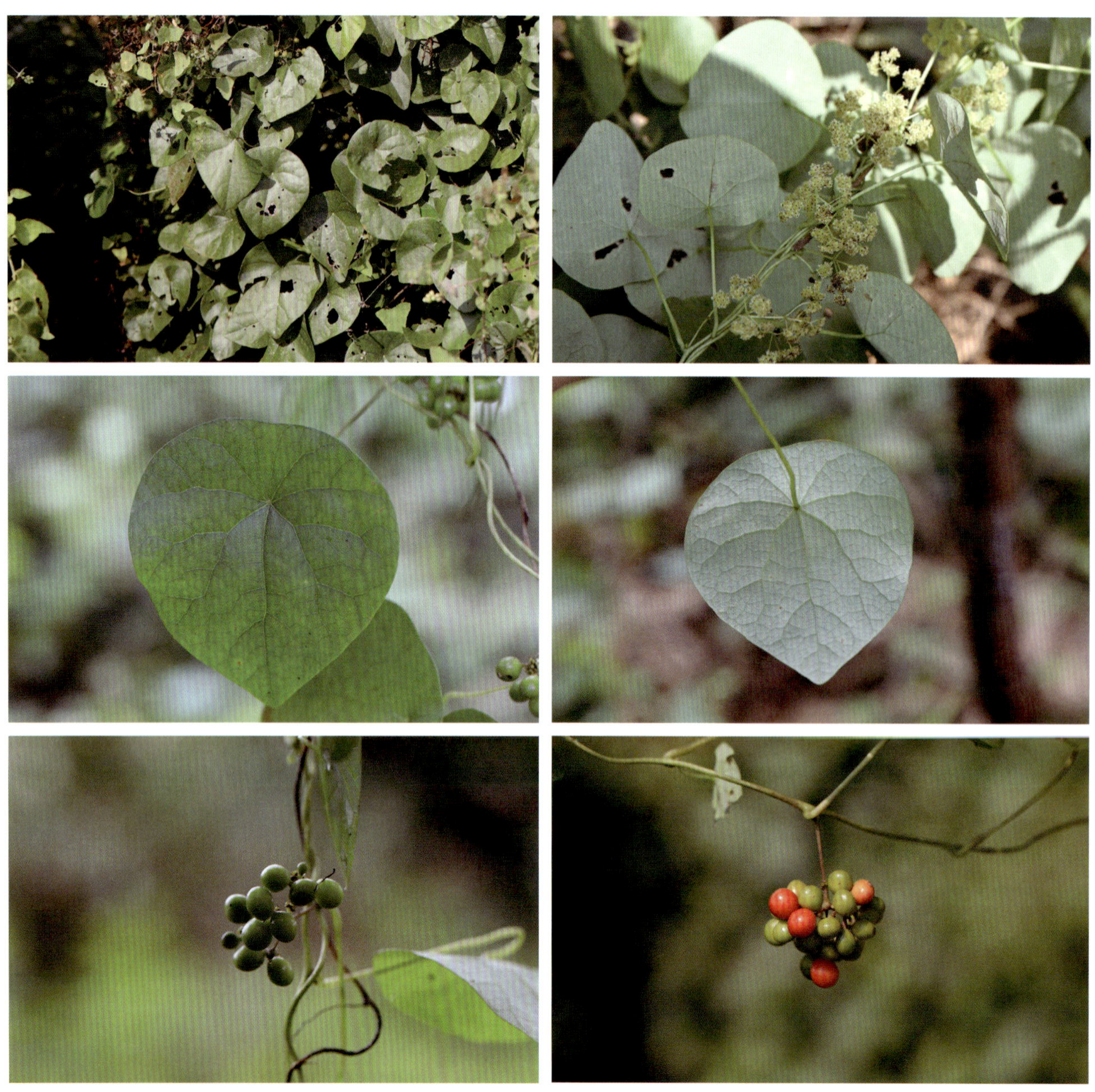

形态特征 草质藤本，全株无毛。小枝有纵沟纹。单叶，互生，卵形或宽卵形，长4~8cm，宽3~7cm，全缘，上面深绿色，下面带粉白色，掌状脉7~9条；叶柄盾状着生，长4~8cm，有细纵纹。花单性，雌雄异株，排列成腋生复伞形聚伞花序；总花梗长2~3cm；花小，浅绿色，有短柄。核果近球形，直径5~6mm，红色；内果皮骨质，马蹄形，背部有2列小横肋状凸起。花期5~7月，果期6~8月。

适宜生境 生于山坡、溪畔或路旁。

资源状况 分布于马头山平地源等地。常见。

入药部位 根或茎叶（千金藤）。

采收加工 7~8 月采收茎叶，晒干；9~10 月挖根，洗净，晒干。

功能主治 清热解毒，祛风止痛，利水消肿。用于咽喉肿痛，痈肿疮疖，毒蛇咬伤，风湿痹痛，胃痛，脚气水肿。

粉防己 汉防己、白木香

Stephania tetrandra S. Moore

标本采集号：361028180826009LY

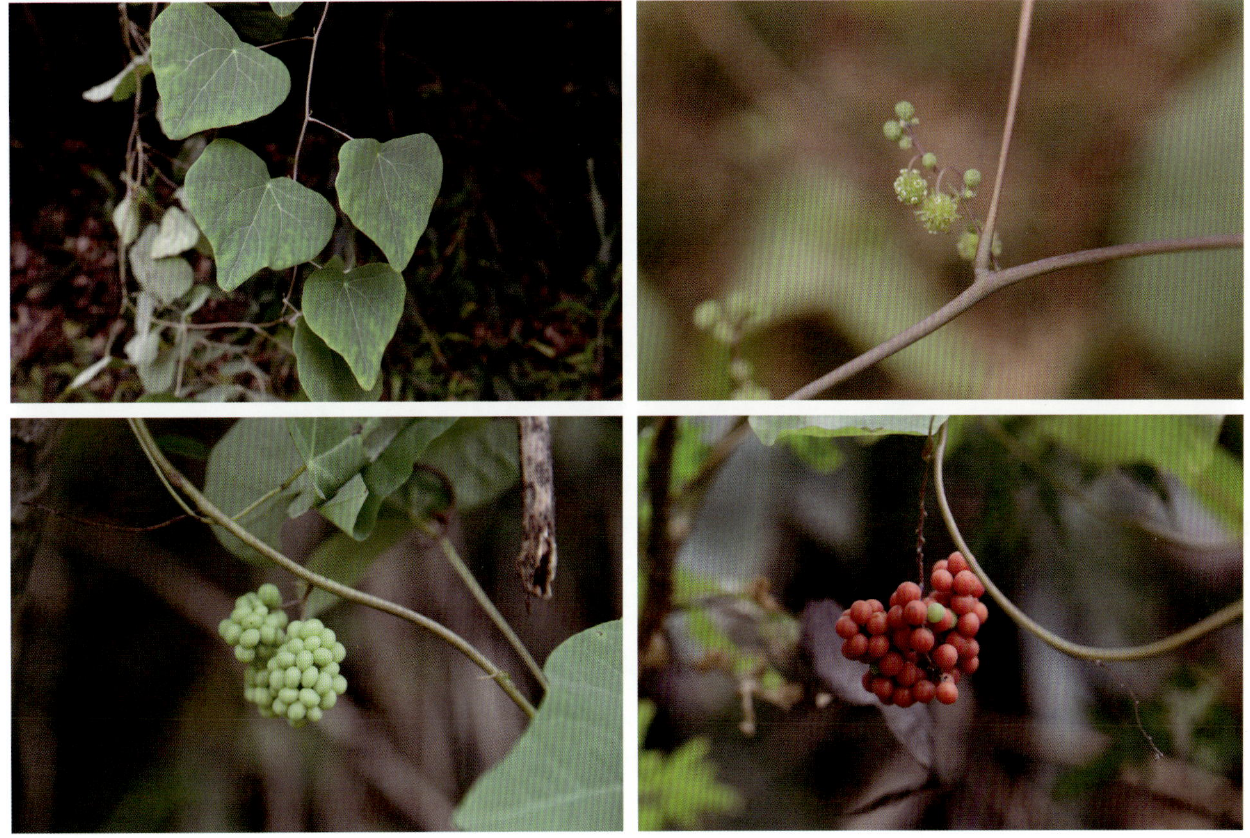

形态特征 草质藤本。根粗大，圆柱形或块状，断面粉白色。老茎下部木质化；小枝圆柱形，有沟纹。单叶互生，纸质，宽三角状卵形或近圆形，长宽近相等，长 4~8cm，宽 5~9cm，全缘，掌状脉 5 条；叶柄盾状着生，长 4~8.5cm。花单性，花序梗长 0.4~1cm，小聚伞花序直径 2~5mm，绿色。核果近球形，直径 5~6mm，红色；内果皮骨质，扁平，马蹄形，直径 4~5mm。花期 5~7 月，果期 7~9 月。

适宜生境 生于村边、旷野、路边等处的灌丛中。

资源状况 分布于马头山东山坪等地。常见。

入药部位 根（防己）。

采收加工 秋季采挖，洗净，除去粗皮，晒至半干，切段，个大者再纵切，干燥。

功能主治 祛风止痛，利水消肿。用于风湿痹痛，脚气水肿，小便不利，湿疹疮毒。

三白草科

蕺　菜 鱼腥草、狗贴耳、侧耳根

Houttuynia cordata Thunb.

标本采集号：361028170708008LY

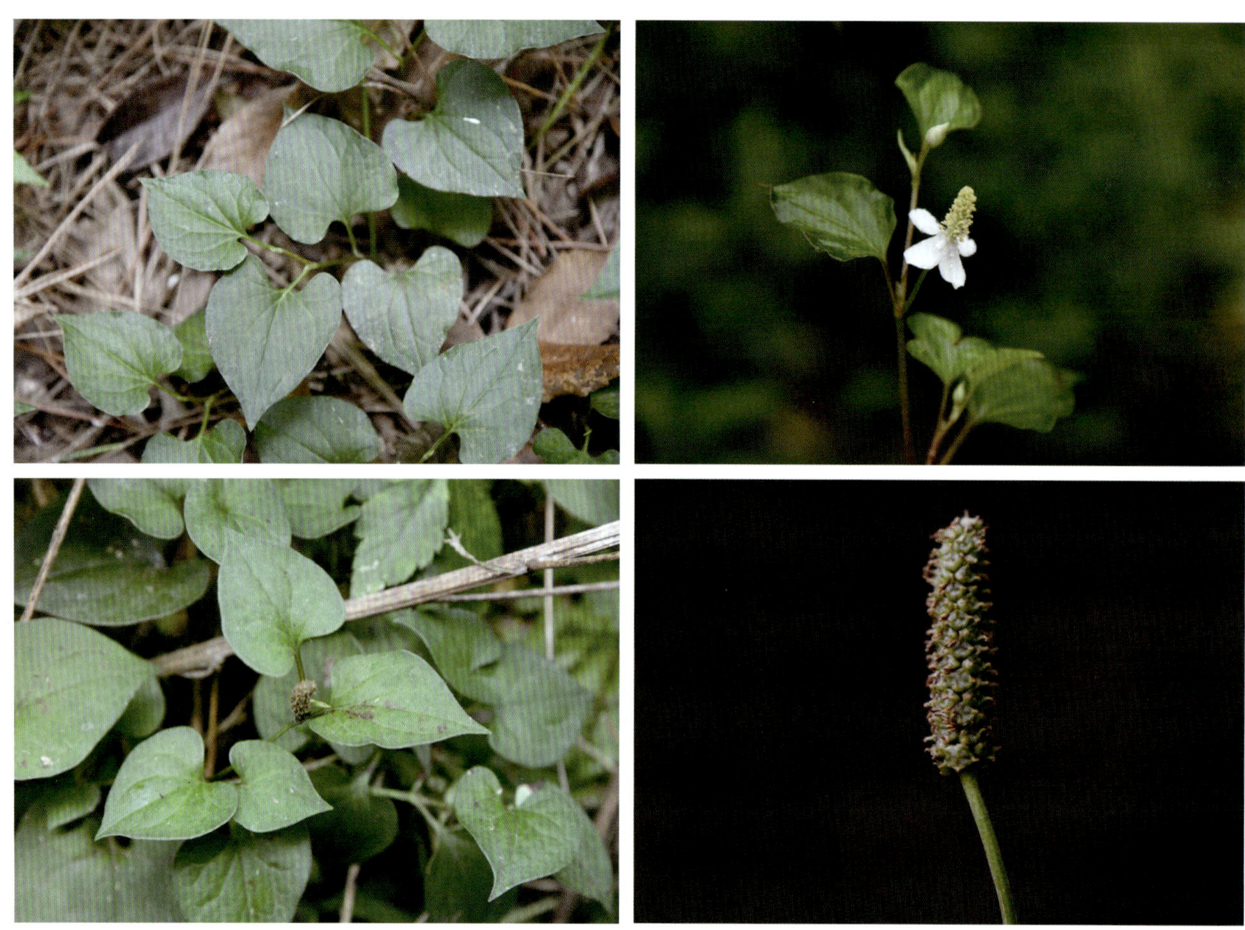

形态特征 多年生草本，具腥臭味。茎下部伏地，节上轮生小根，上部直立。叶具腺点，阔卵形，长4~10cm，宽2.5~6cm，基部心形，背面常呈紫红色；叶柄长1~3.5cm，基部鞘状；托叶下部与叶柄合生。花序长约2cm；总苞片花瓣状，白色，长圆形或倒卵形，长1~1.5cm；雄蕊3枚；花柱3。蒴果长0.2~0.3cm，顶端有宿存的花柱。花期4~8月，果期7~9月。

适宜生境 生于沟边、溪边或林下湿地上。

资源状况 分布于马头山各地。常见。

入药部位 新鲜全草或干燥地上部分（鱼腥草）。

采收加工 鲜品全年均可采割；干品夏季茎叶茂盛花穗多时采割，除去杂质，晒干。

功能主治 清热解毒，消痈排脓，利尿通淋。用于肺痈吐脓，痰热喘咳，热痢，热淋，痈肿疮毒。

三白草 塘边藕、水木通、五路白

Saururus chinensis (Lour.) Baill.

标本采集号：361028170708019LY

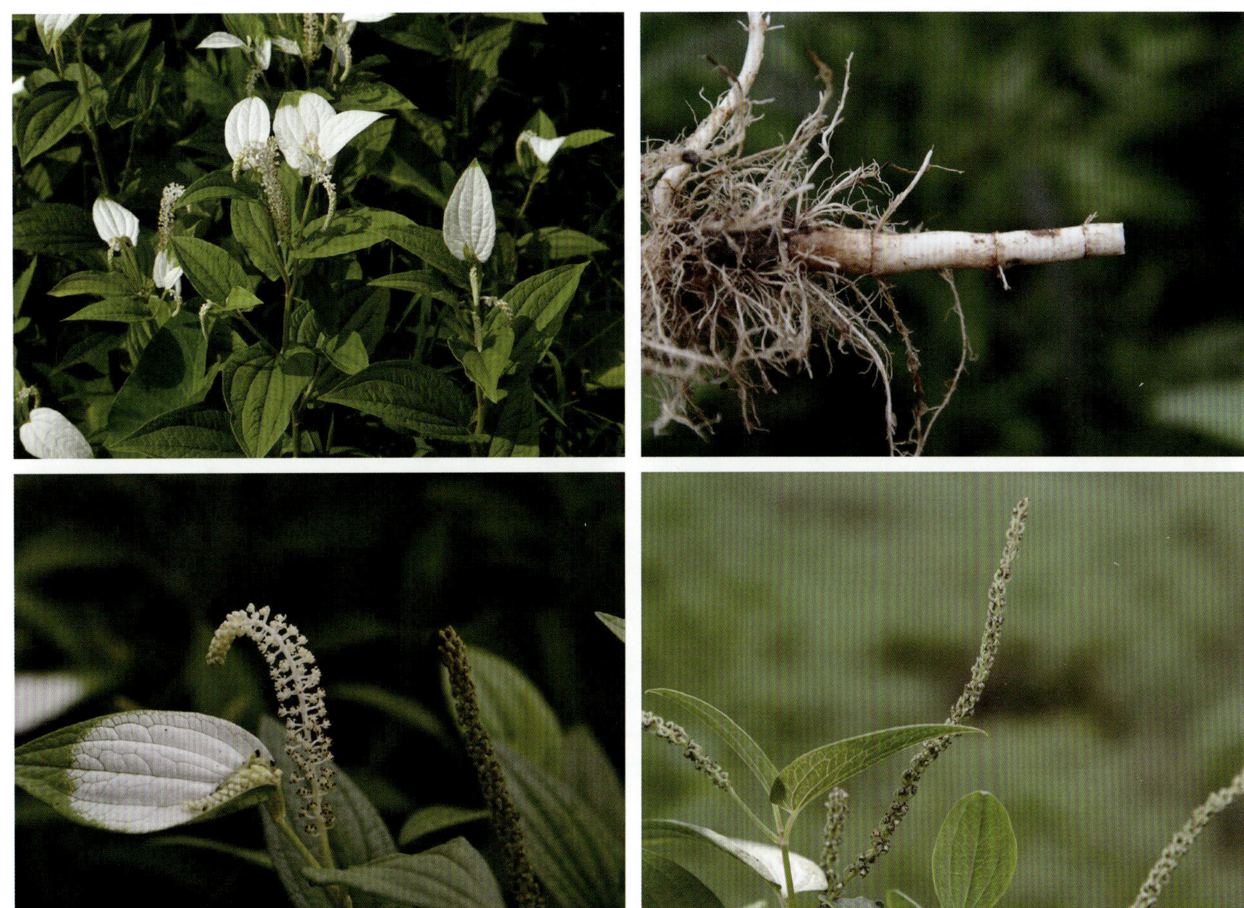

形态特征 多年生草本。茎有纵棱和沟槽，下部伏地，常带白色，上部直立，绿色。叶密生腺点，阔卵形至卵状披针形，长 10~20cm，宽 5~10cm，基部心形或斜心形，茎顶端的 2~3 片于花期常为白色，呈花瓣状；叶柄长 1~3cm，基部与托叶合生成鞘状。花序白色，长 12~20cm；苞片近匙形，贴生于花梗上；雄蕊 6 枚；花柱 4。蒴果近球形，直径约 0.3cm。花期 4~6 月，果期 7~8 月。

适宜生境 生于低湿沟边、塘边或溪旁。

资源状况 分布于马头山各地。常见。

入药部位 地上部分（三白草）。

采收加工 全年均可采收，洗净，晒干。

功能主治 利尿消肿，清热解毒。用于水肿，小便不利，淋沥涩痛，带下病；外用于疮疡肿毒，湿疹。

胡椒科

山　蒟 酒饼藤、石蒟、穿壁风

Piper hancei Maxim.

标本采集号：361028170427021LY

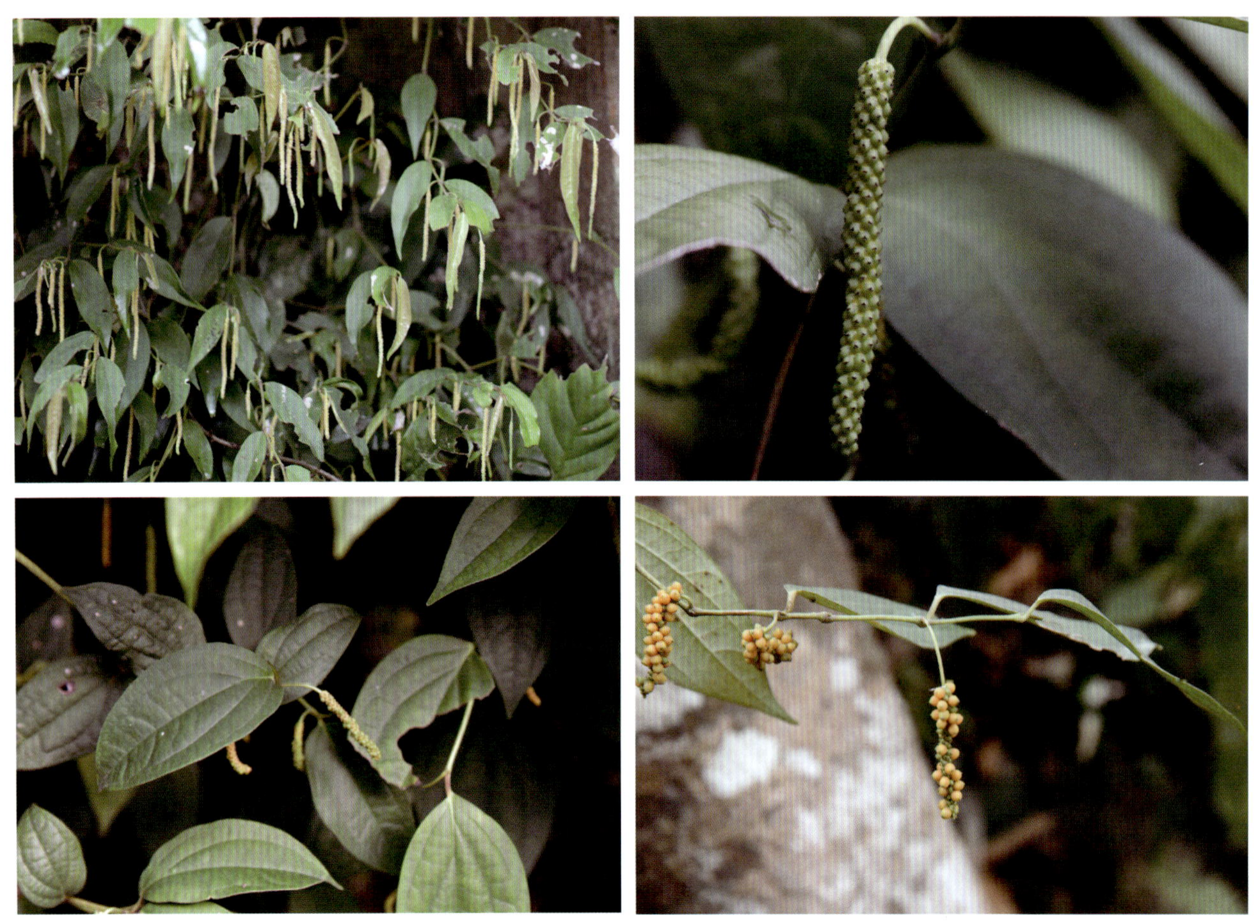

形态特征 攀缘藤本，除花序轴和苞片柄外均光滑无毛。茎、枝具细纵纹，节上生不定根。叶互生，纸质或近革质，卵状披针形或椭圆形，少披针形，长 6~12cm，宽 2.5~4.5cm，叶脉 5~7 条，最上 1 对互生，离基 1~3cm 从中脉发出；叶柄长 5~12mm；叶鞘长约为叶柄之半。花单性，雌雄异株，聚集成与叶对生的穗状花序。浆果球形，黄色，直径 2.5~3mm。花期 3~8 月。

适宜生境 生于山地溪涧边、密林或疏林中，攀缘于树上或石上。

资源状况 分布于马头山竹延山等地。常见。

入药部位 茎叶或根（山蒟）。

采收加工 秋季采收，切段，鲜用或晒干。

功能主治 祛风除湿，活血消肿，行气止痛，化痰止咳。用于风湿痹痛，胃痛，痛经，跌打损伤，风寒咳喘，疝气痛。

金粟兰科

宽叶金粟兰 四叶对、四大金刚、四大天王

Chloranthus henryi Hemsl.

标本采集号：361028170424031LY

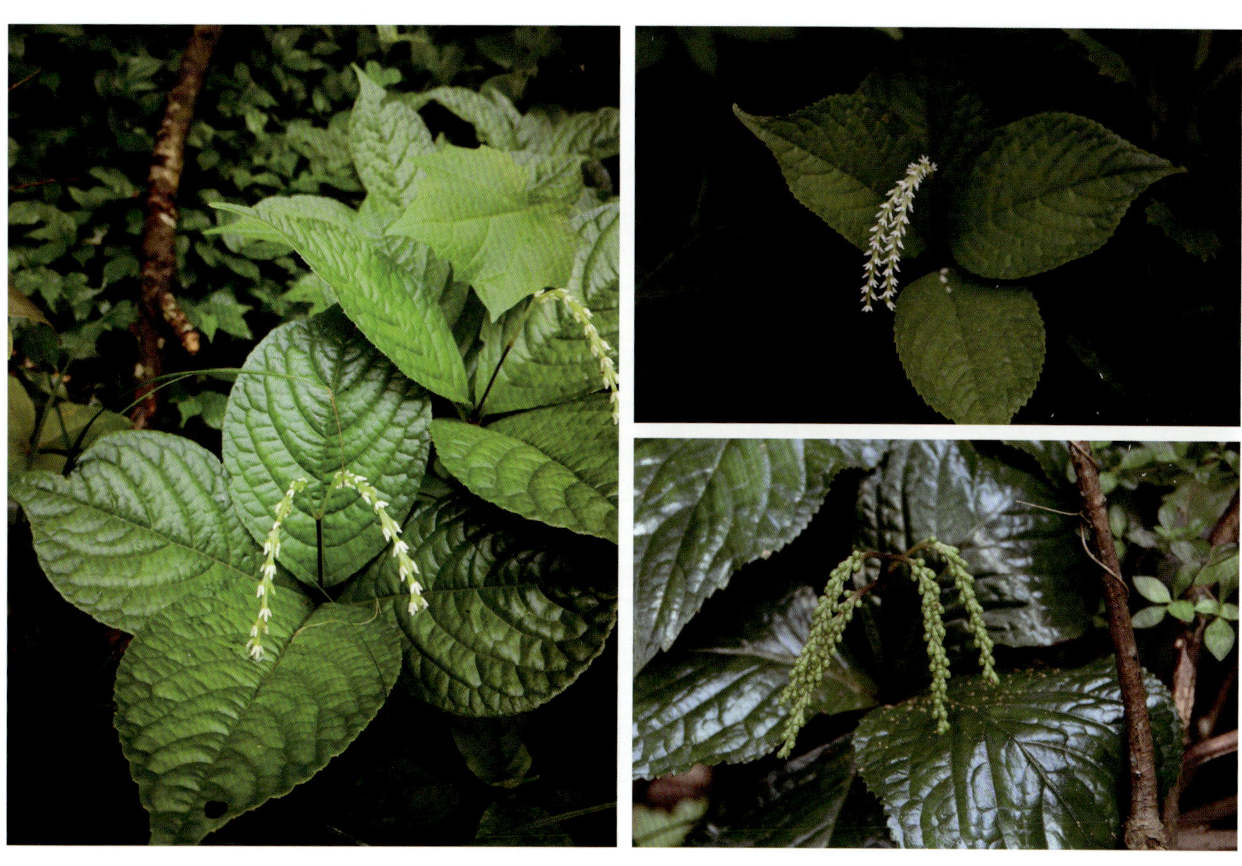

形态特征 多年生草本。根状茎粗壮，黑褐色，具多数细长的棕色须根；茎直立，有6~7个明显的节。叶对生，通常4片生于茎上部，宽椭圆形或倒卵形，长9~18cm，宽5~9cm，边缘具锯齿，背面中脉、侧脉有鳞屑状毛；叶柄长0.5~1.2cm。穗状花序顶生，通常二歧或总状分枝，连总花梗长10~16cm，总花梗长5~8cm；花白色。核果球形，长约0.3cm，具短柄。花期4~6月，果期7~8月。

适宜生境 生于山坡林下阴湿地或路边灌丛中。

资源状况 分布于马头山各地。常见。

入药部位 全草或根（四大天王）。

采收加工 夏、秋二季采收全草和根，分别晒干。

功能主治 祛风除湿，活血散瘀，解毒。用于风湿痹痛，肢体麻木，风寒咳嗽，跌打损伤，疮肿，毒蛇咬伤。

评　　述 本品有毒。

多穗金粟兰 四大天王、白毛七、四块瓦

Chloranthus multistachys Pei

标本采集号：361028180511021LY

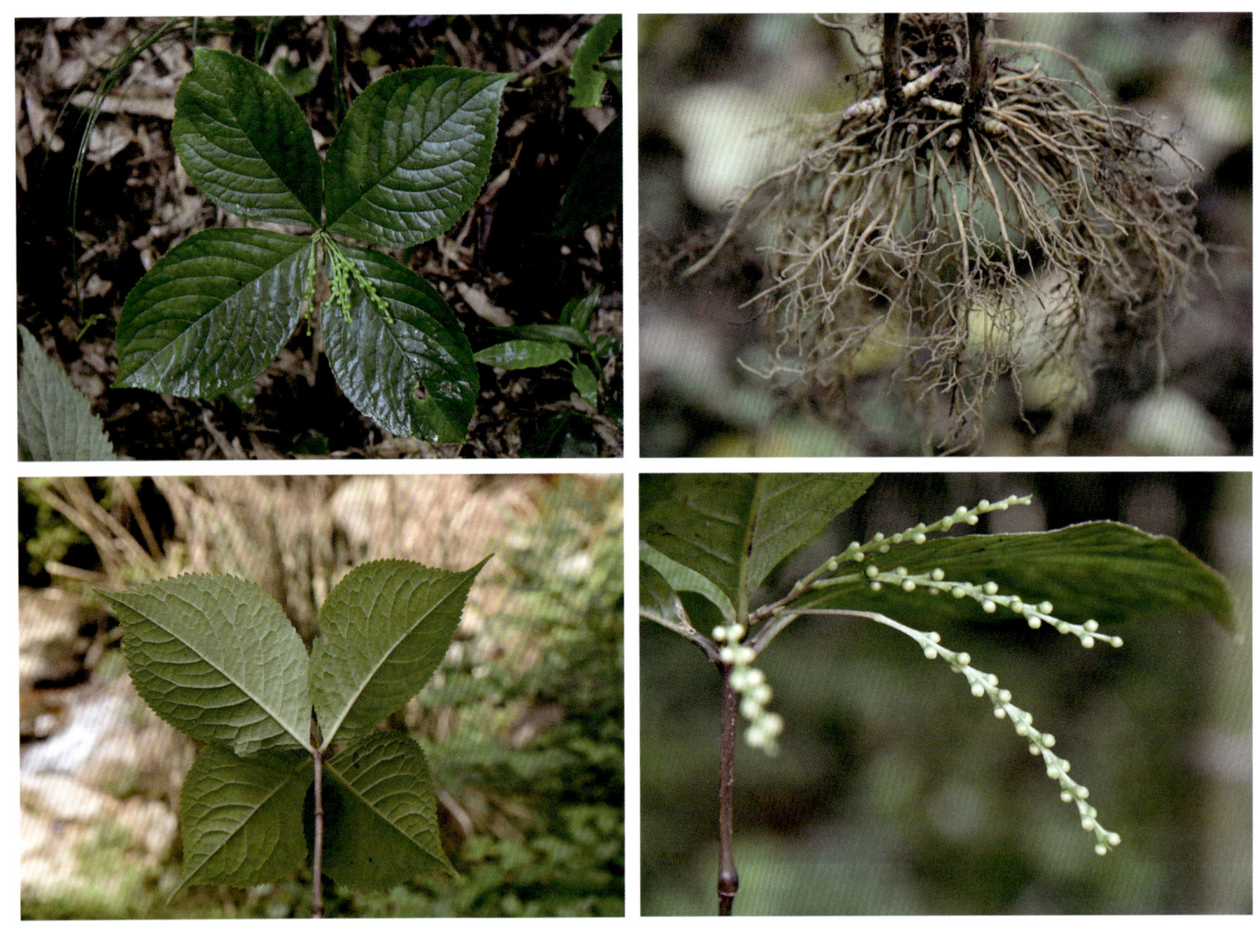

形态特征 多年生草本。根状茎粗壮，生多数细长须根；茎直立，单生。叶对生，通常 4 片，椭圆形至宽椭圆形，长 10~20cm，宽 6~11cm，边缘具锯齿，齿端有一腺体，上面亮绿色，背面沿叶脉有鳞屑状毛；叶柄长 0.8~2cm。穗状花序多条；花小，白色，排列稀疏。核果球形，长约 0.3cm，具短柄，表面有小腺点。花期 5~7 月，果期 8~10 月。

适宜生境 生于山坡林下阴湿地和沟谷溪旁草丛中。

资源状况 分布于马头山油榨窠等地。常见。

入药部位 全草及根茎（四叶细辛）。

采收加工 春、夏、秋三季采收，洗净，鲜用或晒干。

功能主治 活血散瘀，解毒消肿。用于跌打损伤，骨折，痈疖肿毒，毒蛇咬伤，皮肤瘙痒。

评　　述 本品有小毒。

及 己 四大王、四叶箭、四大金刚

Chloranthus serratus (Thunb.) Roem. et Schult.

标本采集号：361028170424032LY

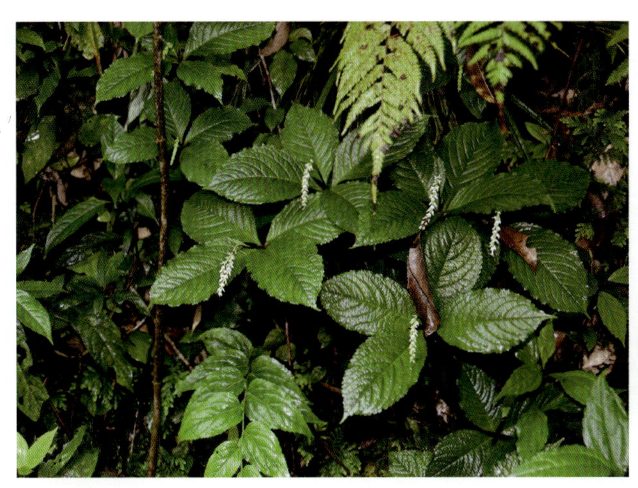
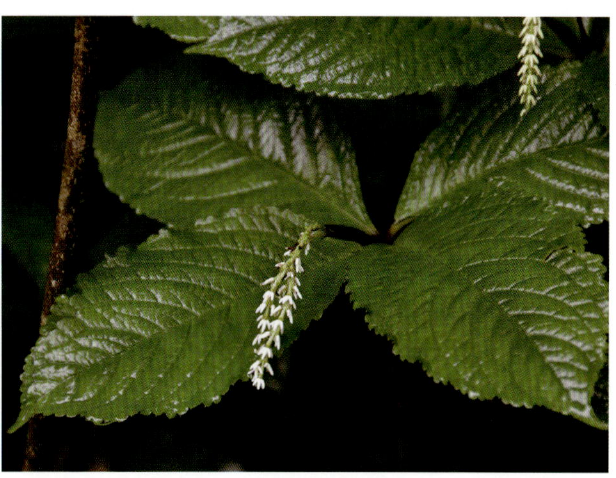

形态特征 多年生草本。根状茎横生，粗短，生多数土黄色须根；茎直立，单生或数个丛生，具明显的节，无毛，下部节上对生 2 片鳞状叶。叶对生，4~6 片生于茎上部，纸质，椭圆形，长 7~15cm，宽 3~6cm，边缘具锐而密的锯齿，侧脉 6~8 对；叶柄长 8~25mm。穗状花序顶生，单一或 2~3 分枝；总花梗长 1~3.5cm。核果近球形或梨形，绿色。花期 4~5 月，果期 6~8 月。

适宜生境 生于山地林下湿润处和山谷溪边草丛中。

资源状况 分布于马头山油榨窠等地。少见。

入药部位 根（及己）。

采收加工 开花前采根，阴干。

功能主治 止咳化痰，舒筋活络，祛风镇痛，解毒消肿。用于跌打损伤，骨折肿痛，腰扭伤，风湿痛，疔疮肿毒，毒蛇咬伤。

评　　述 本品有毒，内服宜慎。

草珊瑚 肿节风、九节风、九节茶

Sarcandra glabra (Thunb.) Nakai

标本采集号：361028170708002LY

形态特征 常绿半灌木。茎与枝均有膨大的节。叶革质，椭圆形，长 6~17cm，宽 2~6cm，边缘具粗锐锯齿，齿尖有一腺体；叶柄长 0.5~1.5cm，基部合生成鞘状；托叶钻形。穗状花序顶生，通常分枝，多少呈圆锥花序状，连总花梗长 1.5~4cm；花黄绿色；雄蕊 1 枚，肉质，棒状至圆柱状；子房球形或卵形，无花柱，柱头近头状。核果球形，直径 3~4mm，熟时亮红色。花期 6 月，果期 8~10 月。

适宜生境 生于山坡、沟谷林下阴湿处。

资源状况 分布于马头山龙井等地。常见。

入药部位 全草（肿节风）。

采收加工 夏、秋二季采收，除去杂质，晒干。

功能主治 清热凉血，活血消斑，祛风通络。用于血热紫斑，紫癜，风湿痹痛，跌打损伤。

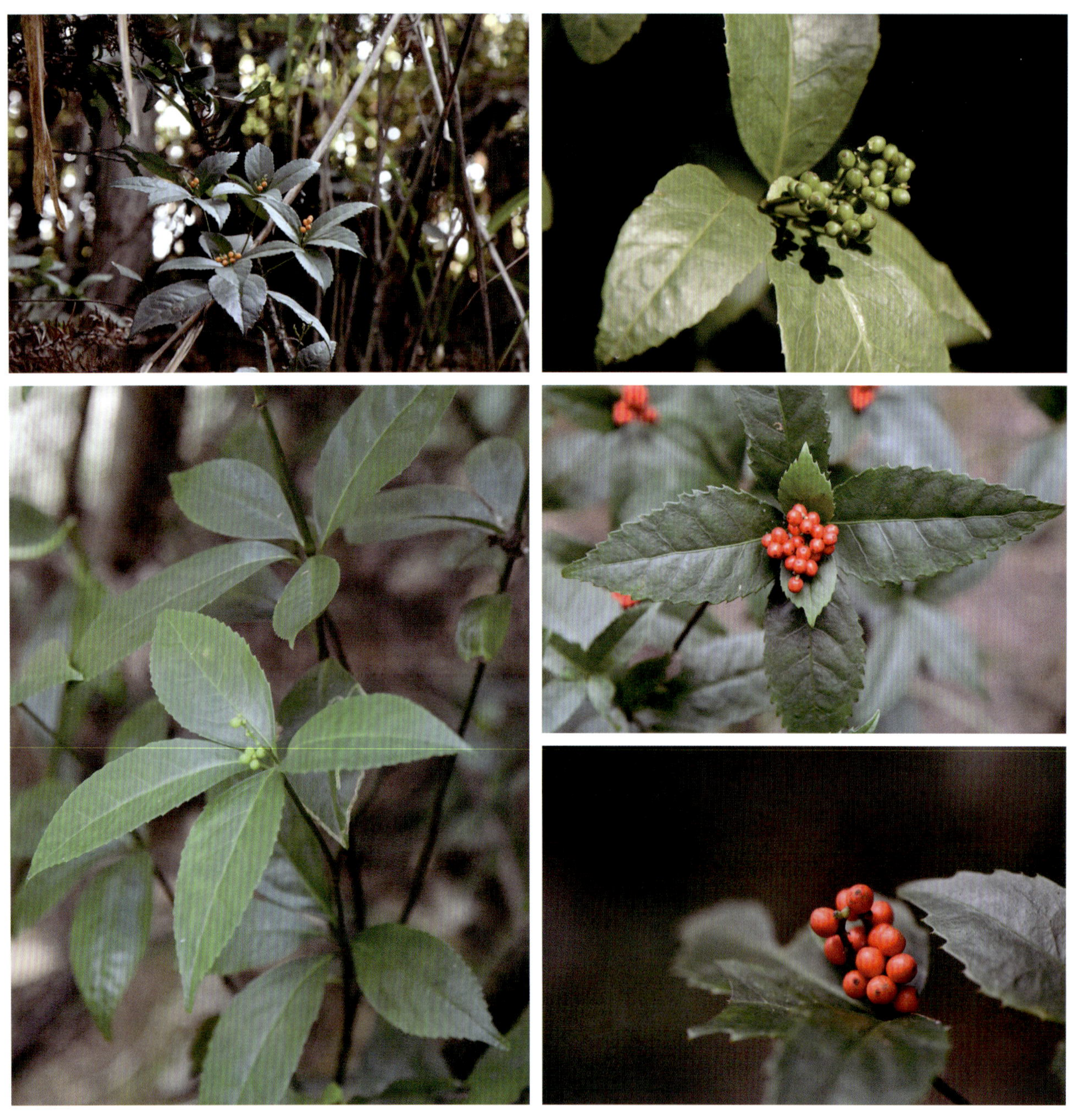

马兜铃科

管花马兜铃 一点血、辟蛇雷、红白药

Aristolochia tubiflora Dunn

标本采集号：361028170424011LY

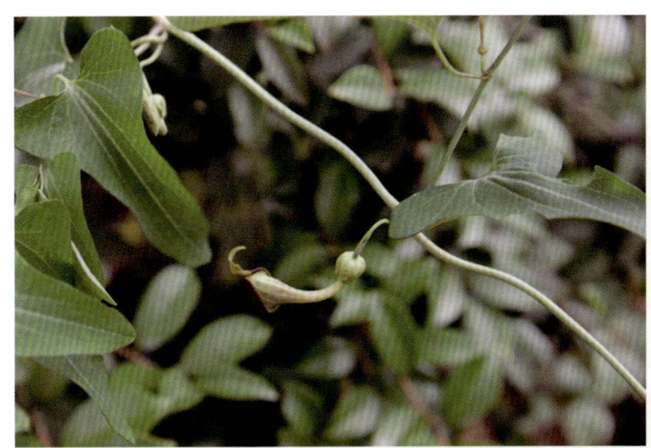
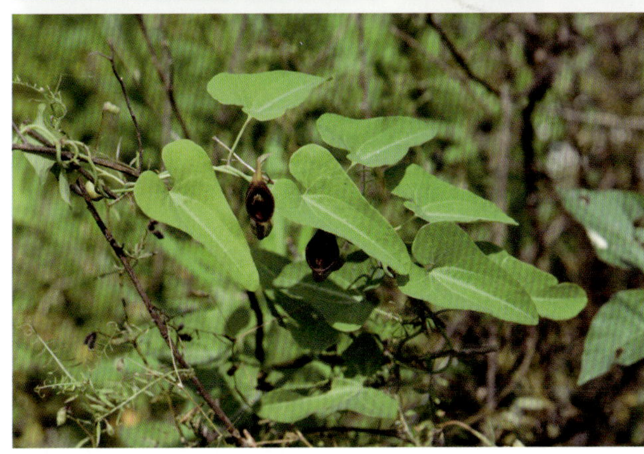
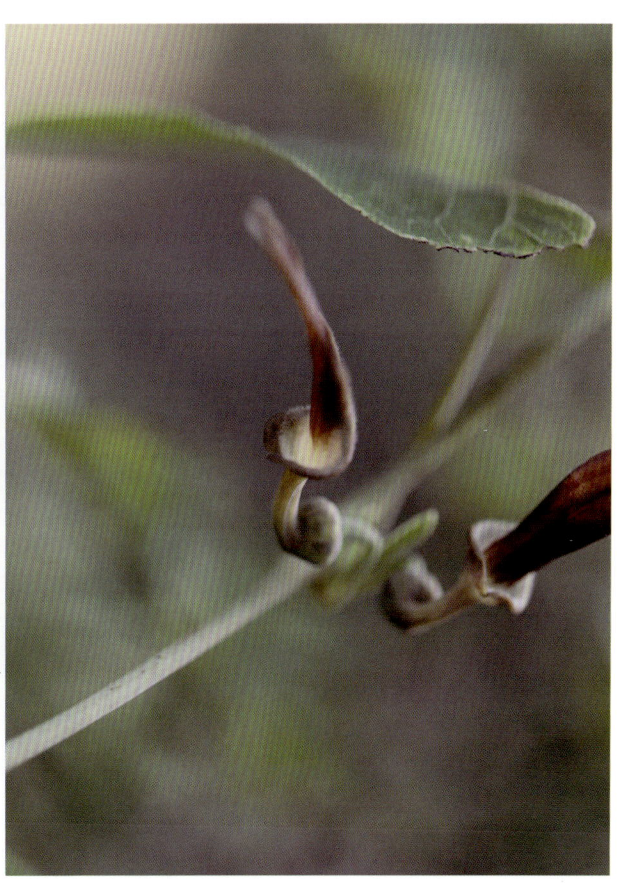

形态特征 草质藤本。茎无毛，干后有槽纹。叶纸质，卵状心形，长 3~15cm，宽 3~16cm，全缘；基出脉 7 条；叶柄长 2~10cm。花梗纤细，长 1~2cm；小苞片卵形，长 3~8mm，无柄；花被全长 3~4cm，基部膨大而呈球形，直径约 5mm，向上急遽收狭成一长管，宽 2~4mm，管口扩大成漏斗状。蒴果长圆形，长约 2.5cm，直径约 1.5cm。种子卵形或卵状三角形，长约 4mm，宽约 3.5mm。花期 4~8 月，果期 10~12 月。

适宜生境 生于林下阴湿处。

资源状况 分布于马头山油榨窠等地。常见。

入药部位 根（逼血雷）。

采收加工 冬季采挖，洗净，切段，鲜用或晒干。

功能主治 清热解毒，止痛。用于胃痛；外用于毒蛇咬伤。

长毛细辛 白毛细辛、毛乌金、牛毛细辛

Asarum pulchellum Hemsl.

标本采集号：361028170424016LY

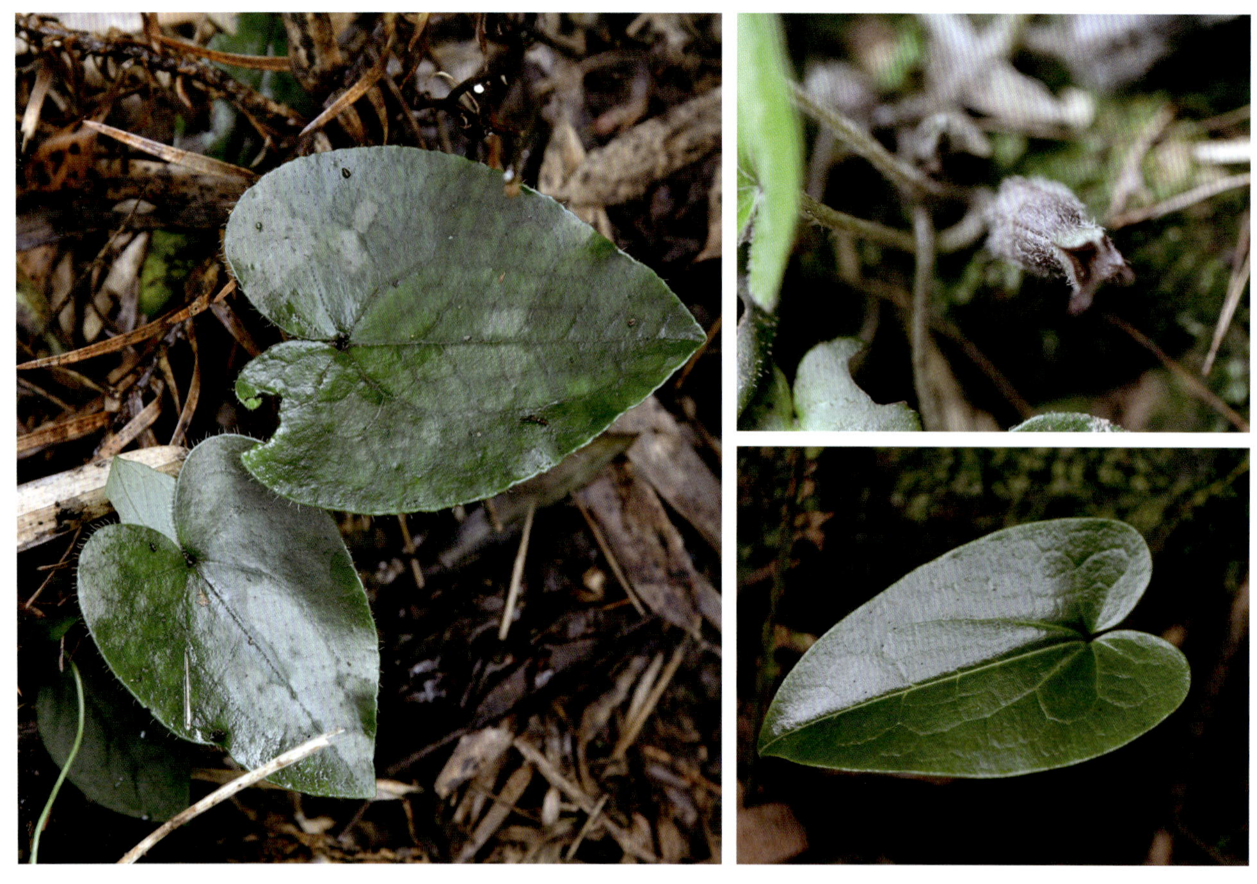

形态特征 多年生草本，全株密生白色长柔毛（干后变黑棕色）。根状茎长可达50cm，斜升或横走；地上茎长3~7cm，多分枝。叶对生，1~2对，叶片卵状心形或阔卵形，长5~8cm，宽5~9.5cm；叶柄长10~22cm；低出叶卵形，长1.5~2cm，宽约1cm。花紫绿色；花梗长1~2.5cm；花被裂片卵形，长约10mm，宽约7mm，紫色。果实近球状，直径约1.5cm。花期4~5月。

适宜生境 生于林下腐殖土中。

资源状况 分布于马头山油榨窠等地。少见。

入药部位 全草（大乌金草）。

采收加工 夏季采挖全草，除去泥土，置通风处阴干。

功能主治 温肺祛痰，祛风除湿，理气止痛。用于风寒咳嗽，风湿关节痛，胃痛，腹痛，牙痛。

细 辛 华细辛、盆草细辛

Asarum sieboldii Miq.

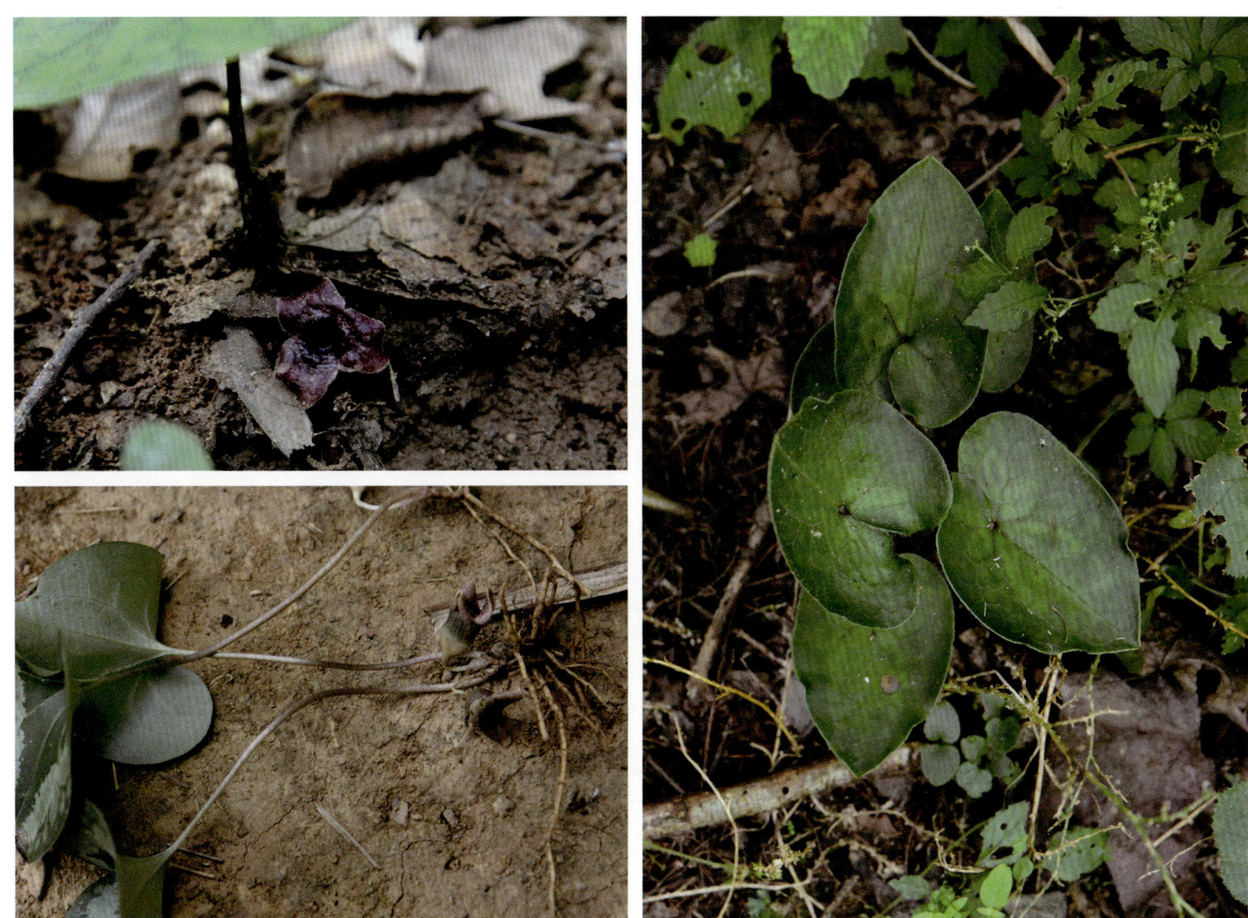

形态特征 多年生草本。根状茎直立或横走，节间长 1~2cm。叶通常 2 枚，叶柄长 8~18cm；低出叶肾圆形，边缘疏被柔毛；叶片心形或卵状心形，长 4~11cm，宽 4.5~13.5cm，先端渐尖，基部深心形，上面疏生短毛，脉上较密。花紫黑色；花被管钟状，直径 1~1.5cm，花被裂片三角状卵形；雄蕊着生于子房中部，花丝与花药近等长或稍长；子房半下位或几近上位，球状。果实近球状，直径约 1.5cm。花期 4~5 月，果期 6~7 月。

适宜生境 生于林下阴湿腐殖土中。

资源状况 分布于马头山油榨窠等地。少见。

入药部位 根和根茎（细辛）。

采收加工 夏季果熟期或初秋采挖，除净地上部分和泥沙，阴干。

功能主治 解表散寒，祛风止痛，通窍，温肺化饮。用于风寒感冒，头痛，牙痛，鼻塞流涕，鼻鼽，鼻渊，风湿痹痛，痰饮喘咳。

评 述 本品有小毒。

猕猴桃科

中华猕猴桃 阳桃、羊桃藤、藤梨

Actinidia chinensis Planch.

标本采集号：361028180825008LY

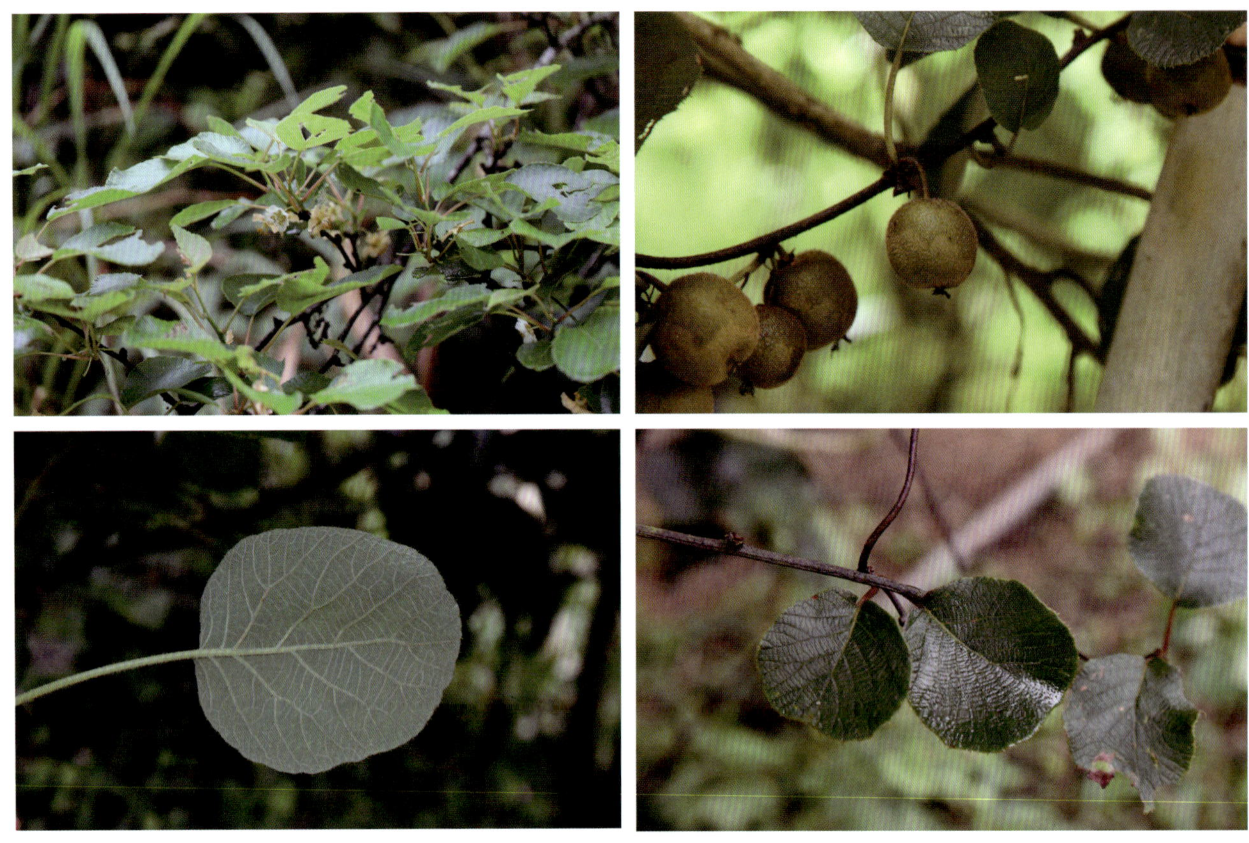

形态特征 大型落叶藤本。花枝一般长4~5cm，薄被灰白色茸毛，毛早落，容易秃净或被较稠密的粗糙绒毛。叶倒阔卵形，长6~8cm，宽7~8cm，顶端大多截平形并中间凹入；叶柄被灰白色绒毛。花直径2.5cm，子房被绒毛。果实近球形，长4~4.5cm，被柔软的绒毛。花期4月中旬至5月中、下旬。

适宜生境 生于灌木林或次生疏林中。

资源状况 分布于马头山各地。常见。

入药部位 根（猕猴桃根）、果实（猕猴桃）。

采收加工 根：全年均可采，洗净，切段，鲜用或晒干。果实：9月中、下旬至10月上旬采摘成熟果实，鲜用或晒干。

功能主治 根：清热解毒，祛风利湿，活血消肿。用于肝炎，痢疾，消化不良，淋浊，带下病，风湿关节痛，水肿，跌打损伤，疮疖，瘰疬结核，胃肠道肿瘤及乳腺癌。果实：解热，止渴，健胃，通淋。用于烦热，消渴，肺热干咳，消化不良，湿热黄疸，石淋，痔疮。

毛花猕猴桃 毛花杨桃、毛冬瓜

Actinidia eriantha Benth.

标本采集号：361028170711040LY

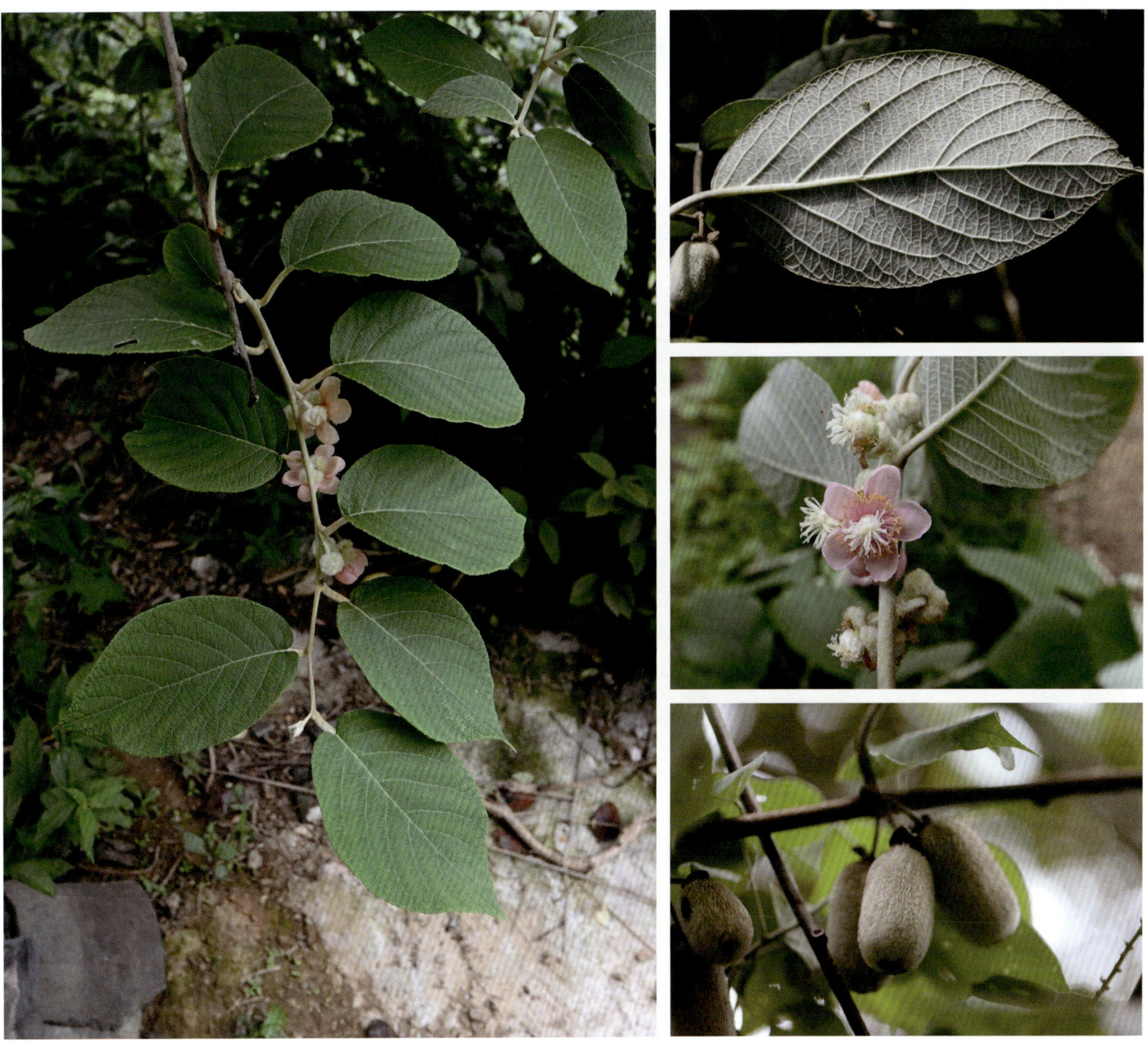

形态特征 藤本，幼枝、叶柄、花序和萼片密被乳白色或淡污黄色直展的绒毛或交织压紧的绵毛。单叶互生；叶片厚纸质，卵形至阔卵形，长 8~16cm，宽 6~11cm；叶柄粗短，长 1.5~3cm。聚伞花序，具 1~3 花；花单性；萼片 2~3，淡绿色；花瓣 5，淡红色，顶端和边缘橙黄色。浆果柱状卵球形，长 3.5~4.5cm，直径 2.5~3cm，密被乳白色不脱落的绒毛；果梗长达 15mm。花期 5~6 月，果熟期 11 月。

适宜生境 生于山地草丛及疏灌木林中。

资源状况 分布于马头山各地。常见。

入药部位 根及根皮（毛冬瓜根）。

采收加工 全年均可采，洗净，鲜用或切片晒干。

功能主治 解毒消肿，清热利湿。用于热毒痈肿，乳痈，肺热失音，湿热痢疾，淋浊，带下病，风湿痹痛，胃癌，食管癌，乳腺癌；外用于跌打损伤。

革叶猕猴桃 马奶藤、铁甲藤

Actinidia rubricaulis Dunn var. *coriacea* (Fin. & Gagn.) C. F. Liang

标本采集号：361028180821033LY

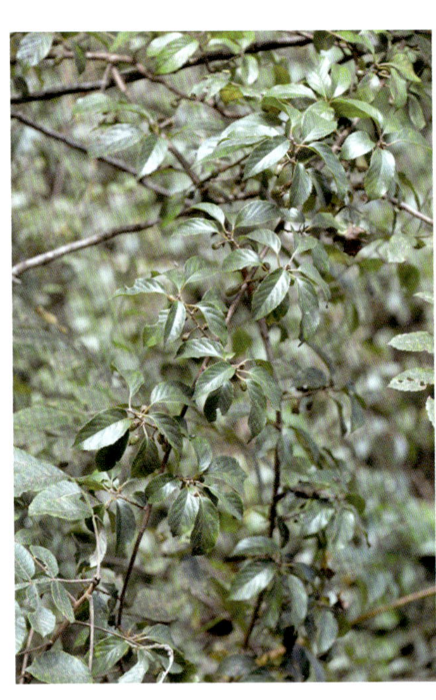

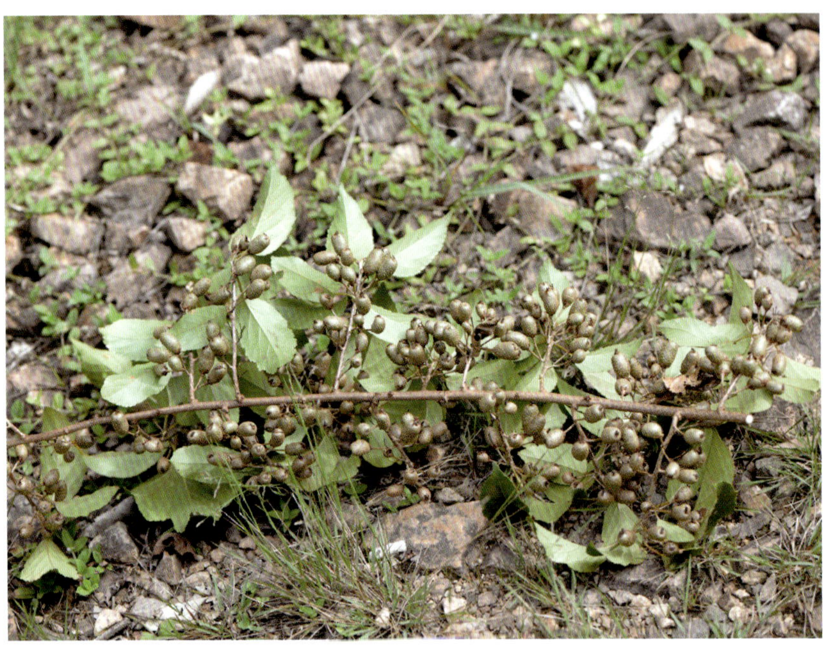

形态特征 藤本。枝淡红褐色，具淡白色线状皮孔。单叶互生；叶片革质，倒披针形，长 7~12cm，宽 3~4.5cm，边缘中部以上具若干粗大红色腺状锯齿；叶柄长 1~2.8cm，紫红色，无毛。聚伞花序具 1 花或 2~4 花，生于无叶小枝上或叶腋；花单性，雌雄异株或单性花与两性花共存；花梗纤细，长 5~14mm；花被 5 数；花瓣紫红色，近圆形，基部狭窄。浆果卵圆形，长 1.5~2cm，褐色。花期 5~6 月，果期 9~10 月。

适宜生境 生于山地灌丛中、林中或沟边。

资源状况 分布于马头山各地。常见。

入药部位 根（秤砣梨根）、果实（秤砣梨）。

采收加工 根：秋季采挖，晒干。果实：秋季采摘，晒干。

功能主治 根：行气活血。用于跌打损伤，腰痛，内伤吐血。果实：抗癌。用于肿瘤。

山茶科

杨 桐 黄瑞木、毛药红淡

Adinandra millettii (Hook. et Arn.) Benth. et Hook. f. ex Hance

标本采集号：361028170711033LY

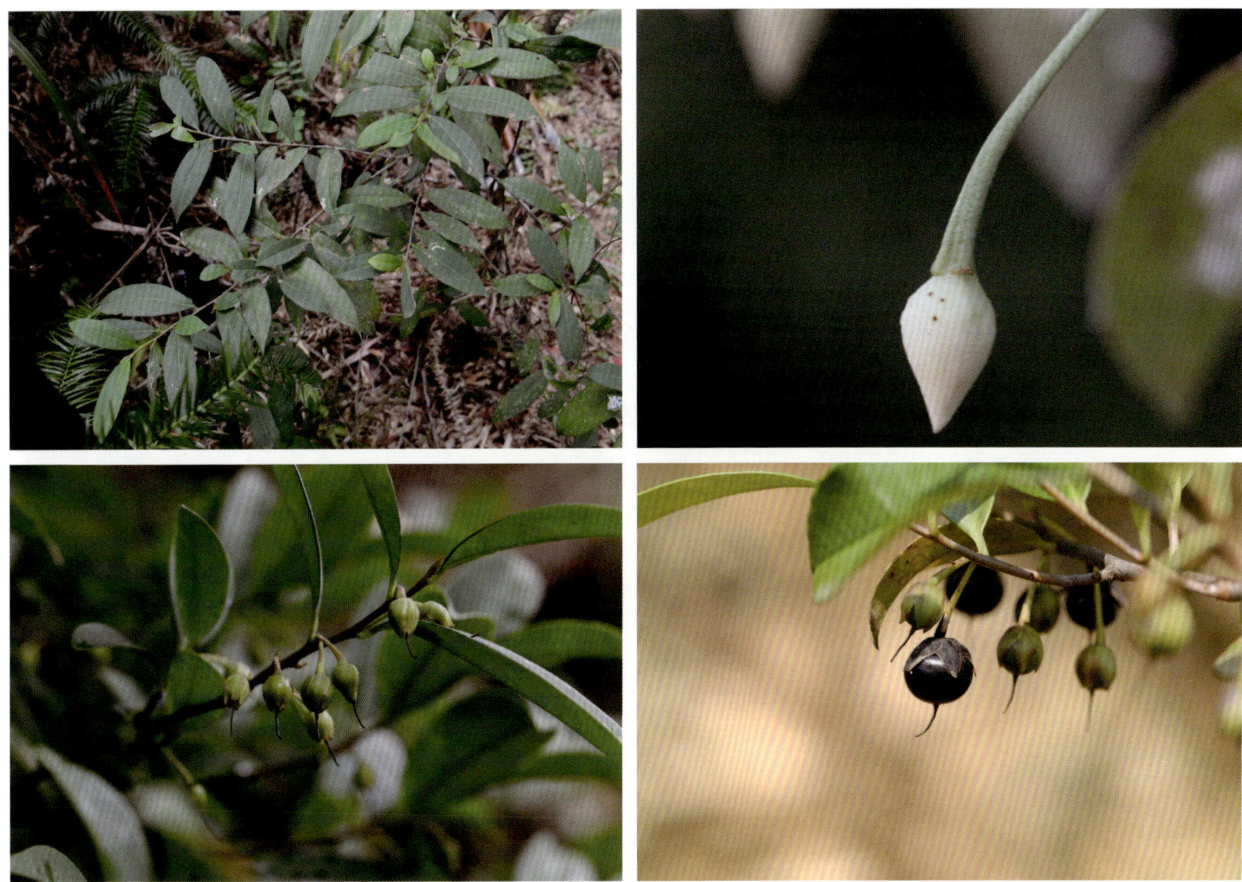

形态特征 灌木或小乔木。一年生新枝及顶芽被灰褐色平伏短柔毛。叶互生，革质，长圆状椭圆形，全缘，极少沿上半部疏生细锯齿；叶下面初时疏被平伏短柔毛，后无毛或几无毛。花单生于叶腋；花梗纤细，长约 2cm；萼片 5，卵状三角形，边缘近于膜质，有细腺齿和睫毛；花冠裂片 5，无毛；雄蕊约 25 枚；子房上位，3 室，花柱无毛。浆果近球形，直径 7~8mm，有柔毛或近于无毛。种子细小，黑色，光亮。花期 5~7 月，果期 8~10 月。

适宜生境 生于山地林荫处或水边。

资源状况 分布于马头山各地。常见。

入药部位 根及嫩叶（黄瑞木）。

采收加工 根：全年可采，鲜用或晒干。嫩叶：夏、秋二季采收，鲜用。

功能主治 凉血止血，解毒消肿。用于衄血，尿血，病毒性肝炎，腮腺炎，疖肿，蛇虫咬伤，癌肿。

尖连蕊茶 尖叶山茶

Camellia cuspidata (Kochs) Wright ex Gard.

标本采集号：361028180821002LY

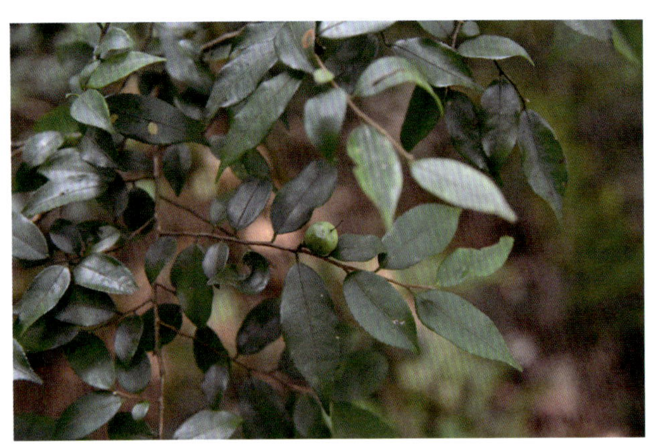

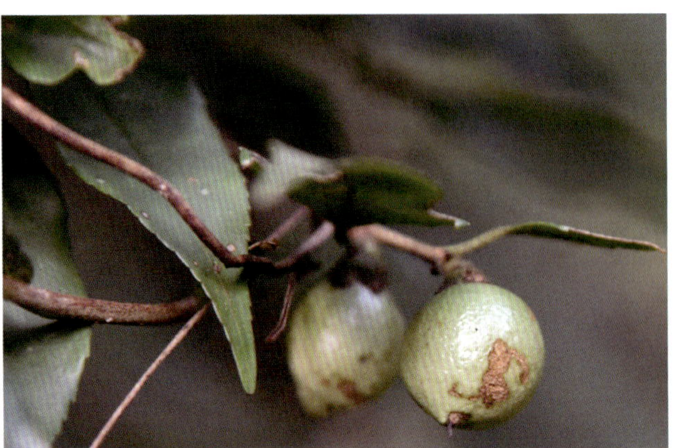

形态特征 灌木。小枝无毛。叶互生，叶片革质，长卵形，长2.5~6.5cm，宽1.5~3cm，边缘具锯齿；叶柄长2~5mm，无毛。花白色，1~2朵顶生或腋生，有短柄，直径3~4cm；苞片4~5，无毛；萼片5~6，长4~5mm，排成杯状，宿存无毛；花瓣5，长2~2.4cm，基部连生，倒阔卵形，无毛；雄蕊多数，花丝分离；子房无毛，花柱顶端3浅裂。蒴果近球形，直径约1.5cm。种子淡褐色，直径约1cm。花、果期4~7月。

适宜生境 生于山坡林下。

资源状况 分布于马头山各地。常见。

入药部位 根（尖连蕊茶根）。

采收加工 全年均可采挖，除去栓皮，洗净，切段，晒干。

功能主治 健脾消食，补虚。用于脾虚食少，病后体弱。

油　茶 油茶树、茶子树

Camellia oleifera Abel

标本采集号：361028180822013LY

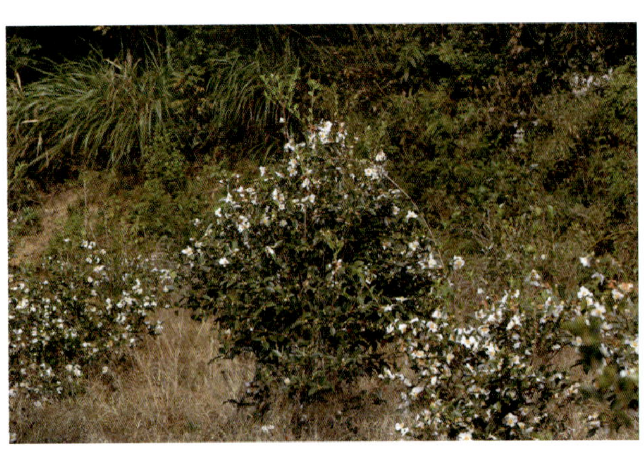

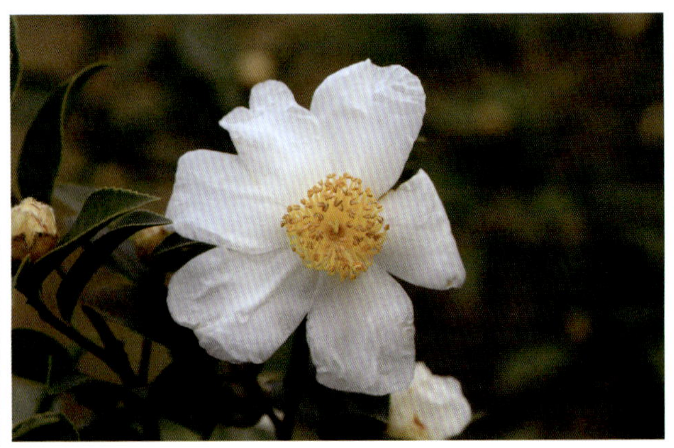

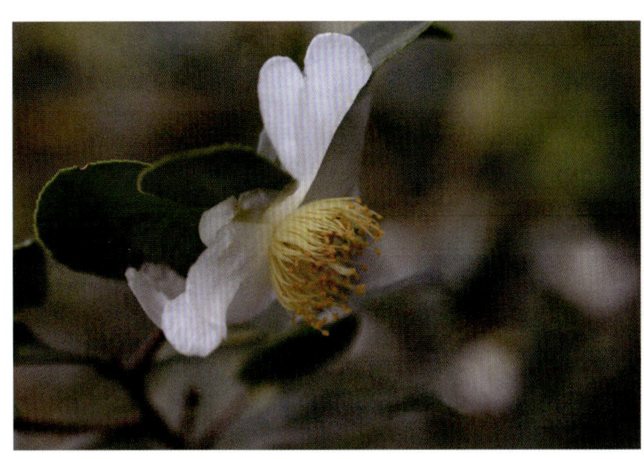
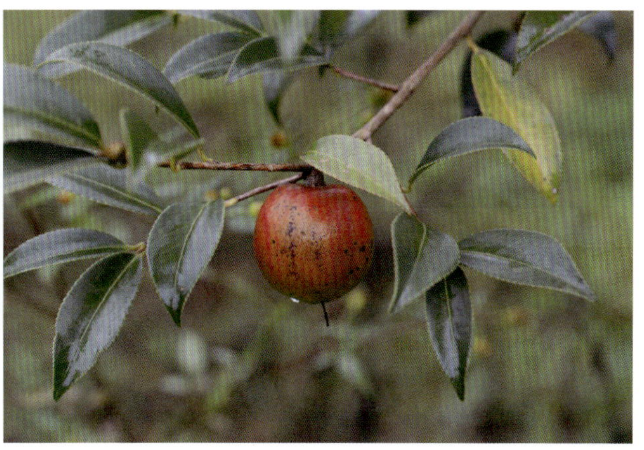

形态特征 灌木。树皮淡黄褐色，平滑不裂。单叶互生；叶片厚革质，卵状椭圆形，长3.5~9cm，宽1.8~4.2cm，边缘具细锯齿；叶柄长4~7mm，有毛。花两性，1~3朵生于枝顶或叶腋，直径3~5cm，无梗；萼片通常5，近圆形；花瓣5~7，白色，倒卵形至披针形，长2.5~4.5cm。蒴果近球形，直径3~5cm，果皮厚，木质，室背2~3裂。种子背圆腹扁，长至2.5cm。花期10~11月，果期翌年10月。

适宜生境 生于山地各处。

资源状况 分布于马头山各地。常见。

入药部位 种子（油茶子）、种子的脂肪油（茶油）。

采收加工 种子：秋季果实成熟时采收，晒干。种子的脂肪油：秋季果实成熟时采收种子，榨取油。

功能主治 种子：行气，润肠，杀虫。用于气滞腹痛，肠燥便秘，蛔虫病，钩虫病，疥癣瘙痒。种子的脂肪油：清热解毒，润肠，杀虫。用于痧气腹痛，便秘，蛔虫病虫积肠道证，疥癣，烫火伤。

评　　述 种子有毒。

茶 苦茶、槚、苦梌

Camellia sinensis (L.) O. Ktze.

标本采集号：361028170910010LY

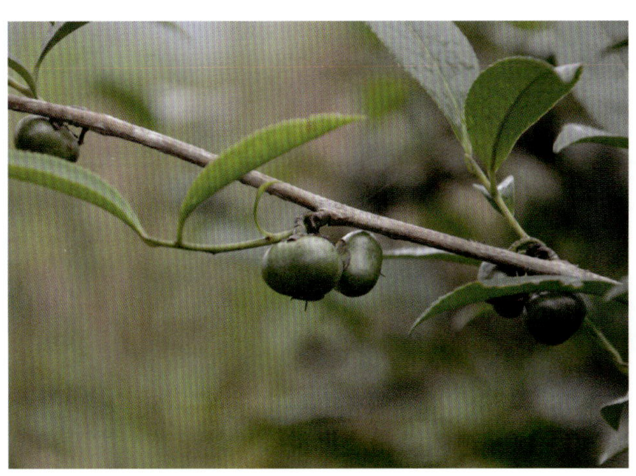
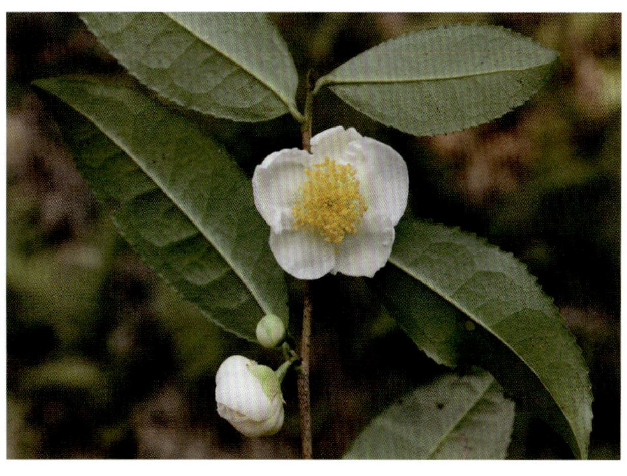

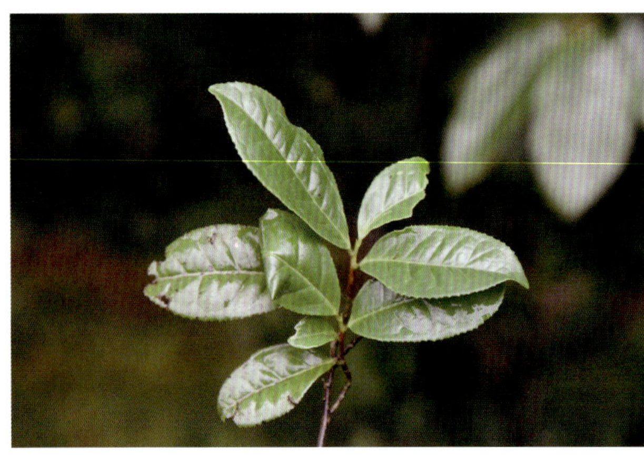
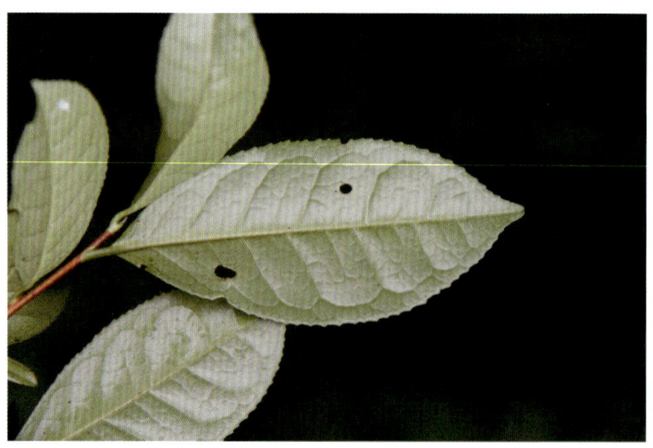

形态特征 小乔木。叶薄革质，椭圆形或长圆形，长4~12cm，宽2~5cm，先端钝或渐尖，上面干后深绿色，下面褐绿色，无毛，侧脉5~7对；叶柄长3~8mm。花白色；花柄长4~6mm，有时稍长；萼片5片，阔卵形至圆形，长3~4mm；花瓣5~6片，长1~1.6cm；雄蕊长8~13mm；子房密生白毛，花柱无毛，先端3裂，长2~4mm。蒴果3球形，高1.1~1.5cm，每球有种子1~2粒。花期10月至翌年2月。

适宜生境 生于山地各处。

资源状况 分布于马头山各地。常见。

入药部位 根（茶树根）、芽叶（茶叶）、果实（茶子）。

采收加工 根：全年均可采挖，鲜用或晒干。芽叶：春、夏、秋三季均可采集，焙制。果实：秋季果成熟时采收，晒干。

功能主治 根：强心利尿，活血调经，清热解毒。用于心脏病，水肿，肝炎，痛经，疮疡肿毒，口疮，烫火伤，带状疱疹，牛皮癣。芽叶：清头目，除烦渴，化痰，消食，利尿，解毒。用于头痛，目昏，多睡善寐，心烦口渴，食积痰滞，泻痢。果实：降火消痰平喘。用于痰热喘嗽，头脑鸣响。

评　　述 种子有毒。

柃　木 吹木叶、细叶菜

Eurya japonica Thunb.

标本采集号：361028170424051LY

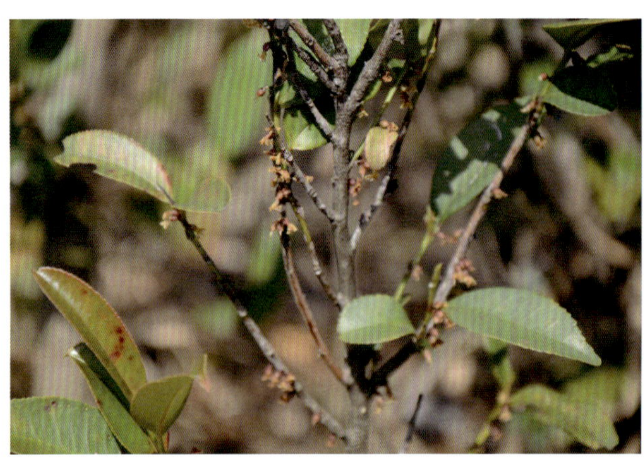
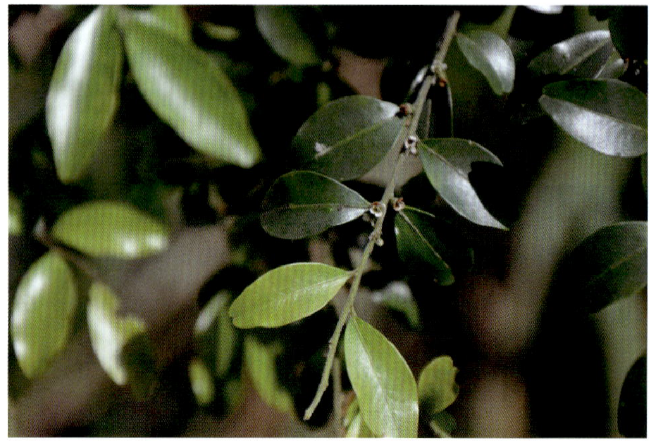

形态特征 灌木，全株无毛。嫩枝淡褐色，具 2 棱；小枝灰褐色。叶革质，倒卵形或倒卵状椭圆形，长 3~6cm，宽 1.5~3cm，边缘有疏钝齿，不反卷，侧脉 5~7 对；叶柄无毛，长 2~3mm。花 1~3 朵腋生，花梗长 2mm。雄花：苞片 2；萼片 5；花瓣 5，白色；雄蕊 12~15 枚，花药不具分格。雌花：苞片 2；萼片 5；花瓣 5；子房 3 室，花柱长 1.5mm。果实圆球形。花期 2~3 月，果期 9~10 月。

适宜生境 生于山坡路旁或溪谷边灌丛中。

资源状况 分布于马头山各地。常见。

入药部位 枝叶或果实（柃木）。

采收加工 全年可采收枝叶，8 月采收果实，鲜用或晒干。

功能主治 祛风清热，利水消肿，止血生肌。用于风湿痹痛，腹水臌胀，发热口干，疮肿，跌打肿痛，创伤出血。

细枝柃

Eurya loquaiana Dunn

标本采集号：361028180821041LY

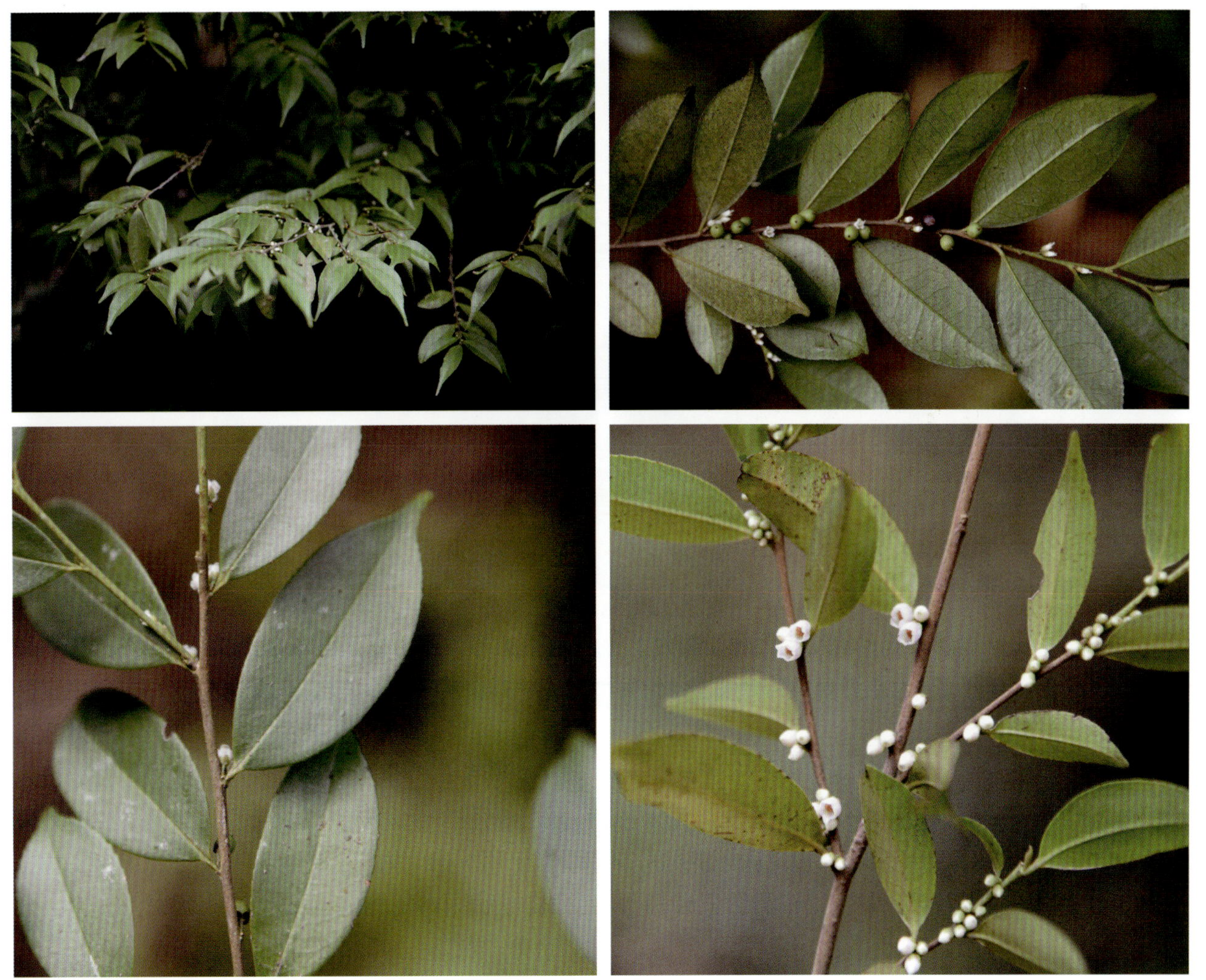

形态特征 灌木。嫩枝黄绿色，密被微毛，小枝灰褐色。叶薄革质，窄椭圆形，长 4~9cm，宽 1.5~2.5cm，基部楔形，上面不具金黄色腺点，侧脉 10 对；叶柄长 3~4mm。花 1~4 朵簇生于叶腋，花梗长 2~3mm；苞片 2；萼片 5，卵圆形；花瓣 5，白色，倒卵形；雄蕊 10~15 枚，花药不具分格；子房卵圆形，3 室，花柱长 2~3mm。果实圆球形，成熟时黑色，直径 3~4mm。种子肾形。花期 10~12 月，果期翌年 7~9 月。

适宜生境 生于山坡林中。

资源状况 分布于马头山各地。常见。

入药部位 茎、叶（细枝柃）。

采收加工 全年均可采收，鲜用或晒干。

功能主治 祛风通络，活血止痛。用于风湿痹痛，跌打损伤。

细齿叶柃

Eurya nitida Korthals

标本采集号：361028180821005LY

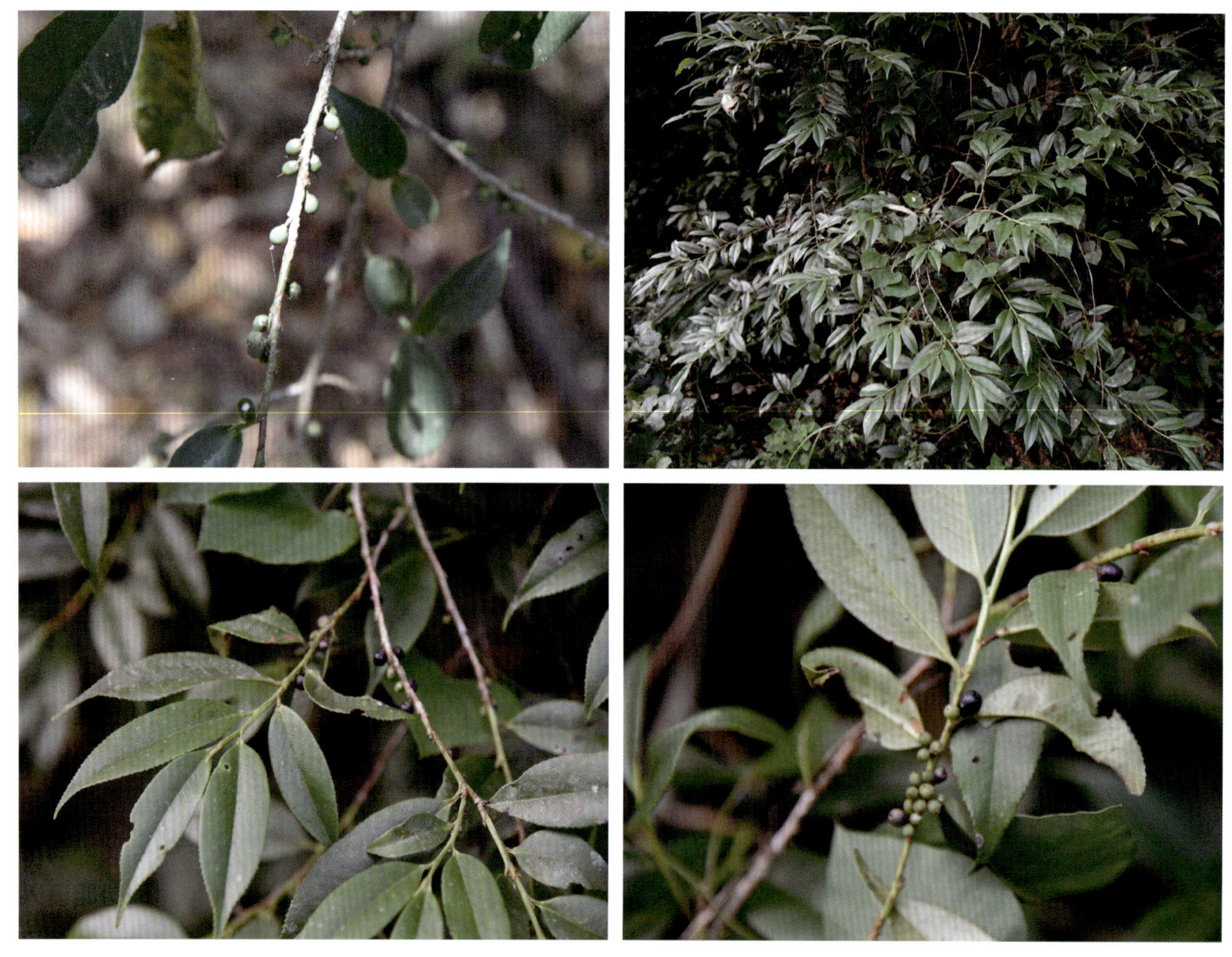

形态特征 灌木。嫩枝黄绿色，小枝灰褐色。叶薄革质，长圆状椭圆形，长 4~6cm，宽 1.5~2.5cm，基部楔形，下面淡绿色，侧脉 9~12 对；叶柄长 3mm。花 1~4 朵簇生于叶腋；花梗长 3mm；苞片 2；萼片 5；雄花花瓣 5，白色，倒卵形，雄蕊 14~17 枚，花药不具分格；雌花花瓣 5，长圆形，子房卵圆形，花柱长 2~3mm。果实圆球形，直径 3~4mm，成熟时蓝黑色。种子肾形。花期 11 月至翌年 1 月，果期翌年 7~9 月。

适宜生境 生于山坡、谷地林中。

资源状况 分布于马头山各地。常见。

入药部位 全株（细齿叶柃）。

采收加工 全年均可采收，鲜用或晒干。

功能主治 祛风除湿，解毒敛疮，止血。用于风湿痹痛，泄泻，无名肿毒，疮疡溃烂，外伤出血。

木　荷 何树、木艾树

Schima superba Gardn. et Champ.

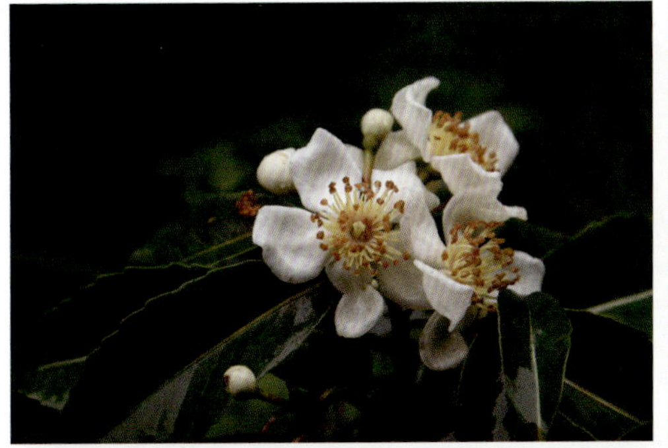

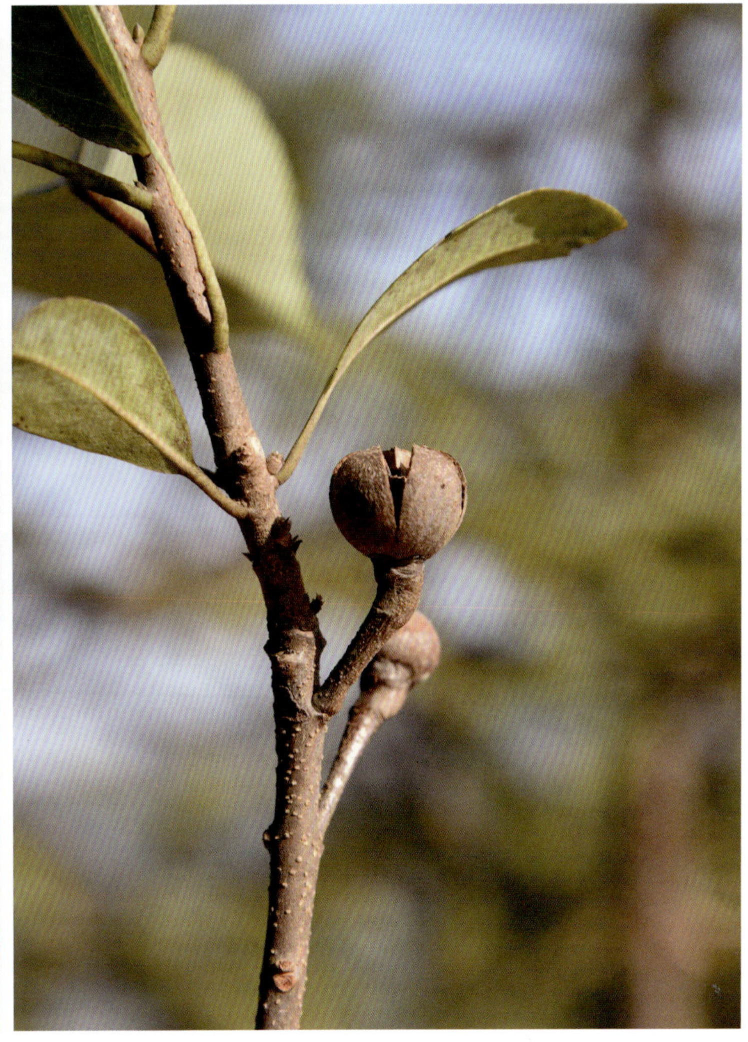

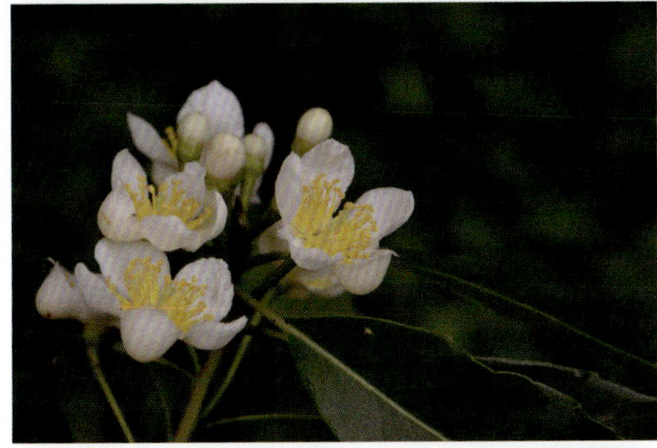

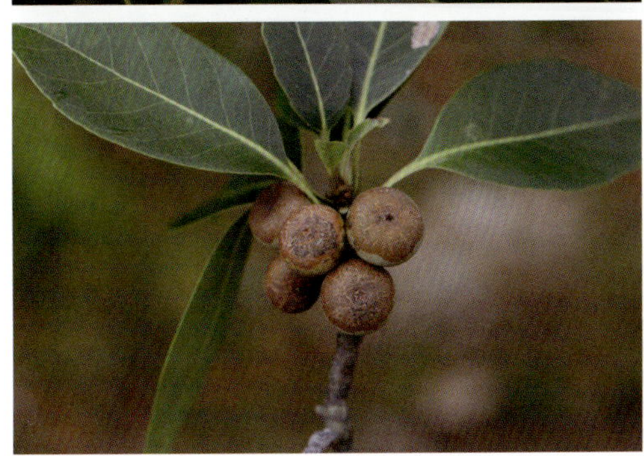

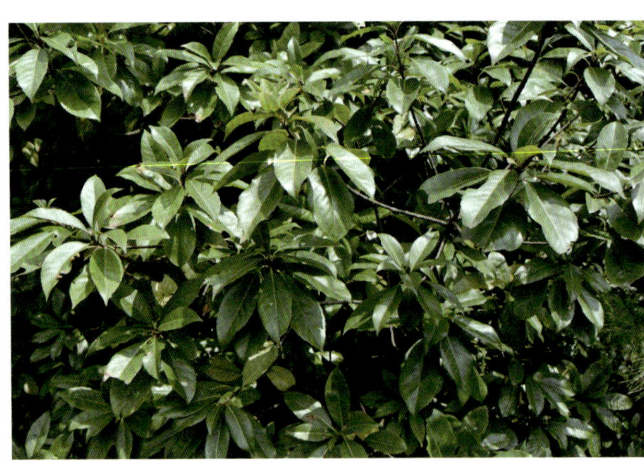
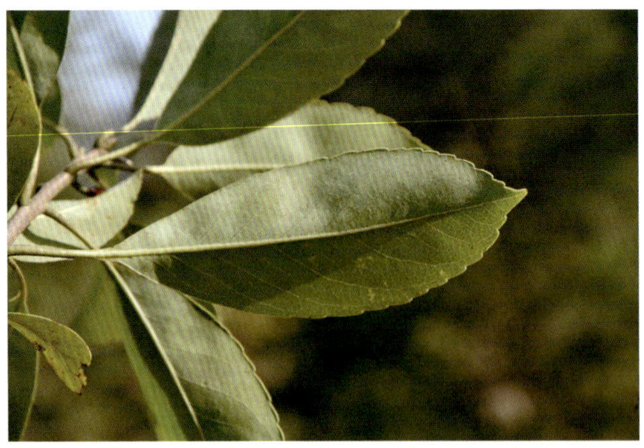

形态特征 乔木。叶革质，椭圆形，长7~12cm，宽4~6.5cm，叶背灰色，锯齿明显，基部楔形，侧脉7~9对，在两面明显，边缘有钝齿；叶柄长1~2cm。花生于枝顶叶腋，常多朵排成总状花序，直径3cm，白色；花柄长1~2.5cm，无毛；苞片2，贴近萼片，长4~6mm，早落；萼片半圆形，长2~3mm；花瓣长1~1.5cm，最外1片风帽状；子房有毛。蒴果直径1.5~2cm。花期4~5月，果熟期9~10月。

适宜生境 生于向阳山地杂木林中。

资源状况 分布于马头山各地。常见。

入药部位 根皮（木荷）、叶（木荷叶）。

采收加工 根皮：全年均可采收，晒干。叶：春、夏二季采收，鲜用或晒干。

功能主治 根皮：攻毒，消肿。用于疔疮，无名肿毒。叶：解毒疗疮。用于臁疮，疮毒。

评　　述 本品有毒。

厚皮香 秤杆红、红果树、白花果

Ternstroemia gymnanthera (Wight et Arn.) Beddome.

标本采集号：361028170427017LY

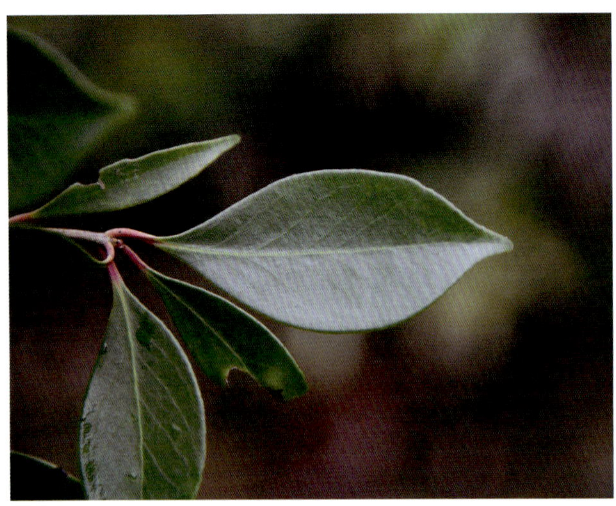
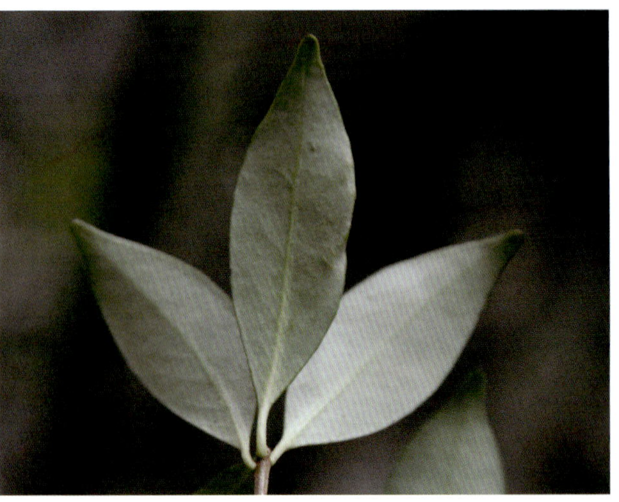

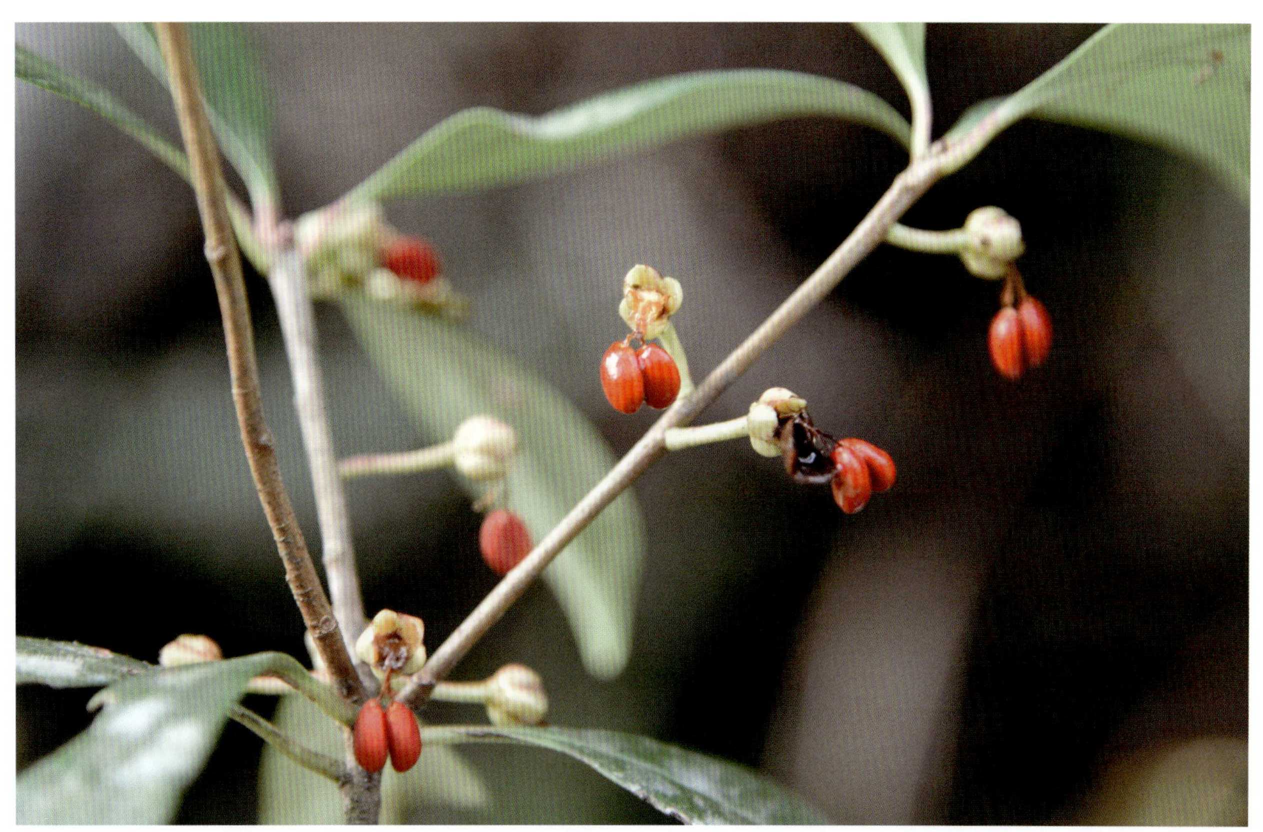

形态特征 乔木。叶薄革质，椭圆形，长 5.5~9cm，宽 2~3.5cm，全缘，上半部偶有疏生腺状齿突，齿尖具黑色小点，侧脉 5~6 对；叶柄长 7~13mm。两性花，花直径 1~1.4cm；花梗长 1cm；苞片 2；萼片 5，长圆卵形，长 4~5mm，宽 3~4mm；花瓣 5，淡黄白色；雄蕊约 50 枚；子房 2 室。果实圆球形，较小，直径 7~10mm，果梗长 1~1.2cm。种子肾形，每室 1 个。花期 5~7 月，果期 8~10 月。

适宜生境 生于山地林中、林缘路边或近山顶疏林中。

资源状况 分布于马头山竹延山。少见。

入药部位 叶（厚皮香）、花（厚皮香花）。

采收加工 叶：全年均可采收，切碎，鲜用或晒干。花：7~8 月采集，鲜用或晒干。

功能主治 叶：清热解毒，散瘀消肿。用于疮痈肿毒，乳痈。花：杀虫止痒。用于疥癣瘙痒。

评　　述 本品有小毒。

藤黄科

小连翘 千金子、旱莓草、小金雀

Hypericum erectum Thunb. ex Murray.

标本采集号：361028170710013LY

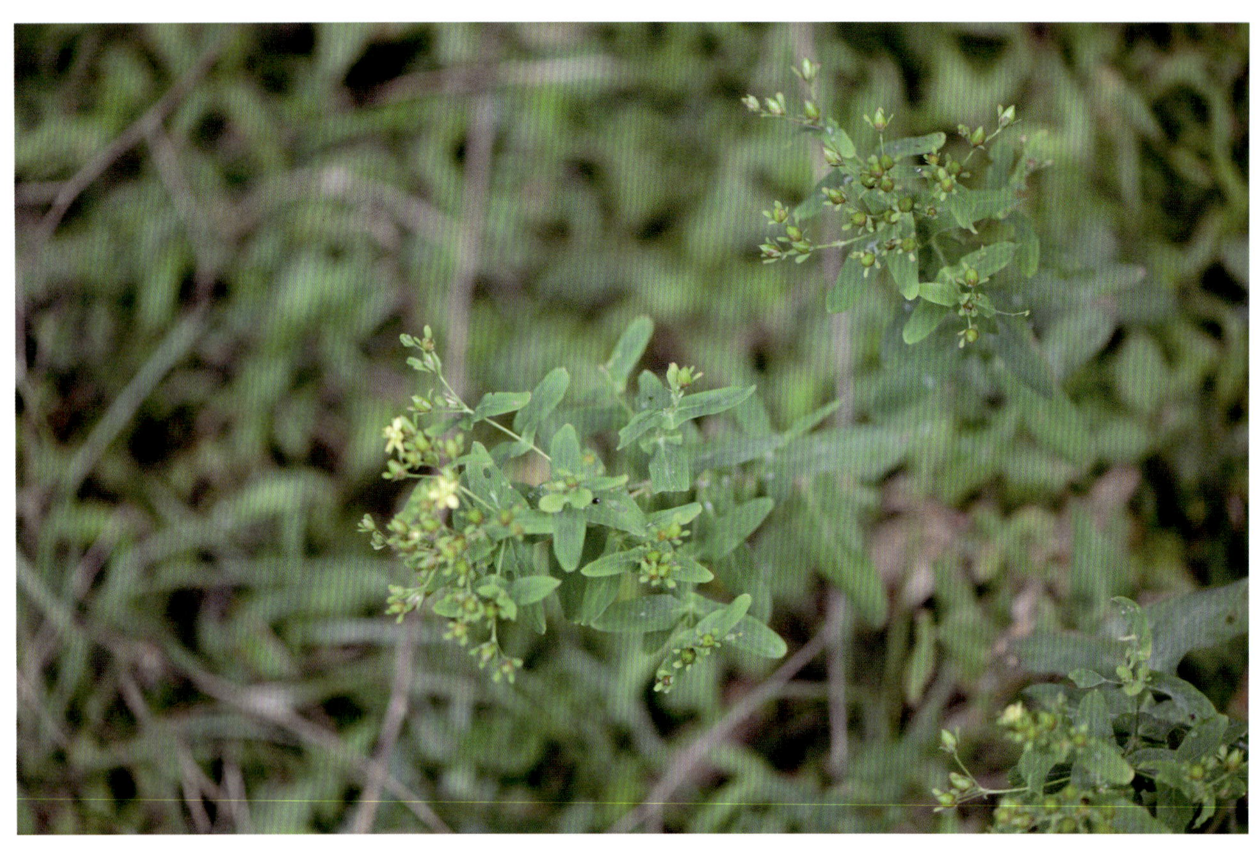

形态特征 多年生草本。茎直立，不分枝，圆柱形。叶无柄，叶片长椭圆形，长 1.5~5cm，宽 0.8~1.3cm，下面散布小黑腺点，侧脉每边 5 条，斜上升。伞房聚伞花序顶生；苞片和小苞片与叶同形；花直径 1.5cm；花梗长 1.5~3mm；萼片边缘具黑腺点；花瓣黄色，有黑色点线；雄蕊 3 束，每束有 8~10 枚，花药具黑色腺点；子房卵珠形，花柱 3。蒴果卵珠形。种子绿褐色。花期 7~8 月，果期 8~9 月。

适宜生境 生于山坡草丛中。

资源状况 分布于马头山各地。少见。

入药部位 全草（小连翘）。

采收加工 6~8 月采收，鲜用或晒干。

功能主治 活血，止血，调经，通乳，消肿，止痛。用于吐血，衄血，子宫出血，月经不调，乳汁不通，疖肿，跌打损伤，创伤出血。

地耳草 斑鸡窝、小连翘、犁头草

Hypericum japonicum Thunb. ex Murray.

标本采集号：361028170426021LY

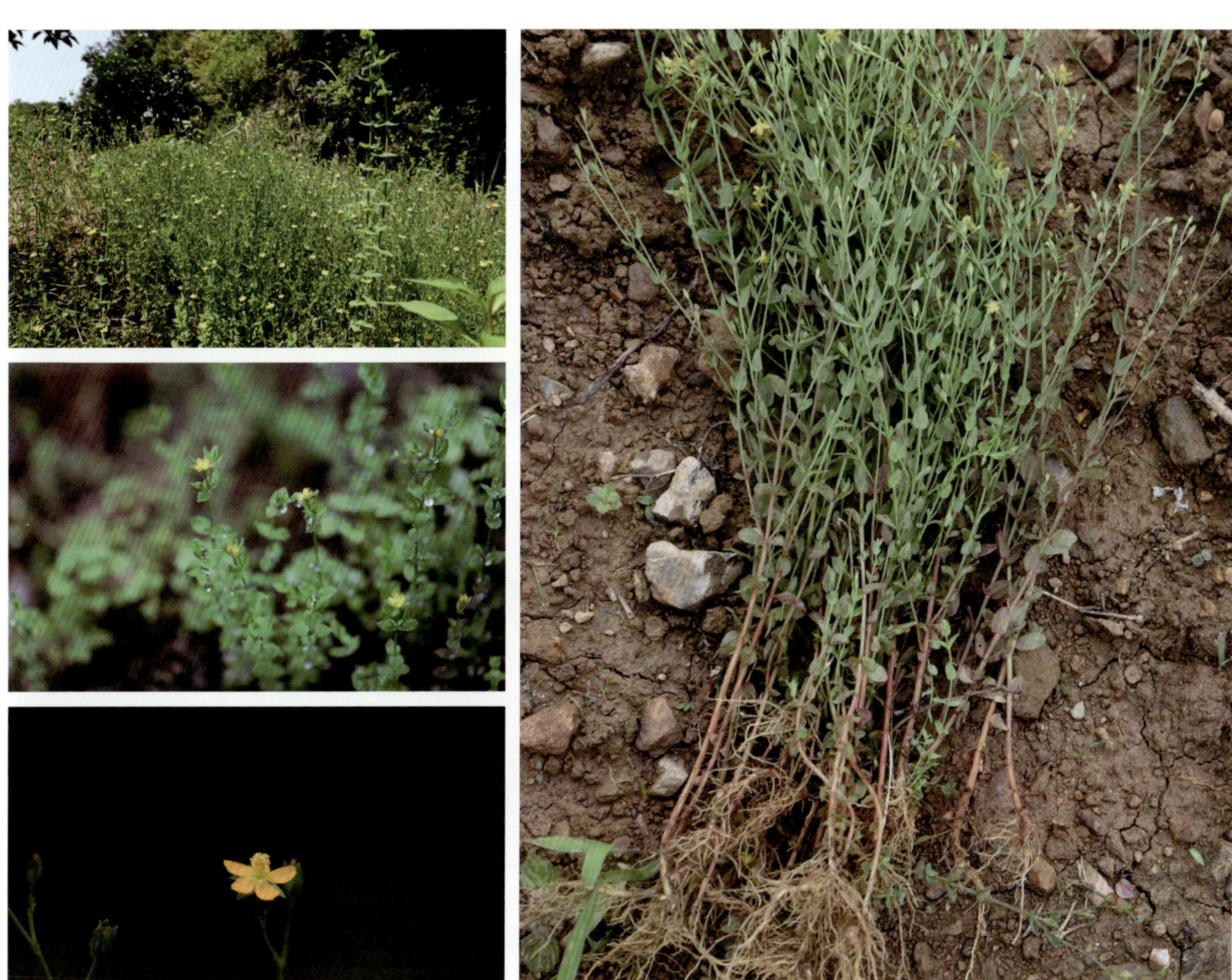

形态特征 草本。叶无柄，叶片卵状三角形至长圆形，长 0.2~1.8cm，宽 0.1~1cm，具 1 条主脉和侧脉，散布透明腺点。花序具 1~30 花；苞片及小苞片线形；花直径 4~8mm；花蕾圆柱状椭圆形；花梗长 2~5mm；萼片狭长圆形，长 2~5.5mm，宽 0.5~2mm，散生透明腺点；花瓣椭圆形，长 2~5mm，宽 0.8~1.8mm，无腺点；雄蕊 5~30 枚，花药黄色，具腺体；子房 1 室，长 1.5~2mm，花柱 2~3。蒴果圆球形。种子淡黄色。花期 3~6 月，果期 6~10 月。

适宜生境 生于田边、沟边、草地以及撂荒地上。

资源状况 分布于马头山各地。常见。

入药部位 全草（田基黄）。

采收加工 春、夏二季开花时采收，鲜用或晒干。

功能主治 清热利湿，解毒，散瘀消肿。用于湿热黄疸，泄泻，痢疾，肠痈，痈疖肿毒，乳蛾，口疮，目赤肿痛，毒蛇咬伤，跌打损伤。

元宝草 哨子草、散血丹、黄叶连翘

Hypericum sampsonii Hance

标本采集号：361028170708042LY

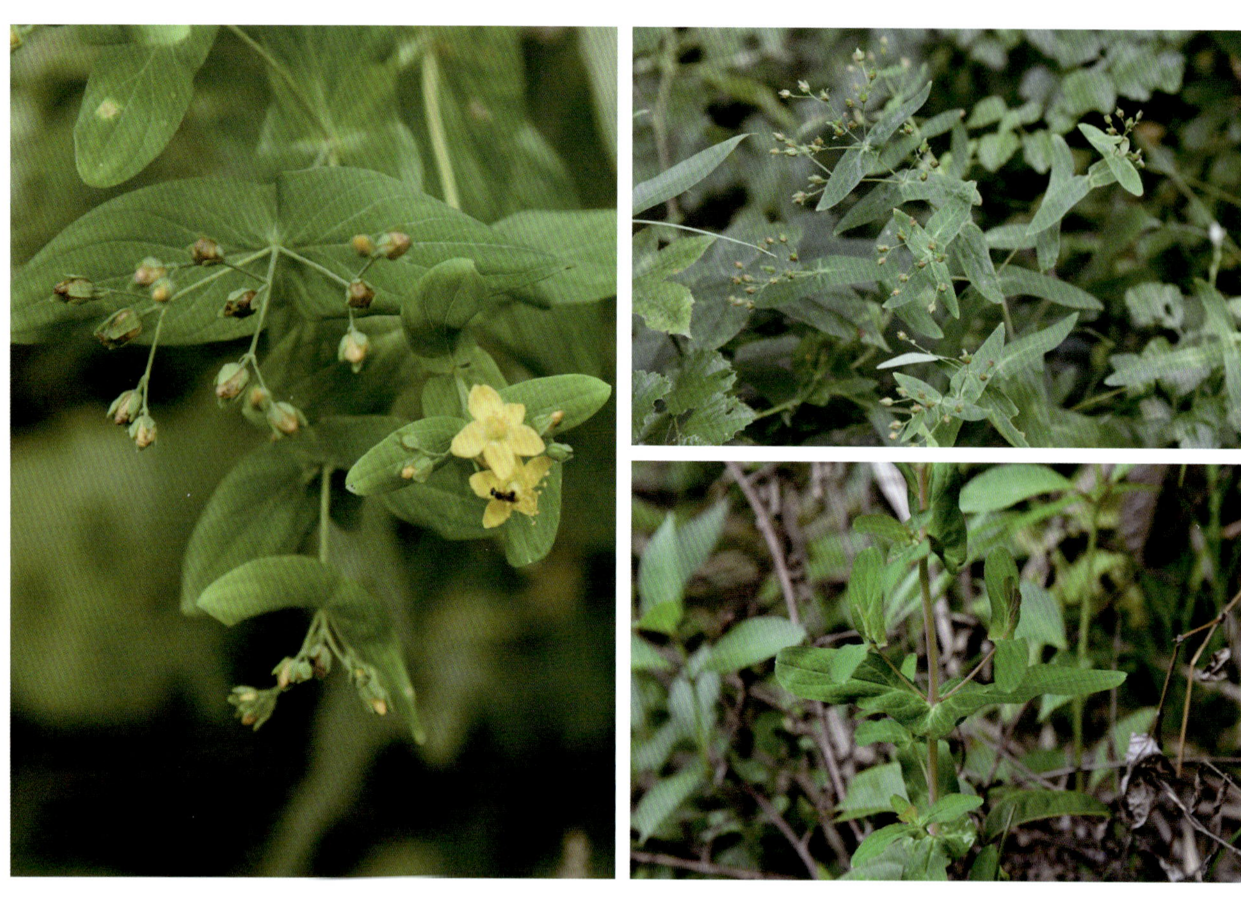

形态特征 多年生草本。茎圆柱形，上部分枝。叶对生，无柄，长2~8cm，宽0.7~3.5cm，同一对生叶基部合生，侧脉每边4条，斜上升。伞房花序顶生；苞片和小苞片线状披针形；花直径6~15mm，花蕾卵珠形；花梗长2~3mm；萼片长圆形，具黑腺点；花瓣淡黄色，具黑腺点；雄蕊3束，每束10~14枚，花药淡黄色，具黑腺点；子房卵珠形，花柱3。蒴果具囊状腺体。种子黄褐色。花期5~6月，果期7~8月。

适宜生境 生于山坡、路旁。

资源状况 分布于马头山各地。常见。

入药部位 全草（元宝草）。

采收加工 夏、秋二季采收，洗净，鲜用或晒干。

功能主治 凉血止血，清热解毒，活血调经，疏风通络。用于吐血，咯血，衄血，血淋，月经不调，痛经，白带异常，跌打损伤，风湿痹痛，腰腿痛；外用于头癣，口疮，目翳。

茅膏菜科

茅膏菜 石龙芽草、盾叶茅膏菜、球子参

Drosera peltata Smith.

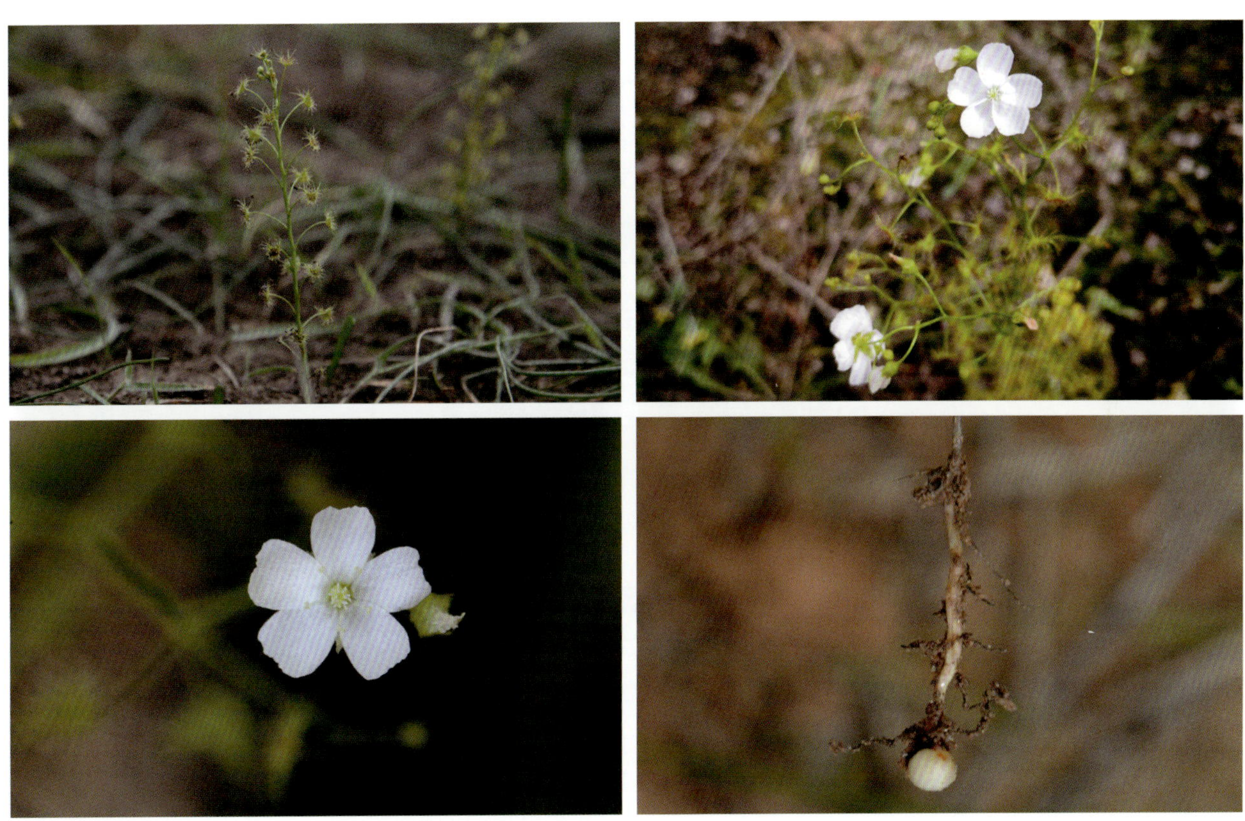

形态特征 多年生草本，直立，淡绿色，具紫红色汁液。鳞茎状球茎紫色，球形，直径 1~8mm；茎地下部分长 1~4cm，地上部分直。叶互生，叶片长 2~3mm，叶柄长 8~13mm。螺状聚伞花序顶生，具花 3~22 朵；花梗长 6~20mm；花萼长 4mm，背面疏或密被长腺毛；花瓣楔形，白色或红色；雄蕊 5，长约 5mm；子房近球形，淡绿色，无毛，1 室，胚珠多数，花柱 3~6。蒴果长 2~4mm。种子椭圆形。花、果期 6~9 月。

适宜生境 生于松林和疏林下，以及草丛和灌丛中。

资源状况 分布于马头山各地。常见。

入药部位 块根（茅膏菜根）、全草（茅膏菜）。

采收加工 块根：夏、秋二季挖取，贮存沙土内，鲜用或晒干。全草：5~6 月采收，鲜用或晒干。

功能主治 块根：祛风除湿，行血止痛。用于筋骨疼痛，腰痛，偏头痛，疟疾，翳障，跌打损伤。全草：祛风止痛，活血，解毒。用于跌打损伤，腰肌劳损，胃痛，感冒，咽喉肿痛，痢疾，疟疾，小儿疳积，目翳，瘰疬，湿疹，疥疮。

评　　述 本品有毒。

罂粟科

夏天无 伏生紫堇、落水珠

Corydalis decumbens (Thunb.) Pers.

标本采集号：361028170424037LY

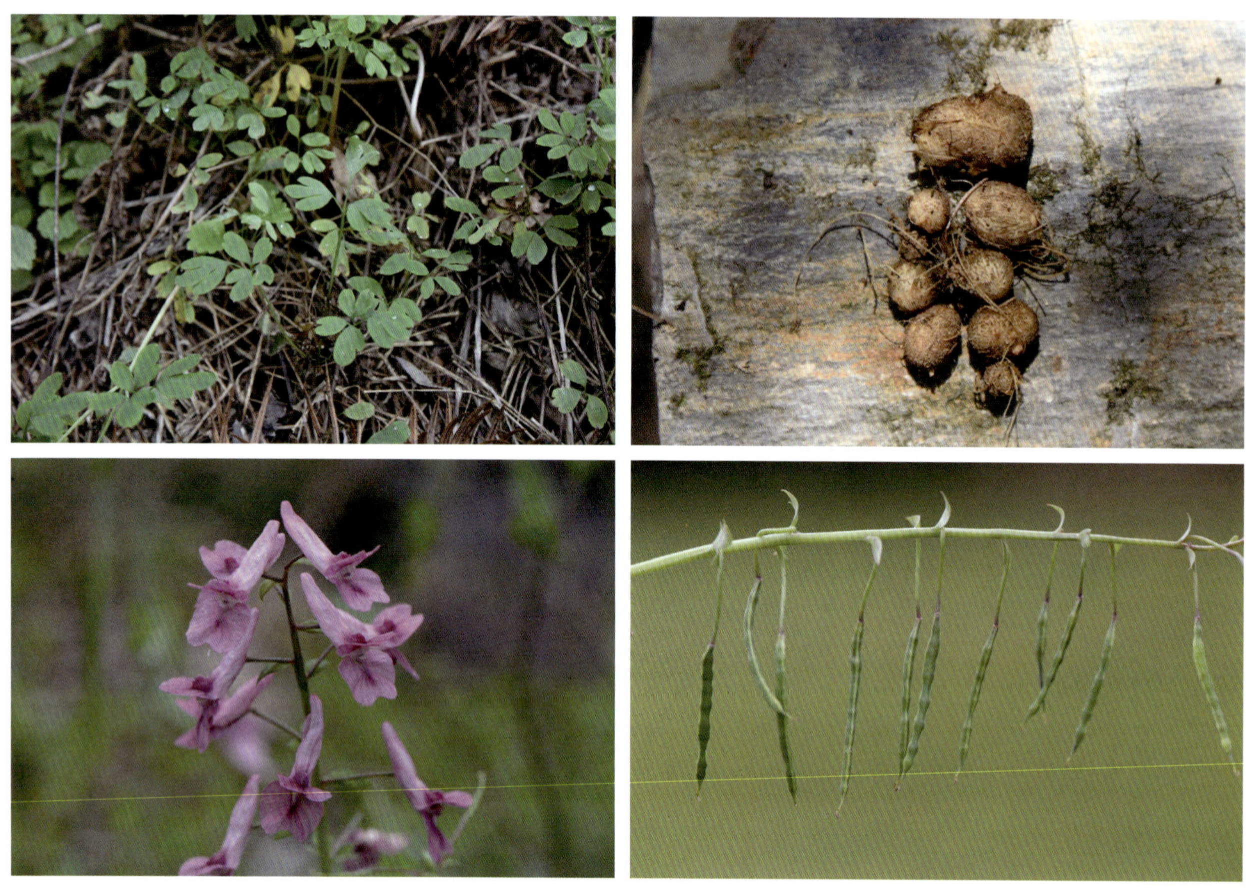

形态特征 多年生草本。块茎小，直径4~15mm；茎不分枝，具2~3叶，无鳞片。叶二回三出，叶片倒卵圆形。总状花序具3~10花；苞片小，全缘；花梗长10~20mm；花白色至淡粉红色；外花瓣顶端下凹，具狭鸡冠状突起；上花瓣距短于瓣片，平直或稍上弯；蜜腺体短，末端渐尖；下花瓣宽匙形，无基生小囊；内花瓣具鸡冠状突起。蒴果线形，具6~14种子。种子具龙骨状突起和泡状小突起。花期4月，果期5~6月。

适宜生境 生于丘陵、低坡阴湿的林下沟边及旷野田埂边。

资源状况 分布于马头山各地。常见。

入药部位 块茎（夏天无）。

采收加工 春季或初夏出苗后采挖，除去茎、叶及须根，洗净，干燥。

功能主治 活血止痛，舒筋活络，祛风除湿。用于中风偏瘫，头痛，跌扑损伤，风湿痹痛，腰腿疼痛。

黄 堇 山黄堇、珠果黄堇、黄花地丁

Corydalis pallida (Thunb.) Pers.

标本采集号：361028170424043LY

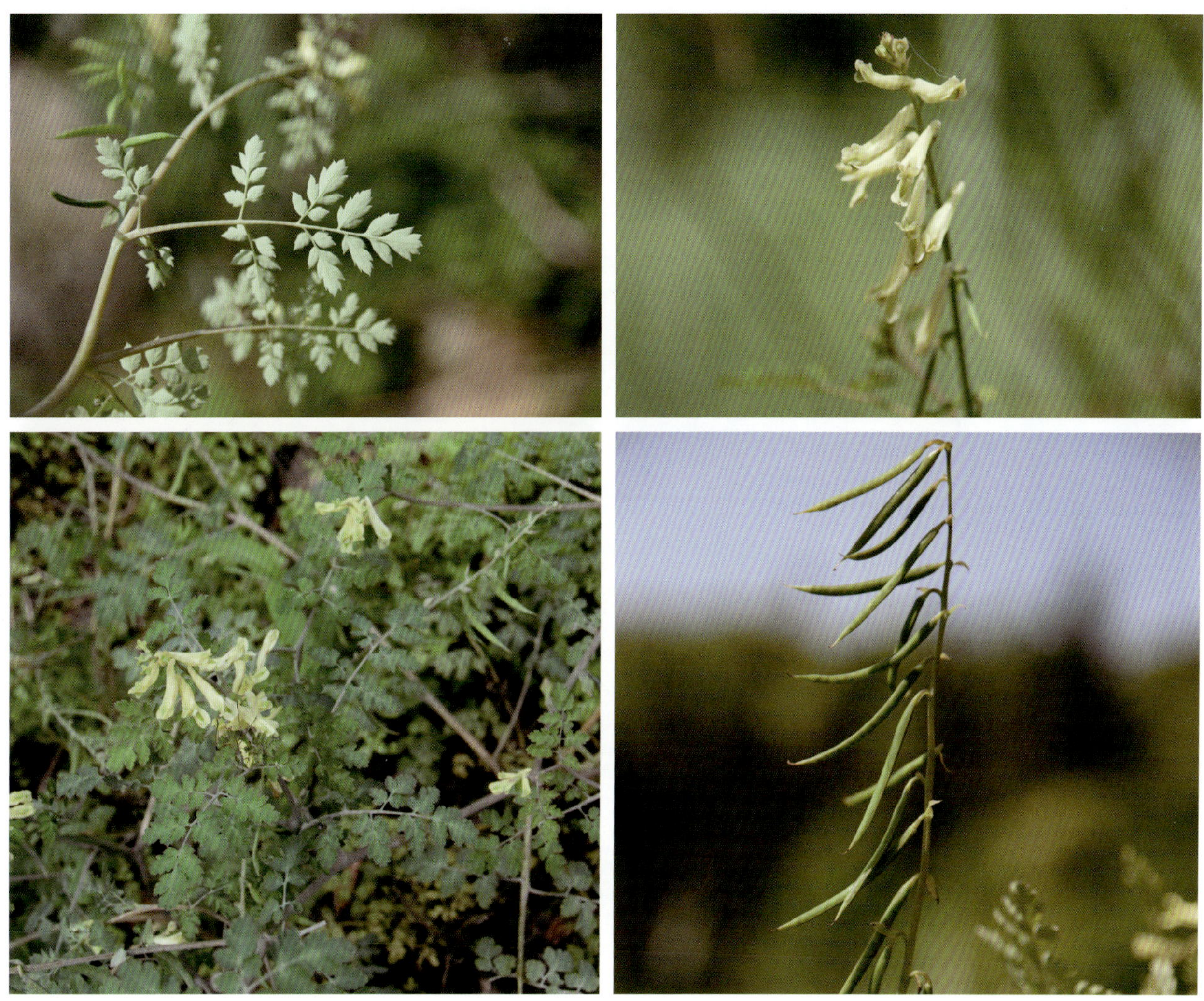

形态特征 草本，具主根。茎多条，具棱，上部分枝。基生叶多数，莲座状；茎生叶稍密集，二回羽状全裂。总状花顶生；苞片披针形；花梗长 4~7mm；花黄色；萼片近圆形，边缘具齿；外花瓣顶端勺状，具短尖；上花瓣约占花瓣全长的 1/3；下花瓣长 1.4cm；内花瓣长 1.3cm，具鸡冠状突起；子房线形，柱头 2 深裂，各枝顶端具 3 乳突。蒴果呈念珠状，1 列种子。种子直径 2mm。花、果期 3~6 月。

适宜生境 生于丘陵林下或沟边潮湿处。

资源状况 分布于马头山各地。常见。

入药部位 全草（深山黄堇）。

采收加工 春、夏二季采收，鲜用或晒干。

功能主治 清热利湿，解毒。用于湿热泄泻，赤白痢疾，带下病，痈疮热疖，丹毒，风火赤眼。

评　　述 本品有毒。

血水草 水黄莲、片莲、广扁线

Eomecon chionantha Hance

标本采集号：361028180511005LY

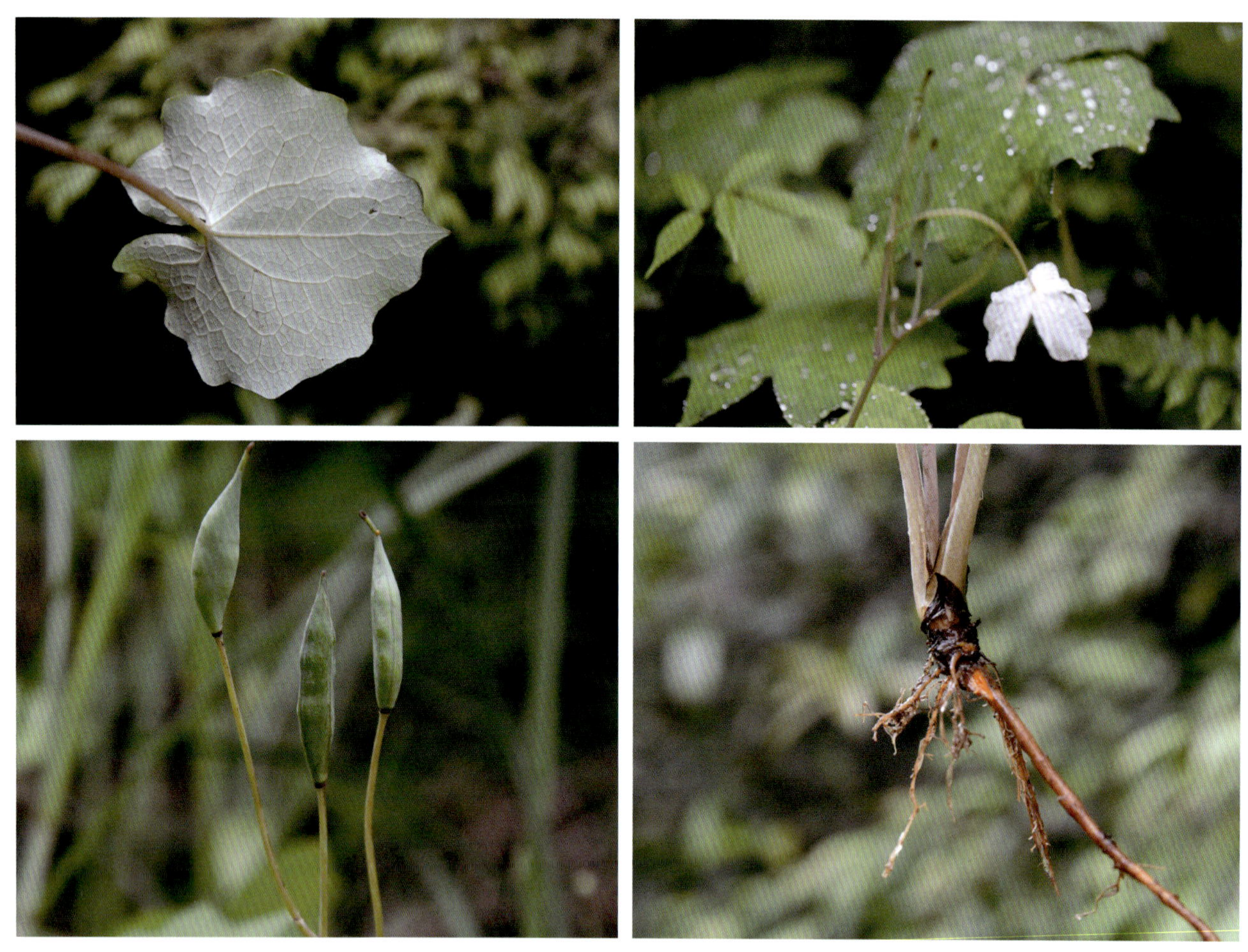

形态特征 多年生草本，具红黄色汁液。根橙黄色。根状茎匍匐，多分枝。基生叶数枚，心形或心状肾形，先端尖，基部耳形，边缘波状；叶柄基部具窄鞘。花葶直立，聚伞状伞房花序具3~5花；萼片2，合成佛焰苞状，先端渐尖；花瓣白色，倒卵形；花丝长5~7mm，花药黄色，雄蕊70枚以上；花柱宿存，果时伸长。蒴果狭椭圆形。种子多数。花期3~6月，果期6~10月。

适宜生境 生于山谷、溪边、林下阴湿肥沃地，常成片生长。

资源状况 分布于马头山各地。常见。

入药部位 根（血水草根）、全草（血水草）。

采收加工 根：9~10月采收，鲜用或晒干。全草：秋季采集，鲜用或晒干。

功能主治 根：清热解毒，散瘀止痛。用于风热目赤肿痛，咽喉疼痛，尿路感染，疮疡疖肿，毒蛇咬伤，产后小腹瘀痛，跌打损伤，湿疹，疥癣。全草：清热解毒，活血止痛，止血。用于目赤肿痛，咽喉疼痛，口腔溃疡，疔疮肿毒，毒蛇咬伤，癣疮，湿疹，跌打损伤，腰痛，咯血。

评　　述 本品有小毒。

博落回 号筒杆、号筒管、号筒树

Macleaya cordata (Willd.) R. Br.

标本采集号：361028170708030LY

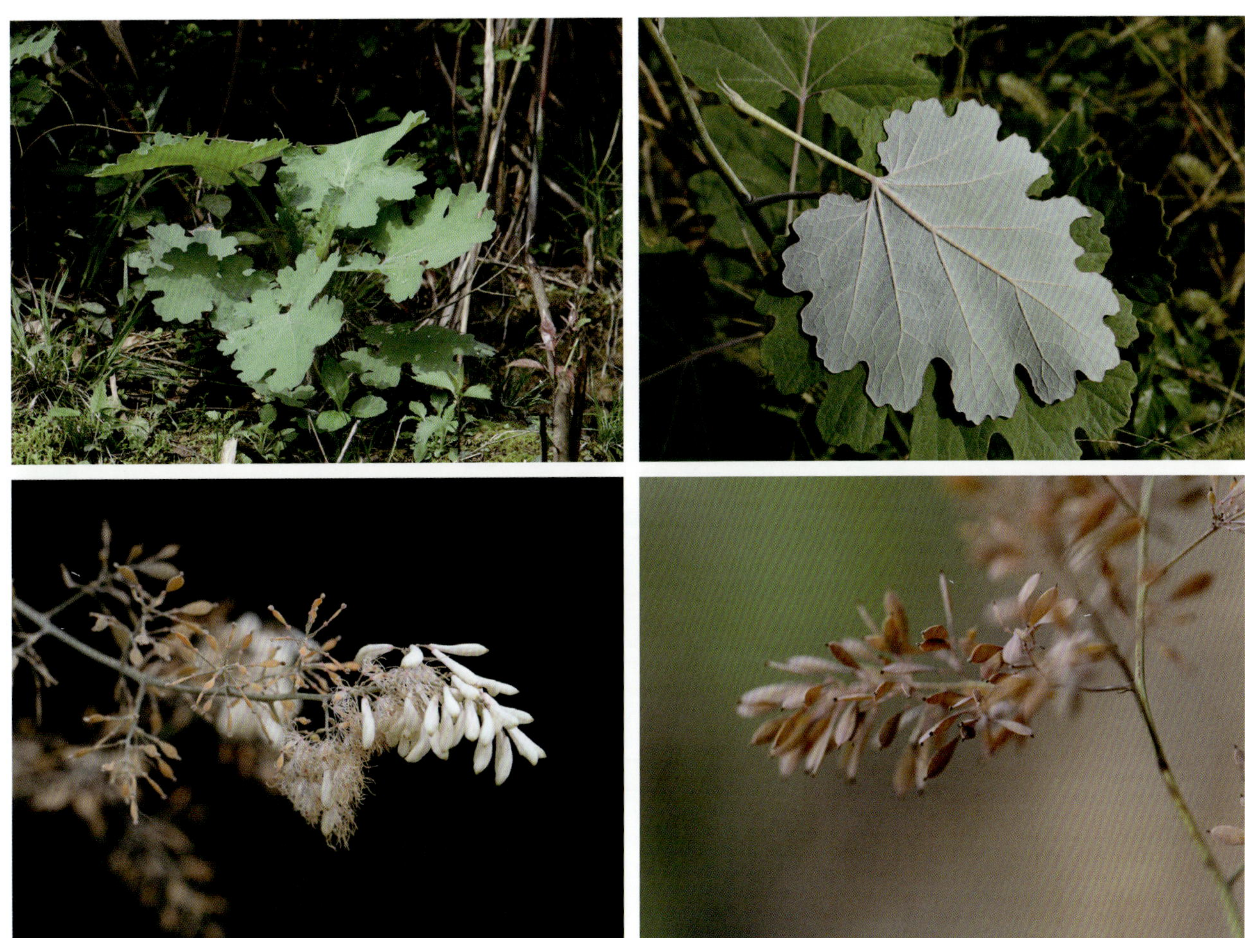

形态特征 多年生草本，基部木质化，具乳黄色浆汁。茎上部多分枝。叶宽卵形或近圆形，长 5~27cm，宽 5~25cm，上面无毛，下面被白粉及易脱落细绒毛，侧脉 2 对，细脉常淡红色；叶柄长 1~12cm，具浅槽。圆锥花序顶生和腋生；花梗长 2~7mm；苞片狭披针形；花芽棒状；萼片倒卵状长圆形，黄白色；雄蕊 24~30，花药与花丝近等长。蒴果狭倒卵形或倒披针形。种子 4~6 枚，生于腹缝两侧。花、果期 6~11 月。

适宜生境 生于山坡、路边及沟边。

资源状况 分布于马头山各地。常见。

入药部位 全草（博落回）。

采收加工 秋、冬二季采收，根与茎叶分开，晒干；鲜用随时可采。

功能主治 消肿，解毒，杀虫。用于疔疮，脓肿，滴虫阴道炎，下肢溃疡，顽癣。

评　　述 本品有大毒。

十字花科

荠 荠菜、菱角菜

Capsella bursa-pastoris (L.) Medic.

标本采集号：361028180509024LY

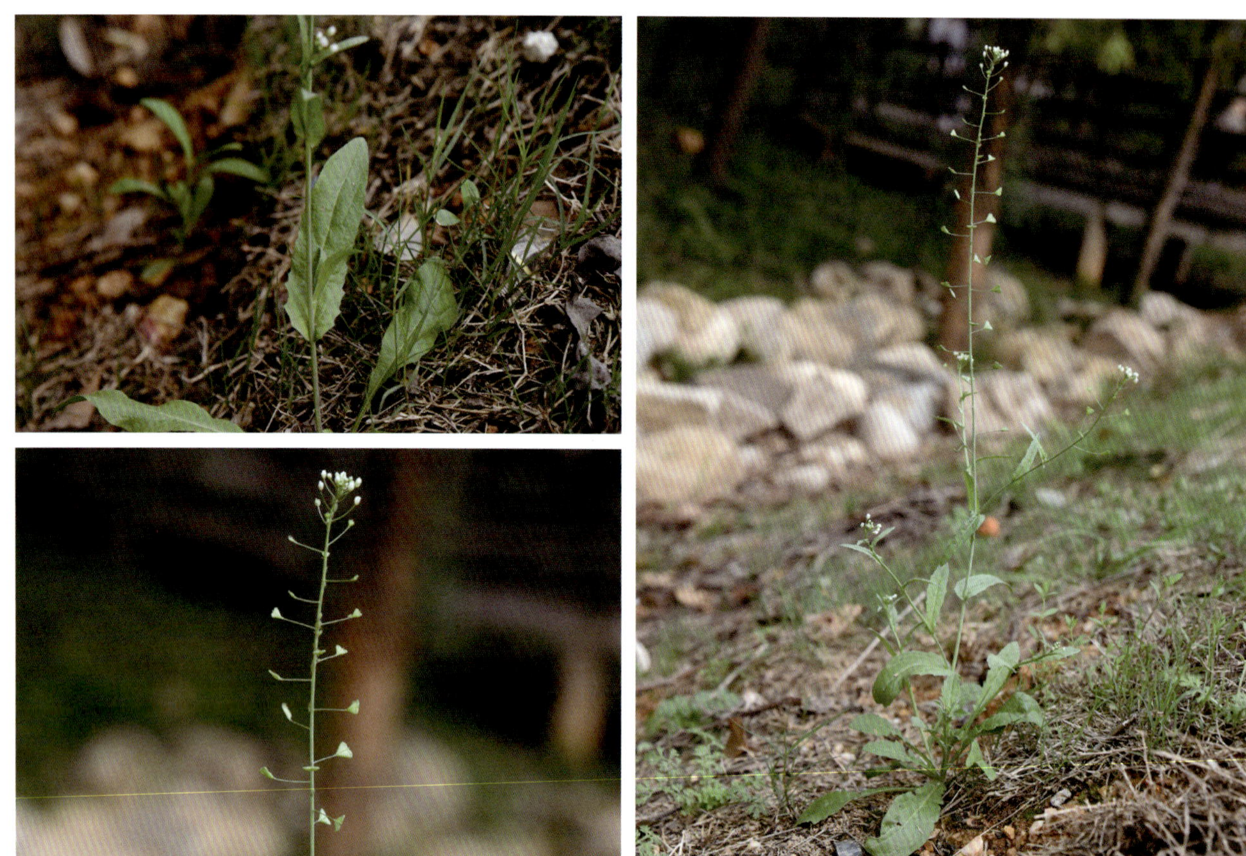

形态特征 一年生草本。茎直立，单一或从下部分枝。基生叶丛生，呈莲座状，大头羽状分裂，顶裂片卵形至长圆形，侧裂片长圆形至卵形，叶柄长5~40mm；茎生叶披针形，基部箭形，抱茎，边缘有锯齿。总状花序顶生及腋生；花梗长3~8mm；萼片长圆形；花瓣白色，卵形，有短爪；花柱长0.5mm。短角果倒三角形，扁平，顶端微凹；果梗长5~15mm。种子2行，长椭圆形，浅褐色。花、果期4~6月。

适宜生境 生于田野、路边及庭园。

资源状况 分布于马头山各地。常见。

入药部位 全草（荠菜）、花序（荠菜花）、种子（荠菜子）。

采收加工 全草：3~5月采收，洗净，晒干。花序：4~5月采收，晒干。种子：6月果实成熟时，采摘果枝，晒干，揉出种子。

功能主治 全草：凉肝止血，平肝明目，清热利湿。用于衄血，咯血，尿血，崩漏，目赤疼痛，眼底出血，高血压，赤白痢疾，肾炎水肿，乳糜尿。花序：凉血止血，清热利湿。用于痢疾，崩漏，尿血，吐血，咯血，衄血，小儿乳积，赤白带下。种子：祛风明目。用于目痛，青盲翳障。

碎米荠 雀儿菜

Cardamine hirsuta L.

标本采集号：361028181123007LY

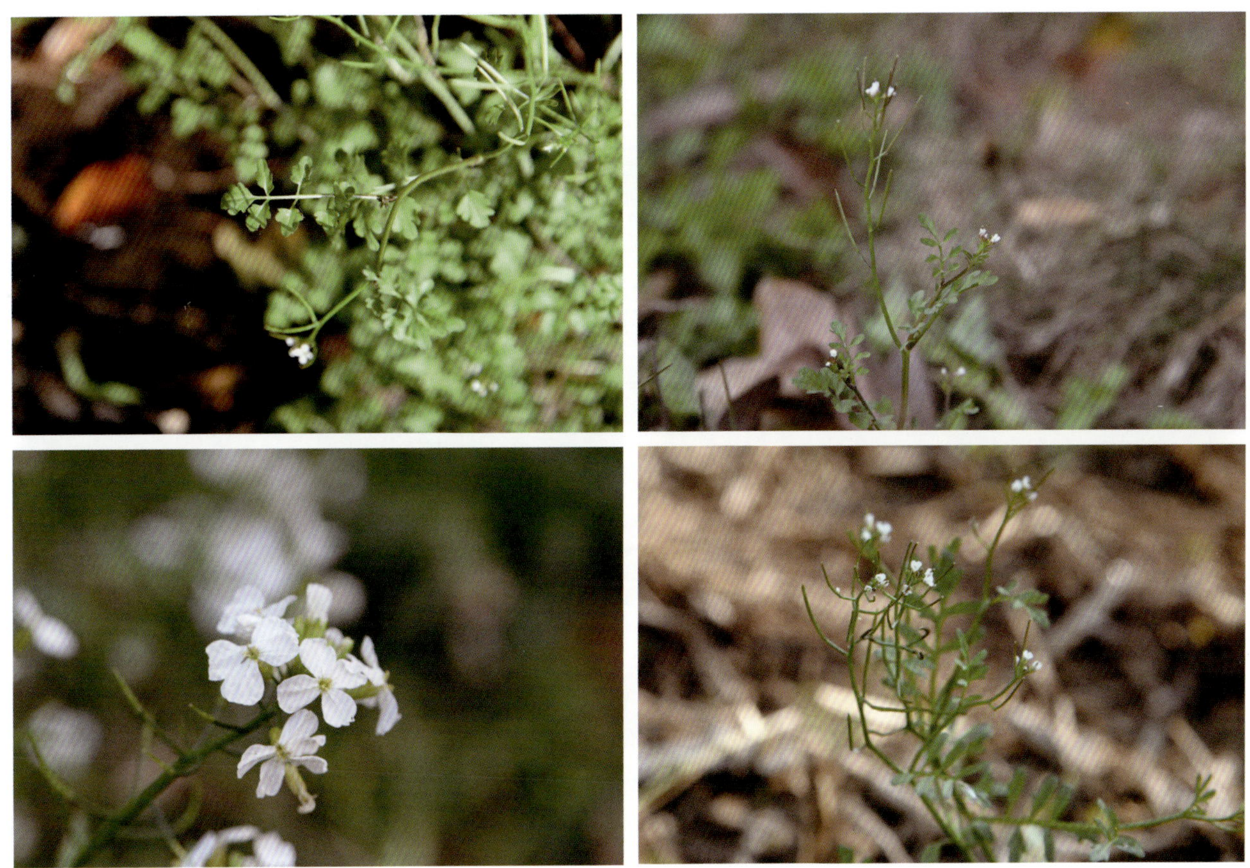

形态特征 一年生草本。茎被较密柔毛，上部毛渐少。基生叶具叶柄，顶生小叶稍大，侧生小叶卵形，较顶生的形小；茎生叶具短柄；全部小叶两面稍有毛。总状花序顶生，花小，直径3mm，花梗纤细；萼片绿色，长椭圆形，长2mm；花瓣白色，倒卵形；雌蕊柱状，花柱极短，柱头扁球形。长角果线形，稍扁；果梗纤细，长4~12mm。种子椭圆形，顶端具明显的翅。花期2~4月，果期4~6月。

适宜生境 生于山坡、路旁、荒地及耕地的草丛中。

资源状况 分布于马头山各地。常见。

入药部位 全草（碎米荠）。

采收加工 夏季采收，多鲜用。

功能主治 清热利湿。用于尿道炎，膀胱炎，痢疾，带下病；外用于疔疮。

蔊　菜 印度蔊菜、塘葛菜、香荠菜

Rorippa indica (L.) Hiern

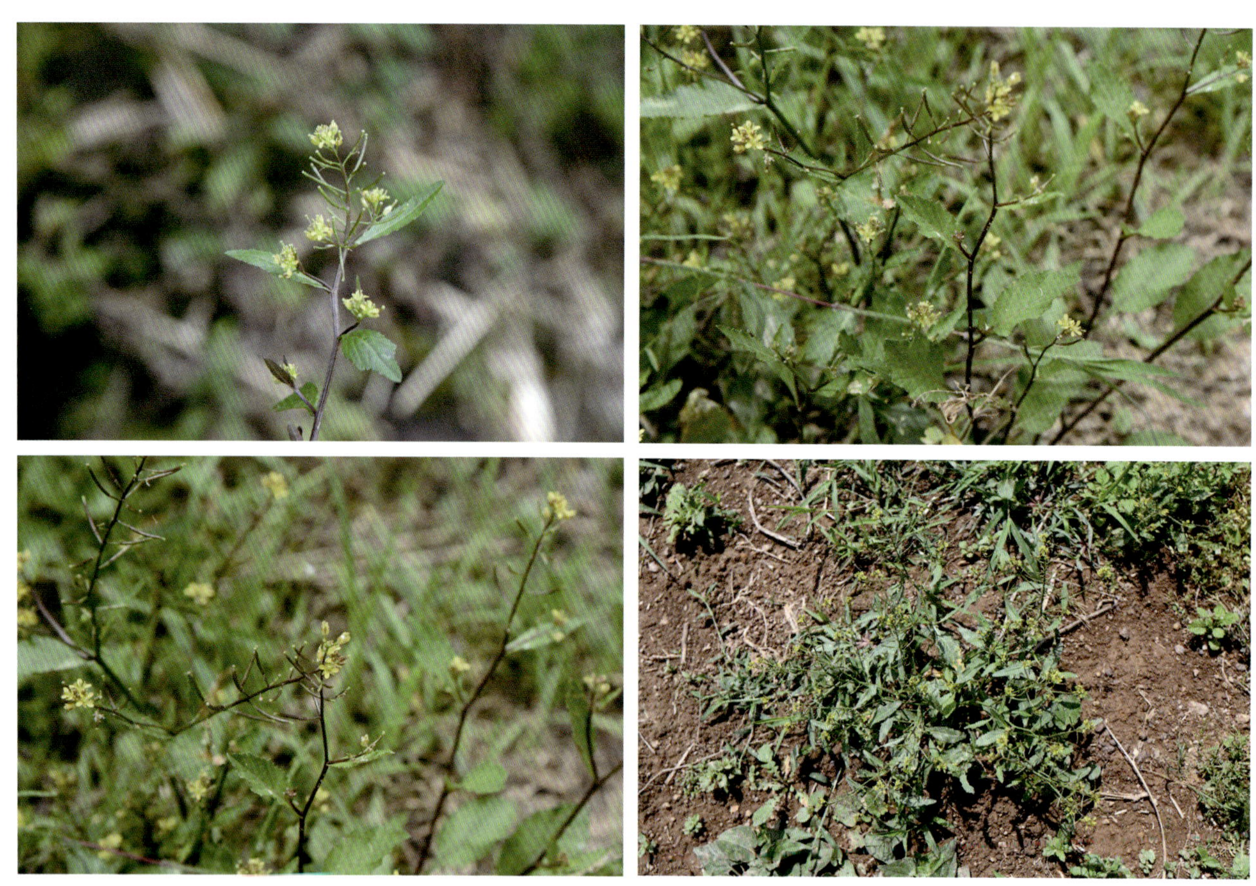

形态特征 一年生草本。茎单一或分枝，表面具纵沟。叶互生；基生叶及茎下部叶具长柄，通常大头羽状分裂；茎上部叶具短柄，基部耳状抱茎。总状花序顶生或侧生，花小，多数，具细花梗；萼片 4，卵状长圆形，长 3~4mm；黄色花瓣，匙形，基部渐狭成短爪，与萼片近等长；雄蕊 6，2 枚稍短。长角果线状圆柱形；果梗纤细，长 3~5mm。种子每室 2 行；子叶缘倚胚根。花期 4~6 月，果期 6~8 月。

适宜生境 生于荒地、路旁及田园中。

资源状况 分布于马头山各地。常见。

入药部位 全草（蔊菜）。

采收加工 5~7 月采收，鲜用或晒干。

功能主治 祛痰止咳，解表散寒，活血解毒，利湿退黄。用于咳嗽痰喘，感冒发热，麻疹透发不畅，风湿痹痛，咽喉肿痛，疔疮痈肿，漆疮，经闭，跌打损伤，黄疸，水肿。

金缕梅科

蕈 树 老虎斑

Altingia chinensis (Champ.) Oliver ex Hance

标本采集号：361028180823021LY

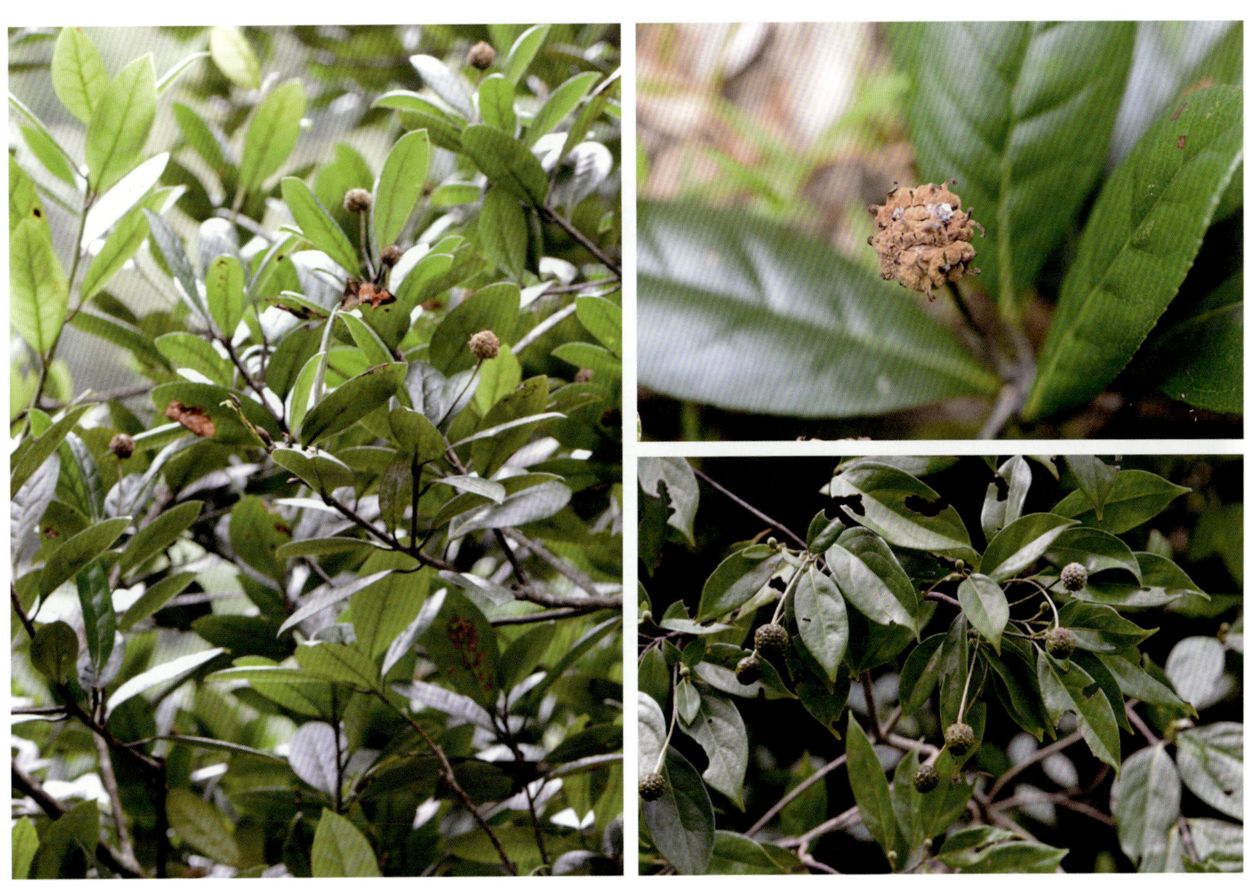

形态特征 乔木。顶芽被芽鳞，长卵圆形。叶革质或厚革质，倒卵状矩圆形，先端短急尖；叶柄长4~10mm。花单性，雌雄同株，无花瓣；雄花组成头状花序，具多数雄蕊，花丝极短，花药2室；雌花15~26组成圆锥花序，苞片4~5，花序柄长2~4cm，萼筒与子房合生，萼齿乳突状，子房下位，2室，花柱长3~4mm。头状果序近球形，基部平截，宽1.7~2.8cm。种子多数，褐色，有光泽。

适宜生境 生于亚热带常绿林中。

资源状况 分布于马头山昌坪。少见。

入药部位 根（半边风）。

采收加工 夏、秋二季采挖，除去须根，洗净，切段，晒干。

功能主治 祛风湿，通经络。用于风湿痹痛，四肢麻木，跌打损伤。

杨梅叶蚊母树 萍柴

Distylium myricoides Hemsl.

标本采集号：361028180823027LY

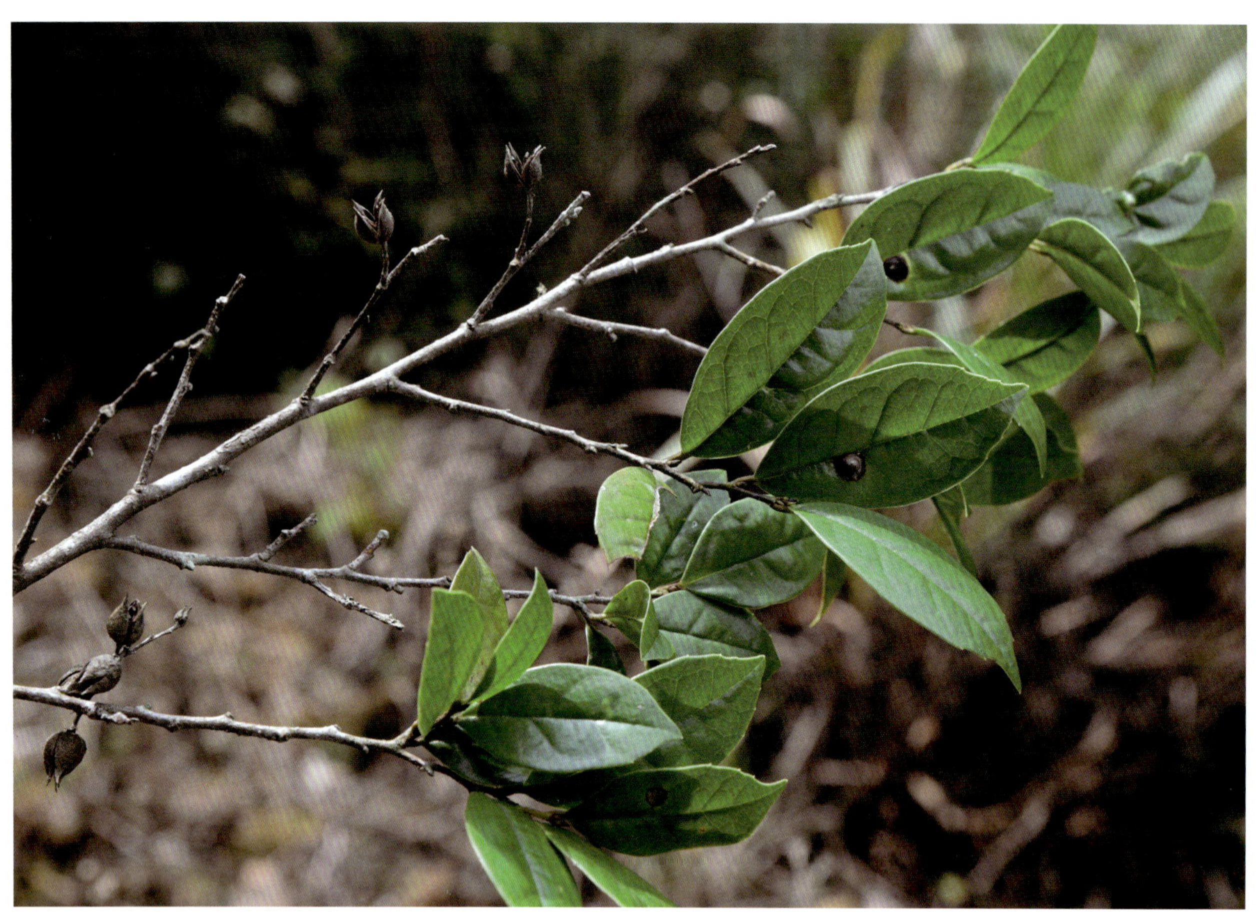

形态特征 小乔木。裸芽及幼枝被鳞片。叶长圆形，叶上面干后浅绿色、晦暗，先端有几个小齿突，下面秃净无毛，基部楔形，侧脉6对；叶柄长5~8mm。总状花序腋生，雄花与两性花同在1个花序上，两性花位于花序顶端；萼筒短，萼齿3~5，披针形，雄蕊3~8，花药长3mm，红色，花丝长2mm，子房上位，花柱长6~8mm；雄花萼筒短，花丝长短不一，无退化雌蕊。蒴果长1~1.2cm，被黄褐色星状毛，4瓣裂。种子长6~7mm。

适宜生境 生于亚热带常绿林中。

资源状况 分布于马头山昌坪。少见。

入药部位 根（杨梅叶蚊母树根）。

采收加工 全年均可采挖，洗净，切段，晒干。

功能主治 利水渗湿，祛风活络。用于水肿，手足浮肿，风湿骨节疼痛，跌打损伤。

枫香树 枫实、枫果、枫球子

Liquidambar formosana Hance

标本采集号：361028170911013LY

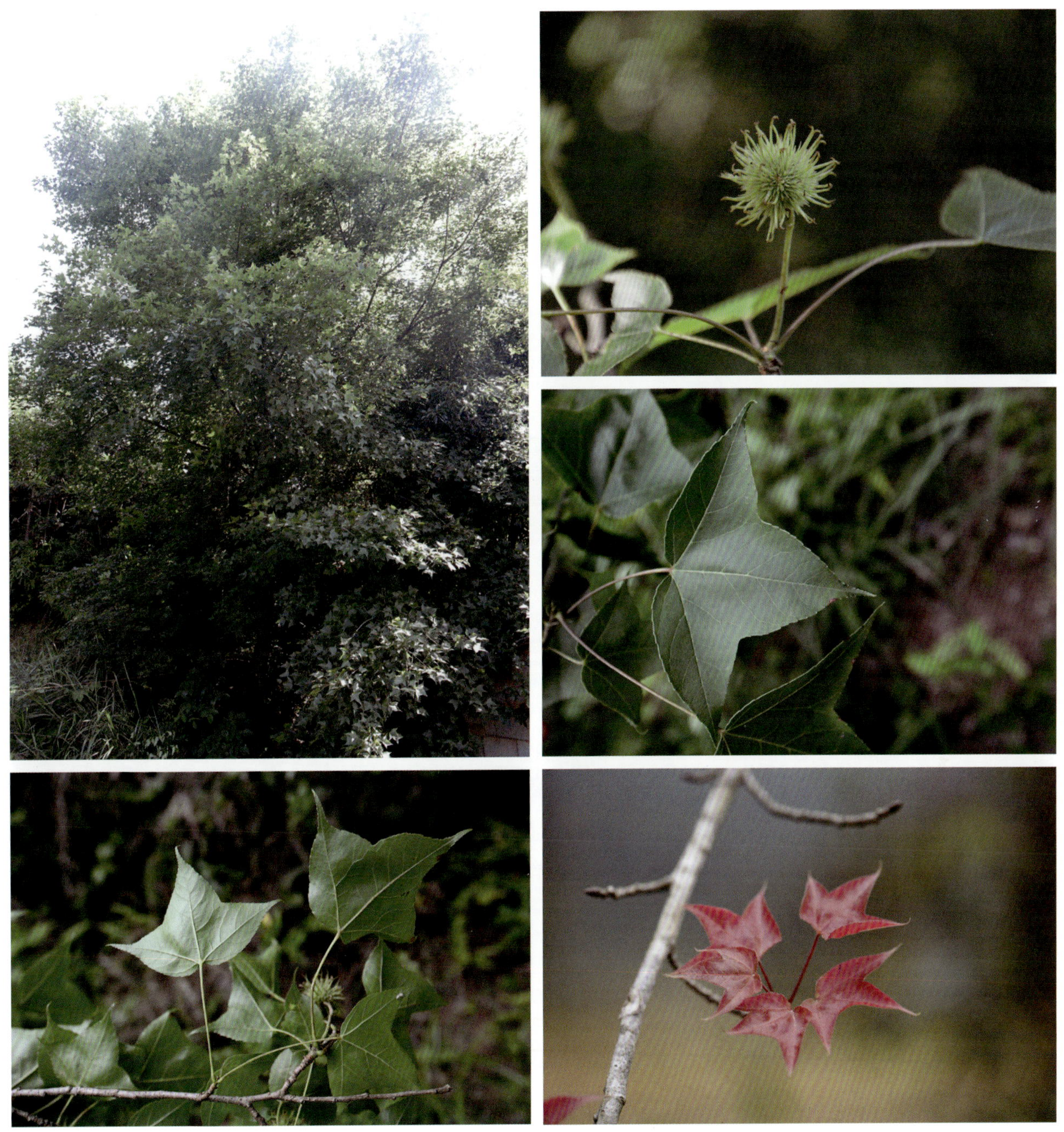

形态特征 乔木。树皮灰褐色。叶薄革质，阔卵形，掌状3裂，中央裂片较长，先端尾状渐尖，基部心形，具锯齿；托叶线形，早落。总状雄性花序多数，雄蕊多数，花丝不等长；头状雌花序具花多数，萼齿针形，萼齿长4~8mm，花柱卷曲。头状果序圆球形，木质，直径3~4cm，蒴果下部藏于果序轴内。种子多数，褐色，多角形或具窄翅。花期3~4月，果期10月。

适宜生境 生于平地、村落附近，以及低山的次生林。

资源状况 分布于马头山各地。常见。

入药部位 果序（路路通）。

采收加工 冬季果实成熟后采收，除去杂质，干燥。

功能主治 祛风活络，利水，通经。用于关节痹痛，麻木拘挛，水肿胀满，乳少，经闭。

檵木 纸末花、鸡寄、白清明花

Loropetalum chinense (R. Br.) Oliver

标本采集号：361028170424017LY

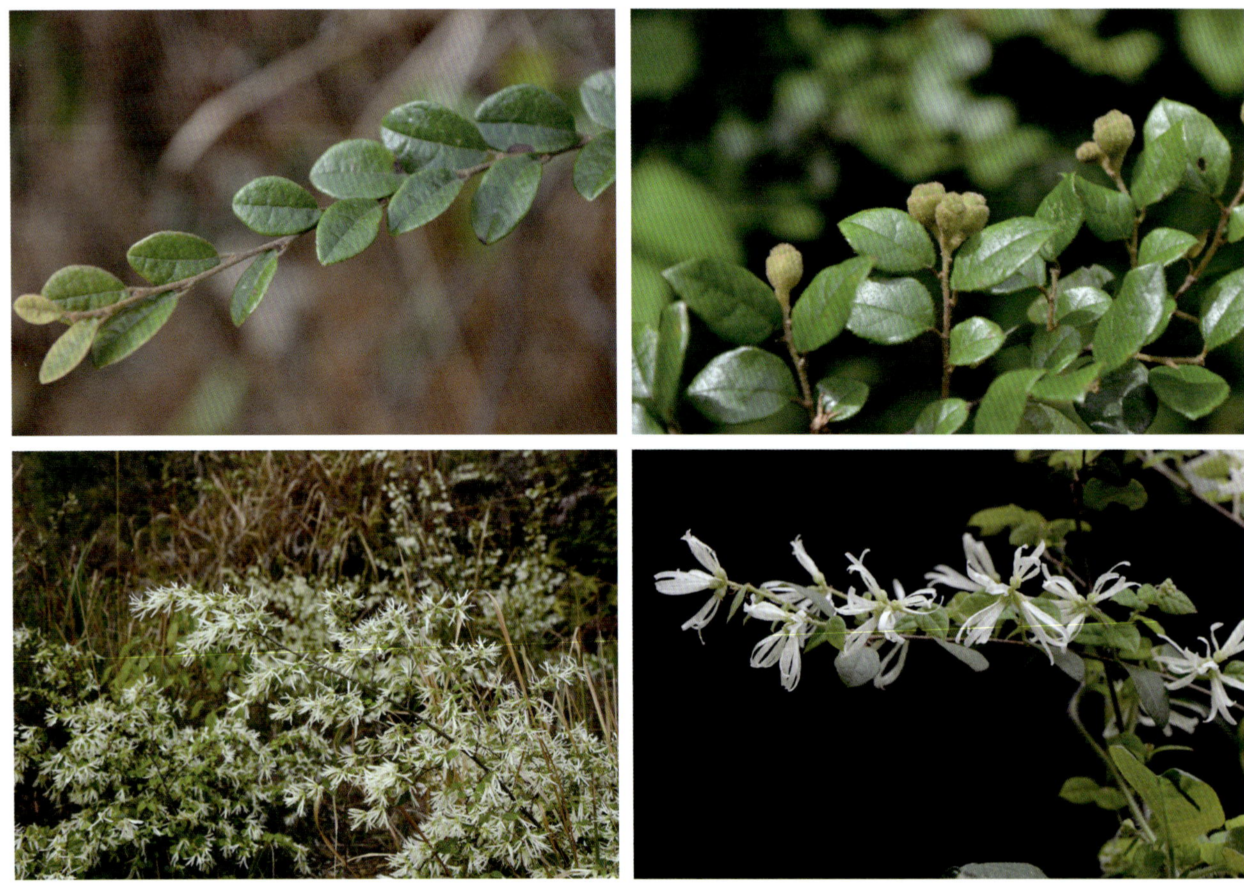

形态特征 灌木。叶革质，卵形，长2~5cm，宽1.5~2.5cm，上面有粗毛，先端尖锐，侧脉5对，全缘；叶柄长2~5mm，有星毛；托叶三角状披针形，早落。花3~8朵簇生，有短花梗，白色，花序柄被毛；萼筒杯状；花瓣4，带状；雄蕊4，退化雄蕊4，鳞片状，与雄蕊互生；子房完全下位。蒴果卵圆形，先端圆，被褐色星状绒毛。种子圆卵形，黑色，发亮。花期3~4月，果期9~10月。

适宜生境 生于向阳山坡、路边、灌木林、丘陵地及郊野溪沟边。

资源状况 分布于马头山各地。常见。

入药部位 根（檵花根）、叶（檵花叶）、花（檵花）。

采收加工 根：全年均可采挖，洗净，切块，晒干或鲜用。叶：全年均可采摘，晒干。花：清明前后采收，阴干。

功能主治 根：止血，活血，收敛固涩。用于咯血，吐血，便血，外伤出血，崩漏，产后恶露不净，风湿关节疼痛，跌打损伤，泄泻，痢疾，白带脱肛。叶：收敛止血，清热解毒。用于咯血，吐血，便血，崩漏，产后恶露不净，紫癜，暑热泻痢，跌打损伤，创伤出血，肝热目赤，喉痛。花：清暑解热，止咳，止血。用于咳嗽，咯血，鼻衄，血痢，泄泻。

半枫荷

Semiliquidambar cathayensis Chang

标本采集号：361028180821036LY

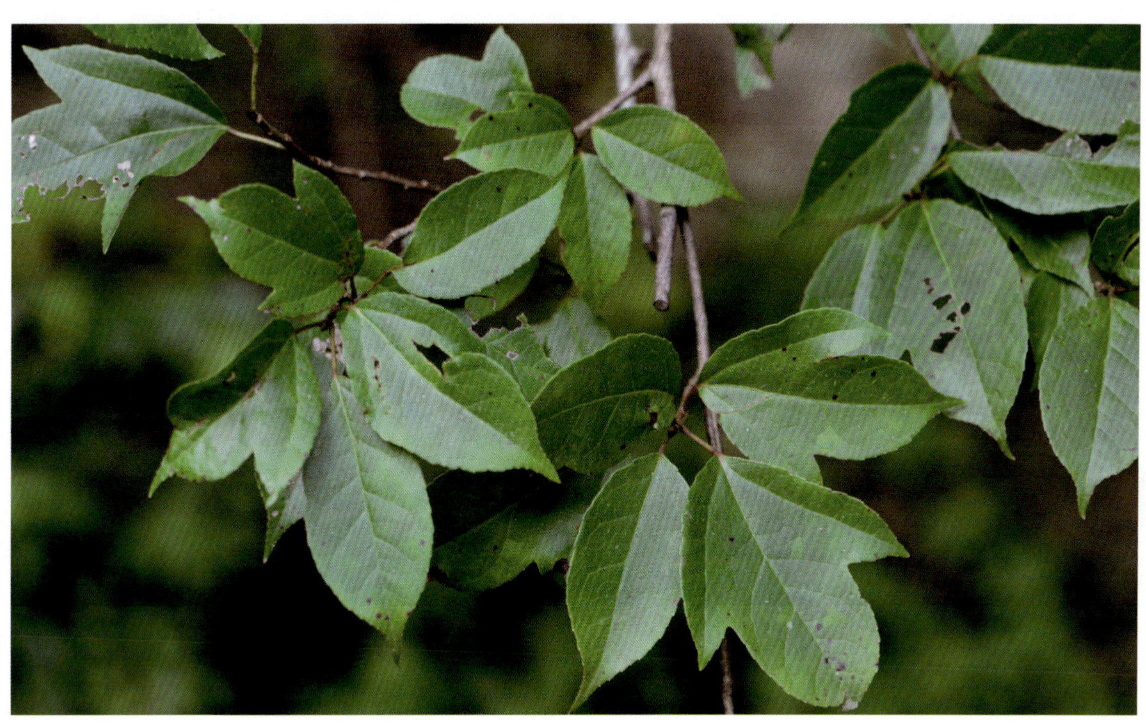

形态特征 乔木。树皮灰色。叶革质，异型，不分裂的叶片卵状椭圆形，长8~13cm，宽3.5~6cm；或为掌状3裂，中央裂片长3~5cm，两侧裂片长2~2.5cm，边缘具腺锯齿，掌状脉3条，两侧较纤细，中央主脉有侧脉4~5对；叶柄长3~4cm，粗壮。雄花总状花序数个，雄蕊多数，花丝极短；雌花头状花序单生，萼齿针形，长2~5mm。头状果序直径2.5cm，蒴果22~28个。花期3~4月，果期9~10月。

适宜生境 生于湿润肥沃的山坡杂木林中、溪边和路旁。

资源状况 分布于马头山龙井。少见。

入药部位 叶（金缕半枫荷叶）。

采收加工 春、夏、秋三季叶生长茂盛时采收，鲜用或晒干。

功能主治 祛风止痛，通络止痛，止血。用于风湿痹痛，外伤出血。

景天科

珠芽景天 马尿花、零余子景天

Sedum bulbiferum Makino

标本采集号：361028180509009LY

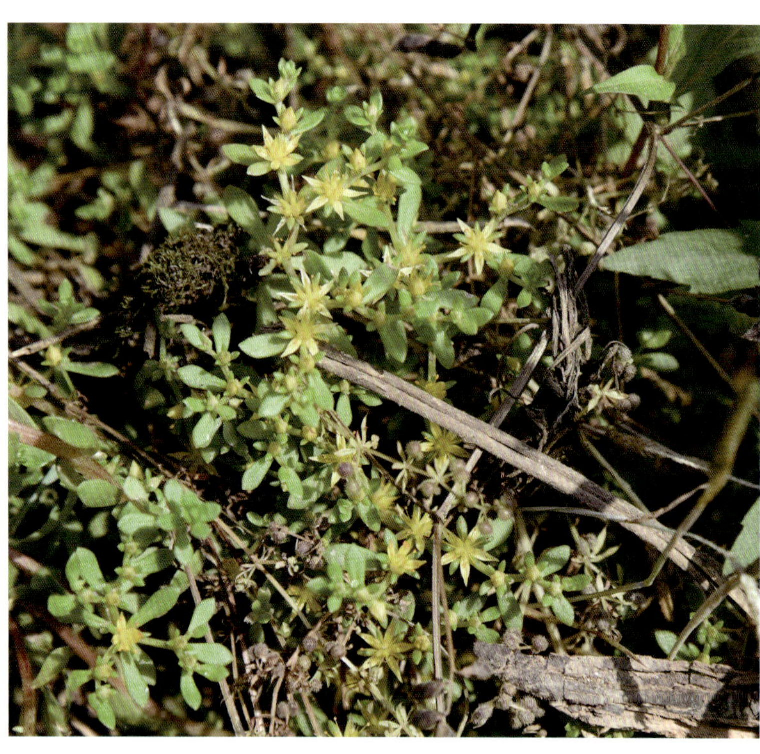

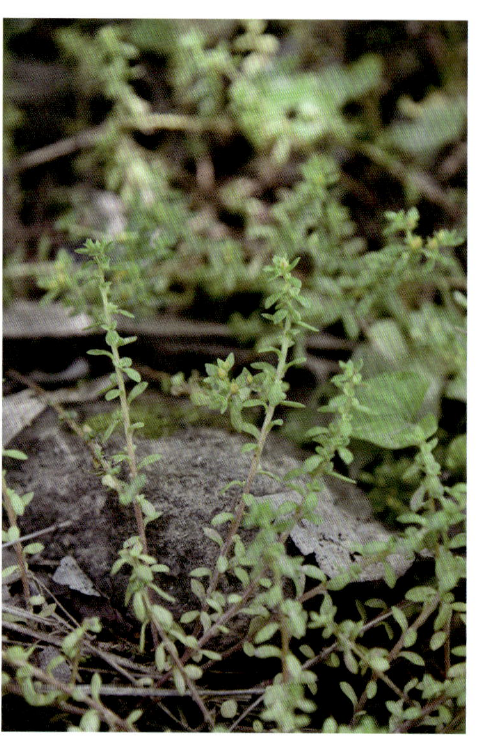

形态特征 多年生草本。根须状。茎高 7~22cm，茎下部常横卧。基部叶对生，上部叶互生；上部叶匙状倒披针形，长 10~15mm，宽 2~4mm，先端钝，基部渐狭；下部叶卵状匙形。花序聚伞状；萼片 5，披针形至倒披针形，长 3~4mm，宽达 1mm，有短距，先端钝；花瓣 5，黄色，披针形，长 4~5mm，宽 1.25mm，先端有短尖；雄蕊 10，长 3mm；心皮 5，基部 1mm 合生，全长 4mm。花期 4~5 月，果期 6~7 月。

适宜生境 生于低山、平地、田野阴湿处。

资源状况 分布于马头山各地。常见。

入药部位 全草（珠芽半支）。

采收加工 夏季采收，鲜用或晒干。

功能主治 清热解毒，凉血止血，截疟。用于热毒痈肿，牙龈肿痛，毒蛇咬伤，血热出血，外伤出血，疟疾。

垂盆草 豆瓣菜、火连草、水马齿苋

Sedum sarmentosum Bunge

标本采集号：361028180826004LY

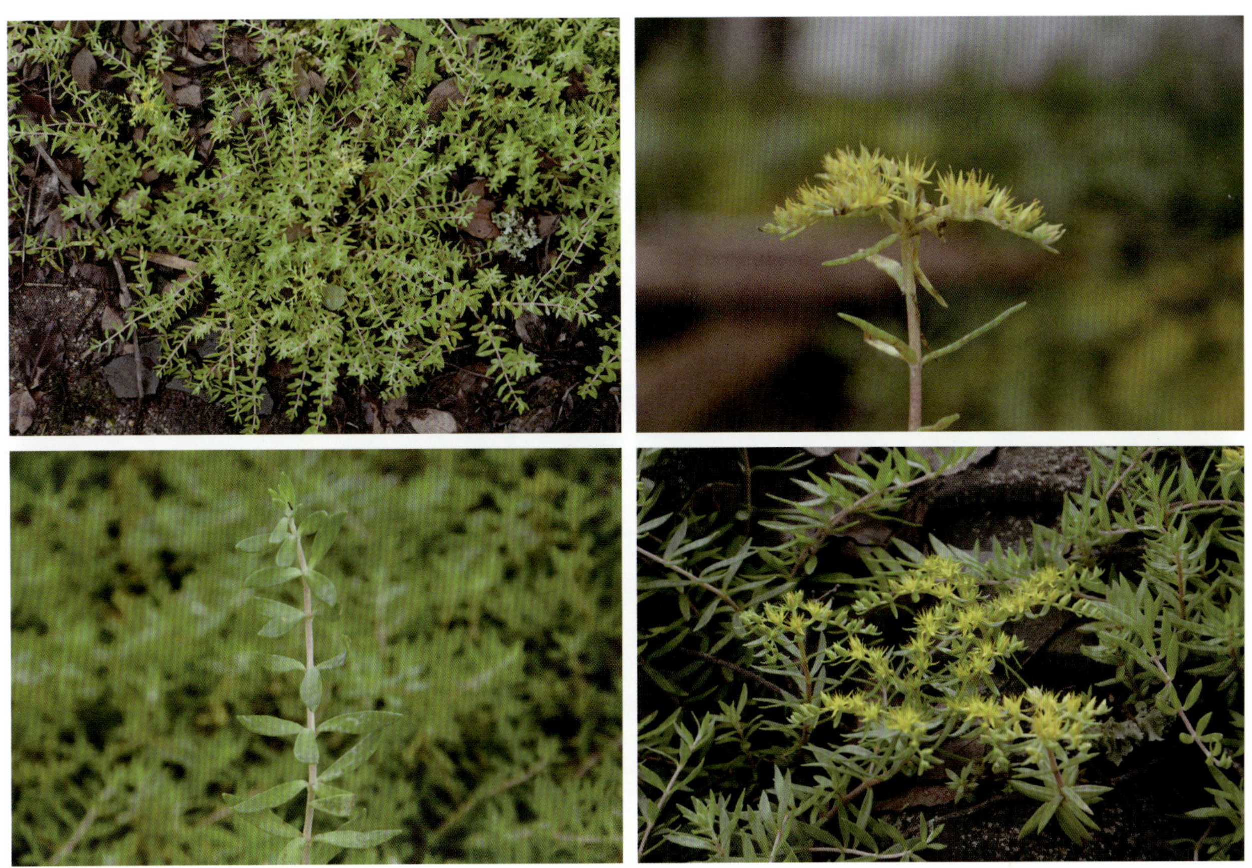

形态特征 多年生草本。不育枝及花茎细，匍匐，节上生根，长 10~25cm。3 叶轮生，叶倒披针形至长圆形，基部急狭，有距。聚伞花序，有 3~5 分枝，花少；花无梗；萼片 5，披针形至长圆形，长 3.5~5mm；花瓣 5，黄色，披针形至长圆形，长 5~8mm，先端短尖；雄蕊 10；鳞片 10，楔状四方形，长 0.5mm；心皮 5，长圆形，长 5~6mm，有长花柱。种子卵形，长 0.5mm。花期 5~7 月，果期 8 月。

适宜生境 生于山坡阳处或石上。

资源状况 分布于马头山各地。常见。

入药部位 全草（垂盆草）。

采收加工 夏、秋二季采收，除去杂质，干燥。

功能主治 利湿退黄，清热解毒。用于湿热黄疸，小便不利，痈肿疮疡。

虎耳草科

落新妇 小升麻、马尾参、金毛三七

Astilbe chinensis (Maxim.) Franch. et Savat.

标本采集号：361028170709010LY

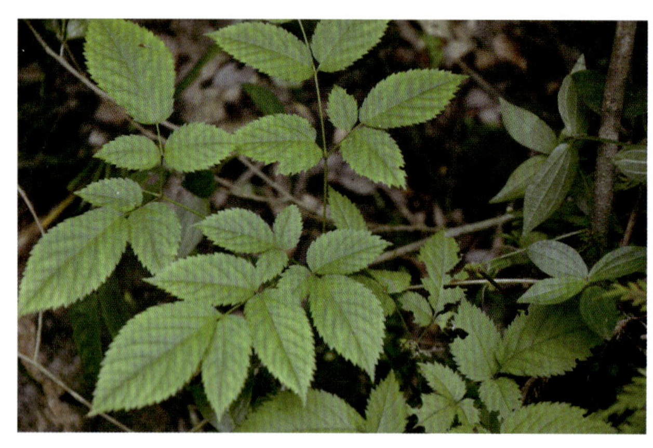

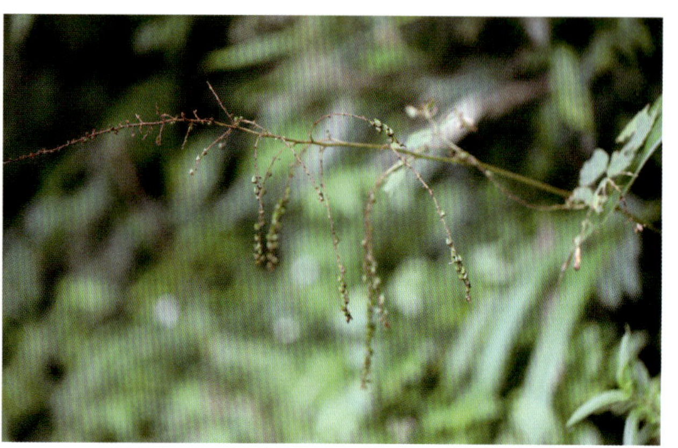

形态特征 多年生草本。根状茎暗褐色，无毛。基生叶为二或三回三出羽状复叶；顶生小叶菱状椭圆形，侧生小叶卵形，先端短渐尖，具重锯齿；茎生叶较小。圆锥花序第一回分枝与花序轴成15°~30°角斜上；花密集；萼片5，卵形，两面无毛，边缘中部以上生微腺毛；花瓣5，淡紫色，线形；雄蕊10；心皮2，基部合生。蒴果长3mm。种子褐色，长约1.5mm。花、果期6~9月。

适宜生境 生于山坡林下阴湿地或林缘路旁草丛中。

资源状况 分布于马头山姚家岭。少见。

入药部位 根茎（落新妇根）、全草（落新妇）。

采收加工 根茎：夏、秋二季采收，除去须根、鳞片、绒毛，鲜用或晒干。全草：秋季采收，晒干。

功能主治 根茎：活血祛瘀，止痛，解毒。用于跌打损伤，关节筋骨疼痛，胃痛，手术后疼痛。全草：祛风，清热，止咳。用于风热感冒，头身疼痛，咳嗽。

大叶金腰 马耳朵草、岩窝鸡、岩乌金菜

Chrysosplenium macrophyllum Oliv.

标本采集号：361028170909017LY

形态特征 多年生草本。叶片宽卵形；基生叶革质，倒卵形，长2.3~19cm，宽1.3~11.5cm，先端钝圆，全缘或具微波状小圆齿，基部楔形；茎生叶常1枚，狭椭圆形；叶柄长0.8~1cm。多歧聚伞花序长3~4.5cm；苞叶卵形；萼片卵形，先端微凹；雄蕊高出萼片，长4~6.5mm；子房半下位。蒴果长4~4.5mm，喙长3~4mm。种子近卵圆形。花、果期4~6月。

适宜生境 生于山坡林下或沟边阴湿处。

资源状况 分布于马头山黄茅寨。少见。

入药部位 全草（虎皮草）。

采收加工 春、夏二季采收，晒干或鲜用。

功能主治 清热解毒，止咳，止带，收敛生肌。用于臁疮，烫伤。

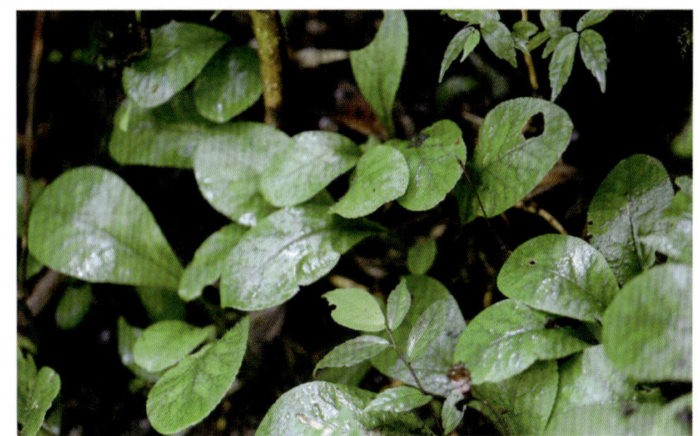

常 山 互草、恒山、七叶

Dichroa febrifuga Lour.

标本采集号：361028170709037LY

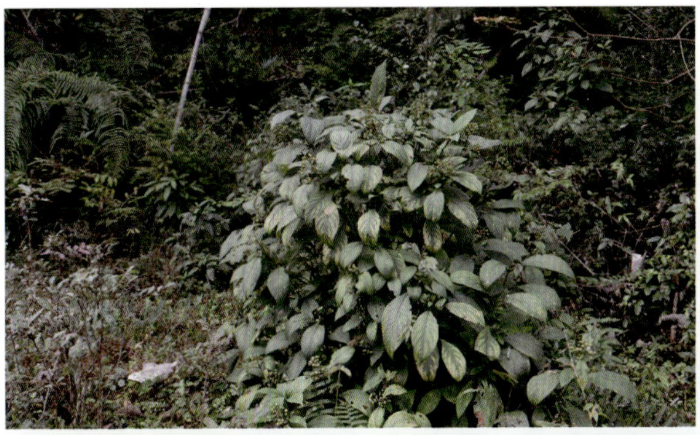

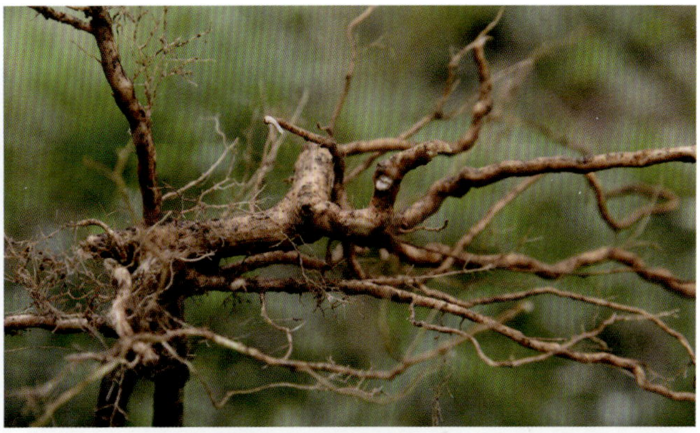

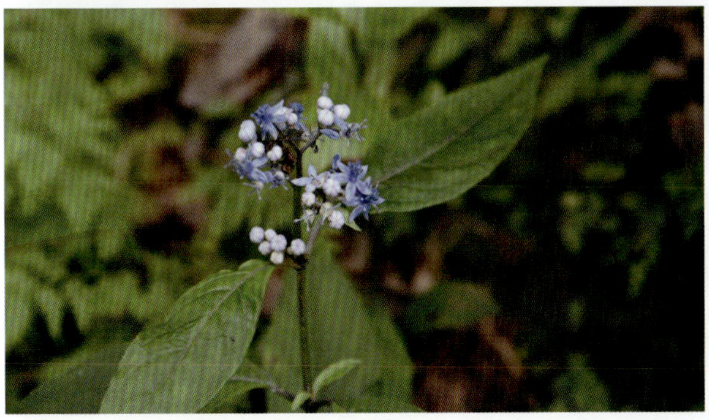

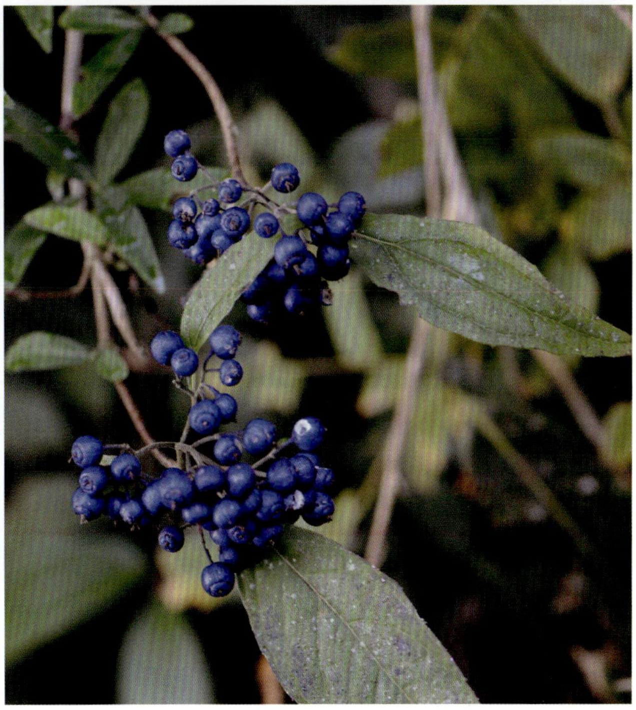

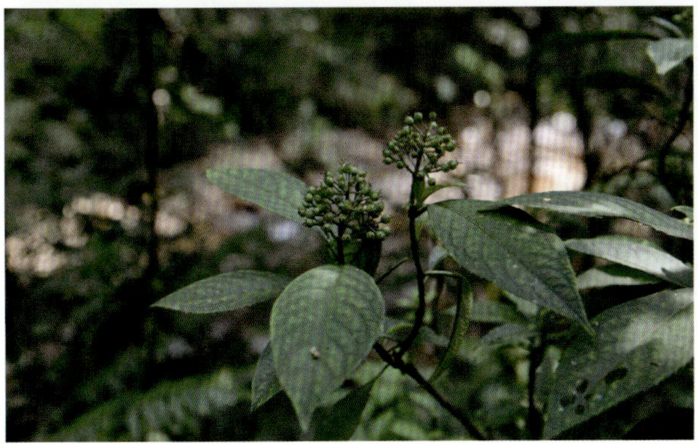

形态特征 灌木。叶对生，长6~25cm，宽2~10cm，侧脉每边8~10条；叶柄长1.5~5cm。伞房状圆锥花序；花蓝色或白色，花蕾倒卵形，盛开时直径6~10mm；花梗长3~5mm；花萼倒圆锥形，4~6裂；雄蕊10~20枚，花丝线形，花药椭圆形；子房下位，胚珠多数。浆果直径3~7mm，蓝色，干时黑色。种子长1mm，多数，具网纹。花期2~4月，果期5~8月。

适宜生境 生于林缘、沟边以及湿润的山地。

资源状况 分布于马头山各地。常见。

入药部位 根（常山）。

采收加工 秋季采挖，除去须根，洗净，晒干。

功能主治 涌吐痰涎，截疟。用于痰饮停聚，胸膈痞塞，疟疾。

评　　述 本品有毒。

圆锥绣球 轮叶绣球、糊溲疏、水亚木

Hydrangea paniculata Sieb.

标本采集号：361028180822012LY

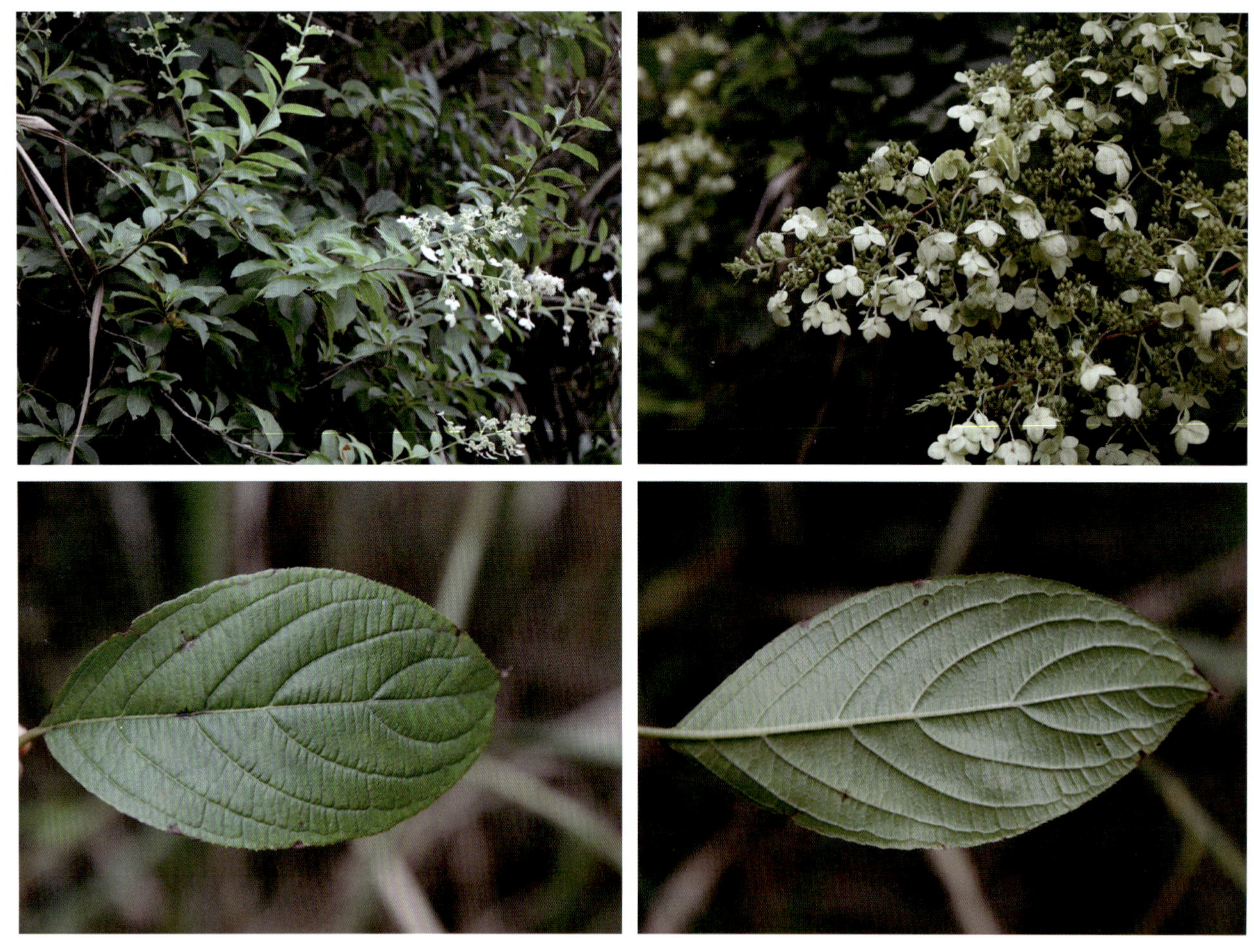

形态特征 灌木。叶纸质，卵形，2~3片对生或轮生，具短尖头，密生小锯齿，下面被长柔毛，侧脉6~7对；叶柄长1~3cm。圆锥状聚伞花序；不育花白色，萼片4；孕性花萼筒陀螺状，长1.1mm，萼齿三角形，长1mm，花瓣白色，卵形；雄蕊不等长；花药近圆形；子房半下位，花柱3，长约1mm，钻状。蒴果顶端突出部分圆锥形。种子褐色，具纵脉纹，两端具翅。花期7~8月，果期10~11月。

适宜生境 生于山谷溪边及林缘灌丛中，或郊野路边、水沟边。

资源状况 分布于马头山峰上。常见。

入药部位 根（粉团花根）、花（粉团花）。

采收加工 根：全年可采收，挖出根后，洗净，晒干。花：花期采收，晒干。

功能主治 根：祛风除湿，生肌敛疮。用于疟疾，烂喉。花：消湿，破血。用于癥瘕痞块，经闭。

蜡莲绣球 倒卵蜡莲绣球、狭叶蜡莲绣球、八仙蜡莲绣球

Hydrangea strigosa Rehd.

标本采集号：361028170710007LY

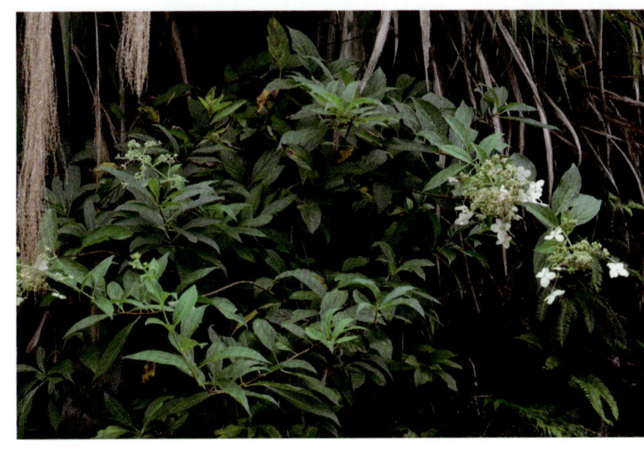

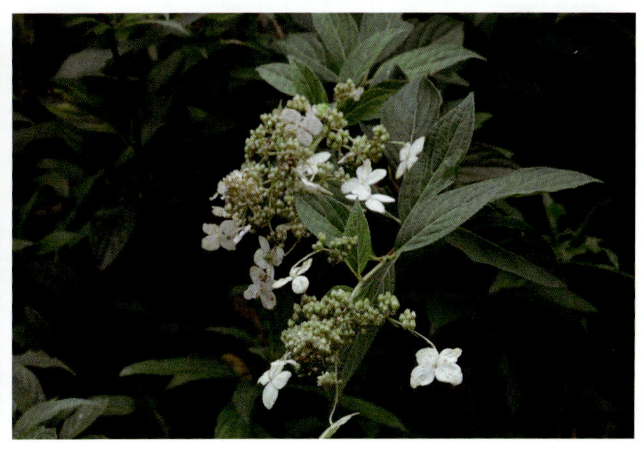

形态特征 灌木。叶纸质，卵状披针形，先端渐尖，基部楔形或钝圆，有锯齿，下面密被灰白色糙伏毛，侧脉7~10对；叶柄长1~7cm。伞房状聚伞花序；不育花萼片4~5，阔椭圆形；孕性花淡紫红色，萼筒钟状，萼齿三角形，花瓣长卵形，分离，早落；雄蕊不等长，花药长圆形；子房下位，花柱2。蒴果坛状。种子褐色，阔椭圆形，具纵脉纹，两端具短翅。花期7~8月，果期11~12月。

适宜生境 生于低山区的溪沟边及树林边。

资源状况 分布于马头山各地。常见。

入药部位 根（土常山）、幼叶（甜茶）。

采收加工 根：全年可采，以冬季采收者为佳，挖出根后，浸于水中，擦去细根、糙皮，晒干或切片晒干。幼叶：立夏前后，采摘嫩枝叶，揉枝叶，揉搓使其“出汗”，晒干。

功能主治 根：截疟，消食，清热解毒，祛痰散结。用于瘿瘤，食积腹胀，咽喉肿痛，皮肤癣癞，疮疖肿毒，疟疾。幼叶：截疟，利尿降压。用于疟疾，高血压。

评　　述 根有小毒。

矩叶鼠刺 牛皮桐、矩叶老鼠刺

Itea oblonga Hand.-Mazz.

标本采集号：361028170424047LY

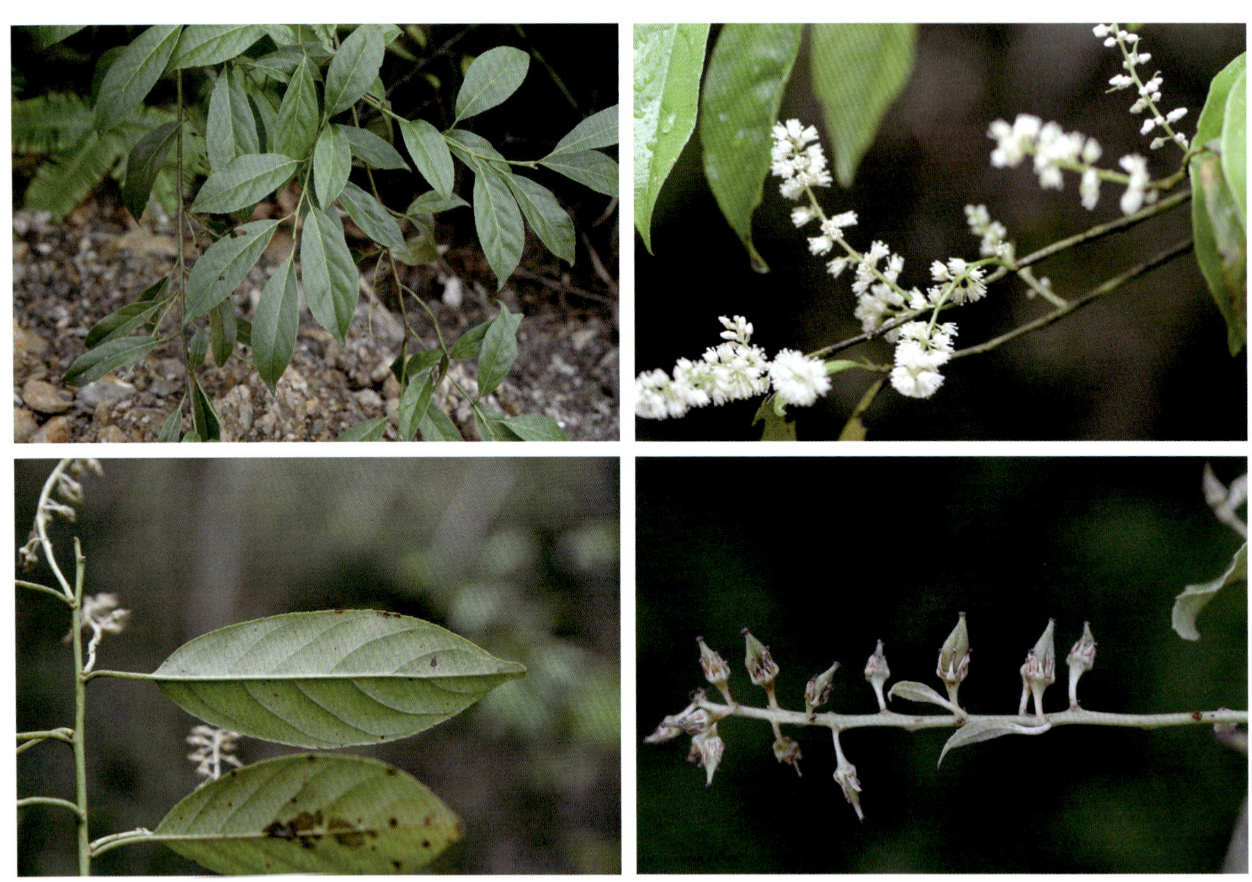

形态特征 灌木。叶薄革质，长圆形，稀椭圆形，基部圆形或钝圆，边缘具明显的密锯齿，侧脉5~7对；叶柄长1~1.5cm。腋生总状花序，单生或2~3簇生，直立；花梗长2~3mm，基部有叶状苞片；苞片大，叶状，明显长于花梗；萼筒浅杯状，萼片三角状披针形；花瓣白色，披针形；雄蕊与花瓣等长，花丝被细毛，花药长圆状球形；子房上位。蒴果长6~9mm，被柔毛。花期3~5月，果期6~12月。

适宜生境 生于山谷沟边或山麓路边杂木林中。

资源状况 分布于马头山油榨窠。常见。

入药部位 根、花（矩形叶鼠刺）。

采收加工 夏、秋二季采收，晒干。

功能主治 滋补强壮，祛风除湿，接骨续筋。用于身体虚弱，劳伤乏力，咳嗽，咽痛，带下病，腰痛，跌打损伤，骨折。

虎耳草 石荷叶、金线吊芙蓉、丝棉吊梅

Saxifraga stolonifera Curt.

标本采集号：361028170424022LY

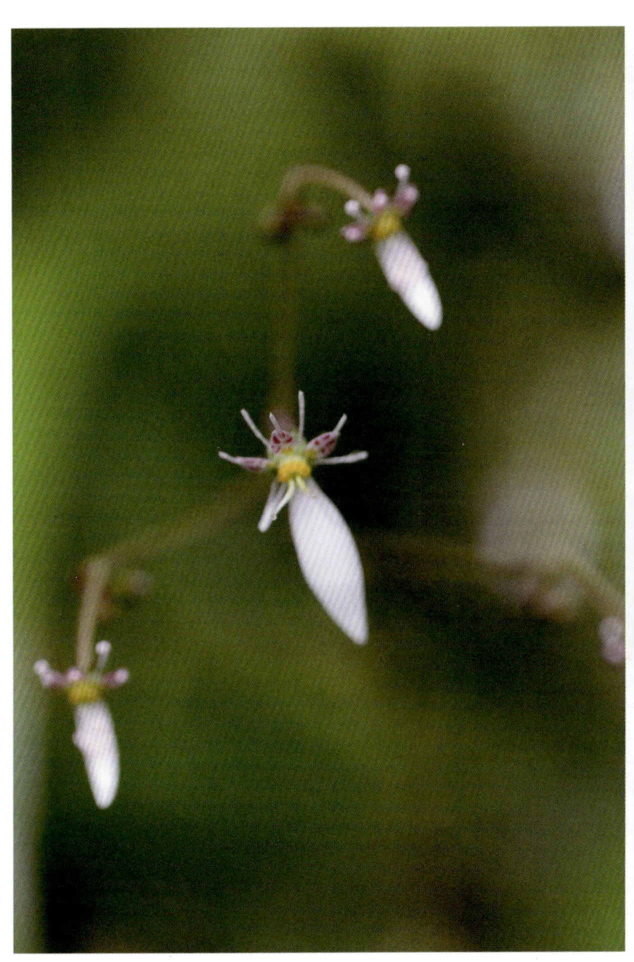

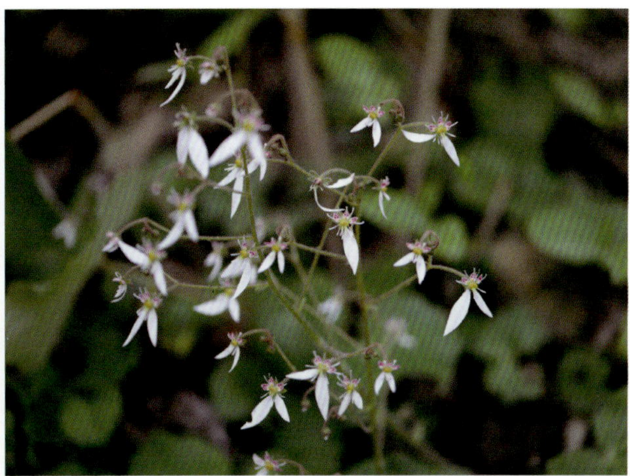

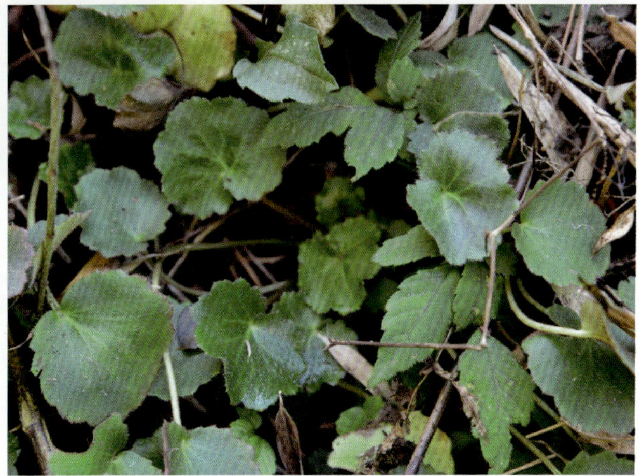

形态特征 多年生草本。基生叶具长柄，叶片长 1.5~7.5cm，宽 2~12cm，叶柄长 1.5~21cm，被长腺毛；茎生叶披针形，长 6mm，宽 2mm。聚伞花序圆锥状；花梗长 0.5~1.6cm；花两侧对称；萼片卵形，长 1.5~3.5mm，宽 1~1.8mm；花瓣白色，花瓣具羽状脉序，具黄色斑点；雄蕊长 4~5.2mm，花丝棒状；花盘半环状，围绕于子房一侧，边缘具瘤突；2 心皮下部合生，子房卵球形，花柱 2。花、果期 4~11 月。

适宜生境 生于林下、灌丛、草甸和阴湿岩石旁。

资源状况 分布于马头山各地。常见。

入药部位 全草（虎耳草）。

采收加工 全年可采，晒干。

功能主治 疏风，清热，凉血解毒。用于风热咳嗽，肺痈，吐血，风火牙痛，风疹瘙痒，痈肿丹毒，痔疮肿痛，毒虫咬伤，外伤出血。

评　　述 本品有小毒。

黄水枝 博落、水前胡、防风七

Tiarella polyphylla D. Don

标本采集号：361028170427012LY

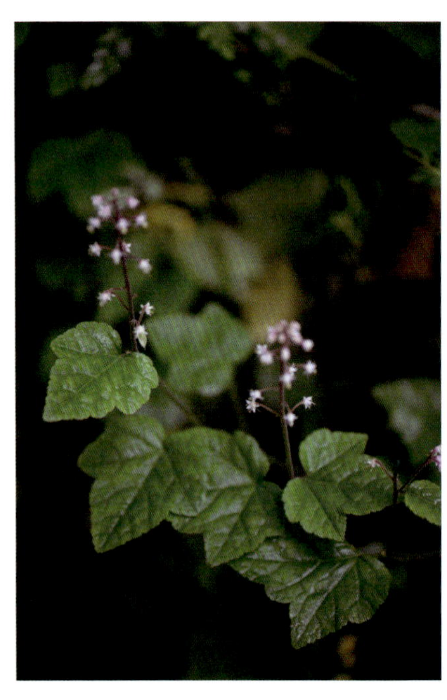

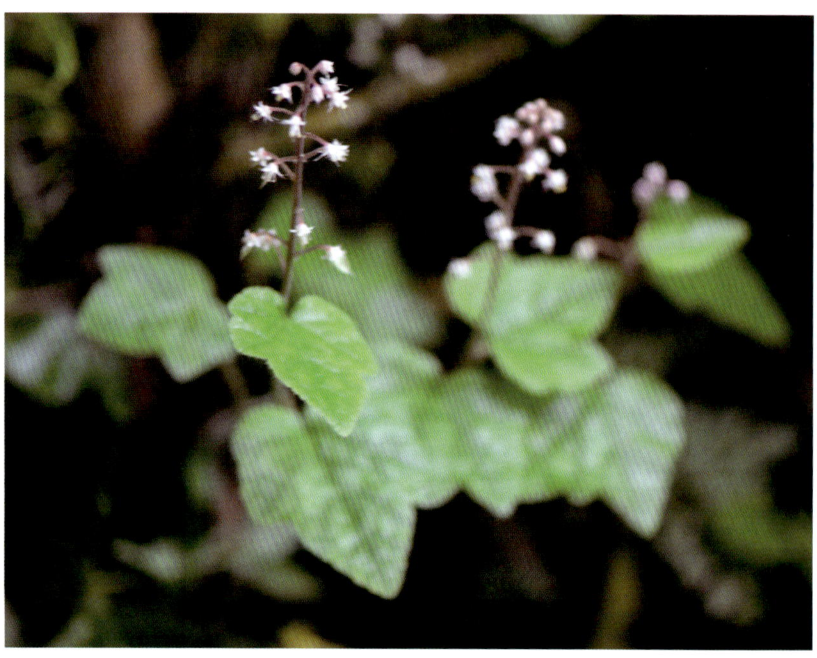

形态特征 多年生草本。根状茎横走，深褐色；茎密被腺毛。基生叶具长柄，心形，先端急尖，基部心形，掌状 3~5 浅裂，具不规则齿，叶柄长 2~12cm，托叶褐色；茎生叶 2~3，与基生叶同型。总状花序被腺毛；花梗长 1cm，被腺毛；萼片花期直立，卵形，无花瓣；雄蕊长约 2.5mm，花丝钻形；心皮 2，下部合生，子房近上位，花柱 2。蒴果长 7~12mm。种子黑褐色，椭圆形。花、果期 4~11 月。

适宜生境 生于林下、灌丛和阴湿地。

资源状况 分布于马头山各地。常见。

入药部位 全草（黄水枝）。

采收加工 夏、秋二季采收，晒干。

功能主治 清热解毒，活血祛瘀，消肿止痛。用于疮疖，无名肿痛，咳嗽，气喘，肝炎，跌打损伤。

海桐花科

海金子 崖花海桐、崖花子

Pittosporum illicioides Mak.

标本采集号：361028170425004LY

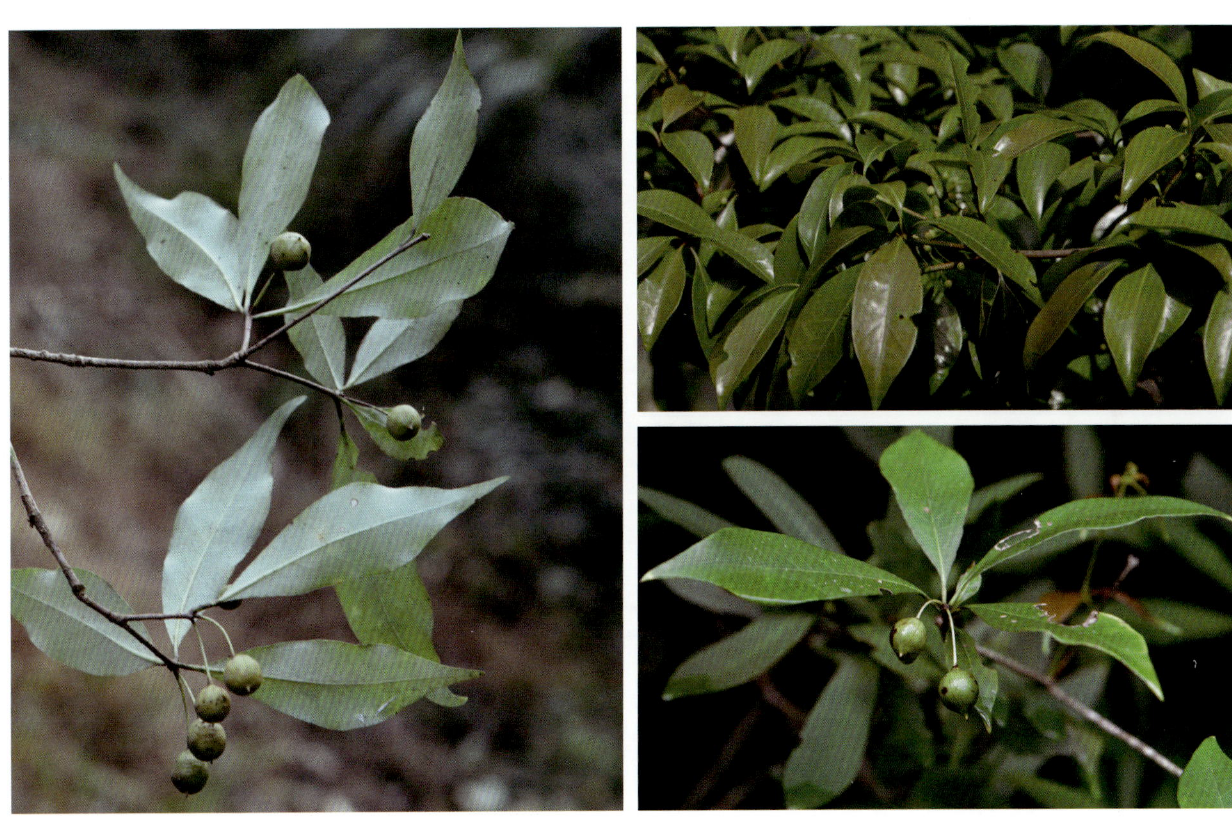

形态特征 灌木。叶 3~8 片簇生枝顶，呈假轮生状，薄革质，倒卵形披针形，宽 2.5~4.5cm，先端渐尖，基部窄楔形，侧脉 6~8 对；叶柄长 7~15mm。伞形花序顶生，有 2~10 花，花梗纤细；萼片卵形，长 2mm，先端钝；花瓣长 8~9mm；雄蕊长 6mm；子房长卵形。蒴果近圆形，略呈三角形，3 瓣裂，果片薄木质。种子 8~15 个，长约 3mm；种柄短而扁平，长 1.5mm；果梗纤细，长 2~4cm。

适宜生境 生于林下、灌丛中。

资源状况 分布于马头山油榨窠。少见。

入药部位 根、叶、种子（海桐树）。

采收加工 根：全年可采，洗净，切片，晒干。叶：随时可采，可鲜用。种子：11 月采果，晒至足干，使果皮脆硬，呈棕褐色，击破果壳，筛取种子。

功能主治 根：祛风活络，散瘀止痛。用于风湿性关节炎，坐骨神经痛，骨折，骨痛，牙痛，高血压，神经衰弱，梦遗滑精。叶：解毒，止血。外用于毒蛇咬伤，疮疖，外伤出血。种子：涩肠固精。用于肠炎，带下病，滑精。

蔷薇科

龙芽草 老鹳嘴、石打穿、金顶龙芽

Agrimonia pilosa Ldb.

标本采集号：361028170909024LY

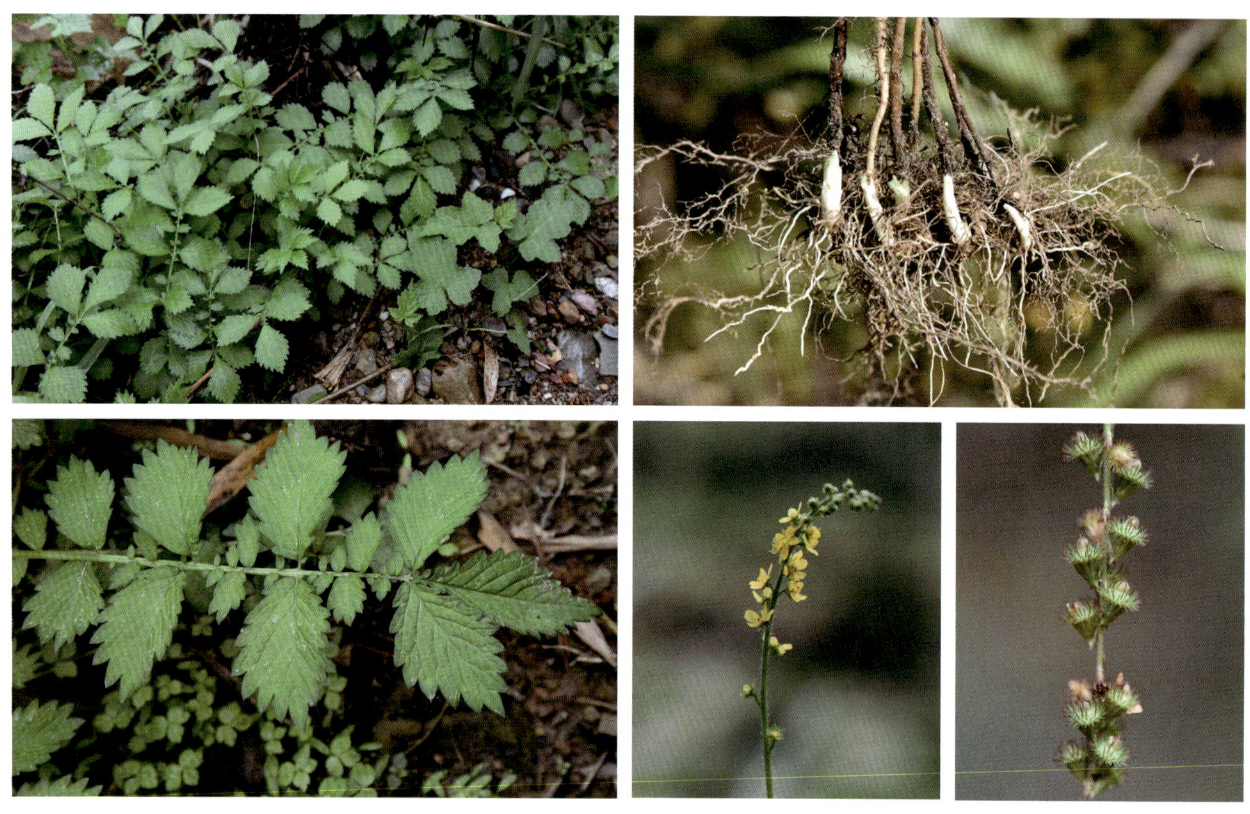

形态特征 多年生草本。根呈块茎状，短。茎被疏柔毛，高 30~120cm。叶为间断奇数羽状复叶，常有 3~4 对小叶，杂有小型小叶，小叶片倒卵形至倒卵披针形，下面脉上被伏生疏柔毛。总状花序顶生，花梗长 1~5mm；苞片 3 裂；花直径 6~9mm；萼片 5，三角卵形；花瓣黄色，长圆形；雄蕊 5~15 枚；花柱 2。果实倒卵圆锥形，钩刺幼时直立，成熟时靠合，连钩刺长 7~8mm，最宽处直径 3~4mm。花、果期 5~12 月。

适宜生境 生于溪边、路旁、草地、灌丛、林缘及疏林下。

资源状况 分布于马头山各地。常见。

入药部位 根（龙芽草根）、地上部分（仙鹤草）。

采收加工 根：秋后采收，洗净，除去芦头。地上部分：夏、秋二季茎叶茂盛时采割，除去杂质，干燥。

功能主治 根：解毒消肿，驱虫，收涩止痛，活血调经，燥湿。用于赤白痢疾，疮疡，肿毒，疟疾，绦虫病，闭经，胃出血，牙痛，急性肠胃炎等。地上部分：收敛止血，截疟，止痢，解毒，补虚。用于咯血，吐血，崩漏下血，疟疾，血痢，痈肿疮毒，阴痒带下，脱力劳伤。

桃 陶古日

Amygdalus persica L.

标本采集号：361028170710005LY

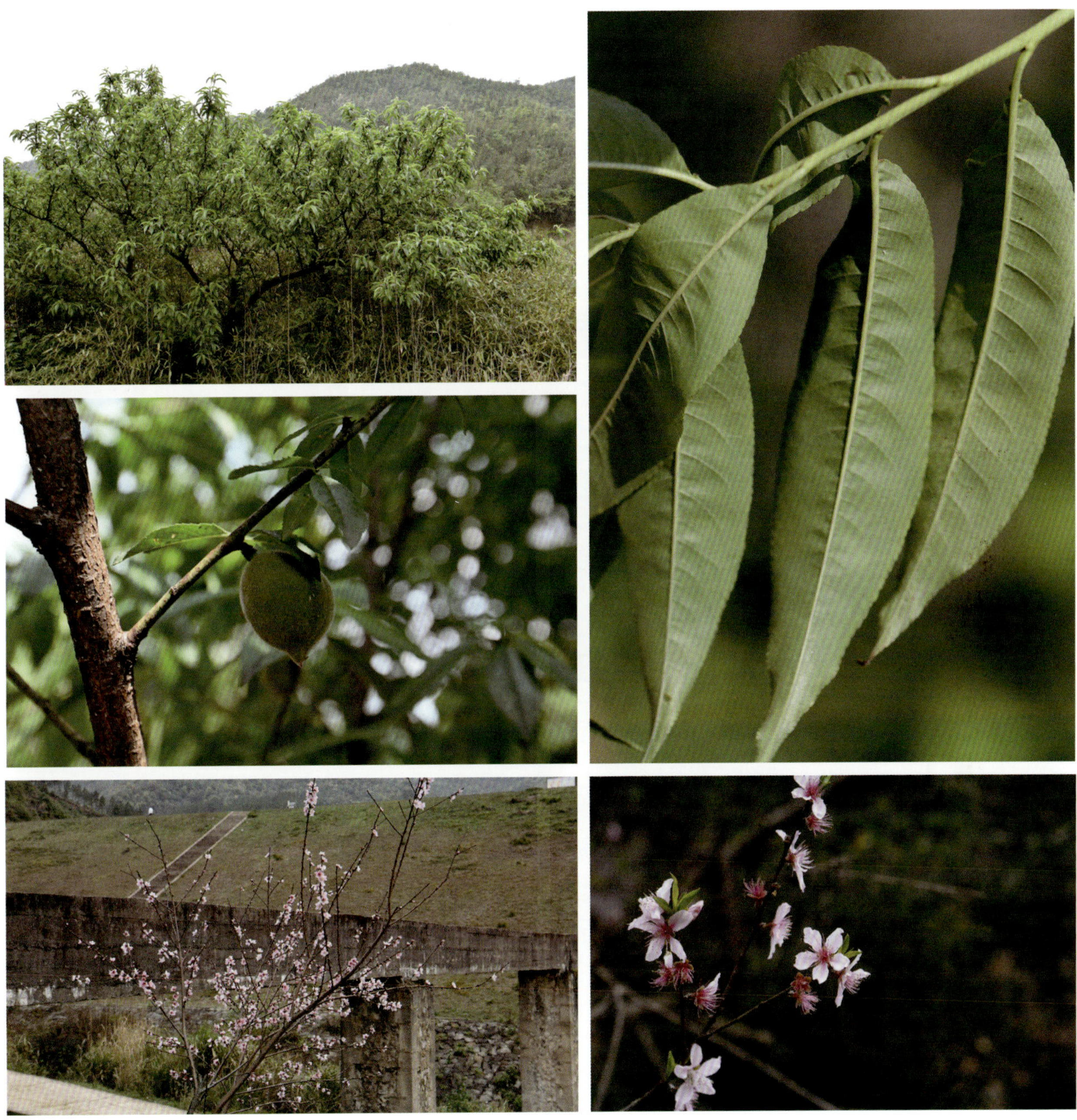

形态特征 乔木。芽 2~3 个簇生，叶芽居中，两侧花芽。叶片卵状披针形，先端渐尖，具锯齿；叶柄长 1~2cm。花单生，先于叶开放；萼片卵形至长圆形；花瓣长圆状椭圆形，粉红色，稀白色；花药绯红色；子房被短柔毛。果实形状和大小均有变异，成熟时向阳面具红晕；核表面具纵、横向不规则沟纹和孔穴；果肉多汁有香味。种仁味苦，稀味甜。花期 3~4 月，果熟期 8~9 月。

适宜生境 生于山坡、山谷沟底或荒野疏林及灌丛内。

资源状况 分布于马头山各地。常见。

入药部位 枝条（桃枝）、种子（桃仁）。

采收加工 种子：果实成熟后采收，除去果肉和核壳，取出种子，晒干。枝条：夏季采收，切段，晒干。

功能主治 种子：活血祛瘀，润肠通便，止咳平喘。用于经闭痛经，癥瘕痞块，肺痈肠痈，跌扑损伤，肠燥便秘，咳嗽气喘。枝条：活血通络，解毒杀虫。用于心腹刺痛，风湿痹痛，跌打损伤，疮癣。

梅 酸梅、乌梅、春梅

Armeniaca mume Sieb.

标本采集号：361028170426014LY

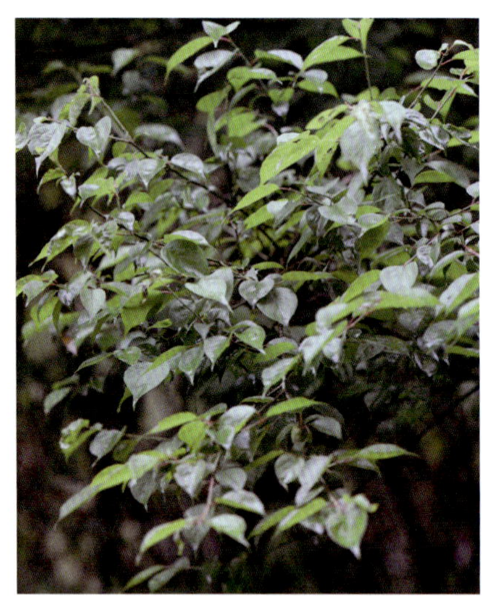
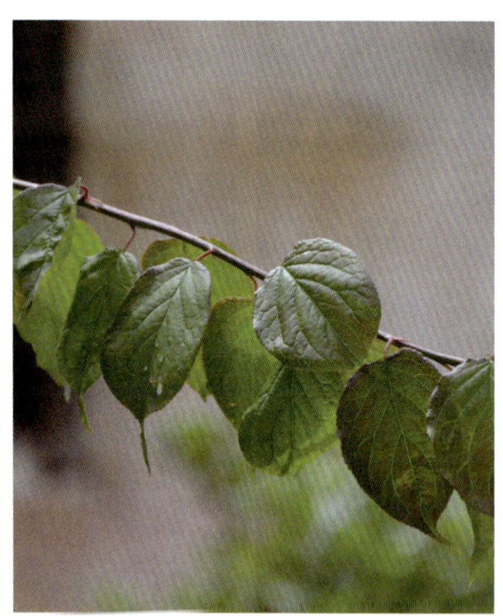
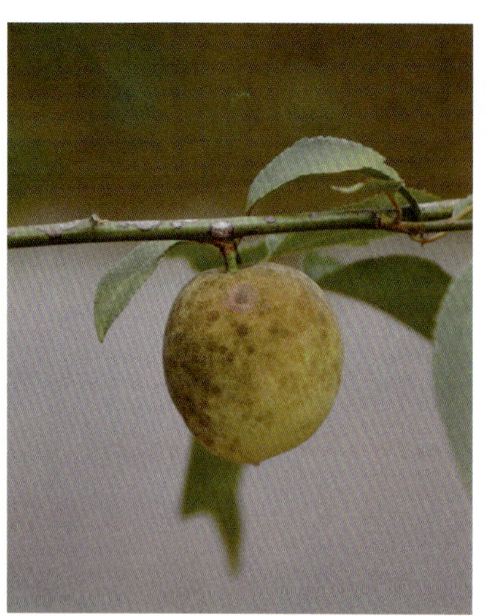

形态特征 乔木。小枝绿色。叶片卵形，先端尾尖，具小锐锯齿，嫩叶两面被短柔毛；叶柄长 1~2cm。花直径 2~2.5cm，先于叶开放；花梗短，长 1~3mm；花萼红褐色，萼筒宽钟形；花瓣倒卵形，白色至粉红色；子房密被柔毛。果实近球形，黄色或绿白色，具短梗或几无梗；核椭圆形，有小突尖头，基部渐狭成楔形，腹面和背棱上有明显纵沟，表面具蜂窝状孔穴。花期冬、春二季，果期 5~6 月。

适宜生境 生于溪边、路旁。

资源状况 分布于马头山竹延山。少见。

入药部位 花蕾（梅花）、近成熟果实（乌梅）。

采收加工 花蕾：初春花未开放时采摘，及时低温干燥。果实：夏季果实近成熟时采收，低温烘干后闷至色变黑。

功能主治 花蕾：疏肝和中，化痰散结。用于肝胃气痛，郁闷心烦，梅核气，瘰疬疮毒。果实：敛肺，涩肠，生津，安蛔。用于肺虚久咳，久泻久痢，虚热消渴，蛔厥呕吐腹痛。

野山楂 猴楂、毛枣子、牧虎梨

Crataegus cuneata Sieb. et Zucc.

标本采集号：361028170425021LY

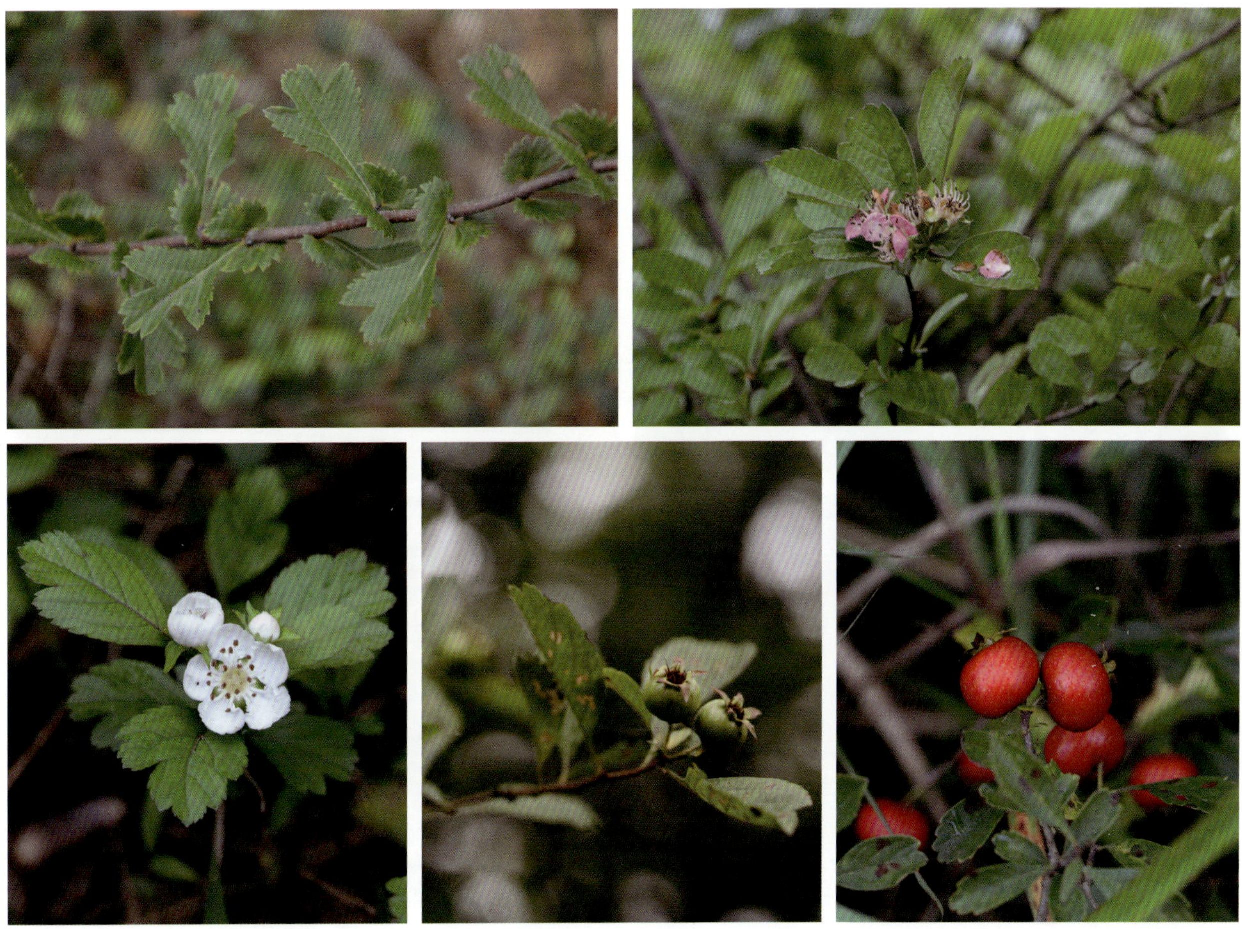

形态特征 灌木。幼枝紫褐色，老枝灰褐色；冬芽三角卵形，紫褐色。叶片宽倒卵形至倒卵状长圆形，基部楔形，顶端有缺刻或3~7浅裂，下面具稀疏柔毛；叶柄长4~15mm。伞房花序，具花5~7朵，被柔毛；花梗长1cm；苞片披针形；花直径1.5cm；萼筒钟状，萼片三角卵形，长4mm，具柔毛；花瓣白色；花药红色；花柱4~5。果实近球形或扁球形，红色或黄色；小核4~5，内面两侧平滑。花期5~6月，果期9~11月。

适宜生境 生于山谷、多石湿地或山地灌木丛中。

资源状况 分布于马头山各地。常见。

入药部位 果实（野山楂）。

采收加工 秋季果实成熟时采收，置沸水中略烫后干燥或直接干燥。

功能主治 消食健胃，行气散瘀，化浊降脂。用于肉食积滞，胃脘胀满，泻痢腹痛，瘀血经闭，产后瘀阻，心腹刺痛，胸痹心痛，疝气疼痛，高脂血症。

蛇　莓 蚕莓、蛇泡草、三爪龙

Duchesnea indica (Andr.) Focke

标本采集号：361028170424046LY

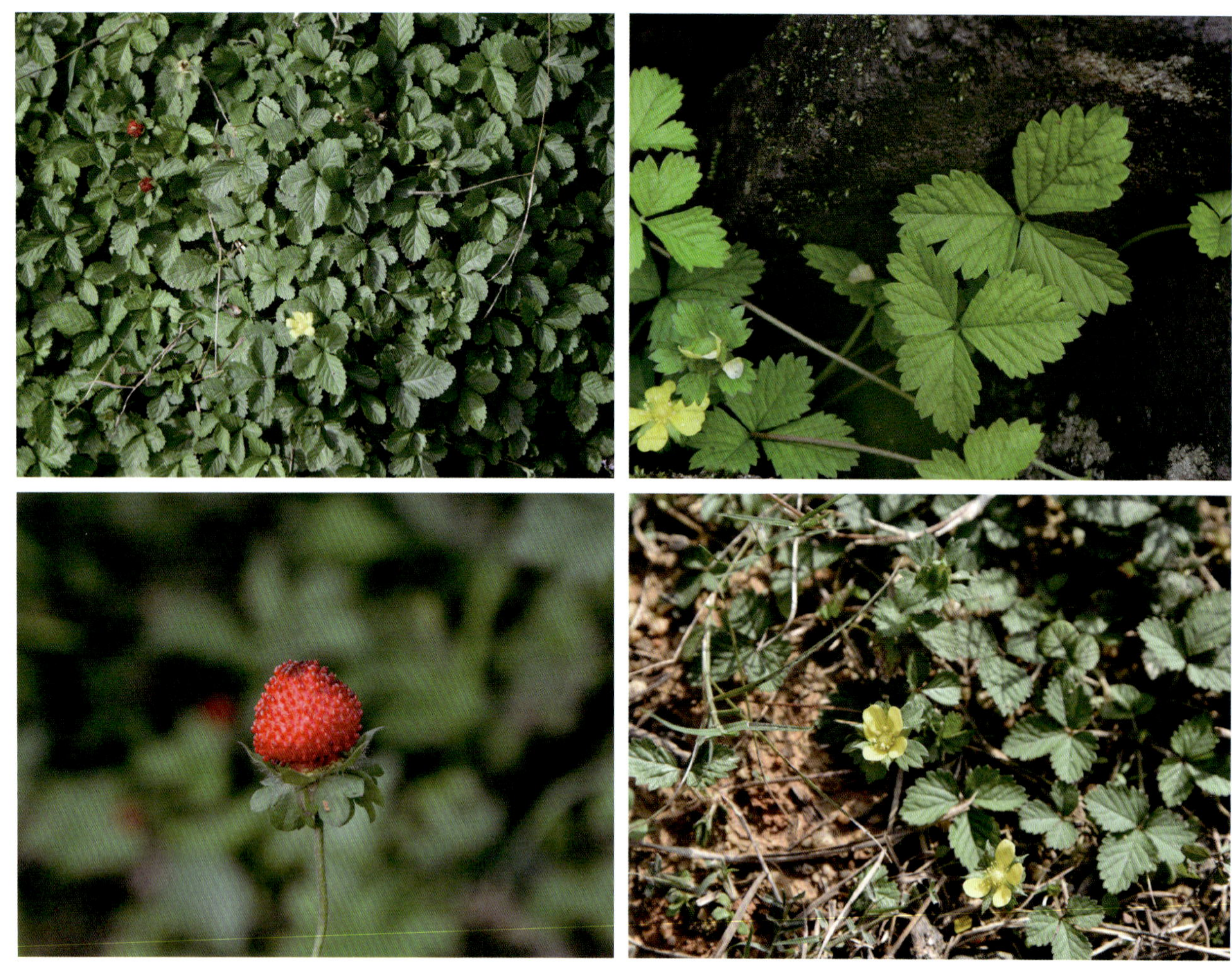

形态特征 多年生草本。根状茎短，粗壮；匍匐茎多数。小叶倒卵形或菱状长圆形，长 2~5cm；叶柄长 1~5cm。花单生于叶腋；萼片卵形，副萼片倒卵形较长，长 5~8mm，先端有 3~5 锯齿；花瓣倒卵形，黄色，长 5~10mm；雄蕊 20~30；心皮多数，离生；花托果期鲜红色，直径 10~20mm，有光泽。瘦果卵形，光滑或具不显明突起，鲜时有光泽。花期 6~8 月，果期 8~10 月。

适宜生境 生于山坡、河岸、草地以及潮湿的地方。

资源状况 分布于马头山各地。常见。

入药部位 全草（蛇莓）。

采收加工 夏、秋二季采收，洗净，鲜用或晒干。

功能主治 清热解毒，散瘀消肿，凉血止血。用于热病，惊痫，咳嗽，吐血，咽喉肿痛，痢疾，痈肿，疔疮，蛇虫咬伤，烫火伤，感冒，黄疸，目赤，口疮，痄腮，疖肿，崩漏，月经不调，跌打肿痛。

评　　述 本品有小毒。

枇 杷 土冬花、卢桔

Eriobotrya japonica (Thunb.) Lindl.

标本采集号：361028180825026LY

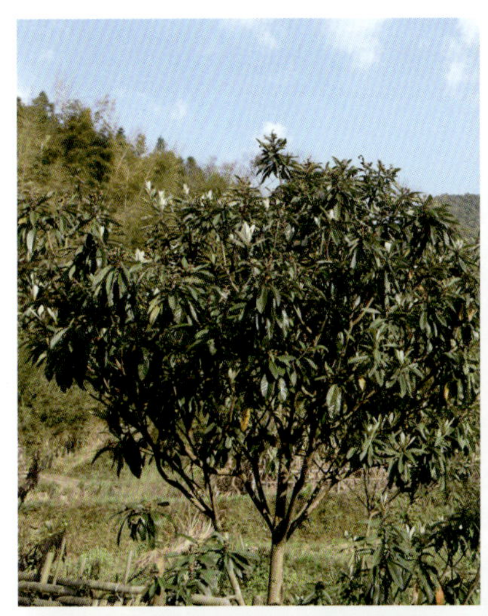
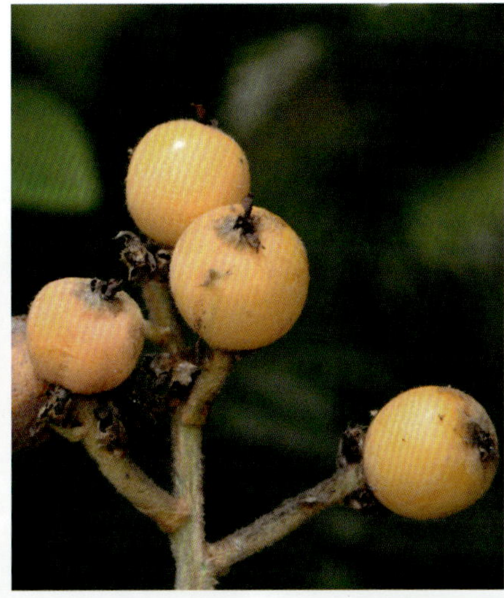
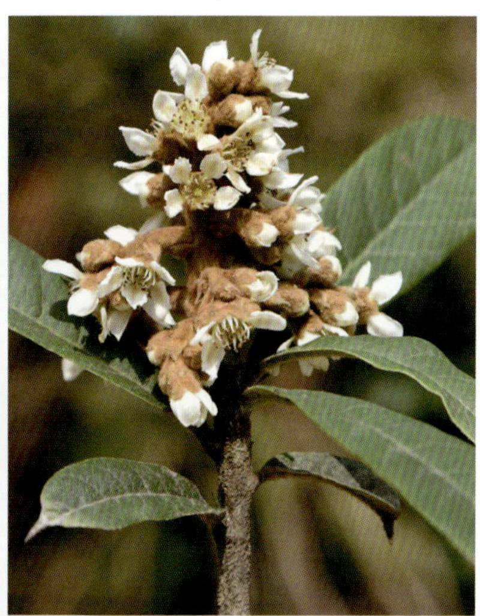
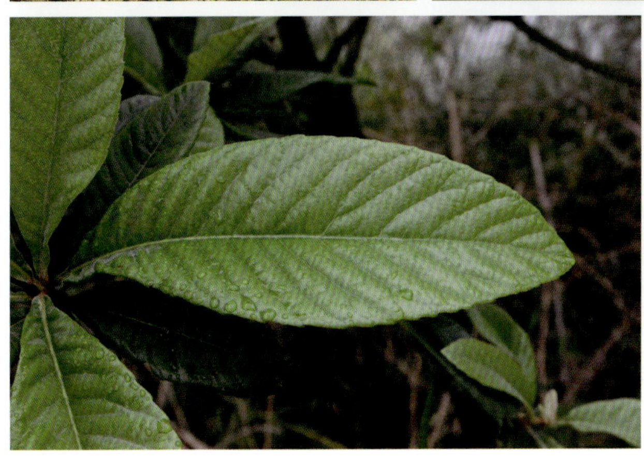
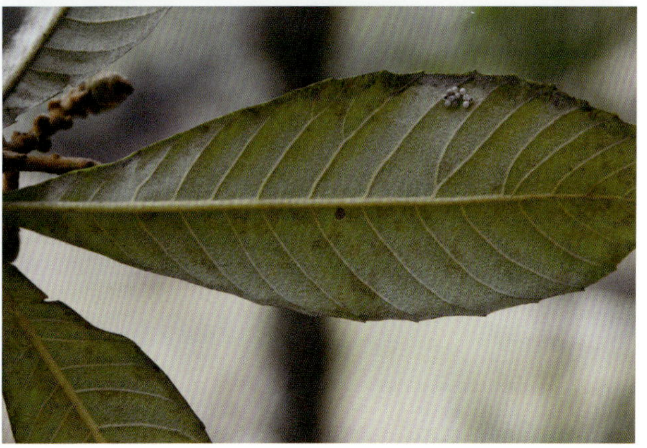

形态特征 乔木。叶片革质，披针形、倒披针形、倒卵形或椭圆长圆形，长 12~30cm，宽 3~9cm，上面多皱，下面密生灰棕色绒毛，侧脉 11~21 对；叶柄长 6~10mm。圆锥花序顶生，具多花；花梗长 2~8mm；苞片钻形；萼片三角状卵形；花瓣白色；雄蕊 20；花柱 5，子房 5 室，每室 2 胚珠。果球形或长圆形，黄色或橘黄色。种子 1~5，球形或扁球形，直径 1~1.5cm；种皮纸质。花期 10~12 月，果期 5~6 月。

适宜生境 常栽种于村边、平地或坡边。

资源状况 分布于马头山各地。常见。

入药部位 叶（枇杷叶）、果实（枇杷）。

采收加工 叶：全年均可采收，晒至七八成干时，扎成小把，再晒干。果实：枇杷果实因成熟时间不一致，宜分次采收。

功能主治 叶：清肺止咳，降逆止呕。用于肺热咳嗽，气逆喘急，胃热呕逆，烦热口渴。果实：润肺下气，止渴。用于肺热咳喘，吐逆，烦渴。

柔毛路边青 水杨梅、五气朝阳草、柔毛水杨梅

Geum japonicum Thunb. var. *chinense* F. Bolle

标本采集号：361028180825016LY

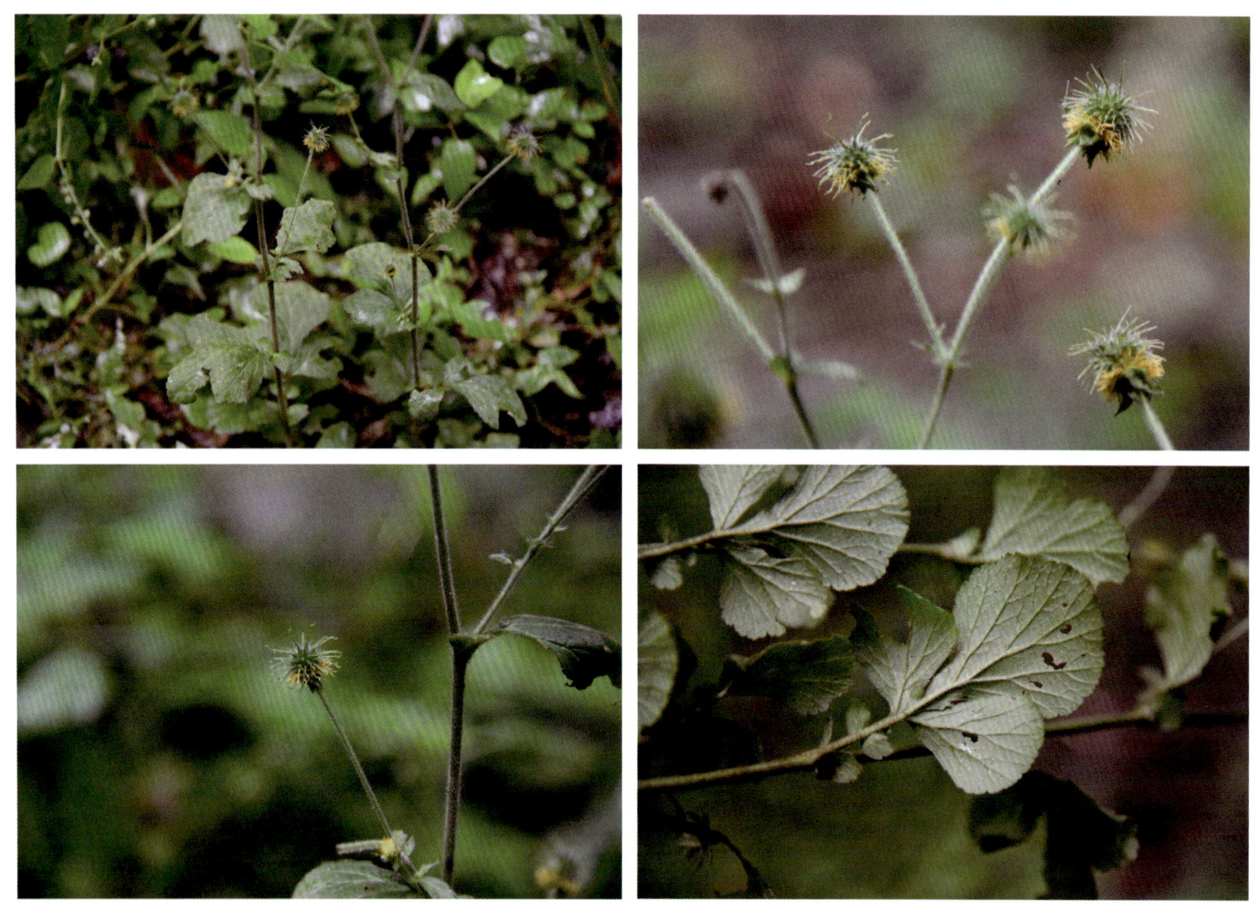

形态特征 多年生草本。茎直立。基生叶为大头羽状复叶，下部茎生叶3小叶，上部茎生叶单叶，不裂或3浅裂，小叶或顶生裂片卵形，顶端圆钝，稀急尖；茎生叶托叶草质，具锯齿。花序疏散，顶生数朵；花直径1.5~1.8cm；萼片三角卵形；花瓣黄色，几圆形；花柱顶生。聚合果卵球形或椭球形；瘦果被长硬毛，花柱宿存，顶端有小钩，果托被长硬毛，长2~3mm；花、果期5~10月。

适宜生境 生于山坡草地、田边、河边、灌丛及疏林下。

资源状况 分布于马头山各地。常见。

入药部位 全草（蓝布正）。

采收加工 夏、秋二季采收，洗净，晒干。

功能主治 益气健脾，补血养阴，润肺化痰。用于气血不足，虚痨咳嗽，脾虚带下。

湖北海棠 茶海棠、野海棠、野花红

Malus hupehensis (Pamp.) Rehd.

标本采集号：361028180824028LY

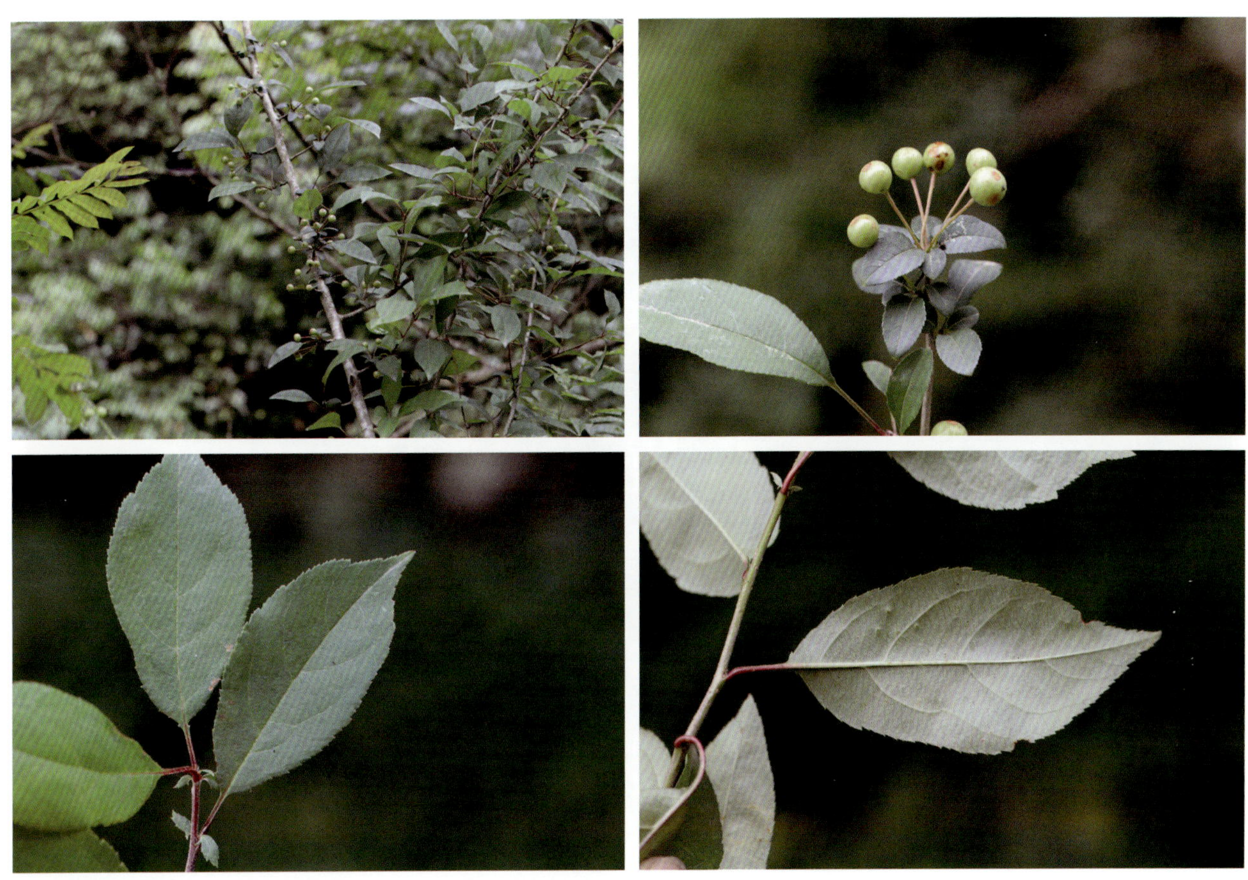

形态特征 乔木。叶片卵形至卵状椭圆形，长 5~10cm，宽 2.5~4cm，边缘有细锐锯齿；叶柄长 1~3cm；托叶线状披针形。伞房花序，具花 4~6 朵，花梗长 3~6cm；苞片膜质，披针形，早落；花直径 3.5~4cm；萼片三角卵形，先端渐尖或急尖；花瓣倒卵形，长 1.5cm；雄蕊 20；花柱 3，稀 4。果实椭圆形或近球形，直径 1cm，黄绿色稍带红晕；果梗长 2~4cm。花期 4~5 月，果期 8~9 月。

适宜生境 生于山坡或山谷丛林中。

资源状况 分布于马头山竹延山。常见。

入药部位 根（湖北海棠根）、嫩叶及果实（湖北海棠）。

采收加工 根：夏、秋二季采挖，洗净，切片，鲜用或晒干。嫩叶及果实：夏、秋二季采叶，8~9 月采果实，鲜用。

功能主治 根：活血通络。用于跌打损伤。嫩叶及果实：消积化滞，和胃健脾。用于食积停滞，消化不良，痢疾，疳积。

光叶石楠 扇骨木、光凿树、红檬子

Photinia glabra (Thunb.) Maxim.

标本采集号：361028170425016LY

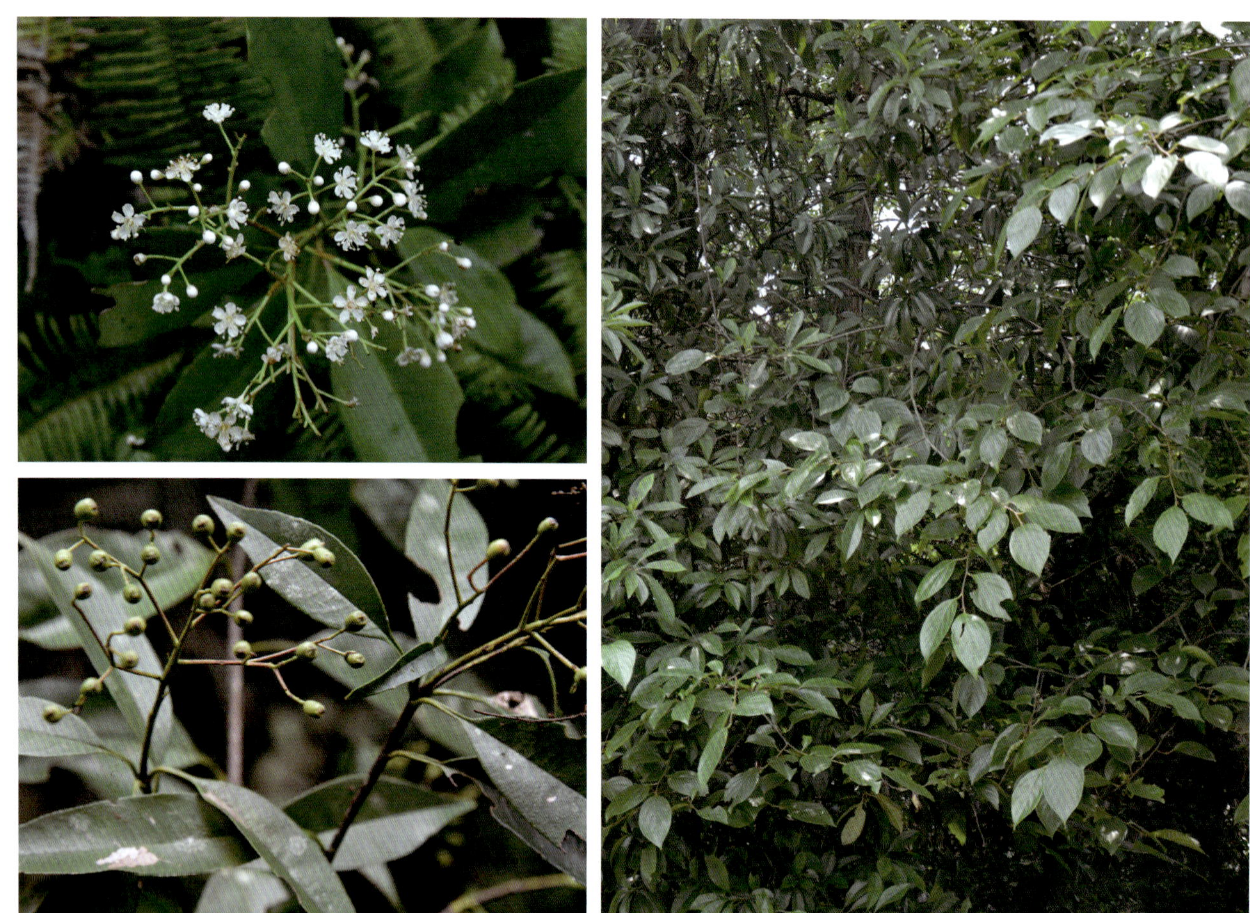

形态特征 乔木。老枝灰黑色。叶片革质，椭圆形、长圆形或长圆倒卵形，长 5~9cm，宽 2~4cm，先端渐尖，侧脉 10~18 对；叶柄长 1~1.5cm。花多数，排成顶生复伞房花序，直径 5~10cm；花直径 7~8mm；萼筒杯状，无毛，萼片三角形，长 1mm，先端急尖；花瓣内面有白色绒毛；雄蕊 20；子房顶端有柔毛，花柱 2，稀为 3。果实卵形，长约 5mm，红色。花期 4~5 月，果期 9~10 月。

适宜生境 生于山坡杂木林中。

资源状况 分布于马头山各地。常见。

入药部位 叶（光叶石楠）。

采收加工 全年均可采，晒干，切丝。

功能主治 清热利尿，消肿止痛。用于小便不利，跌打损伤，头痛。

小叶石楠 牛筋木、牛李子、山红子

Photinia parvifolia (Pritz.) Schneid.

标本采集号：361028170708034LY

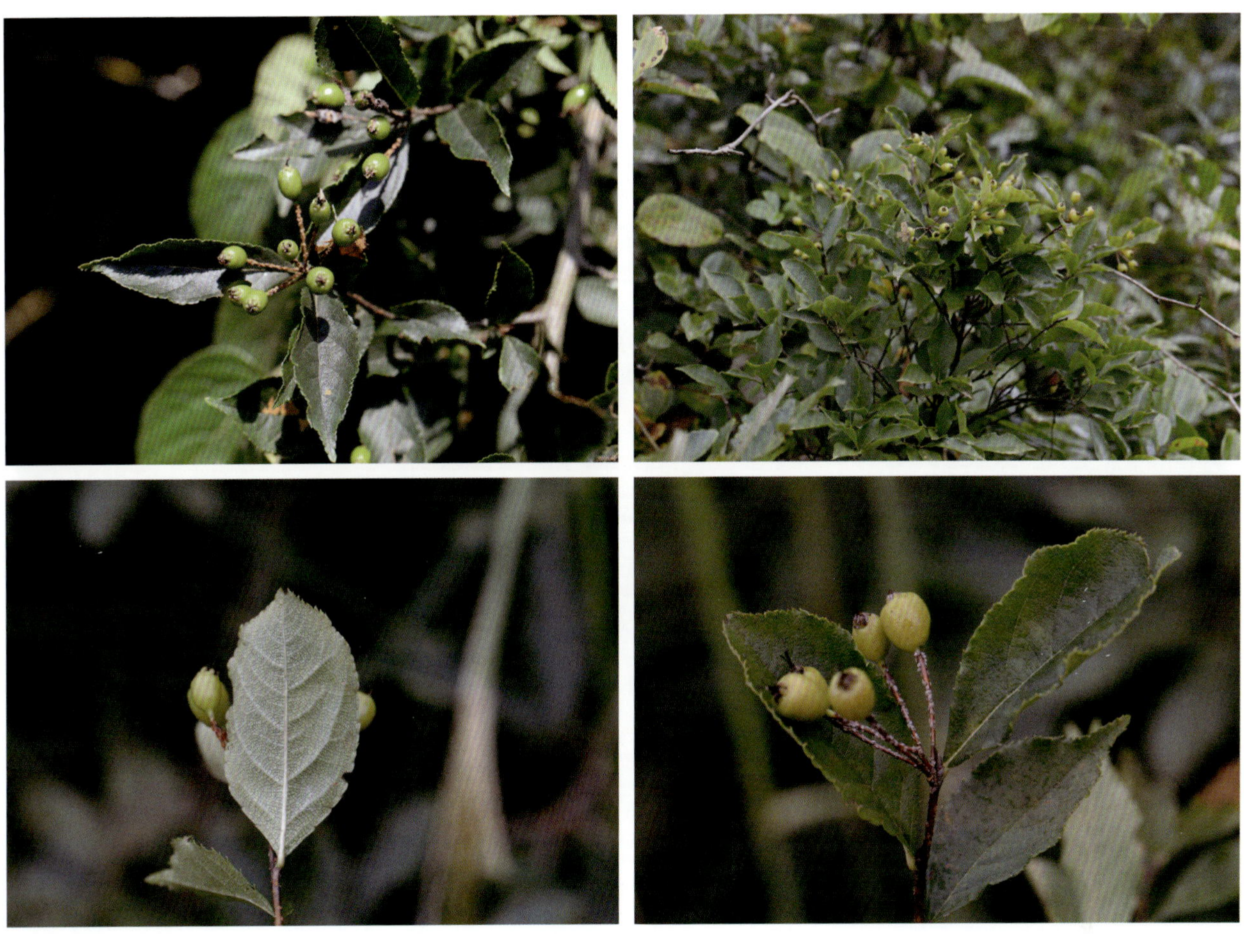

形态特征 灌木。枝纤细，小枝红褐色，无毛。叶草质，椭圆形、椭圆卵形或菱状卵形，具锐锯齿，下面无毛，侧脉4~6对；叶柄长1~2mm，无毛。伞形花序，具花2~9朵；花梗细，无毛；花直径0.5~1.5cm；萼筒杯状，无毛，萼片卵形；花瓣白色，圆形；雄蕊20；子房顶端密生长柔毛，花柱2~3。果实椭圆形或卵形，橘红色或紫色，无毛，含2~3卵形种子；果梗长1~2.5cm。花期4~5月，果期7~8月。

适宜生境 生于低山丘陵的灌丛中。

资源状况 分布于马头山各地。常见。

入药部位 根（小叶石楠）。

采收加工 秋、冬二季采挖，洗净，晒干。

功能主治 清热解毒，活血止痛。用于牙痛，黄疸，乳痈。

石 楠 凿木、将军梨、石楠柴

Photinia serrulata Lindl.

标本采集号：361028181122011LY

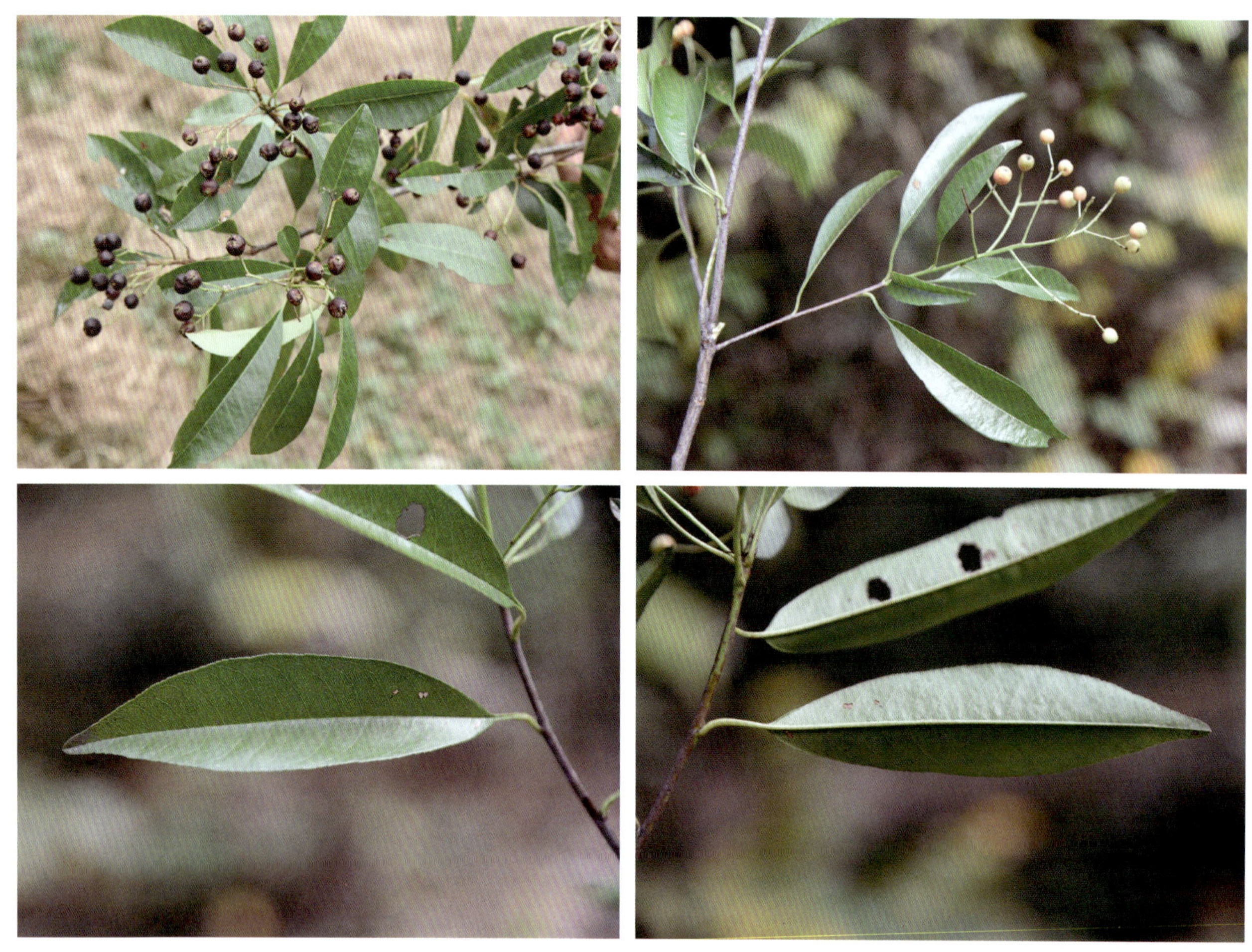

形态特征 乔木。枝褐灰色，无毛；冬芽卵形，鳞片褐色。叶片革质，长椭圆形、长倒卵形或倒卵状椭圆形，具锯齿，侧脉 25~30 对；叶柄长 2~4cm。复伞房花序顶生，直径 10~16cm；花梗长 3~5mm；萼筒杯状，长 1mm，萼片阔三角形；花瓣白色，近圆形；雄蕊 20，花药带紫色；子房顶端有柔毛，花柱 2，稀 3。果实球形，成熟时褐紫色。种子 1 粒，卵形，棕色。花期 4~5 月，果期 10 月。

适宜生境 生于杂木林中。

资源状况 分布于马头山各地。常见。

入药部位 根或根皮（石楠根）、叶（石楠叶）。

采收加工 根或根皮：全年均可采挖，洗净，切碎，鲜用或晒干。叶：全年可采收，晒干。

功能主治 根或根皮：祛风除湿，活血解毒。用于风痹，历节痛风，外感咳嗽，疮痈肿痛，跌打损伤。叶：祛风补肾。用于风湿筋骨痛，阳痿遗精。

评　　述 本品有小毒。

翻白草 翻白萎陵菜、鸡腿根、叶下白

Potentilla discolor Bge.

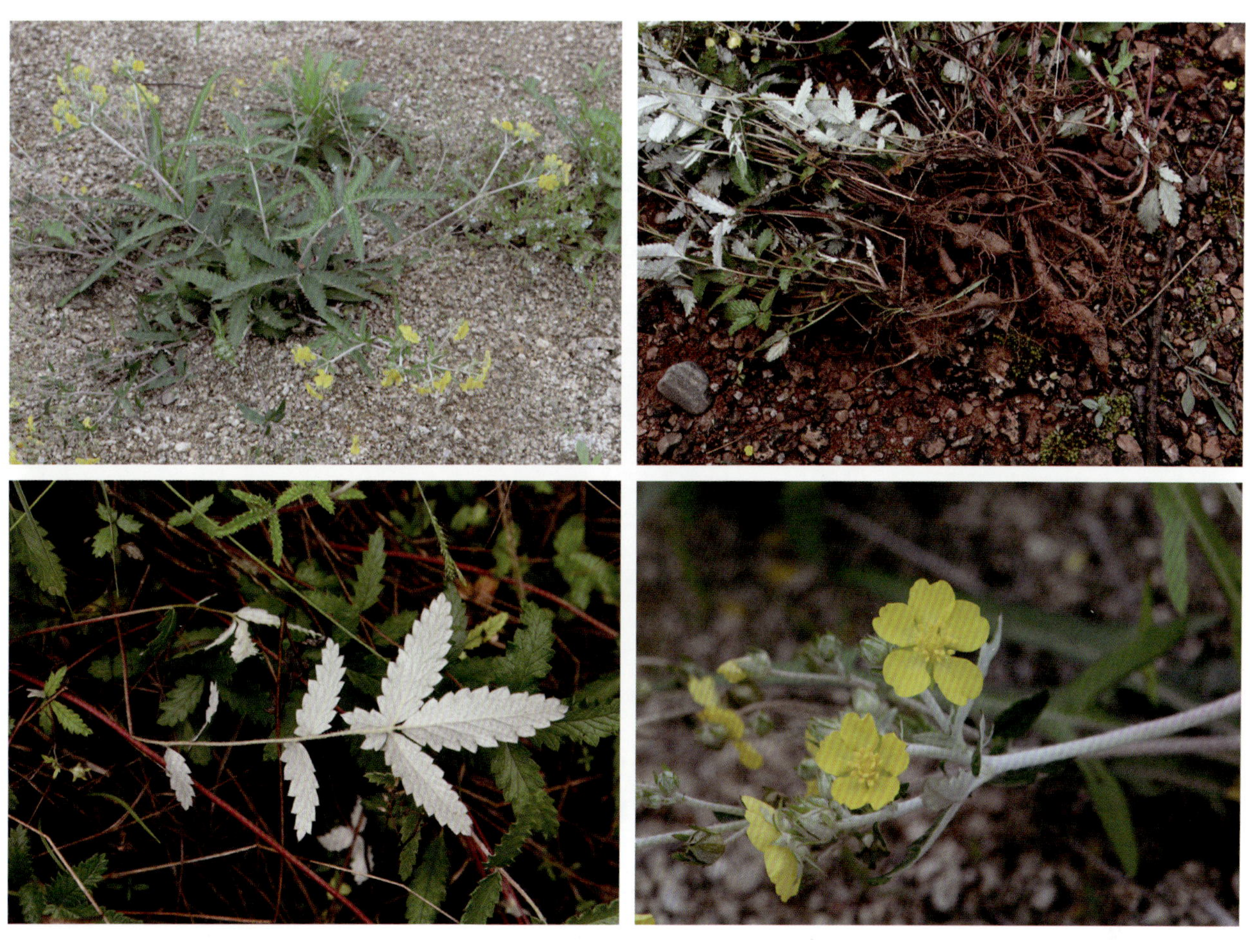

形态特征 多年生草本。根下部呈纺锤形。花茎直立，密被白色绵毛。基生叶有小叶 2~4 对，叶柄密被白色绵毛，基生叶托叶膜质，褐色；茎生叶 1~2，有掌状 3~5 小叶，茎生叶托叶草质，绿色，下面密被白色绵毛。聚伞花序，花梗长 1~2.5cm；花直径 1~2cm；萼片三角状卵形，副萼片披针形，外面被白色绵毛；花瓣黄色，倒卵形。瘦果近肾形，宽 1mm。花、果期 5~9 月。

适宜生境 生于荒地、山谷、沟边、山坡草地、草甸及疏林下。

资源状况 分布于马头山各地。常见。

入药部位 全草（翻白草）。

采收加工 夏、秋二季开花前采挖，除去泥沙和杂质，干燥。

功能主治 清热解毒，止痢，止血。用于湿热泻痢，痈肿疮毒，血热吐衄，便血，崩漏。

蛇含委陵菜 蛇含、五爪龙、地五爪

Potentilla kleiniana Wight et Arn.

标本采集号：361028170424034LY

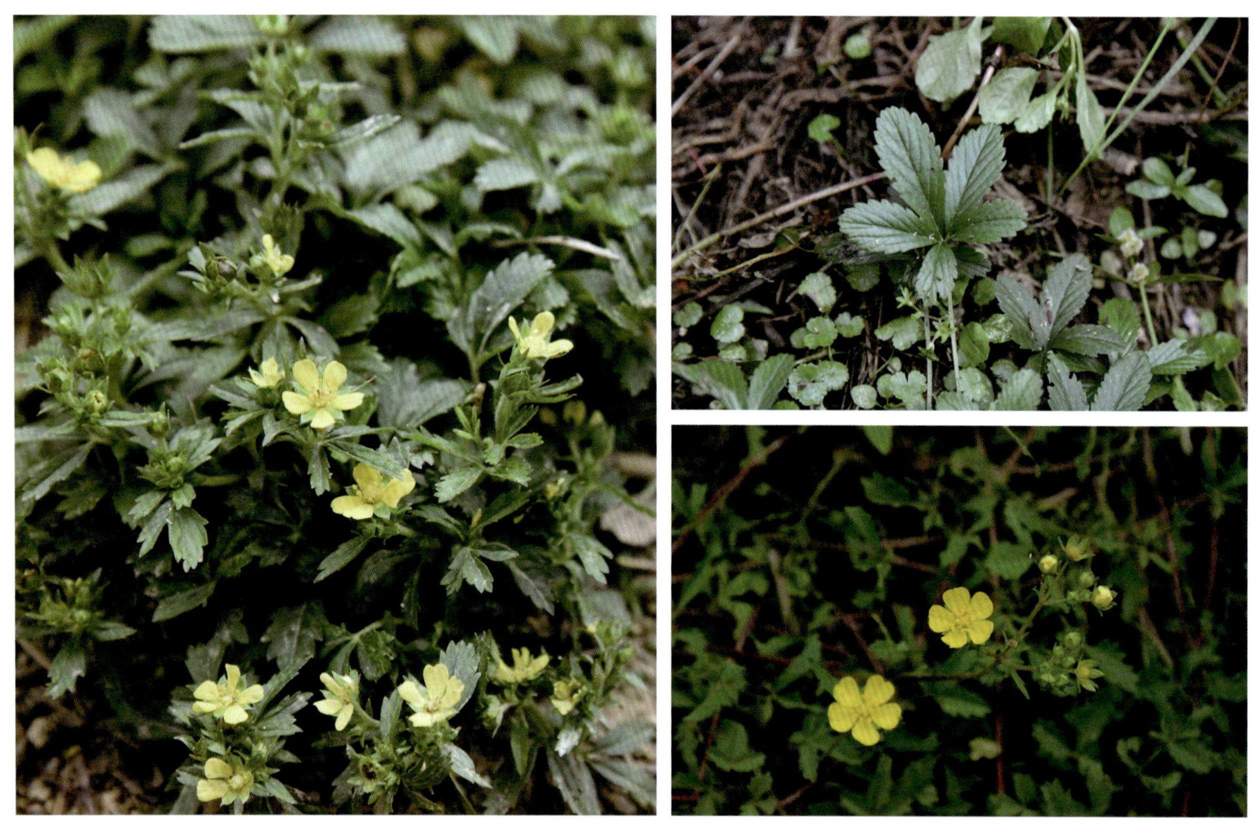

形态特征 草本。多须根。茎上升或匍匐。基生叶为鸟足状 5 小叶，连叶柄长 3~20cm，小叶片倒卵形，顶端圆钝，基部楔形，基生叶托叶膜质，淡褐色；下部茎生叶有 5 小叶，上部茎生叶有 3 小叶，茎生叶托叶草质，绿色。聚伞花序；花梗长 1~1.5cm；花直径 0.8~1cm；萼片三角卵圆形，副萼片披针形；花瓣黄色，倒卵形，顶端微凹；花柱圆锥形，基部膨大。瘦果近圆形，具皱纹。花、果期 4~9 月。

适宜生境 生于田边、水旁、草甸以及山坡草地。

资源状况 分布于马头山各地。常见。

入药部位 全草（蛇含）。

采收加工 每年 5 月和 9~10 月挖取全草，抖净泥沙，拣去杂质，晒干。

功能主治 清热定惊，截疟，止咳化痰，解毒活血。用于高热惊风，疟疾，肺热咳嗽，百日咳，痢疾，疮疖肿毒，咽喉肿痛，风火牙痛，带状疱疹，目赤肿痛，蛇虫咬伤，风湿麻木，跌打损伤，月经不调，外伤出血。

李 山李子、嘉庆子、嘉应子

Prunus salicina Lindl.

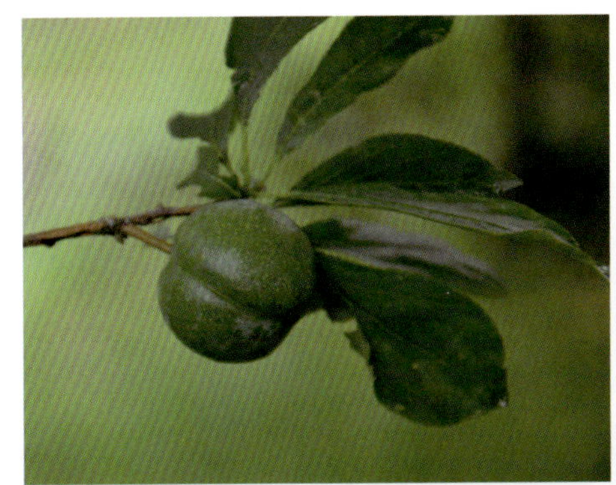

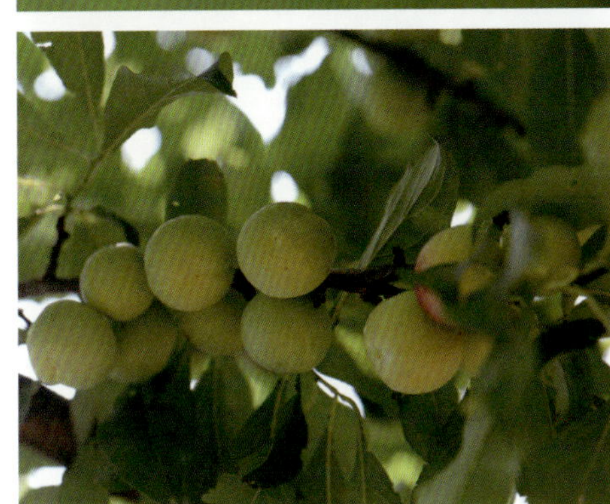

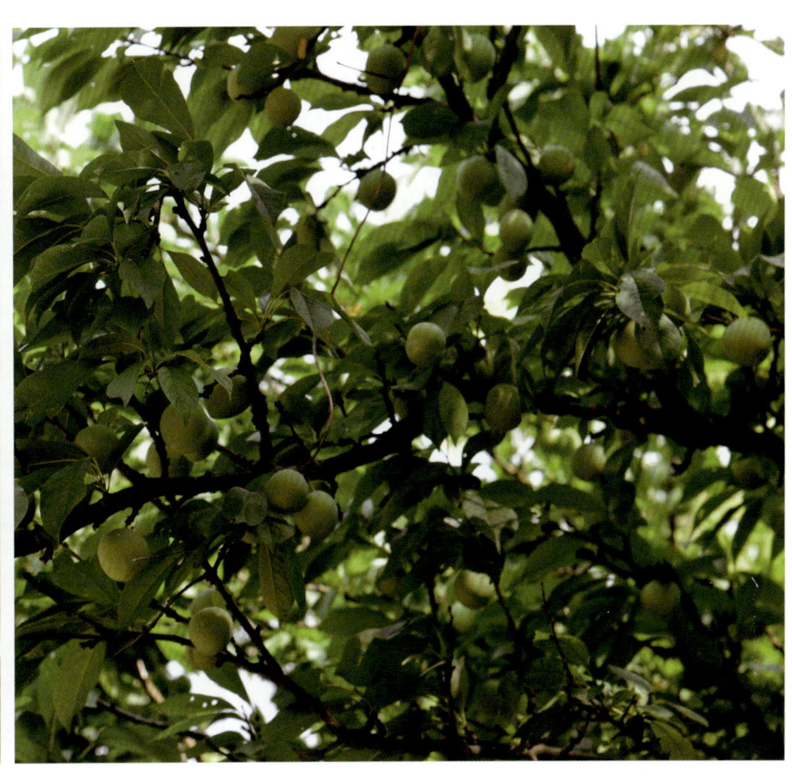

形态特征 乔木。叶长圆状倒卵形，边缘有细密、浅圆钝重锯齿，侧脉6~10对；叶柄长1~2cm，顶端有2个腺体或无；托叶膜质，线形。花先叶开放，通常3朵簇生，花梗1~2cm；花直径1.5~2.2cm；萼筒钟状，萼片长圆卵形，边缘有细齿；花瓣白色，长圆倒卵形，基部楔形，带紫色脉纹；雄蕊多数；雌蕊1。核果卵球形，有皱纹，基部凹陷，黄色或红色。花期4月，果期7~8月。

适宜生境 生于山沟路旁或灌木林内。

资源状况 分布于马头山各地。常见。

入药部位 根（李根）、根皮（李根皮）、叶（李树叶）、果实（李子）、种仁（李核仁）、树脂（李树胶）。

采收加工 根：全年均可采收，晒干。根皮：全年均可采挖，晒干。叶：夏、秋二季采叶，鲜用或晒干。果实：7~8月果实成熟时采摘，鲜用。种仁：7~8月果实成熟时采摘，除去果肉，收集果核，洗净，破核取仁，晒干。树脂：在李树生长繁茂的季节，采收树干上分泌的胶质，晒干，除去杂质。

功能主治 根：清热解毒，利湿。用于疮疡肿毒，热淋，痢疾，白带异常。根皮：降逆，燥湿，清热解毒。用于气逆奔豚，湿热痢疾，赤白带下，消渴，脚气病，丹毒疮痈。叶：清热解毒。用于壮热惊痫，肿毒溃烂。果实：清热，生津，消积。用于虚劳骨蒸，消渴，食积。种仁：祛瘀，利水，润肠。用于血瘀疼痛，跌打损伤，水肿臌胀，脚气病，肠燥便秘。树脂：清热，透疹，退翳。用于麻疹透发不畅，目生翳障。

沙梨 麻安梨

Pyrus pyrifolia (Burm. f.) Nakai

标本采集号：361028180822019LY

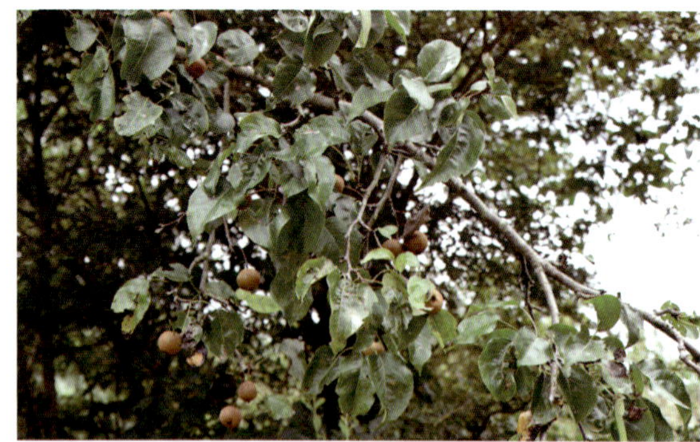

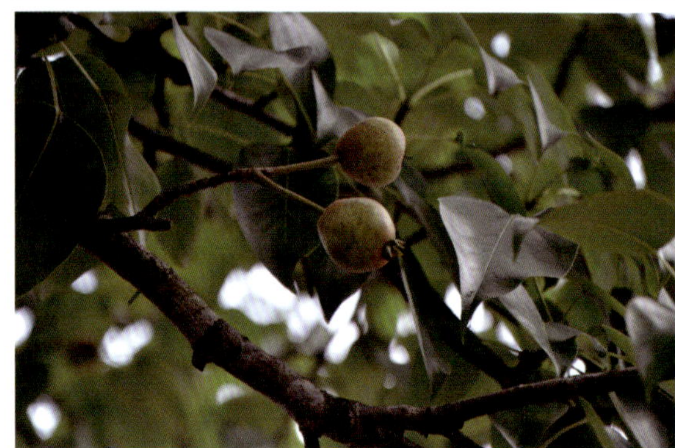

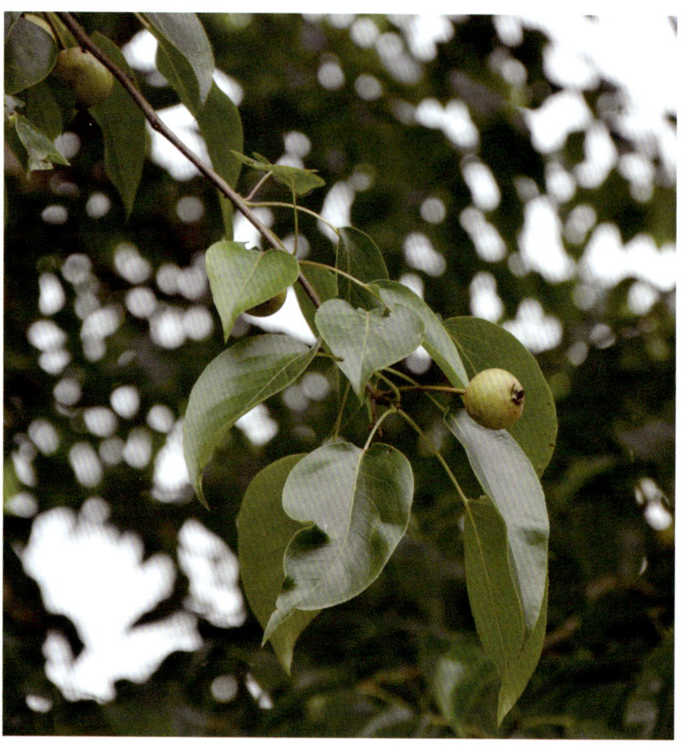

形态特征 乔木。老枝暗褐或紫褐色；冬芽长卵形，先端圆钝，鳞片边缘和先端稍具长绒毛。叶卵状椭圆形或卵形，先端长尖，基部圆形或近心形，有刺芒锯齿；叶柄长 3~4.5cm；托叶膜质，早落。伞形总状花序，具花 6~9；花直径 2.5~3.5cm；萼片三角状卵形，边缘有腺齿；花瓣白色，卵形，先端啮齿状；雄蕊 20；花柱 5，稀 4。果实近球形，浅褐色，有浅色斑点。种子卵圆形。花期 4 月，果期 8 月。

适宜生境 生于温暖而多雨的地区。

资源状况 分布于马头山各地。栽培。常见。

入药部位 根（梨树根）、树枝（梨枝）、树皮（梨木皮）、叶（梨叶）、果实（梨）、果皮（梨皮）。

采收加工 根：全年均可采，挖取侧根，洗净，切段，晒干。树枝：全年均可采，剪取枝条，切成小段，晒干。树皮：春、秋二季均可剥皮，晒干。叶：夏、秋二季采叶，鲜用或晒干。果实：8~9 月当果皮呈现该品种固有的颜色，有光泽和香味，种子变为褐色，果柄易脱落时，即可采摘。果皮：9~10 月果实成熟时采摘，削取果皮，鲜用或晒干。

功能主治 根：清肺止咳，理气止痛。用于肺虚咳嗽，疝气腹痛。树枝：行气和中，止痛。用于霍乱吐泻，腹痛。树皮：清热解毒。用于热病发热，疮癣。叶：疏肝和胃，利水解毒。用于霍乱吐泻腹痛，水肿，小便不利，小儿疝气，毒菇中毒。果实：清肺化痰，生津止渴。用于肺燥咳嗽，热病烦躁，津少口干，消渴，目赤，疮疡，烫火伤。果皮：清心润肺，降火生津，解疮毒。用于暑热烦渴，肺燥咳嗽，吐血，痢疾，疥癣，发背，疔疮。

硕苞蔷薇 圆刺菱、毛刺头、野毛栗

Rosa bracteata Wendl.

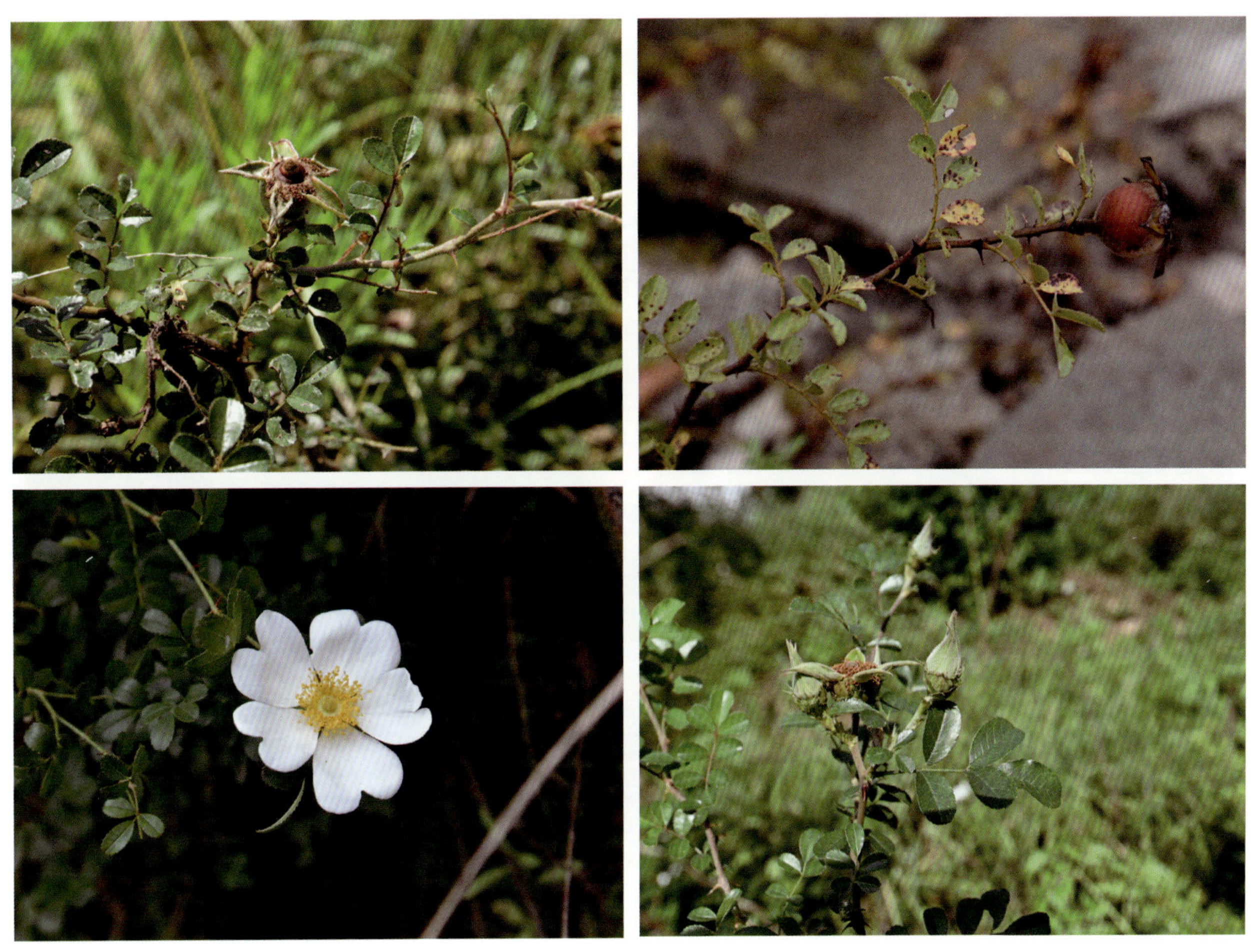

形态特征 灌木。小枝粗壮，密被黄褐色柔毛。小叶 5~9，革质，椭圆形、倒卵形，长 1~2.5cm，宽 8~15mm；托叶呈篦齿状深裂，密被柔毛。花单生或 2~3 朵集生，直径 4.5~7cm；花梗密生长柔毛和稀疏腺毛；萼片宽卵形，被黄褐色柔毛和腺毛，内面有稀疏柔毛，花后反折；花瓣白色，倒卵形；心皮多数。果实球形，密被黄褐色柔毛；果梗短。花期 5~7 月，果期 8~11 月。

适宜生境 生于溪边、路旁和灌丛中。

资源状况 分布于马头山各地。常见。

入药部位 根、花、果实（硕苞蔷薇）。

采收加工 根、果实：秋季采集，洗净，鲜用或晒干。花：夏季摘花，洗净，鲜用或晒干。

功能主治 根：益气，健脾，固涩。用于盗汗，久泻，脱肛，遗精，白带异常。花：润肺止咳。用于肺结核咳嗽。果实：健脾利湿。用于痢疾，脚气病。

月季花 月月红、月月花

Rosa chinensis Jacq.

标本采集号：361028170912021LY

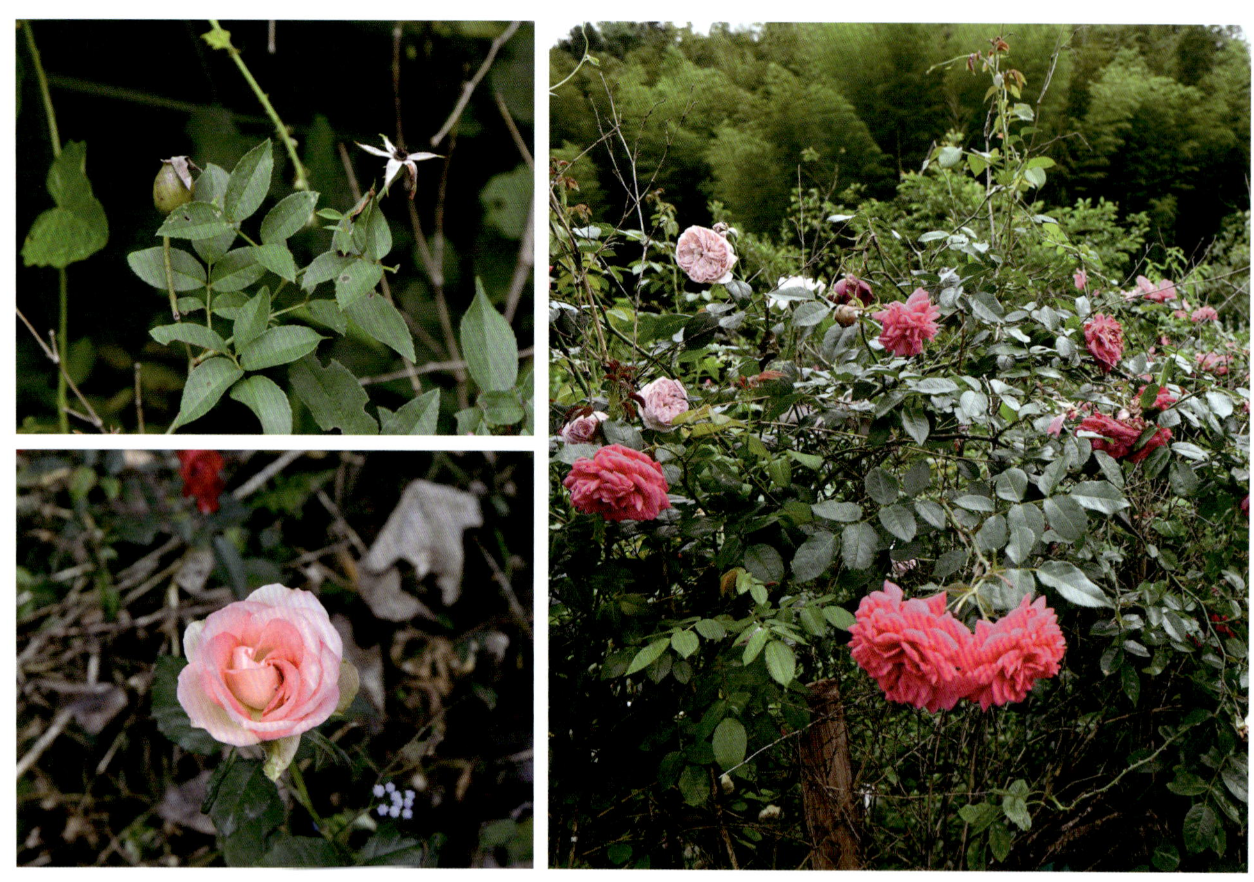

形态特征 灌木。小枝粗壮，圆柱形。小叶 3~5，稀 7，小叶片宽卵形至卵状长圆形，长 2.5~6cm，宽 1~3cm，具锐锯齿，顶生小叶片有柄，侧生小叶片近无柄。花几朵集生，稀单生，直径 4~5cm；花梗长 2.5~6cm；萼片卵形，边缘常有羽状裂片，外面无毛，内面密被长柔毛；花瓣红色、粉红色至白色，倒卵形；花柱离生。果实卵球形或梨形，红色，萼片脱落。花期 4~9 月，果期 6~11 月。

适宜生境 生于山坡或路旁。

资源状况 分布于马头山各地。栽培。常见。

入药部位 根（月季花根）、叶（月季花叶）、花（月季花）。

采收加工 根：全年均可采收，洗净，切段，晒干。叶：春季至秋季，枝叶茂盛时采收，鲜用或晒干。花：夏、秋二季采收半开放的花朵，晾干或用微火烘干。

功能主治 根：活血调经，消肿散结，涩精止带。用于月经不调，痛经，闭经，血崩，跌打损伤，瘰疬，遗精，带下病。叶：活血消肿，解毒，止血。用于疮疡肿毒，瘰疬，跌打损伤，腰膝肿痛，外伤出血。花：活血调经，消肿解毒。用于月经不调，经行腹痛，跌打损伤，血瘀肿痛，痈疽肿毒。

小果蔷薇 小金樱、倒钩竻、红荆藤

Rosa cymosa Tratt.

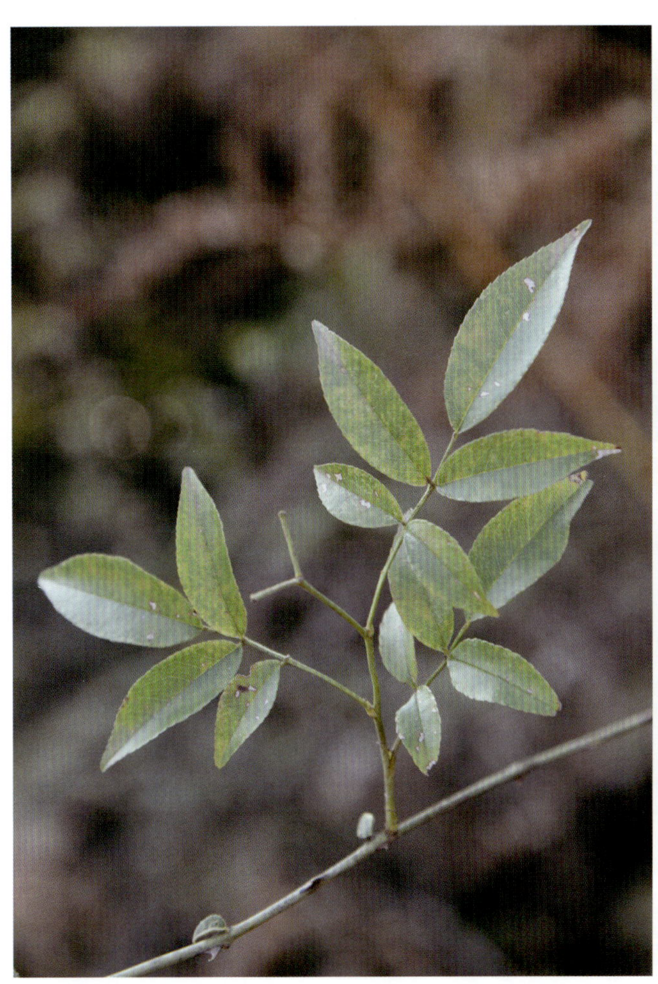

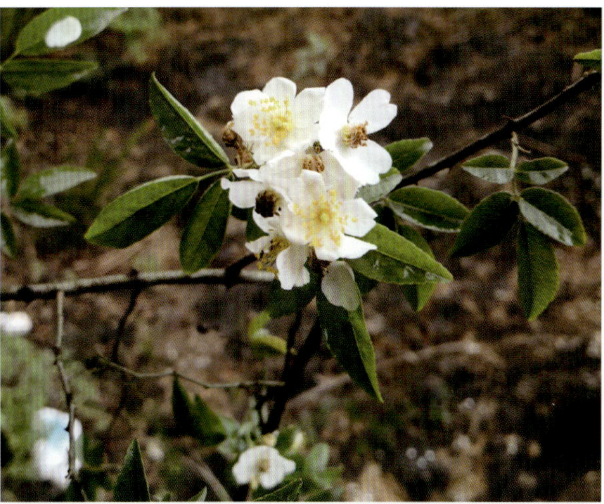

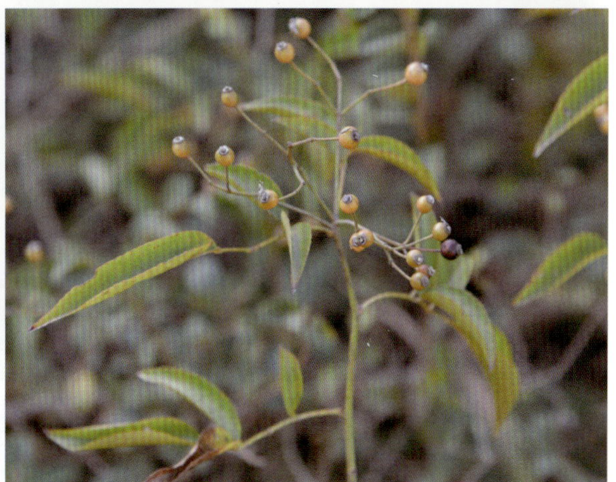

形态特征 攀缘灌木。小枝有钩状皮刺。小叶3~5，稀7，小叶卵状披针形，长2.5~6cm，宽8~25mm，先端渐尖，基部近圆形，有尖锐细锯齿。花多朵排成复伞房花序；花直径2~2.5cm；花梗长1.5cm；萼片卵形，先端渐尖，常羽状分裂；花瓣白色，倒卵形，先端凹；花柱离生，稍伸出萼筒口，与雄蕊近等长，密被白色柔毛。果实球形，直径4~7mm，红色至黑褐色，萼片脱落。花期5~6月，果期7~11月。

适宜生境 生于灌丛、林缘、山坡、路旁以及丘陵地带。

资源状况 分布于马头山各地。常见。

入药部位 根、叶（小果蔷薇）。

采收加工 根：全年均可采挖，洗净，切段，晒干。叶：春季至秋季枝叶茂盛时采收，鲜用或晒干。

功能主治 根：祛风除湿，收敛固脱。用于风湿关节痛，跌打损伤，腹泻，脱肛，子宫脱垂。叶：解毒消肿。用于痈疖疮疡，烧烫伤。

金樱子 刺梨子、山石榴、山鸡头子

Rosa laevigata Michx.

标本采集号：361028170424009LY

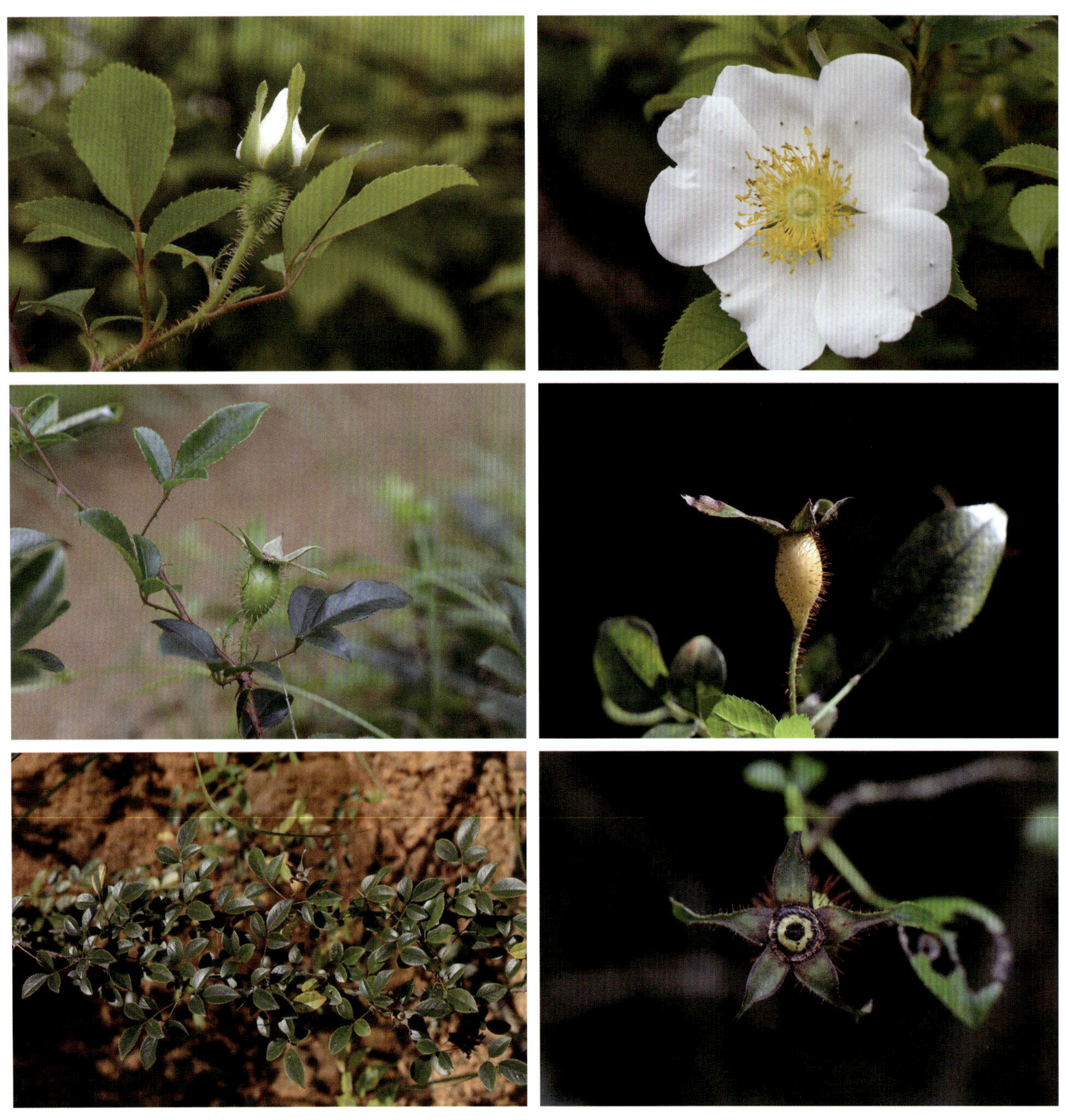

形态特征 攀缘灌木。小枝粗壮，散生扁弯皮刺。小叶革质，常 3，稀 5，连叶柄长 5~10cm；叶片长 2~6cm，宽 1.2~3.5cm，边缘有锐锯齿；小叶柄和叶轴有皮刺和腺毛；托叶边缘有细齿。花单生于叶腋；花梗长 1.8~3cm；萼片有刺毛和腺毛，内面密被柔毛；花瓣白色，宽倒卵形；雄蕊多数；心皮多数，花柱离生。果实梨形、倒卵形，紫褐色，外面密被刺毛；萼片宿存；果梗长 3cm。花期 4~6 月，果期 7~11 月。

适宜生境 生于向阳的山野、田边、溪畔灌木丛中。

资源状况 分布于马头山各地。常见。

入药部位 果实（金樱子）。

采收加工 10~11 月果实成熟变红时采收，干燥，除去毛刺。

功能主治 固精缩尿，固崩止带，涩肠止泻。用于遗精滑精，遗尿尿频，崩漏带下，久泻久痢。

野蔷薇 墙靡、刺花、营实墙靡

Rosa multiflora Thunb.

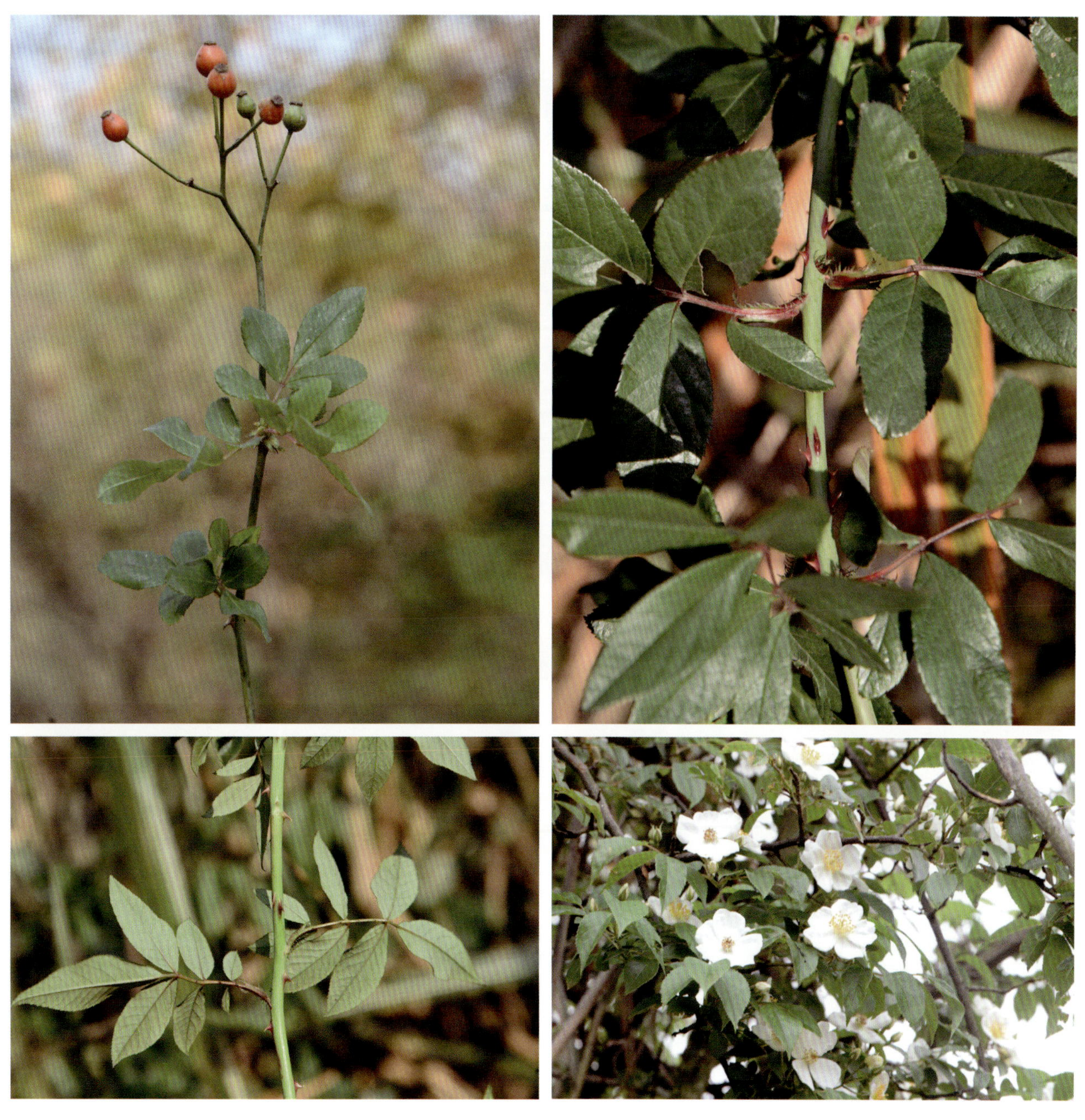

形态特征 攀缘灌木。小枝有粗短而稍弯曲的皮刺。小叶5~9，连叶柄长5~10cm，倒卵形、长圆形或卵形，有尖锐单锯齿；小叶柄和叶轴有散生腺毛；托叶篦齿状。圆锥花序；花梗长1.5~2.5cm；花直径1.5~2cm；萼片披针形，中部具2个线形裂片；花瓣白色，宽倒卵形，先端微凹；花柱结合成束，稍长于雄蕊。果实近球形，直径6~8mm，红褐或紫褐色，有光泽，无毛，萼片脱落。花期5~6月，果期9~10月。

适宜生境 生于路旁、田边或丘陵地的灌木丛中。

资源状况 分布于马头山各地。常见。

入药部位 根（蔷薇根）、枝（蔷薇枝）、花（蔷薇花）、果实（营实）。

采收加工 根：秋季挖根，洗净，切片，晒干。枝：全年均可采，剪枝，切段，晒干。花：5~6月花盛开时，择晴天采集，晒干。果实：秋季采收，以半青半红未成熟时为佳，鲜用或晒干。

功能主治 根：清热解毒，祛风除湿，活血调经，固精缩尿，消骨鲠。用于疮痈肿痛，烫伤，口疮，痔血，鼻衄，关节疼痛，月经不调，痛经，久痢不愈，遗尿尿频，白带过多，子宫脱垂，骨鲠。枝：清热消肿，生发。用于疮疖，脱发。花：清暑，和胃，活血止血，解毒。用于暑热烦渴，胃脘胀闷，吐血，衄血，口疮，痈疖，月经不调。果实：清热解毒，祛风活血，利水消肿。用于疮痈肿毒，风湿痹痛，关节不利，月经不调，水肿，小便不利。

腺毛莓 雀不站、红毛草

Rubus adenophorus Rolfe

标本采集号：361028180509003LY

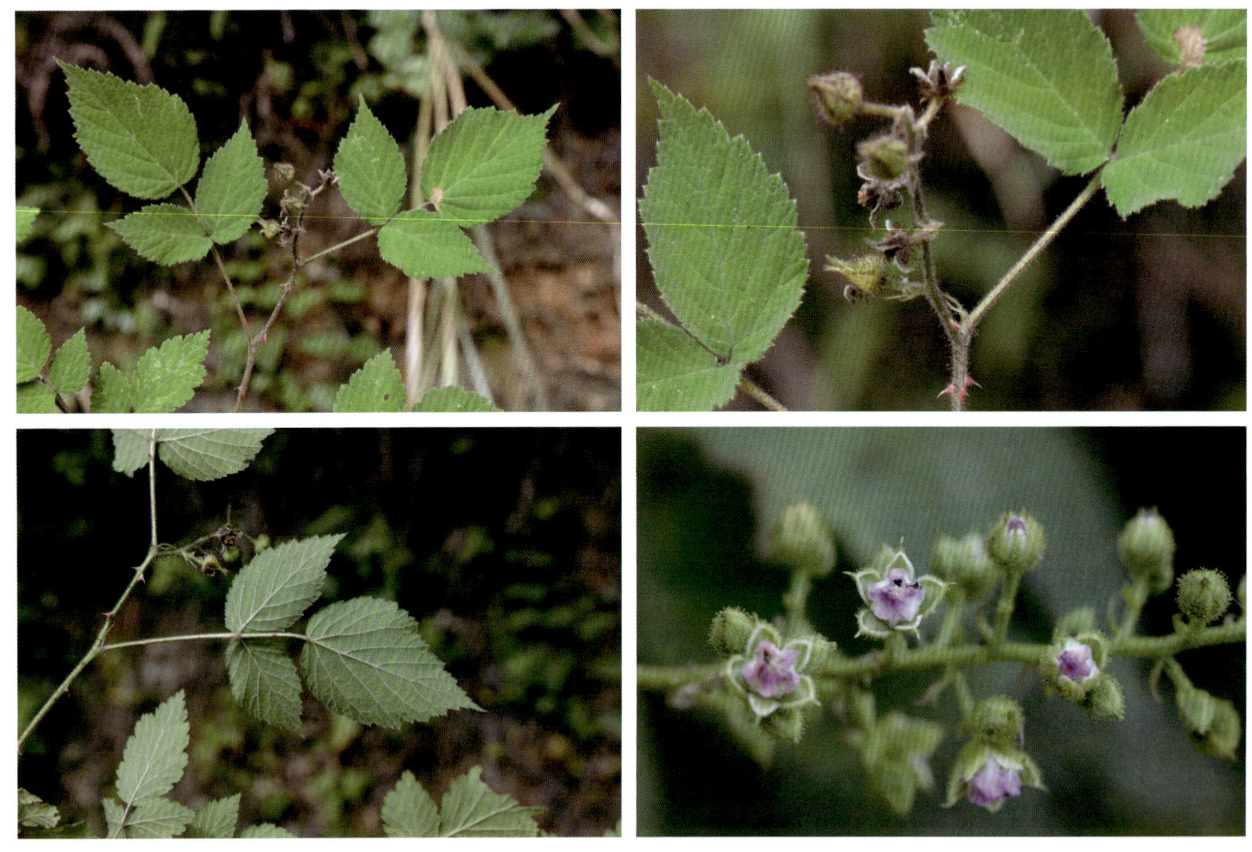

形态特征 攀缘灌木。小枝浅褐色至褐红色，具稀疏皮刺。小叶 3 枚，长 4~11cm，宽 2~8cm，顶端渐尖，具稀疏柔毛和粗锐重锯齿；叶柄长 5~8cm；托叶线状披针形。总状花序顶生或腋生；花梗长 0.6~1.2cm；花较小，直径 6~8mm；苞片披针形；萼片披针形；花瓣倒卵形，紫红色；花丝线形；花柱无毛，子房具柔毛。果实球形，直径 1cm，红色；核具显明皱纹。花期 4~6 月，果期 6~7 月。

适宜生境 生于山地、山谷、疏林润湿处或林缘。

资源状况 分布于马头山各地。常见。

入药部位 根、叶（红牛毛刺）。

采收加工 全年均可采收，洗净，切片，鲜用或晒干。

功能主治 和血调气，止痛，止痢。用于劳伤疼痛，吐血，痢疾，疝气；叶外用于黄水疮。

寒　莓 地莓、大叶寒莓、水漂沙

Rubus buergeri Miq.

标本采集号：361028170911029LY

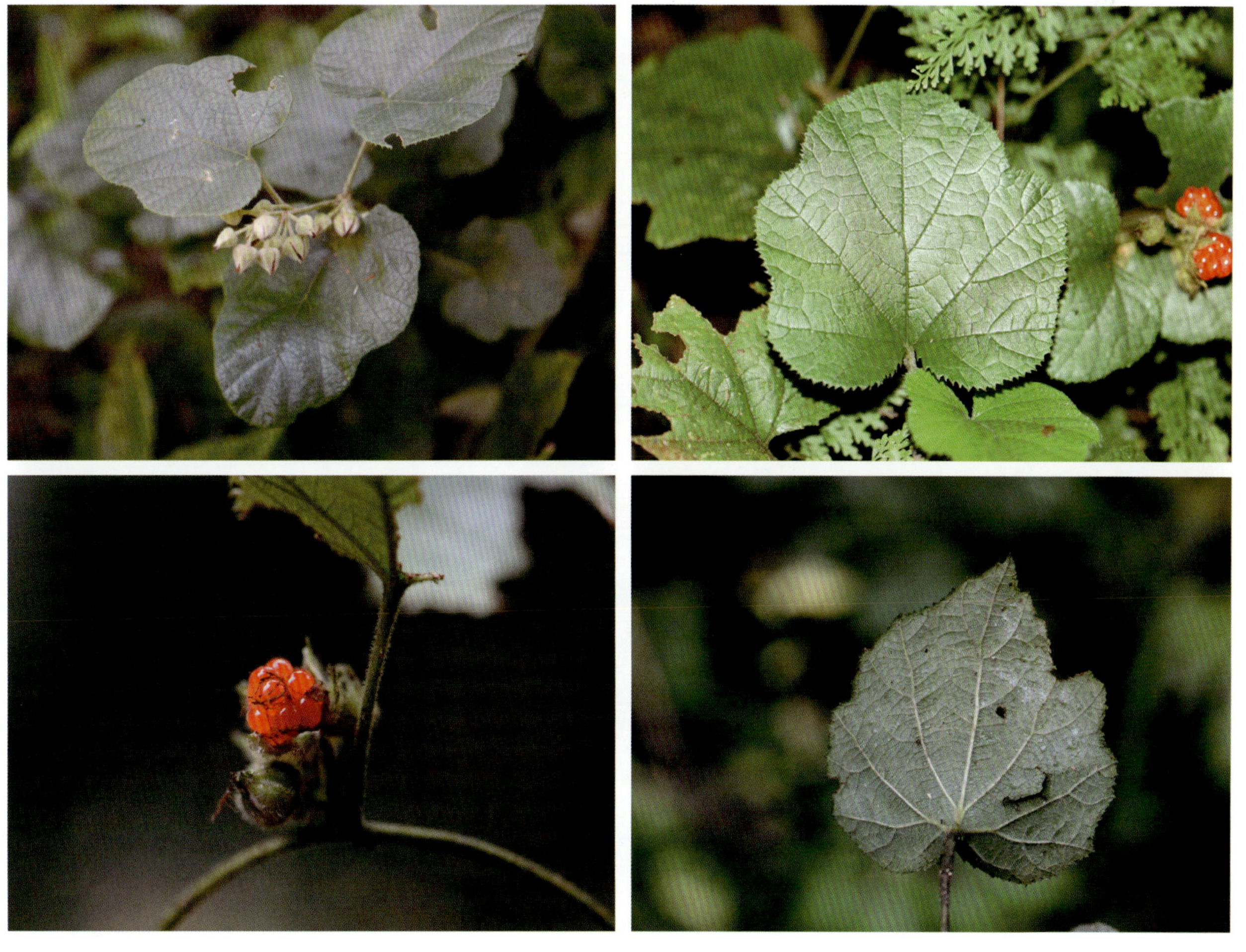

形态特征 灌木，匍匐枝、花枝、叶柄和花梗均密被绒毛状长柔毛。茎伏地生根。单叶，直径 5~11cm，基部心形，具掌状 5 出脉，侧脉 2~3 对；叶柄长 4~9cm；托叶离生，早落。短总状花序顶生或腋生；花梗长 0.5~0.9cm；花直径 0.6~1cm；萼片披针形；花瓣倒卵形，白色；雄蕊多数，花丝线形；雌蕊无毛，花柱长于雄蕊。果实近球形，直径 6~10mm，紫黑色；核具粗皱纹。花期 7~8 月，果期 9~10 月。

适宜生境 生于阔叶林下或山地疏密杂木林内。

资源状况 分布于马头山各地。常见。

入药部位 根（寒莓根）、叶或全草（寒莓叶）。

采收加工 根：全年均可采收，洗净，切片，晒干或鲜用。叶或全草：全年均可采收，洗净，切片，鲜用或晒干。

功能主治 根：清热解毒，活血止痛。用于湿热黄疸，产后发热，小儿高热，月经不调，白带过多，胃痛吐酸，痔疮肿痛，肛门瘘管。叶或全草：清热解毒，活血止血。用于肺结核咯血；外用于创伤出血，黄水疮。

掌叶覆盆子 牛奶母、大号角公、掌叶复盆子

Rubus chingii Hu

标本采集号：361028170427025LY

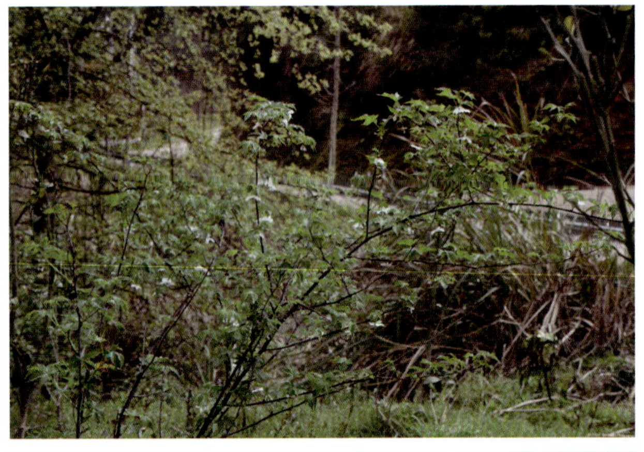

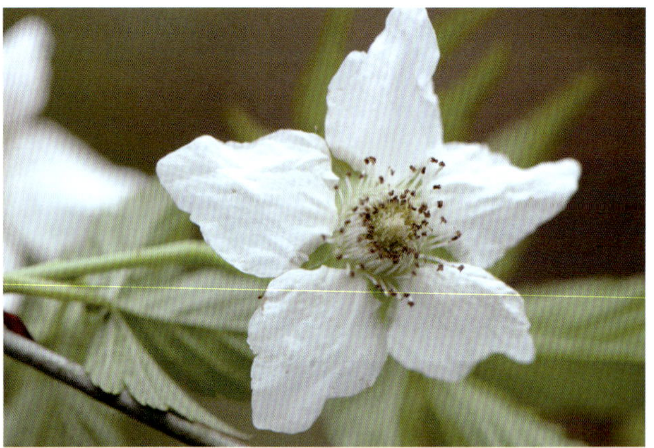

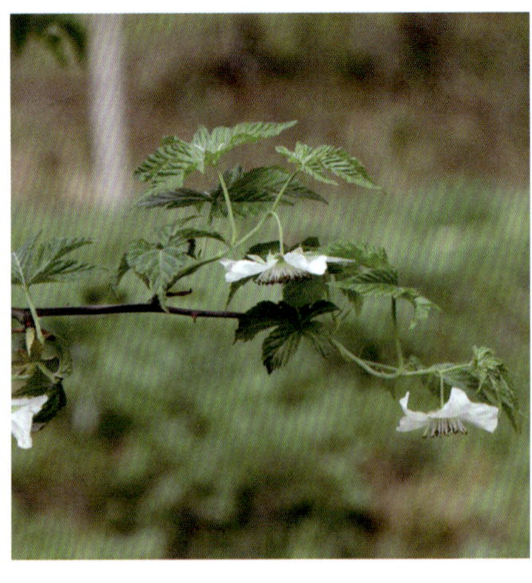

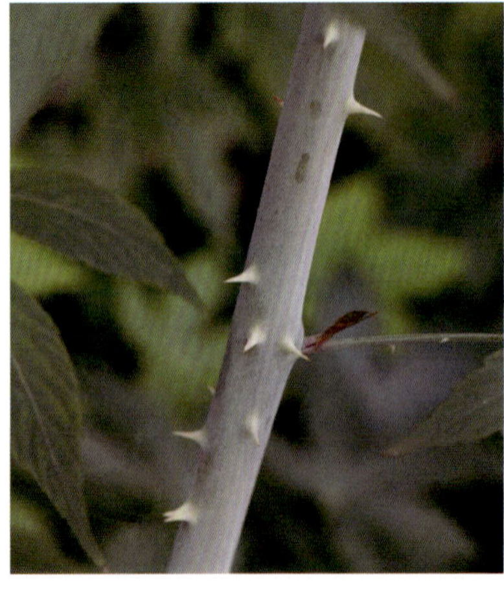

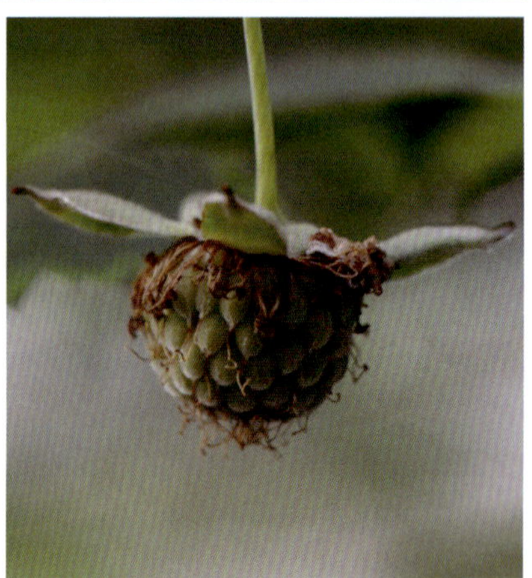

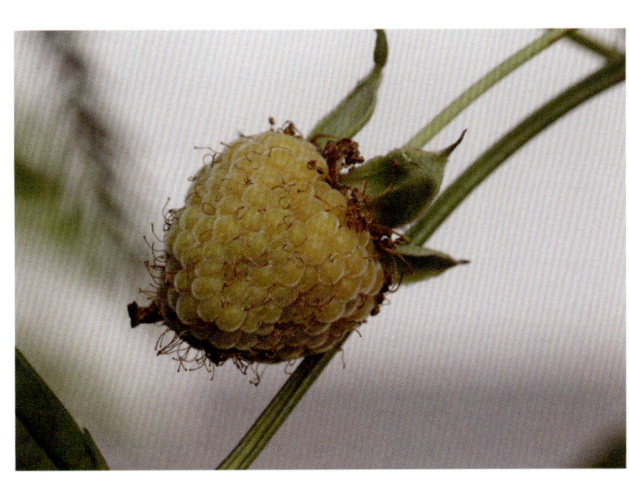

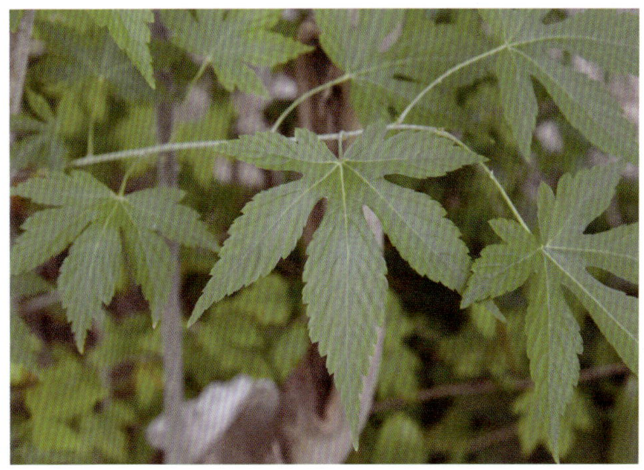

形态特征 藤状灌木。枝细，具皮刺，无毛。单叶，近圆形，直径 4~9cm，基部心形，边缘掌状，具重锯齿，有掌状 5 脉；叶柄长 2~4cm，疏生小皮刺；托叶线状披针形。单花腋生，直径 2.5~4cm；花梗长 2~4cm；萼片卵形，密被短柔毛；花瓣白色，顶端圆钝，长 1~1.5cm，宽 0.7~1.2cm；雄蕊多数；雌蕊多数，具柔毛。果实近球形，红色，直径 1.5~2cm，密被灰白色柔毛；核有皱纹。花期 3~4 月，果期 5~6 月。

适宜生境 生于山坡或路边的阳处或阴处灌木丛中。

资源状况 分布于马头山各地。常见。

入药部位 果实（覆盆子）。

采收加工 夏初果实由绿变绿黄时采收，除去梗、叶，置沸水中略烫或略蒸，取出，干燥。

功能主治 益肾，固精，缩尿，养肝明目。用于遗精滑精，遗尿尿频，阳痿早泄，目暗昏花。

山　莓 树莓、撒秧泡、三月泡

Rubus corchorifolius L. f.

标本采集号：361028170425005LY

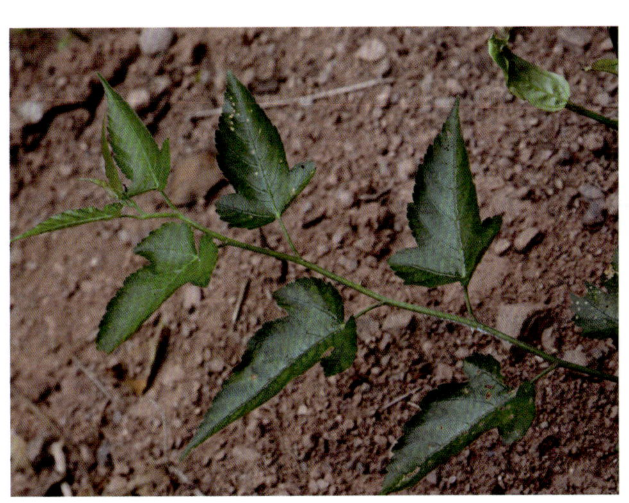

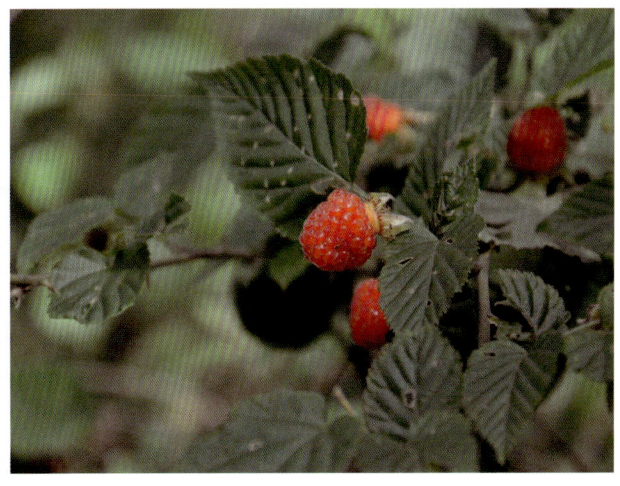

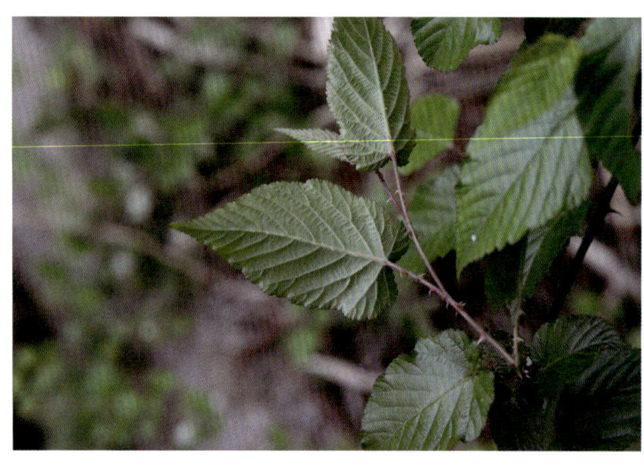
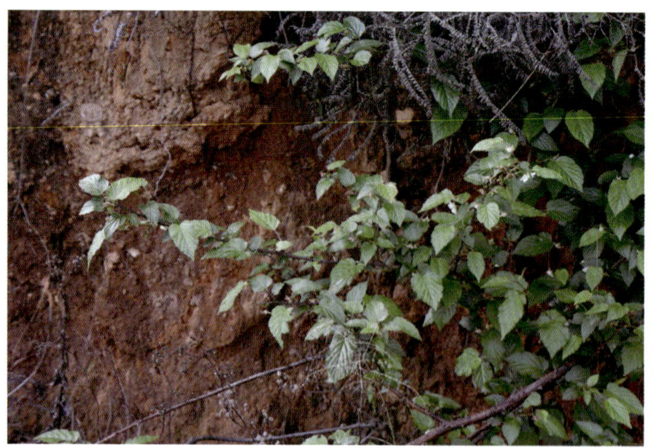

形态特征 灌木。枝具皮刺。单叶，卵形或卵状披针形，长 5~12cm，宽 2.5~5cm，基部微心形；叶柄长 1~2cm；托叶线状披针形，具柔毛。花单生或少数簇生；花梗长 0.6~2cm，具细柔毛，直径可达 3cm；花萼密被柔毛，萼片卵形；花瓣长圆形或椭圆形，白色；雄蕊、雌蕊多数，子房有柔毛。果实近球形或卵圆形，成熟时红色，直径 1~1.2cm；核具皱纹。花期 2~3 月，果期 4~6 月。

适宜生境 生于向阳山坡、溪边、山谷、荒地以及疏密灌丛中的潮湿处。

资源状况 分布于马头山各地。常见。

入药部位 根、叶（山莓）。

采收加工 根：秋季采挖，洗净，切片，晒干。叶：自春季至秋季均可采收，洗净，切碎，晒干。

功能主治 根：活血，止血，祛风利湿。用于吐血，便血，肠炎，痢疾，风湿关节痛，跌打损伤，月经不调，带下病。叶：消肿解毒。外用于痈疖肿毒。

蓬　蘽 泼盘、三月泡、割田藨

Rubus hirsutus Thunb.

标本采集号：361028170426004LY

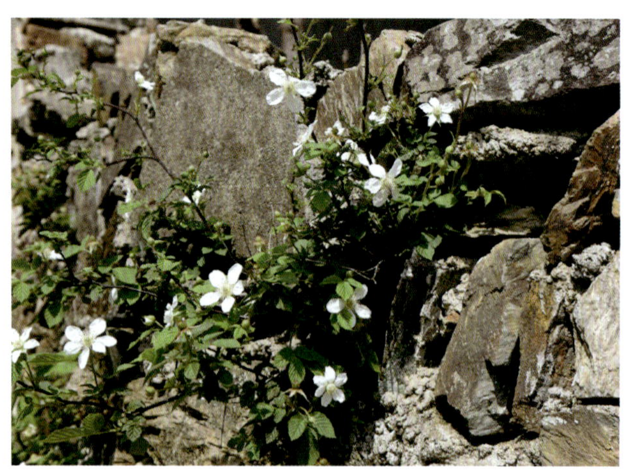
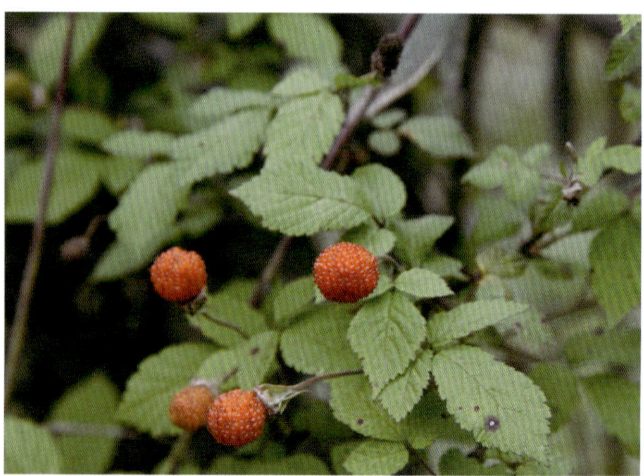

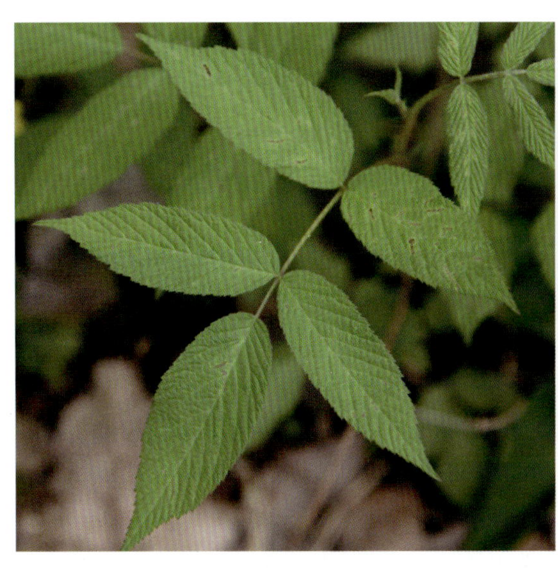
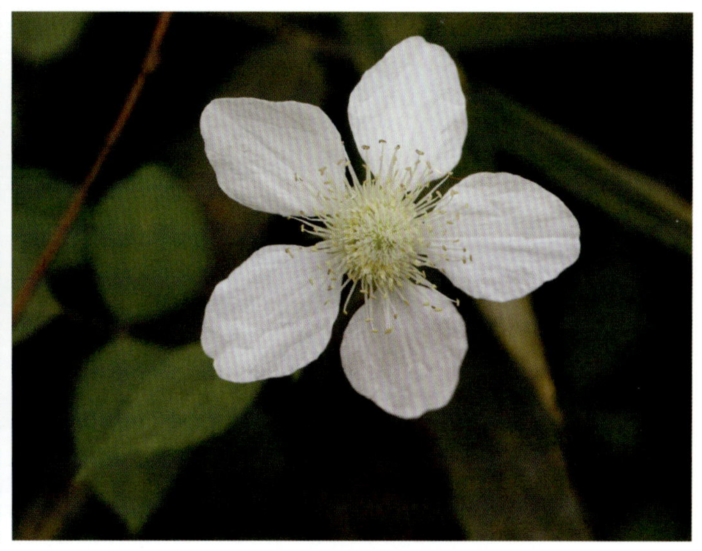

形态特征 灌木。枝红褐色或褐色，被柔毛和腺毛，疏生皮刺。小叶 3~5 枚，长 3~7cm，宽 2~3.5cm，具尖锐重锯齿；叶柄长 2~3cm，顶生小叶柄长约 1cm；托叶披针形，具柔毛。花单生于侧枝顶端；花梗长 2~6cm，具柔毛和腺毛；苞片小，线形，具柔毛；花大，直径 3~4cm；萼片卵状披针形；花瓣白色，基部具爪；花柱和子房均无毛。果实近球形，直径 1~2cm，无毛。花期 4 月，果期 5~6 月。

适宜生境 生于山坡路旁阴湿处或灌丛中。

资源状况 分布于马头山各地。常见。

入药部位 根或叶（三月泡）。

采收加工 夏、秋二季挖根，洗净，切片，晒干；叶多鲜用。

功能主治 祛风活络，清热镇惊。用于小儿惊风，风湿筋骨痛。

高粱泡 蓬藁、冬牛、冬菠

Rubus lambertianus Ser.

标本采集号：361028180821007LY

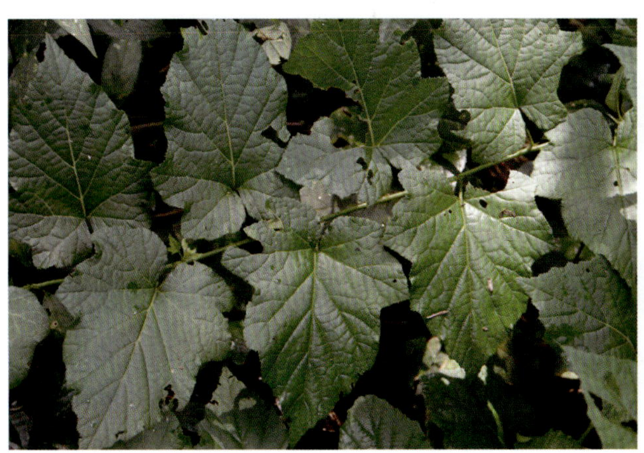
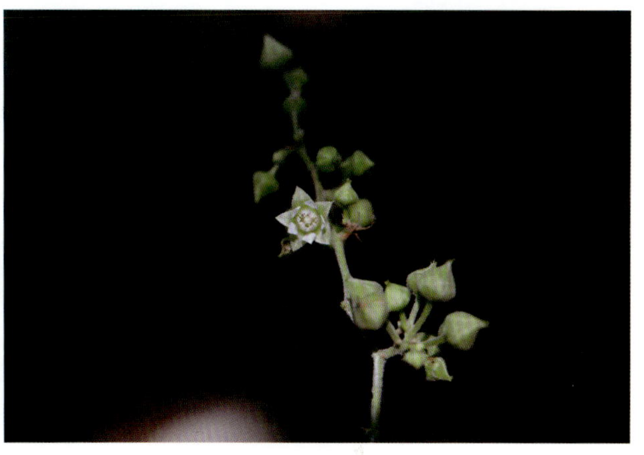

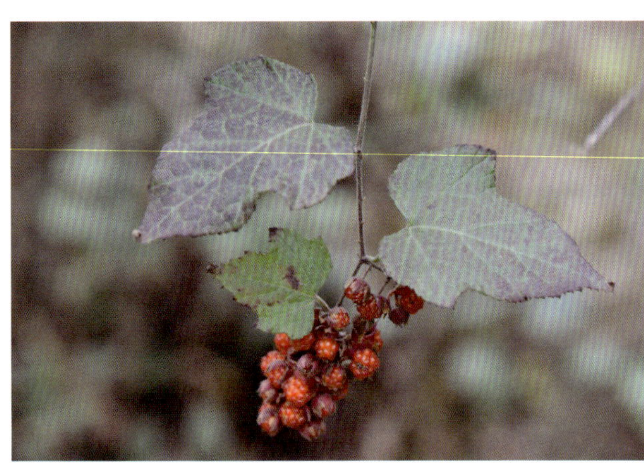

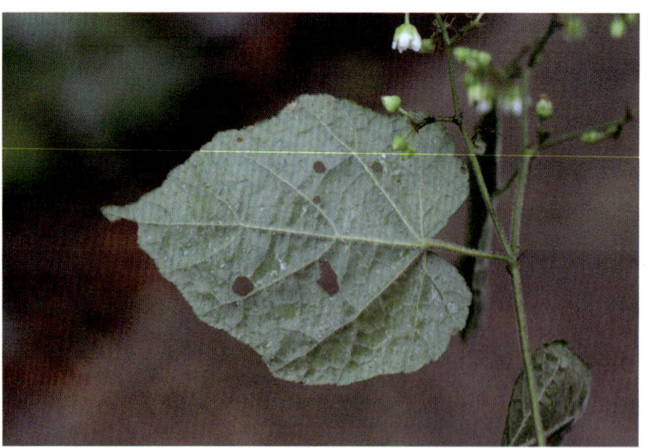

形态特征 藤状灌木。枝有微弯小皮刺。单叶宽卵形，长5~12cm，宽1~8cm，有细锯齿；叶柄长2~5cm，有稀疏小皮刺；托叶离生，线状深裂。圆锥花序顶生，总花梗、花梗和花萼均被细柔毛；花梗长0.5~1cm；花直径8mm；萼片卵状披针形；花瓣倒卵形，白色，无毛；雄蕊多数，花丝宽扁；雌蕊15~20。果实小，近球形，直径6~8mm，熟时红色；核较小，长2mm，有明显皱纹。花期7~8月，果期9~11月。

适宜生境 生于山间、路旁、沟旁及灌木丛中。

资源状况 分布于马头山各地。常见。

入药部位 根、叶（高粱泡）。

采收加工 秋季采挖根，洗净，切片，用菜油、水酒各半炒干；夏、秋二季采叶，鲜用。

功能主治 活血调经，消肿解毒。用于产后腹痛，血崩，产褥热，痛经，坐骨神经痛，风湿关节痛，偏瘫；叶外用于创伤出血。

太平莓 大叶莓

Rubus pacificus Hance

标本采集号：361028180510011LY

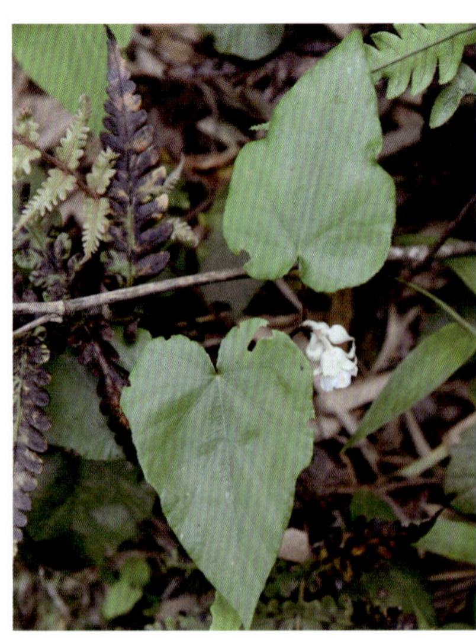

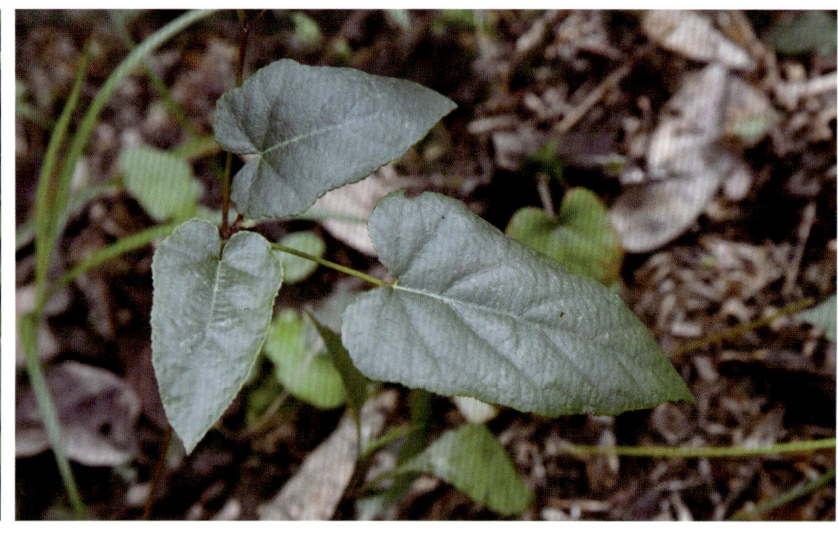

形态特征 灌木。枝细，圆柱形，疏生细小皮刺。单叶革质，宽卵形至长卵形，长8~16cm，宽5~13cm，侧脉2~3对；叶柄长4~8cm，疏生小皮刺；托叶叶状，棕色。花3~6朵排成顶生短总状或伞房状花序；总花梗、花梗和花萼密被绒毛状柔毛；花梗长1~3cm；花直径1.5~2cm；萼片卵形；花瓣白色，基部具短爪；雄蕊多数，花丝宽扁；雌蕊无毛。果实球形，直径1.2~1.6cm，红色；核具皱纹。花期6~7月，果期8~9月。

适宜生境 生于山地路旁或杂木林内。

资源状况 分布于马头山各地。常见。

入药部位 全草（太平莓）。

采收加工 6~8月割取带花、叶全草，洗净，晒干。

功能主治 清热，活血。用于产后腹痛。

茅　莓 红梅消、藕田藨、蛇泡簕

Rubus parvifolius L.

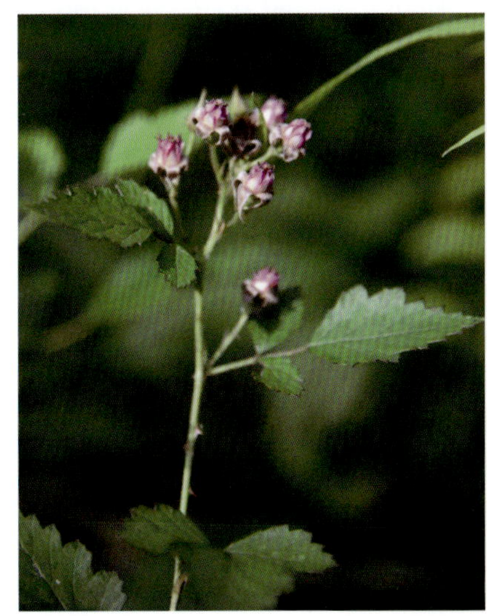
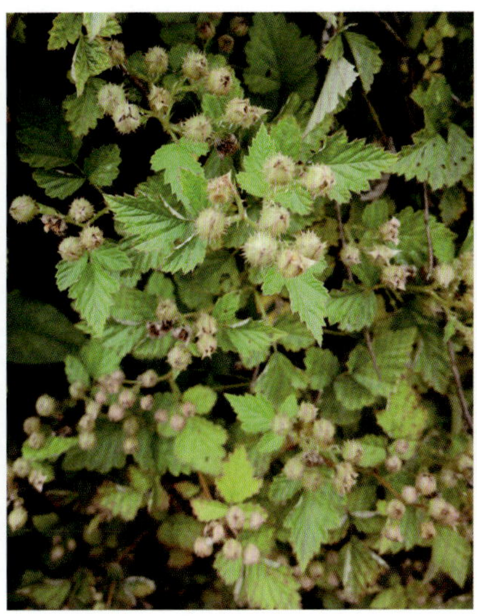
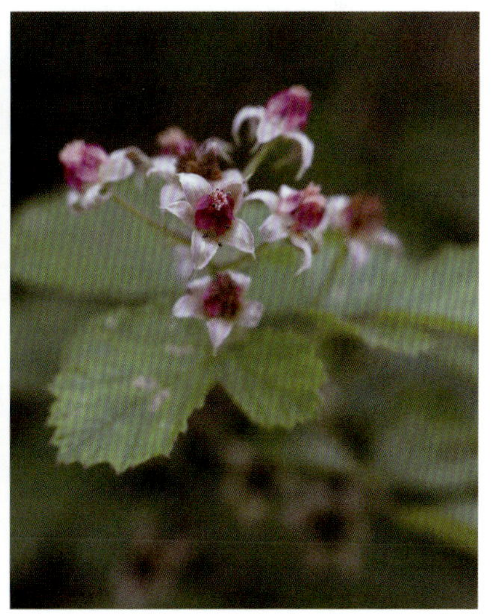

形态特征 灌木，植株被柔毛和稀疏钩状皮刺。小叶3~5枚，长2.5~6cm，宽2~6cm，常具浅裂片；叶柄长2.5~5cm，顶生小叶柄长1~2cm；托叶线形，长5~7mm。伞房花序顶生或腋生；花梗长0.5~1.5cm；苞片线形；花直径约1cm；萼片卵状披针形；花瓣卵圆形，粉红色至紫红色；雄蕊花丝白色；子房具柔毛。果实卵球形，直径1~1.5cm，红色；核有浅皱纹。花期5~6月，果期7~8月。

适宜生境 生于山坡、路旁以及荒地灌丛中或草丛中。

资源状况 分布于马头山各地。常见。

入药部位 根或茎叶（茅莓）。

采收加工 秋季挖根，夏、秋二季采茎叶，鲜用或切段晒干。

功能主治 散瘀，止痛，解毒，杀虫。用于吐血，跌打刀伤，产后瘀滞腹痛，痢疾，痔疮，疥疮。

锈毛莓 蛇包勒、大叶蛇勒、山烟筒子

Rubus reflexus Ker

标本采集号：361028170710002LY

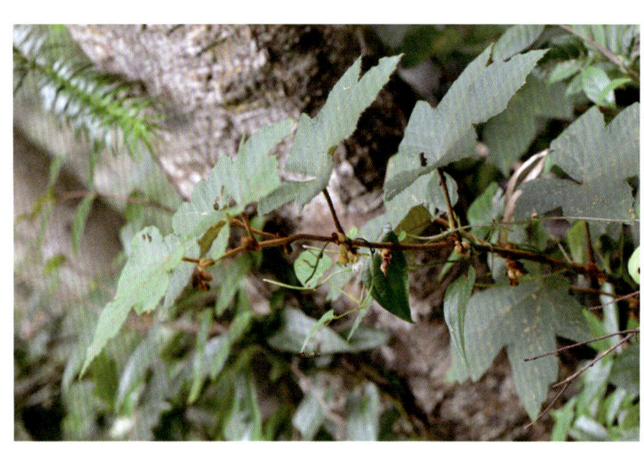

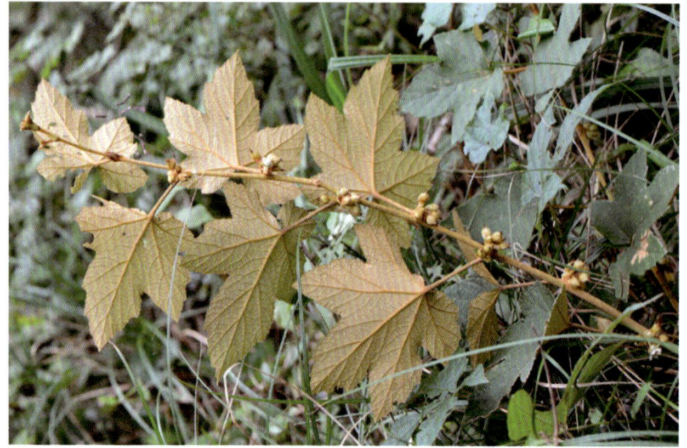

形态特征 攀缘灌木。枝被锈色绒毛，有稀疏小皮刺。单叶，心状长卵形，长 7~14cm，宽 5~11cm，有粗锯齿或重锯齿；叶柄长 2.5~5cm，被绒毛，有稀疏小皮刺；托叶宽倒卵形。短总状花序腋生或顶生；总花梗和花梗密被锈色长柔毛；花梗长 3~6mm；花直径 1~1.5cm；萼片卵圆形；花瓣长圆形至近圆形，白色；雄蕊短；雌蕊无毛。果实近球形，深红色；核有皱纹。花期 6~7 月，果期 8~9 月。

适宜生境 常生于山坡、山谷灌丛或疏林中。

资源状况 分布于马头山各地。常见。

入药部位 果实（山佛手）。

采收加工 8~9 月果实成熟时采摘，鲜用或晒干。

功能主治 活血止血，补肾接骨。用于跌打损伤，外伤出血，陈旧性骨折。

红腺悬钩子 马泡、红刺苔

Rubus sumatranus Miq.

标本采集号：361028170426017LY

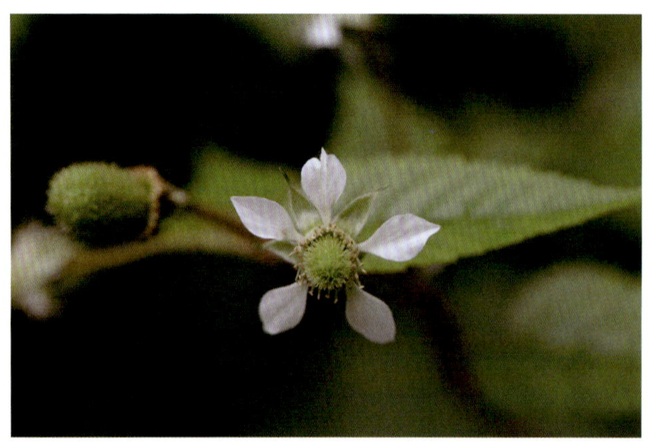

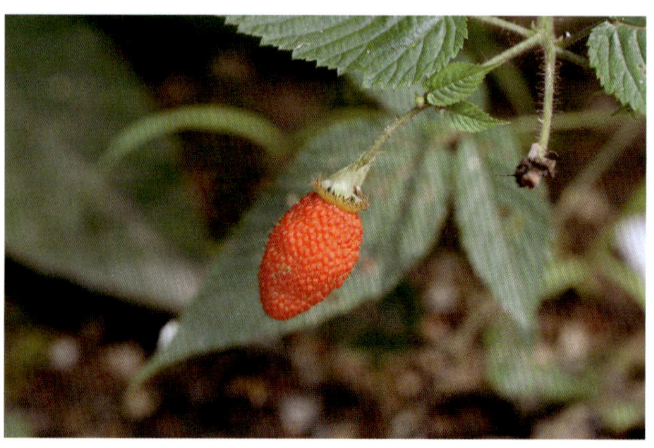

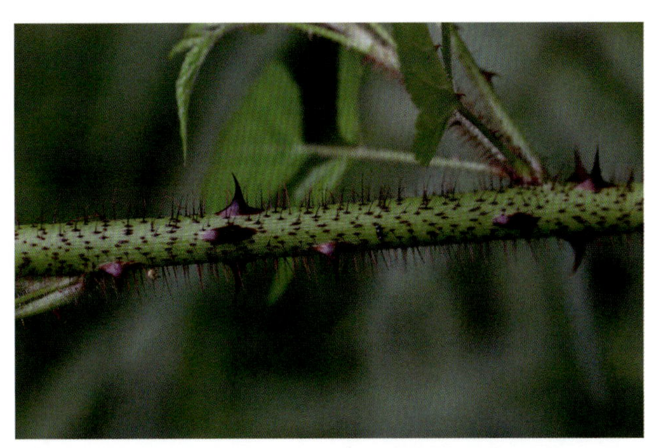
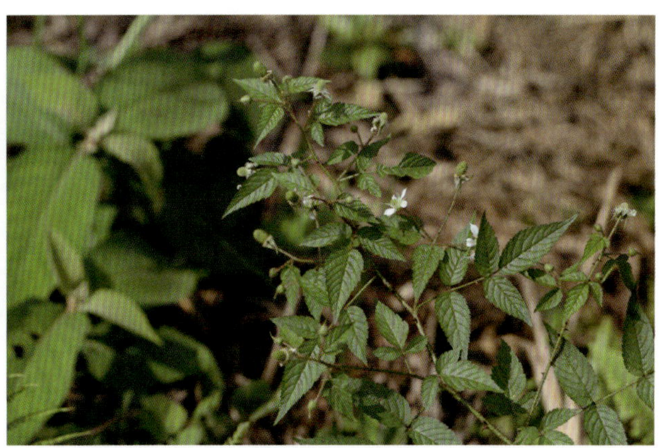

形态特征 灌木，小枝、叶轴、叶柄、花梗和花序均被紫红色腺毛、柔毛和皮刺。小叶 5~7，稀 3，披针形，先端渐尖，基部圆，具不整齐尖锐锯齿；叶柄长 3~5cm；托叶披针形。伞房状花序，花梗长 2~3cm；苞片披针形；花直径 1~2cm；萼片披针形，果期反折；花瓣长倒卵形，白色，具爪；花丝线形；雌蕊可达 400，花柱和子房均无毛。果实长圆形，橘红色。花期 4~6 月，果期 7~8 月。

适宜生境 常生于山地、山谷的疏密林内、林缘、灌丛内、竹林下及草丛中。

资源状况 分布于马头山各地。常见。

入药部位 根（牛奶莓）。

采收加工 秋季采挖匍匐枝的细根及块根，洗净，晒干。

功能主治 清热解毒，开胃，利水。用于产后寒热腹痛，食欲不振，水肿，中耳炎。

灰白毛莓 灰绿悬钩子、倒水莲、蛇乌苞

Rubus tephrodes Hance

标本采集号：361028180821028LY

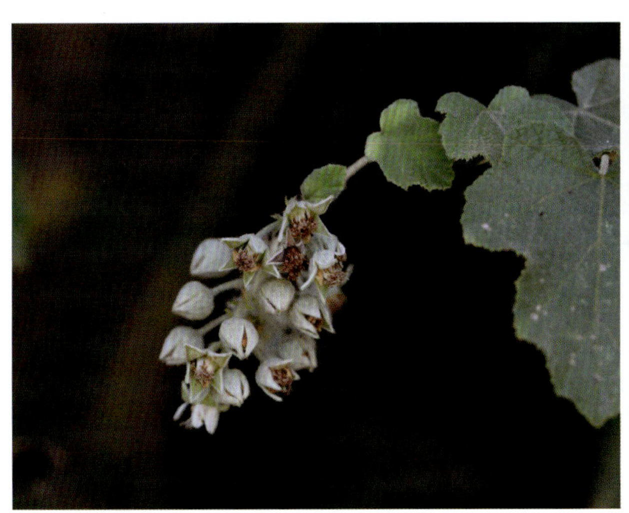
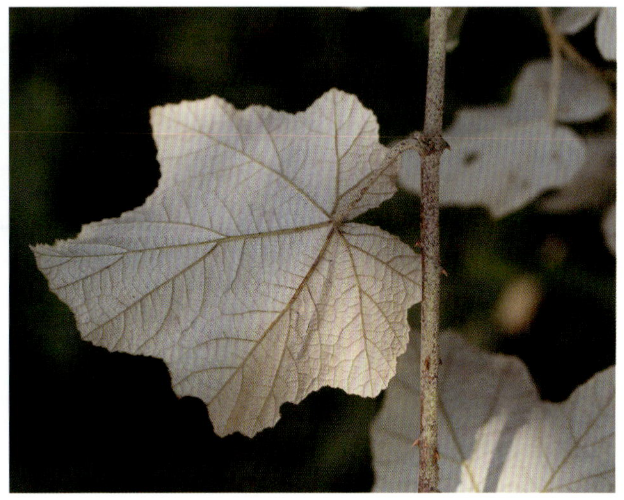

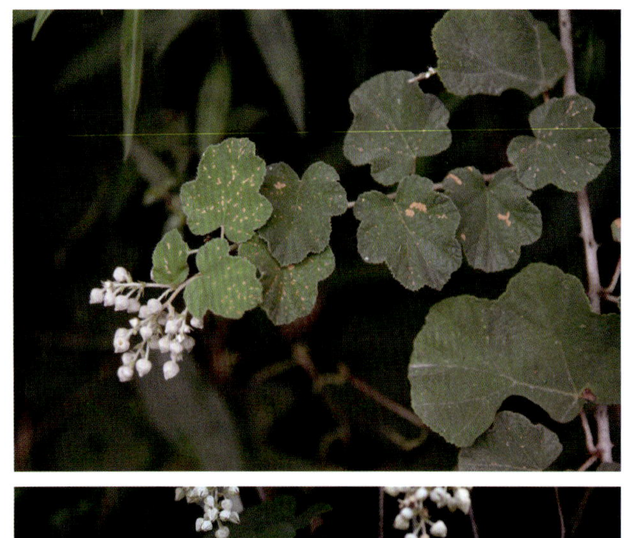
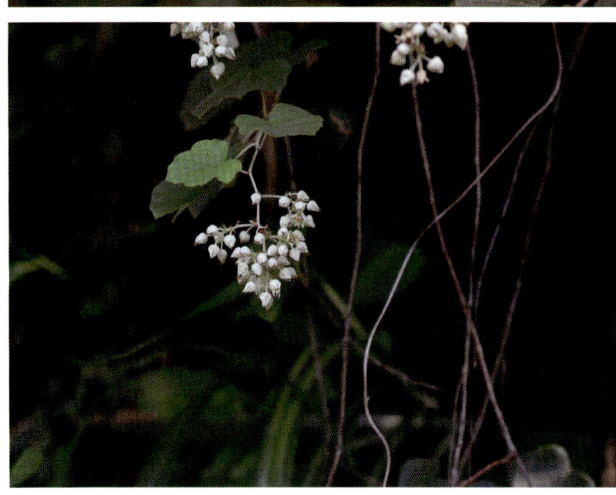
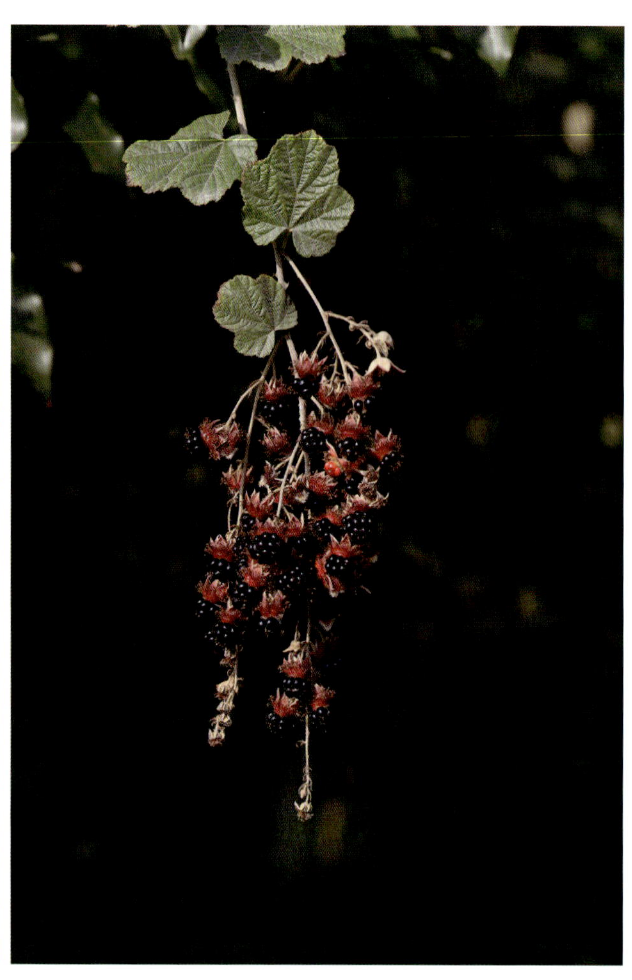

形态特征 攀缘灌木。枝密被灰白色绒毛，疏生微弯皮刺。单叶，近圆形，长、宽均为5~11cm，侧脉3~4对；叶柄长1~3cm，具绒毛；托叶小，有绒毛状柔毛。圆锥花序顶生，总花梗和花梗密被绒毛或绒毛状柔毛；花梗短；花直径1cm；萼片卵形；花瓣小，白色；雄蕊多数，花丝基部稍膨大；雌蕊30~50。果实球形，直径1.4cm，紫黑色；核有皱纹。花期6~8月，果期8~10月。

适宜生境 常生于山坡、路旁或灌丛中。

资源状况 分布于马头山各地。常见。

入药部位 根（乌龙摆尾）、果实（蓬蘽）。

采收加工 根：秋、冬二季挖根，除去茎干和须根，洗净，切片，晒干。果实：秋季果熟时采收，晒干。

功能主治 根：活血散瘀，祛风通络。用于经闭，腰痛，腹痛，筋骨疼痛，跌打损伤，感冒，痢疾。果实：补肾益精，缩尿。用于多尿，阳痿，不育，须发早白，痈疽。

豆 科

合 萌 田皂角

Aeschynomene indica Linn.

标本采集号：361028170912029LY

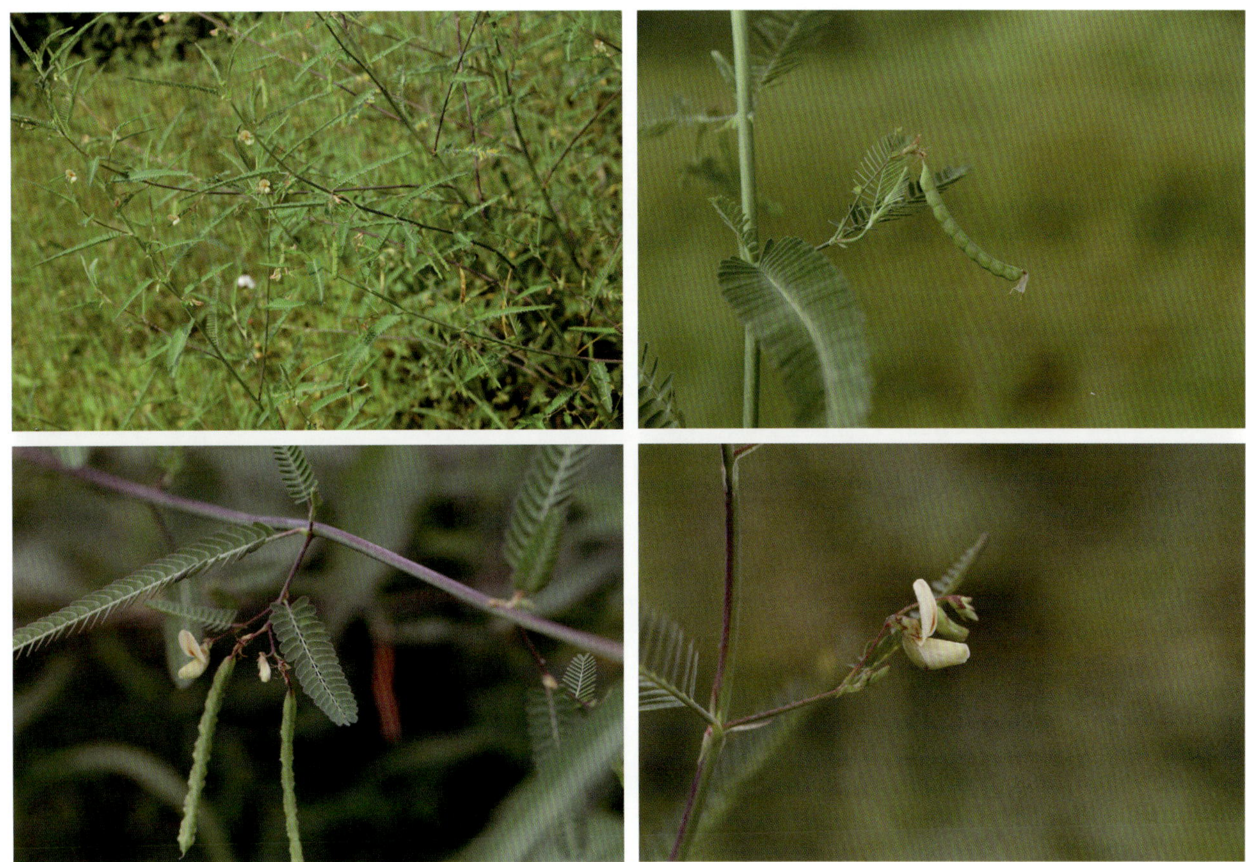

形态特征 草本。茎直立，多分枝，圆柱形。叶具20~30对小叶；小叶薄纸质，线状长圆形，长5~15mm，宽2~3.5mm。总状花序腋生，长1.5~2cm；总花梗长8~12mm；花梗长约1cm；小苞片卵状披针形；花萼膜质；花冠淡黄色，具紫色纵脉纹；雄蕊二体；子房扁平，线形。荚果线状长圆形，腹缝直，背缝呈波状；荚节4~10，成熟时逐节脱落。种子黑棕色，肾形，长3~3.5mm，宽2.5~3mm。花期7~8月，果期8~10月。

适宜生境 常生于潮湿地或水边。

资源状况 分布于马头山各地。常见。

入药部位 根（合萌根）、地上部分（合萌）、叶（合萌叶）。

采收加工 根：秋季采挖，鲜用或晒干。地上部分：9~10月采收，齐地割取地上部分，鲜用或晒干。叶：夏、秋二季采集，鲜用或晒干。

功能主治 根：清热利湿，消积，解毒。用于血淋，泄泻，痢疾，疳积，目昏，牙痛，疮疖。地上部分：清热利湿，祛风明目，通乳。用于热淋，血淋，水肿，泄泻，疖肿，疮疥，目赤肿痛，眼生云翳，夜盲，关节疼痛，产妇乳少。叶：解毒，消肿，止血。用于痈肿疮疡，创伤出血，毒蛇咬伤。

合　欢 绒花树、马缨花

Albizia julibrissin Durazz.

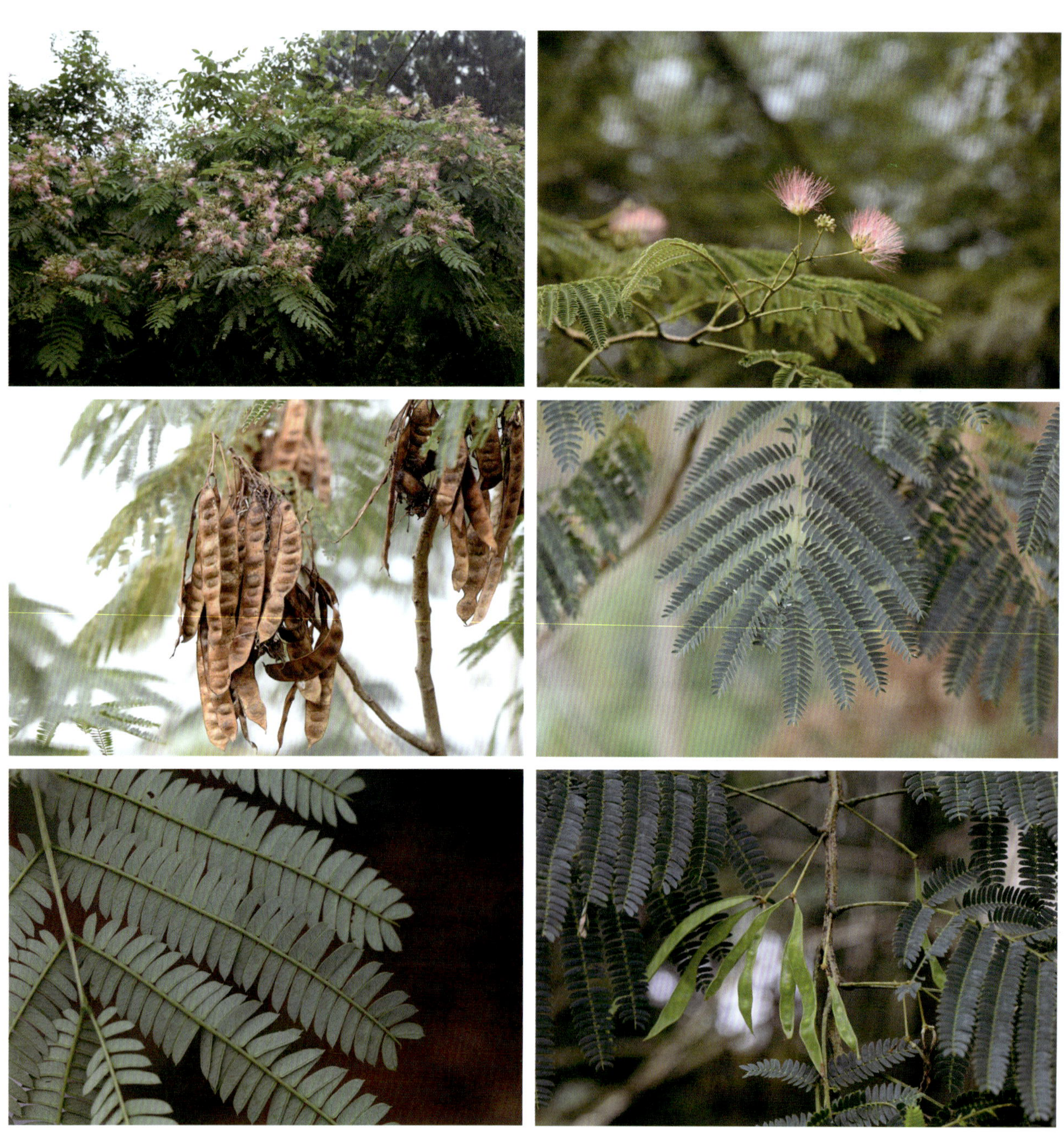

形态特征 乔木，嫩枝、花序、叶轴、花萼和花冠被绒毛或短柔毛。小枝有棱角。二回羽状复叶，羽片4~12对；小叶10~30对，线形至长圆形，长6~12mm，宽1~4mm，先端有小尖头，有缘毛；托叶线状披针形。头状花序于枝顶排成圆锥花序；花粉红色；花萼管状，长3mm；花冠长8mm，裂片三角形，长1.5mm；花丝长2.5cm。荚果带状，长9~15cm，宽1.5~2.5cm；嫩荚有柔毛，老荚无毛。花期6~7月，果期8~10月。

适宜生境 生于山坡或栽培。

资源状况 分布于马头山各地。常见。

入药部位 树皮（合欢皮）、花序或花蕾（合欢花）。

采收加工 树皮：夏、秋二季剥取，晒干。花序或花蕾：夏季花开放时择晴天采收或花蕾形成时采收，及时晒干。

功能主治 树皮：解郁安神，活血消肿。用于心神不安，忧郁失眠，肺痈，疮肿，跌扑伤痛。花序或花蕾：解郁安神。用于心神不安，忧郁失眠。

土圞儿 九子羊、疬子薯

Apios fortunei Maxim.

标本采集号：361028170709033LY

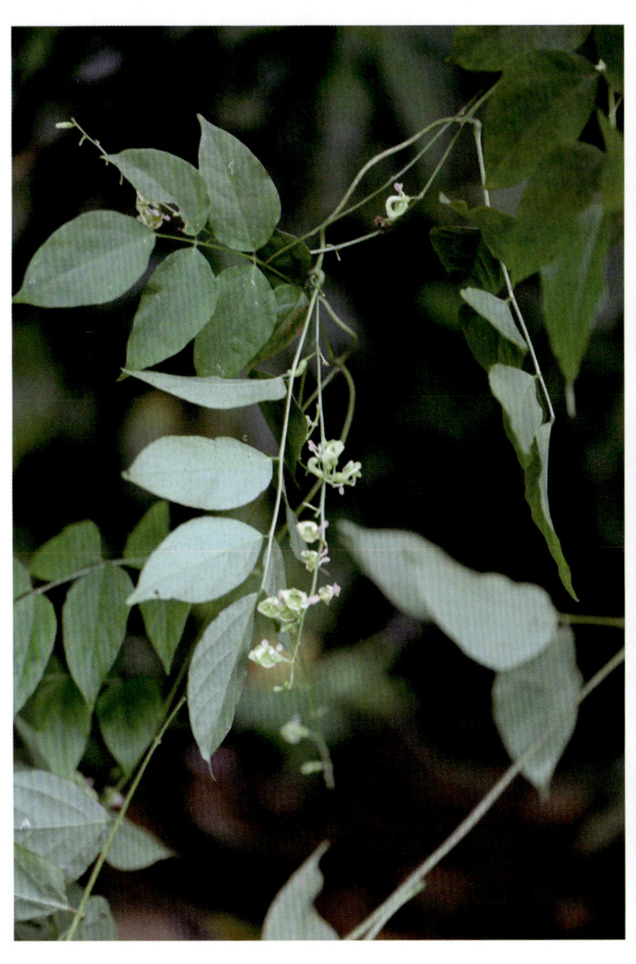

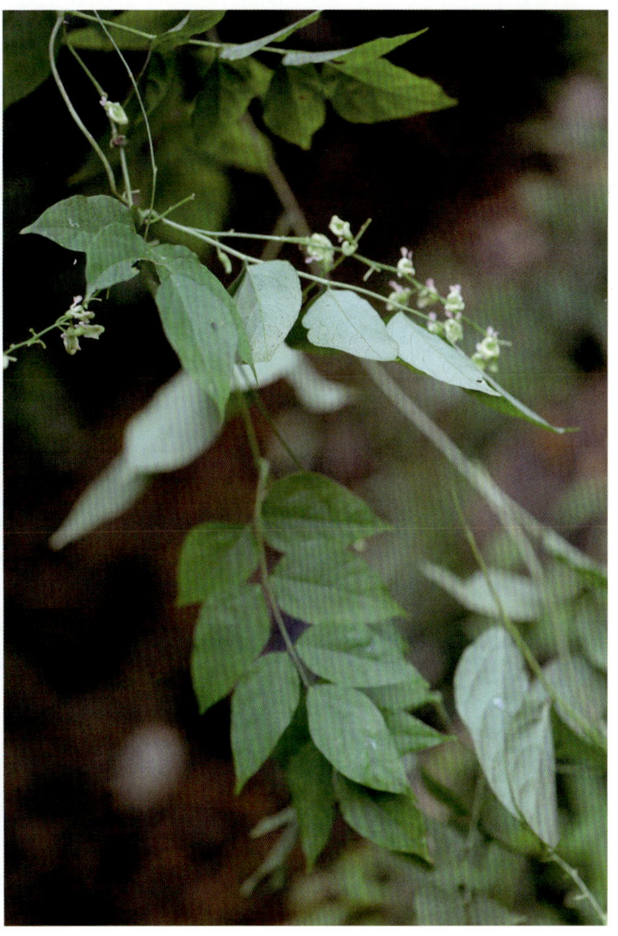

形态特征 缠绕草本。有球状或卵状块根。茎细长，被白色稀疏短硬毛。奇数羽状复叶；小叶 3~7，卵形或菱状卵形，长 3~7.5cm，宽 1.5~4cm；小叶柄有时有毛。总状花序腋生，长 6~26cm；苞片和小苞片线形，被短毛；花带黄绿色或淡绿色，长约 11mm；旗瓣圆形，长约 10mm，翼瓣长圆形，长约 7mm，龙骨瓣最长，卷成半圆形；子房有疏短毛，花柱卷曲。荚果长 8cm，宽 6mm。花期 6~8 月，果期 9~10 月。

适宜生境 生于较潮湿的山坡上、灌丛内或田埂上。

资源状况 分布于马头山各地。常见。

入药部位 块根（土圞儿）。

采收加工 秋后采挖，晒干或烘干，撞去泥土即可；亦可鲜用。

功能主治 清热解毒，止咳祛痰。用于感冒咳嗽，咽喉肿痛，百日咳，乳痈，瘰疬，无名肿痛，毒蛇咬伤，带状疱疹。

紫云英 苕子菜、沙蒺藜、红花草

Astragalus sinicus Linn.

标本采集号：361028170427028LY

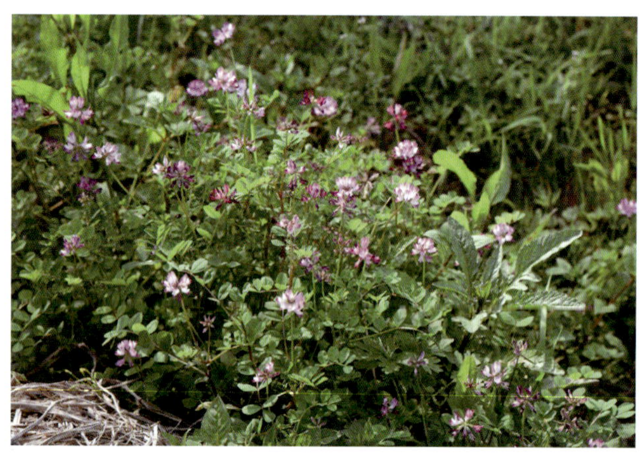

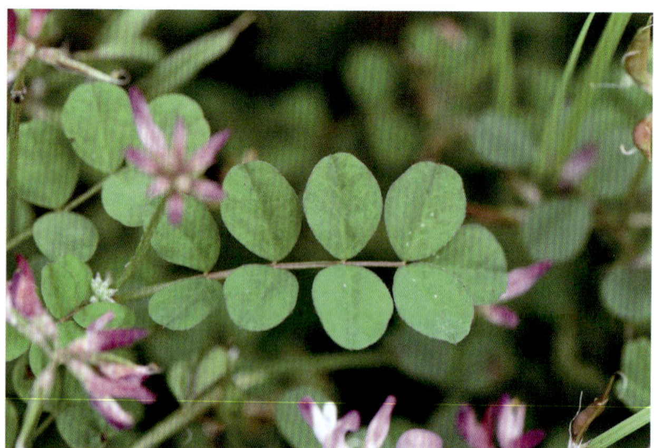

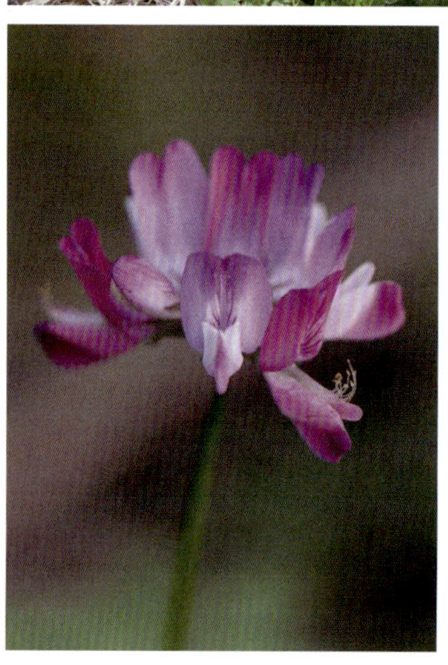

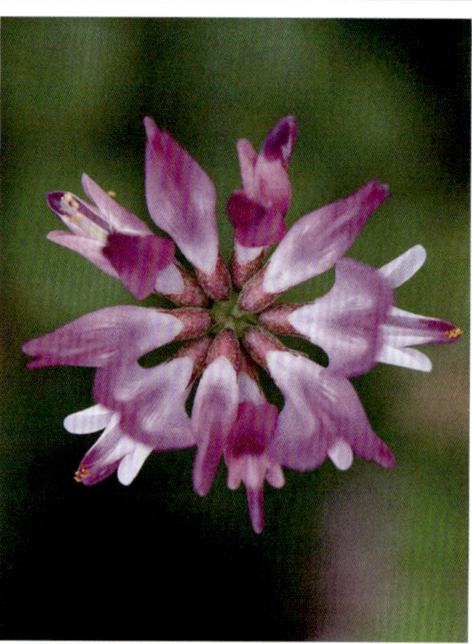

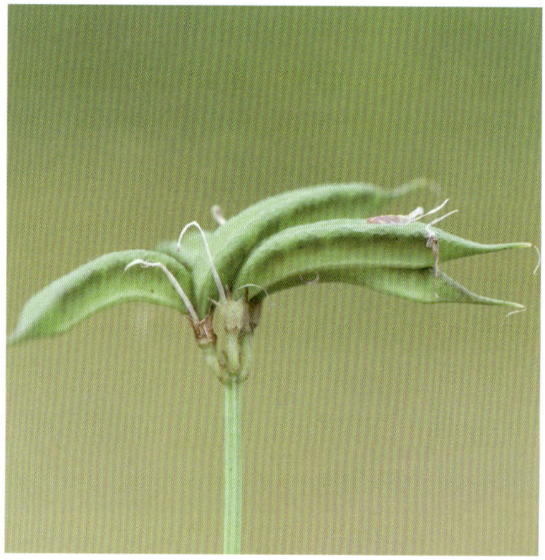

形态特征 二年生草本。茎匍匐，多分枝，被白色疏柔毛。奇数羽状复叶，具7~13片小叶，长5~15cm；托叶卵形，长3~6mm，具缘毛；小叶长10~15mm，宽4~10mm。伞形总状花序；总花梗腋生；苞片三角状卵形；花萼钟状，萼齿披针形；花冠紫红色或橙黄色；子房具短柄。荚果线状长圆形，稍弯曲，长12~20mm，宽约4mm，具短喙，黑色，具隆起的网纹。种子肾形，栗褐色。花期2~6月，果期3~7月。

适宜生境 常生于山坡、溪边或潮湿处。

资源状况 分布于马头山各地。常见。

入药部位 全草（紫云英）、种子（紫云英子）。

采收加工 全草：夏、秋二季采集，鲜用或晒干。种子：春、夏二季果实成熟时，割下全草，打下种子，晒干。

功能主治 全草：祛风明目，健脾益气，解毒止痛。用于急性结膜炎，神经痛，带状疱疹，疮疖痈肿，痔疮。种子：祛风明目。用于目赤肿痛。

鄂羊蹄甲

Bauhinia glauca (Wall. ex Benth.) Benth. subsp. *hupehana* (Craib) T. Chen

标本采集号：361028170427020LY

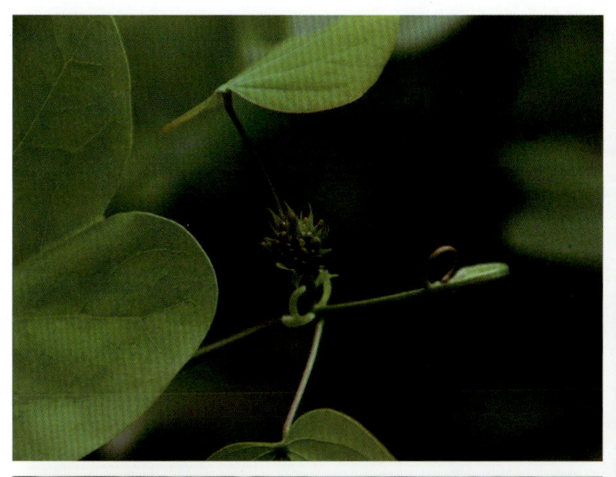

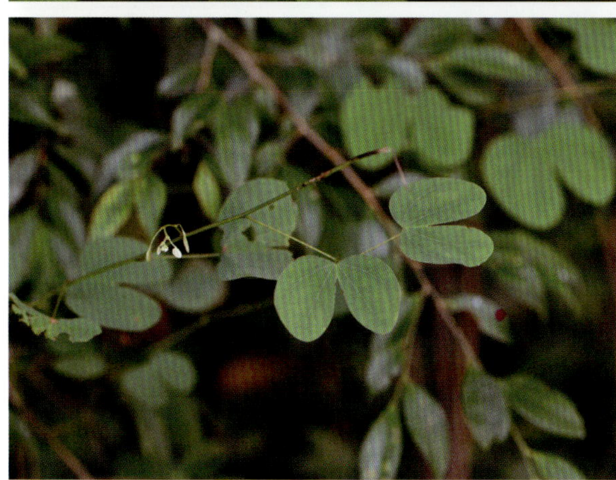

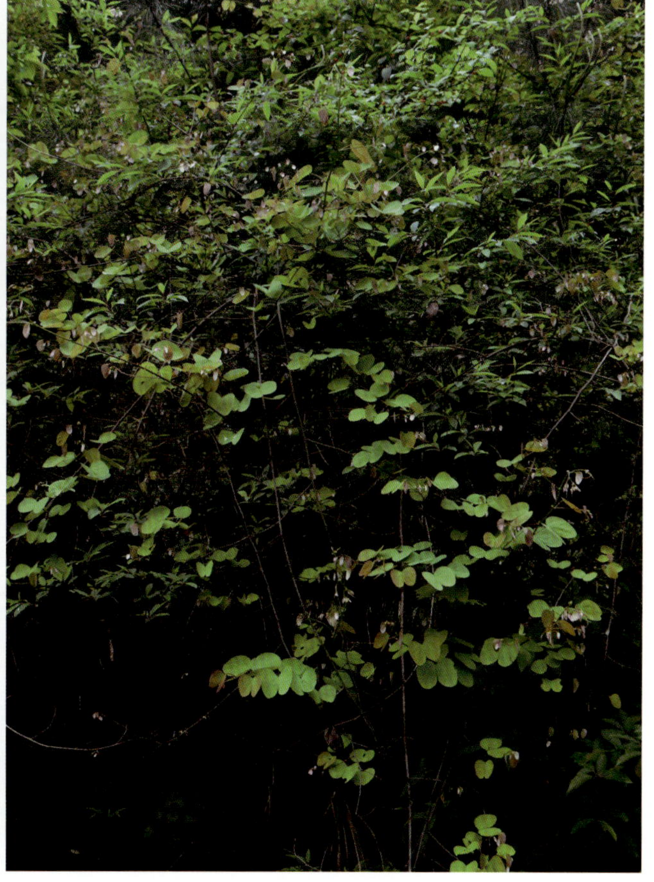

形态特征 藤本。叶纸质，近圆形，长 5~9cm，叶片分裂仅及叶长的 1/4~1/3，裂片阔圆，罅口阔，基出脉 9~11 条；叶柄纤细，长 2~4cm。总花梗长 2.5~6cm，被疏柔毛；花梗长 2cm；花蕾卵形，被锈色短毛；花托长 12~15mm，被疏毛；萼片卵形；花瓣玫瑰红色，倒卵形；雄蕊 3 枚；子房无毛，具柄。荚果带状，薄，不开裂，长 15~20cm，宽 4~6cm。种子卵形，10~20 颗。花期 4~5 月，果期 6~7 月。

适宜生境 生于灌木丛中、林中及山坡石缝中。

资源状况 分布于马头山各地。常见。

入药部位 根或茎叶（双肾藤）。

采收加工 秋季挖根，晒干；夏、秋二季采收茎叶，鲜用或晒干。

功能主治 收敛固涩，解毒除湿。用于咳嗽咯血，吐血，便血，遗尿，尿频，白带异常，子宫脱垂，痢疾，痹痛，疝气，睾丸肿痛，湿疹，疮疖肿痛。

云　实 马豆、水皂角、药王子

Caesalpinia decapetala (Roth) Alston

标本采集号：361028170424004LY

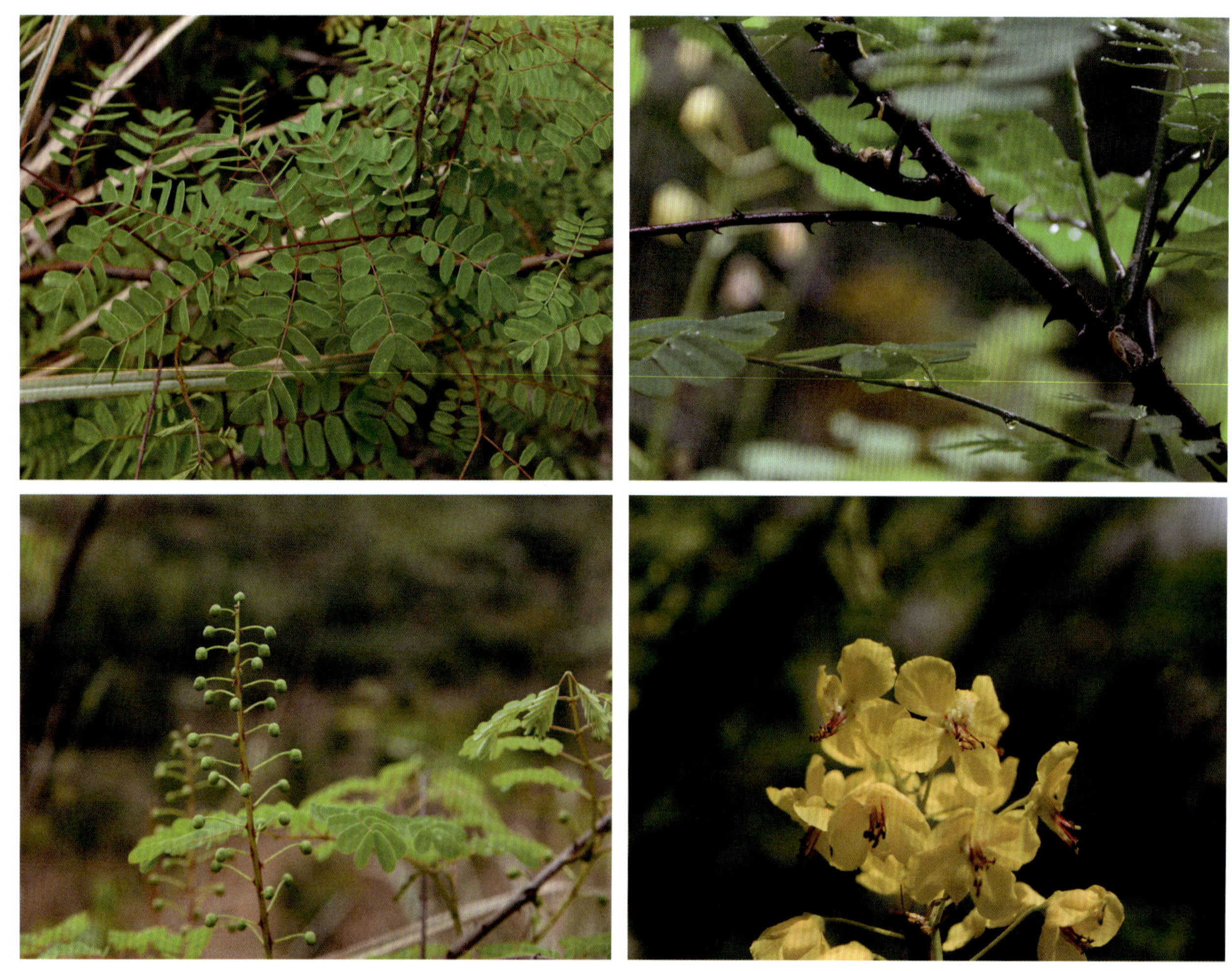

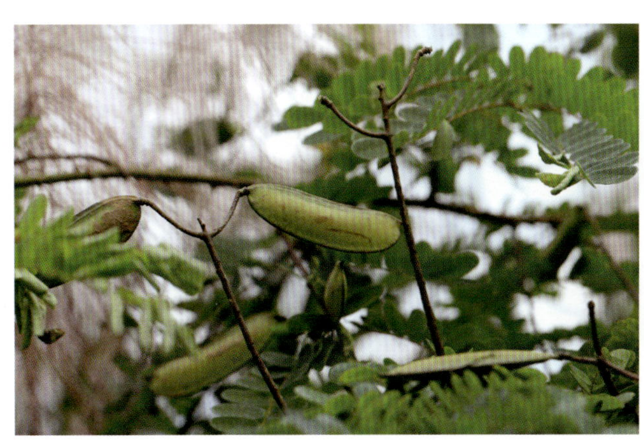
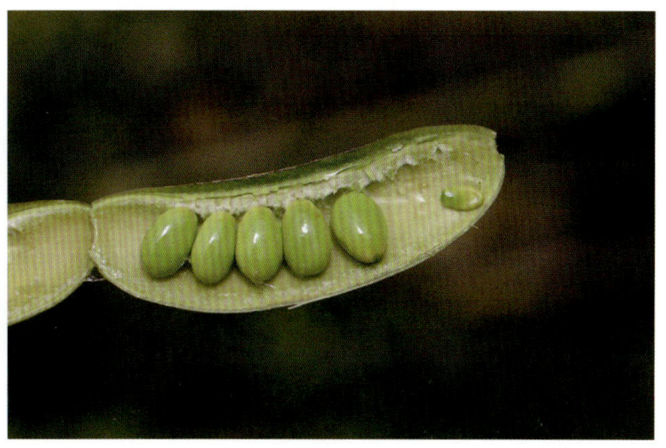

形态特征 藤本，枝、叶轴和花序均被柔毛和钩刺。二回羽状复叶长 20~30cm，羽片 3~10 对，对生，具柄；小叶 8~12 对，长圆形，长 10~25mm，宽 6~12mm；托叶小。总状花序顶生，具多花；总花梗多刺；花梗长 3~4cm；萼片 5，长圆形，被短柔毛；花瓣黄色；雄蕊与花瓣近等长；子房无毛。荚果长圆状舌形，宽 2.5~3cm，沿腹缝线有狭翅，熟时开裂。种子 6~9 颗，椭圆状，种皮棕色。花、果期 4~10 月。

适宜生境 生于平原、丘陵地、山谷及河边。

资源状况 分布于马头山各地。常见。

入药部位 根或根皮（云实根）、种子（云实）。

采收加工 根或根皮：全年均可采收，挖取根部，洗净，切片或剥取根皮。种子：秋季果实成熟时采收，剥取种子，晒干。

功能主治 根或根皮：祛风除湿，解毒消肿。用于感冒发热，咳嗽，咽喉肿痛，牙痛，风湿痹痛，肝炎，痢疾，淋证，痈疽肿毒，皮肤瘙痒，毒蛇咬伤。种子：解毒除湿，止咳化痰，杀虫。用于痢疾，疟疾，慢性支气管炎，小儿疳积，虫积。

刀 豆 挟剑豆

Canavalia gladiata (Jacq.) DC.

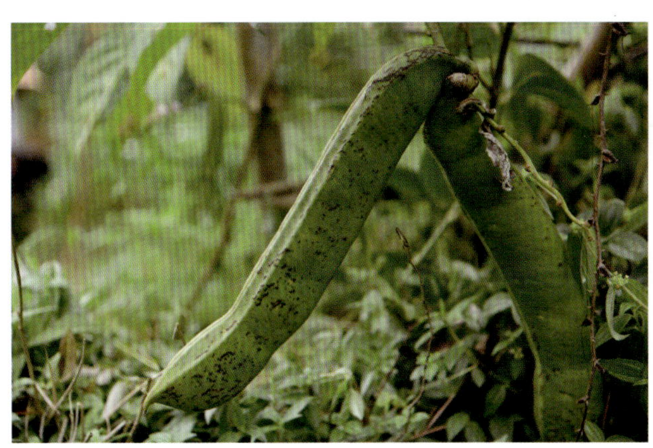
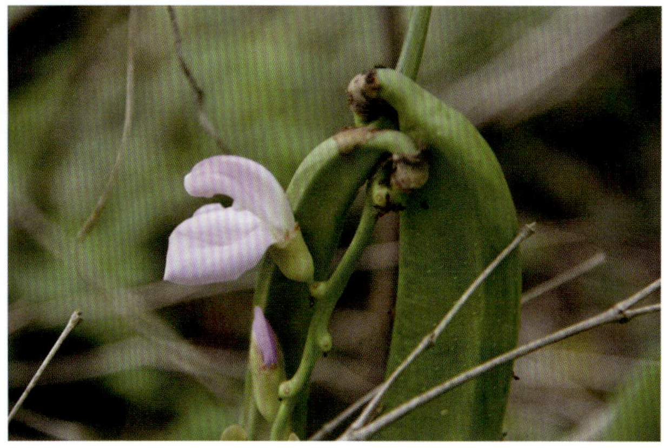

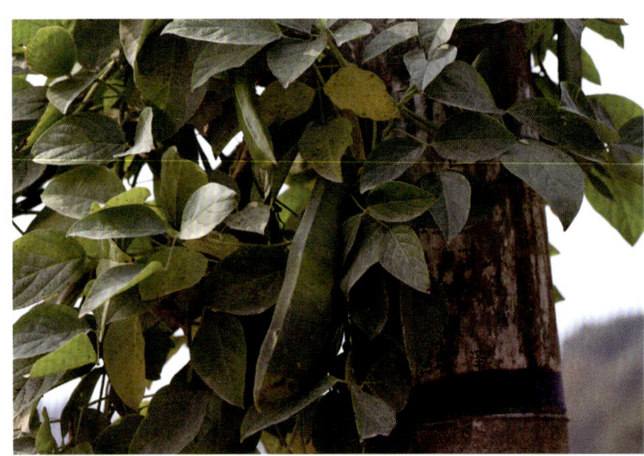
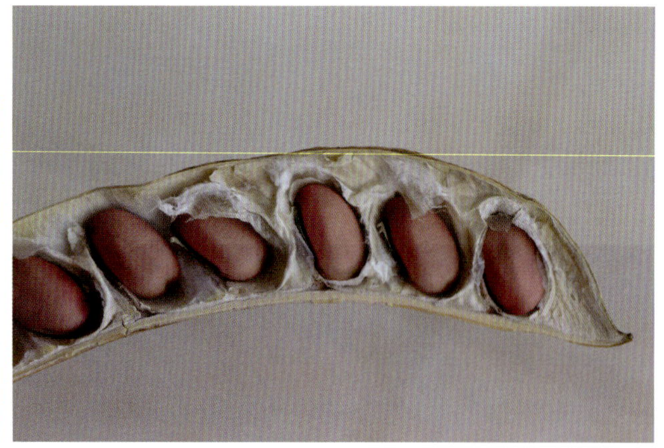

形态特征 缠绕草本。羽状复叶具3小叶，小叶卵形，长8~15cm，宽4~12cm；小叶柄长约7mm，被毛。总状花序具长总花梗；小苞片卵形，长1mm；花萼长15~16mm，稍被毛；花冠白色或粉红色，长3~3.5cm，旗瓣宽椭圆形，翼瓣和龙骨瓣均弯曲，具向下的耳；子房线形，被毛。荚果带状，宽4~6cm，离缝线约5mm处有棱。种子长3.5cm，宽2cm，厚1.5cm。花期7~9月，果期10月。

适宜生境 生于气候较暖的地区。

资源状况 分布于马头山各地。常见。栽培。

入药部位 根（刀豆根）、种子（刀豆）、果壳（刀豆壳）。

采收加工 根：秋季采收，晒干或鲜用。种子：秋季采收成熟果实，剥取种子，晒干。果壳：秋季果实成熟时，采收果实，晒干，剥去种子，将果壳晒至全干。

功能主治 根：散瘀行血，通经。用于头风，风湿腰脊痛，疝气，久痢，经闭，跌打损伤。种子：温中，下气，止呃。用于虚寒呃逆，呕吐。果壳：和中下气，散瘀活血。用于反胃，呃逆，久痢，经闭，喉痹，喉癣。

锦鸡儿 娘娘袜

Caragana sinica (Buc’hoz) Rehd.

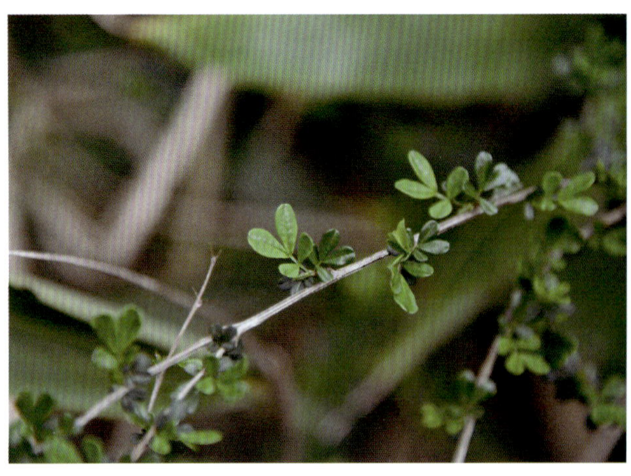
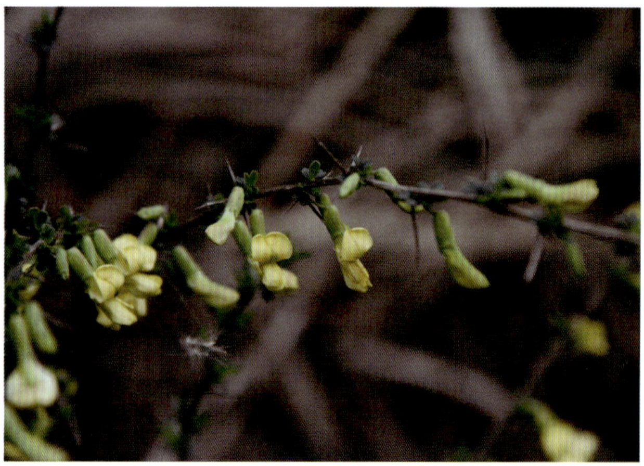

形态特征 灌木。树皮深褐色；小枝有棱，无毛。托叶三角形，硬化成针刺；叶轴硬化成针刺，针刺长 7~25mm；小叶 2 对，羽状，上部 1 对小叶常较下部大，长 1~3.5cm，宽 5~15mm。花单生，花梗长约 1cm；花萼钟状，长 12~14mm，宽 6~9mm；花冠黄色，长 2.8~3cm，旗瓣狭倒卵形，具短瓣柄，翼瓣稍长于旗瓣，瓣柄与瓣片近等长；子房无毛。荚果圆筒状，长 3~3.5cm，宽 5mm。花期 4~5 月，果期 7 月。

适宜生境 生于山坡和灌丛中。

资源状况 分布于马头山各地。常见。

入药部位 根和花（锦鸡儿）。

采收加工 根：秋季挖根，洗净，晒干，或除去木心，切片，晒干。花：春季采收，晒干。

功能主治 根：滋补强壮，活血调经，祛风利湿。用于高血压，头昏头晕，耳鸣眼花，体弱乏力，月经不调，白带异常，乳汁不足，风湿关节痛，跌打损伤。花：祛风活血，止咳化痰。用于头晕耳鸣，肺虚咳嗽，小儿消化不良。

响铃豆

Crotalaria albida Heyne ex Roth

标本采集号：361028170912022LY

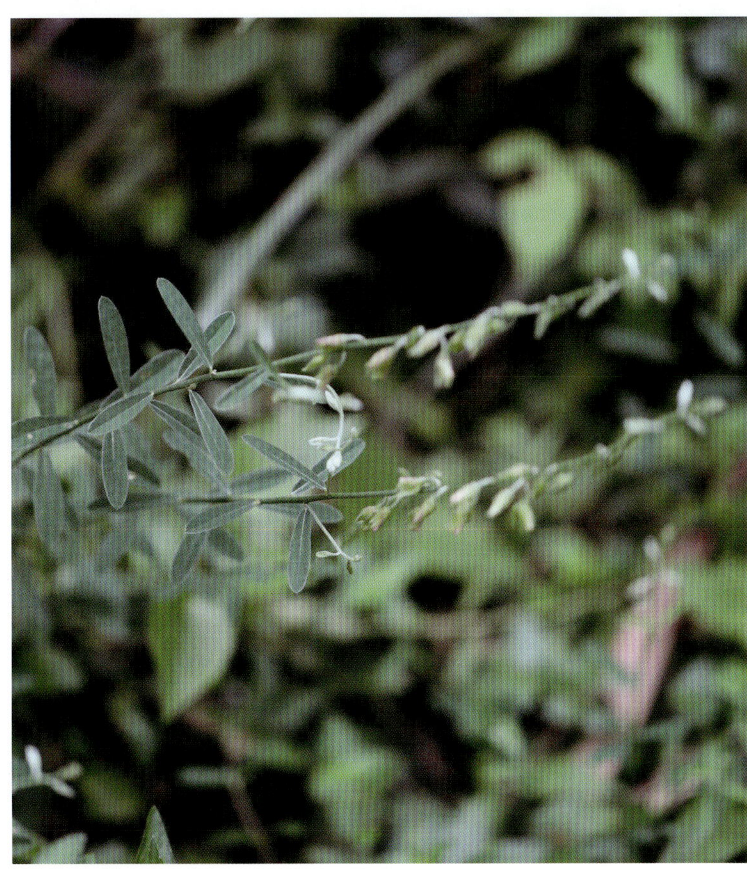

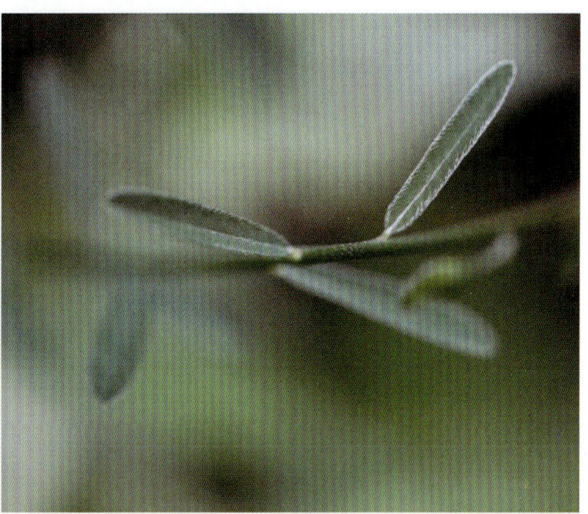

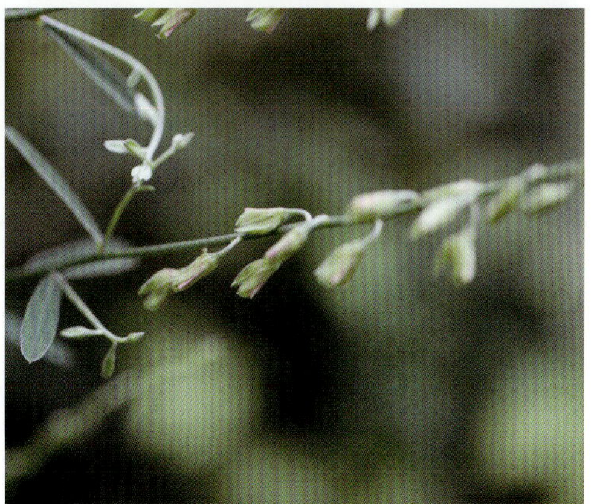

形态特征 多年生草本，基部木质。托叶细小，刚毛状，早落；单叶，叶片倒卵形、长圆状椭圆形或倒披针形，长 1~2.5cm，宽 0.5~1.2cm；叶柄近无。总状花序顶生或腋生，有花 20~30 朵，花序长达 20cm；苞片丝状，长约 1mm，小苞片与苞片同形，生于萼筒基部；花梗长 3~5mm；花萼二唇形，长 6~8mm；花冠淡黄色，长 6~8mm；子房无柄。荚果短圆柱形，长 10mm。种子 6~12 颗。花、果期 5~12 月。

适宜生境 生于荒地路旁及山坡疏林下。

资源状况 分布于马头山各地。少见。

入药部位 根和全草（响铃豆）。

采收加工 夏、秋二季采收，洗净，切碎，晒干。

功能主治 清热解毒，止咳平喘，截疟。用于尿道炎，膀胱炎，肝炎，胃肠炎，痢疾，支气管炎，肺炎，哮喘，疟疾；外用于痈肿疮毒，乳腺炎。

野百合 紫花野百合、农吉利、倒挂山芝麻

Crotalaria sessiliflora Linn.

标本采集号：361028180826022LY

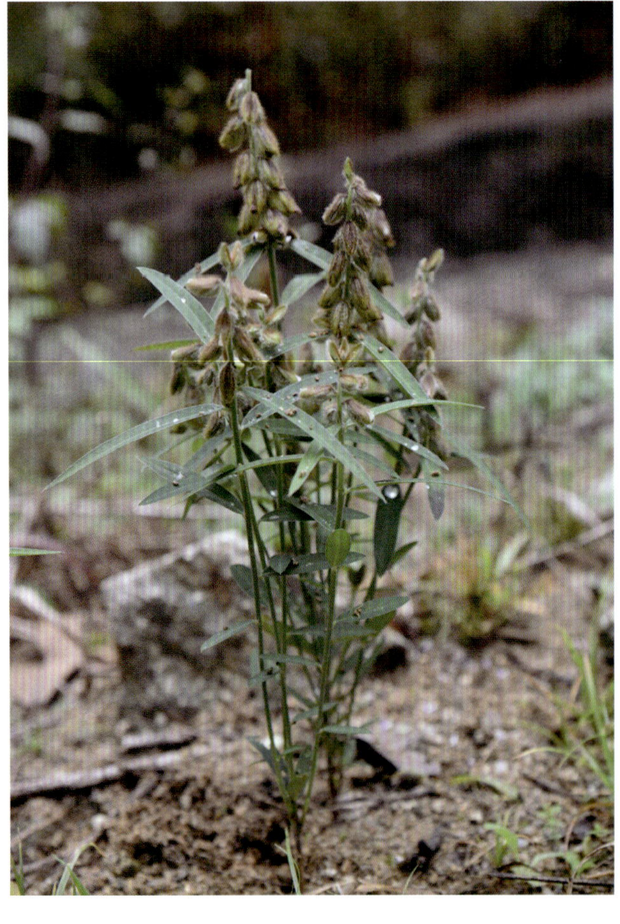

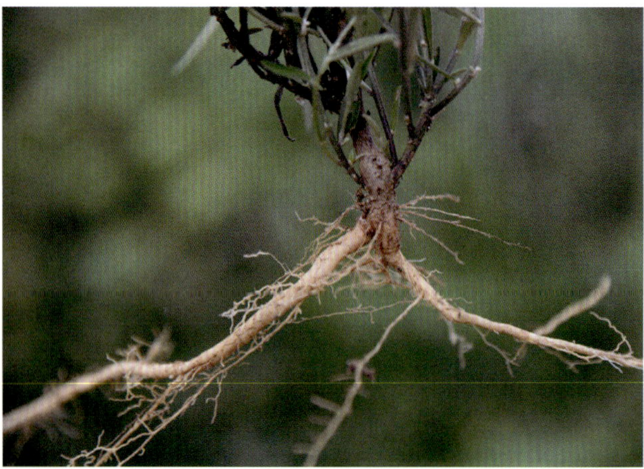

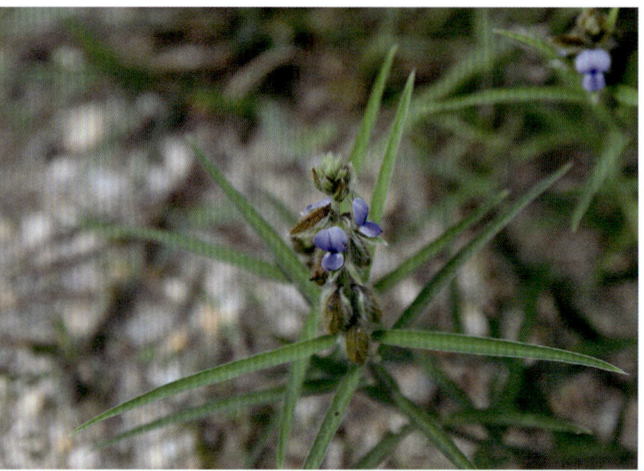

形态特征　草本，基部木质。托叶线形，长 2~3mm，宿存或早落；单叶，叶片线形或线状披针形，长 3~8cm，宽 0.5~1cm；叶柄近无。总状花序顶生、腋生，花 1 朵至多数；苞片线状披针形；花梗短，长 2mm；花萼二唇形，长 10~15mm；花冠蓝色或紫蓝色，长 7~10mm，宽 4~7mm，龙骨瓣中部以上变狭，形成长喙；子房无柄。荚果短圆柱形，长约 10mm。种子 10~15 颗。花、果期 5 月至翌年 2 月。

适宜生境　生于荒地杂草中。

资源状况　分布于马头山各地。常见。

入药部位　全草（野百合）。

采收加工　夏、秋二季采集，晒干。

功能主治　清热，利湿，解毒。用于痢疾，疮疖，小儿疳积。

黄　檀　白檀、檀木、檀树

Dalbergia hupeana Hance

标本采集号：361028180824018LY

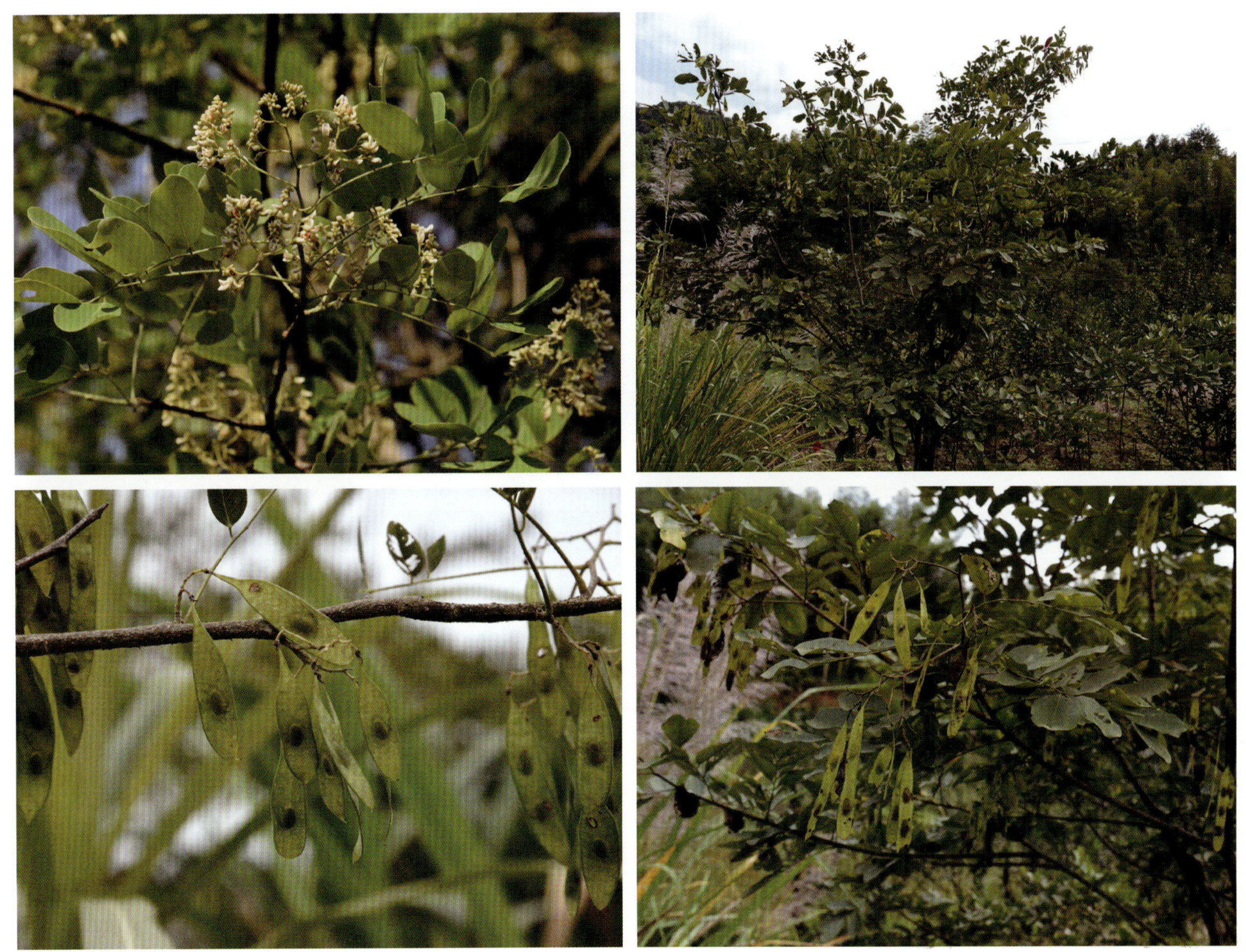

形态特征 乔木。树皮暗灰色，幼枝淡绿色。羽状复叶长15~25cm；小叶3~5对，较阔，近革质，长3.5~6cm，宽2.5~4cm。圆锥花序顶生，与花梗、花萼同疏被锈色短柔毛；花密集，长6~7mm；花梗5mm；花萼钟状，上方2枚阔圆形；花冠白色或淡紫色，旗瓣圆形；雄蕊10；子房具短柄，胚珠2~3粒，花柱纤细。荚果长4~7cm，宽13~15mm，果瓣薄革质，有种子1~3粒。种子肾形，长7~14mm，宽5~9mm。花期5~7月，果期8~9月。

适宜生境 生于山坡、溪边及山沟旁边的林地中。

资源状况 分布于马头山各地。常见。

入药部位 根或根皮（檀根）。

采收加工 夏、秋二季采挖，洗净，切碎，晒干。

功能主治 清热解毒，止血消肿。用于疮疖疔毒，毒蛇咬伤，细菌性痢疾，跌打损伤。

评　　述 本品有小毒。

小槐花 拿身草、黐草子、粘人麻

Desmodium caudatum (Thunb.) DC.

标本采集号：361028170710030LY

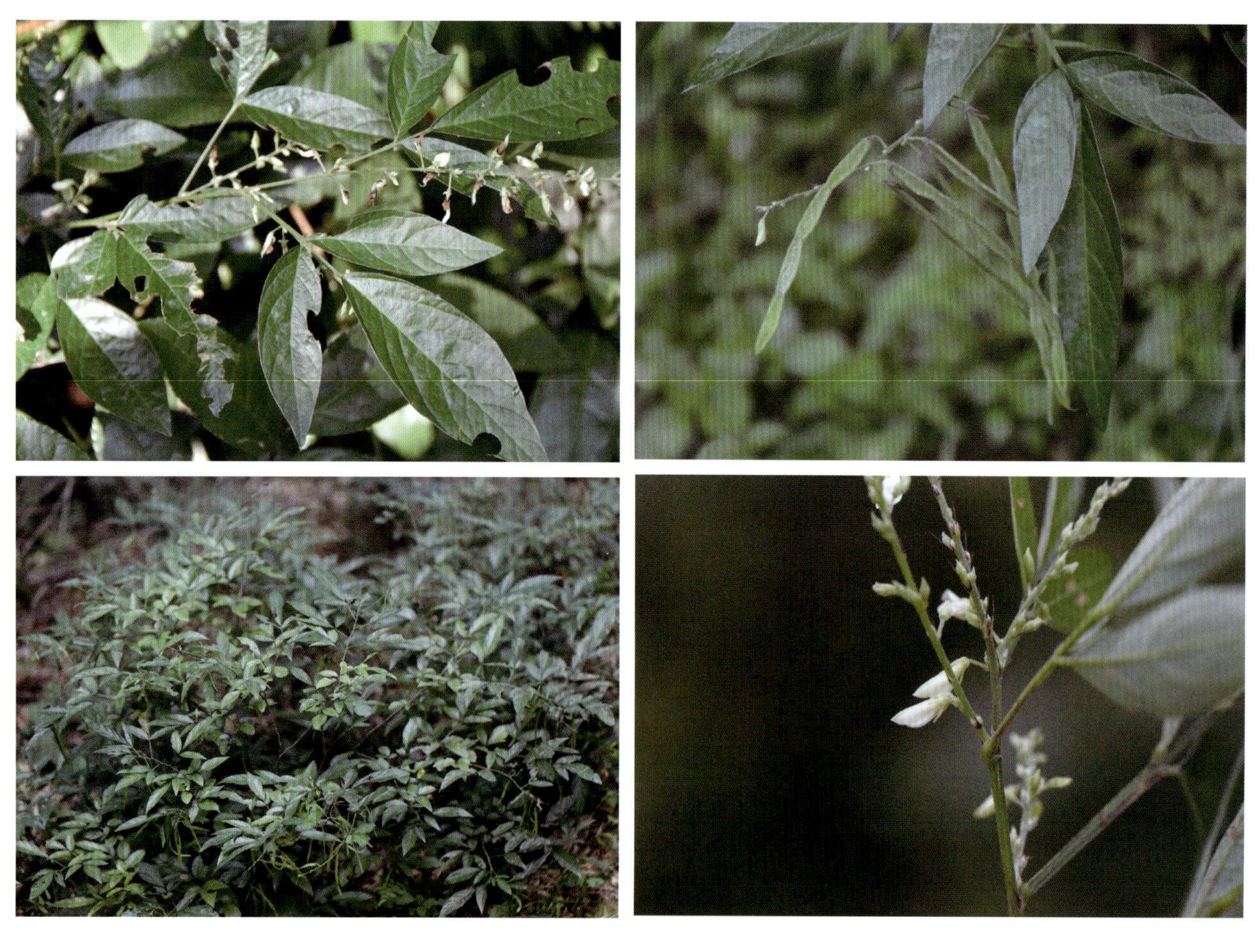

形态特征 灌木。叶为羽状三出复叶；托叶披针状线形，长 5~10mm；叶柄长 1.5~4cm；小叶 3，顶生小叶披针形，侧生小叶较小，侧脉每边 10~12 条；小叶柄长 14mm。总状花序顶生或腋生，每节生 2 花；苞片钻形；花梗长 3~4mm；花萼窄钟形；花冠绿白色或黄白色；雄蕊二体；雌蕊长约 7mm，子房密被贴伏柔毛。荚果线形，被钩状毛，腹背缝线浅缢缩，有荚节 4~8。花期 7~9 月，果期 9~11 月。

适宜生境 生于山谷、草地、林缘和村边。

资源状况 分布于马头山各地。常见。

入药部位 根或全株（小槐花）。

采收加工 夏、秋二季采集，洗净，晒干；鲜用四季可采。

功能主治 清热解毒，祛风利湿。用于感冒发热，肠胃炎，痢疾，小儿疳积，风湿关节痛；外用于毒蛇咬伤，痈疖疔疮，乳腺炎。

三点金 三点金草、蝇翅草

Desmodium triflorum (Linn.) DC.

标本采集号：361028170911010LY

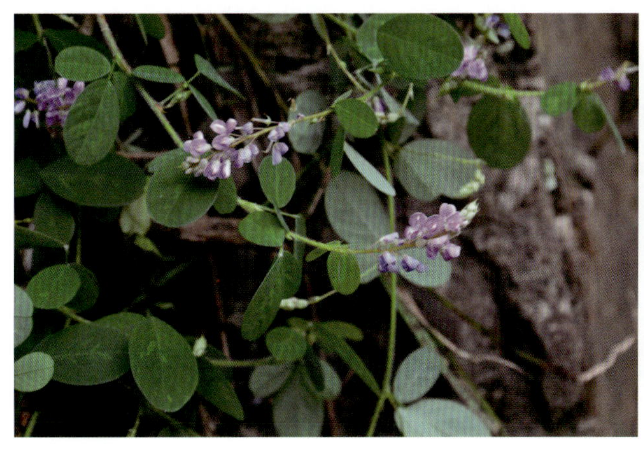
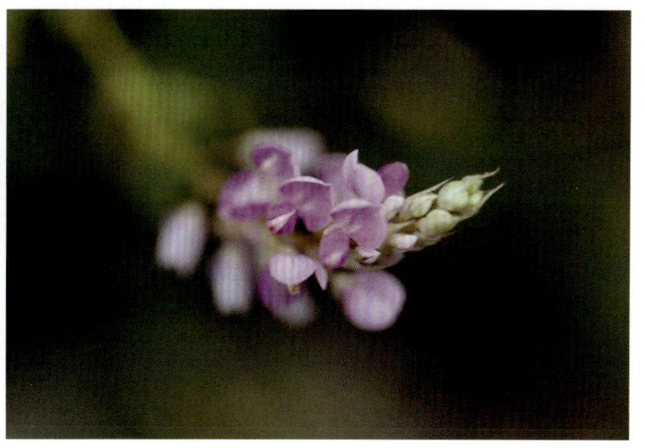

形态特征 多年生草本。茎纤细。叶为羽状三出复叶，小叶 3；托叶披针形，长 3~4mm，宽 1~1.5mm；叶柄长 5mm，被柔毛；小叶纸质，长、宽为 2.5~10mm，叶脉每边 4~5 条；小托叶狭卵形，长 0.5~0.8mm；小叶柄长 0.5~2mm。花单生或 2~3 朵簇生于叶腋；苞片狭卵形；花梗长 3~8mm；花萼长约 3mm；花冠紫红色；雄蕊二体；雌蕊长 4mm，子房线形。荚果扁平，长 5~12mm，宽 2.5mm，腹缝线直，有荚节 3~5，具网脉。花、果期 6~10 月。

适宜生境 生于旷野草地、路旁或河边沙土上。

资源状况 分布于马头山各地。常见。

入药部位 全草（三点金草）。

采收加工 夏、秋二季采收，洗净，鲜用或晒干。

功能主治 行气止痛，温经散寒，解毒。用于中暑腹痛，疝气痛，月经不调，痛经，产后关节痛，狂犬病。

千斤拔 蔓千斤拔、吊马桩、一条根

Flemingia philippinensis Merr. et Rolfe

标本采集号：361028170909039LY

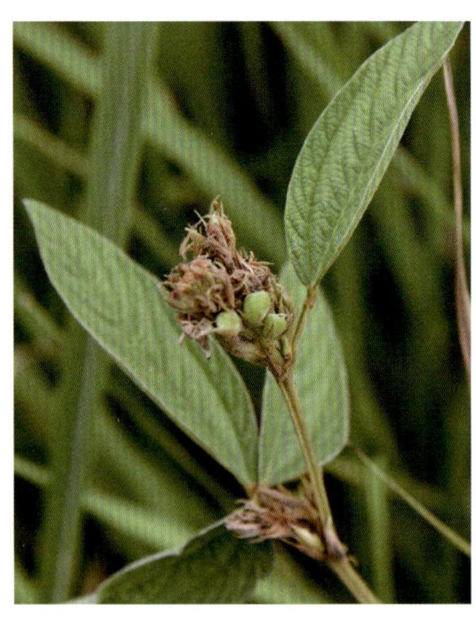
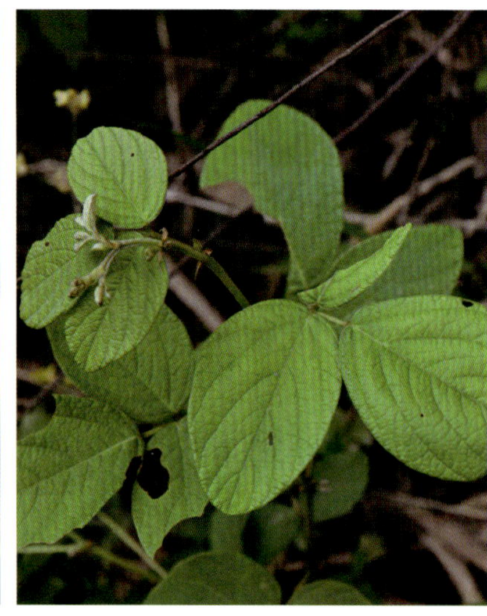
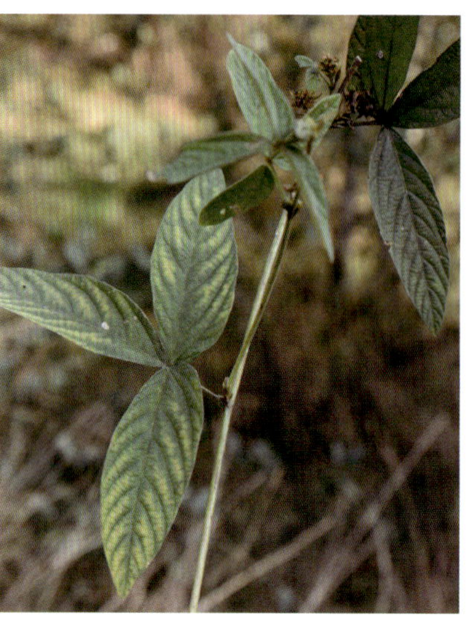

形态特征 亚灌木。幼枝三棱柱状，密被灰褐色短柔毛。叶具指状3小叶；托叶线状披针形；叶柄长2~2.5cm；小叶厚纸质，长椭圆形或卵状披针形，偏斜长4~9cm，宽1.7~3cm。总状花序腋生；苞片狭卵状披针形；花密生，具短梗；花萼裂片披针形，被灰白色长伏毛；花冠紫红色；雄蕊二体；子房被毛。荚果椭圆状，长7~8mm，宽约5mm。种子2颗，近圆球形，黑色。花、果期夏、秋二季。

适宜生境 生于平地旷野或山坡路旁草地上。

资源状况 分布于马头山各地。常见。

入药部位 根（千斤拔）。

采收加工 春、秋二季采挖，洗净，切片晒干或鲜用。

功能主治 祛风湿，强腰膝。用于风湿性关节炎，腰腿痛，腰肌劳损，带下病，跌打损伤。

野大豆 小落豆、乌豆、野黄豆

Glycine soja Sieb. et Zucc.

标本采集号：361028180822005LY

形态特征 缠绕草本，全体疏被褐色长硬毛。茎、小枝纤细。叶具3小叶，长可达14cm；托叶卵状披针形；顶生小叶卵圆形或卵状披针形，长3.5~6cm，宽1.5~2.5cm，侧生小叶斜卵状披针形。总状花序短；花小，长约5mm；苞片披针形；花萼钟状；花冠淡红紫色或白色。荚果长17~23mm，宽4~5mm，密被长硬毛。种子2~3颗，长2.5~4mm，宽1.8~2.5mm，褐黑色。花期7~8月，果期8~10月。

适宜生境　生于潮湿的田边、园边、沟旁、河岸、湖边、沼泽、草甸、沿海和岛屿向阳的矮灌木丛或芦苇丛中，稀见于沿河岸疏林下。

资源状况　分布于马头山各地。常见。

入药部位　全草（野大豆藤）、种子（野大豆）。

采收加工　全草：秋季采收，晒干。种子：秋季种子成熟时采收果实，晒干，剥取种子。

功能主治　全草：清热敛汗，舒筋止痛。用于盗汗，劳伤筋痛，胃脘痛，小儿食积。种子：益肾，止汗。用于头晕，目昏，风痹汗多。

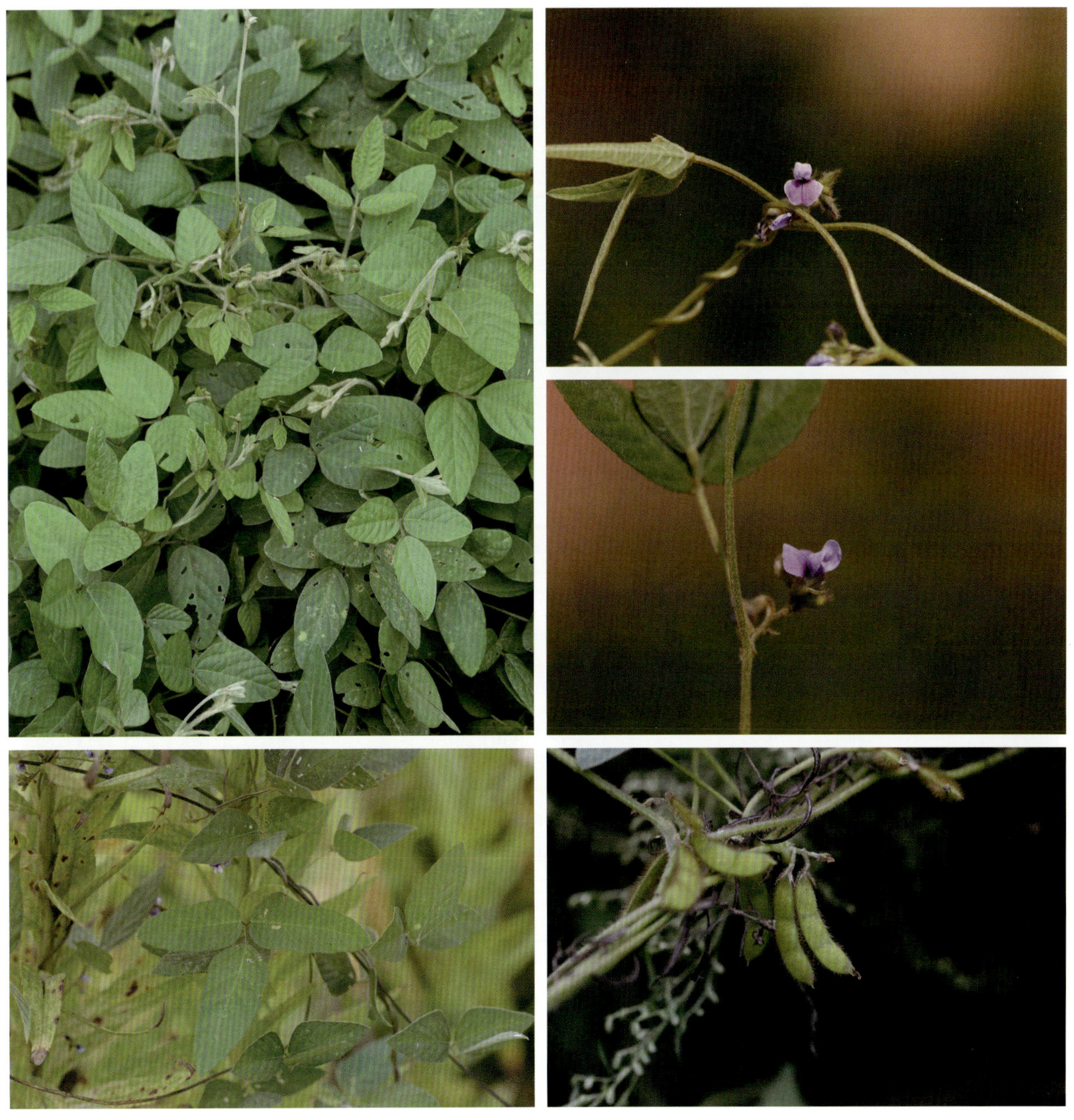

庭　藤

Indigofera decora Lindl.

标本采集号：361028180509031LY

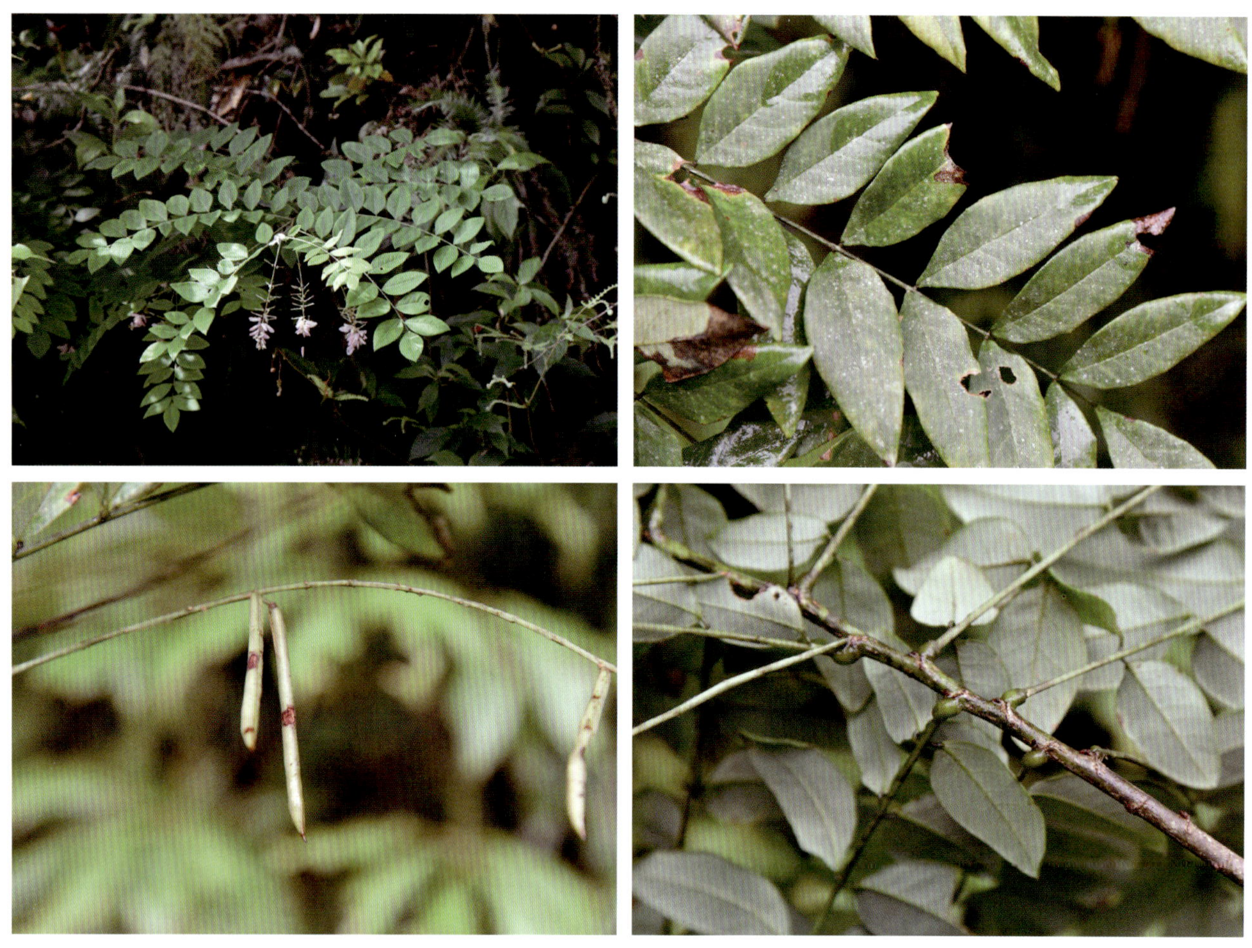

形态特征 灌木。茎圆柱形或有棱。羽状复叶长 8~25cm；叶柄长 1~1.5cm；托叶早落；小叶 3~11 对，长 2~7.5cm，宽 1~3.5cm，上面无毛；小叶柄长约 2mm。总状花序直立；花梗长 3~6mm；花萼杯状，长 2.5~3.5mm，萼筒长 1.5~2mm，萼齿三角形，下萼齿与萼筒等长；花冠淡紫色或粉红色，长 1.2~1.8cm，宽约 7mm；花药卵球形；子房无毛。荚果棕褐色，圆柱形，长 2.5~8cm。种子 7~8 粒，椭圆形，长 4~4.5mm。花期 4~6 月，果期 6~10 月。

适宜生境 生于沟谷旁及杂木林或灌丛中。

资源状况 分布于马头山各地。常见。

入药部位 根或全草（铜罗伞）。

采收加工 全年均可采收，洗净，鲜用或晒干。

功能主治 续筋接骨，散瘀止痛。用于跌打损伤，痛经，血瘀经闭，风湿痹痛。

鸡眼草 牛黄黄、公母草、掐不齐

Kummerowia striata (Thunb.) Schindl.

标本采集号：361028170913001LY

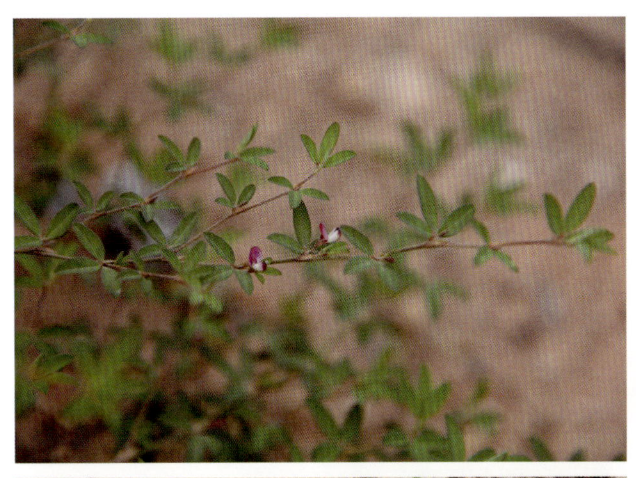
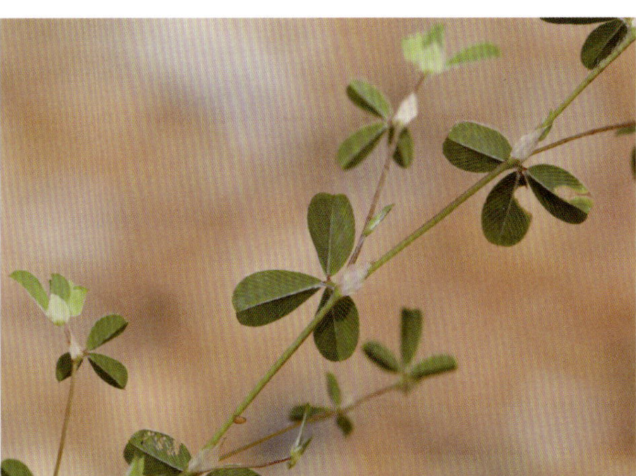
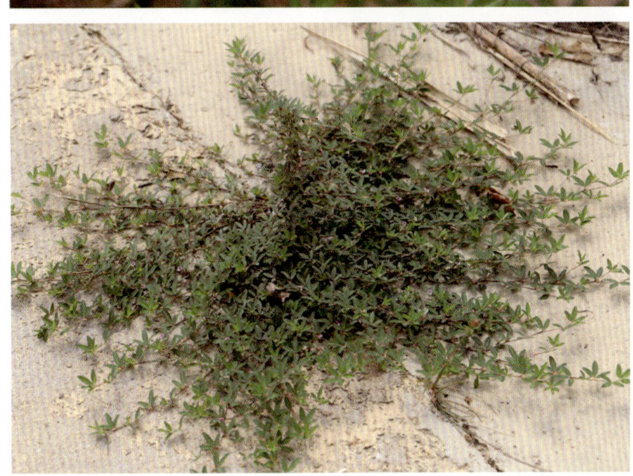
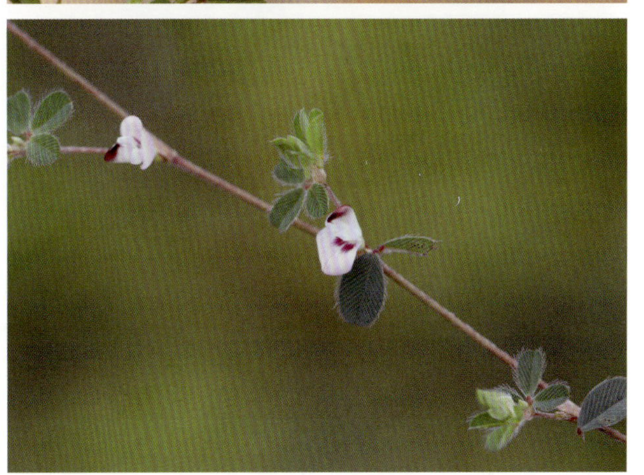

形态特征 一年生草本。叶为三出羽状复叶；膜质托叶大，卵状长圆形；小叶纸质，倒卵形至长圆形，先端圆形，基部近圆形，全缘。花小，单生或2~3朵簇生于叶腋；花萼钟状，带紫色，5裂；花冠粉红色或紫色，约较花萼长1倍，旗瓣椭圆形，具耳，龙骨瓣比旗瓣稍长或近等长，翼瓣比龙骨瓣稍短。荚果圆形或倒卵形，先端短尖，长3.5~5mm，较萼稍长或长达1倍。花期7~9月，果期8~10月。

适宜生境 生于林下、田边、路旁。

资源状况 分布于马头山各地。常见。

入药部位 全草（鸡眼草）。

采收加工 7~8月采收，鲜用或晒干。

功能主治 清热解毒，健脾利湿，活血止血。用于感冒发热，暑湿吐泻，黄疸，痈疖疔疮，痢疾，疳积，血淋，咯血，衄血，跌打损伤，赤白带下。

扁　豆 火镰扁豆、膨皮豆、藤豆

Lablab purpureus (Linn.) Sweet

标本采集号：361028180822031LY

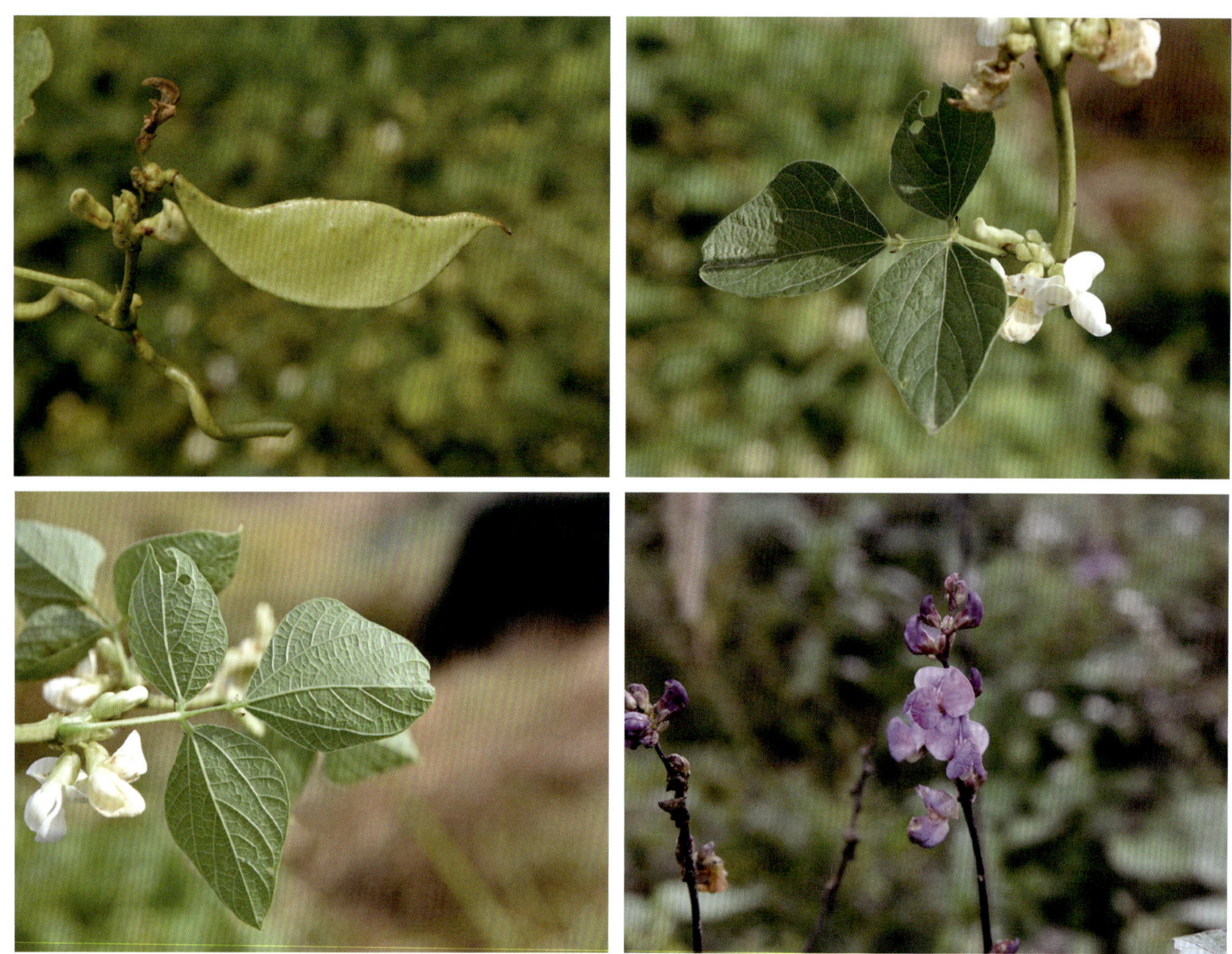

形态特征 缠绕藤本。茎呈淡紫色。羽状复叶具 3 小叶；托叶基着，披针形；小托叶线形；小叶宽三角状卵形，长 6~10cm，宽与长相等，侧生小叶两边不等大。总状花序直立，长 15~25cm，总花梗长 8~14cm；花 2 至多朵簇生于每一节上；花萼钟状；花冠白色或紫色；子房线形。荚果长圆状镰形，长 5~7cm，近顶端最阔，顶端有尖喙，基部渐狭。种子 3~5 颗，长椭圆形，种脐线形。花、果期 4~12 月。

适宜生境 生于田边、路旁。

资源状况 分布于马头山各地。常见。栽培。

入药部位 成熟种子（白扁豆）。

采收加工 秋、冬二季采收成熟果实，晒干，取出种子，再晒干。

功能主治 健脾化湿，和中消暑。用于脾胃虚弱，食欲不振，大便溏泻，白带过多，暑湿吐泻，胸闷腹胀。

中华胡枝子 华胡枝子

Lespedeza chinensis G. Don.

标本采集号：361028180821012LY

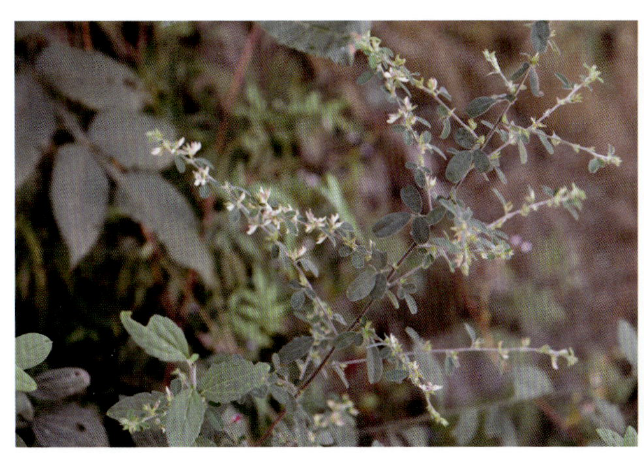
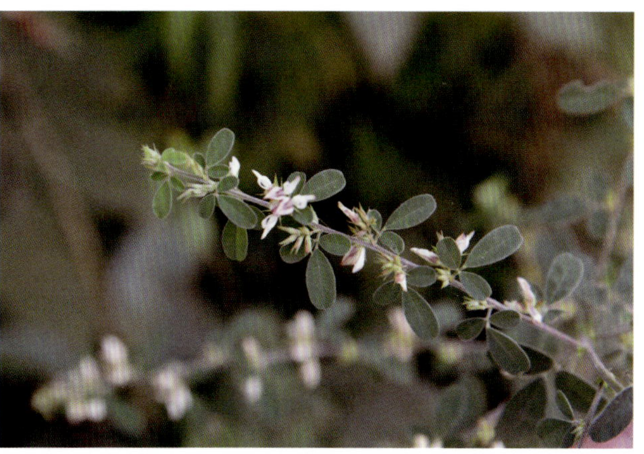

形态特征 灌木，全株被白色伏毛。茎直立或铺散。羽状复叶具3小叶，倒卵状长圆形至长圆形，先端平截、微凹或纯头，具小刺尖；叶柄长约1cm。总状花序腋生，不超出叶；花梗长1~2mm；苞片及小苞片披针形；花萼5深裂，裂片披针形；花冠白色或黄色；旗瓣椭圆形，基部具瓣柄及2枚耳状物，翼瓣狭长圆形，具长瓣柄，龙骨瓣长。荚果卵圆形，长约4mm，宽2.5~3mm，先端具喙。花期8~9月，果期10~11月。

适宜生境 生于灌木丛中、林缘、路旁、山坡、林下草丛等处。

资源状况 分布于马头山各地。常见。

入药部位 根（中华胡枝子）。

采收加工 夏、秋二季采挖，洗净，切片，晒干。

功能主治 活血止痛。用于关节痛。

截叶铁扫帚 夜关门、苍蝇翼、铁马鞭

Lespedeza cuneata (Dum.-Cours.) G. Don.

标本采集号：361028180821012LY

形态特征 灌木。茎直立或斜升。叶密集，柄短；小叶楔形或线状楔形，长1~3cm，宽2~7mm，先端截形成近截形。总状花序腋生，具2~4朵花；总花梗极短；小苞片卵形或狭卵形，长1~1.5mm；花萼狭钟形，5深裂，裂片披针形；花冠淡黄色或白色；旗瓣基部有紫斑，翼瓣与旗瓣近等长，龙骨瓣稍长；闭锁花簇生于叶腋。荚果宽卵形或近球形，长2.5~3.5mm，宽约2.5mm。花期7~8月，果期9~10月。

适宜生境 生于山坡路旁。

资源状况 分布于马头山各地。常见。

入药部位 根和全株（铁扫帚）。

采收加工 夏、秋二季挖根及全株，洗净，切碎，晒干。

功能主治 清热利湿，消食除积，祛痰止咳。用于小儿疳积，消化不良，胃肠炎，细菌性痢疾，胃痛，黄疸性肝炎，肾炎水肿，带下病，口腔炎，咳嗽，支气管炎；外用于带状疱疹，毒蛇咬伤。

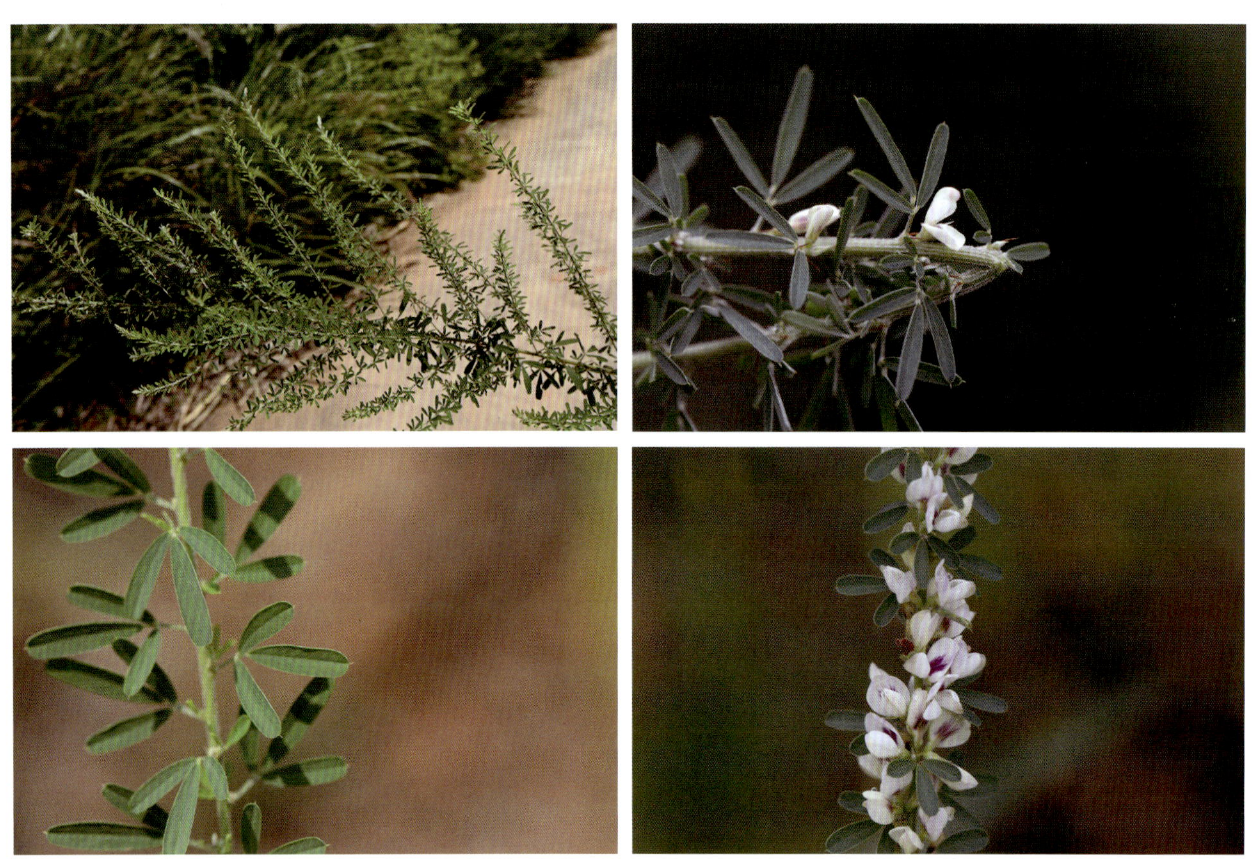

美丽胡枝子 沙牛木、夜关门、红布纱

Lespedeza formosa (Vog.) Koehne

标本采集号：361028170711050LY

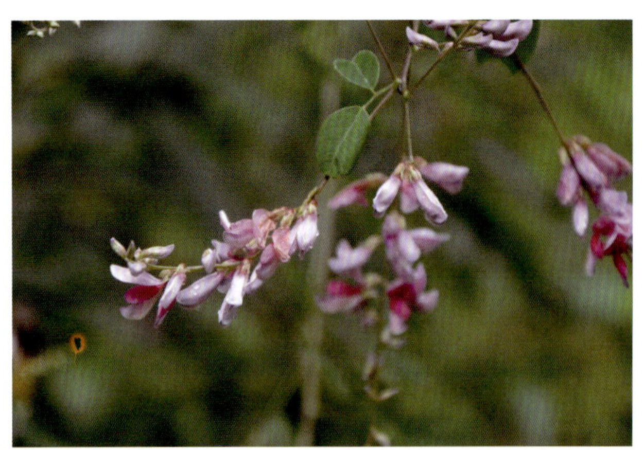

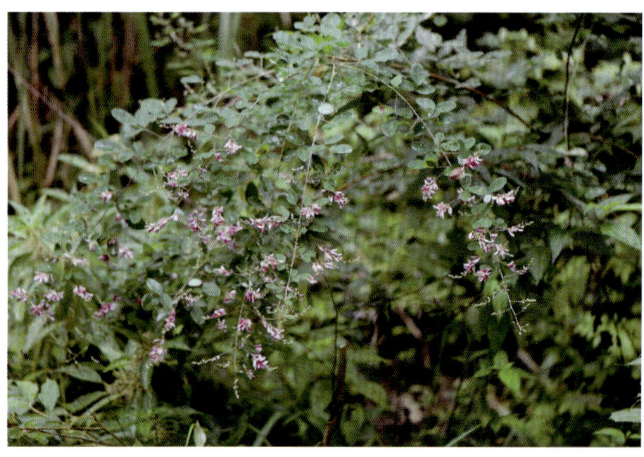

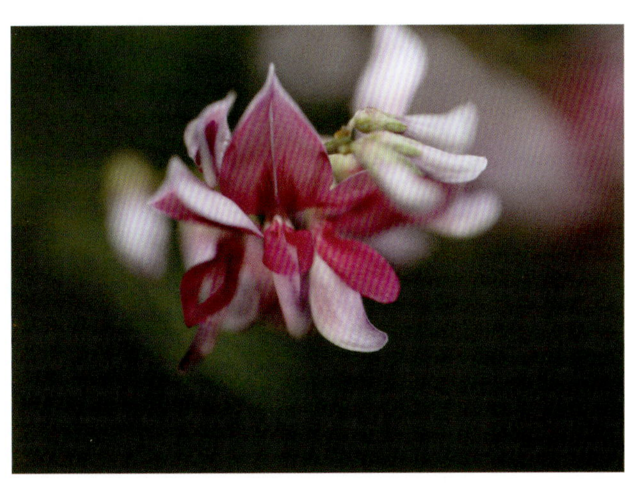
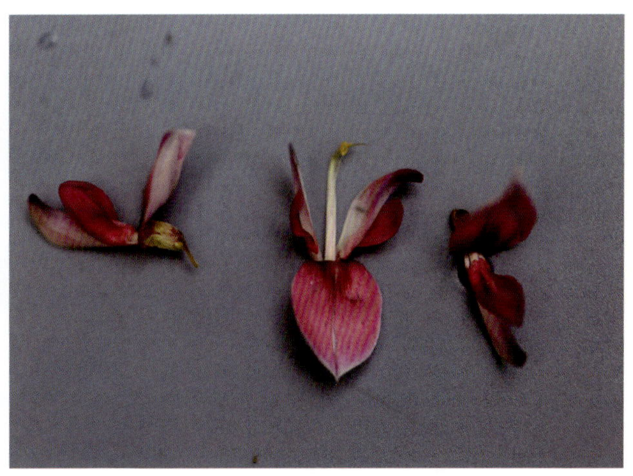

形态特征 灌木，多分枝，被疏柔毛。托叶披针形至线状披针形，长 4~9mm，褐色；叶柄长 1~5cm；小叶卵形，两端稍尖或稍钝，长 2.5~6cm，宽 1~3cm。总状花序单一，腋生或构成顶生的圆锥花序；总花梗长可达 10cm，苞片卵状渐尖，长 1.5~2mm；花梗短；花萼钟状；花冠红紫色，长 10~15mm，旗瓣近圆形或稍长，先端圆。荚果倒卵形或倒卵状长圆形，长 8mm，宽 4mm。花期 7~9 月，果期 9~10 月。

适宜生境 生于山坡、路旁及林缘灌丛中。

资源状况 分布于马头山郑家等地。常见。

入药部位 根（美丽胡枝子根）、茎叶（美丽胡枝子）、花（美丽胡枝子花）。

采收加工 根：全年可采收。晒干。茎叶：春季至秋季采收，晒干。花：秋季采收，晒干。

功能主治 根：清肺热，祛风湿，散瘀血。用于肺痈，风湿疼痛，跌打损伤。茎叶：清热利湿，通淋。用于小便不利，热淋。花：清热凉血。用于肺热咯血，便血。

亮叶崖豆藤 亮叶鸡血藤

Millettia nitida Benth.

标本采集号：361028180825033LY

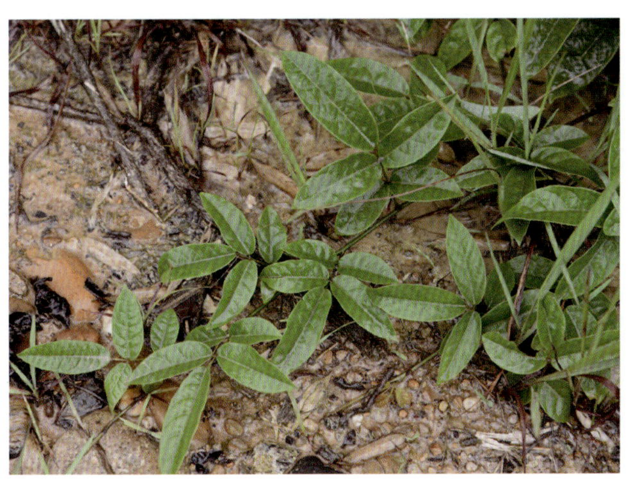
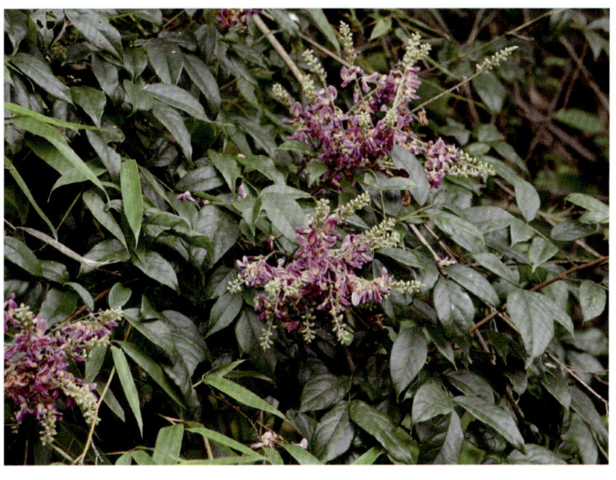

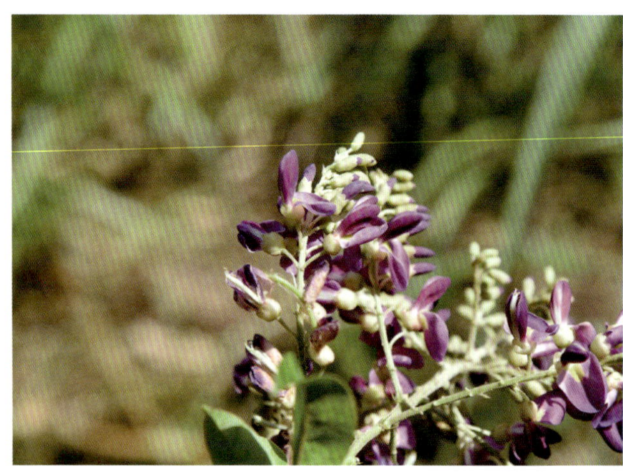
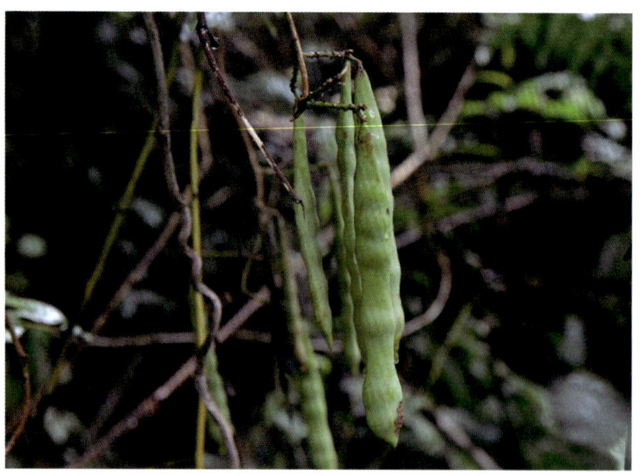

形态特征 攀缘灌木。茎皮锈褐色，粗糙。羽状复叶长 15~20cm；叶柄长 3~6cm，叶轴疏被短毛；托叶线形，小叶 2 对，间隔 2~3cm，硬纸质，卵状披针形或长圆形，长 5~11cm，宽 2~4cm，先端钝尖，基部圆形或钝，侧脉 5~6 对。圆锥花序顶生，粗壮，长 10~20cm；花单生，花长 1.6~2.4cm；苞片卵状披针形，小苞片卵形；花萼钟状；花盘皿状。种子 4~5 粒，栗褐色，光亮，斜长圆形，长约 10mm，宽约 12mm。花期 5~9 月，果期 7~11 月。

适宜生境 生于灌丛或山地疏林中。

资源状况 分布于马头山姚家岭等地。常见。

入药部位 根（鸡血藤）。

采收加工 秋、冬二季采收，除去枝叶，切片，晒干。

功能主治 补血，活血，通络。用于月经不调，血虚萎黄，麻木瘫痪，风湿痹痛。

丰城崖豆藤 丰城鸡血藤

Millettia nitida Benth. var. *hirsutissima* Z. Wei

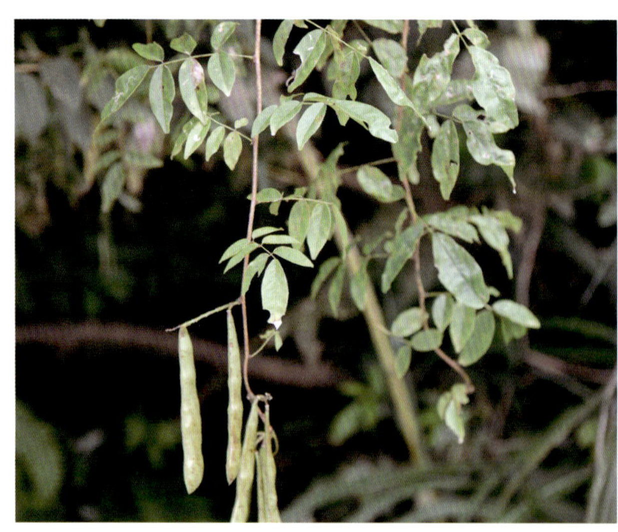
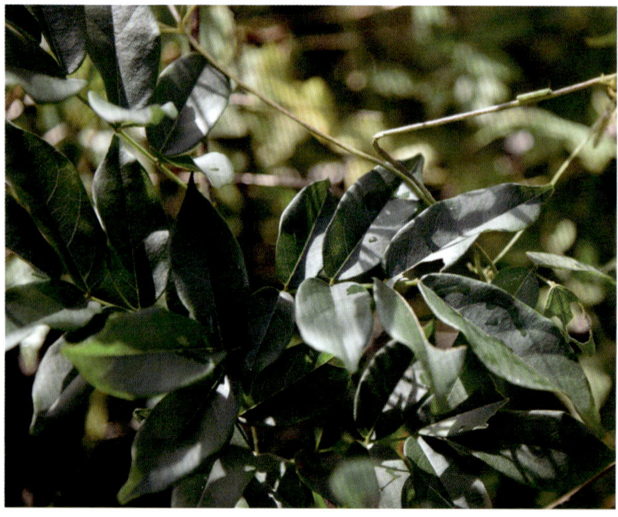

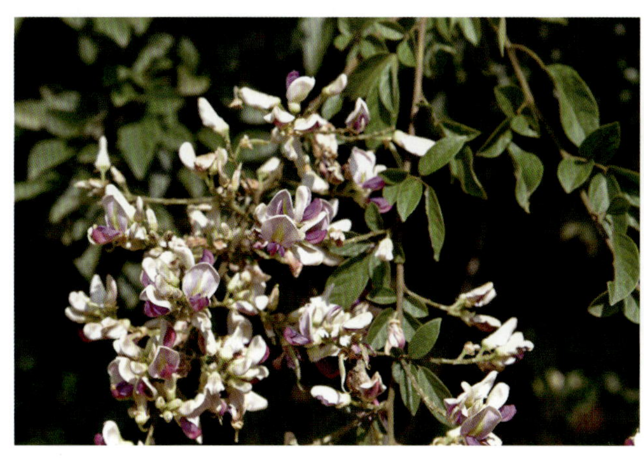
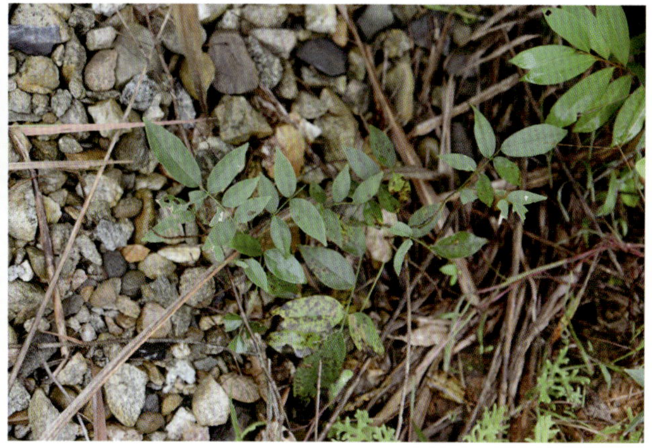

形态特征 攀缘灌木。茎皮锈褐色，粗糙。羽状复叶长 15~20cm，叶柄长 3~6cm；托叶线形；小叶 2 对，硬纸质，卵状披针形或长圆形，先端钝尖，基部圆形或钝，小叶卵形，较小，上面暗淡，下面密被红褐色硬毛。圆锥花序顶生；花单生，长 1.6~2.4cm；苞片卵状披针形，小苞片卵形；花萼钟状；花冠青紫色；雄蕊二体；花盘皿状。荚果线状长圆形，长 10~14cm，宽 1.5~2cm。种子 4~5 粒，栗褐色，光亮，斜长圆形。花期 5~9 月，果期 7~11 月。

适宜生境 生于山坡旷野或灌丛中。

资源状况 分布于马头山各地。少见。

入药部位 藤茎（鸡血藤）。

采收加工 秋、冬二季采收，除去枝叶，切片，晒干。

功能主治 补血，活血，通络。用于月经不调，血虚萎黄，麻木瘫痪，风湿痹痛。

网络崖豆藤 昆明鸡血藤

Millettia reticulata Benth.

标本采集号：361028170711035LY

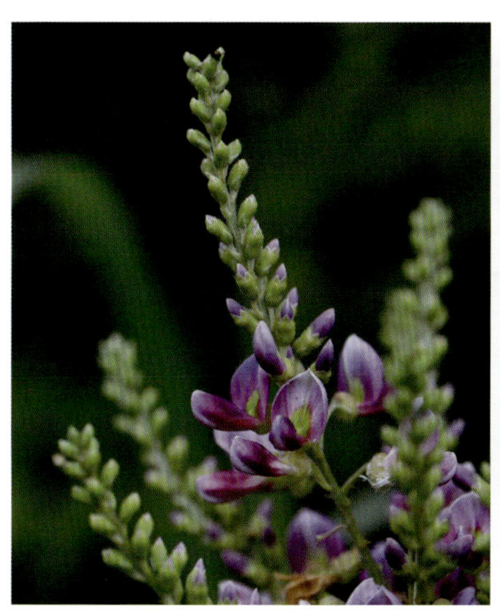
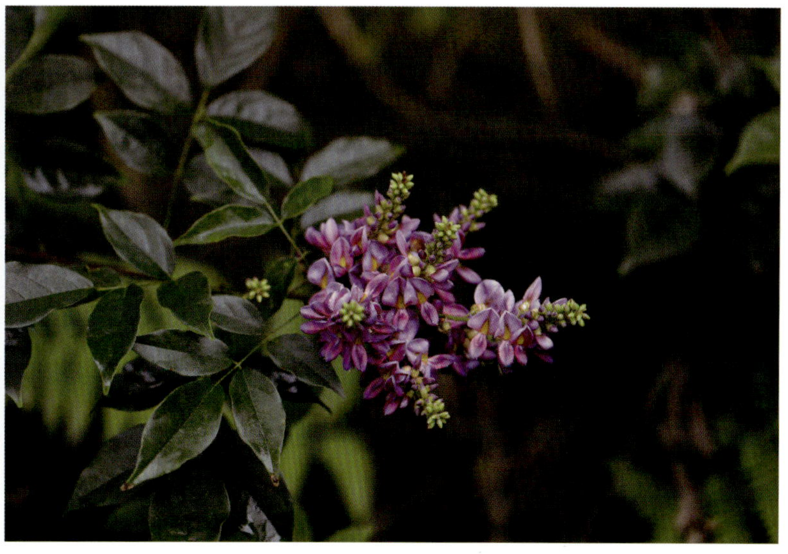

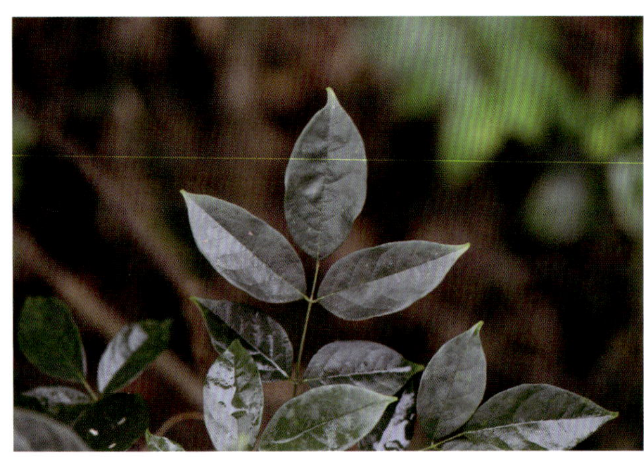
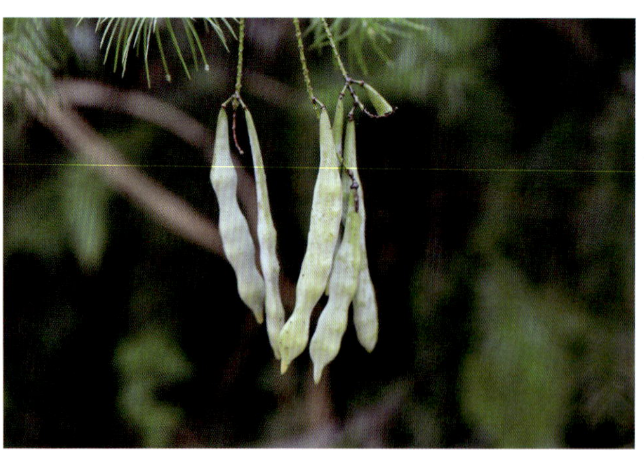

形态特征 藤本。小枝圆形。羽状复叶长 10~20cm；叶柄长 2~5cm；小叶 3~4 对，硬纸质，卵状长椭圆形，长 3~8cm，宽 1.5~4cm。圆锥花序顶生，长 10~20cm；花密集，单生于分枝上，长 1.3~1.7cm；苞片与托叶同形，小苞片卵形，贴萼生；花萼阔钟状至杯状；花冠红紫色，卵状长圆形；雄蕊二体；花盘筒状。荚果线形，长约 15cm，宽 1~1.5cm，扁平，瓣裂，有种子 3~6 粒。种子长圆形。花期 5~11 月。

适宜生境 生于山地灌丛及沟谷。

资源状况 分布于马头山郑家等地。常见。

入药部位 藤茎（鸡血藤）。

采收加工 秋、冬二季采收，除去枝叶，切片，晒干。

功能主治 补血，活血，通络。用于月经不调，血虚萎黄，麻木瘫痪，风湿痹痛。

花榈木 亨氏红豆、花梨木、臭桶柴

Ormosia henryi Prain

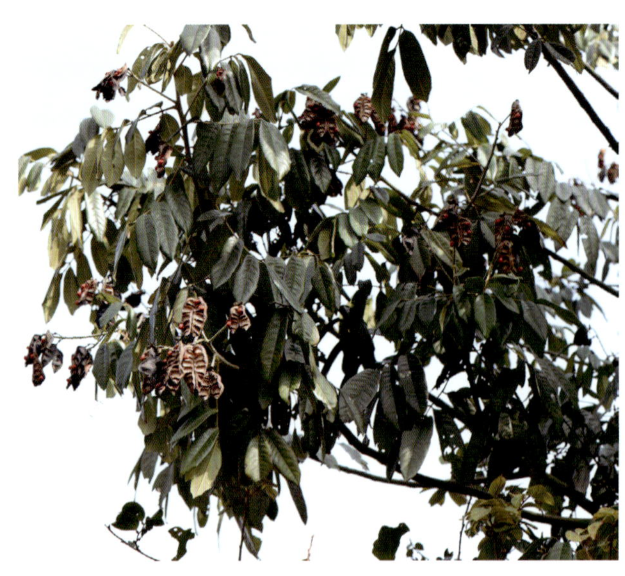
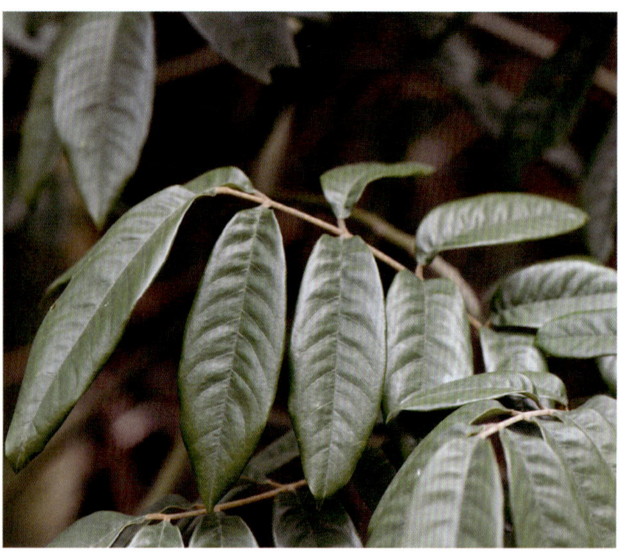

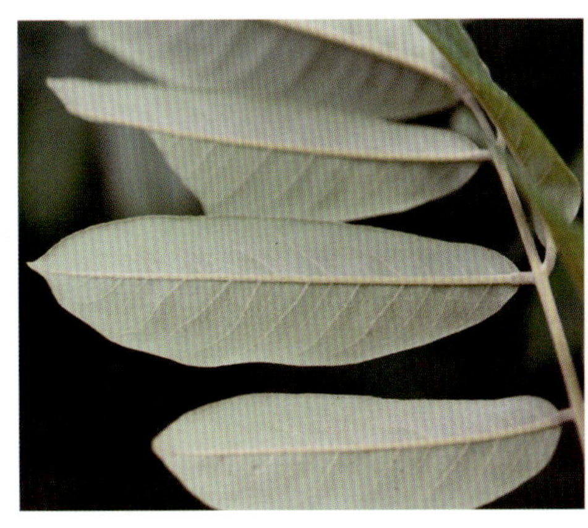
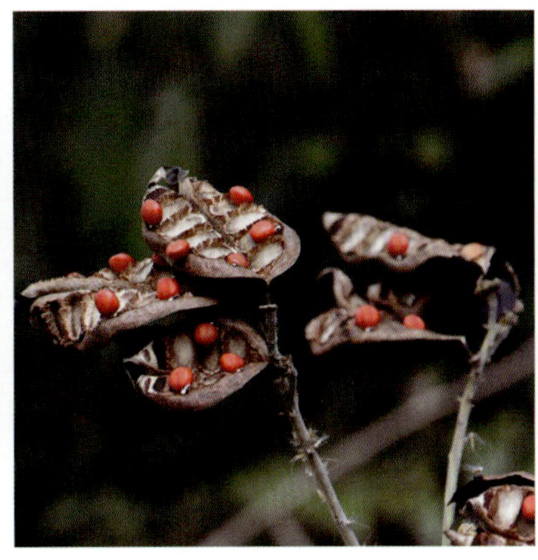
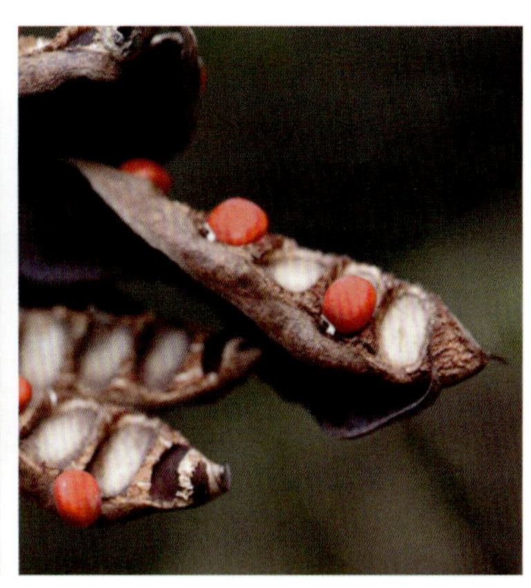

形态特征 乔木。树皮灰绿色。奇数羽状复叶，长 13~35cm；小叶 1~3 对，革质，椭圆形或长圆状椭圆形，长 4.3~17cm，宽 2.3~6.8cm；小叶柄长 3~6mm。圆锥花序顶生，长 11~17cm；花长 2cm，直径 2cm；花梗长 7~12mm；花萼钟形，5 齿裂；旗瓣近圆形。荚果扁平，长椭圆形，长 5~12cm，宽 1.5~4cm；果瓣革质，有种子 4~8 粒。种子椭圆形或卵形，长 8~15mm，种皮鲜红色，有光泽。花期 7~8 月，果期 10~11 月。

适宜生境 生于山地灌丛及沟谷。

资源状况 分布于马头山各地。少见。

入药部位 木材、根皮或根、叶（榈木）。

采收加工 全年均可采收，晒干或鲜用。

功能主治 祛风除湿，活血破瘀，解毒消肿。用于风湿性关节炎，腰肌劳损，产后瘀血腹痛，赤白漏下，跌打损伤，骨折，感冒，毒蛇咬伤，无名肿毒。

红豆树 何氏红豆、鄂西红豆、江阴红豆

Ormosia hosiei Hemsl. et Wils.

标本采集号：361028170710019LY

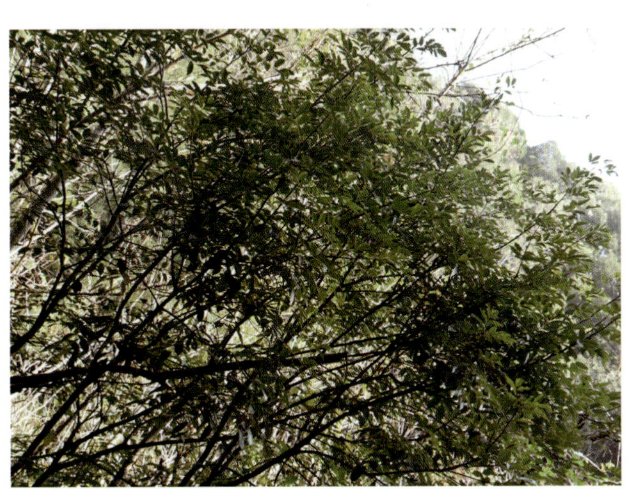
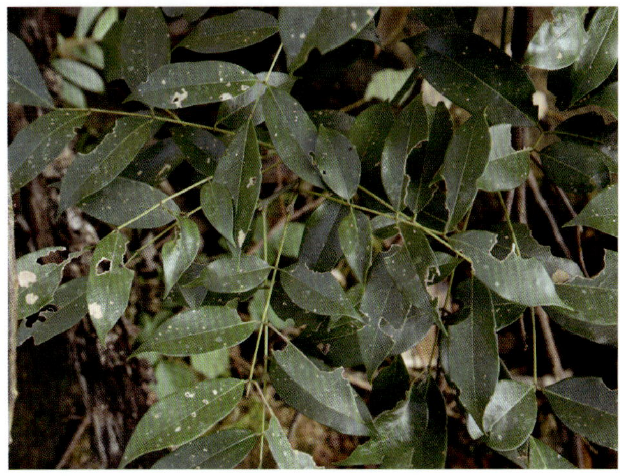

形态特征 乔木。树皮灰绿色，平滑；小枝绿色，幼时有黄褐色细毛，后变光滑；冬芽有褐黄色细毛。奇数羽状复叶，长 12.5~23cm；叶柄长 2~4cm，叶轴长 3.5~7.7cm；小叶薄革质，卵形或卵状椭圆形，稀近圆形，长 3~10.5cm，宽 1.5~5cm。圆锥花序顶生或腋生；花萼钟形；花冠白色或淡紫色，旗瓣倒卵形。荚果近圆形，扁平，有种子 1~2 粒。种子近圆形或椭圆形，种皮红色。花期 4~5 月，果期 10~11 月。

适宜生境 生于河旁、山坡、山谷林内。

资源状况 分布于马头山白沙坑等地。常见。

入药部位 种子（红豆树）。

采收加工 秋、冬二季果实成熟时采收，剥取种子，晒干。

功能主治 理气，通经。用于疝气，腹痛，血滞，闭经。

评　　述 本品有小毒。

长柄山蚂蝗 菱叶山蚂蝗、小粘子草

Podocarpium podocarpum (DC.) Yang et Huang

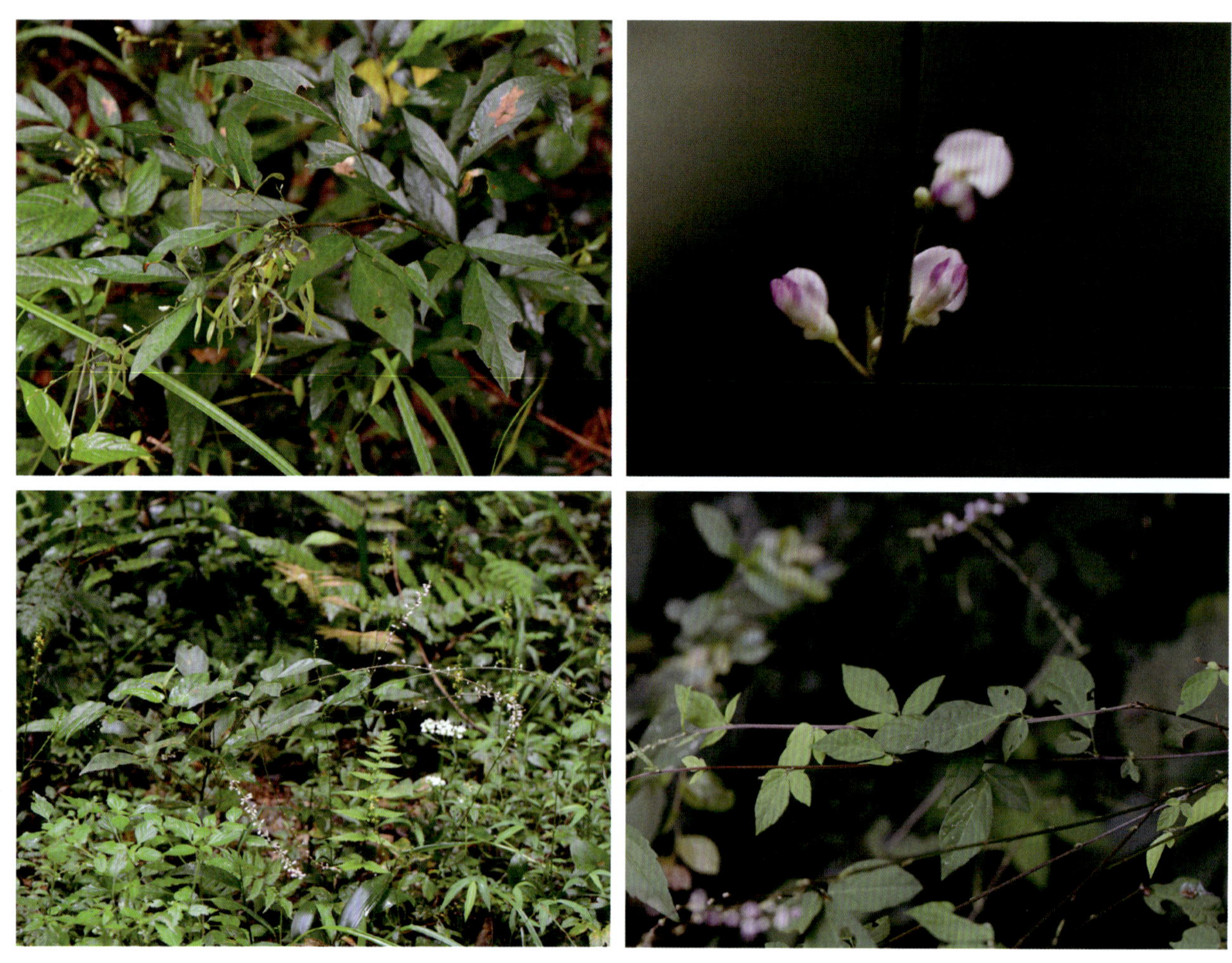

形态特征 直立草本。根状茎稍木质。叶为羽状三出复叶，小叶 3；叶柄长 2~12cm；小叶纸质，顶生小叶宽倒卵形，长 4~7cm，宽 3.5~6cm；小叶柄长 1~2cm。总状花序或圆锥花序，顶生或腋生；花萼钟形；花冠紫红色，旗瓣宽倒卵形；雄蕊单体；雌蕊长约 3mm。荚果长约 1.6cm，通常有荚节 2；荚节略呈宽半倒卵形，长 5~10mm，宽 3~4mm；果梗长约 6mm；果颈长 3~5mm。花、果期 8~9 月。

适宜生境 生于山坡路旁、草坡、次生阔叶林下或高山草甸处。

资源状况 分布于马头山各地。少见。

入药部位 根或叶（菱叶山蚂蝗）。

采收加工 夏、秋二季采收，鲜用或切段晒干。

功能主治 散寒解表，止咳，止血。用于风寒感冒，咳嗽，刀伤出血。

尖叶长柄山蚂蝗 山蚂蝗、小山蚂蝗

Hylodesmum podocarpum (DC.) Yang et Huang var. *oxyphyllum* (DC.) Yang & Huang

标本采集号：361028170708001LY

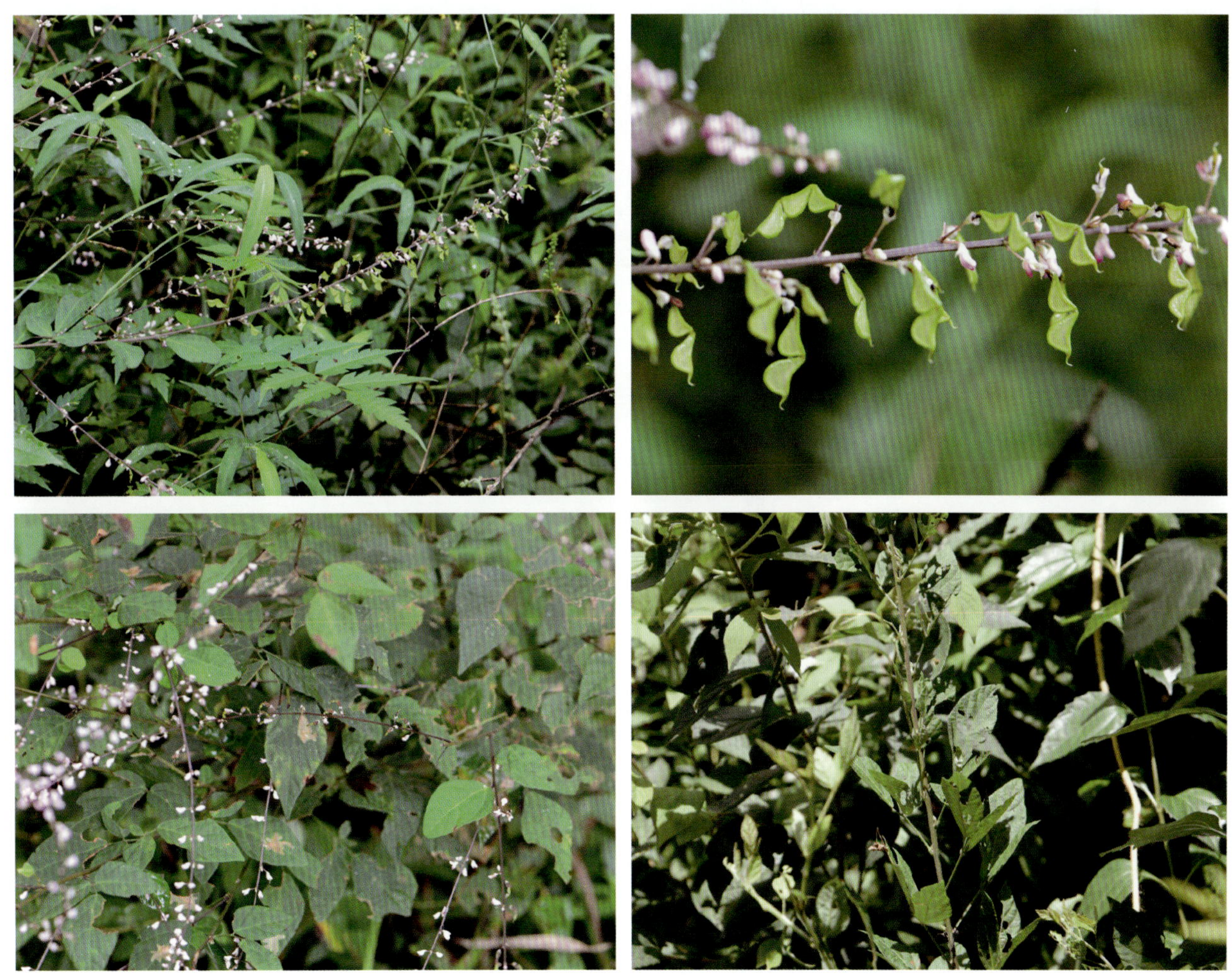

形态特征 直立草本。根状茎稍木质，茎具条纹。叶为羽状三出复叶，小叶3；顶生小叶菱形，长4~8cm，宽2~3cm，先端渐尖，尖头钝，基部楔形。总状花序或圆锥花序，顶生或顶生和腋生；总花梗被柔毛和钩状毛；通常每节生2花；花萼钟形，花冠紫红色；雄蕊单体；雌蕊长约3mm，子房具子房柄。荚果长约1.6cm，通常有荚节2，背缝线弯曲，节间深凹入达腹缝线。花、果期8~9月。

适宜生境 生于山坡路旁、灌丛、疏林中。

资源状况 分布于马头山竹延山等地。常见。

入药部位 全株（尖叶长柄山蚂蝗）。

采收加工 9~10月采收，切段，晒干。

功能主治 解表散寒，祛风解毒。用于风湿骨痛，咳嗽吐血。

葛 野葛、葛藤、甘葛

Pueraria lobata (Willd.) Ohwi

标本采集号：361028170912003LY

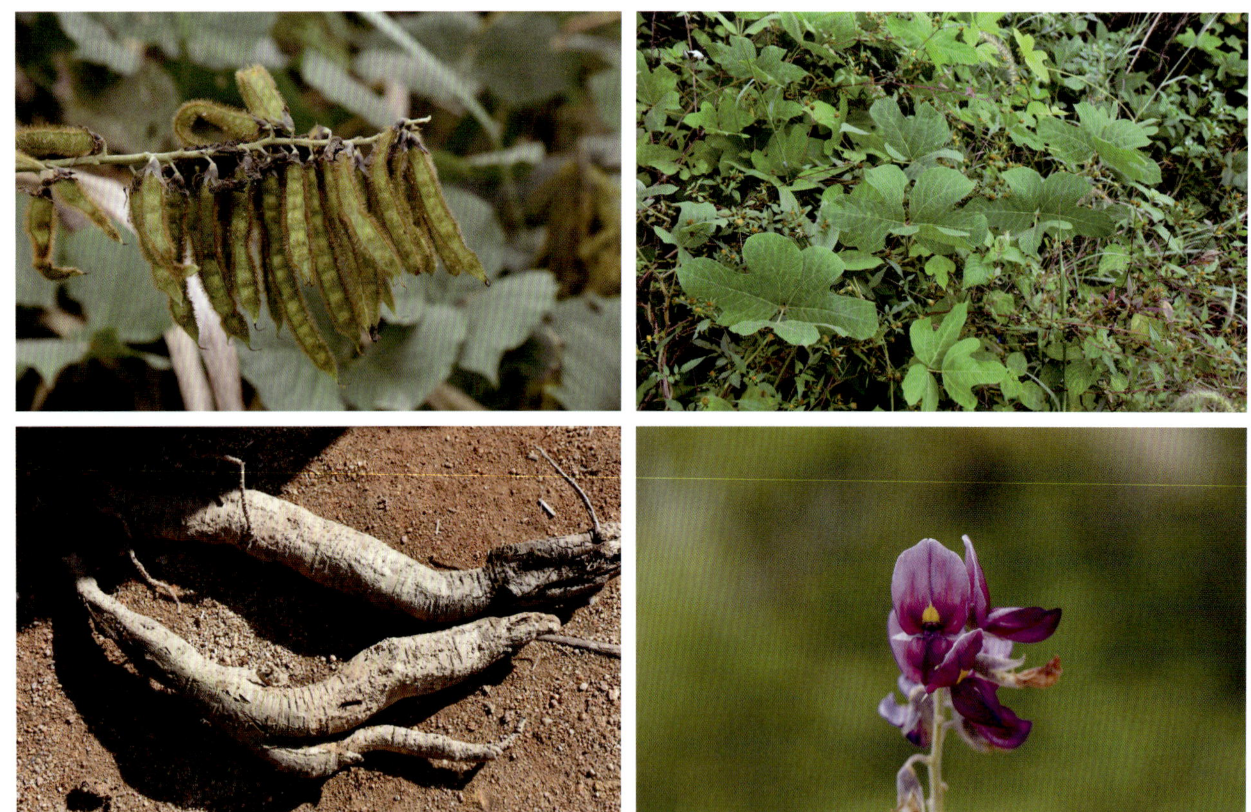

形态特征 粗壮藤本，全体被黄色长硬毛。茎基部木质，有粗厚的块状根。羽状复叶具3小叶；托叶背着，卵状长圆形，具线条；小托叶线状披针形；顶生小叶宽卵形或斜卵形，长7~19cm，宽5~18cm。总状花序长15~30cm；花2~3朵聚生于花序轴的节上；苞片线状披针形至线形；花萼钟形；花冠长10~12mm，紫色，旗瓣倒卵形，被毛。荚果长椭圆形，长5~9cm，宽8~11mm，扁平，被褐色长硬毛。花期9~10月，果期11~12月。

适宜生境 生于山地疏林或密林中。

资源状况 分布于马头山各地。常见。

入药部位 根（葛根）、花（葛花）。

采收加工 根：秋、冬二季采挖，趁鲜切成厚片或小块，干燥。花：立秋后当花未全放时采收，除去枝叶，晒干。

功能主治 根：解肌退热，生津止渴，透疹，升阳止泻，通经活络，解酒毒。用于外感发热头痛，项背强痛，口渴，消渴，麻疹不透，热痢，泄泻，眩晕头痛，中风偏瘫，胸痹心痛，酒毒伤中。花：解酒醒脾，止血。用于伤酒烦热口渴，头痛头晕，脘腹胀满，呕逆吐酸，不思饮食，吐血，肠风下血。

粉　葛 甘葛藤

Pueraria lobata (Willd.) Ohwi var. *thomsonii* (Benth.) van der Maesen

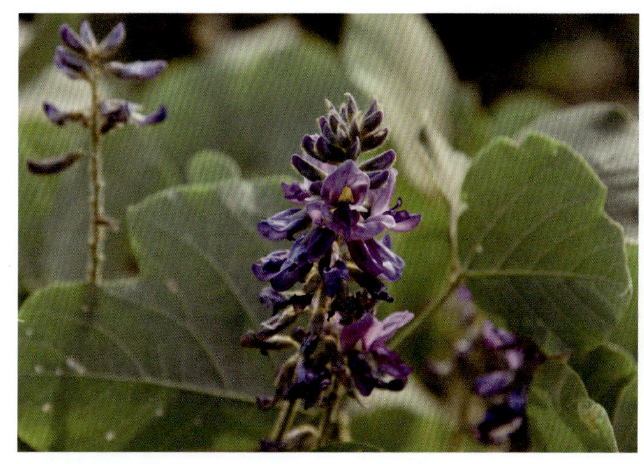

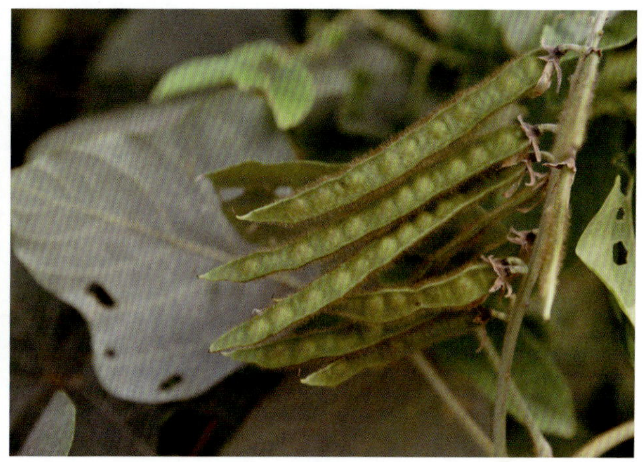

形态特征 粗壮藤本，全体被黄色长硬毛。茎基部木质，有粗厚的块根。羽状复叶；顶生小叶菱状卵形或宽卵形，侧生小叶斜卵形，长、宽均为 10~13cm，先端急尖或具长小尖头，基部截平或急尖，全缘或具 2~3 裂片，两面均被黄色粗伏毛。总状花序长 15~30cm，中部以上有颇密集的花；花萼钟形；花冠长 10~12mm，紫色；对旗瓣的 1 枚雄蕊仅上部离生；子房线形，被毛。荚果长椭圆形，长 5~9cm，宽 8~11mm，扁平，被褐色长硬毛。花期 9~10 月，果期 11~12 月。

适宜生境 生于山野灌丛或疏林中，或栽培。

资源状况 分布于马头山各地。常见。

入药部位 根（粉葛）、花（葛花）。

采收加工 根：秋、冬二季采挖，除去外皮，稍干，截段或再纵切两半或斜切成厚片，干燥。花：立秋后当花未全开放时采收，除去枝叶，晒干。

功能主治 根：解肌退热，生津止渴，透疹，升阳止泻，通经活络，解酒毒。用于外感发热头痛，项背强痛，口渴，消渴，麻疹不透，热痢，泄泻，眩晕头痛，中风偏瘫，胸痹心痛，酒毒伤中。花：解酒醒脾，止血。用于伤酒烦热口渴，头痛头晕，脘腹胀满，呕逆吐酸，不思饮食，吐血，肠风下血。

菱叶鹿藿 野绿豆、山黄豆藤、野黄豆

Rhynchosia dielsii Harms

标本采集号：361028180821046LY

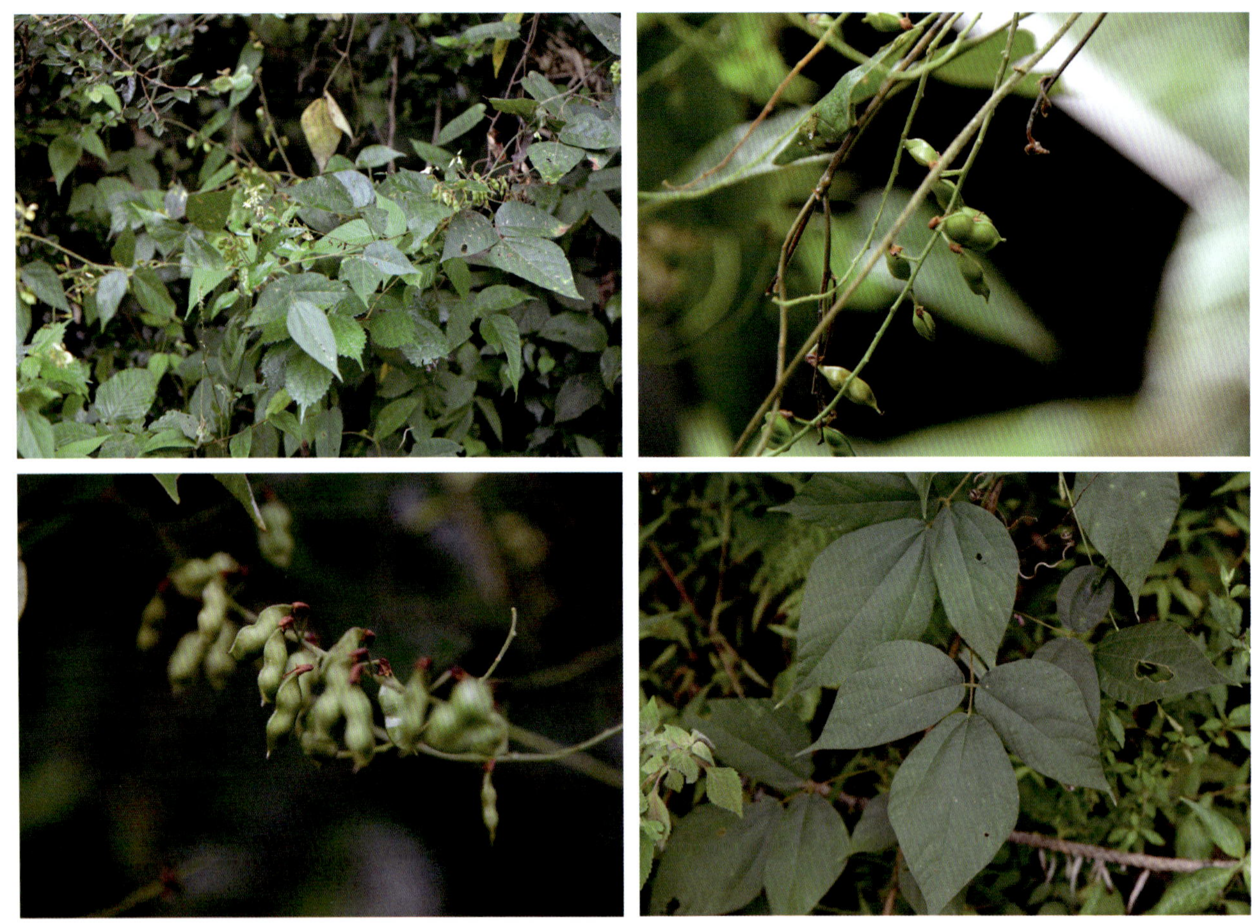

形态特征 缠绕草本。茎纤细，通常密被黄褐色长柔毛或有时混生短柔毛。叶具羽状 3 小叶；顶生小叶卵形、卵状披针形、宽椭圆形或菱状卵形。总状花序腋生，长 7~13cm；花疏生，黄色，长 8~10mm；花梗长 4~6mm；花萼 5 裂；花冠各瓣均具瓣柄，旗瓣倒卵状圆形。荚果长圆形或倒卵形，长 1.2~2.2cm，宽 0.8~1cm，扁平，成熟时红紫色，被短柔毛。种子 2 颗，近圆形，长、宽约 4mm。花期 6~7 月，果期 8~11 月。

适宜生境 生于山坡、路旁灌丛中。

资源状况 分布于马头山龙井等地。常见。

入药部位 茎叶或根（山黄豆藤）。

采收加工 全年均可采收，洗净，晒干。

功能主治 祛风清热，定惊解毒。用于风热感冒，咳嗽，小儿高热惊风，心悸，乳痈。

苦 参 苦骨、川参、牛参

Sophora flavescens Alt.

标本采集号：361028170709004LY

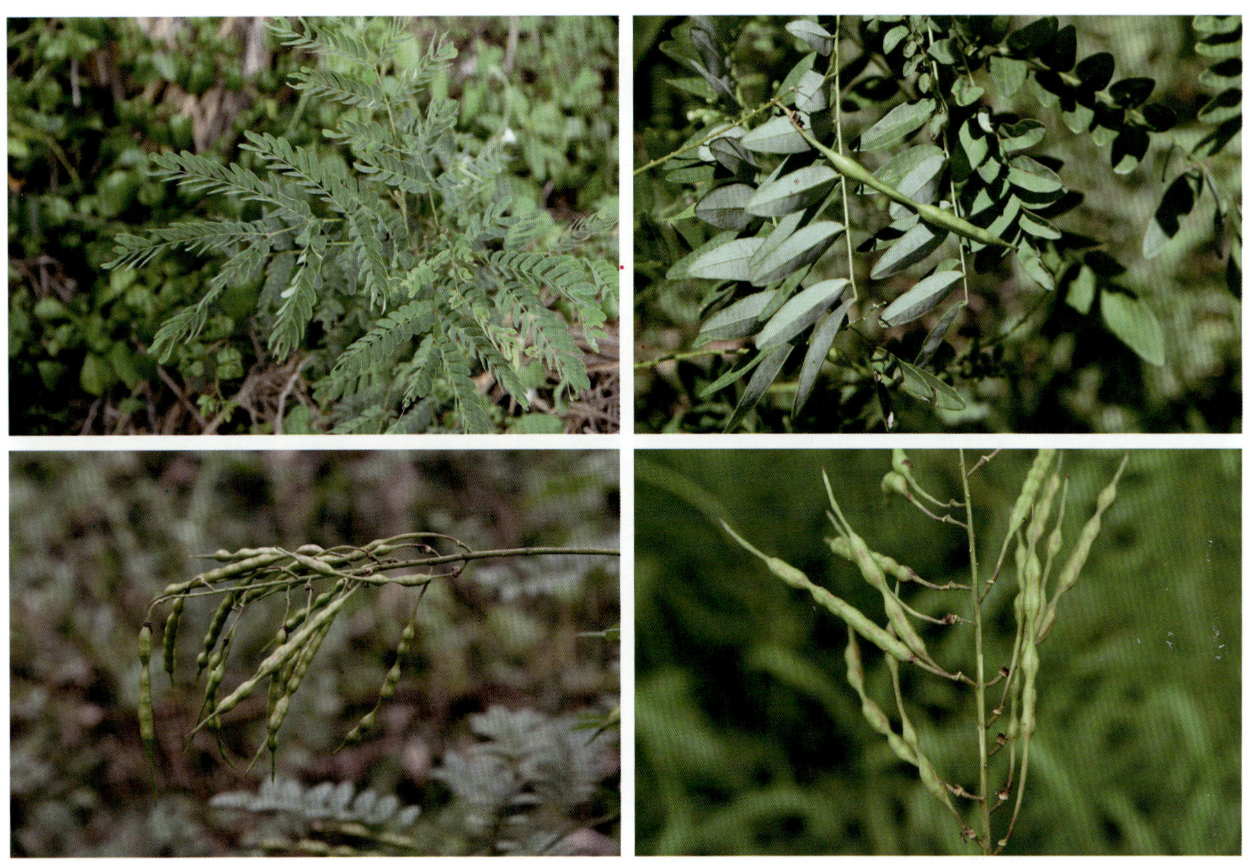

形态特征 草本或亚灌木。茎具纹棱。羽状复叶长达25cm；托叶披针状线形；小叶6~12对，互生或近对生，形状多变，椭圆形、卵形、披针形至披针状线形，长3~6cm，宽0.5~2cm。总状花序顶生，长15~25cm；花梗纤细；苞片线形；花萼钟状；花冠比花萼长1倍，白色或淡黄白色，旗瓣倒卵状匙形。荚果长5~10cm，种子间稍缢缩，呈不明显串珠状，有种子1~5粒。种子长卵形，稍压扁，深红褐色或紫褐色。花期6~8月，果期7~10月。

适宜生境 生于山坡、沙地草坡、灌木林中或田野附近。

资源状况 分布于马头山姚家岭等地。常见。

入药部位 根（苦参）、种子（苦参实）。

采收加工 根：春、秋二季采挖，除去根头及小支根，洗净，干燥，或趁鲜切片，干燥。种子：7~8月果实成熟时采收，晒干，打下种子，去净果壳、杂质，再晒干。

功能主治 根：清热燥湿，杀虫，利尿。用于热痢，便血，黄疸尿闭，赤白带下，阴肿阴痒，湿疹，湿疮，皮肤瘙痒，疥癣麻风；外用于滴虫阴道炎。种子：清热解毒，通便，杀虫。用于急性细菌性痢疾，大便秘结，蛔虫病。

评　　述 本品有小毒。

野豇豆 山土瓜、云南山土瓜、山马豆根

Vigna vexillata (Linn.) Rich.

标本采集号：361028170910013LY

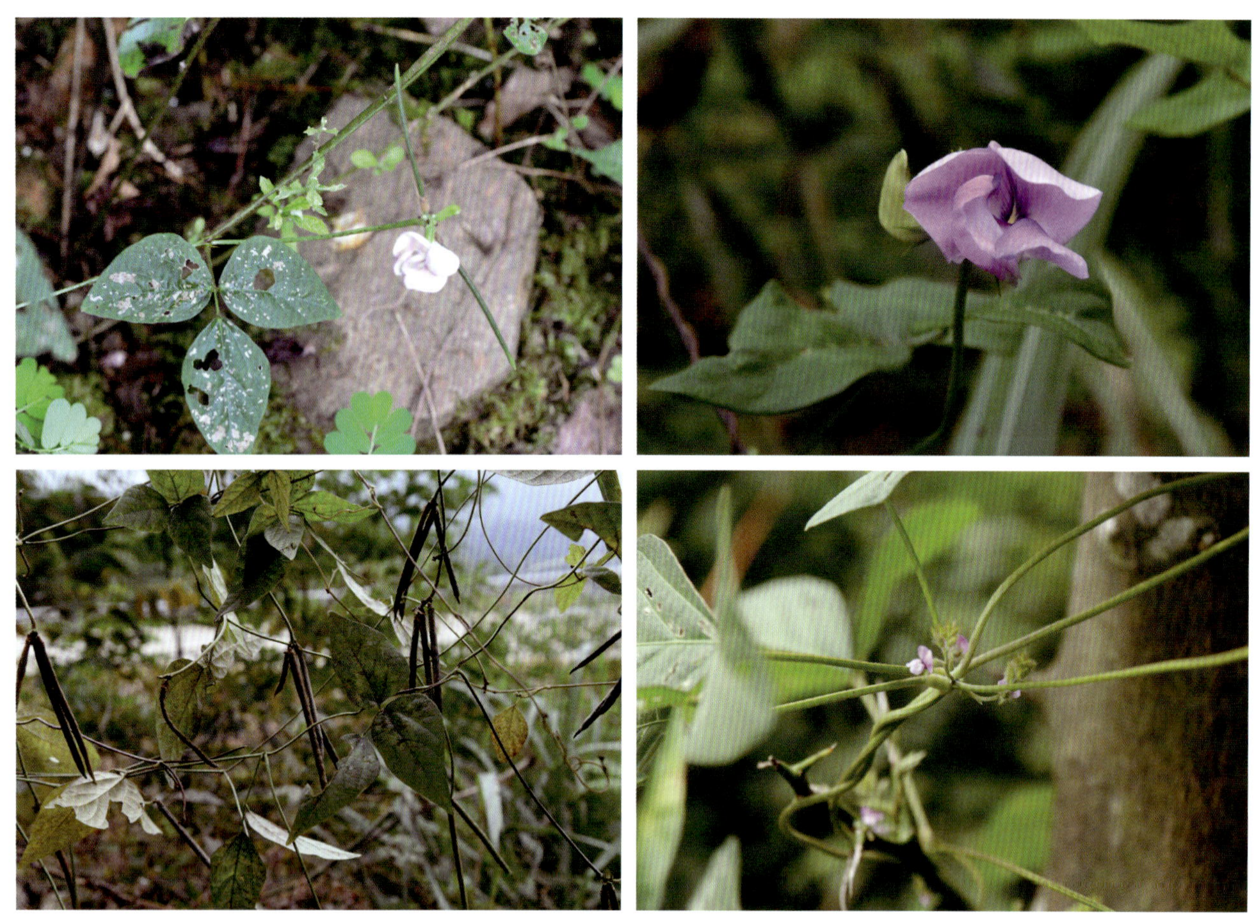

形态特征 多年生攀缘或蔓生草本。根纺锤形，木质。茎被开展的棕色刚毛。羽状复叶具3小叶；托叶卵形至卵状披针形；小叶膜质，卵形至披针形，长4~15cm，宽2~2.5cm。花序腋生，有2~4朵生于花序轴顶部的花，使花序近伞形；总花梗长5~20cm；小苞片钻状。荚果直立，长4~14cm，宽2.5~4mm，被刚毛。种子10~18颗，浅黄色至黑色，无斑点，或棕色至深红色而有黑色溅点，长圆形或长圆状肾形，长2~4.5mm。花期7~9月。

适宜生境 生于旷野、灌丛或疏林中。

资源状况 分布于马头山江家等地。常见。

入药部位 根（野豇豆）。

采收加工 秋季采收，洗净，晒干。

功能主治 清热解毒，消肿止痛，利咽喉。用于风火牙痛，咽喉肿痛，腮腺炎，疮疖，小儿麻疹余毒不尽，胃痛，腹胀，便秘，跌打肿痛，骨折。

紫 藤 招豆藤、朱藤、藤花菜

Wisteria sinensis (Sims) Sweet

标本采集号：361028170912013LY

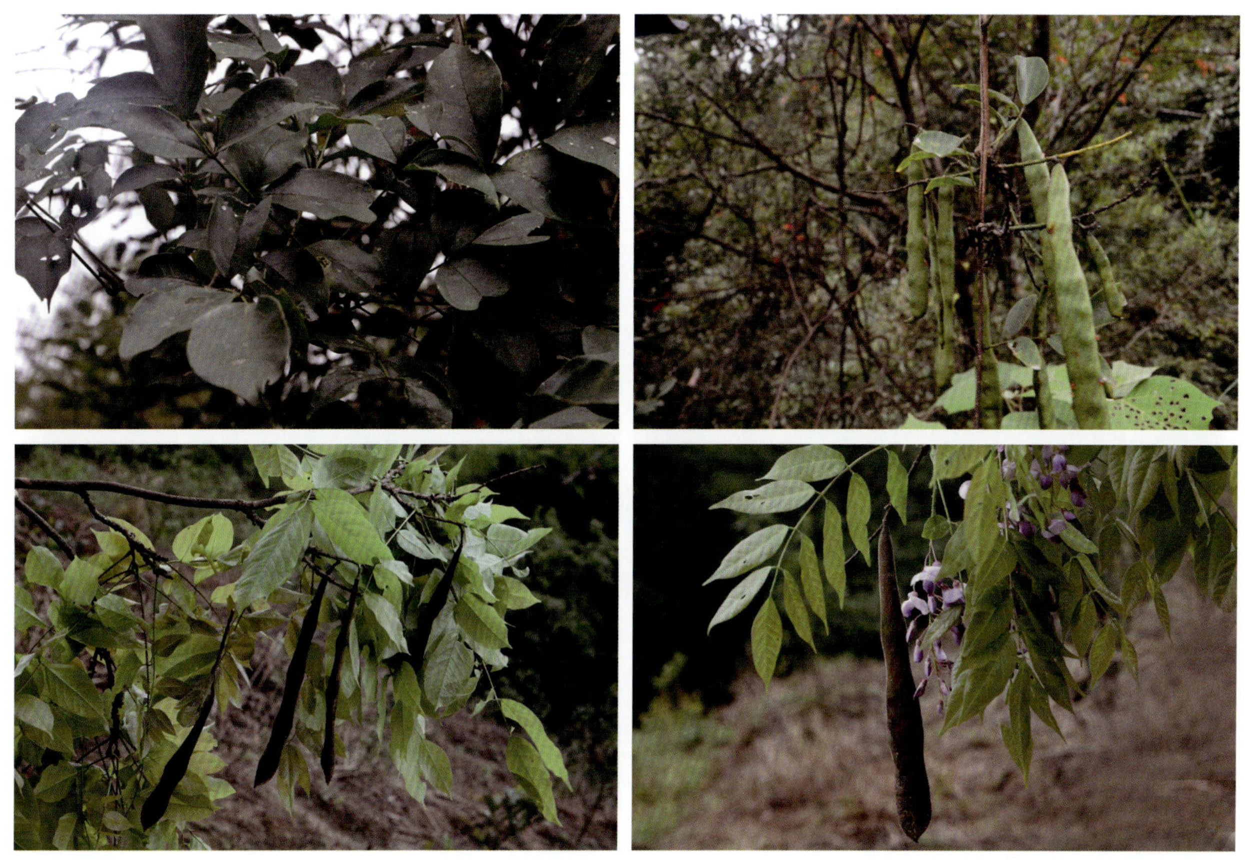

形态特征 落叶藤本。茎左旋；枝较粗壮，嫩枝被白色柔毛；冬芽卵形。奇数羽状复叶，长 15~25cm。总状花序发自去年生短枝的腋芽或顶芽，长 15~30cm，直径 8~10cm，花序轴被白色柔毛；花长 2~2.5cm，芳香；花梗细；花萼杯状；花冠紫色；子房线形，密被绒毛，花柱无毛，上弯，胚珠 6~8 粒。荚果倒披针形，长 10~15cm，宽 1.5~2cm，密被绒毛，有种子 1~3 粒。种子褐色，具光泽，圆形。花期 4 月中旬至 5 月上旬，果期 5~8 月。

适宜生境 生于旷野、灌丛或疏林中。

资源状况 分布于马头山竹延山等地。常见。

入药部位 根（紫藤根）、茎或茎皮（紫藤）、种子（紫藤子）。

采收加工 根：全年均可采收，除去泥土，洗净，切片，晒干。茎或茎皮：夏季采收，晒干。种子：冬季果实成熟时采收，除去果壳，晒干。

功能主治 根：祛风除湿，舒筋活络。用于痛风，痹证。茎或茎皮：利水，除痹，杀虫。用于浮肿，关节疼痛，肠寄生虫病。种子：活血，通络，解毒，驱虫。用于筋骨疼痛，腹痛吐泻，小儿蛲虫病。

评　　述 本品有小毒。

酢浆草科

酢浆草 鸠酸、酸味草

Oxalis corniculata L.

标本采集号：361028180509010LY

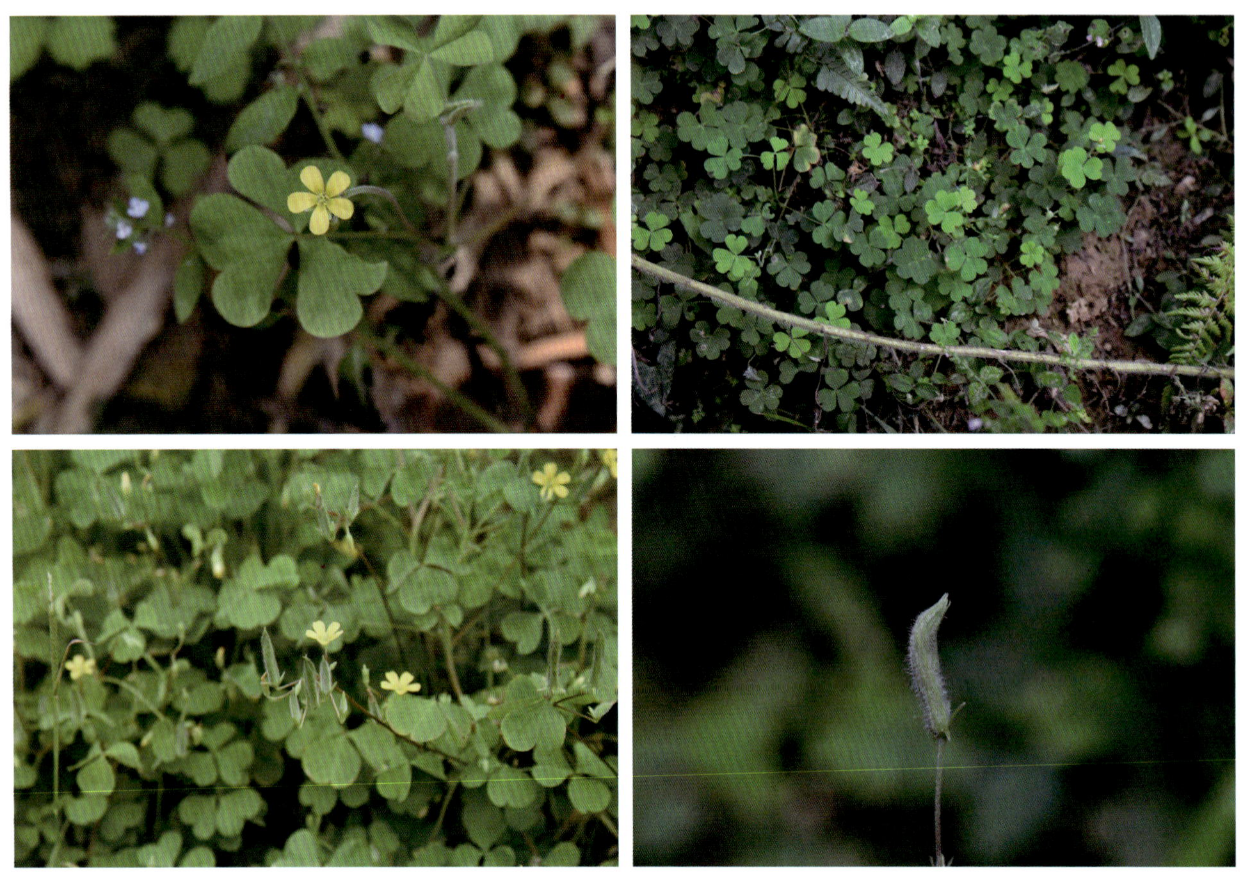

形态特征 草本，全株被柔毛。根状茎稍肥厚；茎细弱，多分枝，直立或匍匐。叶基生或茎上互生。花单生或数朵集为伞形花序状，腋生；总花梗淡红色，与叶近等长；花梗果后延伸；花瓣黄色，长圆状倒卵形；雄蕊10，花丝白色，半透明；子房长圆形，5室，花柱5，柱头头状。蒴果长圆柱形，长1~2.5cm，5棱。种子长卵形，长1~1.5mm，褐色或红棕色。花、果期2~9月。

适宜生境 生于山坡草池、河谷沿岸、路边、田边、荒地或林下阴湿处等。

资源状况 分布于马头山郑家等地。常见。

入药部位 全草（酢浆草）。

采收加工 四季可采，夏、秋二季有花、果时采收，药效较好，除去泥沙，晒干。

功能主治 清热利湿，解毒消肿。用于感冒发热，肠炎，尿路感染，尿路结石，神经衰弱；外用于跌打损伤，毒蛇咬伤，痈肿疮疖，脚癣，湿疹，烧烫伤。

牻牛儿苗科

野老鹳草 老鹳草、五瓣花、老贯草

Geranium carolinianum L.

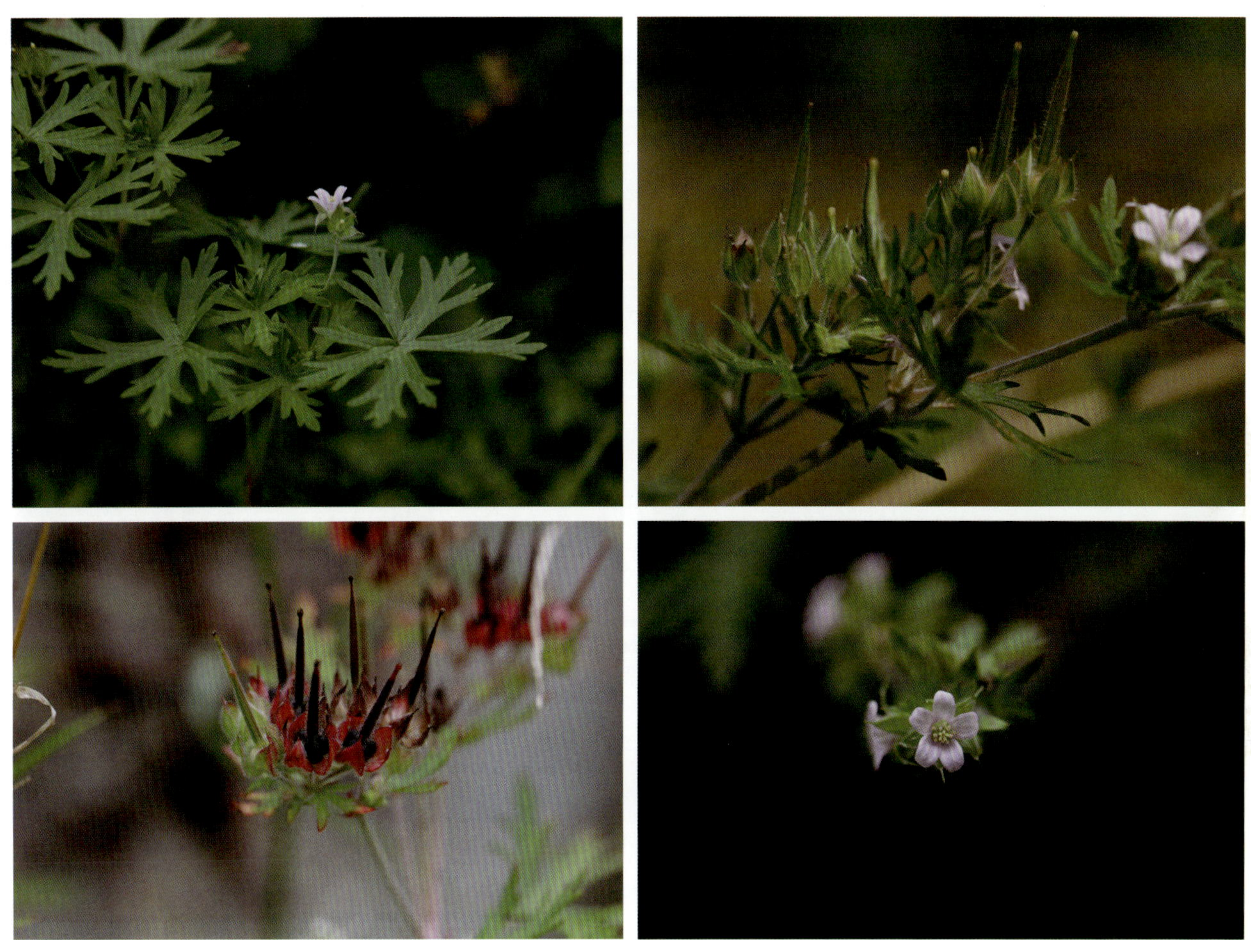

形态特征 一年生草本。根纤细。基生叶早枯，茎生叶互生或最上部对生；托叶披针形或三角状披针形；茎下部叶具长柄，叶片圆肾形，基部心形。花序腋生和顶生，长于叶，每总花梗具 2 花，花序呈伞形状；花梗与总花梗相似；苞片钻状；萼片长卵形或近椭圆形；花瓣淡紫红色，倒卵形；雄蕊稍短于萼片；雌蕊稍长于雄蕊。蒴果长约 2cm。花期 4~7 月，果期 5~9 月。

适宜生境 生于平原和低山荒坡杂草丛中。

资源状况 分布于马头山各地。常见。

入药部位 地上部分（老鹳草）。

采收加工 夏、秋二季果实近成熟时采割，捆成把，晒干。

功能主治 祛风湿，通经络，止泻利。用于风湿痹痛，麻木拘挛，筋骨酸痛，泄泻痢疾。

大戟科

铁苋菜 海蚌含珠、蚌壳草、叶里藏珠

Acalypha australis L.

标本采集号：361028170710001LY

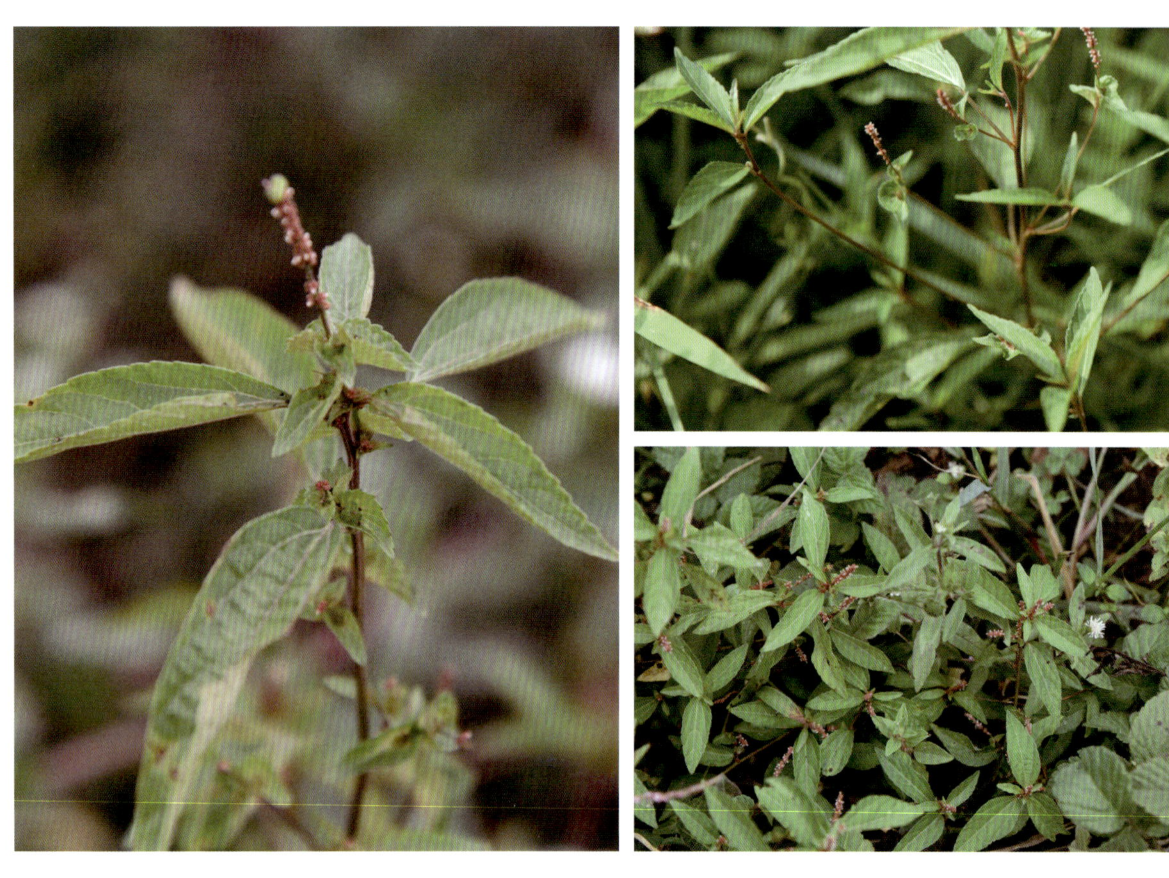

形态特征 一年生草本。小枝细长，被贴毛柔毛，毛逐渐稀疏。叶膜质，长卵形或阔披针形，长3~9cm，宽1~5cm，顶端短渐尖，基部楔形，边缘具圆锯，上面无毛；托叶披针形，长1.5~2mm，具短柔毛。雌、雄花同序，花序腋生，长1.5~5cm，花序梗长0.5~3cm，花序轴具短毛；雄花花蕾时近球形，无毛；雌花萼片3枚，长卵形。蒴果直径4mm，具3个分果爿。种子近卵状。花、果期4~12月。

适宜生境 生于山坡较湿润耕地和空旷草地。

资源状况 分布于马头山龙井等地。常见。

入药部位 全草（铁苋菜）。

采收加工 夏、秋二季采集全草，除去泥土，晒干。

功能主治 清热解毒，消积，止痢，止血。用于肠炎，细菌性痢疾，阿米巴痢疾，小儿疳积，肝炎，疟疾，吐血，衄血，尿血，便血，子宫出血；外用于痈疖疮疡，外伤出血，湿疹，皮炎，毒蛇咬伤。

飞扬草 乳籽草、飞相草、节节花

Euphorbia hirta Linn.

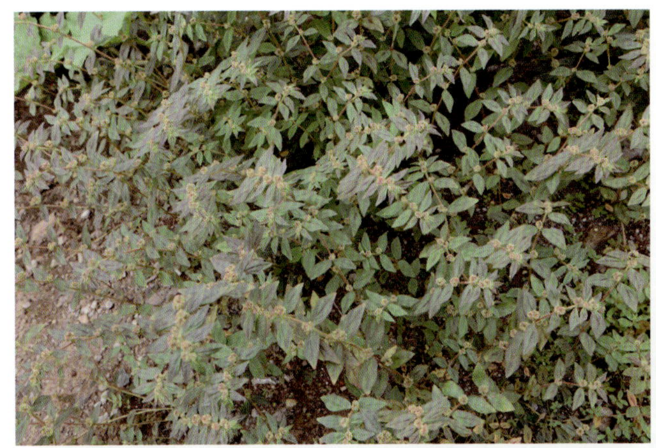

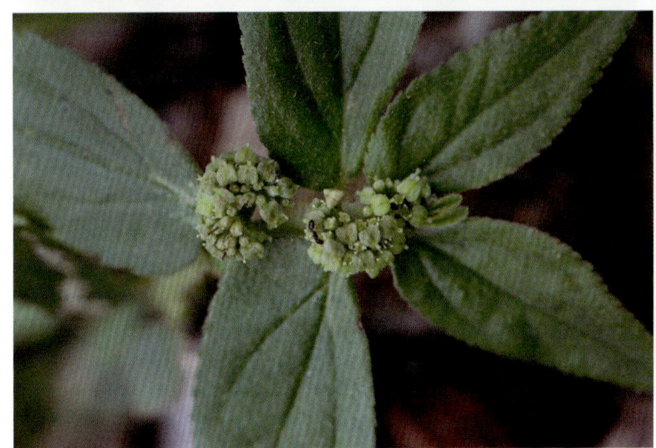

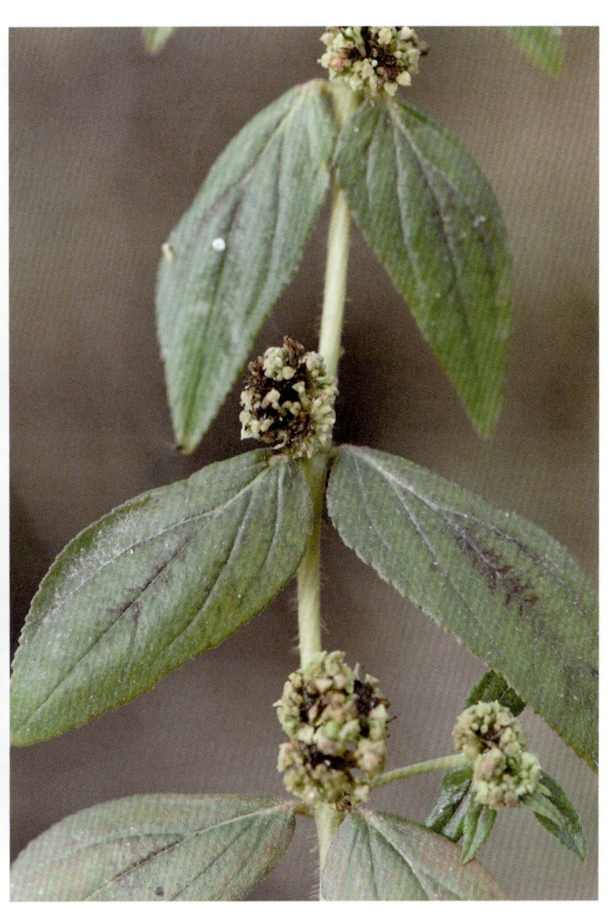

形态特征 一年生草本。根纤细，长 5~11cm，直径 3~5mm。茎单一，自中部向上分枝或不分枝，高 30~70cm，直径约 3mm。叶对生，披针状长圆形，长 1~5cm，宽 5~13mm。花序于叶腋处密集成头状；总苞钟状，边缘 5 裂，裂片三角状卵形；雄花数枚；雌花 1 枚，具短梗，伸出总苞之外；子房三棱状，花柱 3，分离，柱头 2 浅裂。蒴果三棱状，长与直径均为 1~1.5mm，被短柔毛，成熟时分裂为 3 个分果爿。种子近圆状四棱形。花、果期 6~12 月。

适宜生境 生于路旁、草丛、灌丛及山坡，多见于砂质土。

资源状况 分布于马头山各地。常见。

入药部位 全草（飞扬草）。

采收加工 夏、秋二季采挖，洗净，晒干。

功能主治 清热解毒，利湿止痒，通乳。用于肺痈，乳痈，疔疮肿毒，牙疳，痢疾，泄泻，热淋，血尿，湿疹，脚癣，皮肤瘙痒，产后少乳。

斑地锦 血筋草

Euphorbia maculata Linn.

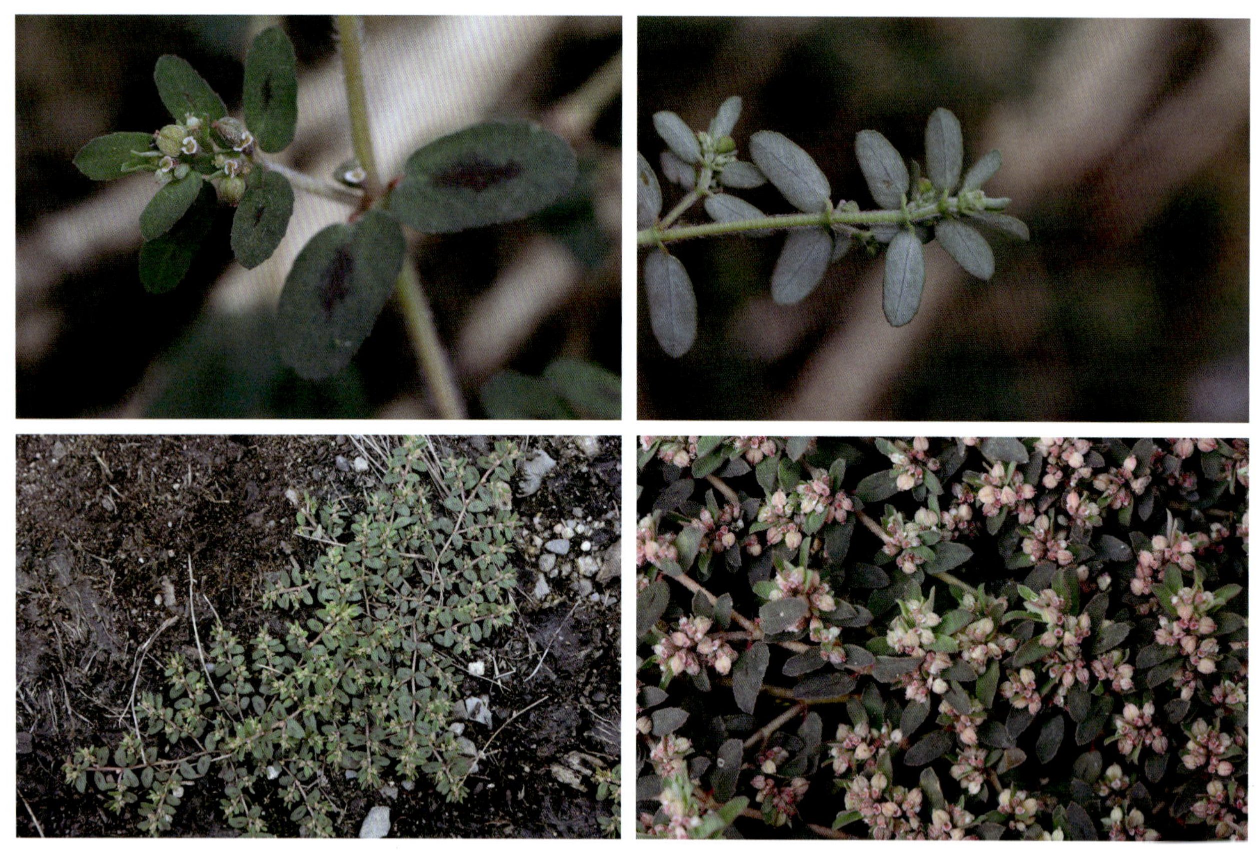

形态特征 一年生草本。根纤细，长 4~7cm，直径约 2mm。茎匍匐，长 10~17cm，直径约 1mm。叶对生，长椭圆形至肾状长圆形，长 6~12mm，宽 2~4mm；托叶钻状。花序单生于叶腋，总苞狭杯状；雄花 4~5；雌花 1。蒴果三角状卵形，长约 2mm，直径约 2mm，成熟时易分裂为 3 个分果爿。种子卵状四棱形，长约 1mm，直径约 0.7mm，灰色或灰棕色，每个棱面具 5 个横沟，无种阜。花、果期 4~9 月。

适宜生境 生于低山坡的路旁。

资源状况 分布于马头山各地。常见。

入药部位 全草（地锦草）。

采收加工 夏、秋二季采收，除去杂质，晒干。

功能主治 清热解毒，凉血止血，利湿退黄。用于痢疾，泄泻，咯血，尿血，便血，崩漏，疮疖痈肿，湿热黄疸。

大 戟 京大戟、龙虎草、天平一枝香

Euphorbia pekinensis Rupr.

标本采集号：361028170709006LY

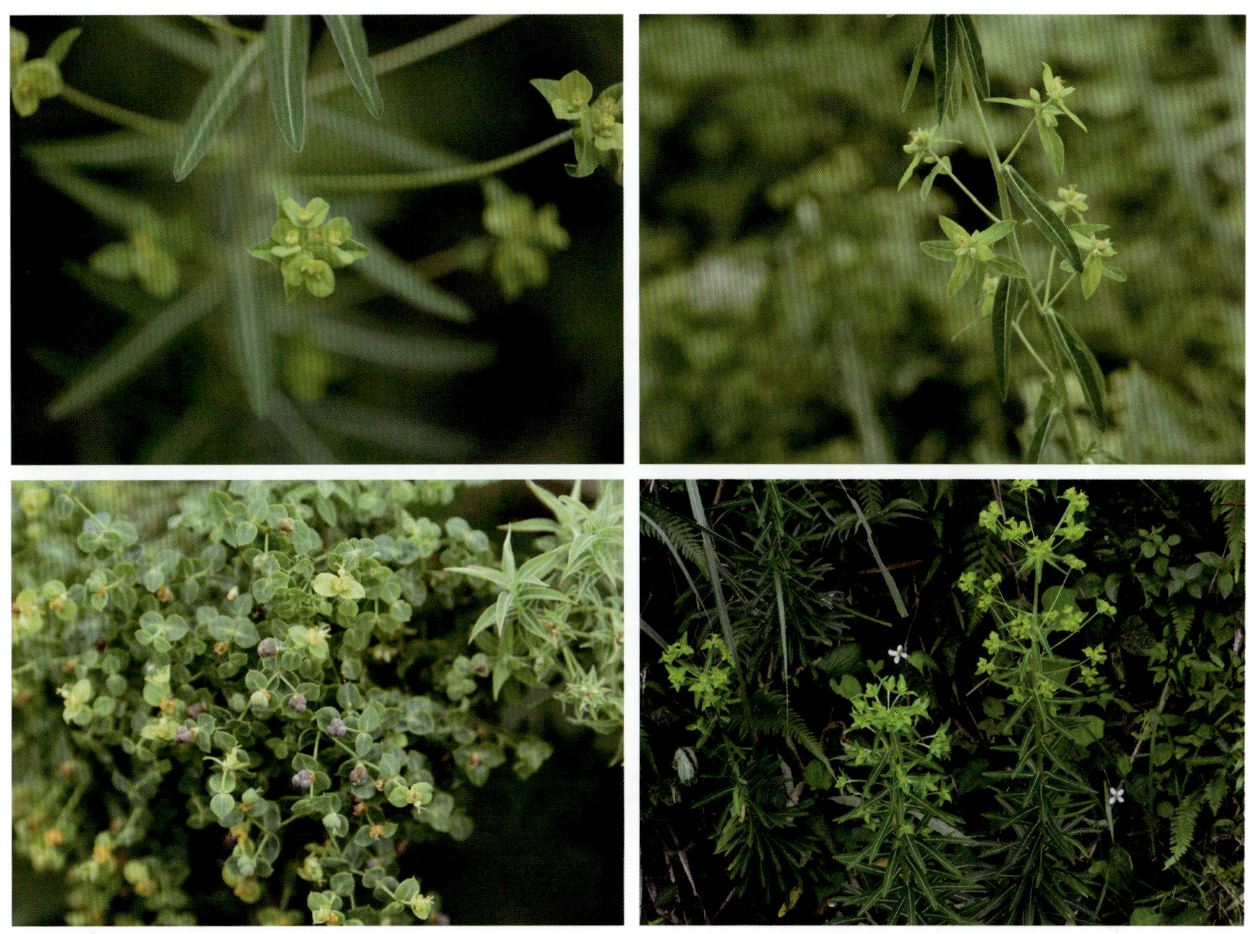

形态特征 多年生草本。根圆柱状，长 20~30cm，直径 6~14mm，分枝或不分枝。茎单生，高 40~90cm，直径 3~7cm。叶互生，常为椭圆形；总苞叶 4~7 枚，长椭圆形；苞叶 2 枚，近圆形。花序单生于二歧分枝顶端，无柄；总苞杯状，边缘 4 裂，腺体 4，半圆形或肾状圆形，淡褐色；雄花多数；雌花 1 枚。蒴果球状，长约 4.5mm，成熟时分裂为 3 个分果爿。种子长球状，长约 2.5mm，直径 1.5~2.0mm，暗褐色或微光亮。花期 5~8 月，果期 6~9 月。

适宜生境 生于山坡、灌丛、路旁、荒地、草丛、林缘和疏林内。

资源状况 分布于马头山姚家岭等地。常见。

入药部位 根（京大戟）。

采收加工 秋、冬二季采挖，洗净，晒干。

功能主治 泻水逐饮，消肿散结。用于水肿胀满，胸腹积水，痰饮积聚，气逆咳喘，二便不利，痈肿疮毒，瘰疬痰核。

评　　述 本品有毒。

千根草 细叶地锦草、小飞扬、飞扬草

Euphorbia thymifolia Linn.

标本采集号：36102818112 2008LY

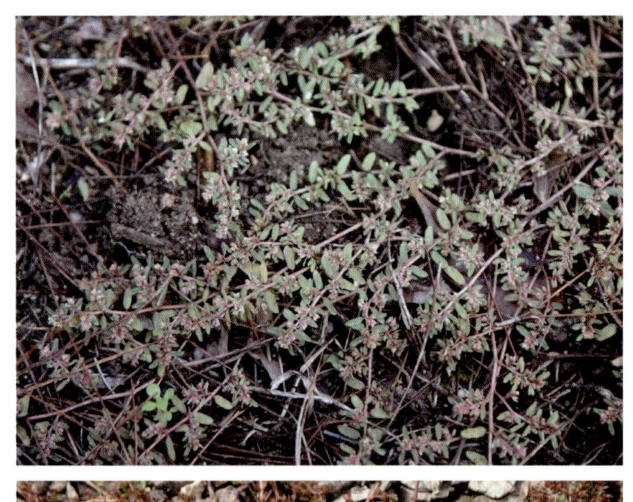

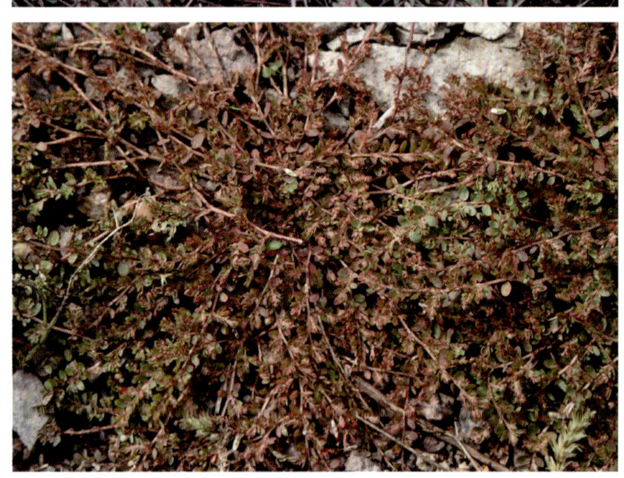

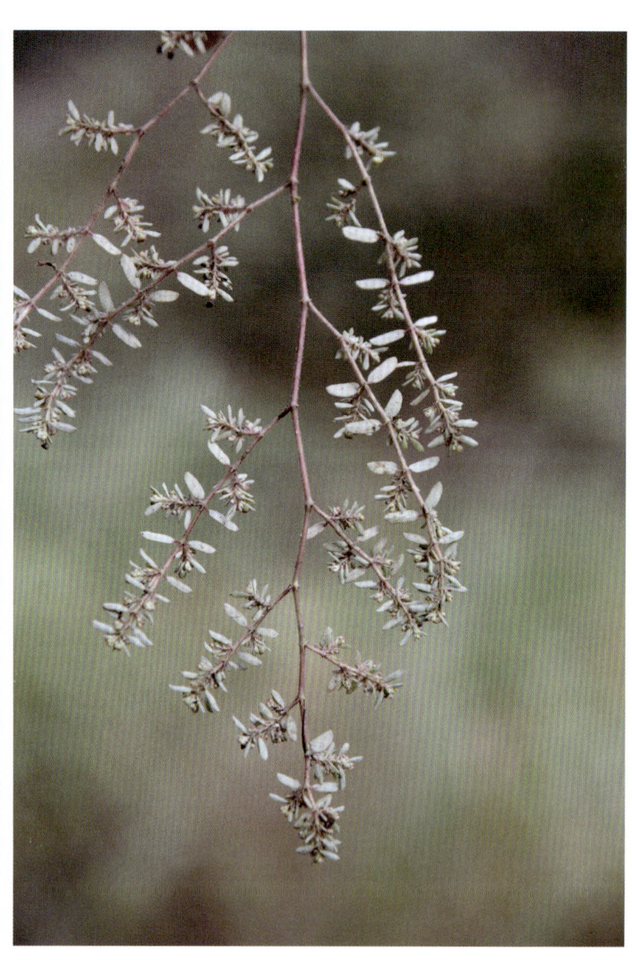

形态特征 一年生草本。根纤细，具多数不定根。茎纤细，常呈匍匐状，自基部极多分枝，长可达10~20cm，直径仅1~3mm。叶对生，椭圆形或倒卵形，长4~8mm，宽2~5mm；叶柄长约1mm；托叶披针形或线形。花序单生或数个簇生于叶腋；总苞狭钟状至陀螺状；雄花少数，微伸出总苞边缘；雌花1枚，子房柄极短；花柱3，分离，柱头2裂。蒴果卵状三棱形，长约1.5mm，直径1.3~1.5mm，成熟时分裂为3个分果爿。种子长卵状四棱形，暗红色。花、果期6~11月。

适宜生境 生于路旁、屋旁、草丛、稀疏灌丛等。

资源状况 分布于马头山油榨窠等地。常见。

入药部位 全草（小飞扬草）。

采收加工 夏、秋二季采收，晒干。

功能主治 清热利湿，收敛止痒。用于细菌性痢疾，肠炎腹泻，痔疮出血；外用于湿疹，过敏性皮炎，皮肤瘙痒。

算盘子 红毛馒头果、野南瓜、狮子滚球

Glochidion puberum (Linn.) Hutch.

标本采集号：36102817071 1008LY

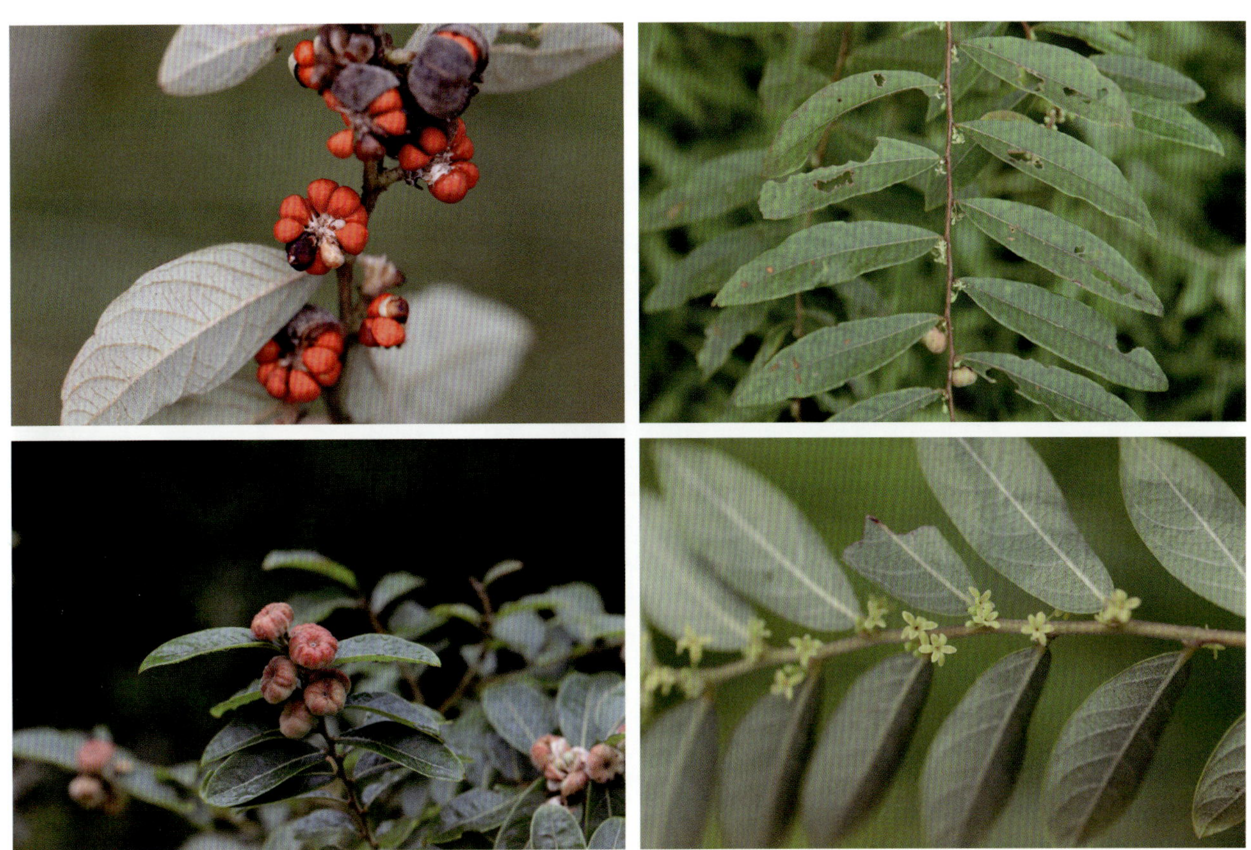

形态特征 灌木。多分枝，小枝灰褐色，小枝、叶片下面、萼片外面、子房和果实均密被短柔毛。叶片纸质或近革质，长圆形、长卵形或倒卵状长圆形，长3~8cm，宽1~2.5cm；叶柄长1~3mm；托叶三角形。花小，雌、雄同株或异株，2~5朵簇生于叶腋内；子房圆球状，5~10室，每室有2颗胚珠。蒴果扁球状，直径8~15mm，成熟时带红色。花期4~8月，果期7~11月。

适宜生境 生于山坡、溪旁灌木丛中或林缘。

资源状况 分布于马头山周家等地。常见。

入药部位 根（算盘子根）、叶（算盘子叶）、果实（算盘子）。

采收加工 根：全年均可采挖，洗净，鲜用或晒干。叶：夏、秋二季采收，鲜用或晒干。果实：秋季采摘，拣净杂质，晒干。

功能主治 根：清热，利湿，行气，活血，解毒消肿。用于感冒发热，咽喉肿痛，咳嗽，牙痛，湿热泻痰，黄疸，淋浊，带下病，风湿痹痛，腰痛，疝气，痛经，闭经，跌打损伤，痈肿，瘰疬，蛇虫咬伤。叶：清热利湿，解毒消肿。用于湿热泻痢，黄疸，淋浊，带下病，发热，咽喉种痛，痈疮疖肿，漆疮，湿疹，虫蛇咬伤。果实：清热除湿，解毒利咽，行气活血。用于痢疾，泄泻，黄疸，疟疾，淋浊，带下病，咽喉肿痛，牙痛，疝痛，产后腹痛。

评　　述 本品有小毒。

白背叶 酒药子树、野桐、白背桐

Mallotus apelta (Lour.) Muell. Arg.

标本采集号：361028170711037LY

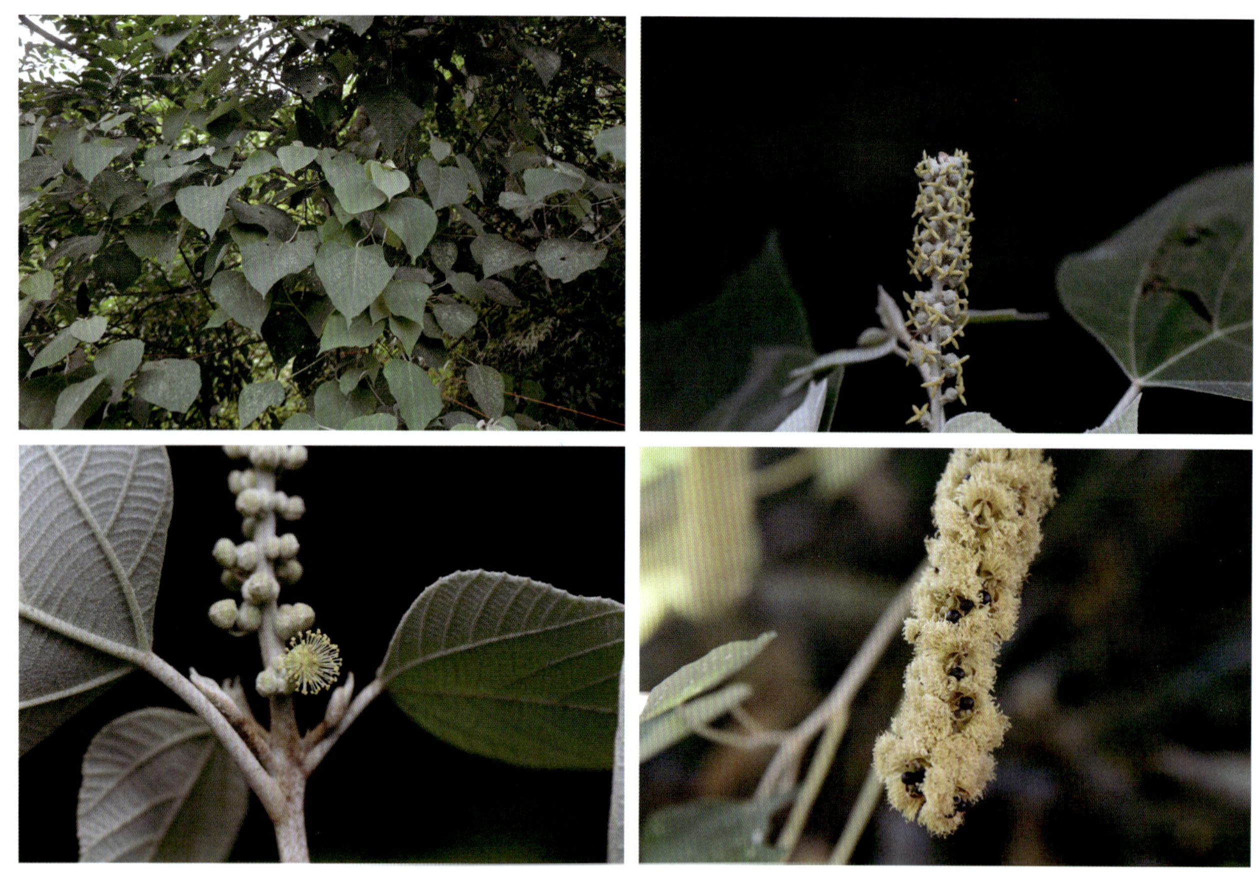

形态特征 灌木或小乔木。叶互生，卵形或阔卵形，长、宽均为 6~25cm；基部近叶柄处有褐色斑状腺体 2 个。花雌雄异株，雄花序为开展的圆锥花序或穗状，苞片卵形，雄花多朵簇生于苞腋；雌花序穗状，长 15~30cm，稀有分枝，雌花花梗极短；花萼裂片 3~5 枚，卵形或近三角形。蒴果近球形，密生被灰白色星状毛的软刺，长 5~10mm。种子近球形，直径约 3.5mm，褐色或黑色，具皱纹。花期 6~9 月，果期 8~11 月。

适宜生境 生于山坡或山谷灌丛中。

资源状况 分布于马头山各地。常见。

入药部位 根（白背叶根）、叶（白背叶）。

采收加工 根：夏、秋二季采收，洗净，鲜用或切片晒干。叶：全年均可采收，鲜用或晒干。

功能主治 根：清热，祛湿，收涩，化瘀。用于肝炎，肠炎，淋浊，带下病，脱肛，子宫脱垂，肝脾肿大，跌打扭伤。叶：清热，解毒，祛湿，止血。用于蜂窝织炎，化脓性中耳炎，鹅口疮，湿疹，跌打损伤，外伤出血。

粗糠柴 香楸藤、香桂树、红果果

Mallotus philippensis (Lam.) Muell. Arg.

标本采集号：361028181123006LY

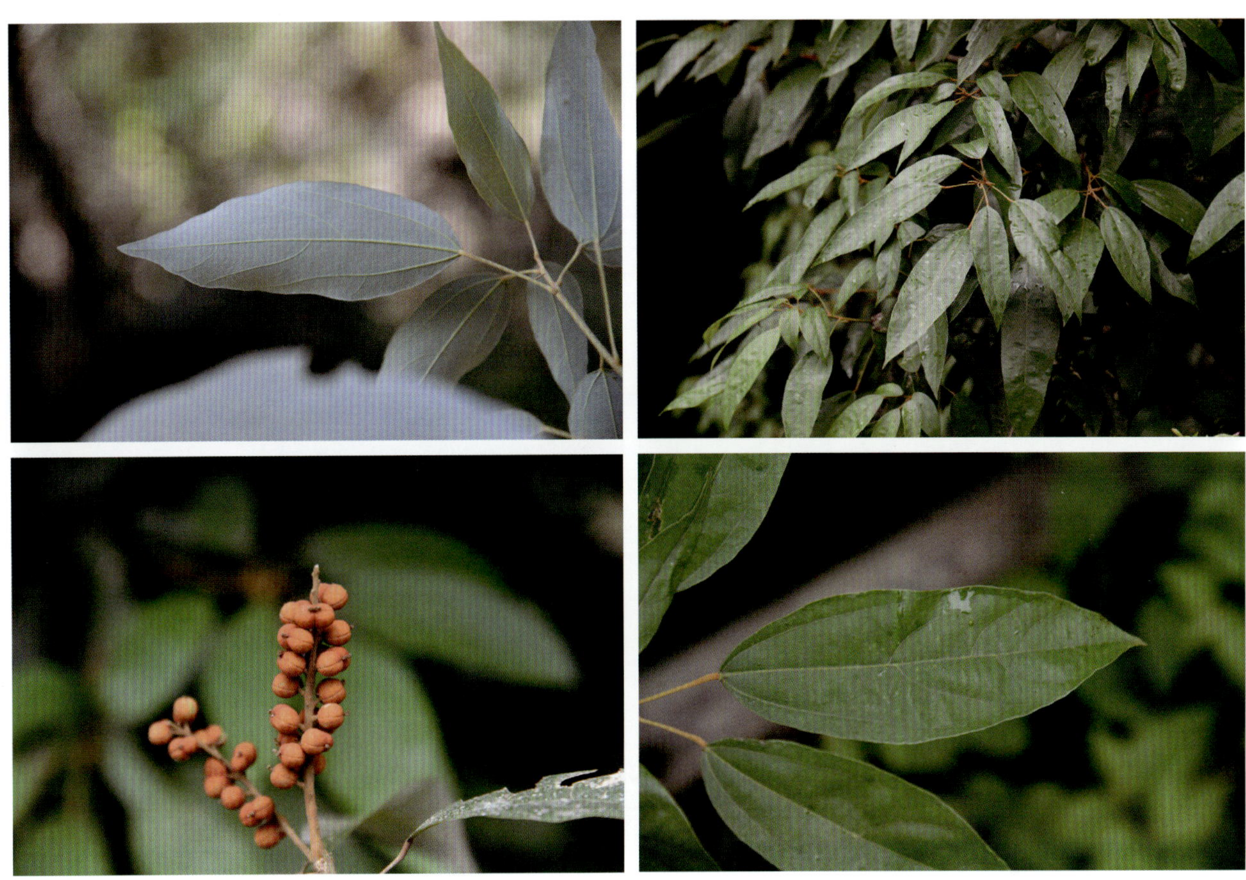

形态特征 小乔木或灌木。叶互生或有时小枝顶部的对生，近革质，卵形或卵状披针形，长 5~22cm，宽 3~6cm。花雌雄异株，花序总状，顶生或腋生；雄花序长 5~10cm，苞片卵形，花萼裂片 3~4 枚，长圆形，具红色颗粒状腺体，雄蕊 15~30 枚，药隔稍宽；雌花序长 3~8cm，果序长达 16cm，苞片卵形，子房被毛。蒴果扁球形，直径 6~8mm，具 2~3 个分果爿。种子卵形或球形，黑色，具光泽。花期 4~5 月，果期 5~8 月。

适宜生境 生于山地林中或林缘。

资源状况 分布于马头山鹰嘴岩等地。常见。

入药部位 根、果实表面的粉状毛茸（粗糠柴）。

采收加工 根：随采随用。果实表面的粉状毛茸：秋季采收，晒干。

功能主治 根：清热利湿。用于急、慢性痢疾，咽喉肿痛。果实表面的粉状毛茸：驱虫，驱绦虫兼能驱蛲虫、线虫。

评　述 本品果实上腺毛有毒，过量误食则可引起中毒，发生恶心，呕吐，强烈下泻。解救方法：洗胃；内服蛋清、面糊、活性炭或鞣酸蛋白；大量饮淡盐水或静脉滴注 5% 葡萄糖盐水，对症治疗。

石岩枫 倒挂茶、倒挂金钩、白岩枫

Mallotus repandus (Willd.) Muell. Arg.

标本采集号：361028180509032LY

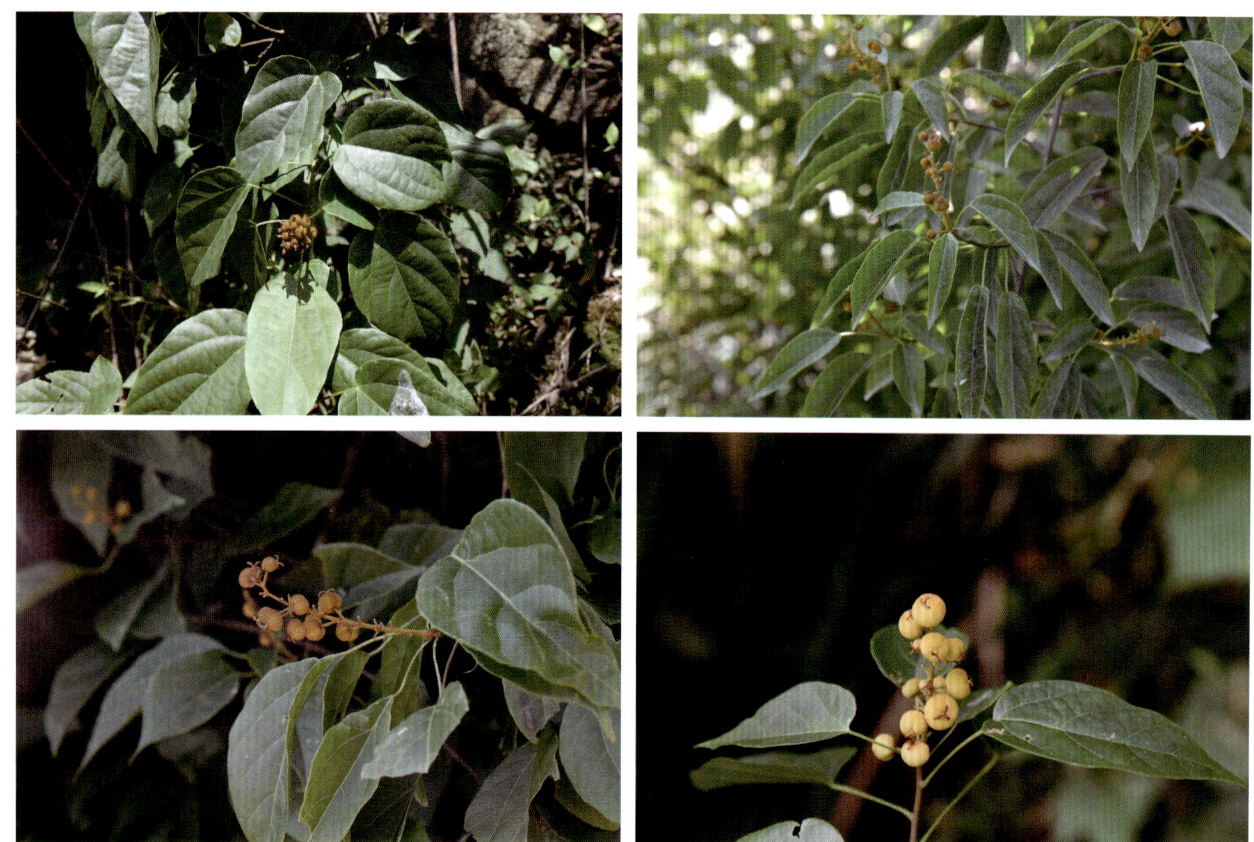

形态特征 攀缘状灌木，嫩枝、叶柄、花序和花梗均密生黄色星状柔毛。叶互生，纸质或膜质，椭圆状卵形，长 3.5~8cm，宽 2.5~5cm。花雌雄异株，总状花序或下部有分枝；雄花序顶生，长 5~15cm，苞片钻状；雄花花萼裂片 3~4，卵状长圆形；雌花序顶生，长 5~8cm，苞片长三角形；雌花花梗长约 3mm，花萼裂片 5，卵状披针形，长约 3.5mm。蒴果具 2（~3）个分果爿，直径约 1cm，密生黄色粉末状毛和具颗粒状腺体。种子卵形，直径约 5mm，黑色，有光泽。花期 3~5 月，果期 8~9 月。

适宜生境 生于山地疏林中或林缘。

资源状况 分布于马头山昌坪等地。常见。

入药部位 根或茎叶（杠香藤）。

采收加工 全年均可采根、茎，洗净，切片，晒干；夏、秋二季采叶，鲜用或晒干。

功能主治 祛风除湿，活血通络，解毒消肿，驱虫止痒。用于风湿痹证，腰腿疼痛，口眼歪斜，跌打损伤，痈肿疮疡，绦虫病，湿疹，顽癣，蛇犬咬伤。

青灰叶下珠

Phyllanthus glaucus Wall. ex Muell. Arg.

标本采集号：361028170426031LY

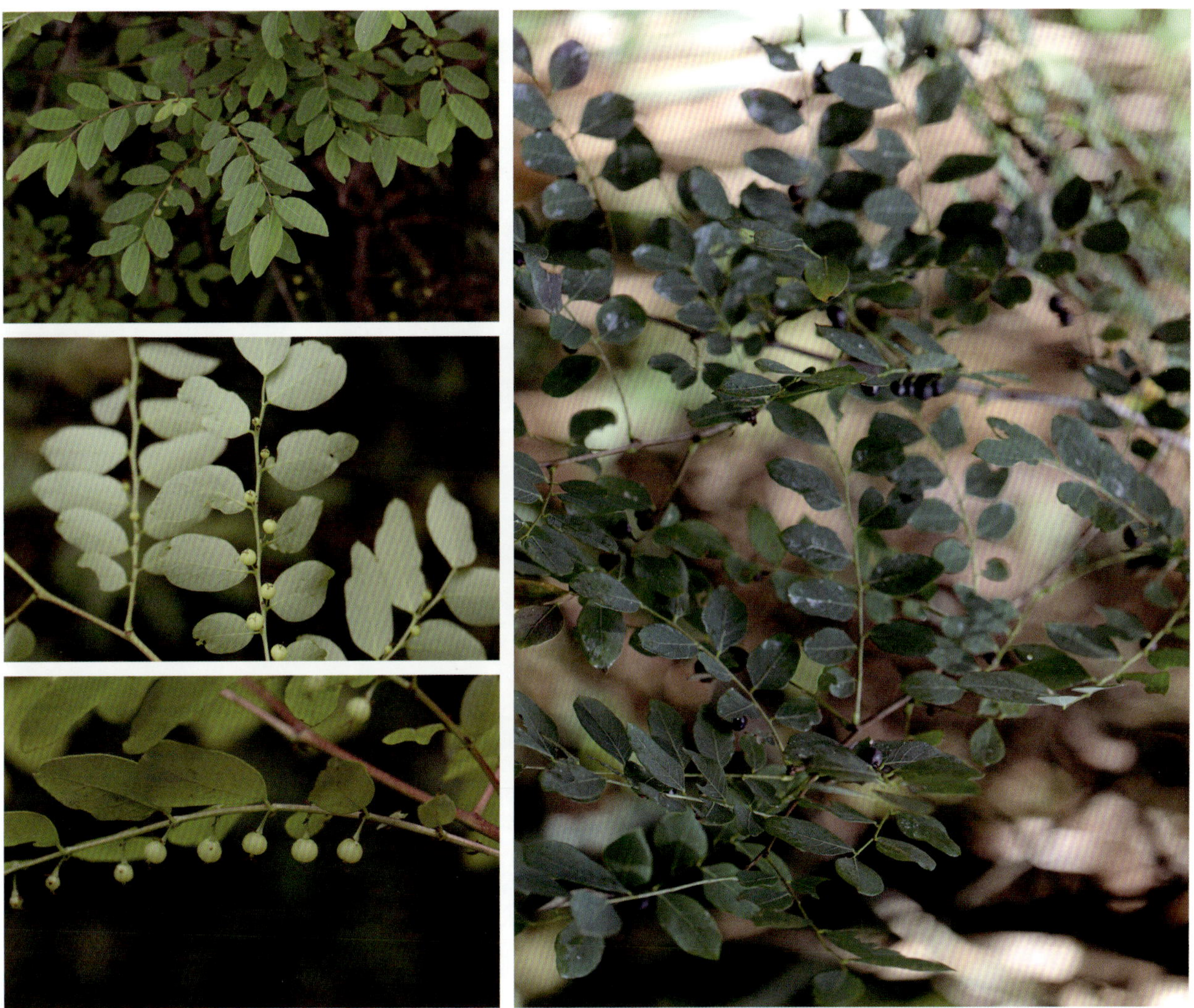

形态特征 灌木。枝条圆柱形，全株无毛。叶片膜质，椭圆形或长圆形，长 2.5~5cm，宽 1.5~2.5cm；托叶卵状披针形，膜质。花直径约 3mm，数朵簇生于叶腋；花梗丝状，顶端稍粗；雄花花梗长约 8mm，萼片 6，卵形，花盘腺体 6，雄蕊 5，花丝分离，药室纵裂，花粉粒圆球形；雌花通常 1 朵与数朵雄花同生于叶腋，萼片 6，卵形，花盘环状，子房卵圆形。蒴果浆果状，直径约 1cm，紫黑色。种子黄褐色。花期 4~7 月，果期 7~10 月。

适宜生境 生于山地灌木丛中或稀疏林下。

资源状况 分布于马头山竹延山等地。常见。

入药部位 根（青灰叶下珠）。

采收加工 夏、秋二季采挖，切片，晒干。

功能主治 祛风除湿，健脾消积。用于风湿痹痛，小儿疳积。

叶下珠 阴阳草、假油树、珍珠草

Phyllanthus urinaria Linn.

标本采集号：361028170911026LY

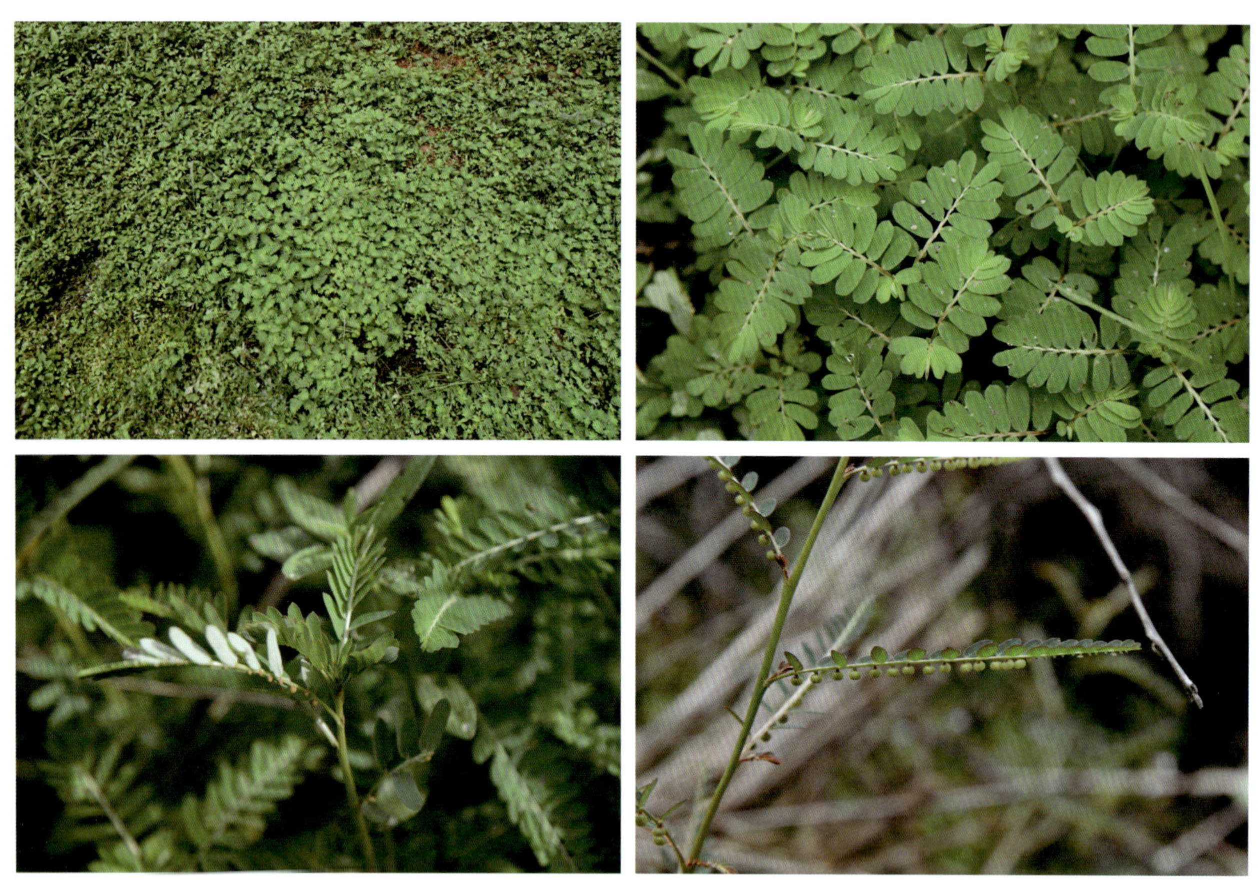

形态特征 一年生草本。茎通常直立。叶片纸质，呈羽状排列，长圆形或倒卵形，长 4~10mm，宽 2~5mm；叶柄极短；托叶卵状披针形。花雌雄同株，直径约 4mm；雄花 2~4 朵簇生于叶腋，通常仅上面 1 朵开花，雄蕊 3；雌花单生于小枝中下部的叶腋内，花盘圆盘状。蒴果圆球状，直径 1~2mm，红色，表面具小凸刺，有宿存的花柱和萼片，开裂后轴柱宿存。种子长 1.2mm，橙黄色。花期 4~6 月，果期 7~11 月。

适宜生境 生于旷野平地、旱田、山地路旁或林缘。

资源状况 分布于马头山笔架边等地。常见。

入药部位 全草（叶下珠）。

采收加工 夏、秋二季采收，除去杂质，晒干。

功能主治 清热利尿，明目，消积。用于肾炎水肿，泌尿系统感染、结石，肠炎，痢疾，小儿疳积，角膜炎，黄疸性肝炎；外用于青竹蛇咬伤。

蜜甘草 飞蛇仔

Phyllanthus ussuriensis Rupr. et Maxim.

标本采集号：361028170911022LY

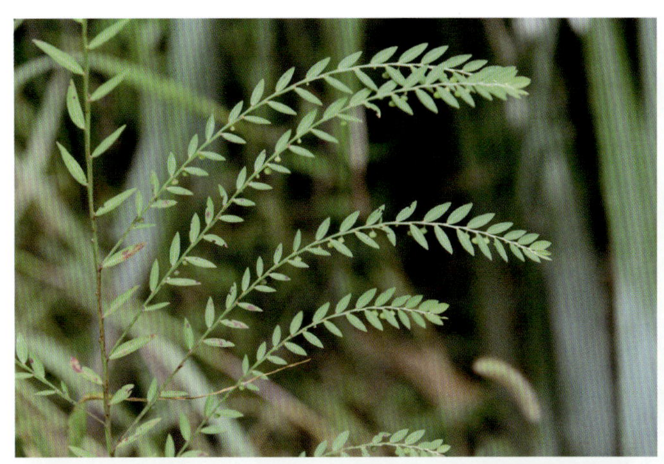

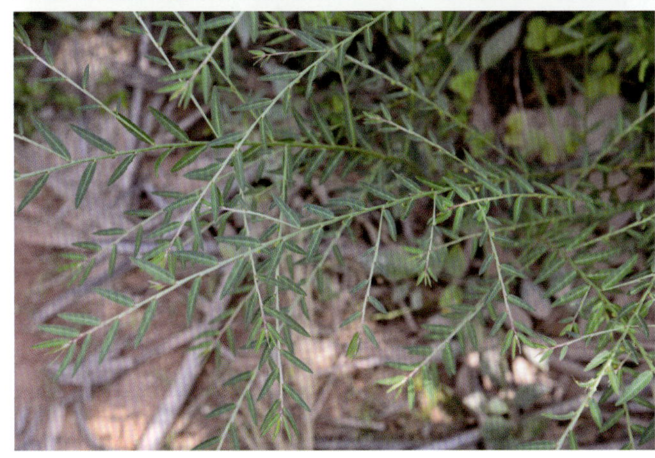

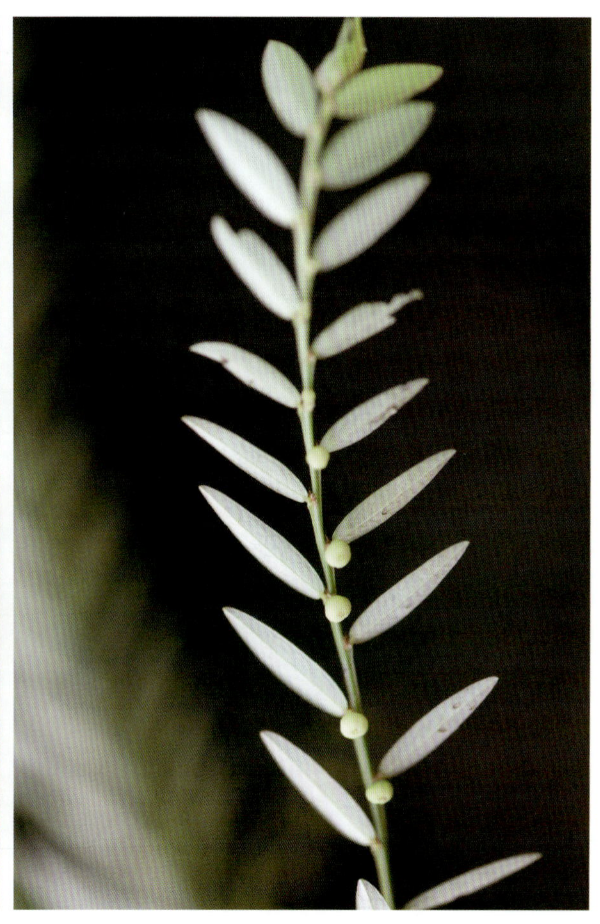

形态特征 一年生草本，全株无毛。茎直立，常基部分枝；枝条细长，小枝具棱。叶片纸质，椭圆形至长圆形，长 5~15mm，宽 3~6mm；叶柄极短；托叶卵状披针形。花雌雄同株，单生或数朵簇生于叶腋；雄花萼片 4，宽卵形，雄蕊 2，花丝分离，药室纵裂；雌花萼片 6，长椭圆形。蒴果扁球状，直径约 2.5mm，平滑；果梗短。种子长约 1.2mm，黄褐色，具有褐色疣点。花期 4~7 月，果期 7~10 月。

适宜生境 生于山坡或路旁草地。

资源状况 分布于马头山笔架边等地。常见。

入药部位 全草（蜜柑草）。

采收加工 夏、秋二季采收，鲜用或晒干。

功能主治 清热利湿，清肝明目。用于黄疸，痢疾，泄泻，水肿，淋病，小儿疳积，目赤肿痛，痔疮，毒蛇咬伤。

蓖　麻 草麻、红麻

Ricinus communis L.

标本采集号：361028180825042LY

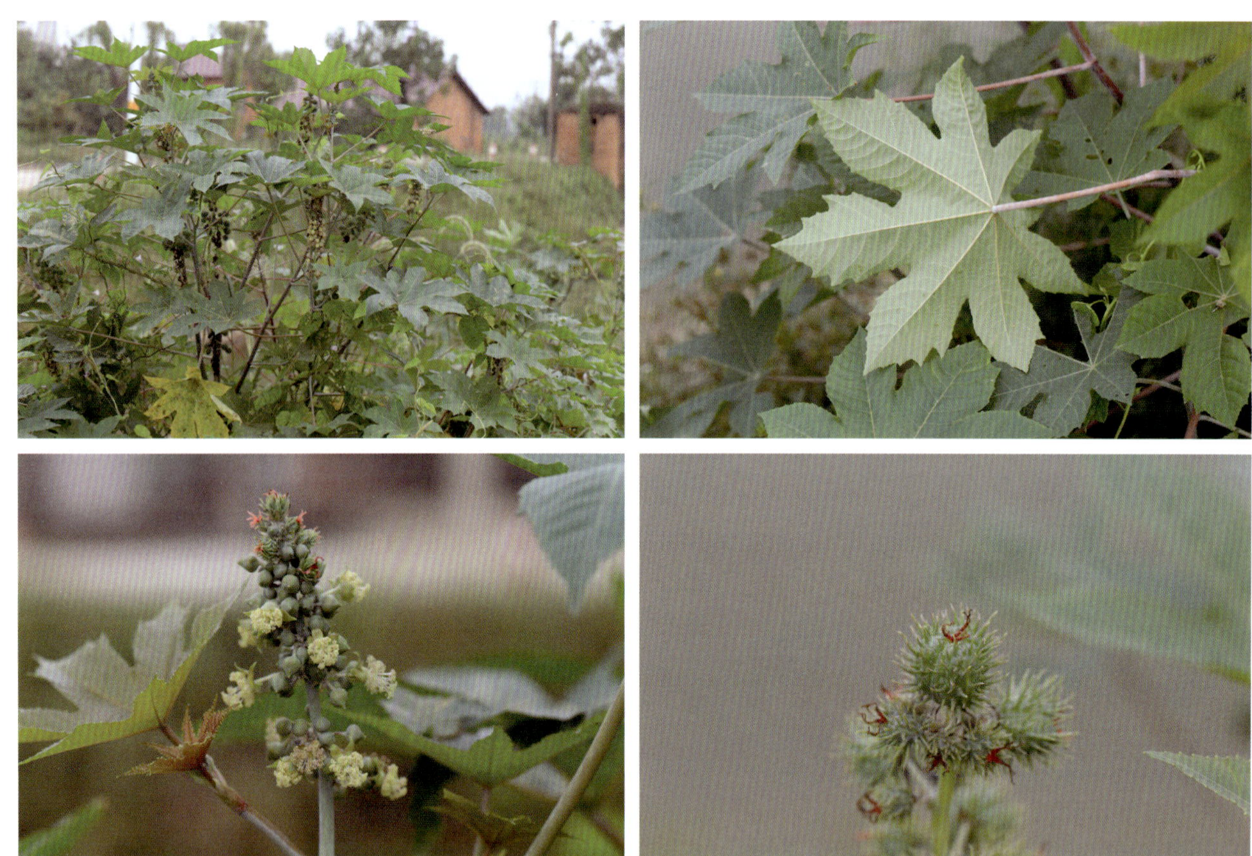

形态特征　一年生粗壮草本或草质灌木。茎多汁液。叶轮廓近圆形，长和宽达40cm或更大，掌状7~11裂；叶柄粗壮，中空，长可达40cm；托叶长三角形，长2~3cm，早落。总状花序或圆锥花序，长15~30cm；苞片阔三角形，膜质，早落；雄花花萼裂片卵状三角形，长7~10mm，雄蕊束众多；雌花萼片卵状披针形，长5~8mm。蒴果卵球形或近球形，长1.5~2.5cm；果皮具软刺或平滑；种子椭圆形，长8~18mm，平滑。花期5~8月，果期7~10月。

适宜生境　生于山坡或路旁草地。

资源状况　分布于马头山姚家岭等地。常见。

入药部位　根（蓖麻根）、叶（蓖麻叶）、种子（蓖麻子）。

采收加工　根：春、秋二季采挖，晒干或鲜用。叶：夏、秋二季采摘，鲜用或晒干。种子：秋季采摘成熟果实，晒干，除去果壳，收集种子。

功能主治　根：祛风活血，止痛镇静。用于风湿关节痛，破伤风，癫痫，精神分裂症。叶：祛风除湿，拔毒消肿。用于脚气病，风湿痹痛，疮痈肿毒，疥癣瘙痒，子宫脱垂，脱肛，咳嗽痰喘。种子：泻下通滞，消肿拔毒。用于大便燥结，痈疽肿毒，喉痹，瘰疬。

评　　述　本品有毒。

山乌桕 红心乌桕、红乌桕、山柳乌桕

Sapium discolor (Champ. ex Benth.) Muell. Arg.

标本采集号：361028170708014LY

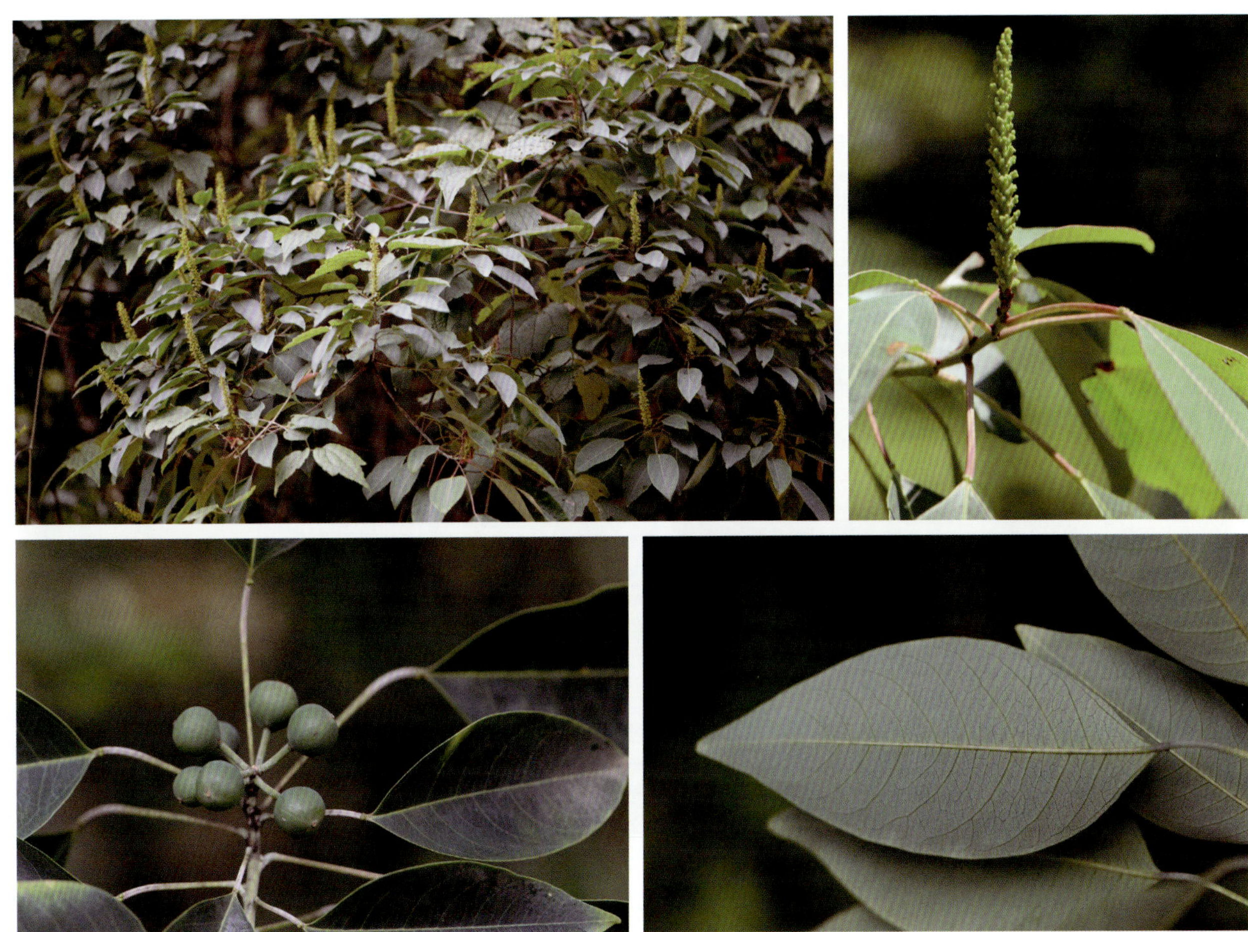

形态特征 乔木或灌木。小枝灰褐色，有皮孔。叶互生，纸质，叶片椭圆形或长卵形，长4~10cm，宽2.5~5cm；叶柄纤细，长2~7.5cm；托叶小，近卵形，长约1mm。花单性，雌雄同株，密集成长4~9cm的顶生总状花序；雄花花梗丝状，长1~3mm，苞片卵形，内有5~7朵花，花萼杯状，雄蕊2枚；雌花花梗粗壮，圆柱形，长约5mm。蒴果黑色，球形，直径1~1.5cm；分果爿脱落后中轴宿存。种子近球形，长4~5mm，直径3~4mm。花期4~6月，果期6~12月。

适宜生境 生于山谷或山坡混交林中。

资源状况 分布于马头山龙井等地。常见。

入药部位 根及根皮（山乌桕根）、叶（山乌桕叶）。

采收加工 根及根皮：全年可采收，晒干。叶：夏、秋二季采摘，晒干。

功能主治 根及根皮：利水通便，消肿散瘀，解蛇虫毒。用于大、小便不通，水肿，腹水，白浊，疮痈，湿疹，跌打损伤，毒蛇咬伤。叶：活血，解毒，利湿。用于跌打损伤，毒蛇咬伤，湿疹，过敏性皮炎，缠腰火丹，乳痈。

评　　述 本品有小毒。

乌　柏 腊子树、桕子树、木子树

Sapium sebiferum (Linn.) Roxb.

标本采集号：361028170709008LY

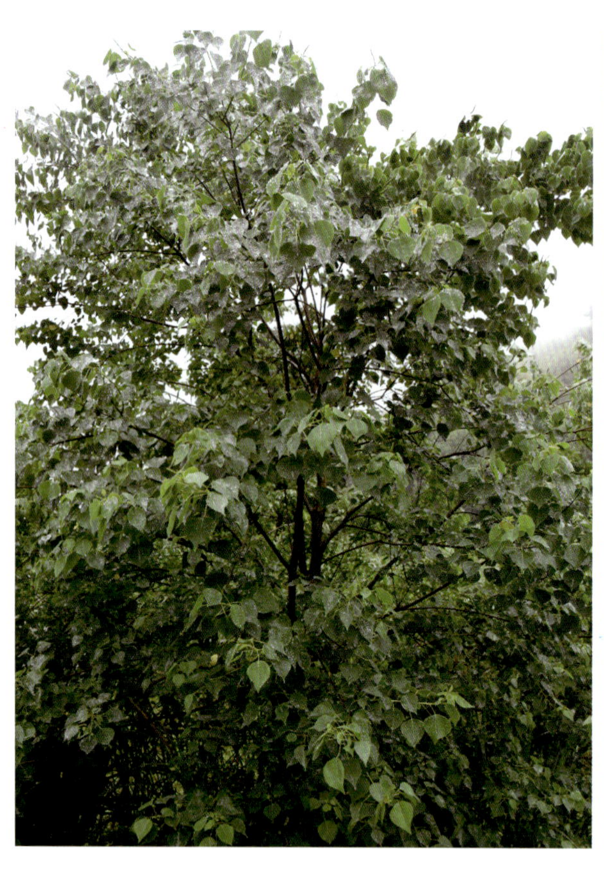

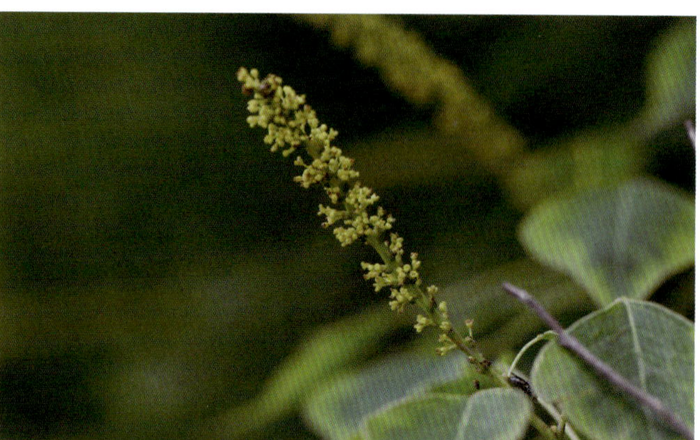

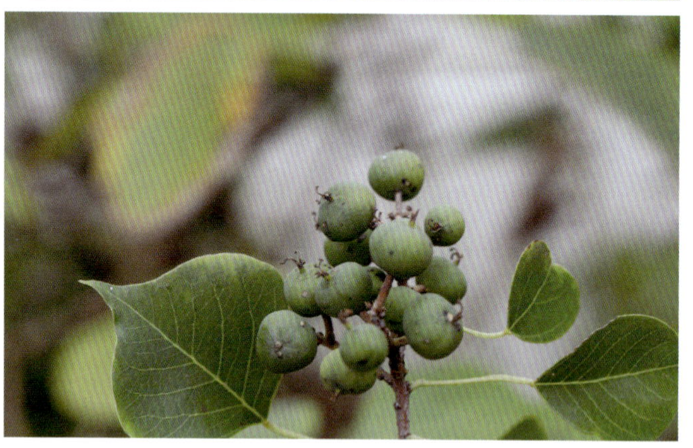

形态特征 乔木。枝广展，具皮孔。叶互生，纸质，叶片菱状卵形，长 3~8cm，宽 3~9cm。花单性，雌雄同株，聚集成总状花序，雌花通常生于花序轴最下部，雄花生于花序轴上部；雄花花梗纤细，长 1~3mm，向上渐粗，苞片阔卵形；雌花花梗粗壮，长 3~3.5mm。蒴果梨状球形，成熟时黑色，直径 1~1.5cm；具 3 种子，分果爿脱落后中轴宿存。种子扁球形，黑色，长约 8mm，宽 6~7mm。花期 4~8 月，果期 10~12 月。

适宜生境 生于旷野、塘边或疏林中。

资源状况 分布于马头山姚家岭等地。常见。

入药部位 根皮（乌柏根皮）、叶（乌柏叶）、种子（乌柏子）。

采收加工 根皮：全年均可采收，将皮剥下，除去栓皮，晒干。叶：全年均可采，鲜用或晒干。种子：果熟时采摘，取出种子，鲜用或晒干。

功能主治 根皮：杀虫，解毒，利尿，通便。用于血吸虫病，肝硬化腹水，大、小便不利，毒蛇咬伤；外用于疔疮，鸡眼，乳腺炎，跌打损伤，湿疹，皮炎。叶：杀虫，解毒，利尿，通便。用于血吸虫病，肝硬化腹水，大、小便不利，毒蛇咬伤；外用于疔疮，鸡眼，乳腺炎，跌打损伤，湿疹，皮炎。种子：拔毒消肿，杀虫止痒。用于湿疹，癣疮，皮肤皲裂，水肿，便秘。

评　述 本品有毒。

油 桐 桐油树、桐子树、罂子桐

Vernicia fordii (Hemsl.) Airy Shaw

标本采集号：361028180509006LY

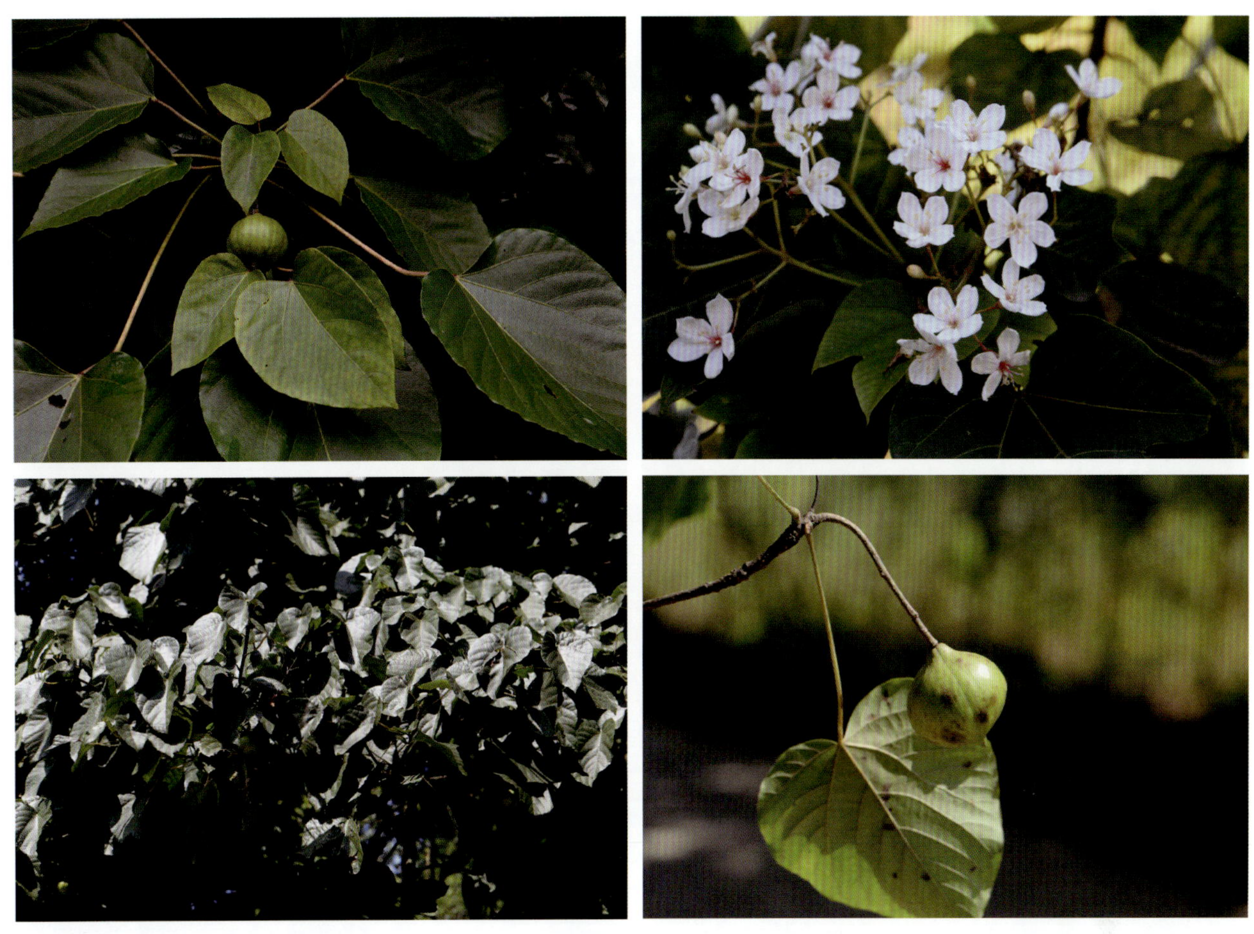

形态特征 乔木。树皮灰色，近光滑；枝条粗壮，无毛，具明显皮孔。叶卵圆形，长 8~18cm，宽 6~15cm。花雌雄同株，先叶或与叶同时开放；花萼长约 1cm，2~3 裂，外面密被棕褐色微柔毛；花瓣白色，有淡红色脉纹，倒卵形，长 2~3cm，宽 1~1.5cm，顶端圆形，基部爪状；雄花雄蕊 8~12 枚，2 轮，外轮离生，内轮花丝中部以下合生。核果近球状，直径 4~8cm，果皮光滑。种子 3~8 颗，种皮木质。花期 3~4 月，果期 8~9 月。

适宜生境 生于丘陵山地。

资源状况 分布于马头山郑家等地。常见。

入药部位 根（油桐根）、叶（油桐叶）、花（油桐花）。

采收加工 根：常年可采收，晒干。叶：夏、秋二季采摘，晒干。花：夏、秋二季采摘，晒干。

功能主治 根：消积驱虫，祛风利湿。用于蛔虫病，食积腹胀，风湿筋骨痛，湿气水肿。叶：解毒，杀虫。外用于疮疡，癣疥。花：清热解毒，生肌。外用于烧烫伤。

评　述 本品有毒。

虎皮楠科

牛耳枫 南岭虎南楠、牛耳树、牛耳风

Daphniphyllum calycinum Benth.

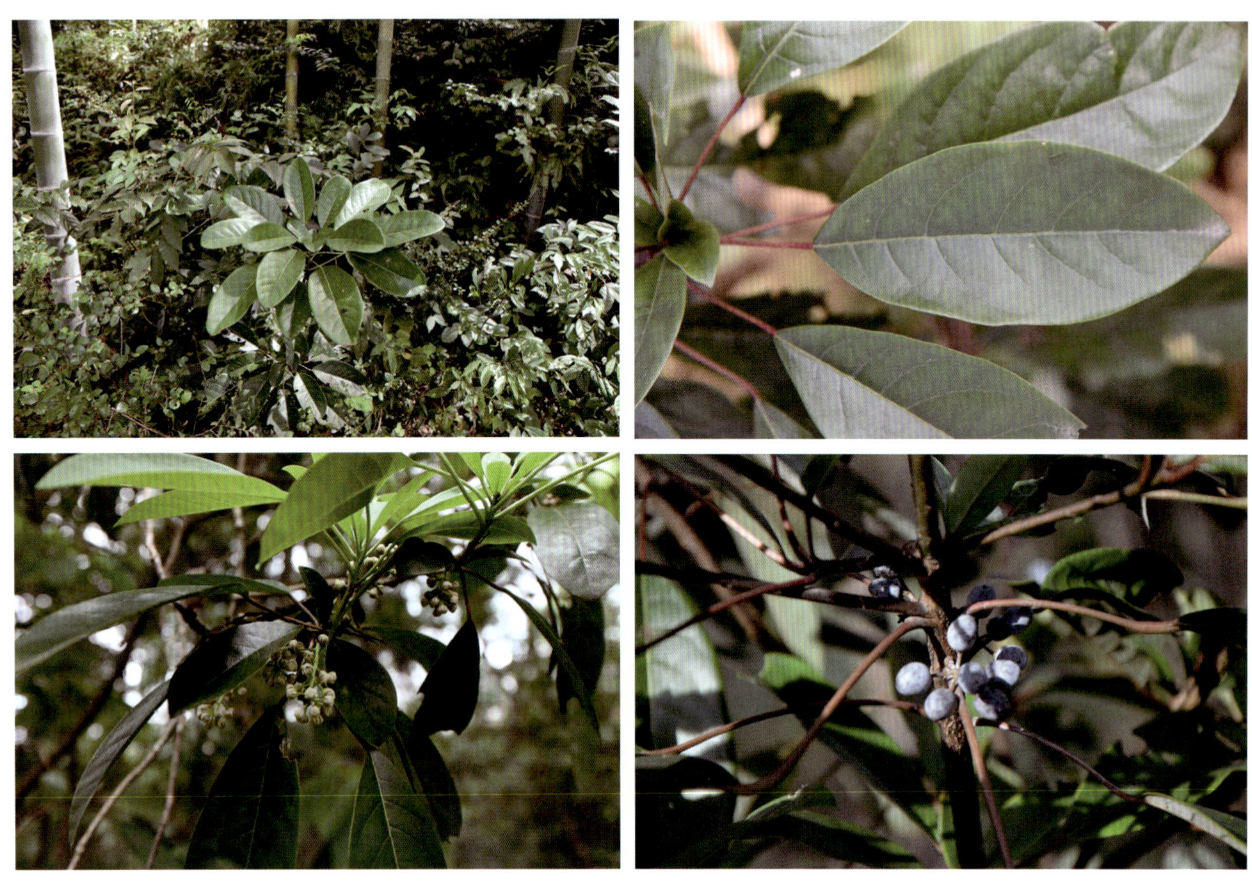

形态特征 灌木。小枝灰褐色，具稀疏皮孔。叶纸质，长 12~16cm，宽 4~9cm；叶柄长 4~8cm，直径约 2mm。总状花序腋生，长 2~3cm；雄花花梗长 8~10mm，花萼盘状，直径约 4mm，3~4 浅裂，裂片阔三角形，雄蕊 9~10 枚，长约 3mm，花药长圆形，侧向压扁；雌花花梗长 5~6mm，苞片卵形，长约 3mm，萼片 3~4，阔三角形，长约 1.5mm。果序长 4~5cm，密集排列；果实卵圆形，长约 7mm，被白粉。花期 4~6 月，果期 8~11 月。

适宜生境 生于疏林或灌丛中。

资源状况 分布于马头山各地。少见。

入药部位 根（牛耳枫根）、小枝及叶（牛耳枫枝叶）、果实（牛耳枫子）。

采收加工 根：全年均可采挖，鲜用或切片晒干。小枝及叶：夏、秋二季采收，晒干。果实：秋后果实成熟时采收，晒干。

功能主治　根：清热解毒，活血化瘀，消肿止痛。用于外感发热，咳嗽，咽喉肿痛，胁下痞块，风湿骨痛，跌打损伤。小枝及叶：祛风止痛，解毒消肿。用于风湿骨痛，疮疡肿毒，跌打骨折，毒蛇咬伤。果实：止痢。用于久痢。

评　述　本品有毒。

交让木　山黄树、豆腐头、构血子

Daphniphyllum macropodum Miq.

标本采集号：361028170708052LY

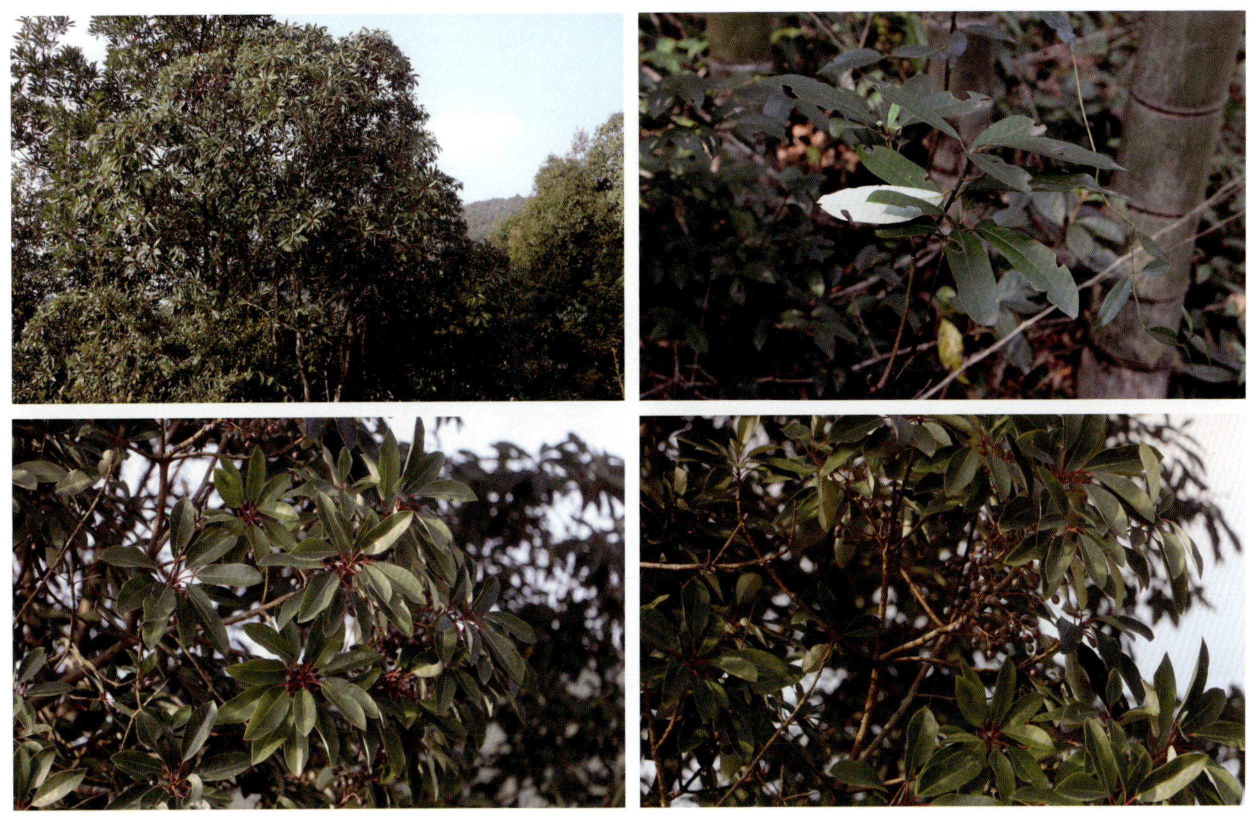

形态特征　灌木或小乔木。小枝粗壮，暗褐色，具圆形大叶痕。叶革质，长圆形至倒披针形，长14~25cm，宽3~6.5cm；叶柄紫红色，长3~6cm。雄花序长5~7cm，花萼不育，雄蕊8~10；雌花序长4.5~8cm，花梗长3~5mm，花萼不育，子房基部具大小不等的不育雄蕊10。果实椭圆形，长约10mm，直径5~6mm，先端具宿存柱头，暗褐色，具疣状皱褶；果梗长10~15cm，纤细。花期3~5月，果期8~10月。

适宜生境　生于阔叶林中。

资源状况　分布于马头山周家等地。常见。

入药部位　叶及种子（交让木）。

采收加工　秋季采收，鲜用或晒干。

功能主治　清热解毒。用于疮疖肿毒。

虎皮楠

Daphniphyllum oldhami (Hemsl.) Rosenth.

标本采集号：361028170427006LY

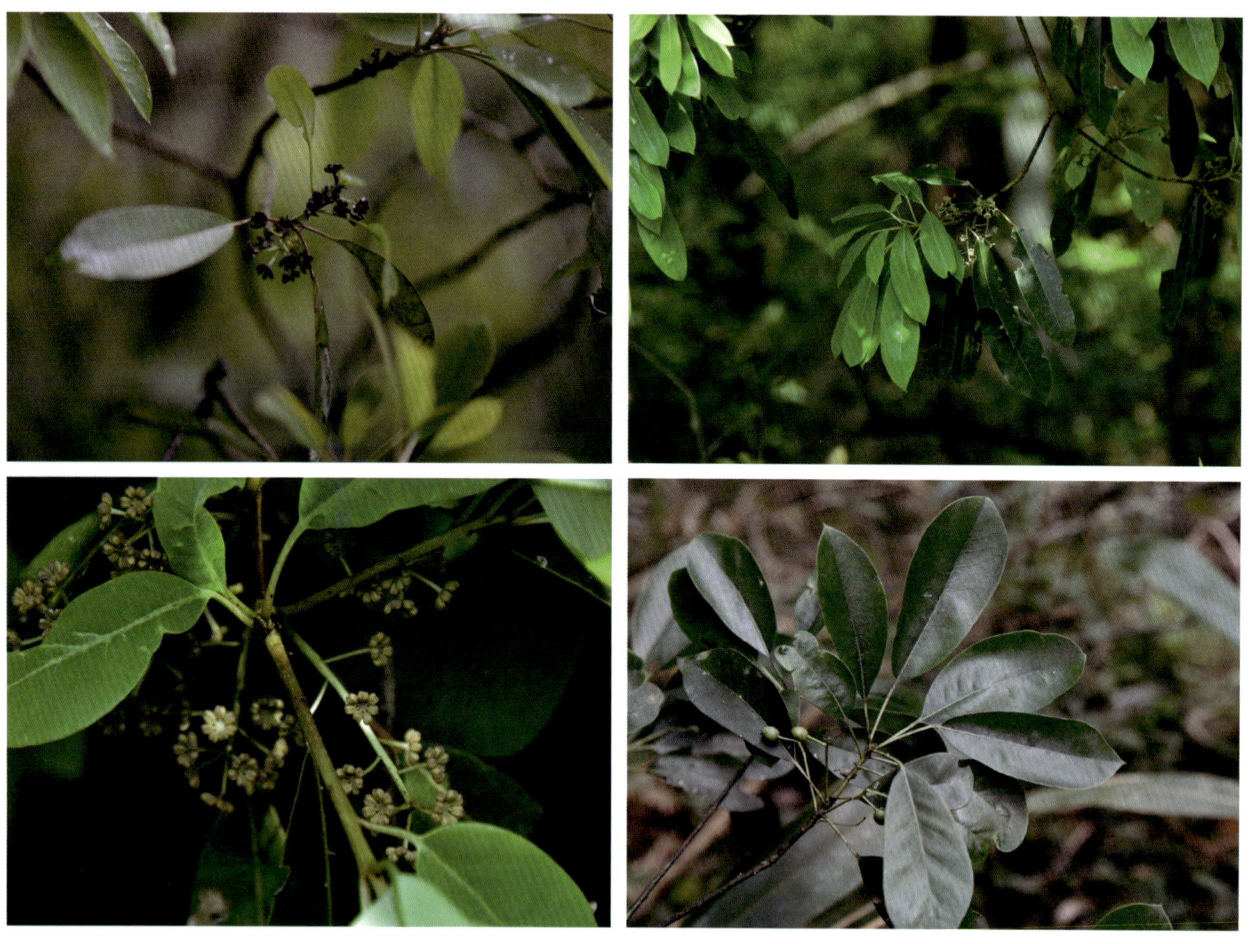

形态特征 乔木。小枝纤细，暗褐色。叶纸质，披针形或倒卵状披针形，长 9~14cm，宽 2.5~4cm；叶柄长 2~3.5cm，纤细，上面具槽。雄花序长 2~4cm，较短，花梗长约 5mm，纤细，花萼小，雄蕊 7~10，花药卵形，长约 2mm，花丝极短，长约 0.5mm；雌花序长 4~6cm，花序轴及总梗纤细，花梗长 4~7mm，纤细，萼片 4~6，披针形，具齿。果实椭圆形或倒卵圆形，长约 8mm，直径约 6mm，暗褐色至黑色。花期 3~5 月，果期 8~11 月。

适宜生境 生于阔叶林中。

资源状况 分布于马头山竹延山等地。常见。

入药部位 根、叶（虎皮楠）。

采收加工 夏、秋二季采收，洗净，鲜用或切片晒干。

功能主治 清热解毒，活血散瘀。用于感冒发热，咽喉肿痛，脾脏肿大，毒蛇咬伤，骨折创伤。

芸香科

柚 气柑、朱栾、柚子

Citrus maxima (Burm.) Merr.

标本采集号：361028180822030LY

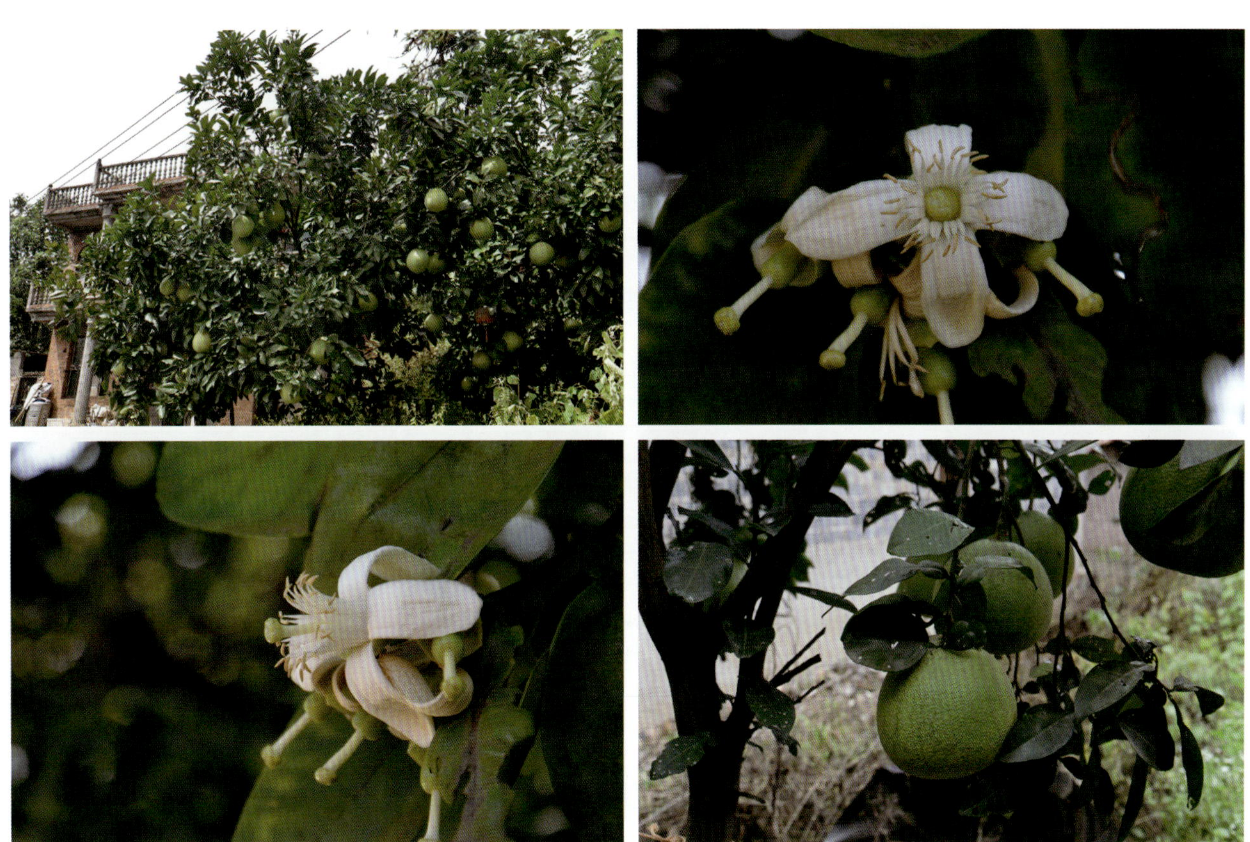

形态特征 乔木。叶质颇厚，色浓绿，阔卵形或椭圆形，连翼叶长9~16cm，宽4~8cm，翼叶长2~4cm，宽0.5~3cm。总状花序；花蕾淡紫红色；花萼不规则3~5浅裂；花瓣长1.5~2cm；雄蕊25~35枚；花柱粗长，柱头略较子房大。果实圆球形，扁圆形，横径通常10cm以上，淡黄色或黄绿色，杂交种有朱红色的；果皮甚厚或薄，海绵质，油胞大，凸起；果心实但松软，瓢囊10~19瓣；汁胞白色、粉红色或鲜红色，少有带乳黄色。种子多达200余粒。花期4~5月，果期9~12月。

适宜生境 生于路旁、屋舍附近，常见栽培。

资源状况 分布于马头山峰上等地。常见。

入药部位 外层果皮（化橘红）、种子（柚核）。

采收加工 外层果皮：夏季果实未成熟时采收，置沸水中略烫后，将果皮割成5或7瓣，除去果瓤和部分中果皮，压制成形，干燥。种子：秋、冬二季，将成熟的果实剥开果皮，食果瓤，取出种子，洗净，晒干。

功能主治 外层果皮：理气宽中，燥湿化痰。用于咳嗽痰多，食积伤酒，呕恶痞闷。种子：疏肝理气，宣肺止咳。用于疝气，肺寒咳嗽。

柑 橘 桔子、橘子、立花橘

Citrus reticulata Blanco

标本采集号：361028180826005LY

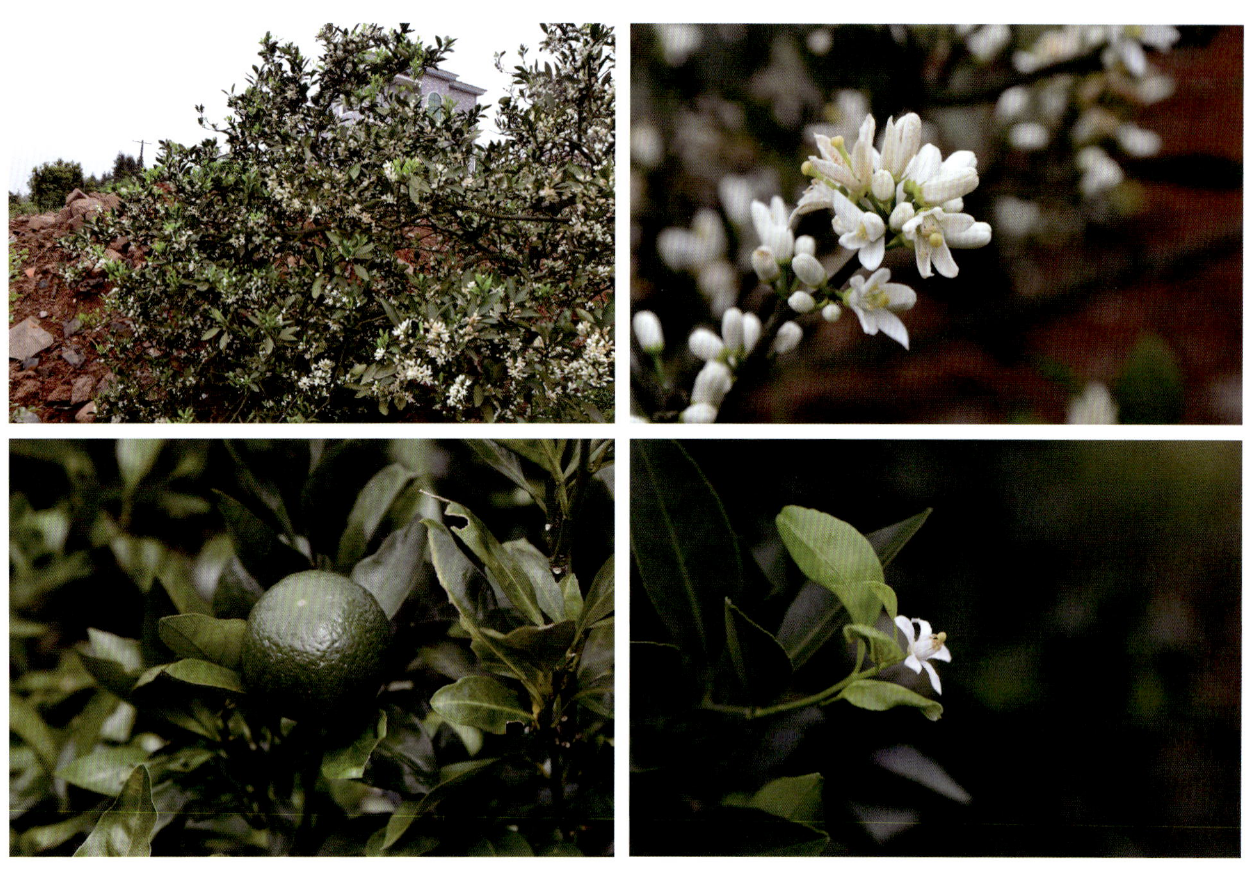

形态特征 灌木。分枝多，刺较少。单身复叶，叶片披针形，椭圆形或阔卵形。花单生或2~3朵簇生；花萼不规则3~5浅裂；花瓣通常长1.5cm以内；雄蕊20~25枚；花柱细长，柱头头状。果形多种，通常扁圆形至近圆球形；果皮甚薄而光滑，淡黄色或深红色；瓢囊7~14瓣，囊壁薄或略厚；汁胞通常纺锤形，果肉酸或甜。种子通常卵形，顶部狭尖，基部浑圆；子叶深绿、淡绿或间有近于乳白色；合点紫色，多胚，少有单胚。花期4~5月，果期10~12月。

适宜生境 生于山地、丘陵，常见栽培。

资源状况 分布于马头山东山坪等地。常见。

入药部位 果皮（陈皮）、种子（橘核）。

采收加工 果皮：采摘成熟果实，剥取果皮，晒干或低温干燥。种子：果实成熟后收集，洗净，晒干。

功能主治 果皮：理气健脾，燥湿化痰。用于胸脘胀满，食少吐泻，咳嗽痰多。种子：理气，散结，止痛。用于疝气疼痛，睾丸肿痛，乳痈乳癖。

吴茱萸 茶辣、气辣子、臭辣子

Evodia rutaecarpa (Juss.) Benth.

标本采集号：361028170709002LY

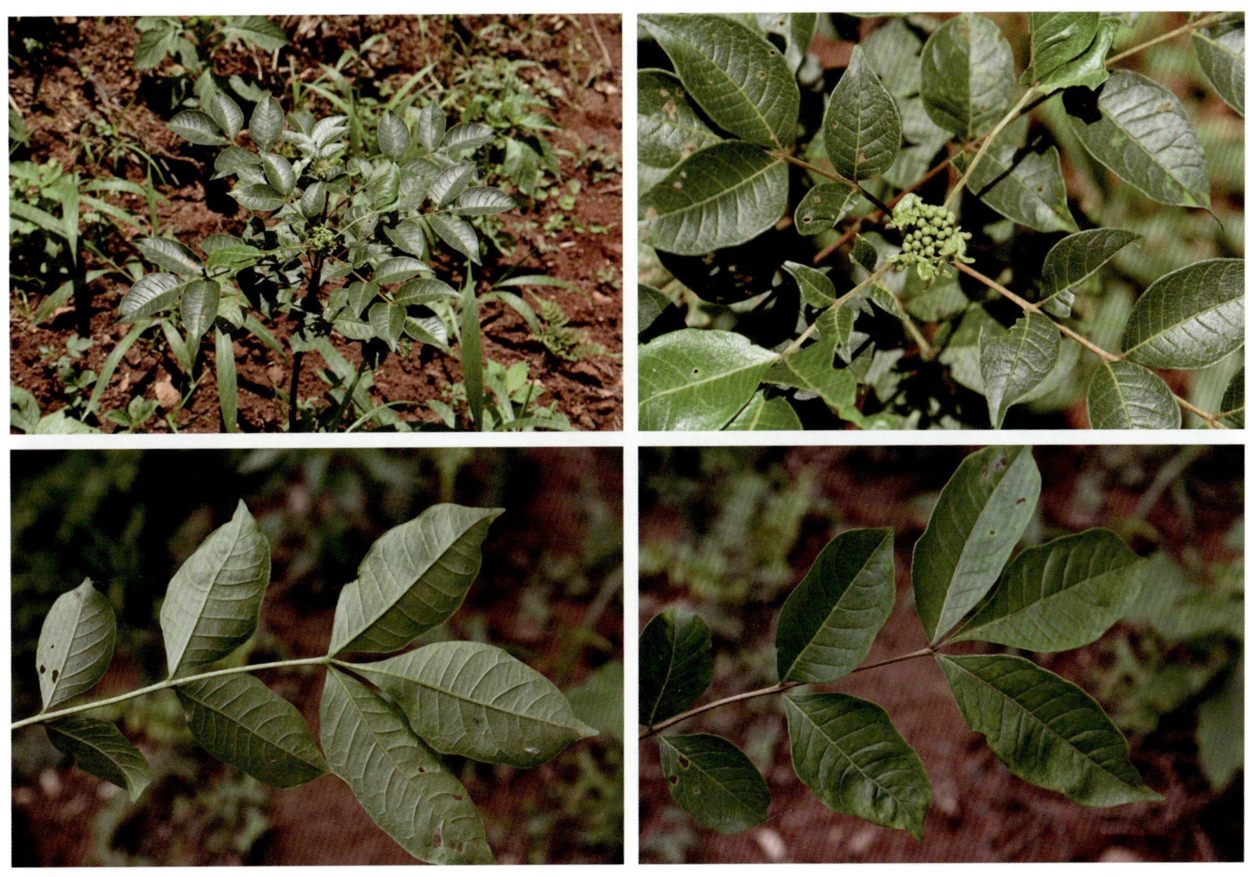

形态特征 小乔木或灌木。叶有小叶5~11片，小叶薄至厚纸质，卵形，椭圆形或披针形，长6~18cm，宽3~7cm。花序顶生；雄花序的花彼此疏离，雌花序的花密集或疏离；萼片及花瓣均5片，偶有4片；雄花花瓣长3~4mm，退化雌蕊4~5深裂，雄蕊伸出花瓣之上；雌花花瓣长4~5mm。果序宽3~12cm，果实密集或疏离，暗紫红色，每分果瓣有1种子。种子近圆球形，长4~5mm，褐黑色，有光泽。花期4~6月，果期8~11月。

适宜生境 生于山地疏林或灌木丛中，多见于向阳坡地。

资源状况 分布于马头山鹰嘴岩等地。常见。

入药部位 叶（吴茱萸叶）、近成熟果实（吴茱萸）。

采收加工 叶：夏、秋二季采收，鲜用或晒干。近成熟果实：8~11月果实尚未开裂时，剪下果枝，晒干或低温干燥，除去枝、叶、果梗等杂质。

功能主治 叶：散寒，止痛，敛疮。用于霍乱转筋，心腹冷痛，头痛，疮疡肿毒。近成熟果实：散寒止痛，降逆止呕，助阳止泻。用于厥阴头痛，寒疝腹痛，寒湿脚气，经行腹痛，脘腹胀痛，呕吐吞酸，五更泄泻。

评　　述 本品有小毒。

金柑 卢橘、山橘

Fortunella japonica (Thunb) Swingle

标本采集号：361028181123005LY

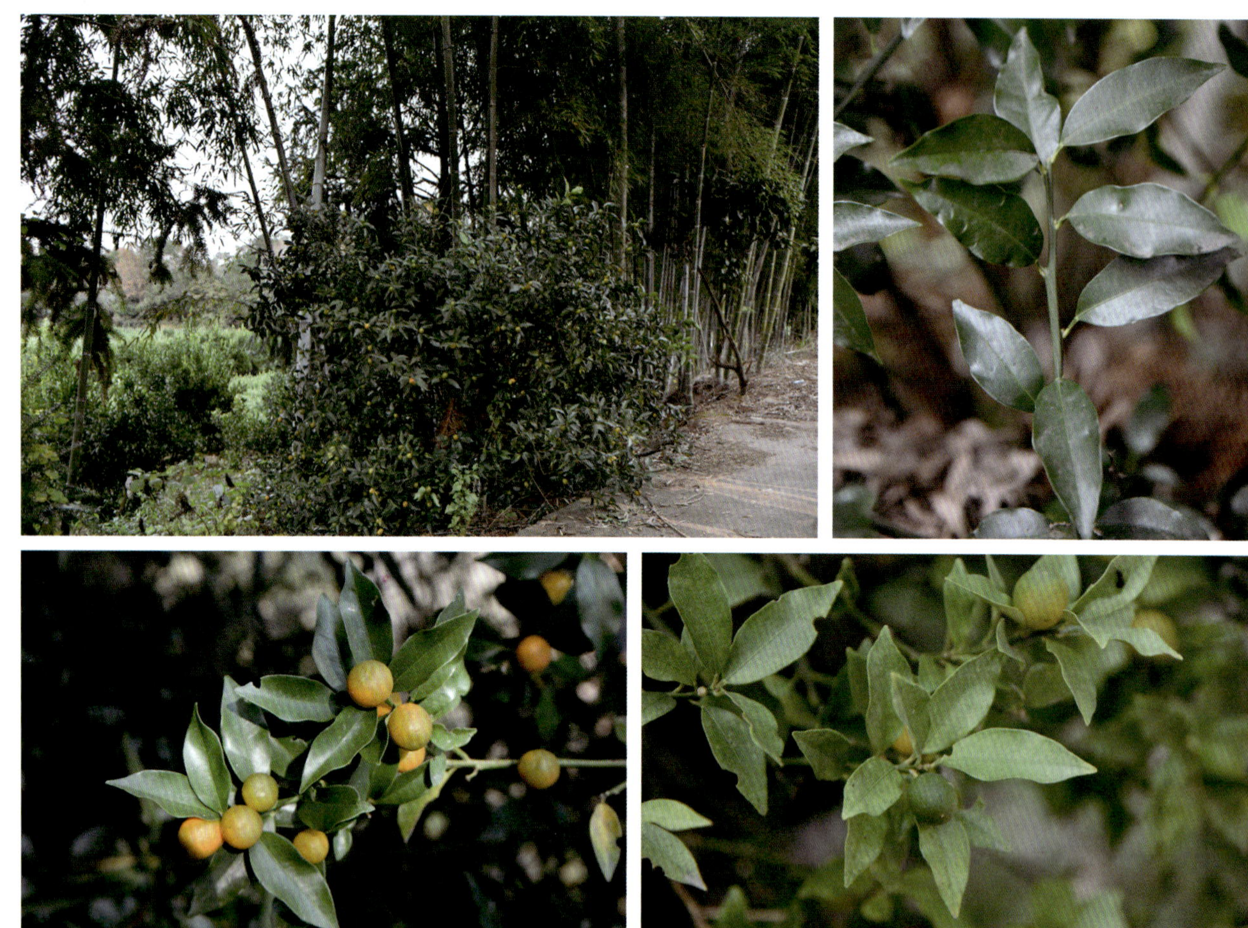

形态特征 树高2~5m。枝有刺。小叶卵状椭圆形或长圆状披针形，长4~8cm，宽1.5~3.5cm；叶柄长6~10mm，稀较长，翼叶狭至明显。花单朵或2~3朵簇生；花梗长稀超过6mm；花萼裂片4或5片；花瓣长6~8mm；雄蕊15~25枚，比花瓣稍短。果圆球形，横径1.5~2.5cm；果皮橙黄至橙红色，厚1.5~2mm；味甜，果肉酸或略甜。种子2~5粒，卵形。花期4~5月，果期11月至翌年2月。

适宜生境 生于山地疏林或灌木丛中，多见于向阳坡地。

资源状况 分布于马头山鹰嘴岩等地。常见。

入药部位 根（金橘根）、叶（金橘叶）、果实（金橘）、核（金橘核）。

采收加工 根：夏、秋二季采挖，洗净，鲜用或切片晒干。叶：春、夏、秋三季采叶，除去叶柄，晒干。果实：分批采摘成熟果实。核：秋季果实成熟时采摘，除去果皮、果瓤，留取种子，晒干。

功能主治 根：行气止痛，化痰散结。用于胃脘胀痛，疝气，产后腹痛，子宫脱垂，瘰疬初起。叶：疏肝解郁，理气散结。用于噎膈，瘰疬，乳房结块，乳腺炎。果实：理气解郁，消食化痰，醒酒。用于胸闷郁结，脘腹痞胀，食滞纳呆，咳嗽痰多，伤酒口渴。核：化痰散结，理气止痛。用于喉痹，瘰疬结核，疝气，睾丸肿痛，乳房结块，乳腺炎。

花 椒 椒、檓、大椒

Zanthoxylum bungeanum Maxim.

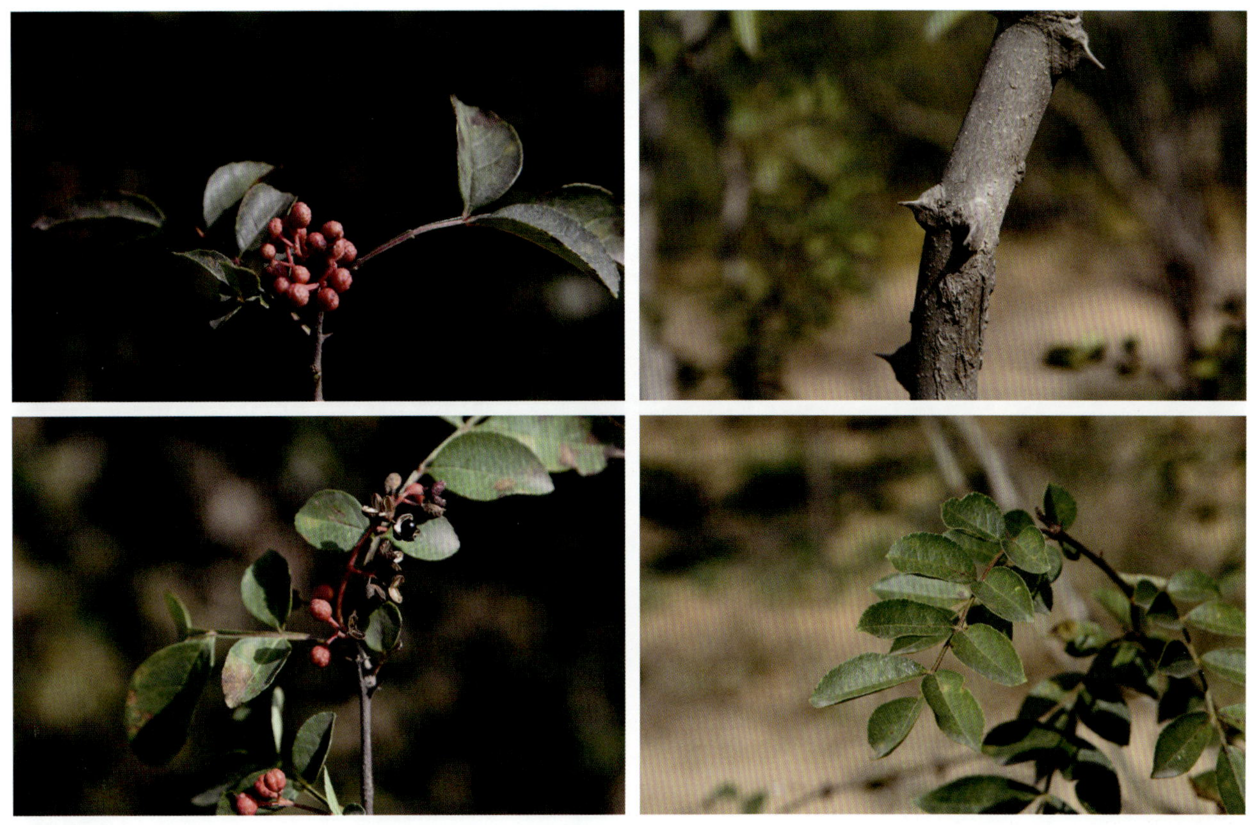

形态特征 小乔木。茎干上的刺常早落；枝有短刺，小枝上的刺基部宽而扁且劲直，呈长三角形。叶有小叶 5~13 片，小叶对生，长 2~7cm，宽 1~3.5cm。花序顶生或生于侧枝之顶，花序轴及花梗密被短柔毛或无毛；花被片 6~8 片，黄绿色，形状及大小大致相同；雄花的雄蕊 5~8 枚，退化雌蕊顶端叉状浅裂；雌花很少有发育雄蕊，花柱斜向背弯。果实紫红色，单个分果瓣直径 4~5mm。种子长 3.5~4.5mm。花期 4~5 月，果期 8~9 月或 10 月。

适宜生境 生于平原或山地，耐旱，喜阳光，各地多栽种。

资源状况 分布于马头山各地。少见。

入药部位 根（花椒根）、叶（花椒叶）、成熟果皮（花椒）、种子（椒目）。

采收加工 根：全年均可采收，挖根，洗净，切片，晒干。叶：全年均可采收，鲜用或晒干。果皮：秋季采收成熟果实，除去杂质，晒干。种子：9~10 月果实成熟时采摘，待果实开裂，果皮与种子分开时，取出种子。

功能主治 根：散寒，除湿，止痛，杀虫。用于虚寒血淋，风湿痹痛，胃痛，牙痛，痔疮，湿疮，脚气病，蛔虫病。叶：温中散寒，燥湿健脾，杀虫解毒。用于奔豚，寒积，霍乱转筋，脱肛，脚气病，风弦烂眼，漆疮，疥疮，毒蛇咬伤。果皮：温中止痛，杀虫止痒。用于脘腹冷痛，呕吐泄泻，虫积腹痛，蛔虫病；外用于湿疹瘙痒。种子：利水消肿，祛痰平喘。用于水肿胀满，哮喘。

评　　述 本品有小毒。

苦木科

臭 椿 樗、臭椿皮、大果臭椿

Ailanthus altissima (Mill.) Swingle

标本采集号：361028180824022LY

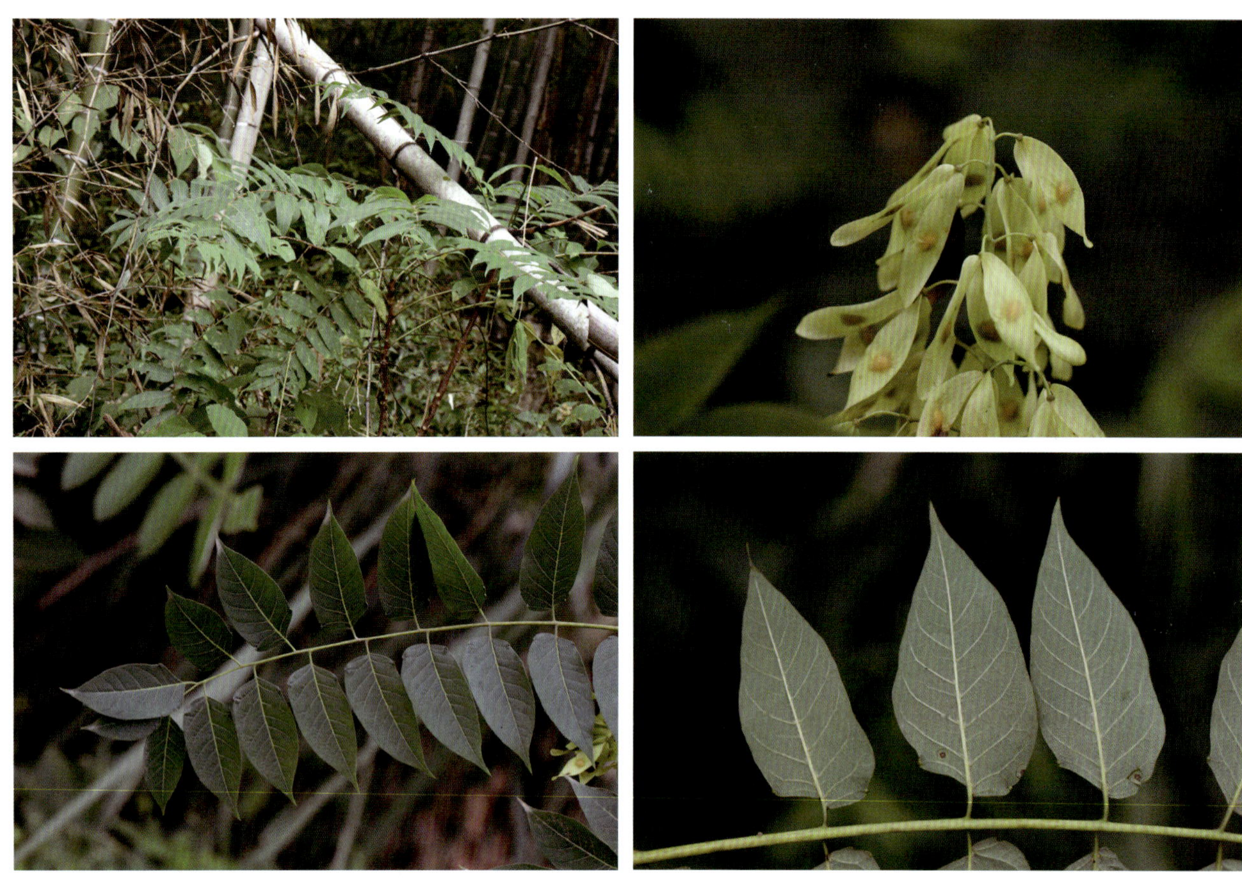

形态特征 乔木。树皮平滑而有直纹。叶为奇数羽状复叶，长 40~60cm；叶柄长 7~13cm；小叶对生或近对生，纸质，卵状披针形，长 7~13cm，宽 2.5~4cm。圆锥花序长 10~30cm；花淡绿色；花梗长 1~2.5mm；萼片 5，覆瓦状排列，裂片长 0.5~1mm；花瓣 5，长 2~2.5mm；雄蕊 10，花丝基部密被硬粗毛，雄花的花丝长于花瓣，雌花的花丝短于花瓣。种子位于翅的中间，扁圆形。花期 4~5 月，果期 8~10 月。

适宜生境 生于旷野、路旁或疏林中。

资源状况 分布于马头山竹延山等地。常见。

入药部位 干燥根皮或干皮（椿皮）。

采收加工 全年均可剥取，晒干或刮去粗皮晒干。

功能主治 清热燥湿，收涩止带，止泻，止血。用于赤白带下，湿热泻痢，久泻久痢，便血，崩漏。

楝 科

楝 苦楝、楝树、紫花树

Melia azedarach Linn.

标本采集号：361028170427003LY

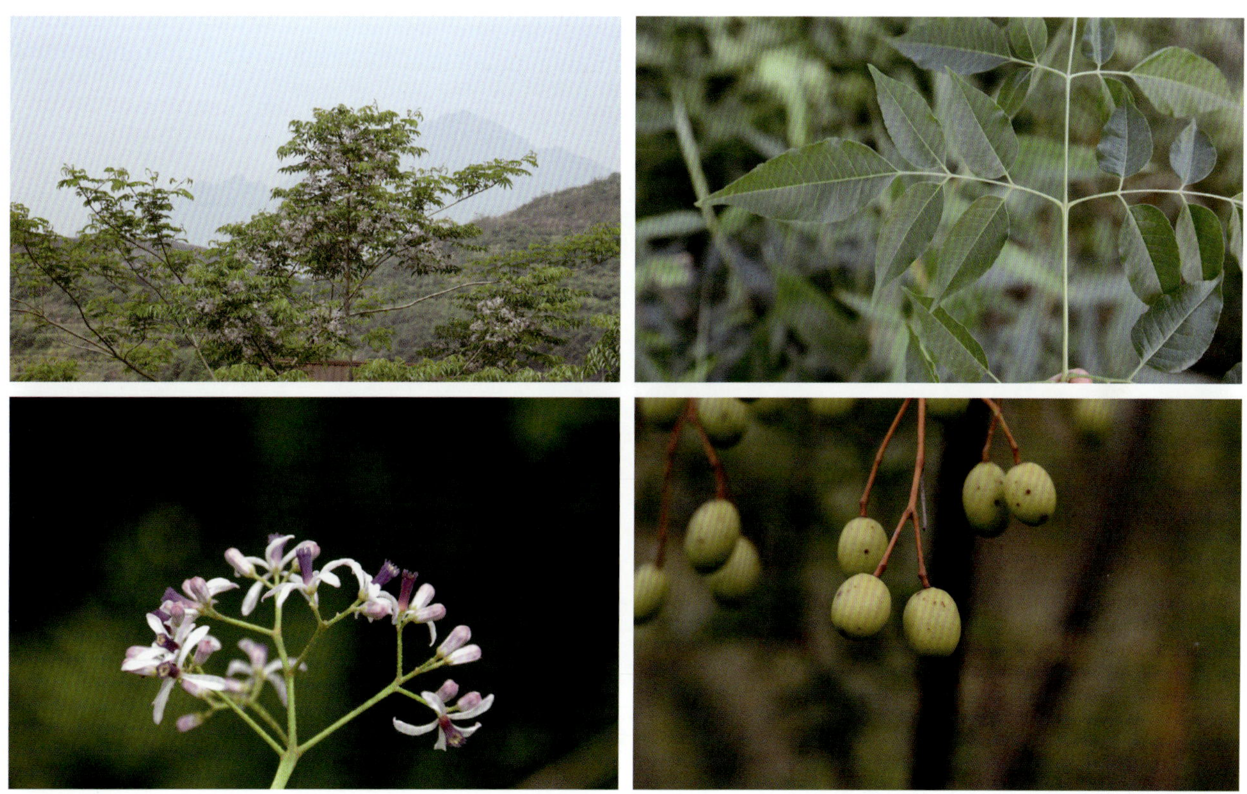

形态特征 乔木。树皮灰褐色，纵裂；分枝广展，小枝有叶痕。叶为二至三回奇数羽状复叶，长20~40cm；小叶对生，卵形、椭圆形至披针形，长3~7cm，宽2~3cm。圆锥花序约与叶等长；花芳香；花萼5深裂，裂片卵形或长圆状卵形；花瓣淡紫色，倒卵状匙形，长约1cm；雄蕊管紫色，无毛或近无毛，长7~8mm。核果球形至椭圆形，长1~2cm，宽8~15mm；内果皮木质，4~5室，每室有种子1颗。种子椭圆形。花期4~5月，果期10~12月。

适宜生境 生于旷野、路旁或疏林中。

资源状况 分布于马头山各地。常见。

入药部位 树皮和根皮（苦楝皮）、花（苦楝花）、果实（苦楝子）。

采收加工 树皮和根皮：春、秋二季剥取，晒干，或除去粗皮，晒干。花：4~5月采收，晒干、阴干或烘干。果实：秋、冬二季果实成熟呈黄色时采收，或收集落下的果实，晒干、阴干或烘干。

功能主治 树皮和根皮：杀虫，疗癣。用于蛔虫病，蛲虫病，虫积腹痛；外用于疥癣瘙痒。花：清热祛湿，杀虫，止痒。用于热痱，头癣。果实：行气止痛，杀虫。用于脘腹胁肋疼痛，疝痛，虫积腹痛，头癣，冻疮。

评　　述 本品有小毒。

远志科

齿果草 莎萝莽、细黄药、一碗泡

Salomonia cantoniensis Lour.

标本采集号：361028170910030LY

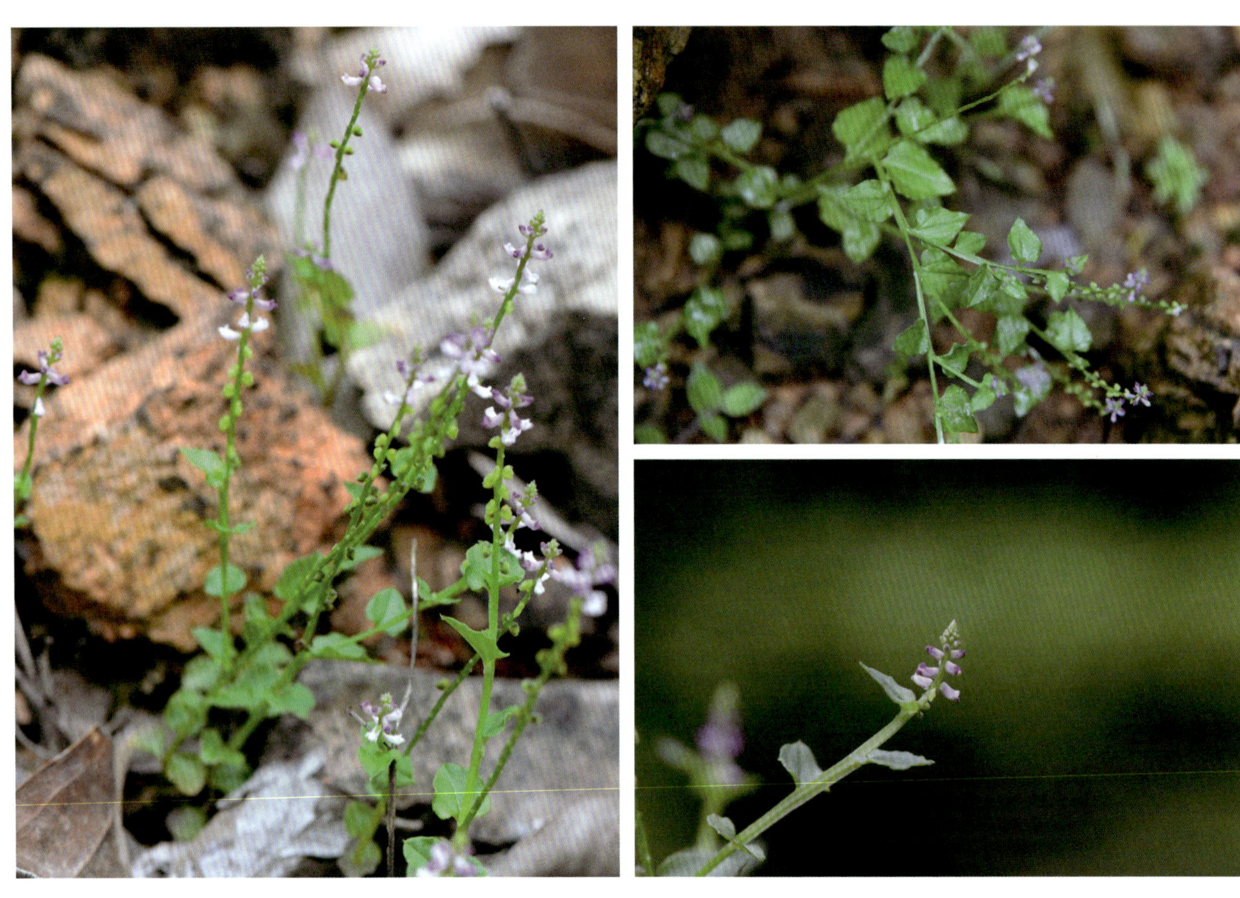

形态特征 一年生草本。根纤细，芳香。茎细弱，多分枝。单叶互生；叶片膜质，卵状心形或心形，长5~16mm，宽5~12mm；叶柄长1.5~2mm。穗状花序顶生，多花，长1~6cm，花后延长，花极小，长2~3mm；萼片5，极小，线状钻形；花瓣3，淡红色，侧瓣长约2.5mm，龙骨瓣舟状，长约3mm；雄蕊4，花丝长约2mm。蒴果肾形，长约1mm，宽约2mm，两侧具2列三角状尖齿；果爿具蜂窝状网纹。种子2粒，卵形，直径约1mm，亮黑色，无毛。花期7~8月，果期8~10月。

适宜生境 生于山坡林下、灌丛中或草地。

资源状况 分布于马头山白沙坑等地。常见。

入药部位 全草（一碗泡）。

采收加工 夏、秋二季采集，鲜用或晒干。

功能主治 解毒消肿，散瘀止痛。用于疮痈肿毒，毒蛇咬伤，跌打损伤。

漆树科

南酸枣 五眼果、山枣、人面子

Choerospondias axillaris (Roxb.) Burtt et Hill

标本采集号：361028170427013LY

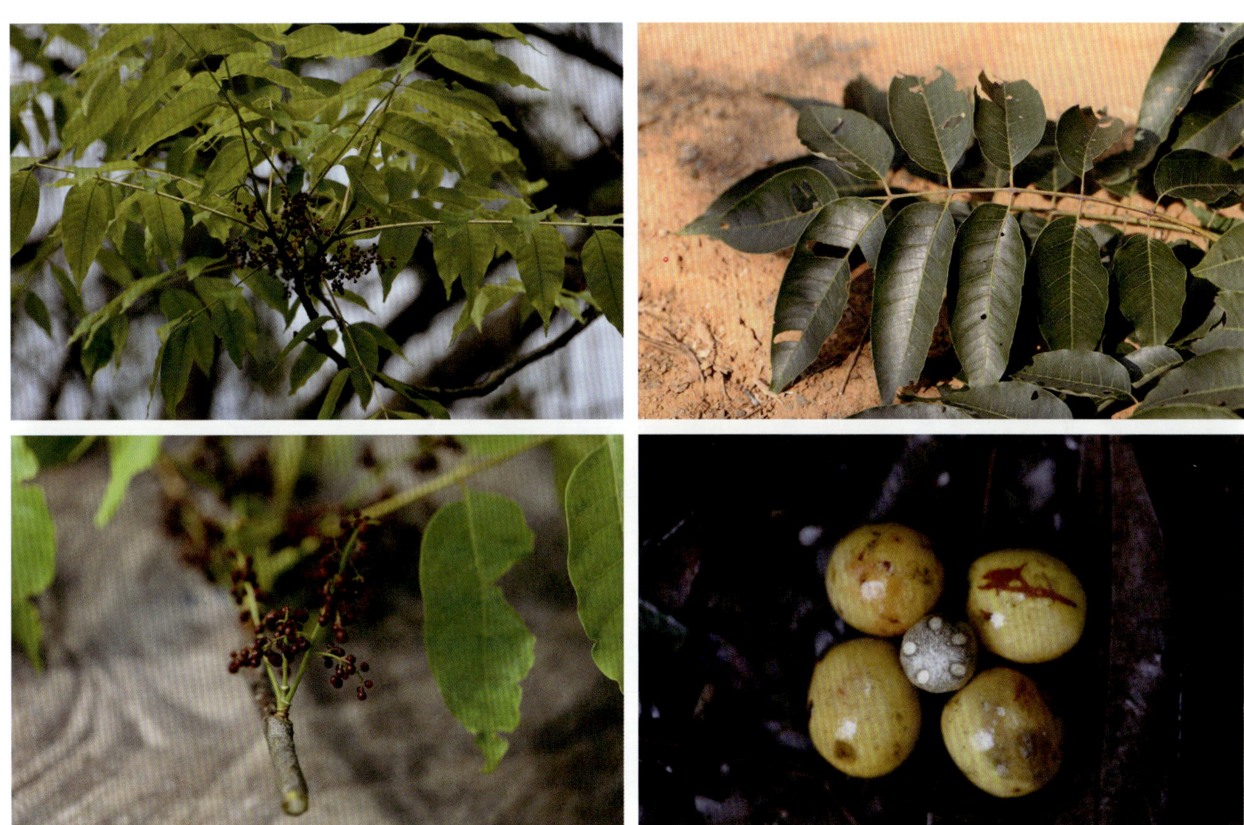

形态特征 乔木，树皮灰褐色，片状剥落。小枝粗壮，暗紫褐色，无毛，具皮孔。奇数羽状复叶长25~40cm，有小叶3~6对；小叶膜质至纸质，卵状披针形或卵状长圆形，长4~12cm，宽2~4.5cm。雄花序长4~10cm；花瓣长圆形，长2.5~3mm；雄蕊10。核果椭圆形或倒卵状椭圆形，成熟时黄色，长2.5~3cm，直径约2cm；果核长2~2.5cm，直径1.2~1.5cm，顶端具5个小孔。花期4月，果期8~10月。

适宜生境 生于山坡、丘陵或沟谷林中。

资源状况 分布于马头山竹延山等地。常见。

入药部位 果实（广枣）、树皮（五眼果树皮）。

采收加工 果实：秋季果实成熟时采收，除去杂质，干燥。树皮：全年采收，晒干或熬膏。

功能主治 果实：行气活血，养心，安神。用于气滞血瘀，胸痹作痛，心悸气短，心神不安。树皮：清热解毒，祛湿，杀虫。用于疮疡，烫火伤，阴囊湿疹，痢疾，白带异常，疮癣。

盐肤木 五倍子树、五倍柴、山梧桐

Rhus chinensis Mill.

标本采集号：361028170909032LY

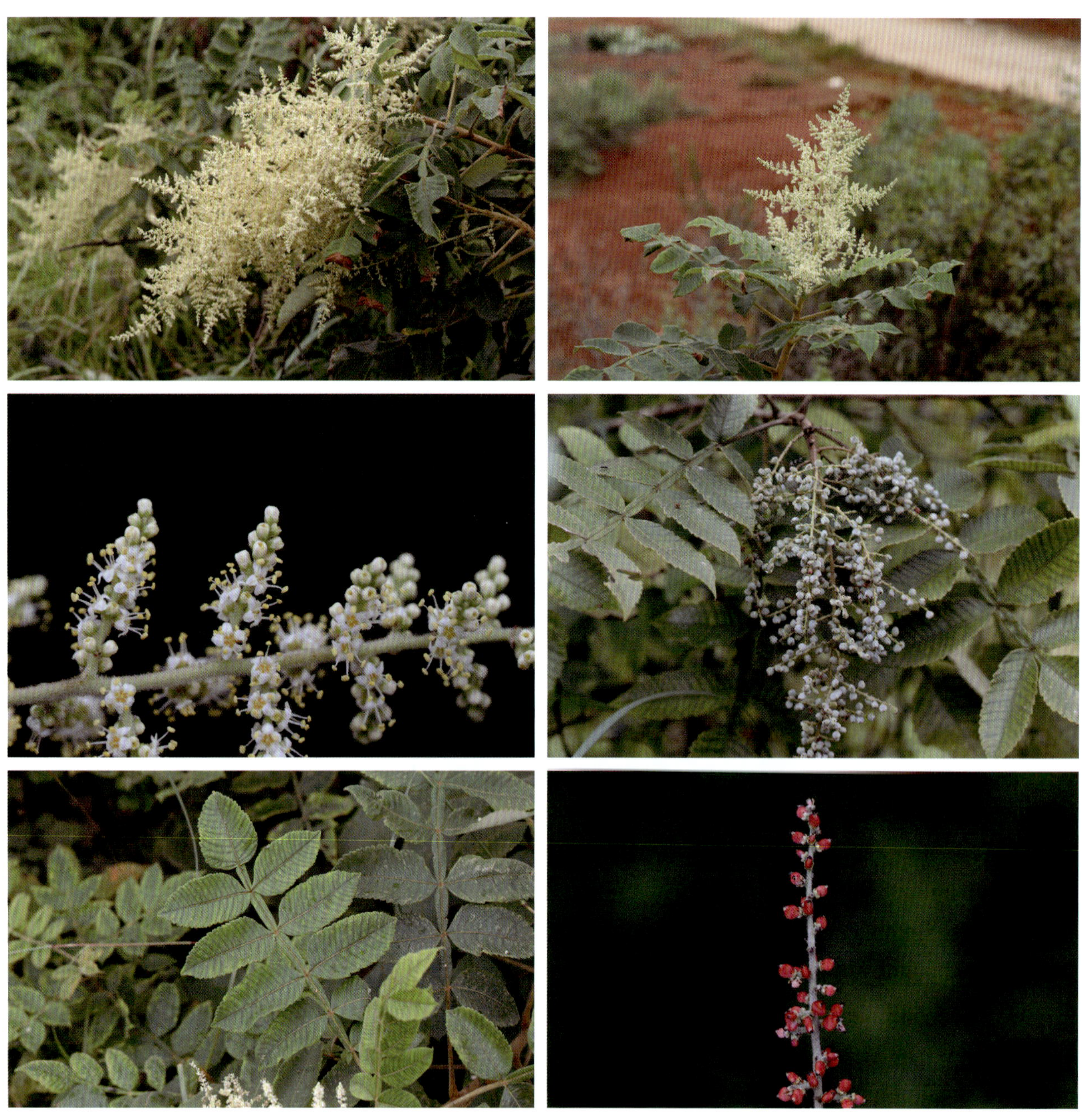

形态特征 灌木。小枝棕褐色，被锈色柔毛，具圆形小皮孔。奇数羽状复叶有小叶2~6对；小叶椭圆状卵形，长6~12cm，宽3~7cm，无柄。圆锥花序宽大，多分枝，雄花序长30~40cm，雌花序较短；花白色；苞片披针形；花梗长约1mm；雄花花萼外面被微柔毛，裂片长卵形，长约1mm，花瓣倒卵状长圆形，长约2mm；雌花花萼裂片较短，长约0.6mm，花瓣椭圆状卵形，长约1.6mm，雄蕊极短。核果球形，略压扁，直径4~5mm，成熟时红色；果核直径3~4mm。花期8~9月，果期10月。

适宜生境 生于向阳山坡、沟谷、溪边的疏林或灌丛中。

资源状况 分布于马头山各地。常见。

入药部位 根（盐肤木根）、树皮（盐肤木皮）、叶上的虫瘿（五倍子）。

采收加工 根：全年均可采收，鲜用或切片晒干。树皮：夏、秋二季剥取树皮，去掉栓皮层，留取韧皮部，鲜用或晒干。虫瘿：秋季采摘，置沸水中略煮或蒸至表面呈灰色，杀死蚜虫，取出，干燥。

功能主治 根：祛风湿，利水消肿，活血散毒。用于风湿痹痛，水肿，咳嗽，跌打肿痛，乳痈，癣疮。树皮：清热解毒，活血止痢。用于血痢，痈肿，疮疥，蛇犬咬伤。虫瘿：敛肺降火，涩肠止泻，敛汗，止血，收湿敛疮。用于肺虚久咳，肺热痰嗽，久泻久痢，自汗盗汗，消渴，便血痔血，外伤出血，痈肿疮毒，皮肤湿烂。

漆 干漆、大木漆、小木漆

Toxicodendron vernicifluum (Stokes) F. A. Barkl.

标本采集号：361028170709035LY

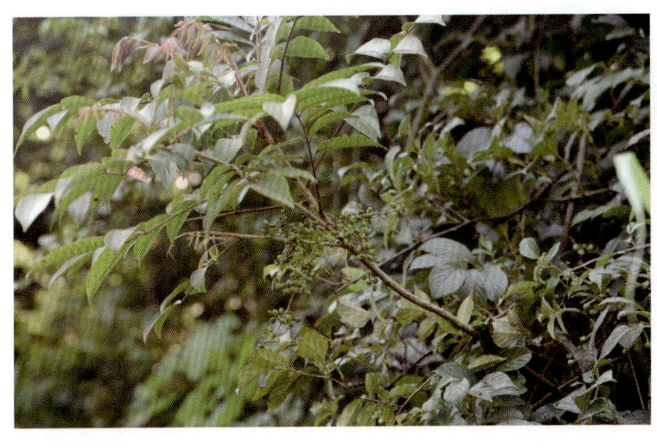

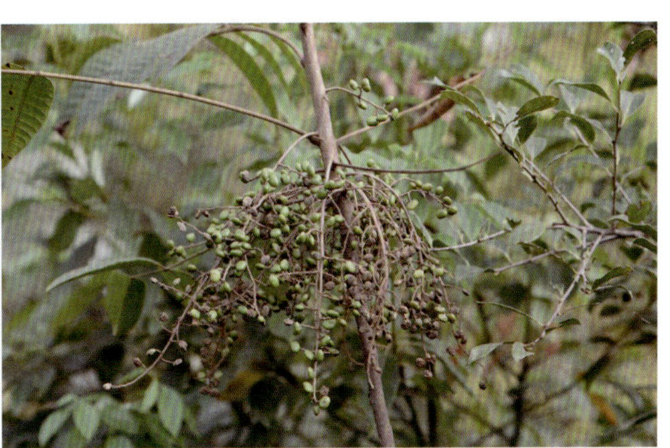

形态特征 乔木，树皮灰白色。奇数羽状复叶，有小叶 4~6 对；叶柄长 7~14cm；小叶膜质至薄纸质，卵形或长圆形，长 6~13cm，宽 3~6cm；小叶柄长 4~7mm。圆锥花序长 15~30cm，疏花；花黄绿色；雄花花梗纤细，长 1~3mm；花瓣长圆形，长约 2.5mm，宽约 1.2mm；雄蕊长约 2.5mm；花药长圆形；子房球形。果序下垂；核果肾形或椭圆形，长 5~6mm，宽 7~8mm；果核棕色，长约 3mm，宽约 5mm，坚硬。花期 5~6 月，果期 7~10 月。

适宜生境 生于向阳山坡林内。

资源状况 分布于马头山周家等地。常见。

入药部位 树脂经加工后的干燥品（干漆）。

采收加工 割伤漆树树皮，收集自行流出的树脂为生漆，凝固成的团块即为干漆。

功能主治 破瘀通经，消积杀虫。用于瘀血经闭，癥瘕积聚，虫积腹痛。

评　　述 本品有毒。

槭树科

青榨槭 青虾蟆、大卫槭

Acer davidii Franch.

标本采集号：361028170426002LY

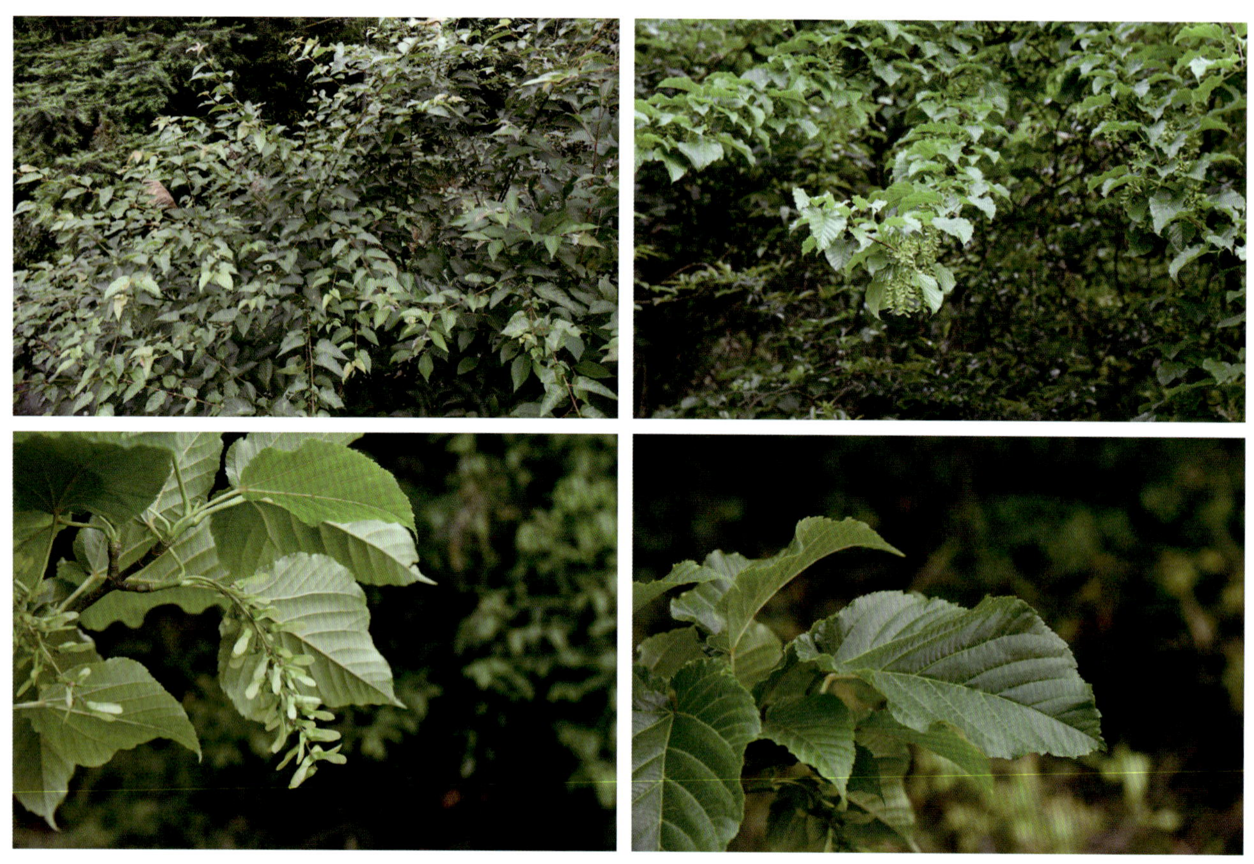

形态特征 乔木，树皮黑灰褐色。嫩枝紫绿褐色，老枝黄灰褐色；冬芽腋生，长卵圆形，长4~8mm。叶纸质，长圆卵形，长6~14cm，宽4~9cm。花黄绿色，杂性，雄花与两性花同株，排成下垂的总状花序；雄花的花梗长3~5mm，通常9~12朵常成长4~7cm的总状花序；两性花的花梗长1~1.5cm，常15~30朵排成长7~12cm的总状花序；花瓣5，倒卵形；雄蕊8。翅果嫩时淡绿色，成熟后黄褐色；翅宽1~1.5cm，连同小坚果长2.5~3cm。花期4月，果期9月。

适宜生境 生于疏林中。

资源状况 分布于马头山竹延山等地。常见。

入药部位 根或树皮（青榨槭）。

采收加工 夏、秋二季采收根和树皮，洗净，切片，晒干。

功能主治 祛风除湿，散瘀止痛，消食健脾。用于风湿痹痛，肢体麻木，关节不利，跌打瘀痛，泄泻，痢疾，小儿消化不良。

清风藤科

清风藤 寻风藤、青藤、过山龙

Sabia japonica Maxim.

标本采集号：361028170910024LY

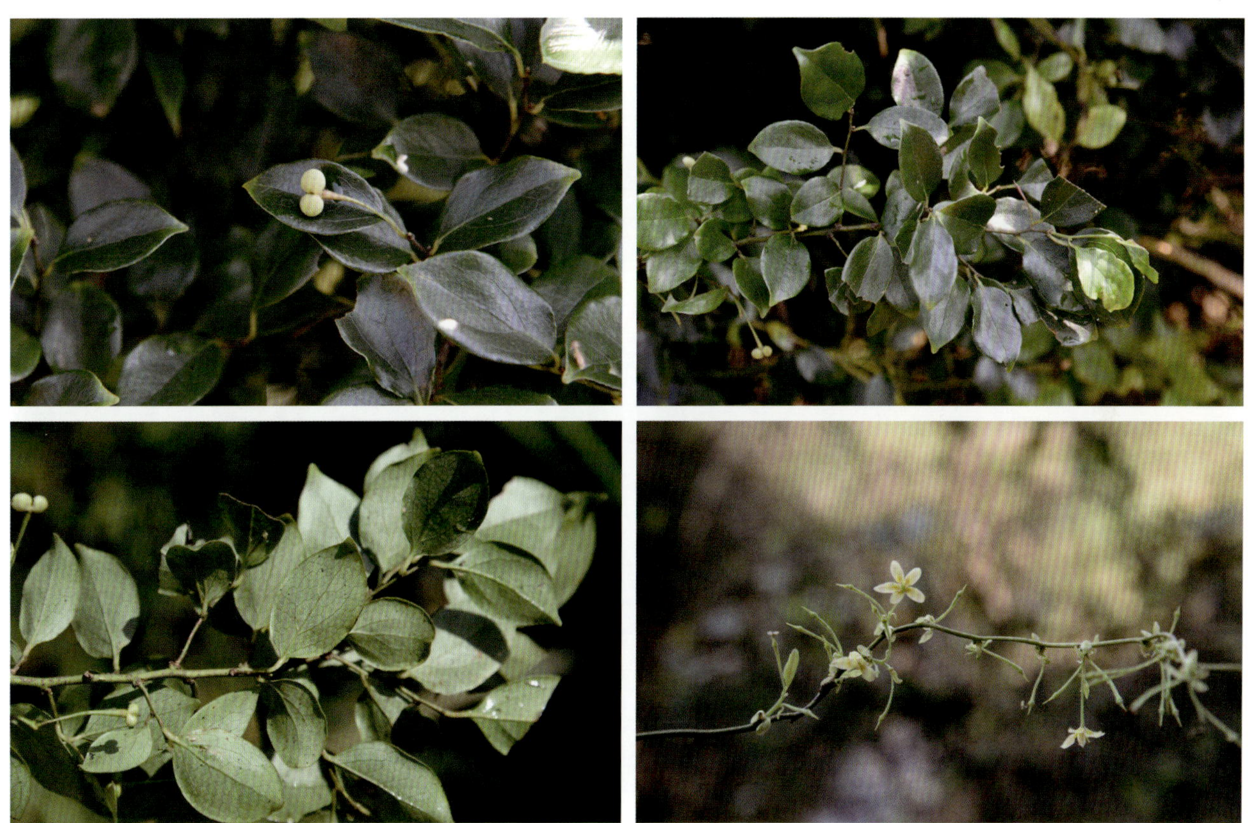

形态特征 木质藤本。嫩枝绿色，老枝紫褐色；芽鳞阔卵形。叶近纸质，卵状椭圆形，长 3.5~9cm，宽 2~4.5cm；叶柄长 2~5mm。花先叶开放，单生于叶腋；苞片倒卵形，长 2~4mm；花梗长 2~4mm，果时增长至 2~2.5cm；萼片 5，近圆形或阔卵形，长约 0.5mm，具缘毛；花瓣 5 片，淡黄绿色，长圆状倒卵形，长 3~4mm；雄蕊 5 枚，花药狭椭圆形；花盘杯状；子房卵形。分果爿近圆形或肾形，直径约 5mm。花期 2~3 月，果期 4~7 月。

适宜生境 生于山谷、林缘灌木林中。

资源状况 分布于马头山白沙坑等地。常见。

入药部位 茎、叶或根（清风藤）。

采收加工 春、夏二季割取藤茎，切段，晒干；秋、冬二季挖取根部，洗净，切片，鲜用或晒干；叶多在夏、秋二季采收，鲜用。

功能主治 祛风利湿，活血解毒。用于风湿痹痛，鹤膝风，水肿，脚气病，跌打肿痛，骨折，深部脓肿，骨髓炎，化脓性关节炎，脊椎炎，疮疡肿毒，皮肤瘙痒。

凤仙花科

凤仙花 金凤花、灯盏花、指甲花

Impatiens balsamina L.

标本采集号：361028170711017LY

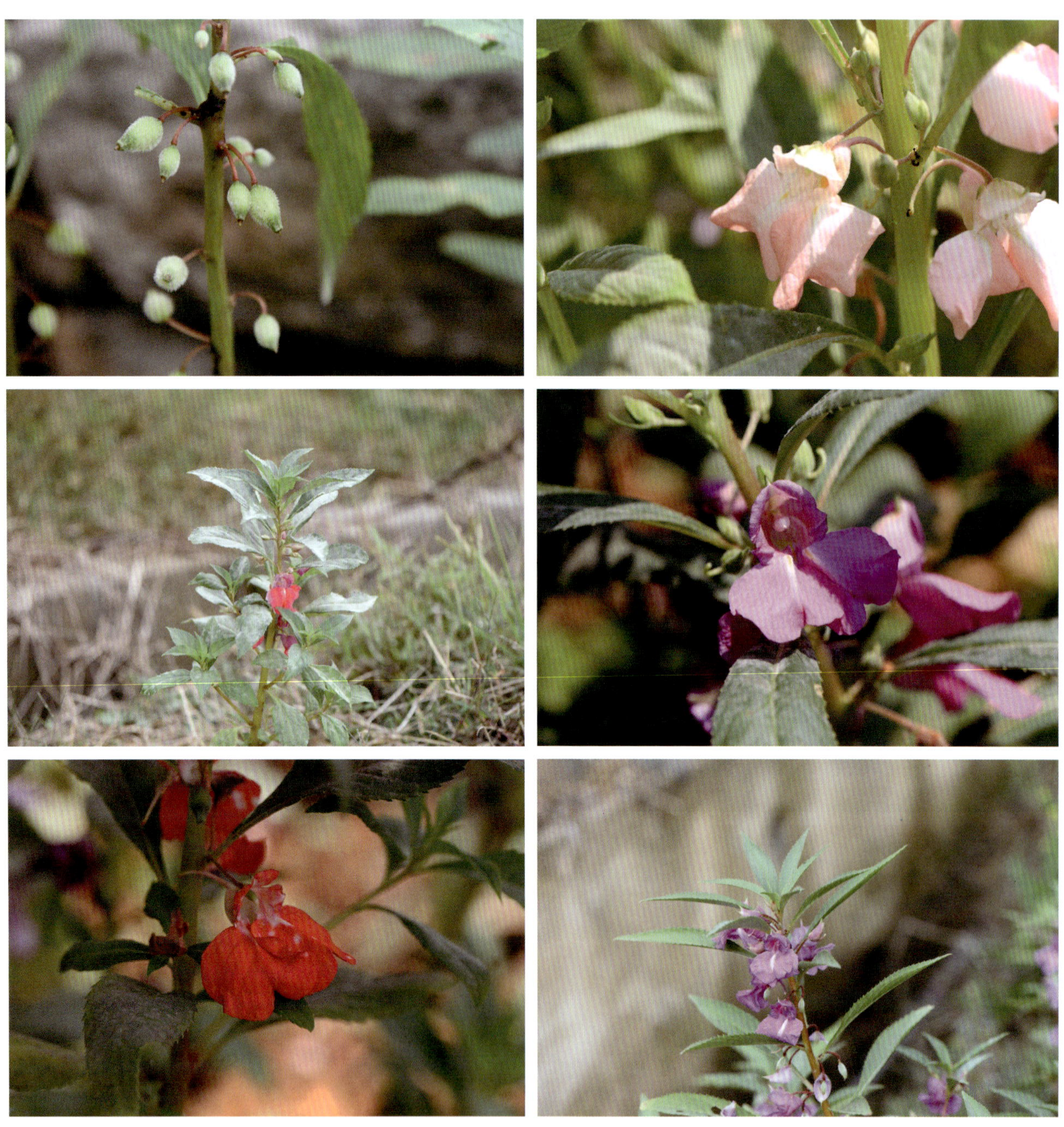

形态特征 一年生草本。茎粗壮，肉质，直立，基部直径可达 8mm，具多数纤维状根，下部节常膨大。叶互生，最下部叶有时对生；叶片披针形或狭椭圆形，长 4~12cm，宽 1.5~3cm；叶柄长 1~3cm。花单生或 2~3 朵簇生于叶腋，白色、粉红色或紫色；花梗长 2~2.5cm；苞片线形；侧生萼片卵形或卵状披针形；唇瓣深舟状，旗瓣圆形，倒卵状长圆形；雄蕊 5，花丝线形，花药卵球形；子房纺锤形。蒴果宽纺锤形，长 10~20mm。种子多数，圆球形，直径 1.5~3mm，黑褐色。花期 7~10 月。

适宜生境 生于山谷林间。

资源状况 分布于马头山周家等地。常见。

入药部位 花（凤仙花）、种子（急性子）。

采收加工 花：夏、秋二季开花时采收，鲜用或阴干、烘干。成熟种子：夏、秋二季果实即将成熟时采收，晒干，除去果皮及杂质。

功能主治 花：祛风除湿，活血止痛，解毒杀虫。用于风湿肢体痿废，腰胁疼痛，经闭腹痛，产后瘀血未尽，跌打损伤，骨折，痈疽疮毒，毒蛇咬伤，白带异常，鹅掌风，灰指甲。种子：破血，软坚，消积。用于癥瘕痞块，经闭，噎膈。

评　　述 本品有小毒。

冬青科

满树星 山秤根、百介树、白杆根

Ilex aculeolata Nakai

标本采集号：361028170427010LY

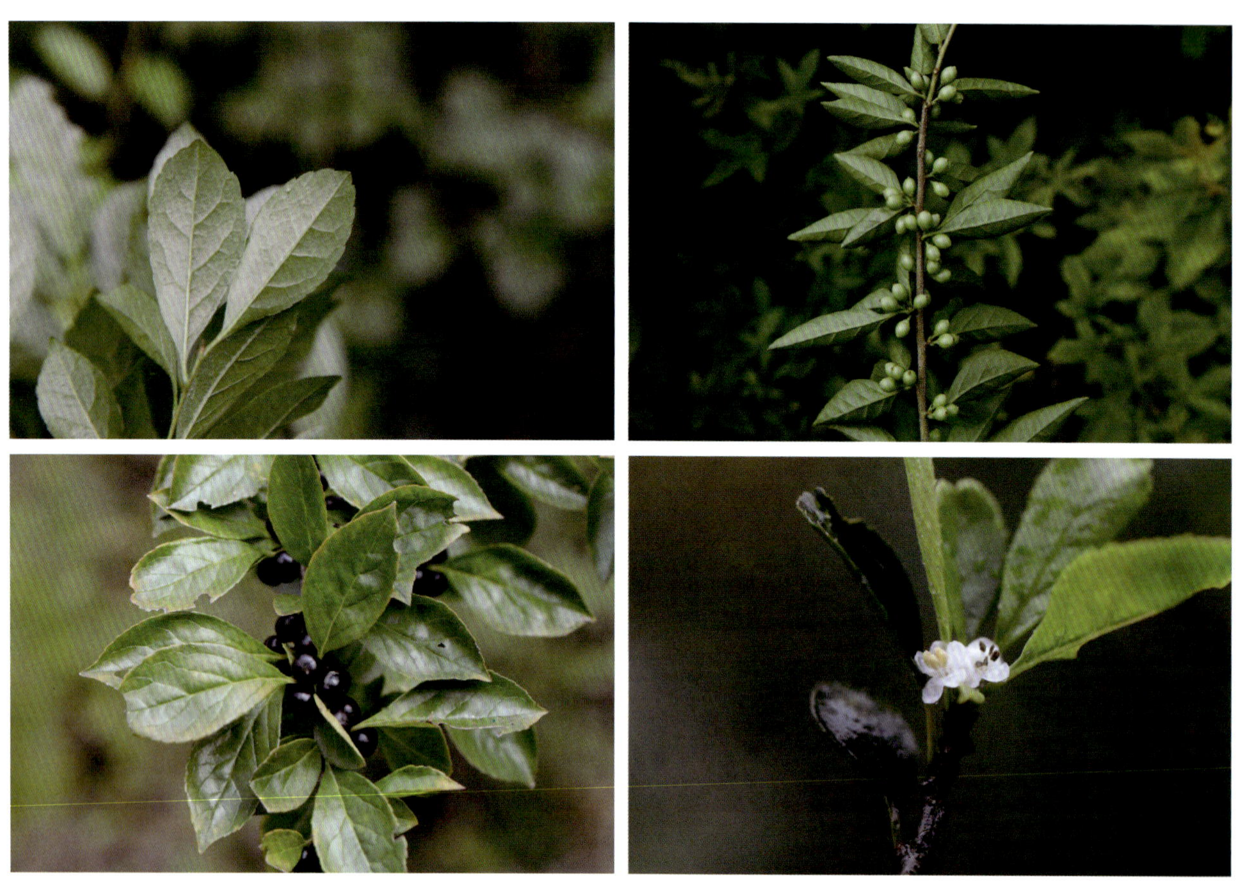

形态特征 灌木。小枝栗褐色。叶在长枝上互生，在短枝上 1~3 枚簇生顶端；叶片薄纸质，倒卵形，长 2~6cm，宽 1~3.5cm；叶柄长 5~11mm。花序单生；花白色；雄花序具 1~3 花，小苞片三角形，花萼盘状，花冠辐状，花瓣圆卵形，花药长圆形，不育子房卵球形；雌花单花生于短枝鳞片腋内或长枝叶腋内，子房卵球形，直径约 1.5mm，柱头厚盘状，4 浅裂。果实球形，直径约 7mm；分核 4 粒，内果皮骨质。花期 4~5 月，果期 6~9 月。

适宜生境 生于山谷、路旁的疏林中或灌丛中。

资源状况 分布于马头山[illegible]延山等地。常见。

入药部位 根皮或叶（满树星）。

采收加工 冬季挖根，洗去泥土，剥取根皮，晒干；夏、秋二季采叶，晒干。

功能主治 疏风化痰，清热解毒。用于感冒咳嗽，牙痛，烫伤，湿疹。

秤星树 假青梅、梅叶冬青、岗梅

Ilex asprella (Hook. et Arn.) Champ. ex Benth.

标本采集号：361028170709027LY

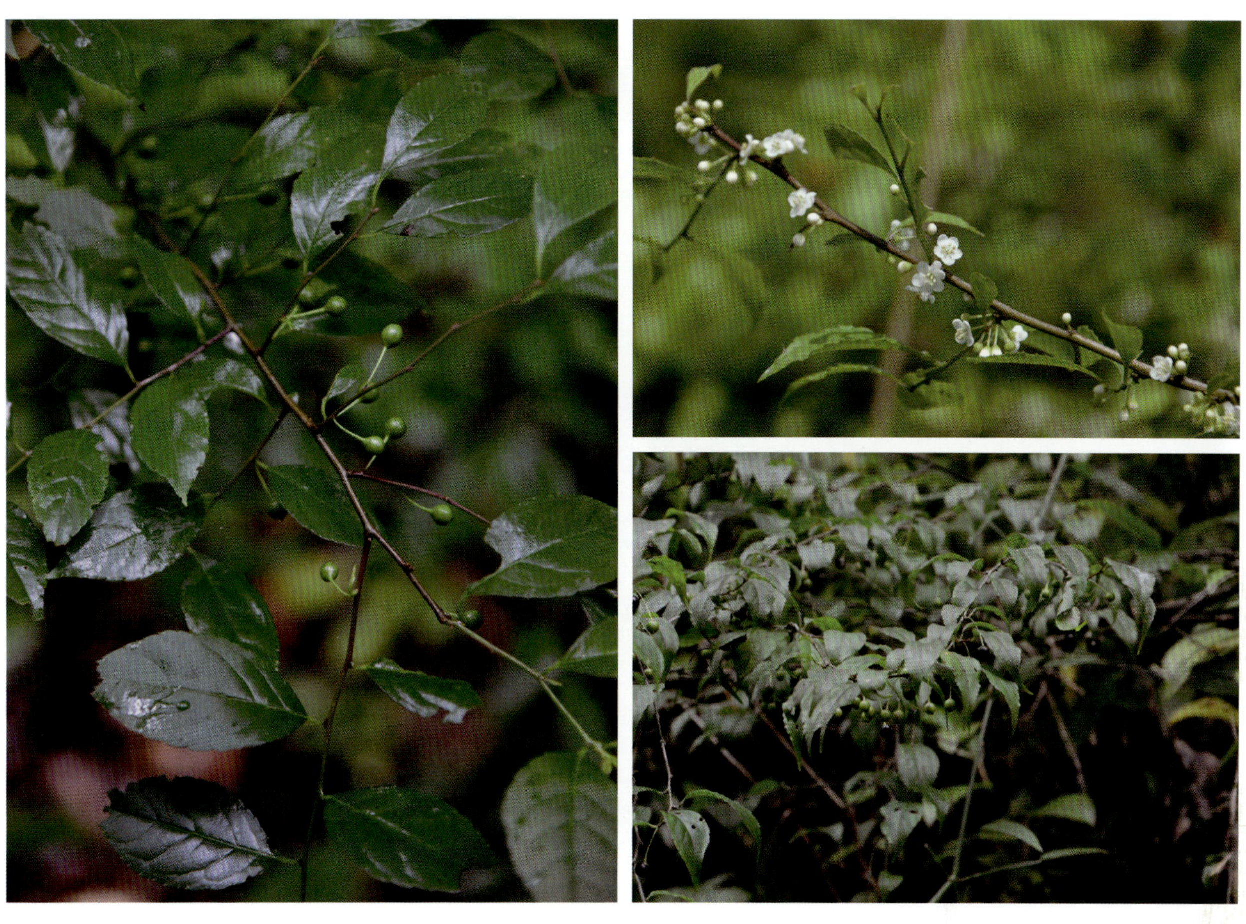

形态特征 落叶灌木。叶膜质，在长枝上互生，在短枝上1~4枚簇生枝顶，卵状椭圆形，长3~7cm，宽1.5~3.5cm；叶柄长3~8mm；托叶小。雄花序：花4或5基数；花萼盘状；花冠白色，辐状；花瓣4~5；雄蕊4或5；花丝长约1.5mm，花药长圆形，长约1mm。雌花序：花梗长1~2cm，花4~6基数；花冠辐状，花瓣近圆形，直径2mm；子房卵球状，直径约1.5mm，花柱明显，柱头厚盘状。果实球形，直径5~7mm，熟时变黑色；具分核4~6粒，内果皮石质。花期3月，果期4~10月。

适宜生境 生于山地疏林中或路旁灌丛中。

资源状况 分布于马头山姚家岭等地。常见。

入药部位 根（岗梅根）、叶（岗梅叶）。

采收加工 根：秋季采挖根部，洗去泥土，晒干。叶：随时可采，鲜用。

功能主治 根：清热，生津，散瘀，解毒。用于感冒，头痛，眩晕，热病烦渴，痧气，热泻，肺痈，百日咳，咽喉肿痛，痔血，淋病，疔疮肿毒，跌打损伤。叶：发表清热，消肿解毒。用于感冒，跌打损伤，痈肿疔疮。

冬　青 四季青叶

Ilex chinensis Sims

标本采集号：361028180510012LY

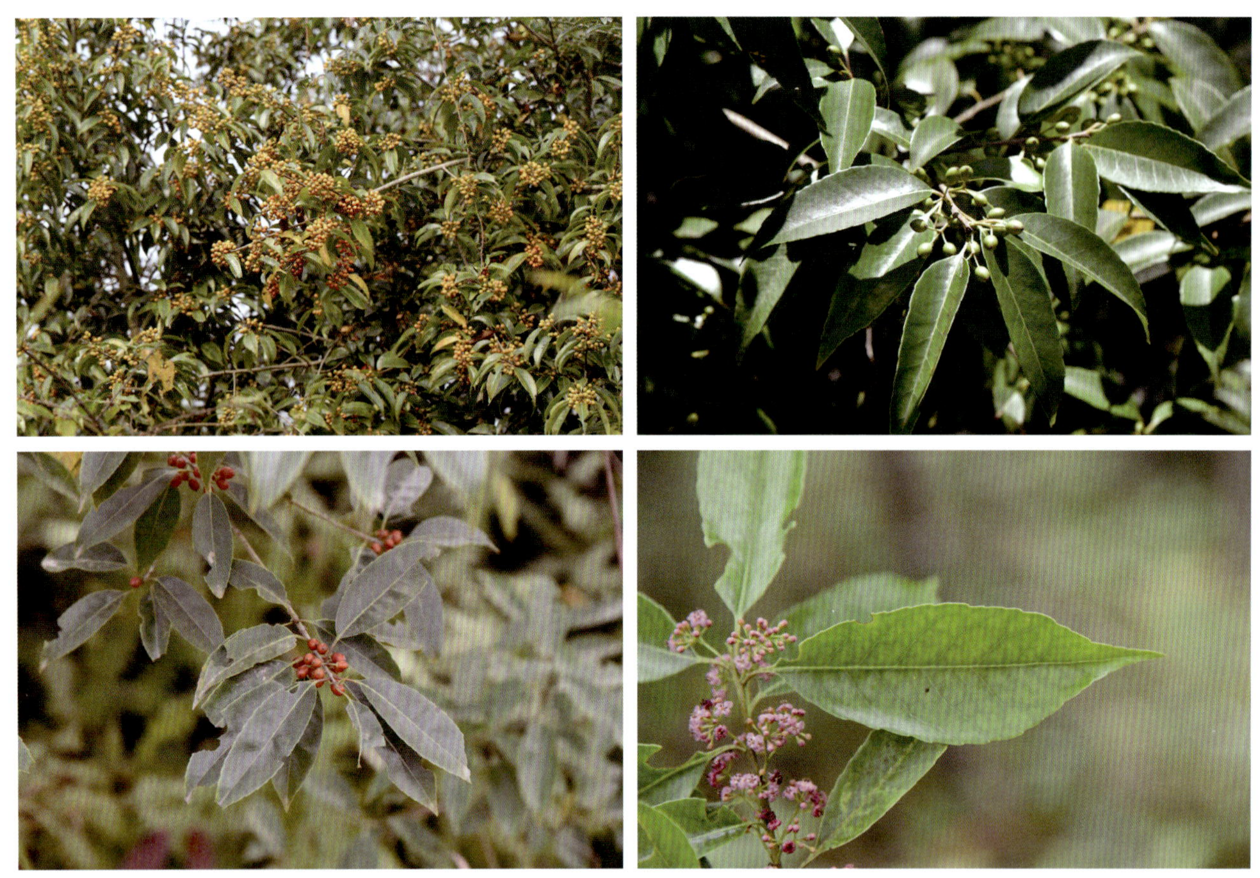

形态特征 乔木，树皮灰黑色。小枝圆柱形，具细棱。叶片薄革质至革质，椭圆形或披针形，长5~11cm，宽2~4cm。雄花花序具三至四回分枝，花淡紫色或紫红色，4~5基数，总花梗长7~14mm，花萼浅杯状，花冠辐状，花瓣卵形，长2.5mm，宽约2mm，花药椭圆形；雌花花序具一至二回分枝，具花3~7朵，总花梗长3~10mm。果实长球形，成熟时红色；内果皮厚革质。花期4~6月，果期7~12月。

适宜生境 生于山坡常绿阔叶林中和林缘。

资源状况 分布于马头山王石坑等地。常见。

入药部位 叶（四季青）。

采收加工 秋、冬二季采收，晒干。

功能主治 清热解毒，消肿祛瘀。用于肺热咳嗽，咽喉肿痛，痢疾，胁痛，热淋；外用于烧烫伤，皮肤溃疡。

枸　骨 枸骨冬青、鸟不落、鸟不宿

Ilex cornuta Lindl. et Paxt.

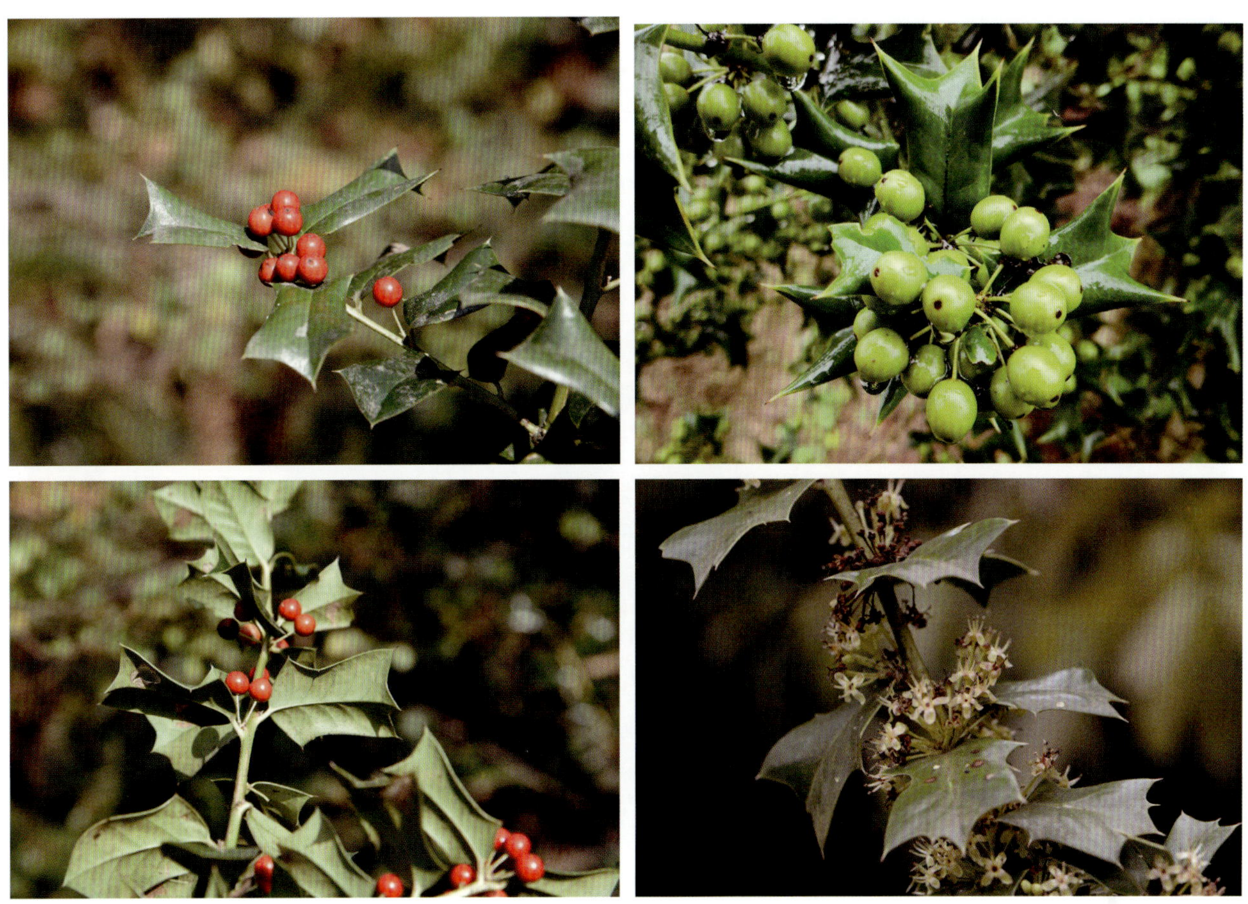

形态特征 灌木。叶片厚革质，四角状长圆形或卵形，叶面深绿色，具光泽，侧脉5或6对；叶柄长4~8mm；托叶胼胝质，宽三角形。花序簇生，花淡黄色，4基数，苞片卵形；雄花花梗长5~6mm，花萼盘状，花冠辐状，花瓣长圆状卵形，长3~4mm，雄蕊与花瓣近等长或稍长；雌花花梗长8~9mm，果期长达13~14mm，花萼与花瓣像雄花。果实球形，直径8~10mm，成熟时鲜红色；内果皮骨质。花期4~5月，果期10~12月。

适宜生境 生于山坡、丘陵等灌丛中。

资源状况 分布于马头山各地。少见。

入药部位 根（枸骨根）、叶（枸骨叶）、果实（枸骨子）。

采收加工 根：全年可采。叶：秋季采收，除去杂质，晒干。果实：冬季采摘成熟的果实，拣去果柄杂质，晒干。

功能主治 根：补肝肾，清风热。用于腰膝痿弱，关节疼痛，头风，赤眼，牙痛。叶：清热养阴，平肝，益肾。用于肺痨咯血，骨蒸潮热，头晕目眩，高血压。果实：补肝肾，强筋活络，固涩下焦。用于体虚低热，筋骨疼痛，崩漏，带下病，泄泻。

榕叶冬青 台湾糊樗、仿腊树、野香雪

Ilex ficoidea Hemsl.

标本采集号：361028180511010LY

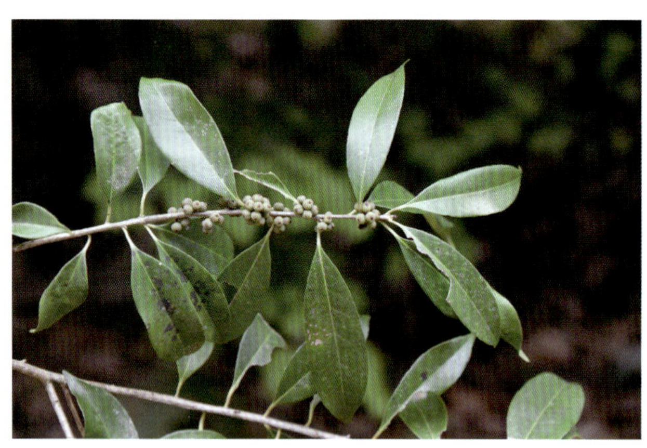
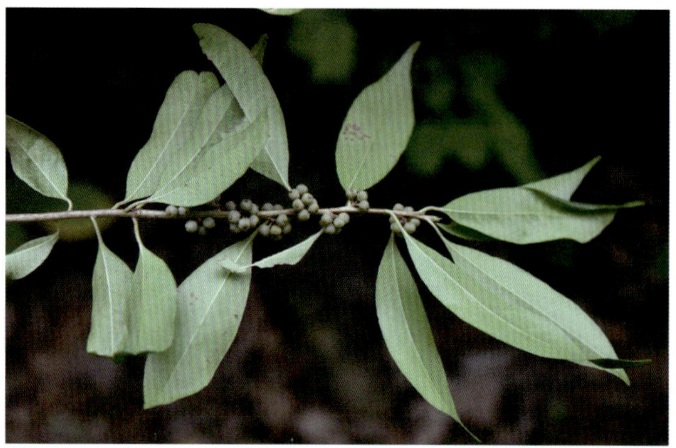

形态特征 乔木。幼枝具纵棱沟，小枝黄褐色或褐色。叶生于1~2年生枝上，叶片革质，长圆状椭圆形，长4.5~10cm，宽1.5~3.5cm，侧脉8~10对；叶柄长6~10mm。聚伞花序；花4基数，白色或淡黄绿色，芳香；雄花序的聚伞花序具1~3花，总花梗长约2mm，花瓣卵状长圆形，长约3mm，宽约1.5mm；雌花单花簇生于当年生枝的叶腋内，花瓣卵形。果实球形或近球形，直径5~7mm。成熟后红色；内果皮石质。花期3~4月，果期8~11月。

适宜生境 生于山地常绿阔叶林、杂木林和疏林内或林缘。

资源状况 分布于马头山平地源等地。常见。

入药部位 根（上山虎）。

采收加工 全年均可采收，洗净，切片，晒干。

功能主治 清热解毒，活血止痛。用于肝炎，跌打肿痛。

大叶冬青 大苦酊、宽叶冬青、波罗树

Ilex latifolia Thunb.

标本采集号：361028170708021LY

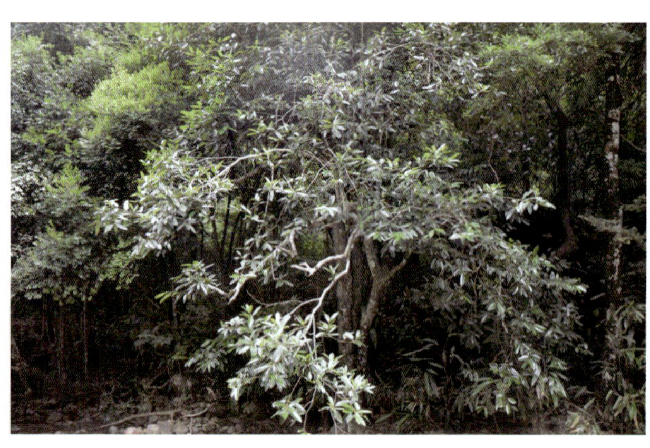
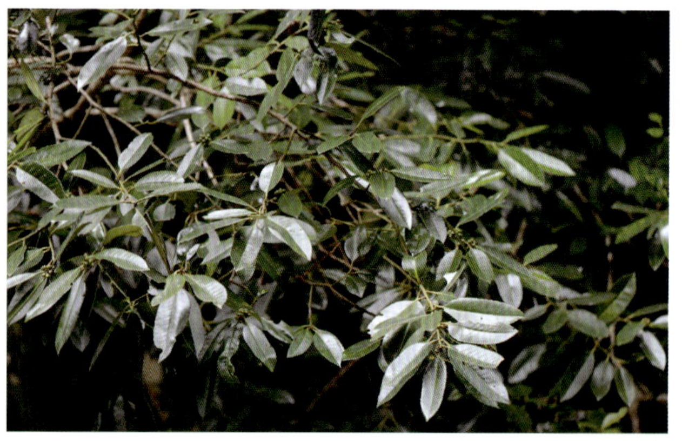

形态特征 乔木，全体无毛。树皮灰黑色。叶生于1~3年生枝上，叶片厚革质，卵状长圆形，长8~28cm，宽4.5~9cm，侧脉每边12~17条；叶柄粗壮，长1.5~2.5cm，直径约3mm。由聚伞花序组成假圆锥花序；花淡黄绿色，4基数；雄花花萼近杯状，花冠辐状，花瓣卵状长圆形，长约3.5mm，宽约2.5mm；雌花花瓣4，卵形，长约3mm，宽约2mm。果实球形，直径约7mm，成熟时红色；外果皮厚，平滑；内果皮骨质。花期4月，果期9~10月。

适宜生境 生于山坡常绿阔叶林中、灌丛中或竹林中。

资源状况 分布于马头山周家等地。常见。

入药部位 嫩叶（苦丁茶）。

采收加工 在清明前后摘取成材苦丁茶树的嫩叶，头轮多采，次轮少采，长梢多采，短梢少采。叶采摘后，放在竹筛上通风，晾干或晒干。

功能主治 疏风清热，明目生津。用于风热头痛，齿痛，目赤，聤耳，口疮，热病烦渴，泄泻，痢疾。

毛冬青 茶叶冬青、密毛假黄杨、密毛冬青

Ilex pubescens Hook. et Arn.

标本采集号：361028170709007LY

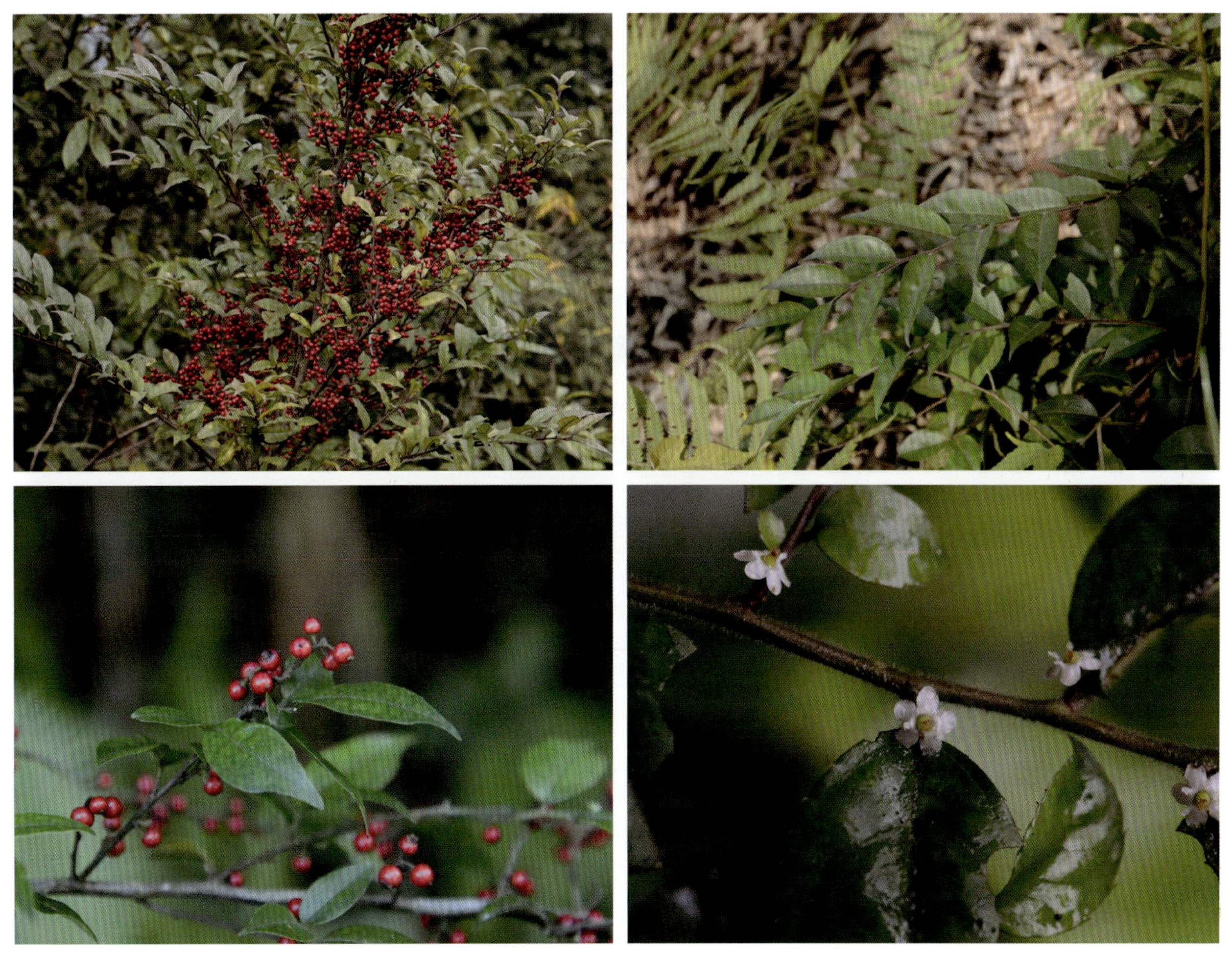

形态特征 灌木。小枝纤细，近四棱形，灰褐色。叶生于1~2年生枝上，叶片纸质或膜质，椭圆形或长卵形，长2~6cm，宽1~3cm，叶面绿色，背面淡绿色，主脉在叶面平坦或稍凹陷，侧脉4~5对；叶柄长2.5~5mm。花序簇生于1~2年生枝的叶腋内，密被长硬毛；雄花序簇生成单个分枝具1或3花的聚伞花序，花4或5基数，粉红色；雌花序簇生，花6~8基数。果实球形，直径约4mm，成熟后红色；内果皮革质或近木质。花期4~5月，果期8~11月。

适宜生境 生于山坡常绿阔叶林中、林缘或灌木丛中。

资源状况 分布于马头山姚家岭等地。常见。

入药部位 根（毛冬青）、叶（毛冬青叶）。

采收加工 根：夏、秋二季采收，洗净，切片，晒干。叶：全年均可采收，鲜用或晒干。

功能主治 根：清热解毒，活血通络。用于风热感冒，肺热喘咳，咽痛，乳蛾，牙龈肿痛，胸痹心痛，中风偏瘫，血栓闭塞性脉管炎，丹毒，烧烫伤，痈疽，中心性视网膜炎。叶：清热凉血，解毒消肿。用于烫伤，外伤出血，痈肿疔疮，走马牙疳。

评　　述 本品略有小毒，不宜大量久服。

铁冬青 救必应、熊胆木、过山风

Ilex rotunda Thunb.

标本采集号：361028180821037LY

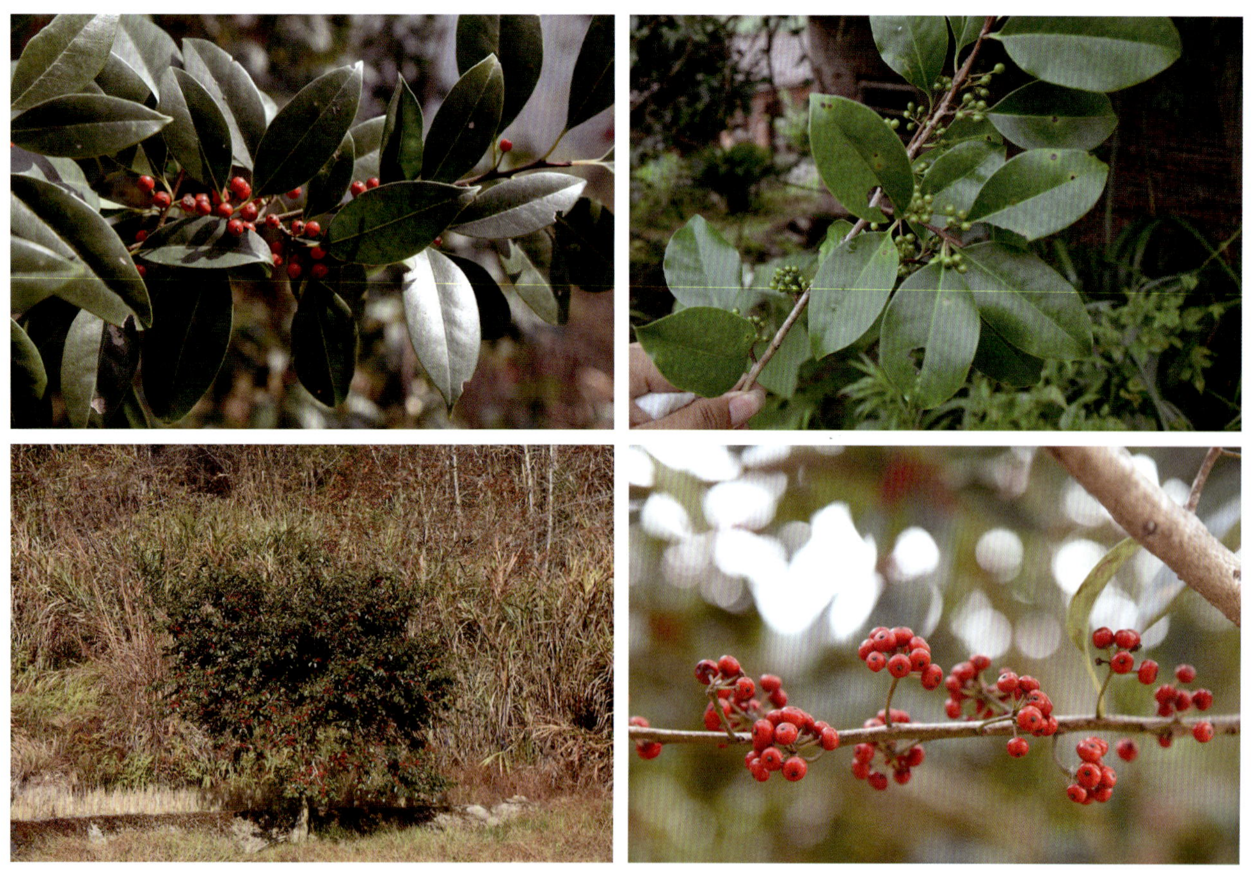

形态特征 乔木。树皮灰色至灰黑色；小枝圆柱形。叶仅见于当年生枝上，叶片薄革质或纸质，倒卵形或椭圆形，长 4~9cm，宽 1.8~4cm，叶面绿色，主脉在叶面凹陷，背面隆起，侧脉 6~9 对。聚伞花序或伞形状花序，具 2~13 花，单生于当年生枝的叶腋内；雄花序花白色，4 基数，花瓣长圆形；雌花序具 3~7 花，花白色，5~7 基数，花瓣倒卵状长圆形，长约 2mm。果实近球形，直径 4~6mm，成熟时红色；内果皮近木质。花期 4 月，果期 8~12 月。

适宜生境 生于山坡常绿阔叶林中和林缘。

资源状况 分布于马头山龙井等地。少见。

入药部位 树皮（救必应）。

采收加工 夏、秋二季剥取，晒干。

功能主治 清热解毒，利湿止痛。用于暑湿发热，咽喉肿痛，湿热泻痢，脘腹胀痛，风湿痹痛，湿疹，疮疖，跌打损伤。

落霜红 硬毛冬青、猫秋子草、疮草

Ilex serrata Thunb.

标本采集号：361028180824010LY

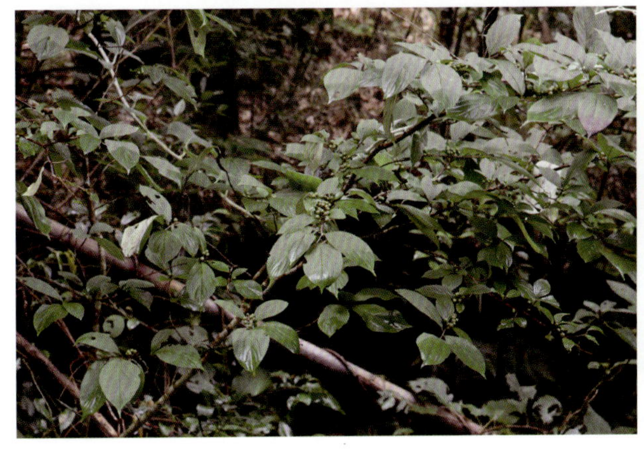

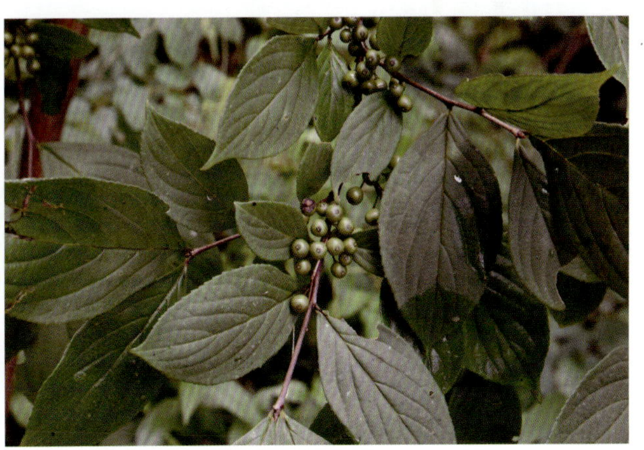

形态特征 灌木。树皮灰色。叶片膜质，椭圆形或倒卵状椭圆形，长 2~9cm，宽 1~4cm，侧脉 6~8 对；叶柄长 6~8mm。雄花序为二或三回二歧或三歧聚伞花序，单生于叶腋，具 9~21 花，花 4 或 5 基数，花瓣长圆形；雌花序为具 1~3 花的聚伞花序，单生于叶腋，花 4~6 基数，花瓣卵形。果实单生或 2~3 个呈聚伞状生于叶腋，果实球形，直径 5mm，成熟时红色，内果皮革质；果梗长 2~2.5cm。花期 5 月，果期 10 月。

适宜生境 生于山坡林缘、灌木丛中。

资源状况 分布于马头山竹延山等地。常见。

入药部位 根（落霜红根）、叶（落霜红）。

采收加工 根：全年均可采挖，多鲜用。叶：夏、秋二季采收，多鲜用。

功能主治 根：清肺，解毒，敛疮。用于肺痈，烫伤，疮疡溃烂。叶：清热解毒，凉血止血。用于烫伤，牙痛，疮疡溃烂，外伤出血。

三花冬青

Ilex triflora Bl.

标本采集号：36102818082303 1LY

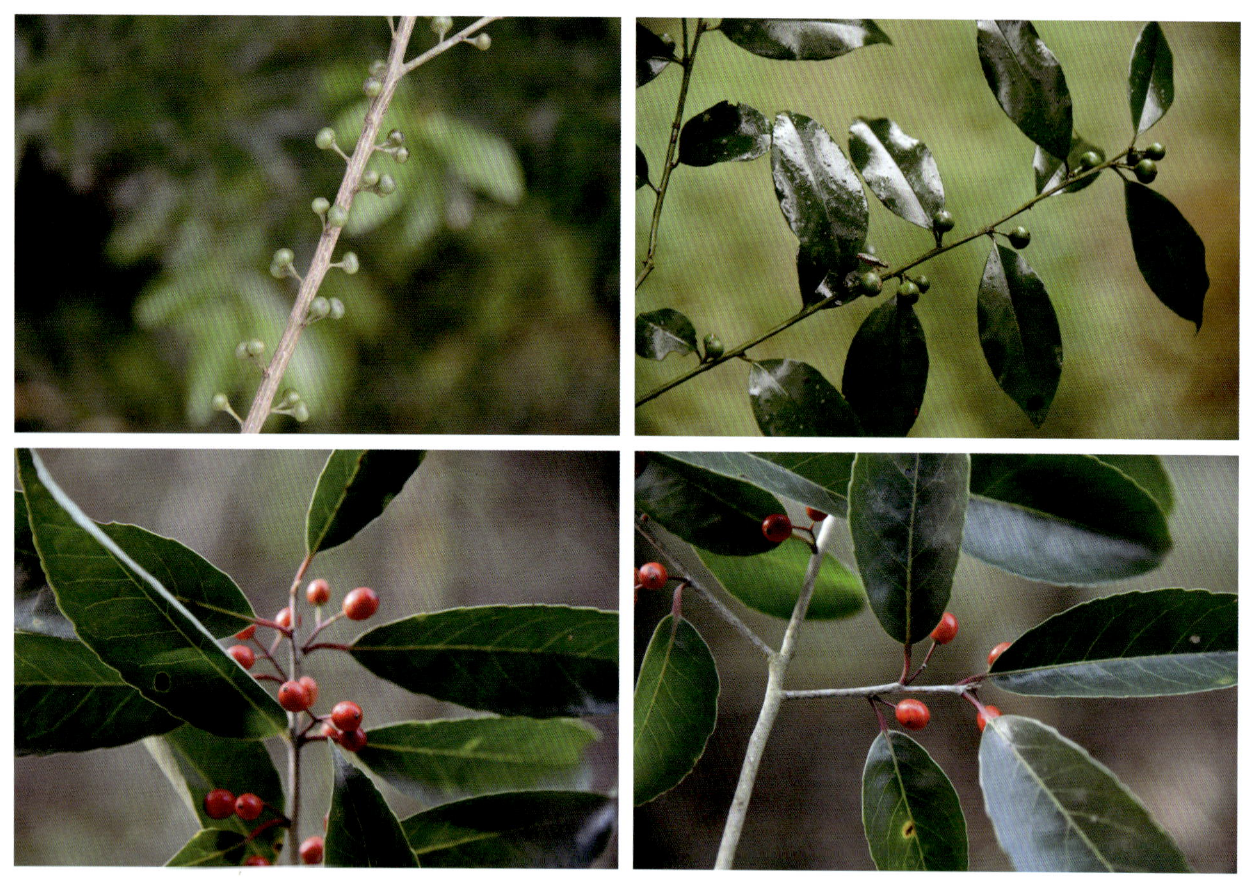

形态特征 常绿灌木或乔木。幼枝近四棱形，具纵棱及沟。叶生于1~3年生的枝上，叶片近革质，椭圆形或卵状椭圆形，长2.5~10cm，宽1.5~4cm，叶面深绿色，主脉在叶面凹陷，背面隆起，侧脉7~10对。雄花1~3朵排成聚伞花序，花4基数，白色或淡红色，花瓣阔卵形；雌花1~5朵簇生于当年生或二年生枝的叶腋内，花梗粗壮，长4~14mm，花瓣阔卵形至近圆形。果实球形，直径6~7mm，成熟后黑色，内果皮革质；果梗长13~18mm。花期5~7月，果期8~11月。

适宜生境 生于山地阔叶林、杂木林或灌木丛中。

资源状况 分布于马头山昌坪等地。常见。

入药部位 根（小冬青）。

采收加工 全年均可采收，洗净，切片，晒干。

功能主治 清热解毒。用于疮疡肿毒。

卫矛科

大芽南蛇藤 哥兰叶、米汤叶、绵条子

Celastrus gemmatus Loes.

标本采集号：361028180823004LY

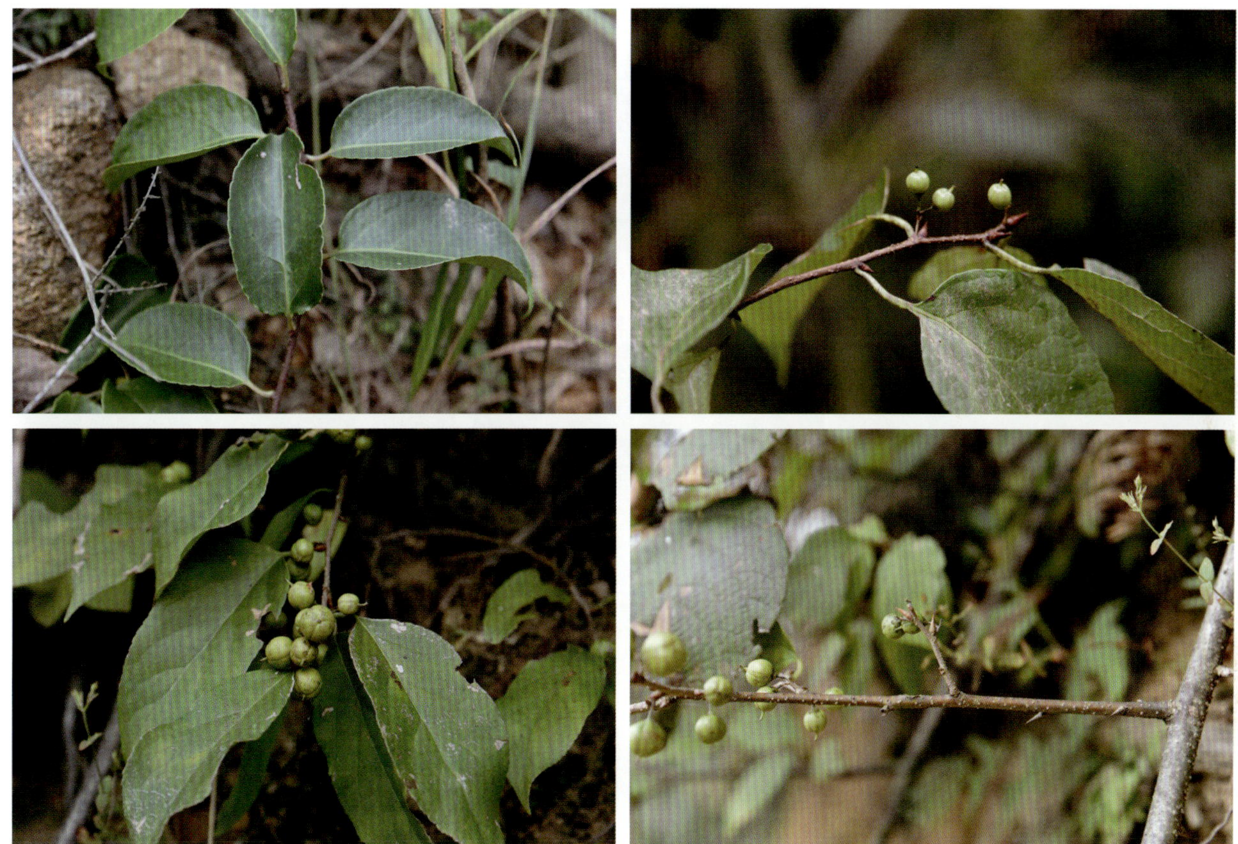

形态特征 木质藤木。小枝具多数皮孔，皮孔阔椭圆形到近圆形，棕灰白色。叶长方形，卵状椭圆形，长 6~12cm，宽 3.5~7cm，侧脉 5~7 对；叶柄长 10~23mm。聚伞花序顶生及腋生，顶生花序长约 3cm；花序梗长 5~10mm；花瓣长方倒卵形，长 3~4mm，宽 1.2~2mm；雄蕊约与花冠等长；雌蕊瓶状。蒴果球状，直径 10~13mm；小果梗具明显突起皮孔。种子阔椭圆状至长方椭圆状，长 4~5.5mm，直径 3~4mm，两端钝，红棕色，有光泽。花期 4~9 月，果期 8~10 月。

适宜生境 生于密林中或灌丛中。

资源状况 分布于马头山南港等地。常见。

入药部位 根、茎、叶（霜红藤）。

采收加工 春、秋二季采收，切段，晒干。

功能主治 祛风除湿，活血止痛，解毒消肿。用于风湿痹痛，跌打损伤，月经不调，经闭，产后腹痛，胃痛，疝痛，疮痈肿痛，骨折，风疹，湿疹，带状疱疹，毒蛇咬伤。

南蛇藤 金银柳、金红树、果山藤

Celastrus orbiculatus Thunb.

标本采集号：361028180511002LY

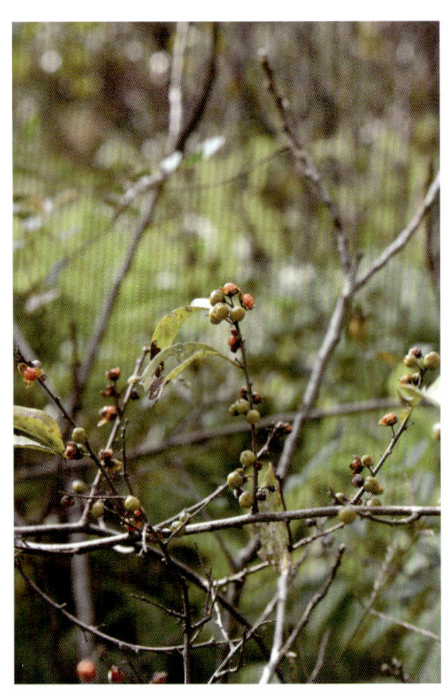

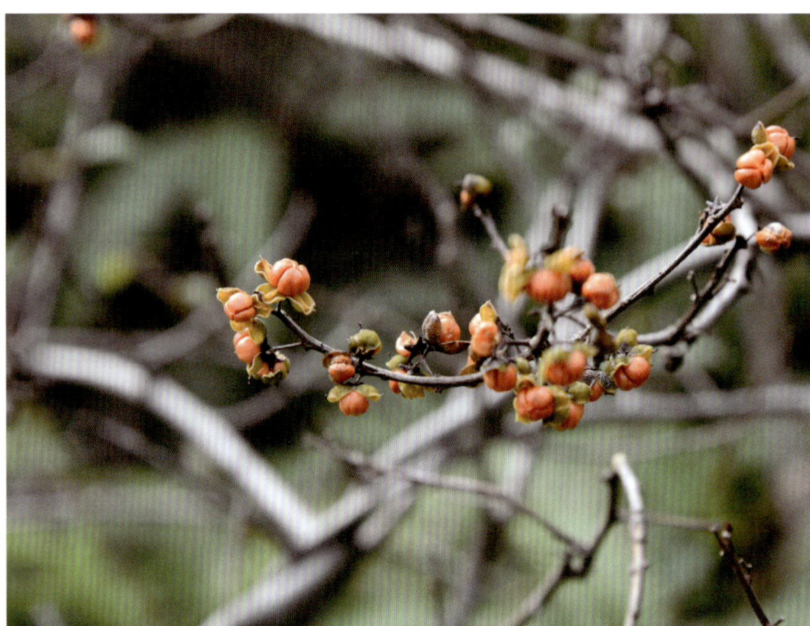

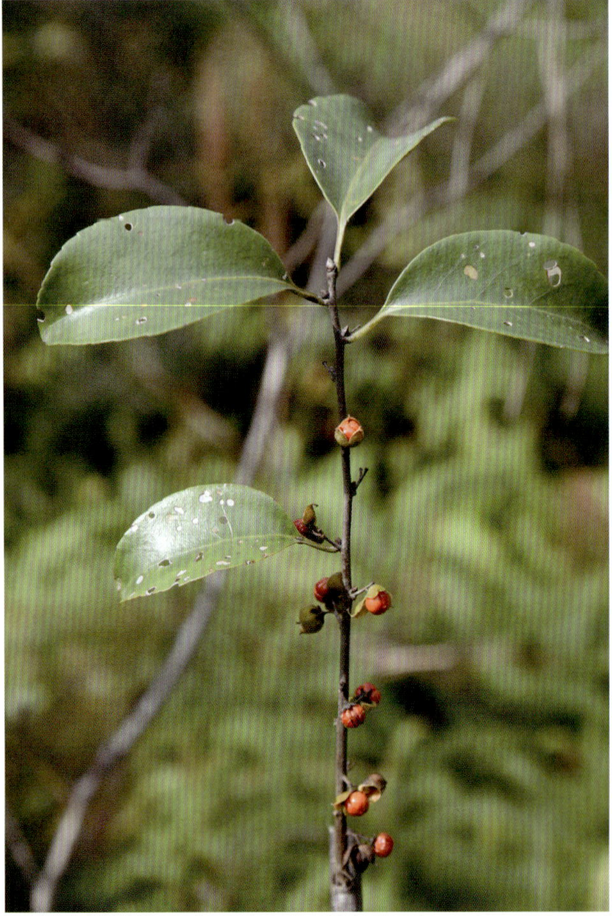

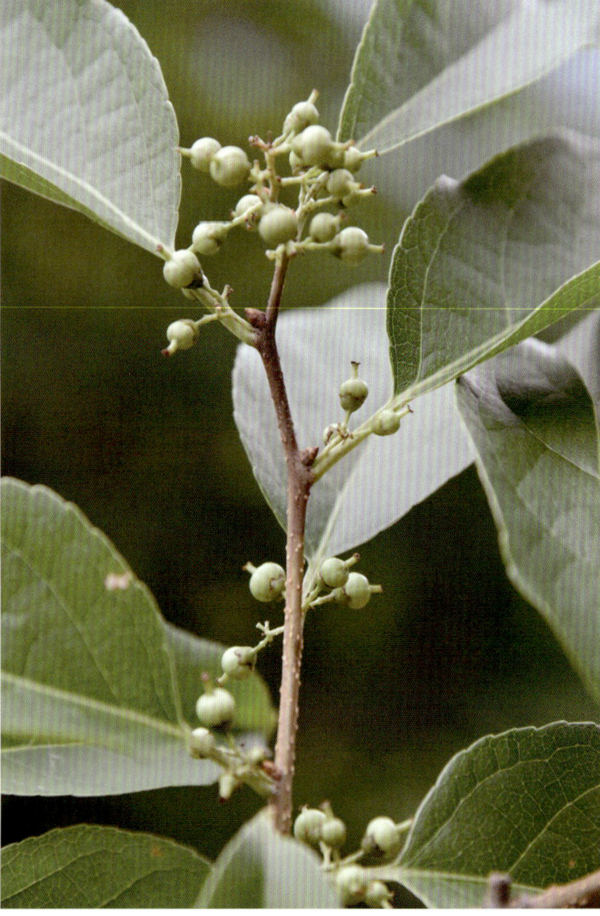

形态特征 木质藤木。小枝光滑无毛，灰棕色或棕褐色，具稀而不明显的皮孔。叶通常阔倒卵形或长方椭圆形，长 5~13cm，宽 3~9cm，侧脉 3~5 对；叶柄细长 1~2cm。聚伞花序腋生，花序长 1~3cm，小花 1~3 朵；雄花萼片钝三角形，花瓣倒卵椭圆形或长方形，长 3~4cm，宽 2~2.5mm，雄蕊长 2~3mm，退化雌蕊不发达；雌花花冠较雄花窄小，花盘稍深厚，肉质，退化雄蕊极短小。蒴果近球状，直径 8~10mm。种子椭圆状稍扁，长 4~5mm，直径 2.5~3mm，赤褐色。花期 5~6 月，果期 7~10 月。

适宜生境 生于山坡灌丛。

资源状况 分布于马头山平地源等地。常见。

入药部位 根（南蛇藤根）、藤茎、叶及果实（南蛇藤）。

采收加工 根：8~10 月采收，洗净，鲜用或晒干。藤茎、叶及果实：春、秋二季采收，鲜用或切段晒干。

功能主治 根：祛风除湿，活血通经，消肿解毒。用于风湿痹痛，跌打肿痛，闭经，头痛，腰痛，疝气痛，痢疾，肠风下血，痈疽肿毒，水火烫伤，毒蛇咬伤。藤茎、叶及果实：祛风除湿，通经止痛，活血解毒。用于风湿关节痛，四肢麻木，瘫痪，头痛，牙痛，疝气，痛经，闭经，小儿惊风，跌打扭伤，痢疾，痧症，带状疱疹。

百齿卫矛 扶芳木、竹叶青、山杜仲

Euonymus centidens Lévl.

标本采集号：361028170709022LY

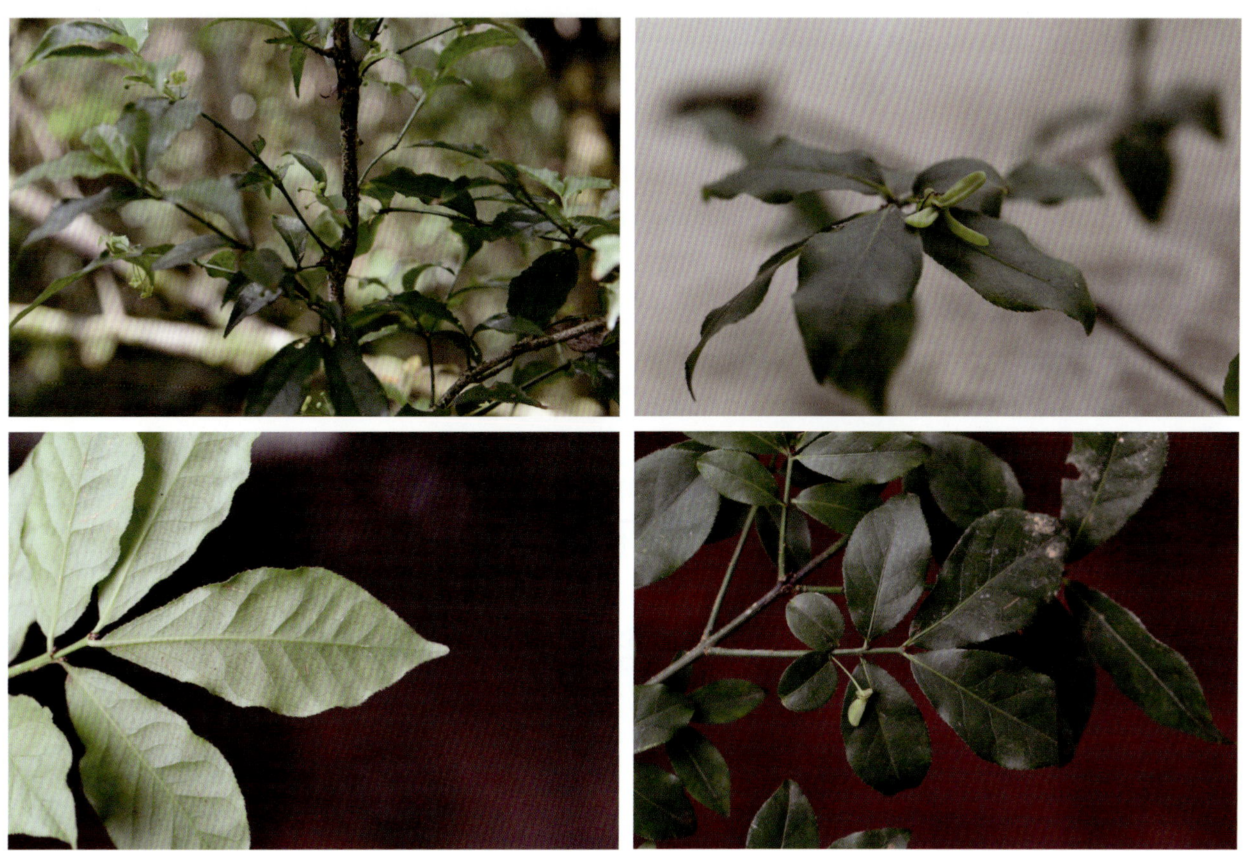

形态特征 灌木。小枝方棱状，常有窄翅棱。叶纸质或近革质，窄长椭圆形或近长倒卵形，长 3~10cm，宽 1.5~4cm。聚伞花序 1~3 花；花序梗 4 棱状，长达 1cm；花 4 数，直径约 6mm，淡黄色；小花梗常稍短；花瓣长圆形，长约 3mm，宽约 2mm。蒴果 4 深裂，成熟裂瓣 1~4，每裂瓣内常仅有 1 个种子。种子长圆状，长约 5mm，直径约 4mm；假种皮黄红色，覆盖于种子向轴面的一半，末端窄缩成脊状。花期 6 月，果期 9~10 月。

适宜生境 生于山坡或密林中。

资源状况 分布于马头山周家等地。少见。

入药部位 全株（百齿卫矛）。

采收加工 全年均可采收，洗净，鲜用或切段晒干。

功能主治 祛风散寒，理气平喘，活血解毒。用于风寒湿痹，腰膝疼痛，胃脘胀痛，气喘，月经不调，跌打损伤，毒蛇咬伤。

裂果卫矛

Euonymus dielsianus Loes. ex Diels

标本采集号：361028180823022LY

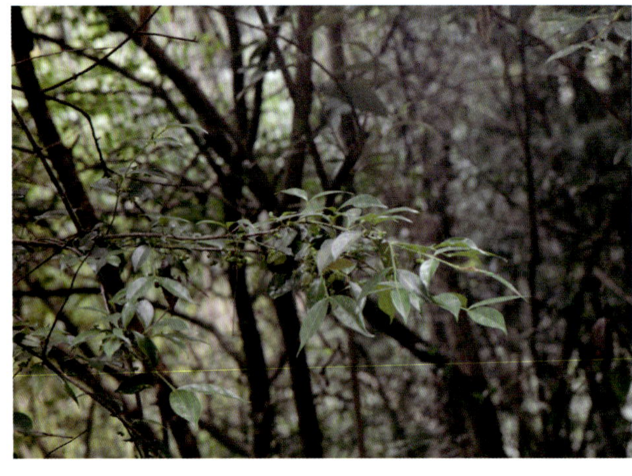

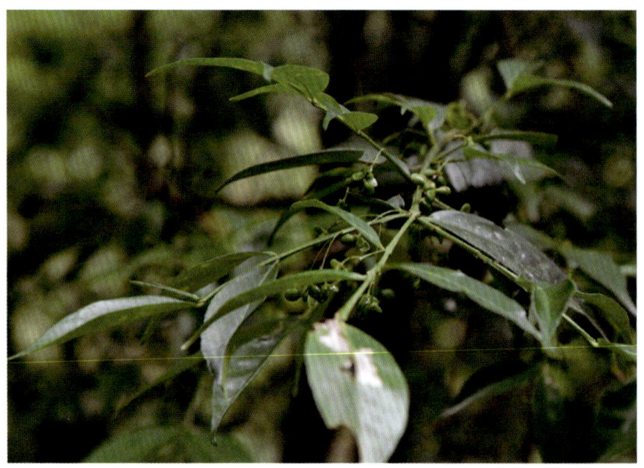

形态特征 灌木。叶片革质，窄长椭圆形或长倒卵形，长 4~12cm，宽 2~4.5cm；叶柄长达 1cm。聚伞花序 1~7 花；花序梗长达 1.5cm；花 4 数，直径约 5mm，黄绿色；萼片较阔圆形；花瓣长圆形，边缘稍呈浅齿状；花盘近方形；子房四棱形，无花柱，柱头细小头状。蒴果 4 深裂，裂瓣卵状，长约 8mm。种子长圆状，长约 5mm，枣红色或黑褐色；假种皮橘红色，盔状，包围种子上半部。花期 6~7 月，果期 10 月前后。

适宜生境 生于小山顶、山尖岩石上和山坡、疏林及山谷中。

资源状况 分布于马头山昌坪等地。少见。

入药部位 茎皮或根（裂果卫矛）。

采收加工 全年均可采收，根切片，茎剥皮，晒干。

功能主治 强筋壮骨，活血调经。用于肾虚腰膝酸痛，月经不调，跌打损伤。

大果卫矛 黄褚、梅风、白鸡槿

Euonymus myrianthus Hemsl.

标本采集号：361028170710009LY

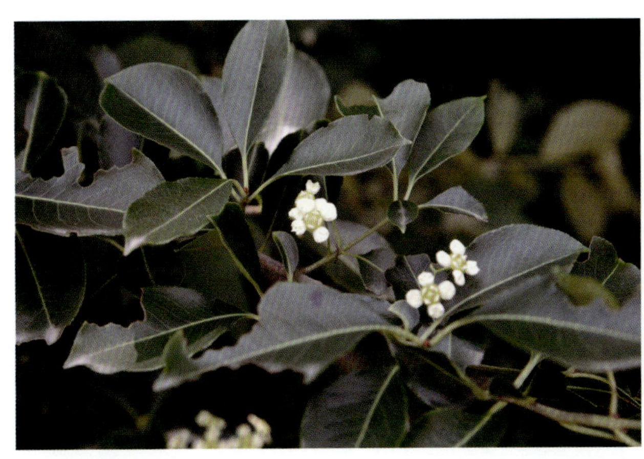

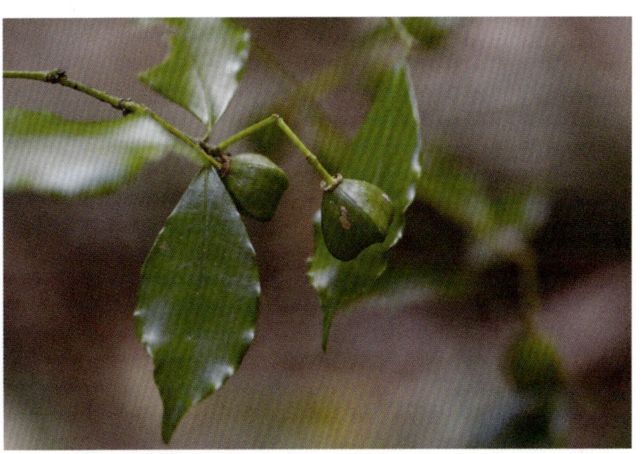

形态特征 灌木。叶革质，窄倒卵形或窄椭圆形，长5~13cm，宽3~4.5cm，侧脉5~7对；叶柄长5~10mm。聚伞花序多聚生于小枝上部，常数序着生新枝顶端，2~4次分枝；花序梗长2~4cm，分枝渐短；花黄色，直径达10mm；小花梗长约7mm，均具4棱；苞片及小苞片卵状披针形；萼片近圆形；花瓣近倒卵形；雄蕊着生裂片中央小突起上，花丝极短或无。蒴果黄色，多呈倒卵状，长1.5cm，直径约1cm。

适宜生境 生于小山顶、山尖岩石上和山坡、疏林中及山谷中。

资源状况 分布于马头山白沙坑等地。少见。

入药部位 根或茎（大果卫矛）。

采收加工 秋后采根，洗净，切片，晒干；夏、秋二季采收茎，切段，晒干。

功能主治 益肾壮腰，化瘀利湿。用于肾虚腰痛，胎动不安，慢性肾炎，产后恶露不净，跌打骨折，风湿痹痛，带下病。

垂丝卫矛 球果卫矛、五棱子

Euonymus oxyphyllus Miq.

标本采集号：361028170424048LY

形态特征 灌木。叶卵圆形或椭圆形，长4~8cm，宽2.5~5cm，边缘有细密锯齿，锯齿明显或浅而不显；叶柄长4~8mm。聚伞花序宽疏，通常7~20花，花序梗细长，长4~5cm，顶端3~5分枝，每分枝具1个三出小聚伞；花淡绿色，直径7~9mm，5数；小花梗长3~7mm；花瓣近圆形；花盘圆，5浅裂；雄蕊花丝极短；子房圆锥状。蒴果近球状，直径10mm，无翅，仅果皮背缝处常有突起棱线；果序梗细长下垂，长5~6cm。

适宜生境 生于低山坡地杂木林内，以在浓荫下生长最好。

资源状况 分布于马头山油榨窠等地。常见。

入药部位 根、根皮及茎皮（垂丝卫矛），果实（垂丝卫矛果）。

采收加工 根、根皮及茎皮：夏、秋二季采茎，剥皮鲜用或晒干；秋后采根，鲜用或剥皮晒干。果实：9月后果实成熟时采收，晒干。

功能主治 根、根皮及茎皮：祛风除湿，活血通经，利水解毒。用于风湿痹痛，痢疾，泄泻，痛经，闭经，跌打骨折，脚气病，水肿，阴囊湿痒，疮疡肿毒。果实：清热解毒。用于痢疾初起，腹痛后重。

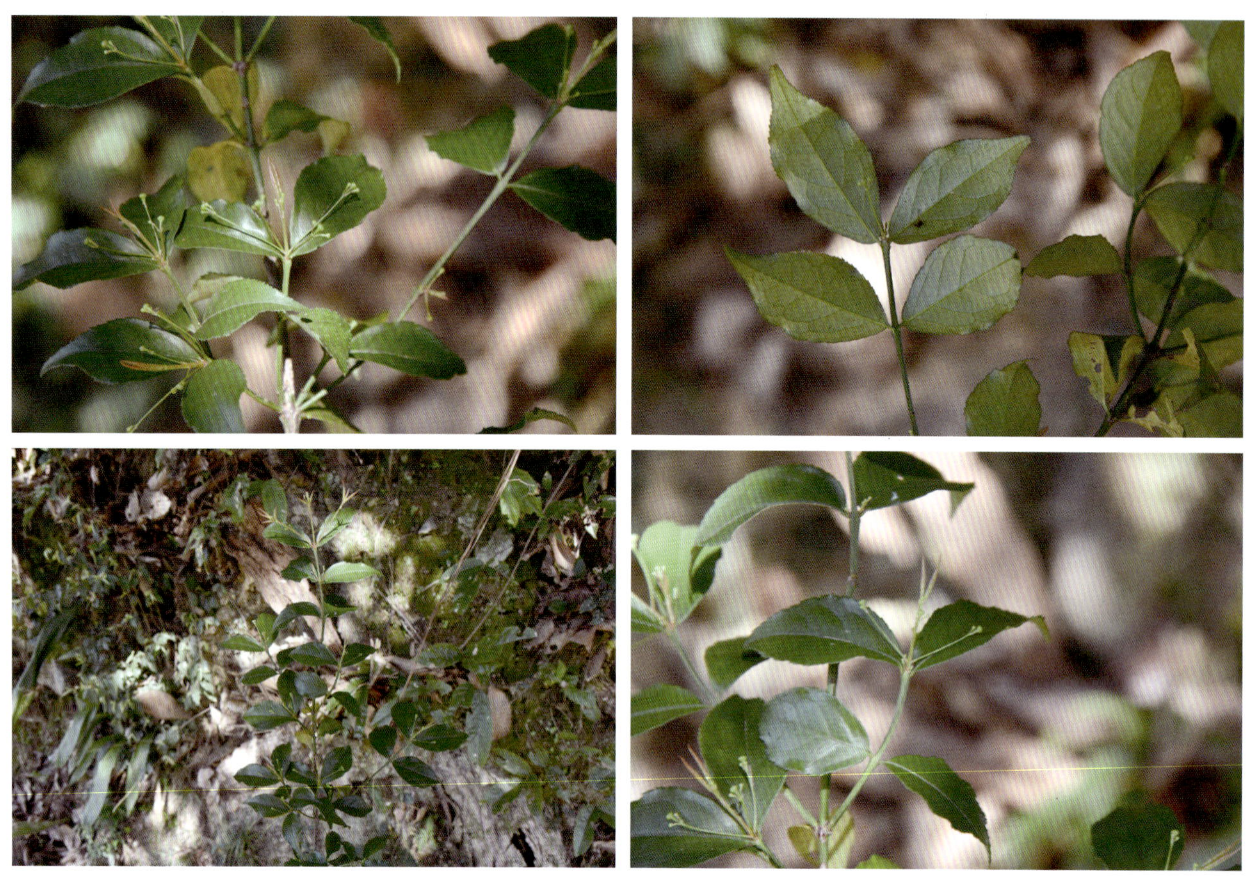

省沽油科

野鸦椿 酒药花、鸡肾果、鸡眼睛

Euscaphis japonica (Thunb.) Dippel

标本采集号：361028170710021LY

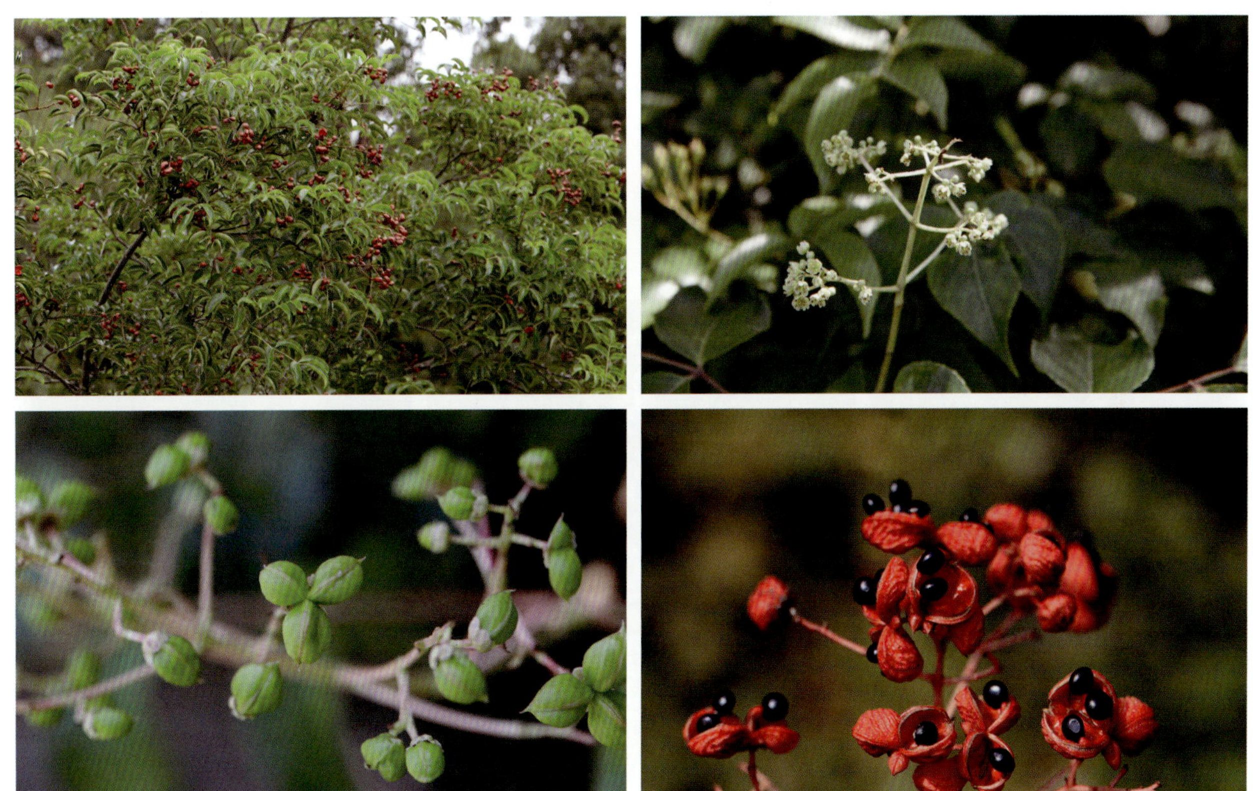

形态特征 灌木，树皮灰褐色，具纵条纹；小枝及芽红紫色，枝叶揉碎后发出恶臭气味。叶对生，奇数羽状复叶，长 8~32cm；叶轴淡绿色；小叶 5~9，厚纸质，长卵形或椭圆形，长 4~9cm，宽 2~4cm，侧脉 8~11；小叶柄长 1~2mm；小托叶线形。圆锥花序顶生；花梗长达 21cm；花多，较密集，黄白色，直径 4~5mm；萼片与花瓣均 5。蓇葖果长 1~2cm，每一花发育为 1~3 个蓇葖；果皮软革质，紫红色。种子近圆形，直径约 5mm；假种皮肉质，黑色有光泽。花期 5~6 月，果期 8~9 月。

适宜生境 生于低山坡地杂木林内。

资源状况 分布于马头山白沙坑等地。常见。

入药部位 根或根皮（野鸦椿）、叶（野鸦椿叶）、果实或种子（野鸦椿子）。

采收加工 根或根皮：秋季采挖，洗净，晒干。叶：全年均可采摘，鲜用或晒干。果实或种子：秋季采收成熟果实或种子，晒干。

功能主治 根或根皮：解表，清热，利湿。用于感冒头痛，痢疾，肠炎。叶：祛风止痒。用于妇女阴痒。果实或种子：祛风散寒，行气止痛，消肿散结。用于胃痛，寒疝疼痛，泄泻，痢疾，脱肛，月经不调，子宫脱垂，睾丸肿痛。

锐尖山香圆 五寸铁树、尖树、黄柿

Turpinia arguta (Lindl.) Seem.

标本采集号：361028170424005LY

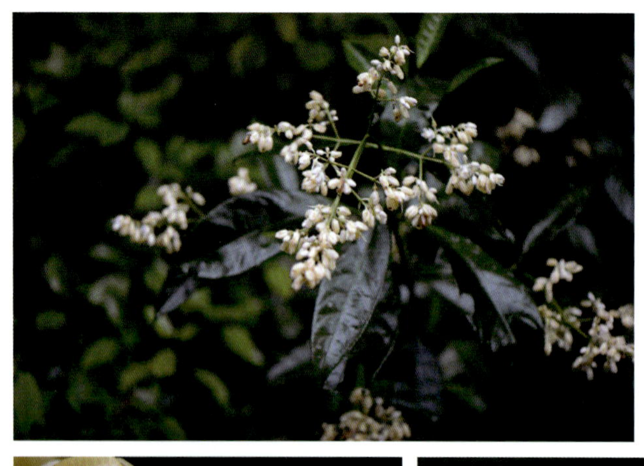

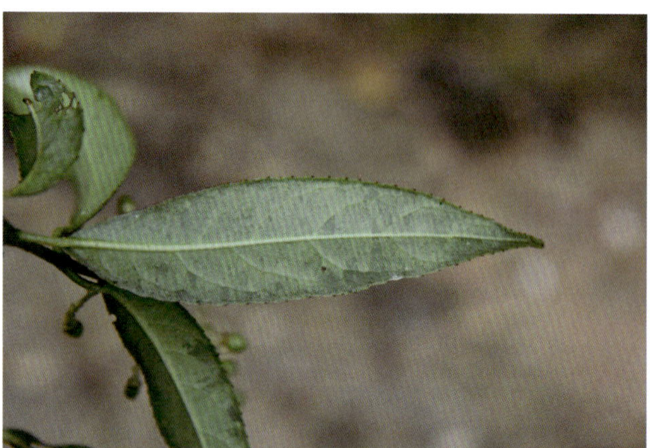

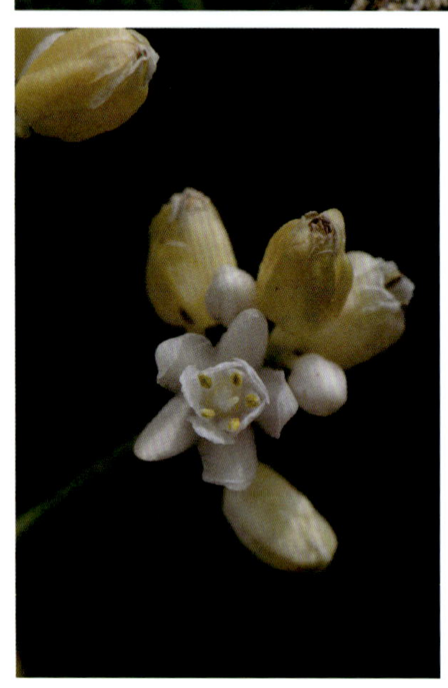

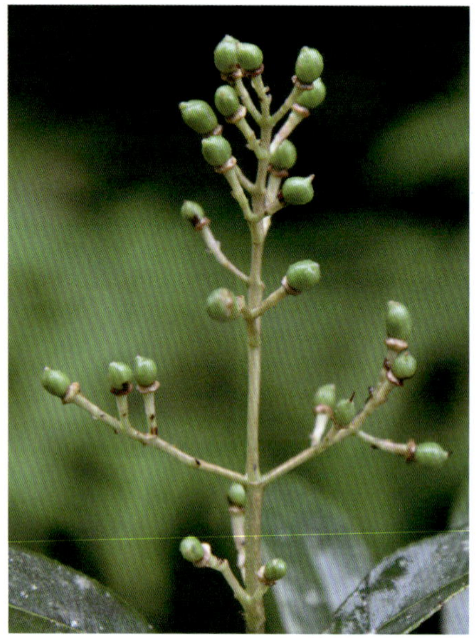

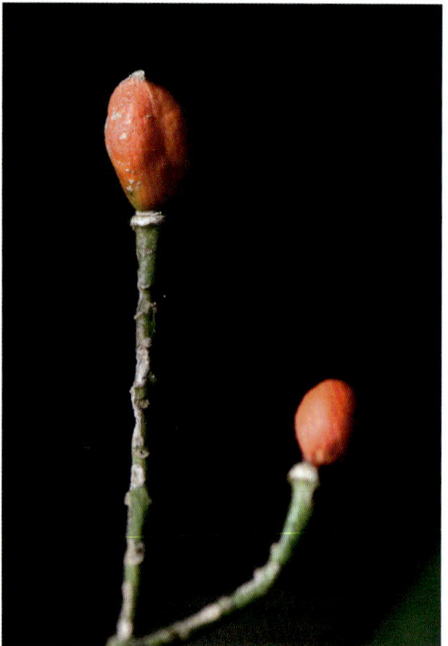

形态特征 灌木。老枝灰褐色，幼枝具灰褐色斑点。单叶，对生，厚纸质，椭圆形或长椭圆形，长7~22cm，宽2~6cm，侧脉10~13对；叶柄长1.2~1.8cm；托叶生于叶柄内侧。顶生圆锥花序较叶短，长4~17cm；花长8~12mm，白色；萼片5，三角形，绿色。果实近球形，幼时绿色，后转红色，干后黑色，直径7~12mm，表面粗糙，先端具小尖头，花盘宿存。种子2~3颗。花期4~6月，果期7~9月。

适宜生境 生于山坡地杂木林内。

资源状况 分布于马头山油榨窠等地。常见。

入药部位 叶（山香圆）。

采收加工 夏、秋二季叶茂盛时采收，除去杂质，晒干。

功能主治 清热解毒，利咽消肿，活血止痛。用于乳蛾喉痹，咽喉肿痛，疮疡肿毒，跌扑伤痛。

黄杨科

雀舌黄杨 匙叶黄杨、细叶黄杨

Buxus bodinieri Lévl.

标本采集号：361028170909037LY

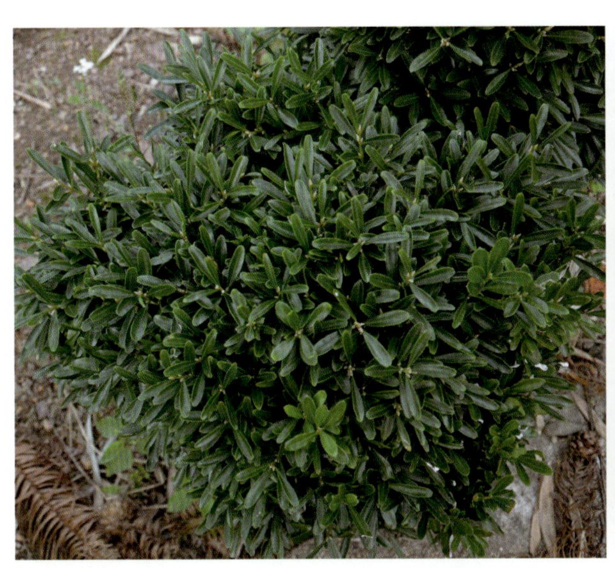

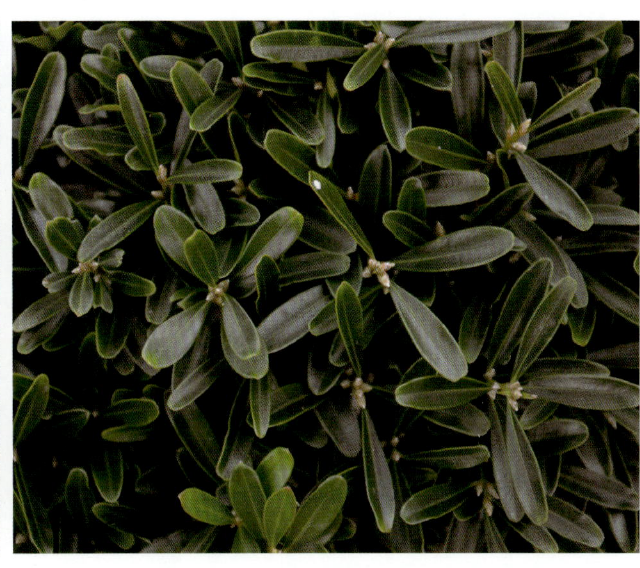

形态特征 灌木。枝圆柱形，小枝四棱形。叶薄革质，匙形，长 2~4cm，宽 8~18mm，叶面绿色，光亮，叶背苍灰色，侧脉极多；叶柄长 1~2mm。花序腋生，花密集，花序轴长约 2.5mm；雄花约 10 朵，花梗长仅 0.4mm，萼片卵圆形，长约 2.5mm；雌花外萼片长约 2mm，内萼片长约 2.5mm，受粉期间，子房长 2mm，无毛，花柱长 1.5mm，略扁，柱头倒心形，下延达花柱 1/3~1/2 处。蒴果卵形，长 5mm，宿存花柱直立，长 3~4mm。花期 2 月，果期 5~8 月。

适宜生境 生于平地或山坡林下。

资源状况 分布于马头山龙井等地。少见。

入药部位 根（匙叶黄杨）、叶（黄杨叶）。

采收加工 根：全年可挖，洗净，切片，晒干。叶：全年可采摘，鲜用或晒干。

功能主治 根：止咳，止血，清热解毒。用于咳嗽，咯血，疮疡肿毒。叶：清热解毒，消肿散结。用于疮疖肿毒，风火牙痛，跌打伤痛。

黄　杨 黄杨木、瓜子黄杨、锦熟黄杨

Buxus sinica (Rehd. et Wils.) Cheng

标本采集号：361028170427034LY

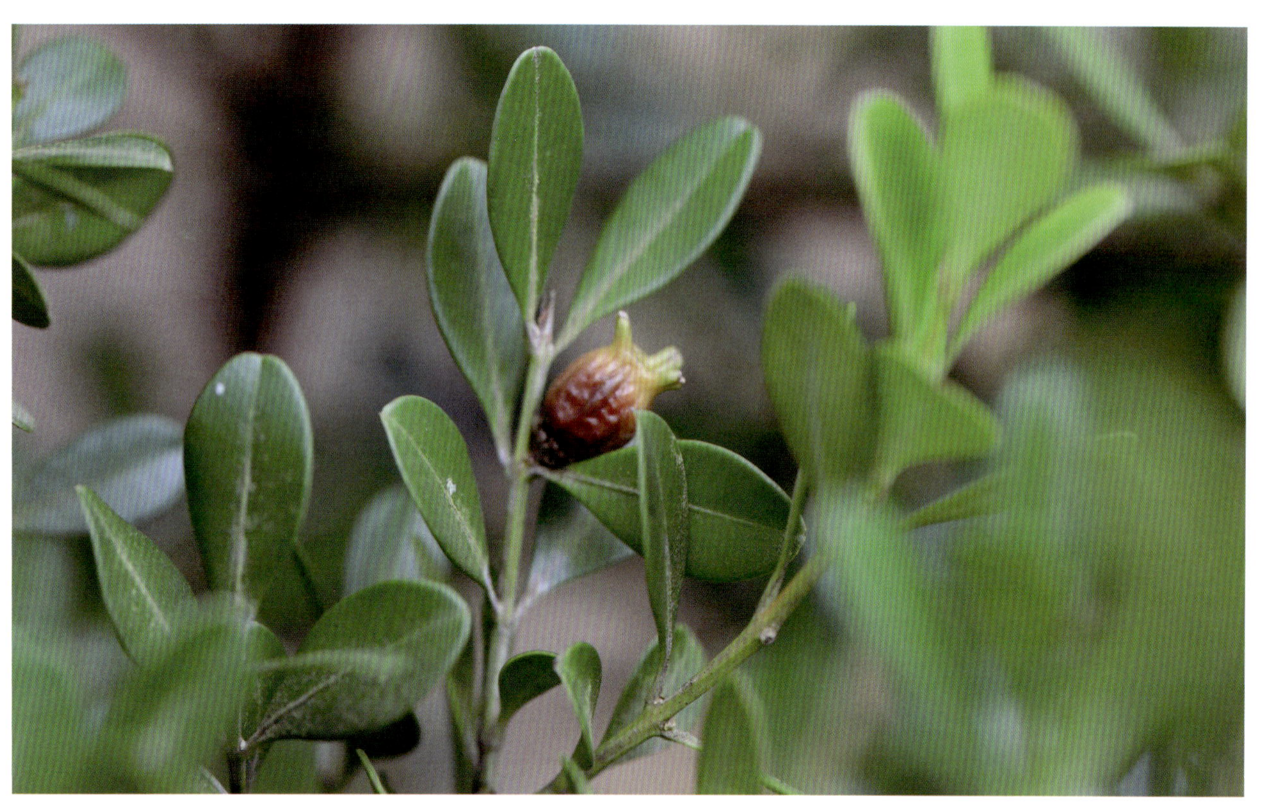

形态特征 灌木或小乔木。枝圆柱形，有纵棱；小枝四棱形。叶革质，卵状椭圆形或长圆形，长1.5~3.5cm，宽0.8~2cm，叶面光亮，中脉凸出，侧脉明显；叶柄长1~2mm。花序腋生，头状，花序轴长3~4mm，被毛；花密集；苞片阔卵形，长2~2.5mm；雄花约10朵，无花梗，外萼片卵状椭圆形，内萼片近圆形，长2.5~3mm，无毛，雄蕊连花药长4mm，不育雌蕊有棒状柄，末端膨大，高2mm左右；雌花萼片长3mm。蒴果近球形，长6~10mm，宿存花柱长2~3mm。花期3月，果期5~6月。

适宜生境 生于山谷、溪边、林下。

资源状况 分布于马头山油榨窠等地。常见。

入药部位 根（黄杨根）、茎枝（黄杨木）、叶（黄杨叶）。

采收加工 根：全年均可采挖，洗净，切片，晒干。茎枝：全年均可采收，鲜用或晒干。叶：全年均可采收，鲜用或晒干。

功能主治 根：祛风除湿，行气活血。用于风湿关节痛，痢疾，胃痛，疝痛，腹胀，牙痛，跌打损伤，疮疡肿毒。茎枝：祛风除湿，理气，止痛。用于风湿痹痛，胸腹气胀，疝气疼痛，牙痛，跌打伤痛。叶：清热解毒，消肿散结。用于疮疖肿毒，风火牙痛，跌打伤痛。

东方野扇花 三两根

Sarcococca orientalis C. Y. Wu

标本采集号：361028180823009LY

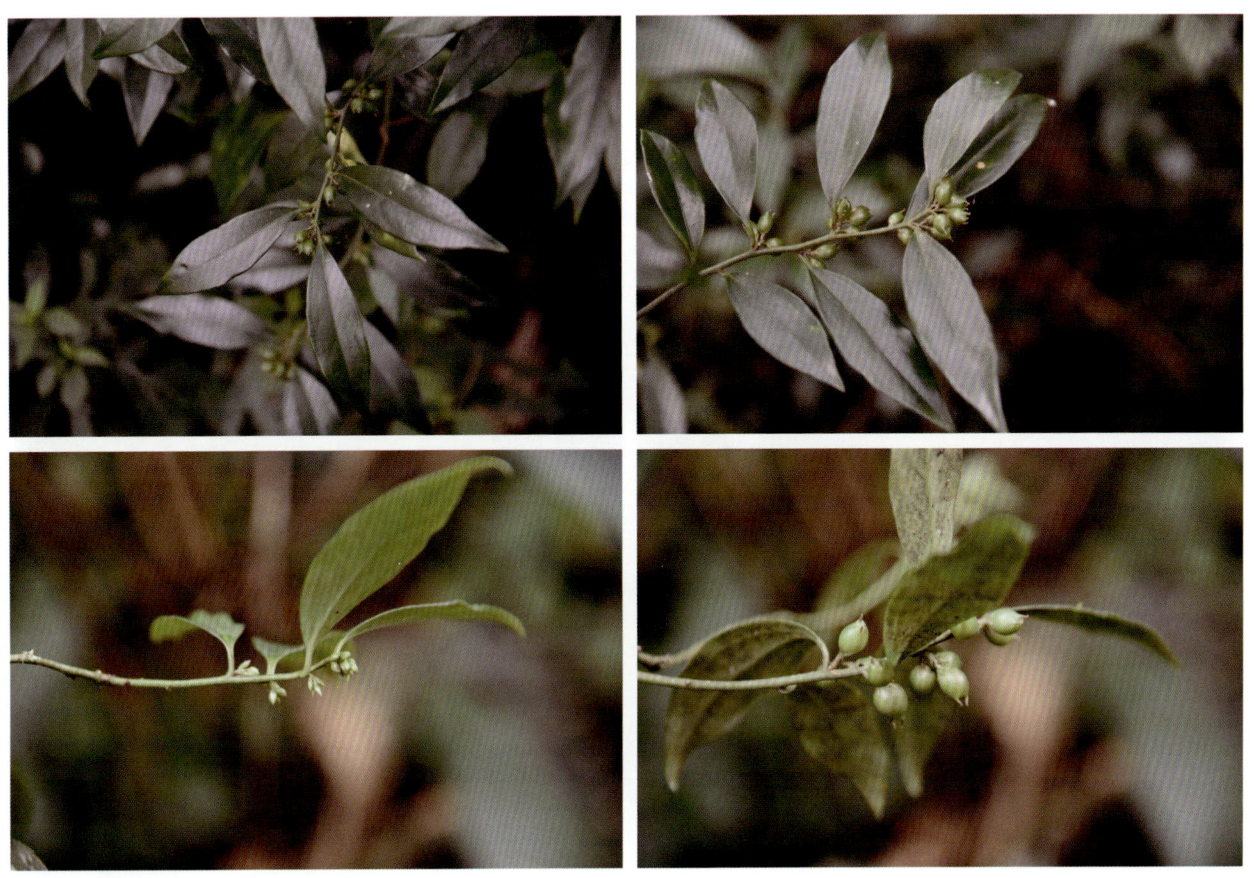

形态特征 灌木。小枝具纵棱，明显被短柔毛。叶薄革质，大多数呈长圆状披针形或长圆状倒披针形，通常长 6~9cm，宽 2~3cm；叶柄长 5~8mm。花序近头状，长约 1cm；苞片卵形，长 1~2.5mm；雄花 3~5 或较多，簇生花序轴上部，雌花 1~3 或较多，生花序轴下部；雄花：无花梗，有 2 小苞；雌花：连柄长 3~5mm，小苞片卵形，覆瓦状排列。果实卵形或球形，直径约 7mm，熟时黑色；果柄长 3~5mm，伞房状集生于短花轴上。花期 3 月或 9 月，果期 5~6 月或 11~12 月。

适宜生境 生于林下或溪边。

资源状况 分布于马头山油榨窠等地。少见。

入药部位 根（单鞭）。

采收加工 全年均可采挖，洗净，鲜用或晒干。

功能主治 活血舒筋，祛风消肿。用于跌打损伤，劳伤瘀痛，水肿。

鼠李科

多花勾儿茶 勾儿茶、牛鼻圈、牛儿藤

Berchemia floribunda (Wall.) Brongn.

标本采集号：361028170427007LY

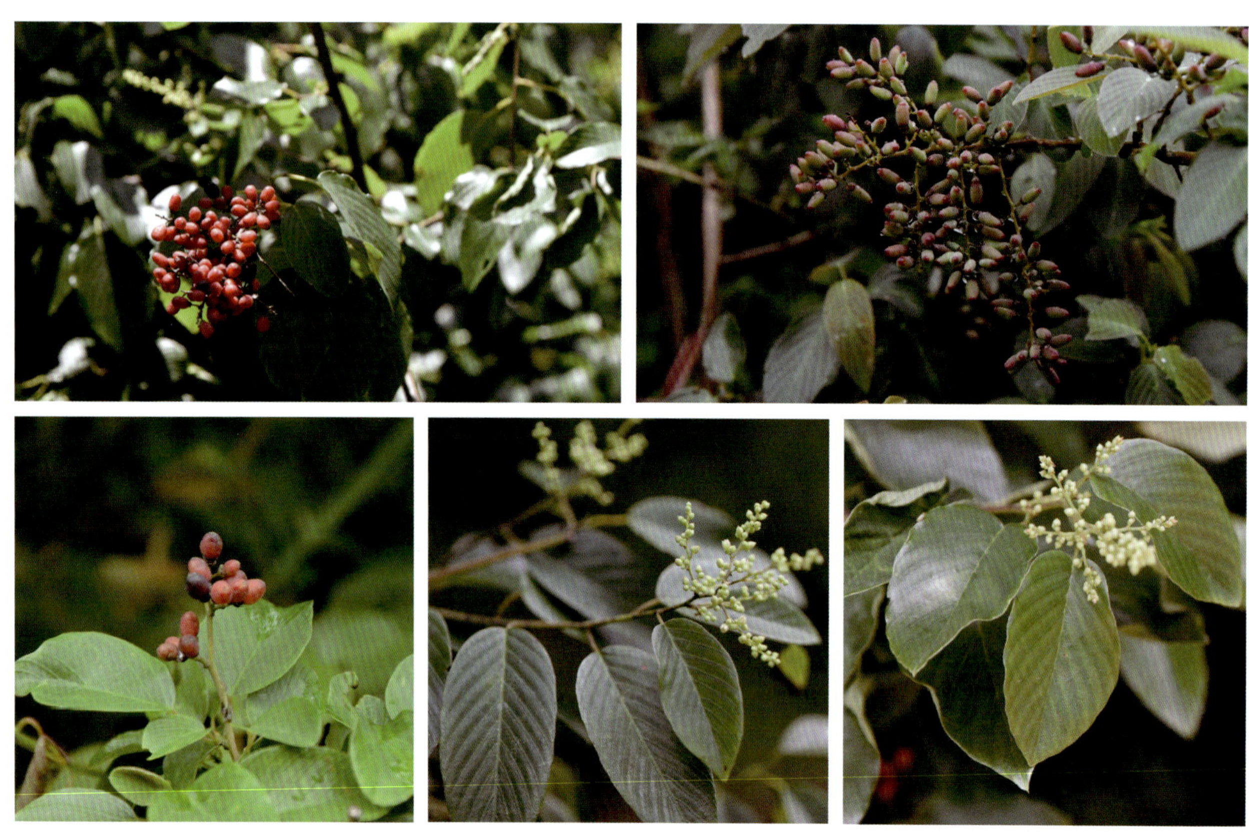

形态特征 灌木。幼枝黄绿色，光滑无毛。叶纸质，上部叶较小，卵状椭圆形至卵状披针形，长4~9cm，宽2~5cm，侧脉每边9~12条；叶柄长1~2cm，无毛；托叶狭披针形，宿存。花多数，通常数个簇生，排成顶生宽聚伞圆锥花序，或下部兼腋生聚伞总状花序，花序长可达15cm，侧枝长在5cm以下；花芽卵球形；花梗长1~2mm；萼片三角形，顶端尖；花瓣倒卵形；雄蕊与花瓣等长。核果圆柱状椭圆形，长7~10mm，直径4~5mm；果梗长2~3mm，无毛。花期7~10月，果期翌年4~7月。

适宜生境 生于山坡、沟谷、林缘、林下或灌丛中。

资源状况 分布于马头山昌坪等地。常见。

入药部位 茎、叶或根（黄鳝藤）。

采收加工 夏、秋二季采收茎、叶，鲜用或切段晒干；秋后采根，鲜用或切片晒干。

功能主治 祛风除湿，活血止痛。用于风湿痹痛，胃痛，痛经，产后腹痛，跌打损伤，骨关节结核，骨髓炎，小儿疳积，肝炎，肝硬化。

枳 椇 拐枣、鸡爪子、枸

Hovenia acerba Lindl.

标本采集号：361028180825022LY

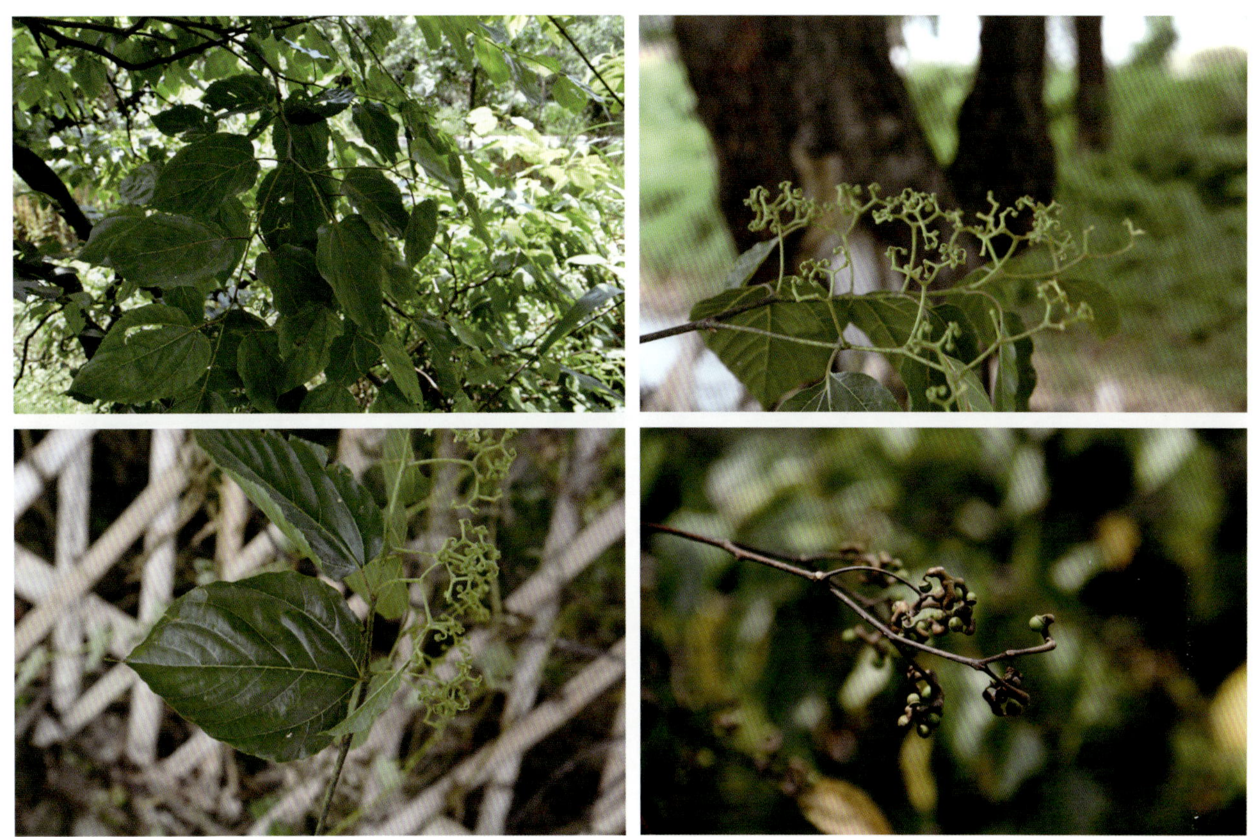

形态特征 乔木。小枝褐色或黑紫色。叶柄长 2~5cm。二歧式聚伞圆锥花序，顶生和腋生；花两性，直径 5~6.5mm；萼片具网状脉或纵条纹，长 1.9~2.2mm，宽 1.3~2mm；花瓣椭圆状匙形，长 2~2.2mm，宽 1.6~2mm，具短爪。浆果状核果近球形，直径 5~6.5mm，无毛，成熟时黄褐色或棕褐色；果序轴明显膨大。种子暗褐色或黑紫色，直径 3.2~4.5mm。花期 5~7 月，果期 8~10 月。

适宜生境 生于开旷地、山坡林缘或疏林中。

资源状况 分布于马头山百丈济等地。常见。

入药部位 根（枳椇根）、树皮（枳椇木皮）、枳椇树干中流出的汁液（枳椇木汁）、叶（枳椇叶）、果实或种子（枳椇子）。

采收加工 根：秋后采收，洗净，切片晒干。树皮：春季剥取树皮，晒干。枳椇树干中流出的汁液：划破树干采集。叶：夏末采收，晒干。果实或种子：10 ~ 11 月果实成熟时采收，将果实连果柄一并摘下，晒干；或碾碎果壳，筛出种子。晒干。

功能主治 根：祛风活络，止血，解酒。用于风湿筋骨痛，劳伤咳嗽，咯血，小儿惊风，醉酒。树皮：活血，舒筋，消食，疗痔。用于盘脉拘挛，食积，痔疮。枳椇树干中流出的汁液：辟秽除臭。用于狐臭。叶：清热解毒，除烦止渴。用于风热感冒，醉酒烦渴，呕吐，大便秘结。果实或种子：解酒毒，止渴除烦，止呕，利大小便。用于醉酒，烦渴，呕吐，二便不利。

尼泊尔鼠李 纤序鼠李、染布叶

Rhamnus napalensis (Wall.) Laws.

标本采集号：361028170910018LY

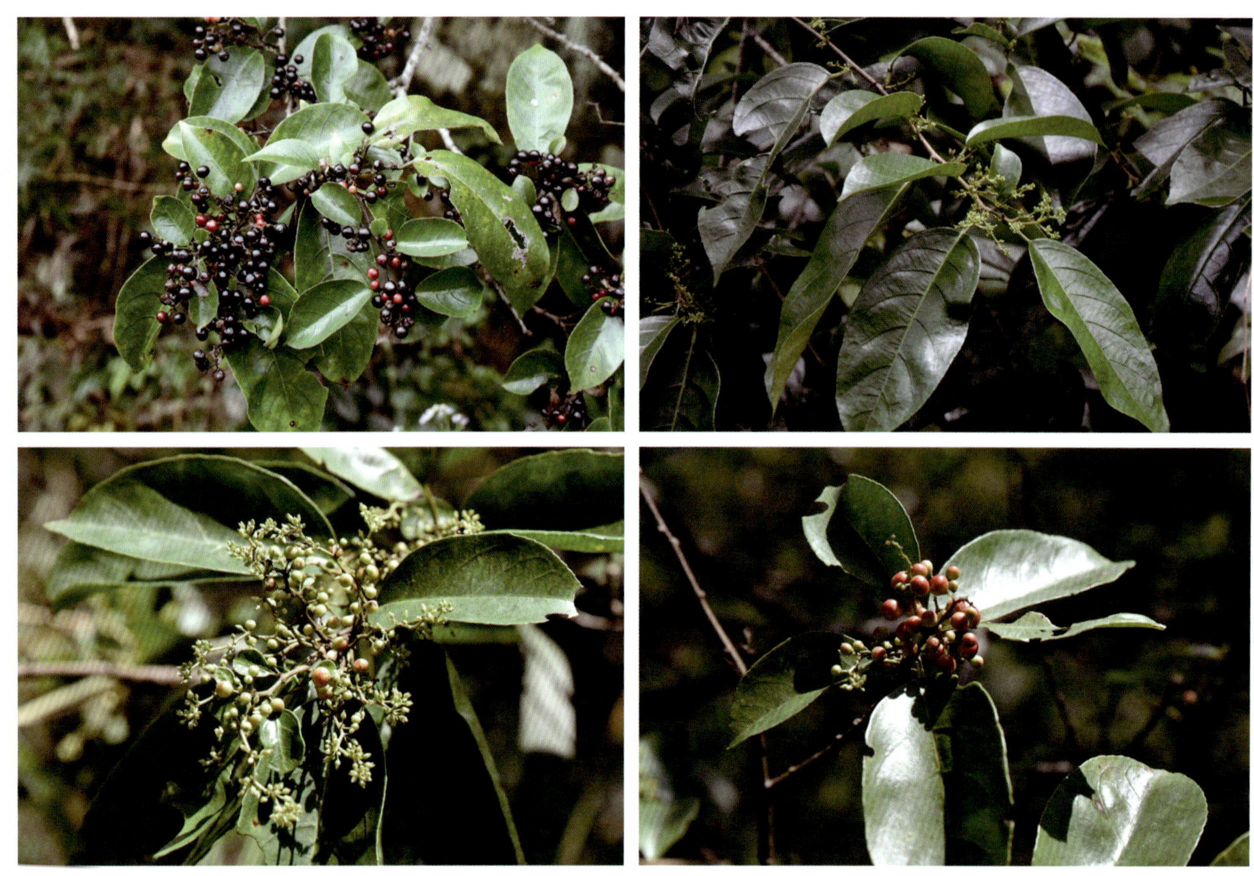

形态特征 灌木。枝无刺；幼枝被短柔毛，小枝具皮孔。叶厚纸质或近革质，大小异形，交替互生；小叶近圆形或卵圆形，长 2~5cm，宽 1.5~2.5cm；大叶宽椭圆形或椭圆状矩圆形，长 6~20cm，宽 3~10cm，上面深绿色，无毛，下面仅脉腋被簇毛，侧脉每边 5~9 条；叶柄长 1.3~2cm，无毛。腋生聚伞总状花序，长可达 12cm；花单性，雌雄异株，5 基数；花瓣匙形，雌花的花瓣早落。核果倒卵状球形，长约 6mm，直径 5~6mm。种子 3 个，背面具与种子等长上窄下宽的纵沟。花期 5~9 月，果期 8~11 月。

适宜生境 生于疏林或密林中，或灌丛中。

资源状况 分布于马头山白沙坑等地。少见。

入药部位 根、茎（大风药）、叶（大风药叶）。

采收加工 根、茎：秋、冬二季采根，洗净，切片，晒干；春、夏二季采茎，切段，晒干。叶：春、夏二季采收，鲜用或晒干。

功能主治 根、茎：祛风除湿，利水消胀。用于风湿关节痛，慢性肝炎，肝硬化腹水。叶：清热解毒，祛风除湿。用于毒蛇咬伤，水火烫伤，跌打损伤，风湿性关节炎，类风湿关节炎，湿疹，癣。

冻 绿 红冻、大脑头、鼠李

Rhamnus utilis Decne.

标本采集号：361028170426029LY

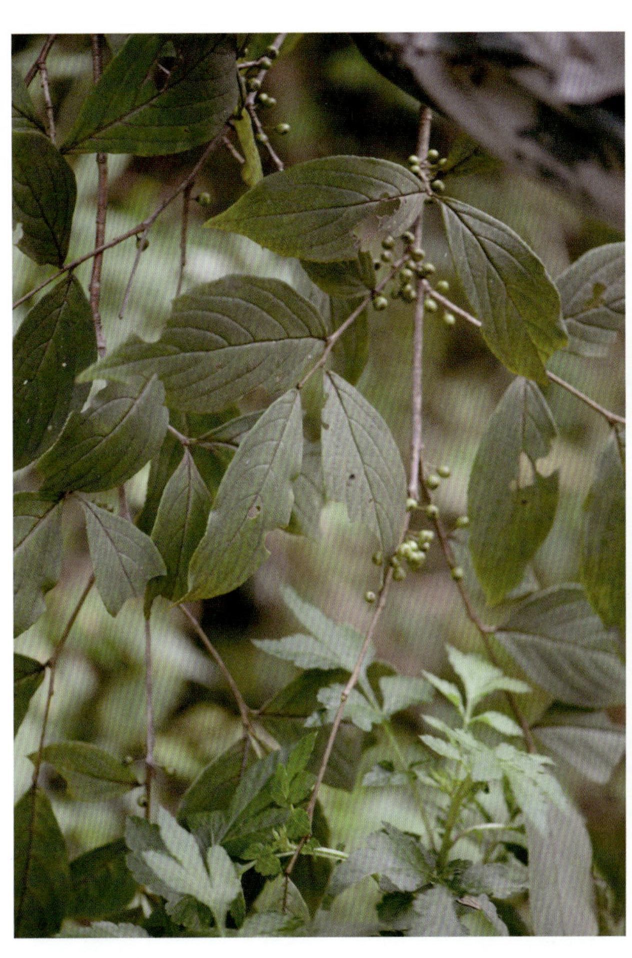

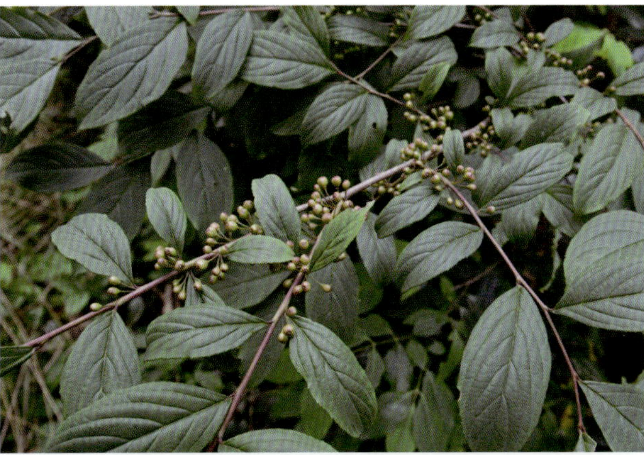

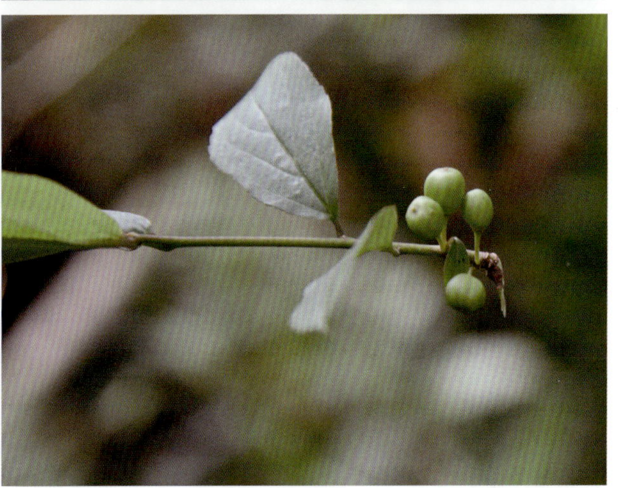

形态特征 灌木。小枝褐色或紫红色，对生，枝端常具针刺；腋芽小，长2~3mm，有数个鳞片。叶纸质，对生，矩圆形或倒卵状椭圆形，长4~15cm，宽2~6.5cm，侧脉每边通常5~6条，具明显的网脉；叶柄长0.5~1.5cm；托叶披针形。花单性，雌雄异株，4基数，具花瓣；花梗长5~7mm；雄花10朵至30余朵聚生于小枝下部，有退化的雌蕊；雌花2~6个簇生于叶腋或小枝下部，退化雄蕊小。核果圆球形或近球形，成熟时黑色；果梗长5~12mm。花期4~6月，果期5~8月。

适宜生境 生于山地、丘陵、山坡草丛、灌丛或疏林下。

资源状况 分布于马头山竹延山等地。常见。

入药部位 树皮或根皮（鼠李皮）、叶（冻绿叶）、果实（鼠李）。

采收加工 树皮或根皮：秋、冬二季挖根剥取根皮，春、夏二季采剥树皮，鲜用或切片晒干。叶：夏末采收，鲜用或晒干。果实：8~9月果实成熟时采收，除去果柄，鲜用或微火烘干。

功能主治 树皮或根皮：清热解毒，凉血，杀虫。用于风热瘙痒，疥疮，湿疹，腹痛，跌打损伤，肾囊风。叶：止痛，消食。用于跌打内伤，消化不良。果实：清热利湿，消积通便。用于水肿腹胀，疝瘕，瘰疬，疮疡，便秘。

雀梅藤 刺冻绿、对节刺、碎米子

Sageretia thea (Osbeck) Johnst.

标本采集号：361028180824005LY

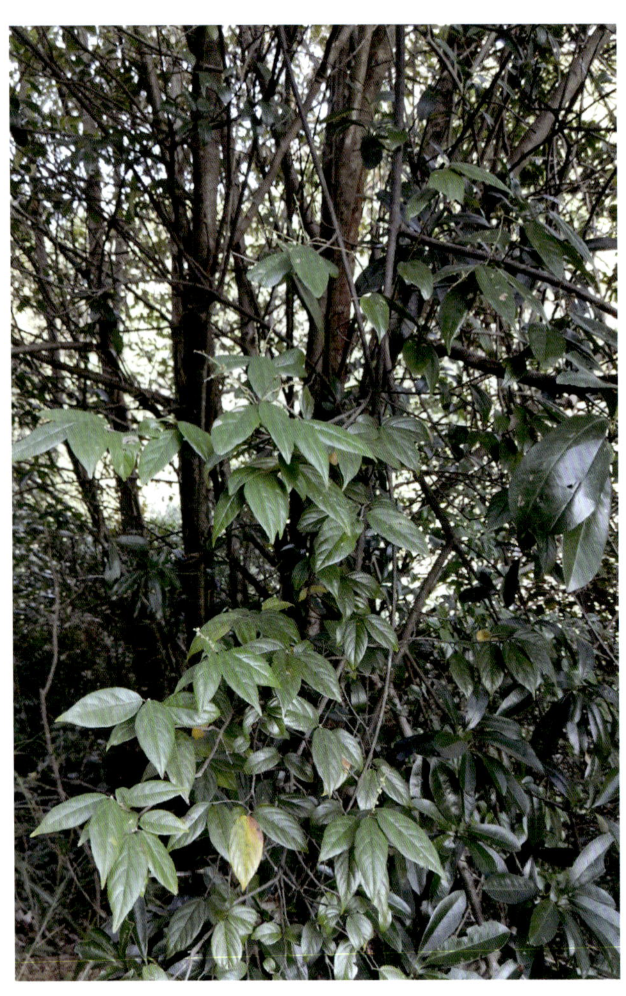

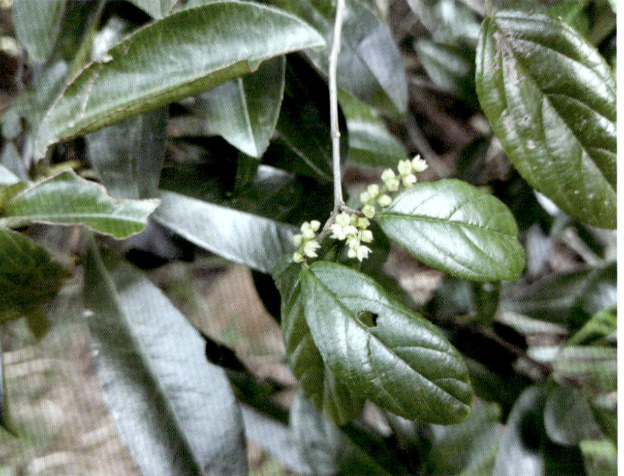

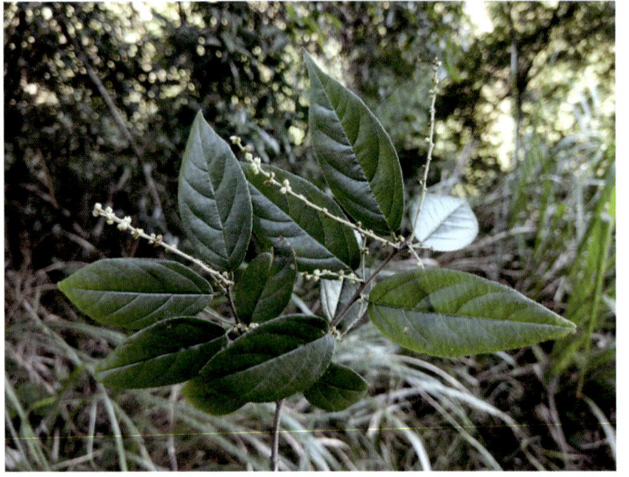

形态特征 藤状灌木。小枝具刺，互生或近对生，褐色。叶纸质，近对生或互生，椭圆形或卵状椭圆形，长 1~4.5cm，宽 0.7~2.5cm，侧脉每边 3~5 条；叶柄长 2~7mm，被短柔毛。疏散穗状或圆锥状穗状花序腋生；花序轴长 2~5cm；花无梗，黄色，有芳香；花瓣匙形，顶端 2 浅裂；花柱极短，柱头 3 浅裂，子房 3 室，每室具 1 胚珠。核果近圆球形，直径约 5mm，成熟时黑色或紫黑色，具 1~3 分核，味酸。种子扁平。花期 7~11 月，果期翌年 3~5 月。

适宜生境 生于丘陵、山地林下或灌丛中。

资源状况 分布于马头山竹延山等地。常见。

入药部位 根（雀梅藤）、叶（雀梅藤叶）。

采收加工 根：秋后采根，洗净，鲜用或切片晒干。叶：春季采收，鲜用或晒干。

功能主治 根：降气，化痰，祛风利湿。用于咳嗽，哮喘，胃痛，鹤膝风，水肿。叶：清热解毒。用于疮疡肿毒，烫火伤，疥疮，漆疮。

枣 大枣、红枣树、刺枣

Ziziphus jujuba Mill.

标本采集号：361028180509019LY

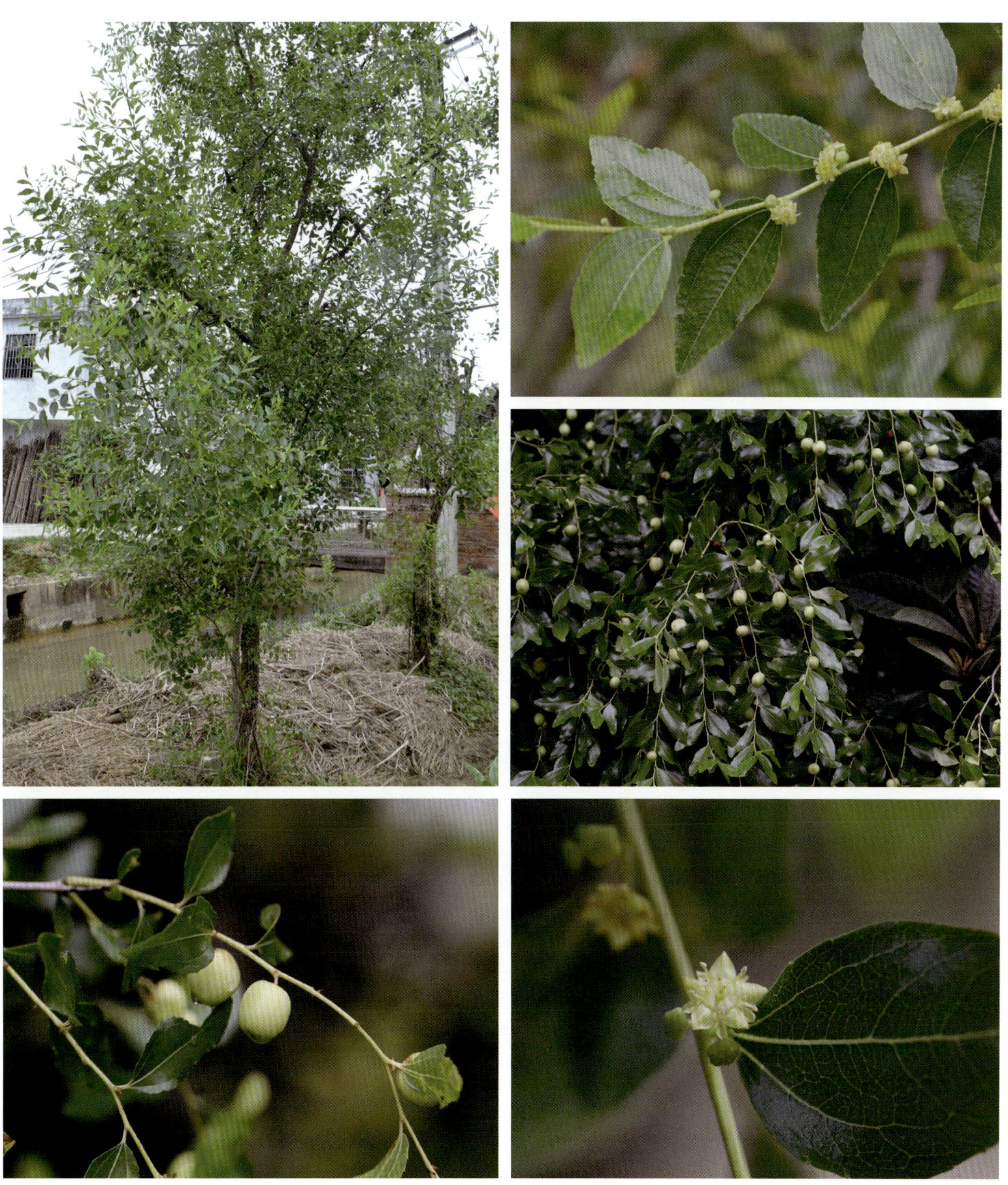

形态特征 乔木。树皮褐色或灰褐色，有长枝，短枝和无芽小枝比长枝光滑，紫红色或深褐色，呈“之”字形曲折。叶纸质，卵状椭圆形，长 3~7cm，宽 1.5~4cm；叶柄长 1~6mm；托叶刺纤细。花单生或 2~8 朵密集成腋生聚伞花序；具短总花梗；花黄绿色，两性，5 基数；花梗长 2~3mm；花瓣倒卵圆形；花盘厚，肉质，圆形，5 裂。核果矩圆形或长卵圆形，长 2~3.5cm，直径 1.5~2cm，成熟时红色，味甜；核顶端锐尖，2 室，具 1~2 种子；果梗长 2~5mm。种子扁椭圆形，长约 1cm，宽 8mm。花期 5~7 月，果期 8~9 月。

适宜生境 生于山区、丘陵或平原。广为栽培。

资源状况 分布于马头山郑家等地。常见。

入药部位 树皮（枣树皮）、叶（枣叶）、果实（大枣）、果核（枣核）。

采收加工 树皮：全年皆可采收，春季最佳，用月牙形镰刀，从枣树主干上将老皮刮下，晒干。叶：春、夏二季采收，鲜用或晒干。果实：秋季果实成熟时采收，晒干。果核：加工枣肉食品时，收集枣核。

功能主治 树皮：涩肠止泻，镇咳止血。用于泄泻，痢疾，咳嗽，崩漏，外伤出血，烧烫伤。叶：清热解毒。用于小儿发热，疮疖，热痱，烂脚，烫火伤。果实：补中益气，养血安神。用于脾虚食少，乏力便溏，妇人脏躁。果核：解毒，敛疮。用于臁疮，牙疳。

葡萄科

广东蛇葡萄 粤蛇葡萄、田浦茶、背带藤

Ampelopsis cantoniensis (Hook. & Arn.) Planch.

标本采集号：361028170710004LY

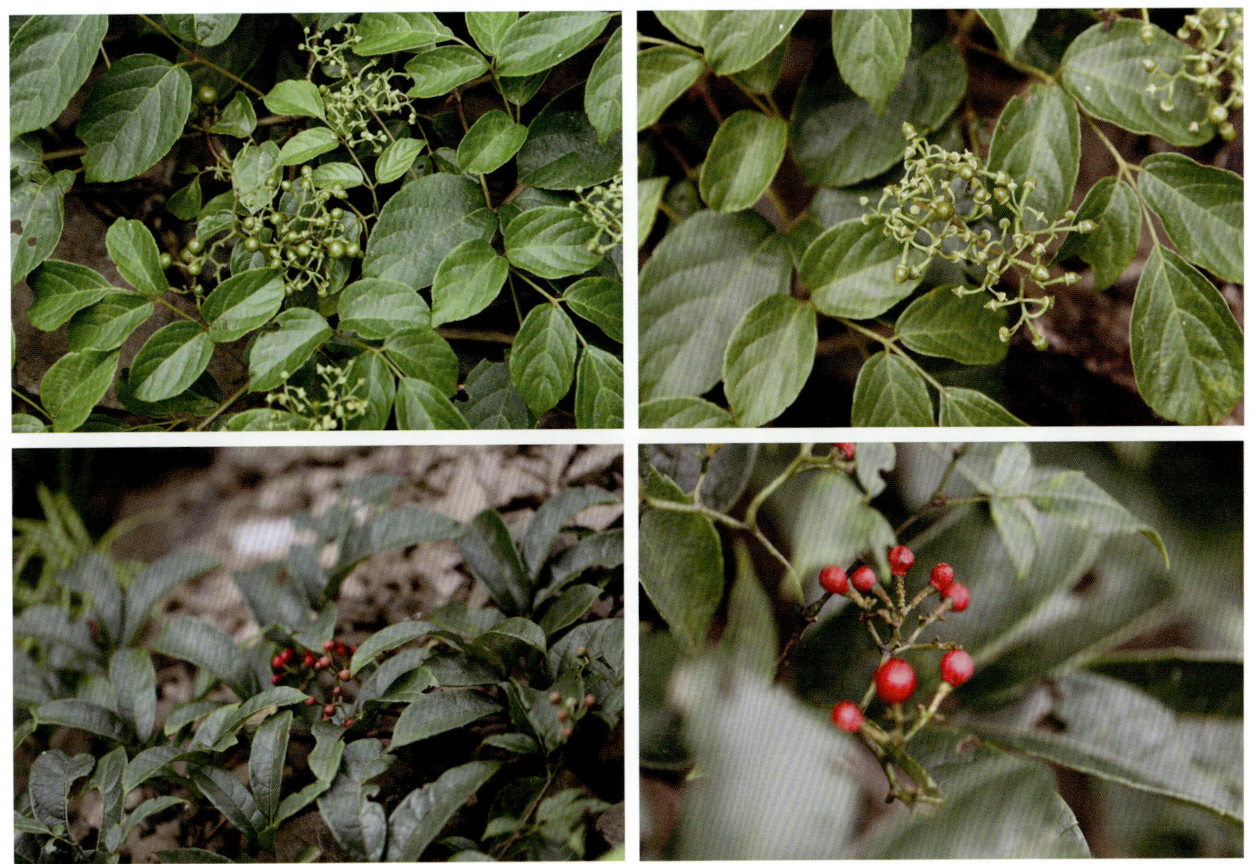

形态特征 木质藤本。小枝圆柱形，有纵棱纹。卷须2叉分枝，相隔2节间断与叶对生。叶为二回羽状复叶，卵状椭圆形或长椭圆形，长3~11cm，宽1.5~6cm，侧脉4~7对；叶柄长2~8cm。花序为伞房状多歧聚伞花序，顶生或与叶对生；花序梗长2~4cm；花蕾卵圆形，高2~3mm；花梗长1~3mm；花瓣5，卵椭圆形，高1.7~2.7mm，无毛；雄蕊5，花药卵椭圆形，长略甚于宽。果实近球形，直径0.6~0.8cm，有种子2~4颗。种子倒卵圆形，顶端圆形。花期4~7月，果期8~11月。

适宜生境 生于山谷林中或山坡灌丛中。

资源状况 分布于马头山斗垣村等地。常见。

入药部位 根或全株（无莿根）。

采收加工 夏、秋二季采收全株，洗净，除去杂质，切碎，晒干；秋后挖取根部，洗净，切片，晒干。

功能主治 祛风化湿，清热解毒。用于夏季感冒，风湿痹痛，痈疽肿毒，湿疮湿疹。

三裂蛇葡萄 德氏蛇葡萄、三裂叶蛇葡萄、赤木通

Ampelopsis delavayana Planch.

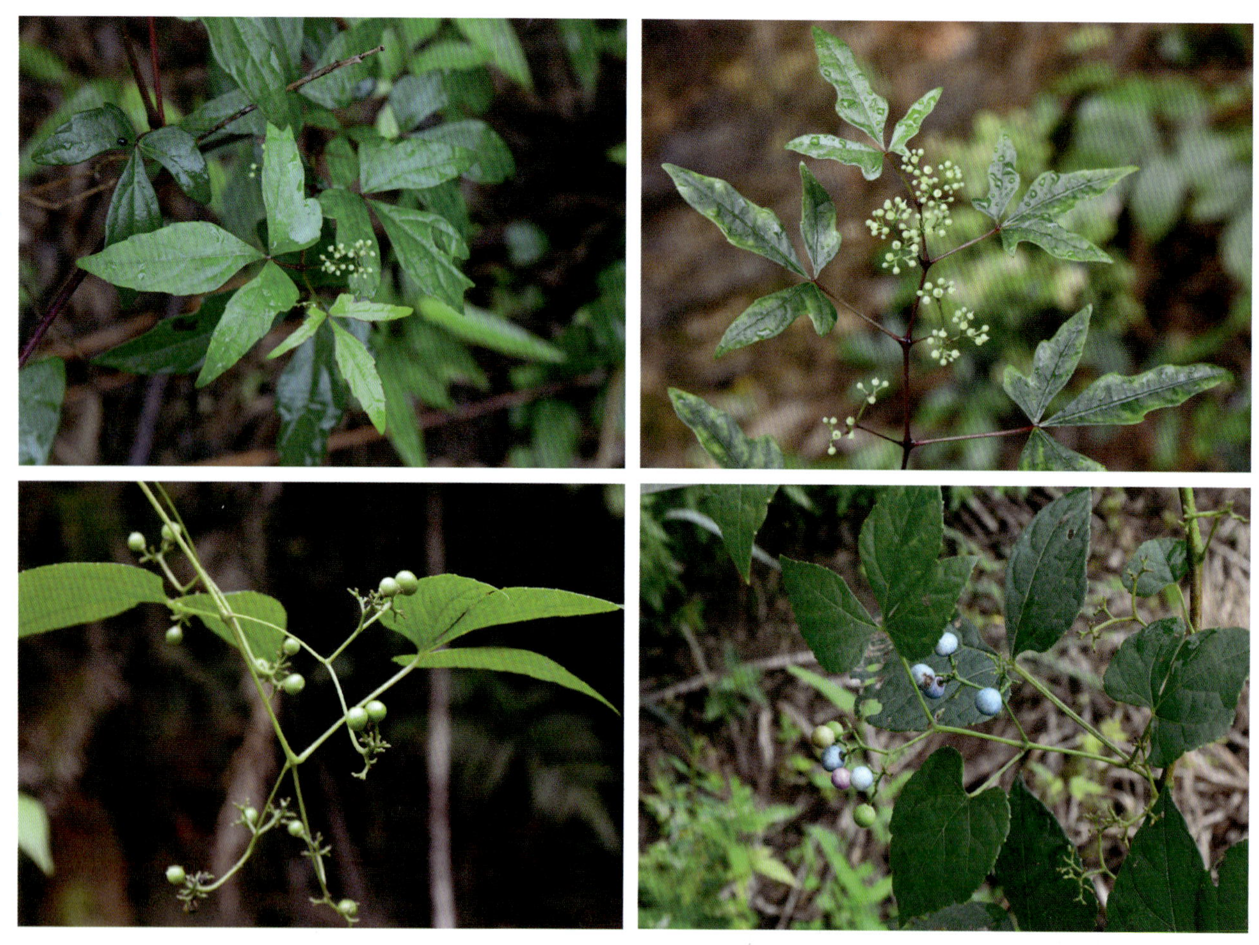

形态特征 木质藤本。小枝圆柱形，有纵棱纹。卷须 2~3 叉分枝，相隔 2 节间断与叶对生。叶为 3 小叶，中央小叶披针形或椭圆披针形，长 5~13cm，宽 2~4cm，侧生小叶卵状椭圆形或卵状披针形，长 4.5~11.5cm，宽 2~4cm，侧脉 5~7 对；叶柄长 3~10cm，侧生小叶无柄。多歧聚伞花序与叶对生；花序梗长 2~4cm；花蕾卵形，高 1.5~2.5mm；花梗长 1~2.5mm；花萼碟形；花瓣 5，卵状椭圆形，高 1.3~2.3mm；雄蕊 5。果实近球形，直径 0.8cm，有种子 2~3 颗。种子倒卵圆形。花期 6~8 月，果期 9~11 月。

适宜生境 生于山谷林中或山坡灌丛或林中。

资源状况 分布于马头山各地。常见。

入药部位 根或茎藤（金刚散）。

采收加工 夏、秋二季采收茎藤，秋季采挖根部，洗净，分别切片，晒干或烘干。

功能主治 清热利湿，活血通络，止血生肌，解毒消肿。用于淋证，白浊，疝气，偏坠，风湿痹痛，跌打瘀肿，创伤出血，烫伤，疮痈。

显齿蛇葡萄 显茶、茅岩莓茶、甘露茶

Ampelopsis grossedentata (Hand.-Mazz.) W. T. Wang

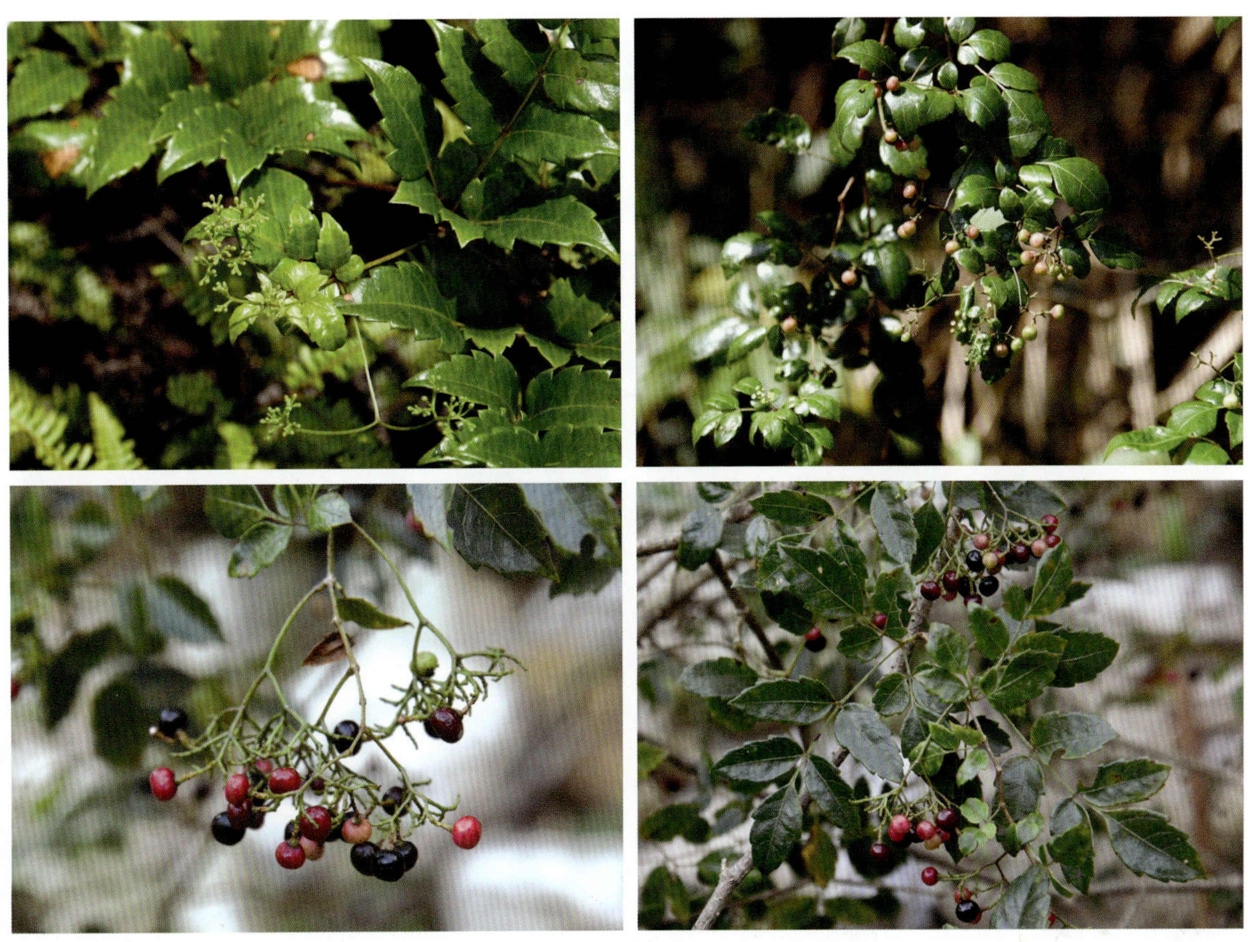

形态特征 木质藤本。小枝圆柱形，有显著纵棱纹，无毛。卷须2叉分枝，相隔2节间断与叶对生。叶为一至二回羽状复叶，二回羽状复叶者基部1对为3小叶，小叶卵椭圆形或长椭圆形，长2~5cm，宽1~2.5cm，侧脉3~5对；叶柄长1~2cm。花序为伞房状多歧聚伞花序，与叶对生；花蕾卵圆形，高1.5~2mm，顶端圆形；花梗长1.5~2mm；花瓣5，卵状椭圆形，高1.2~1.7mm；雄蕊5，花药卵圆形。果实近球形，直径0.6~1cm，有种子2~4颗。种子倒卵圆形。花期5~8月，果期8~12月。

适宜生境 生于沟谷林中或山坡灌丛。

资源状况 分布于马头山各地。常见。

入药部位 茎叶或根（甜茶藤）。

采收加工 夏、秋二季采收，洗净，鲜用或切片晒干。

功能主治 清热解毒，利湿消肿。用于感冒发热，咽喉肿痛，黄疸性肝炎，目赤肿痛，痈肿疮疖。

异叶蛇葡萄

Ampelopsis heterophylla (Thunb.) Sieb. et Zucc.

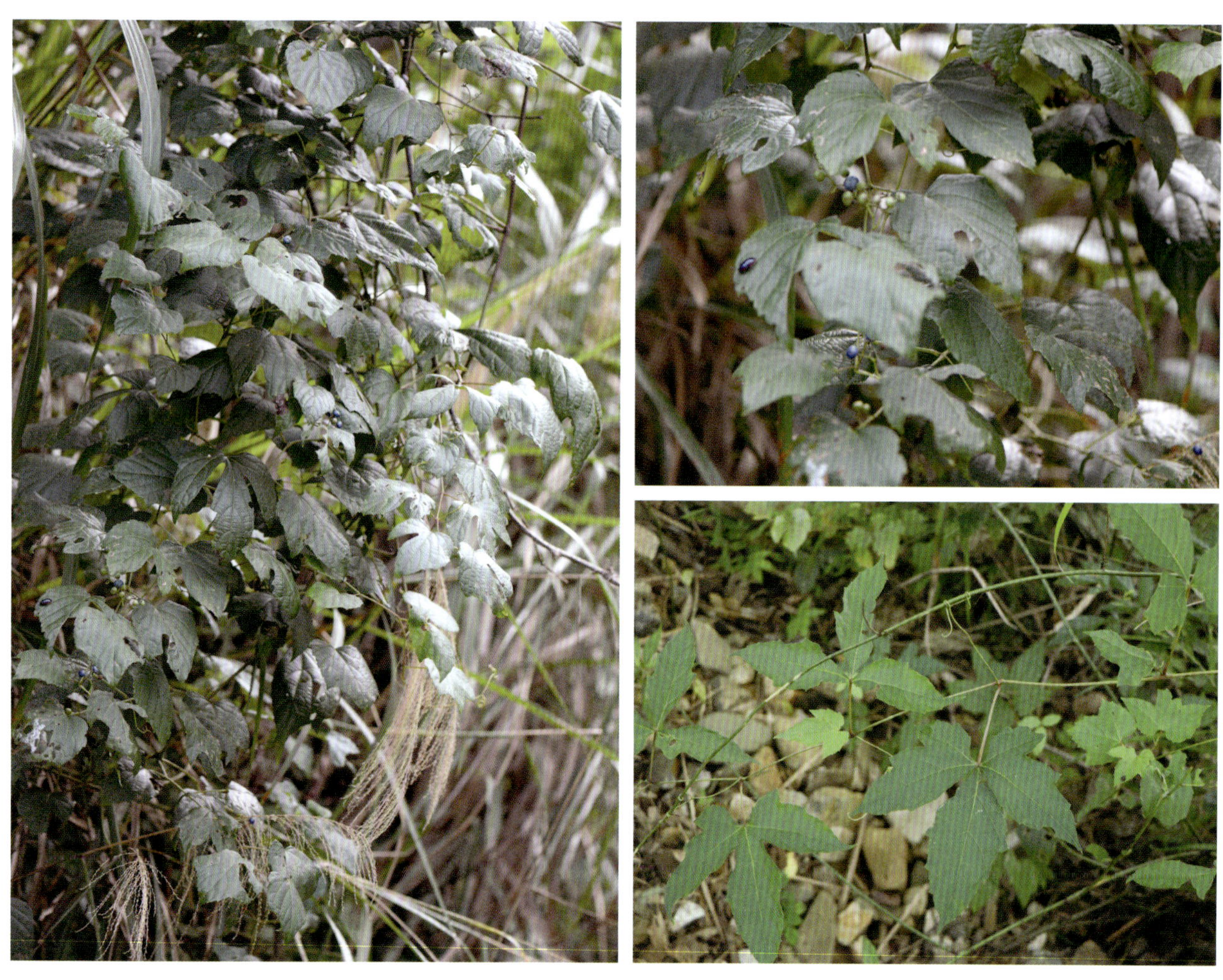

形态特征 木质藤本。小枝圆柱形，有纵棱纹。卷须 2~3 叉分枝，相隔 2 节间断与叶对生。叶为单叶，心形或卵形，3~5 中裂，长 3.5~14cm，宽 3~11cm，基出脉 5，中央脉有侧脉 4~5 对，网脉不明显突出；叶柄长 1~7cm。花序梗长 1~2.5cm；花蕾卵圆形，高 1~2mm；花梗长 1~3mm；花萼碟形；花瓣 5，卵椭圆形，高 0.8~1.8mm；雄蕊 5。果实近球形，直径 0.5~0.8cm，有种子 2~4 颗。种子长椭圆形，顶端近圆形。花期 4~6 月，果期 7~10 月。

适宜生境 生于山谷林中或山坡灌丛荫处。

资源状况 分布于马头山各地。少见。

入药部位 根、茎或叶（吊岩风）。

采收加工 秋、冬二季挖取全株，洗净，摘除叶片，根、茎分别切段或切片，鲜用或晒干；叶可鲜用。

功能主治 祛风除湿，散瘀止痛，解毒消肿。用于风湿痹痛，胃脘痛，偏头痛，产后瘀滞腹痛，跌打损伤，疮痈肿毒。

乌蔹莓 五爪龙、虎葛

Cayratia japonica (Thunb.) Gagnep.

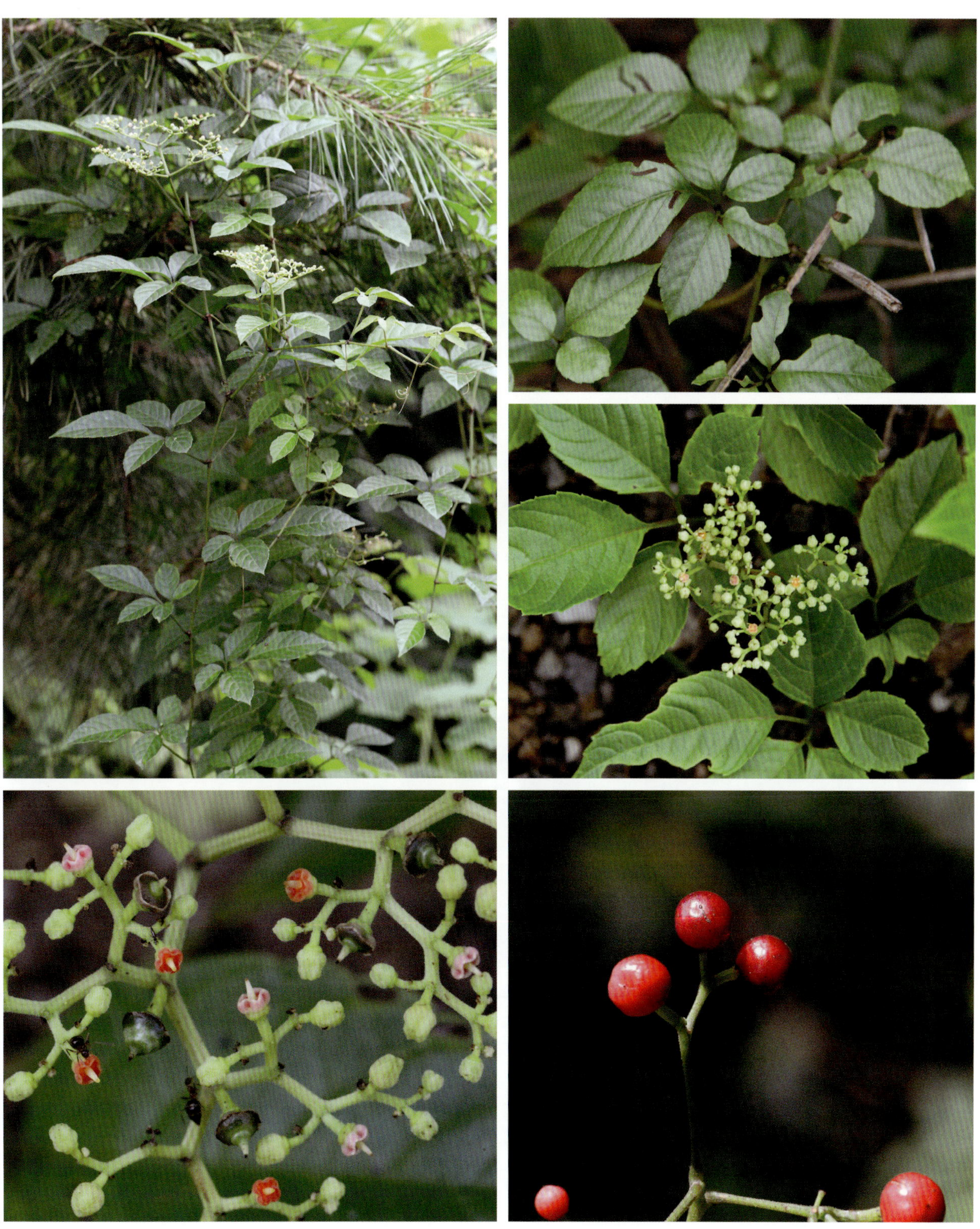

形态特征 草质藤本。小枝圆柱形，有纵棱纹。卷须2~3叉分枝，相隔2节间断与叶对生。叶为鸟足状5小叶，长2.5~4.5cm，宽1.5~4.5cm，侧生小叶椭圆形或长椭圆形，长1~7cm，宽0.5~3.5cm，侧脉5~9对；叶柄长1.5~10cm，中央小叶柄长0.5~2.5cm，侧生小叶无柄或有短柄，侧生小叶总柄长0.5~1.5cm。花序腋生，复二歧聚伞花序；花序梗长1~13cm；花梗长1~2mm；花萼碟形；花瓣4，三角状卵圆形，高1~1.5mm，外面被乳突状毛；雄蕊4。果实近球形，直径约1cm，有种子2~4颗。种子三角状倒卵形。花期3~8月，果期8~11月。

适宜生境 生于山谷林中或山坡灌丛。

资源状况 分布于马头山各地。常见。

入药部位 全草或根（乌蔹莓）。

采收加工 夏、秋二季采收，洗净，晒干或鲜用。

功能主治 清热解毒，凉血，利尿。

三叶崖爬藤 蛇附子、三叶青、石老鼠

Tetrastigma hemsleyanum Diels et Gilg

标本采集号：361028170711032LY

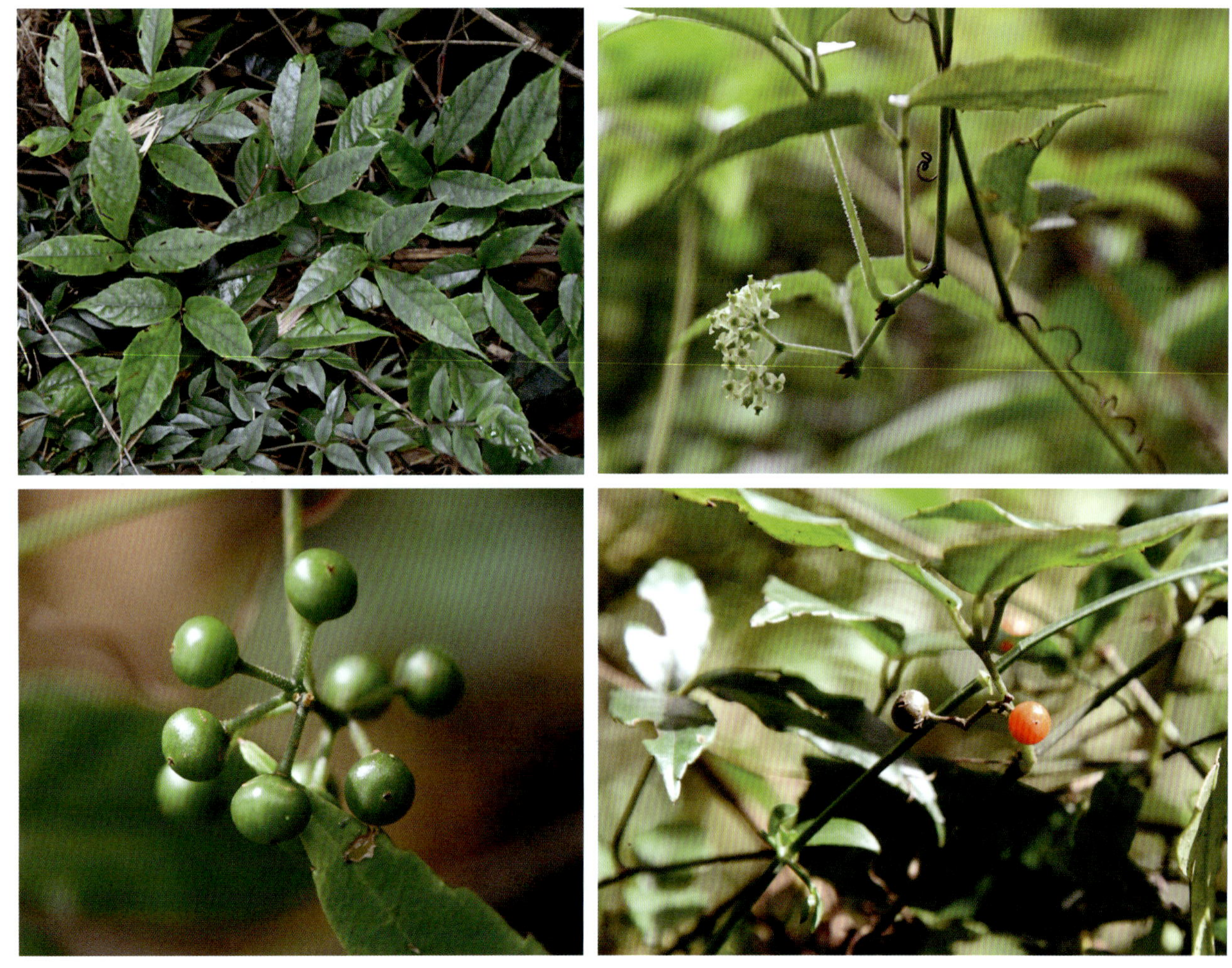

形态特征 草质藤本。卷须不分枝，相隔 2 节间断与叶对生。叶为 3 小叶，小叶披针形、长椭圆披针形或卵披针形，侧生小叶基部不对称，近圆形，边缘每侧有 4~6 个锯齿，侧脉 5~6 对，网脉两面不明显，无毛。花序腋生，长 1~5cm；花序梗长 1.2~2.5cm，被短柔毛；花梗长 1~2.5mm，通常被灰色短柔毛；花蕾卵圆形，高 1.5~2mm，顶端圆形；花瓣 4，卵圆形，高 1.3~1.8mm，顶端有小角。果实近球形或倒卵球形，直径约 0.6cm，有种子 1 颗。种子倒卵椭圆形，顶端微凹。花期 4~6 月，果期 8~11 月。

适宜生境 生于山坡灌丛、山谷、溪边林下岩石缝中。

资源状况 分布于马头山各地。常见。

入药部位 根（蛇附子）。

采收加工 冬季采挖根部，除去泥土，洗净，切片，鲜用或晒干。

功能主治 清热解毒，祛风活血。用于高热惊厥，肺炎，哮喘，肝炎，肾炎，风湿痹痛，跌打损伤，痈疔疮疖，湿疹，蛇伤。

山葡萄 阿穆尔葡萄

Vitis amurensis Rupr.

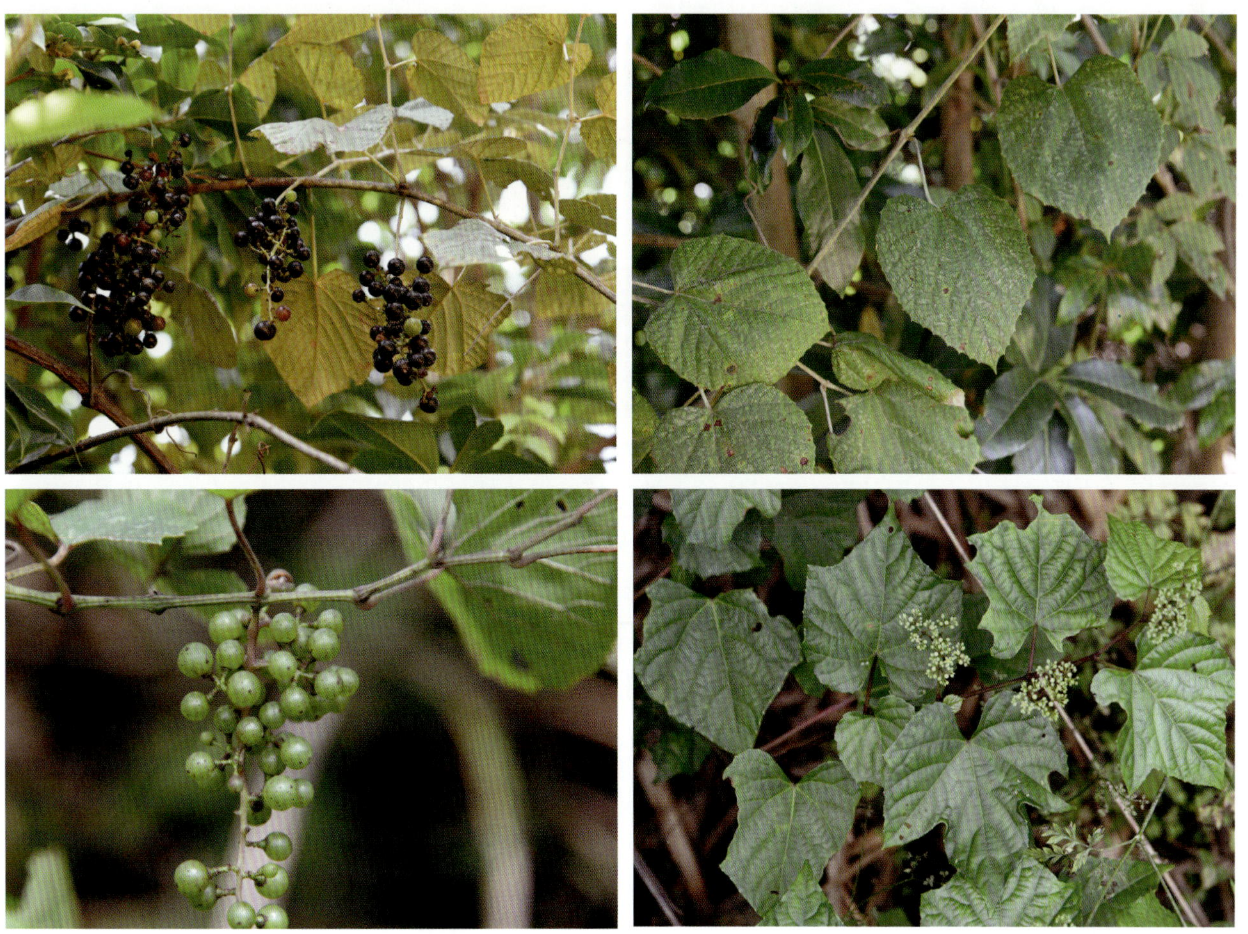

形态特征 木质藤本。小枝圆柱形，无毛，嫩枝疏被蛛丝状绒毛。卷须2~3分枝，每隔2节间断与叶对生。叶阔卵圆形，长6~24cm，宽5~21cm；叶柄长4~14cm。花瓣5，呈帽状黏合脱落；雄蕊5，花丝丝状，长0.9~2mm，花药黄色，卵状椭圆形，长0.4~0.6mm；花盘发达，5裂，高0.3~0.5mm；雌蕊1，子房锥形，花柱明显，基部略粗，柱头微扩大。果实直径1~1.5cm。种子倒卵圆形。花期5~6月，果期7~9月。

适宜生境 生于山坡、沟谷林中或灌丛。

资源状况 分布于马头山各地。常见。

入药部位 根或茎藤（山藤藤秧）、果实（山藤藤果）。

采收加工 根或茎藤：秋、冬二季采收，洗净，切片或段，晒干。果实：8~9月果熟时采收，鲜用或晒干。

功能主治 根或茎藤：祛风止痛。用于风湿骨痛，胃痛，腹痛，神经性头痛，术后疼痛，外伤痛。果实：清热利尿。用于烦热口渴，尿路感染，小便不利。

毛葡萄 绒毛葡萄、五角叶葡萄、野葡萄

Vitis heyneana Roem. et Schult

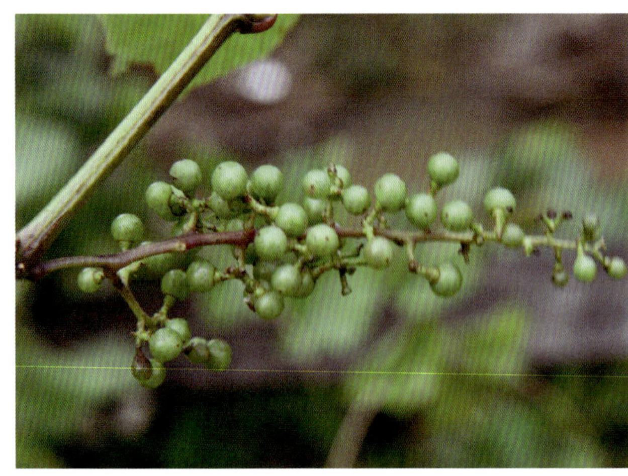

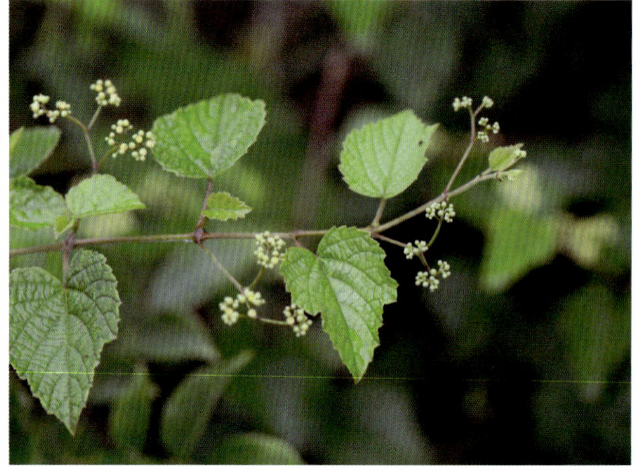

形态特征 木质藤本。小枝圆柱形，有纵棱纹，被灰色或褐色蛛丝状绒毛。卷须2叉分枝，密被绒毛，每隔2节间断与叶对生。叶卵圆形、长卵椭圆形或卵状五角形，长4~12cm，宽3~8cm；叶柄长2.5~6cm，密被蛛丝状绒毛。圆锥花序疏散，与叶对生，分枝发达，长4~14cm；花蕾倒卵圆形或椭圆形；花盘发达，5裂；雌蕊1，子房卵圆形，花柱短，柱头微扩大。果实圆球形。种子倒卵形，顶端圆形。花期4~6月，果期6~10月。

适宜生境 生于山坡、沟谷灌丛、林缘或林中。

资源状况 分布于马头山各地。常见。

入药部位 根皮（毛葡萄根皮）、叶（毛葡萄叶）。

采收加工 根皮：全年均可采收，洗净，晒干。叶：夏、秋二季采收，晒干，搓为绒絮。

功能主治 根皮：调经活血，舒筋活络。用于月经不调，带下病；外用于跌打损伤，筋骨疼痛。叶：止血。用于外伤出血。

杜英科

中华杜英 华杜英、桃榅、羊屎乌

Elaeocarpus chinensis (Gardn. et Chanp.) Hook. f. ex Benth.

标本采集号：361028180821025LY

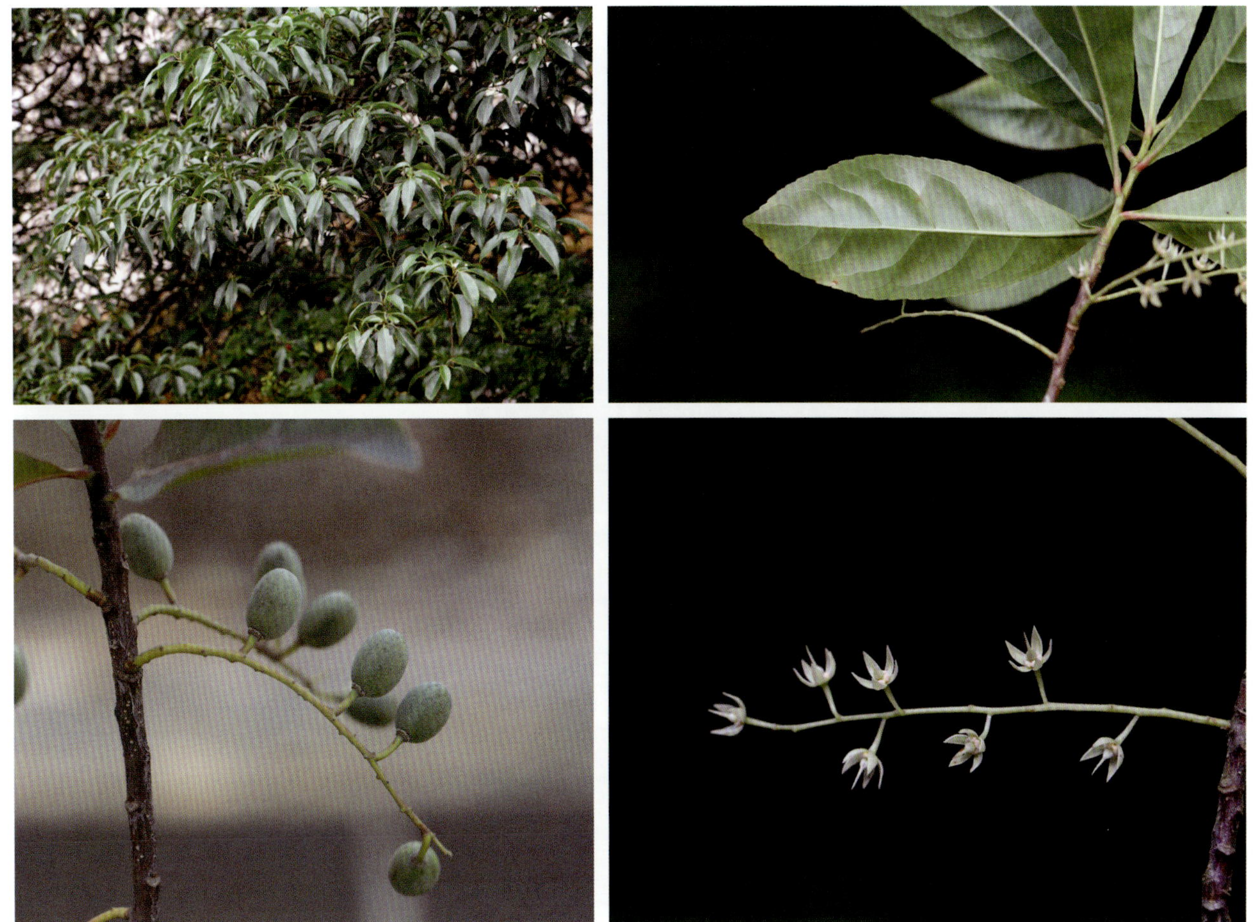

形态特征 乔木。嫩枝有柔毛，老枝秃净，干后黑褐色。叶薄革质，卵状披针形或披针形，长 5~8cm，宽 2~3cm。总状花序生于无叶的去年枝条上，长 3~4cm；花序轴有微毛；花两性或单性；花柄长 3mm；两性花，花瓣 5 片，长圆形，长 3mm；子房 2 室，胚珠 4 颗，生于子房上部。核果椭圆形，长不到 1cm。花期 5~6 月，果期秋季。

适宜生境 生于常绿林中。

资源状况 分布于马头山各地。常见。

入药部位 根（高山望）。

采收加工 冬季将根挖出，洗去泥土，切片，晒干。

功能主治 散瘀，消肿。用于跌打瘀肿疼痛。

锦葵科

黄蜀葵 黄花莲、鸡爪莲、追风药

Abelmoschus manihot (L.) Medicus

标本采集号：361028180825045LY

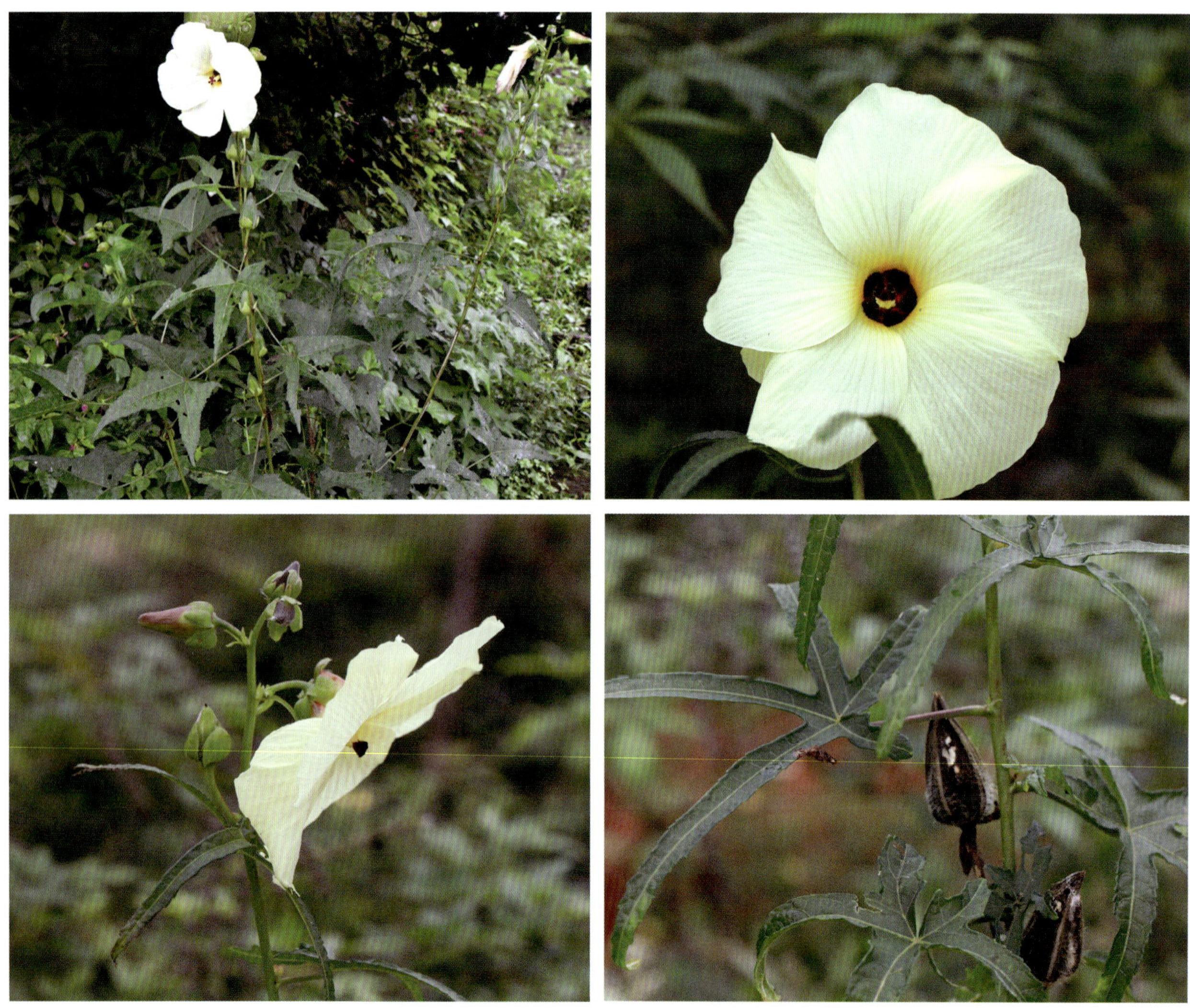

形态特征 草本。叶掌状 5~9 深裂，直径 15~30cm，裂片长圆状披针形，长 8~18cm，宽 1~6cm；叶柄长 6~18cm，疏被长硬毛；托叶披针形，长 11~1.5cm。花单生于枝端叶腋；花大，淡黄色，直径约 12cm；小苞片 4~5，卵状披针形；花萼佛焰苞状，5 裂；雄蕊柱长 1.5~2cm，花药近无柄；柱头紫黑色，匙状盘形。蒴果卵状椭圆形，长 4~5cm，直径 2.5~3cm，被硬毛。种子多数，肾形。花期 8~10 月。

适宜生境 生于山谷草丛、田边或沟旁灌丛间。

资源状况 分布于马头山各地。常见。

入药部位 根（黄蜀葵根）、叶（黄蜀葵叶）、花（黄蜀葵花）、种子（黄蜀葵子）。

采收加工 根：秋季采挖。叶：春、夏二季采收，鲜用或晒干。花：夏季花盛开时采收，晒干。种子：9~11 月果实成熟时采收，晒干脱粒，簸去杂质，再晒至全干。

功能主治 根：利水，散瘀，消肿，解毒。用于淋病，水肿，乳汁不通，腮腺炎，痈肿。叶：清热解毒，接骨生肌。用于热毒疮痈，尿路感染，骨折，烫火伤，外伤出血。花：通淋，消肿，解毒。用于淋病，痈疽肿毒，烫火伤。种子：利水，通经，消肿解毒。用于淋证，水肿便秘，乳汁不通，痈肿，跌打损伤。

木芙蓉 芙蓉花、酒醉芙蓉

Hibiscus mutabilis L.

标本采集号：361028180822022LY

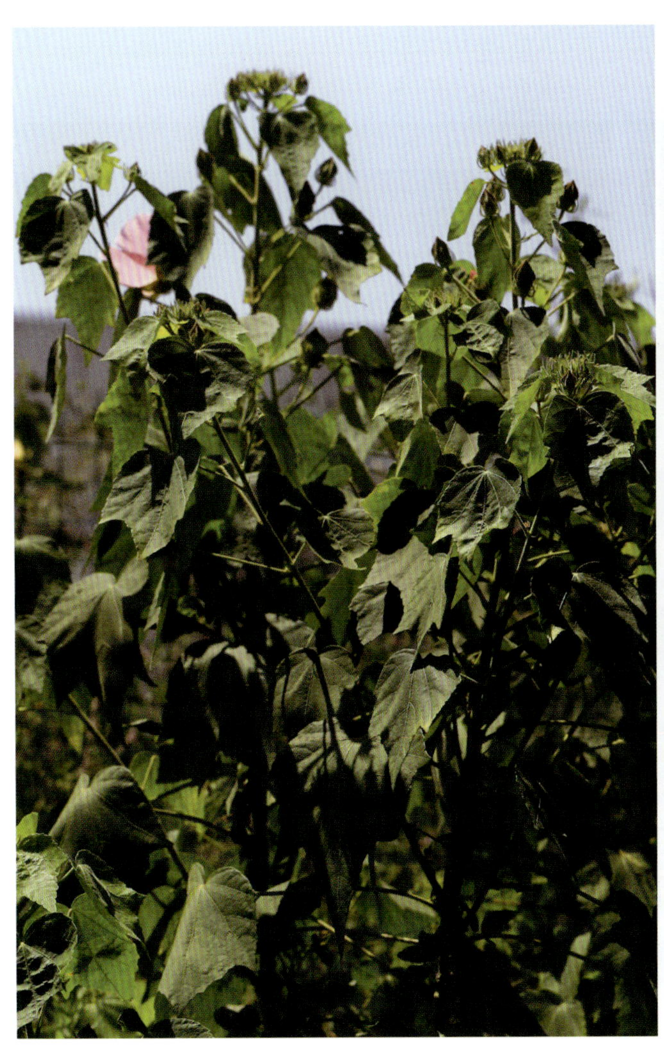

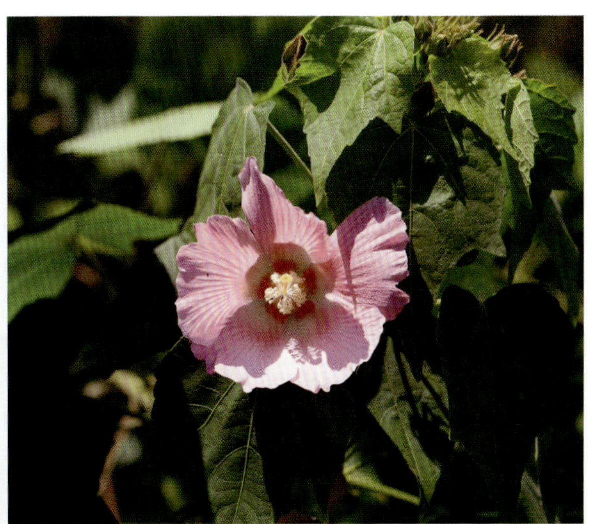

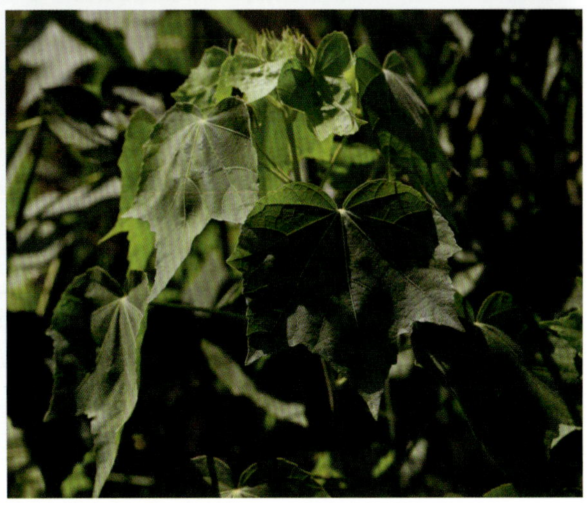

形态特征 灌木或小乔木，小枝、叶柄、花梗和花萼均密被星状毛与直毛相混的细绵毛。叶宽卵形至圆卵形或心形，直径 10~15cm，常 5~7 裂，主脉 7~11 条；叶柄长 5~20cm。花瓣近圆形，直径 4~5cm，外面被毛，基部具髯毛；雄蕊柱长 2.5~3cm，无毛；花柱分枝 5，疏被毛。蒴果扁球形，直径约 2.5cm，被淡黄色刚毛和绵毛，果爿 5。种子肾形，背面被长柔毛。花期 8~10 月。

适宜生境 生于山坡灌丛中。

资源状况 分布于马头山各地。常见。

入药部位 叶（木芙蓉叶）、花（木芙蓉花）。

采收加工 叶：夏、秋二季采收，干燥。花：秋季盛开后采收，干燥。

功能主治 叶：凉血，解毒，消肿，止痛。用于痈疽焮肿，缠身蛇丹，烫伤，目赤肿痛，跌打损伤。花：清热，凉血，消肿，解毒。用于痈肿，疔疮，烫伤，肺热咳嗽，吐血，崩漏，带下病。

黄花稔 扫把麻

Sida acuta Burm. f.

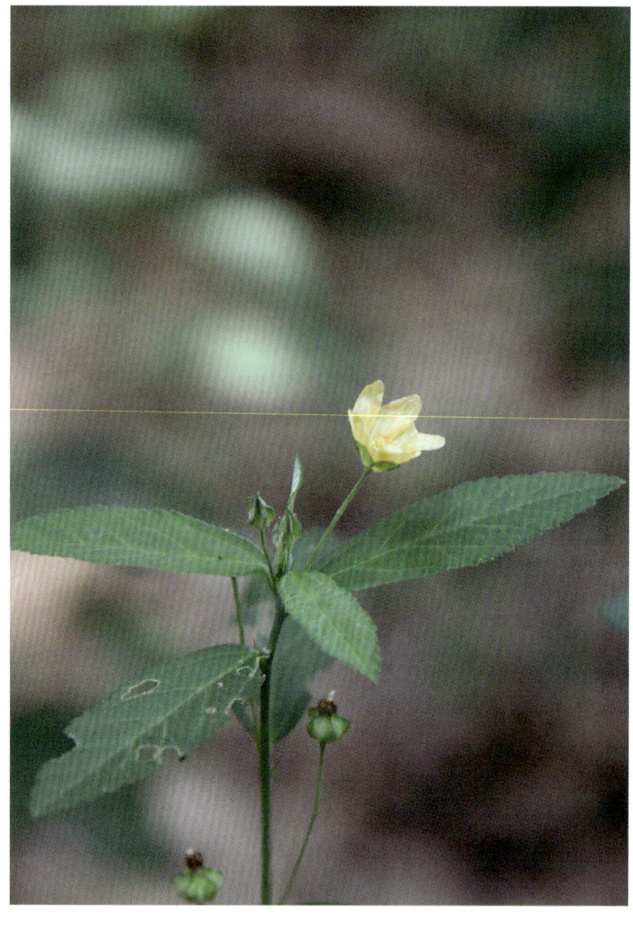

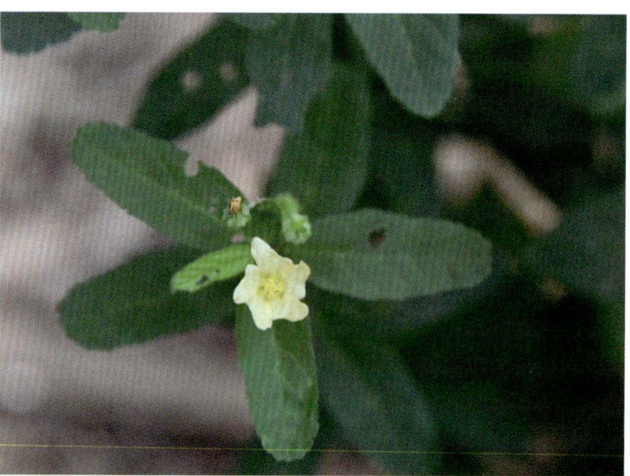

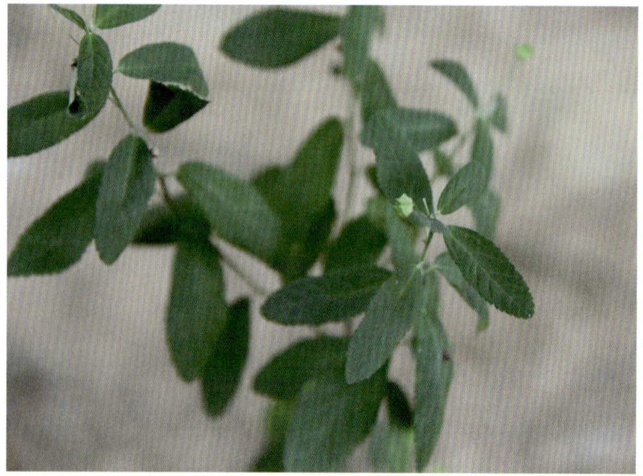

形态特征 直立亚灌木状草本。分枝多，小枝被柔毛至近无毛。叶披针形，长 2~5cm，宽 4~10mm；叶柄长 4~6mm，疏被柔毛。花单朵或成对生于叶腋，黄色，直径 8~10mm；花梗长 4~12mm，被柔毛，中部具节；萼浅杯状，无毛，裂片 5，尾状渐尖；花瓣倒卵形，先端圆，基部狭长 6~7mm，被纤毛。蒴果近圆球形，分果爿 4~9，长约 3.5mm，顶端具 2 短芒；果皮具网状皱纹。花期冬季至次春。

适宜生境 生于山坡灌丛间、路旁或荒坡。

资源状况 分布于马头山各地。常见。

入药部位 根或叶（黄花稔）。

采收加工 早春植株萌芽前挖取根，洗去泥沙，切片，晒干。夏、秋二季采收叶，鲜用、晾干或晒干。

功能主治 清湿热，解毒消肿，活血止痛。用于湿热泻痢，乳痈，痔疮，疮疡肿毒，跌打损伤，骨折，外伤出血。

白背黄花稔 黄花母雾、亚母头

Sida rhombifolia Linn.

标本采集号：361028180825024LY

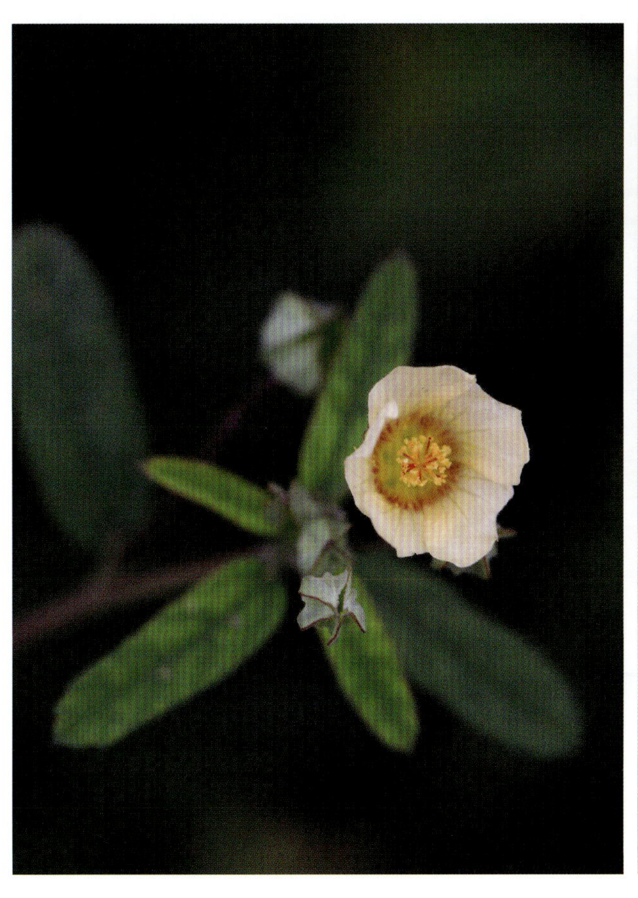
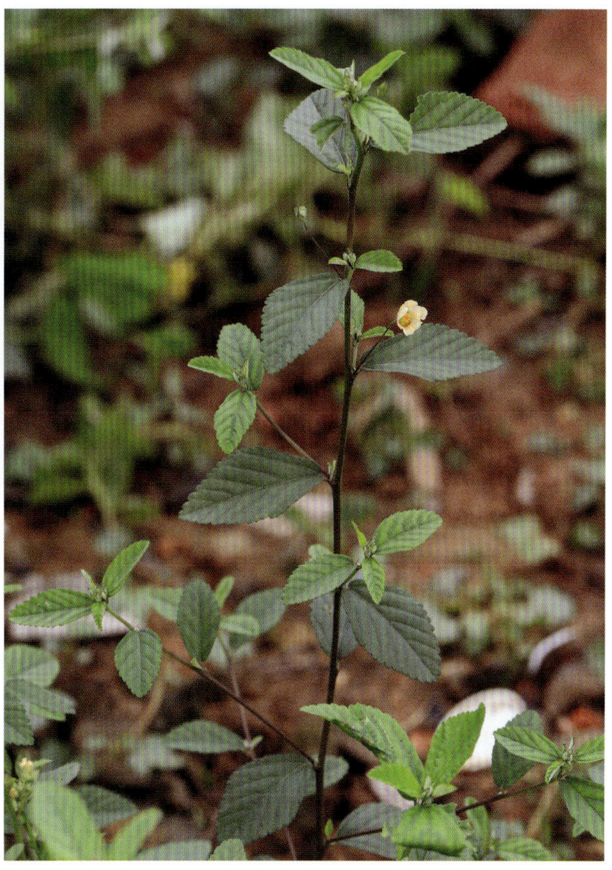

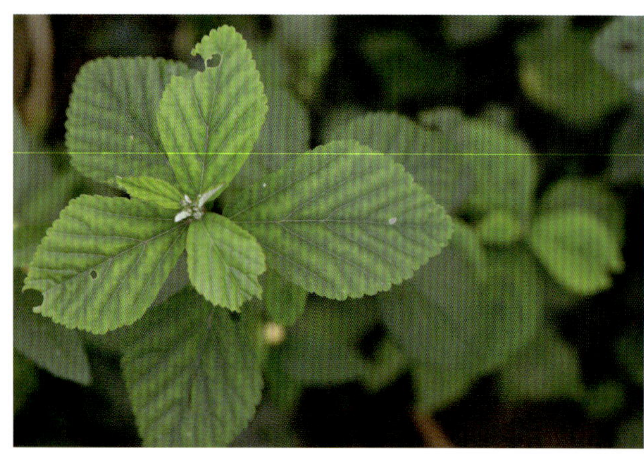
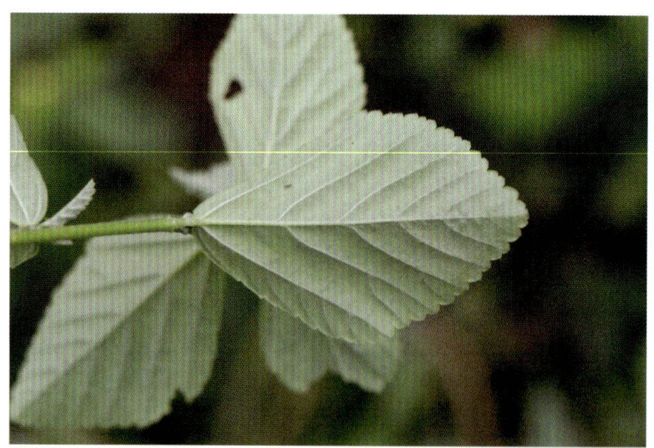

形态特征 亚灌木。分枝多，枝被星状绵毛。叶菱形或长圆状披针形，长 25~45mm，宽 6~20mm，边缘具锯齿；叶柄长 3~5mm，被星状柔毛。花单生于叶腋，黄色，直径约 1cm；花梗长 1~2cm；花萼杯形，长 4~5mm，被星状短绵毛，裂片 5，三角形；花瓣倒卵形，长约 8mm；雄蕊柱无毛，疏被腺状乳突，长约 5mm，花柱分枝 8~10。果实半球形，直径 6~7mm，分果爿 8~10，被星状柔毛，顶端具 2 短芒。花期秋、冬二季。

适宜生境 生于山坡灌丛间、旷野和沟谷两岸。

资源状况 分布于马头山各地。常见。

入药部位 全株（白背黄花稔）。

采收加工 秋季采挖，洗净，切碎，晒干。

功能主治 清热利湿，排脓止痛。用于感冒发热，扁桃体炎，细菌性痢疾，泌尿系统结石，黄疸，痢疾，腹中疼痛；外用于痈疖疔疮。

评　　述 本种与拔毒散 *Sida szechuensis* Matsuda 很相似，但本种叶柄较短，花单生于叶腋，雄蕊柱无毛而与后者不同。

地桃花 刀伤药、野棉花、假桃花

Urena lobata L.

标本采集号：361028170711039LY

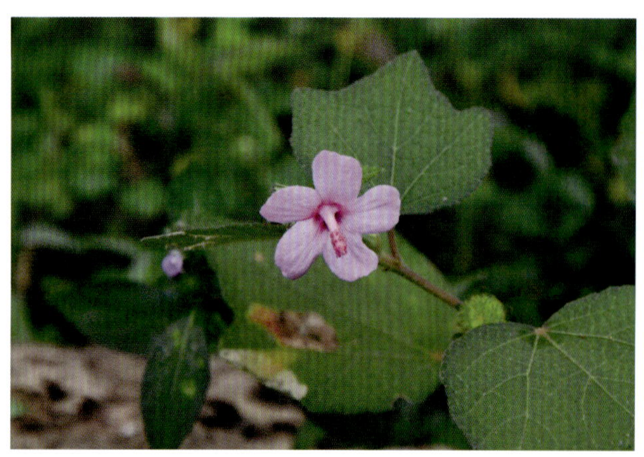
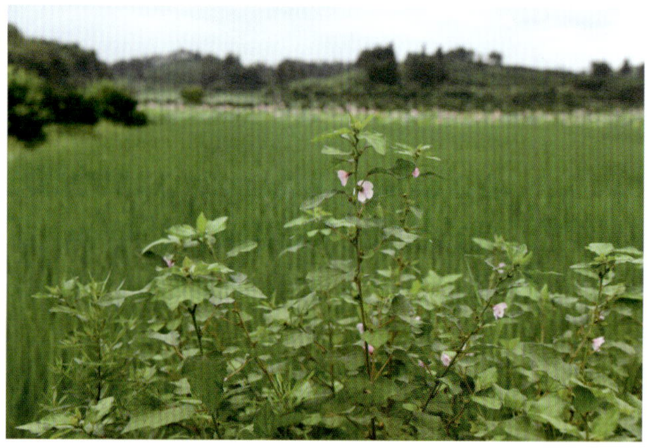

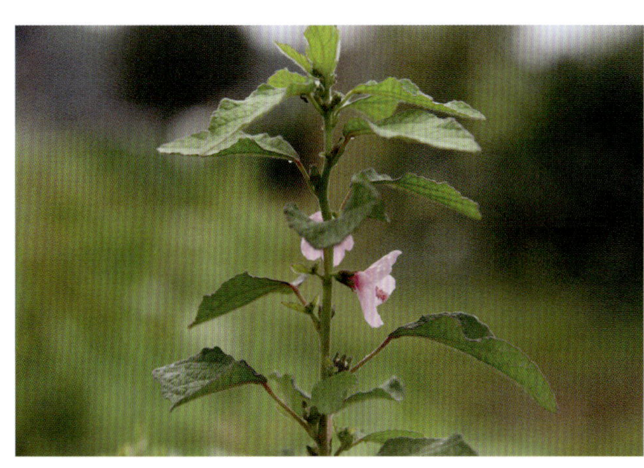

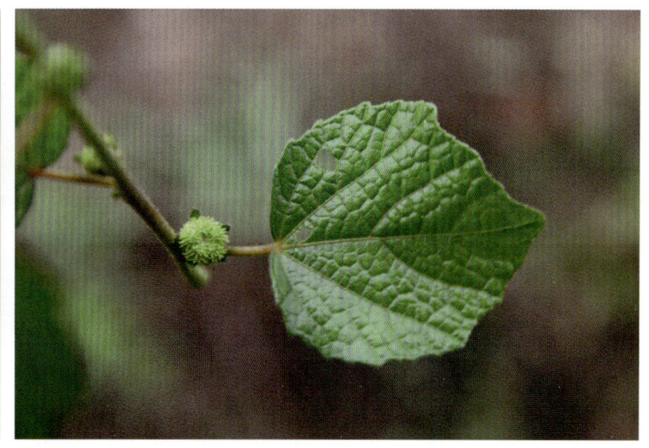

形态特征 直立亚灌木状草本。小枝被星状绒毛。茎下部的叶近圆形，长 4~5cm，宽 5~6cm，先端浅 3 裂，基部圆形或近心形，边缘具锯齿，叶上面被柔毛，下面被灰白色星状绒毛；叶柄长 1~4cm，被灰白色星状毛；托叶线形，长约 2mm，早落。花腋生，单生或稍丛生，淡红色，直径约 15mm；花瓣 5，倒卵形，长约 15mm，外面被星状柔毛；雄蕊柱长约 15mm，无毛。果实扁球形，直径约 1cm。花期 7~10 月。

适宜生境 生于空旷地、草坡或疏林下。

资源状况 分布于马头山各地。常见。

入药部位 全株（地桃花）。

采收加工 全年均可采收，洗净，鲜用或晒干。

功能主治 祛风利湿，活血消肿，清热解毒。用于感冒，风湿痹痛，痢疾，泄泻，淋证，带下病，月经不调，跌打肿痛，喉痹，乳痈，疮疖，毒蛇咬伤。

梵天花 三角枫、三合枫、虱麻头

Urena procumbens L.

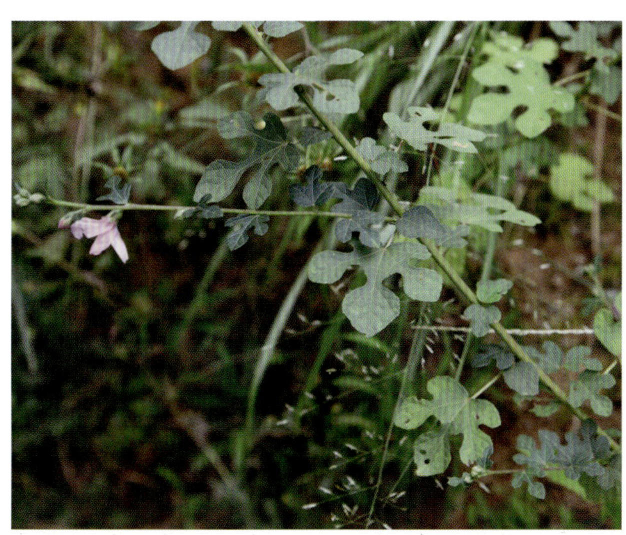

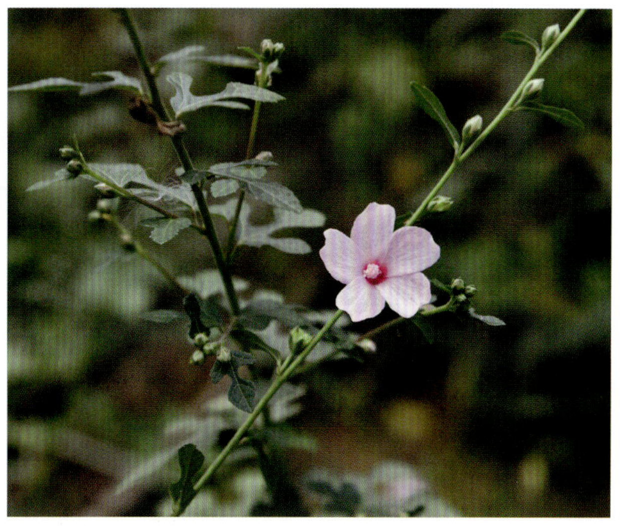

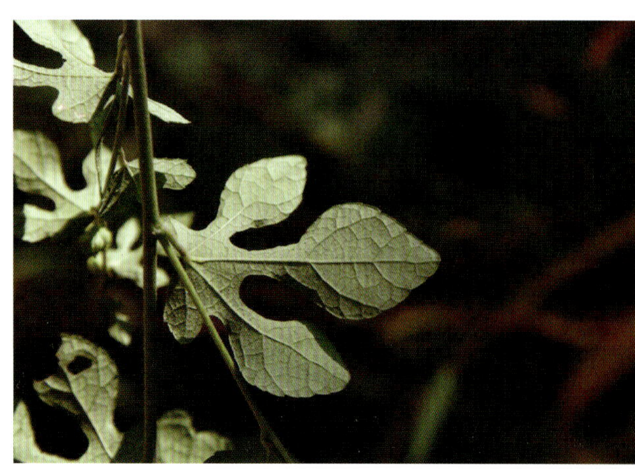
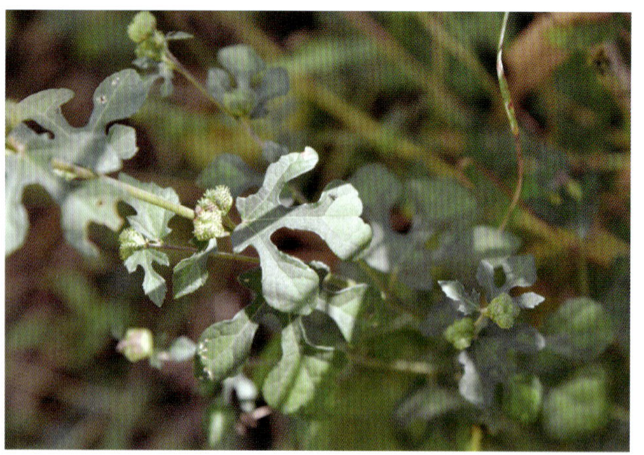

形态特征 小灌木。枝平铺，小枝被星状绒毛。叶下部生的轮廓为掌状 3~5 深裂，裂口深达中部以下，圆形而狭，长 1.5~6cm，宽 1~4cm，裂片菱形或倒卵形，呈葫芦状，先端钝，基部圆形至近心形，具锯齿，两面均被星状短硬毛；叶柄长 4~15mm，被绒毛。花单生或近簇生；花梗长 2~3mm；小苞片长约 7mm，基部 1/3 处合生；花瓣长 10~15mm；雄蕊柱无毛，与花瓣等长。果球形，直径约 6mm。种子平滑无毛。花期 6~9 月。

适宜生境 生于山坡小灌丛中。

资源状况 分布于马头山各地。常见。

入药部位 根（梵天花根）、全草（梵天花）。

采收加工 根：全年均可采收，洗净，鲜用或切片晒干。全草：夏、秋二季采挖，洗净，除去杂质，切碎，晒干。

功能主治 根：健脾化湿，活血解毒。用于风湿痹痛，劳倦乏力，肝炎，疟疾，水肿，白带异常，跌打损伤，痈疽肿毒。全草：祛风利湿，清热解毒。用于风湿痹痛，泄泻，痢疾，感冒，咽喉肿痛，肺热咳嗽，风毒流注，疮疡肿毒，跌打损伤，毒蛇咬伤。

田 麻 毛果田麻

Corchoropsis tomentosa (Thunb.) Makino

标本采集号：361028170909030LY

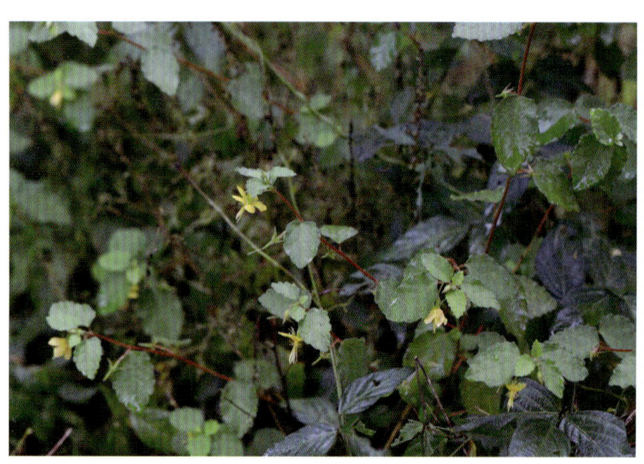
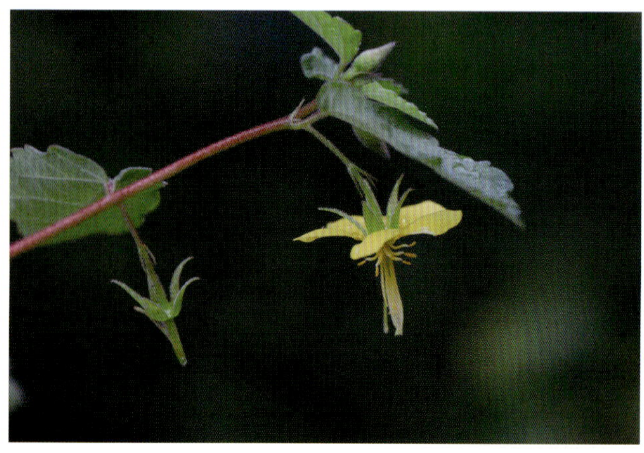

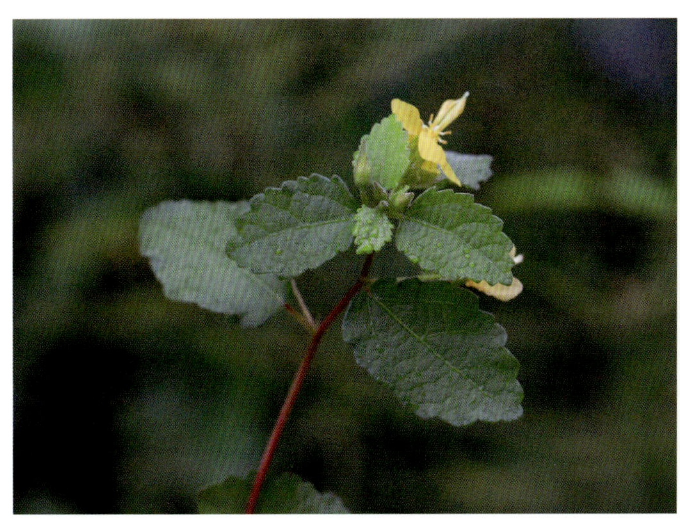
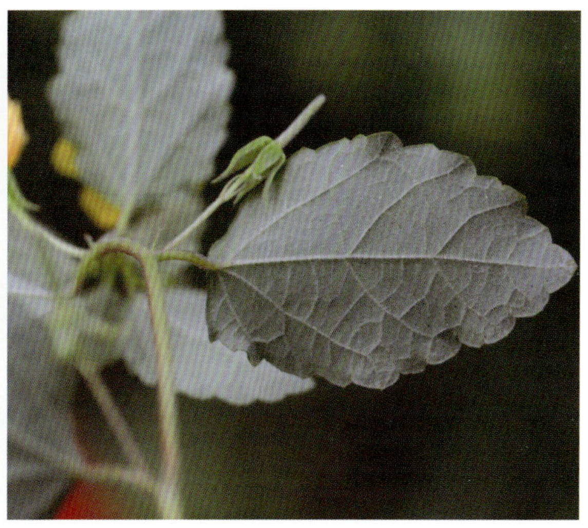

形态特征 一年生草本。分枝有星状短柔毛。叶卵形或狭卵形，长 2.5~6cm，宽 1~3cm，边缘有钝牙齿，两面均密生星状短柔毛，基出脉 3 条；叶柄长 0.2~2.3cm；托叶钻形，长 2~4mm，脱落。花有细柄，单生于叶腋；萼片 5 片，狭窄披针形；花瓣 5 片，黄色，倒卵形；发育雄蕊 15 枚，与萼片对生，匙状条形，长约 1cm；子房被短茸毛。蒴果角状圆筒形，长 1.7~3cm，有星状柔毛。果期秋季。

适宜生境 生于丘陵或低山干山坡或多石处。

资源状况 分布于马头山各地。常见。

入药部位 全草（田麻）。

采收加工 夏、秋二季采收，切段，鲜用或晒干。

功能主治 清热利湿，解毒止血。用于痈疖肿毒，咽喉肿痛，疥疮，小儿疳积，白带过多，外伤出血。

甜 麻 假黄麻、针筒草

Corchorus aestuans Linn.

标本采集号：361028180825030LY

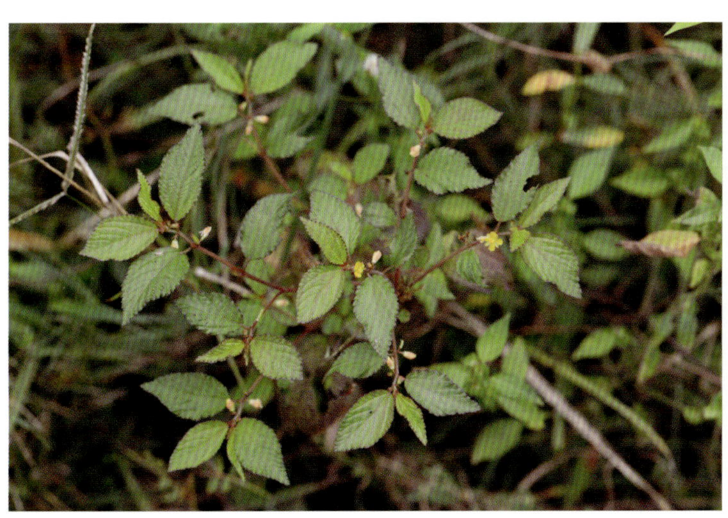
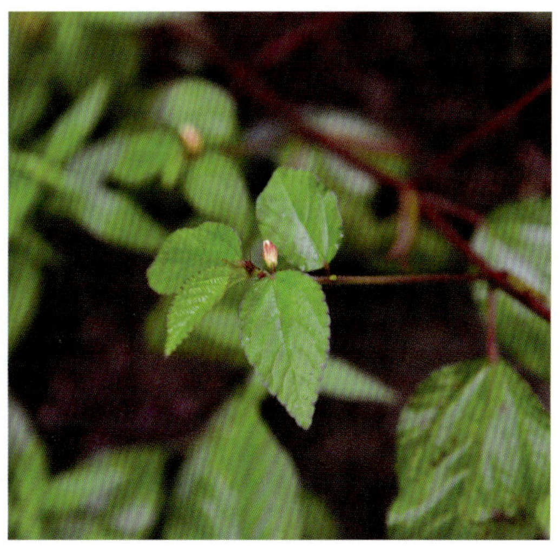

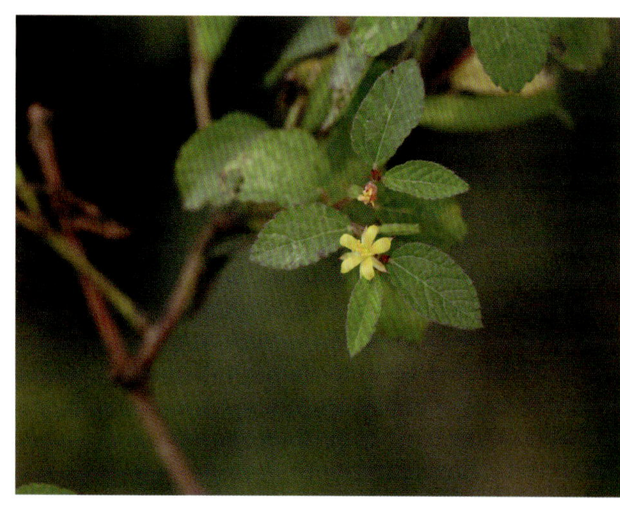
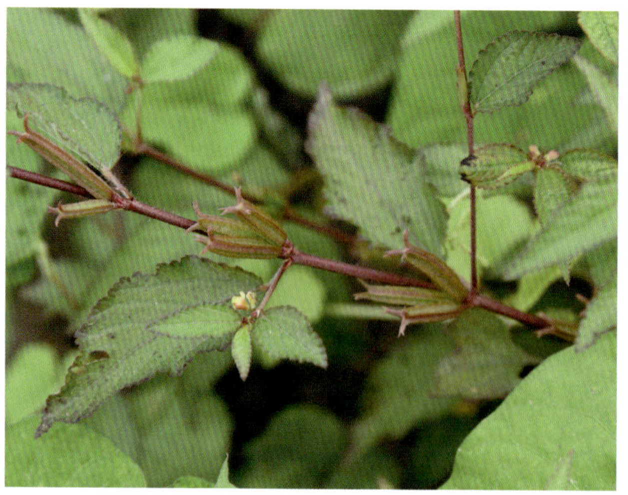

形态特征 一年生草本。茎红褐色；枝细长，披散。叶卵形或阔卵形，长 4.5~6.5cm，宽 3~4cm，边缘有锯齿；叶柄长 0.9~1.6cm，被淡黄色的长粗毛。萼片 5 片，狭窄长圆形，长约 5mm，上部半凹陷如舟状，顶端具角，外面紫红色；花瓣 5 片，与萼片近等长，倒卵形，黄色；雄蕊多数，长约 3mm，黄色。蒴果长筒形，长约 2.5cm，直径约 5mm，具 6 条纵棱；果瓣有浅横隔。种子多数。花期夏季。

适宜生境 生于荒地、旷野、村旁。

资源状况 分布于马头山各地。常见。

入药部位 全草（野黄麻）。

采收加工 9~10 月选晴天挖取全株，洗去泥土，切段，晒干。

功能主治 清热解暑，消肿解毒。用于中暑发热，咽喉肿痛，痢疾，小儿疳积，麻疹，跌打损伤，疮疥疖肿。

扁担杆 娃娃拳、麻糖果、月亮皮

Grewia biloba G. Don

标本采集号：361028180824008LY

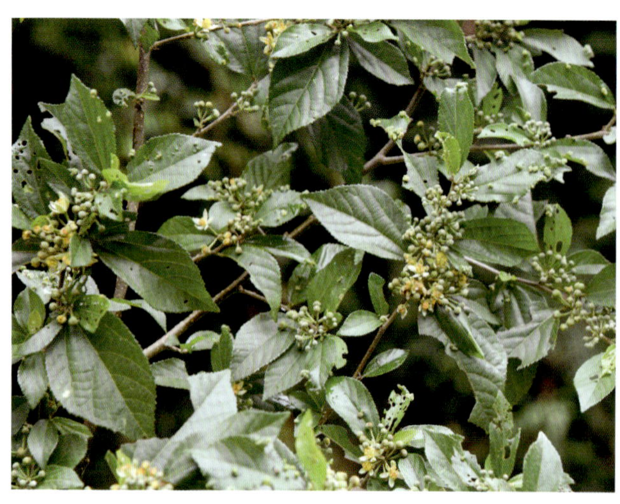
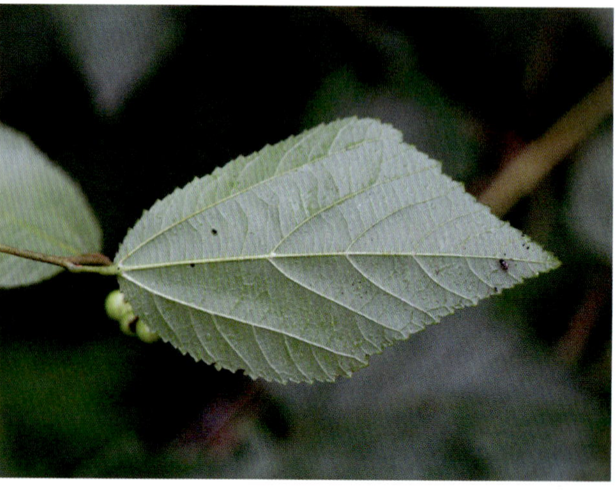

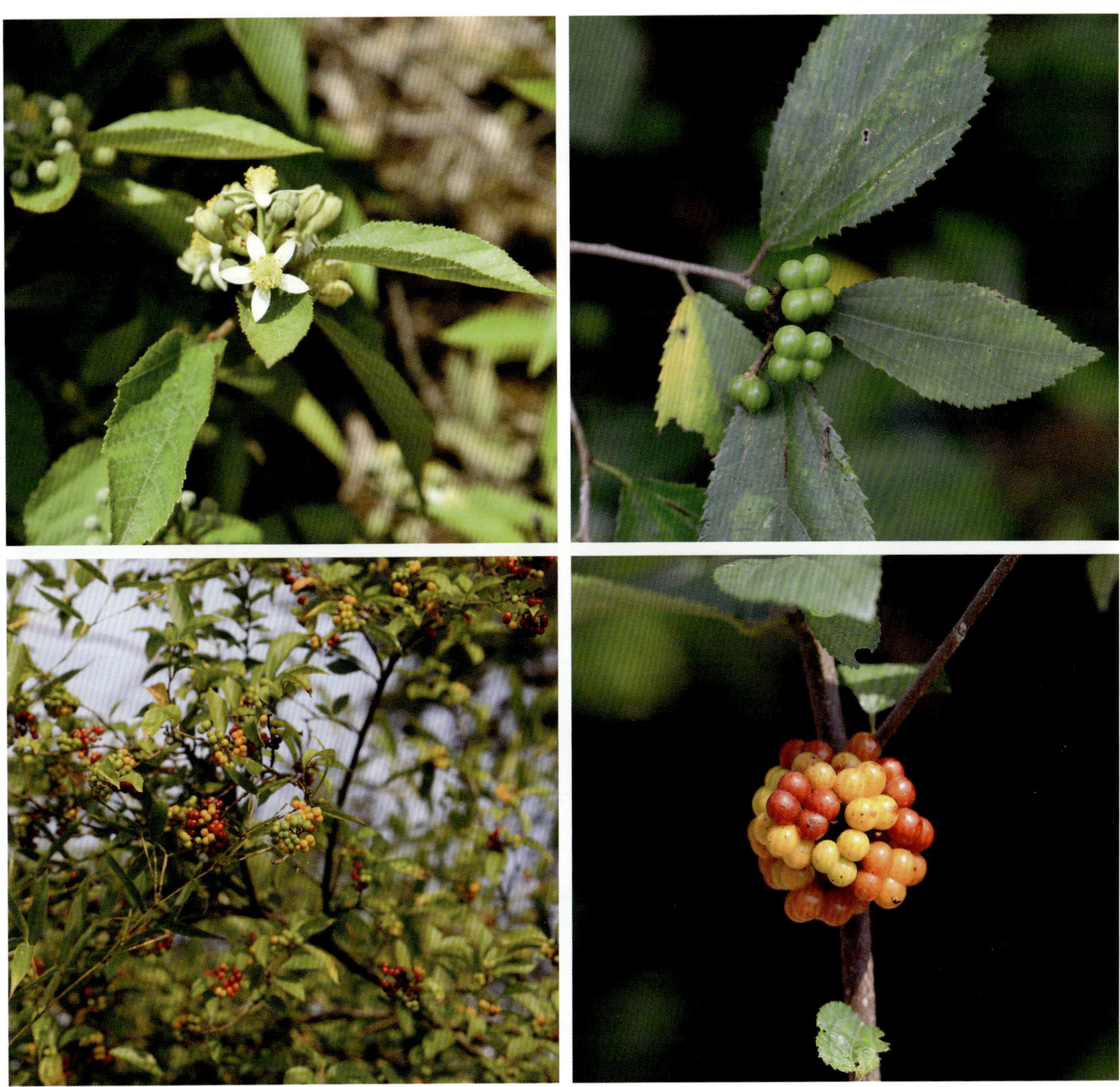

形态特征 灌木或小乔木。多分枝，嫩枝被粗毛。叶薄革质，椭圆形或倒卵状椭圆形，长 4~9cm，宽 2.5~4cm，边缘有细锯齿；叶柄长 4~8mm，被粗毛；托叶钻形，长 3~4mm。聚伞花序腋生，多花；花柄长 3~6mm；苞片钻形，长 3~5mm；萼片长圆形，长 4~7mm，外面被毛，内面无毛；花瓣长 1~1.5mm；雌、雄蕊柄长 0.5mm，有毛；雄蕊长 2mm；花柱与萼片平齐。核果红色，有 2~4 颗分核。花期 5~7 月。

适宜生境 生于丘陵或低山路边草地、灌丛或疏林中。

资源状况 分布于马头山各地。常见。

入药部位 全株（扁担杆）。

采收加工 夏、秋二季采收，洗净，晒干或鲜用。

功能主治 健脾益气，祛风除湿，固精止带。用于脾虚食少，久脱肛，小儿疳积，蛔虫病，风湿痹痛，遗精，崩漏，带下病，子宫脱垂。

小花扁担杆 棉筋条、二裂解宝叶、月亮皮

Grewia biloba G. Don var. *parviflora* (Bunge) Hand.-Mazz.

标本采集号：361028170709018LY

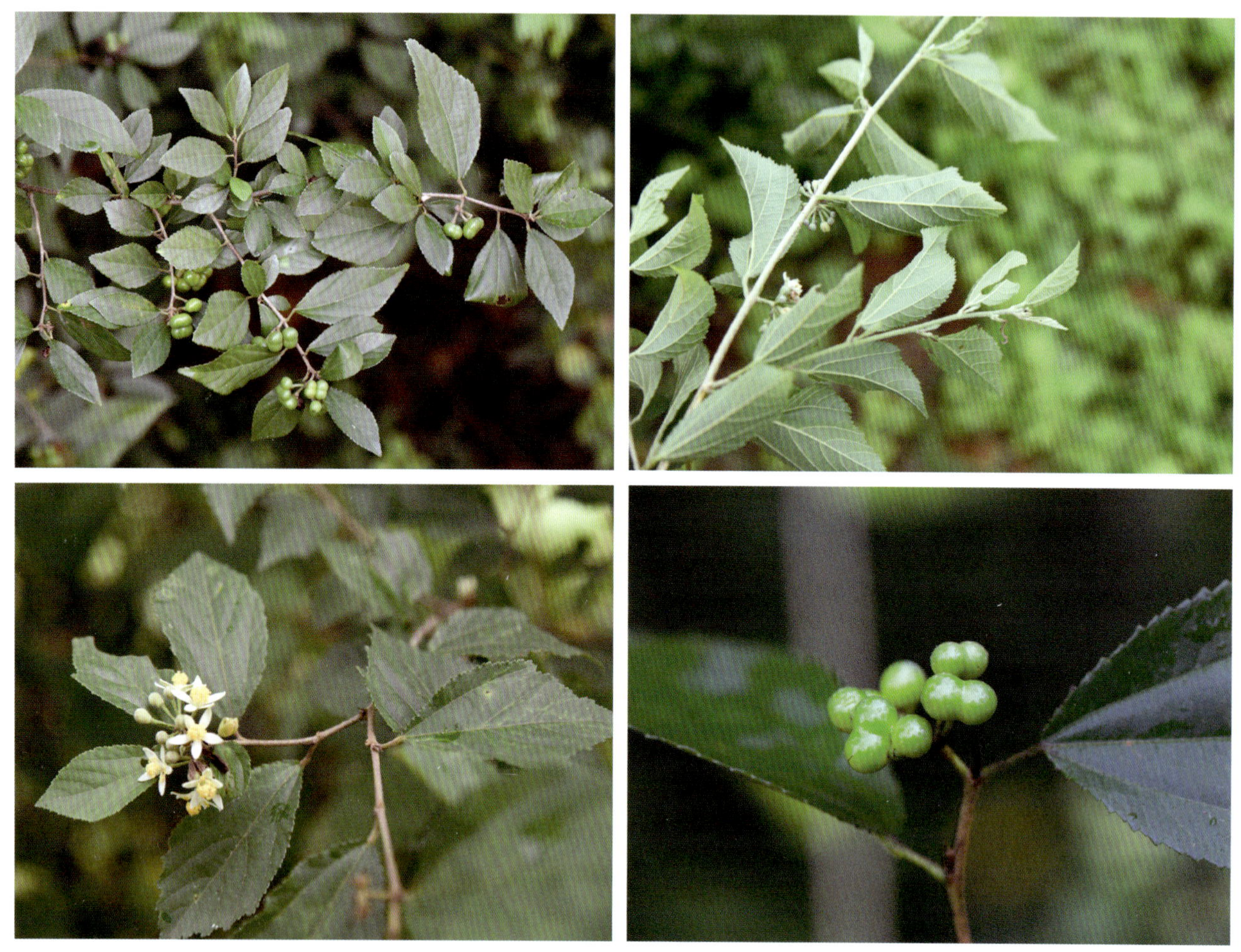

形态特征 灌木或小乔木。小枝密被褐色短毛和星状毛。叶互生；叶片宽卵形；叶柄长4~8mm，密被淡褐色短柔毛。聚伞花序，与叶对生；总花梗与花梗均密被淡褐以短毛和星状毛；花淡黄色，直径约1cm；萼片披针形，下面被星状柔毛；花瓣基部有圆形鳞片状腺体，腺体边缘被长柔毛；子房2室，密被长柔毛，花柱细长，柱头分裂不整齐。核果近球形。花期6~7月，果期8~9月。

适宜生境 生于山沟谷路旁灌丛中。

资源状况 分布于马头山各地。常见。

入药部位 枝叶（吉利子树）。

采收加工 夏、秋二季采收，晒干。

功能主治 健脾益气，祛风除湿。用于小儿疳积，脘腹胀满，脱肛，妇女崩漏，带下病，风湿痹痛。

评　　述 本变种和原变种的区别在于叶背密被黄褐色软茸毛，花朵较短小。

马松子

Melochia corchorifolia Linn.

标本采集号：361028170911020LY

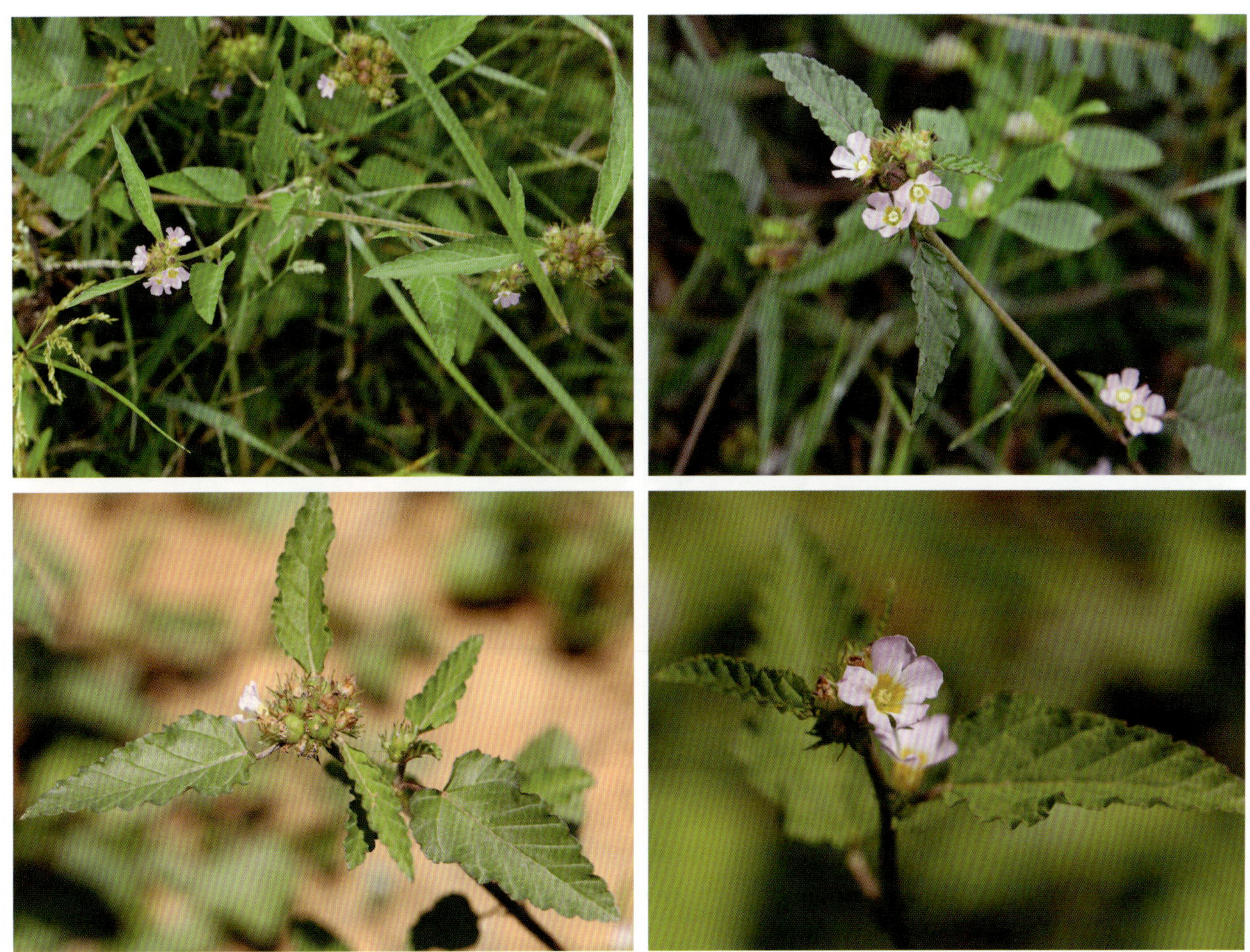

形态特征 半灌木状草本。枝黄褐色。叶薄纸质，卵形、矩圆状卵形或披针形，长2.5~7cm，宽1~1.3cm，顶端急尖或钝，边缘有锯齿，基生脉5条；叶柄长5~25mm；托叶条形，长2~4mm。花瓣5片，白色，后变为淡红色，矩圆形，长约6mm，基部收缩；雄蕊5枚，下部联合成筒，与花瓣对生；子房无柄，5室，花柱5枚，线状。蒴果圆球形，有5棱，直径5~6mm。种子卵圆形，褐黑色，长2~3mm。花期夏、秋二季。

适宜生境 生于田野间或低丘陵地原野间。

资源状况 分布于马头山各地。常见。

入药部位 茎、叶（木达地黄）。

采收加工 夏、秋二季采收，扎成把，晒干。

功能主治 清热利湿，止痒。用于急性黄疸性肝炎，皮肤痒疹。

瑞香科

结　香 岩泽兰、三桠皮、三叉树

Edgeworthia chrysantha Lindl.

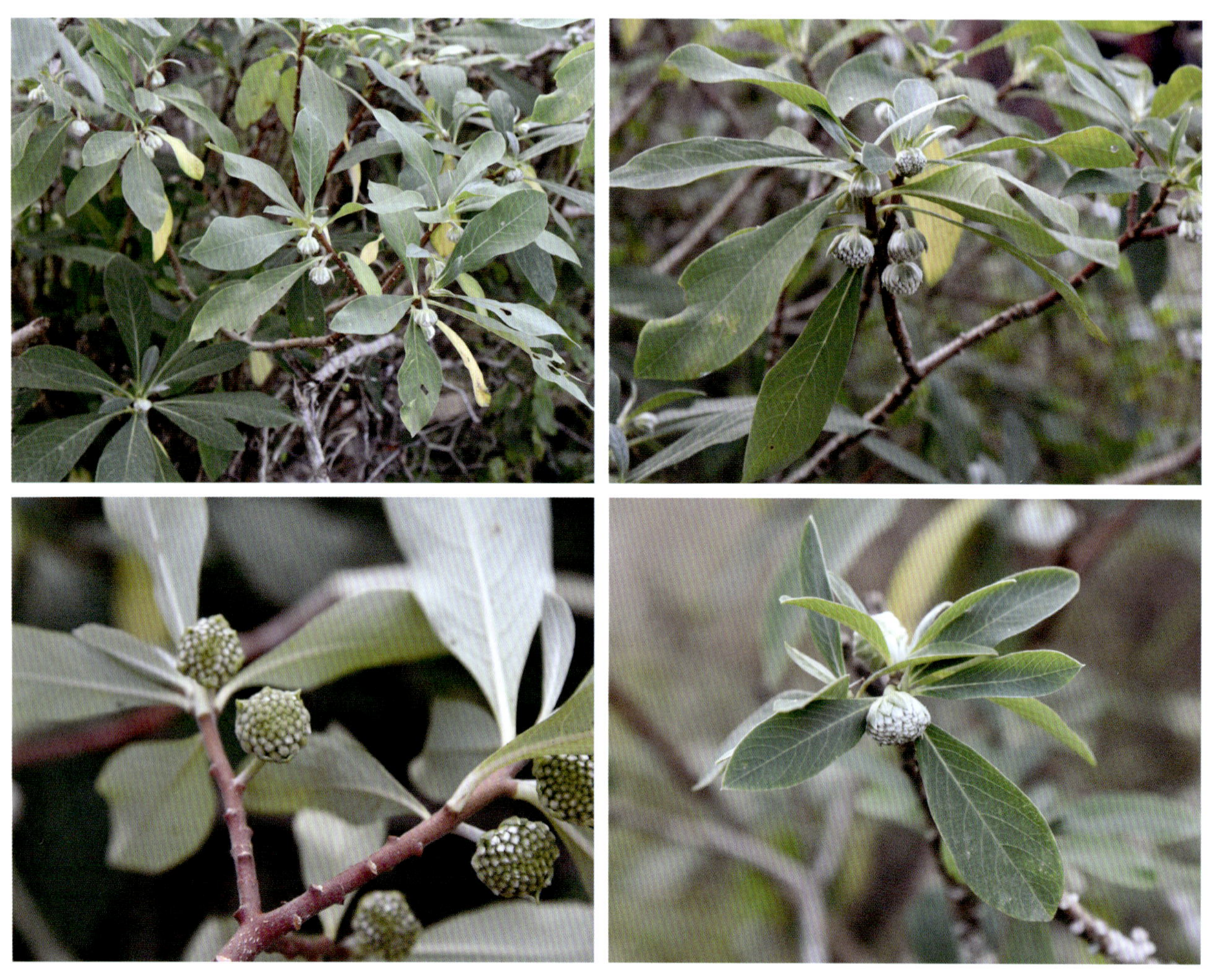

形态特征 灌木。小枝粗壮，褐色。叶长圆形、披针形至倒披针形，先端短尖，基部楔形或渐狭，长8~20cm，宽2.5~5.5cm。花30~50朵，排成绒球状；花序梗长1~2cm；花芳香，无梗；花萼长1.3~2cm，宽4~5mm；花丝短，花药近卵形，长约2mm；子房卵形，顶端被丝状毛，花柱线形，长约2mm，无毛，柱头棒状，边缘不整齐。果实椭圆形，绿色，长约8mm，直径约3.5mm，顶端被毛。花期冬末春初，果期春、夏二季。

适宜生境 生于阴湿肥沃地。

资源状况 分布于马头山各地。常见。

入药部位 根（结香根）、花（结香花）。

采收加工 根：夏、秋二季采收，晒干。花：春季采摘，晒干或鲜用。

功能主治 根：舒筋活络，消肿止痛。用于风湿性关节痛，腰痛；外用于跌打损伤，骨折。花：祛风明目。用于目赤疼痛，夜盲。

了哥王 雀儿麻、哥春光、桐皮子

Wikstroemia indica (L.) C. A. Mey.

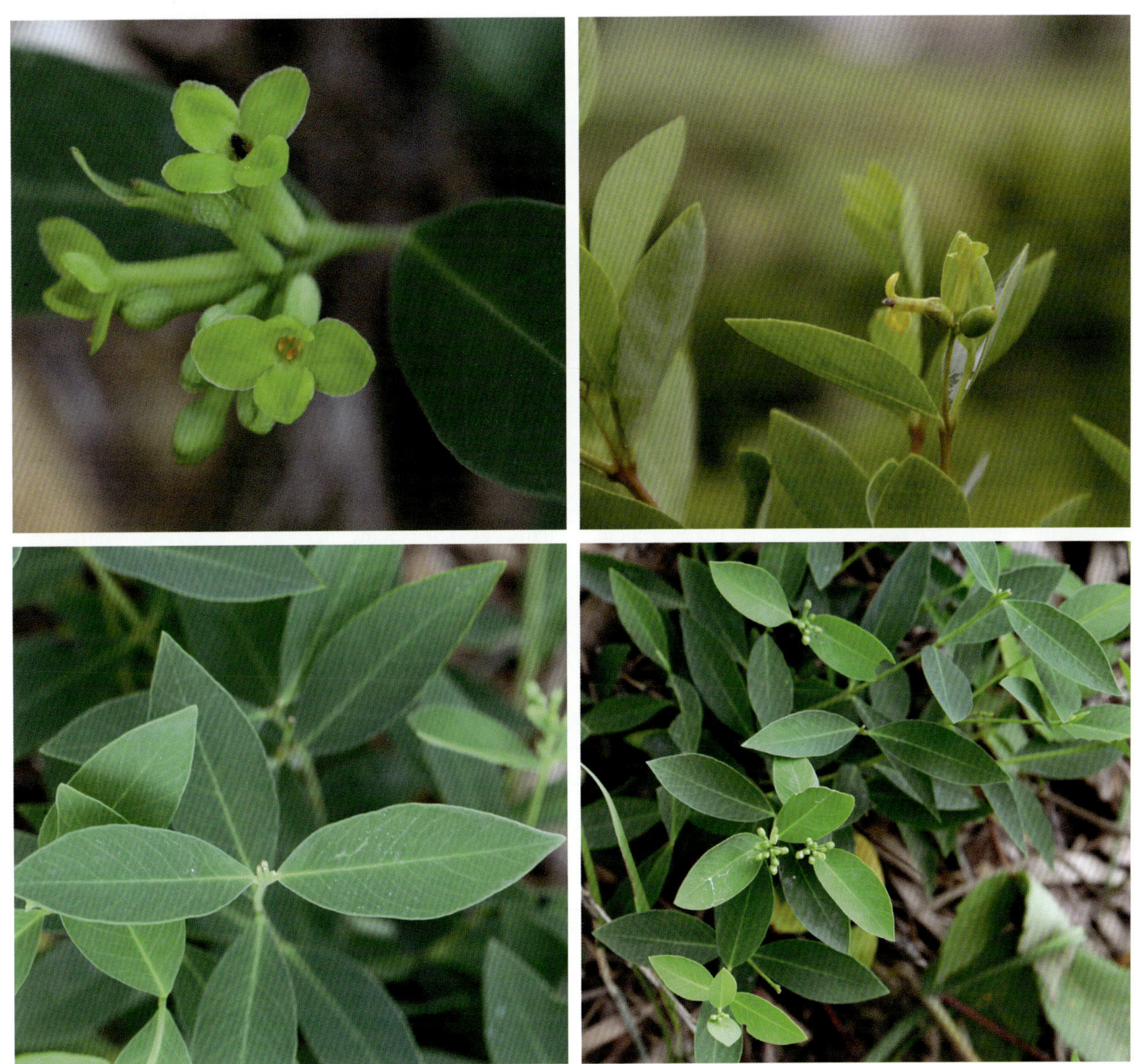

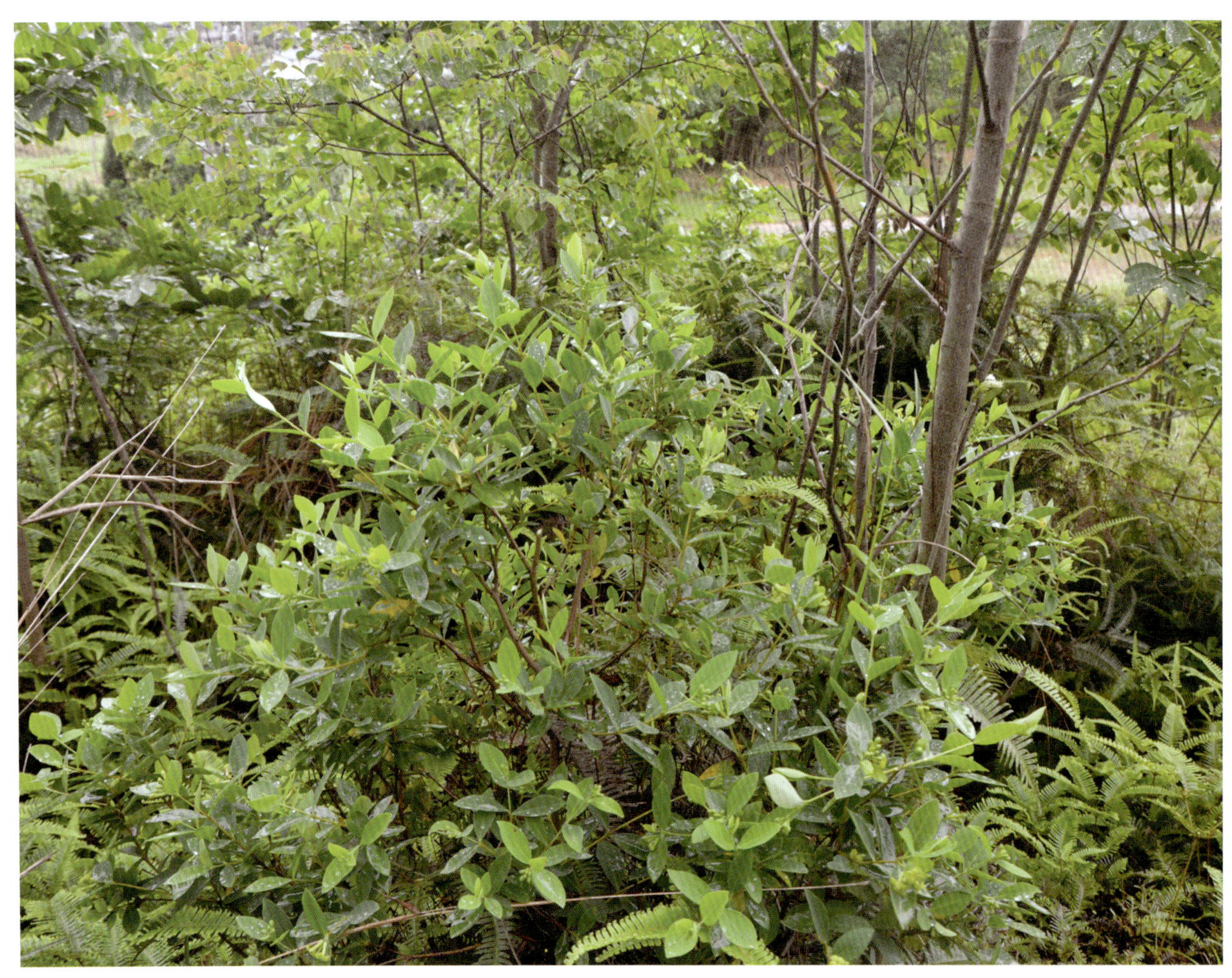

形态特征 灌木。小枝红褐色，无毛。叶对生，长 2~5cm，宽 0.5~1.5cm，先端钝或急尖，基部阔楔形或窄楔形；叶柄长约 1mm。花黄绿色；花梗长 1~2mm；花萼长 7~12mm，裂片 4，宽卵形至长圆形，长约 3mm，顶端尖或钝；雄蕊 8，2 列，着生于花萼管中部以上；子房倒卵形或椭圆形；花盘鳞片通常 2 或 4 枚。果实椭圆形，长 7~8mm，成熟时红色至暗紫色。花、果期夏、秋二季。

适宜生境 生于开旷林下或石山上。

资源状况 分布于马头山各地。常见。

入药部位 根、根二层皮（了哥王根）、叶（了哥王叶）、果实（了哥王子）。

采收加工 根、根二层皮：秋季采收，干燥。叶：夏季采收，干燥。种子：秋季果实成熟时采摘，鲜用或晒干。

功能主治 根、根二层皮：清热解毒，化痰散结，通经利水。用于扁桃体炎，腮腺炎，淋巴结炎，支气管炎，哮喘，肺炎，风湿性关节炎，跌打损伤，麻风，闭经，水肿。叶：清热解毒，化痰散结，通经利水。外用于急性乳腺炎，蜂窝织炎。种子：解毒散结。用于痈疽，瘰疬，疣瘊。

评　　述 本品有毒。

大风子科

山桐子 斗霜红、椅桐、椅树

Idesia polycarpa Maxim.

标本采集号：361028170425019LY

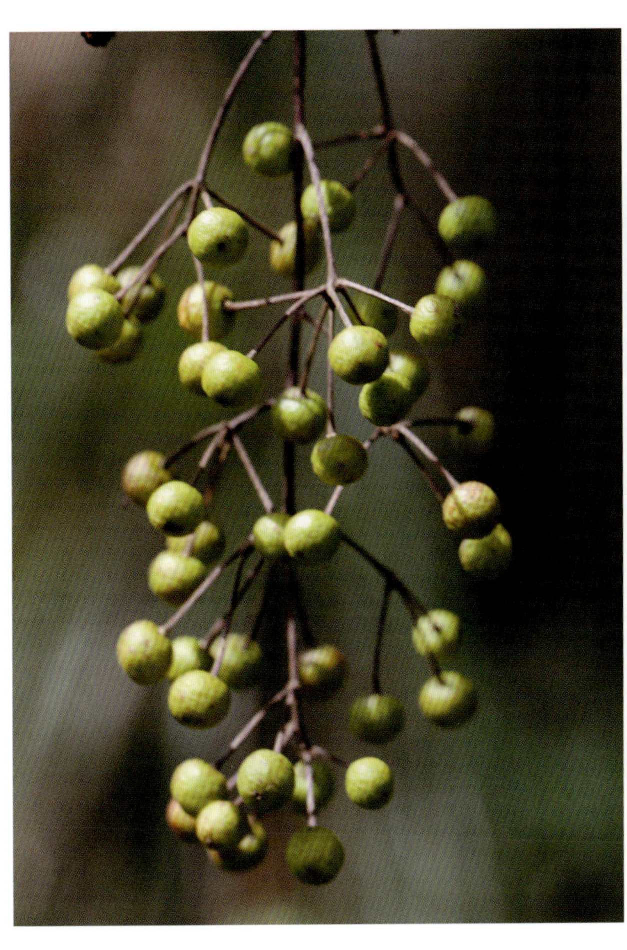

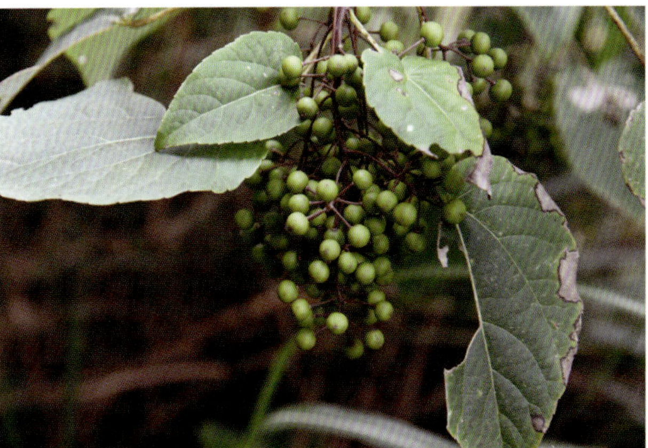

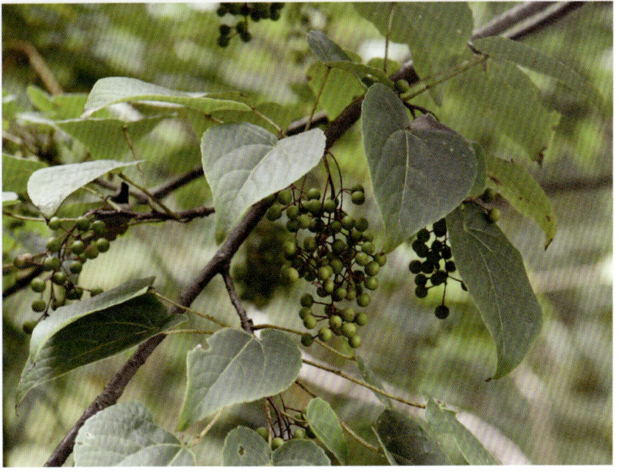

形态特征 乔木。树皮淡灰色，不裂；小枝圆柱形，细而脆，黄棕色；冬芽有淡褐色毛，有4~6片锥状鳞片。叶薄革质或厚纸质，长13~16cm，先端渐尖或尾状，基部通常心形，边缘有粗齿；叶柄长6~12cm。花单性，雌雄异株或杂性，黄绿色，有芳香，雄花比雌花稍大；萼片3~6片，卵形；子房上位，圆球形，无毛。浆果成熟期紫红色，扁圆形。种子红棕色，圆形。花期4~5月，果熟期10~11月。

适宜生境 生于山坡、山洼等落叶阔叶林和针阔叶混交林中。

资源状况 分布于马头山各地。常见。

入药部位 根和树皮（山桐子）。

采收加工 秋季采收，干燥。

功能主治 生新解毒。用于骨折，狂犬咬伤，骨结核。

柞　木 红心刺、葫芦刺、蒙子树

Xylosma racemosum (Sieb. et Zucc.) Miq.

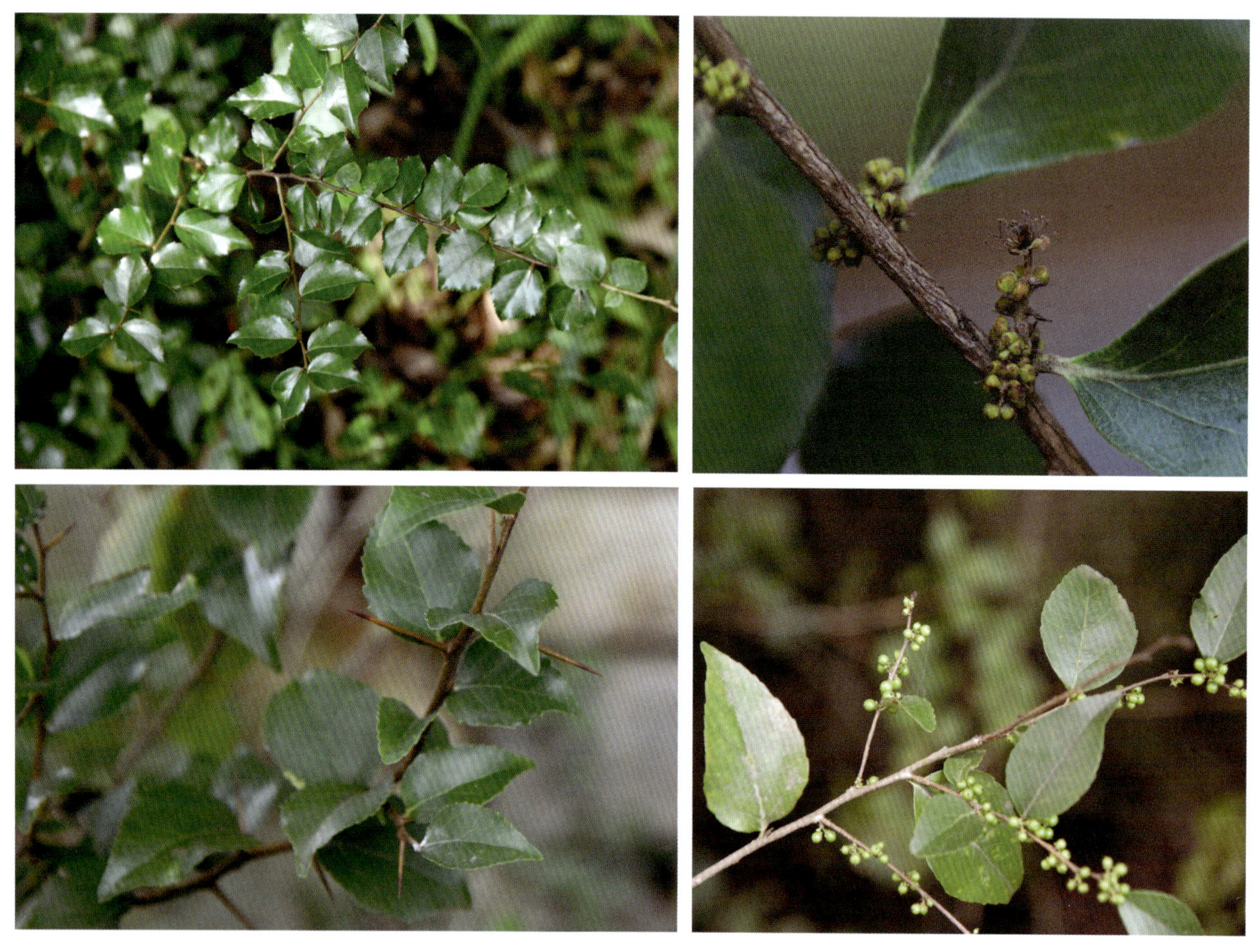

形态特征 灌木。树皮棕灰色。叶薄革质；叶柄短，长约2mm，有短毛。花小，总状花序腋生，长1~2cm；花梗极短，长约3mm；花萼4~6片，卵形，长2.5~3.5mm，外面有短毛；花瓣缺；子房椭圆形，无毛，长约4.5mm；花盘圆形，边缘稍波状。浆果黑色，球形。种子2~3粒，卵形，长2~3mm，鲜时绿色，干后褐色，有黑色条纹。花期春季，果期冬季。

适宜生境 生于林边、丘陵或村边附近灌丛中。

资源状况 分布于马头山各地。常见。

入药部位 根（柞木根）、树枝（柞木枝）、树皮（柞木皮）、叶（柞木叶）。

采收加工 根：秋季采挖，洗净，鲜用或切片晒干。树枝：全年均可采收，锯下树枝，切段，晒干。树皮：夏、秋二季剥取树皮，晒干。叶：全年可采收，晒干。

功能主治 根：解毒，利湿，散瘀，催产。用于黄疸，痢疾，水肿，肺结核咯血，瘰疬，跌打肿痛，难产，死胎不下。树枝：催产。用于难产，胎死腹中。树皮：清热利湿，催产。用于湿热黄疸，痢疾，瘰疬，梅疮溃烂，鼠瘘，难产，死胎不下。叶：清热解毒，散瘀消肿。用于婴幼儿泄泻，痢疾，痈疖肿毒，跌打骨折，扭伤脱臼，死胎不下。

堇菜科

七星莲 蔓茎堇菜、光蔓茎堇菜、短须毛七星莲

Viola diffusa Ging.

标本采集号：361028170711042LY

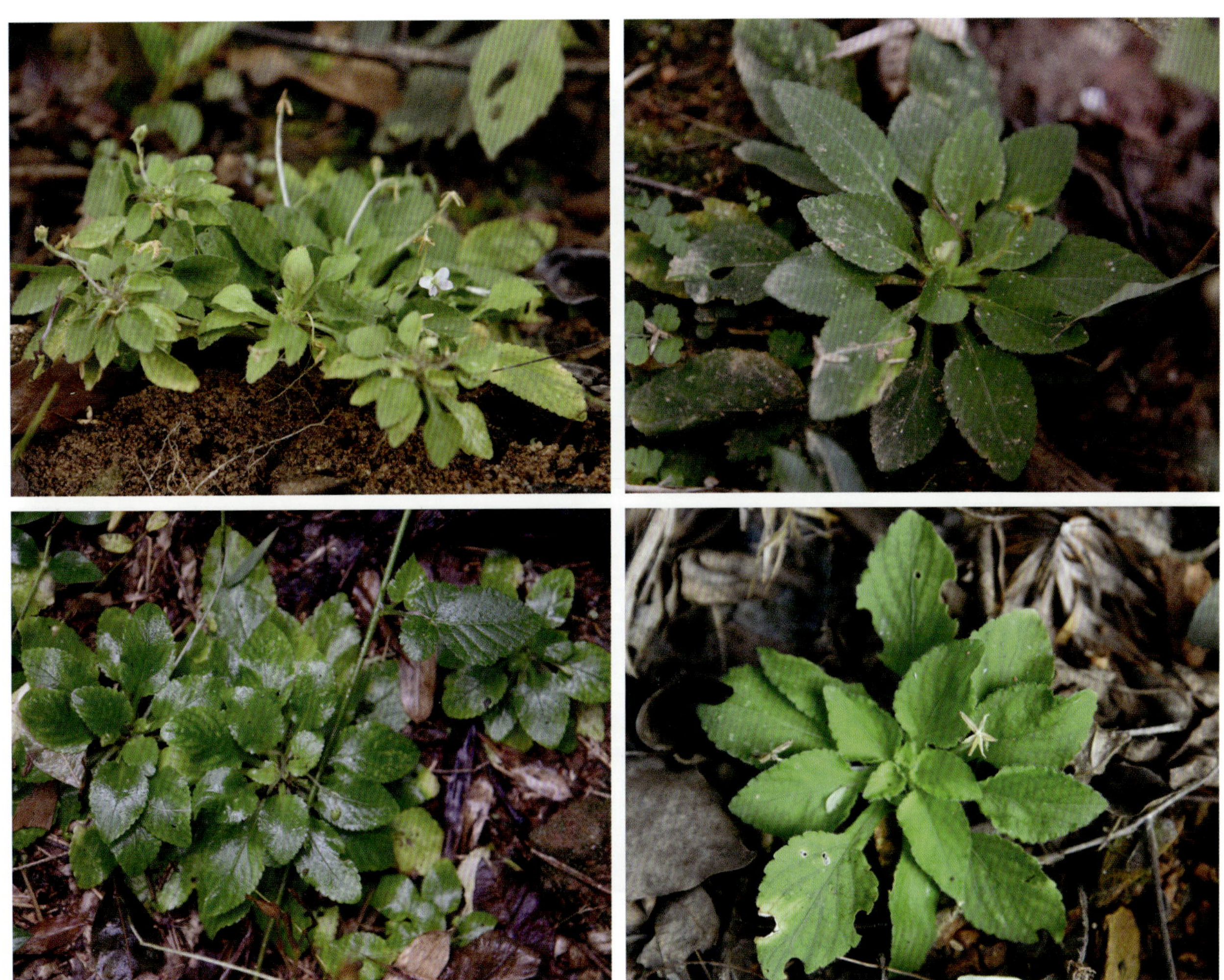

形态特征 一年生草本。枝先端具莲座状叶丛，通常生不定根。叶片卵形或卵状长圆形，长 1.5~3.5cm，宽 1~2cm，先端钝或稍尖，基部宽楔形或截形；叶柄长 2~4.5cm，具明显的翅。花较小，淡紫色或浅黄色，具长梗，生于基生叶或匍匐枝叶丛的叶腋间；花梗纤细，长 1.5~8.5cm；萼片披针形，长 4~5.5mm。蒴果长圆形，直径约 3mm，长约 1cm，无毛，顶端常具宿存的花柱。花期 3~5 月，果期 5~8 月。

适宜生境 生于山地林下、林缘、草坡、溪谷旁、岩石缝隙中。

资源状况 分布于马头山各地。常见。

入药部位 全草（地白草）。

采收加工 夏、秋二季挖取，洗净，除去杂质，晒干或鲜用。

功能主治 清热解毒，散瘀消肿，止咳。用于疮疡肿毒，结膜炎，肺热咳嗽，百日咳，黄疸性肝炎，带状疱疹，水火烫伤，跌打损伤，骨折，毒蛇咬伤。

紫花堇菜 地黄瓜、黄瓜香、肾气草

Viola grypoceras A. Gray

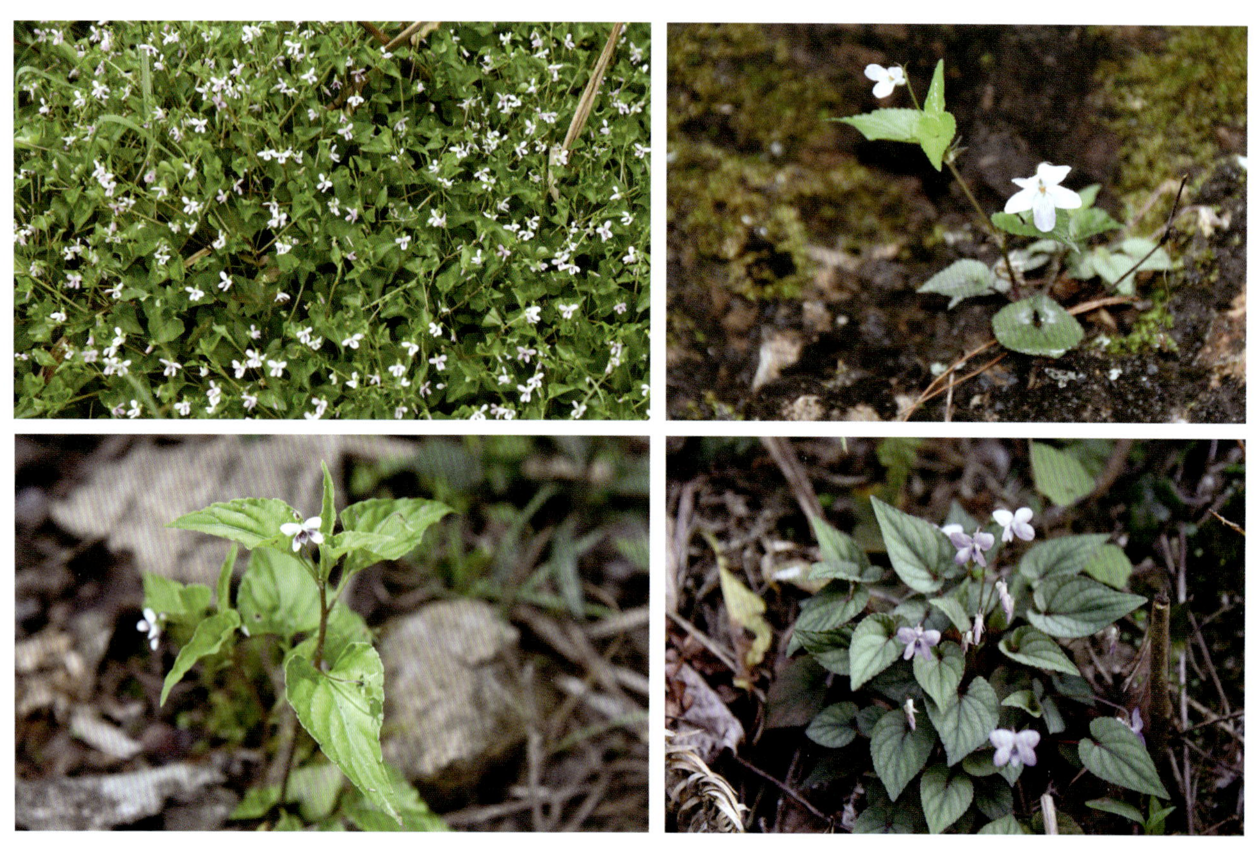

形态特征 多年生草本。根状茎短粗，垂直，节密生，褐色。基生叶叶片心形或宽心形，长 1~4cm，宽 1~3.5cm，先端钝或微尖，基部弯缺狭，边缘具钝锯齿；茎生叶三角状心形或狭卵状心形，长 1~6cm。花淡紫色，无芳香；花梗自茎基部或茎生叶的叶腋抽出，长 6~11cm；萼片披针形，长约 7mm。蒴果椭圆形，长约 1cm，密生褐色腺点，先端短尖。花期 4~5 月，果期 6~8 月。

适宜生境 生于山地林下、林缘、草坡、溪谷旁、岩石缝隙中。

资源状况 分布于马头山各地。常见。

入药部位 全草（地黄瓜）。

采收加工 夏、秋二季采收，洗净，鲜用或晒干。

功能主治 清热解毒，散瘀消肿，凉血止血。用于疮痈，咽喉红肿，急性结膜炎，刀伤出血，跌打损伤，便血，蛇咬伤。

评　　述 本种与鸡腿堇菜 *Viola acuminata* Ledeb. 外形极相似，无花期更难辨认，但后者通常无基生叶，植株被白色柔毛。

长萼堇菜 梨头草

Viola inconspicua Blume

标本采集号：361028180824017LY

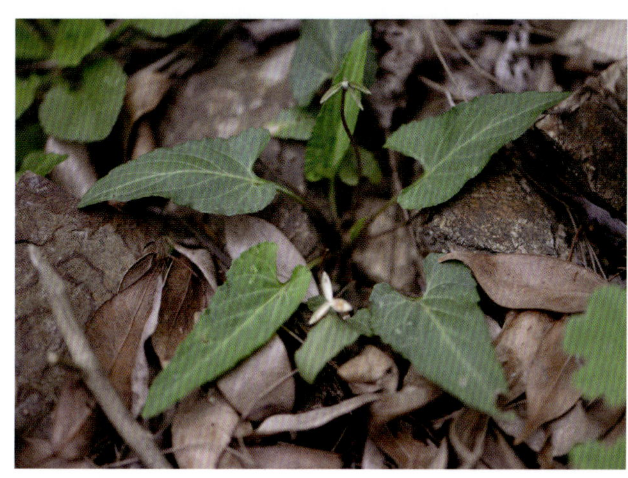

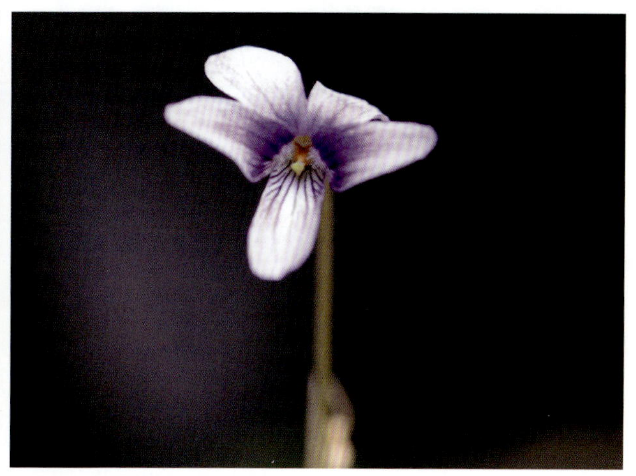

形态特征 多年生草本。根状茎垂直或斜生，较粗壮，长 1~2cm，直径 2~8mm，节密生。叶均基生，呈莲座状，叶片三角形、三角状卵形或戟形，长 1.5~7cm，宽 1~3.5cm；叶柄无毛，长 2~7cm。花梗细弱；花瓣长圆状倒卵形，长 7~9mm；子房球形，无毛，花柱棍棒状，长约 2mm。蒴果长圆形，长 8~10mm，无毛。种子卵球形，长 1~1.5mm，直径 0.8mm，深绿色。花、果期 3~11 月。

适宜生境 生于林缘、山坡草地、田边及溪旁等处。

资源状况 分布于马头山各地。常见。

入药部位 全草（铧尖草）。

采收加工 夏、秋二季采收，洗净，除去杂质，鲜用或晒干。

功能主治 清热解毒，凉血消肿，利湿化瘀。用于疔疮痈肿，咽喉肿痛，乳痈，湿热黄疸，目赤目翳，肠痈下血，跌打损伤，外伤出血，产后瘀血腹痛，蛇虫咬伤。

评　　述 本种与狭托叶堇菜 *Viola angustistipulata* Chang 和戟叶堇菜 *Viola betonicifolia* J. E. Smith 近似，但本种叶片为三角形或戟形，先端渐尖，基部弯缺成宽半圆形，两侧垂片发达，稍下延于叶柄。

紫花地丁 辽堇菜、野堇菜、光瓣堇菜

Viola philippica Cav.

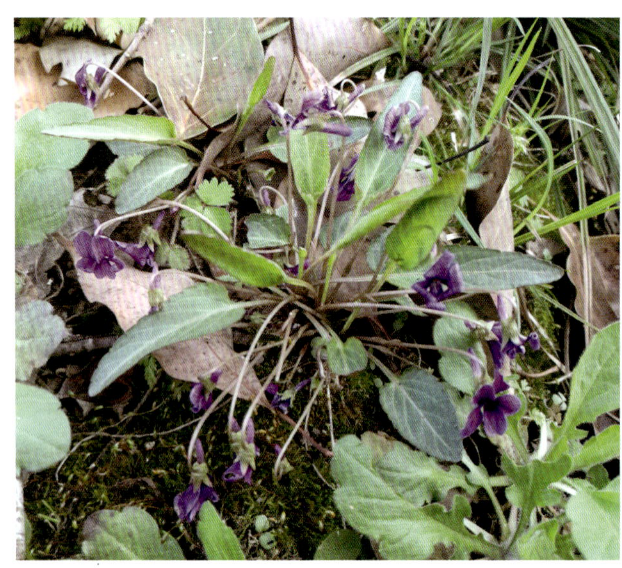
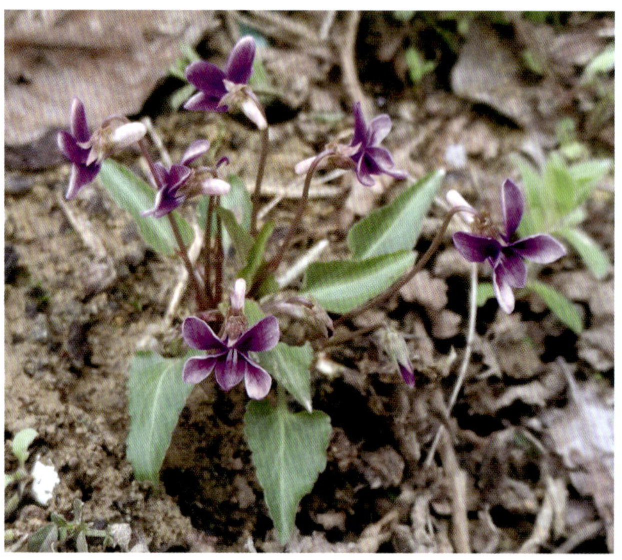

形态特征 多年生草本。根状茎短，垂直，淡褐色，长 4~13mm，直径 2~7mm，节密生，有数条淡褐色或近白色的细根。叶多数，基生，莲座状；托叶膜质，苍白色或淡绿色。花中等大，紫堇色或淡紫色；花梗细弱；花瓣倒卵形或长圆状倒卵形；子房卵形，无毛。蒴果长圆形。种子卵球形，长 1.8mm，淡黄色。花、果期 4 月中下旬至 9 月。

适宜生境 生于田间、荒地、山坡草丛、林缘或灌丛中。

资源状况 分布于马头山各地。常见。

入药部位 全草（紫花地丁）。

采收加工 春、秋二季采收，除去杂质，晒干。

功能主治 清热解毒，凉血消肿。用于疔疮肿毒，痈疽发背，丹毒，毒蛇咬伤。

旌节花科

中国旌节花 水凉子、萝卜药、旌节花

Stachyurus chinensis Franch.

标本采集号：361028170426006LY

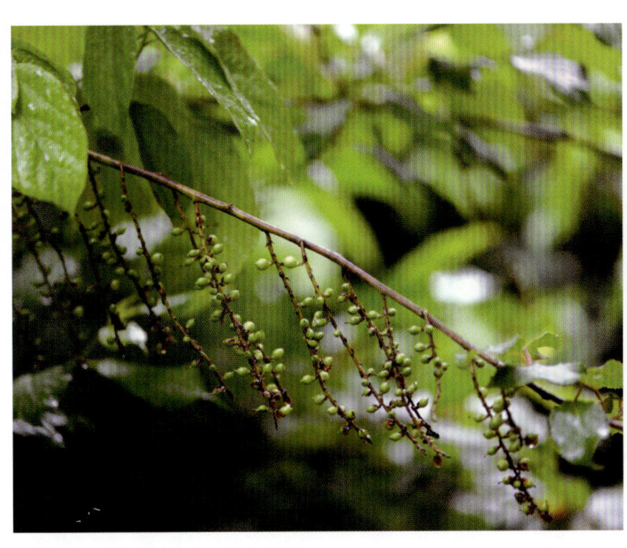

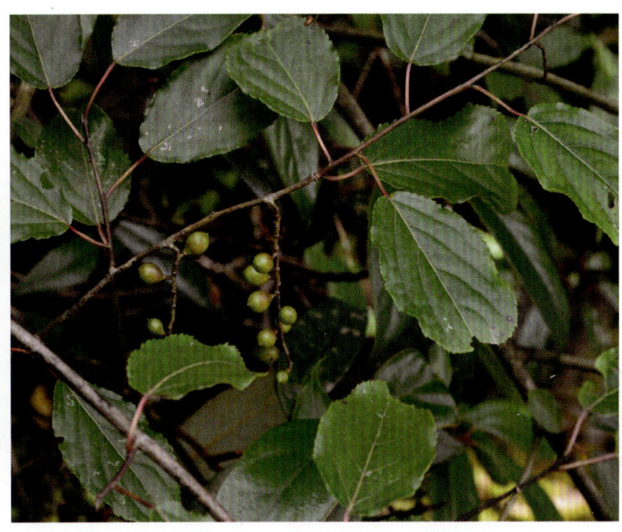

形态特征 灌木。树皮光滑，紫褐色或深褐色。小枝粗壮，圆柱形，具淡色椭圆形皮孔。叶互生，纸质至膜质，卵形，长 5~12cm，宽 3~7cm；叶柄长 1~2cm，通常暗紫色。花黄色，长约 7mm；苞片 1 枚，三角状卵形，顶端急尖，长约 3mm；小苞片 2 枚，卵形；萼片 4 枚，黄绿色，卵形；花瓣 4 枚，卵形；雄蕊 8 枚，纵裂，2 室；子房瓶状。果实圆球形，直径 6~7cm，无毛，近无梗，基部具花被的残留物。花期 3~4 月，果期 5~7 月。

适宜生境 生于山坡谷地林中或林缘。

资源状况 分布于马头山各地。常见。

入药部位 干燥茎髓（小通草）。

采收加工 秋季割取茎，截成段，趁鲜取出髓部，理直，晒干。

功能主治 清热，利尿，下乳。用于小便不利，淋证，乳汁不下。

评　　述 本种与西域旌节花 *Stachyurus himalaicus* Hook. f. et Thoms. 形态相似，本种叶片卵形或长圆状卵形，基部圆形或微心形，且花序较短，长 5~10cm。

葫芦科

绞股蓝 毛绞股蓝

Gynostemma pentaphyllum (Thunb.) Makino

标本采集号：361028170909004LY

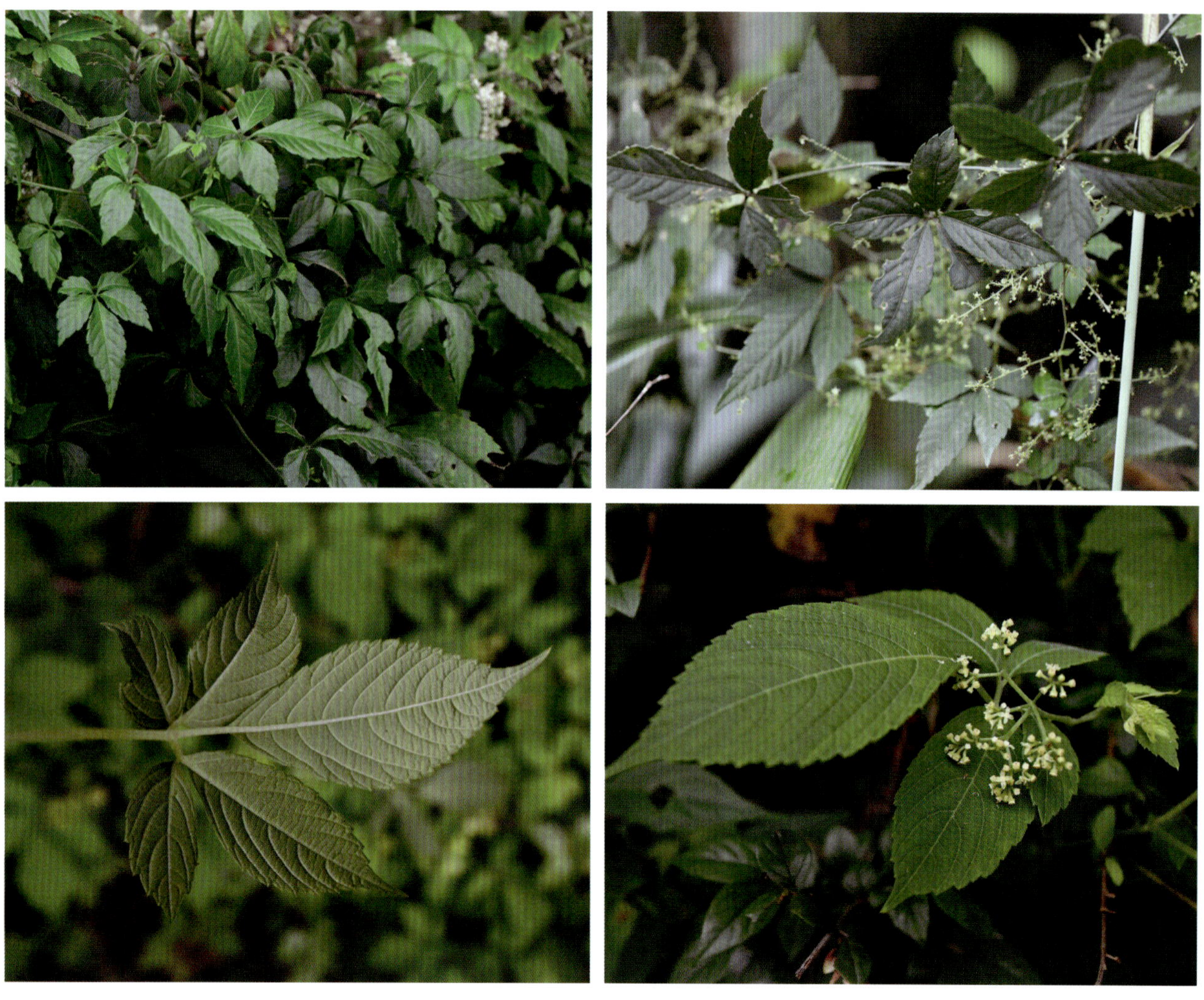

形态特征 多年生攀缘草本。茎细弱，具分枝，具纵棱及槽。叶膜质或纸质，鸟足状，具 3~9 小叶；叶柄长 3~7cm。花雌雄异株，雄花圆锥花序，花序轴纤细，多分枝；花冠淡绿色或白色，5 深裂，裂片卵状披针形，长 2.5~3mm，宽约 1mm；子房球形，2~3 室，花柱 3 枚，短而叉开。种子卵状心形，直径约 4mm，灰褐色或深褐色，两面具乳突状凸起。花期 3~11 月，果期 4~12 月。

适宜生境 生于山谷密林、山坡疏林、灌丛或路旁草丛中。

资源状况 分布于马头山各地。常见。

入药部位 全草（绞股蓝）。

采收加工 夏、秋二季可采收 3~4 次，洗净，晒干。

功能主治 清热，补虚，解毒。用于体虚乏力，虚劳失精，白细胞减少症，高脂血症，病毒性肝炎，慢性胃肠炎，慢性支气管炎。

栝　楼 药瓜、瓜楼、瓜蒌

Trichosanthes kirilowii Maxim.

标本采集号：361028170909021LY

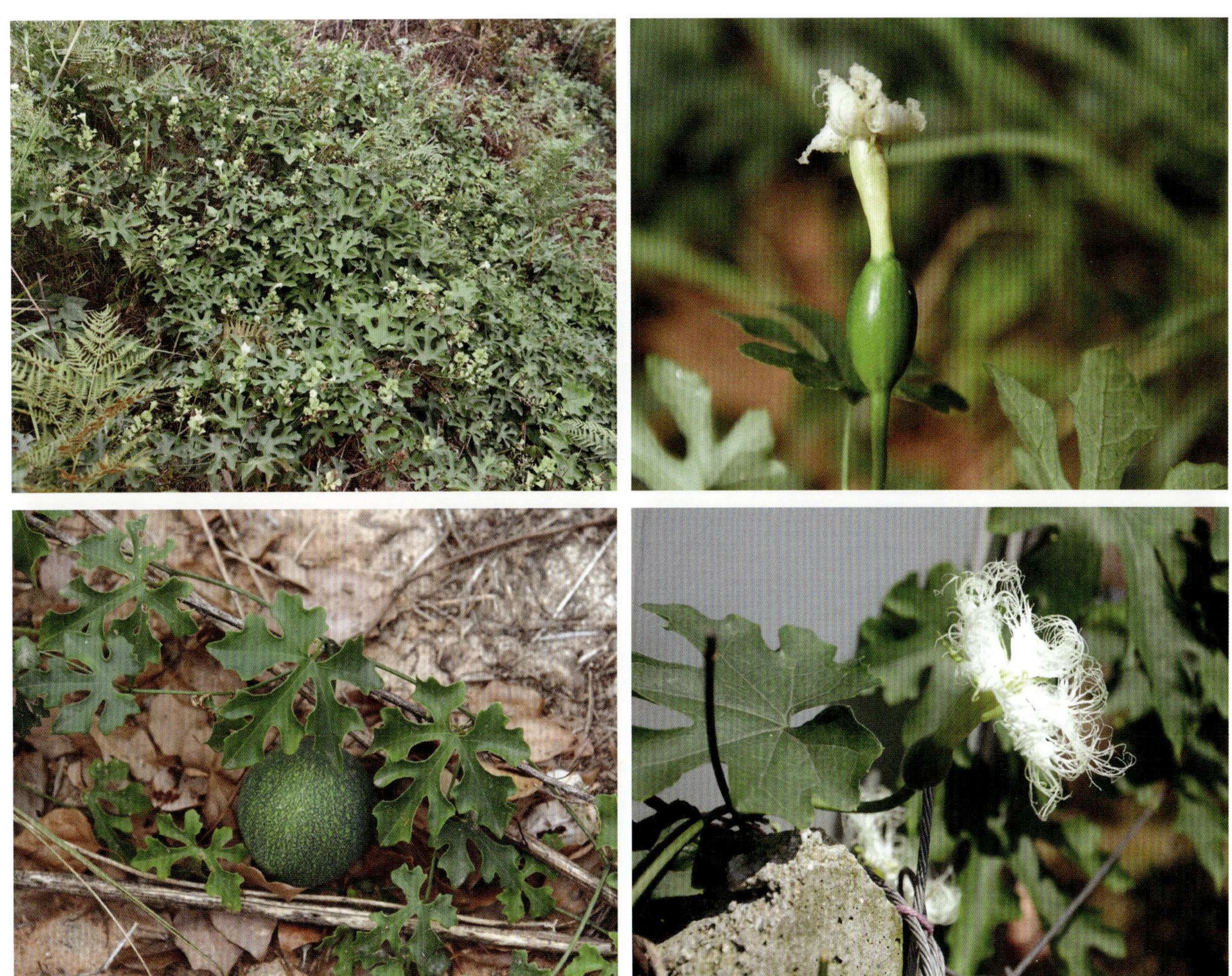

形态特征 多年生草质藤本。块根圆柱状，粗大肥厚，富含淀粉，淡黄褐色。茎较粗，多分枝，具纵棱及槽，被白色伸展柔毛。叶柄长 3~10cm，具纵条纹，被长柔毛。卷须三至七歧，被柔毛。花雌雄异株；花冠白色，裂片倒卵形；雌花单生，花梗长 7.5cm，被短柔毛；子房椭圆形，绿色。种子卵状椭圆形，压扁，长 11~16mm，宽 7~12mm，淡黄褐色，近边缘处具棱线。花期 5~8 月，果期 8~10 月。

适宜生境 生于山坡林下、灌丛中、草地和村旁田边。

资源状况 分布于马头山各地。常见。

入药部位 根（天花粉）、果皮（瓜蒌皮）、果实（瓜蒌）、种子（瓜蒌子）。

采收加工 根：秋、冬二季采挖，洗净，除去外皮，切段或纵剖成瓣，干燥。果皮：秋季采摘成熟果实，剖开，除去果瓤及种子，阴干。果实：秋季果实成熟时，连果梗剪下，置通风处阴干。种子：秋季采摘成熟果实，剖开，取出种子，洗净，晒干。

功能主治 根：清热生津，消肿排脓。用于热病烦渴，肺热燥咳，内热消渴，疮疡肿毒。果皮：清热化痰，利气宽胸。用于痰热咳嗽，胸闷胁痛。果实：清热涤痰，宽胸散结，润燥滑肠。用于肺热咳嗽，痰浊黄稠，胸痹心痛，结胸痞满，乳痈，肺痈，肠痈，大便秘结。种子：润肺化痰，滑肠通便。用于燥咳痰黏，肠燥便秘。

马㼎儿 老鼠拉冬瓜、土白蔹

Zehneria indica (Lour.) Keraudren

标本采集号：361028170911003LY

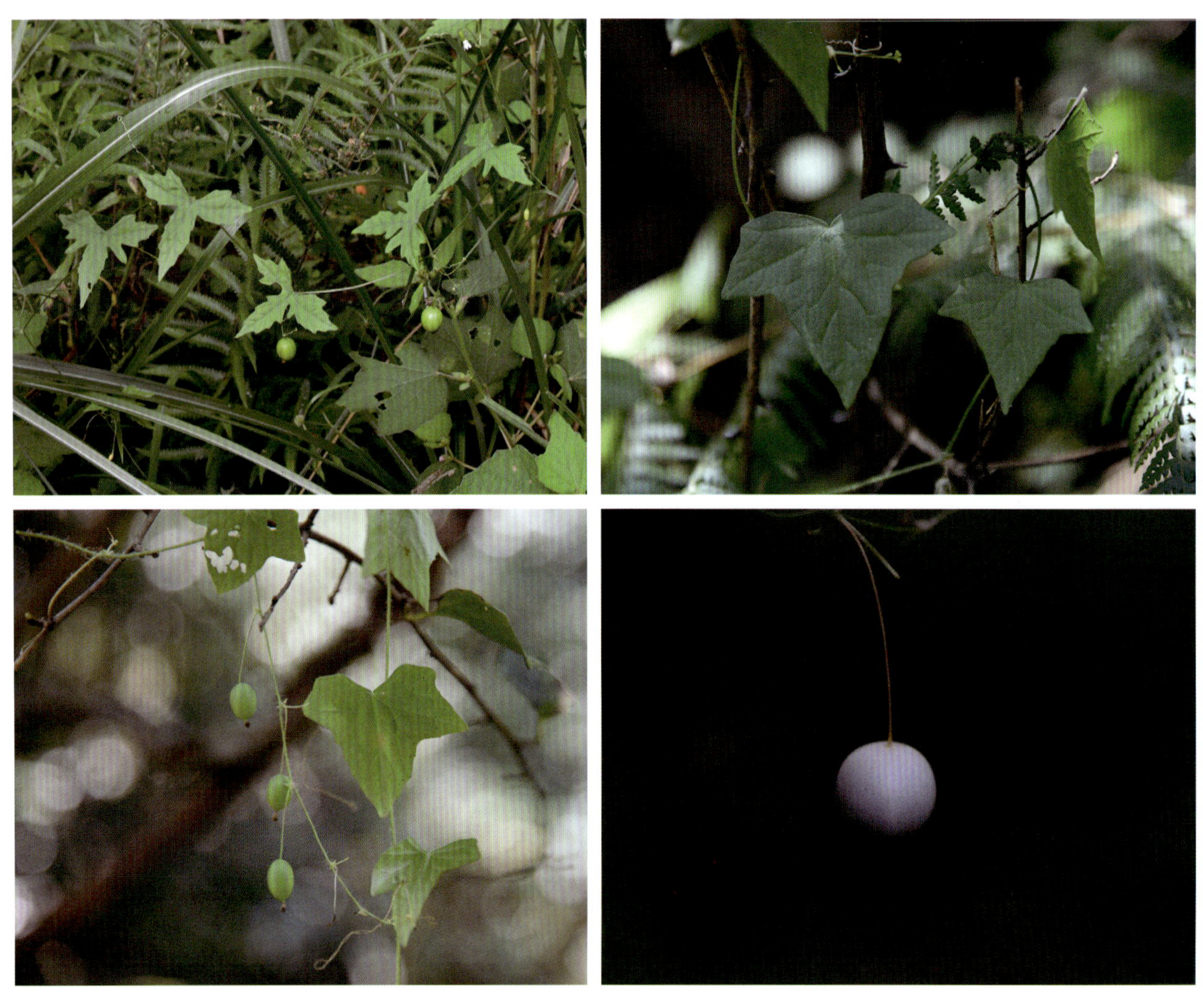

形态特征 攀缘或平卧草本。茎、枝纤细，疏散，有棱沟，无毛。叶柄细，长 2.5~3.5cm。雌雄同株；雄花单生或稀 2~3 朵生于短的总状花序上，花冠淡黄色，有极短的柔毛，裂片长圆形或卵状长圆形，长 2~2.5mm，宽 1~1.5mm；雌花在与雄花同一叶腋内单生或稀双生。果实长圆形或狭卵形，两端钝，外面无毛，成熟后橘红色或红色。种子灰白色，卵形，基部稍变狭。花期 4~7 月，果期 7~10 月。

适宜生境 生于林中阴湿处以及路旁、田边及灌丛中。

资源状况 分布于马头山各地。常见。

入药部位 根或叶（马瓟儿）。

采收加工 夏季采叶，秋季挖根，洗净，鲜用或晒干。

功能主治 清热解毒，消肿散结。用于咽喉肿痛，结膜炎；外用于疮疡肿毒，淋巴结结核，睾丸炎，皮肤湿疹。

钮子瓜 野杜瓜

Zehneria maysorensis (Wight et Arn.) Arn.

标本采集号：361028180826011LY

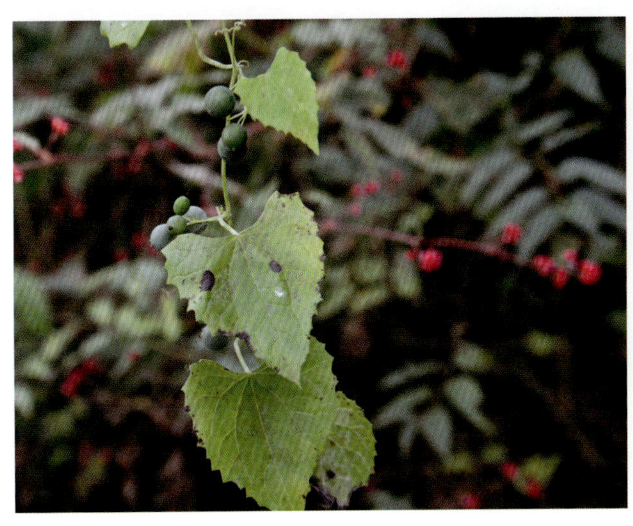

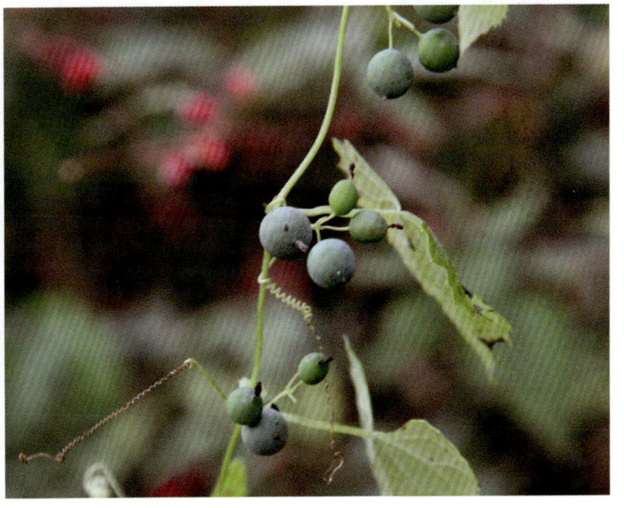

形态特征 草质藤本。茎、枝细弱，伸长，有沟纹，多分枝，无毛或稍被长柔毛。叶片膜质，卷须丝状，单一，无毛；叶柄细，长 2~5cm，无毛。雌雄同株；花冠白色，裂片卵形或卵状长圆形，长 2~2.5mm，先端近急尖，上部常被柔毛；子房卵形。果梗细，无毛；果实球状或卵状。种子卵状长圆形，扁压，平滑，边缘稍拱起。花期 4~8 月，果期 8~11 月。

适宜生境 生于林边或山坡路旁潮湿处。

资源状况 分布于马头山各地。常见。

入药部位 全草或根（钮子瓜）。

采收加工 夏、秋二季采收，洗净，鲜用或晒干。

功能主治 清热，镇痉，解毒，通淋。用于发热，惊厥，头痛，咽喉肿痛，疮疡肿毒，淋证。

千屈菜科

紫　薇 痒痒花、痒痒树、紫金花

Lagerstroemia indica L.

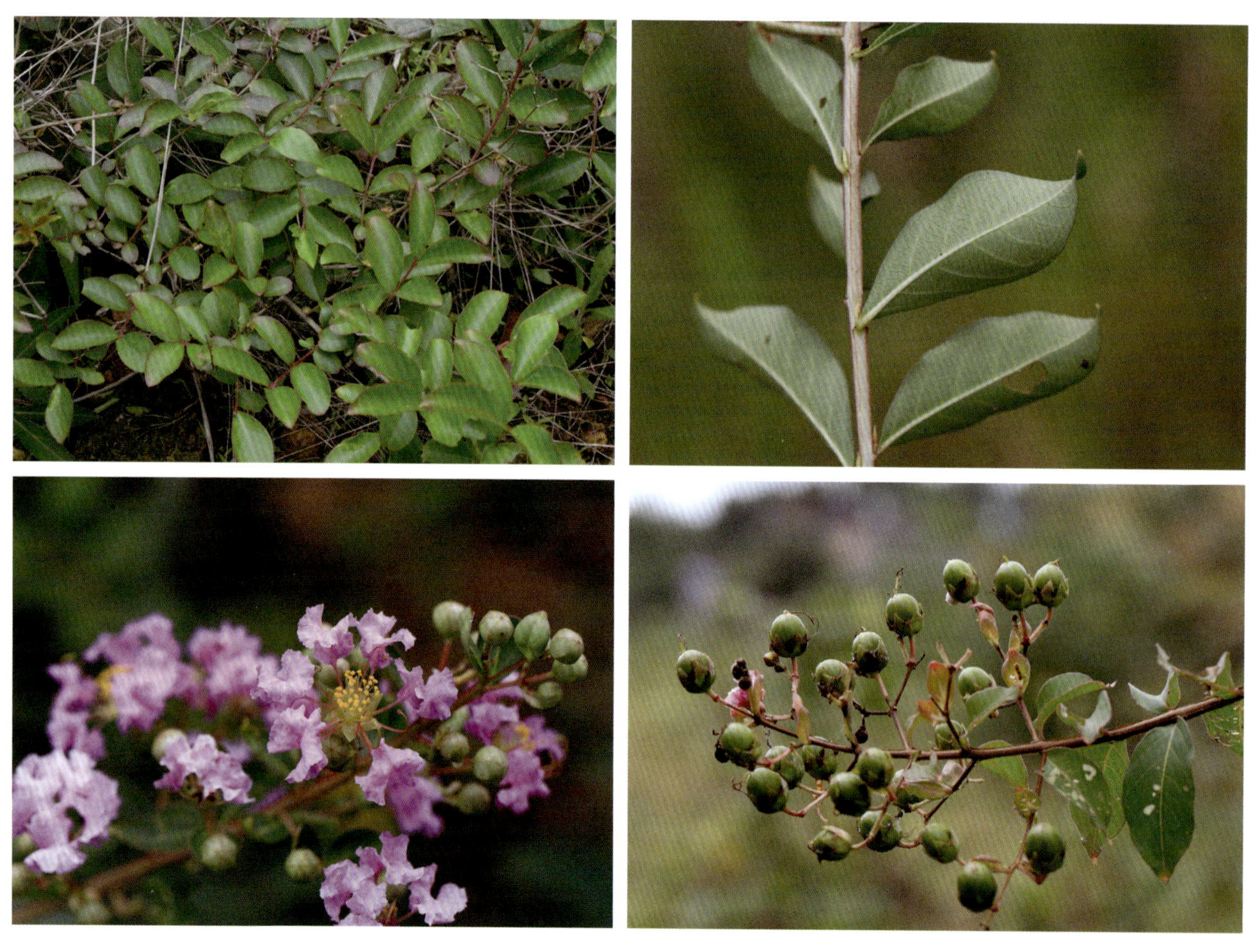

形态特征　灌木。树皮平滑，灰色或灰褐色；枝干多扭曲，小枝纤细。叶互生或有时对生，长 2.5~7cm，宽 1.5~4cm，顶端短尖或钝形；无柄或叶柄很短。花淡红色或紫色、白色，直径 3~4cm，常组成 7~20cm 的顶生圆锥花序；花梗长 3~15mm；花萼长 7~10mm；花瓣 6，皱缩，长 12~20mm，具长爪；雄蕊 36~42。蒴果椭圆状球形或阔椭圆形。种子有翅，长约 8mm。花期 6~9 月，果期 9~12 月。

适宜生境　喜生于肥沃湿润的土壤上。

资源状况　分布于马头山各地。常见。

入药部位　根（紫薇根）、茎皮和根皮（紫薇皮）、叶（紫薇叶）、花（紫薇花）。

采收加工 根：全年均可采挖，洗净，切片，鲜用或晒干。茎皮和根皮：5~6 月剥取茎皮，秋、冬二季挖根，剥取根皮，洗净，切片，晒干。叶：春、夏二季采收，洗净，鲜用或晒干。花：5~8 月采花，晒干。

功能主治 根：清热利湿，活血止血，止痛。用于痢疾，水肿，烧烫伤，湿疹，痈肿疮毒，跌打损伤，血崩，偏头痛，牙痛，痛经，产后腹痛。茎皮和根皮：清热解毒，利湿祛风，散瘀止血。用于无名肿毒，丹毒，乳痈，咽喉肿痛，肝炎，疥癣，鹤膝风，跌打损伤，内外伤出血，崩漏带下。叶：清热解毒，利湿止血。用于疮痈肿毒，乳痈，痢疾，湿疹，外伤出血。花：清热解毒，凉血止血。用于疮疖痈疽，小儿胎毒，疥癣，血崩，带下病，肺痨咯血，小儿惊风。

圆叶节节菜 水松叶、水豆瓣、豆瓣菜

Rotala rotundifolia (Buch.-Ham. ex Roxb.) Koehne

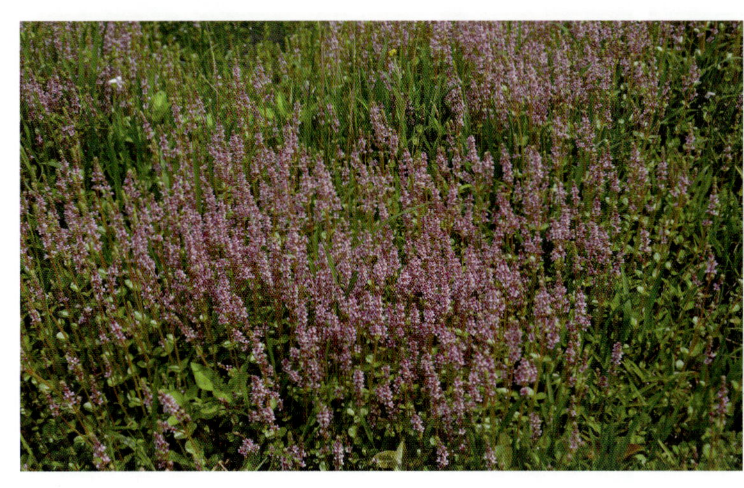

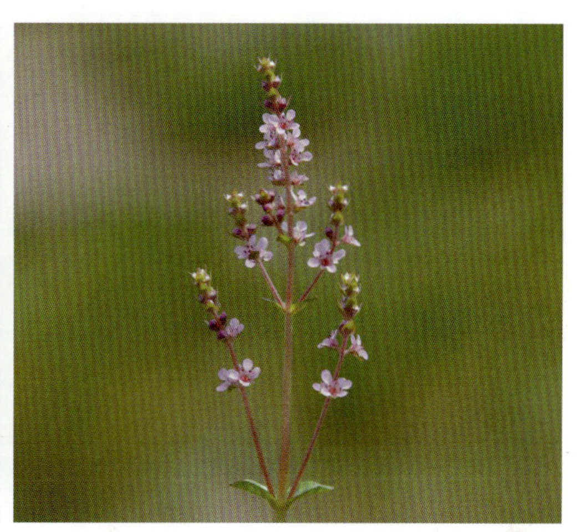

形态特征 一年生草本。根状茎细长，匍匐地上；茎单一或稍分枝，直立，丛生，高 5~30cm，带紫红色。叶对生。花极小，长约 2mm，几无梗；苞片叶状，卵形或卵状矩圆形，裂片 4，三角形，裂片间无附属体；花瓣 4，倒卵形，淡紫红色，长约为花萼裂片的 2 倍；雄蕊 4；子房近梨形，长约 2mm，花柱长度为子房的 1/2，柱头盘状。蒴果椭圆形，3~4 瓣裂。花、果期 12 月至翌年 6 月。

适宜生境 生于水田或潮湿的地方。

资源状况 分布于马头山各地。常见。

入药部位 全草（水豆瓣）。

采收加工 夏、秋二季采收，洗净，鲜用、晒干或烘干。

功能主治 清热利湿，消肿解毒。用于痢疾，淋病，水臌，急性肝炎，痈肿疮毒，牙龈肿痛，痔肿，乳痈，急性脑膜炎，急性咽喉炎，月经不调，痛经，烫火伤。

桃金娘科

岗　松 扫把枝、铁扫把、羊脷木

Baeckea frutescens L.

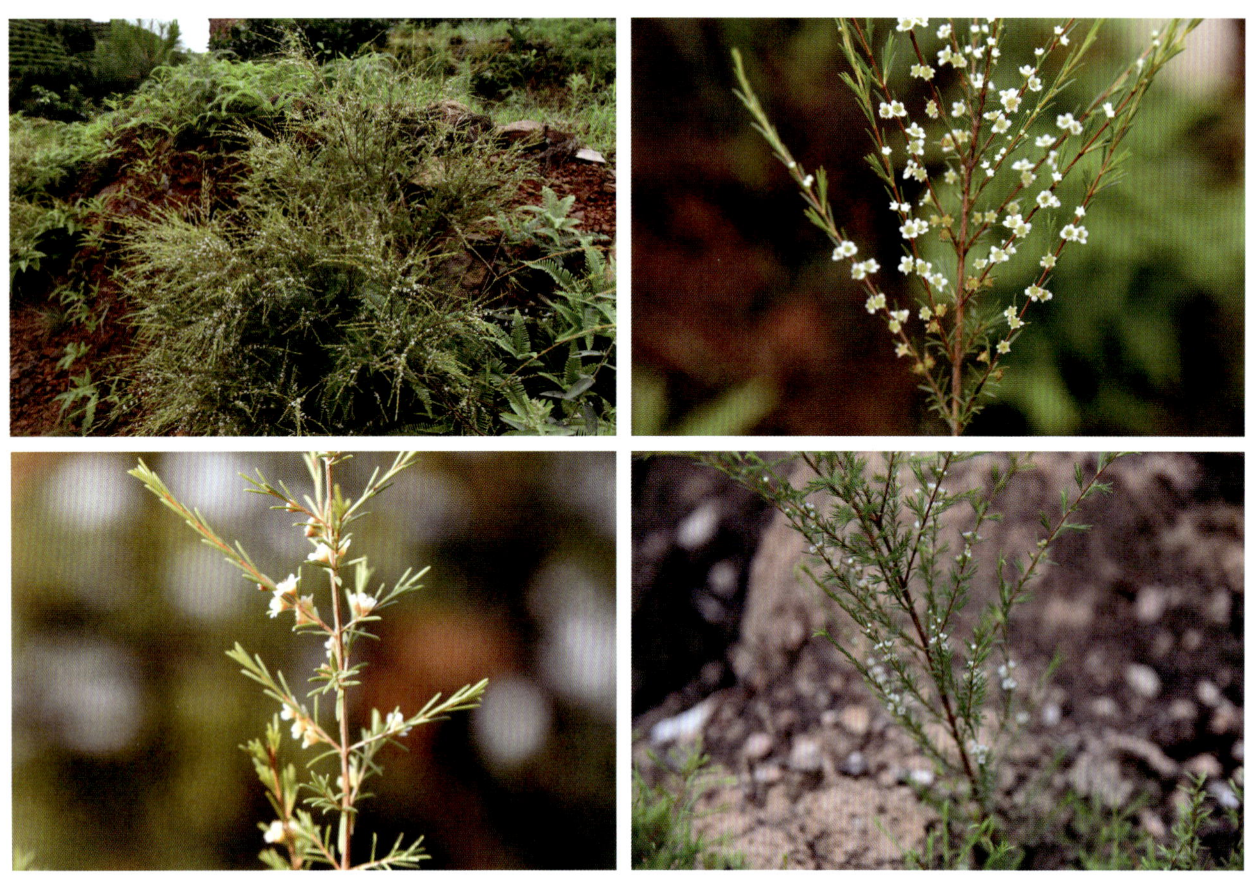

形态特征 灌木。嫩枝纤细，多分枝。叶小，长 5~10mm，宽 1mm，先端尖，有透明油腺点，干后褐色，中脉 1 条，无侧脉。花小，白色，单生于叶腋内；花梗长 1~1.5mm；苞片早落；花瓣圆形，分离，长约 1.5mm，基部狭窄成短柄；雄蕊 10 枚或稍少，成对与萼齿对生；子房下位，3 室，花柱短，宿存。蒴果小，长约 2mm。种子扁平，有角。花期夏、秋二季。

适宜生境 生于低丘及荒山草坡与灌丛中。

资源状况 分布于马头山各地。常见。

入药部位 根（岗松根）、枝叶（岗松）。

采收加工 根：全年可采，洗净，鲜用或晒干。枝叶：夏、秋二季收割，洗净，晒干。

功能主治 根：祛风除湿，解毒利尿。用于感冒发热，风湿痹痛，胃痛，肠炎，黄疸，小便淋痛，脚气病，湿疹，蛇虫咬伤。枝叶：化瘀止痛，清热拔毒，利尿通淋，杀虫止痒。用于跌打损伤，肝硬化，热泻，热淋，小便不利，阴痒，脚气病，湿疹，皮肤瘙痒，疥癣，水火烫伤，蛇虫咬伤。

赤 楠 鱼鳞木、牛金子、黄杨叶蒲桃

Syzygium buxifolium Hook. et Arn.

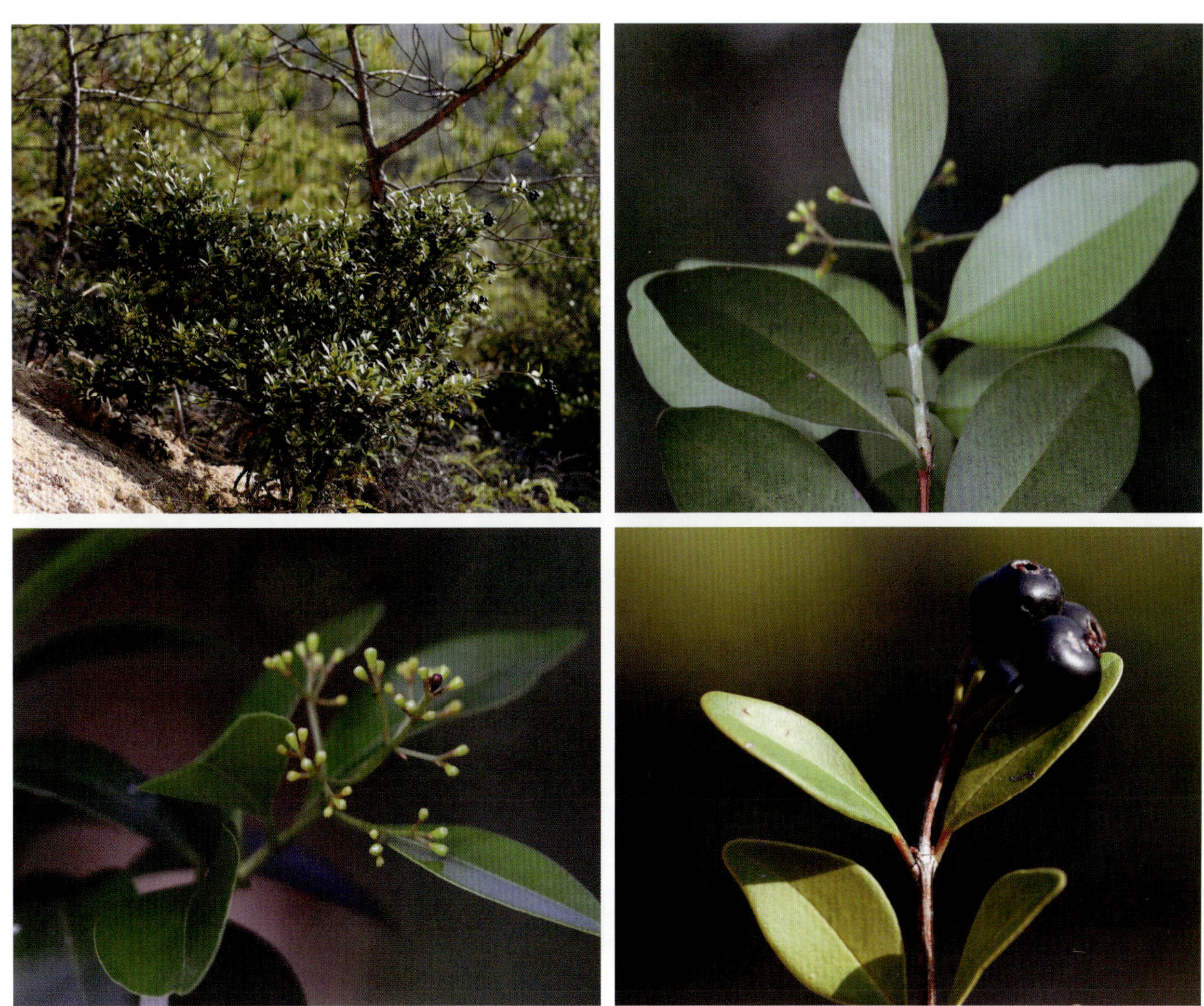

形态特征 灌木。嫩枝有棱，干后黑褐色。叶片革质，长 1.5~3cm，宽 1~2cm，先端圆或钝，基部阔楔形或钝，有腺点；叶柄长 2mm。聚伞花序顶生，长约 1cm，有花数朵；花梗长 1~2mm；花蕾长 3mm；萼管倒圆锥形，长约 2mm，萼齿浅波状；花瓣 4，分离，长 2mm；雄蕊长 2.5mm；花柱与雄蕊同等。果实球形，直径 5~7mm。花期 6~8 月，果期 9~10 月。

适宜生境 生于低山疏林或灌丛中。

资源状况 分布于马头山各地。常见。

入药部位 根或根皮（赤楠根）。

采收加工 夏、秋二季采挖根部，洗净，切片，晒干；在挖取根部时，及时剥取根皮，切碎，晒干。

功能主治 益肾定喘，健脾利湿，祛风活血，解毒消肿。用于喘咳，浮肿，淋浊，尿路结石，痢疾，肝炎，子宫脱垂，风湿痛，疝气，睾丸炎，痔疮，痈肿，水火烫伤，跌打肿痛。

轮叶蒲桃 小叶赤楠

Syzygium grijsii (Hance) Merr. et Perry

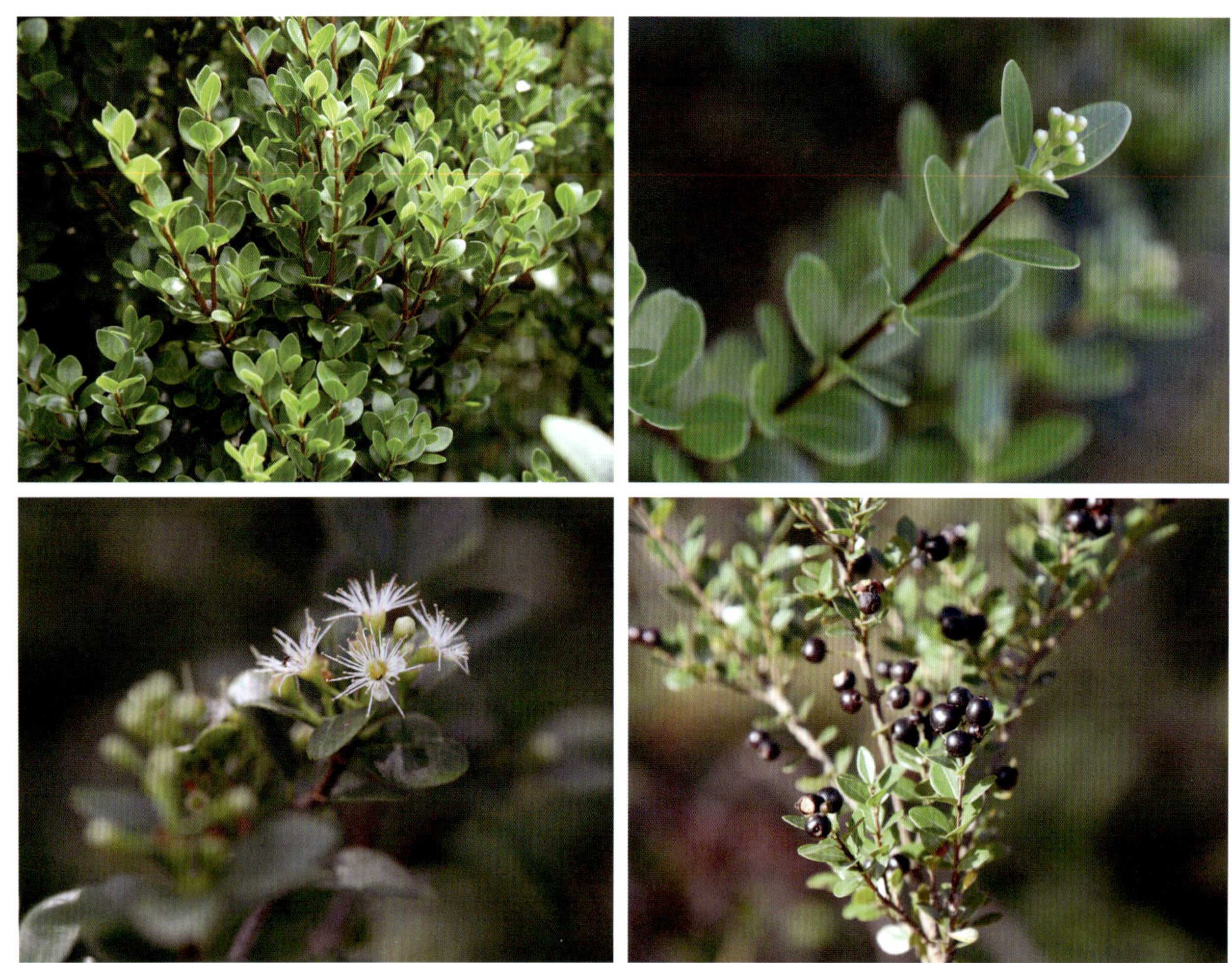

形态特征 灌木。嫩枝纤细，有4棱，干后黑褐色。叶片革质，细小，常3叶轮生，狭窄长圆形或狭披针形，长1.5~2cm，宽5~7mm，先端钝或略尖，基部楔形；叶柄长1~2mm。聚伞花序顶生，长1~1.5cm，少花；花白色；花梗长3~4mm；萼管长2mm，萼齿极短；花瓣4，分离，近圆形，长约2mm；雄蕊长约5mm；花柱与雄蕊同长。果实球形，直径4~5mm。花期5~9月，果期9~10月。

适宜生境 生于低山疏林或灌丛中。

资源状况 分布于马头山各地。常见。

入药部位 根（山乌珠根）、叶（山乌珠叶）。

采收加工 根：全年均可采，洗净，切片，鲜用或晒干。叶：全年均可采，鲜用。

功能主治 根：散风祛寒，活血止痛。用于风寒感冒，头痛，风湿痹痛，跌打肿痛。叶：解毒敛疮，止汗。用于烫伤，盗汗。

野牡丹科

过路惊 中华野海棠、秀丽野海棠、三数野海棠

Bredia quadrangularis Cogn.

标本采集号：361028180822026LY

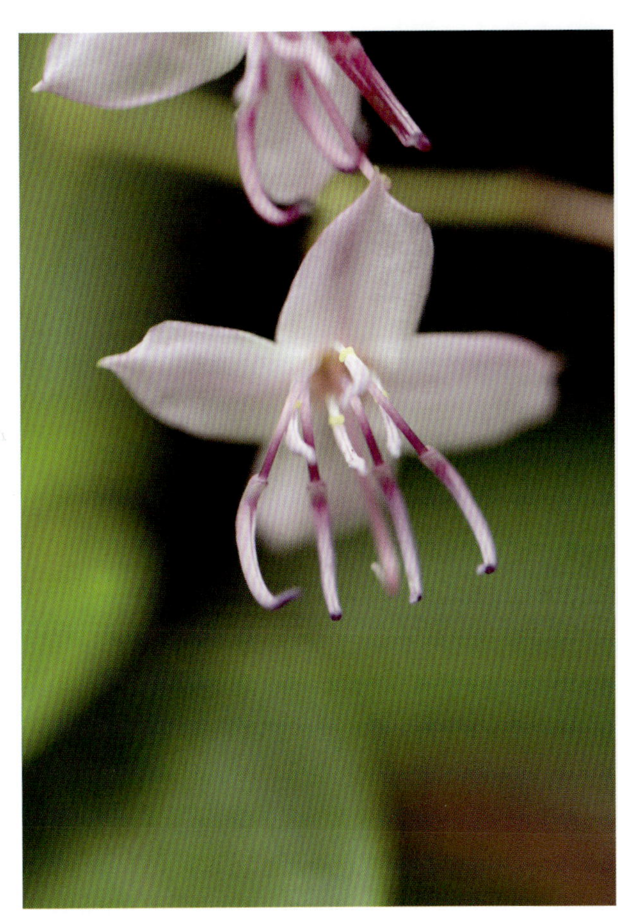

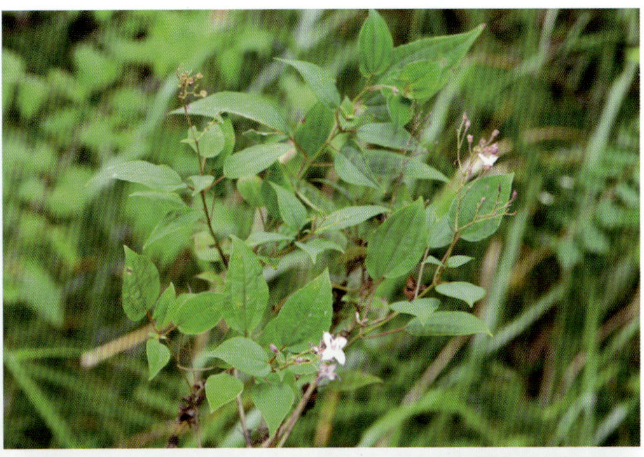

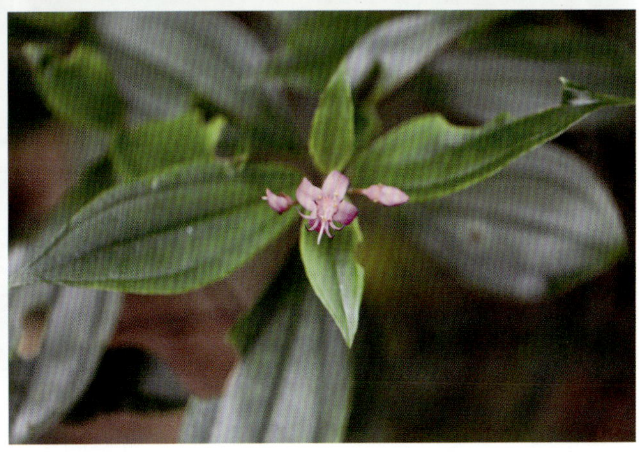

形态特征 灌木。茎圆柱形或略四棱形，分枝多；小枝四棱形，棱上多少具狭翅，无毛。叶片坚纸质，卵形至椭圆形；叶柄长5~15mm，无毛。聚伞花序，腋生于枝条顶端；花萼短钟形，具4棱；花瓣玫瑰色至紫色，卵形，顶端急尖；雄蕊4长4短。蒴果杯形，露出宿存萼外；宿存萼浅杯形，4棱，顶端冠以浅波状宿存萼片，长约3mm，直径约4mm。花期6~8月，果期8~10月。

适宜生境 生于山坡、山谷林下阴湿的地方或路旁。

资源状况 分布于马头山各地。常见。

入药部位 全株（过路惊）。

采收加工 夏、秋二季采收，洗净，切段，晒干。

功能主治 息风定惊。用于小儿惊风，夜啼。

鸭脚茶 山落茄、雨伞子、九节兰

Bredia sinensis (Diels) H. L. Li

标本采集号：361028170708011LY

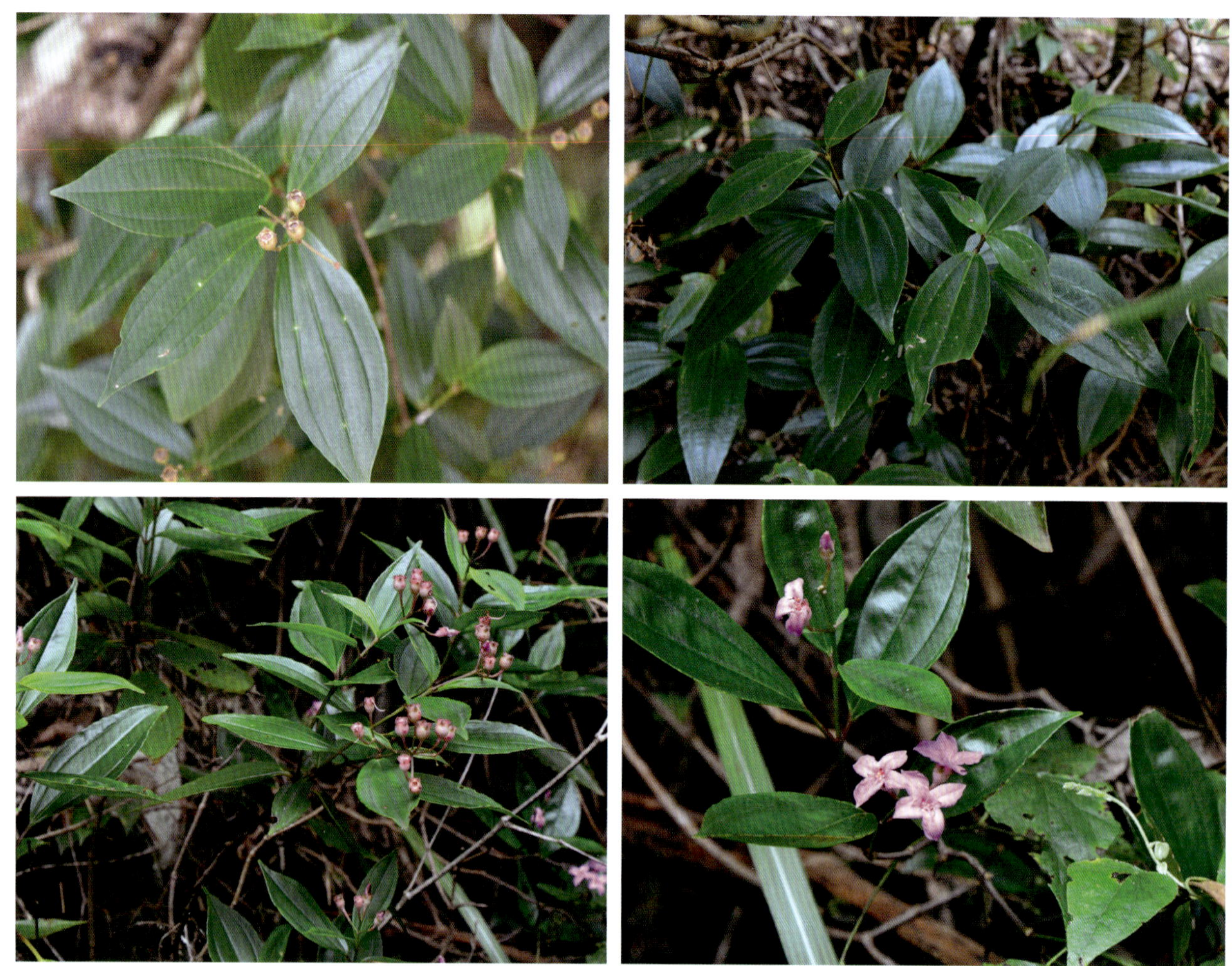

形态特征 灌木。茎圆柱形，分枝多；小枝略四棱形。叶片坚纸质，披针形至卵形或椭圆形，基部楔形或极钝，长 5~11cm，宽 2~5cm，叶面基出脉微凹，侧脉不明显；叶柄长 5~20mm，几无毛。聚伞花序，顶生，有花 20 朵，长和宽 4~6cm；萼片有时被星状毛，长和直径约 7mm。蒴果近球形，为宿存萼所包。花期 6~7 月，果期 8~10 月。

适宜生境 生于山谷、山坡林下阴湿的路边。

资源状况 分布于马头山各地。常见。

入药部位 全株或叶（鸭脚茶）。

采收加工 夏、秋二季采收，鲜用或晒干。

功能主治 发汗解表。用于感冒。

异药花 峨眉异药花、臭骨草、酸猴儿

Fordiophyton faberi Stapf

标本采集号：361028170909011LY

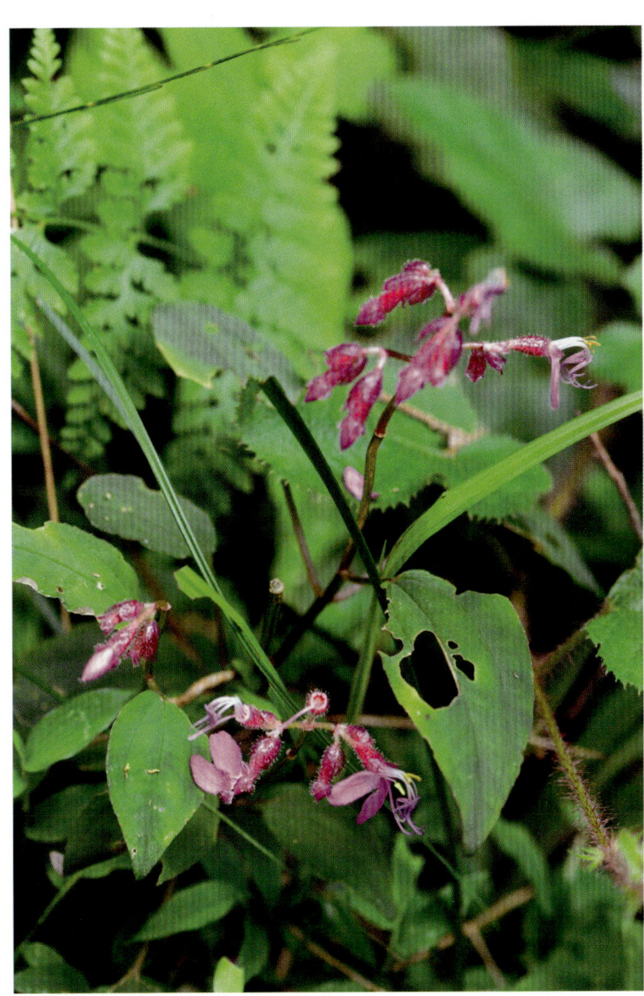

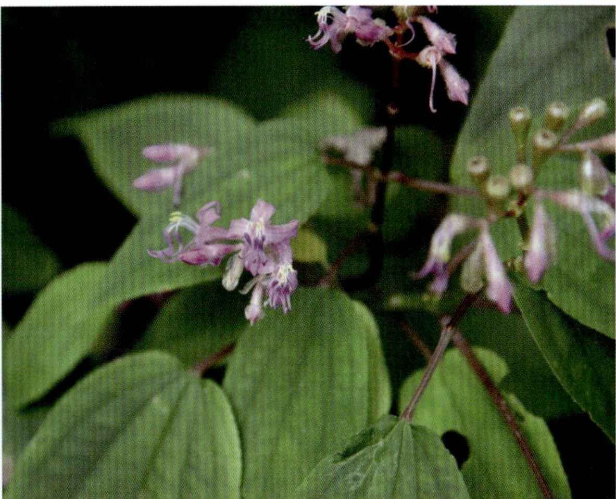

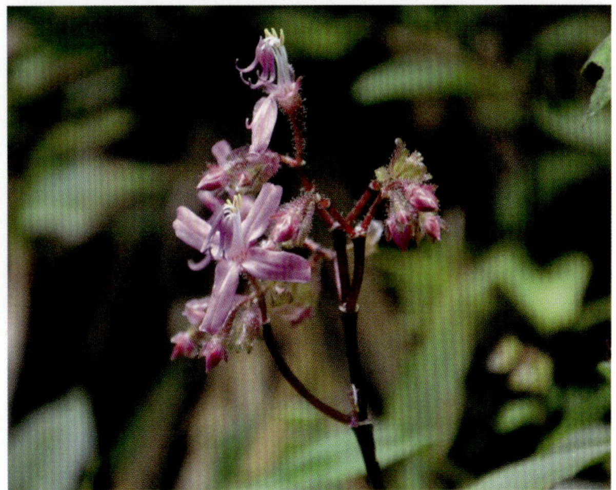

形态特征 草本或亚灌木。茎四棱形，有槽，无毛，不分枝。叶片膜质，基部浅心形，稀近楔形，长5~14.5cm，宽2~5cm；叶柄长1.5~4.3cm。伞梗基部具1圈覆瓦状排列的苞片，苞片广卵形或近圆形，通常带紫红色，透明，长约1cm；子房顶端具膜质冠，冠檐具缘毛。蒴果倒圆锥形，顶孔4裂；宿存萼与蒴果同形，具不明显的8条纵肋，无毛；膜质冠伸出萼外，4裂。花期8~9月，果期约6月。

适宜生境 生于沟边或路边灌木丛中岩石上潮湿的地方。

资源状况 分布于马头山各地。常见。

入药部位 叶（酸猴儿）。

采收加工 夏季采收，鲜用或晒干。

功能主治 祛风除湿，清肺解毒。用于风湿热痹，肺热咳嗽，漆疮。

地 菍 铺地锦、山地菍、库卢子

Melastoma dodecandrum Lour.

标本采集号：361028170708005LY

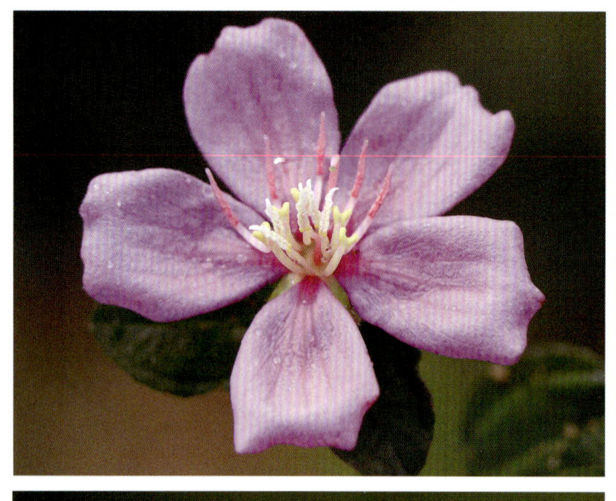

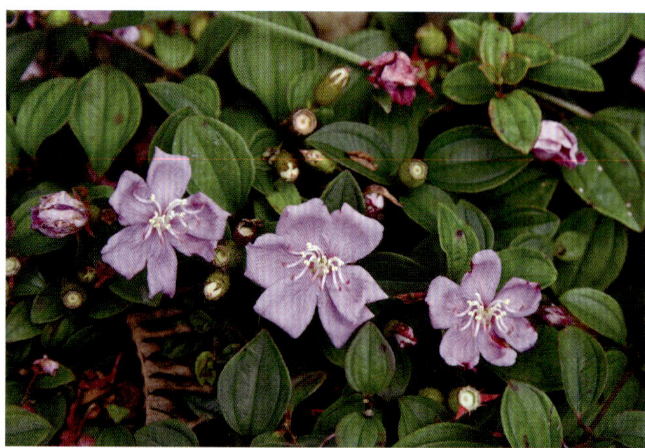

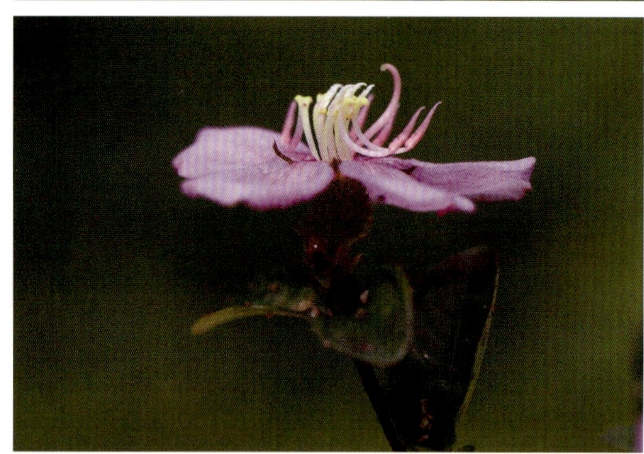

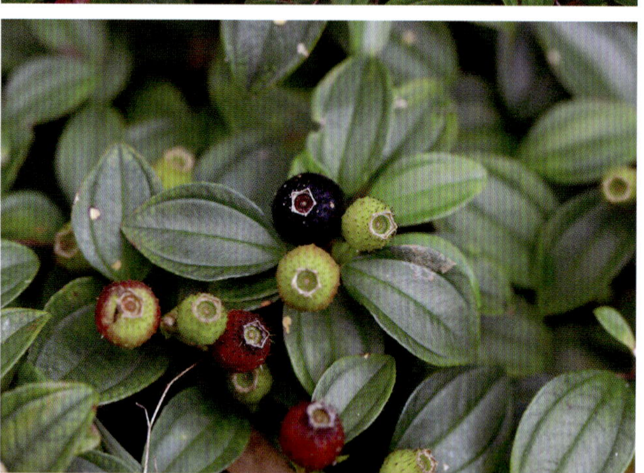

形态特征 小灌木。茎匍匐上升，逐节生根，分枝多，披散。叶片坚纸质，卵形或椭圆形，顶端急尖，基部广楔形，长 1~4cm，宽 0.8~3cm。聚伞花序顶生，有花 1~3 朵，基部有叶状总苞 2；花梗长 2~10mm，被糙伏毛；苞片卵形，长 2~3mm，宽约 1.5mm，具缘毛，背面被糙伏毛；花萼管长约 5mm，被糙伏毛；花瓣淡紫红色至紫红色，菱状倒卵形。果坛状球状，平截，近顶端略缢缩，肉质，不开裂。花期 5~7 月，果期 7~9 月。

适宜生境 生于山坡矮草丛中，为酸性土壤常见的植物。

资源状况 分布于马头山各地。常见。

入药部位 全草（地菍）、果实（地菍果）。

采收加工 全草：5~6 月采收，洗净，除去杂质，晒干或烘干。果实：7~9 月果实成熟时分批采摘，晒干。

功能主治 全草：清热解毒，活血止血。用于高热，肺痈，咽肿，牙痛，赤白痢疾，黄疸，水肿，痛经，崩漏，带下病，产后腹痛，瘰疬，痈肿，疔疮，痔疮，毒蛇咬伤。果实：补肾养血，止血安胎。用于肾虚精专，腰膝酸软，血虚萎黄，气虚乏力，经多，崩漏，胎动不安，阴挺，脱肛。

评　　述 果可食，亦可酿酒。根可解木薯中毒。

金锦香 天香炉、马松子、金香炉

Osbeckia chinensis L.

标本采集号：361028170910003LY

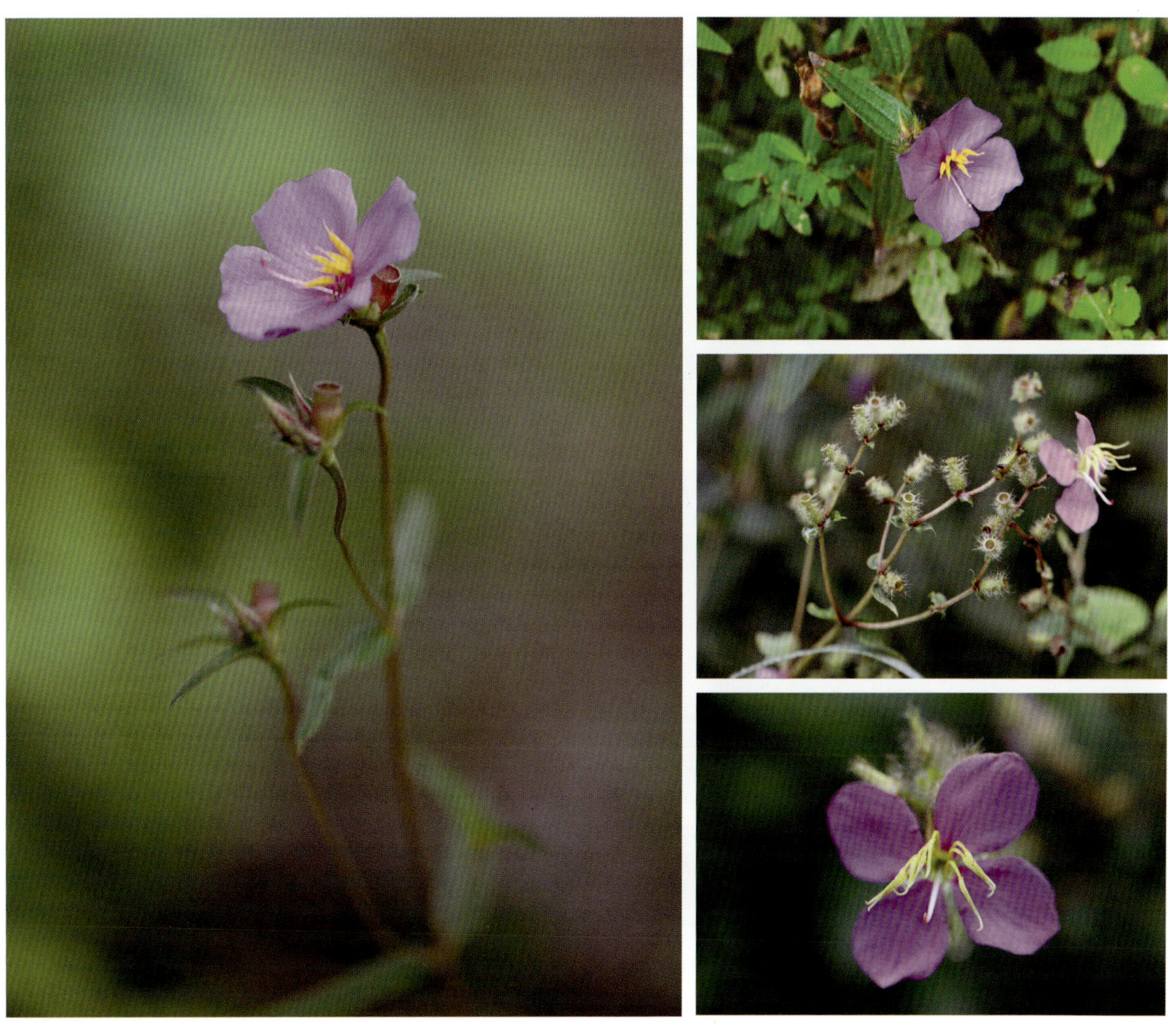

形态特征 直立草本或亚灌木。茎四棱形，具紧贴的糙伏毛。叶片坚纸质，线形或线状披针形，顶端急尖，全缘，3~5 基出脉。头状花序，顶生，有花 2~8（~10）朵，基部具叶状总苞 2~6 枚；花瓣 4，淡紫红色或粉红色，倒卵形，具缘毛；子房近球形。蒴果紫红色，卵状球形，4 纵裂；宿存萼坛状，长约 6mm，直径约 4mm，外面无毛或具少数刺毛突起。花期 7~9 月，果期 9~11 月。

适宜生境 生于荒山草坡、路旁、田地边。

资源状况 分布于马头山各地。常见。

入药部位 全草（金锦香）。

采收加工 夏、秋二季采收，洗净，晒干。

功能主治 清热利湿，消肿解毒，止咳化痰。用于急性细菌性痢疾，阿米巴痢疾，阿米巴肝脓肿，肠炎，感冒咳嗽，咽喉肿痛，小儿支气管哮喘，肺结核咯血，阑尾炎，毒蛇咬伤，疔疮疖肿。

朝天罐 高脚红缸、罐子草

Osbeckia opipara C. Y. Wu et C. Chen

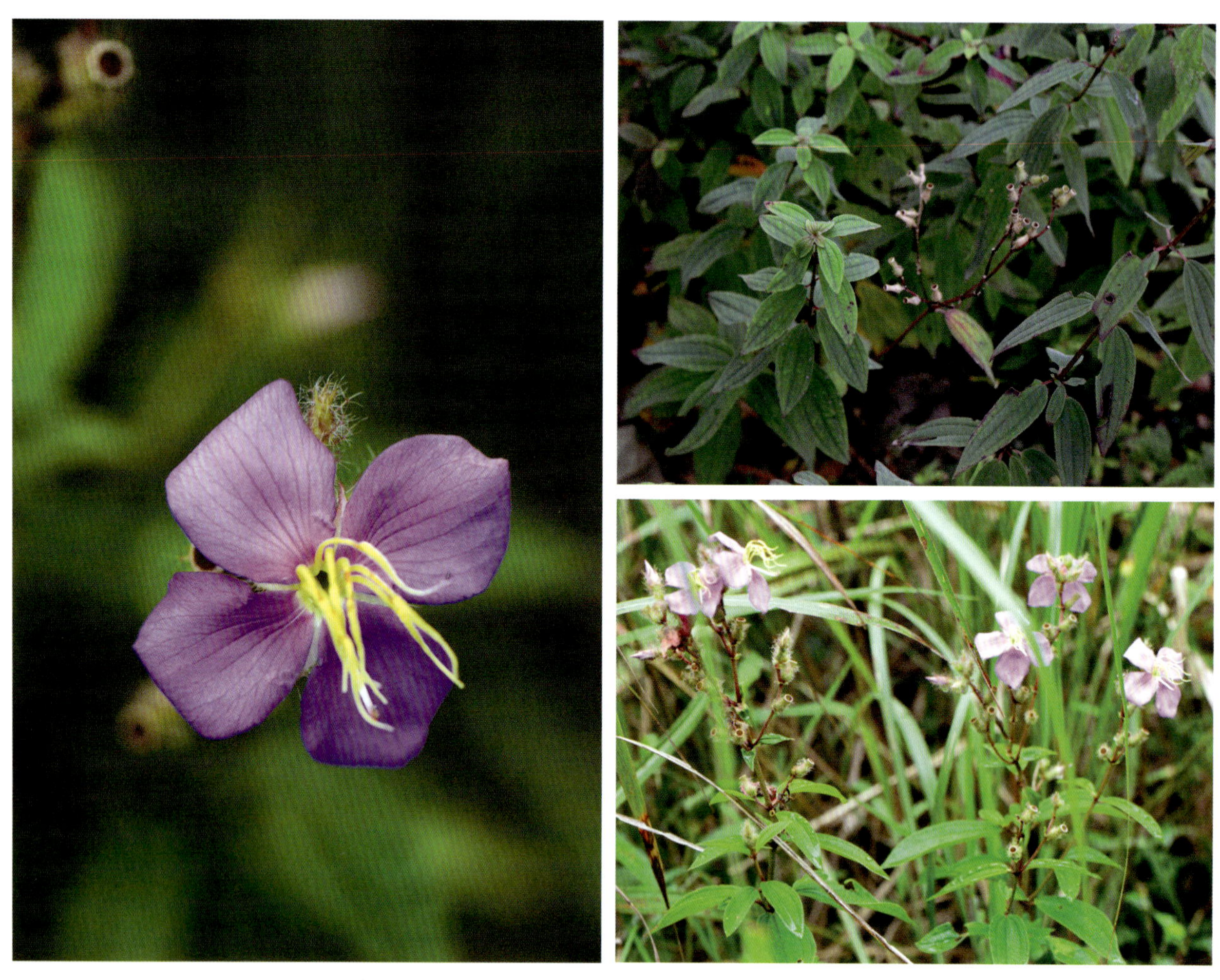

形态特征 灌木。茎四棱形，稀六棱形，被平贴的糙伏毛。叶对生或有时 3 枚轮生，叶片坚纸质，卵形至卵状披针形，长 5.5~11.5cm，宽 2.3~3cm，全缘，具缘毛，5 基出脉；叶柄长 0.5~1cm，密被平贴糙伏毛。稀疏的聚伞花序组成圆锥花序，顶生，长 7~22cm；花萼长约 2.3cm，被多轮刺毛状有柄星状毛；花瓣深红色至紫色，卵形，长约 2cm；雄蕊 8。蒴果长卵形，中部略上缢缩，长 1.4~2cm，被刺毛状有柄星状毛。花、果期 7~9 月。

适宜生境 生于山坡、山谷、水边、路旁、疏林中或灌木丛中。

资源状况 分布于马头山各地。常见。

入药部位 枝叶（罐子草）、根（倒罐子根）。

采收加工 枝叶：全年均可采收，切段，晒干。根：秋后采挖，洗净，切片，晒干。

功能主治 枝叶：清热利湿，止血调经。用于湿热泻痢，淋痛，久咳，劳嗽，咯血，月经不调，带下病。根：止血，解毒。用于咯血，痢疾，咽喉痛。

星毛金锦香 假朝天罐、朝天罐、湿生金锦香

Osbeckia sikkimensis Craib

标本采集号：361028170910015LY

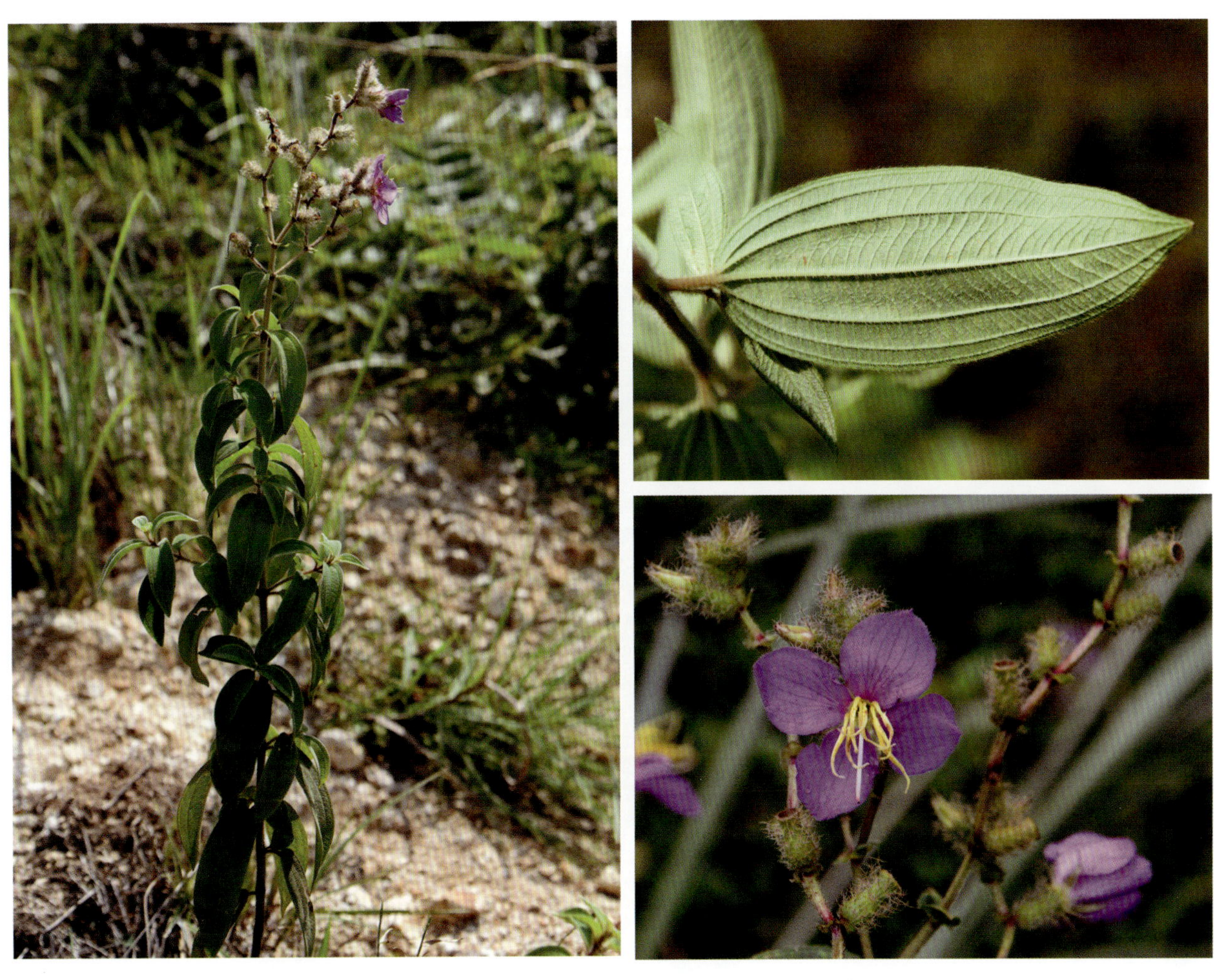

形态特征 灌木。茎四棱形，分枝多。叶片纸质，披针形至卵状披针形，顶端渐尖，基部钝或近圆形，具缘毛，两面被糙伏毛，5 基出脉，叶面基出脉下凹；叶柄长 5~18mm，密被糙伏毛。花瓣紫红色或粉红色，卵形，顶端急尖，长 1~1.3cm，全缘，无缘毛；子房卵形，顶端有 1 圈刚毛。蒴果卵形，4 纵裂；宿存萼坛状，长 1.2~1.5cm，顶端平截，具纵肋。花期 8~9 月，果期 9~10 月。

适宜生境 生于沟边灌木丛或山坡林缘。

资源状况 分布于马头山各地。常见。

入药部位 根或果实（九里根）。

采收加工 秋后采根，洗净，切片，晒干；果实成熟后采摘果实，晒干。

功能主治 清热利湿，调经止血。用于湿热泻痢，痰热咳喘，吐血，月经不调。

楮头红 槠头红、卫环草、水龙花

Sarcopyramis napalensis Wall.

标本采集号：361028180823013LY

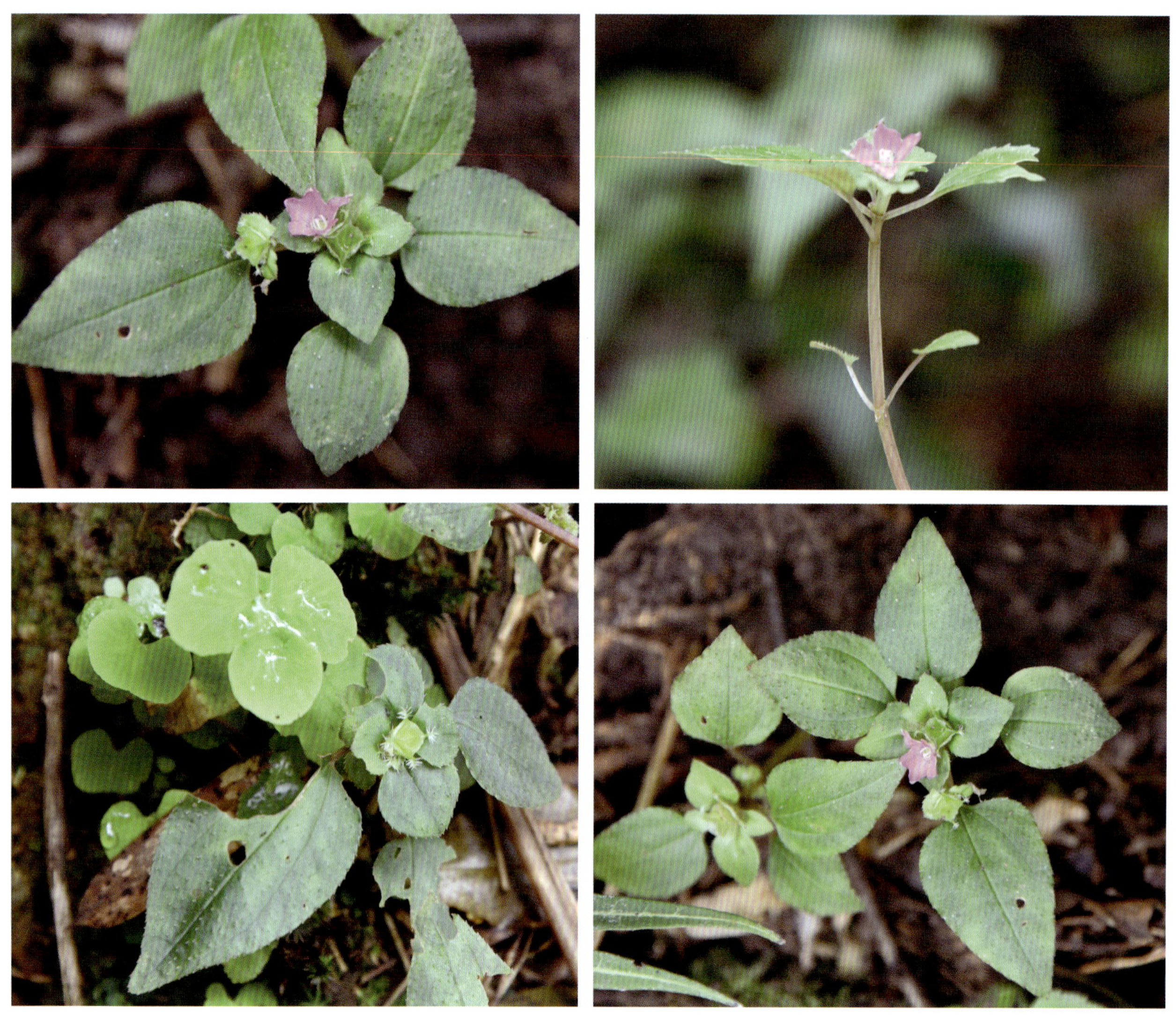

形态特征 直立草本。茎四棱形，肉质，无毛，上部分枝。叶面被疏糙伏毛；叶柄长 0.8~2.8cm，具狭翅。花梗长 2~6mm，四棱形，棱上具狭翅；花瓣粉红色，倒卵形，顶端平截，偏斜，另 1 侧具小尖头，长约 7mm；子房顶端具膜质冠，冠缘浅波状，微 4 裂。蒴果杯形，具 4 棱，膜质冠伸出萼 1 倍；宿存萼及裂片与花时同。花期 8~10 月，果期 9~12 月。

适宜生境 生于密林下阴湿的地方或溪边。

资源状况 分布于马头山各地。常见。

入药部位 全草（楮头红）。

采收加工 夏、秋二季采收，鲜用或切碎晒干。

功能主治 清热平肝，利湿解毒。用于肺热咳嗽，头目眩晕，耳鸣，耳聋，目赤羞明，肝炎，风湿痹痛，跌打伤肿，蛇头疔，无名肿毒。

柳叶菜科

南方露珠草 拐子菜、辣椒七、白辣蓼草

Circaea mollis Sieb. et Zucc.

标本采集号：361028170909015LY

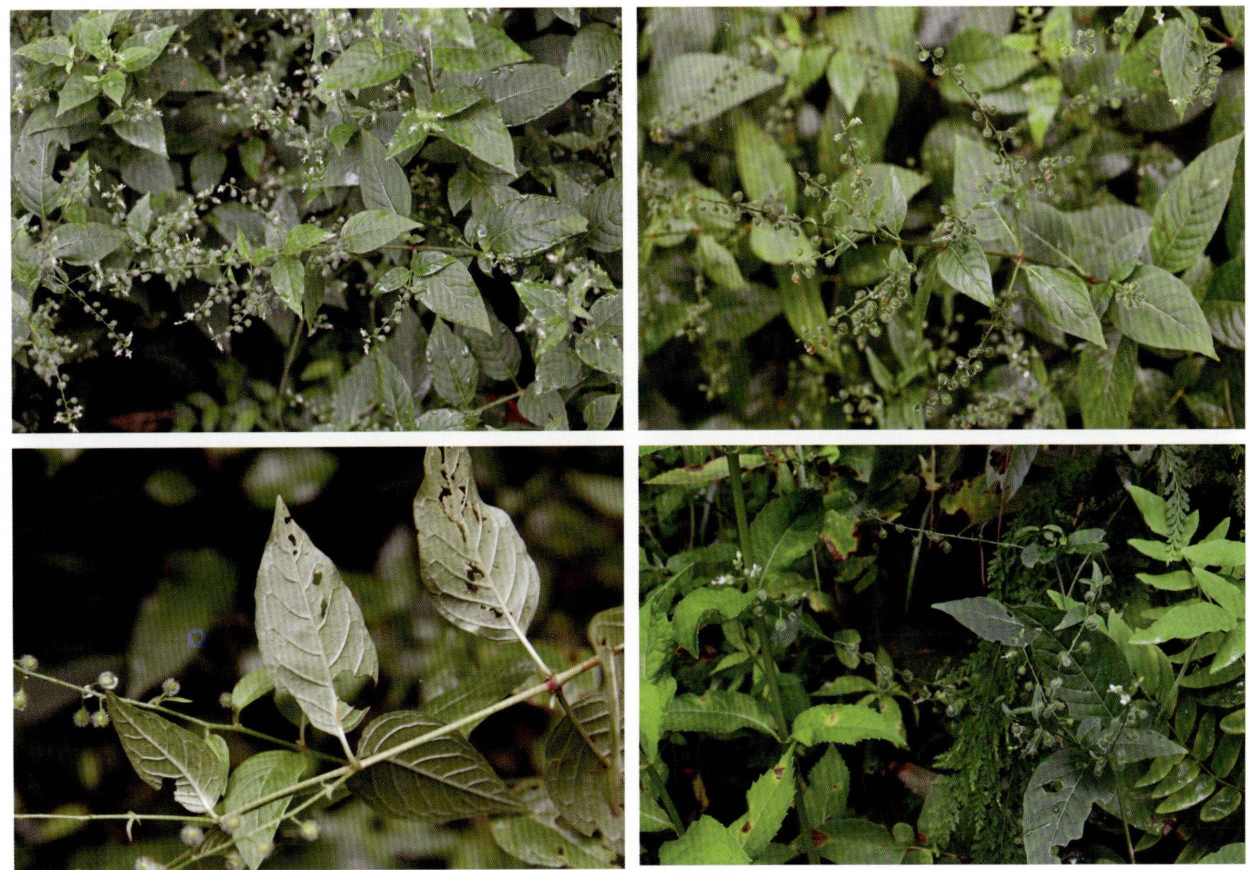

形态特征 多年生草本。根状茎不具块茎。叶狭披针形、阔披针形至狭卵形，长 3~16cm，宽 2~5.5cm，基部楔形或稀圆形，先端狭渐尖至近渐尖，边缘近全缘至具锯齿。花瓣白色，阔倒卵形，长 0.7~1.8mm，宽 1~2.6mm；雄蕊开花时通常直。果实狭梨形至阔梨形或球形，长 2.6~3.5mm，直径 2~3.2mm；果梗常明显反曲，成熟果实连梗长 5~7mm。花期 7~9 月，果期 8~10 月。

适宜生境 生于落叶阔叶林中。

资源状况 分布于马头山各地。常见。

入药部位 全草或根（南方露珠草）。

采收加工 夏、秋二季采收全草，鲜用或晒干；秋季采挖根，除去地上部分，洗净泥土，鲜用或晒干。

功能主治 祛风除湿，活血消肿，清热解毒。用于风湿痹痛，跌打瘀肿，乳痈，瘰疬，疮肿，无名肿毒，毒蛇咬伤。

小二仙草科

小二仙草 船板草、豆瓣草、沙生草

Haloragis micrantha (Thunb.) R. Br. ex Sieb. et Zucc.

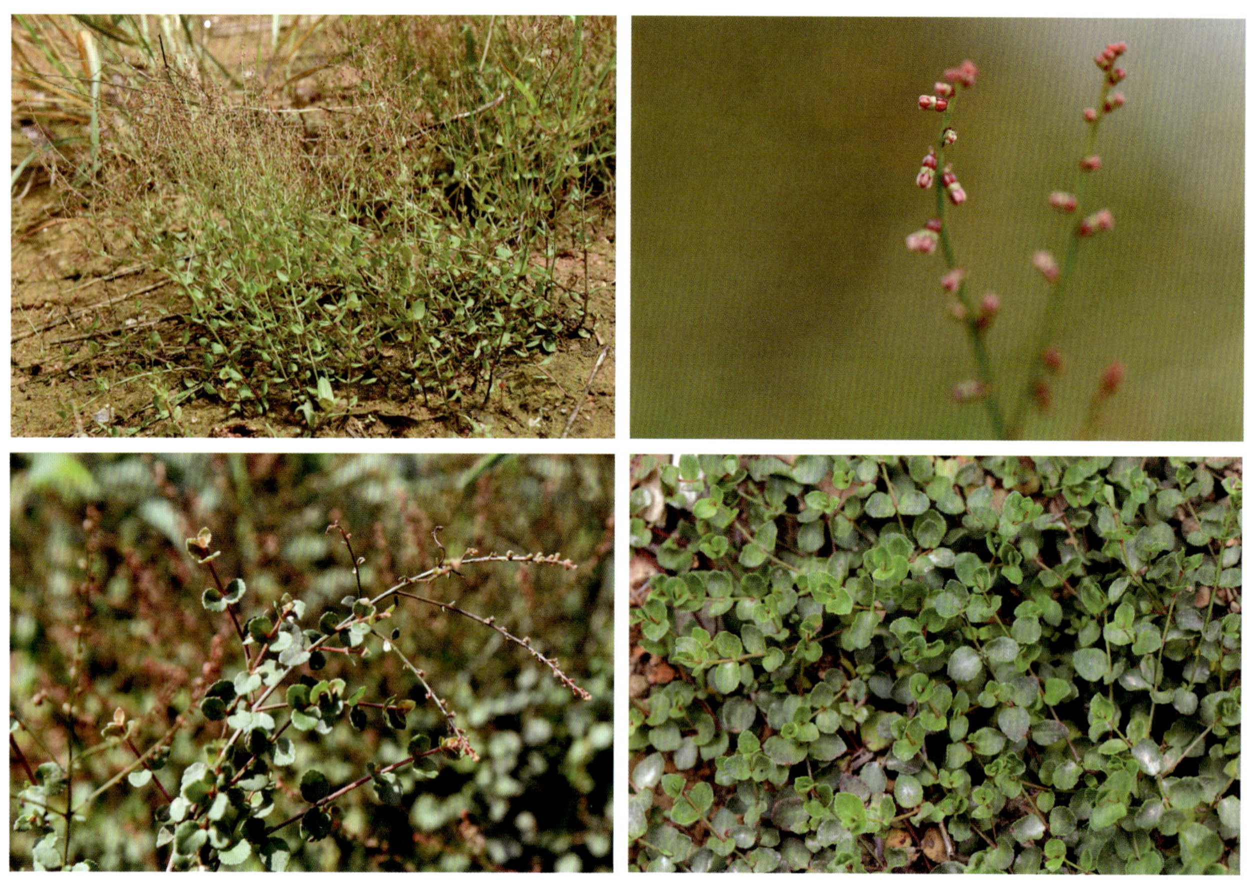

形态特征 多年生草本。茎直立或下部平卧，具纵槽，多分枝，多少粗糙，带赤褐色。叶对生，卵形或卵圆形，长6~17mm，宽4~8mm，边缘具稀疏锯齿，淡绿色。花两性，极小；萼筒长0.8mm，4深裂，宿存，绿色，裂片较短，三角形，长0.5mm；花瓣4，淡红色，比萼片长2倍；雄蕊8，花丝短，子房下位，2~4室。坚果近球形，小型，花期4~8月，果期5~10月。

适宜生境 生于荒山草丛中。

资源状况 分布于马头山各地。常见。

入药部位 全草（小二仙草）。

采收加工 夏、秋二季采集，除去泥沙，晒干。

功能主治 止咳平喘，清热利湿，调经活血。用于咳嗽，哮喘，热淋，便秘，痢疾，月经不调，跌损骨折，疔疮，乳痈，烫伤，毒蛇咬伤。

八角枫科

八角枫 枢木、华瓜木、豆腐柴

Alangium chinense (Lour.) Harms

标本采集号：361028170708004LY

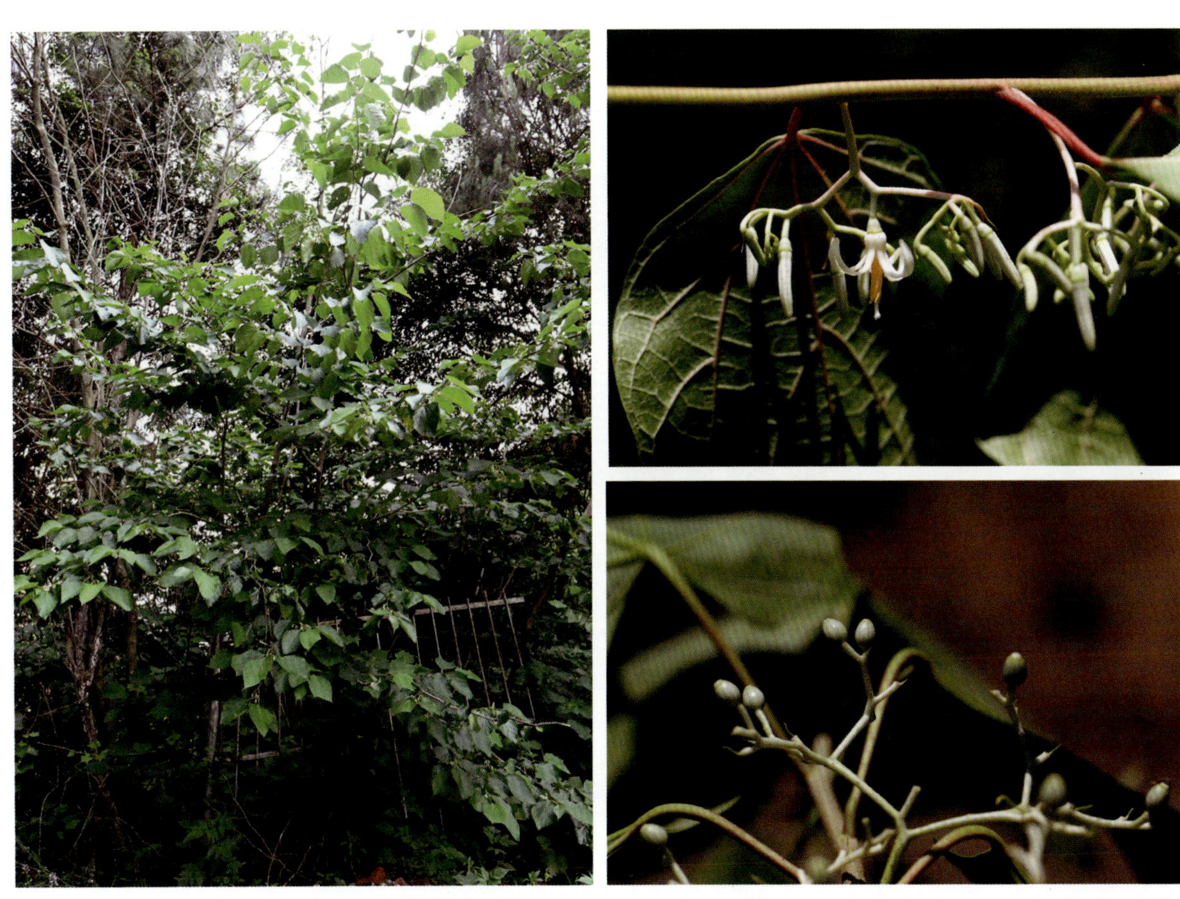

形态特征 乔木。叶纸质，近圆形或椭圆形、卵形，顶端短锐尖或钝尖，基部两侧常不对称；叶柄长2.5~3.5cm，紫绿色或淡黄色。聚伞花序腋生，长3~4cm；花瓣6~8，线形，长1~1.5cm，宽1mm；雄蕊和花瓣同数而近等长，花丝略扁，长2~3mm；花盘近球形；子房2室，花柱无毛。核果卵圆形，长5~7mm，直径5~8mm。花期5~7月、9~10月，果期7~11月。

适宜生境 生于山地或疏林中。

资源状况 分布于马头山各地。常见。

入药部位 根（八角枫根）、叶（八角枫叶）、花（八角枫花）。

采收加工 根：全年可采，挖取支根或须根，洗净，晒干。叶：夏季采收，鲜用或晒干研粉。花：5~7月采花，晒干。

功能主治 根：祛风除湿，舒筋活络，散瘀止痛。用于风湿痹痛，四肢麻木，跌打损伤。叶：化瘀接骨，解毒杀虫。用于跌打瘀肿，骨折，疮肿，乳痈，乳头皲裂，漆疮，疥癣，刀伤出血。花：散风，理气，止痛。用于头风头痛，胸腹胀痛。

评　述 本品有小毒。

毛八角枫 长毛八角枫、伞形八角枫、疏叶八角枫

Alangium kurzii Craib

标本采集号：361028170708050LY

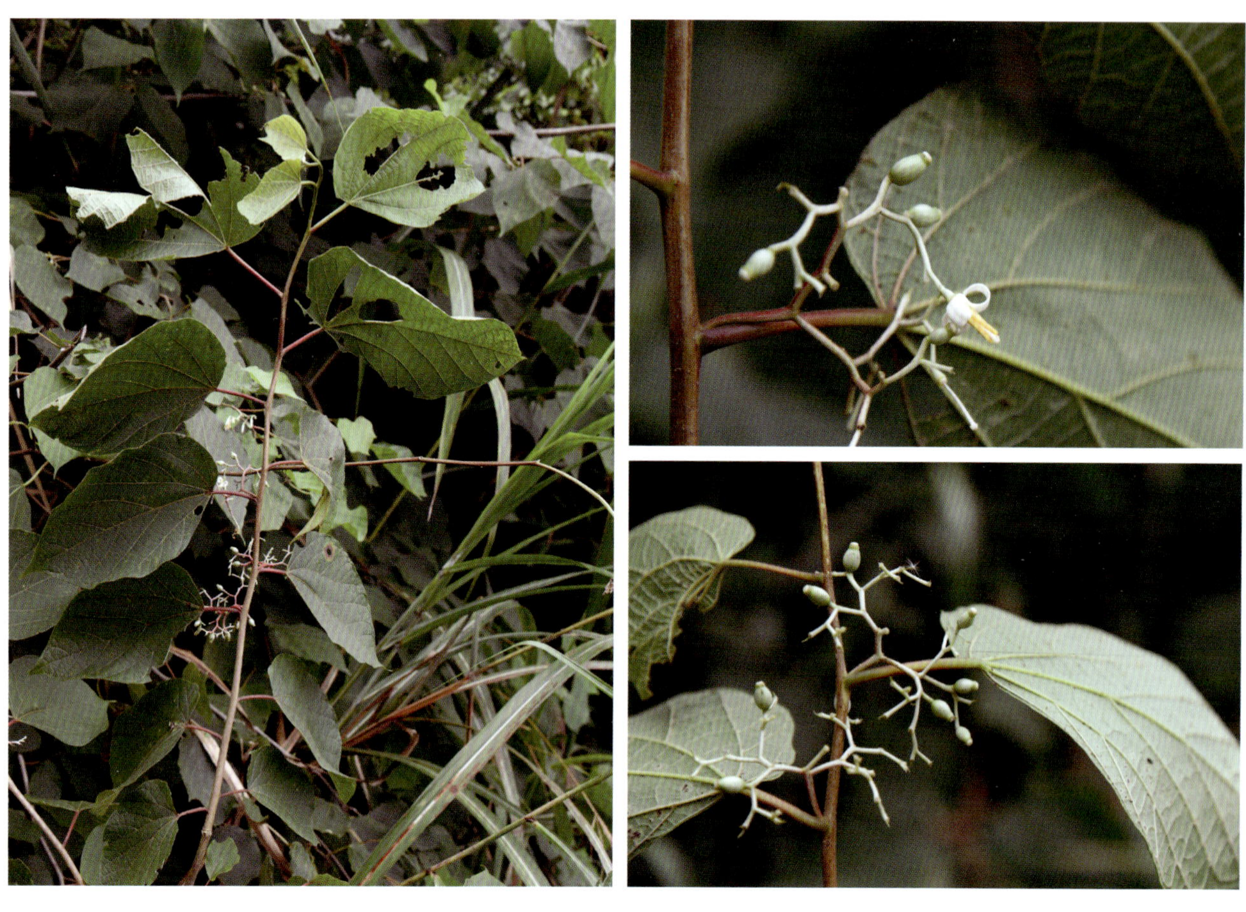

形态特征 乔木。树皮深褐色，平滑；小枝近圆柱形。叶互生，纸质，近圆形或阔卵形；叶柄长 2.5~4cm，近圆柱形，有黄褐色微绒毛，稀无毛。花瓣 6~8，线形，长 2~2.5cm，基部黏合，上部开花时反卷，外面有淡黄色短柔毛；雄蕊 6~8，略短于花瓣；花盘近球形；子房 2 室，每室有胚珠 1 颗。核果椭圆形或矩圆状椭圆形。花期 5~6 月，果期 9 月。

适宜生境 生于疏林中或路旁。

资源状况 分布于马头山各地。常见。

入药部位 侧根、须根（毛八角枫）。

采收加工 夏、秋二季采挖，洗净，鲜用或晒干。

功能主治 舒筋活血，散瘀止痛。用于跌打瘀肿，骨折。

评　述 本品有毒。

山茱萸科

灯台树 六角树、瑞木

Bothrocaryum controversum (Hemsl.) Pojark.

标本采集号：361028180510007LY

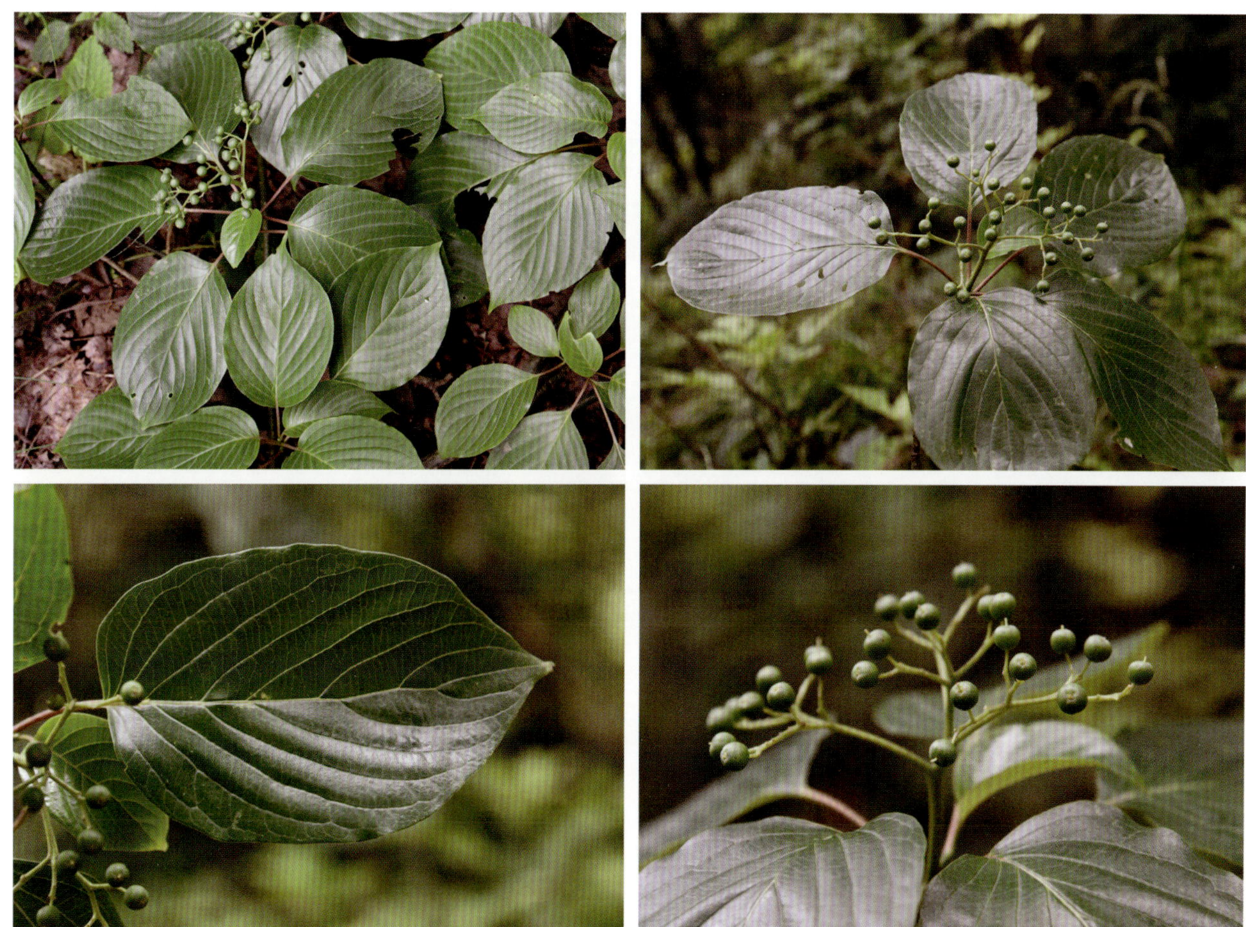

形态特征　乔木。树皮光滑，暗灰色或带黄灰色；枝开展，圆柱形。叶互生，纸质，全缘；叶柄紫红绿色，长 2~6.5cm，无毛。总花梗淡黄绿色，长 1.5~3cm；花小，白色，直径 8mm；花梗淡绿色，长 3~6mm，疏被贴生短柔毛；花萼裂片 4；花瓣 4，长圆状披针形；雄蕊 4。核果球形，直径 6~7mm；核骨质，球形；果梗长 2.5~4.5mm，无毛。花期 5~6 月，果期 7~8 月。

适宜生境　生于常绿阔叶林或针阔叶混交林中。

资源状况　分布于马头山各地。常见。

入药部位　树皮或根皮及叶（灯台树）、果实（灯台树果）。

采收加工 树皮或根皮及叶：树皮或根皮定植10年以上收获，生长期越长，皮层越厚，产量越高，质量越好。5~6月，剥取树皮或根皮，晒干；全年均可采收叶，晒干或鲜用。果实：夏、秋二季果实成熟时采摘，晒干。

功能主治 树皮或根皮及叶：清热平肝，消肿止痛。用于头痛，眩晕，咽喉肿痛，关节酸痛，跌打肿痛。果实：清热解毒，润肠通便，驱蛔。用于肝炎，肠燥便秘，蛔虫病。

香港四照花

Dendrobenthamia honkongensis (Hemsl.) Hutch.

标本采集号：361028180510016LY

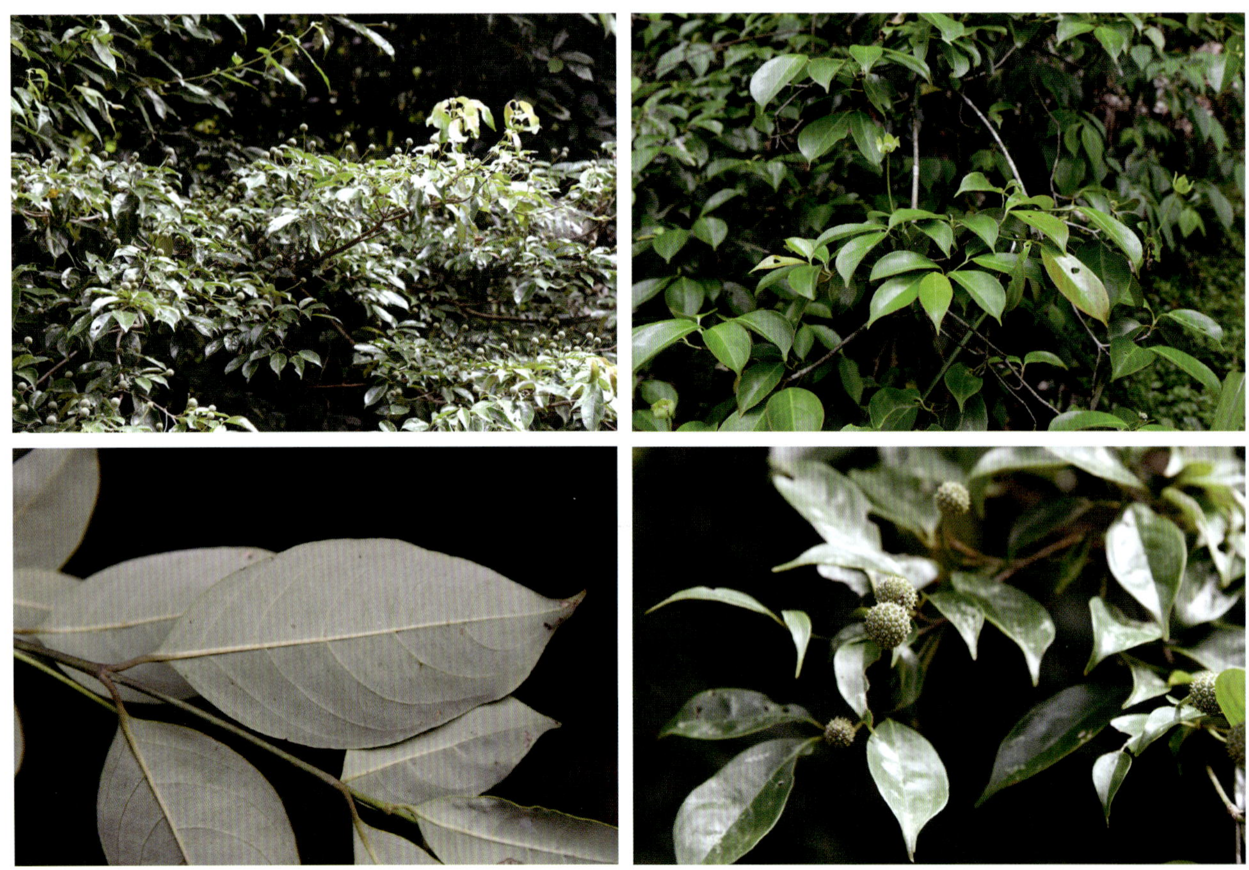

形态特征 乔木。树皮深灰色或黑褐色，平滑。叶对生；叶柄细圆柱形，长0.8~1.2cm。总苞片4，白色；花小，有香味；花萼管状，绿色；花瓣4，长圆椭圆形，长2.2~2.4mm，宽1~1.2mm，淡黄色；雄蕊4；花丝长1.9~2.1mm，花药椭圆形，深褐色；花盘盘状；子房下位，柱头小，淡绿色。总果梗绿色，长3.5~10cm。花期5~6月，果期11~12月。

适宜生境 生于湿润山谷的密林或混交林中。

资源状况 分布于马头山各地。常见。

入药部位 叶及花（香港四照花）、果实（香港四照花果）。

采收加工 叶及花：全年均可采收叶，夏季可采花，除去枝梗，鲜用或晒干。果实：秋季采收，晒干。

功能主治 叶及花：收敛止血。用于外伤出血。果实：驱蛔。用于蛔虫病。

四照花 白毛四照花、华西四照花

Dendrobenthamia japonica (DC.) Fang var. *chinensis* (Osborn) Fang

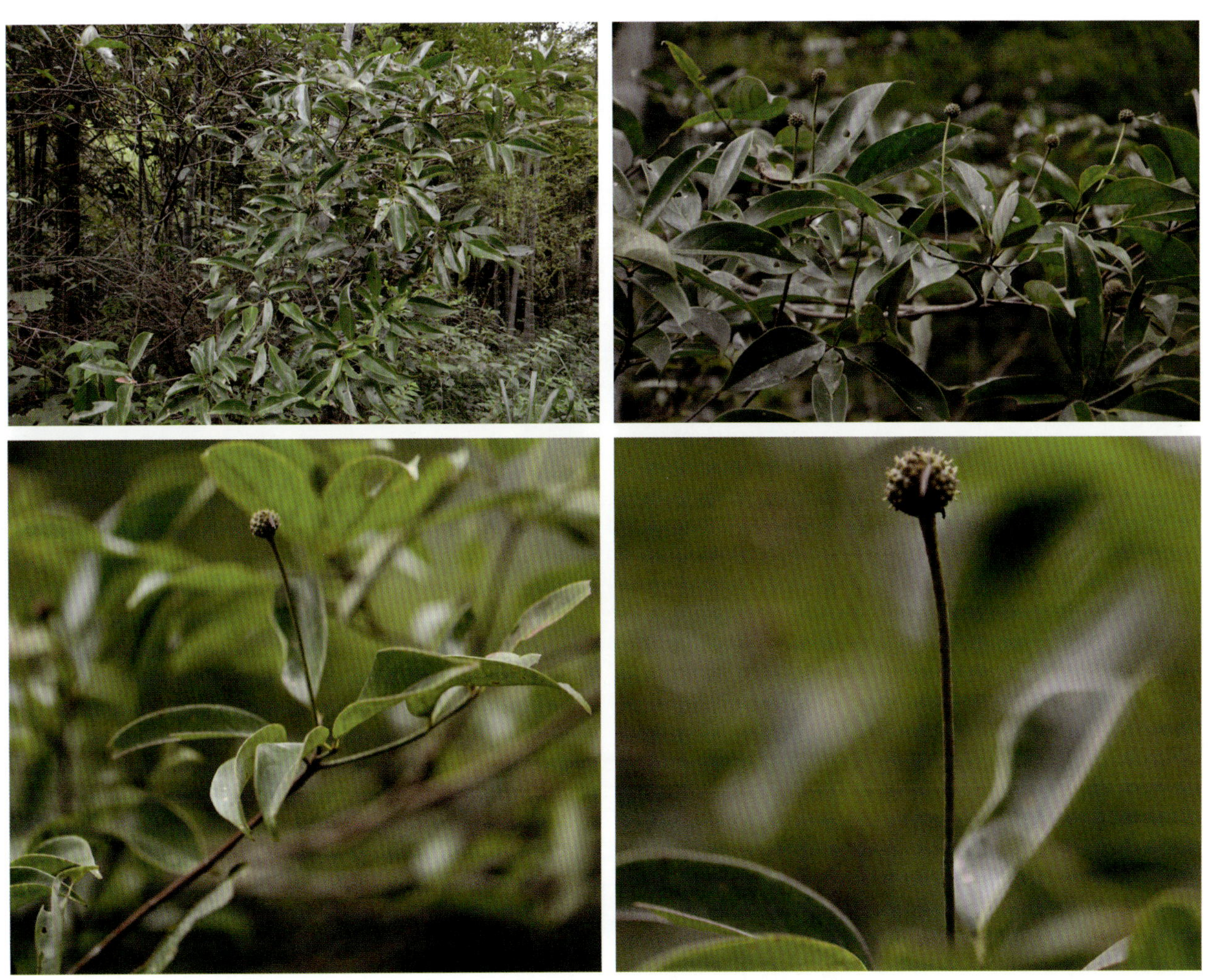

形态特征 乔木。小枝纤细。叶对生，厚纸质或纸质，长 5.5~12cm，宽 3.5~7cm，背面粉绿色。花小；总花梗纤细，被白色贴生短柔毛；总苞片 4，白色，卵形或卵状披针形；花萼管状，上部 4 裂，花萼内侧有 1 圈褐色短柔毛；花盘垫状；子房下位。果序球形，成熟时红色，微被白色细毛；总果梗纤细，长 5.5~6.5cm。

适宜生境 生于常绿阔叶林中。

资源状况 分布于马头山各地。常见。

入药部位 树皮及根皮（四照花皮）、叶及花（四照花）。

采收加工 树皮及根皮：全年均可采，洗净，切片，晒干。叶及花：夏、秋二季采摘，鲜用或晒干。

功能主治 树皮及根皮：清热解毒。用于痢疾，肺热咳嗽。叶及花：清热解毒，收敛止血。用于痢疾，肝炎，水火烫伤，外伤出血。

评　　述 本变种与原变种的区别在于叶为纸质或厚纸质，背面粉绿色，花萼内侧有 1 圈褐色短柔毛。

五加科

白　簕 三叶五加、毛三叶五加

Acanthopanax trifoliatus (Linn.) Merr.

标本采集号：361028170425002LY

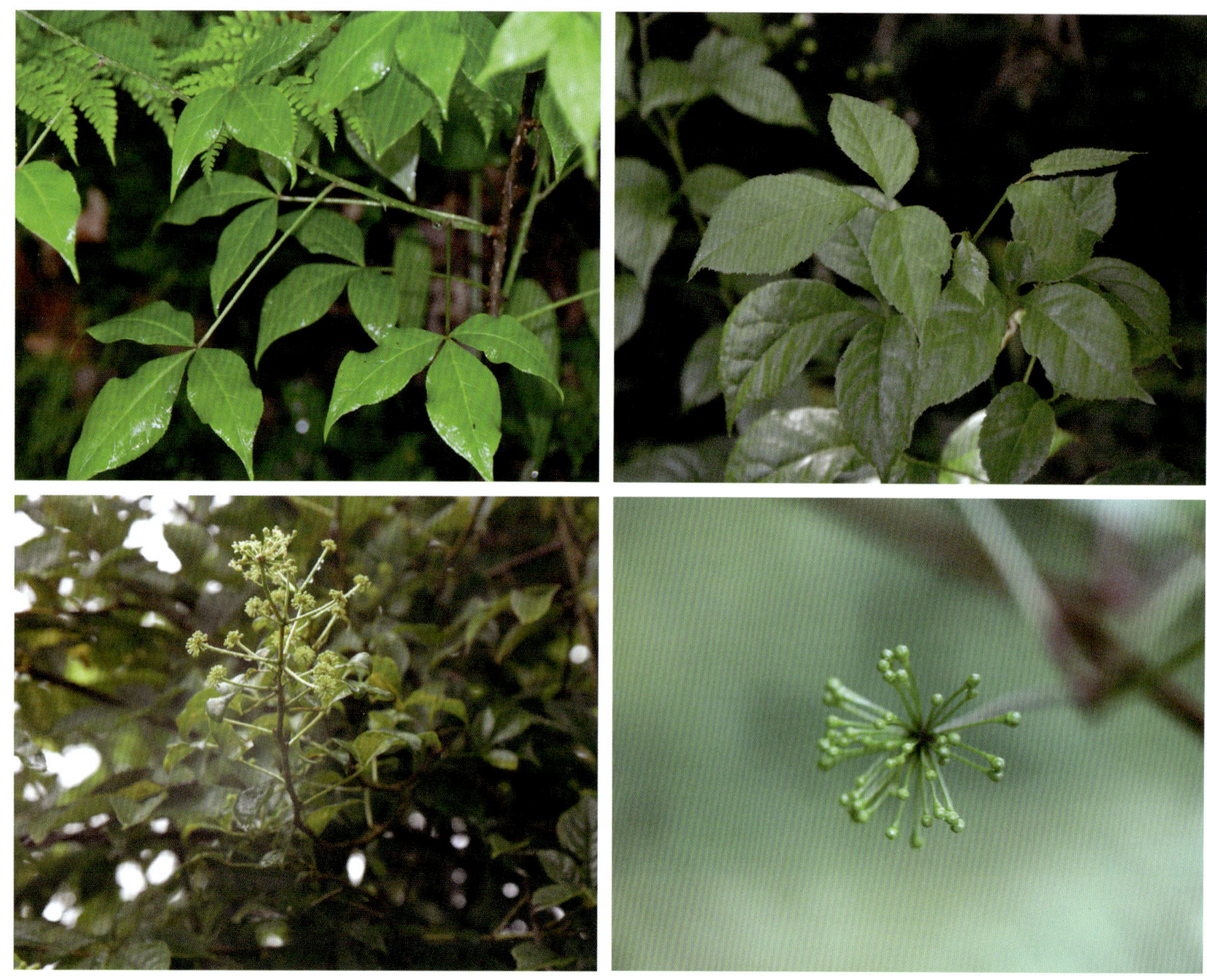

形态特征 灌木。刺基部扁平，先端钩曲。叶有小叶 3，稀 4~5；叶柄长 2~6cm，有刺或无刺，无毛；小叶柄长 2~8mm。花黄绿色；总花梗长 2~7cm，无毛；花梗细长，长 1~2cm，无毛；萼长约 1.5mm，无毛；花瓣 5，三角状卵形；雄蕊 5，花丝长约 3mm；子房 2 室，花柱 2，基部或中部以下合生。果实扁球形，直径约 5mm，黑色。花期 8~11 月，果期 9~12 月。

适宜生境 生于村落、山坡路旁、林缘和灌丛中。

资源状况 分布于马头山各地。常见。

入药部位 根或根皮（三加皮）、嫩枝叶（白簕枝叶）。

采收加工 根或根皮：9~10月间挖取，鲜用，或趁鲜时剥取根皮，晒干。嫩枝叶：全年均可采，鲜用或晒干。

功能主治 根或根皮：清热解毒，祛风利湿，活血舒筋。用于感冒发热，咽痛，头痛，咳嗽胸痛，胃脘疼痛，泄泻，痢疾，胁痛，黄疸，石淋，带下病，风湿痹痛，腰腿酸痛，筋骨拘挛麻木，跌打骨折，痄腮，乳痈，疮疡肿毒，蛇虫咬伤。嫩枝叶：清热解毒，活血消肿，除湿敛疮。用于感冒发热，咳嗽胸痛，痢疾，风湿痹痛，跌打损伤，骨折，刀伤，痈疮疔疖，口疮，湿疹，疥疮，毒虫咬伤。

楤 木 鹊不踏、虎阳刺、乌不宿

Aralia chinensis Linn.

标本采集号：361028180823010LY

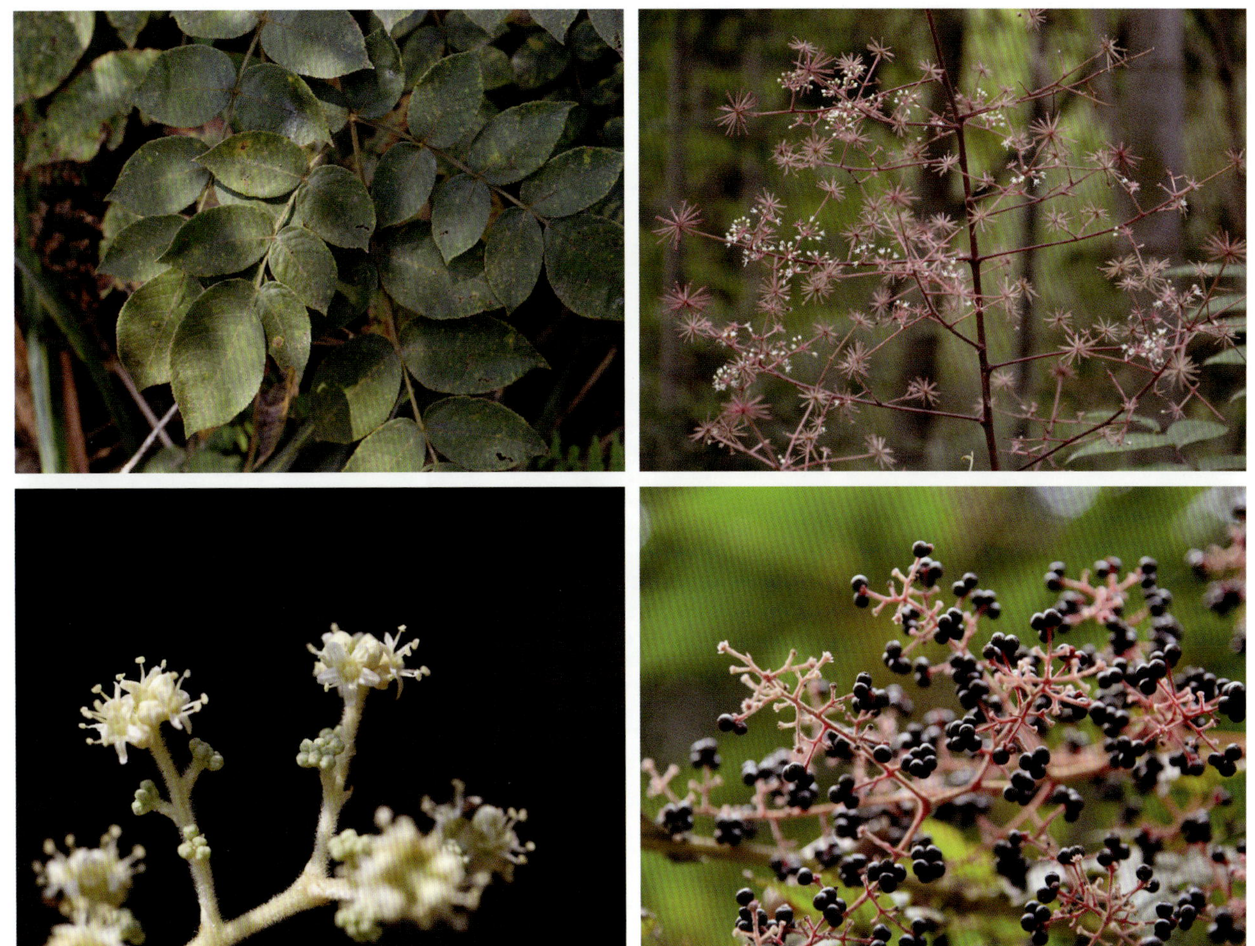

形态特征 灌木。树皮灰色，疏生粗壮直刺；小枝通常淡灰棕色。叶为二回或三回羽状复叶，长60~110cm；叶柄粗壮，长可达50cm；托叶与叶柄基部合生；小叶片纸质至薄革质。花瓣5，卵状三角形，长1.5~2mm；雄蕊5，花丝长约3mm。果实球形，黑色，直径约3mm，有5棱；宿存花柱长1.5mm，离生或合生至中部。花期7~9月，果期9~12月。

适宜生境 生于森林、灌丛或林缘路边。

资源状况 分布于马头山各地。常见。

入药部位 根或根皮（楤木根）、韧皮部（楤木白皮）、嫩叶（楤木叶）、花（楤木花）。

采收加工 根或根皮：9~10 月挖根，或剥取根皮晒干。韧皮部：全年可采。嫩叶：春、夏二季采收，鲜用或晒干。花：7~9 月花开时采收，阴干。

功能主治 根或根皮：祛风湿，利小便，散瘀血，消肿毒。用于风湿性关节炎，肾炎水肿，肝硬化腹水，急、慢性肝炎，胃痛，淋浊，血崩，跌打损伤，瘰疬，痈肿。韧皮部：舒筋活血，散瘀止痛。用于风湿痹痛，跌打损伤。嫩叶：利水消肿，解毒止痢。用于肾炎水肿，臌胀，腹泻，痢疾，疔疮肿毒。花：止血。用于吐血。

树　参 半枫荷、鸭脚木、枫荷梨

Dendropanax dentiger (Harms) Merr.

标本采集号：361028170710017LY

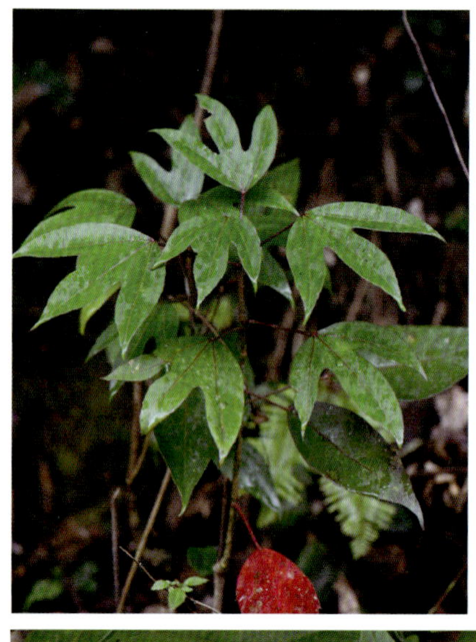
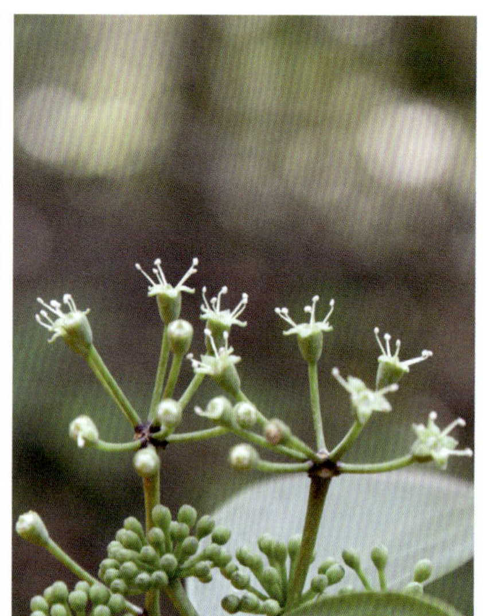
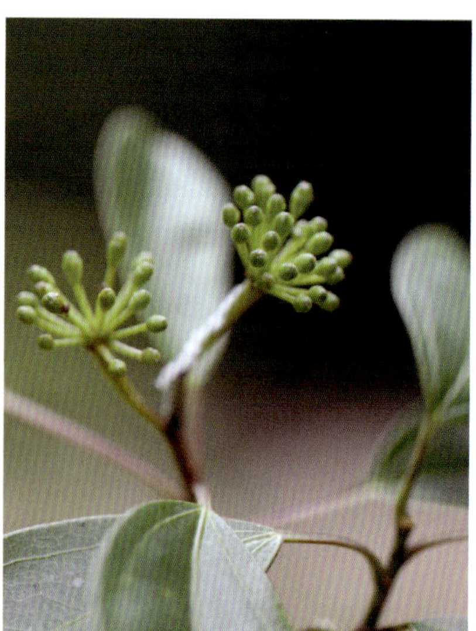
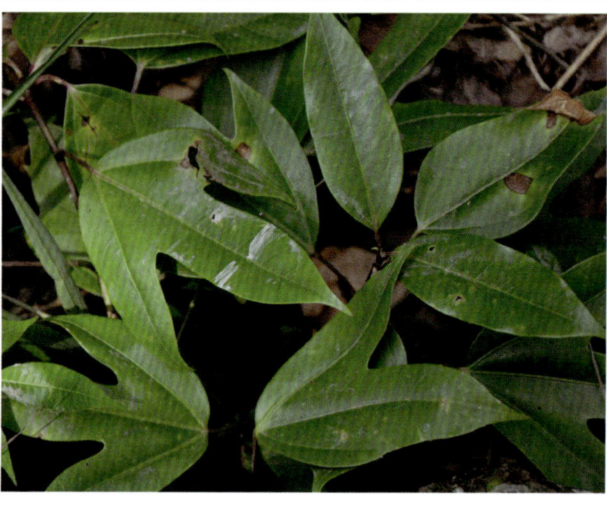
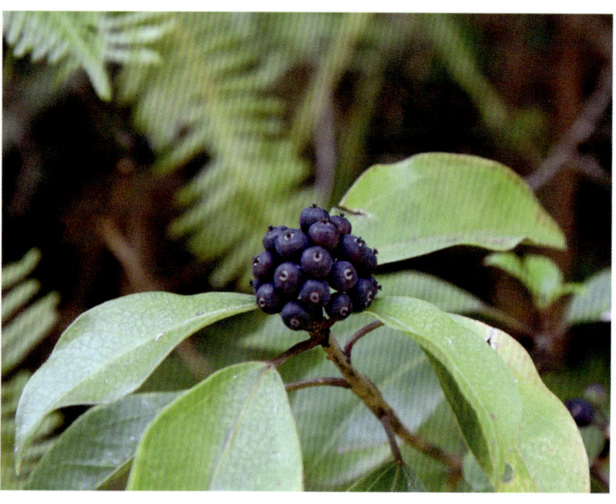

形态特征 乔木或灌木。叶片厚纸质或革质，叶形变异很大，不分裂至掌状 2~3 深裂或浅裂，稀 5 裂；叶柄长 0.5~5cm，无毛。总花梗粗壮，长 1~3.5cm；花梗长 5~7mm；苞片卵形，早落；小苞片三角形，宿存；萼长 2mm，边缘近全缘或有 5 小齿；花瓣 5，三角形或卵状三角形，长 2~2.5mm；雄蕊 5，花丝长 2~3mm；子房 5 室。果实长圆状球形；宿存花柱长 1.5~2mm；果梗长 1~3cm。花期 8~10 月，果期 10~12 月。

适宜生境 生于常绿阔叶林或灌丛中。

资源状况 分布于马头山各地。常见。

入药部位 根、茎及树皮（枫荷梨）。

采收加工 秋、冬二季采挖根部，切取茎枝或剥取树皮，洗净，切片，鲜用或晒干。

功能主治 祛风除湿，活血消肿。用于风湿痹痛，偏瘫，头痛，月经不调，跌打损伤，疮肿。

评　　述 我国台湾产的台湾树参 *Dendropanax pellucidopunctata* (Hay.) Merr.，叶有分裂及不分裂的叶片，网脉明显，腺点粗大，果实有纵棱，与本种极相似。

常春藤 土鼓藤、龙鳞薜荔、尖叶薜荔

Hedera nepalensis K. Koch var. *sinensis* (Tobl.) Rehd.

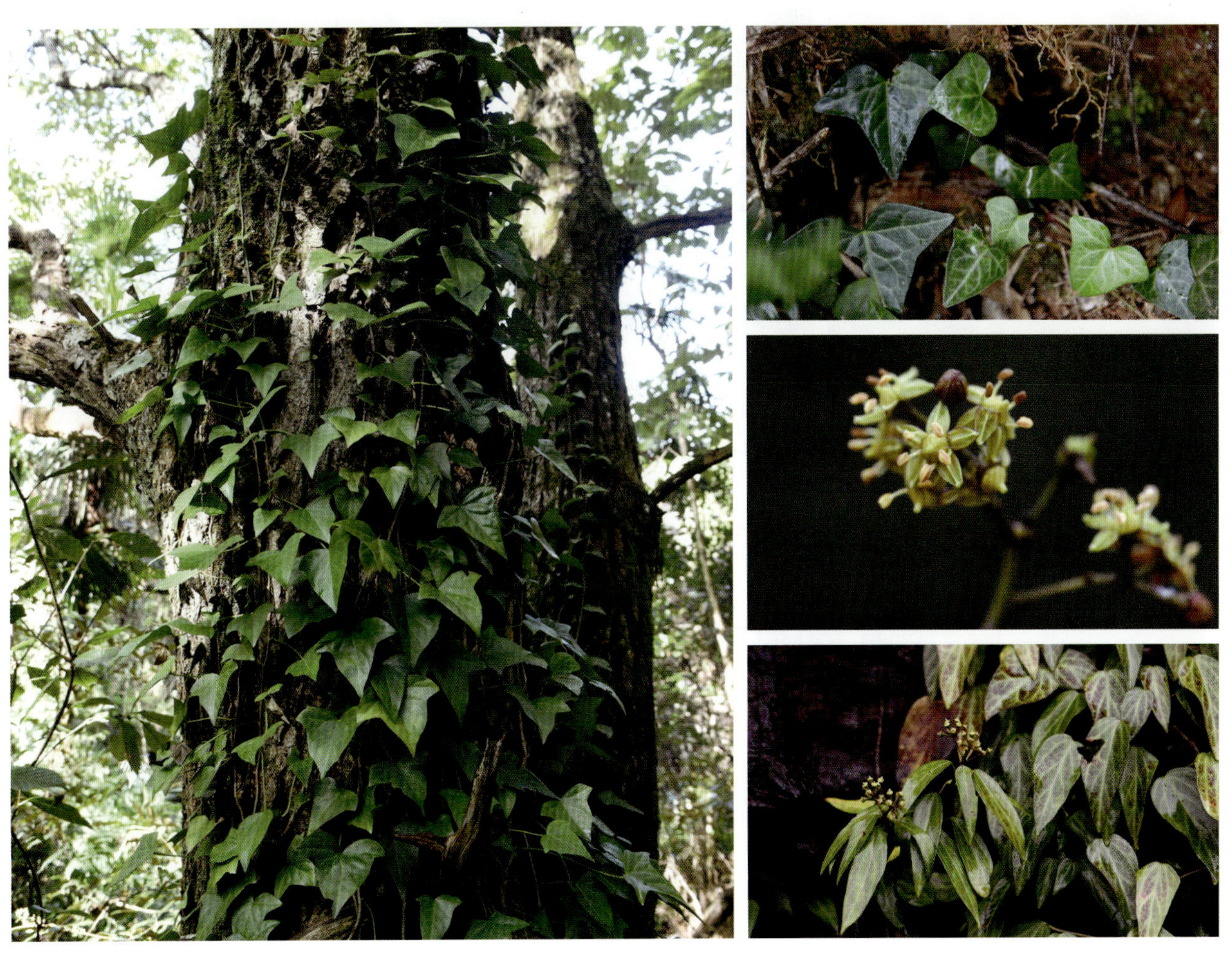

形态特征 攀缘灌木。茎灰棕色或黑棕色，有气生根。一年生枝疏生锈色鳞片，鳞片通常有 10~20 条辐射肋。叶片革质；叶柄细长，长 2~9cm。花淡黄白色或淡绿白色，芳香；萼密生棕色鳞片；花瓣 5；雄蕊 5，花丝长 2~3mm，花药紫色，子房 5 室；花盘隆起，黄色。果实球形，红色或黄色，直径 7~13mm；宿存花柱长 1~1.5mm。花期 9~11 月，果期翌年 3~5 月。

适宜生境 常攀缘于林缘树木、林下路旁、岩石和房屋墙壁上，庭园中也常栽培。

资源状况 分布于马头山各地。常见。

入药部位 茎叶（常春藤）、果实（常春藤子）。

采收加工 茎叶：在生长茂盛季节采收，切段，晒干；鲜用可随采随用。果实：秋季果实成熟时采收，晒干。

功能主治 茎叶：祛风，利湿，平肝，解毒。用于风湿痹痛，瘫痪，口眼㖞斜，衄血，月经不调，跌打损伤，咽喉肿痛，疔疖痈肿，肝炎，蛇虫咬伤。果实：补肝肾，强腰膝，行气止痛。用于体虚羸弱，腰膝酸软，血痹，脘腹冷痛。

掌叶梁王茶 梁王茶、台氏梁王茶

Metapanax delavayi (Franch.) Harms ex Diels

标本采集号：361028170711031LY

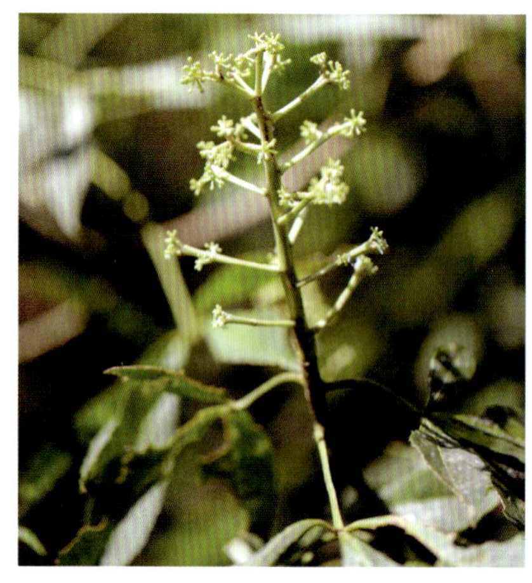
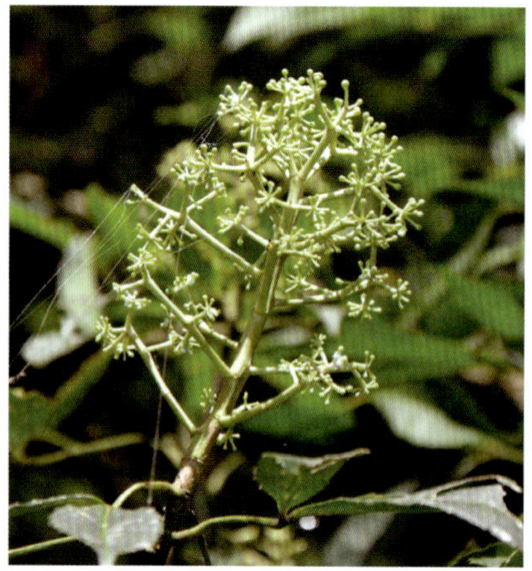
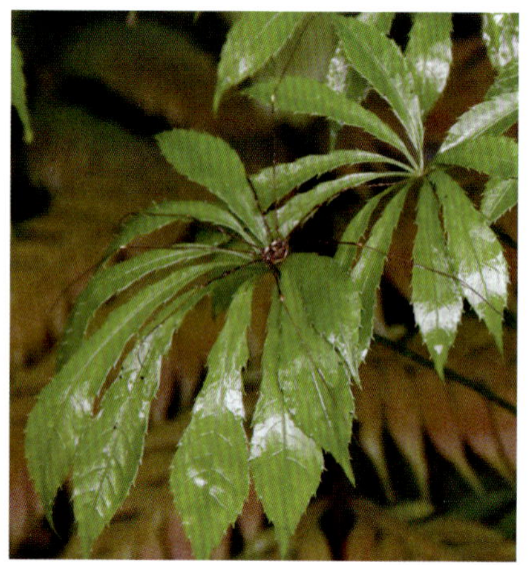

形态特征 灌木。叶为掌状复叶，稀单叶，叶柄长 4~12cm；小叶片 3~5，稀 2 或 7，小叶柄长 1~10mm。圆锥花序顶生，长约 15cm；花白色；萼无毛，长约 1mm；花瓣 5，三角状卵形，长约 1.5mm；雄蕊 5，花丝长 2.5~3mm；子房 2 室，花柱 2，基部合生；花盘稍隆起。果实球形，侧扁，直径约 5mm；宿存花柱长 2.5~3mm。花期 9~10 月，果期 12 月至翌年 1 月。

适宜生境 生于森林或灌木丛中。

资源状况 分布于马头山各地。常见。

入药部位 树皮或叶（梁王茶）。

采收加工 全年均可采，洗净，切片，晒干。叶多鲜用。

功能主治 清热解毒，活血舒筋。用于咽喉肿痛，目赤肿痛，消化不良，月经不调，风湿腰腿痛，跌打损伤，骨折。

通脱木 通草、木通树、天麻子

Tetrapanax papyrifer (Hook.) K. Koch

标本采集号：361028180825025LY

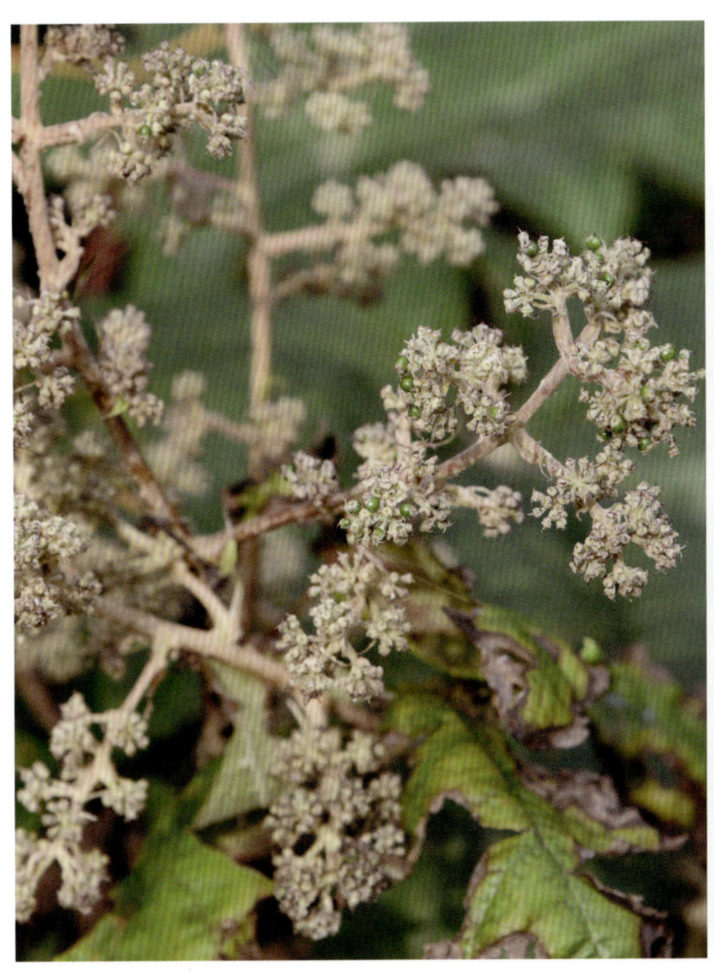

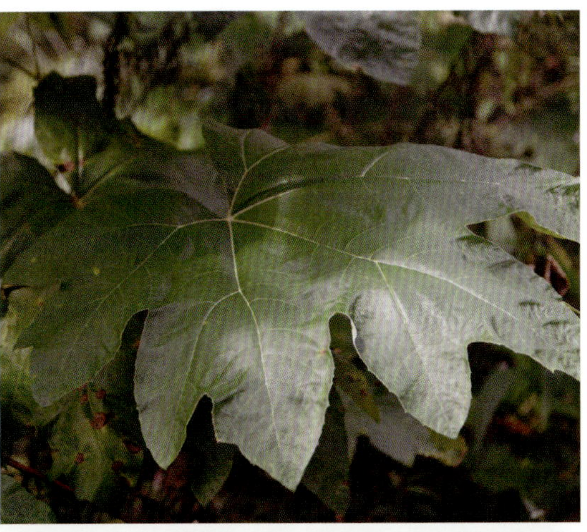

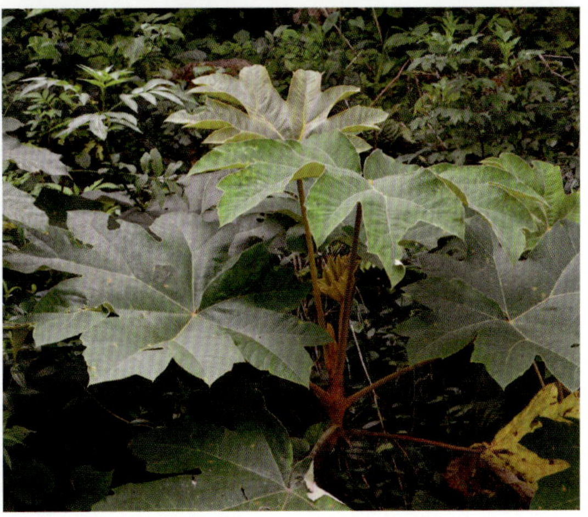

形态特征 灌木，基部直径6~9cm。树皮深棕色，新枝淡棕色或淡黄棕色。叶大，集生茎顶，叶片纸质或薄革质，长50~75cm，宽50~70cm，掌状5~11裂。花淡黄白色；小苞片线形，长2~6mm；花瓣4，稀5，三角状卵形，长2mm，外面密生星状厚绒毛；雄蕊和花瓣同数，花丝长约3mm；子房2室。果实直径约4mm，球形，紫黑色。花期10~12月，果期翌年1~2月。

适宜生境 生于向阳肥厚的土壤上。

资源状况 分布于马头山各地。常见。

入药部位 茎髓（通草）、花蕾（通花花）。

采收加工 茎髓：秋季割取茎，截成段，趁鲜取出髓部，理直，晒干。花蕾：八九月采收，除去杂质，晒干。

功能主治 茎髓：清利湿热，通乳汁。用于淋病，小便不利，水肿，乳少。花蕾：疏肝行气。用于疝气。

伞形科

福 参 建人参、土人参、土当归

Angelica morii Hayata

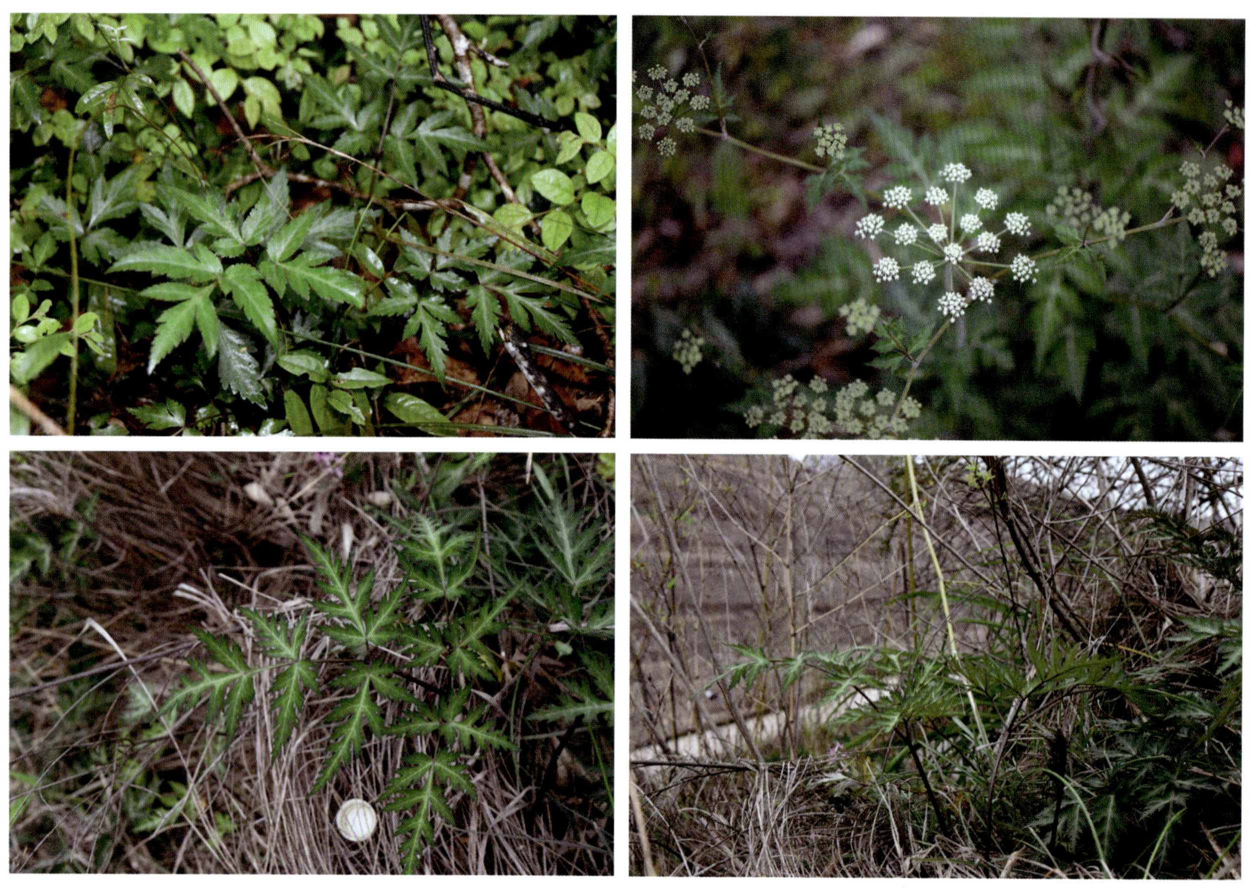

形态特征 多年生草本。根圆锥形，稍弯曲，长约10cm，棕褐色。茎直立，少分枝，直径约1cm，光滑无毛。叶片轮廓卵形至卵状披针形，3裂至3深裂，先端渐尖，基部楔形，边缘有缺刻状锯齿，齿端尖，有缘毛，两无毛或沿叶脉有短毛。复伞形花序；花序梗长5~10cm，有短柔毛；花瓣长卵形，无毛；花柱基短圆锥形。果实长卵形。花期4~5月，果期5~6月。

适宜生境 生于山谷、溪沟石缝内。

资源状况 分布于马头山各地。常见。

入药部位 根（福参）、叶（福参叶）。

采收加工 根：全年可采，以秋季采收为好，除去须根，刮净粗皮，晒干或蒸熟晒干。叶：夏季采叶，洗净，晒干。

功能主治 根：温中益气。用于脾虚泄泻，虚寒咳嗽，蛇伤。叶：祛风散寒，除湿。用于风寒湿痹。

积雪草 大金钱草、钱齿草、铁灯盏

Centella asiatica (L.) Urban

标本采集号：361028170709009LY

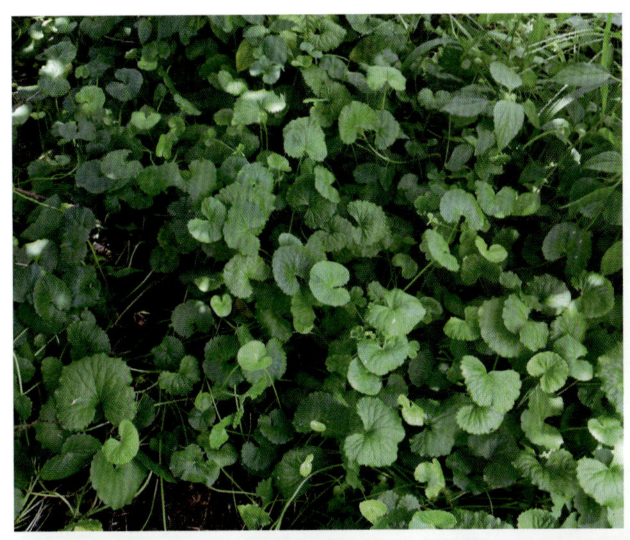
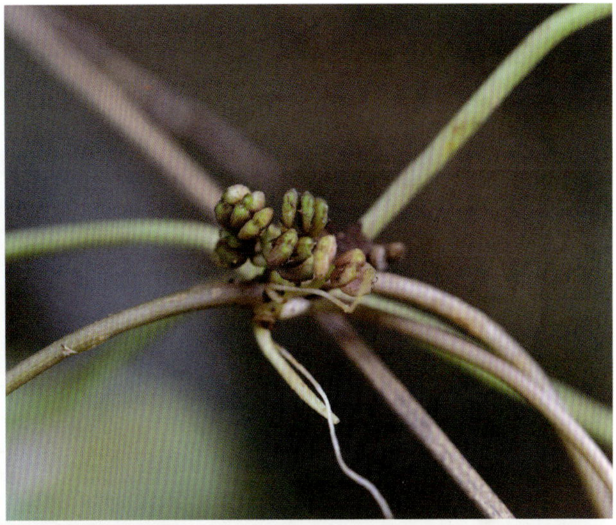
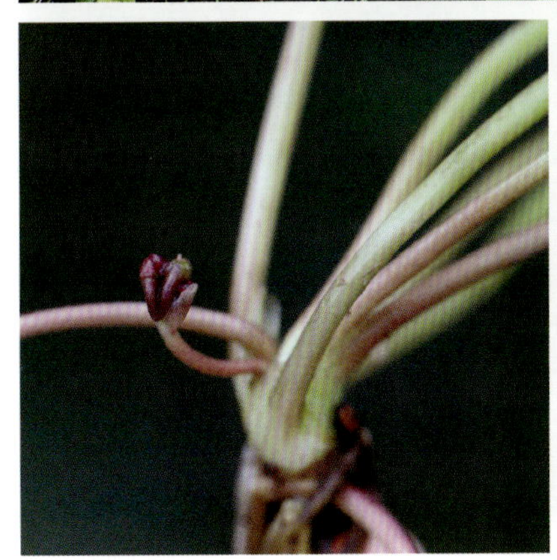
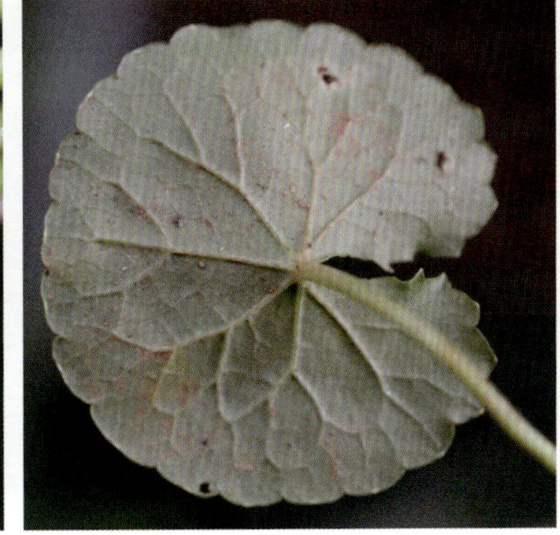
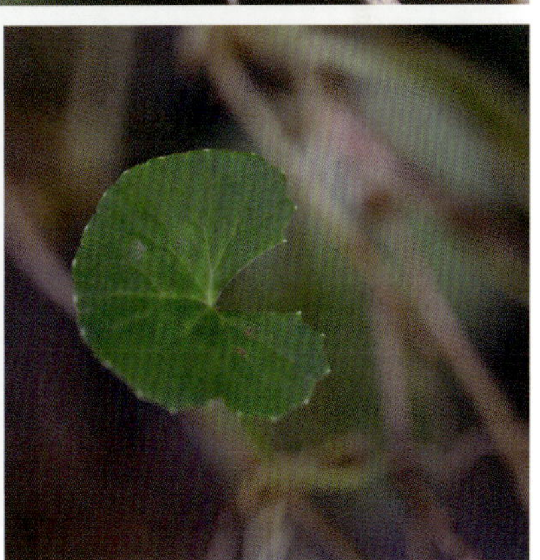

形态特征 多年生草本。茎匍匐，细长，节上生根。叶片膜质至草质；叶柄长 1.5~27cm，无毛或上部有柔毛，基部叶鞘透明，膜质。花瓣卵形，紫红色或乳白色；花柱长约 0.6mm；花丝短于花瓣，与花柱等长。果实两侧扁压，圆球形，基部心形至平截形，长 2.1~3mm，宽 2.2~3.6mm，每侧有纵棱数条，棱间有明显的小横脉，网状，表面有毛或平滑。花、果期 4~10 月。

适宜生境 生于阴湿的草地或水沟边。

资源状况 分布于马头山各地。常见。

入药部位 全草（积雪草）。

采收加工 夏、秋二季采收，除去泥沙，晒干。

功能主治 清热利湿，解毒消肿。用于湿热黄疸，中暑腹泻，砂淋血淋，痈肿疮毒，跌扑损伤。

芫　荽 香菜、胡荽

Coriandrum sativum L.

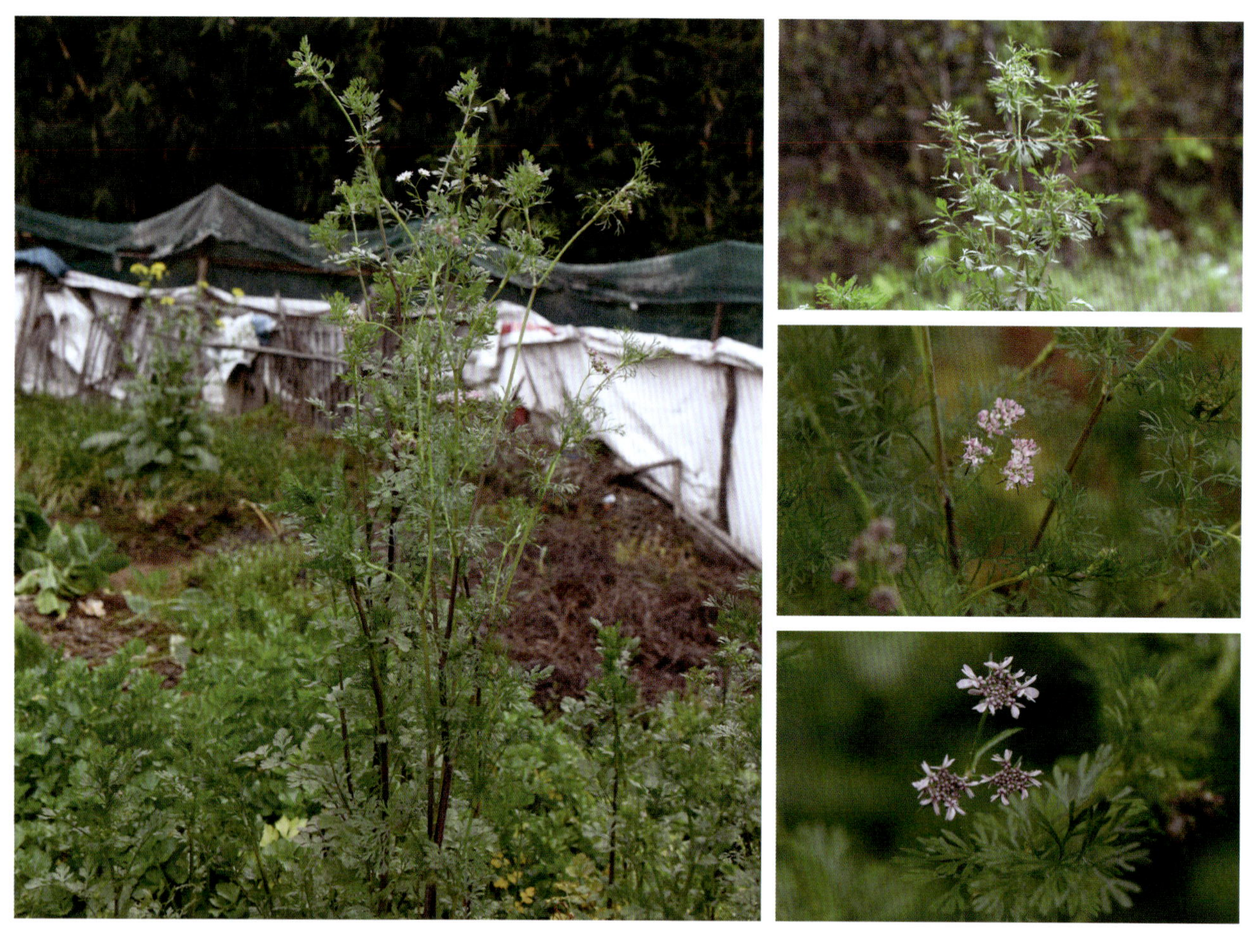

形态特征 一年生草本，有强烈的气味。根纺锤形，细长，有多数纤细的支根。茎圆柱形，直立，多分枝，有条纹，通常光滑。根生叶有柄；柄长 2~8cm。花白色或带淡紫色；花瓣倒卵形；花丝长 1~2mm，花药卵形，长约 0.7mm；花柱幼时直立，果熟时向外反曲。果实圆球形，背面主棱及相邻的次棱明显；胚乳腹面内凹。花、果期 4~11 月。

适宜生境 生于阴湿的草地或沟边，常栽培。

资源状况 分布于马头山各地。常见。

入药部位 全草（芫荽）、茎梗（芫荽茎）、果实（胡荽子）。

采收加工 全草：全草鲜用，用时采集。茎梗：春季采收，洗净，晒干。果实：八九月果实成熟时采收果枝，晒干，打下果实，除净杂质，再晒至足干。

功能主治 全草：发表透疹，健胃。用于麻疹初期不易透发，食滞胃痛，痞闭。茎梗：宽中健胃，透疹。用于胸脘胀闷，消化不良，麻疹不透。果实：健胃消积，理气止痛，透疹解毒。用于食积，食欲不振，胸膈满闷，脘腹胀痛，呕恶反胃，泻痢，肠风便血，脱肛，疝气，麻疹，秃疮，头痛，牙痛，耳痈。

鸭儿芹 鸭脚板、鸭脚芹

Cryptotaenia japonica Hassk.

标本采集号：361028170710023LY

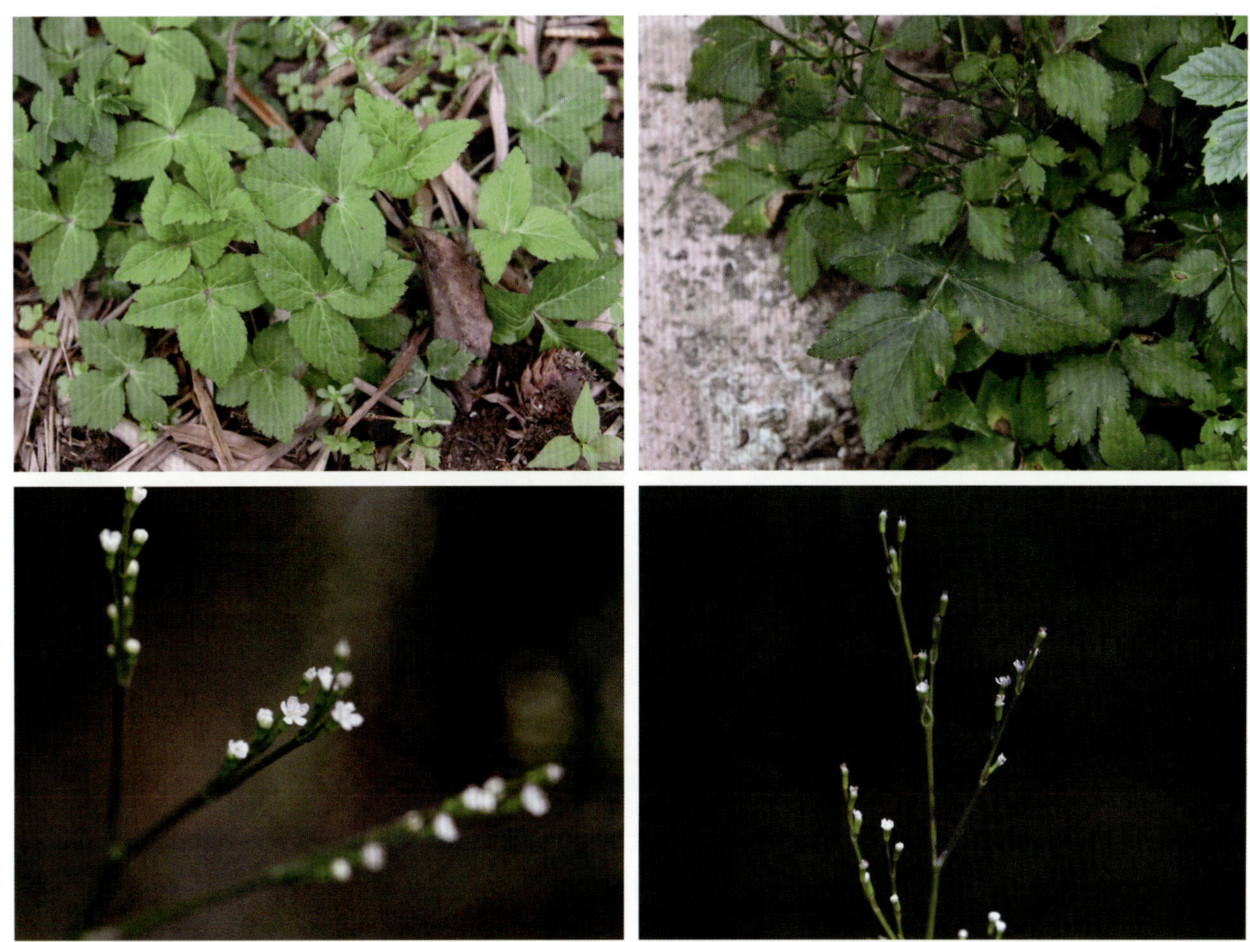

形态特征 多年生草本。主根短，侧根多数，细长。茎直立，光滑，有分枝，表面有时略带淡紫色。基生叶或上部叶有柄，叶柄长 5~20cm，叶鞘边缘膜质。小伞形花序有花 2~4；花柄极不等长；萼齿细小，呈三角形；花瓣白色，倒卵形；花丝短于花瓣，花药卵圆形，长约 0.3mm；花柱基圆锥形，花柱短，直立。花期 4~5 月，果期 6~10 月。

适宜生境 生于山地、山沟及林下较阴湿的地区。

资源状况 分布于马头山各地。常见。

入药部位 根（鸭儿芹根）、茎叶（鸭儿芹叶）、果实（鸭儿芹果）。

采收加工 根：夏、秋二季采挖，去其茎叶，洗净，晒干。茎叶：夏、秋二季采收，割取茎叶，鲜用或晒干。果实：7~10 月采收成熟的果序，除去杂质，洗净，晒干。

功能主治 根：发表散寒，止咳化痰，活血止痛。用于风寒感冒，咳嗽，跌打肿痛。茎叶：祛风止咳，利湿解毒，化瘀止痛。用于感冒咳嗽，肺痈，淋痛，疝气，月经不调，风火牙痛，目赤翳障，痈疽疮肿，皮肤瘙痒，跌打肿痛，蛇虫咬伤。果实：消积顺气。用于食积腹胀。

红马蹄草 大马蹄草、一串钱、铜钱草

Hydrocotyle nepalensis Hook.

标本采集号：361028170708047LY

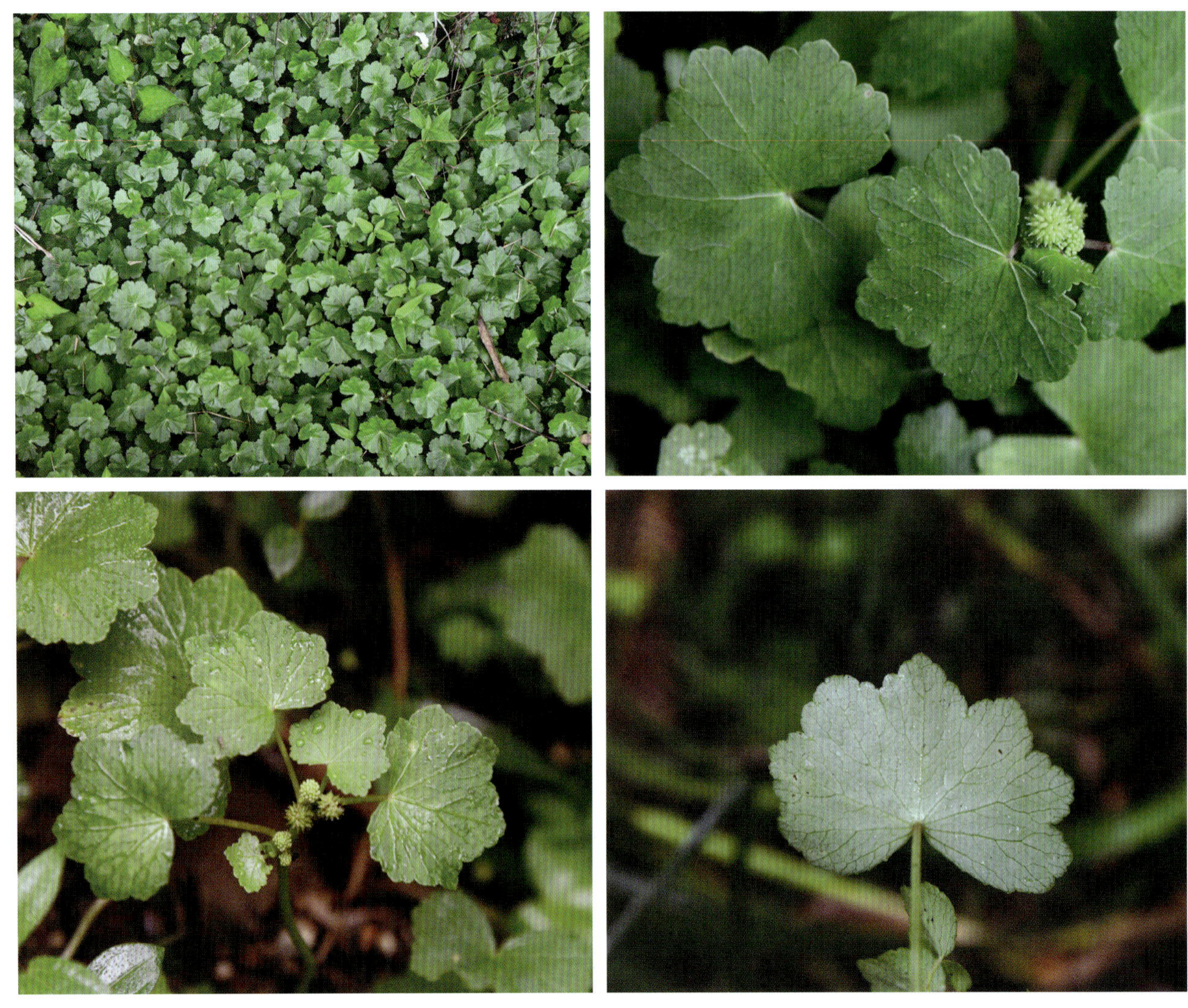

形态特征 多年生草本。茎匍匐，有斜上分枝，节上生根。叶片膜质至硬膜质；叶柄长 4~27cm，上部密被柔毛，下部无毛或有毛；无萼齿。花瓣卵形，白色或乳白色，有时有紫红色斑点。果实长 1~1.2mm，宽 1.5~1.8mm，基部心形，两侧扁压，光滑或有紫色斑点，成熟后常呈黄褐色或紫黑色，中棱和背棱显著。花、果期 5~11 月。

适宜生境 生于山坡、路旁、阴湿地、水沟和溪边草丛中。

资源状况 分布于马头山各地。常见。

入药部位 全草（红马蹄草）。

采收加工 夏、秋二季采收，洗净，鲜用或晒干。

功能主治 清热利湿，化瘀止血，解毒。用于感冒，咳嗽，痰中带血，痢疾，泄泻，痛经，月经不调，跌打伤肿，外伤出血，痈疮肿毒。

天胡荽 石胡荽、鹅不食草

Hydrocotyle sibthorpioides Lam.

标本采集号：361028170711009LY

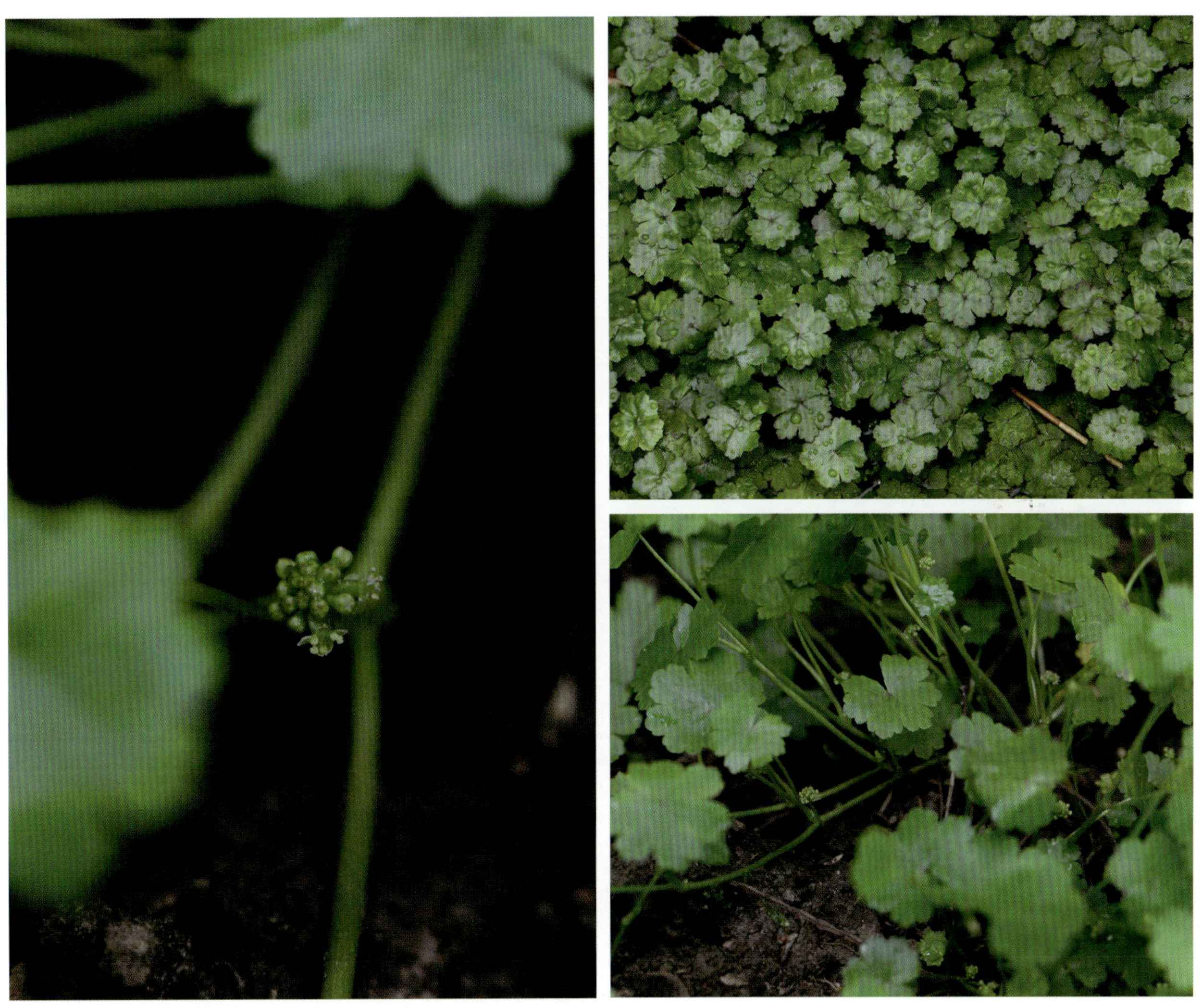

形态特征 多年生草本。茎细长而匍匐，平铺地上成片，节上生根。叶片膜质至草质，圆形或肾圆形，长 0.5~1.5cm，宽 0.8~2.5cm；叶柄长 0.7~9cm，无毛或顶端有毛。花瓣卵形，长约 1.2mm，绿白色，有腺点；花丝与花瓣同长或稍超出，花药卵形；花柱长 0.6~1mm。果实略呈心形，长 1~1.4mm，宽 1.2~2mm，两侧扁压。花、果期 4~9 月。

适宜生境 生于湿润的草地、河沟边、林下。

资源状况 分布于马头山各地。常见。

入药部位 全草（天胡荽）。

采收加工 夏、秋二季花叶茂盛时采收，洗净，鲜用或阴干。

功能主治 清热利尿，化痰止咳。用于急性黄疸性肝炎，急性肾炎，百日咳，尿路结石，脚癣，带状疱疹，结膜炎，丹毒。

破铜钱 鹅不食草、铜钱草、小叶铜钱草

Hydrocotyle sibthorpioides Lam. var. *batrachium* (Hance) Hand.-Mazz.

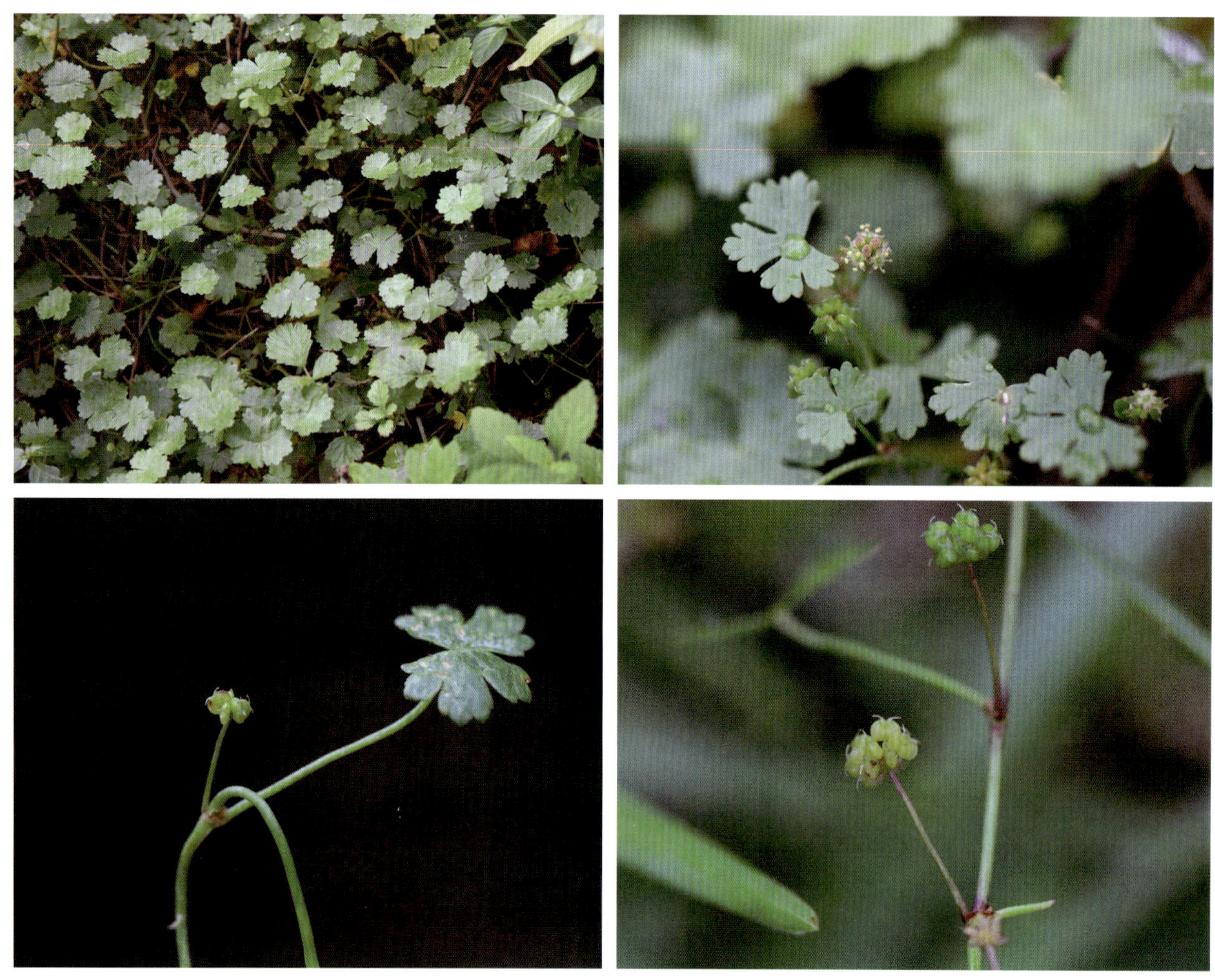

形态特征 多年生草本。茎细长而匍匐，平铺地上成片，节上生根。叶片较小，3~5 深裂几达基部，侧面裂片间有一侧或两侧仅裂达基部 1/3 处，裂片均呈楔形；托叶略呈半圆形，薄膜质，全缘或稍有浅裂。伞形花序与叶对生，单生于节上；花序梗纤细；花瓣卵形，长约 1.2mm；花丝与花瓣同长或稍超出，花药卵形。果实略呈心形，长 1~1.4mm，宽 1.2~2mm，两侧扁压，中棱在果熟时极为隆起。花、果期 4~9 月。

适宜生境 生于湿润的草地、河沟边、林下。

资源状况 分布于马头山各地。常见。

入药部位 全草（破铜钱）。

采收加工 夏、秋二季采收，洗净，晒干。

功能主治 清热利湿，解毒消肿。用于黄疸，痢疾，水肿，淋证，目翳，喉肿，痈肿疮毒，带状疱疹，跌打损伤。

水 芹 水芹菜、野芹菜

Oenanthe javanica (Bl.) DC.

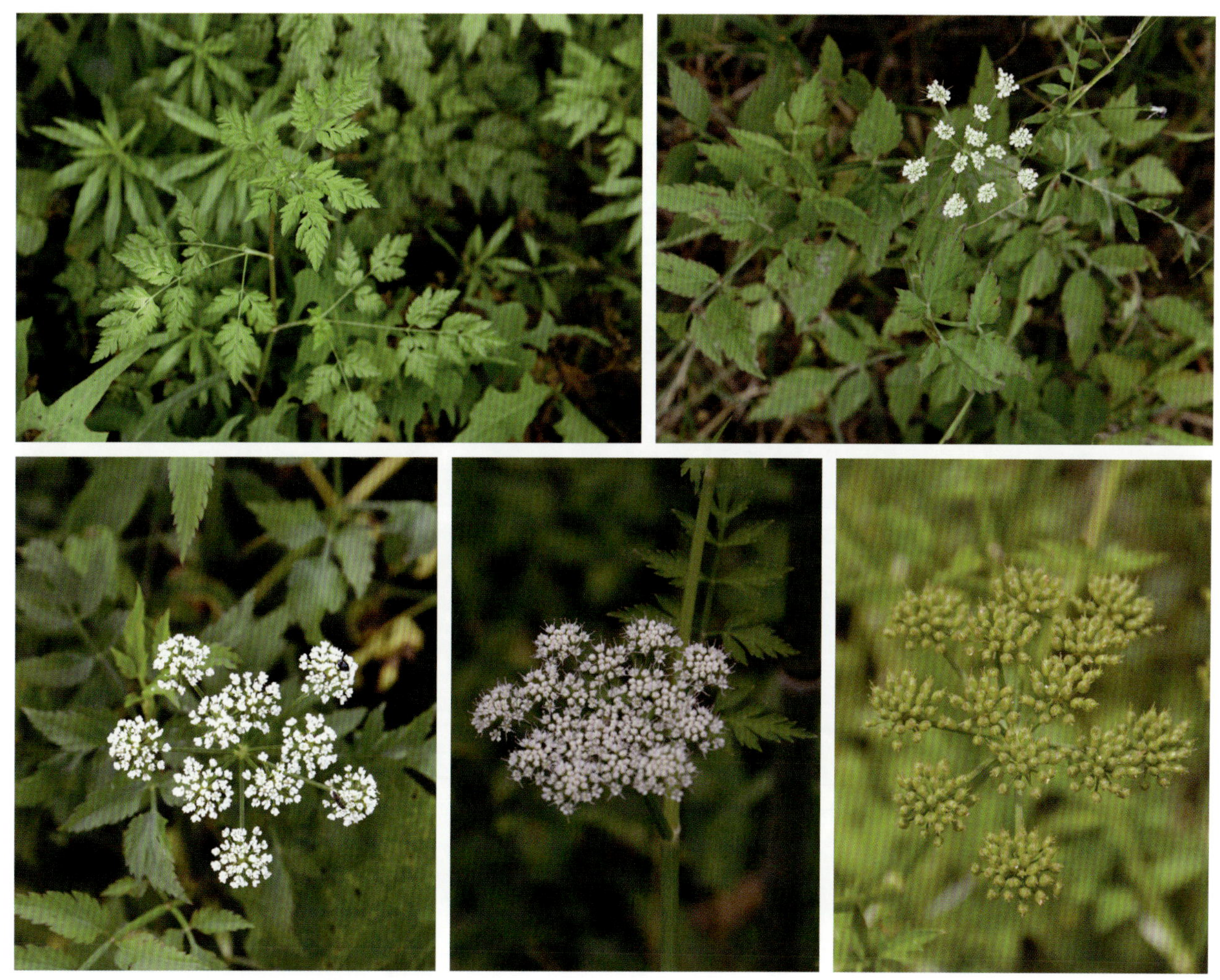

形态特征 多年生草本。茎直立或基部匍匐。基生叶有柄，柄长达 10cm，基部有叶鞘；茎上部叶无柄，裂片和基生叶的裂片相似，较小。花柄长 2~4mm；萼齿线状披针形；花瓣白色，倒卵形；花柱基圆锥形，花柱直立或两侧分开，长 2mm。果实近于四角状椭圆形或筒状长圆形。花期 6~7 月，果期 8~9 月。

适宜生境 生于浅水低洼处或池沼、水沟旁。

资源状况 分布于马头山各地。常见。

入药部位 全草（水芹）。

采收加工 9~10 月采割地上部分，洗净，鲜用或晒干。

功能主治 清热解毒，利尿，止血。用于感冒，暴热烦渴，吐泻，浮肿，小便不利，淋痛，尿血，便血，吐血，衄血，崩漏，经多，目赤，咽痛，喉肿，口疮，牙疳，乳痈，痈疽，瘰疬，痄腮，带状疱疹，痔疮，跌打伤肿。

变豆菜 蓝布正、鸭脚板

Sanicula chinensis Bunge

标本采集号：361028170424014LY

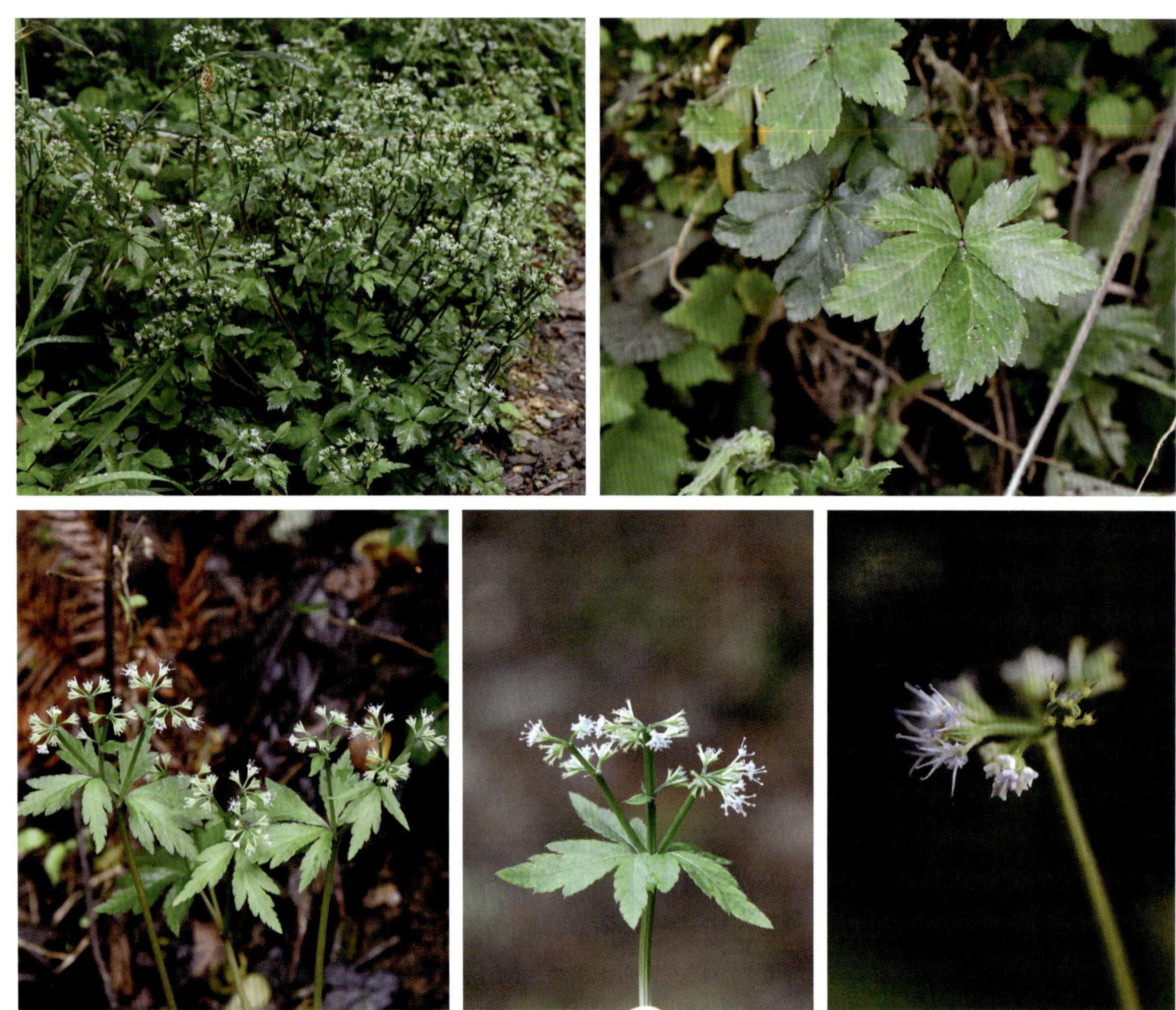

形态特征 多年生草本。根状茎粗而短，斜生或近直立；茎粗壮或细弱，直立，无毛，有纵沟纹。基生叶少数；叶柄长7~30cm，稍扁平，基部有透明的膜质鞘；茎生叶逐渐变小。伞形花序二至三出；花瓣白色或绿白色，倒卵形至长倒卵形；两性花3~4，无柄，萼齿和花瓣的形状、大小同雄花。果实卵圆形，油管5，中型，合生面通常2，大而显著。花、果期4~10月。

适宜生境 生于阴湿的山坡路旁、竹园边、溪边等草丛中。

资源状况 分布于马头山各地。常见。

入药部位 全草（变豆菜）。

采收加工 夏、秋二季采收，鲜用或晒干。

功能主治 解毒，止血。用于咽痛，咳嗽，月经过多，尿血，外伤出血，疮痈肿毒。

小窃衣 破子草、大叶山胡萝卜

Torilis japonica (Houtt.) DC.

标本采集号：361028170426012LY

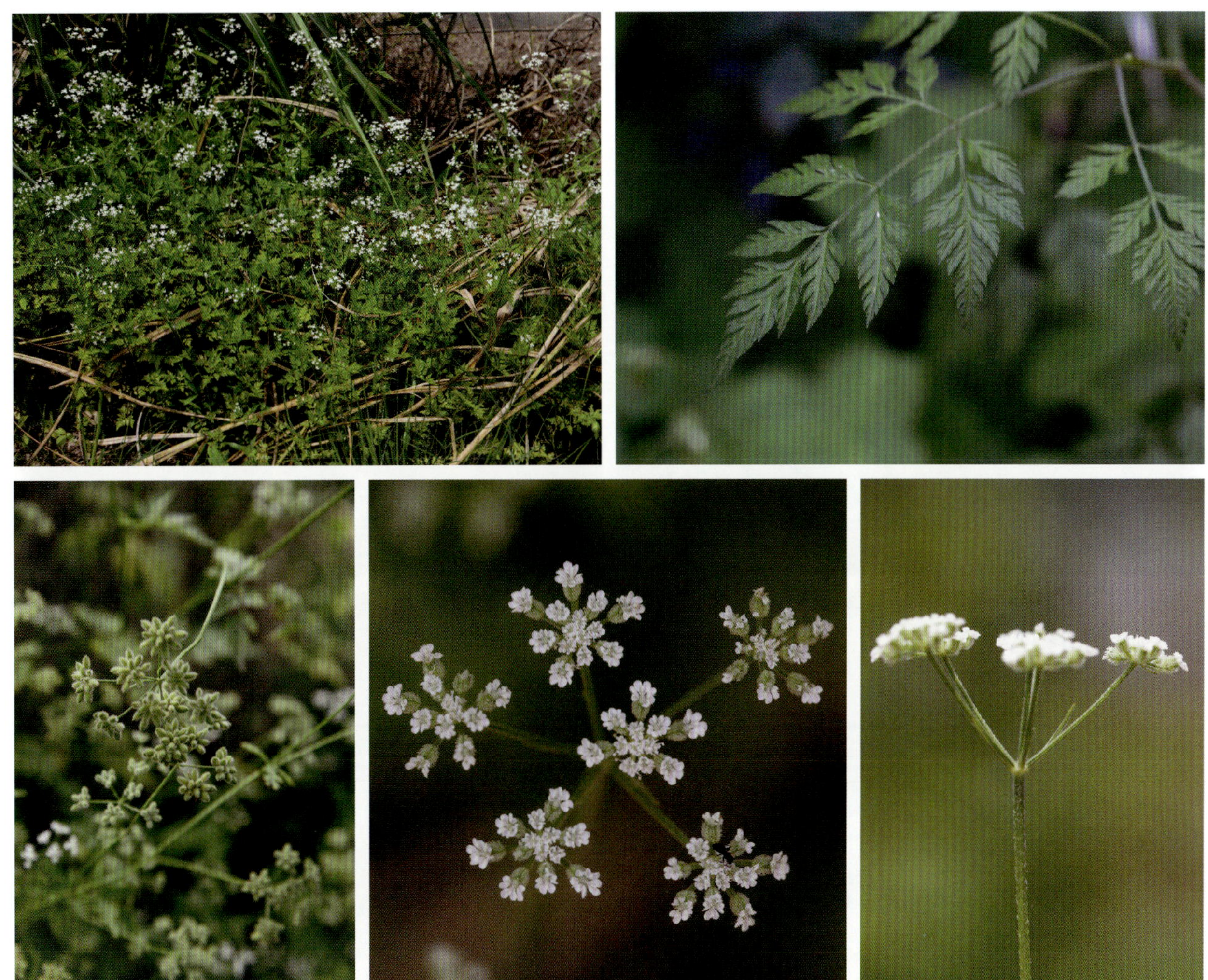

形态特征 多年生草本。主根细长，圆锥形，棕黄色；支根多数。茎有纵条纹及刺毛。叶片长卵形；叶柄长 2~7cm，下部有窄膜质的叶鞘。复伞形花序顶生或腋生；总苞片 3~6；花瓣白色、紫红色或蓝紫色，倒圆卵形；花丝长约 1mm，花药圆卵形，长约 0.2mm。果实圆卵形，长 1.5~4mm，宽 1.5~2.5mm，通常有内弯或呈钩状的皮刺；皮刺基部阔展，粗糙；胚乳腹面凹陷，每棱槽有油管 1。花、果期 4~10 月。

适宜生境 生于杂木林下、林缘、路旁、河沟边以及溪边草丛。

资源状况 分布于马头山各地。常见。

入药部位 果实或全草（窃衣）。

采收加工 夏末秋初采收，鲜用或晒干。

功能主治 杀虫止泻，收湿止痒。用于虫积腹痛，泄痢，疮疡溃烂，阴痒带下，风湿疹。

杜鹃花科

马银花 密筒花

Rhododendron ovatum (Lindl.) Planch. ex Maxim.

标本采集号：361028180822028LY

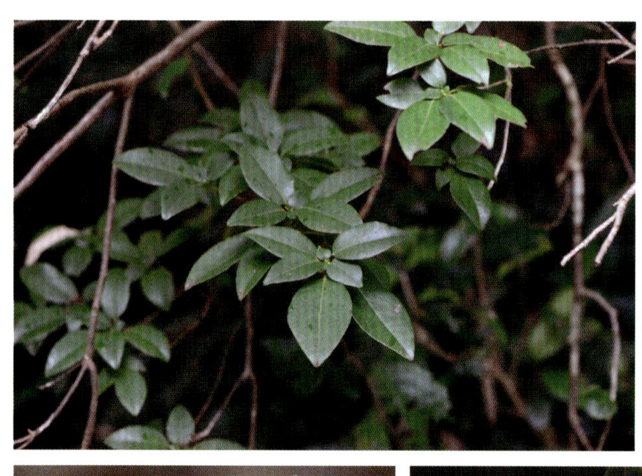
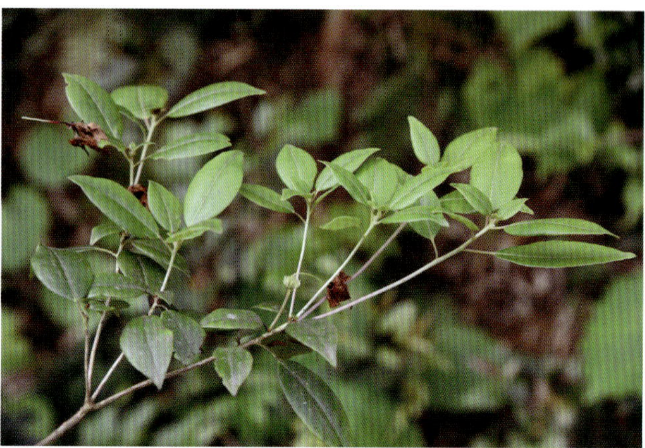
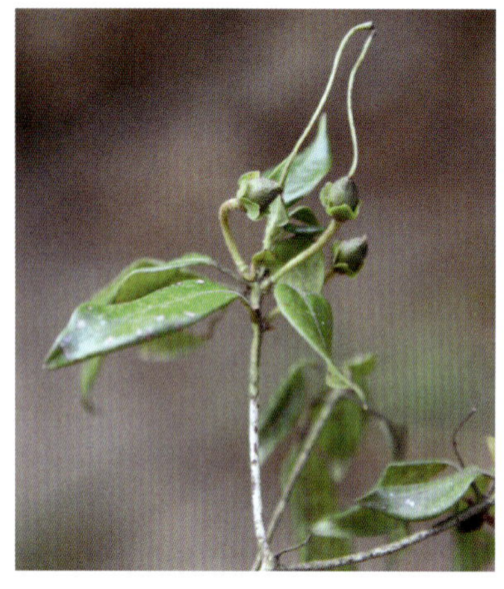
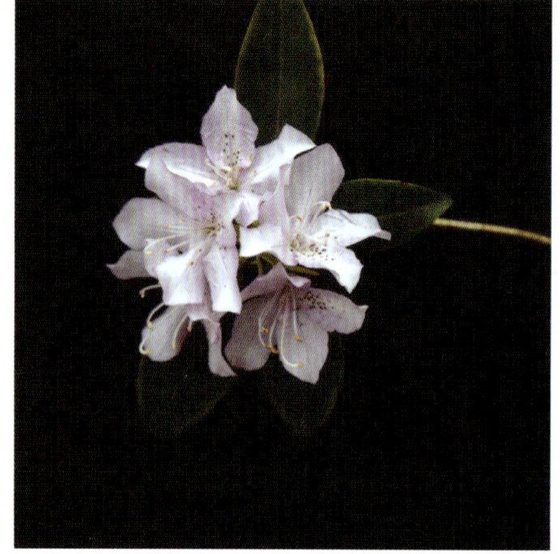
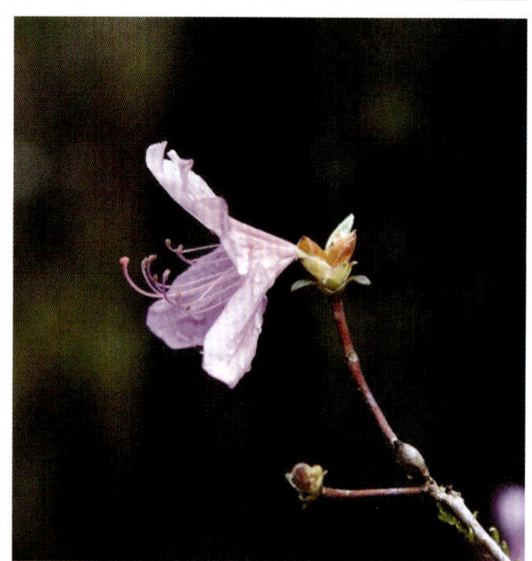

形态特征 灌木。小枝灰褐色，疏被具柄腺体和短柔毛。叶革质，卵形或椭圆状卵形；叶柄长 8mm，具狭翅，被短柔毛。花芽圆锥状，具鳞片数枚；花单生于枝顶叶腋；花梗长 0.8~1.8cm；花萼 5 深裂，裂片卵形或长卵形；花冠淡紫色、紫色或粉红色，辐状，5 深裂；雄蕊 5；子房卵球形，密被短腺毛，花柱长 2.4cm，伸出于花冠外，无毛。蒴果阔卵球形，长 8mm，直径 6mm。花期 4~5 月，果期 7~10 月。

适宜生境 生于灌丛中。

资源状况 分布于马头山各地。常见。

入药部位 根（马银花）。

采收加工 夏、秋二季采挖，洗净，切片，晒干。

功能主治 清湿热，解疮毒。用于湿热带下，痈肿，疔疮。

评　　述 本品有毒。

杜 鹃 杜鹃花、山石榴、映山红

Rhododendron simsii Planch.

标本采集号：361028170427015LY

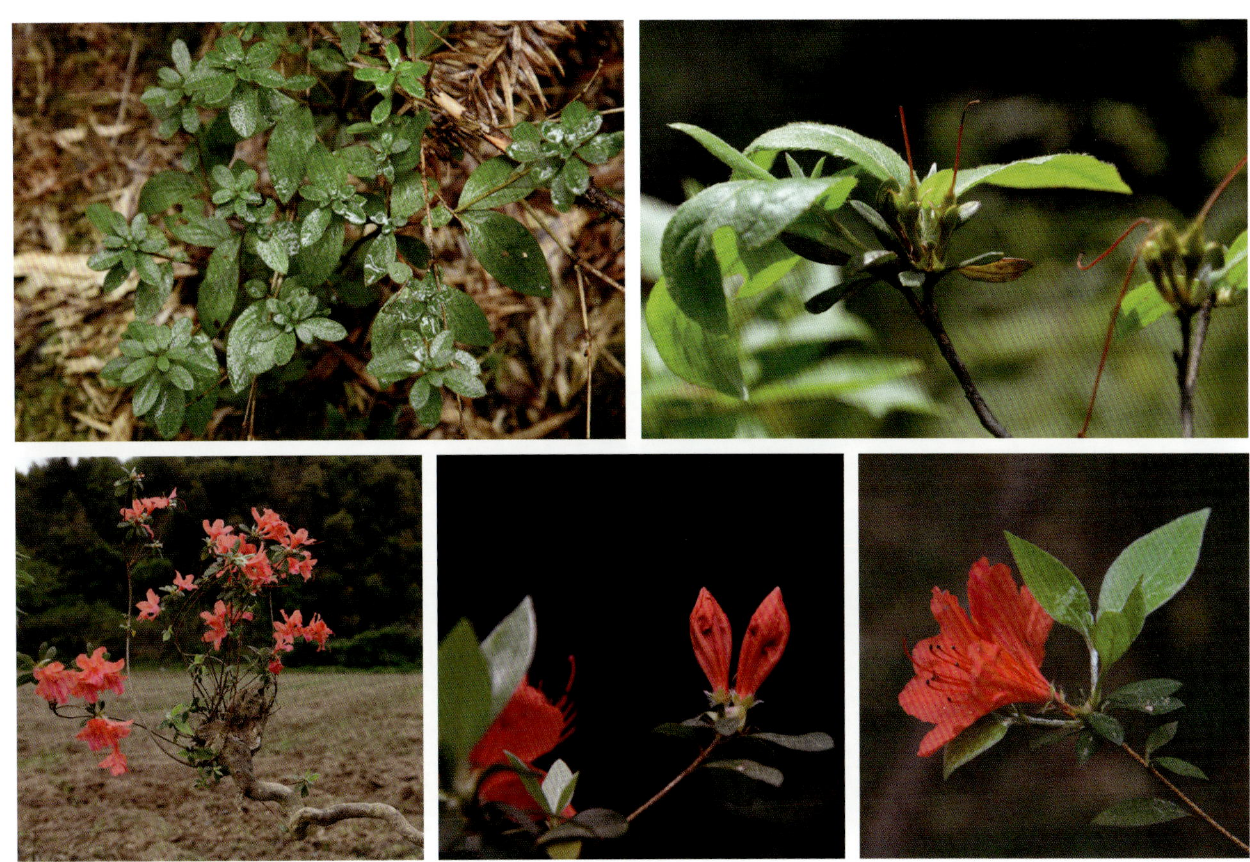

形态特征 灌木。分枝多而纤细。叶革质，常集生枝端；叶柄长 2~6mm，密被亮棕褐色扁平糙伏毛。花芽卵球形，鳞片外面中部以上被糙伏毛，边缘具睫毛；花 2~3（~6）朵簇生枝顶；花梗长 8mm；花萼 5 深裂，裂片三角状长卵形，长 5mm，被糙伏毛，边缘具睫毛；花冠阔漏斗形，玫瑰色、鲜红色或暗红色；雄蕊 10；子房卵球形，10 室。蒴果卵球形；花萼宿存。花期 4~5 月，果期 6~8 月。

适宜生境 生于山地疏灌丛或松林下。

资源状况 分布于马头山各地。常见。

入药部位 根（杜鹃花根）、叶（杜鹃花叶）、花（杜鹃花）、果实（杜鹃花果实）。

采收加工 根：全年均可采收，洗净，鲜用或切片，晒干。叶：春、秋二季采收，鲜用或晒干。花：4~5 月花盛开时采收，烘干。果实：8~10 月果熟时采收，晒干。

功能主治 根：和血止血，消肿止痛。用于月经不调，吐血，衄血，便血，崩漏，痢疾，脘腹疼痛，风湿痹痛，跌打损伤。叶：清热解毒，止血，化痰止咳。用于痈肿疮毒，荨麻疹，外伤出血，支气管炎。花：和血，调经，止咳，祛风湿，解疮毒。用于吐血，衄血，崩漏，月经不调，咳嗽，风湿痹痛，痈疖疮毒。果实：活血止痛。用于跌打肿痛。

南　烛 饭筒树、乌饭子、大禾子

Vaccinium bracteatum Thunb.

标本采集号：361028180821039LY

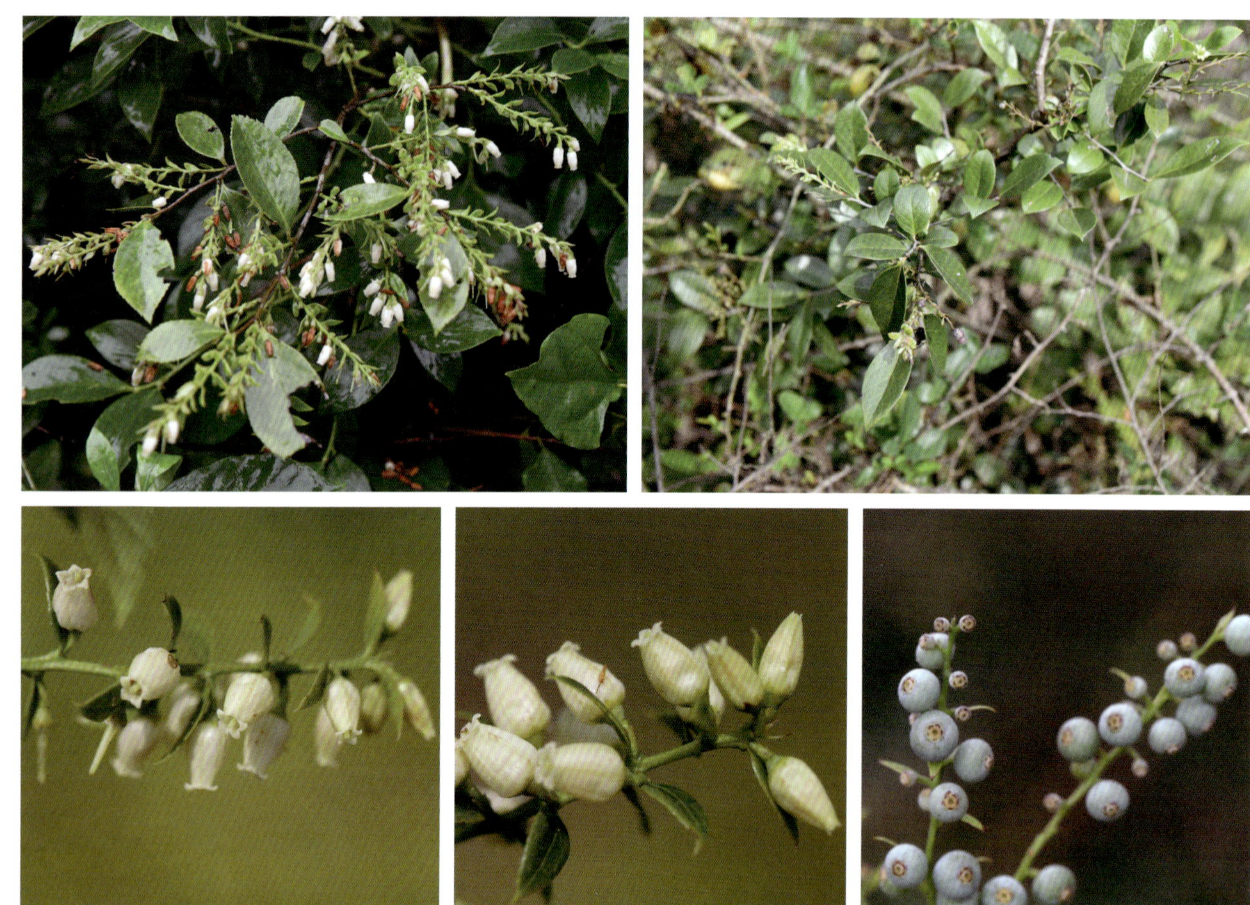

形态特征 灌木。分枝多，老枝无毛。叶片薄革质，长 4~9cm，宽 2~4cm；叶柄长 2~8mm，通常无毛或被微毛。总状花序顶生和腋生；花梗短，长 1~4mm，密被短毛或近无毛；苞片叶状，披针形；花冠白色，筒状；雄蕊内藏，长 4~5mm，花丝细长，长 2~2.5mm；花盘密生短柔毛。浆果直径 5~8mm。花期 6~7 月，果期 8~10 月。

适宜生境 生于山坡林内或灌丛中。

资源状况 分布于马头山各地。常见。

入药部位 根（南烛根）、枝叶（南烛叶）、果实（南烛子）。

采收加工 根：全年均可采收，鲜用或切片晒干。枝叶：8~9 月采收，拣净杂质，晒干。果实：8~10 月间果实成熟后采摘，晒干。

功能主治 根：散瘀，止痛。用于牙痛，跌伤肿痛。枝叶：益肠胃，养肝肾。用于脾胃气虚，久泻，少食，肝肾不足，腰膝乏力，须发早白。果实：补肝肾，强筋骨，固精气，止泻痢。用于肝肾不足，须发早白，筋骨无力，久泄梦遗，带下不止，久泻外痢。

江南越桔 早禾酸、早禾子、五桐子

Vaccinium mandarinorum Diels

标本采集号：361028170425020LY

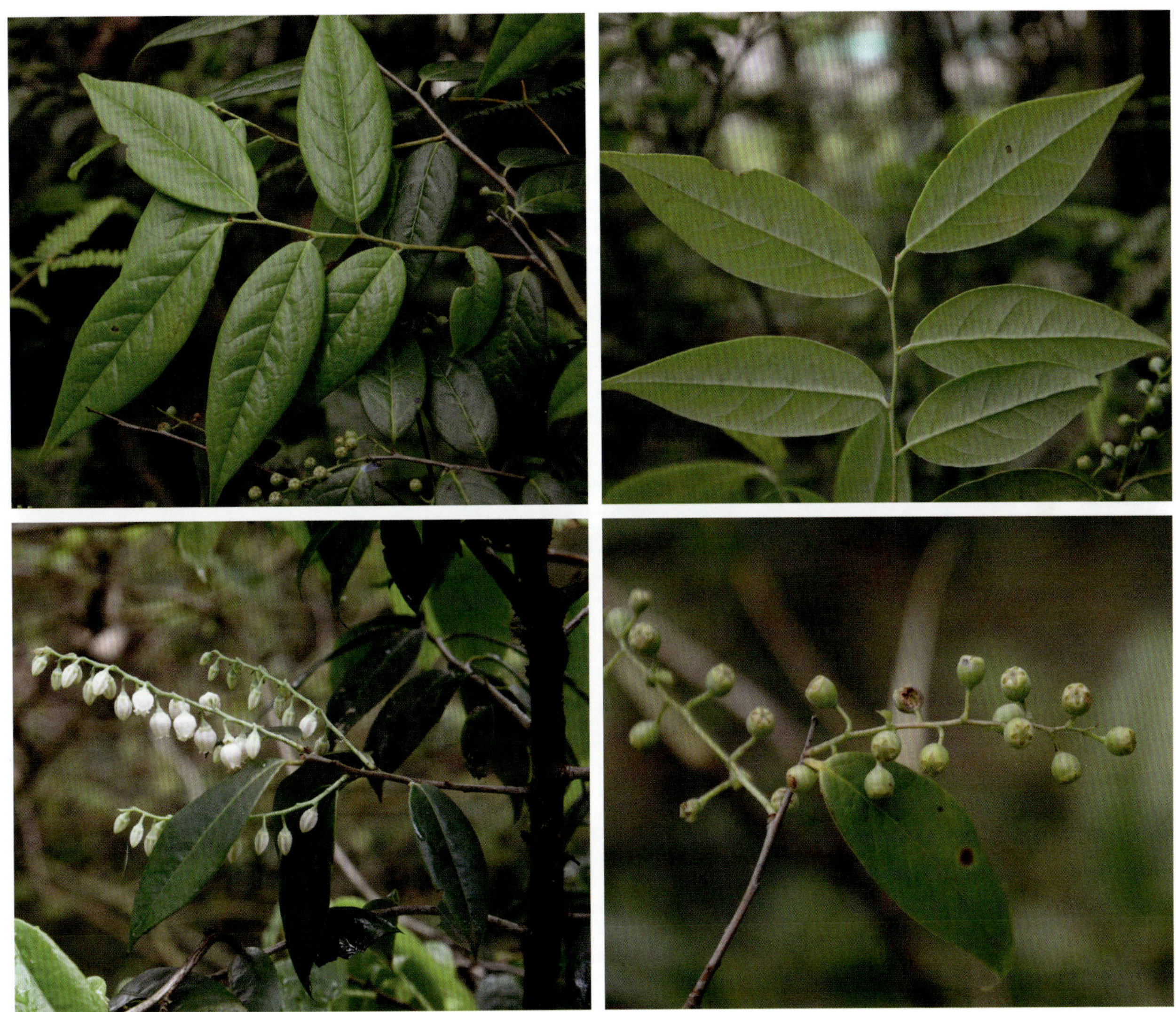

形态特征 灌木或小乔木。叶片厚革质，卵形或长圆状披针形；叶柄长 3~8mm，无毛或被微柔毛。花梗纤细，长 2~8mm，无毛或被微毛；苞片未见，小苞片 2；萼筒无毛；花冠白色，有时带淡红色，微香；雄蕊内藏，药室背部有短距，药管长为药室的 1.5 倍，花丝扁平，密被毛；花柱内藏或微伸出花冠。浆果，熟时紫黑色，无毛，直径 4~6mm。花期 4~6 月，果期 6~10 月。

适宜生境 生于山坡灌丛或杂木林中或路边林缘。

资源状况 分布于马头山各地。常见。

入药部位 果实（米饭花果）。

采收加工 夏、秋二季果实成熟时采收，晒干。

功能主治 消肿散瘀。用于全身浮肿，跌打肿痛。

紫金牛科

九管血 血猴爪、乌肉鸡、矮凉伞子

Ardisia brevicaulis Diels

标本采集号：361028181122004LY

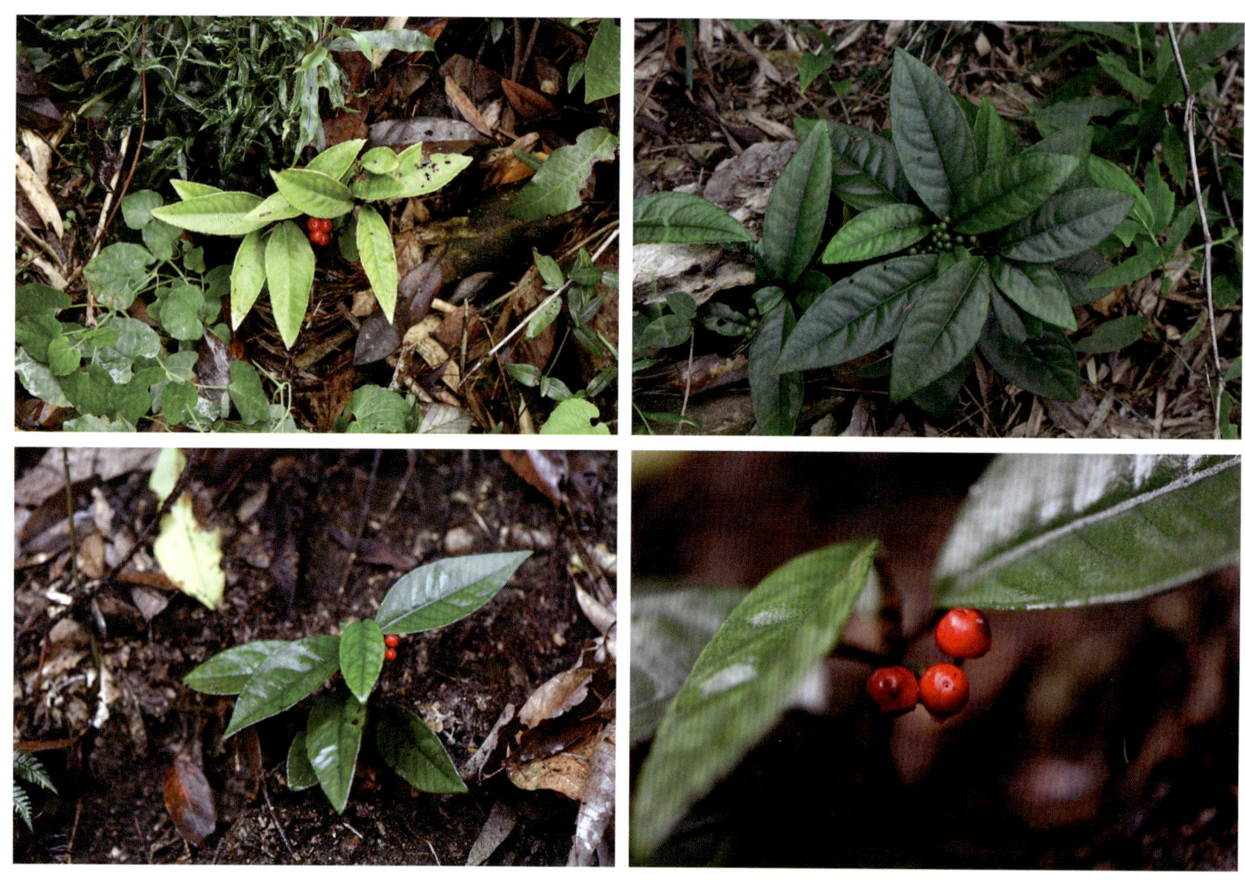

形态特征 矮小灌木。具匍匐生根的根状茎；直立茎高 10~15cm，无分枝。叶片坚纸质，近全缘，叶面无毛；叶柄长 1~2cm，被细微柔毛。伞形花序；花长 4~5mm；花梗长 1~1.5cm；花萼基部联合达 1/3，萼片披针形或卵形；花瓣粉红色，卵形，顶端急尖；雌蕊与花瓣等长，无毛，具腺点；胚珠 6 枚，1 轮。果实球形，直径约 6mm，鲜红色，具腺点；宿存萼与果梗通常为紫红色。花期 6~7 月，果期 10~12 月。

适宜生境 生于密林下阴湿处。

资源状况 分布于马头山各地。常见。

入药部位 全株或根（九管血）。

采收加工 6~7 月采收，切碎，鲜用或晒干。

功能主治 清热解毒，祛风止痛，活血消肿。用于咽喉肿痛，风火牙痛，风湿痹痛，跌打损伤，无名肿毒，毒蛇咬伤。

朱砂根 大罗伞、大凉伞、珍珠伞

Ardisia crenata Sims

标本采集号：361028170909036LY

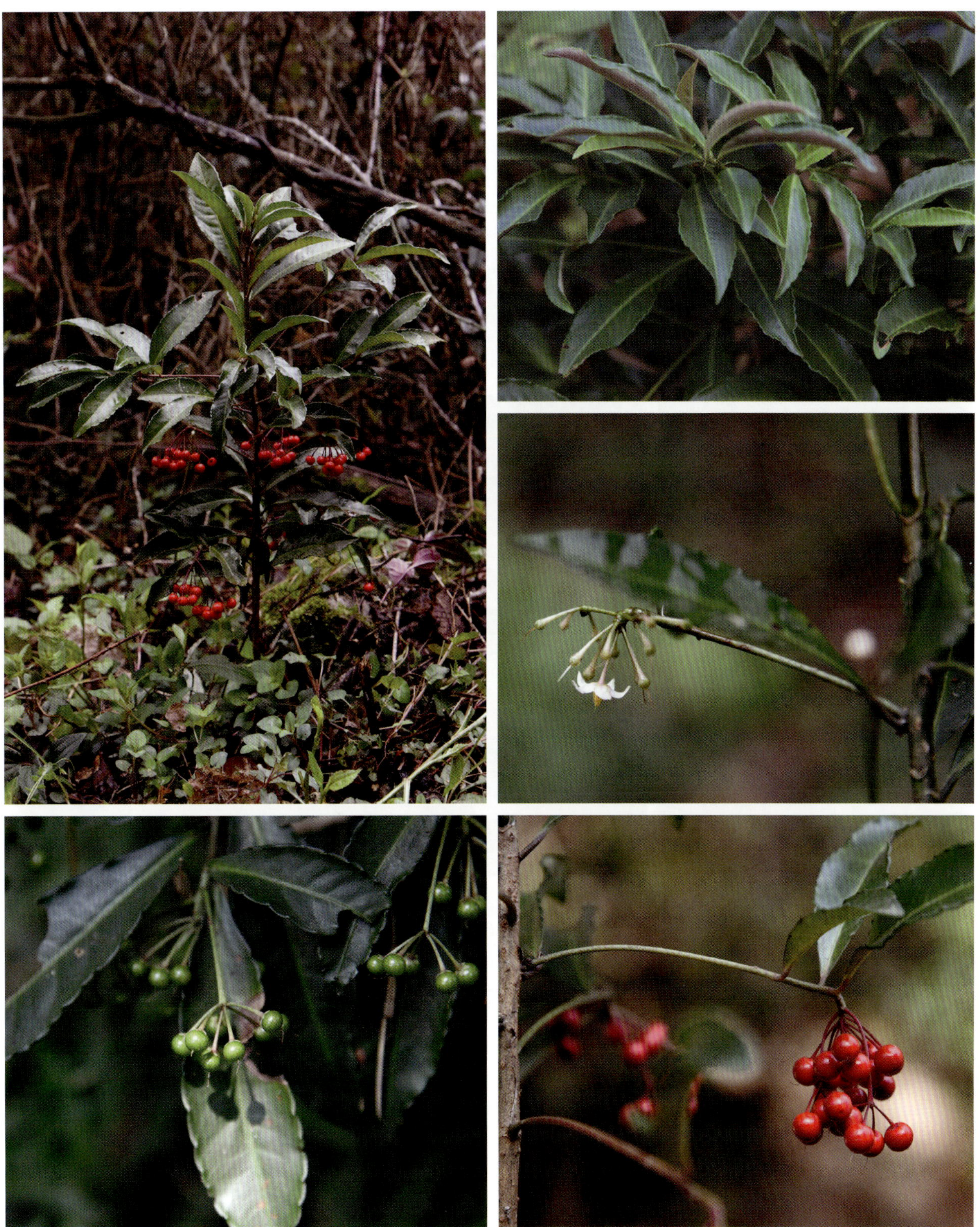

形态特征 灌木。叶互生，叶片革质或坚纸质；叶柄长约 1cm。伞形花序或聚伞花序，着生于侧生特殊花枝顶端；花梗长 7~10mm；萼片长圆状卵形；花瓣白色，稀略带粉红色；雄蕊较花瓣短，花药三角状披针形，背面常具腺点；雌蕊与花瓣近等长或略长，子房具腺点。果实球形，直径 6~8mm，鲜红色，具腺点。花期 5~6 月，果期 10~12 月，有时 2~4 月。

适宜生境 生于海拔 90~2400m 的疏、密林下阴湿的灌木丛中。

资源状况 分布于马头山各地。常见。

入药部位 根（朱砂根）。

采收加工 秋、冬二季采挖，洗净，晒干。

功能主治 解毒消肿，活血止痛，祛风除湿。用于咽喉肿痛，风湿痹痛，跌打损伤。

大罗伞树

Ardisia hanceana Mez

标本采集号：361028180824014LY

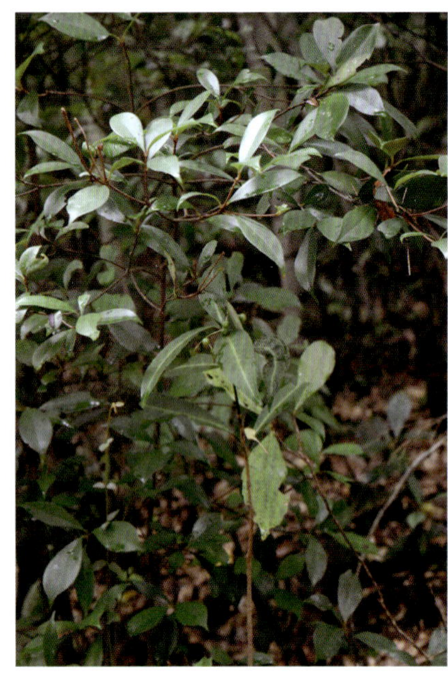

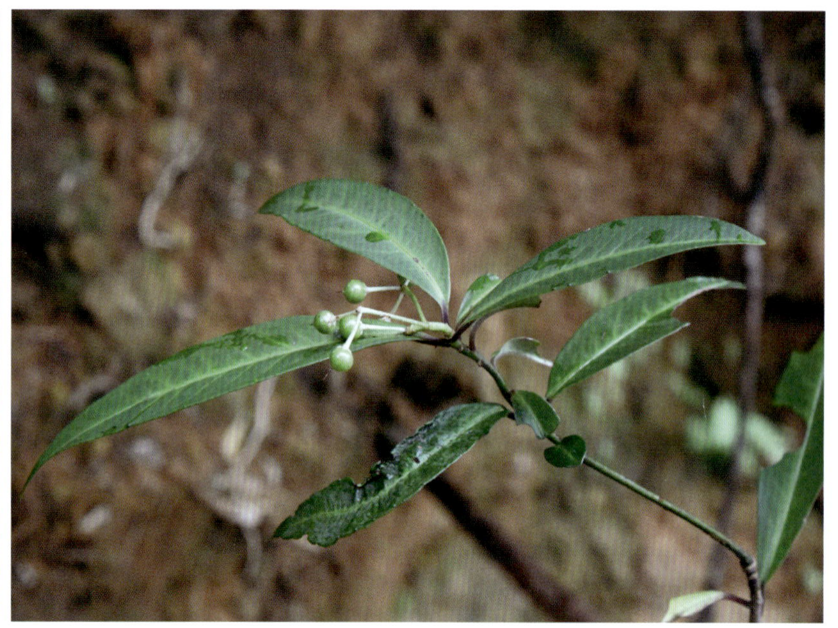

形态特征 灌木。茎通常粗壮，无毛。叶片坚纸质或略厚；叶柄长 1cm 或更长。复伞房状伞形花序；花序轴长 1~2.5cm；花长 6~7mm；花梗长 1.1~2m；花瓣白色或带紫色，长 6~7mm；雄蕊与花瓣等长，花药箭状披针形，背部具疏大腺点；雌蕊与花瓣等长，子房卵珠形，无毛；胚珠 5 枚，1 轮。果实球形，直径约 9mm，深红色。花期 5~6 月，果期 11~12 月。

适宜生境 生于山谷、山坡林下阴湿的地方。

资源状况 分布于马头山各地。常见。

入药部位 根（凉伞盖珍珠）。

采收加工 夏、秋二季采挖，洗净，切片，晒干。

功能主治 活血止痛。用于风湿痹痛，经闭，跌打损伤。

紫金牛 小青、矮茶、短脚三郎

Ardisia japonica (Thunb.) Blume

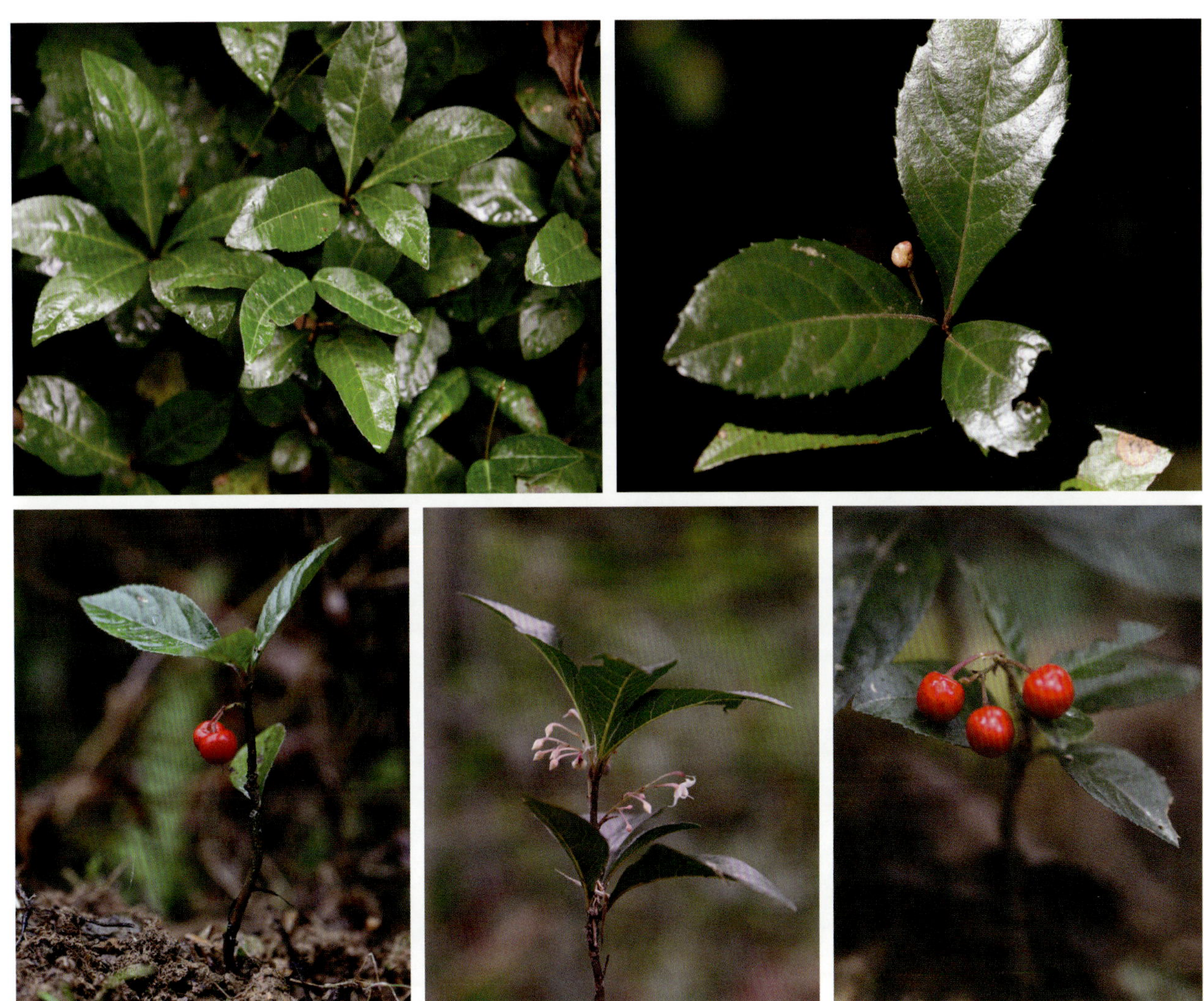

形态特征 小灌木。具匍匐生根的根状茎；直立茎长达 30cm。叶对生或近轮生，叶片坚纸质或近革质；叶柄长 6~10mm，被微柔毛。花长 4~5mm，有时 6 数；花梗长 7~10mm；花瓣粉红色或白色；雄蕊较花瓣略短，花药披针状卵形或卵形，背部具腺点；雌蕊与花瓣等长，子房卵珠形，无毛；胚珠 15 枚，3 轮。果球形，直径 5~6mm。花期 5~6 月，果期 11~12 月，有时 5~6 月仍有果。

适宜生境 生于山间林下或竹林下阴湿的地方。

资源状况 分布于马头山各地。常见。

入药部位 全草（矮地茶）。

采收加工 夏、秋二季茎叶茂盛时采挖，除去泥沙，干燥。

功能主治 化痰止咳，清利湿热，活血化瘀。用于新久咳嗽，喘满痰多，湿热黄疸，经闭瘀阻，风湿痹痛，跌打损伤。

山血丹 沿海紫金牛、郎伞、血党

Ardisia punctata Lindl.

标本采集号：361028181122012LY

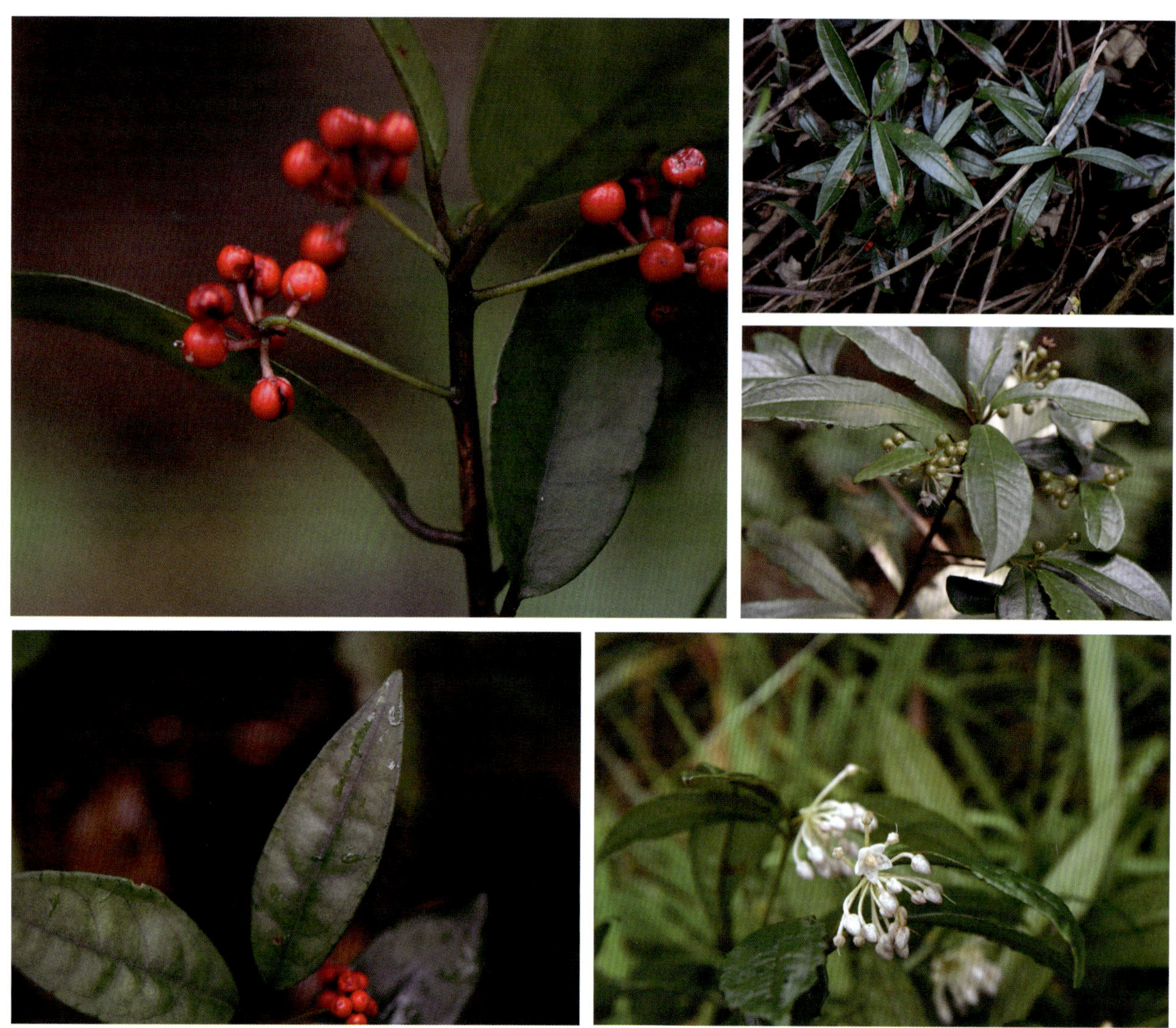

形态特征 灌木。茎幼时被细微柔毛，无皱纹，除侧生特殊花枝外，无分枝。叶片革质或近坚纸质；叶柄长 1~1.5cm，被微柔毛。花长约 5mm；花梗长 8~12mm，果时达 2.5cm；花萼仅基部联合，萼片长圆状披针形或卵形；花瓣白色；胚珠 5 枚，1 轮。果实球形，直径约 6mm，深红色，微肉质，具疏腺点。花期 5~7 月，果期 10~12 月。

适宜生境 生于山谷、山坡密林下。

资源状况 分布于马头山各地。常见。

入药部位 根或全株（血党）。

采收加工 全年均可采，洗净，鲜用或晒干。

功能主治 祛风湿，活血调经，消肿止痛。用于风湿痹痛，痛经，经闭，跌打损伤，咽喉肿痛，无名肿痛。

密齿酸藤子

网脉酸藤子、米汤果、矩叶酸藤果

Embelia vestita Roxb.

标本采集号：361028181122013LY

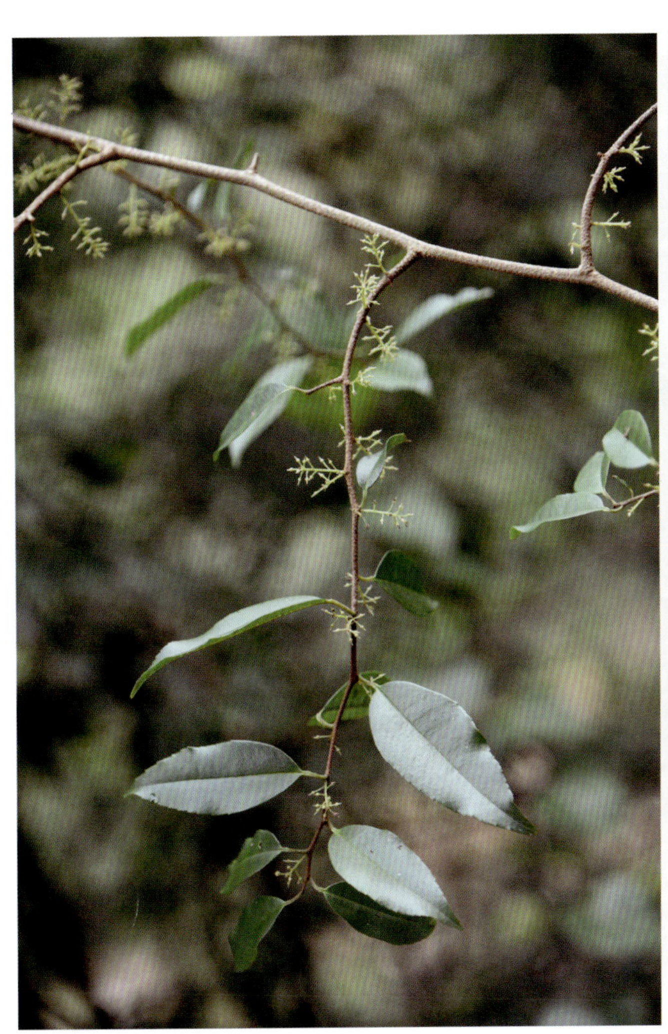

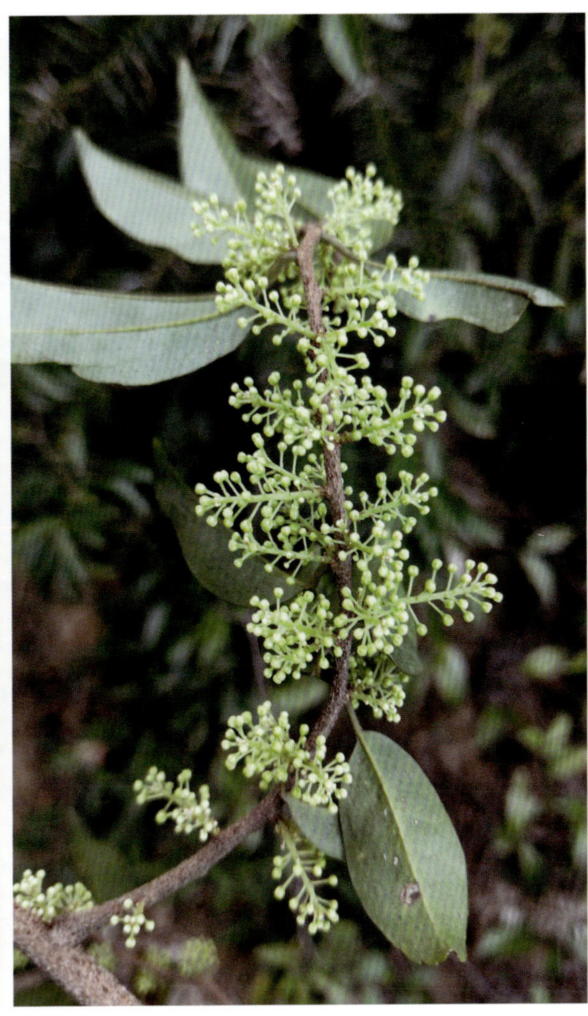

形态特征 攀缘灌木或小乔木。枝条无毛，密布皮孔。叶片坚纸质；叶柄长 6~8mm，具狭翅。花梗长 2~5mm，被乳头状突起；萼片卵形，顶端急尖，长 0.7mm，具缘毛；花瓣分离，淡绿色或白色；雄蕊在雌花中退化，长达花瓣的 1/2；雌蕊在雌花中与花瓣等长，子房瓶形或球形，花柱常弯曲，柱头细尖或略展开。果实球形，直径 4~5mm，蓝黑色或带红色，具腺点。花期 10~12 月，果期翌年 4~7 月。

适宜生境 生于山坡灌木丛中或疏、密林中以及干燥和湿润的溪边等。

资源状况 分布于马头山各地。常见。

入药部位 果实（打虫果）。

采收加工 秋、冬二季果实成熟时采收，晒干。

功能主治 驱虫。用于蛔虫病，绦虫病。

杜茎山 金砂根、芽茶、白花茶

Maesa japonica (Thunb.) Moritzi. ex Zoll.

标本采集号：361028170424045LY

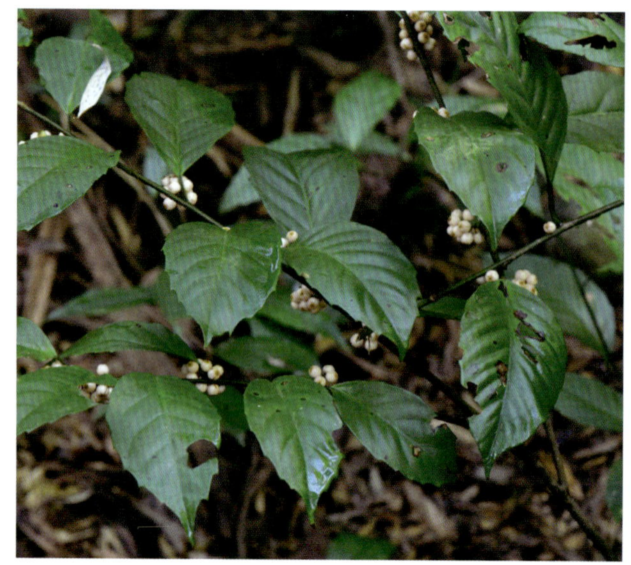

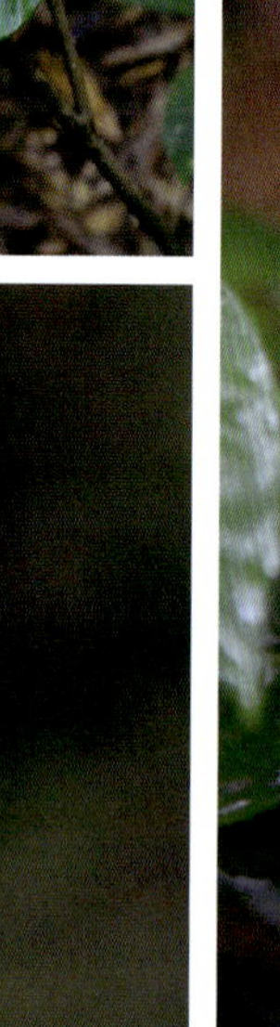

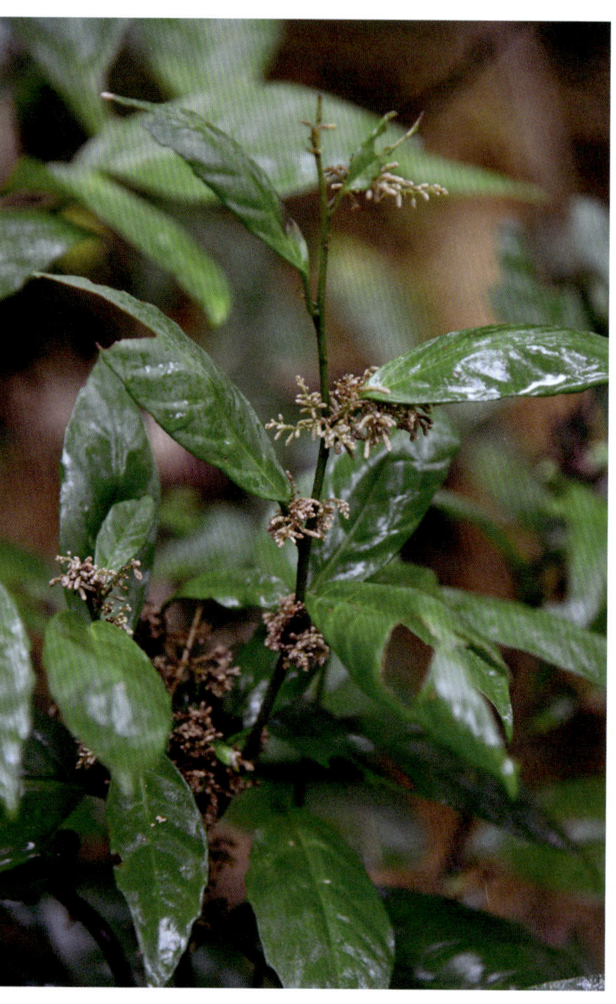

形态特征 灌木。小枝无毛，具细条纹，疏生皮孔。叶片革质，两面无毛；叶柄长 5~13mm，无毛。苞片卵形；花萼长约 2mm；花冠白色，长钟形；雄蕊着生于花冠管中部略上，内藏，花丝与花药等长，花药卵形，背部具腺点；柱头分裂。果实球形，直径 4~5mm，有时达 6mm，肉质，具脉状腺条纹；宿存萼包于果实顶端，常冠宿存花柱。花期 1~3 月，果期 5 月或 10 月。

适宜生境 生于山坡或石灰山杂木林下阳处。

资源状况 分布于马头山各地。常见。

入药部位 根、叶（杜茎山）。

采收加工 全年可采，洗净，晒干。

功能主治 祛风邪，解疫毒，消肿胀。用于热性传染病，寒热发歇不定，身疼，烦躁，口渴，水肿，跌打肿痛，外伤出血。

报春花科

广西过路黄 斗笠花、笠麻花、斑筒花

Lysimachia alfredii Hance

标本采集号：361028180509033LY

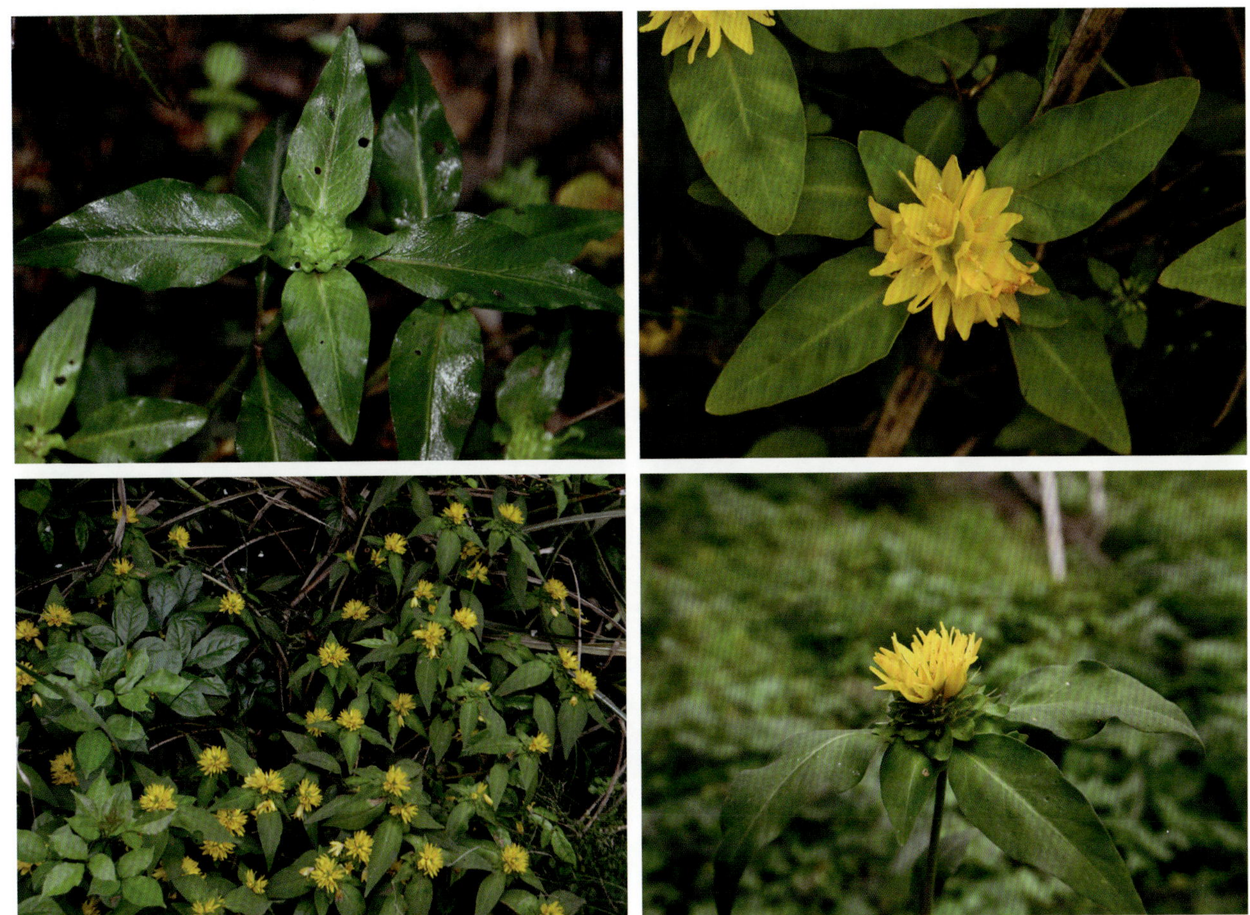

形态特征 多年生草本。茎簇生，直立或有时基部倾卧生根，单一或近基部有分枝，被褐色多细胞柔毛。叶对生，叶片卵形至卵状披针形；叶柄长 1~2.5cm，密被柔毛。总状花序顶生；花梗长 2~3mm，密被柔毛；花萼长 6~8mm；花丝下部合生成高 2.5~3.5mm 的筒，分离部分长 3~5mm。蒴果近球形，褐色，直径 4~5mm。花期 4~5 月，果期 6~8 月。

适宜生境 生于山谷溪边、沟旁湿地、林下和灌丛中。

资源状况 分布于马头山各地。常见。

入药部位 全草（广西过路黄）。

采收加工 全年均可采，洗净，鲜用或晒干。

功能主治 清热利湿，排石通淋。用于黄疸性肝炎，痢疾，热淋，石淋，带下病。

细梗香草 排香、排香草、满山香

Lysimachia capillipes Hemsl.

标本采集号：361028170710008LY

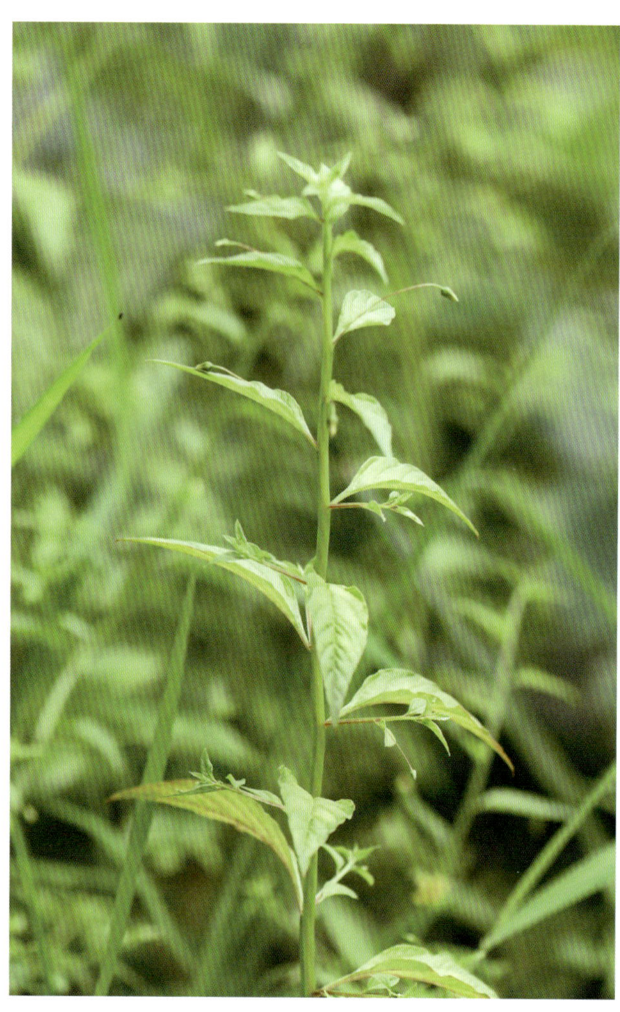

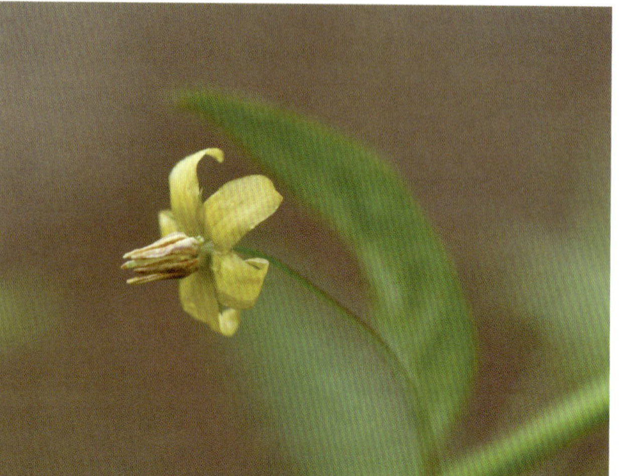

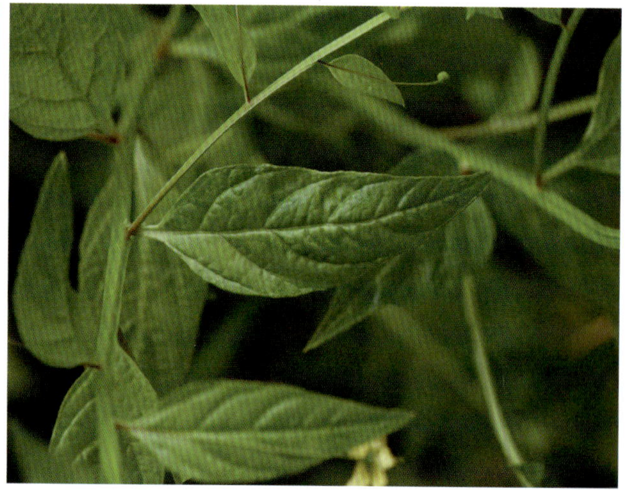

形态特征 一年生草本。茎通常2至多条簇生，直立，中部以上分枝，草质，具棱，棱边有时呈狭翅状。叶互生，卵形至卵状披针形，长1.5~7cm，宽1~3cm；叶柄长2~8mm。花单出腋生；花梗纤细，丝状，长1.5~3.5cm；花萼长2~4mm；花冠黄色，长6~8mm，分裂近达基部；花药长3.5~4mm，顶孔开裂；花柱丝状，稍长于雄蕊。蒴果近球形，带白色，直径3~4mm，比宿存花萼长。花期6~7月，果期8~10月。

适宜生境 生于山谷林下和溪边。

资源状况 分布于马头山各地。常见。

入药部位 全草（香排草）。

采收加工 夏季开花时采收，晒干或鲜用。

功能主治 祛风除湿，行气止痛，调经，解毒。用于感冒，咳嗽，风湿痹痛，脘腹胀痛，月经不调，疔疮，蛇咬伤。

过路黄 大金钱草、金钱草、真金草

Lysimachia christiniae Hance

标本采集号：361028180509005LY

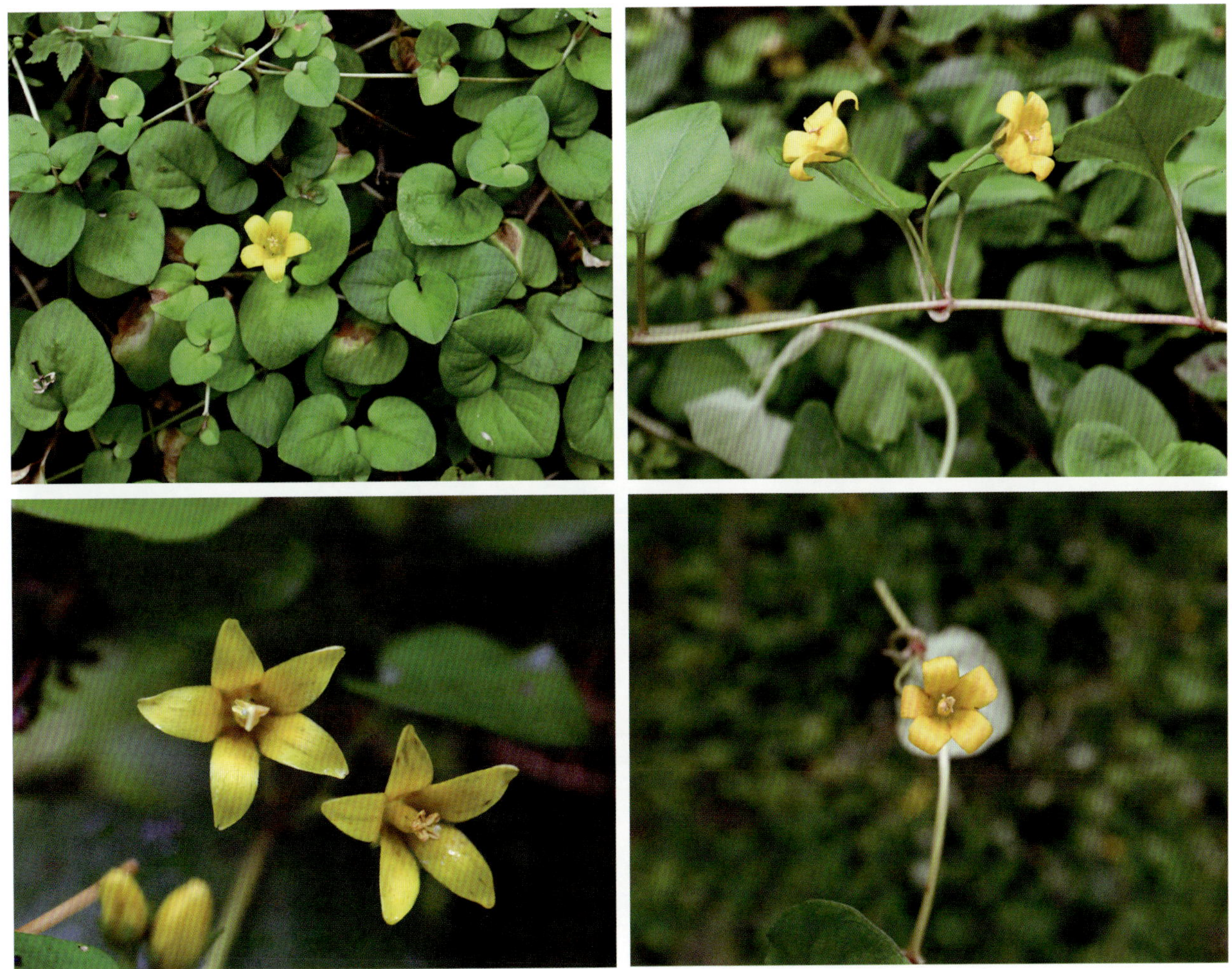

形态特征 多年生草本。茎柔弱，平卧延伸，长 20~60cm。叶对生，卵圆形、近圆形至肾圆形；叶柄比叶片短或与之近等长，无毛至密被毛。花单生于叶腋；花梗长 1~5cm；花冠黄色，长 7~15mm；花丝长 6~8mm，下半部合生成筒，花药卵圆形，长 1~1.5mm，花粉粒具 3 孔沟；子房卵珠形，花柱长 6~8mm。蒴果球形，直径 4~5mm，无毛，有稀疏黑色腺条。花期 5~7 月，果期 7~10 月。

适宜生境 生于沟边、路旁阴湿处和山坡林下。

资源状况 分布于马头山各地。常见。

入药部位 全草（金钱草）。

采收加工 夏、秋二季采收，除去杂质，晒干。

功能主治 利湿退黄，利尿通淋，解毒消肿。用于湿热黄疸，胆胀胁痛，石淋，热淋，小便涩痛，痈肿疔疮，蛇虫咬伤。

临时救 聚花过路黄、黄花珠、九莲灯

Lysimachia congestiflora Hemsl.

标本采集号：361028180511020LY

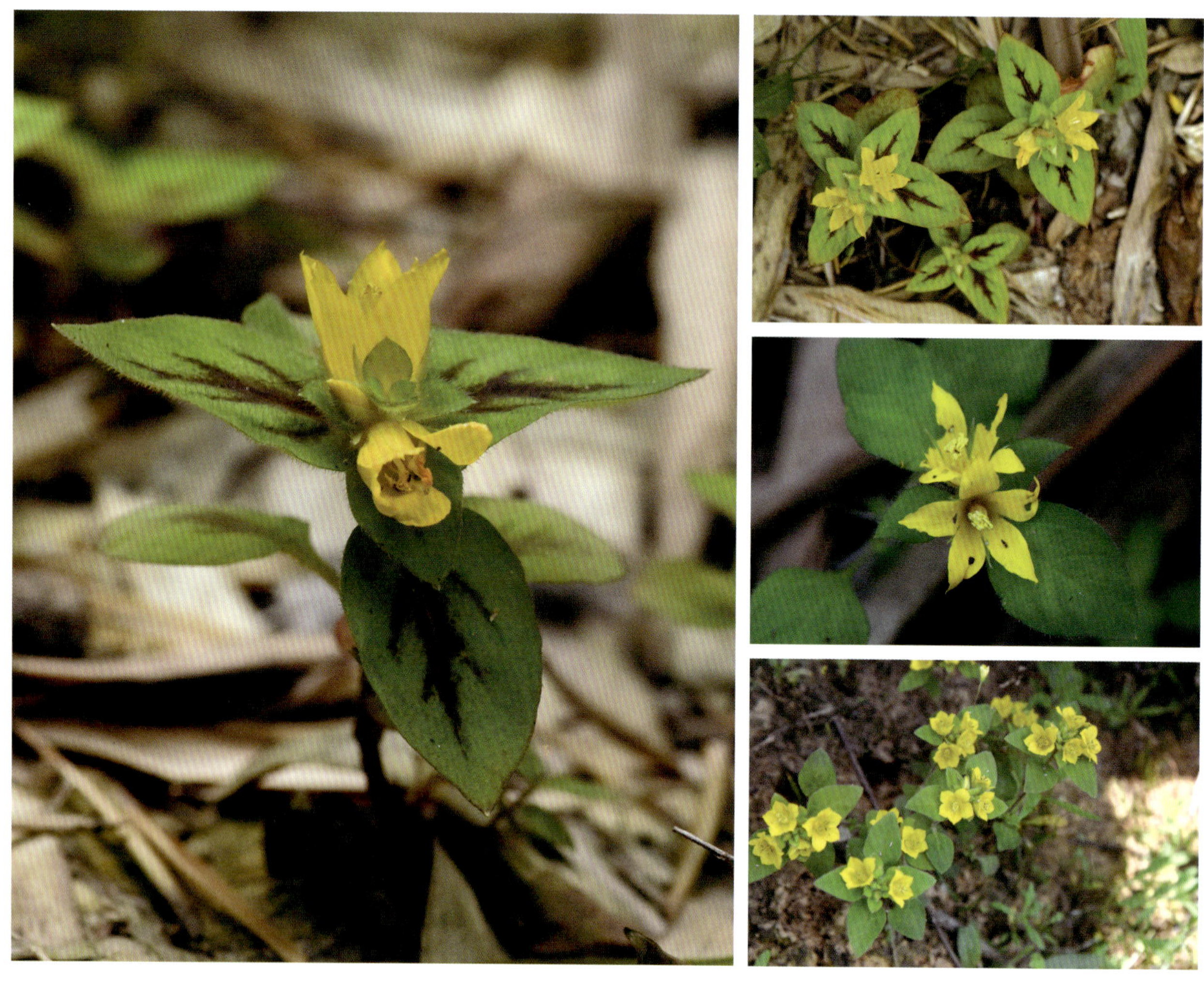

形态特征 多年生草本。茎下部匍匐，节上生根，上部及分枝上升，长 6~50cm，圆柱形，密被多细胞卷曲柔毛。叶对生，茎端的 2 对间距短，叶片比叶柄长 2~3 倍。花萼长 5~8.5mm；花冠黄色，内面基部紫红色；花丝下部合生成高约 2.5mm 的筒，分离部分长 2.5~4.5mm，花药长圆形，长约 1.5mm，花粉粒近长球形，表面具网状纹饰；子房被毛，花柱长 5~7mm。蒴果球形，直径 3~4mm。花期 5~6 月，果期 7~10 月。

适宜生境 生于水沟边、田上和山坡林缘、草地等湿润处。

资源状况 分布于马头山各地。常见。

入药部位 全草（风寒草）。

采收加工 夏、秋二季采集，鲜用或晒干。

功能主治 祛风散寒，化痰止咳，解毒利湿，消积排石。用于风寒头痛，咳嗽痰多，咽喉肿痛，黄疸，胆道结石，尿路结石，小儿疳积，痈疽疔疮，毒蛇咬伤。

红根草 散血草、大田基黄、红脚兰

Lysimachia fortunei Maxim.

标本采集号：361028170710029LY

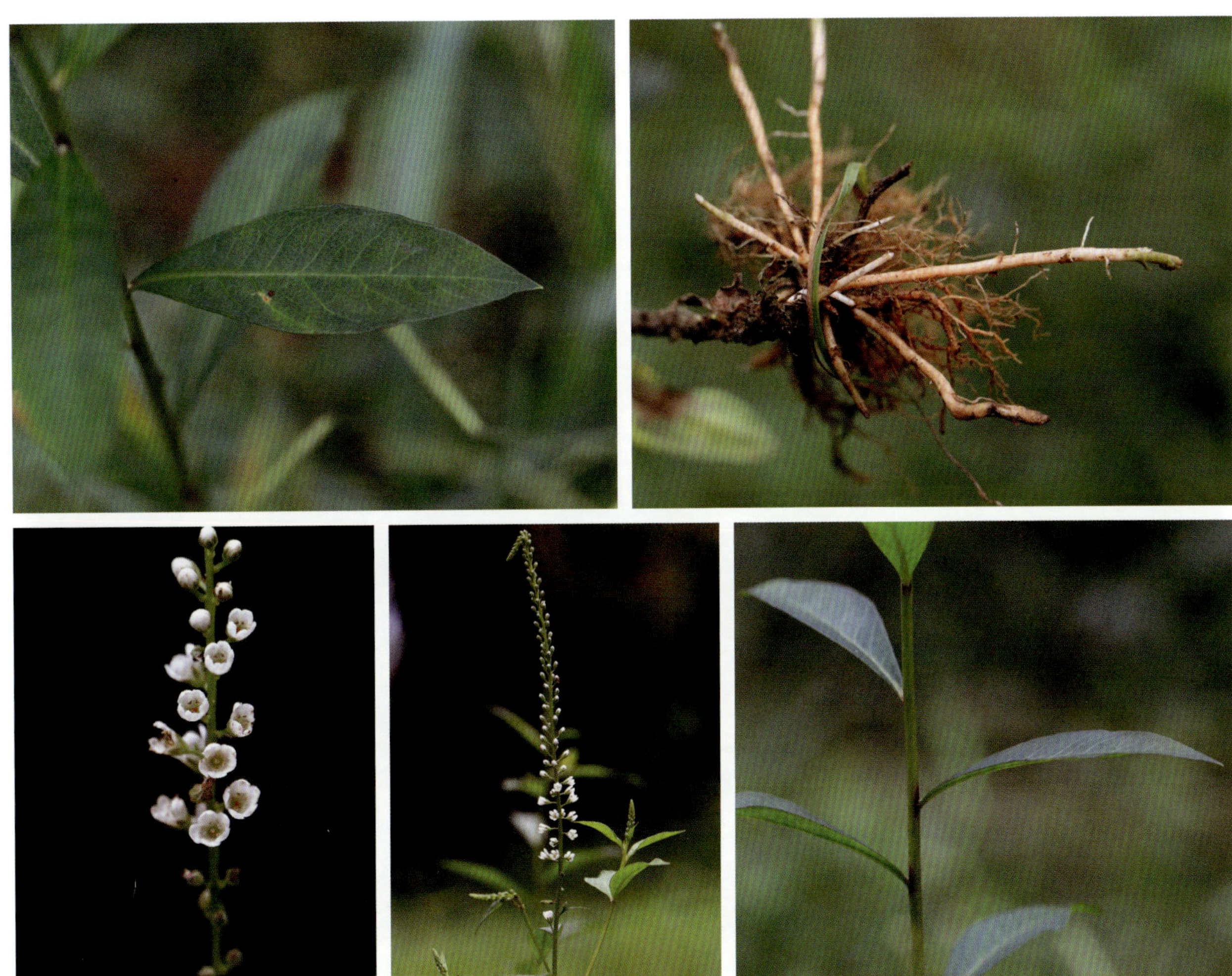

形态特征 多年生草本。根状茎横走，紫红色。叶互生，近于无柄，叶片长圆状披针形至狭椭圆形，长 4~11cm，宽 1~2.5cm，两面均有黑色腺点，干后成粒状突起。总状花序顶生，细瘦，长 10~20cm；苞片披针形，长 2~3mm；花梗与苞片近等长或稍短；花萼长约 1.5mm；花冠白色，长约 3mm，基部合生部分长约 1.5mm；雄蕊比花冠短，花丝贴生于花冠裂片的下部，分离部分长约 1mm；花药卵圆形，长约 0.5mm。蒴果球形，直径 2~2.5mm。花期 6~8 月，果期 8~11 月。

适宜生境 生于沟边、田边等低湿处。

资源状况 分布于马头山各地。常见。

入药部位 全草（星宿菜）。

采收加工 夏、秋二季采收，洗净，鲜用或晒干。

功能主治 活血，散瘀，利水，化湿。用于跌打损伤，关节风湿痛，经闭，乳痈，瘰疬，目赤肿痛，水肿，黄疸，疟疾，痢疾。

福建过路黄 福建排草

Lysimachia fukienensis Hand.-Mazz.

标本采集号：361028170710011LY

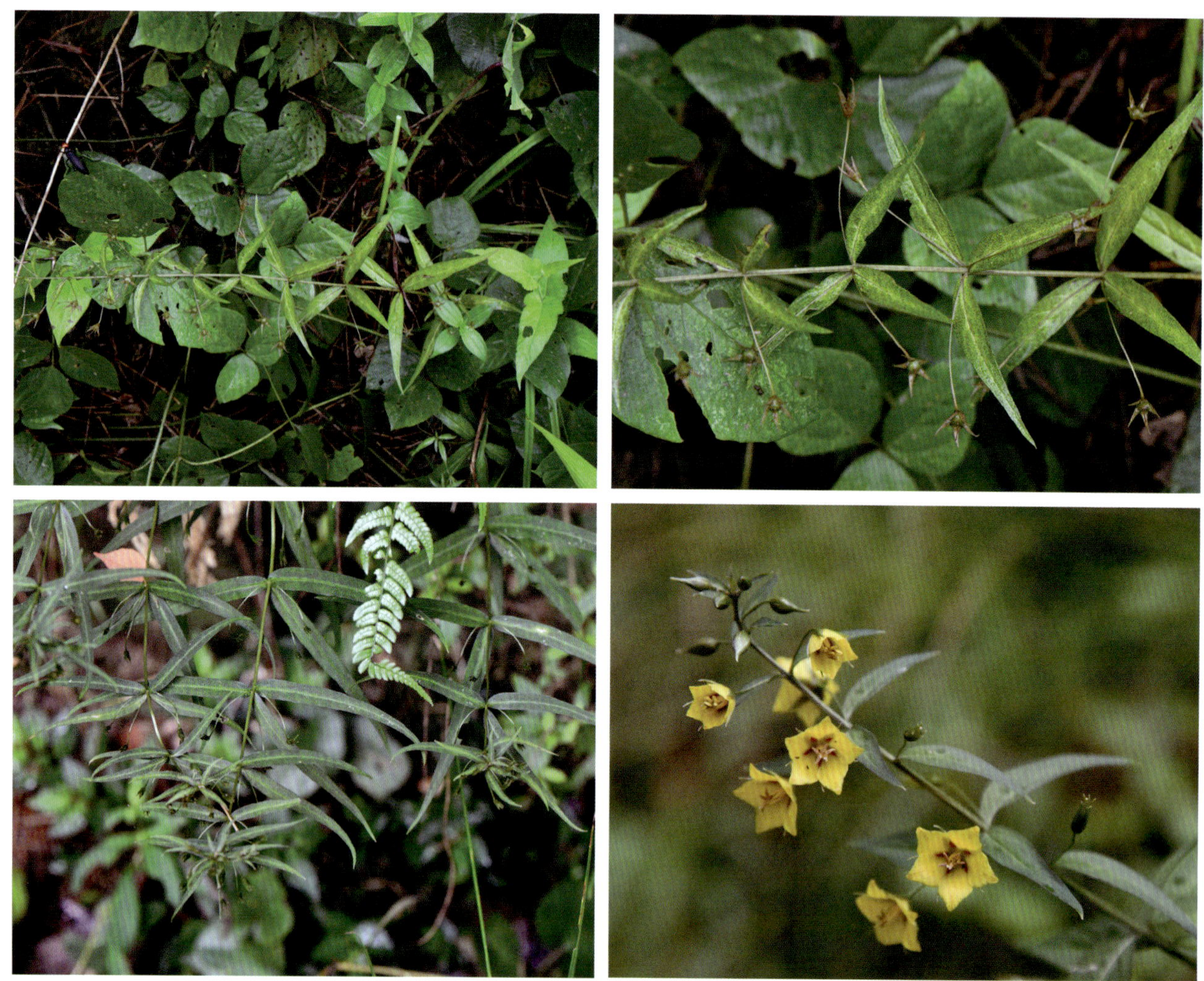

形态特征 多年生草本，全体无毛。茎2至多条簇生，直立，基部圆柱形，上部因叶基部下延而具4棱，有黑色或深褐色腺条。叶互生或在茎下部近对生，茎两端叶较小。花梗纤细，长1.5~5cm；花萼长7~11mm；花冠黄色，长约1cm；花药长圆形，长1.2~2mm，花粉粒具3孔沟，表面具网状纹饰；子房无毛，花柱长6~7mm。蒴果淡褐色，直径3.5~5mm，有黑色短线条。花期5月，果期7月。

适宜生境 生于山坡林缘、草丛中和山谷溪边。

资源状况 分布于马头山各地。常见。

入药部位 全草（福建排草）。

采收加工 5~6月采收带根全草，洗净，晒干。

功能主治 疏风止咳，清热解毒。用于感冒咳嗽，头痛目赤，咽喉肿痛。

点腺过路黄 女儿红、露天过路黄、露天金钱草

Lysimachia hemsleyana Maxim.

标本采集号：361028180824012LY

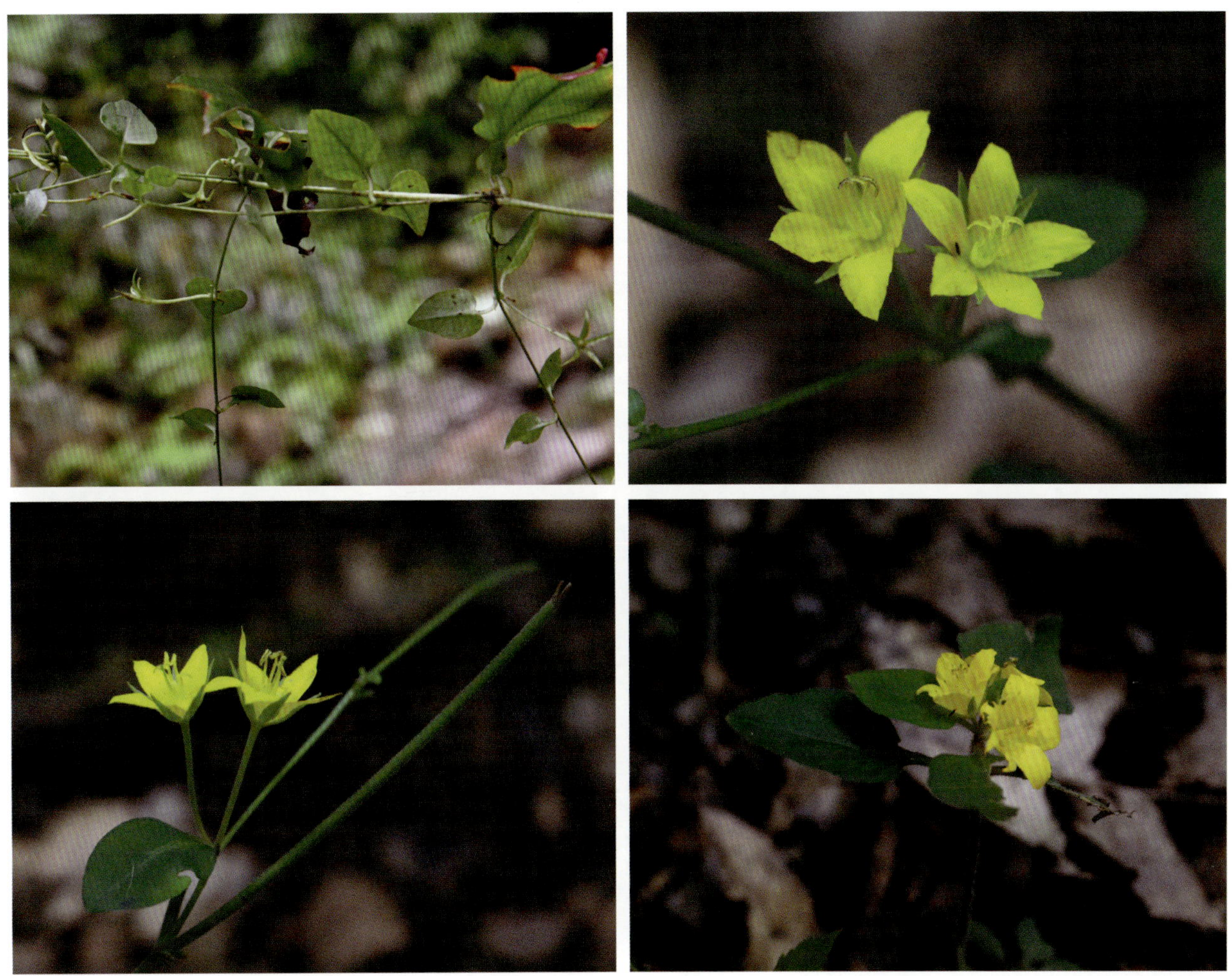

形态特征 多年生草本。茎簇生，平铺地面，先端伸长成鞭状，长可达90cm，圆柱形，基部直径1.5~2mm，密被多细胞柔毛。叶对生，卵形或阔卵形；叶柄长5~18mm。花萼长7~8mm；花冠黄色，长6~8mm；花药长圆形，长约1.5mm；子房卵珠形，花柱长6~7mm。蒴果近球形，直径3.5~4mm。花期4~6月，果期5~7月。

适宜生境 生于山谷林缘、溪旁和路边草丛中。

资源状况 分布于马头山各地。常见。

入药部位 全草（点腺过路黄）。

采收加工 夏季采收，鲜用或晒干。

功能主治 清热利湿，通经。用于肝炎，肾盂肾炎，膀胱炎，闭经。

评　　述 本种形态与过路黄 *Lysimachia christinae* Hance 相近，但茎端伸长成鞭状，植物体具暗红色或褐色腺点而非腺条，极易区别。

长梗过路黄 长梗排草

Lysimachia longipes Hemsl.

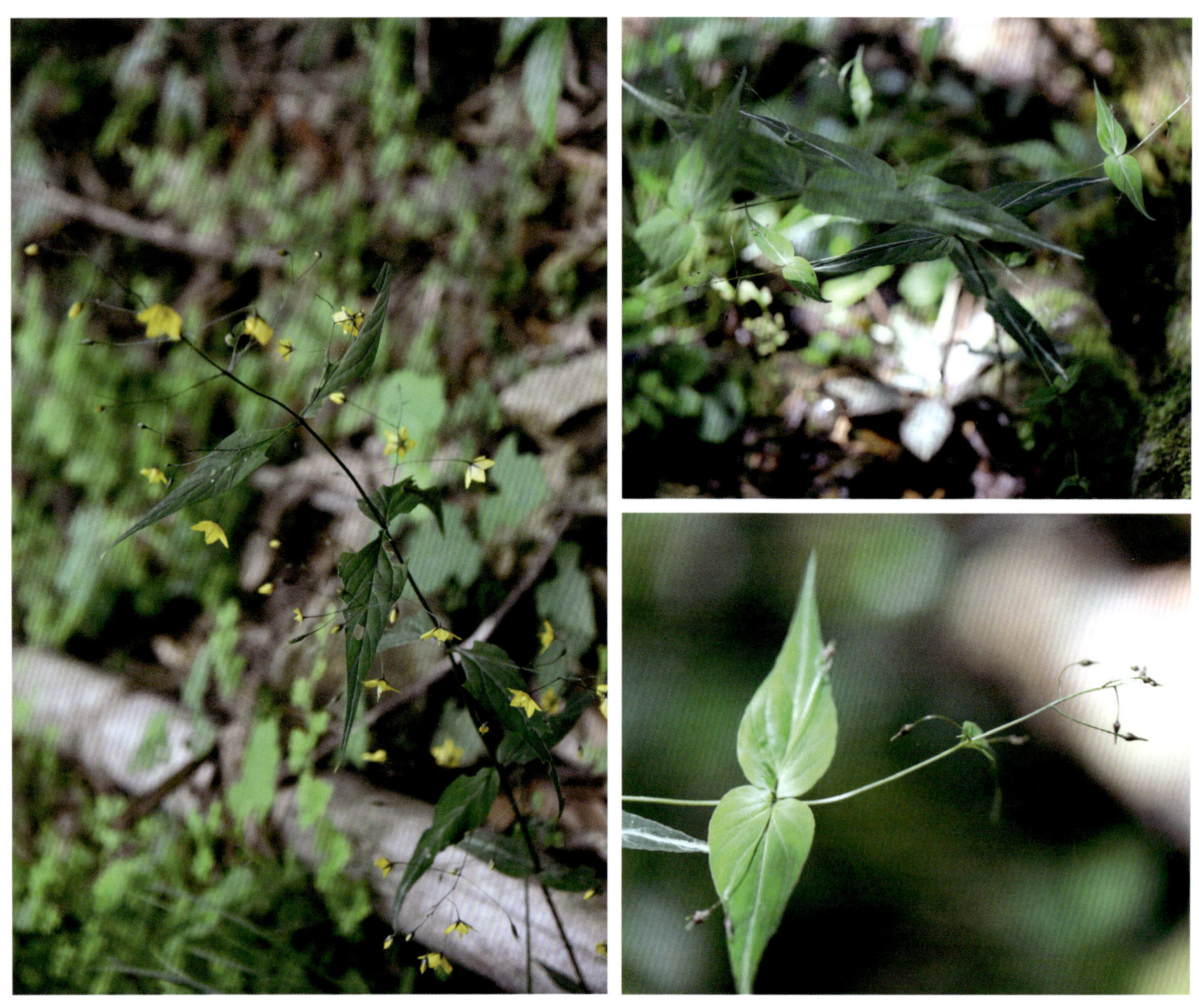

形态特征 一年生草本，全体无毛。茎通常单生，圆柱形。叶对生，卵状披针形，长4~10cm，宽1.2~3.2cm。花梗丝状，常近水平伸展；苞片小，钻形；花萼长5~7mm；花冠黄色，直径12~15mm；花丝下部合生成高2~2.5mm的筒；花药线状长圆形，长约1.2mm，花粉粒具3孔沟，表面具网状纹饰；子房无毛，花柱丝状，长5~6mm。蒴果褐色，直径3~3.5mm。花期5~6月，果期6~7月。

适宜生境 生于山谷溪边和山坡林下。

资源状况 分布于马头山各地。常见。

入药部位 全草（长梗排草）。

采收加工 夏季采收，晒干。

功能主治 息风定惊，收敛止血。用于小儿惊风，肺痨咯血，刀伤出血。

柿 科

柿 柿子、朱果

Diospyros kaki Thunb.

标本采集号：361028170427001LY

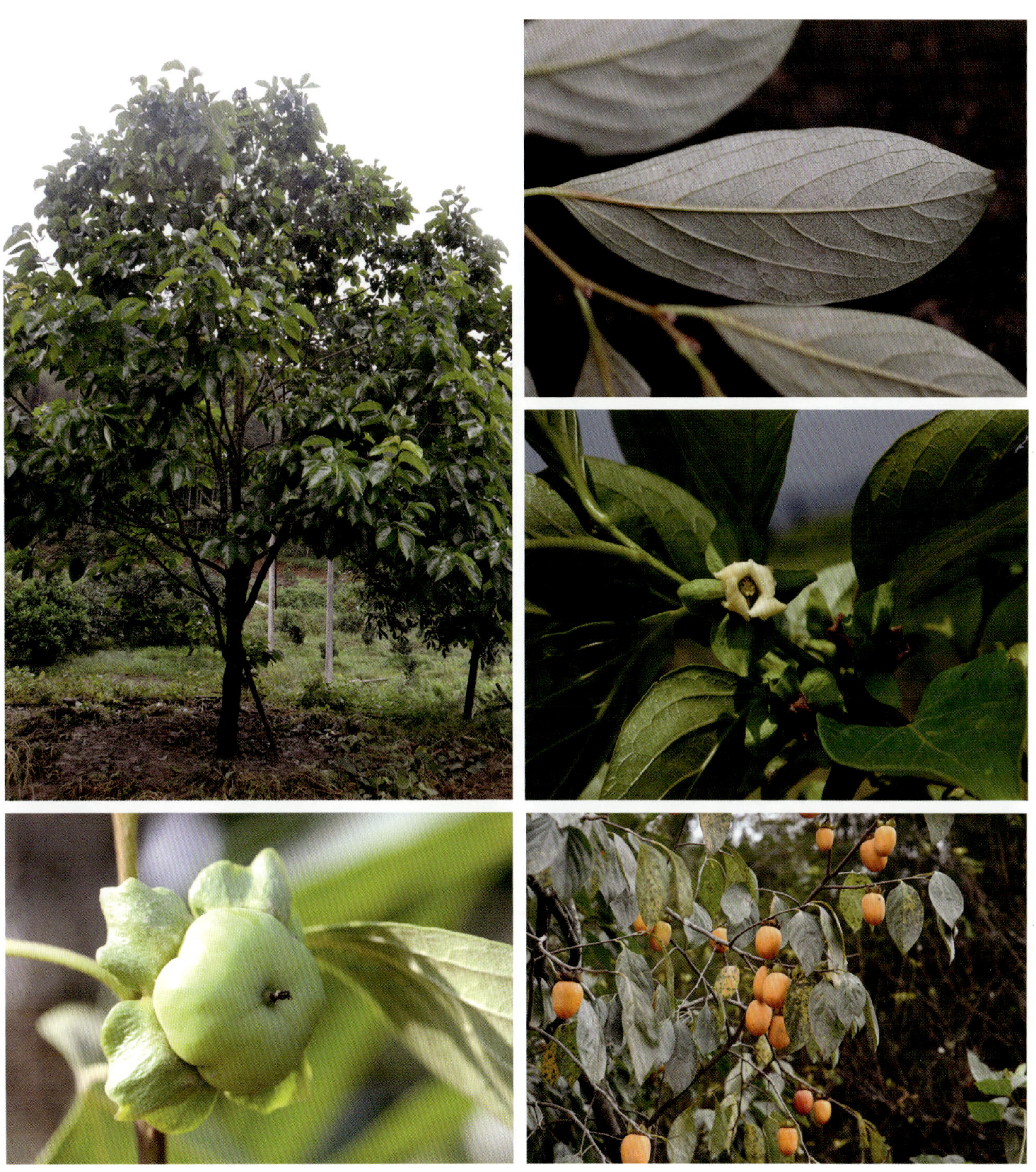

形态特征 乔木。树皮深灰色至灰黑色，或者黄灰褐色至褐色；树冠球形或长圆球形；枝开展，带绿色至褐色，无毛。叶纸质，卵状椭圆形至倒卵形或近圆形；叶柄长 8~20mm。花雌雄异株，但间或有雄株中有少数雌花，雌株中有少数雄花的现象，花序腋生，为聚伞花序。果形多种，有球形、扁球形、球形而略呈方形等。种子褐色，椭圆状，长约 2cm，宽约 1cm，侧扁。花期 5~6 月，果期 9~10 月。

适宜生境 生于山地、丘陵地常绿阔叶林中，常栽培。

资源状况 分布于马头山竹延山等地。常见。

入药部位 叶（柿叶）、果实（柿子）、宿萼（柿蒂）、外果皮（柿皮）、未成熟果实经加工制成的胶状液（柿漆）。

采收加工 叶：霜降后采收，晒干。果实：霜降至立冬间采摘，经脱涩红熟后，食用。宿萼：冬季果实成熟时采摘，食用时收集，洗净，晒干。外果皮：将未成熟的果实摘下，削取外果皮，鲜用。未成熟果实经加工制成的胶状液：采摘未成熟的果实，捣烂，置于缸中，加入清水，搅动，放置若干时，将渣滓除去，剩下胶状液，即为柿漆。

功能主治 叶：止咳定喘，生津止渴，活血止血。用于咳喘，消渴，各种内出血，臁疮。果实：清热，润肺，生津，解毒。用于咳嗽，吐血，热渴，口疮，热痢，便血。宿萼：降逆下气。用于呃逆。外果皮：清热解毒。用于疔疮，无名肿毒。未成熟果实经加工制成的胶状液：平肝。用于高血压。

野 柿 山柿、油柿

Diospyros kaki Thunb. var. *silvestris* Makino

标本采集号：361028170910016LY

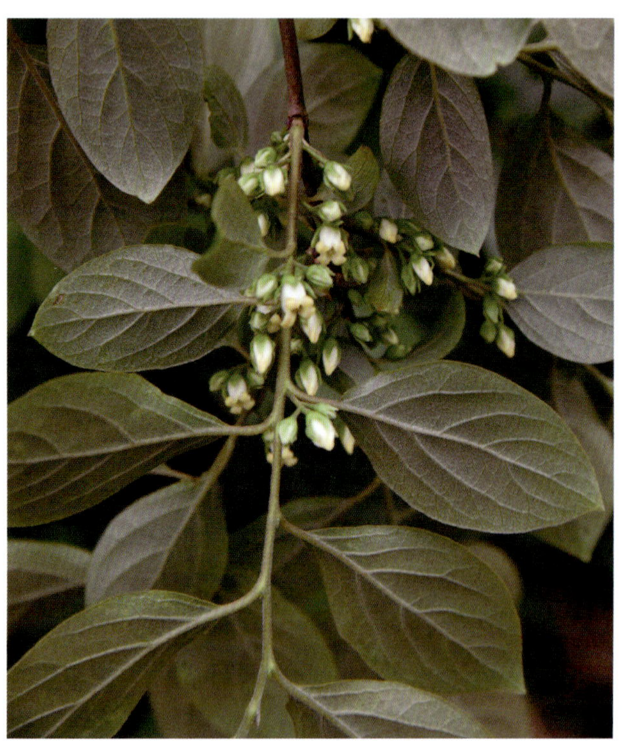

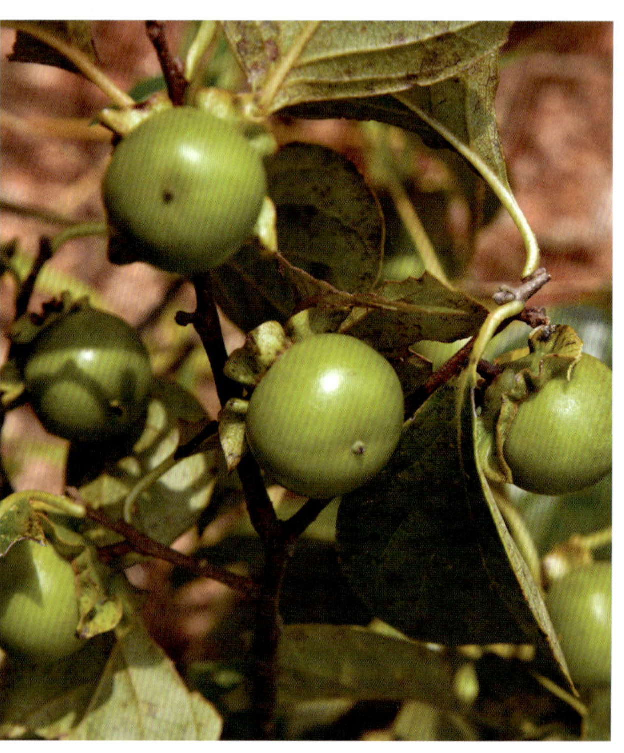

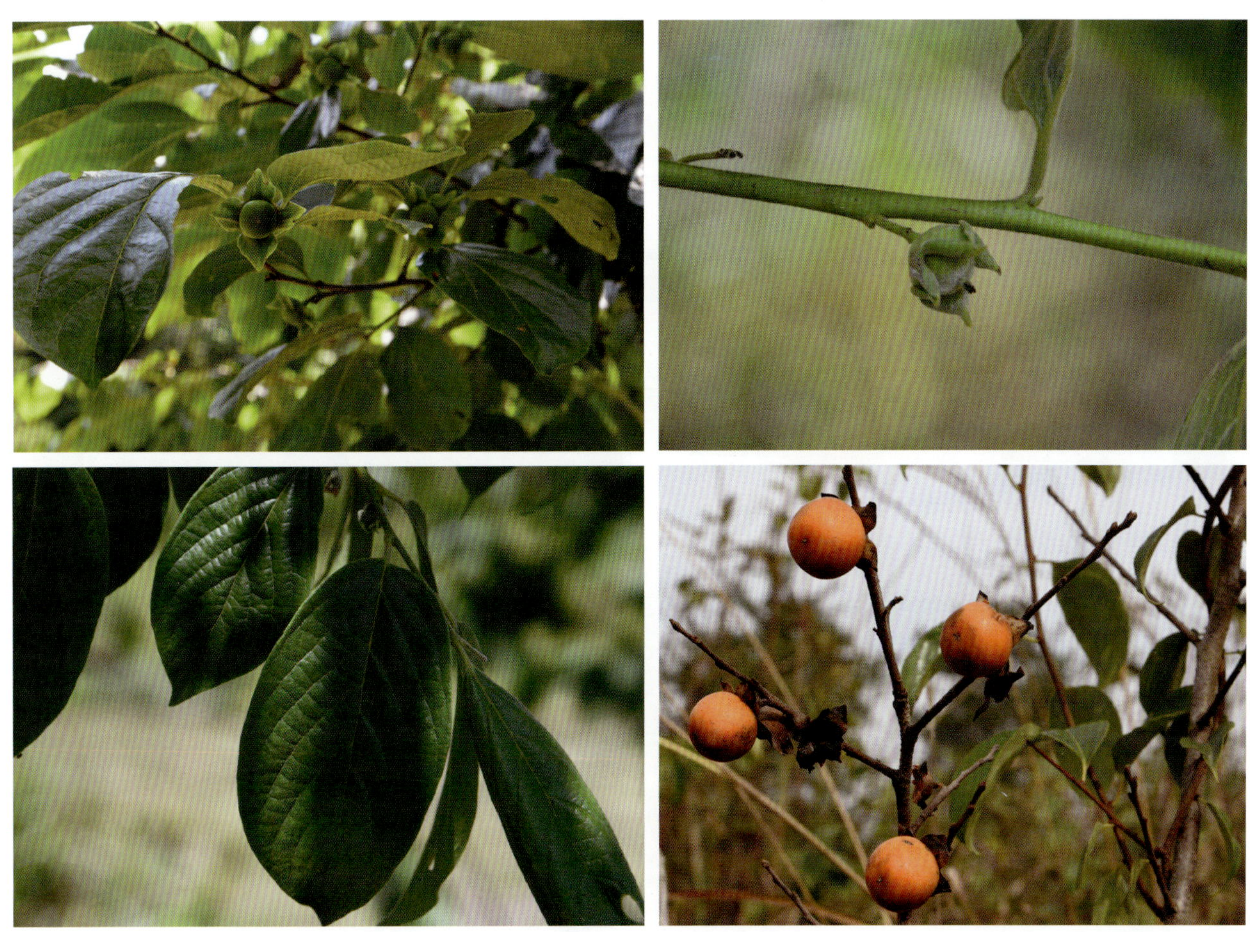

形态特征 乔木。树皮深灰色至灰黑色；枝开展，带绿色至褐色，无毛；小枝及叶柄常密被黄褐色柔毛。叶纸质，卵状椭圆形至倒卵形，较栽培柿树的叶小，叶片下面的毛较多；叶柄长 8~20mm。花较小，雌雄异株，但间或有雄株中有少数雌花，雌株中有少数雄花的现象，花序腋生，聚伞花序。果实较小，直径 2~5cm。种子褐色，椭圆状，长约 2cm，宽约 1cm，侧扁。花期 5~6 月，果期 9~10 月。

适宜生境 生于山地、丘陵地常绿阔叶林中。

资源状况 分布于马头山江家等地。常见。

入药部位 叶（柿叶）、果实（柿子）、宿萼（柿蒂）、外果皮（柿皮）、未成熟果实经加工制成的胶状液（柿漆）。

采收加工 叶：霜降后采收，晒干。果实：霜降至立冬间采摘，经脱涩红熟后，食用。宿萼：冬季果实成熟时采摘，食用时收集，洗净，晒干。外果皮：将未成熟的果实摘下，削取外果皮，鲜用。未成熟果实经加工制成的胶状液：采摘未成熟的果实，捣烂，置于缸中，加入清水，搅动，放置若干时，将渣滓除去，剩下胶状液，即为柿漆。

功能主治 叶：止咳定喘，生津止渴，活血止血。用于咳喘，消渴，各种内出血，臁疮。果实：清热，润肺，生津，解毒。用于咳嗽，吐血，热渴，口疮，热痢，便血。宿萼：降逆下气。用于呃逆。外果皮：清热解毒。用于疔疮，无名肿毒。未成熟果实经加工制成的胶状液：平肝。用于高血压。

罗浮柿 山椑树、牛古柿、乌蛇木

Diospyros morrisiana Hance

标本采集号：361028180821017LY

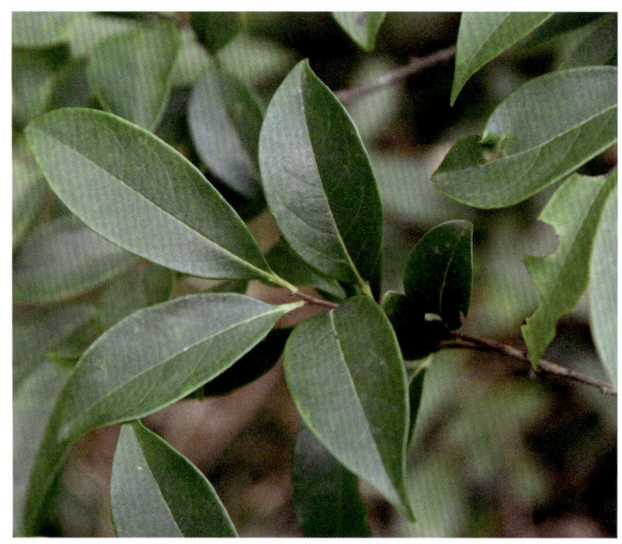

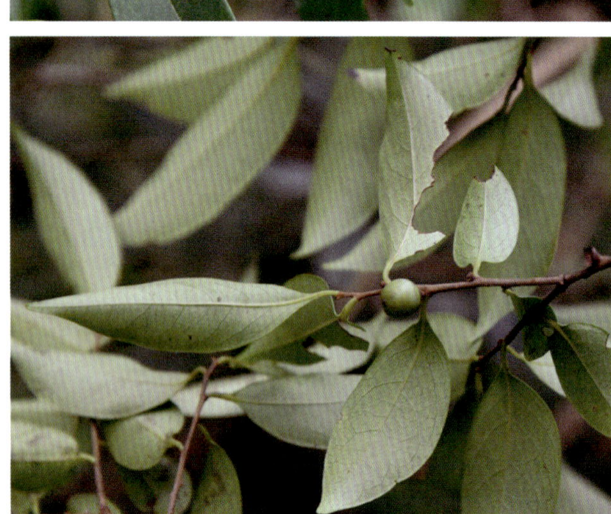

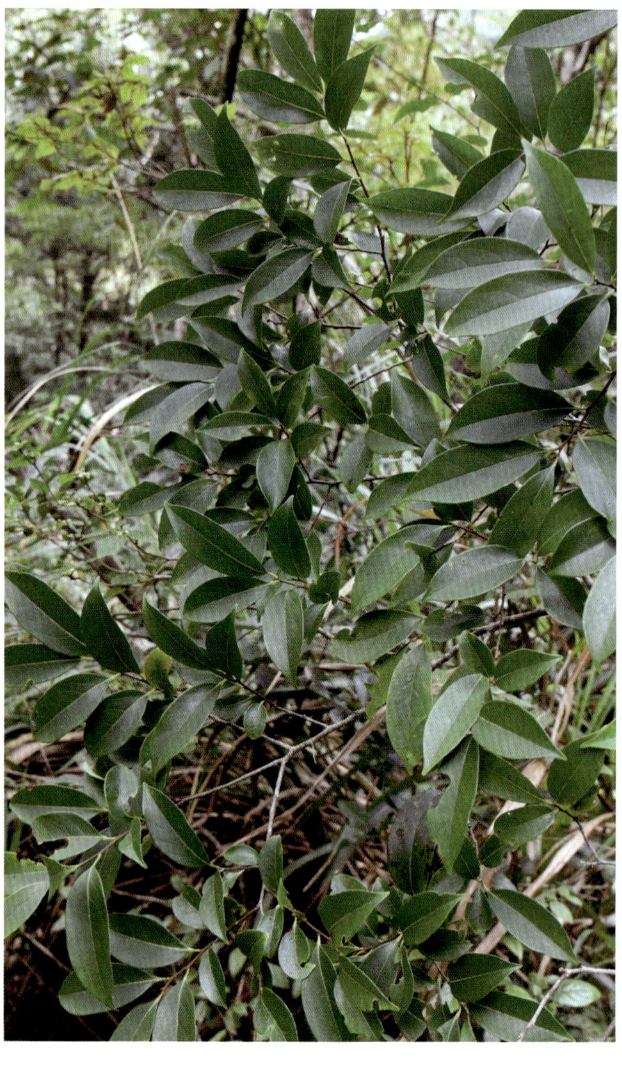

形态特征 乔木或小乔木。枝灰褐色，散生长圆形或线状长圆形的纵裂皮孔。叶薄革质，长椭圆形或下部的为卵形，长 5~10cm，宽 2.5~4cm，上面有光泽，深绿色，下面绿色；叶柄长约 1cm。雄花序短小，腋生，下弯，聚伞花序；雌花腋生，单生。果实球形，直径约 1.8cm，黄色；果柄长约 2mm。种子近长圆形，栗色，长约 1.2cm。花期 5~6 月，果期 11 月。

适宜生境 生于山坡、山谷疏林或密林中。

资源状况 分布于马头山东港等地。常见。

入药部位 根（罗浮柿根），叶、茎皮（罗浮柿）。

采收加工 根：夏、秋二季采挖，洗净，切段，晒干。叶、茎皮：夏、秋二季采收，鲜用或晒干。

功能主治 根：健脾利湿。用于纳呆，腹泻。叶、茎皮：解毒消炎，收敛止泻。用于食物中毒，腹泻，痢疾，水火烫伤。

安息香科

赤杨叶 红皮岭麻、高山望、冬瓜木

Alniphyllum fortunei (Hemsl.) Makino

标本采集号：361028170426026LY

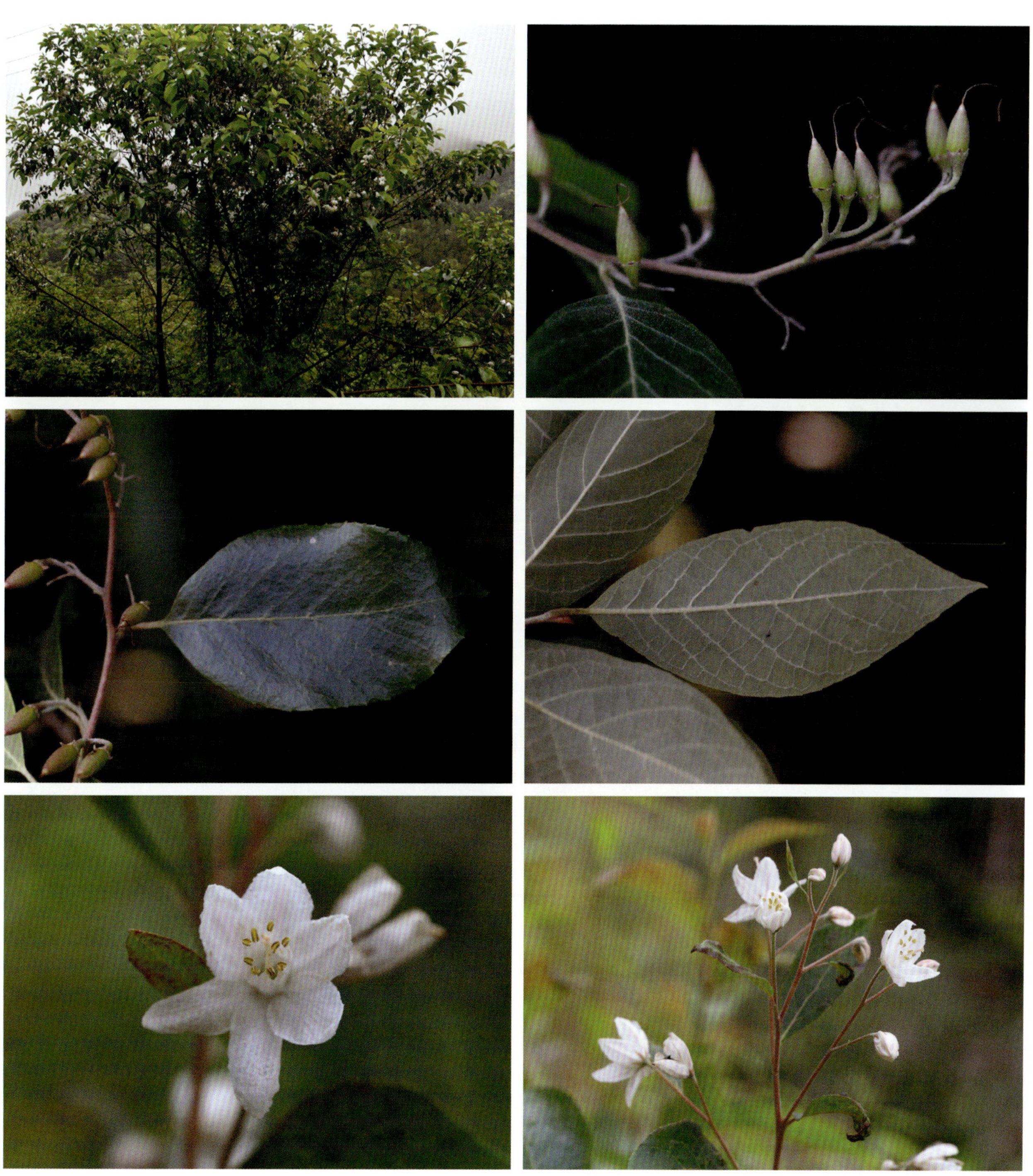

形态特征 乔木。叶嫩时膜质，干后纸质，椭圆形，长 8~20cm，宽 4~11cm；叶柄长 1~2cm。总状花序或圆锥花序，顶生或腋生，长 8~20cm，有 10~20 花；花长 1.5~2cm；花萼长 4~5mm，萼齿卵状披针形，较萼筒长；花冠裂片长椭圆形，长 1~1.5cm；花丝筒长约 8mm。果实长圆形或长椭圆形，长 0.8~2.5cm，直径 0.6~1cm。种子多数，长 4~7mm，两端有不等大膜质翅。花期 4~7 月，果期 8~10 月。

适宜生境 生于常绿阔叶林中。

资源状况 分布于马头山周家等地。常见。

入药部位 根和叶（豆渣树）。

采收加工 夏、秋二季采收，洗净，晒干。

功能主治 祛风除湿，利水消肿。用于风湿痹痛，水肿，小便不利。

栓叶安息香 铁甲子、狐狸公、红皮树

Styrax suberifolius Hook. et Arn.

标本采集号：361028180823026LY

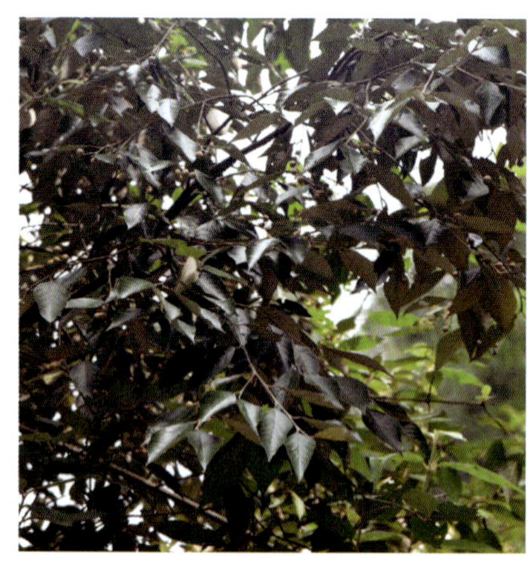

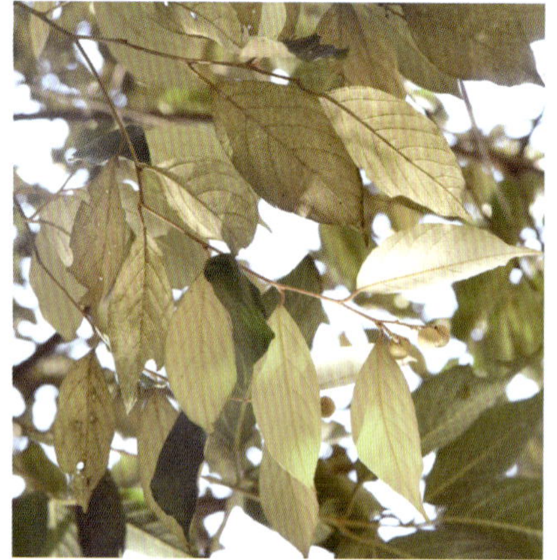

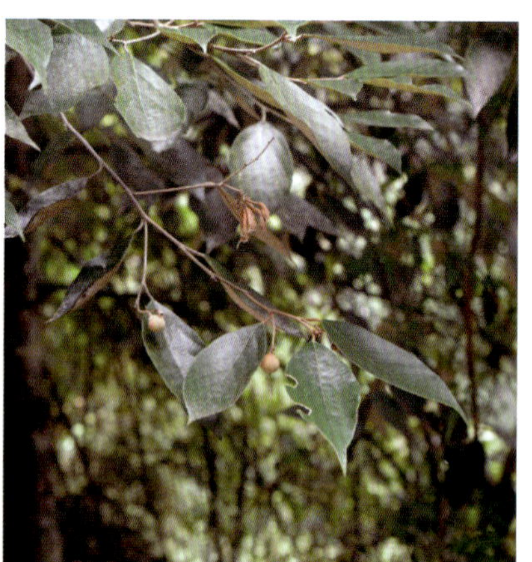

形态特征 乔木。叶互生，革质，椭圆形至椭圆状披针形，全缘；叶柄长 1~2cm。总状或圆锥花序；花白色；花萼杯状，萼齿三角形或波状；花冠裂片 4~5，披针形或长圆形，镊合状排列；雄蕊 8~10。果实卵状球形，直径 1~1.8cm，3 瓣裂；宿存萼包围果实的基部至 1/2。种子褐色，无毛。花期 3~5 月，果期 9~11 月。

适宜生境 生于山地、丘陵地常绿阔叶林中。

资源状况 分布于马头山昌坪等地。常见。

入药部位 根和叶（红皮）。

采收加工 夏、秋二季采收，洗净，根切片，晒干。

功能主治 祛风湿，理气止痛。用于风湿痹痛，脘腹胀痛。

山矾科

白 檀 碎米子树、乌子树

Symplocos paniculata (Thunb.) Miq.

标本采集号：361028170709029LY

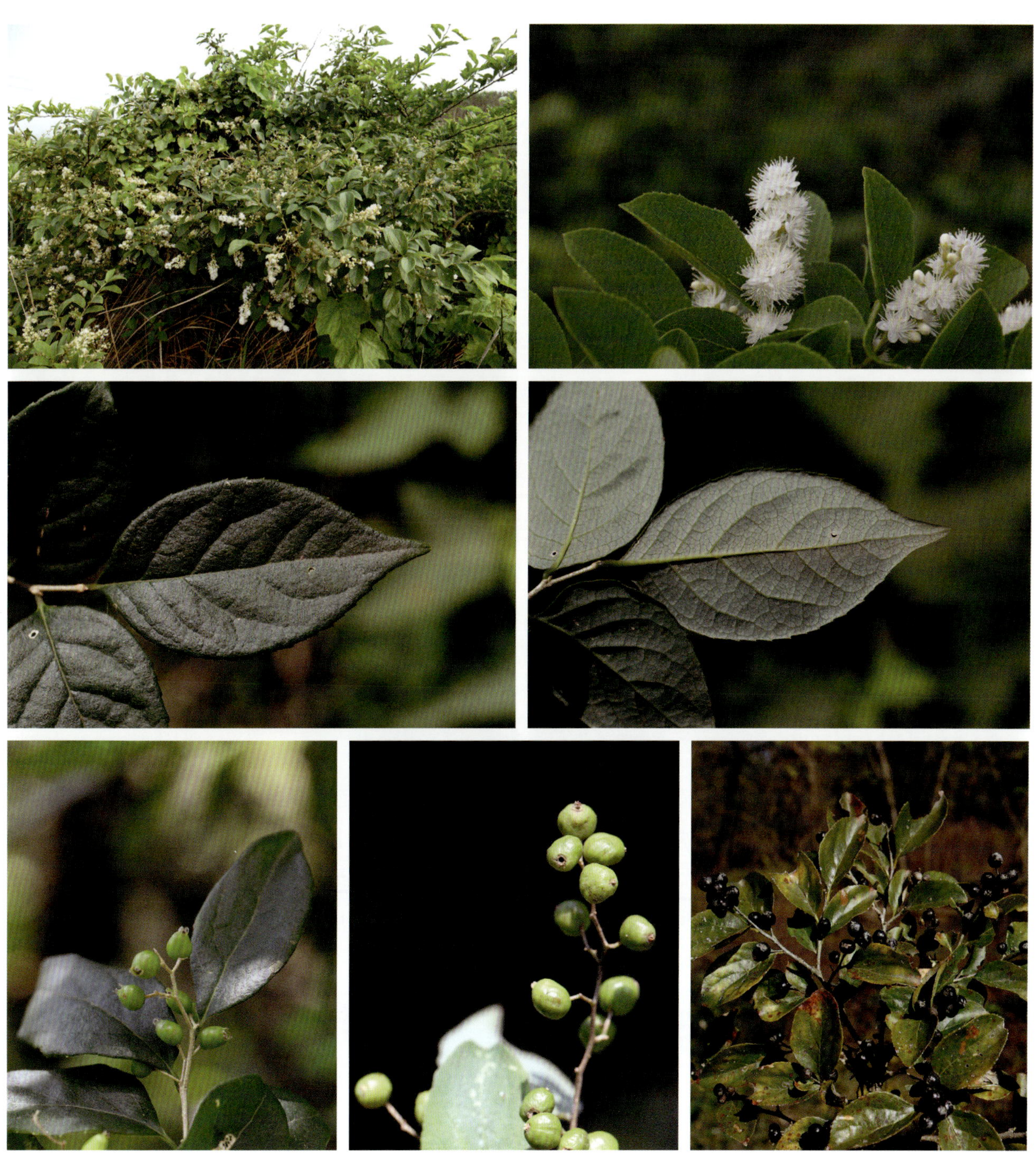

形态特征 灌木或小乔木。嫩枝有灰白色柔毛，老枝无毛。叶膜质，阔倒卵形，长 3~11cm，宽 2~4cm，边缘有细尖锯齿，叶背通常有柔毛，中脉在叶面凹下，侧脉在叶面平坦或微凸起，每边 4~8 条；叶柄长 3~5mm。圆锥花序长 5~8cm，通常有柔毛；苞片早落，通常条形，有褐色腺点。核果熟时蓝色，卵状球形，稍偏斜，长 5~8mm；顶端宿萼裂片直立。花期 5 月，果熟期 7 月。

适宜生境 生于丘陵、山坡、杂林中。

资源状况 分布于马头山姚家岭等地。常见。

入药部位 根、叶、花或种子（白檀）。

采收加工 秋、冬二季挖取根，春、夏二季采摘叶，5~7 月花、果期采收花和种子，晒干。

功能主治 清热解毒，调气散结，祛风止痒。用于乳腺炎，淋巴结炎，肠痈，疮疖，疝气，荨麻疹，皮肤瘙痒。

密花山矾

Symplocos congesta Benth.

标本采集号：361028180511018LY

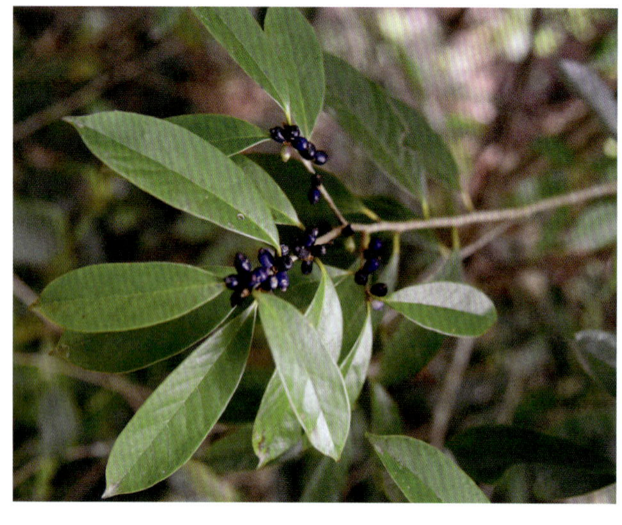
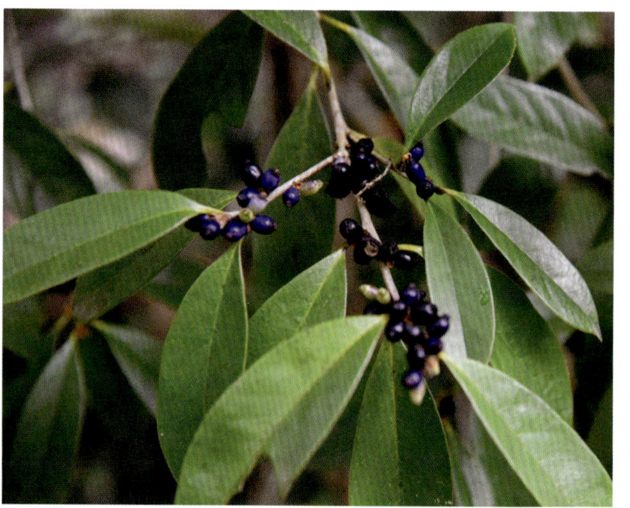

形态特征 乔木，幼枝、芽均被褐色皱曲的柔毛。叶片纸质，两面均无毛，椭圆形或倒卵形，长 8~17cm，宽 2~6cm，通常全缘或很少疏生细尖锯齿；叶柄长 1~1.5cm。团伞花序腋生于近枝端的叶腋；苞片和小苞片均被褐色柔毛，边缘有 4~5 枚长圆形、透明的腺点。核果熟时紫蓝色，多汁，圆柱形，长 8~13mm；顶端宿萼裂片直立；核约有 10 条纵棱。花期 8~11 月，果期翌年 1~2 月。

适宜生境 生于密林中。

资源状况 分布于马头山龙井等地。常见。

入药部位 根（密花山矾）。

采收加工 全年均可采挖，洗净，切片，晒干或鲜用。

功能主治 消肿止痛。用于跌打损伤。

光叶山矾 广西山矾、卵叶山矾、潮州山矾

Symplocos lancifolia Sieb. et Zucc.

标本采集号：361028180510003LY

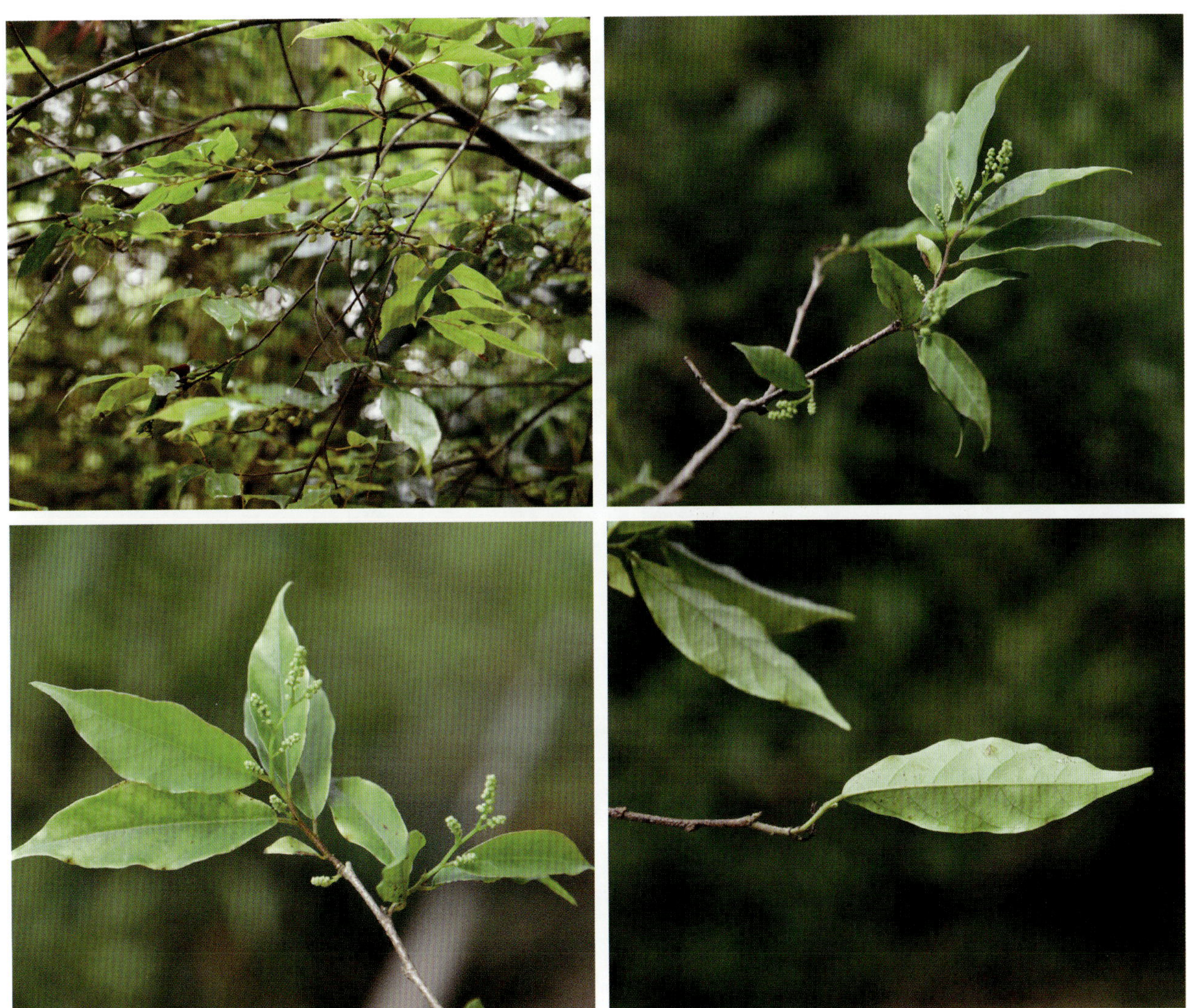

形态特征 乔木，芽、嫩枝、嫩叶背面脉上、花序均被黄褐色柔毛。小枝细长，黑褐色，无毛。叶纸质或近膜质，卵形至阔披针形，长 3~9cm，宽 1.5~3.5cm，先端尾状渐尖，基部阔楔形或稍圆，边缘具稀疏的浅钝锯齿；叶柄长约 5mm。穗状花序长 1~4cm。核果近球形，直径约 4mm；顶端宿萼裂片直立。花期 3~11 月，果期 6~12 月，边开花边结果。

适宜生境 生于林中。

资源状况 分布于马头山王石坑等地。常见。

入药部位 根或叶（刀灰树）。

采收加工 全年均可采，根洗净，切片，晒干；叶鲜用。

功能主治 止血生肌，和肝健脾。用于外伤出血，吐血，咯血，疮疖，疳积，结膜炎。

老鼠矢 羊舌树

Symplocos stellaris Brand

标本采集号：361028180821023LY

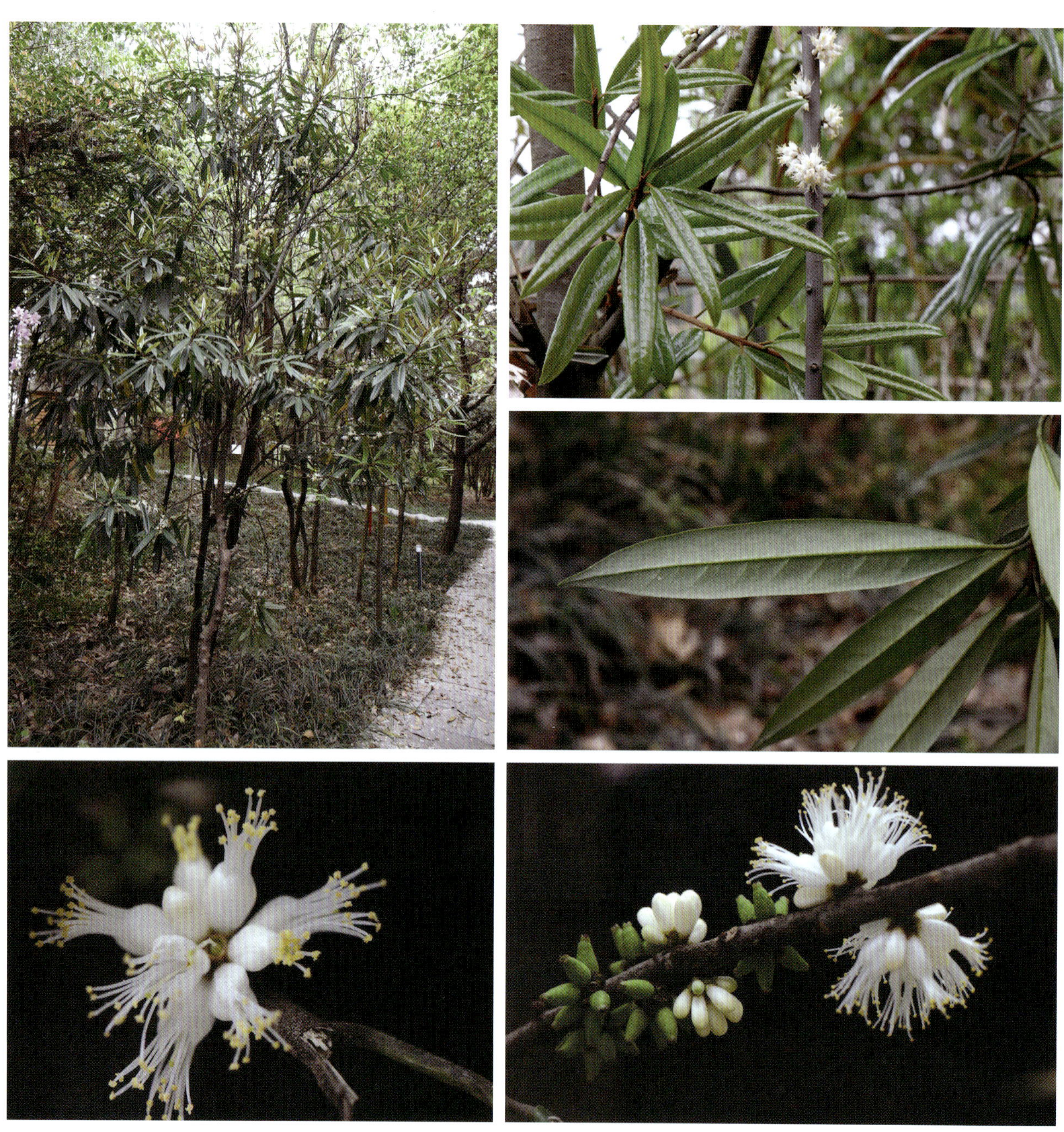

形态特征 乔木，芽、嫩枝、嫩叶柄、苞片和小苞片均被红褐色绒毛。小枝粗，髓心中空，具横隔。叶厚革质，叶面有光泽，叶背粉褐色，披针状椭圆形，长6~20cm，宽2~5cm，先端急尖，基部阔楔形，通常全缘；叶柄有纵沟，长1.5~2.5cm。团伞花序着生于二年生枝的叶痕之上；苞片圆形，直径3~4mm，有缘毛。核果狭卵状圆柱形，长约1cm；顶端宿萼裂片直立；核具6~8条纵棱。花期4~5月，果期6月。

适宜生境 生于山地、路旁、疏林中。

资源状况 分布于马头山龙井等地。常见。

入药部位 根或叶（小药木）。

采收加工 春、夏二季采摘叶，秋、冬二季采挖根，洗净，鲜用或晒干。

功能主治 活血，止血。用于跌打损伤，内出血。

山 矾 坛果山矾、总状山矾、卵苞山矾

Symplocos sumuntia Buch.-Ham. ex D. Don

标本采集号：361028170426016LY

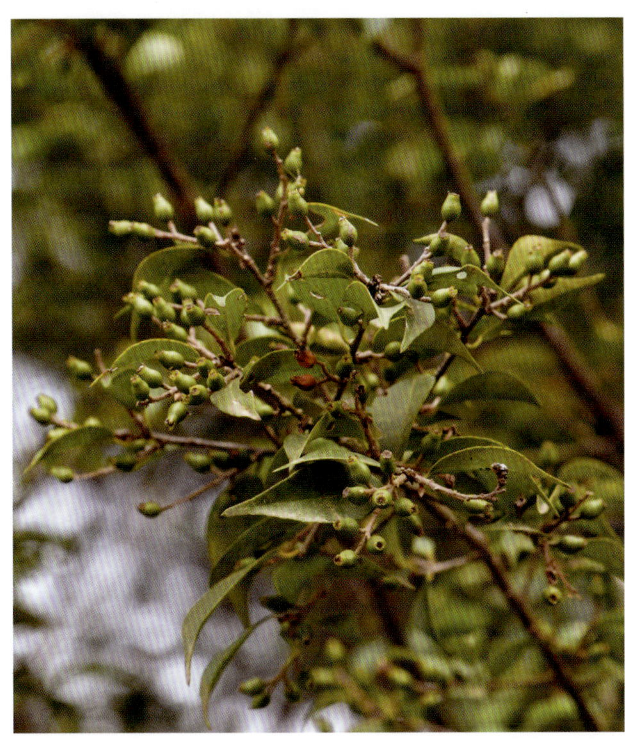

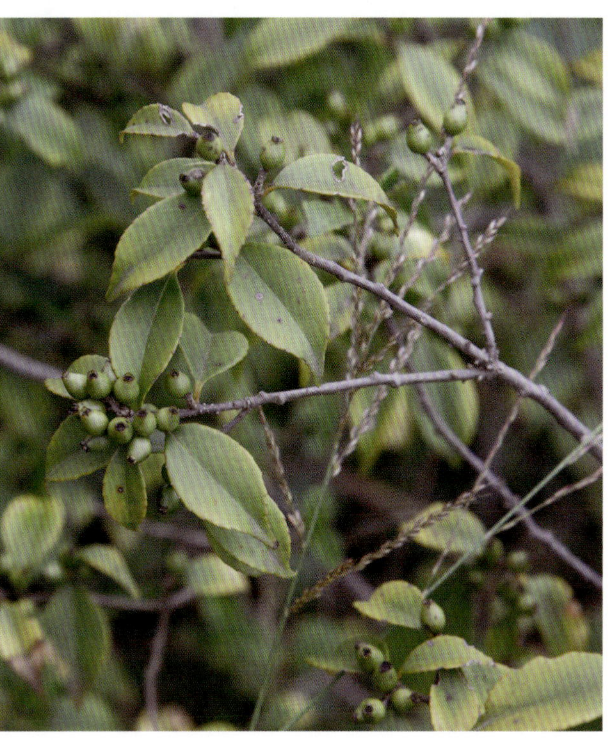

形态特征 乔木。叶薄革质，卵形、狭倒卵形、倒披针状椭圆形，长 3.5~8cm，宽 1.5~3cm，边缘具浅锯齿或波状齿，有时近全缘；叶柄长 0.5~1cm。总状花序长 2.5~4cm，被展开的柔毛；雄蕊 25~35 枚，花丝基部稍合生；花盘环状，无毛；子房 3 室。核果卵状坛形，长 7~10mm；外果皮薄而脆；顶端宿萼裂片直立，有时脱落。花期 2~3 月，果期 6~7 月。

适宜生境 生于山林间。

资源状况 分布于马头山竹延山等地。常见。

入药部位 叶（山矾叶）、花（山矾花）。

采收加工 叶：夏、秋二季采叶，鲜用或晒干。花：2~3 月采花，晒干。

功能主治 叶：清热解毒，收敛止血。用于久痢，风火赤眼，扁桃体炎，中耳炎，咯血，便血，鹅口疮。花：化痰解郁，生津止渴。用于咳嗽胸闷，小儿消渴。

木犀科

华素馨 华清香藤

Jasminum sinense Hemsl.

标本采集号：361028170711027LY

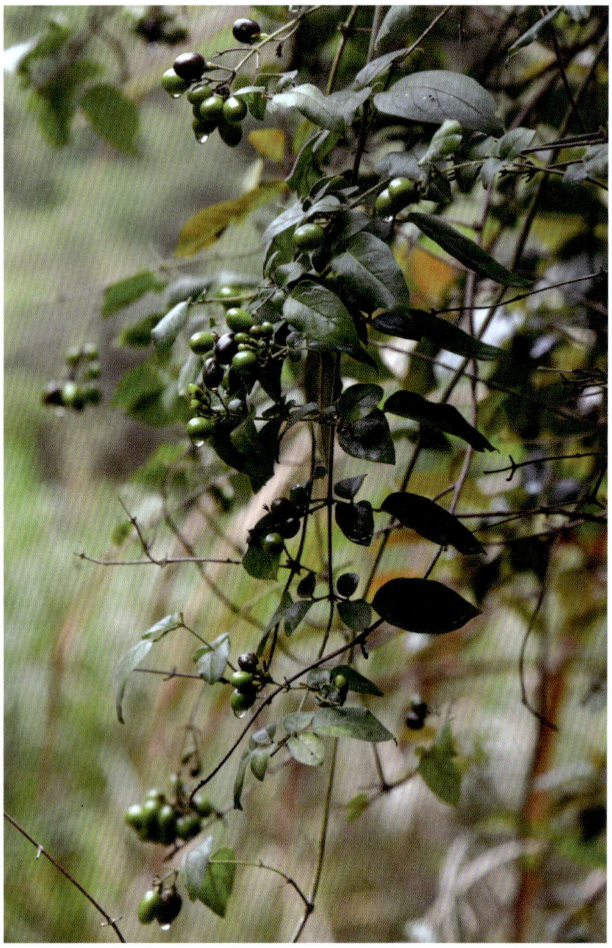

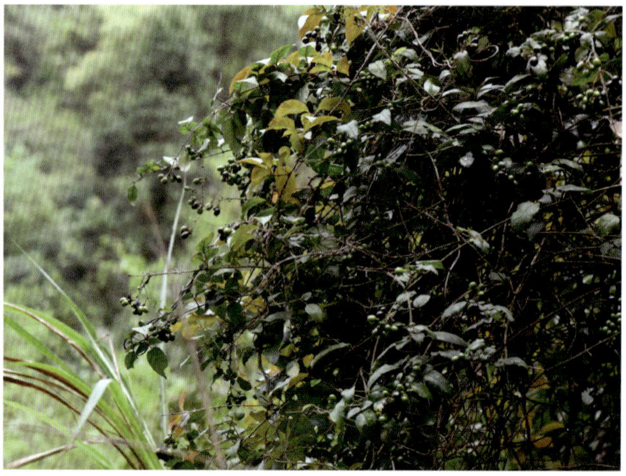

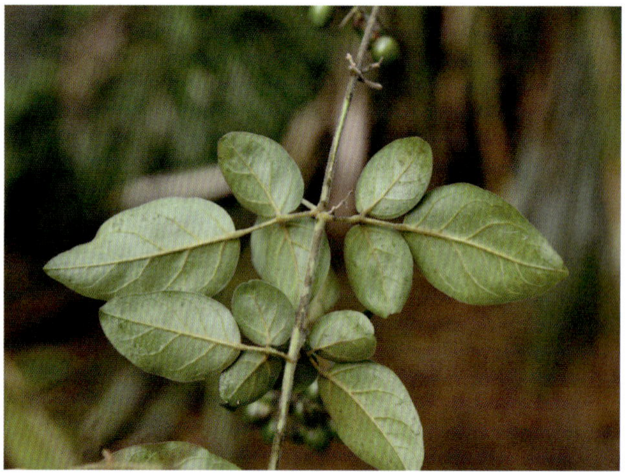

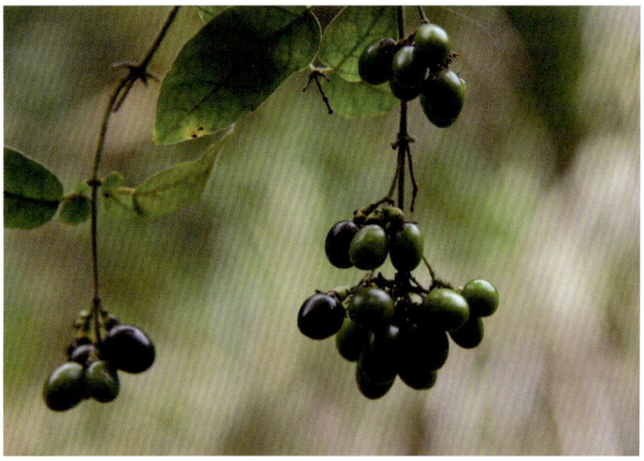

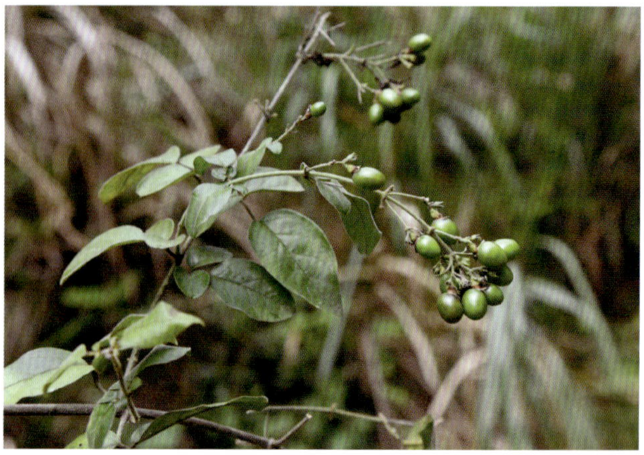

形态特征 缠绕藤本。小枝密被锈色长柔毛。叶对生，三出复叶，叶柄长 0.5~3.5cm；小叶纸质，卵形或卵状披针形，两面被锈色长柔毛；顶生小叶长 3~12cm，宽 2~8cm，小叶柄长 1~3cm；侧生小叶长 1.5~7.5cm，宽 0.8~5.4cm，小叶柄长 1~6cm。聚伞花序圆锥状，花密集；花梗长不及 5mm。果实长圆形或近球形，长 0.8~1.7cm，黑色。花期 6~10 月，果期 9 月至翌年 5 月。

适宜生境 生于山坡、灌丛或林中。

资源状况 分布于马头山郑家等地。常见。

入药部位 全株（华清香藤）。

采收加工 全年或夏、秋二季采收，除去杂质，切片或段，鲜用或晒干。

功能主治 清热解毒。用于疮疡肿毒，金属及竹木刺伤。

女 贞 大叶蜡树、青蜡树、白蜡树

Ligustrum lucidum Ait.

标本采集号：361028170710024LY

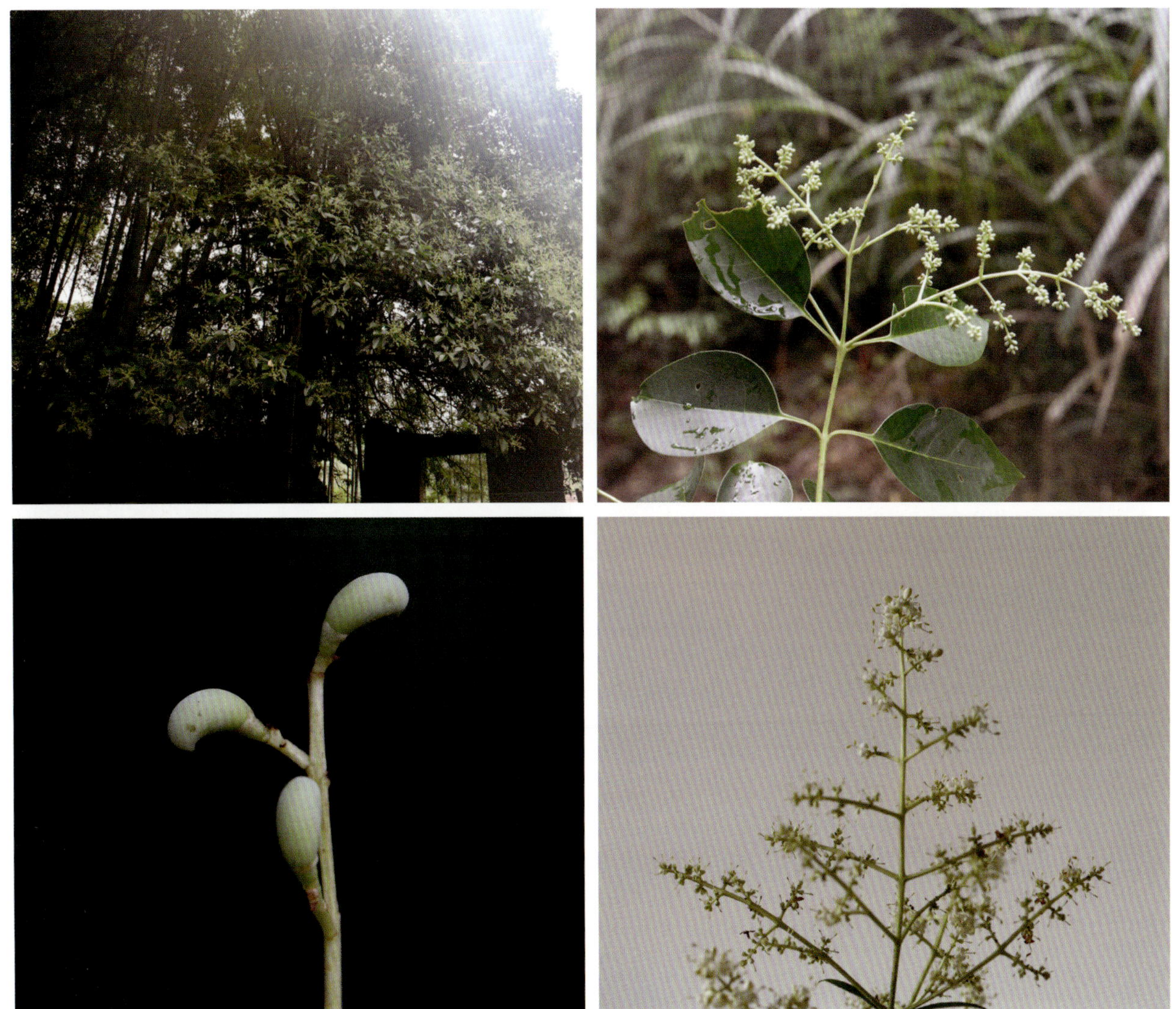

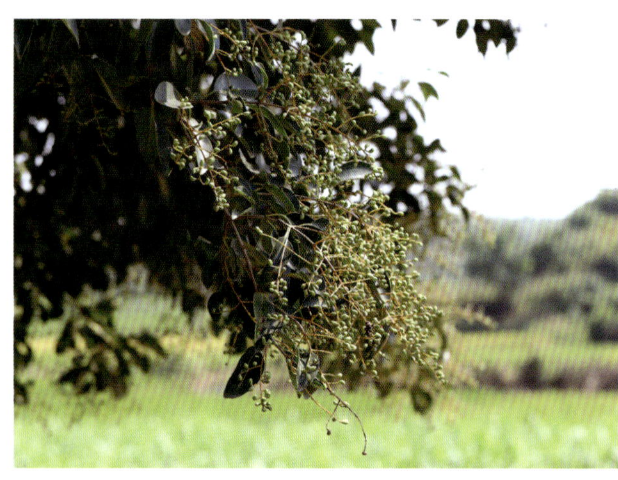
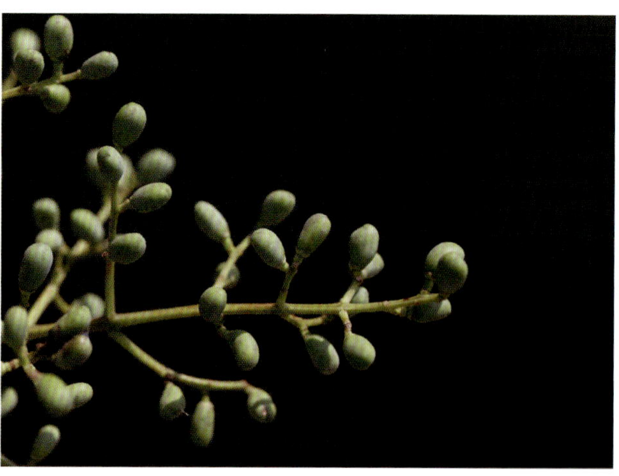

形态特征 常绿乔木或灌木。叶卵形或椭圆形，长 6~17cm，宽 3~8cm，先端尖或渐尖，基部近圆，叶缘平，两面无毛，侧脉 4~9 对；叶柄长 1~3cm。圆锥花序顶生，塔形；花梗长不及 1mm；花萼长 1.5~2mm，与花冠筒近等长；花冠长 4~5mm，花冠筒较花萼长 2 倍；雄蕊长达花冠裂片顶部。果实肾形，多少弯曲，长 0.7~1cm，直径 4~6mm，成熟时蓝黑色或红黑色，被白粉。花期 5~7 月，果期 7 月至翌年 5 月。

适宜生境 生于疏林中。

资源状况 分布于马头山白沙坑等地。常见。

入药部位 果实（女贞子）。

采收加工 冬季果实成熟时采收，除去枝叶，稍蒸或置沸水中略烫后，干燥或直接干燥。

功能主治 滋补肝肾，明目乌发。用于肝肾阴虚，眩晕耳鸣，腰膝酸软，须发早白，目暗不明，内热消渴，骨蒸潮热。

小叶女贞 小叶水蜡

Ligustrum quihoui Carr.

标本采集号：361028180823018LY

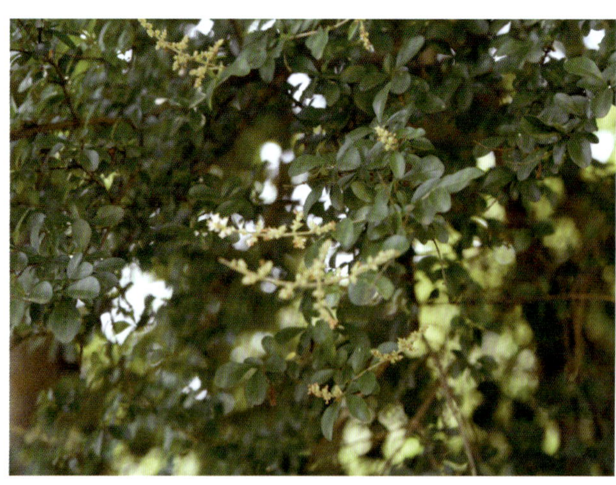
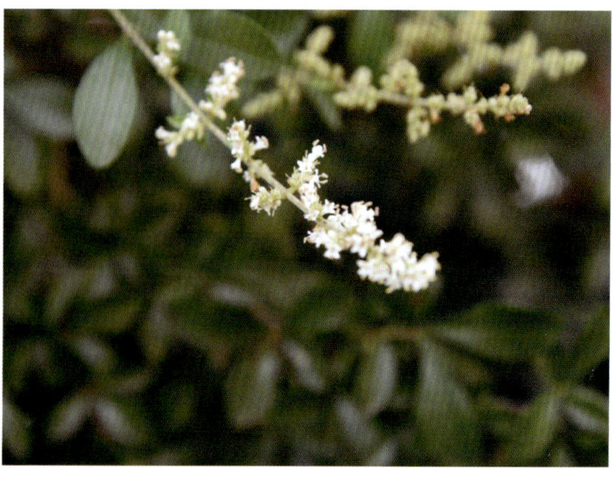

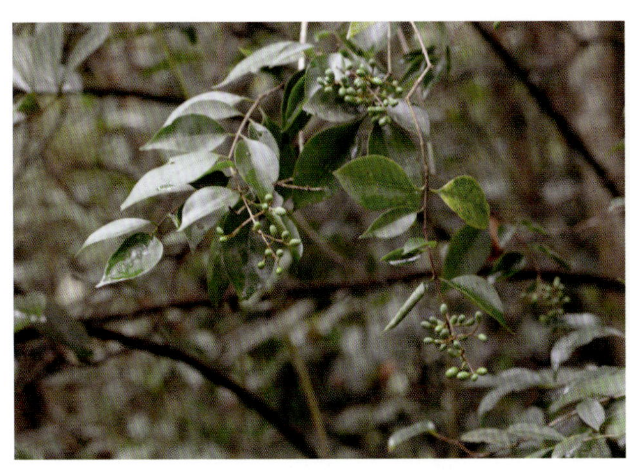
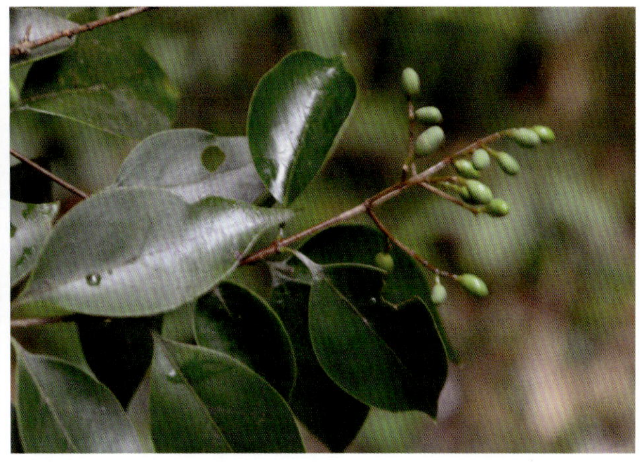

形态特征 灌木。小枝圆，密被微柔毛，后脱落。叶薄革质，披针形、椭圆形、倒卵状长圆形或倒卵状披针形，长1~4cm，宽0.5~2cm；叶柄长不及5mm，无毛或被微柔毛。圆锥花序顶生，紧缩，近圆柱形，长为宽的2~5倍；花近无梗；花萼长1.5~2mm，无毛；雄蕊伸出花冠裂片外。果实倒卵圆形、椭圆形或近球形，长5~9mm，成熟时黑紫色。花期5~7月，果期8~11月。

适宜生境 生于沟边、路旁，或河边灌丛中，或山坡上。

资源状况 分布于马头山昌坪等地。常见。

入药部位 叶及树皮（水白蜡）。

采收加工 夏、秋二季采收，晒干或鲜用。

功能主治 清热解毒。用于烫伤，外伤。

小 蜡 黄心柳、水黄杨、千张树

Ligustrum sinense Lour.

标本采集号：361028180509036LY

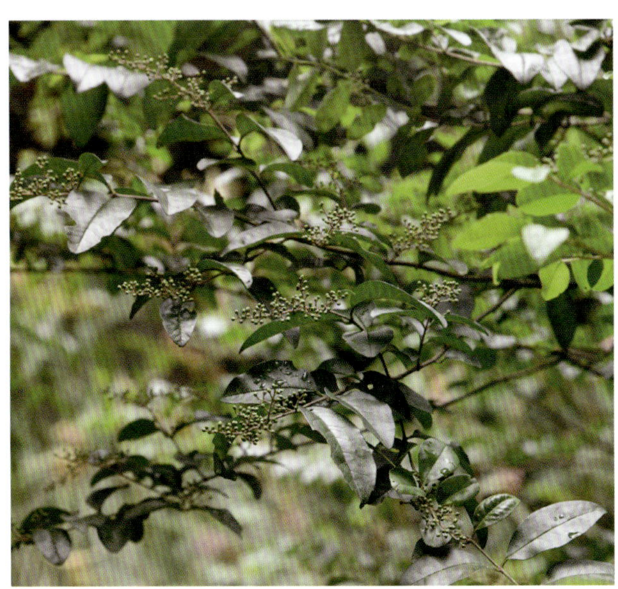
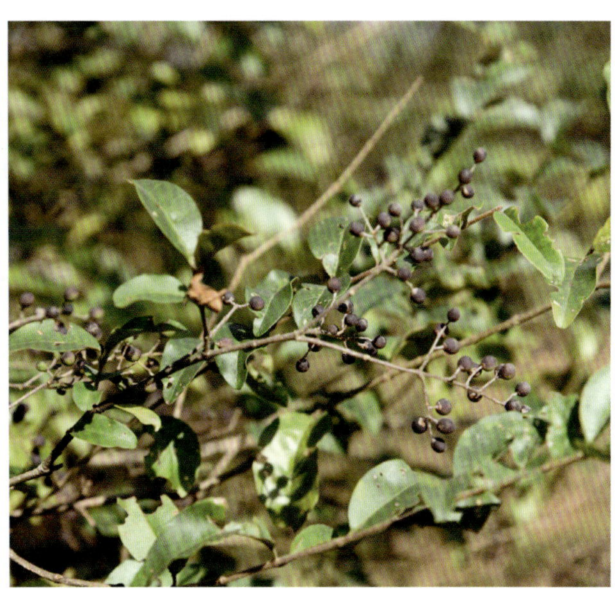

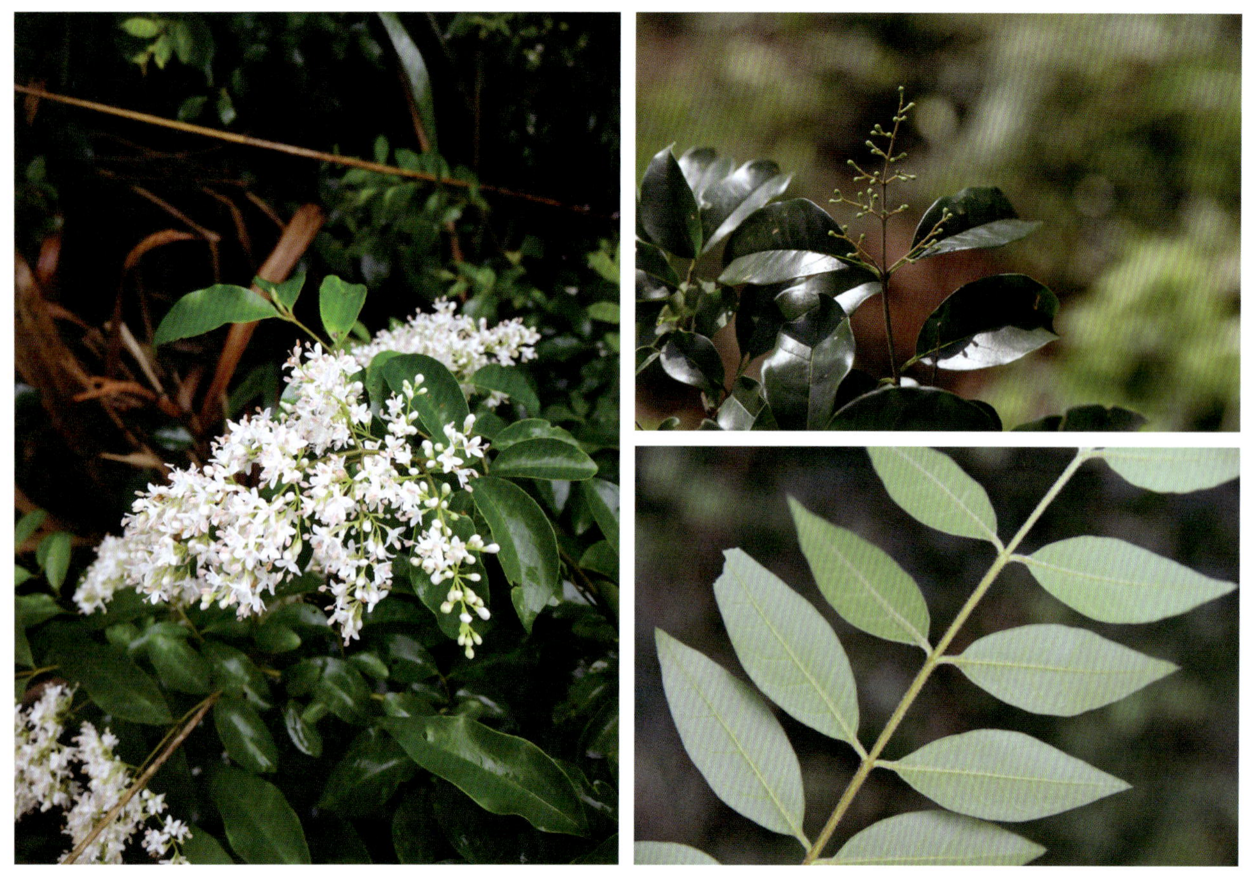

形态特征 灌木或小乔木。小枝圆柱形。叶片纸质或薄革质，卵形、椭圆状卵形、长圆形、长圆状椭圆形至披针形，或近圆形，长 2~9cm，宽 1~3.5cm；叶柄长 28mm，被短柔毛。圆锥花序顶生或腋生，塔形，长 4~11cm，宽 3~8cm；花序轴被较密淡黄色短柔毛或柔毛以至近无毛；花梗长 1~3mm，被短柔毛或无毛。果实近球形，直径 5~8mm。花期 3~6 月，果期 9~12 月。

适宜生境 生于沟边、路旁或河边灌丛中。

资源状况 分布于马头山各地。常见。

入药部位 树皮及枝叶（小蜡树）。

采收加工 夏、秋二季采收，鲜用或晒干。

功能主治 清热利湿，解毒消肿。用于感冒发热，肺热咳嗽，咽喉肿痛，口舌生疮，湿热黄疸，痢疾，痈肿疮毒，湿疹，皮炎，跌打损伤，烫伤。

木犀 桂花、四季桂、银桂

Osmanthus fragrans (Thunb.) Lour.

形态特征 常绿乔木或灌木。树皮灰褐色。小枝黄褐色，无毛。叶片革质，椭圆形、长椭圆形或椭圆状披针形，长 7~14.5cm，宽 2.6~4.5cm；叶柄长 0.8~1.2cm，最长可达 15cm，无毛。聚伞花序簇生于叶腋，或近于帚状，每腋内有花多朵；雌蕊长约 1.5mm，花柱长约 0.5mm。果实歪斜，椭圆形，长 1~1.5cm，呈紫黑色。花期 9~10 月上旬，果期翌年 3 月。

适宜生境 生于路旁，常栽培。

资源状况 分布于马头山昌坪等地。常见。

入药部位 枝叶（桂花枝）、花（桂花、桂花露）、果实（桂花子）。

采收加工 枝叶：全年均可采，鲜用或晒干。花：9~10 月开花时采收，阴干，拣去杂质，密闭贮藏，防止走失香气及受潮发霉。桂花露：花采收后，阴干，经蒸馏而得的液体。果实：4~5 月果实成熟时采收，用温水浸泡后，晒干。

功能主治 枝叶：发表散寒，祛风止痒。用于风寒感冒，皮肤瘙痒，漆疮。花：化痰，散瘀。用于痰饮喘咳，肠风血痢，疝瘕，牙痛，口臭。桂花露：疏肝理气，醒脾辟秽，明目，润喉。用于肝气郁结，胸胁不舒，牙龈肿痛，牙痛，咽干，口干，口臭。果实：温中行气止痛。用于胃寒疼痛，肝胃气痛。

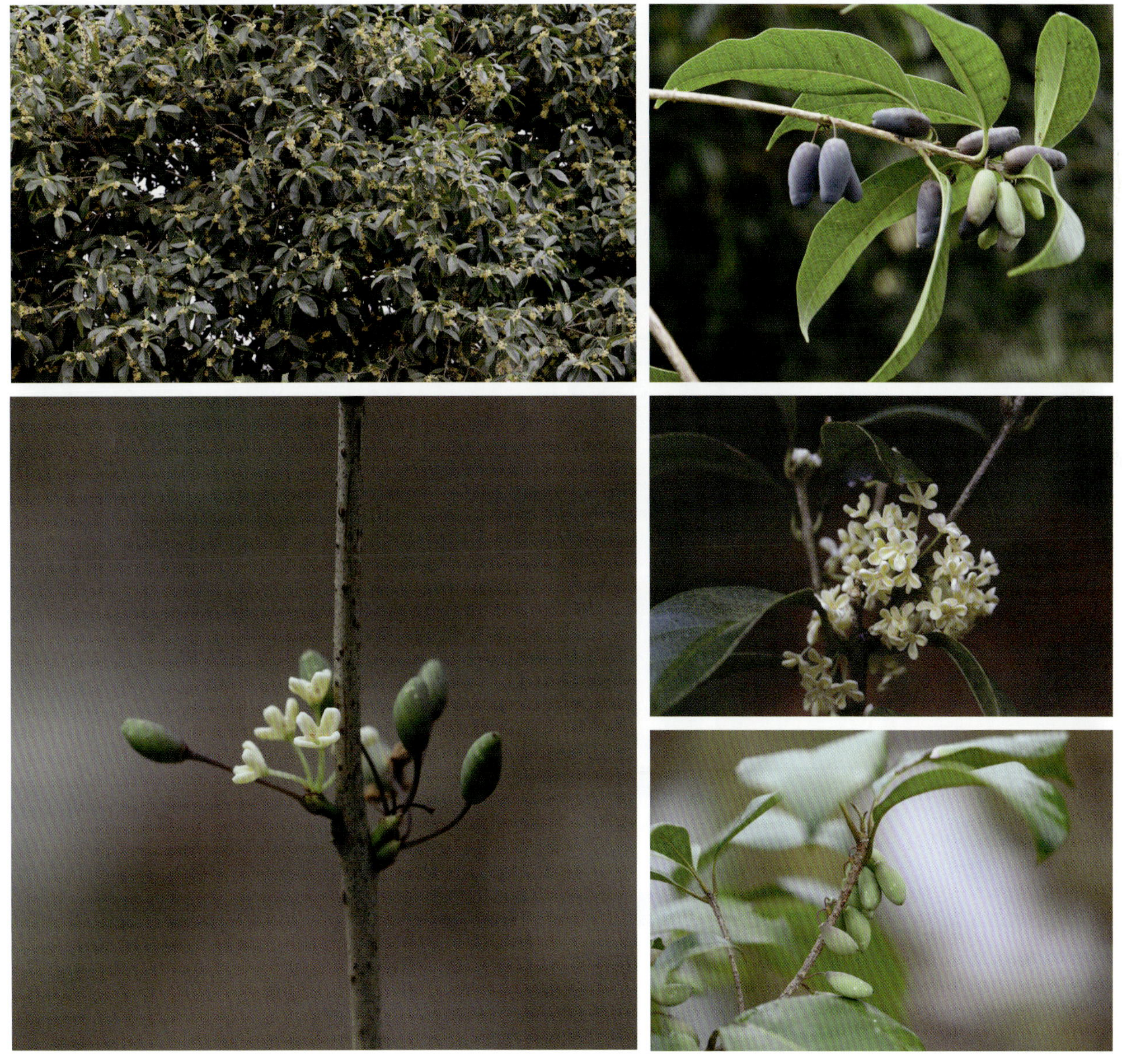

马钱科

醉鱼草 闭鱼花、痒见消、鱼尾草

Buddleja lindleyana Fort.

标本采集号：361028170711002LY

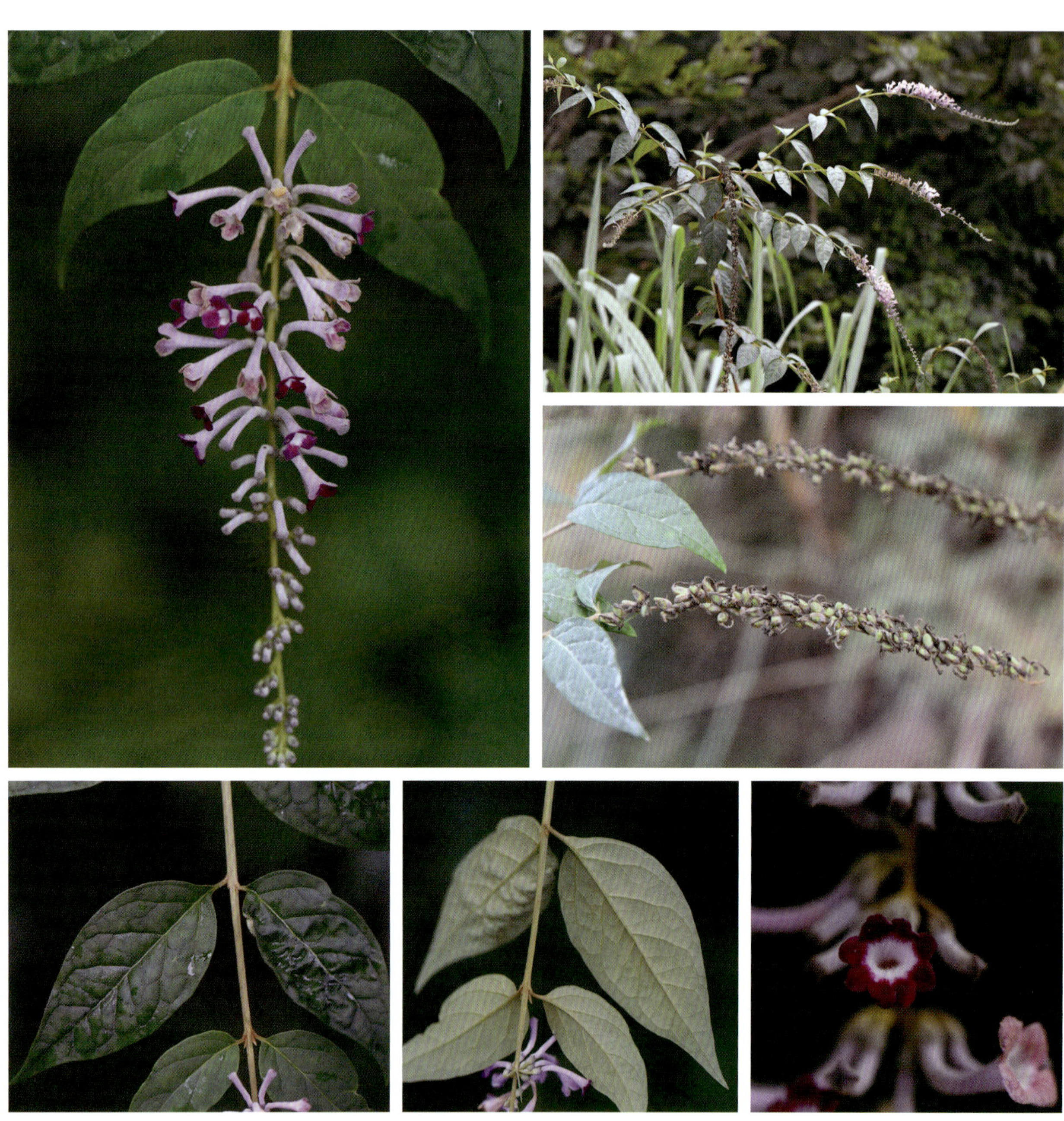

形态特征 灌木。小枝4棱，具窄翅。幼枝、幼叶下面、叶柄及花序均被星状毛及腺毛。叶对生，膜质，卵形、椭圆形或长圆状披针形，长3~11cm；叶柄长0.2~1.5cm。穗状聚伞花序顶生，长4~40cm；苞片长达 1cm；雄蕊着生于花冠筒基部。蒴果长圆形或椭圆形，长 5~6mm，无毛，被鳞片；花萼宿存。种子小，淡褐色，无翅。花期 4~10 月，果期 8 月至翌年 4 月。

适宜生境 生于山地路旁、河边灌木丛中或林缘。

资源状况 分布于马头山斗垣村等地。常见。

入药部位 茎叶（醉鱼草）、花（醉鱼草花）。

采收加工 茎叶：夏、秋二季采收，切碎，晒干或鲜用。花：4~7 月采收，除去杂质，晒干。

功能主治 茎叶：祛风解毒，驱虫，化骨鲠。用于痄腮，痈肿，瘰疬，蛔虫病，钩虫病，诸鱼骨鲠。花：祛痰，截疟，解毒。用于痰饮喘促，疟疾，疳积，烫伤。

评 述 全株有小毒，捣碎投入河中能使活鱼麻醉，便于捕捉，故有“醉鱼草”之称。花芳香而美丽，公园常见优良观赏植物。

蓬莱葛 多花蓬莱葛、清香藤、落地烘

Gardneria multiflora Makino

标本采集号：361028180509038LY

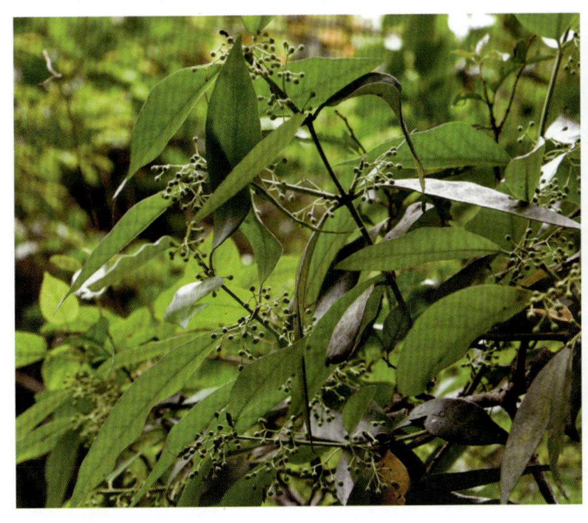

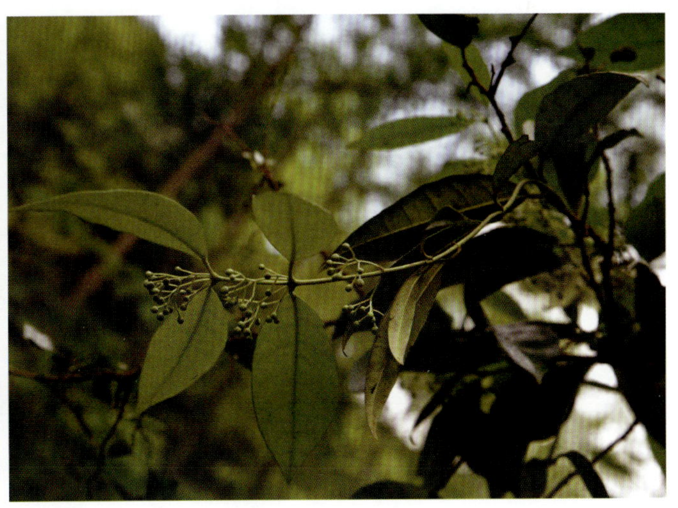

形态特征 木质藤本。枝条无毛，叶痕明显。叶纸质或薄革质，椭圆形、披针形或卵形，长 5~15cm；叶柄长 1~1.5cm；叶柄间托叶线明显。二至三歧聚伞花序腋生，长 2~4cm；花序梗基部具 2 三角形苞片；花 5 数；花梗长约 5mm，基部具小苞片；雄蕊着生花冠筒内近基部，花丝短，花药离生，长 2.5mm。浆果球形，直径约 7mm，红色，有时花柱宿存。种子球形，黑色。花期 3~7 月，果期 7~11 月。

适宜生境 生于山地密林下或山坡灌木丛中。

资源状况 分布于马头山昌坪等地。常见。

入药部位 根和种子（蓬莱葛）。

采收加工 全年均可采根，洗净，切片，鲜用或晒干；果实成熟时收取种子，鲜用。

功能主治 祛风通络，止血。用于风湿痹痛，创伤出血。

龙胆科

五岭龙胆 九头青、鲤鱼胆、九头牛

Gentiana davidii Franch.

标本采集号：361028181124005LY

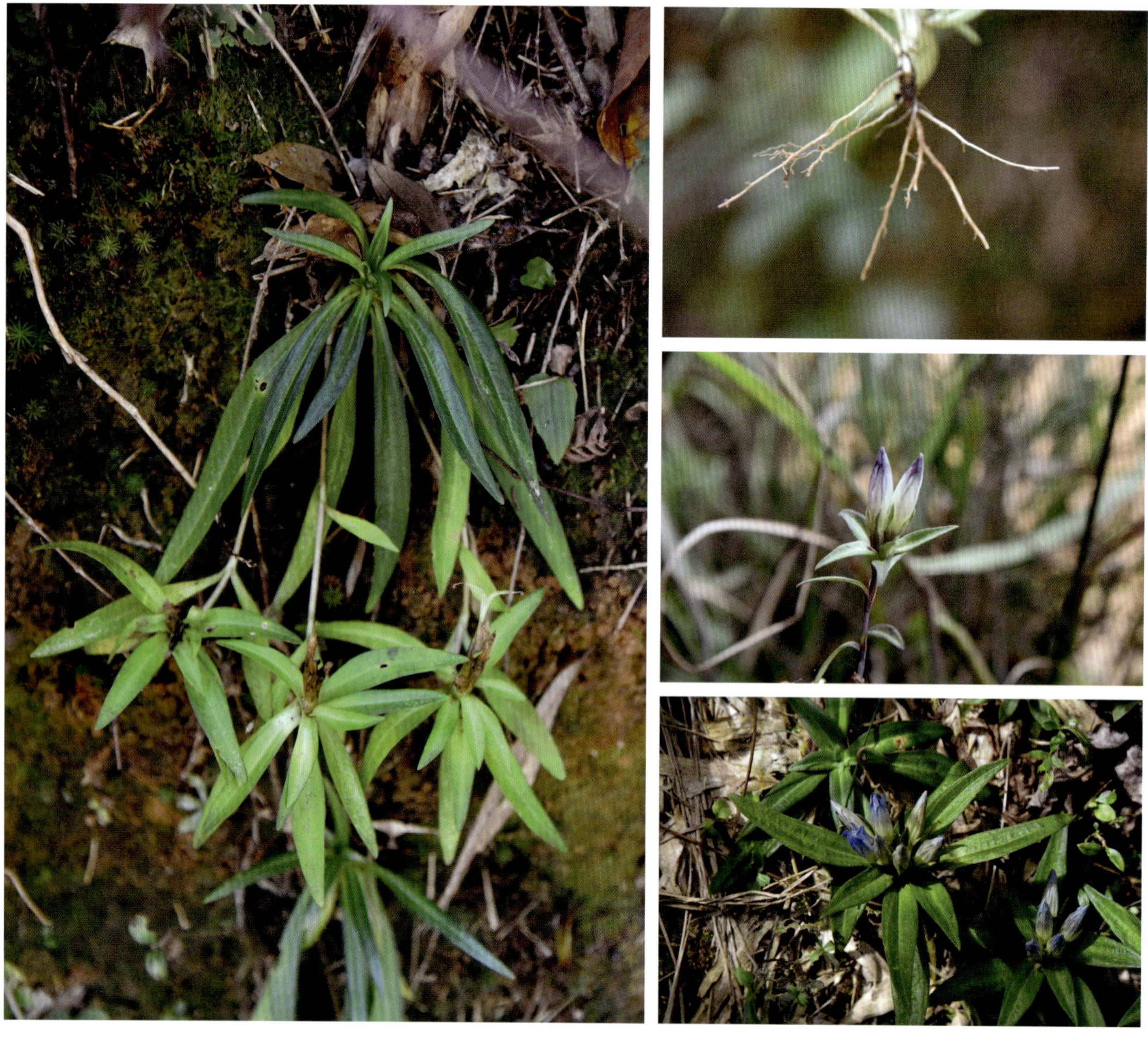

形态特征 多年生草本。主根粗短，具多数较长分枝；花枝多数。叶线状披针形或椭圆形状披针形，边缘微外卷，被乳突；莲座丛叶长 3~9cm，叶柄长 0.5~1.1cm；茎生叶长 1.3~5.5cm，叶柄长 4~7mm。花多数，簇生枝顶而呈头状；花无梗；花萼窄倒锥形；花冠蓝色，窄漏斗形，长 2.5~4cm，裂片卵状三角形，长 2.5~4mm。蒴果长 1.5~1.7cm。种子具蜂窝状网隙。花、果期 6~11 月。

适宜生境 生于山坡草丛、山坡路旁、林缘、林下。

资源状况 分布于马头山黄茅寨等地。少见。

入药部位 带花全草（落地荷花）。

采收加工 夏、秋二季采收，洗净，鲜用或晒干。

功能主治 清热解毒，利湿。用于小儿惊风，目赤，咽痛，肝炎，痢疾，淋证，化脓性骨髓炎，疮痈肿毒，毒蛇咬伤。

条叶龙胆 东北龙胆

Gentiana manshurica Kitag.

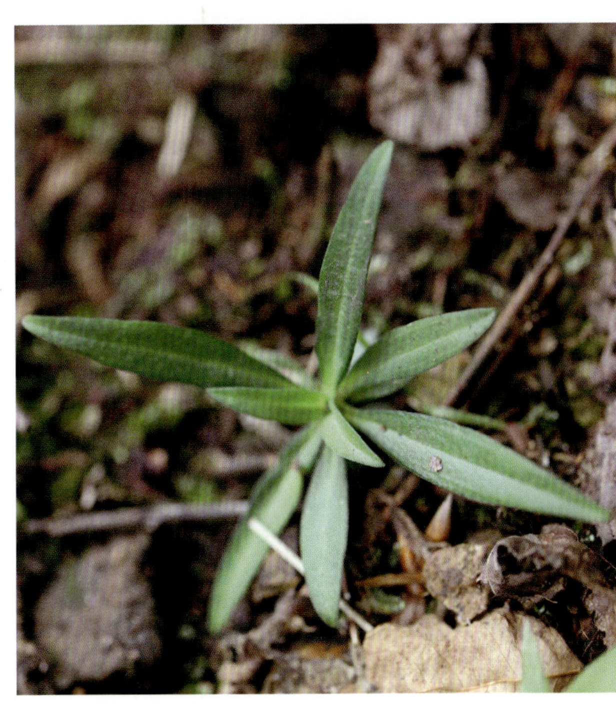

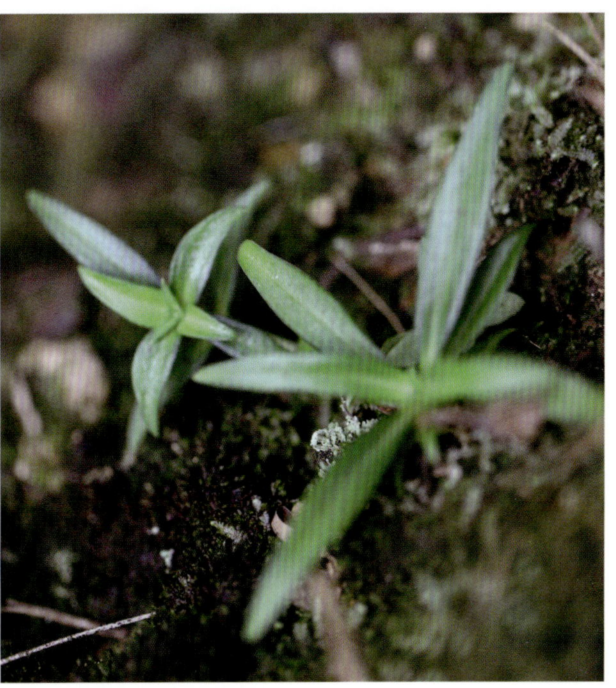

形态特征 多年生草本。根状茎平卧或直立；花枝单生。茎下部叶淡紫红色，鳞片形，长 5~8mm，中部以下连成鞘状抱茎；中上部叶线状披针形，长 3~10cm，无柄。花 1~2 朵，顶生或腋生；每花具 2 苞片，苞片线状披针形，长 1.5~2cm；萼筒钟状，长 0.8~1cm；花冠蓝紫色或紫色，筒状钟形，长 4~5cm，裂片卵状三角形，长 7~9mm，先端渐尖，褶偏斜，卵形，长 3.5~4mm。蒴果内藏，宽椭圆形。种子具粗网纹，两端具翅。花、果期 8~11 月。

适宜生境 生于山坡草地、湿草地、路旁。

资源状况 分布于马头山黄茅寨等地。少见。

入药部位 根和根茎（龙胆）。

采收加工 春、秋二季采挖，洗净，干燥。

功能主治 清热燥湿，泻肝胆火。用于湿热黄疸，阴肿阴痒，带下病，湿疹瘙痒，肝火目赤，耳鸣耳聋，胁痛口苦，强中，惊风抽搐。

双蝴蝶 簇花双蝴蝶、斑叶蔓龙胆、白鹿衔

Tripterospermum chinense (Migo) H. Smith

标本采集号：361028170910006LY

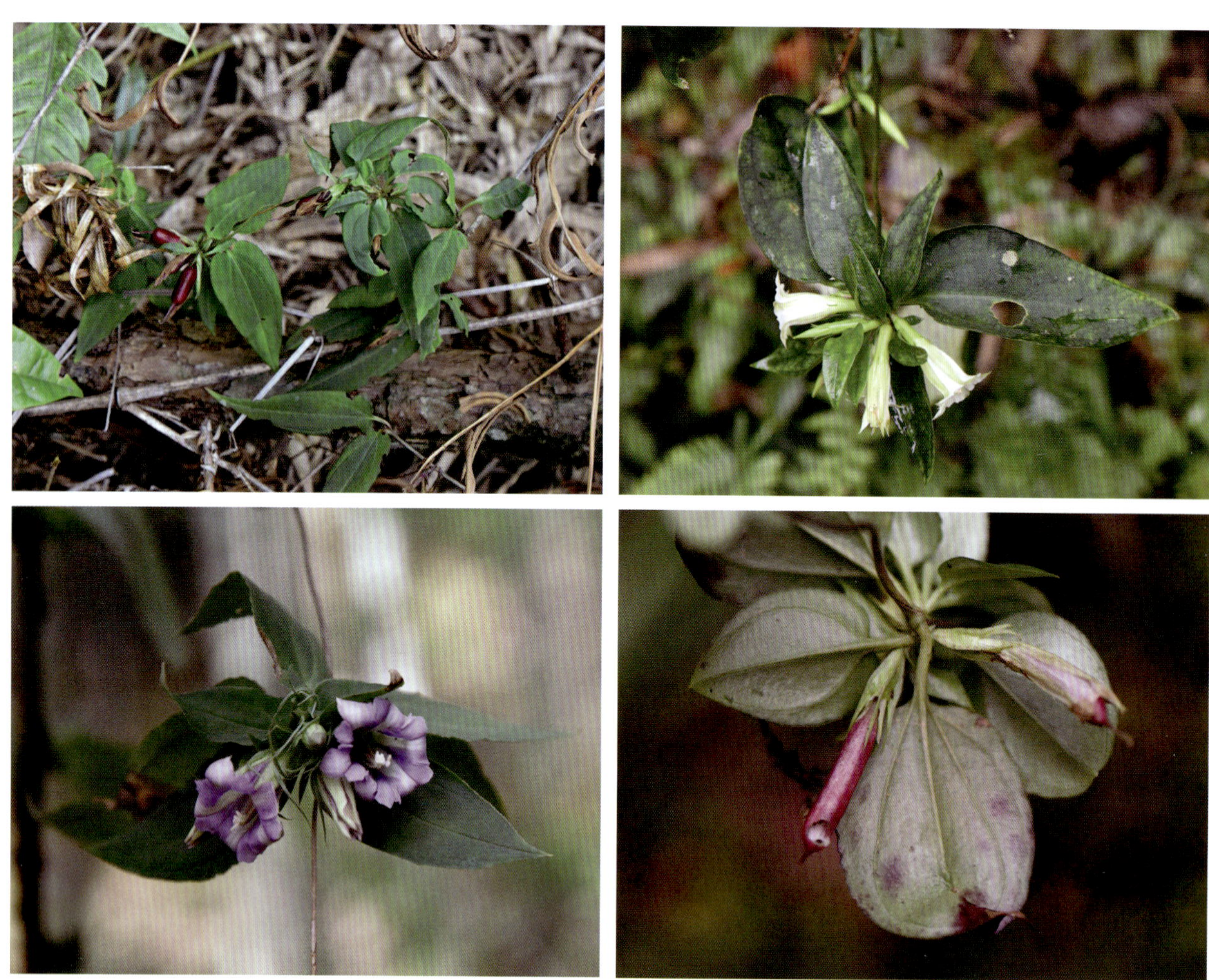

形态特征 多年生缠绕草本。基生叶常 2 对，卵形、倒卵形或椭圆形，长 3~12cm；茎生叶卵状披针形，长 5~12cm；叶柄扁平，长 0.4~1cm。聚伞花序具花 2~4 朵，稀单花，腋生；花梗短；萼筒长 0.9~1.3cm；花冠蓝紫色或淡紫色，钟形，长 3.5~4.5cm；褶半圆形，色较淡，乳白色，长 1~2mm。蒴果椭圆形，长 2~2.5cm；果柄长 1~1.5cm。种子淡褐色，近圆形，直径约 2mm，具盘状双翅。花、果期 10~12 月。

适宜生境 生于山坡林下、林缘、灌木丛或草丛中。

资源状况 分布于马头山江家等地。常见。

入药部位 幼嫩全草（肺形草）。

采收加工 夏、秋二季采收，晒干或鲜用。

功能主治 清肺止咳，凉血止血，利尿解毒。用于肺热咳嗽，肺痨咯血，肺痈，肾炎，乳痈，疮痈疔肿，创伤出血，毒蛇咬伤。

夹竹桃科

链珠藤 阿利藤、满山香、鸡骨香

Alyxia sinensis Champ. ex Benth.

标本采集号：361028170710020LY

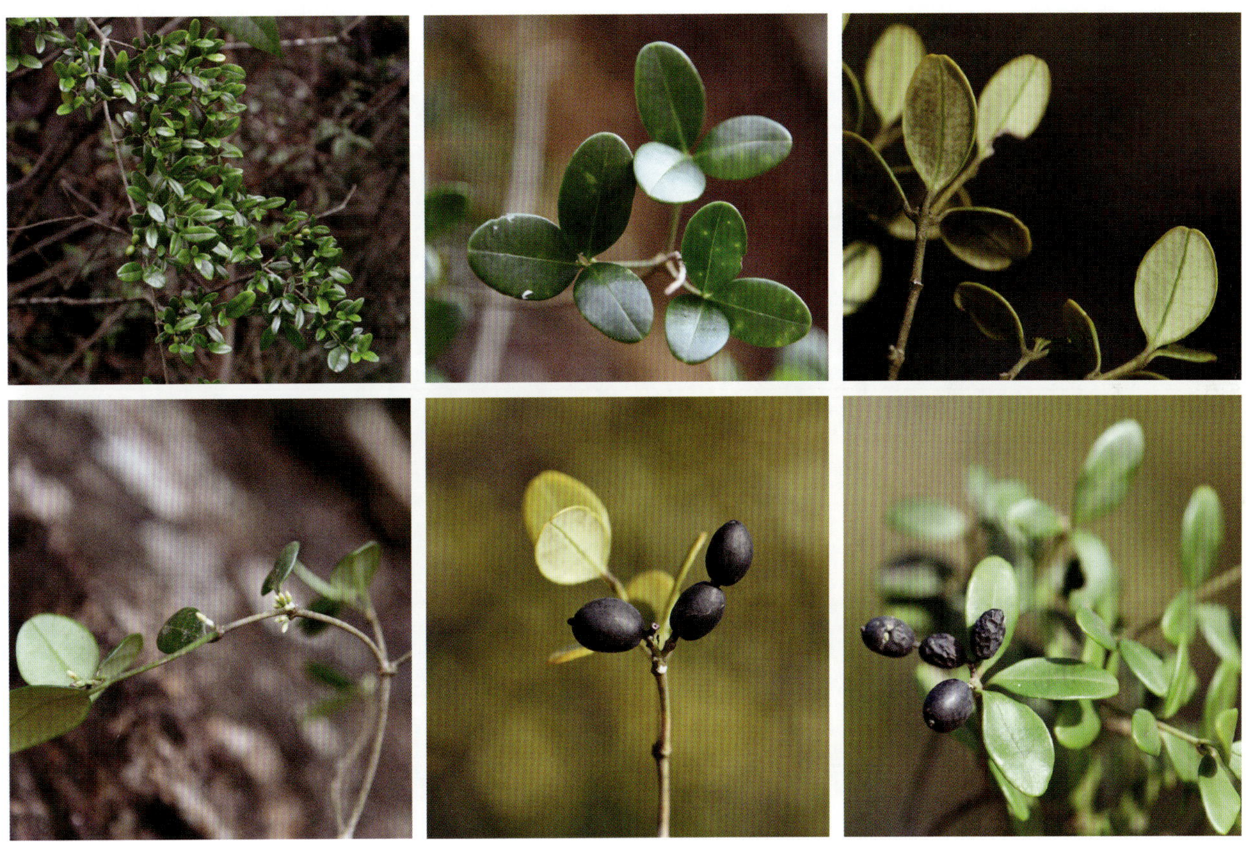

形态特征 藤状灌木。叶对生或3片轮生，革质，圆形、椭圆形或卵形，长1.5~3.5cm，边缘反卷，下面侧脉不明显；叶柄长约2mm。聚伞花序腋生或近顶生；花序梗长不及2cm；花密；花萼裂片卵形，被短柔毛，长约1.5mm，先端钝；花冠淡红色或白色，裂片卵形，长约1.5mm，花冠筒长2~3mm；子房被长柔毛。果念珠状，具柄，果节2~3，椭圆形，长约1cm，直径约5mm。花期4~9月，果期5~11月。

适宜生境 生于矮林或灌木丛中。

资源状况 分布于马头山白沙坑等地。常见。

入药部位 根及全株（瓜子藤）。

采收加工 夏、秋二季采收，洗净，切段，晒干。

功能主治 祛风除湿，活血止痛。用于风湿痹痛，血瘀经闭，胃痛，泄泻，跌打损伤，湿脚气。

评　　述 本品有小毒。

络 石 石龙藤、耐冬、络石藤

Trachelospermum jasminoides (Lindl.) Lem.

标本采集号：361028170426028LY

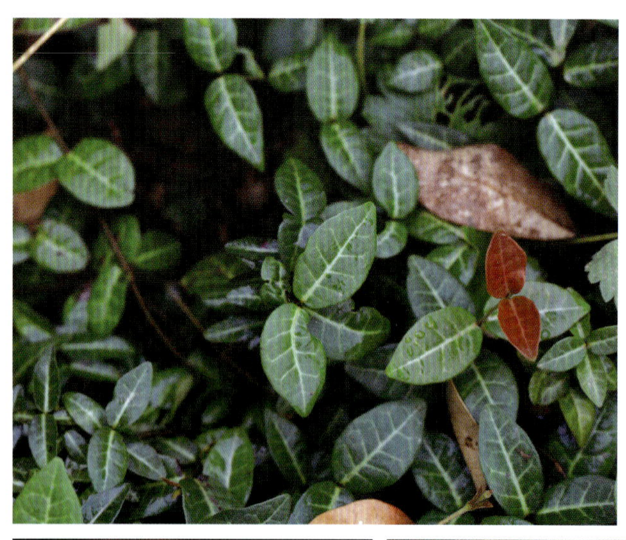
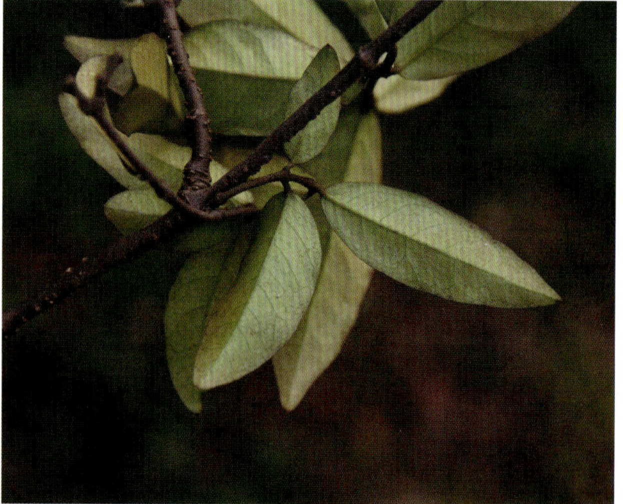
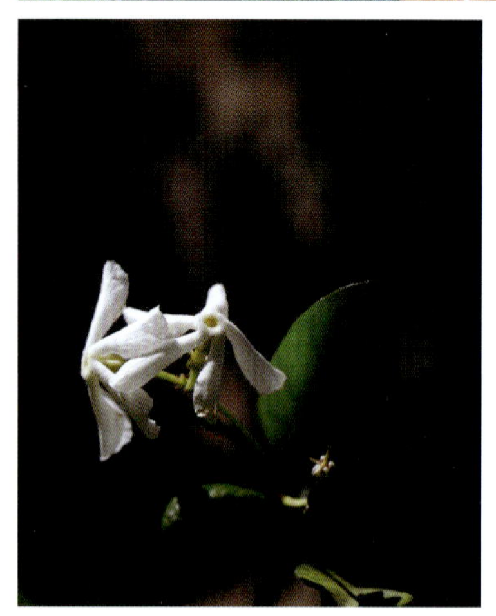
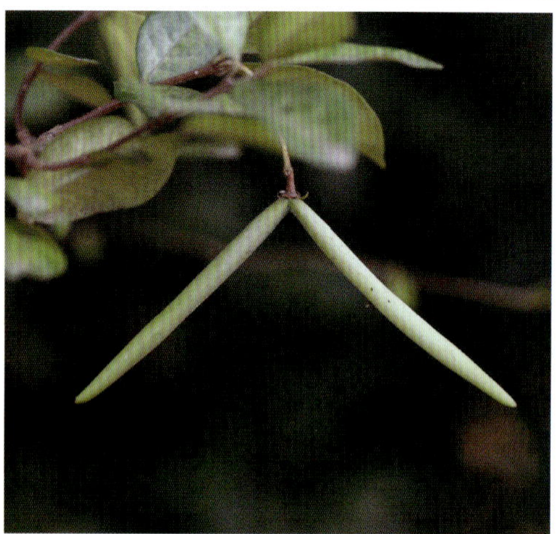
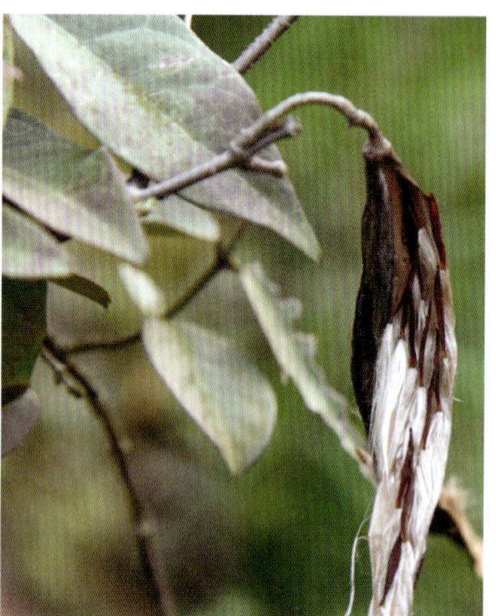

形态特征 木质藤本。小枝被短柔毛，老时无毛。叶革质，卵形、倒卵形或窄椭圆形，长 2~10cm，无毛或下面疏被短柔毛；叶柄长 0.3~1.2cm。聚伞花序圆锥状，顶生及腋生；花序梗长 2~6cm，被微柔毛或无毛。蓇葖果线状披针形，长 10~25cm，直径 0.3~1cm。种子长圆形，长 1.5~2cm，顶端具白色绢毛，毛长 1.5~4cm。花期 3~8 月，果期 6~12 月。

适宜生境 生于山野、溪边、路旁、林缘或杂木林中。

资源状况 分布于马头山各地。常见。

入药部位 带叶藤茎（络石藤）。

采收加工 冬季至次春采割，除去杂质，晒干。

功能主治 祛风通络，凉血消肿。用于风湿热痹，筋脉拘挛，腰膝酸痛，喉痹，痈肿，跌扑损伤。

萝藦科

牛皮消 牛皮冻、飞来鹤、耳叶牛皮消

Cynanchum auriculatum Royle ex Wight

标本采集号：361028180825012LY

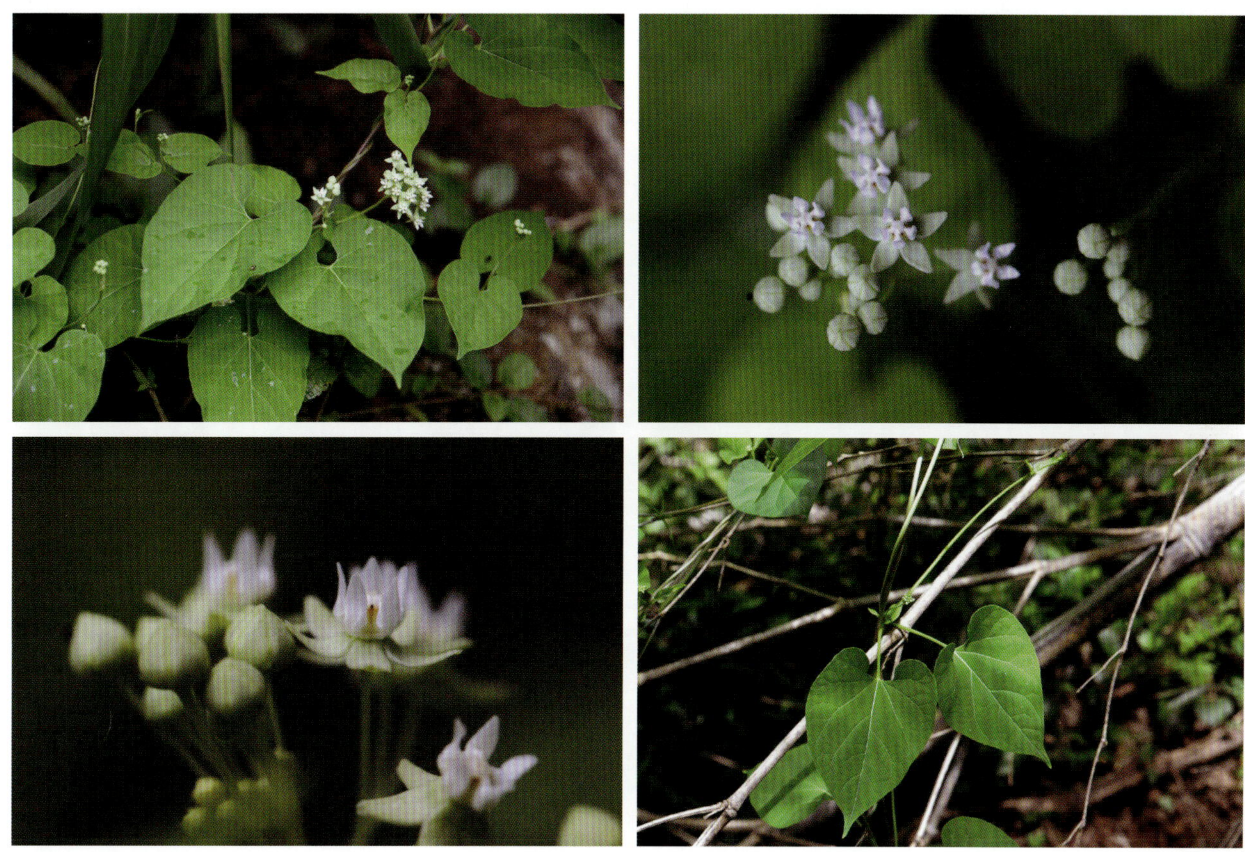

形态特征 蔓性半灌木。宿根肥厚，呈块状。茎圆形，被微柔毛。叶对生，膜质，宽卵形至卵状长圆形，长 4~12cm，宽 4~10cm，顶端短渐尖，基部心形。聚伞花序伞房状，着花 30 朵；花萼裂片卵状长圆形；花冠白色，辐状，裂片反折，内面具疏柔毛；副花冠浅杯状，裂片椭圆形，肉质，钝头；柱头圆锥状，顶端 2 裂。蓇葖双生，披针形，长 8cm，直径 1cm。种子卵状椭圆形；种毛白色绢质。花期 6~9 月，果期 7~11 月。

适宜生境 生于山坡林缘及路旁灌木丛中或河流、水沟边潮湿地。

资源状况 分布于马头山百丈济等地。常见。

入药部位 根或全草（飞来鹤）。

采收加工 秋季采根，夏、秋二季采收全草，洗净泥土，晒干。

功能主治 健胃消积，解毒消肿。用于食积腹痛，胃痛，小儿疳积，痢疾；外用于毒蛇咬伤，疔疮。

评　　述 本品有小毒。

牛奶菜 三百银、婆婆针线包

Marsdenia sinensis Hemsl.

标本采集号：361028180823025LY

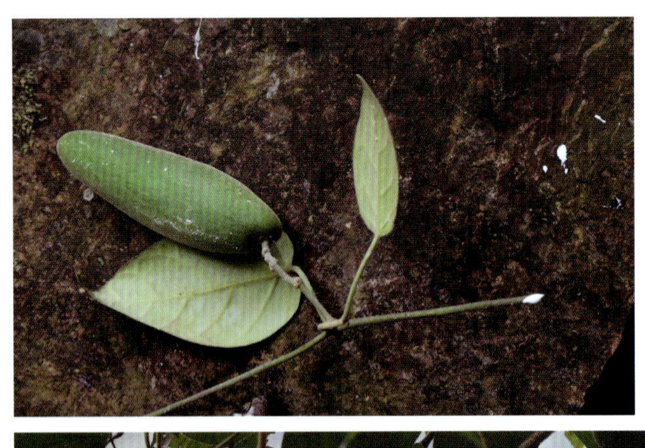

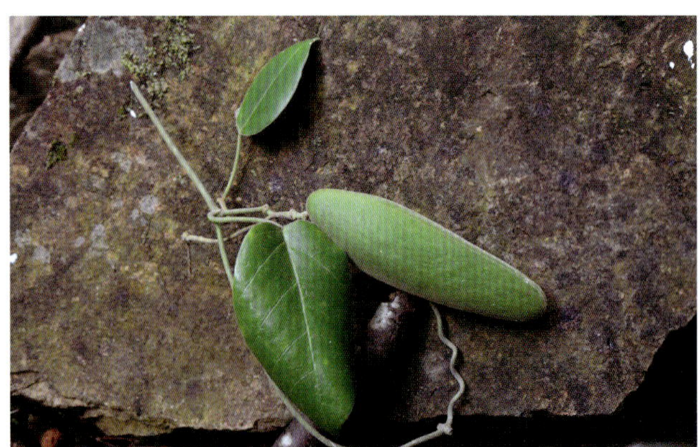

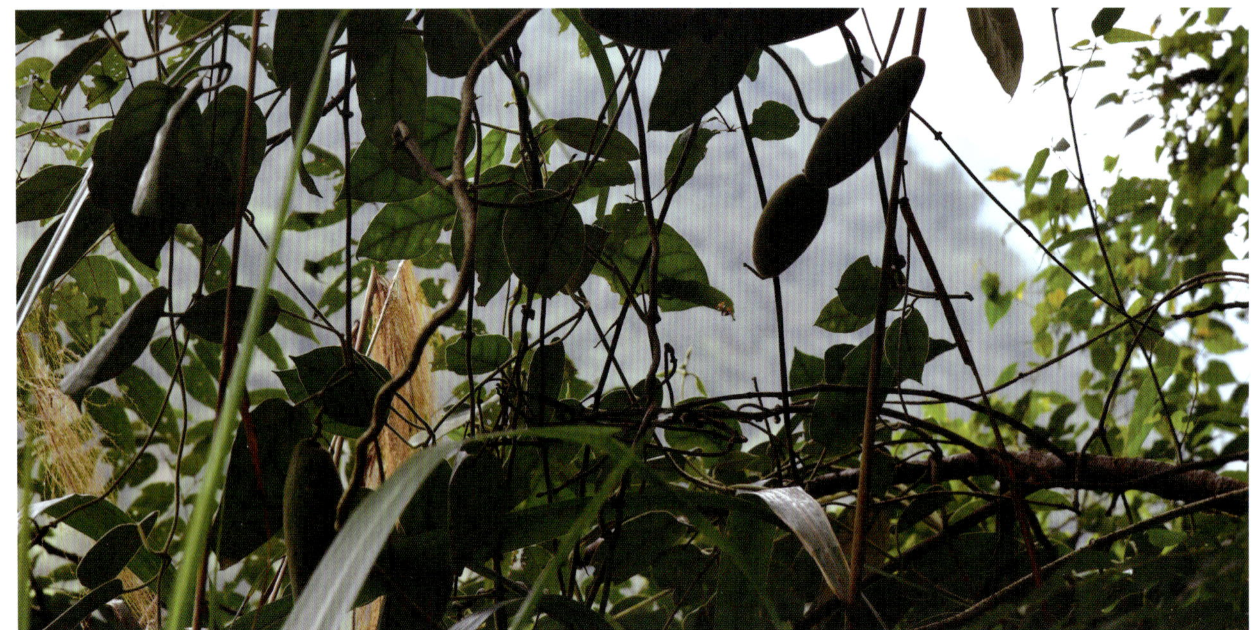

形态特征 粗壮木质藤本，全株被绒毛。叶卵圆状心形，长8~12cm，宽5~7.5cm，顶端短渐尖，基部心形，侧脉5~6对，弧形上升，到边缘网结。伞形状聚伞花序腋生，着花10~20朵；花冠白色或淡黄色，长约5mm，内面被绒毛；花药顶端具卵圆形膜片；柱头基部圆锥状，顶端2裂。蓇葖纺锤状，向两端渐尖，外果皮被黄色绒毛。种子卵圆形，扁平。花期夏季，果期秋季。

适宜生境 生于山谷疏林中。

资源状况 分布于马头山昌坪等地。常见。

入药部位 全株、根（牛奶菜）。

采收加工 全株：7~8月采收，切段，鲜用或晒干。根：秋、冬二季采挖，洗净泥土，晒干。

功能主治 全株：强壮筋骨，健脾益气。用于肾虚腰痛，风湿劳伤，脾胃虚弱，缺乳。根：舒筋活络，行气止痛。用于腰肌扭伤，风湿性关节炎，跌打损伤。

萝 藦 芄兰、斫合子、白环藤

Metaplexis japonica (Thunb.) Makino

标本采集号：361028170909019LY

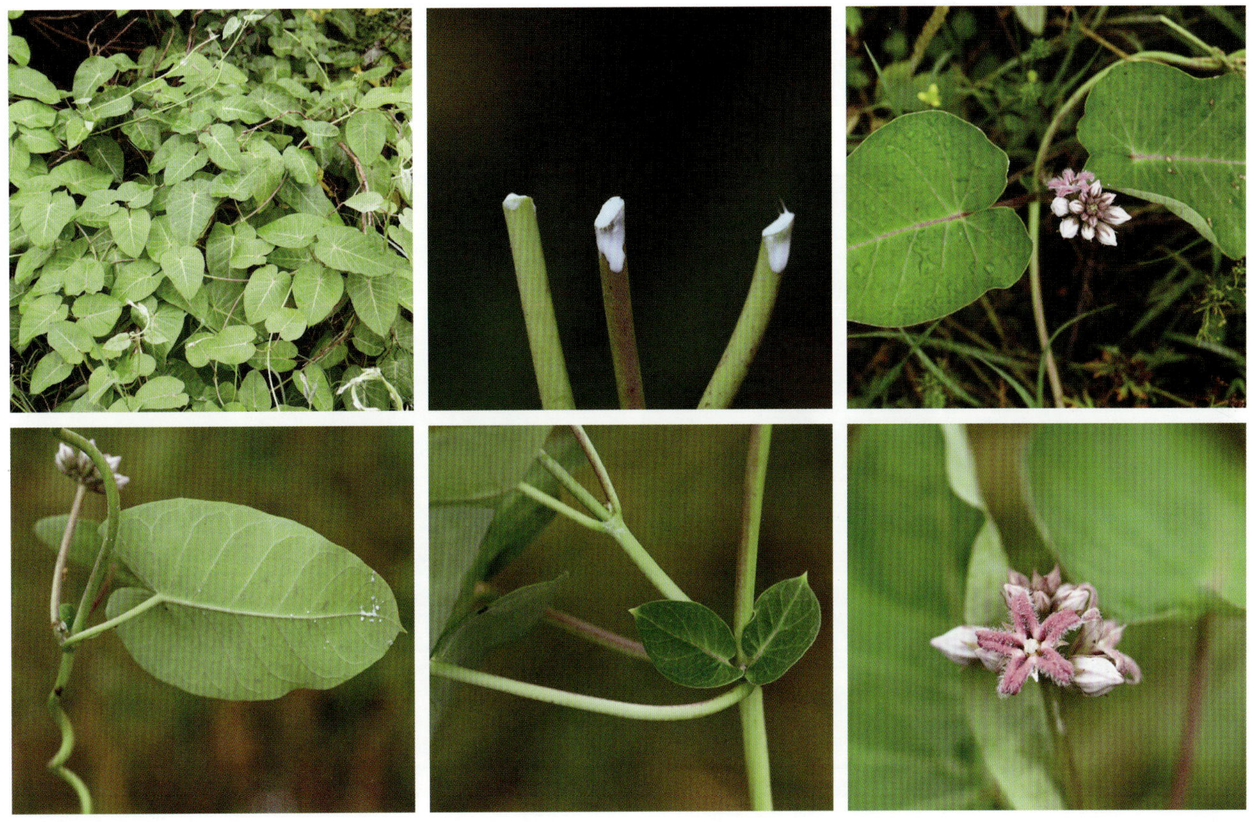

形态特征 多年生草质藤本，具乳汁。茎圆柱状，下部木质化，上部较柔韧，有纵条纹。叶膜质，卵状心形；叶柄长 3~6cm。总状聚伞花序腋生，具长总花梗；总花梗长 6~12cm；花梗长 8mm，被短柔毛，着花通常 13~15 朵；副花冠环状，着生于合蕊冠上。蓇葖叉生，纺锤形，平滑无毛。种子扁平，卵圆形，长 5mm，宽 3mm，有膜质边缘，褐色；种毛长 1.5cm。花期 7~8 月，果期 9~12 月。

适宜生境 生于林边荒地、山脚、河边、路旁灌木丛中。

资源状况 分布于马头山龙井等地。常见。

入药部位 全草或根（萝藦）、果实（萝藦子）。

采收加工 全草或根：7~8 月采收全草，鲜用或晒干；夏、秋二季采挖块根，洗净，晒干。果实：秋季采收成熟果实，晒干。

功能主治 全草或根：补精益气，通乳，解毒。用于虚损劳伤，阳痿，遗精白带，乳汁不足，丹毒，瘰疬，疔疮，蛇虫咬伤。果实：补益精气，生肌止血。用于虚劳，阳痿，遗精，金疮出血。

茜草科

水团花 水杨梅、假马烟树、金京

Adina pilulifera (Lam.) Franch. ex Drake

标本采集号：361028170711023LY

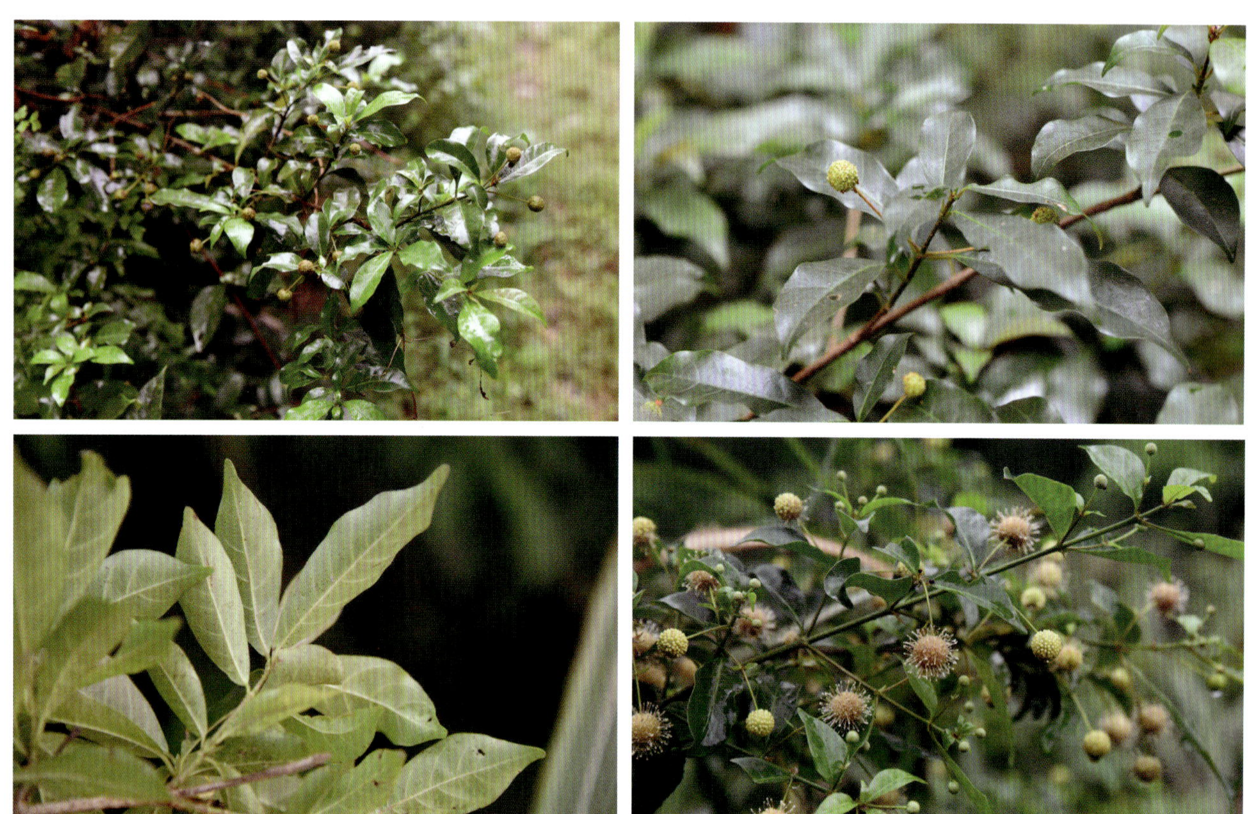

形态特征 灌木至小乔木。叶对生，厚纸质，椭圆形、椭圆状披针形等，长 4~12cm；叶柄长 2~6mm，无毛或被柔毛；托叶 2 裂，早落。头状花序腋生，稀顶生；花序轴单生，不分枝；花序梗长 3~4.5cm，中部以下有轮生小苞片 5 枚；小苞片线形或线状棒形，无毛；萼管被毛，萼裂片线状长圆形或匙形。果序直径 0.8~1cm；蒴果楔形，长 2~5mm。种子长圆形，两端有窄翅。花期 7~8 月，果期 8~9 月。

适宜生境 生于山谷疏林下、旷野路旁或溪边水畔。

资源状况 分布于马头山郑家等地。常见。

入药部位 根或皮（水团花根），枝叶或花、果实（水团花）。

采收加工 根或皮：全年可挖，鲜用或晒干。枝叶或花、果实：全年均可采枝、叶，切碎；花、果实应季采摘，洗净，鲜用或晒干。

功能主治 根或皮：清热利湿，解毒消肿。用于感冒发热，肺热咳嗽，腮腺炎，肝炎，风湿关节痛。枝叶或花、果实：清热祛湿，散瘀止痛，止血敛疮。用于痢疾，肠炎，浮肿，痈肿疮毒，湿疹，溃疡不敛，创伤出血。

细叶水团花 水杨梅

Adina rubella Hance

标本采集号：361028170711024LY

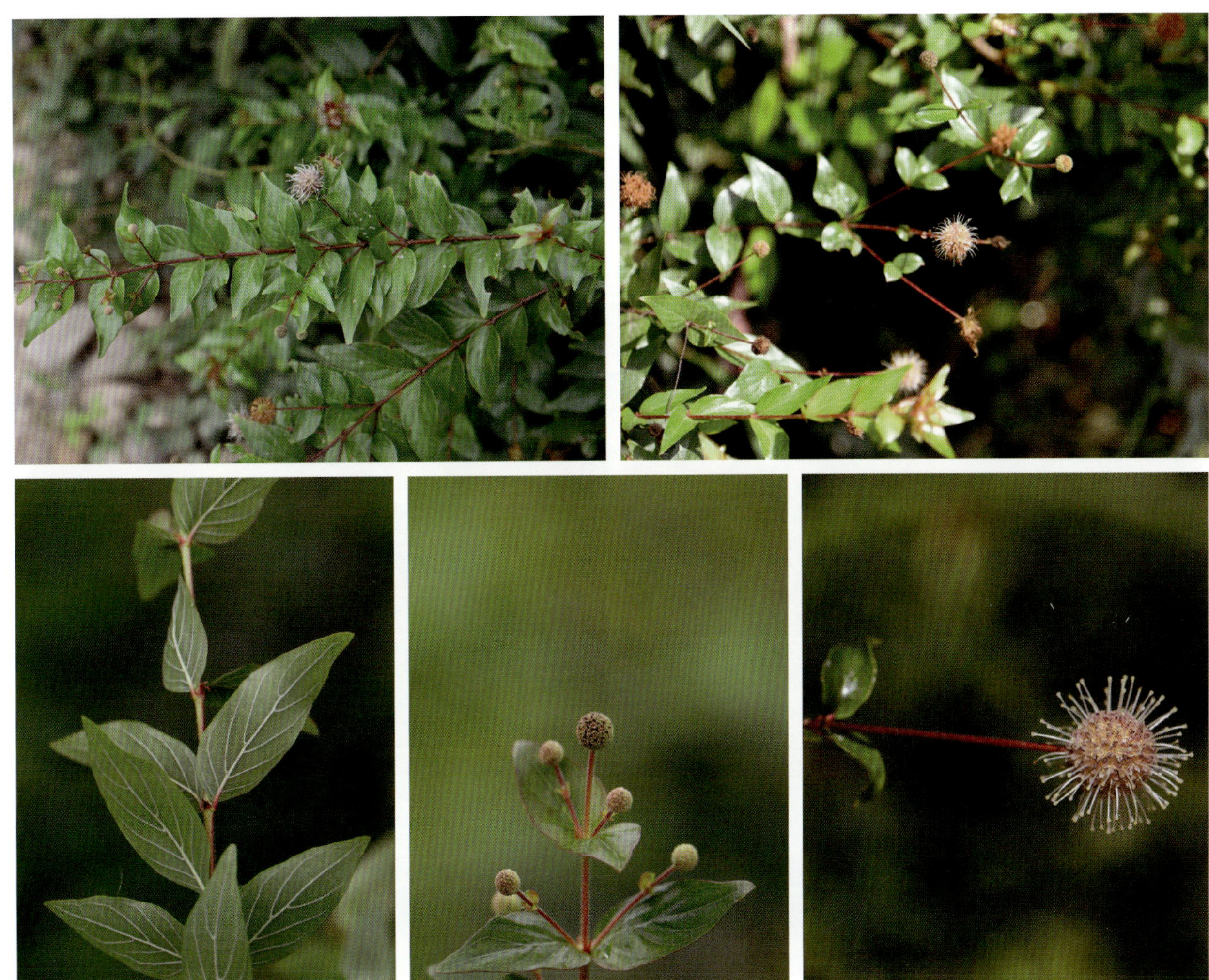

形态特征 灌木。叶对生，近无柄，薄革质，卵状披针形或卵状椭圆形，长 2.5~4cm，宽 0.8~1.2cm，先端渐尖或短尖，基部宽楔形或近圆形，两面无毛或被柔毛，侧脉 5~7 对；托叶早落。头状花序，单生，顶生或兼有腋生；花序梗稍被柔毛；小苞片线形或线状棒形；萼管疏被柔毛，萼裂片匙形或匙状棒形；花冠管长 2~3mm，裂片 5，三角形，紫红色。果序直径 0.8~1.2cm；蒴果长卵状楔形，长 3mm。花、果期 5~12 月。

适宜生境 生于溪边、河边、沙滩等湿润地区。

资源状况 分布于马头山郑家等地。常见。

入药部位 地上部分（水杨梅）。

采收加工 春、秋二季采茎叶，鲜用或晒干；8~11 月果实未成熟时采摘花、果序，拣除杂质，鲜用或晒干。

功能主治 清热利湿，解毒消肿。用于湿热泄泻，痢疾，湿疹，疮疖肿毒，风火牙痛，跌打损伤，外伤出血。

风箱树 水杨梅、马烟树

Cephalanthus tetrandrus (Roxb.) Ridsd. et Bakh. f.

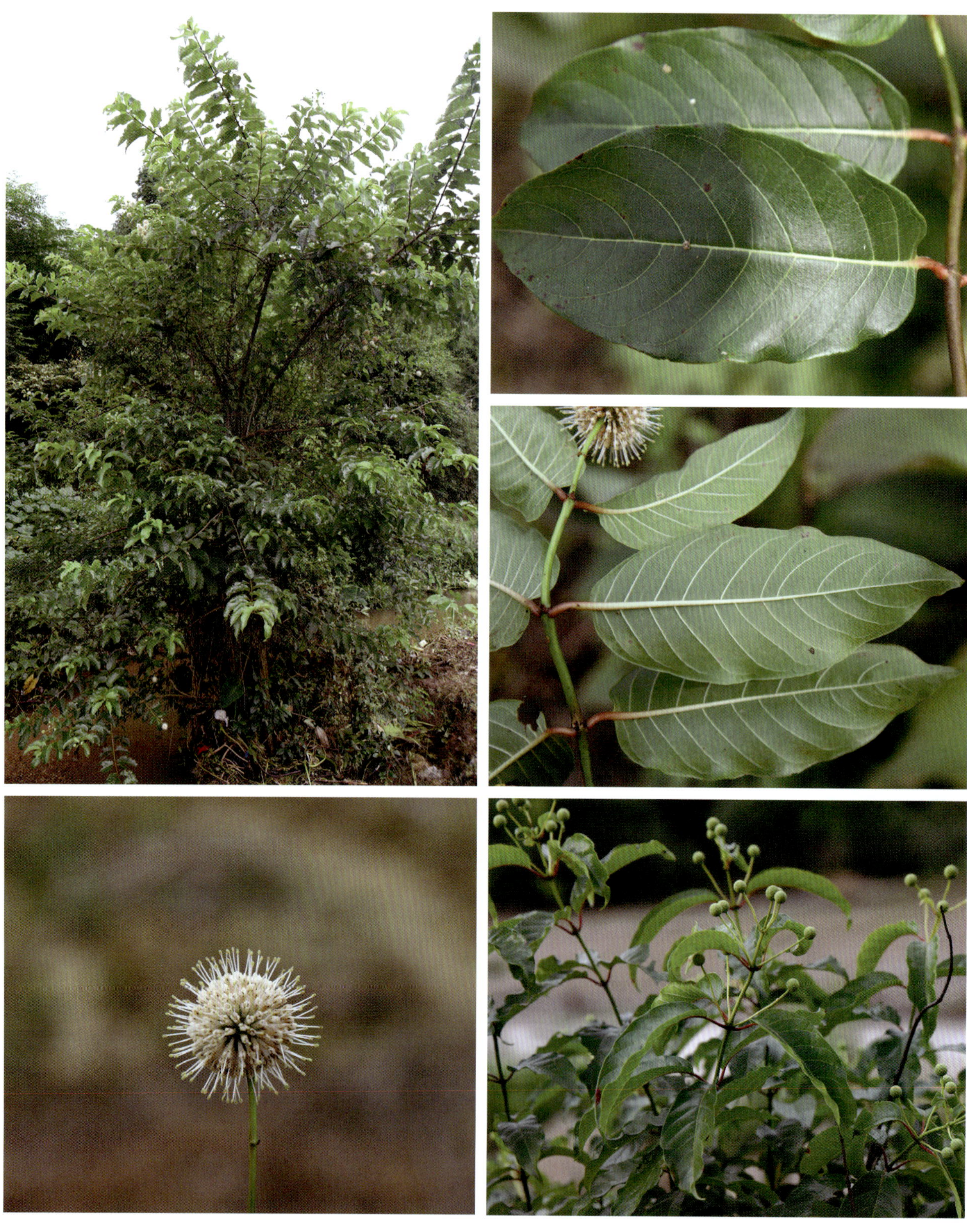

形态特征 灌木或小乔木。幼枝被柔毛，老枝无毛。叶近革质，卵形或卵状披针形；叶柄长 0.5~1cm，被柔毛或近无毛；托叶宽卵形，长 3~5mm，先端常有黑色腺体。头状花序；花序梗长 2.5~6cm，有毛；萼筒被柔毛，长约 3mm，萼裂片 4，边缘裂口处常有黑色腺体；花冠白色，冠筒外面无毛，内面有柔毛，裂片长圆形，长约 1.7mm，裂口处常有黑色腺体。果序直径 1~2cm；坚果长 4~6mm，具宿萼。种子褐色。花期春末夏初。

适宜生境 生于略荫蔽的水沟旁或溪畔。

资源状况 分布于马头山龙井等地。常见。

入药部位 根（风箱树根）、花序（风箱树花）。

采收加工 根：全年可采挖，洗净泥土、杂质，鲜用或切片晒干。花序：夏、秋二季采摘，除去总花梗及杂质，阴干。

功能主治 根：清热利湿，散瘀消肿。用于感冒发热，咳嗽，咽喉肿痛，肝炎，尿路感染，盆腔炎，睾丸炎，风湿性关节炎，痈肿，跌打损伤。花序：清热利湿，收敛止泻。用于泄泻，痢疾。

流苏子 牛老药、牛老药藤、凉藤

Coptosapelta diffusa (Champ. ex Benth.) Van Steenis

标本采集号：361028170708054LY

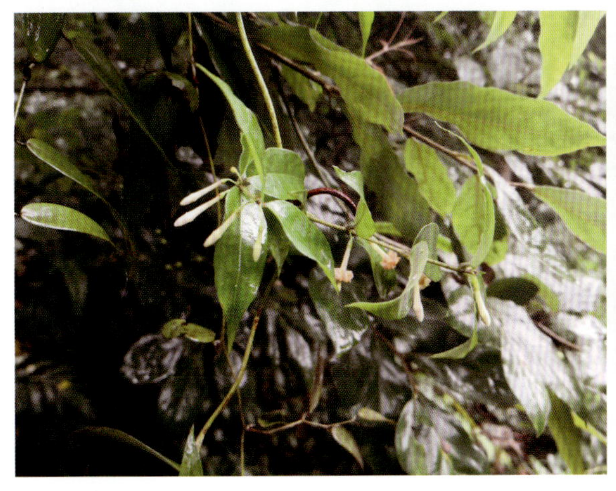

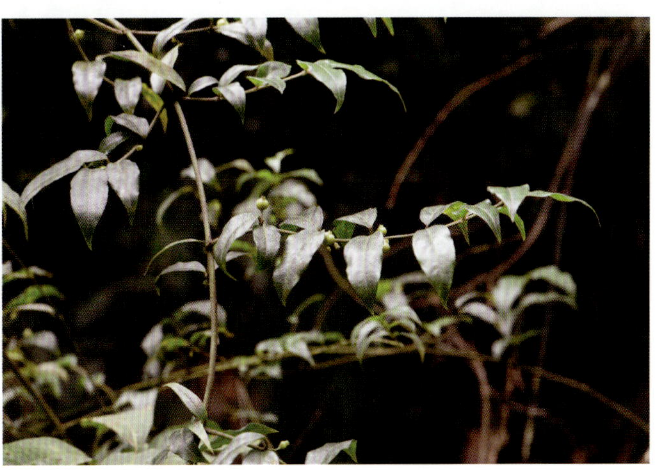

形态特征 藤本或攀缘灌木。叶坚纸质或革质，卵形、卵状长圆形或披针形；叶柄长 2~5mm，有硬毛，稀无毛。花单生叶腋，常对生；花梗纤细，长 0.3~1.8cm；花冠白色或黄色，高脚碟状，被绢毛；雄蕊 5，花药伸出。蒴果稍扁球形，有浅沟，直径 5~8mm，淡黄色；果皮硬；萼裂片宿存；果柄纤细，长达 2cm。种子近圆形，直径约 2mm，边缘流苏状。花期 5~7 月，果期 5~12 月。

适宜生境 生于山地或丘陵的林中或灌丛中。

资源状况 分布于马头山龙井等地。常见。

入药部位 根（流苏子根）。

采收加工 秋季采挖，除去泥土、杂质，洗净，晒干。

功能主治 祛风除湿，止痒。用于皮炎，湿疹瘙痒，荨麻疹，风湿痹痛，疮疥。

虎　刺 伏牛花、绣花针、黄脚鸡

Damnacanthus indicus Gaertn. f.

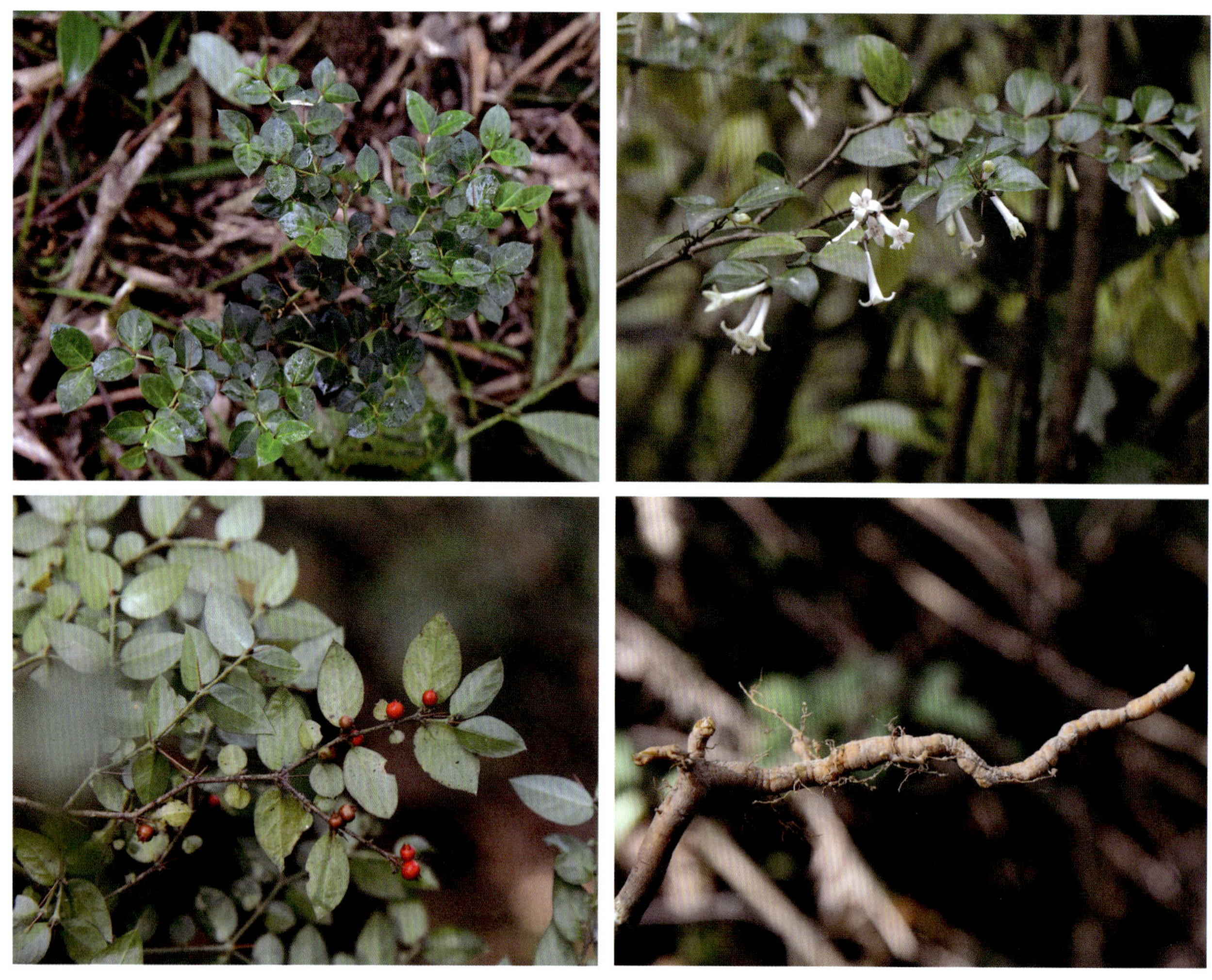

形态特征 具刺灌木。幼枝密被硬毛；节上托叶腋常生针刺，刺长0.4~2cm。大叶长1~3cm，宽1~1.5cm；小叶长不及4mm，卵形、心形或圆形；叶柄长约1mm，被柔毛；托叶脱落。花1~2朵生于叶腋，有时在顶部叶腋6朵组成具短花序梗的聚伞花序；花梗长1~8mm；花萼钟状，萼裂片4，三角形或钻形；花冠白色，筒状漏斗形。核果红色，近球形，直径4~6mm，分核1~4。花期3-5月，果期冬季至翌年春季。

适宜生境 生于山地和丘陵的疏、密林下和石岩灌丛中。

资源状况 分布于马头山竹延山等地。常见。

入药部位 全草或根（虎刺）。

采收加工 全年可采，洗净，切碎，晒干。

功能主治 祛风利湿，活血消肿。用于痛风，风湿痹痛。痰饮咳嗽，肺痈，水肿，痞块，黄疸，妇女经闭，小儿疳积，荨麻疹，跌打损伤。

狗骨柴 三萼木、狗骨仔、青凿树

Diplospora dubia (Lindl.) Masam.

标本采集号：361028170427008LY

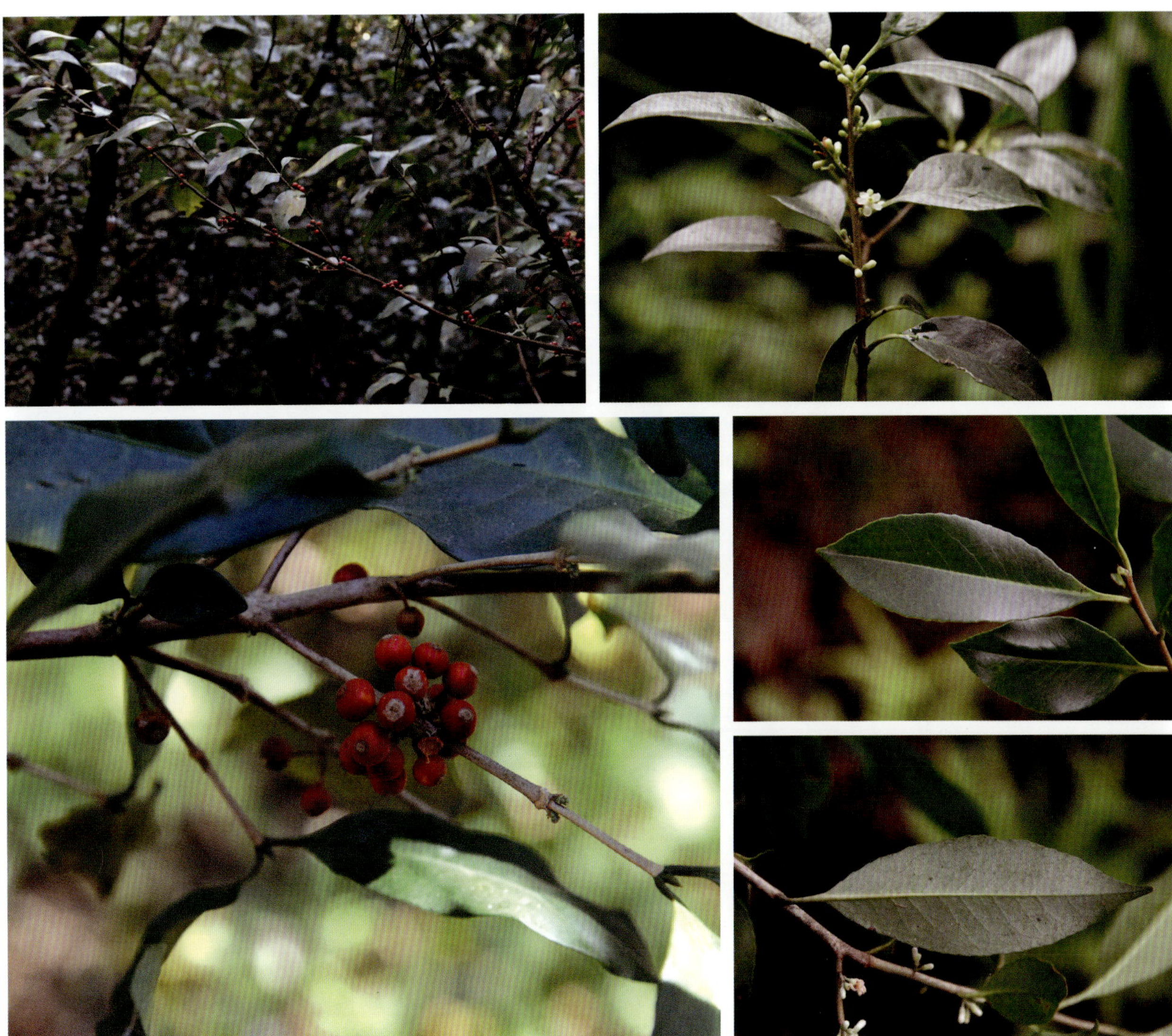

形态特征 灌木。叶卵状长圆形，两面无毛；叶柄长 0.4~1.5cm；托叶长 5~8mm，基部鞘内面有白色柔毛。聚伞花序密集；花序梗短，有柔毛；花梗长约 3mm，有柔毛；萼管有柔毛；花冠白色或黄色；雄蕊 4。浆果近球形，直径 4~9mm，有疏柔毛或无毛，成熟时红色；果柄纤细，有柔毛，长 3~8mm。种子 4~8，近卵形，暗红色。花期 4~8 月，果期 5 月至翌年 2 月。

适宜生境 生于山坡、山谷沟边、丘陵、旷野的林中或灌丛中。

资源状况 分布于马头山竹延山等地。常见。

入药部位 根（狗骨柴）。

采收加工 夏、秋二季采挖，洗净，鲜用或切片晒干。

功能主治 清热解毒，消肿散结。用于瘰疬，背痈，头疖，跌打肿痛。

短刺虎刺 咳七风、鸡筋参、黄鸡胖

Damnacanthus giganteus (Mak.) Nakai

标本采集号：361028180823005LY

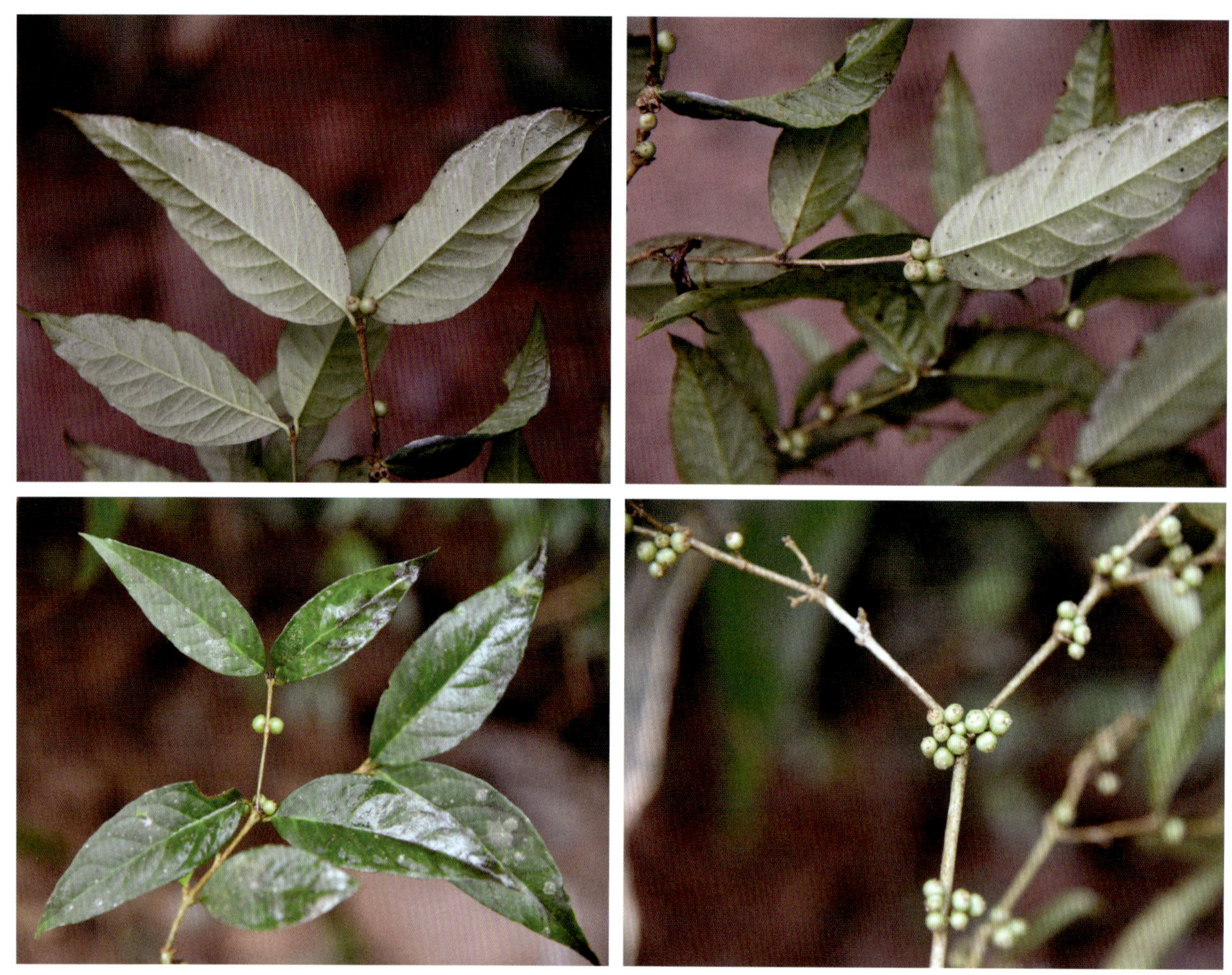

形态特征 具刺灌木。幼枝疏被微毛；刺长 1~2mm。叶革质，披针形或长圆状披针形，长 4~15cm，宽 2~5cm，先端渐尖或短尖，基部圆，两面无毛；叶柄长 2~5mm；托叶早落。花 1~4 对腋生；花序梗短；苞片鳞片状；花梗长约 2mm；花萼钟状，萼裂片 4，三角形；花冠白色，革质，筒状漏斗形；花药伸出；子房 4 室。核果近球形，直径 5~8mm，分核 1~4，三棱形。种子近球形，角质。花期 3~5 月，果期 11 月至翌年 1 月。

适宜生境 生于山地疏、密林下和灌丛中。

资源状况 分布于马头山南港等地。常见。

入药部位 根（岩石羊）。

采收加工 秋后采收，洗净，切片，晒干。

功能主治 养血，止血，除湿，舒筋。用于体弱血虚，小儿疳积，肝脾肿大，月经不调，肠风下血，黄疸，风湿痹痛，跌打损伤。

猪殃殃 爬拉殃、八仙草

Galium aparine Linn. var. *tenerum* (Gren. et Godr.) Rchb.

标本采集号：361028170426019LY

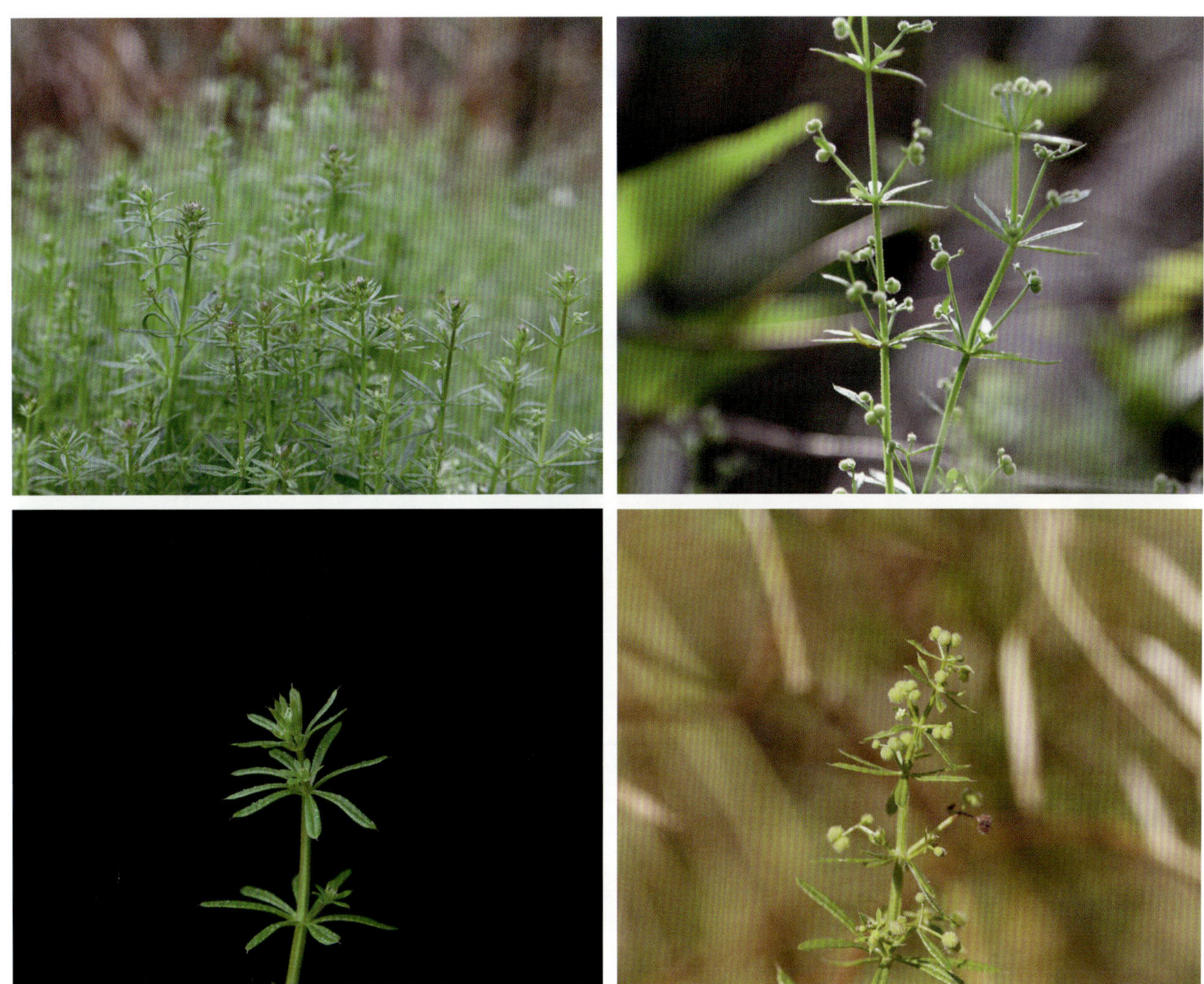

形态特征 一年生草本。植株矮小，柔弱。茎有4棱；棱上、叶缘、叶中脉均有倒生小刺毛。叶纸质或近膜质，6~8片轮生，带状倒披针形或长圆状倒披针形；近无柄。聚伞花序腋生或顶生，单花；花4数；花梗纤细；花萼被钩毛；花冠黄绿色或白色，辐状。果实干燥，有1或2个近球状分果爿，直径达5.5mm，肿胀，密被钩毛；果柄直，长达2.5cm。花期3~7月，果期4~9月。

适宜生境 生于山坡、旷野、沟边、河滩、田中、林缘、草地。

资源状况 分布于马头山竹延山等地。常见。

入药部位 全草（猪殃殃）。

采收加工 夏季采收，鲜用或晒干。

功能主治 清热解毒，利尿消肿。用于感冒，牙龈出血，急、慢性阑尾炎，泌尿系统感染，水肿，痛经，崩漏，带下病，癌症，白血病；外用于乳腺炎初起，痈疖肿毒，跌打损伤。

四叶葎 细四叶葎、散血丹、四叶草

Galium bungei Steud.

标本采集号：361028180511019LY

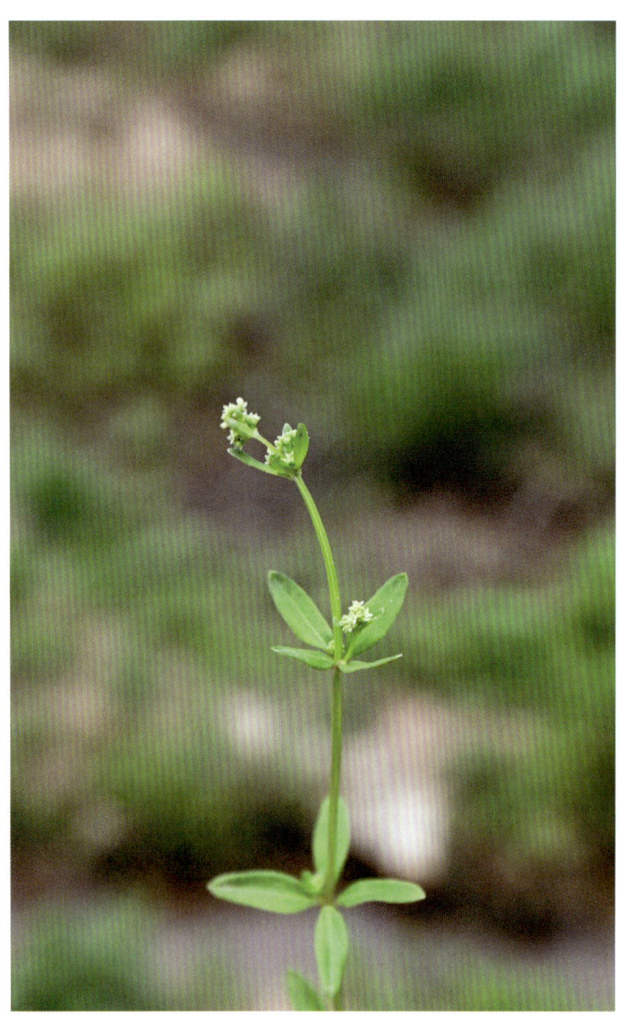

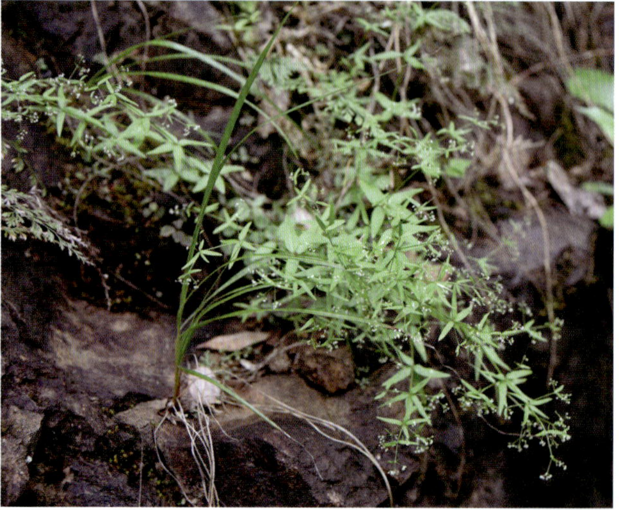

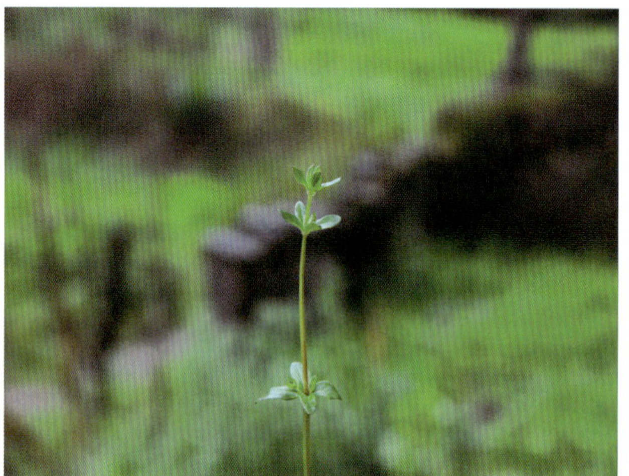

形态特征 多年生草本。有红色丝状根。茎有4棱。叶纸质，4片轮生，叶形变化较大。聚伞花序顶生和腋生，稠密或稍疏散；总花梗纤细，常三歧分枝，再形成圆锥状花序；花小；花梗纤细，长1~7mm；花冠黄绿色或白色，花冠裂片卵形或长圆形。果爿近球状，直径1~2mm，通常双生，有小疣点、小鳞片或短钩毛；果柄纤细，常比果长。花期4~9月，果期5月至翌年1月。

适宜生境 生于山地、丘陵、旷野、田间、沟边的林中、灌丛或草地。

资源状况 分布于马头山龙井等地。常见。

入药部位 全草（四叶草）。

采收加工 夏季花期采收，鲜用或晒干。

功能主治 清热，利尿，解毒，消肿。用于尿路感染，癌肿，赤白带下，痢疾，痈肿，跌打损伤，咯血，小儿疳积，痈肿疔毒，毒蛇咬伤。

栀　子 黄栀子、水横枝、山栀

Gardenia jasminoides Ellis

标本采集号：361028170711049LY

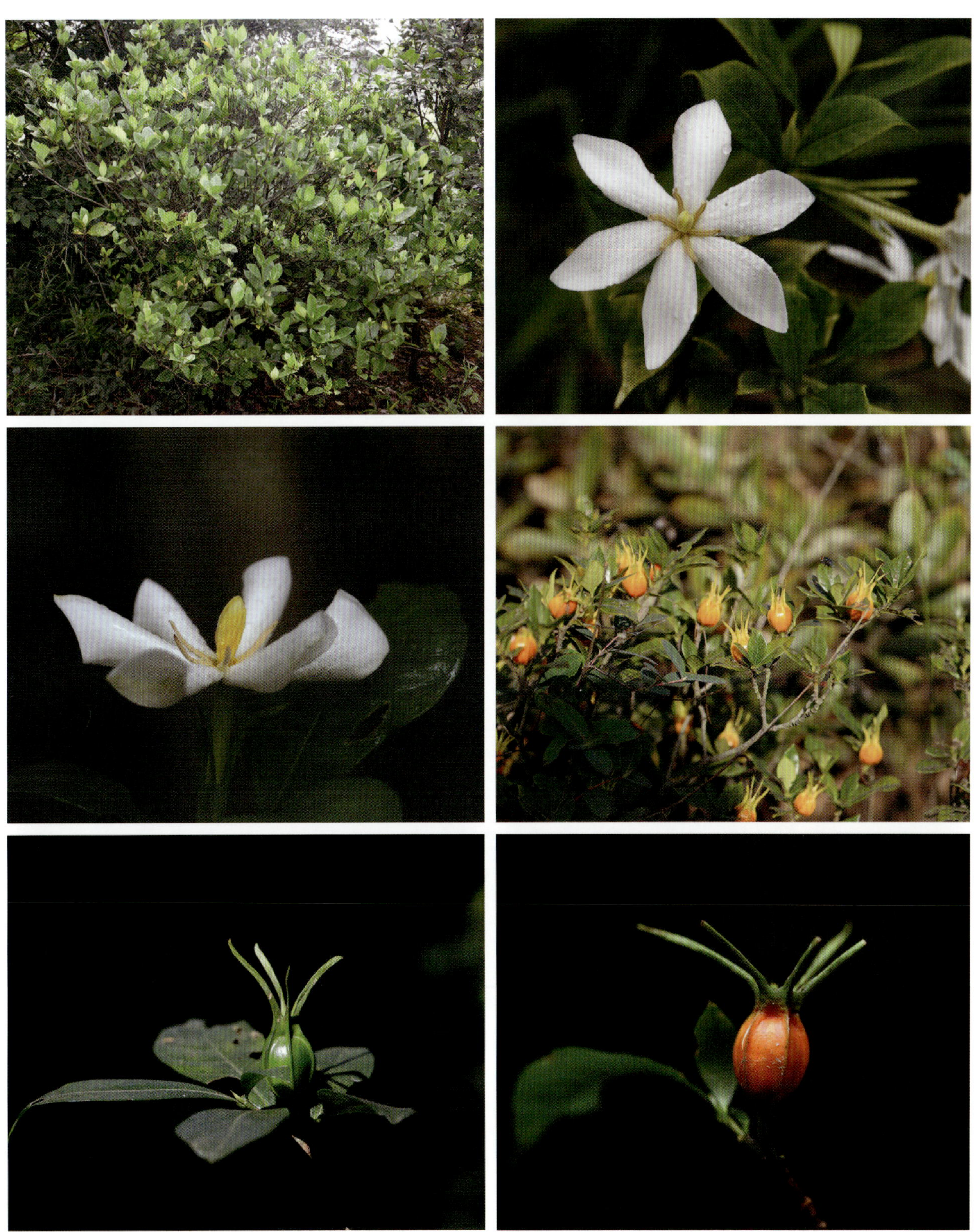

形态特征 灌木。叶对生或3枚轮生，长圆状披针形、倒卵状长圆形、倒卵形或椭圆形；叶柄长0.2~1cm；托叶膜质，基部合生成鞘。花芳香，单朵生于枝顶。花梗长3~5mm；萼筒倒圆锥形或卵形；花冠白色或乳黄色，高脚碟状。果实卵形、近球形、椭圆形或长圆形，黄色或橙红色，长1.5~7cm，直径1.2~2cm，有翅状纵棱5~9。种子多数，近圆形。花期3~7月，果期5月至翌年2月。

适宜生境 生于丘陵、山谷、山坡、溪边的灌丛或林中。

资源状况 分布于马头山各地。常见。

入药部位 果实（栀子）。

采收加工 9~11月果实成熟呈红黄色时采收，除去果梗和杂质，蒸至上气或置沸水中略烫，取出，干燥。

功能主治 泻火除烦，清热利湿，凉血解毒；外用消肿止痛。用于热病心烦，湿热黄疸，淋证涩痛，血热吐衄，目赤肿痛，火毒疮疡；外用于扭挫伤痛。

金毛耳草 石打穿

Hedyotis chrysotricha (Palib.) Merr.

标本采集号：361028170711038LY

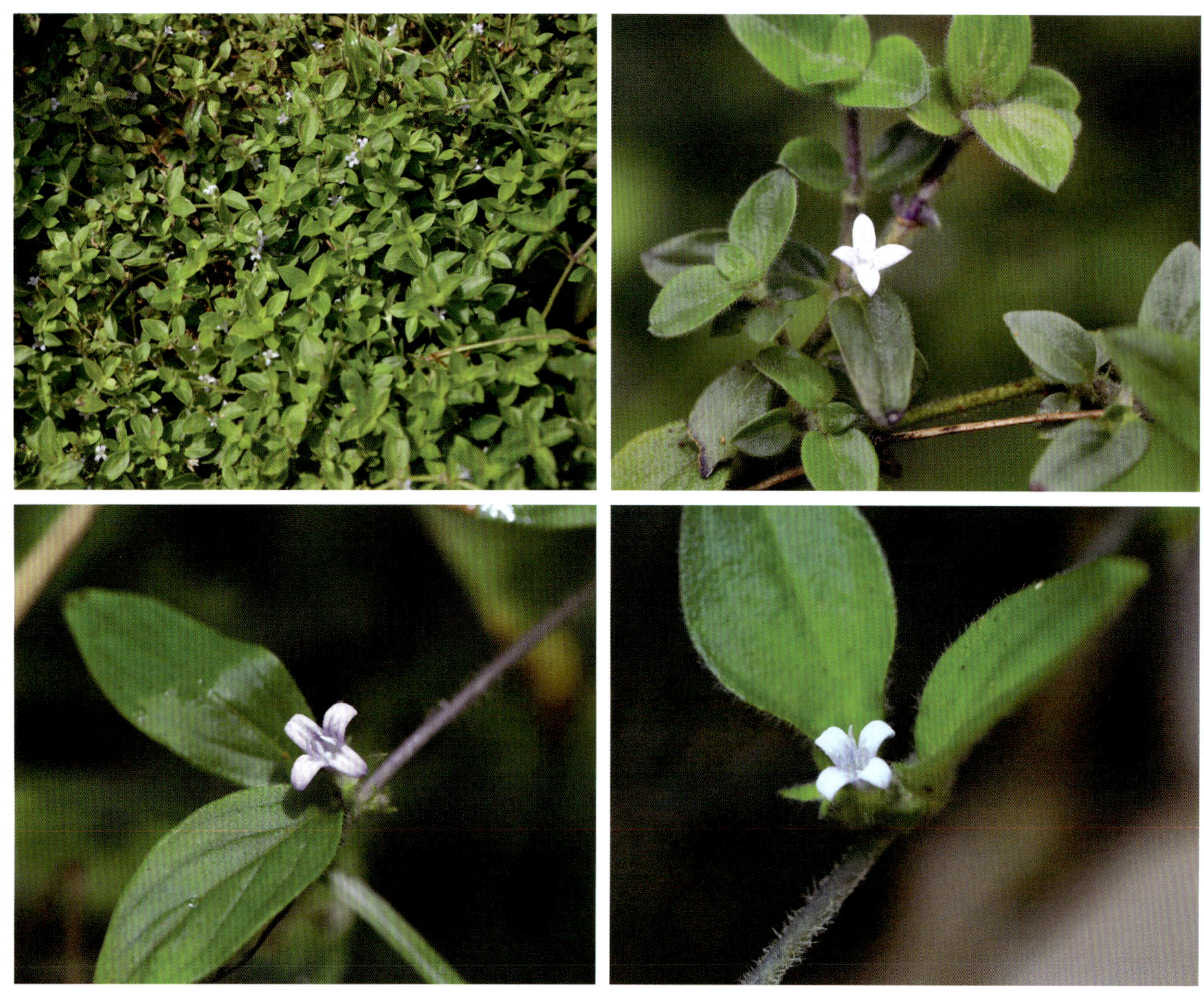

形态特征 多年生草本，被金黄色硬毛。叶对生，纸质，宽披针形、椭圆形或卵形，上面疏被硬毛，下面被黄色绒毛，脉上毛密；叶柄长 1~3mm；托叶短合生。聚伞花序腋生，1~3 花，被金黄色疏柔毛；花 4 数，近无梗；萼管近球形；花冠白色或紫色，漏斗状；雄蕊内藏。果实近球形，直径约 2mm，被扩展硬毛，宿存萼檐裂片长 1~1.5mm，成熟时不开裂，内有种子数粒。花期 7 月，果期 9 月。

适宜生境 生于山谷杂木林下或山坡灌木丛中。

资源状况 分布于马头山各地。常见。

入药部位 全草（黄毛耳草）。

采收加工 夏、秋二季采收，晒干或鲜用。

功能主治 清热利湿，消肿解毒。用于湿热黄疸，泄泻，痢疾，带状疱疹，肾炎水肿，乳糜尿，跌打肿痛，毒蛇咬伤，疮疖肿毒，血崩，带下病，外伤出血。

白花蛇舌草 蛇总管

Hedyotis diffusa Willd.

标本采集号：361028170910012LY

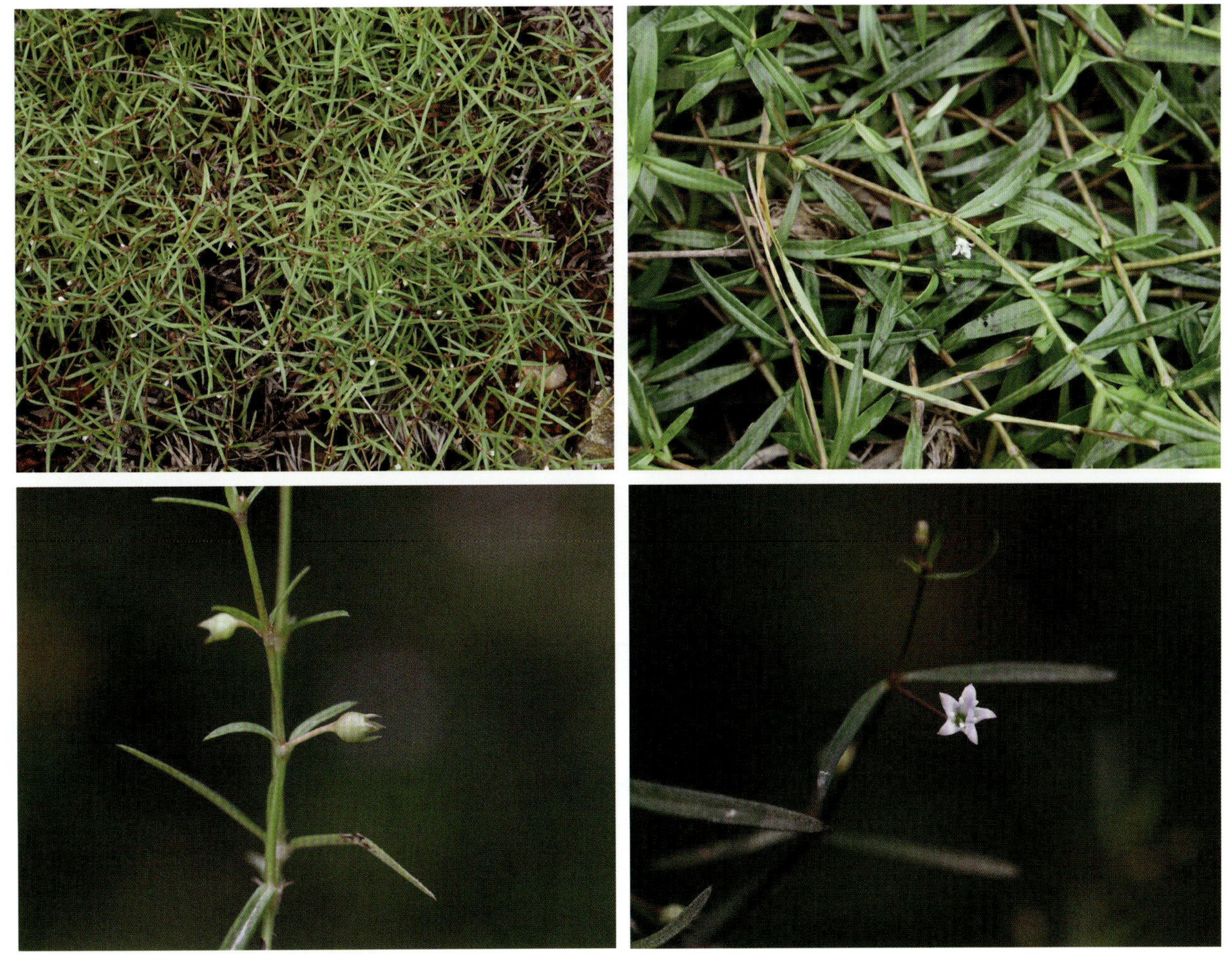

形态特征 一年生草本。叶无柄，线形，长 1~3cm，宽 1~3mm，先端短尖，边缘干后常背卷；托叶长 1~2mm，基部合生。花单生或双生于叶腋；花序梗长 2~10mm；花无梗或具短梗；萼筒球形，长 1.5mm，萼裂片长 1.5~2mm；花冠白色，筒状，长 3.5~4mm，冠筒喉部无毛，花冠裂片长约 2mm；雄蕊生于冠筒喉部，花药伸出。蒴果扁球形，直径 2~2.5mm，无毛，成熟时顶部室背开裂。花期 7~9 月，果期 8~10 月。

适宜生境 生于水田、田埂和湿润的旷地。

资源状况 分布于马头山各地。常见。

入药部位 带根全草（白花蛇舌草）。

采收加工 夏、秋二季采收，鲜用或晒干。

功能主治 清热解毒，利湿。用于肺热喘咳，咽喉肿痛，肠痈，疖肿疮疡，毒蛇咬伤，热淋涩痛，水肿，痢疾，肠炎，湿热黄疸，癌肿。

纤花耳草 虾子草、鸡口舌

Hedyotis tenelliflora Blume

标本采集号：361028170708056LY

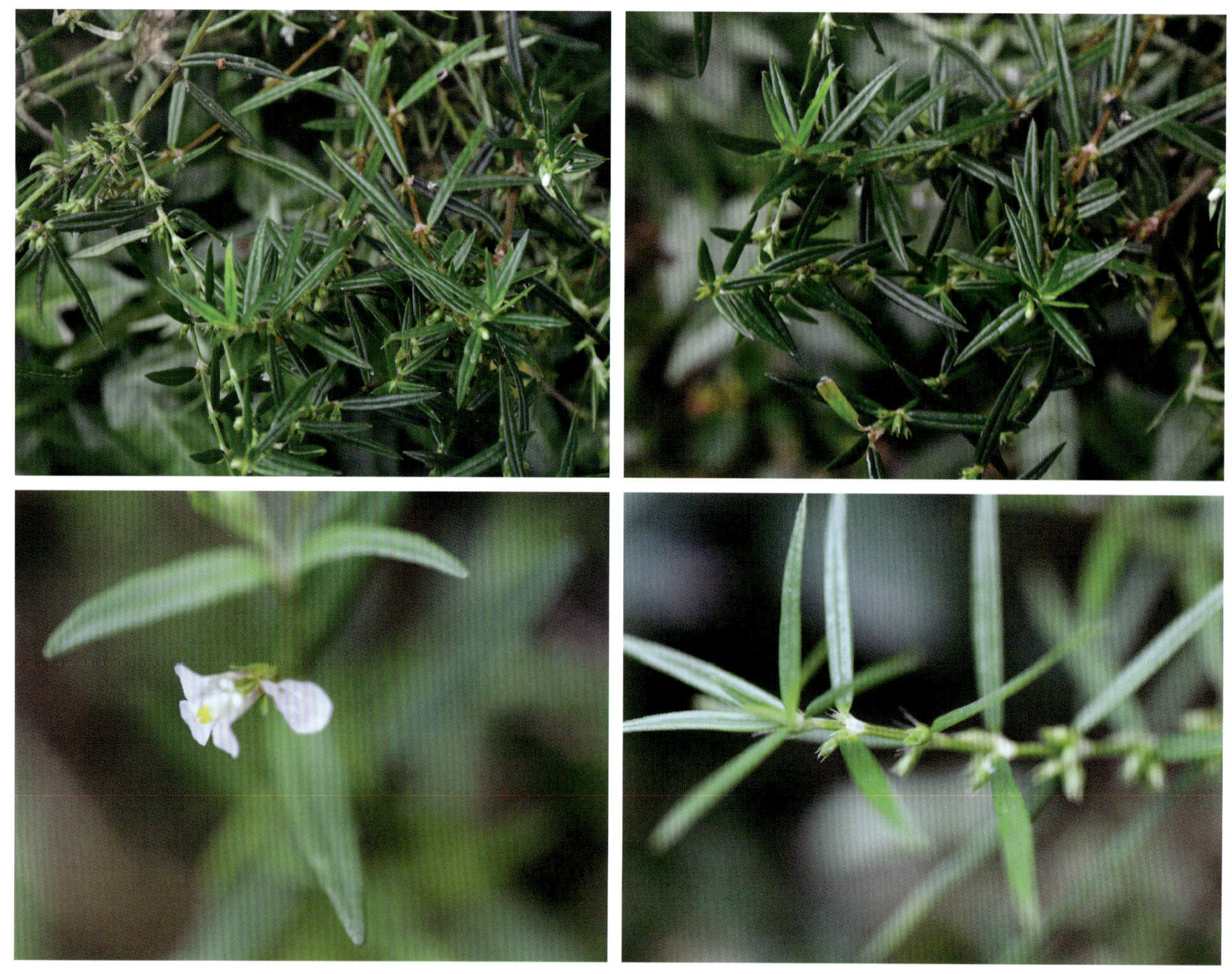

形态特征 一年生草本。枝的上部方柱形，有 4 锐棱，下部圆柱形。叶对生，无柄，薄革质，线形；托叶长 3~6mm，基部合生，略被毛。花无梗，1~3 朵簇生于叶腋内；具针形、边缘有小齿的苞片；萼筒倒卵状；花冠白色，漏斗形；雄蕊着生于冠管喉部。蒴果卵形或近球形，长 2~2.5mm，直径 1.5~2mm；宿存萼檐裂片仅长 1mm，成熟时仅顶部开裂。种子每室多数，微小。花、果期 4~11 月。

适宜生境 生于山谷两旁坡地或田埂上。

资源状况 分布于马头山各地。常见。

入药部位 全草（纤花耳草）。

采收加工 夏、秋二季采收，洗净，鲜用或晒干。

功能主治 清热解毒，消肿止痛。用于癌症，阑尾炎，痢疾；外用于跌打损伤，蛇咬伤。

羊角藤 巴戟、白面麻、红头根

Morinda umbellata L. subsp. *obovata* Y. Z. Ruan

标本采集号：361028170708053LY

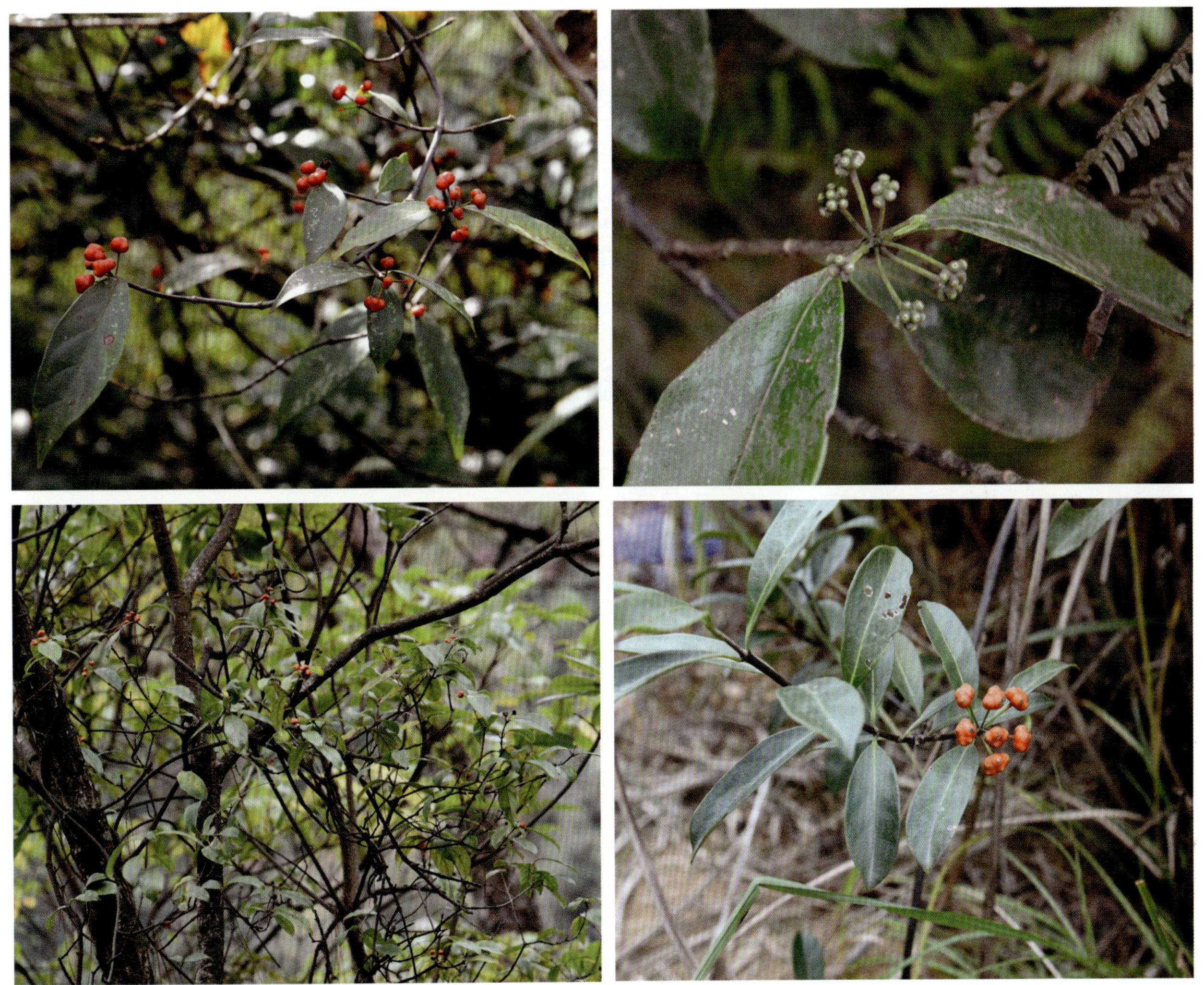

形态特征 藤本。嫩枝无毛，老枝具细棱，蓝黑色。叶纸质或革质，倒卵形、倒卵状披针形或倒卵状长圆形，长 6~9cm，宽 2~3.5cm；叶柄常被不明显粒状疏毛；托叶筒状，干膜质。花序 3~11 伞状排列于枝顶；花序梗被微毛；头状花序具花 6~12 朵；花 4~5 基数；花冠白色，稍呈钟状；雄蕊与花冠裂片同数。果序梗长 5~13mm；聚花核果成熟时红色，近球形或扁球形。种子角质，棕色，与分核同形。花期 6~7 月，果熟期 10~11 月。

适宜生境 生于山地林下、溪旁、路旁等疏阴或密阴的灌木上。

资源状况 分布于马头山龙井等地。常见。

入药部位 根或根皮（羊角藤）。

采收加工 全年可采，鲜用或晒干。

功能主治 祛风除湿，补肾止血。用于风湿关节痛，肾虚腰痛，阳痿，胃痛。

黐　花 异形玉叶金花、大叶白纸扇

Mussaenda esquirolii Lévl.

标本采集号：361028170708017LY

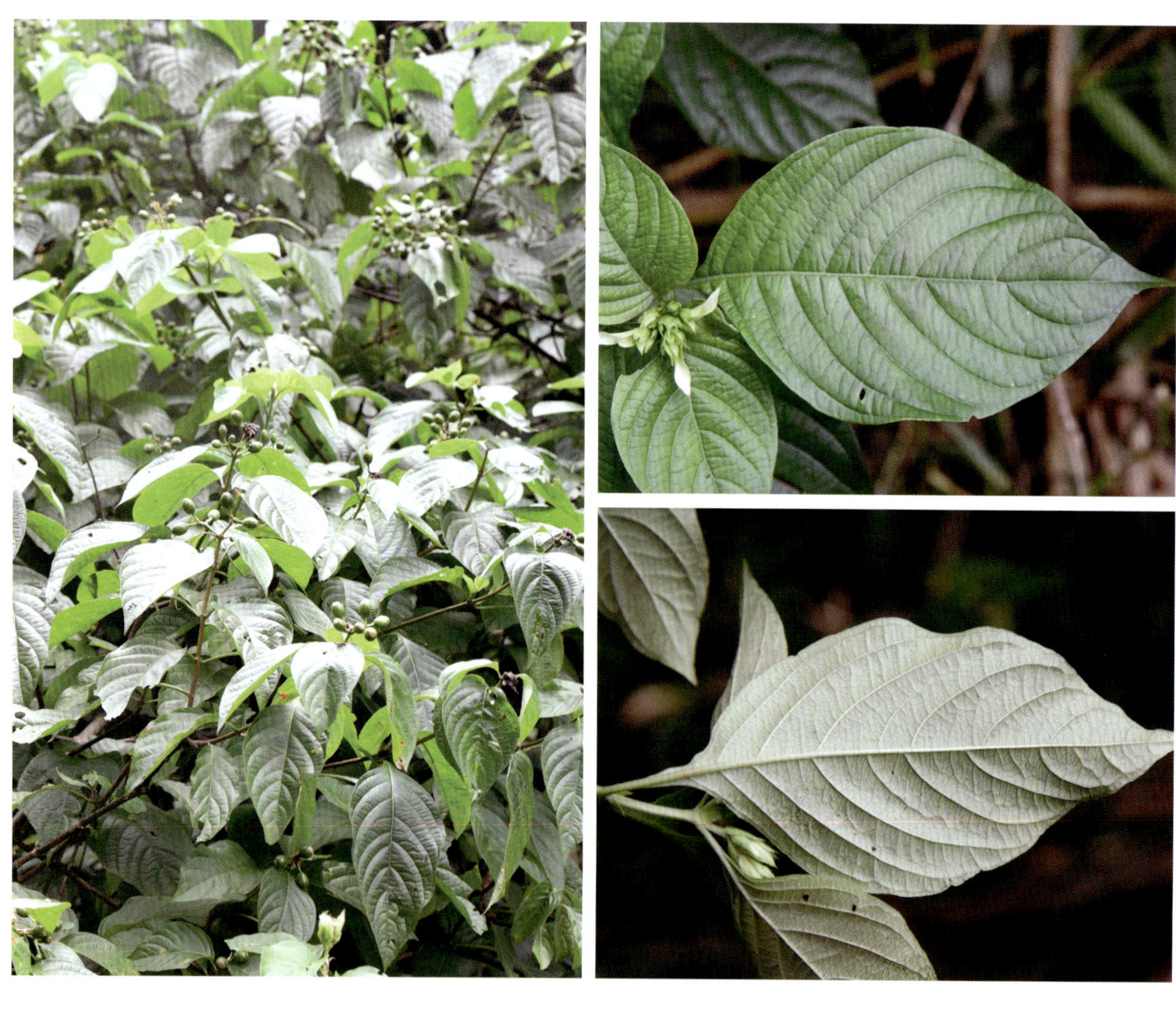

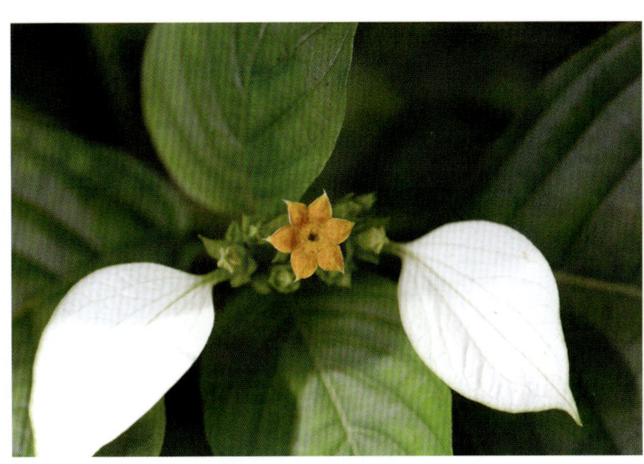
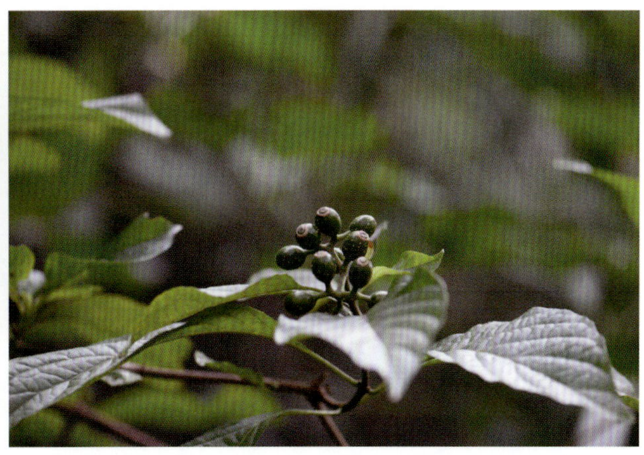

形态特征 灌木。嫩枝密被短柔毛。叶对生，薄纸质，广卵形或广椭圆形，长 10~20cm，宽 5~10cm；叶柄长 1.5~3.5cm，有毛；托叶卵状披针形。聚伞花序顶生，有花序梗；花疏散；花梗长约 2mm；苞片托叶状，较小，小苞片线状披针形；花萼管陀螺形；花叶倒卵形；花冠黄色；雄蕊着生于花冠管中部；花药内藏。浆果近球形，直径约 1cm。花期 5~7 月，果期 7~10 月。

适宜生境 生于山地疏林下或路边。

资源状况 分布于马头山各地。常见。

入药部位 茎叶或根（大叶白纸扇）。

采收加工 夏季采集茎叶，全年可采根，切碎，鲜用或晒干。

功能主治 清热解毒，解暑利湿。用于感冒，中暑高热，咽喉肿痛，痢疾，泄泻，小便不利，无名肿毒，毒蛇咬伤。

玉叶金花 野白纸扇、良口茶

Mussaenda pubescens Ait. f. Hort. Kew. ed.

标本采集号：361028181124002LY

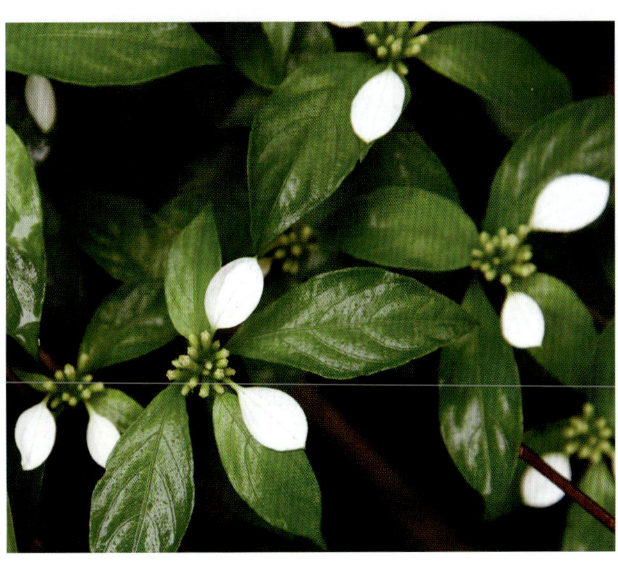
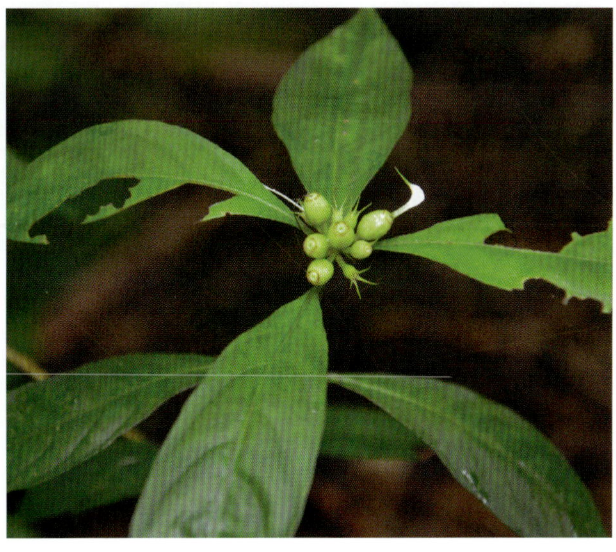

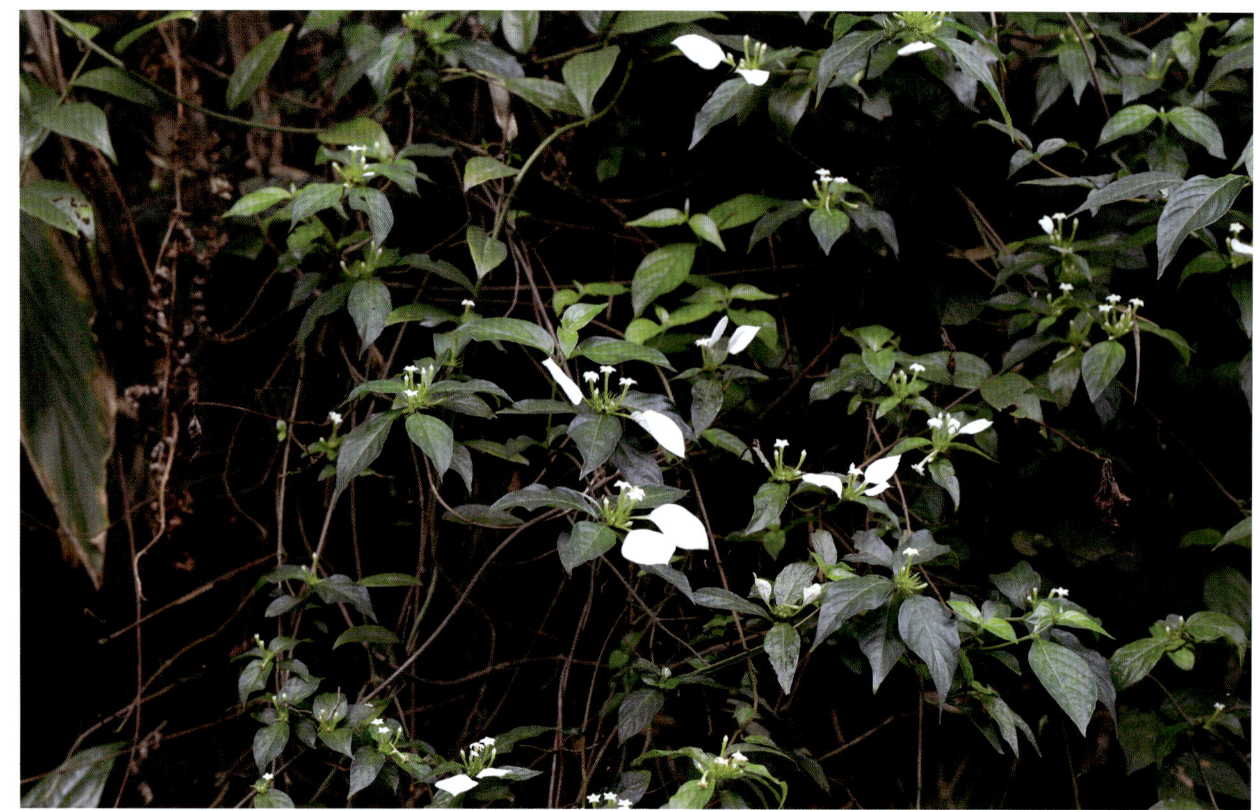

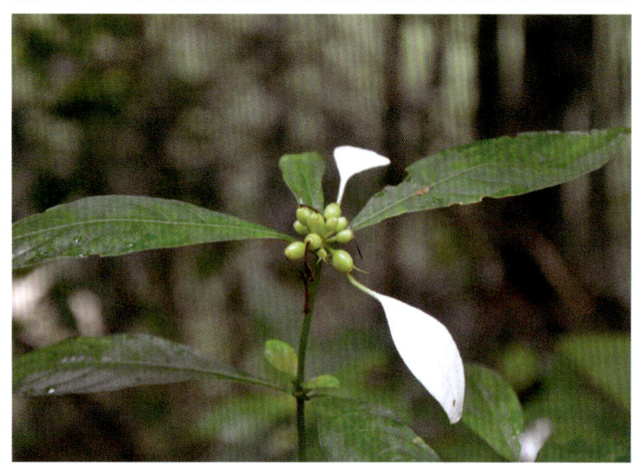

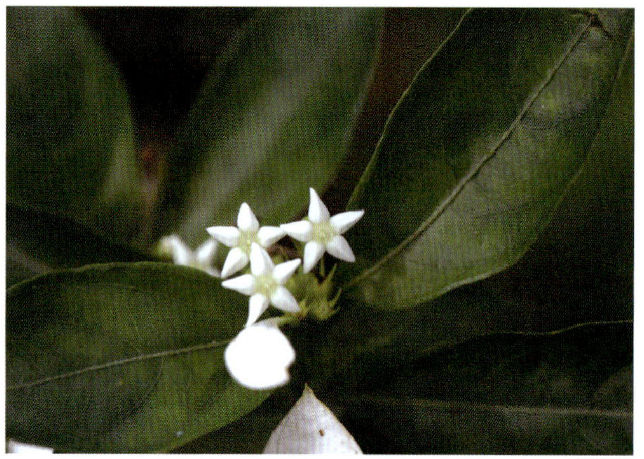

形态特征 攀缘灌木。小枝被柔毛。叶对生或轮生，卵状长圆形或卵状披针形，长 5~8cm，侧脉 5~7 对；叶柄长 3~8mm，被柔毛；托叶三角形，2 深裂，裂片线状。聚伞花序顶生；密花；花梗极短或无梗；花萼被柔毛，萼筒陀螺形；花叶宽椭圆形；花冠黄色，冠筒长约 2cm，被贴伏柔毛，喉部密被毛；花柱内藏。浆果近球形，直径 6~7.5mm，疏被柔毛，干后黑色。花期 6~7 月。

适宜生境 生于灌丛、溪谷、山坡或村旁。

资源状况 分布于马头山五台山等地。常见。

入药部位 藤或根（玉叶金花）。

采收加工 全年可采，鲜用，或洗净，晒干，切碎。

功能主治 清热解暑，凉血解毒。用于中毒，感冒，支气管炎，扁桃体炎，咽喉炎，肾炎水肿，肠炎，子宫出血，毒蛇咬伤。

鸡矢藤 牛皮冻、女青、解暑藤

Paederia scandens (Lour.) Merr.

标本采集号：361028180821008LY

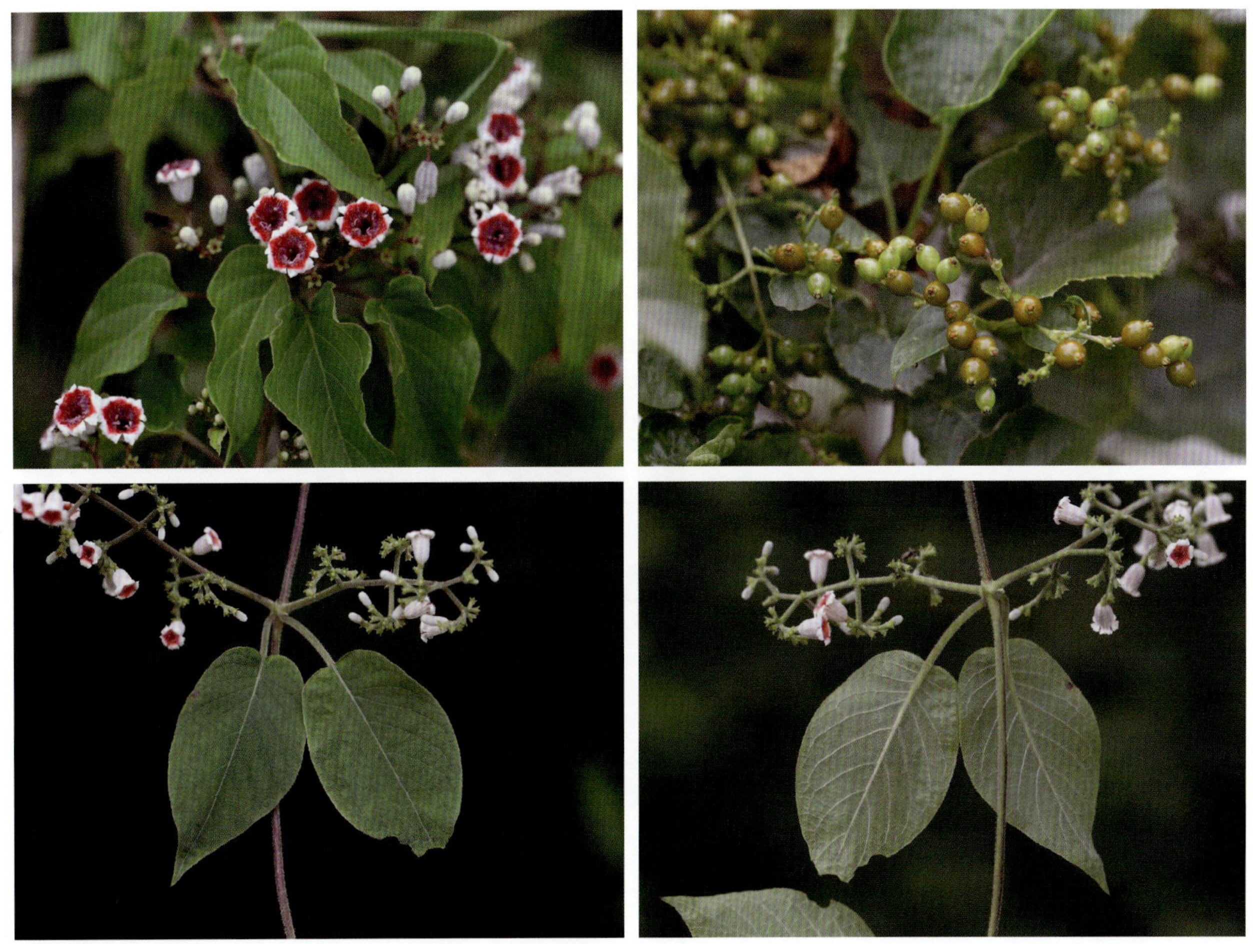

形态特征 藤本。叶对生，纸质或近革质，卵形、卵状长圆形至披针形，长 5~15cm，宽 1~6cm，侧脉每边 4~6 条；叶柄长 1.5~7cm。聚伞花序腋生和顶生，分枝对生；花具短梗或无；萼管陀螺形，长 1~1.2mm；花冠浅紫色，管长 7~10mm。果实球形，成熟时近黄色，直径 5~7mm；小坚果无翅，浅黑色。花期 5~7 月。

适宜生境 生于山坡、林中、林缘、沟谷边灌丛中或缠绕在灌木上。

资源状况 分布于马头山各地。常见。

入药部位 根或全草（鸡矢藤）。

采收加工 夏季采全草，秋、冬二季采根，洗净，晒干。

功能主治 祛风利湿，消食化积，止咳，止痛。用于风湿筋骨痛，跌打损伤，外伤性疼痛，肝胆、胃肠绞痛，黄疸性肝炎，肠炎，痢疾，消化不良，小儿疳积，肺结核咯血，支气管炎，放射反应引起的白细胞减少症，农药中毒；外用于皮炎，湿疹，疮疡肿毒。

茜　草 小活血

Rubia cordifolia L.

标本采集号：361028170909013LY

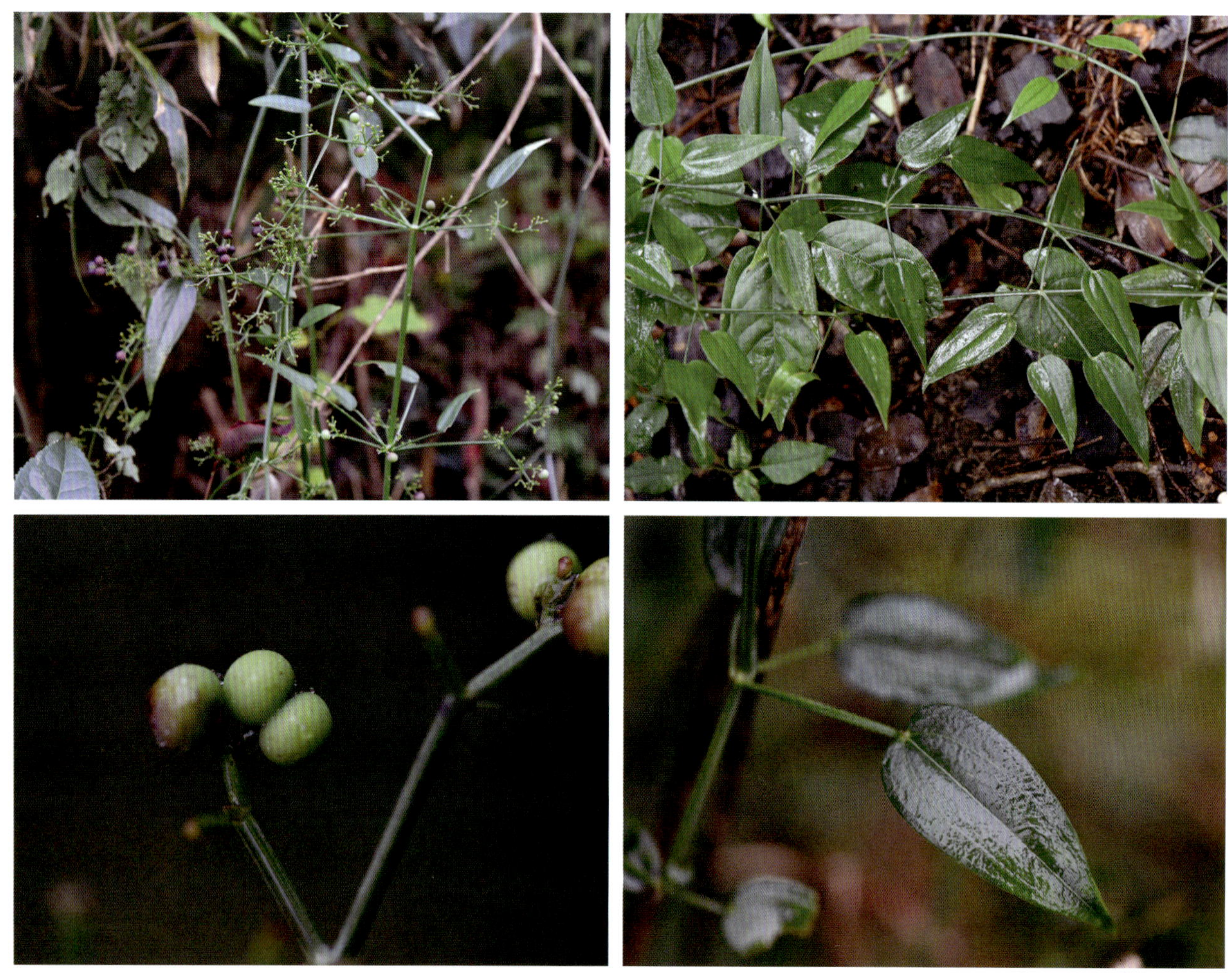

形态特征 草质攀缘藤本。根状茎和其节上的须根均为红色；茎细长，方柱形，有4棱，棱有倒生皮刺，多分枝。叶4片轮生，纸质，披针形或长圆状披针形，长0.7~3.5cm，先端渐尖或钝尖，基部心形，边缘有皮刺，两面粗糙，脉有小皮刺；叶柄长1~2.5cm，有倒生皮刺。聚伞花序腋生和顶生，多4分枝，有花10余朵至数十朵；花序梗和分枝有小皮刺；花冠淡黄色，干后淡褐色，裂片近卵形，微伸展，长1.3~1.5mm，无毛。果球形，直径4~5mm，成熟时橘黄色。花期8~9月，果期10~11月。

适宜生境 生于疏林、林缘、灌丛或草地上。

资源状况 分布于马头山各地。常见。

入药部位 根及根茎（茜草）。

采收加工 春、秋二季采挖，除去泥沙，干燥。

功能主治 凉血，祛瘀，止血，通经。用于吐血，衄血，崩漏，外伤出血，瘀阻经闭，关节痹痛，跌扑肿痛。

六月雪 满天星、白马骨、路边荆

Serissa japonica (Thunb.) Thunb.

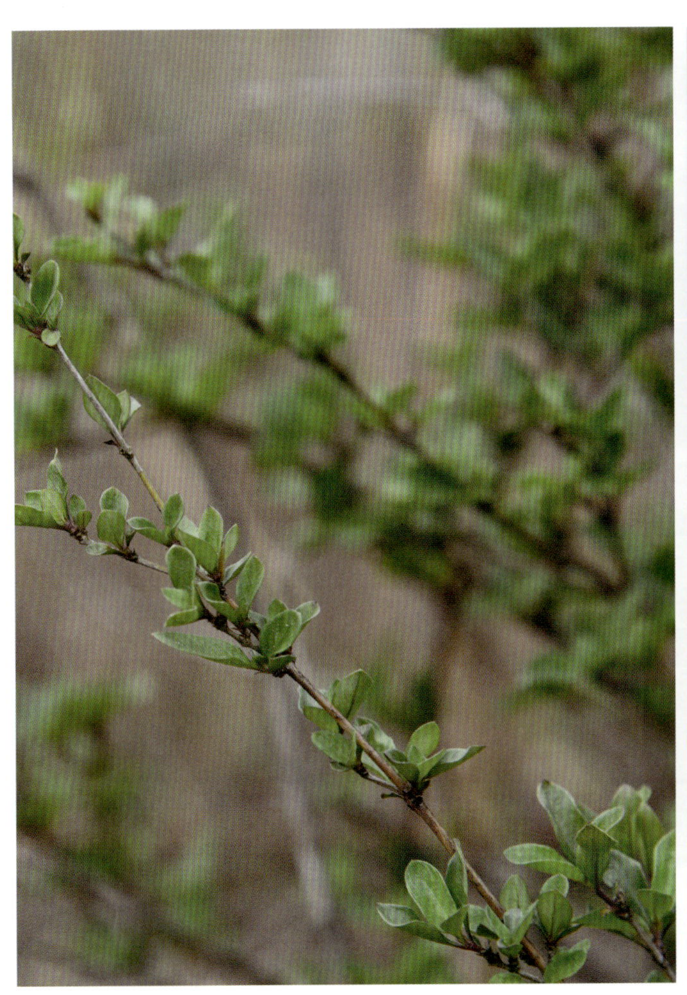

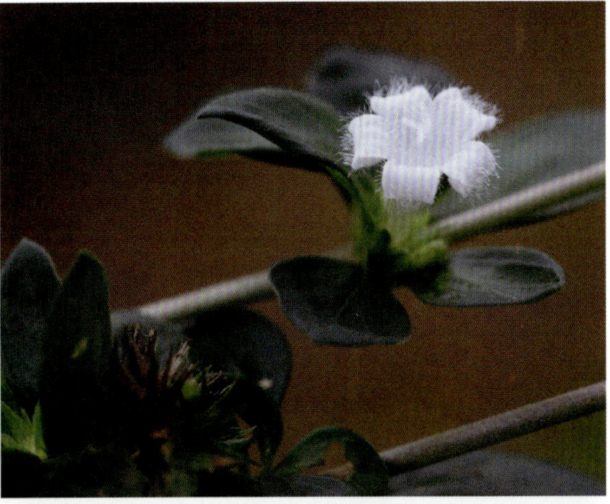

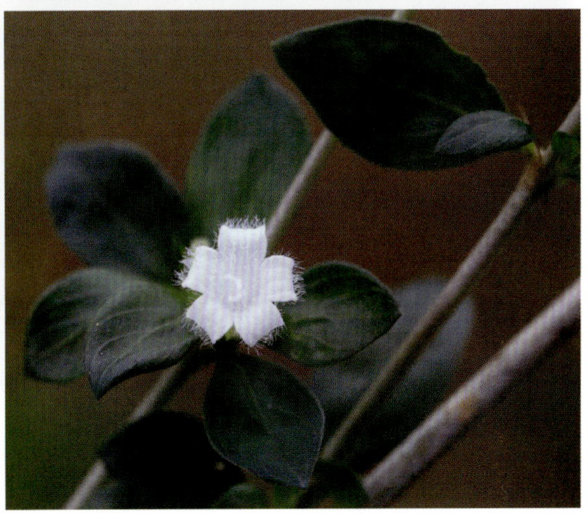

形态特征 灌木。叶革质，卵形至倒披针形，长 6~22mm，宽 3~6mm，顶端短尖至长尖，边全缘，无毛；叶柄短。花单生或数朵丛生于小枝顶部或腋生；有被毛、边缘浅波状的苞片；萼檐裂片细小，锥形，被毛；花冠淡红色或白色，长 6~12mm，裂片扩展，顶端 3 裂；雄蕊突出冠管喉部外；花柱长，伸出，柱头 2，直，略分开。花期 4~6 月，果期 9~11 月。

适宜生境 生于河溪边或丘陵的杂木林内。

资源状况 分布于马头山各地。常见。

入药部位 全株（白马骨）。

采收加工 4~6 月采收茎叶，秋季挖根，洗净，切段，鲜用或晒干。

功能主治 祛风，利湿，清热，解毒。用于感冒，黄疸性肝炎，肾炎水肿，咳嗽，喉痛，角膜炎，肠炎，痢疾，腰腿疼痛，咯血，尿血，妇女闭经，带下病，小儿疳积，惊风，风火牙痛，痈疽肿毒，跌打损伤。

白马骨 六月雪、路边姜、路边荆

Serissa serissoides (DC.) Druce

标本采集号：361028170708003LY

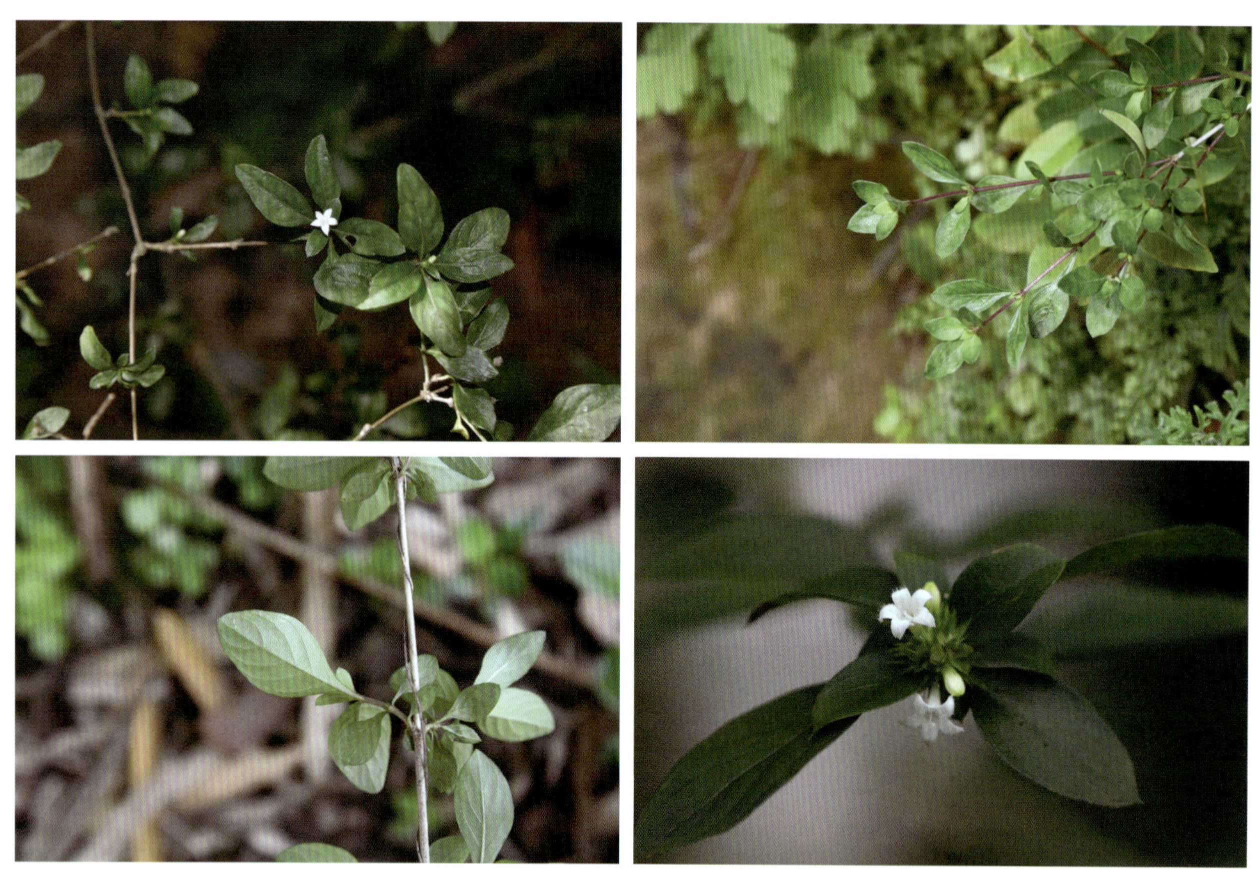

形态特征 灌木。枝粗壮，灰色，嫩枝被微柔毛。叶通常丛生，薄纸质，倒卵形或倒披针形，长 1.5~4cm，宽 0.7~1.3cm，顶端短尖或近短尖，基部收狭成一短柄；托叶具锥形裂片，基部阔，膜质，被疏毛。花无梗，生于小枝顶部，有苞片；苞片膜质，斜方状椭圆形，长渐尖；花托无毛；萼檐裂片 5，坚挺延伸，呈披针状锥形；花冠管外面无毛，长圆状披针形；花药内藏；花柱柔弱。花期 4~6 月，果期 9~11 月。

适宜生境 生于河溪边或丘陵的杂木林内。

资源状况 分布于马头山龙井等地。常见。

入药部位 全株（白马骨）。

采收加工 4~6 月采收茎叶，秋季挖根，洗净，切段，鲜用或晒干。

功能主治 祛风，利湿，清热，解毒。用于感冒，黄疸性肝炎，肾炎水肿，咳嗽，喉痛，角膜炎，肠炎，痢疾，腰腿疼痛，咯血，尿血，闭经，带下病，小儿疳积，惊风，风火牙痛，痈疽肿毒，跌打损伤。

评　　述 本种形态和六月雪相似，然而，六月雪叶革质，较小，狭椭圆形或椭圆状倒披针形；萼裂三角形，亦较短。

白花苦灯笼 乌口树、密毛乌口树、小肠枫

Tarenna mollissima (Hook. et Arn.) Rob.

标本采集号：361028170710015LY

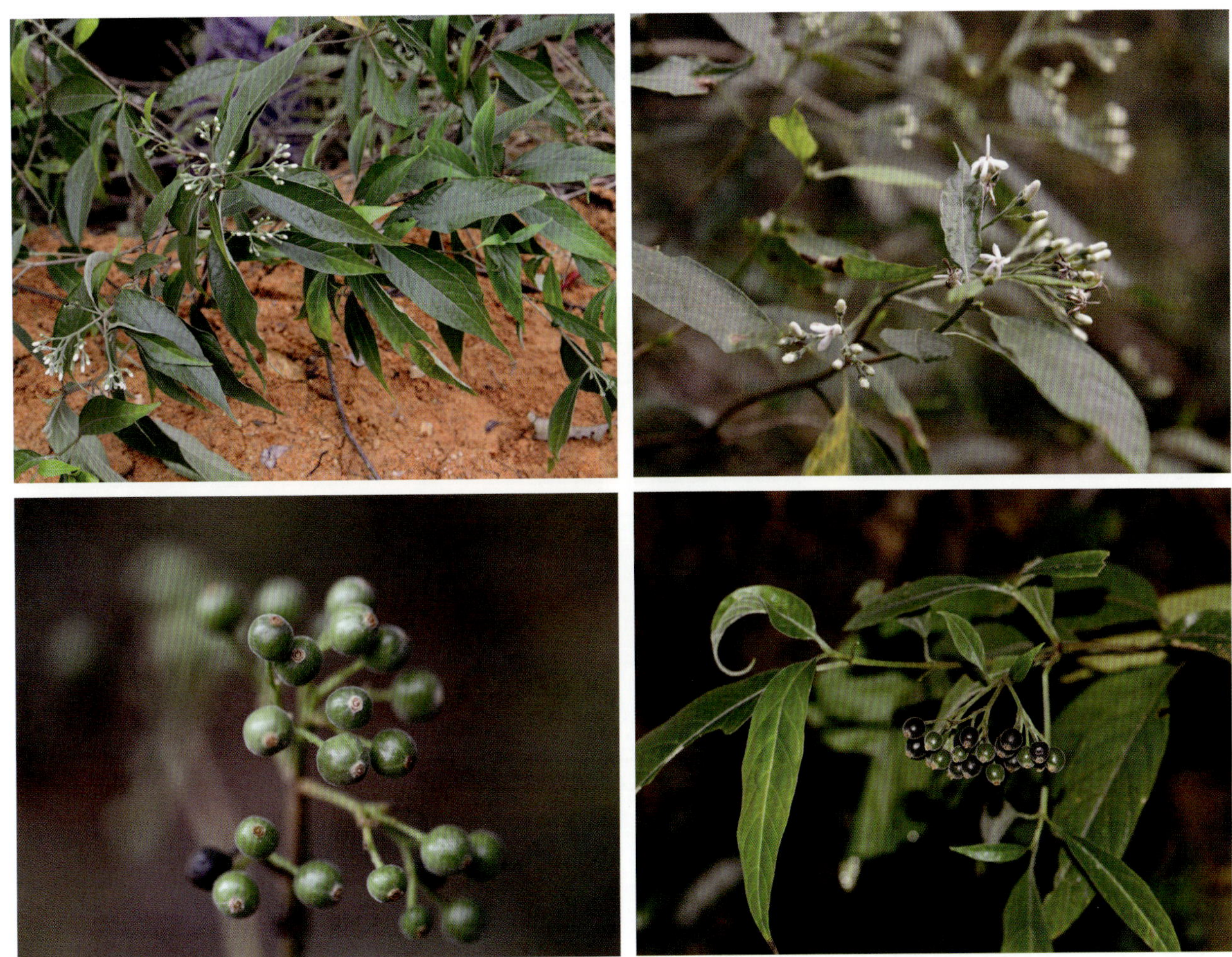

形态特征 灌木或小乔木，全株密被灰或褐色柔毛或绒毛。老枝毛渐脱落。叶纸质，披针形、长圆状披针形或卵状椭圆形，长 4.5~25cm，宽 1~10cm；叶柄长 0.4~2.5cm；托叶长 5~8mm，卵状三角形。伞房状聚伞花序顶生多花；苞片和小苞片线形；花梗长 3~6mm；萼管近钟形；花冠白色；雄蕊 4 或 5 枚。果实近球形，直径 5~7mm，被柔毛，黑色，有种子 7~30 颗。花期 5~7 月，果期 5 月至翌年 2 月。

适宜生境 生于山地、丘陵、沟边的林中或灌丛中。

资源状况 分布于马头山斗垣村等地。常见。

入药部位 根及叶（乌口树）。

采收加工 夏、秋二季采收，根洗净，切碎，鲜用或晒干，叶鲜用。

功能主治 清热解毒，祛风利湿。用于感冒发热，咳嗽，急性扁桃体炎，头痛，风湿性关节炎，坐骨神经痛，肾炎水肿，创伤，疮疖脓肿。

钩　藤 钓藤、钓钩藤、莺爪风

Uncaria rhynchophylla (Miq.) Miq. ex Havil.

标本采集号：361028170708016LY

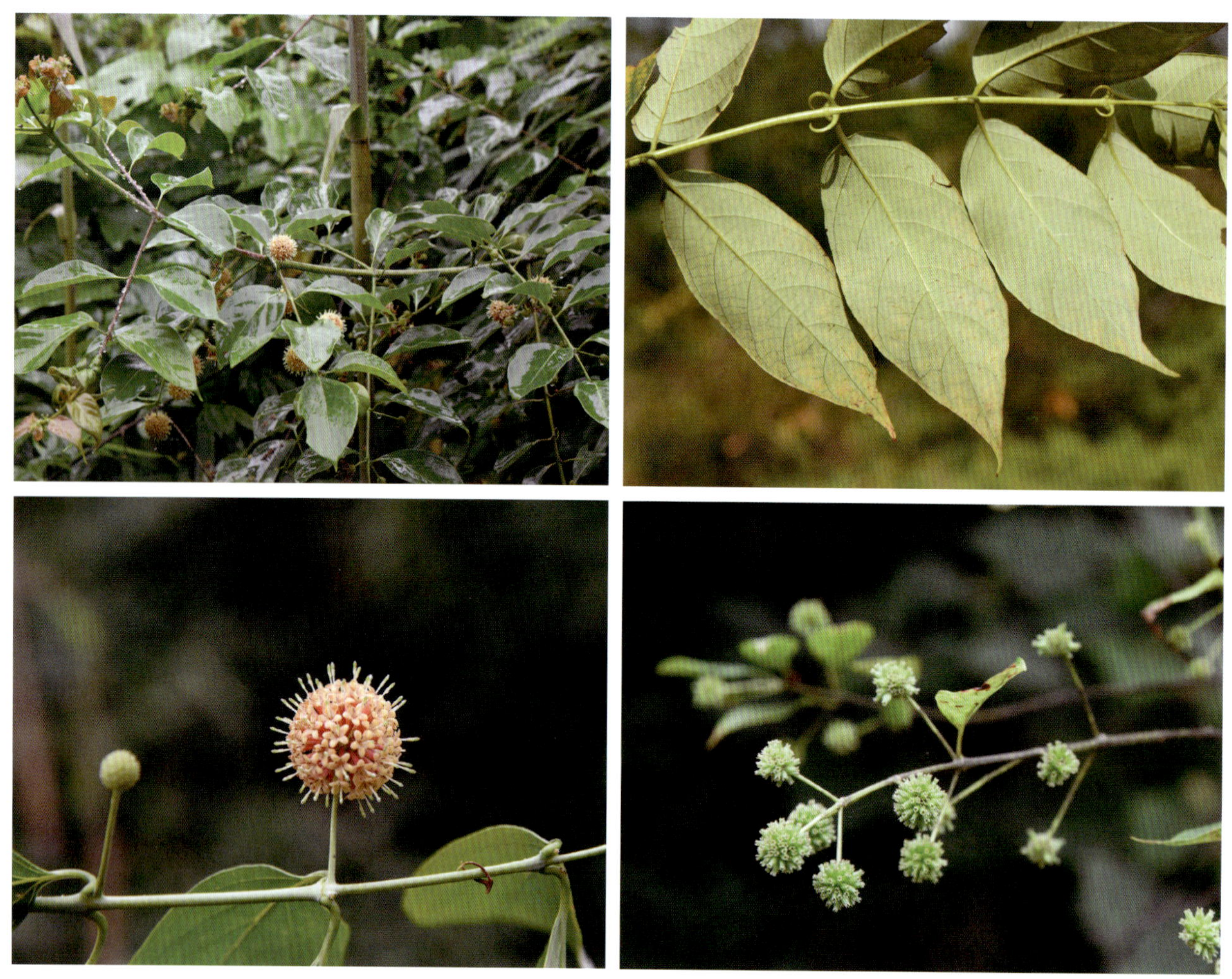

形态特征 木质藤本。小枝四方形，光滑；变态枝呈钩状，成对或单生于叶腋，向下弯曲。叶对生，纸质，卵状披针形或椭圆形，长6~11cm，宽3~6.5cm；叶柄长0.8~1.2cm；托叶2深裂，裂片线状锥尖。头状花序不计花冠直径5~8mm，单生于叶腋；总花梗具一节腋生；花近无梗；小苞片线形或线状匙形；花萼管疏被毛。果序直径10~12mm；小蒴果长5~6mm，被短柔毛；宿存萼裂片近三角形，星状辐射。花、果期5~12月。

适宜生境 生于山谷溪边的疏林或灌丛中。

资源状况 分布于马头山龙井等地。常见。

入药部位 带钩茎枝（钩藤）。

采收加工 秋、冬二季采收，去叶，切段，晒干。

功能主治 息风定惊，清热平肝。用于肝风内动，惊痫抽搐，高热惊厥，感冒夹惊，小儿惊啼，妊娠子痫，头痛眩晕。

旋花科

菟丝子 黄丝、豆寄生、龙须子

Cuscuta chinensis Lam.

标本采集号：361028170711019LY

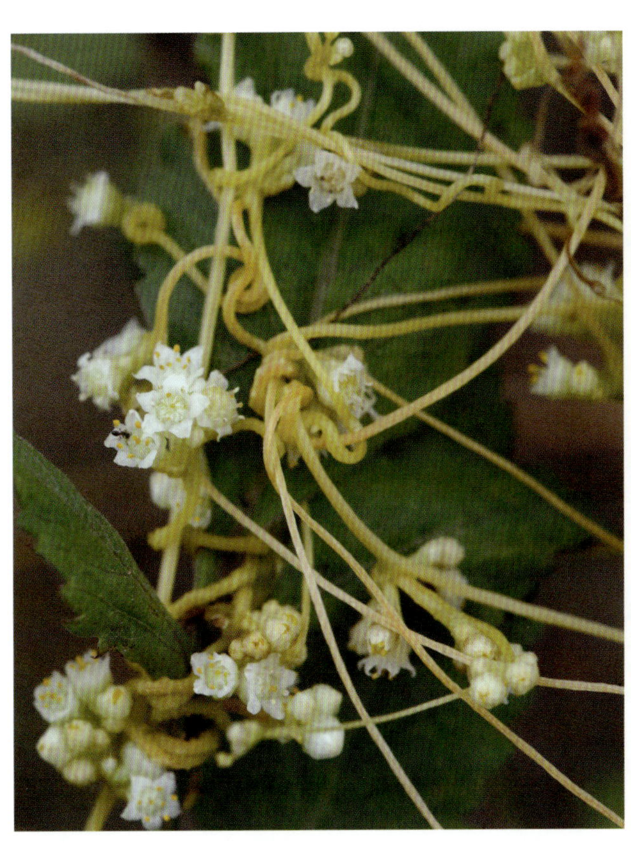

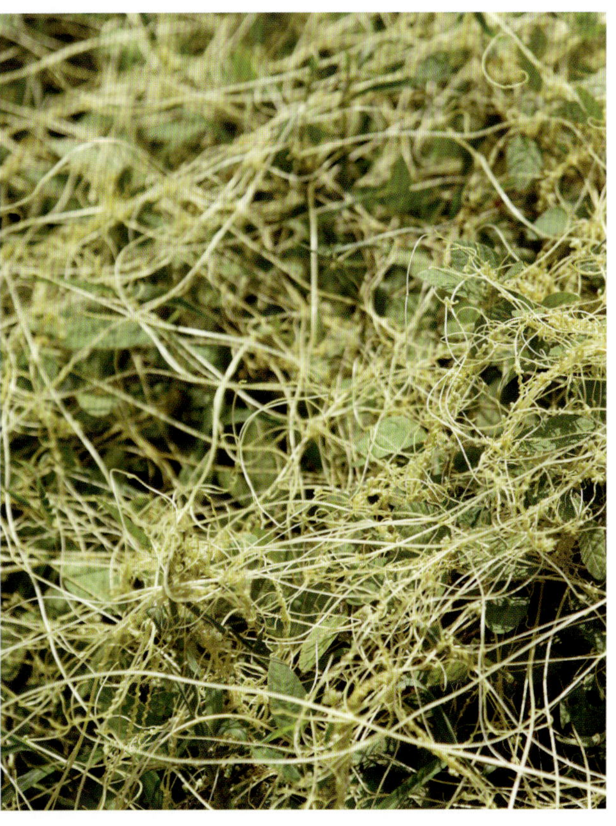

形态特征 一年生寄生草本。茎缠绕，黄色，纤细，直径约 1mm，无叶。花序侧生，少花至多花密集成聚伞状伞团花序，无梗；苞片及小苞片鳞片状；花梗长约 1mm；花萼杯状；花冠白色，壶形，裂片三角状卵形；雄蕊生于花冠喉部；鳞片长圆形，边缘长流苏状；花柱 2，柱头球形。蒴果球形，直径约 3mm，为宿存花冠全包，周裂。种子 2~49，淡褐色，卵形，长约 1mm，粗糙。花期 7~9 月，果期 8~10 月。

适宜生境 生于田边、山坡阳处、路边灌丛或海边沙丘，通常寄生于豆科、菊科、蒺藜科等多种植物上。

资源状况 分布于马头山周家等地。常见。

入药部位 成熟种子（菟丝子）。

采收加工 秋季果实成熟时采收植株，晒干，打下种子，除去杂质。

功能主治 补益肝肾，固精缩尿，安胎，明目，止泻；外用消风祛斑。用于肝肾不足，腰膝酸软，阳痿遗精，遗尿尿频，肾虚胎漏，胎动不安，目昏耳鸣，脾肾虚泻；外用于白癜风。

牵　牛 牵牛花、喇叭花、筋角拉子

Pharbitis nil (Linn.) Choisy

标本采集号：361028170911018LY

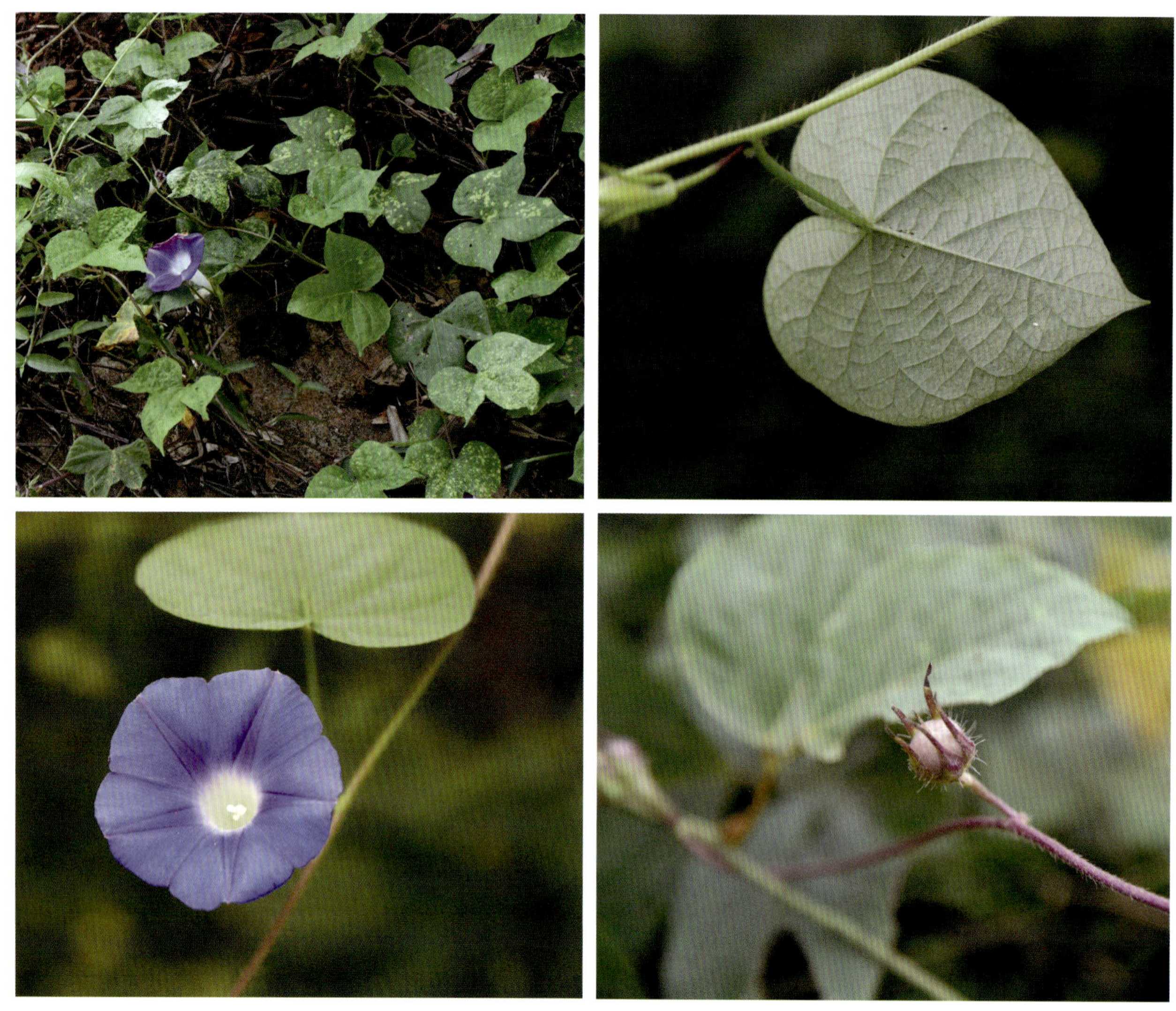

形态特征 一年生缠绕草本。叶宽卵形或近圆形，长4~15cm，宽4.5~14cm，基部圆，心形。花腋生，单一或通常2朵着生于花序梗顶；花序梗长短不一，通常短于叶柄；苞片被微硬毛；小苞片线形；花冠漏斗状，蓝紫色或紫红色，花冠管色淡；雄蕊及花柱内藏。蒴果近球形，直径0.8~1.3cm，3瓣裂。种子卵状三棱形，长约6mm，黑褐色或米黄色，被褐色短绒毛。

适宜生境 生于山坡灌丛、干燥河谷路边、园边宅旁、山地路边。

资源状况 分布于马头山笔架边等地。常见。

入药部位 种子（牵牛子）。

采收加工 秋末果实成熟、果壳未开裂时采割植株，晒干，打下种子，除去杂质。

功能主治 泻水通便，消痰涤饮，杀虫攻积。用于水肿胀满，二便不通，痰饮积聚，气逆喘咳，虫积腹痛。

紫草科

附地菜 地胡椒、黄瓜香

Trigonotis peduncularis (Trev.) Benth. ex Baker et Moore

标本采集号：361028180509025LY

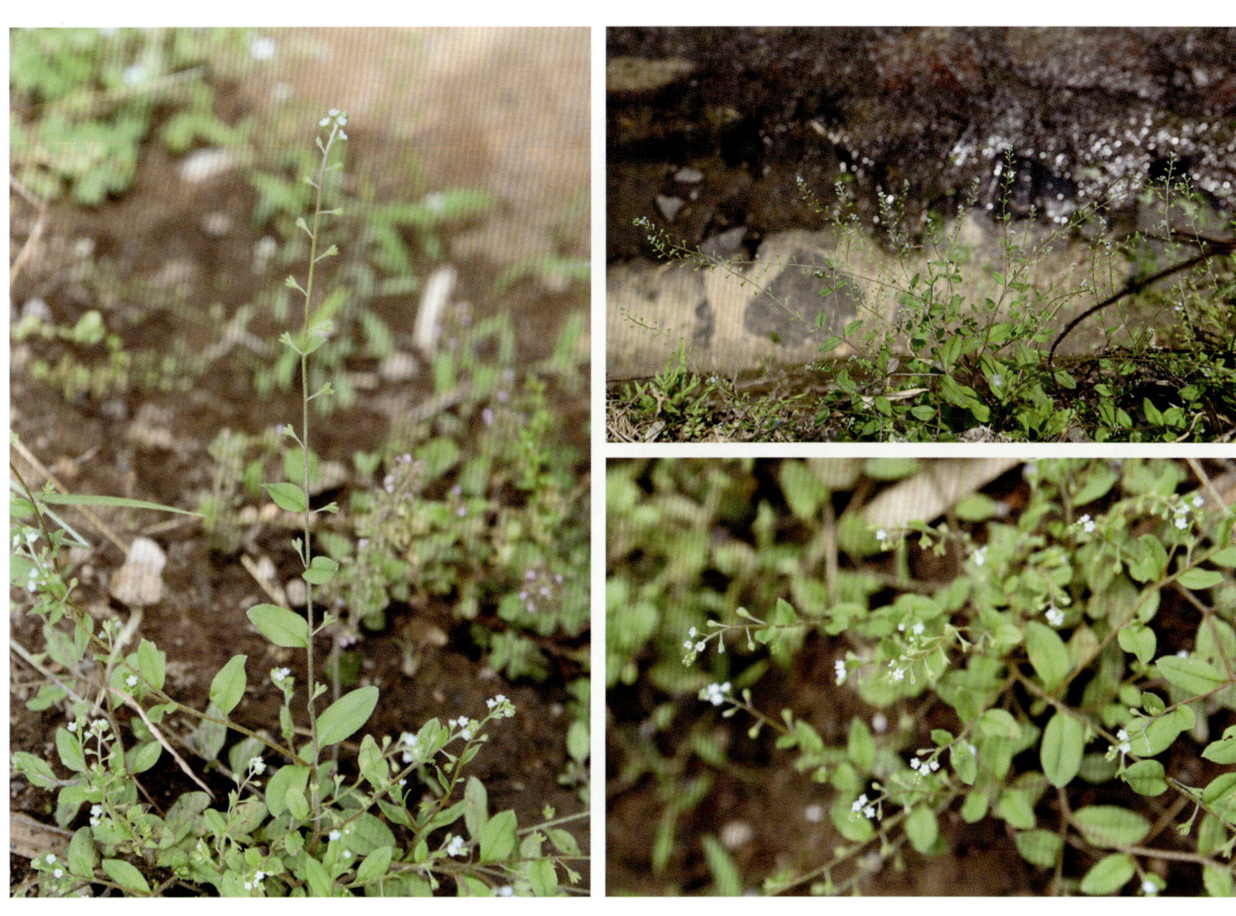

形态特征 一年生草本。茎常多条，直立或斜升，下部分枝，密被短糙伏毛。基生叶卵状椭圆形或匙形，长 2~3cm，宽 0.5~1cm，先端钝圆，基部渐窄成叶柄，两面被糙伏毛，具柄；茎生叶长圆形或椭圆形。花序生茎顶；花梗短，花后伸长；花萼裂片卵形；花冠淡蓝色或粉色，喉部附属物白色或带黄色。小坚果 4，斜三棱锥状四面体形，背面三角状卵形，具 3 锐棱，腹面的 2 个侧面近等大而基底面略小，凸起，具短柄。花期 4~6 月，果期 7~9 月。

适宜生境 生于平原、丘陵草地、林缘、田间及荒地。

资源状况 分布于马头山郑家等地。常见。

入药部位 全草（附地菜）。

采收加工 初夏采收，鲜用或晒干。

功能主治 行气止痛，解毒消肿。用于胃痛吐酸，痢疾，热毒痈肿，手脚麻木。

马鞭草科

紫　珠 大叶鸦鹊饭、白木姜、爆竹紫

Callicarpa bodinieri Lévl.

标本采集号：361028180822036LY

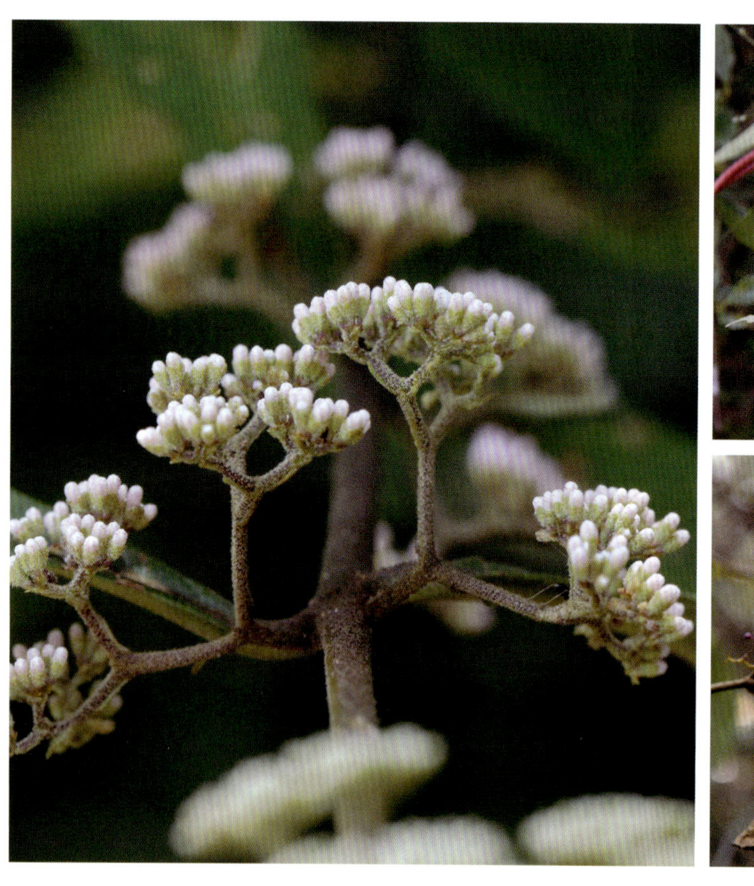

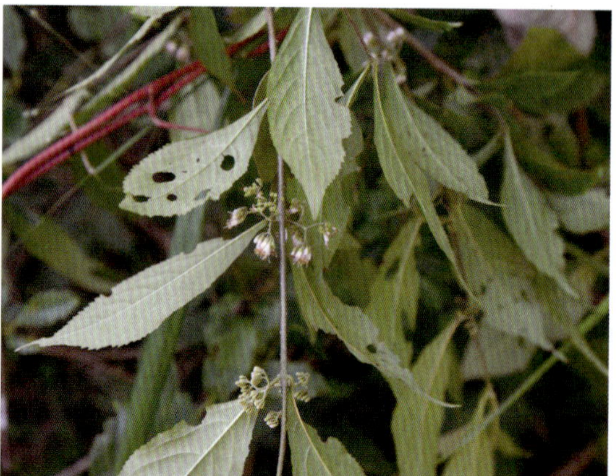

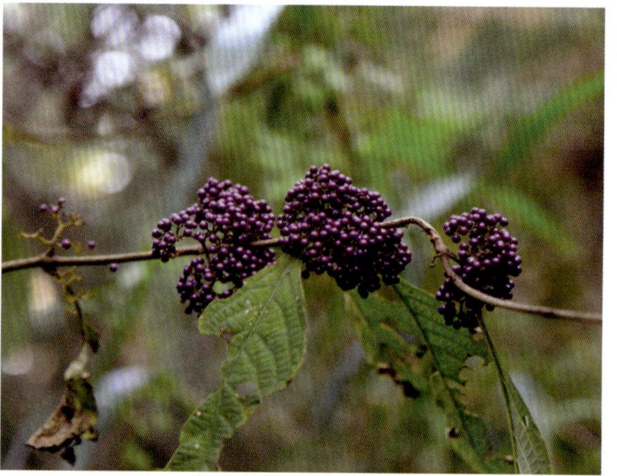

形态特征 灌木，小枝、叶柄和花序均被粗糠状星状毛。叶片卵状长椭圆形，长 7~18cm，宽 4~7cm，顶端长渐尖至短尖，基部楔形，边缘有细锯齿；叶柄长 0.5~1cm。聚伞花序宽 3~4.5cm，4~5 次分歧；花序梗长不超过 1cm；花冠紫色，长约 3mm，被星状柔毛和暗红色腺点；雄蕊长约 6mm，花药椭圆形，细小，长约 1mm；子房有毛。果实球形，熟时紫色，无毛，直径约 2mm。花期 6~7 月，果期 8~11 月。

适宜生境 生于林中、林缘及灌丛中。

资源状况 分布于马头山黄茅寨等地。常见。

入药部位 果实（珍珠风子）。

采收加工 秋季采收，除去杂质，晒干。

功能主治 发表散寒。用于风寒感冒。

白棠子树 紫荆、紫珠草

Callicarpa dichotoma (Lour.) K. Koch

标本采集号：361028170911009LY

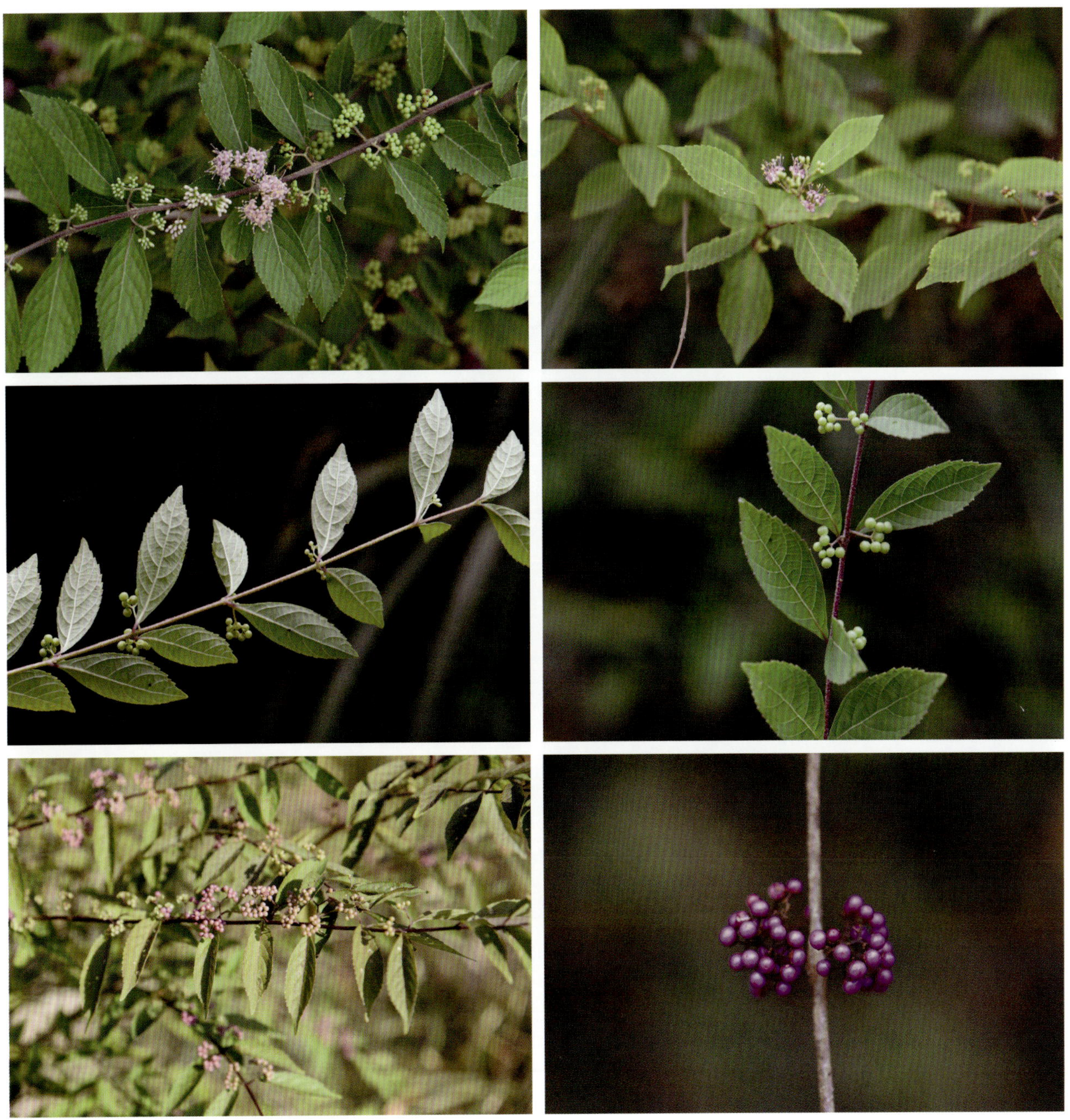

形态特征 灌木。小枝纤细，带紫红色，幼时略被星状毛。单叶对生；叶片倒卵形披针形，顶端长尖或尾尖，两面无毛，背面密生细小黄色腺点，侧脉 5~6 对；叶柄长 2~5mm。聚伞花序腋生，细弱，宽 1~2.5cm，2~3 次分歧；花序梗长约 1cm，略被星状毛，结果时无毛；具线形苞片；花萼杯状，先端具不明显的 4 齿或近截头状；花冠紫色；雄蕊 4；子房无毛，具黄色腺点。果实球形，紫色，直径约 2mm。花期 5~6 月，果期 7~11 月。

适宜生境 生于低山丘陵灌丛中。

资源状况 分布于马头山黄茅寨等地。常见。

入药部位 叶（紫珠）。

采收加工 7~8 月采收，晒干。

功能主治 收敛止血，清热解毒。用于呕血，咯血，衄血，便血，尿血，牙龈出血，崩漏，皮肤紫癜，外伤出血，痈疽肿毒，毒蛇咬伤，烧伤。

杜虹花 粗糠仔、老蟹眼

Callicarpa formosana Rolfe

标本采集号：361028170711020LY

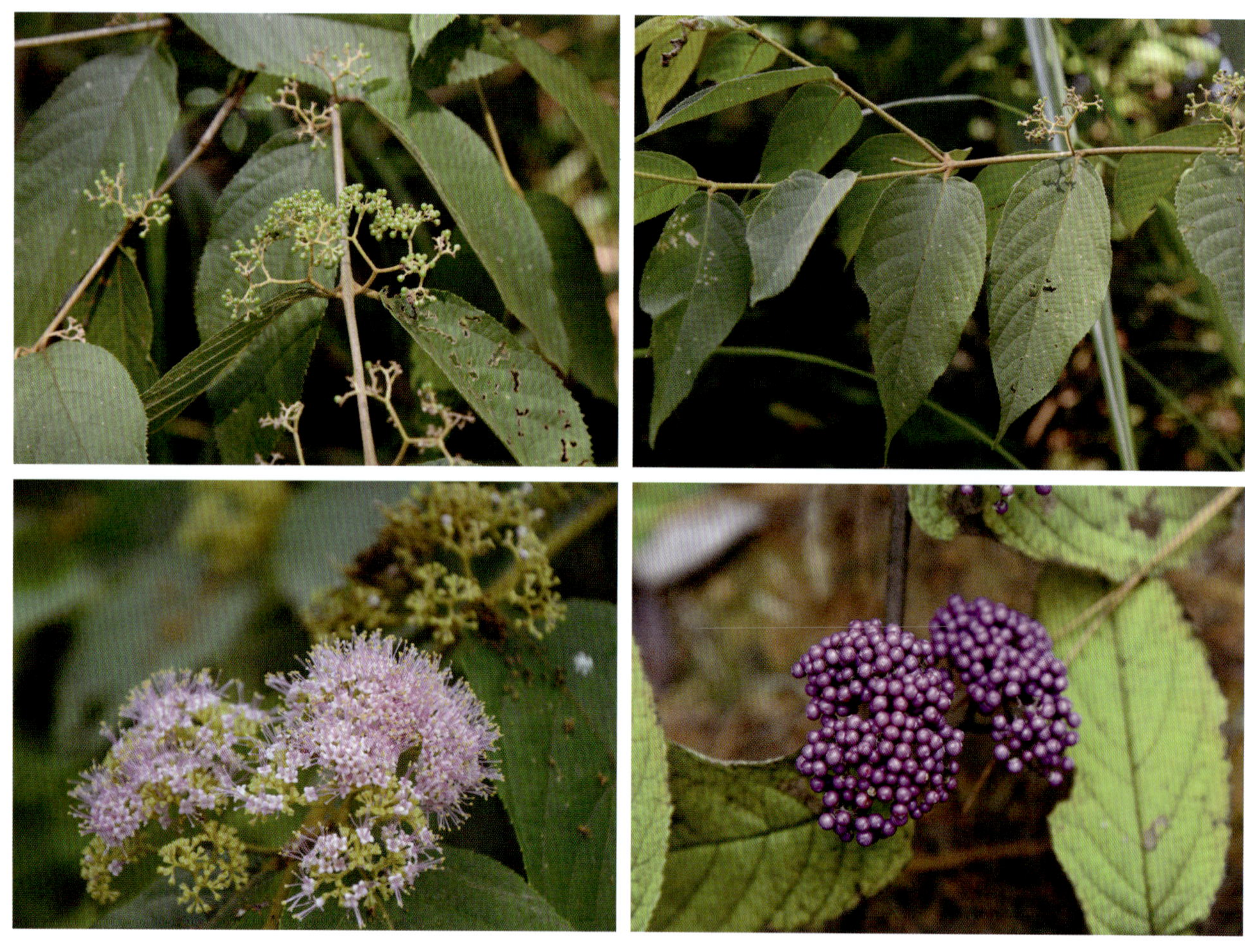

形态特征 灌木，小枝、叶柄和花序均密被灰黄色星状毛和分枝毛。单叶对生；叶片卵状椭圆形，长 6~15cm，宽 3~8cm，边缘有细锯齿，表面被短硬毛，背面被灰黄色星状毛，侧脉 8~12 对；叶柄粗壮，长 1~2.5cm。聚伞花序腋生；花序梗长 1.5~2.5cm；具细小苞片；萼齿钝三角形；花冠紫色至淡紫色，无毛，长约 2.5mm，裂片 4，钝圆，长约 1mm；雄蕊 4，长约 5mm；子房无毛。果实近球形，紫色，直径约 2mm。花期 5~7 月，果期 8~11 月。

适宜生境 生于平地、山坡和溪边的林中或灌丛中。

资源状况 分布于马头山周家等地。常见。

入药部位 叶（紫珠叶）。

采收加工 夏、秋二季枝叶茂盛时采摘，干燥。

功能主治 凉血收敛止血，散瘀解毒消肿。用于衄血，咯血，吐血，便血，崩漏，外伤出血，热毒疮疡，水火烫伤。

老鸦糊 鱼胆、紫珠、小米团花

Callicarpa giraldii Hesse ex Rehd.

标本采集号：361028180822037LY

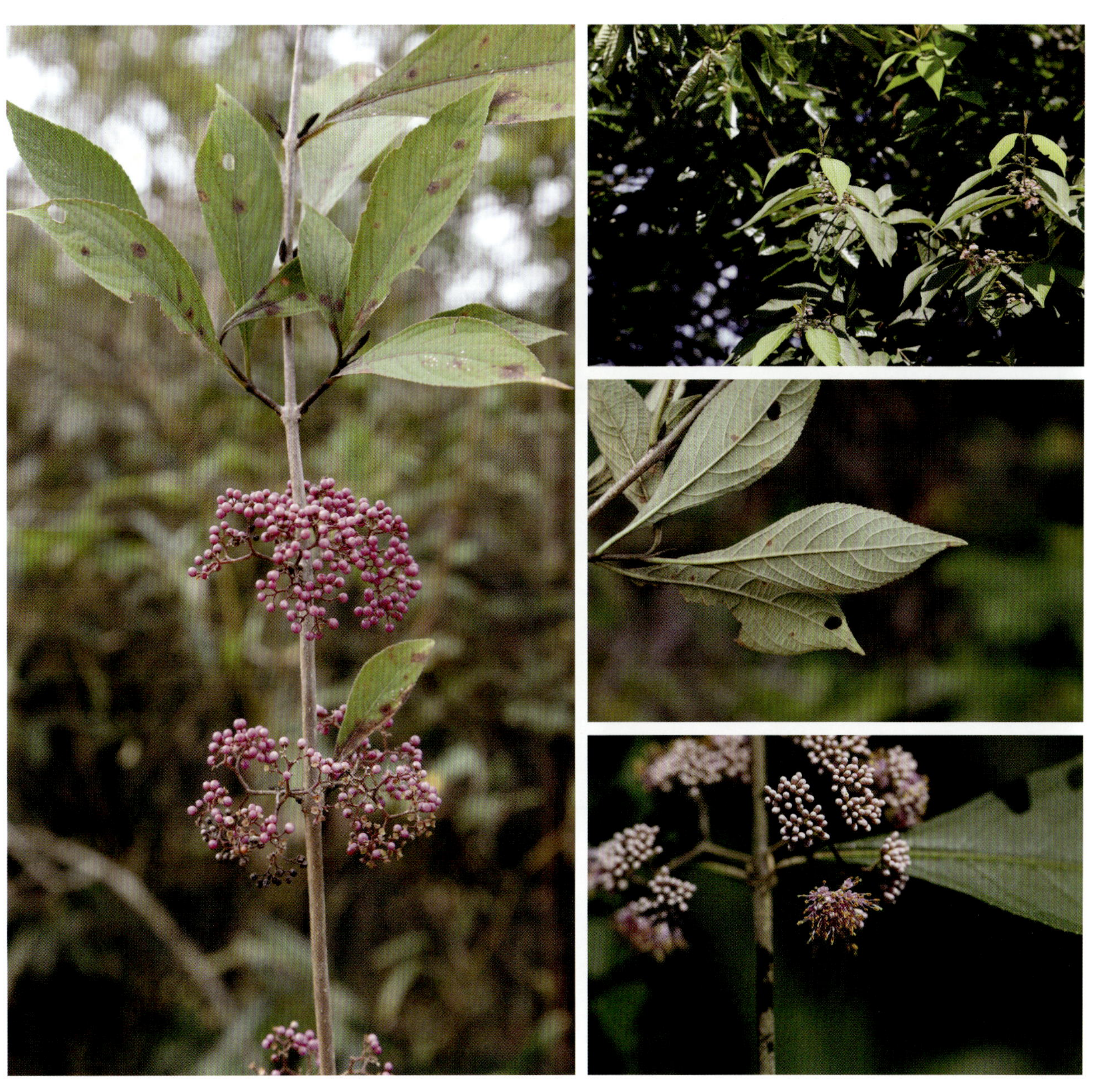

形态特征 灌木。小枝灰黄色，圆柱形，被星状毛。单叶对生，叶片纸质，宽椭圆形，长 5~15cm，宽 2~7cm，基部楔形或下延成狭楔形，边缘有锯齿，侧脉 8~10 对；叶柄长 1~2cm。聚伞花序腋生，4~5 次分歧，被星状毛；花萼钟状，疏被星状毛，有黄色腺点，萼齿钝三角形；花冠紫色，具黄色腺点；雄蕊 4，药隔具黄色腺点；子房被毛。果实球形，紫色，直径 2.5~4mm。花期 5~6 月，果期 7~11 月。

适宜生境 生于疏林和灌丛中。

资源状况 分布于马头山峰上等地。常见。

入药部位 叶（紫珠）。

采收加工 7~8 月采收，晒干。

功能主治 收敛止血，清热解毒。用于呕血，咯血，衄血，便血，尿血，牙龈出血，崩漏，皮肤紫癜，外伤出血，痈疽肿毒，毒蛇咬伤，烧伤。

枇杷叶紫珠 劳来氏紫珠、长叶紫珠、野枇杷

Callicarpa kochiana Makino

标本采集号：361028170911027LY

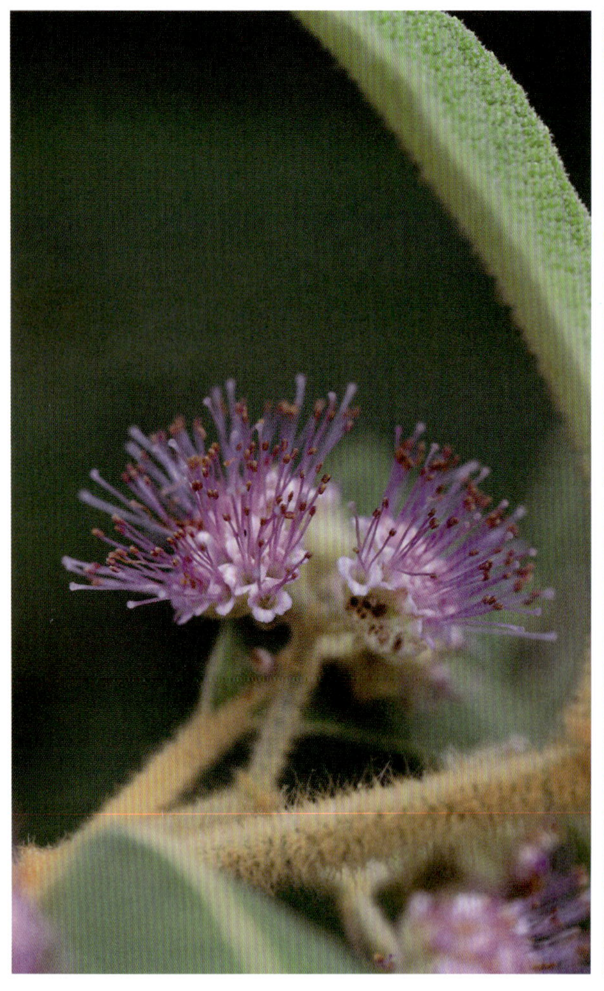

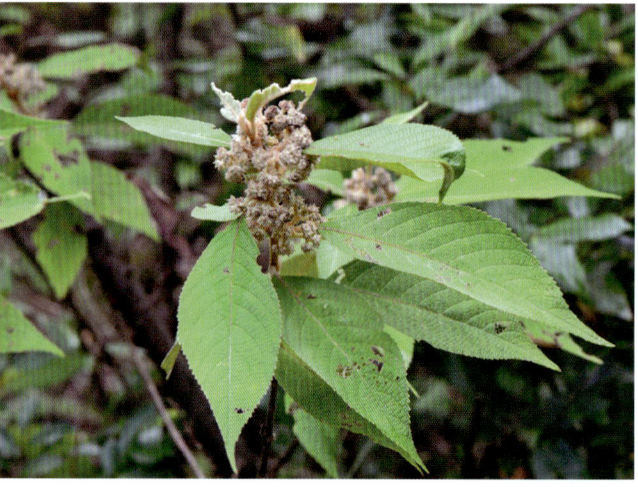

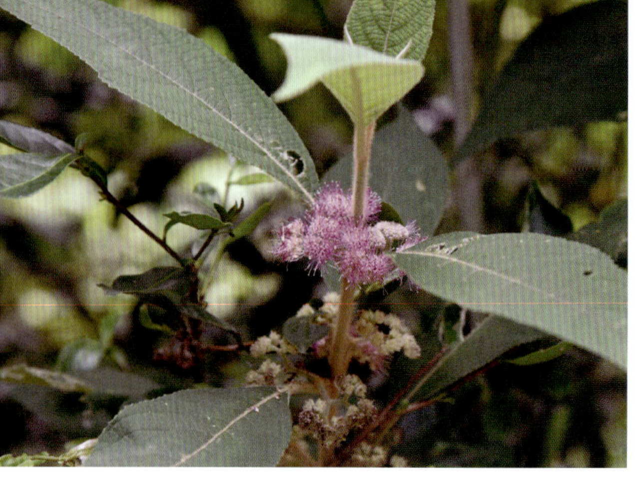

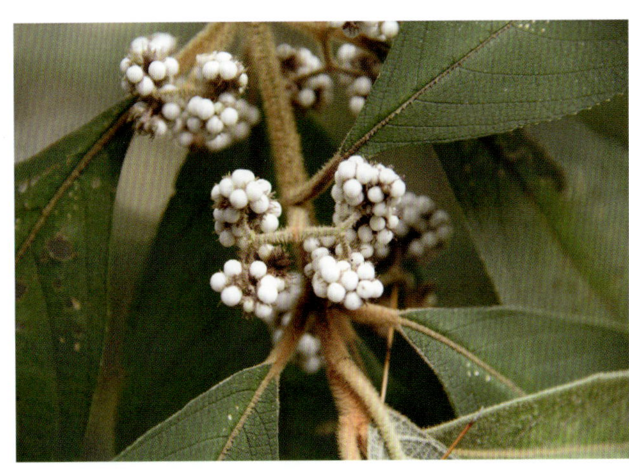
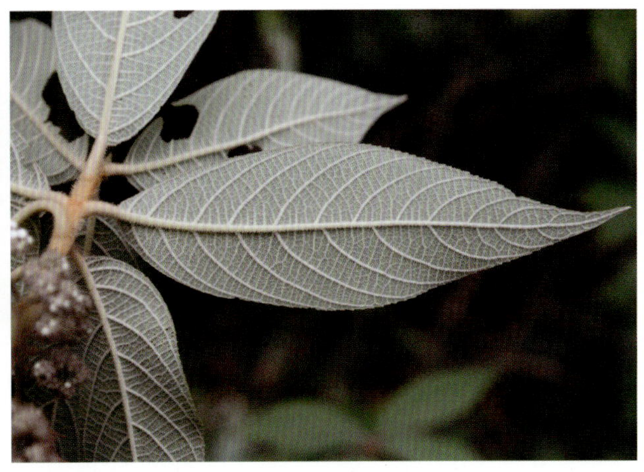

形态特征 灌木，小枝、叶柄及花序密被黄褐色分枝茸毛。叶长椭圆形、卵状椭圆形，长 12~22cm，具细锯齿，上面脉被毛，下面密被黄褐色星状毛及分枝茸毛，两面被不明显淡黄色腺点；叶柄长 1~3cm。花序三至五歧分枝，直径 3~6cm；花序梗长 1~2cm；花近无柄；花萼管状，4 深裂，萼齿线形或三角状披针形；花冠淡红色，4 裂；雄蕊伸出花冠，药室纵裂。果实圆球形，直径约 1.5mm，为宿存萼全包。花期 7~8 月，果期 9~12 月。

适宜生境 生于山坡或谷地溪旁林中和灌丛中。

资源状况 分布于马头山黄茅寨等地。常见。

入药部位 根或茎、叶（牛舌癀）。

采收加工 夏、秋二季采收，鲜用或晒干。

功能主治 祛风除湿，活血止血。用于风湿痹痛，风寒咳嗽，头痛，胃出血，外伤出血。

广东紫珠

Callicarpa kwangtungensis Chun

标本采集号：361028170708029LY

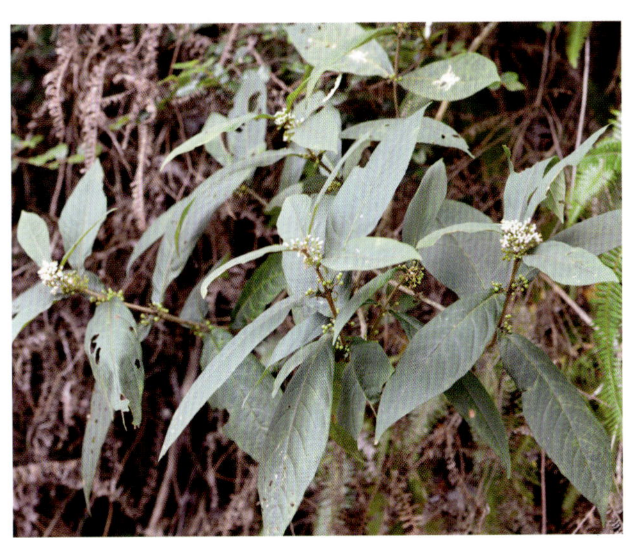
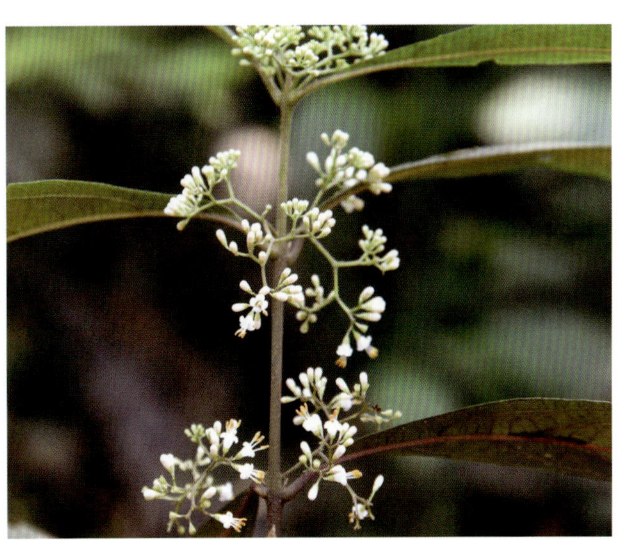

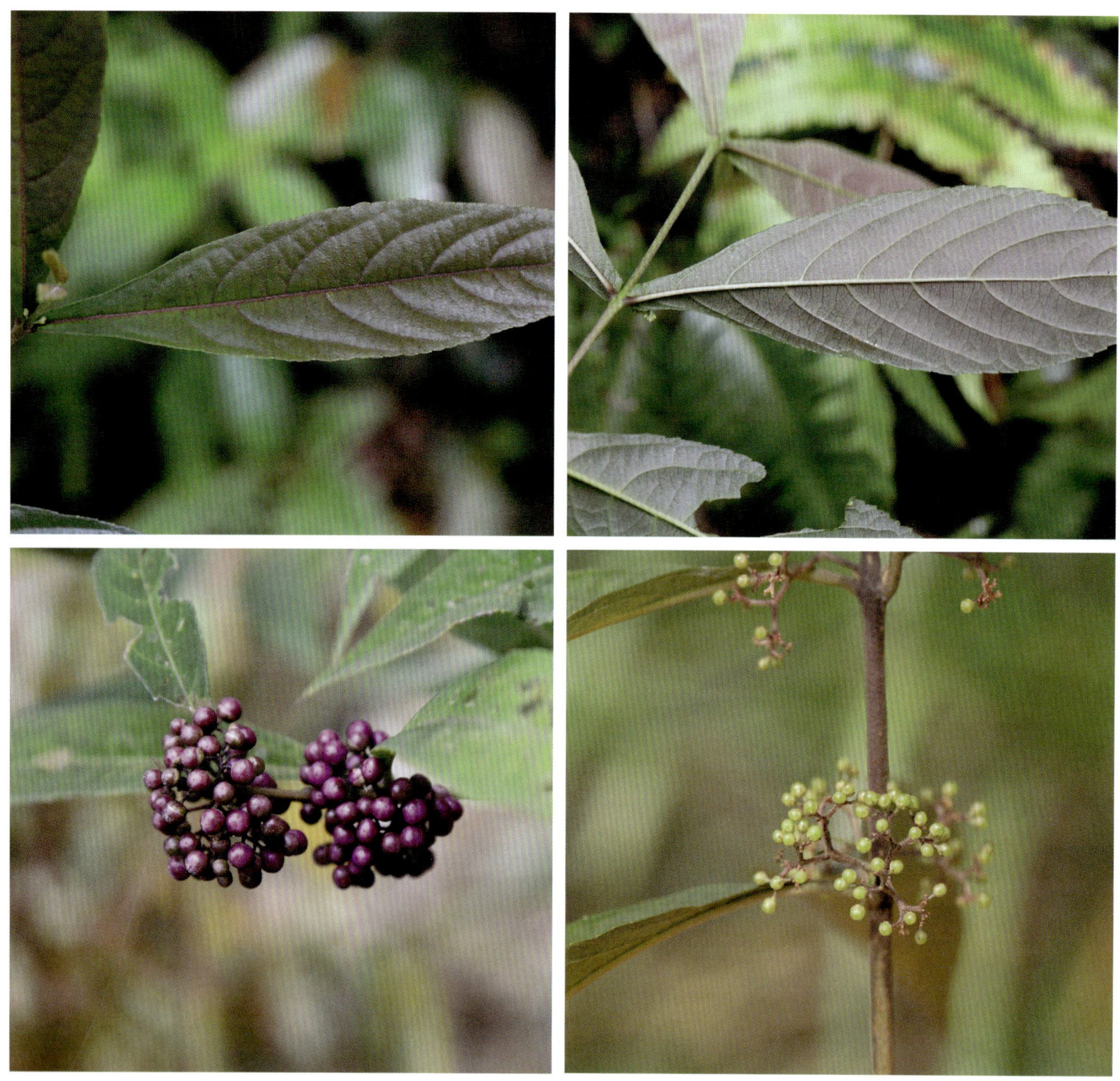

形态特征 灌木。幼枝疏被星状毛，老枝无毛。叶窄椭圆状披针形、披针形或线状披针形，长15~26cm，先端渐尖，基部楔形，具细锯齿，两面无毛，下面被黄色腺点；叶柄长5~8mm。花序三至四歧分枝，直径2~3cm，被星状毛；花序梗长5~8mm；花萼杯状，被星状毛，后脱落无毛，萼齿钝三角形；花冠白或带紫红色，被星状毛；雄蕊与花冠近等长，花药长椭圆形，药室孔裂；子房无毛，被黄色腺点。果实球形，紫红色。花期6~7月，果期8~10月。

适宜生境 生于山坡林中或灌丛中。

资源状况 分布于马头山周家等地。常见。

入药部位 茎枝和叶（广东紫珠）。

采收加工 夏、秋二季采收，切成10~20cm的段，干燥。

功能主治 收敛止血，散瘀，清热解毒。用于衄血，咯血，吐血，便血，崩漏，外伤出血，肺热咳嗽，咽喉肿痛，热毒疮疡，水火烫伤。

大叶紫珠 羊耳朵、止血草、赶风紫

Callicarpa macrophylla Vahl

标本采集号：361028180826014LY

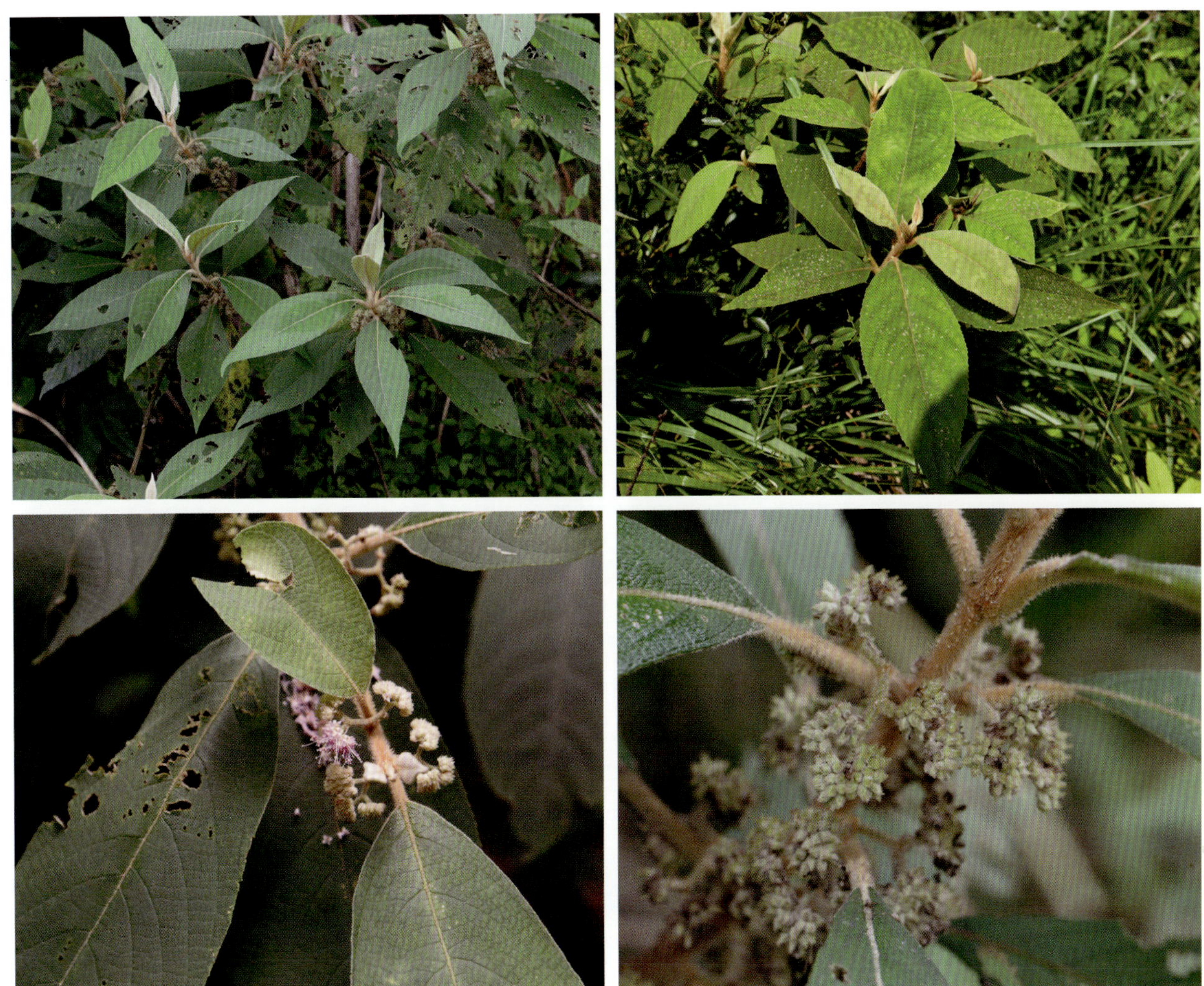

形态特征 小乔木或灌木状，小枝、叶柄及花序密被灰白色星状绒毛。叶长椭圆形或卵状披针形，长10~23cm，先端短渐尖，基部钝圆，具细齿，上面被短毛，下面密被星状绒毛及腺点；叶柄粗，长1~3cm。花序5~7歧分枝，直径4~8cm；花序梗长2~3cm；花萼杯状，被星状毛及腺点；花冠紫色；花药卵圆形，药室纵裂，药隔具腺点；子房被毛。果实球形，被毛及腺点。花期4~7月，果期7~12月。

适宜生境 生于疏林下和灌丛中。

资源状况 分布于马头山笔架边等地。常见。

入药部位 叶或带叶嫩枝（大叶紫珠）。

采收加工 夏、秋二季采摘，晒干。

功能主治 散瘀止血，消肿止痛。用于衄血，咯血，吐血，便血，外伤出血，跌扑肿痛。

红紫珠 小红米果、漆大伯、复生药

Callicarpa rubella Lindl.

标本采集号：361028170911001LY

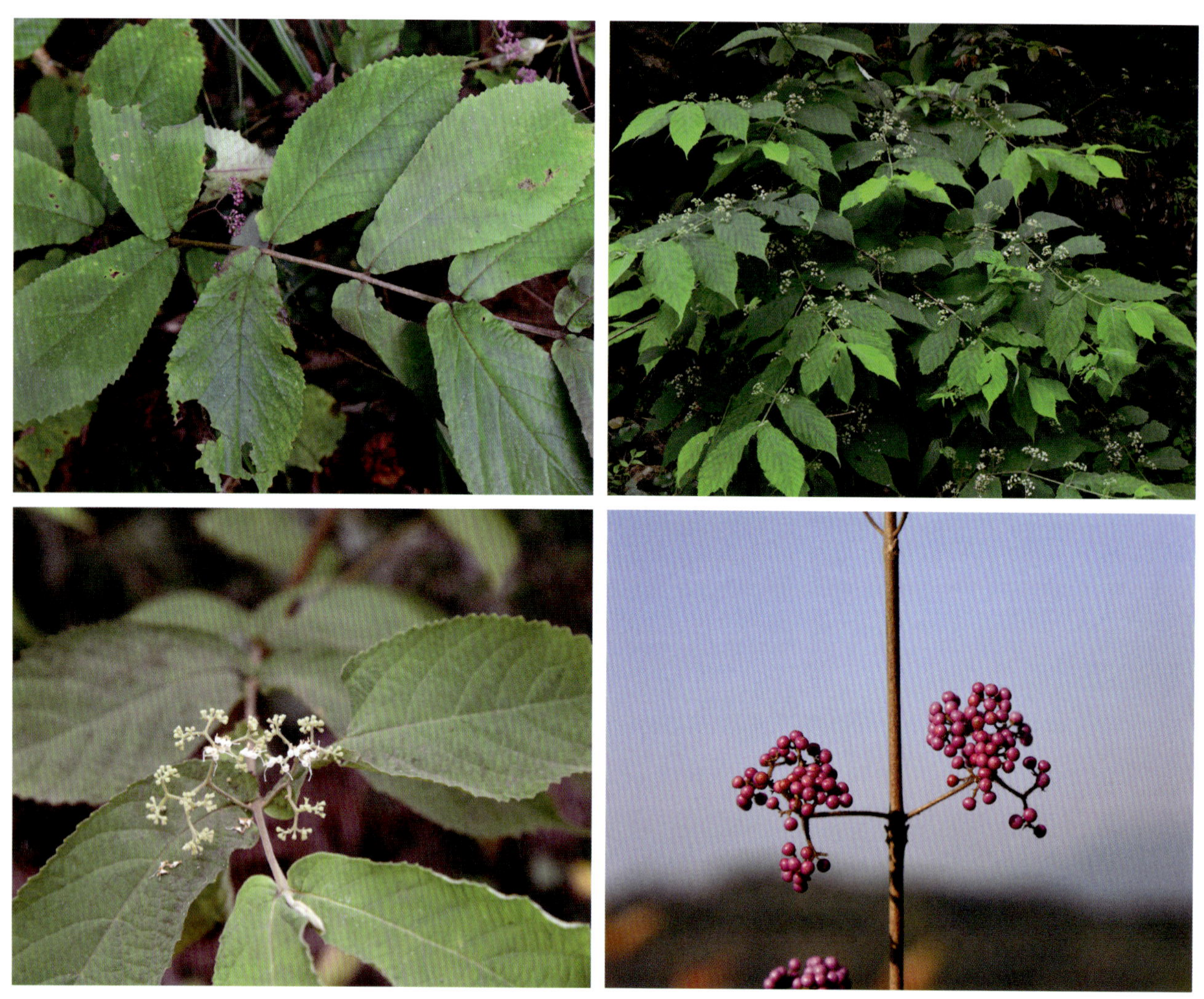

形态特征 灌木，小枝及聚伞花序被黄褐色星状毛，叶、花萼、花冠均被星状毛或腺毛并有黄色腺点。叶片倒卵形或窄，长 10~21cm，宽 4~10cm，顶端尾尖或渐尖，基部心形，有时偏斜，边缘具细锯齿或不整齐粗齿。聚伞花序；苞片细小；萼齿钝三角形或不明显；花冠紫红色、黄绿色或白色；雄蕊长为花冠的 2 倍，药室纵裂；子房有毛。果实紫红色，直径约 2mm。花期 5~7 月，果期 7~11 月。

适宜生境 生于山坡、河谷的林中或灌丛中。

资源状况 分布于马头山笔架边等地。常见。

入药部位 叶及嫩枝（红紫珠）。

采收加工 夏、秋二季采收，鲜用或晒干。

功能主治 凉血止血，解毒消肿。用于衄血，吐血，咯血，痔血，跌打损伤，外伤出血，痈肿疮毒。

兰香草 卵叶莸、马蒿、山薄荷

Caryopteris incana (Thunb.) Miq.

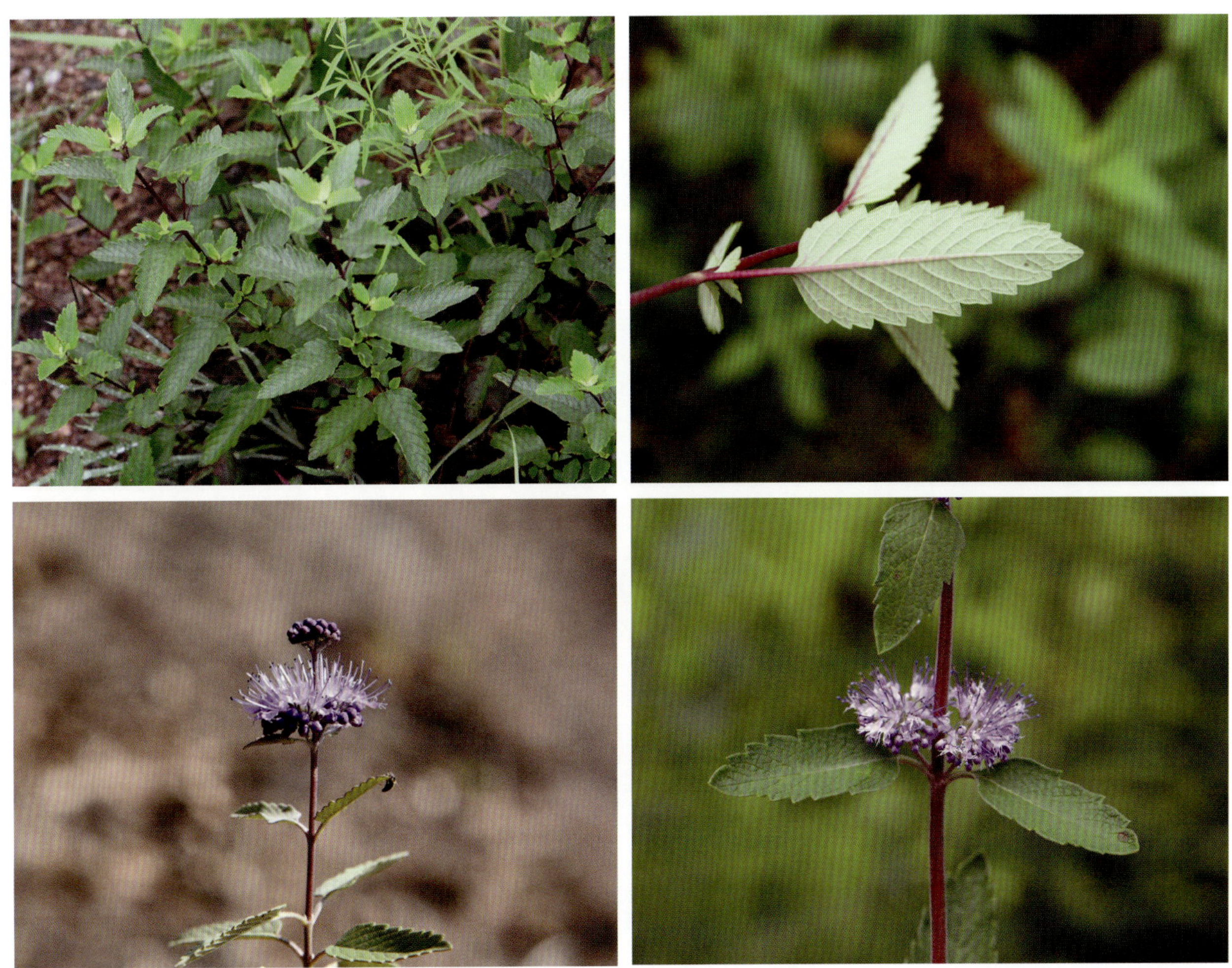

形态特征 小灌木。幼枝被灰白色短柔毛，后脱落。叶披针形、卵形或长圆形，长 1.5~9cm，先端尖，基部宽楔形或稍圆，具粗齿，两面被黄色腺点及柔毛。伞房状聚伞花序密集；无苞片及小苞片；花萼杯状，长约 2mm，被柔毛；花冠淡蓝色或淡紫色，被柔毛，冠筒长约 3.5mm，喉部被毛环，下唇中裂片边缘流苏状；子房顶端被短毛。蒴果倒卵状球形，被粗毛，直径约 2.5mm，果瓣具宽翅。花、果期 6~10 月。

适宜生境 生于较干旱的山坡、路旁或林边。

资源状况 分布于马头山各地。常见。

入药部位 全草（兰香草）。

采收加工 夏、秋二季采收，洗净，鲜用或切段晒干。

功能主治 疏风解表，祛寒除湿，散瘀止痛。用于风寒感冒，头痛，咳嗽，脘腹冷痛，伤食吐泻，寒瘀痛经，产后瘀滞腹痛，风寒湿痹，跌打瘀肿，湿疹，蛇伤。

臭牡丹 臭枫根、矮桐子、臭梧桐

Clerodendrum bungei Steud.

标本采集号：361028180825023LY

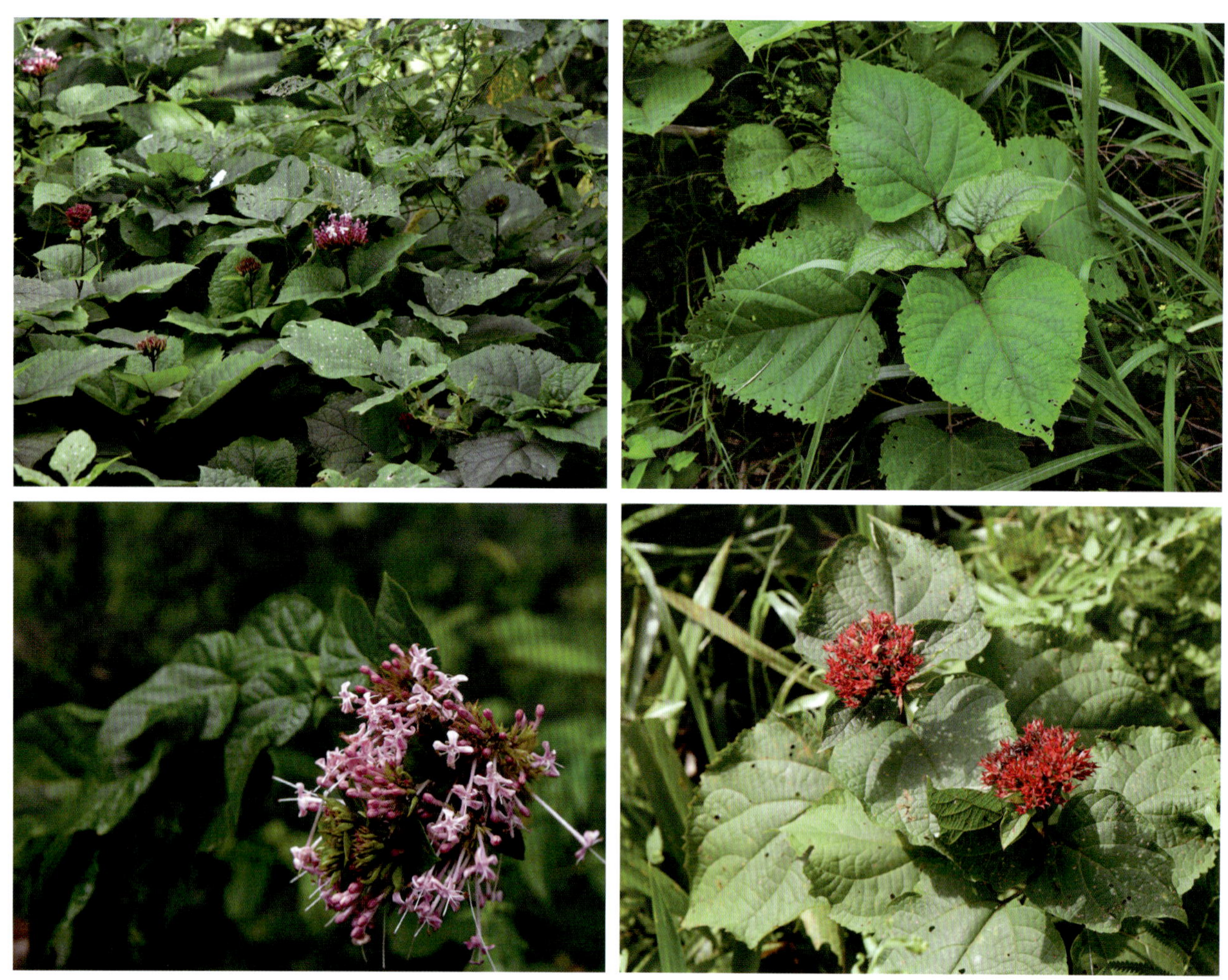

形态特征 灌木，有臭味。小枝稍圆，皮孔显著。叶宽卵形或卵形，长 8~20cm，先端尖，基部宽楔形、平截或心形，具锯齿，两面疏被柔毛，下面疏被腺点，基部脉腋具盾状腺体；叶柄长 4~17cm，密被黄褐色柔毛。伞房状聚伞花序密集成头状；苞片披针形，长约 3cm；花萼长 2~6mm，被柔毛及腺体，裂片三角形，长 1~3mm；花冠淡红色，冠筒长 2~3cm，裂片倒卵形，长 5~8mm。核果近球形，直径 0.6~1.2cm，蓝黑色。花、果期 5~11 月。

适宜生境 生于山坡、林缘、沟谷、路旁、灌丛湿润处。

资源状况 分布于马头山姚家岭等地。常见。

入药部位 茎、叶（臭牡丹）。

采收加工 夏季采集，鲜用或切段晒干。

功能主治 解毒消肿，祛风湿，降血压。用于痈疽，疔疮，发背，乳痈，痔疮，湿疹，丹毒，风湿痹痛，高血压。

大 青 路边青、土地骨皮、山靛青

Clerodendrum cyrtophyllum Turcz.

标本采集号：361028170708041LY

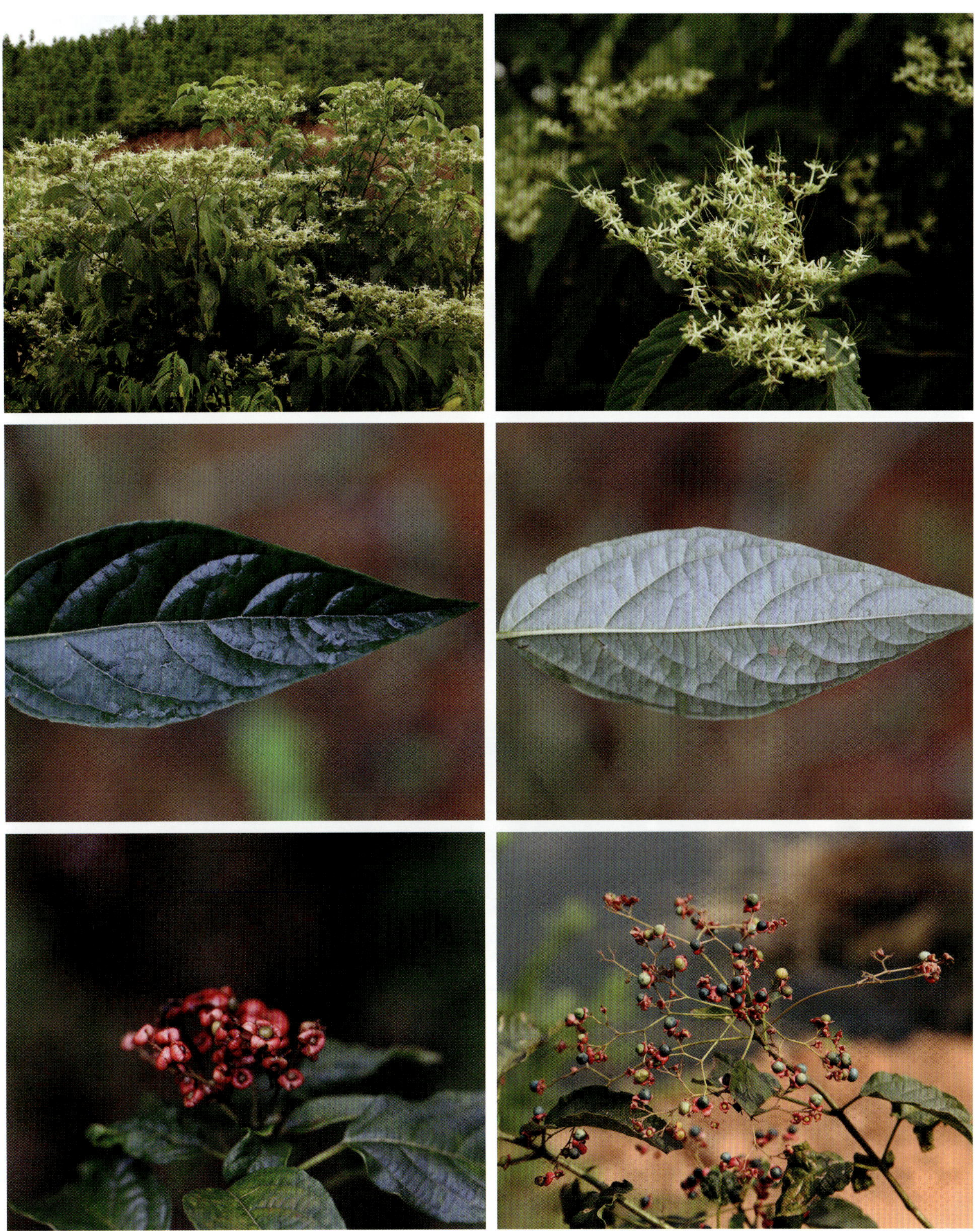

形态特征 灌木。幼枝被柔毛。叶披针形，长 6~20cm，先端渐尖或尖，基部近圆，全缘或具圆齿，下面常被腺点；叶柄长 1~8cm。伞房状聚伞花序，直径 20~25cm；苞片线形；花萼杯状，被黄褐色细绒毛及腺点，长 3~4mm；花冠白色，疏被微柔毛及腺点，冠筒长约 1cm，裂片卵形。果实球形或倒卵形，直径 5~10mm，绿色，成熟时蓝紫色，为红色的宿存萼所托。花、果期 6 月至翌年 2 月。

适宜生境 生于平原、丘陵、山地林下或溪谷旁。

资源状况 分布于马头山各地。常见。

入药部位 茎叶（大青）。

采收加工 夏、秋二季采收，洗净，鲜用或切段晒干。

功能主治 清热解毒，凉血止血。用于外感热病热盛烦渴，咽喉肿痛，口疮，黄疸，热毒痢，急性肠炎，痈疽肿毒，衄血，血淋，外伤出血。

海通 臭梧桐、满大青、小花泡桐

Clerodendrum mandarinorum Diels

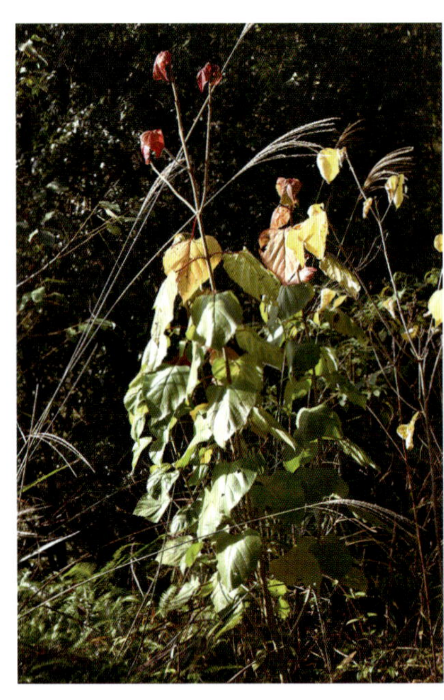

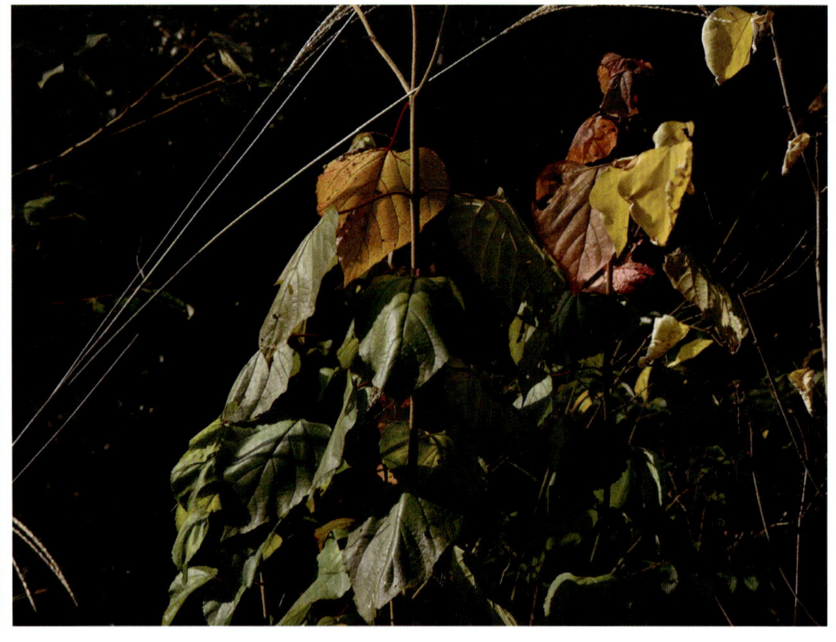

形态特征 乔木。幼枝密被黄褐色绒毛。叶卵状椭圆形或心形，长 10~27cm，先端渐尖，基部平截或近心形，全缘，上面被柔毛，下面密被灰白绒毛；叶柄长 1.5~5cm，密被绒毛。伞房状聚伞花序顶生；花序梗及花梗密被黄褐色绒毛；苞片早落，小苞片线形；花萼密被柔毛及盾状腺体，萼齿钻形；花冠白色或粉红色，有香气，被柔毛，冠管长 0.7~1cm，裂片长圆形。核果近球形，蓝黑色；红色宿存萼半包围果实。花、果期 7~12 月。

适宜生境 生于溪边、路旁或丛林中。

资源状况 分布于马头山周家等地。少见。

入药部位 枝叶（海通）。

采收加工 夏、秋二季采收，切段，鲜用或晒干。

功能主治 祛风通络。用于半身不遂，小儿麻痹后遗症。

豆腐柴 臭黄荆、观音柴、豆腐草

Premna microphylla Turcz.

标本采集号：361028170708033LY

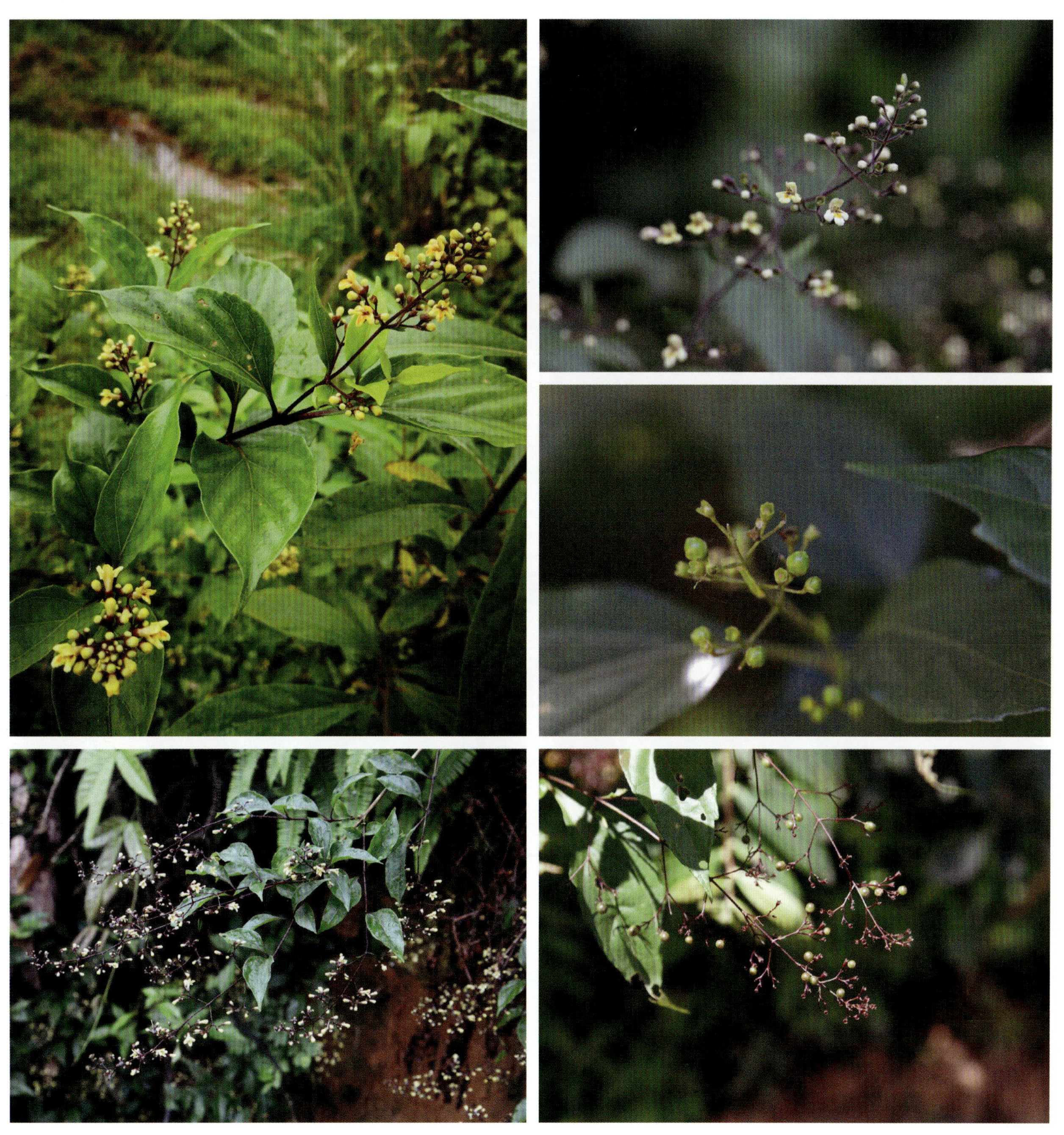

形态特征 灌木。幼枝有柔毛，老枝变无毛。叶揉之有臭味，卵状披针形、椭圆形、卵形或倒卵形，长 3~13cm，宽 1.5~6cm，顶端急尖至长渐尖，基部渐狭窄下延至叶柄两侧，全缘至有不规则粗齿；叶柄长 0.5~2cm。聚伞花序组成顶生塔形的圆锥花序；花萼杯状，绿色，有时带紫色；花冠淡黄色，外有柔毛和腺点，花冠内部有柔毛，以喉部较密。核果紫色，球形至倒卵形。花、果期 5~10 月。

适宜生境 生于山坡林下或林缘。

资源状况 分布于马头山周家等地。常见。

入药部位 根（腐婢根）、茎叶（腐婢）。

采收加工 根：全年均可采收，鲜用或切片晒干。茎叶：春、夏、秋三季均可采收，鲜用或晒干。

功能主治 根：清热解毒。用于疟疾，小儿夏季热，风湿痹痛，风火牙痛，跌打损伤，水火烫伤。茎叶：清热解毒。用于疟疾，泄泻，痢疾，醉酒头痛，痈肿，疔疮，丹毒，蛇虫咬伤，创伤出血。

马鞭草 马鞭稍、马鞭子

Verbena officinalis L.

标本采集号：361028180509028LY

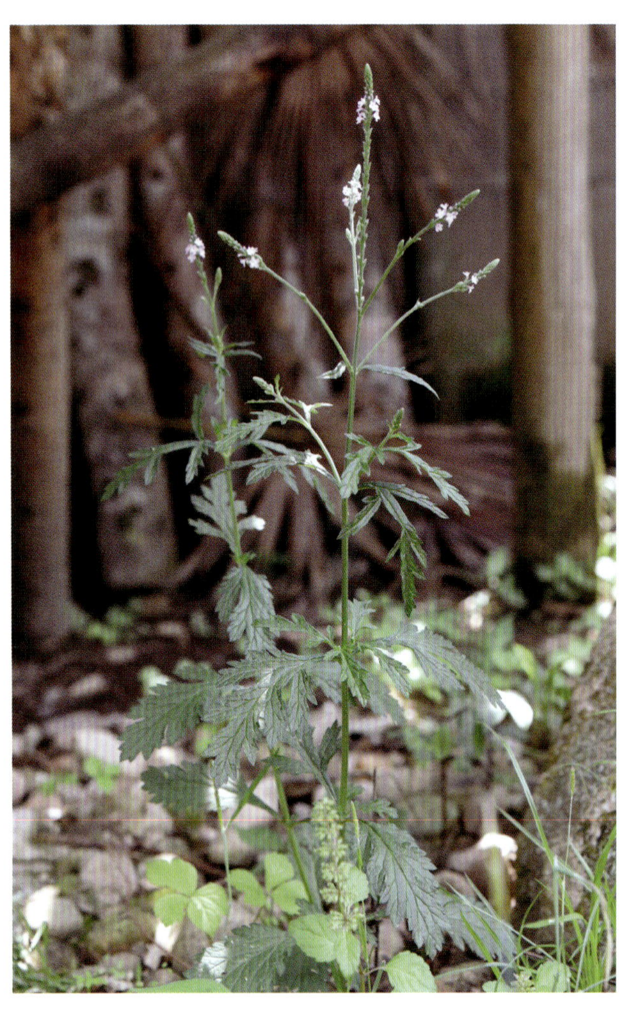

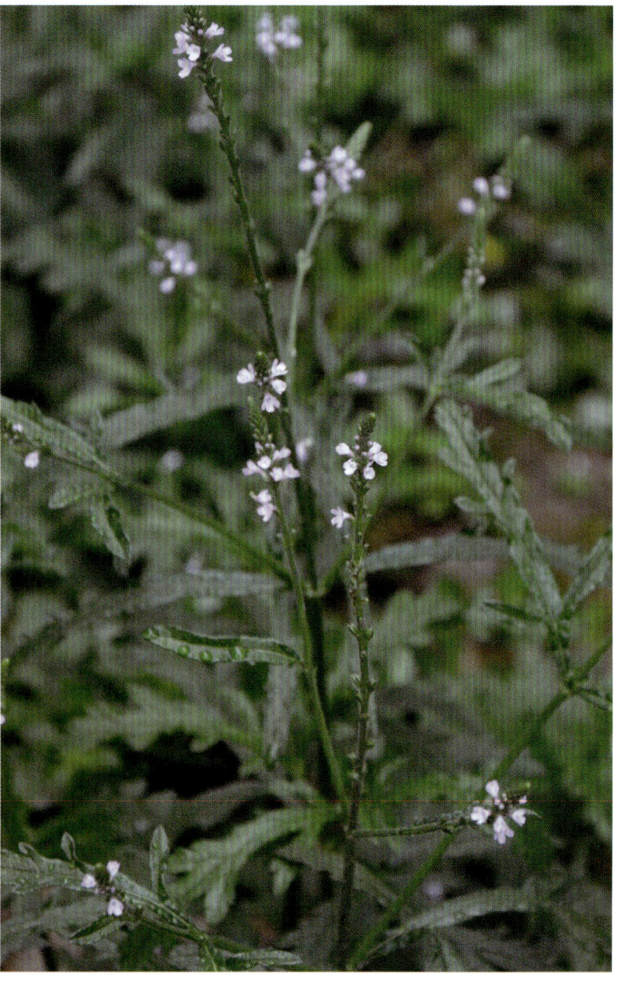

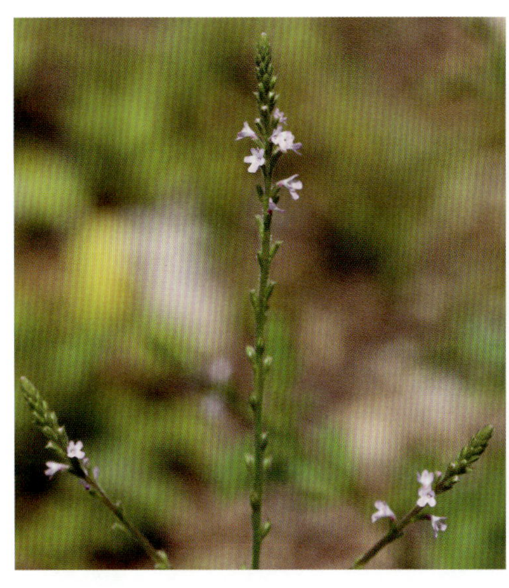
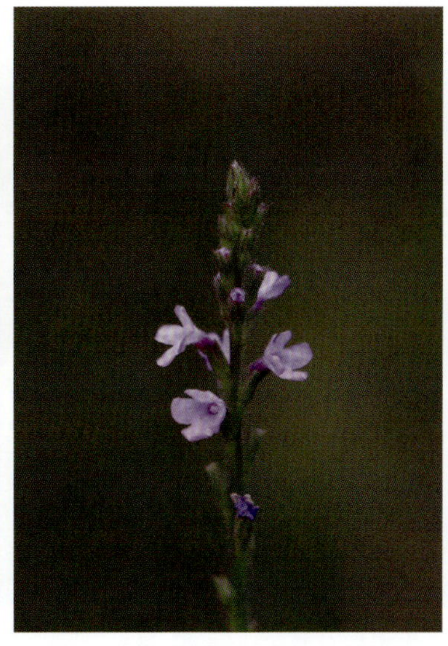
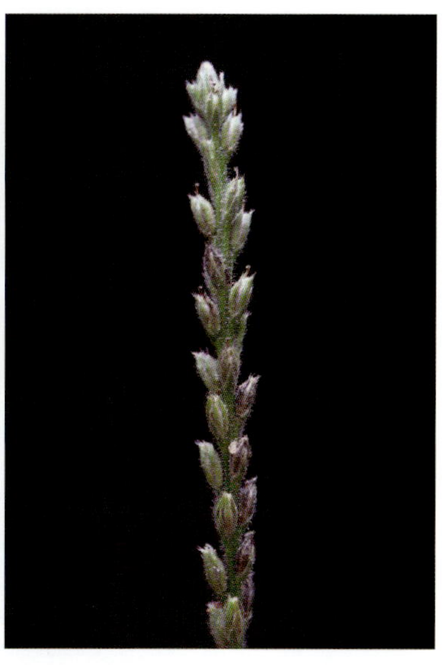

形态特征 多年生草本。茎四棱，节及棱被硬毛。叶卵形至长圆状披针形，长 2~8cm，宽 1~5cm，基生叶常具粗齿及缺刻，茎生叶多 3 深裂，裂片具不整齐锯齿，两面被硬毛。穗状花序顶生和腋生，细弱；花小，无柄；苞片稍短于花萼，具硬毛；花萼被硬毛；花冠淡紫或蓝色，被微毛；雄蕊 4；子房无毛。果实长圆形，长约 2mm；外果皮薄，成熟时 4 瓣裂。花期 6~8 月，果期 7~10 月。

适宜生境 生于路边、山坡、溪边或林旁。

资源状况 分布于马头山郑家等地。常见。

入药部位 地上部分（马鞭草）。

采收加工 6~8 月花开时采割，除去杂质，晒干。

功能主治 活血散瘀，解毒，利水，退黄，截疟。用于癥瘕积聚，痛经经闭，喉痹，痈肿，水肿，黄疸，疟疾。

黄 荆 布荆子、黄金子

Vitex negundo L.

标本采集号：361028170711001LY

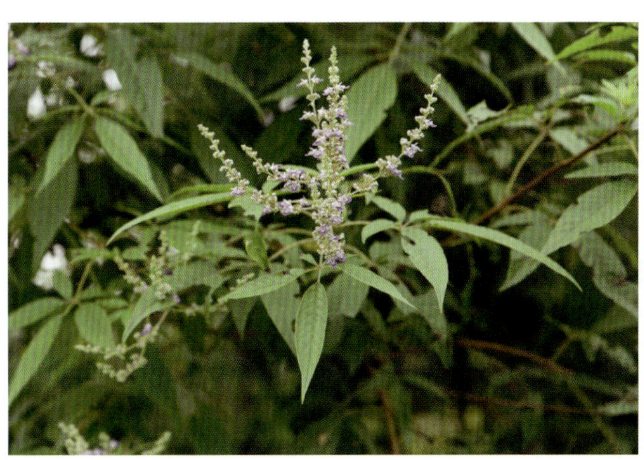
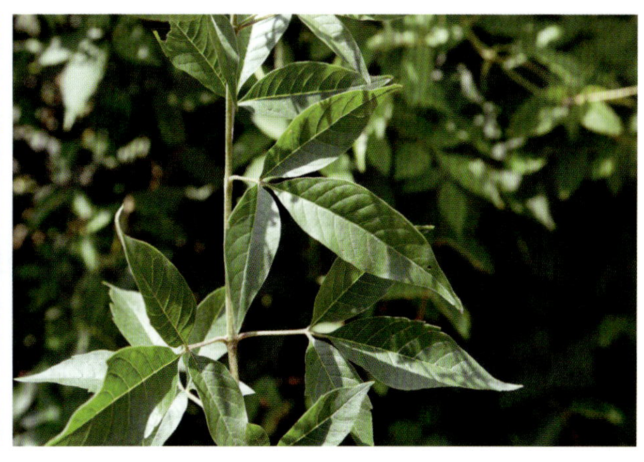

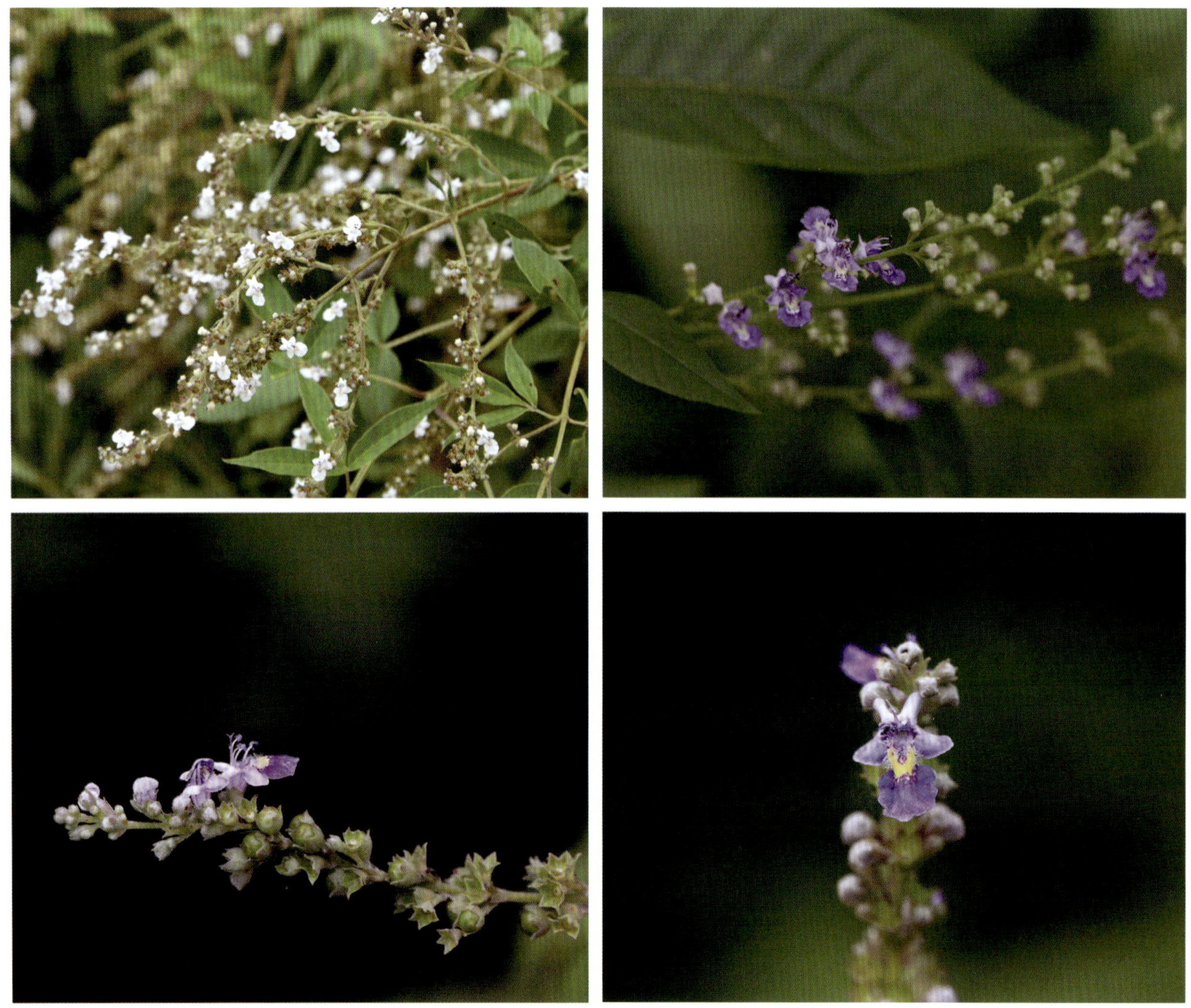

形态特征 灌木。小枝四棱形，密被灰白色绒毛。掌状复叶，小叶5；小叶长圆状披针形，全缘或具少数锯齿，下面密被绒毛。聚伞花序排成圆锥花序式，顶生，长10~27cm；花序梗密生灰白色绒毛；花萼钟状，具5齿，外有灰白色绒毛；花冠淡紫色，被绒毛，5裂，二唇形；雄蕊伸出花冠管外；子房近无毛。核果近球形，直径约2mm；宿萼接近果实的长度。花期4~6月，果期7~10月。

适宜生境 生于山坡路旁或灌木丛中。

资源状况 分布于马头山周家等地。常见。

入药部位 枝条（黄荆枝）、汁液（黄荆沥）、果实（黄荆子）。

采收加工 枝条：春、夏、秋三季均可采收，切段，晒干。汁液：夏、秋二季取新鲜黄荆粗茎切段，每段长0.3~0.6m，一头放火中烤，从另一头收取汁液，即为黄荆沥。果实：秋季果实成熟时采收，用手搓下，晒干，扬净。

功能主治 枝条：祛风解表，消肿止痛。用于感冒发热，咳嗽，喉痹肿痛，风湿骨痛，牙痛，烫伤。汁液：清热，化痰，定惊。用于肺热咳嗽，痰黏难咯，小儿惊风，痰壅气逆，惊厥抽搐。果实：祛风解表，止咳平喘，理气消食止痛。用于伤风感冒，咳嗽，哮喘，胃痛吞酸，消化不良，食积泻痢，胆囊炎，胆结石，疝气。

牡 荆 黄荆

Vitex negundo L. var. *cannabifolia* (Sieb. et Zucc.) Hand.-Mazz.

标本采集号：361028170912009LY

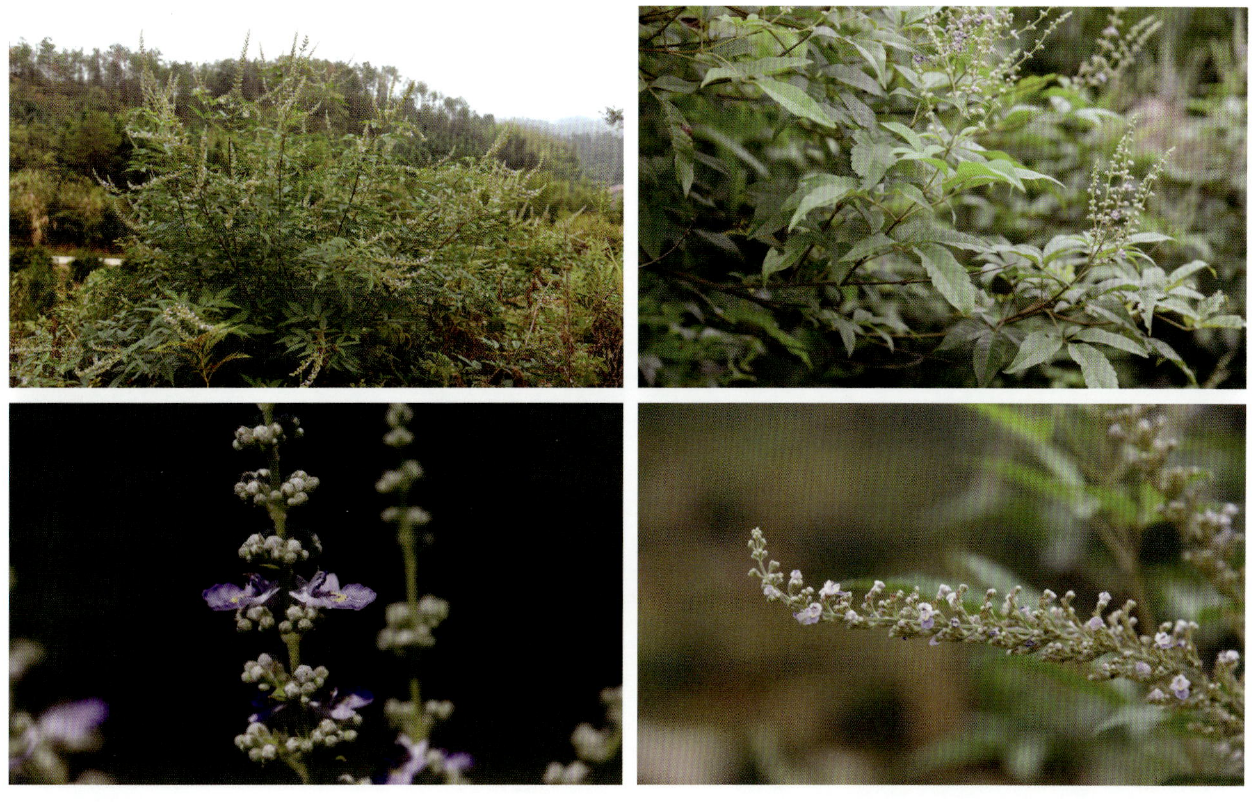

形态特征 灌木。小枝四棱形。叶对生，掌状复叶，小叶5，少有3；小叶片披针形或椭圆状披针形，顶端渐尖，基部楔形，边缘有粗锯齿，表面绿色，背面淡绿色，通常被柔毛。圆锥花序顶生，长10~20cm；花冠淡紫色。果实近球形，黑色。花期6~7月，果期8~11月。

适宜生境 生于山坡路旁或灌木丛中。

资源状况 分布于马头山竹延山等地。常见。

入药部位 根（牡荆根）、茎（牡荆茎）、汁液（牡荆沥）、叶（牡荆叶）、叶经蒸馏而得的挥发油（牡荆油）、果实（牡荆子）。

采收加工 根：秋后采收，洗净，切片，晒干。茎：夏、秋二季采收，切段，晒干。汁液：夏、秋二季采新鲜牡荆粗茎0.3m左右，两端架于砖上，其下以火烧之，则茎汁从两端沥出，以器取之。叶：夏、秋二季叶茂盛时采收，除去茎枝，鲜用。叶经蒸馏而得的挥发油：夏、秋二季叶茂盛时采收叶，新鲜叶经水蒸气蒸馏得到的挥发油。果实：秋季果实成熟时采收，用手搓下，扬净，晒干。

功能主治 根：祛风解表，除湿止痛。用于感冒头痛，牙痛，疟疾，风湿痹痛。茎：祛风解表，消肿止痛。用于感冒，喉痹，牙痛，脚气病，疮肿，烧伤。汁液：除风热，化痰涎，通经络，行气血。用于中风口噤，痰热惊痫，头晕目眩，喉痹，热痢，风火眼。新鲜叶：祛痰，止咳，平喘。用于咳嗽痰多。叶经蒸馏而得的挥发油：祛痰，止咳，平喘。用于慢性支气管炎。果实：化湿祛痰，止咳平喘，理气止痛。用于咳嗽气喘，胃痛，泄泻，痢疾，疝气痛，脚气肿胀，带下病，白浊。

唇形科

藿　香 白荷、薄荷、土藿香

Agastache rugosa (Fisch. et Mey.) O. Ktze.

标本采集号：361028181124003LY

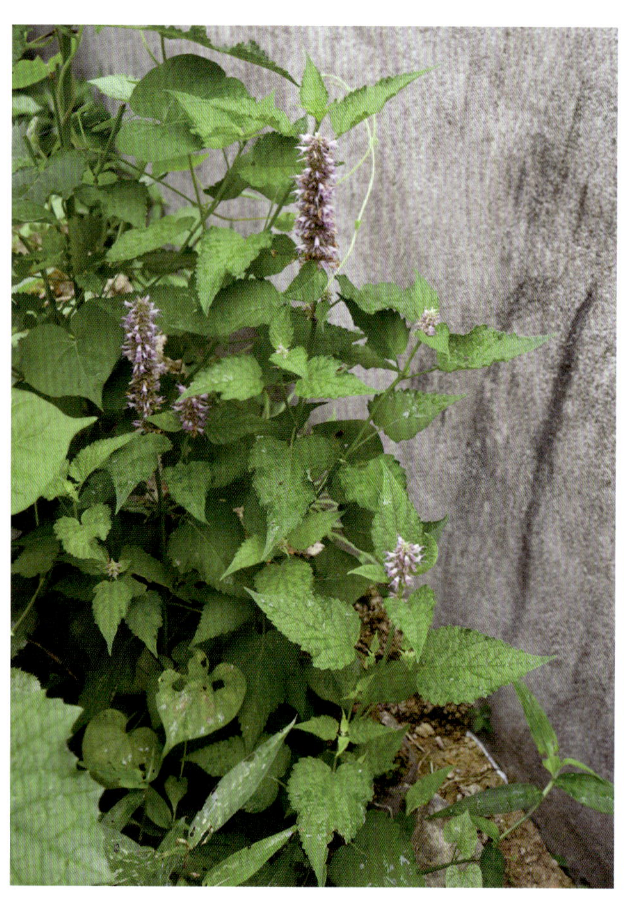

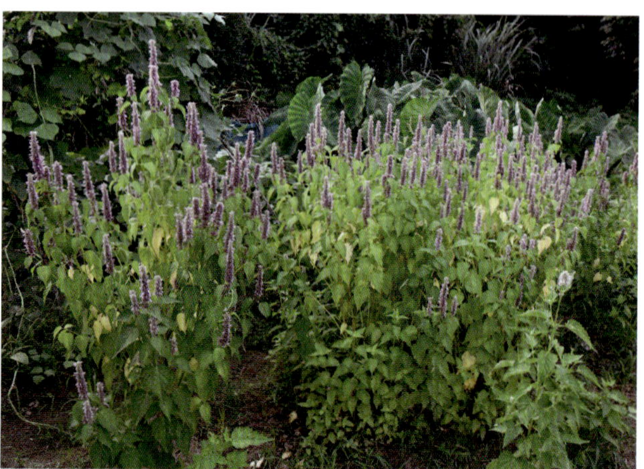

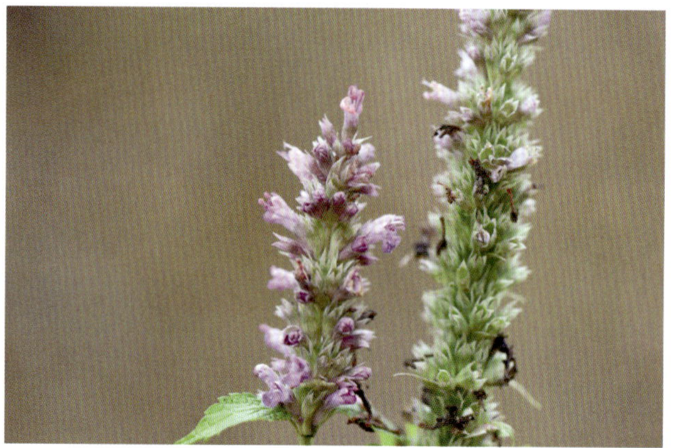

形态特征 多年生草本。茎上部被细柔毛，分枝。叶心状卵形或长圆状披针形，长 4.5~11cm，先端尾尖，基部心形，稀平截，具粗齿；叶柄长 1.5~3.5cm。穗状花序密集；苞叶披针状线形；花萼稍带淡紫色或紫红色，管状倒锥形，被腺微柔毛及黄色腺点，喉部微斜，萼齿三角状披针形；花冠淡紫蓝色，被微柔毛。小坚果褐色，卵球状长圆形，长 1.8mm，腹面具棱，顶端被微硬毛。花期 6~9 月，果期 9~11 月。

适宜生境 生于路旁及湿润的草地上，常见栽培。

资源状况 分布于马头山五台山等地。少见。

入药部位 地上部分（藿香）。

采收加工 夏、秋二季枝叶茂盛时或花初开时采割，阴干或趁鲜切段阴干。

功能主治 祛暑解表，化湿和胃。用于暑湿感冒，胸闷，腹痛吐泻。

金疮小草 青鱼胆草、青鱼胆、苦地胆

Ajuga decumbens Thunb.

标本采集号：361028170424027LY

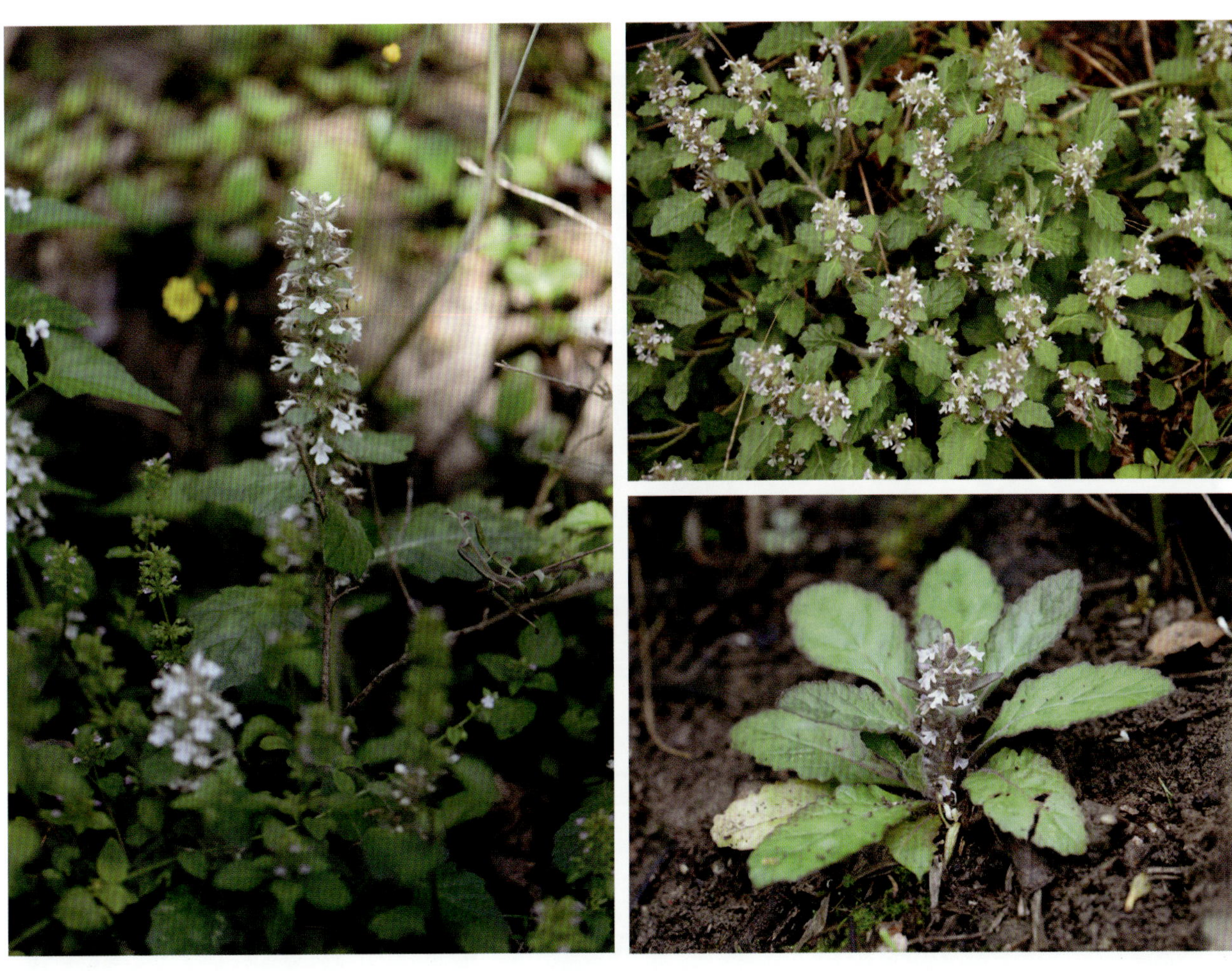

形态特征 一年生草本。具匍匐茎，茎长10~20cm，老茎多呈紫绿色，被白色长柔毛或绵状长柔毛。基生叶较多，匙形或倒卵状披针形，先端钝至圆形，基部渐狭。轮伞花序多花，由下至上密集而呈穗状；花梗短；花萼漏斗形，长5~8mm；花冠淡蓝色或淡红紫色，稀白色，筒状；雄蕊4；子房4裂，无毛。小坚果倒卵状三棱形，背部具网状皱纹，腹部有果脐，果脐约占腹面2/3。花期3~7月，果期5~11月。

适宜生境 生于溪边、路旁及湿润的草坡上。

资源状况 分布于马头山油榨窠等地。常见。

入药部位 全草（白毛夏枯草）。

采收加工 第一年9~10月收获1次，第二或三年，则在5~6月和9~10月各采收1次，齐地割起全草，拣净杂质，鲜用或晒干。

功能主治 清热解毒，化痰止咳，凉血散血。用于咽喉肿痛，肺热咳嗽，肺痈，目赤肿痛，痢疾，痈肿疔疮，毒蛇咬伤，跌打损伤。

紫背金盘 破血丹、石灰菜、散血草

Ajuga nipponensis Makino

标本采集号：361028170424050LY

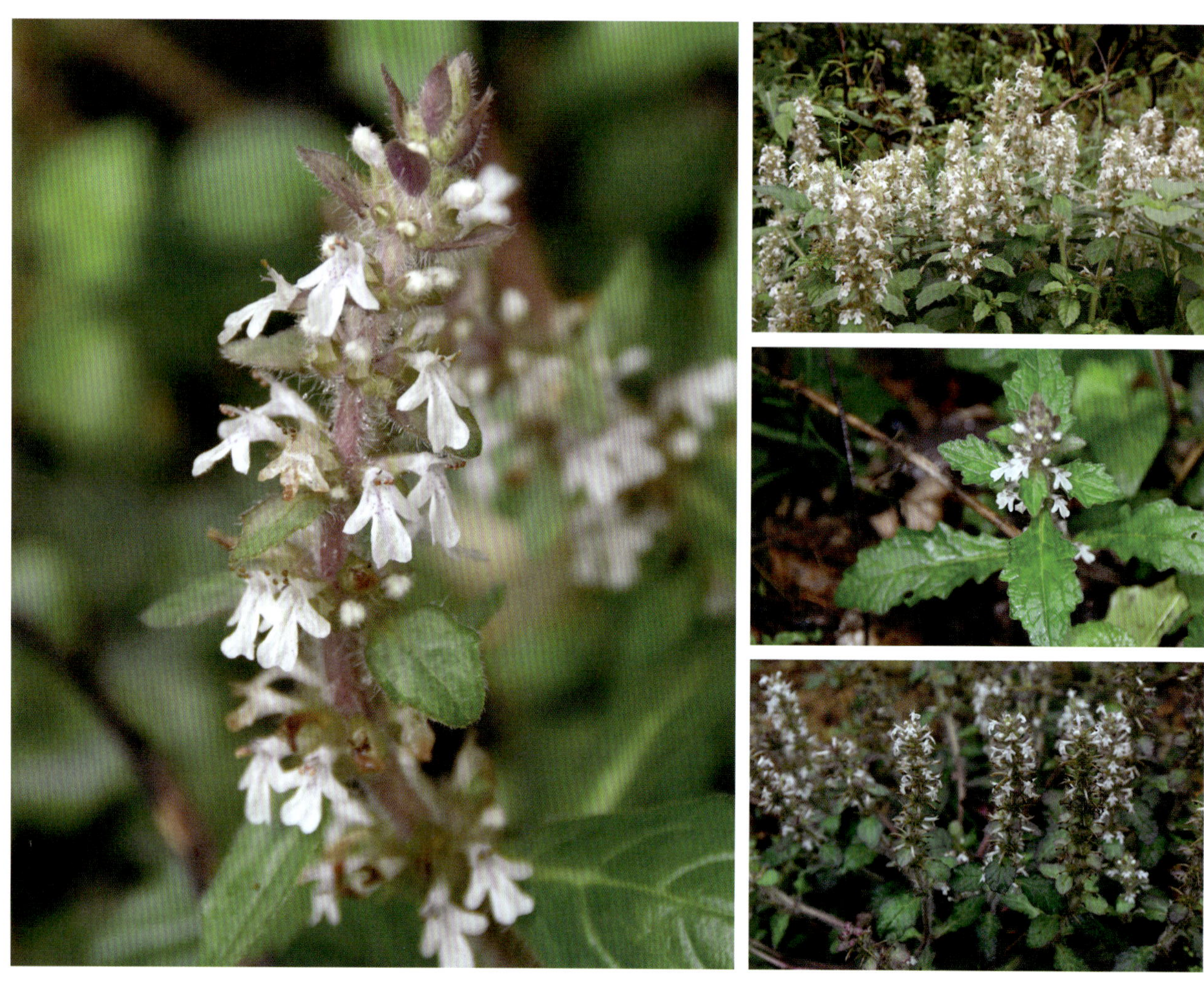

形态特征 一年生草本。茎直立，被柔毛，基部带紫色。基生叶无或少；茎生叶多样，长2~4.5cm，先端钝，基部楔形下延，具粗齿或波状圆齿，具缘毛，两面疏被糙伏毛或柔毛；叶柄长1~2.5cm，具窄翅。轮伞花序多花，组成穗状花序；苞叶下部者与茎叶同形，向上渐变小，呈苞片状，卵形至阔披针形；花萼钟形，上部及齿缘被长柔毛；花冠淡蓝或蓝紫色，稀白色或白绿色。小坚果卵状三棱形，腹面果脐达果轴3/5。花期3~4月，果期5~6月。

适宜生境 生于田边、矮草地湿润处、林内及向阳坡地。

资源状况 分布于马头山油榨窠等地。常见。

入药部位 全草或根（紫背金盘草）。

采收加工 春、夏二季采收，洗净，晒干或鲜用。

功能主治 清热解毒，凉血散瘀，消肿止痛。用于肺热咳嗽，咳血，咽喉肿痛，乳痈，肠痈，疮疖出血，跌打肿痛，外伤出血，水火烫伤，毒蛇咬伤。

风轮菜 山薄荷、野凉粉草、九层塔

Clinopodium chinense (Benth.) O. Ktze.

标本采集号：361028170912007LY

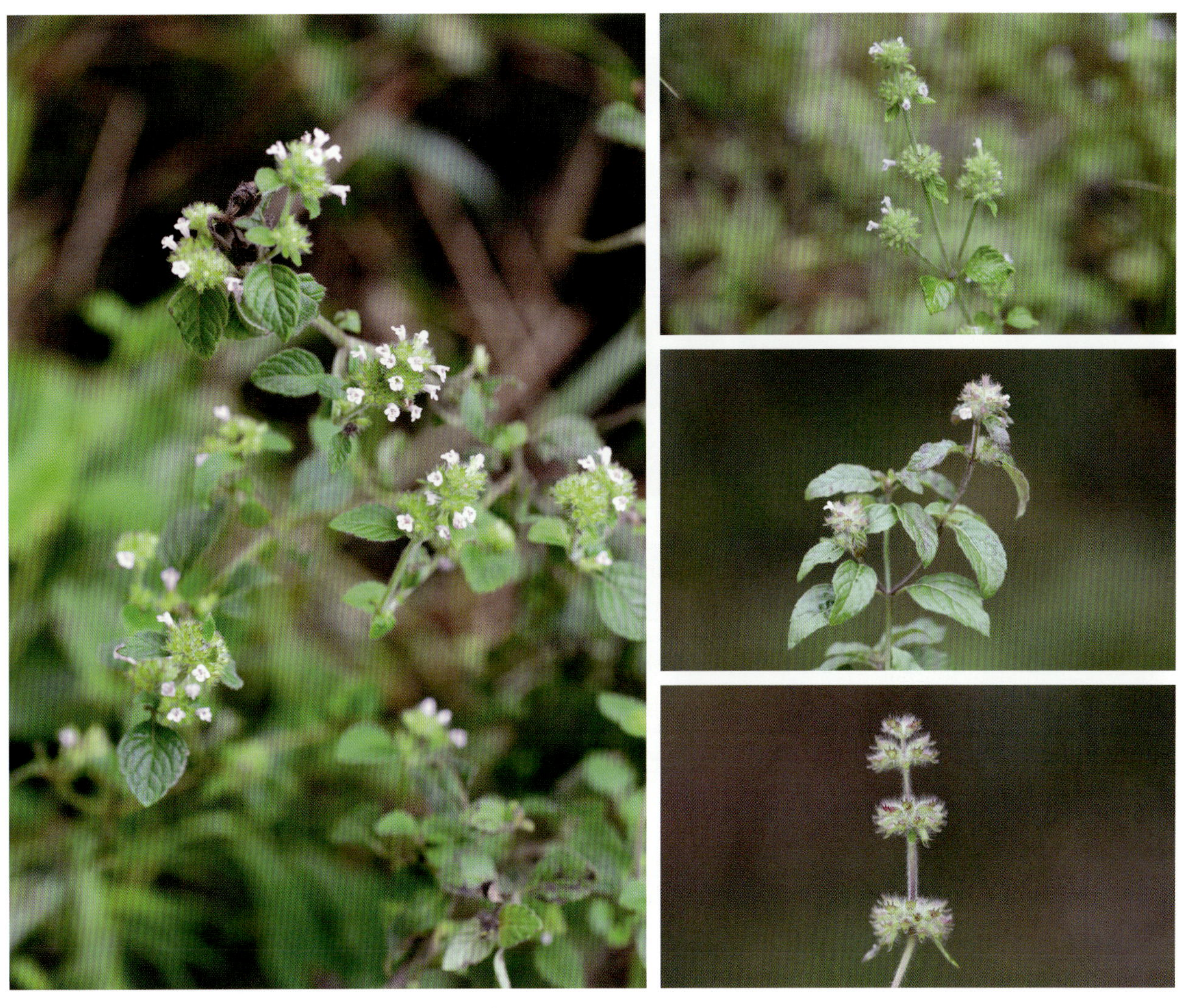

形态特征 多年生草本。茎基部匍匐，具细纵纹。叶卵形，长 2~4cm，宽 1.3~2.6cm，基部圆或宽楔形，具圆齿状锯齿；叶柄长 3~8mm，被疏柔毛。轮伞花序具多花，半球形；苞片多数，针状；花萼窄管形，带紫红色，上唇 3 齿，长三角形，稍反折，下唇 2 齿，直伸，具芒尖；花冠紫红色，上唇先端微缺，下唇 3 裂；花盘平顶；子房无毛。小坚果黄褐色，倒卵球形。花期 5~8 月，果期 8~10 月。

适宜生境 生于山坡、草丛、路边、沟边、灌丛、林下。

资源状况 分布于马头山竹延山等地。常见。

入药部位 地上部分（断血流）。

采收加工 夏季开花前采收，除去泥沙，晒干。

功能主治 收敛止血。用于崩漏，尿血，鼻衄，牙龈出血，创伤出血。

细风轮菜 野薄荷、玉如意、野仙人草

Clinopodium gracile (Benth.) Matsum.

标本采集号：361028170424010LY

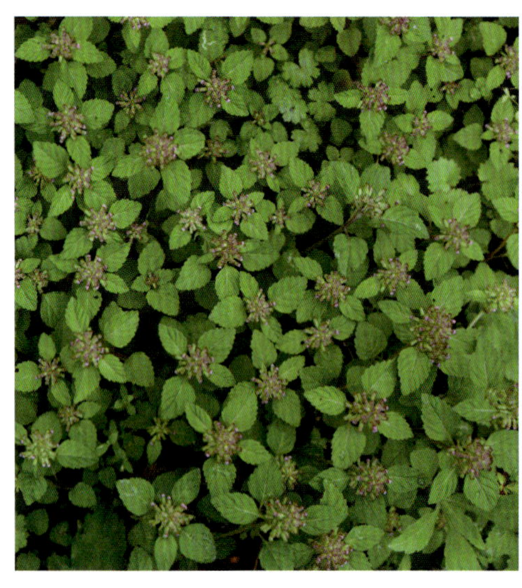
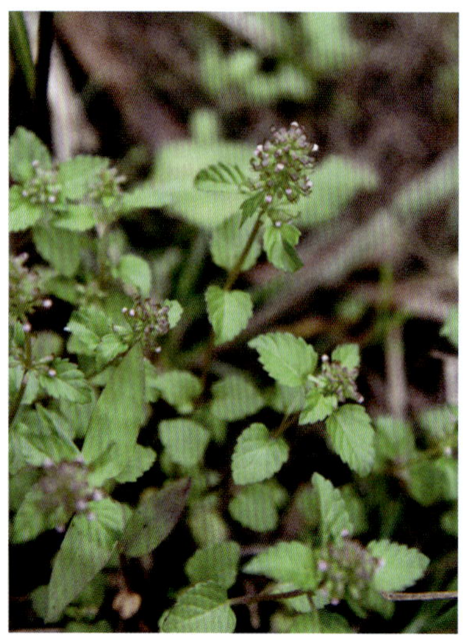
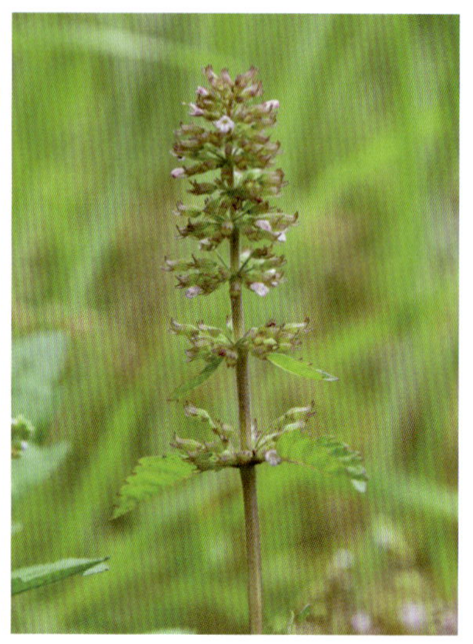

形态特征 一年生草本。茎多数，具匍匐茎。叶圆卵形至卵状披针形，由下至上渐狭，先端钝至尖，基部圆，疏生圆齿至锯齿；叶柄长 0.3~1.8cm，基部常染紫红色，密被短柔毛。轮伞花序具少花，组成短总状花序；花萼管形，基部圆；花冠白色或紫红色，上唇直伸，先端微缺，下唇 3 裂，中裂片较大；雄蕊 4，前对能育；子房无毛。小坚果卵球形，平滑。花期 6~8 月，果期 8~10 月。

适宜生境 生于路旁、沟边、空旷草地、林缘、灌丛中。

资源状况 分布于马头山各地。常见。

入药部位 全草（瘦风轮）。

采收加工 6~8 月采收全草，晒干或鲜用。

功能主治 清热解毒，消肿止痛。用于白喉，咽喉肿痛，肠炎，痢疾，乳腺炎，雷公藤中毒；外用于过敏性皮炎。

海州香薷 紫花香菜

Elsholtzia splendens Nakai ex F. Maekawa

标本采集号：361028181122003LY

形态特征 多年生草本。基部以上多分枝，褐黄紫色，被 2 行柔毛。叶卵状三角形或长圆状披针形，长 3~6cm，先端渐尖，基部楔形，下延至叶柄，疏生锯齿；叶柄长 0.5~1.5cm，被短柔毛。穗状花序长 3.5~4.5cm，偏向一侧；苞片近圆形或宽卵形，无毛，疏被腺点，带紫色；花梗长短，近无毛；花萼长 2~2.5mm，被白色短硬毛及腺点，萼齿三角形；花冠淡红紫色，近漏斗形，被柔毛。小坚果黑褐色，长圆形，长 1.5mm，被疣点。花、果期 9~11 月。

适宜生境　生于山坡路旁或草丛中。

资源状况　分布于马头山油榨窠等地。常见。

入药部位　带花地上部分（香薷）。

采收加工　夏、秋二季采收，当果实成熟时割取地上部分，晒干或阴干。

功能主治　发汗解暑，行水化湿，温胃调中。用于夏月感寒饮冷，头痛发热，恶寒无汗，胸痞腹痛，呕吐腹泻，水肿，脚气病。

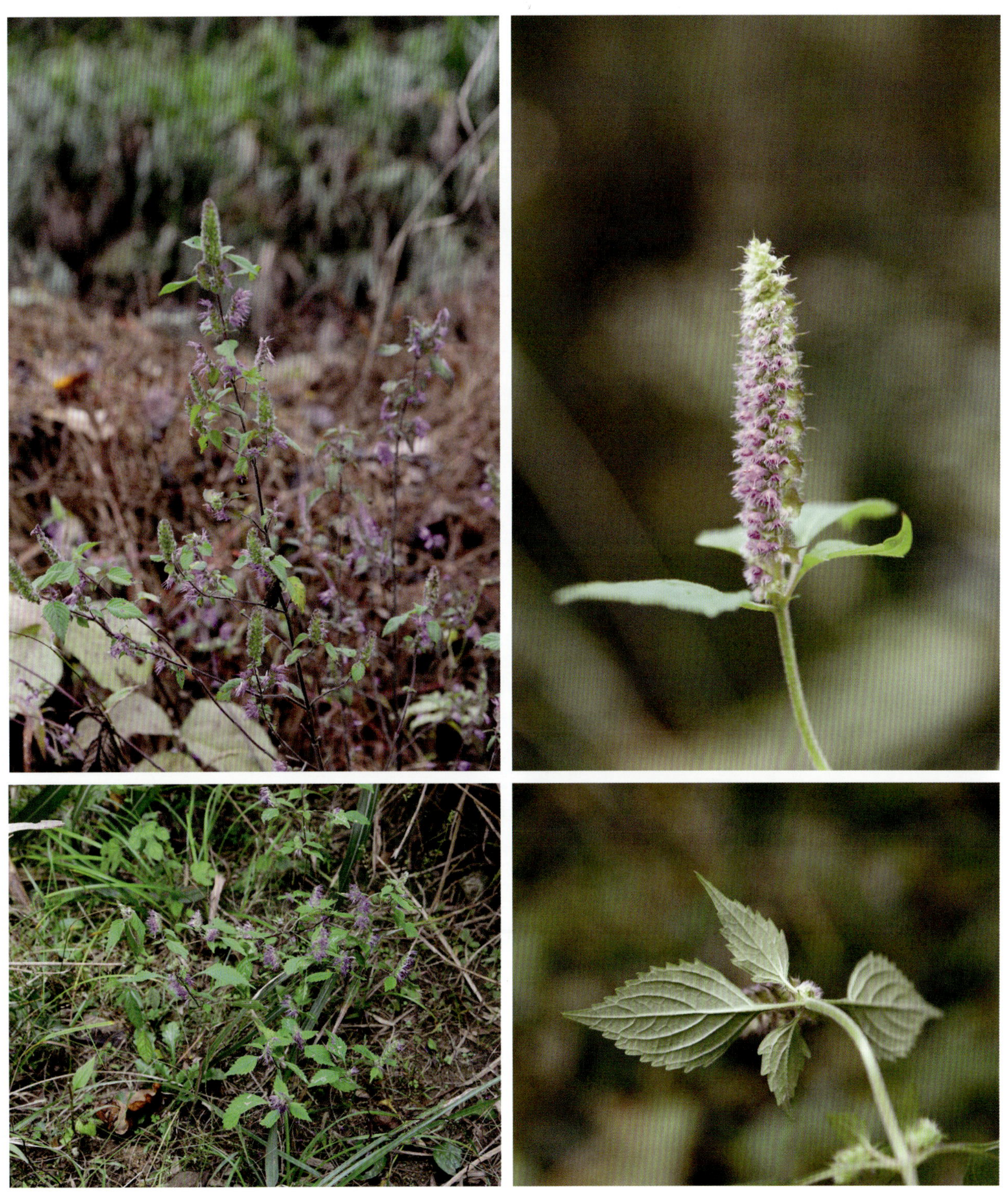

小野芝麻 假野芝麻

Galeobdolon chinense (Benth.) C. Y. Wu

标本采集号：361028170709001LY

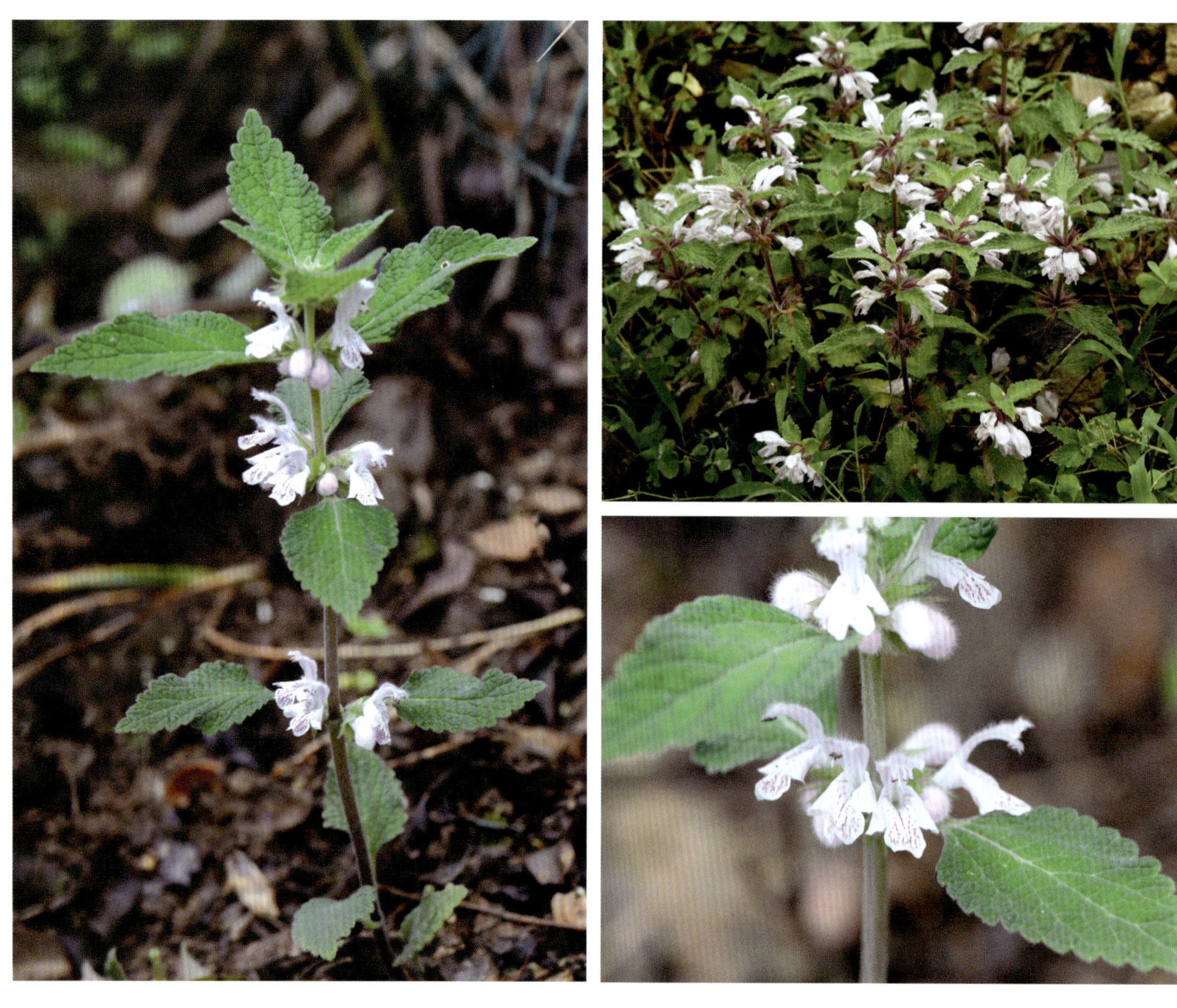

形态特征 一年生草本，有时具块根。茎四棱形，具槽，密被污黄色绒毛。叶卵形、卵状长圆形或宽披针形，长 1.5~4cm，基部宽楔形，具圆齿状锯齿，上面被平伏纤毛，下面被褐黄色绒毛；叶柄长 0.5~1.5cm。轮伞花序具 2~4 花；苞片线形；花萼管状钟形，密被线毛，萼齿披针形，长 4~6mm；花丝无毛，花药紫色；子房无毛。小坚果三棱状倒卵圆形，长约 2.1mm，直径 0.9mm，顶端截形。花期 3~5 月，果期在 6 月以后。

适宜生境 生于疏林中。

资源状况 分布于马头山鹰嘴岩等地。常见。

入药部位 块根（地绵绵）。

采收加工 夏季采挖，洗净，晒干。

功能主治 止血。用于外伤出血。

活血丹 连金钱、连钱草、破铜钱

Glechoma longituba (Nakai) Kupr.

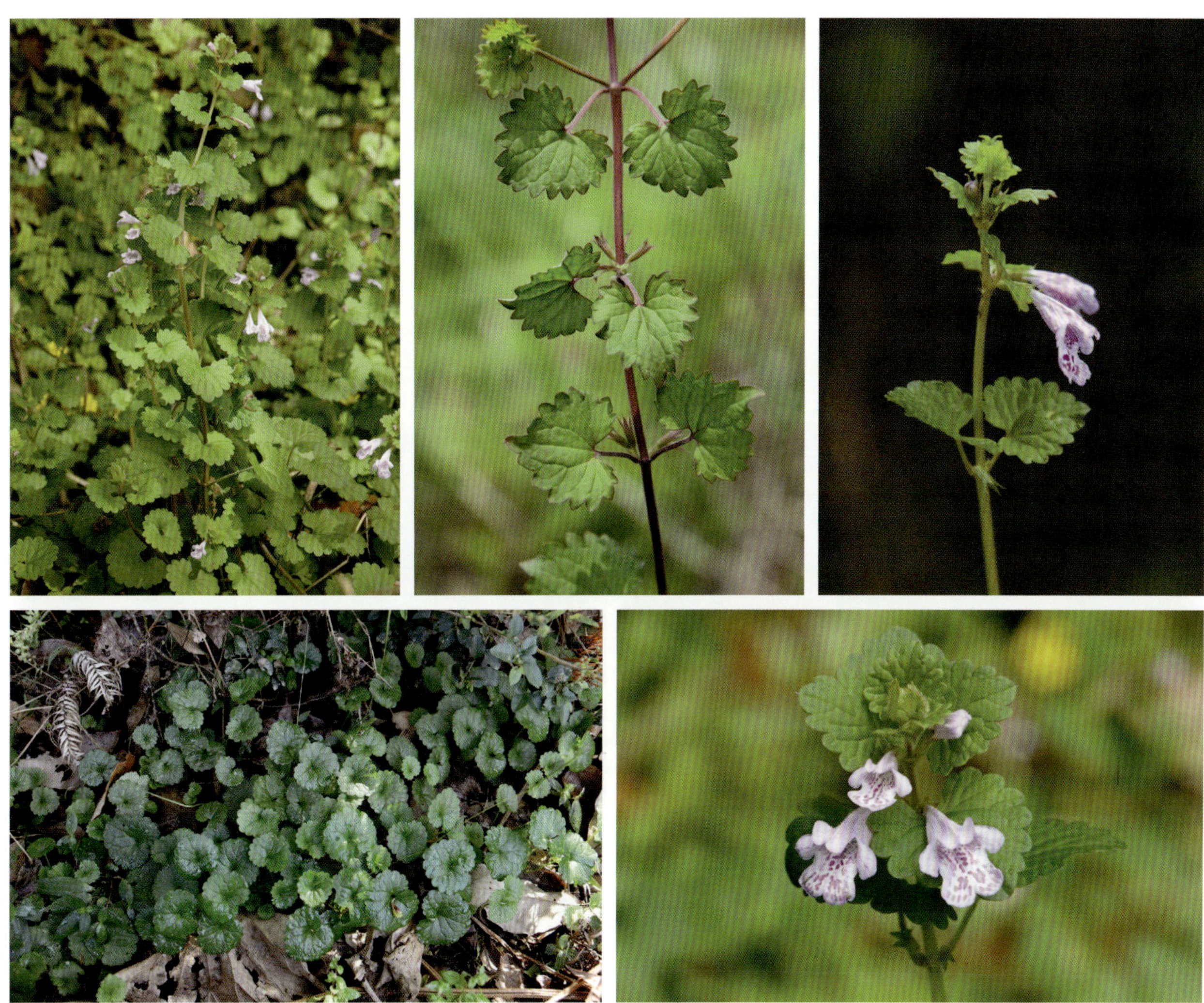

形态特征 多年生草本。茎基部带淡紫红色，幼嫩部分疏被长柔毛。下部叶较小，心形或近肾形，上部叶心形，长 1.8~2.6cm，具粗圆齿或粗齿状圆齿，上面疏被糙伏毛或微柔毛，下面带淡紫色，脉疏被柔毛或长硬毛；下部叶柄较叶片长 1~2 倍。轮伞花序具 2（~6）花；苞片及小苞片线形；花萼管形，被长柔毛；花冠蓝色或紫色，下唇具深色斑点，冠筒管状钟形。小坚果长约 1.5mm，顶端圆，基部稍三棱形。花期 4~5 月，果期 5~6 月。

适宜生境 生于林缘、疏林下、草地中、溪边等阴湿处。

资源状况 分布于马头山各地。常见。

入药部位 地上部分（连钱草）。

采收加工 春季至秋季采收，除去杂质，晒干。

功能主治 利湿通淋，清热解毒，散瘀消肿。用于热淋，石淋，湿热黄疸，疮痈肿痛，跌打损伤。

益母草 红花艾、坤草、三角小胡麻

Leonurus artemisia (Lour.) S. Y. Hu

标本采集号：361028170911019LY

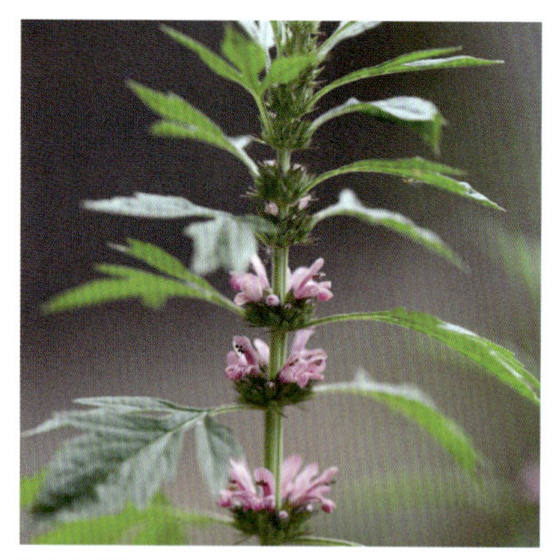
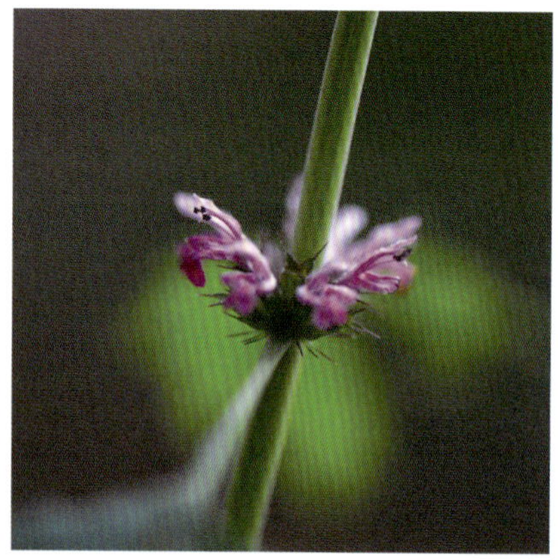
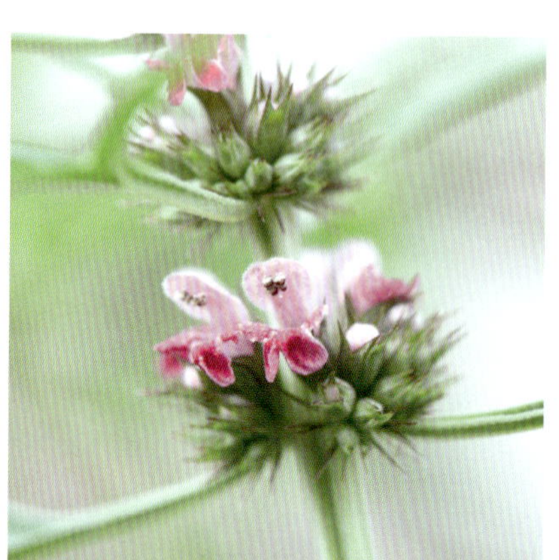
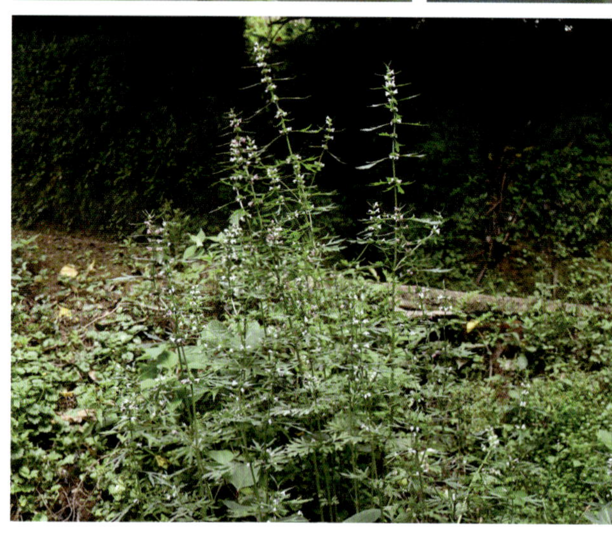
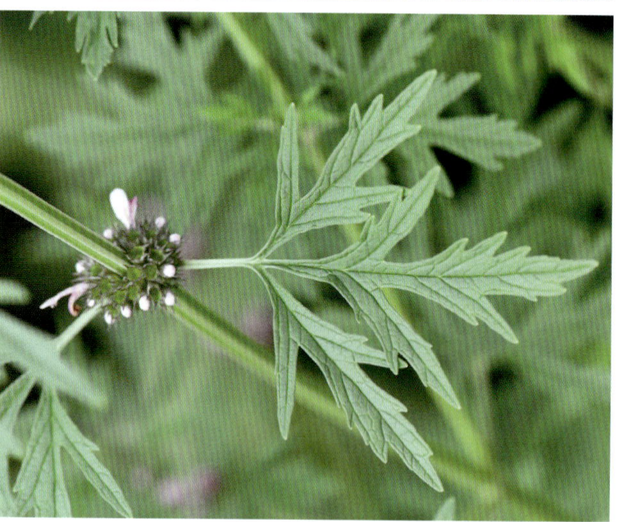

形态特征 一年生或二年生草本。主根密生须根。茎直立，钝四棱形，有倒向糙伏毛，多分枝。叶轮廓变化很大，茎下部叶轮廓为卵形，茎中部叶为菱形，较小。轮伞花序腋生，具 8~15 花，轮廓为圆球形，多数远离而组成长穗状花序；小苞片刺状，有微柔毛；花梗无；花萼管状钟形；花冠粉红色至淡紫红色，被柔毛；雄蕊 4；花盘平顶；子房褐色，无毛。小坚果长圆状三棱形，淡褐色，光滑。花期通常 6~9 月，果期 9~10 月。

适宜生境 生于多种生境，尤以阳处为多。

资源状况 分布于马头山笔架边等地。常见。

入药部位 地上部分（益母草）、果实（茺蔚子）。

采收加工 地上部分：鲜品春季幼苗期至初夏花前期采割；干品夏季茎叶茂盛、花未开或初开时采割，晒干或切段晒干。果实：秋季果实成熟时采割地上部分，晒干，打下果实，除去杂质。

功能主治 地上部分：活血调经，利尿消肿，清热解毒。用于月经不调，经闭痛经，恶露不净，水肿尿少，疮疡肿毒。果实：活血调经，清肝明目。用于月经不调，经闭痛经，目赤翳障，头晕胀痛。

薄 荷 南薄荷、夜息香、见肿消

Mentha haplocalyx Briq.

标本采集号：361028170911005LY

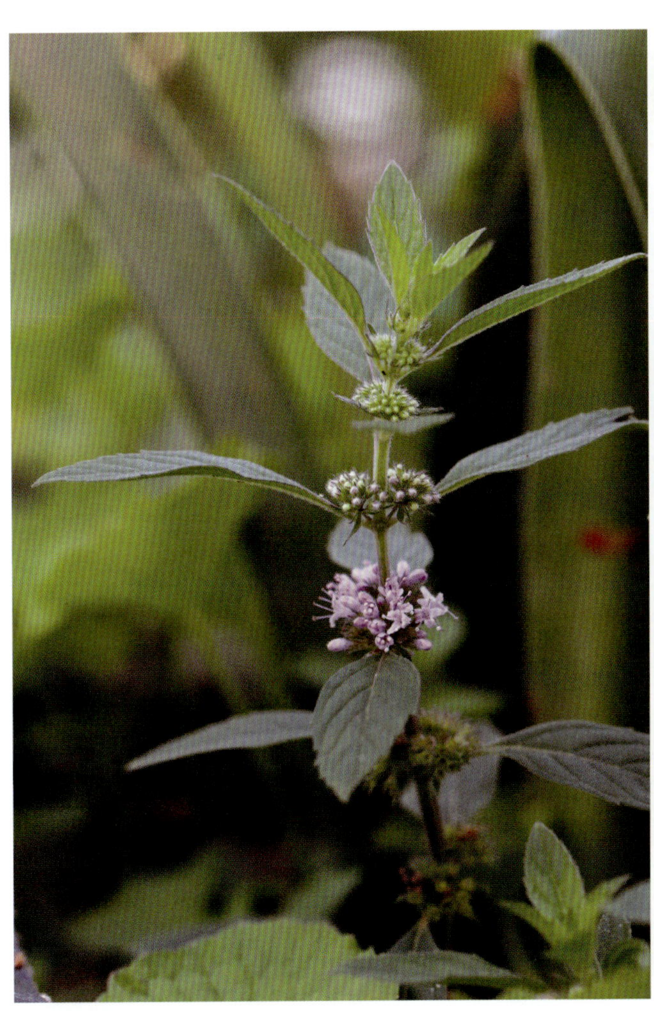
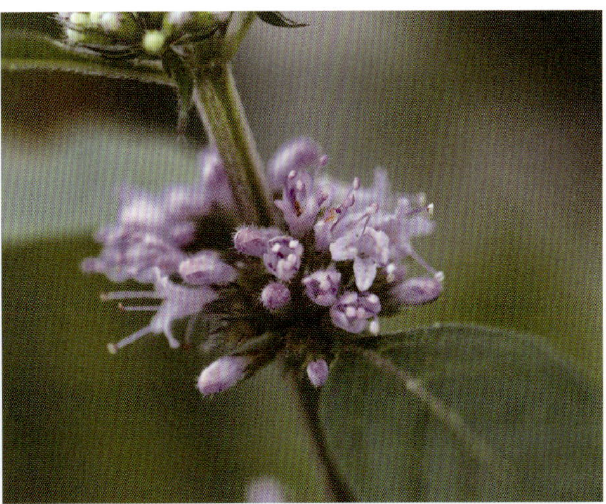
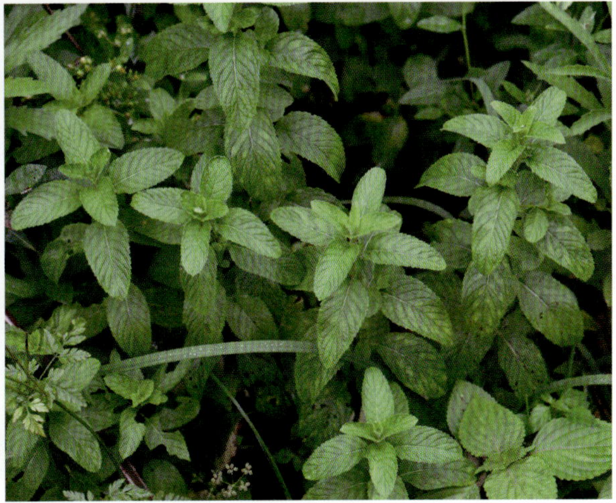

形态特征 多年生草本。茎直立，下部数节具纤细的须根及水平匍匐根状茎，锐四棱形，多分枝。叶片长圆状披针形、椭圆形或卵状披针形，稀长圆形，长 3~7cm，宽 0.8~3cm，边缘在基部以上疏生齿状锯齿；叶柄长 2~10mm，被微柔毛。轮伞花序腋生，轮廓球形；花梗纤细，长 2.5mm；花萼管状钟形；花冠淡紫色，长 4mm；雄蕊 4；花盘平顶。小坚果卵珠形，黄褐色，具小腺窝。花期 7~9 月，果期 10 月。

适宜生境 生于水旁潮湿地，常见栽培。

资源状况 分布于马头山笔架边等地。少见。

入药部位 地上部分（薄荷）。

采收加工 夏、秋二季茎叶茂盛或花开至三轮时，选晴天，分次采割，晒干或阴干。

功能主治 疏散风热，清利头目，利咽，透疹，疏肝行气。用于风热感冒，风温初起，头痛，目赤，喉痹，口疮，风疹，麻疹，胸胁胀闷。

石香薷 青香薷、香薷草、细叶香薷

Mosla chinensis Maxim.

标本采集号：361028170911002LY

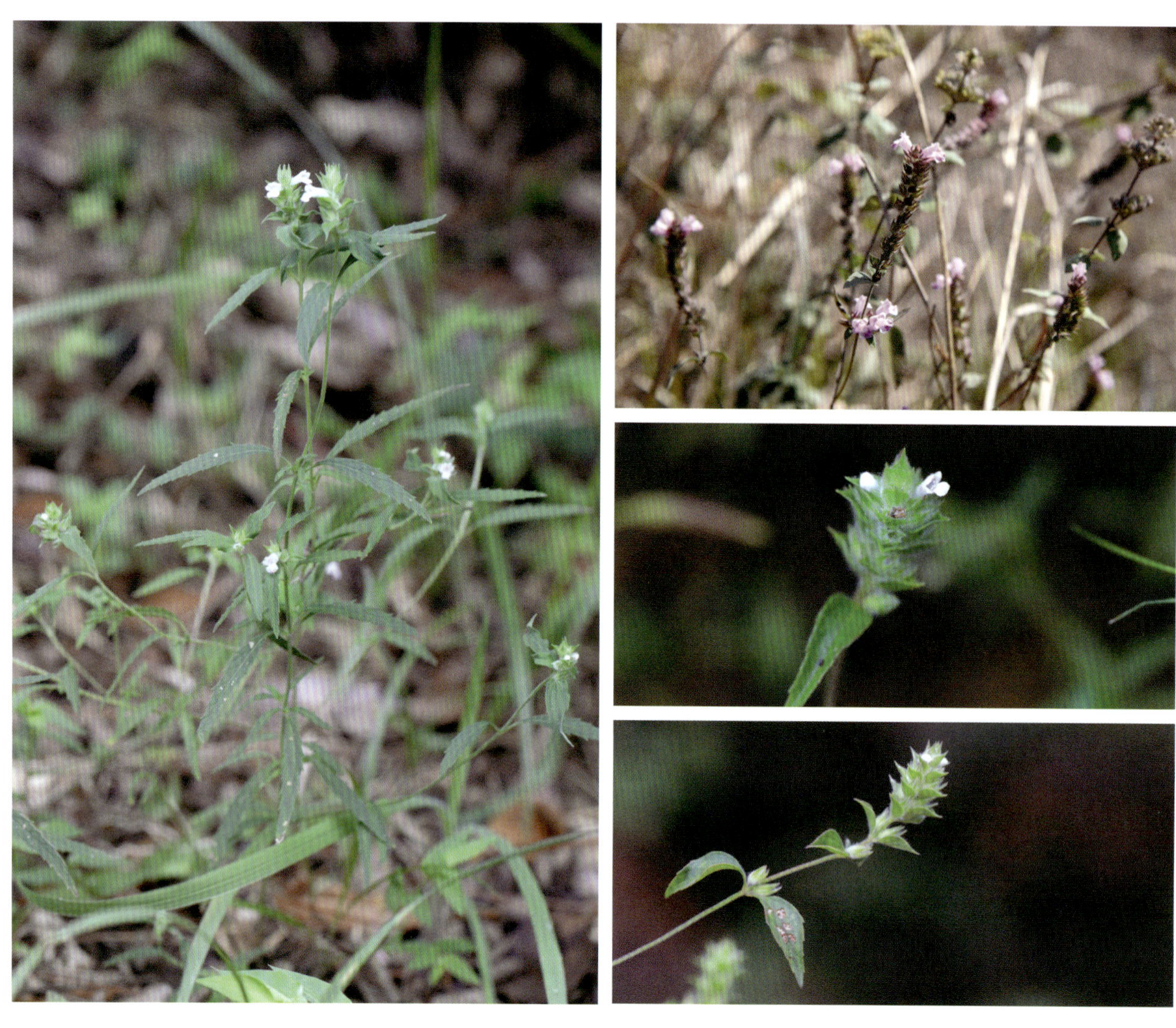

形态特征 一年生草本。茎基部多分枝或不分枝，被白色柔毛。叶线状长圆形或线状披针形，长1.3~3.3cm，基部楔形，疏生浅齿，两面疏被短柔毛及腺点；叶柄长3~5mm，疏被短柔毛。总状花序头状，长1~3cm；苞片覆瓦状排列或疏散排列，倒卵圆形，被柔毛；花梗疏被短柔毛；花萼长约3mm，被白色绵毛及腺体，萼齿5，钻形；花冠紫红色、淡红色或白色；雄蕊及雌蕊内藏。小坚果灰褐色，球形，直径1.2mm，无毛，具深雕纹。花期6~9月，果期7~11月。

适宜生境 生于草坡或林下。

资源状况 分布于马头山笔架边等地。常见。

入药部位 地上部分（香薷）。

采收加工 夏季茎叶茂盛、花盛时采割，除去杂质，阴干。

功能主治 发汗解表，化湿和中。用于暑湿感冒，恶寒发热，头痛无汗，腹痛吐泻，水肿，小便不利。

小鱼仙草 大叶香薷、野香薷、野荆芥

Mosla dianthera (Buch.-Ham.) Maxim.

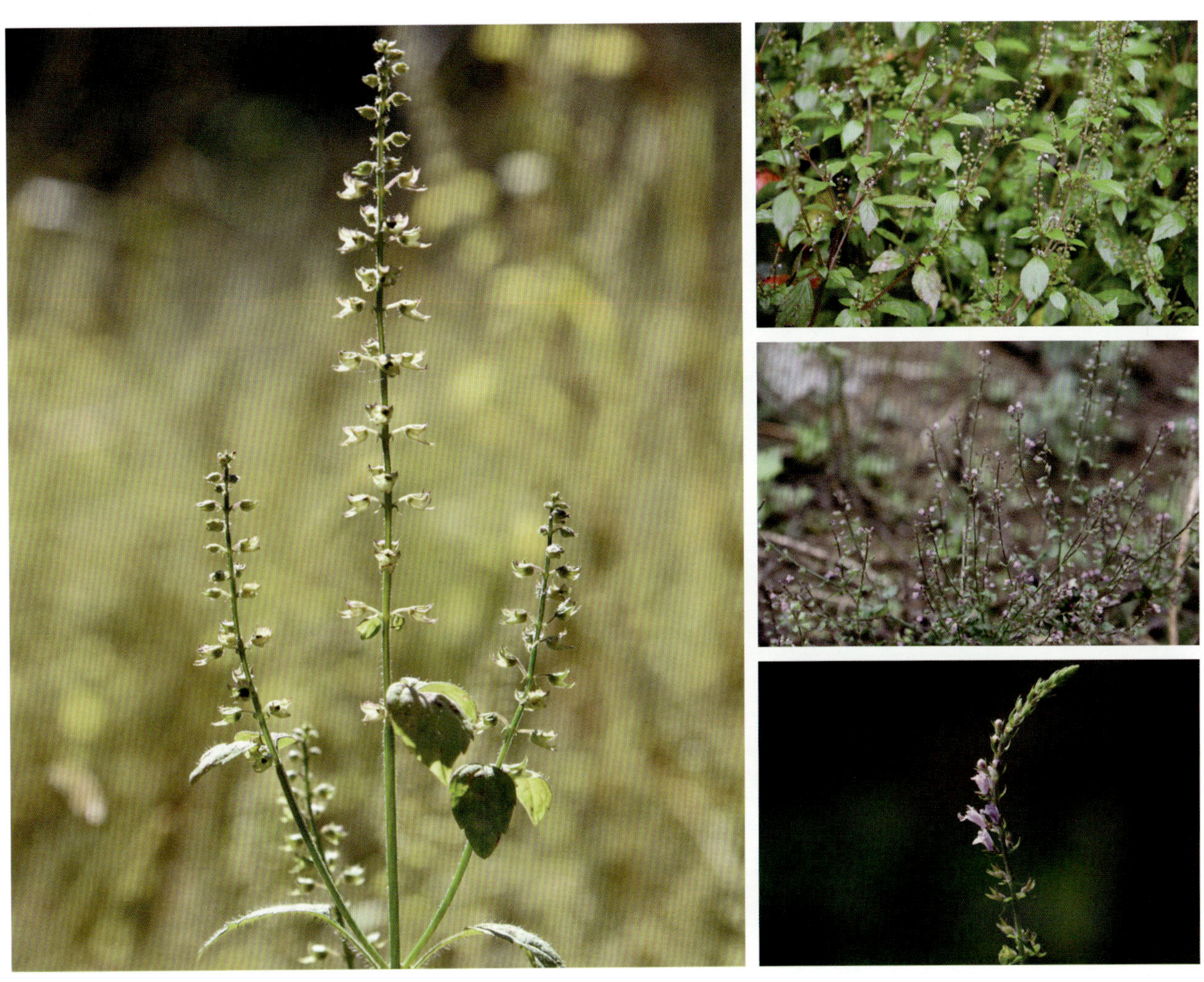

形态特征 一年生草本。茎高达 1m，近无毛，多分枝。叶卵状披针形或菱状披针形，长 1.2~3.5cm，先端渐尖或急尖，基部渐狭，疏生尖齿，上面无毛或近无毛，下面无毛，疏被腺点；叶柄长 0.3~1.8cm，腹面被微柔毛。总状花序多数，序轴近无毛；苞片针形或线状披针形，近无毛；花梗长约 1mm，被微柔毛；花萼长约 2mm，脉被细糙硬毛；花冠淡紫色，长 4~5mm，被微柔毛。小坚果灰褐色，近球形，直径 1~1.6mm，被疏网纹。花、果期 5~11 月。

适宜生境 生于山坡、路旁或水边。

资源状况 分布于马头山各地。常见。

入药部位 全草（热痱草）。

采收加工 夏、秋二季采收全草，晒干或鲜用。

功能主治 发表祛暑，利湿和中，消肿止血，祛风止痒。用于风寒感冒，阴暑头痛，恶心，脘腹疼痛，白痢，水肿，衄血，痔血，疮疖，阴痒，湿疹，痱毒，外伤出血，蛇虫咬伤。

石荠苎 痱子草、土荆芥、紫花草

Mosla scabra (Thunb.) C. Y. Wu et H. W. Li

标本采集号：361028170910029LY

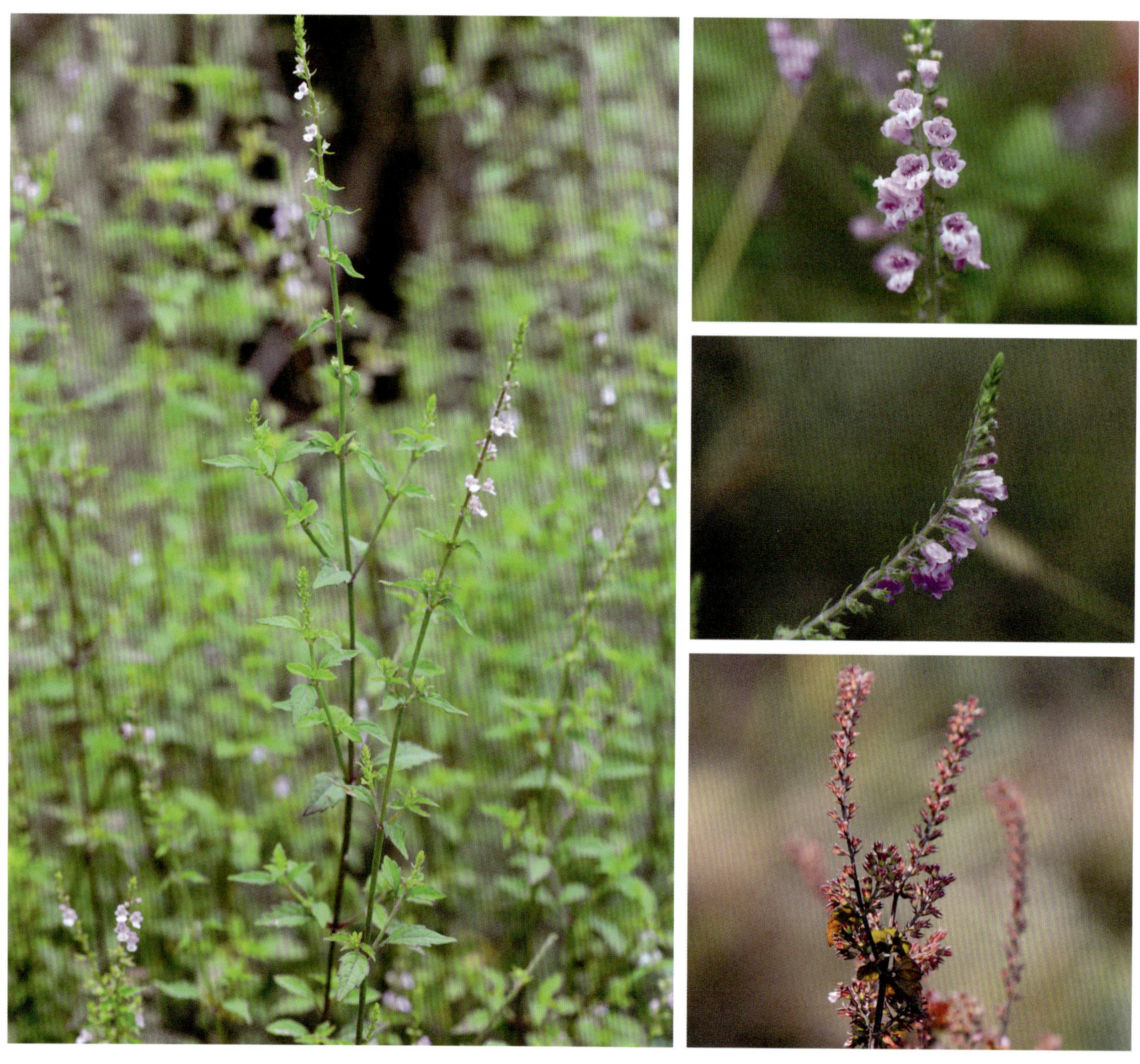

形态特征 一年生草本。茎高20~100cm，多纤细分枝，茎、枝均四棱形，密被短柔毛。叶卵形或卵状披针形，长1.5~3.5cm，宽0.9~1.7cm；叶柄长3~20mm，被短柔毛。总状花序生于主茎及侧枝上，长2.5~15cm；苞片卵形，长2.7~3.5mm；花梗与花序轴密被灰白色小疏柔毛；花萼钟形，外被疏柔毛，二唇形；花冠粉红色，长4~5mm，外面被微柔毛；雄蕊4；花盘前方呈指状膨大。小坚果黄褐色，球形，直径约1mm，具深雕纹。花期5~11月，果期9~11月。

适宜生境 生于山坡、路旁或灌丛。

资源状况 分布于马头山白沙坑等地。常见。

入药部位 全草（石荠苎）。

采收加工 7~8 月采收，晒干或鲜用。

功能主治 疏风解表，清暑除温，解毒止痒。用于感冒头痛，咳嗽，中暑，风疹炎，痢疾，痔血，血崩，热痱，湿疹，肢癣，蛇虫咬伤。

紫 苏 桂荏、荏、白苏

Perilla frutescens (L.) Britt.

标本采集号：361028170912005LY

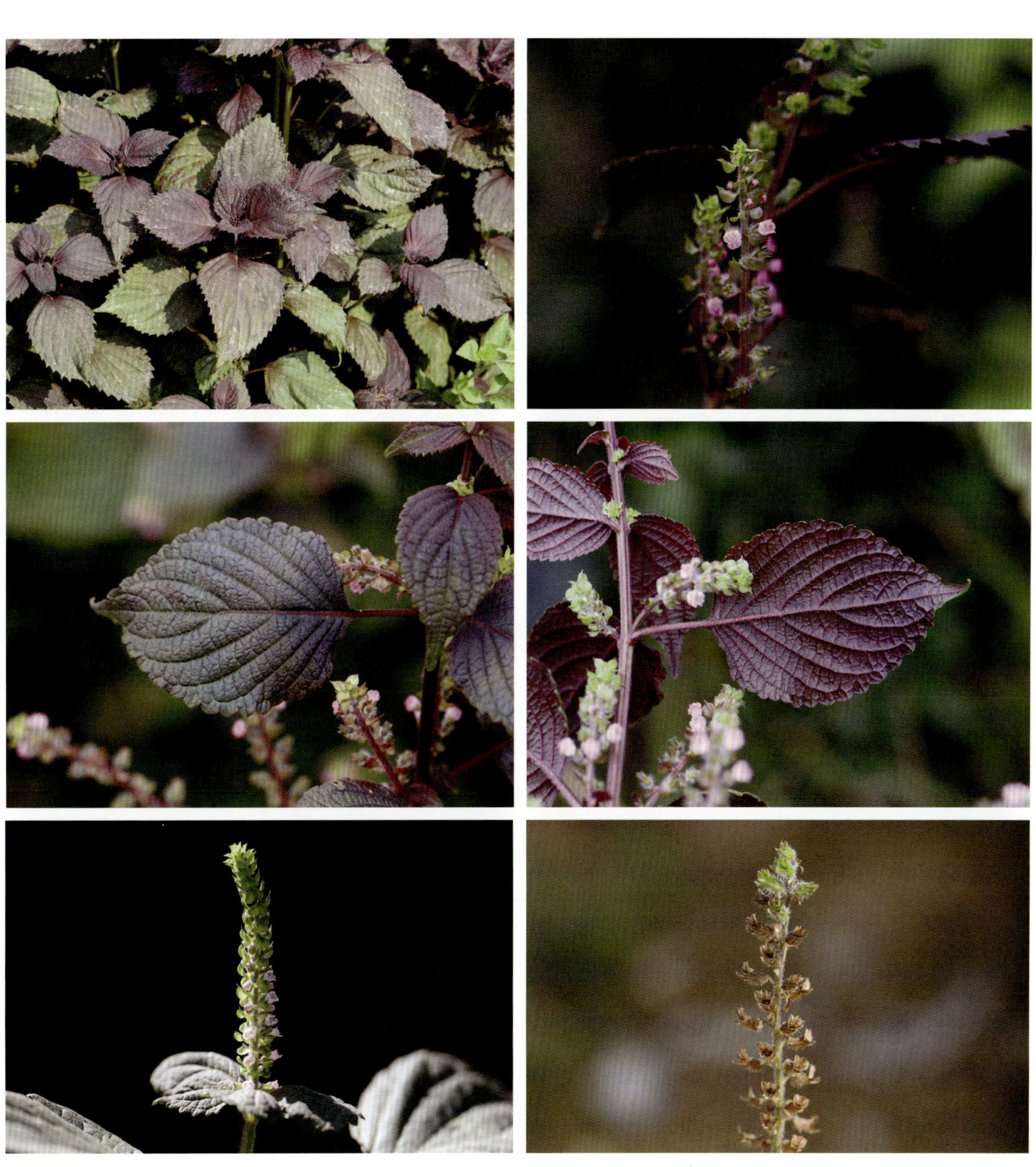

形态特征 一年生草本。茎绿或紫色，密被长柔毛。叶宽卵形或圆形，长 7~13cm，先端尖或骤尖，基部圆或宽楔形，具粗锯齿，被柔毛；叶柄长 3~5cm，被长柔毛。轮伞总状花序密被长柔毛；苞片宽卵形或近圆形，具短尖，被红褐色腺点，无毛；花梗长约 1.5mm，密被柔毛；花萼长约 3mm，直伸，下部被长柔毛及黄色腺点；花冠长 3~4mm，稍被微柔毛。小坚果灰褐色，近球形。花、果期 8~12 月。

适宜生境 生于山地路旁、村边荒地，或栽培于舍旁。

资源状况 分布于马头山竹延山等地。常见。

入药部位 茎（紫苏梗）、叶（紫苏叶）、果实（紫苏子）。

采收加工 茎：秋季果实成熟后采割，除去杂质，晒干或趁鲜切片晒干。叶：夏季枝叶茂盛时采收，除去杂质，晒干。果实：秋季果实成熟时采收，除去杂质，晒干。

功能主治 茎：理气宽中，止痛，安胎。用于胸膈痞闷，胃脘疼痛，嗳气呕吐，胎动不安。叶：解表散寒，行气和胃。用于风寒感冒，咳嗽呕恶，妊娠呕吐，食鱼蟹中毒。果实：降气消痰，平喘，润肠。用于痰壅气逆，咳嗽气喘，肠燥便秘。

回回苏 鸡冠紫苏

Perilla frutescens (L.) Britt. var. *crispa* (Thunb.) Hand. -Mazz.

标本采集号：361028180826007LY

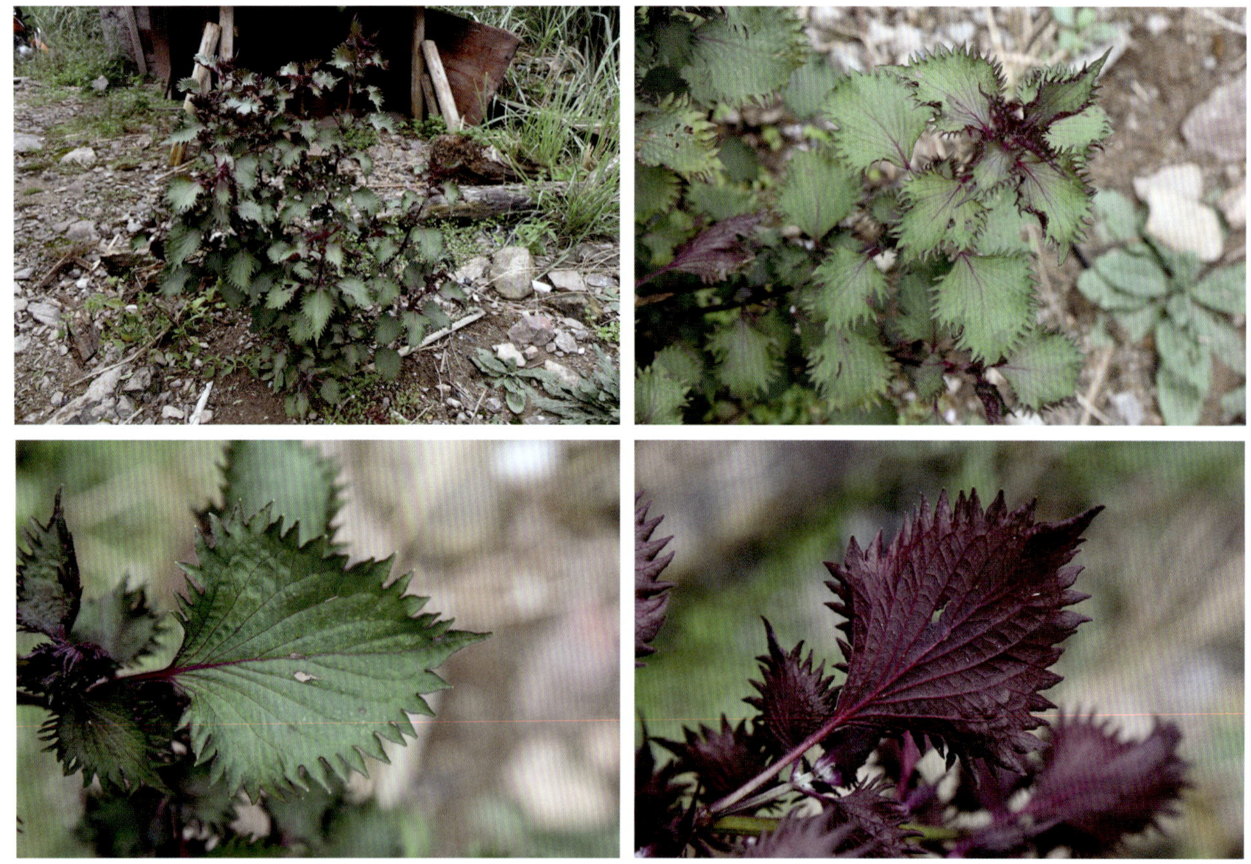

形态特征 一年生草本。茎绿色或紫色，密被长柔毛。叶宽卵形或圆形，长 7~13cm，先端尖或骤尖，基部圆或宽楔形，叶具狭而深的锯齿，常为紫色，被柔毛；叶柄长 3~5cm，被长柔毛。轮伞总状花序密被长柔毛；苞片宽卵形或近圆形，具短尖，被红褐色腺点，无毛；花梗长约 1.5mm，密被柔毛；花萼长约 3mm，直伸，下部被长柔毛及黄色腺点；花冠长 3~4mm，稍被微柔毛。小坚果灰褐色，近球形，果萼较小。花、果期 8~12 月。

适宜生境 生于山地路旁、村边荒地。

资源状况 分布于马头山东山坪等地。常见。

入药部位 叶或带叶小软枝（紫苏叶）。

采收加工 枝叶茂盛时收割，摊在地上或悬于通风处阴干，干后将叶摘下即可。

功能主治 散寒解表，宣肺化痰，行气和中，安胎，解鱼蟹毒。用于风寒表证，咳嗽痰多，胸脘胀满，恶心呕吐，腹痛吐泻，胎气不和，妊娠恶阻，食鱼蟹中毒。

夏枯草 夕句、乃东、燕面

Prunella vulgaris L.

标本采集号：361028170427024LY

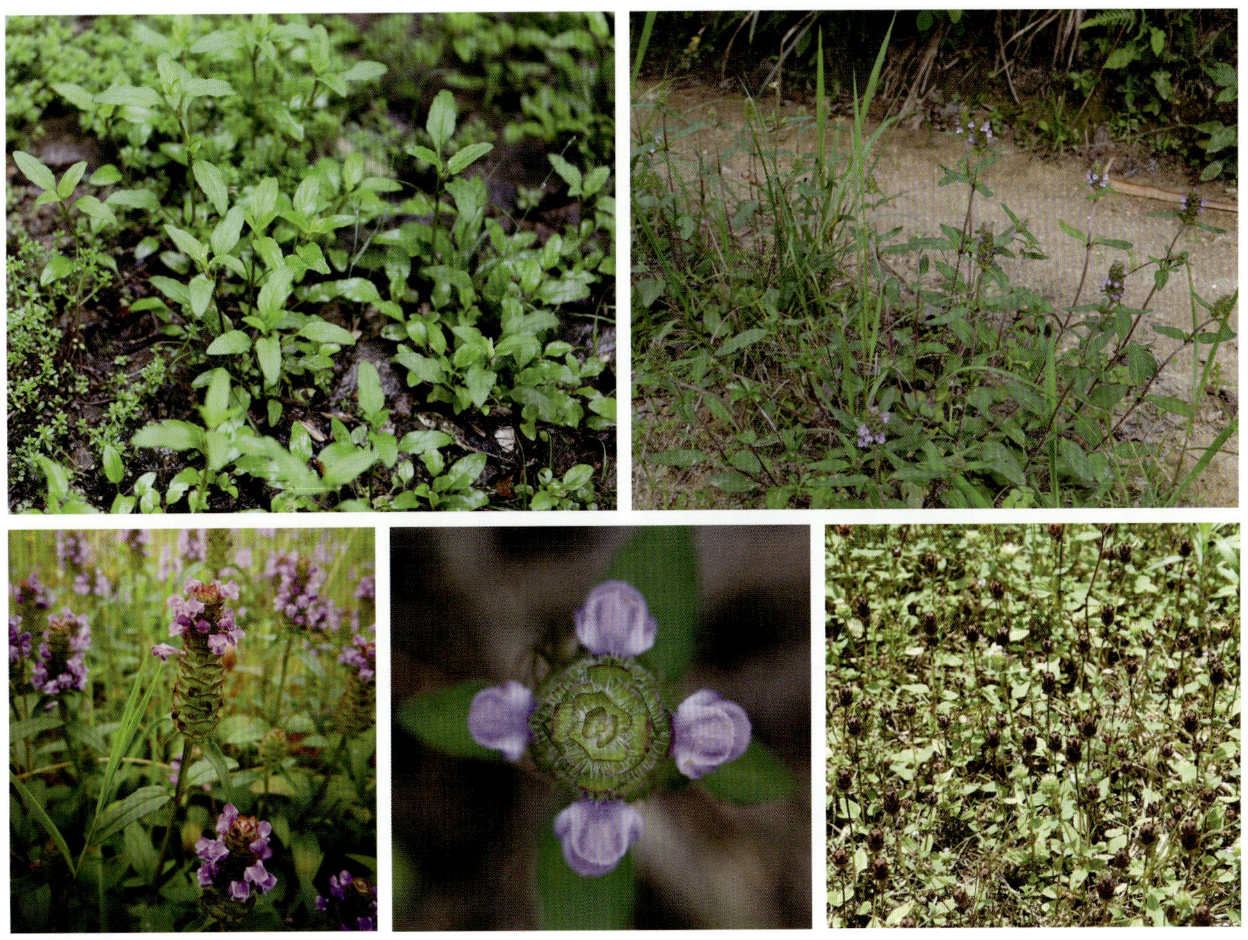

形态特征 多年生草本。茎基部多分枝，紫红色。叶卵状长圆形或卵形，先端钝，基部圆、平截或宽楔形，下延，具浅波状齿或近全缘。穗状花序；苞叶近卵形，苞片淡紫色，宽心形；花萼钟形；花冠紫色、蓝紫色或红紫色，上唇近圆形，稍盔状，下唇中裂片近心形，具流苏状小裂片；前对雄蕊长；花盘近平顶；子房无毛。小坚果长圆状卵球形，长 1.8mm，宽约 0.9mm，微具沟纹。花期 4~6 月，果期 7~10 月。

适宜生境 生于荒坡、草地、溪边及路旁等湿润地上。

资源状况 分布于马头山竹延山等地。常见。

入药部位 果穗（夏枯草）。

采收加工 夏季果穗呈棕红色时采收，除去杂质，晒干。

功能主治 清肝泻火，明目，散结消肿。用于目赤肿痛，目珠夜痛，头痛眩晕，瘰疬，瘿瘤，乳痈，乳癖，乳房胀痛。

香茶菜 蛇总管、铁棱角、盘龙七

Rabdosia amethystoides (Benth.) Hara

标本采集号：361028170912015LY

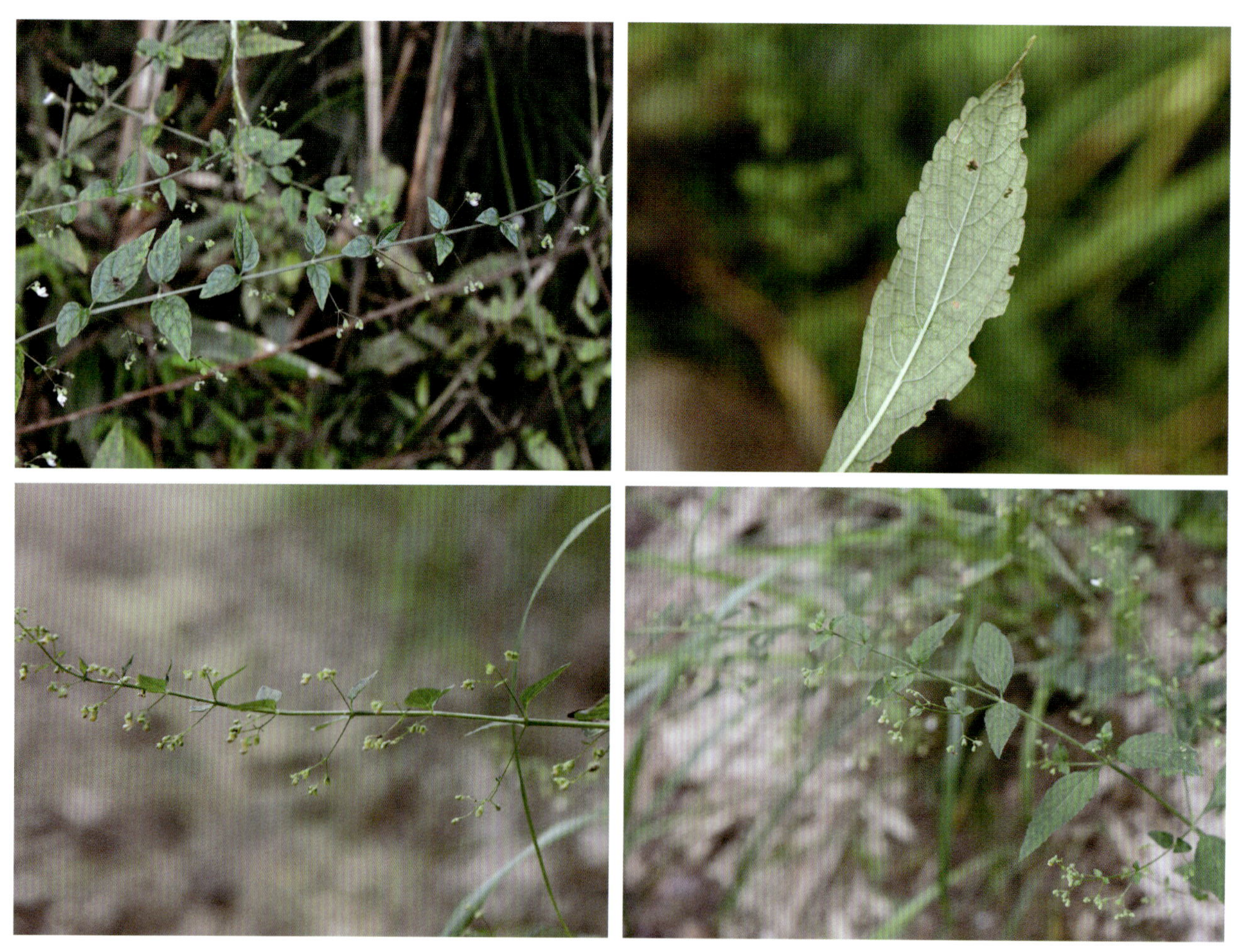

形态特征 多年生草本。根状茎肥大，疙瘩状，木质。茎高 0.3~1.5m，四棱形，具槽，密被柔毛。叶生于主茎中、下部的较大，生于侧枝及主茎上部的较小，边缘除基部全缘外具圆齿，上面榄绿色，均密被小腺点。花序为由聚伞花序组成的顶生圆锥花序；花冠白色、蓝白色或紫色。成熟小坚果卵形，长约 2mm，宽约 1.5mm，黄栗色，被黄色及白色腺点。花期 6~10 月，果期 9~11 月。

适宜生境 生于林下或草丛中的湿润处。

资源状况 分布于马头山各地。常见。

入药部位 根（香茶菜根）、地上部分（香茶菜）。

采收加工 根：夏、秋二季采挖，洗净，鲜用或切片晒干。地上部分：6~10 月开花时割取地上部分，晒干，或随采随用。

功能主治 根：清热解毒，祛瘀止痛。用于毒蛇咬伤，疮疖肿毒，筋骨酸痛，跌打损伤，烫火伤。地上部分：清热利湿，活血散瘀，解毒消肿。用于湿热黄疸，淋证，水肿，咽喉肿痛，关节痹痛，闭经，乳痛，痔疮，发背，跌打损伤，毒蛇咬伤。

南丹参 赤参、红根、紫丹参

Salvia bowleyana Dunn

标本采集号：361028170424026LY

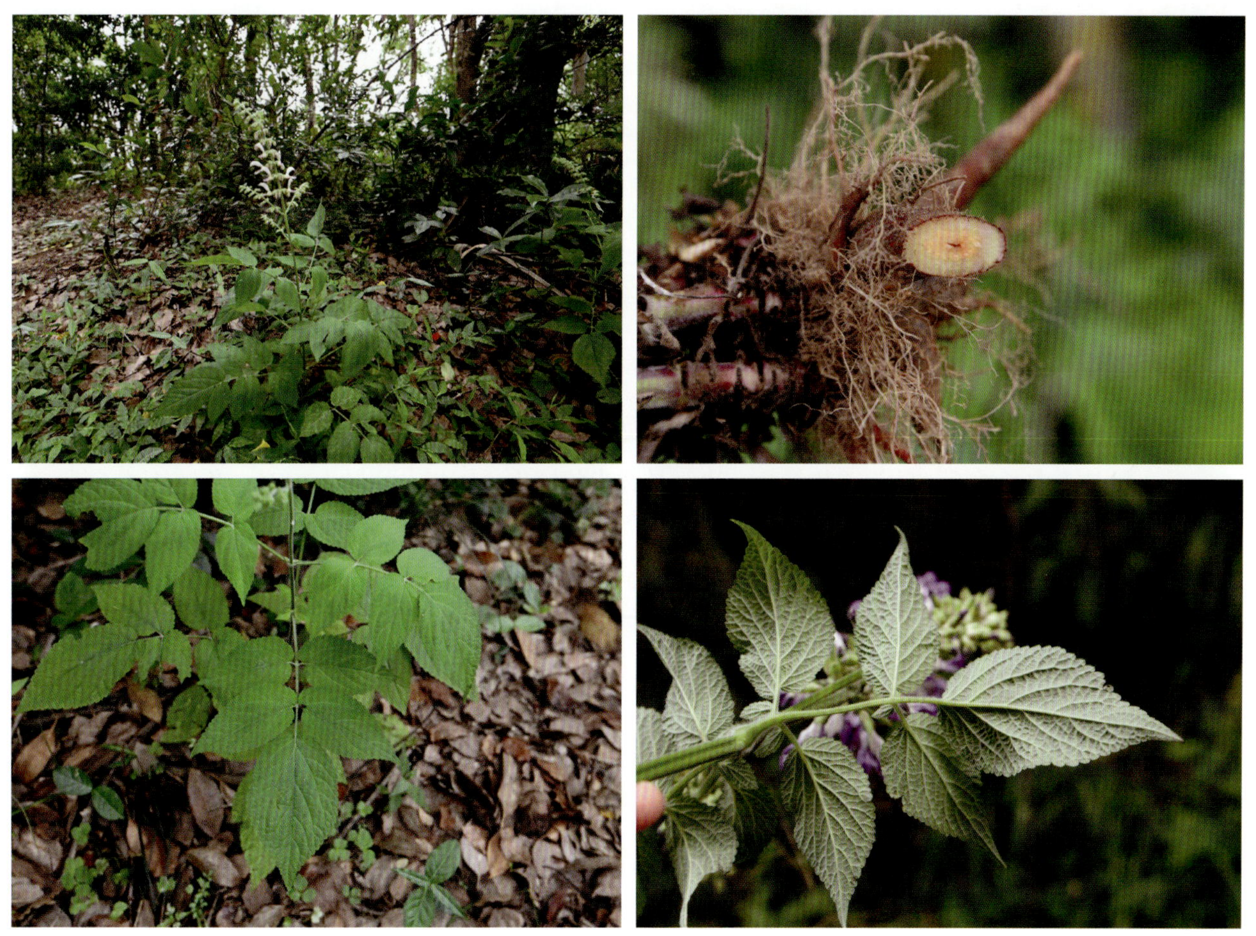

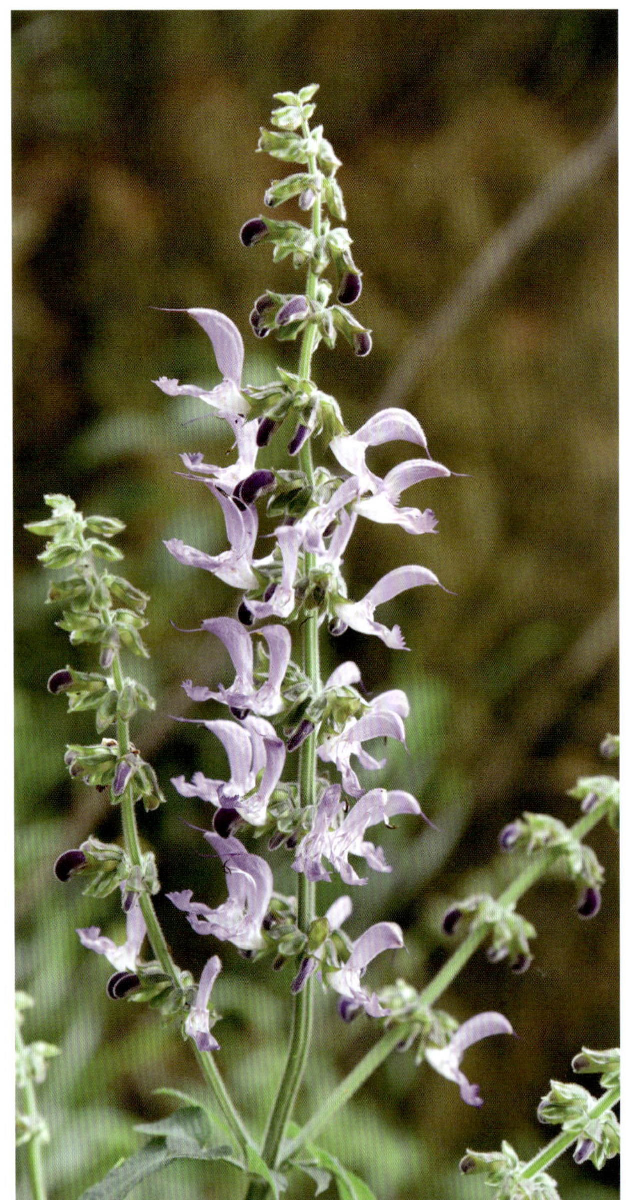

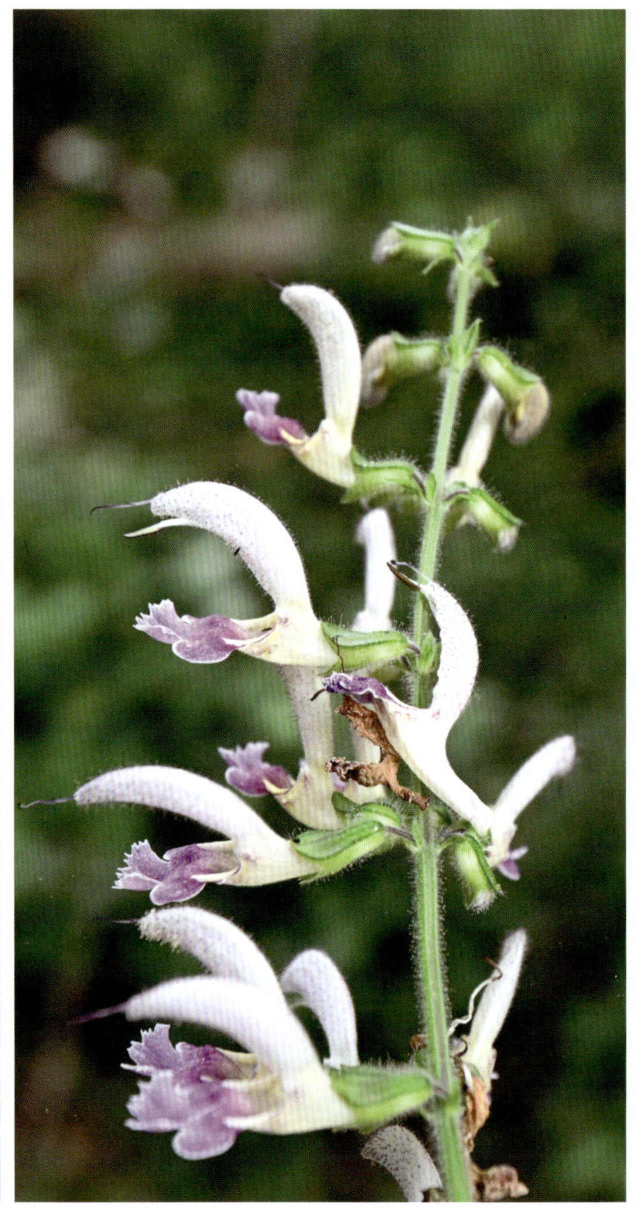

形态特征 多年生草本。根肥厚，外表红赤色，切面淡黄色。茎粗大，高约 1m，钝四棱形，具四槽，被下向长柔毛。叶为羽状复叶，边缘具圆齿状锯齿或锯齿，侧脉 5~6 对；叶柄长 4~6cm，腹凹背凸，被长柔毛。轮伞花序 8 至多花，组成长 14~30cm 的顶生总状花序或总状圆锥花序；花萼筒形；花冠淡紫色、紫色至蓝紫色。小坚果椭圆形，长约 3mm，褐色，顶端有毛。花期 3~7 月。

适宜生境 生于山地、山谷、路旁、林下或水边。

资源状况 分布于马头山各地。常见。

入药部位 根（南丹参）。

采收加工 秋季采挖，除去茎叶及须根，洗净，晒干。

功能主治 活血化瘀，调经止痛。用于胸痹绞痛，心烦，心悸，脘腹疼痛，月经不调，痛经，经闭，产后瘀滞腹痛，崩漏，肝脾肿大，关节痛，疝气痛，疮肿。

血盆草 翻背红、叶下红、红青菜

Salvia cavaleriei Lévl. var. *simplicifolia* Stib.

标本采集号：361028170708024LY

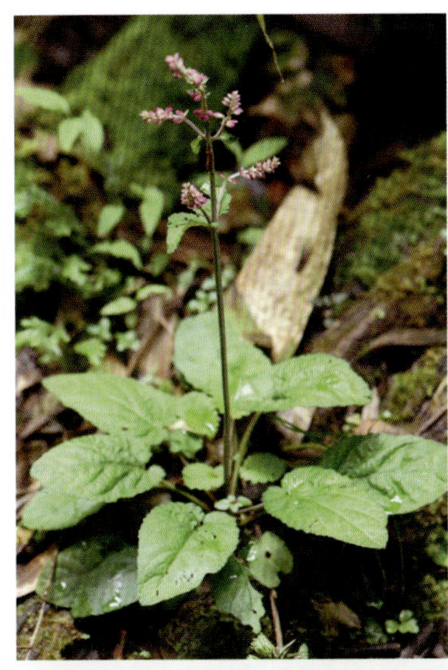
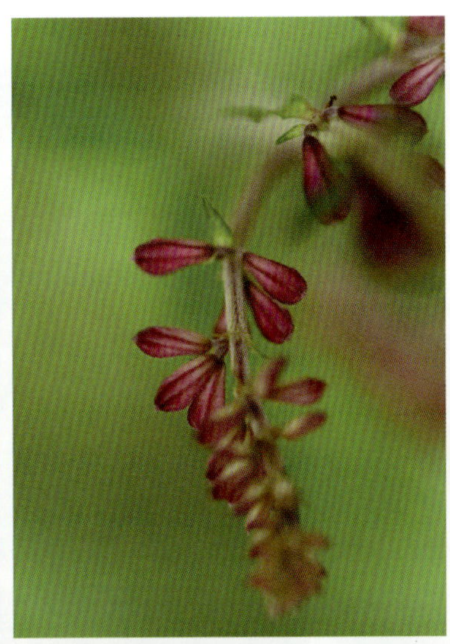
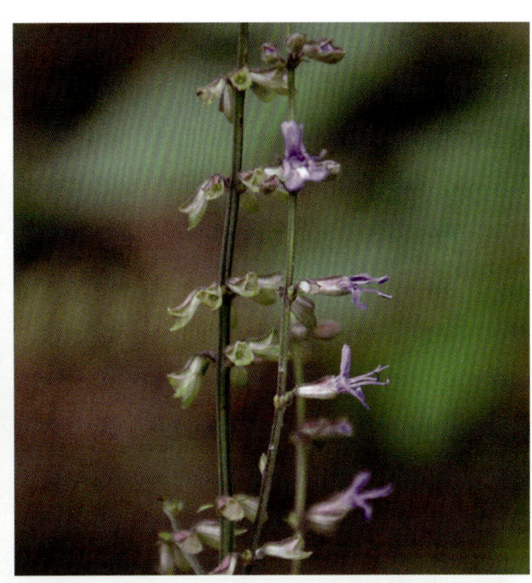
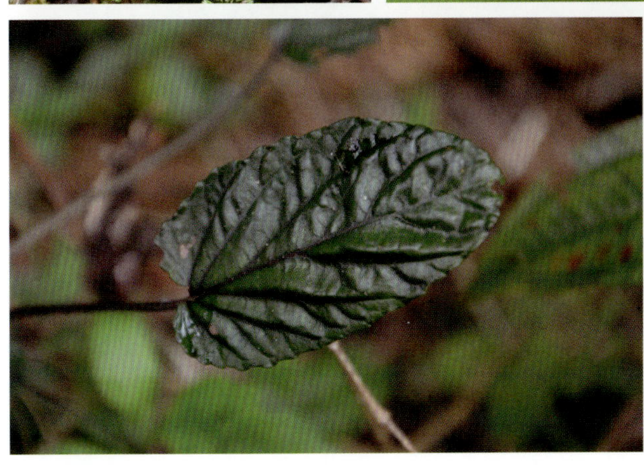
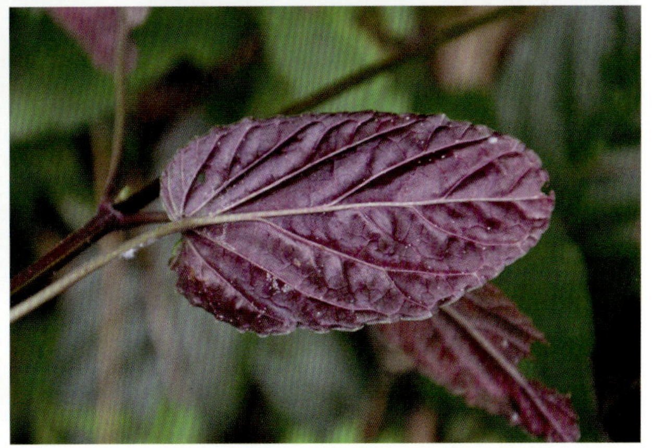

形态特征 一年生草本。主根粗短，多分枝。茎高 12~32cm，四棱形，青紫色。叶全部基出或稀在茎最下部着生，通常为单叶，心状卵圆形或心状三角形，稀三出叶，叶片长 3.5~10.5cm，宽约为长的 1/2，无毛或被疏柔毛；叶柄常比叶片长，无毛或被开展疏柔毛。花序被极细贴生疏柔毛，无腺毛，轮伞花序组成顶生总状花序；花紫色或紫红色。小坚果长椭圆形，长 0.8mm，黑色，无毛。花期 7~9 月。

适宜生境 生于山坡、林下或沟边。

资源状况 分布于马头山各地。常见。

入药部位 全草（血盆草）。

采收加工 全年均可采收，洗净，鲜用或晒干。

功能主治 凉血止血，活血消肿，清热利湿。用于咯血，吐血，鼻出血，崩漏，创伤出血，跌打伤痛，疮痈疖肿，湿热泻痢，带下病。

荔枝草 荠宁、雪见草、癞子草

Salvia plebeia R. Br.

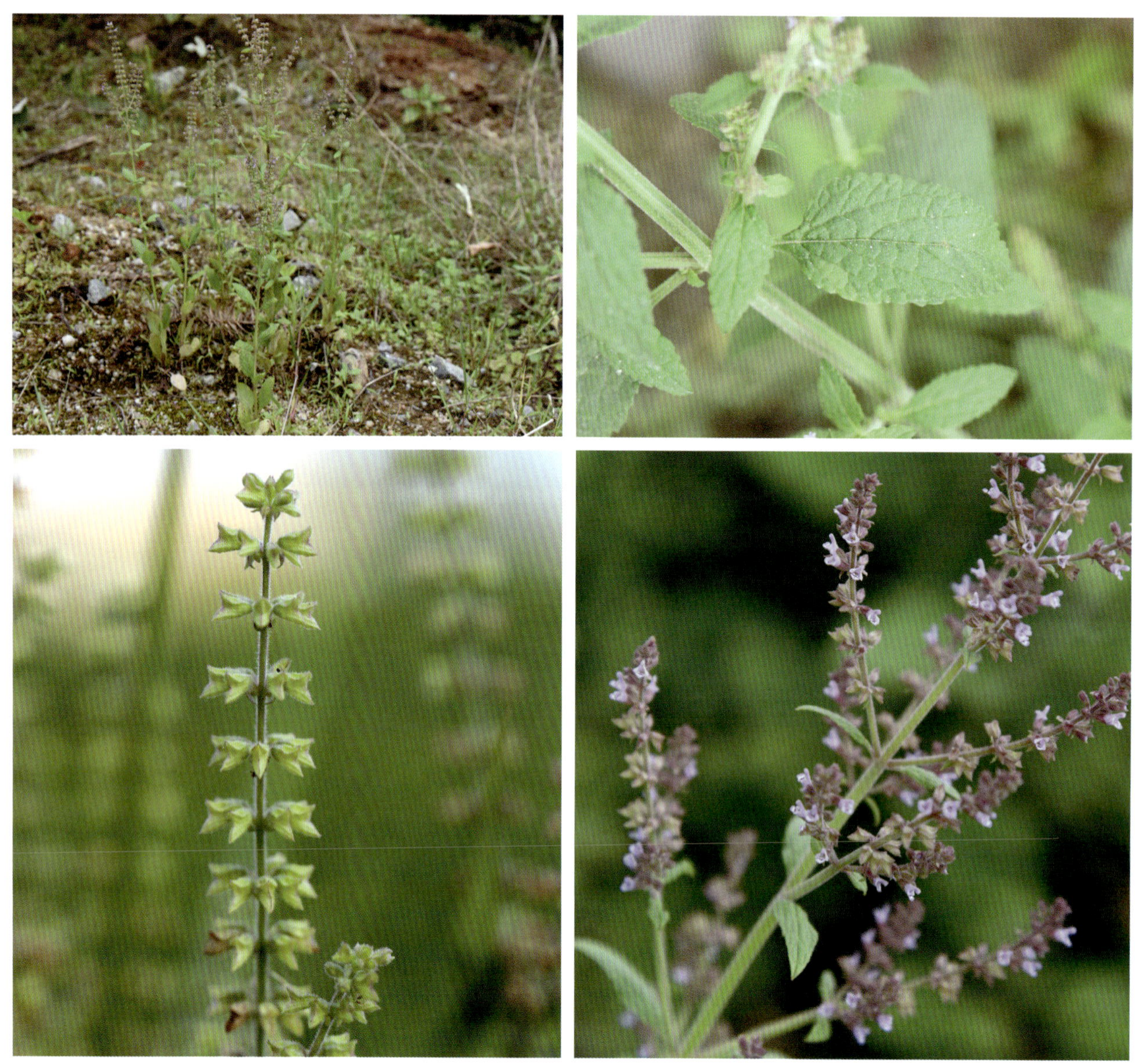

形态特征 一年生草本。主根肥厚，向下直伸。茎直立，高 15~90cm，多分枝，被向下的灰白色疏柔毛。叶椭圆状卵圆形或椭圆状披针形，长 2~6cm，宽 0.8~2.5cm，边缘具齿，草质，两面被毛；叶柄密被疏柔毛。轮伞花序 6 花，在茎枝顶端密集组成总状或总状圆锥花序；花萼钟形；花冠淡红色、淡紫色、紫色、蓝紫色至蓝色。小坚果倒卵圆形，直径 0.4mm，成熟时干燥，光滑。花期 4~5 月，果期 6~7 月。

适宜生境 生于山坡、路旁、沟边、田野潮湿的土壤上。

资源状况 分布于马头山各地。常见。

入药部位 全草（荔枝草）。

采收加工 6~7 月割取地上部分，除净泥土，扎成小把，晒干或鲜用。

功能主治 清热解毒，凉血散瘀，利水消肿。用于感冒发热，咽喉肿痛，肺热咳嗽，咯血，吐血，尿血，崩漏，痔疮出血，肾炎水肿，白浊，痢疾，痈肿疮毒，湿疹瘙痒，跌打损伤，蛇虫咬伤。

四棱草 假马鞭草、四棱筋骨草、四方草

Schnabelia oligophylla Hand. -Mazz.

标本采集号：361028170426037LY

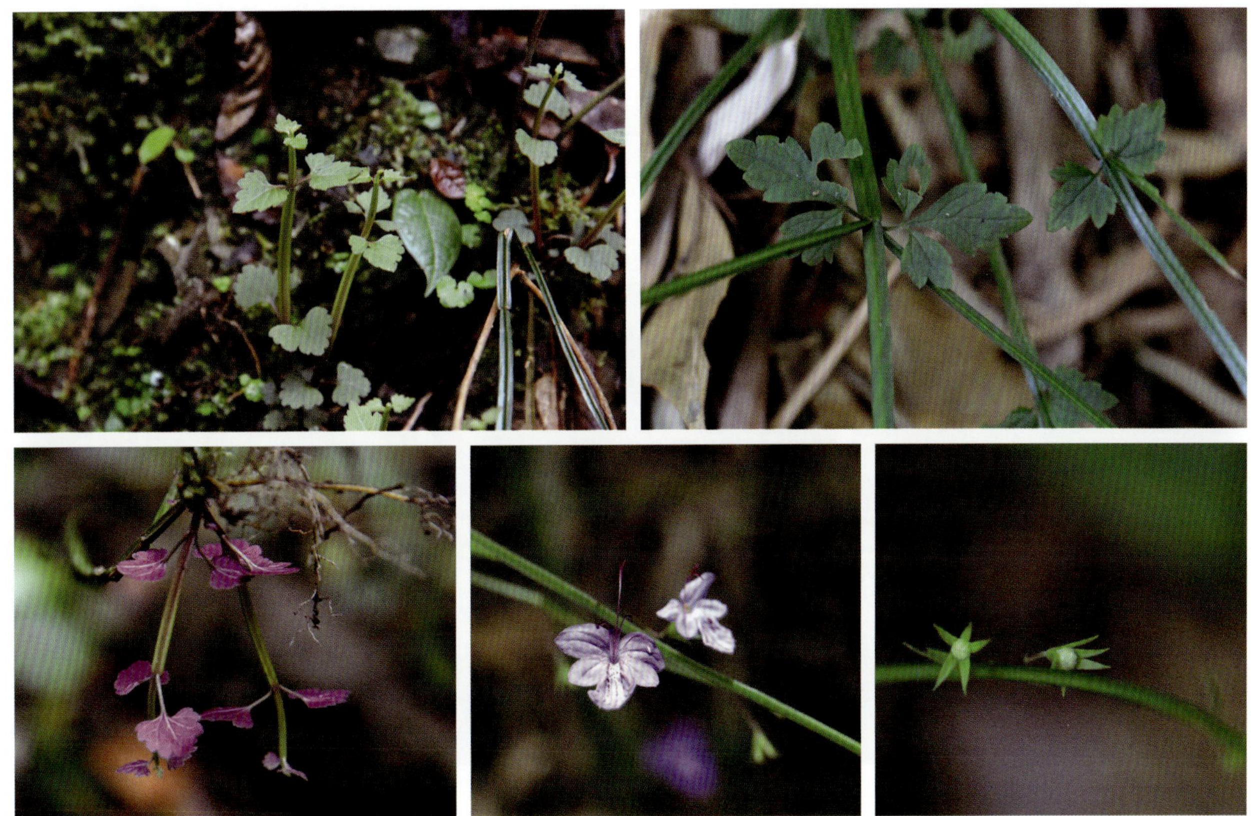

形态特征 草本。根状茎短且膨大，逐节生根；茎高 60~120cm，上部几乎成丛缠绕，被微柔毛。叶对生，具柄；叶片纸质，卵形或三角状卵形，长 1~3cm，宽 8~17mm。总梗着生于茎上部叶腋，仅有花 1 朵，连同花梗长 7~18mm；开花授粉的花：花萼钟状，花冠大，淡紫蓝色或紫红色；闭花授粉的花：花萼与开花授粉的花形状相同，但较小。小坚果倒卵珠形，被短柔毛，橄榄色，长 5mm，直径 2.8mm。花期 4~5 月，果期 5~6 月。

适宜生境 生于山谷溪旁、石灰岩上、河边林下、石边。

资源状况 分布于马头山各地。常见。

入药部位 全草（四棱筋骨草）。

采收加工 四季可采，鲜用或晒干。

功能主治 祛风除湿，舒筋活络。用于风湿筋骨疼痛，腰痛，四肢麻木，跌打肿痛。

半枝莲 狭叶韩信草、瘦黄芩、田基草

Scutellaria barbata D. Don

标本采集号：361028180511017LY

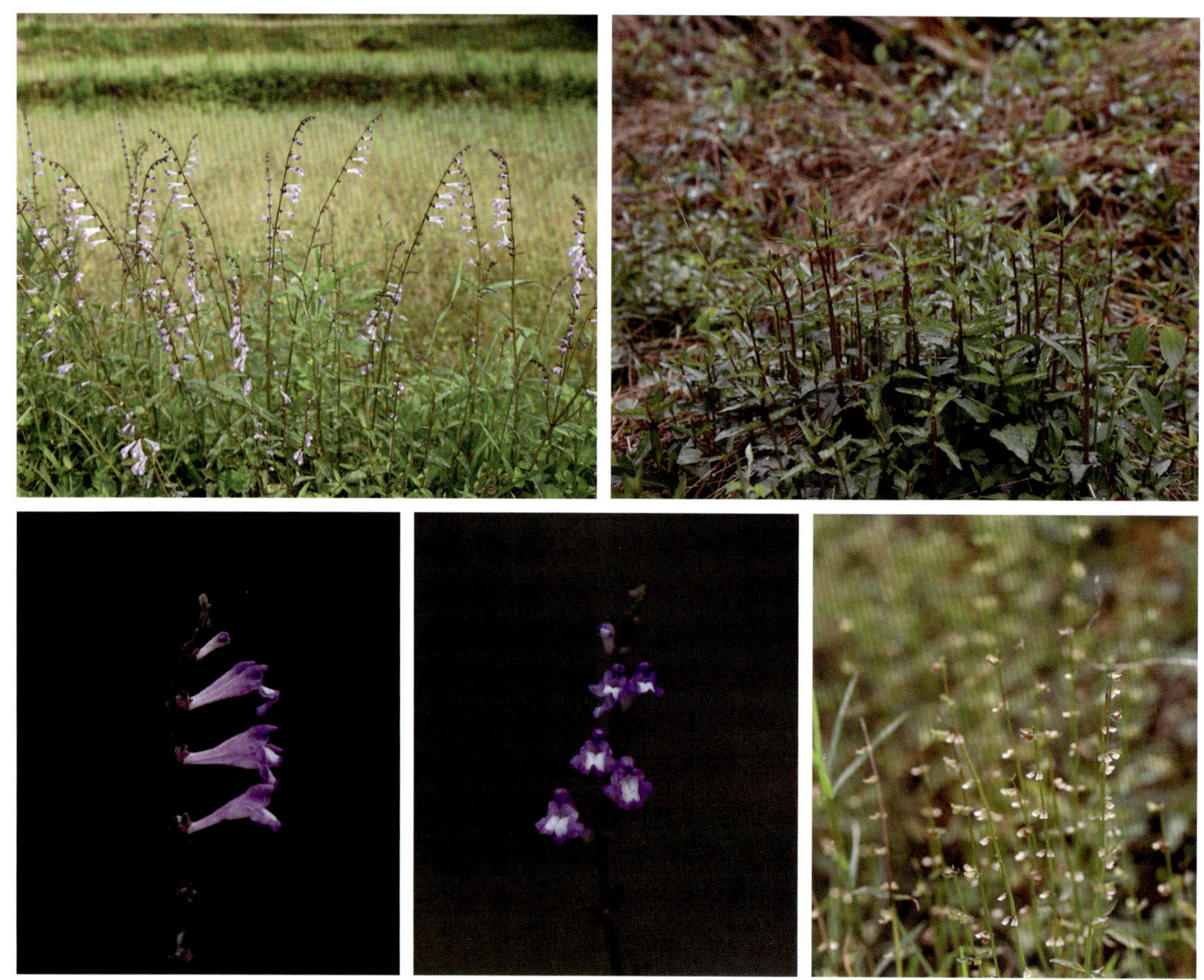

形态特征 多年生草本。茎直立，高 12~55cm，四棱形，疏被小毛。叶片三角状卵圆形或卵圆状披针形，长 1.3~3.2cm，宽 0.5~1.4cm，边缘生有疏而钝的浅牙齿，侧脉 2~3 对。花单生于茎或分枝上部叶腋内，花梗长 1~2mm，被微柔毛，中部有 1 对长约 0.5mm 具纤毛的针状小苞片；花冠紫蓝色，长 9~13mm，外被短柔毛。小坚果褐色，扁球形，直径约 1mm，具小疣状突起。花、果期 4~7 月。

适宜生境 生于水田边、溪边或湿润草地上。

资源状况 分布于马头山龙井等地。少见。

入药部位 全草（半枝莲）。

采收加工 夏、秋二季茎叶茂盛时采挖，洗净，晒干。

功能主治 清热解毒，化瘀利尿。用于疔疮肿毒，咽喉肿痛，跌扑伤痛，水肿，黄疸，蛇虫咬伤。

甘露子 甘露儿、地蚕、罗汉菜

Stachys sieboldii Miquel

标本采集号：361028170424029LY

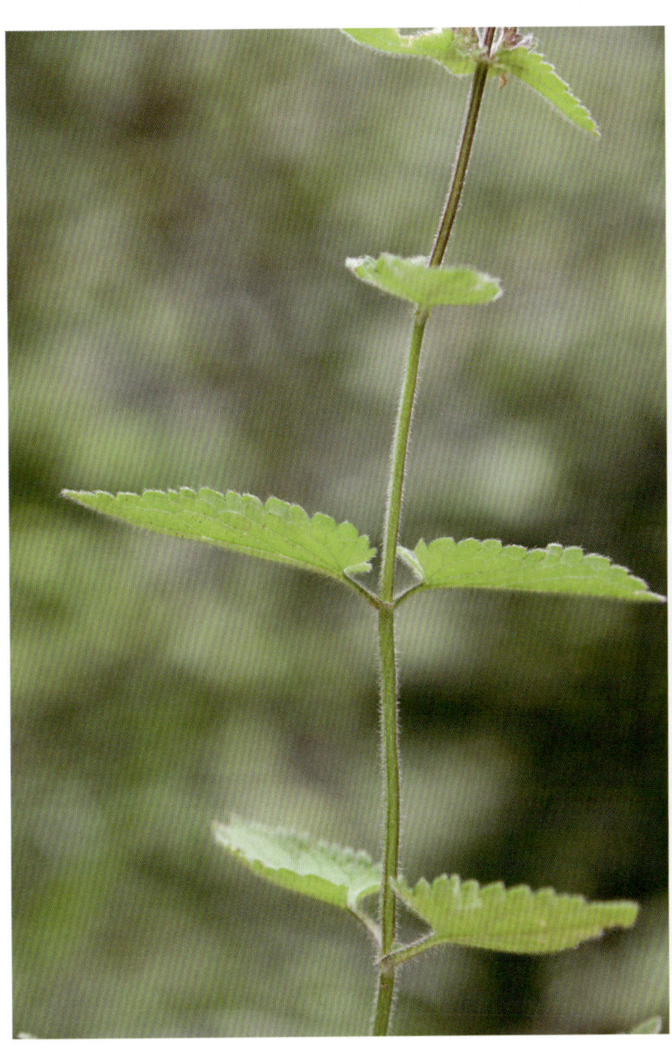

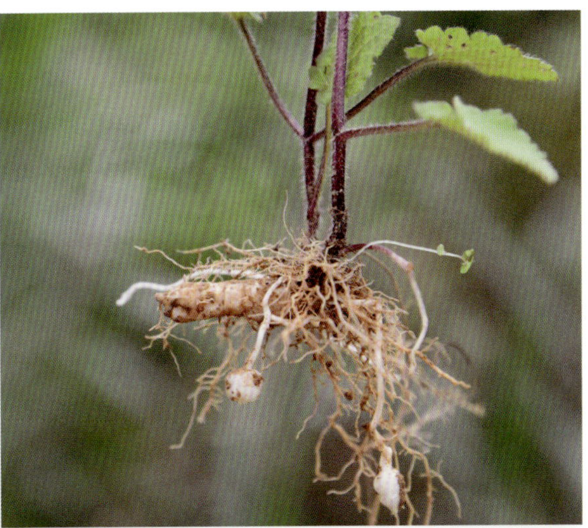

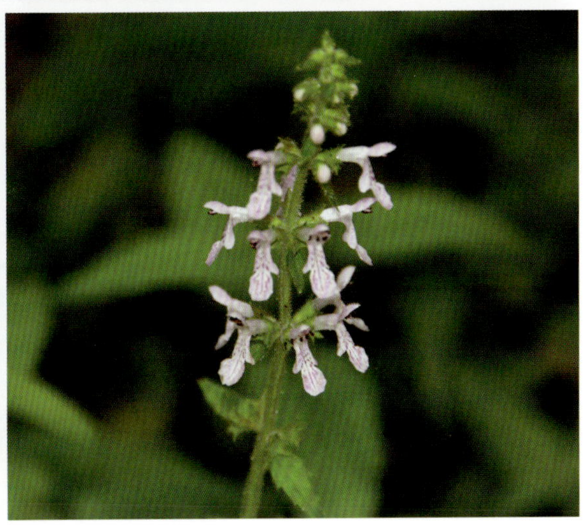

形态特征 多年生草本。在茎基部节上生有须根及横走的根状茎，顶端有肥大块茎，茎四棱形，具槽，在棱及节上有硬毛。茎生叶卵圆形，长 3~12cm，宽 1.5~6cm，边缘有锯齿，侧脉 4~5 对，叶柄长 1~3cm，被硬毛。轮伞花序通常 6 花，多数远离组成长 5~15cm 顶生穗状花序；花萼狭钟形；花冠粉红色至紫红色。小坚果卵珠形，直径约 1.5cm，黑褐色，具小瘤。花期 7~8 月，果期 9 月。

适宜生境 生于湿润地及积水处。

资源状况 分布于马头山各地。常见。

入药部位 块茎及全草（草石蚕）。

采收加工 春、秋二季采收，挖取块茎，洗净，晒干。

功能主治 解表清肺，利湿解毒，补虚健脾。用于风热感冒，虚劳咳嗽，黄疸，淋证，疮毒肿痛，毒蛇咬伤。

评　　述 地下肥大块茎供食用，形状珍奇，脆嫩无纤维，最宜作酱菜或泡菜。

血见愁 山藿香、冲天泡、野薄荷

Teucrium viscidum Bl.

标本采集号：361028170909035LY

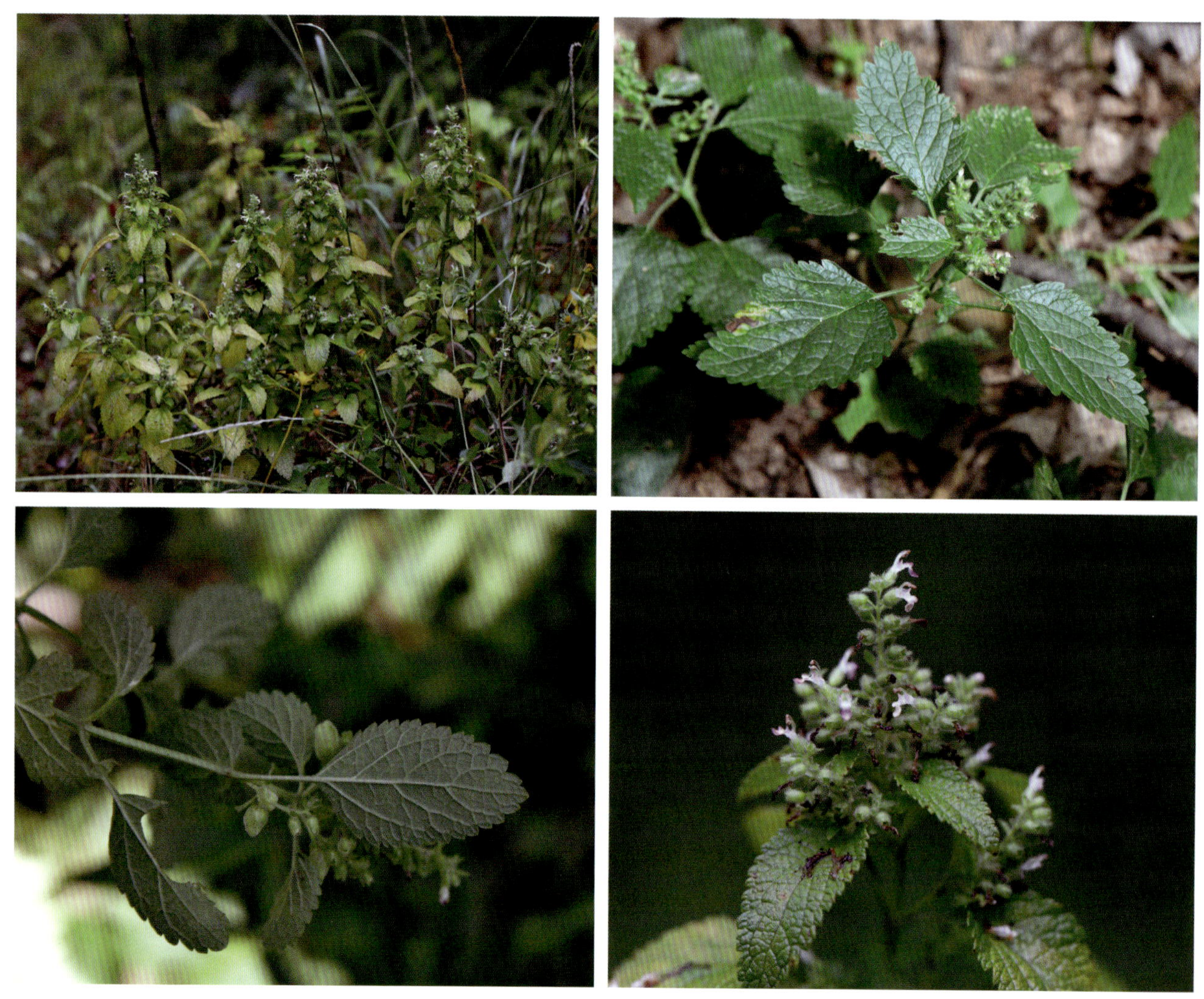

形态特征 多年生草本。具匍匐茎；茎直立，下部无毛，上部具夹生腺毛的短柔毛。叶柄长 1~3cm，近无毛；叶片卵圆形至卵圆状长圆形，长 3~10cm，基部圆形、阔楔形至楔形，下延。假穗状花序生于茎及短枝上部；苞片披针形；花梗短，密被腺长柔毛；花萼小，钟形；花冠白色、淡红色或淡紫色。小坚果扁球形，长 1.3mm，黄棕色。

适宜生境 生于山地林下润湿处。

资源状况 分布于马头山各地。常见。

入药部位 全草（山藿香）。

采收加工 7~8 月采收，洗净，鲜用或晒干。

功能主治 凉血止血，解毒消肿。用于咯血，吐血，衄血，肺痈，跌打损伤，痈疽肿毒，痔疮肿痛，漆疮，脚癣，狂犬咬伤，毒蛇咬伤。

茄 科

枸 杞 枸杞菜、牛吉力、狗牙子

Lycium chinense Miller

标本采集号：361028181122009LY

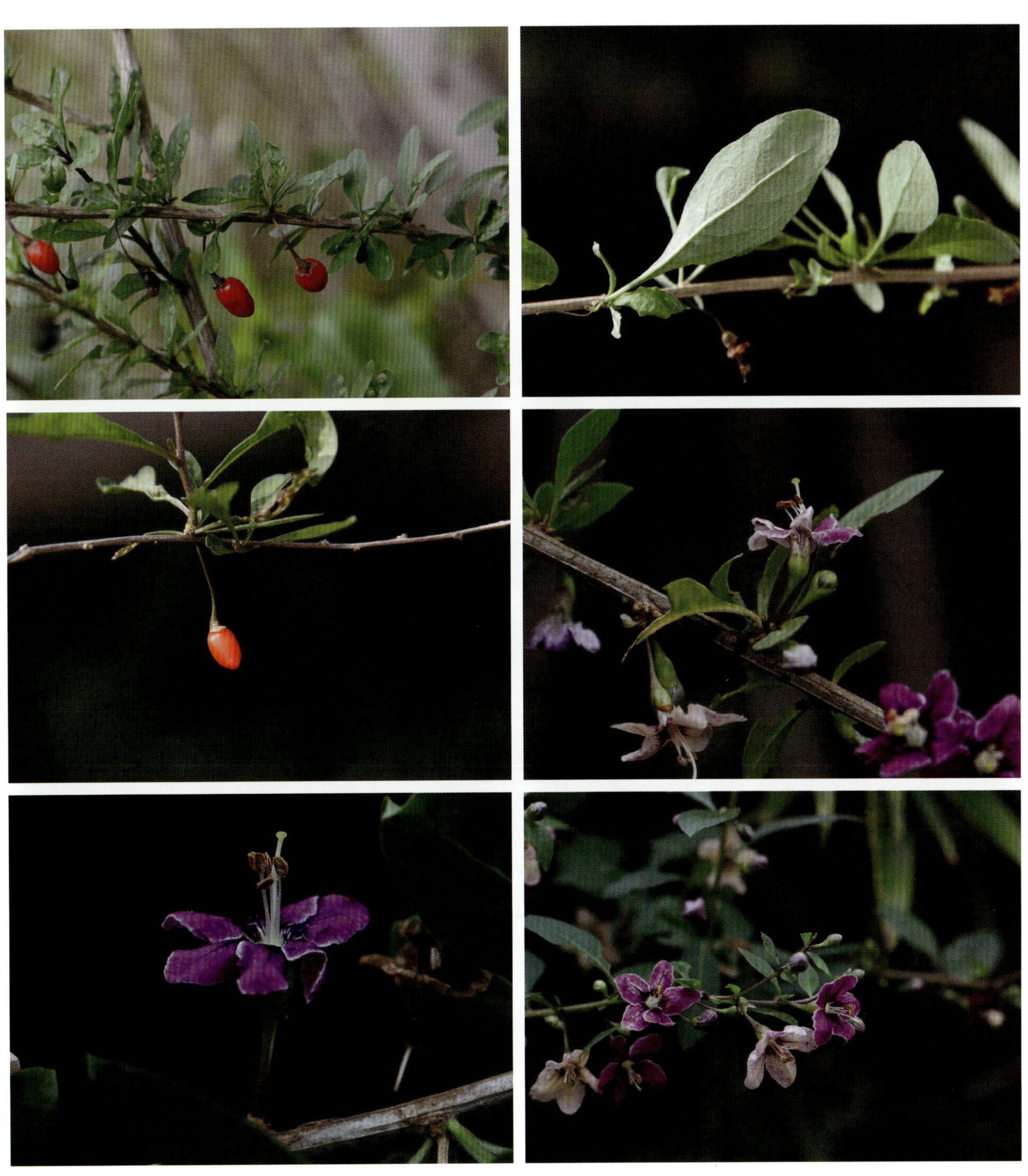

形态特征 灌木。枝条细弱，淡灰色，有纵条纹；棘刺长0.5~2cm。叶纸质或栽培者质稍厚，单叶互生或2~4枚簇生，长1.5~5cm，宽0.5~2.5cm，栽培者较大，可长达10cm以上，宽达4cm。花在长枝上单生或双生于叶腋，在短枝上则同叶簇生；花梗长1~2cm；花冠漏斗状，淡紫色。浆果红色，卵状，栽培者可呈长矩圆状或长椭圆状，长7~15mm，直径5~8mm。种子扁肾形，黄色。花、果期6~11月。

适宜生境 生于山坡、路旁及村边宅旁。

资源状况 分布于马头山油榨窠等地。少见。

入药部位 根皮（地骨皮）、果实（枸杞子）、嫩茎叶（枸杞叶）。

采收加工 根皮：春初或秋后采挖根部，洗净，剥取根皮，晒干。果实：夏、秋二季果实呈红色时采收，热风烘干，除去果梗，或晾至皮皱后，晒干，除去果梗。嫩茎叶：春季至初夏采摘，洗净，多鲜用。

功能主治 根皮：凉血除蒸，清肺降火。用于阴虚潮热，骨蒸盗汗，肺热咳嗽，咯血，衄血，内热消渴。果实：滋补肝肾，益精明目。用于虚劳精亏，腰膝酸痛，眩晕耳鸣，阳痿遗精，内热消渴，血虚萎黄，目昏不明。嫩茎叶：补虚益精，清热明目。用于虚劳发热，烦渴，目赤昏痛，障翳夜盲，崩漏带下，热毒疮肿。

挂金灯 泡泡草、锦灯笼、红姑娘

Physalis alkekengi L. var. *francheti* (Mast.) Makino

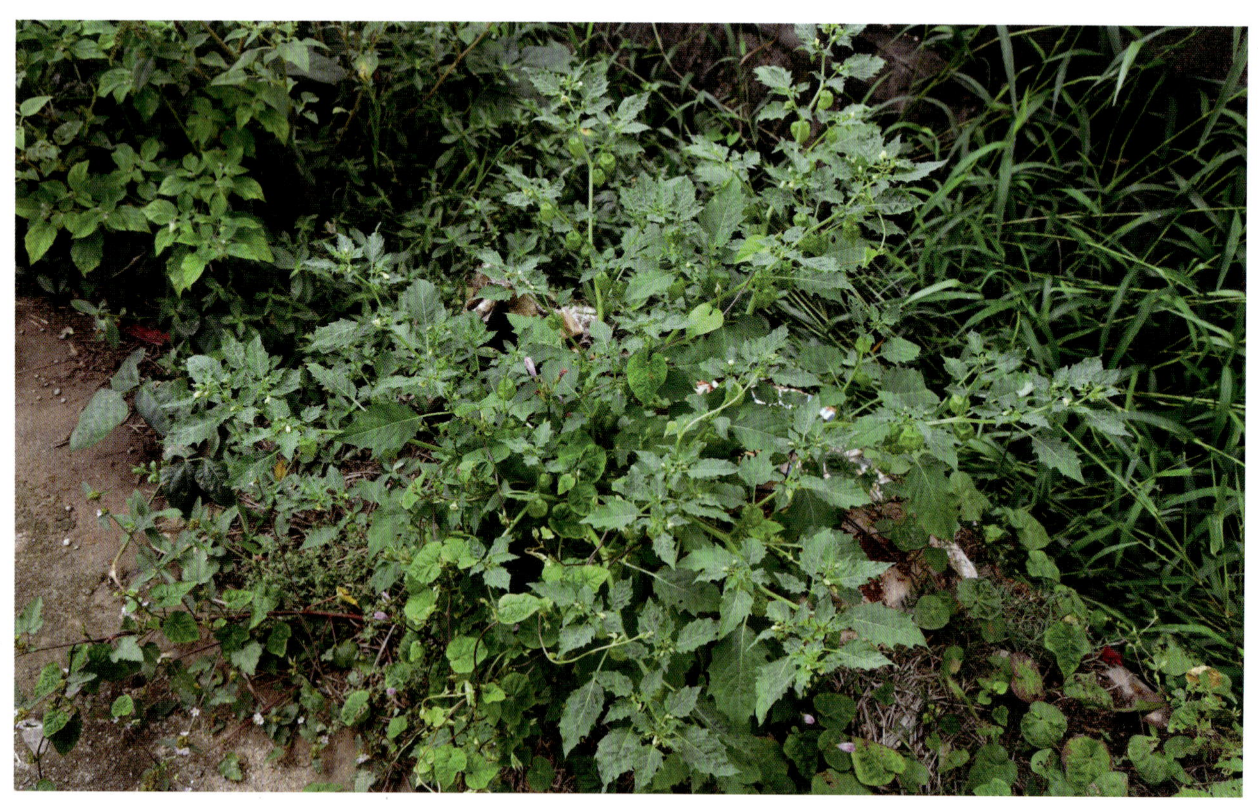

形态特征 多年生草本。基部常匍匐生根。茎高40~80cm，较粗壮，茎节膨大，常被有柔毛。叶长5~15cm，宽2~8cm，长卵形至阔卵形，有时菱状卵形，基部不对称狭楔形，下延至叶柄，仅叶缘有短毛；叶柄长1~3cm。花梗长6~16mm，近无毛或仅有稀疏柔毛，果时无毛；花萼阔钟状；花冠辐状，白色。浆果球状，橙红色，直径10~15mm，柔软多汁。种子肾形，淡黄色，长约2mm。花期5~9月，果期6~10月。

适宜生境 生于田野、沟边、山坡草地、林下或路旁水边。

资源状况 分布于马头山各地。常见。

入药部位 果实（挂金灯）。

采收加工 秋季果实成熟、宿萼呈橘红色时采摘，晒干。

功能主治 清肺利咽，化痢利水。用于肺热痰咳，咽喉肿痛，骨蒸劳热，小便淋涩，天疱湿疮。

苦 蘵 灯笼泡、灯笼草

Physalis angulata L.

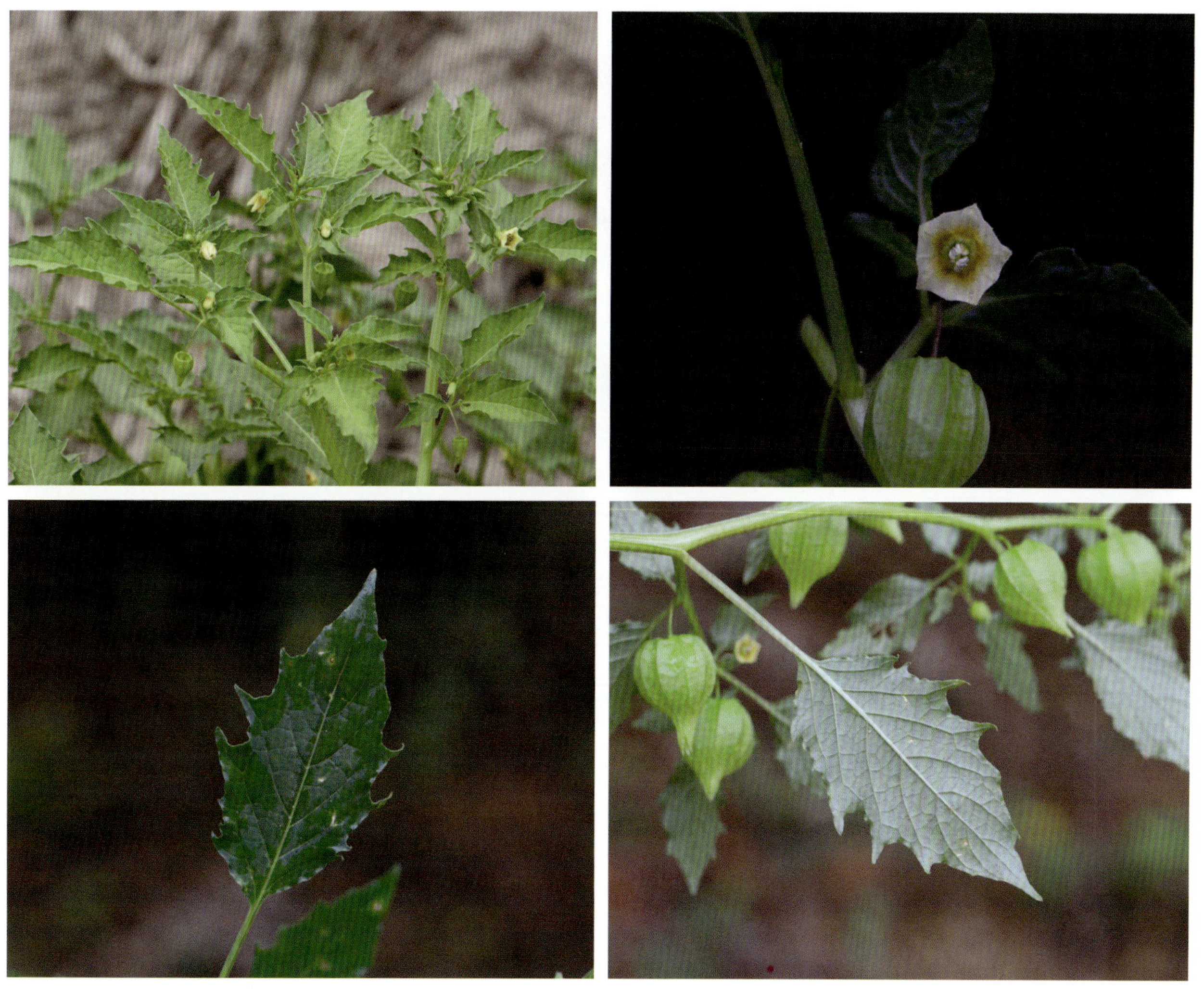

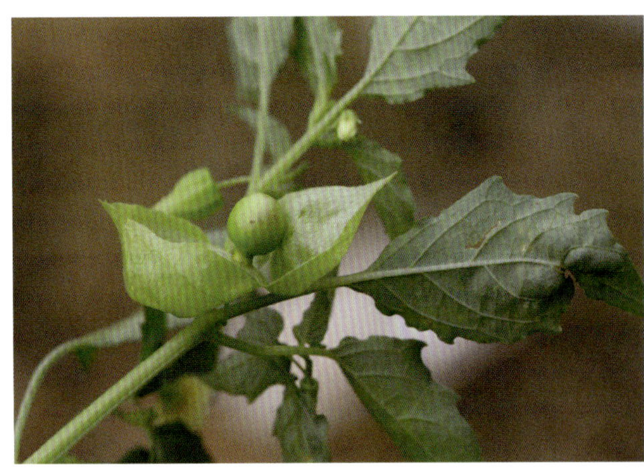

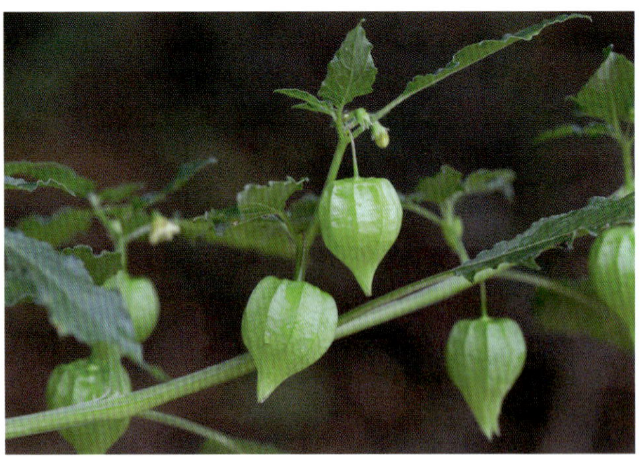

形态特征 一年生草本，被疏短柔毛或近无毛，高常30~50cm。茎多分枝。叶柄长1~5cm；叶片卵形至卵状椭圆形，全缘或有不等大的牙齿，两面近无毛，长3~6cm，宽2~4cm。花梗长5~12mm，花冠淡黄色，喉部常有紫色斑纹。果萼卵球状，薄纸质；浆果直径约1.2cm。种子圆盘状，长约2mm。花、果期5~12月。

适宜生境 生于山谷林下及村边路旁。

资源状况 分布于马头山各地。常见。

入药部位 根（苦蘵根）、果实（苦蘵果）、全草（苦蘵）。

采收加工 根：夏、秋二季采挖，洗净，鲜用或晒干。果实：秋季果实成熟时采收，鲜用或晒干。全草：夏、秋二季采收，鲜用或晒干。

功能主治 根：利水通淋。用于水肿腹胀，黄疸，热淋。果实：解毒，利湿。用于牙痛，天疱疮，疔疮。全草：清热，利尿，解毒，消肿。用于感冒，肺热咳嗽，咽喉肿痛，牙龈肿痛，湿热黄疸，痢疾，水肿，热淋，天疱疮，疔疮。

小酸浆 毛苦蘵

Physalis minima L.

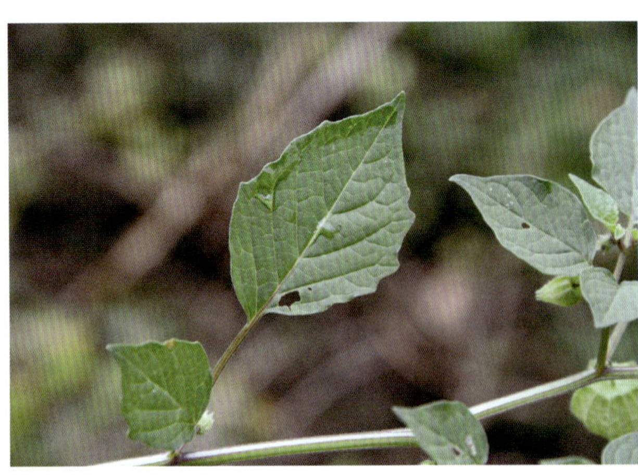

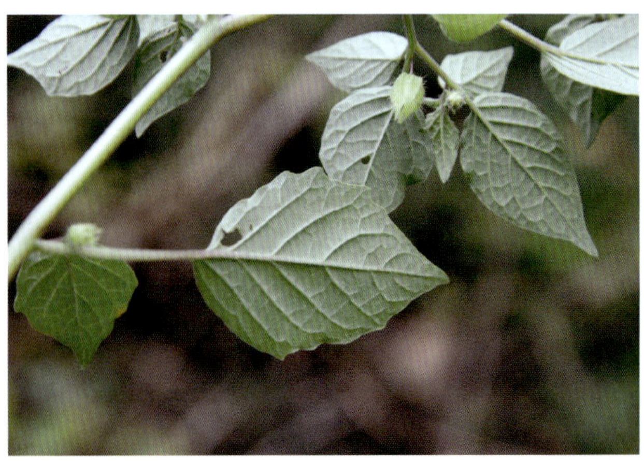

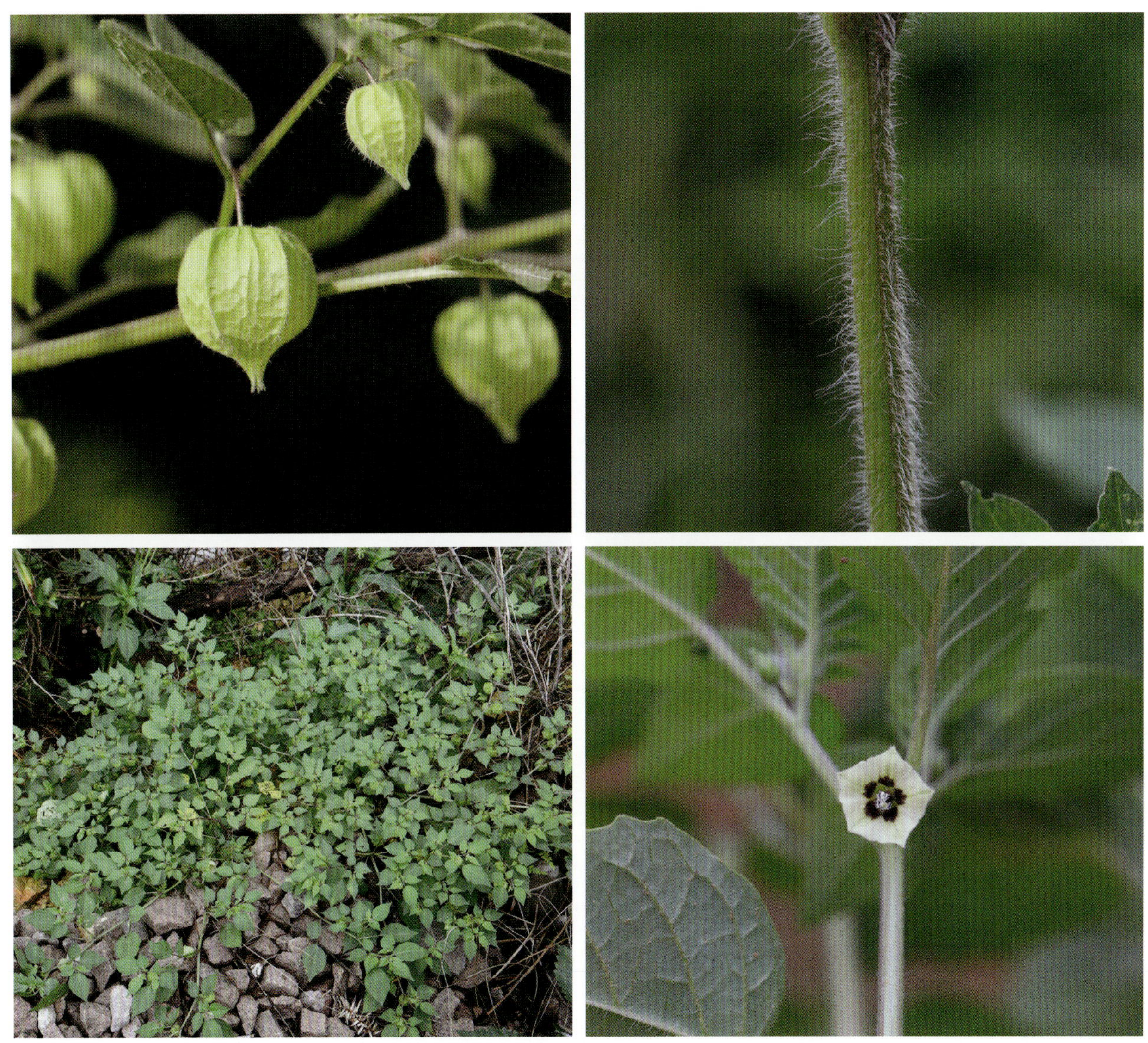

形态特征 一年生草本。根细瘦，主轴短缩，顶端多2歧分枝，生短柔毛。叶柄细弱，长1~1.5cm；叶片卵形或卵状披针形，长2~3cm，宽1~1.5cm，顶端渐尖，基部歪斜楔形，全缘而波状或有少数粗齿，两面脉上有柔毛。花具细弱的花梗，花梗长约5mm，生短柔毛；花萼钟状，长2.5~3mm，外面生短柔毛，缘毛密；花冠黄色，长约5mm。果萼近球状或卵球状，直径1~1.5cm；果实球状，直径约6mm。花、果期5~12月。

适宜生境 生于山坡。

资源状况 分布于马头山各地。常见。

入药部位 全草或果实（天泡子）。

采收加工 6~7月采集果实或带果全草，洗净，鲜用或晒干。

功能主治 清热利湿，祛痰止咳，软坚散结。用于湿热黄疸，小便不利，慢性咳喘，疳疾，瘰疬，天疱疮，湿疹，疖肿。

评　　述 本种与苦蘵 *Physalis angulata* L. 的区别为全体密生长柔毛、果时不脱落。

白　英　蔓茄、北风藤、生毛鸡屎藤

Solanum lyratum Thunberg

标本采集号：361028170909012LY

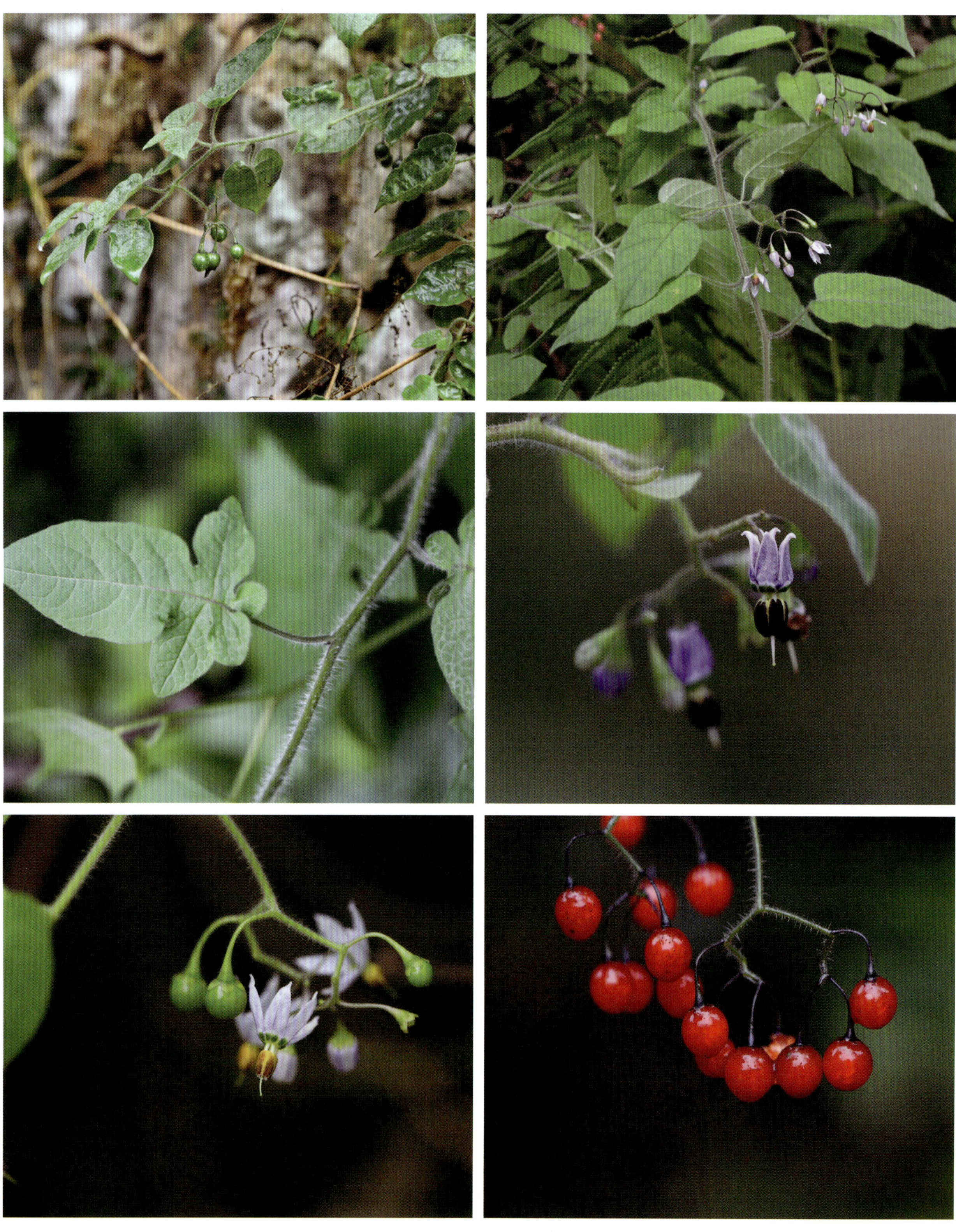

形态特征 草质藤本。茎及小枝均密被具节长柔毛。叶互生，多数为琴形，长3.5~5.5cm，宽2.5~4.8cm，基部常3~5深裂，裂片全缘，两面均被白色发亮的长柔毛，中脉明显，侧脉在下面较清晰，通常每边5~7条。聚伞花序顶生或腋外生，疏花；花冠蓝紫色或白色。浆果球状，成熟时红黑色，直径约8mm。种子近盘状，扁平，直径约1.5mm。花期夏、秋二季，果熟期秋末。

适宜生境 生于山谷草地或路旁、田边。

资源状况 分布于马头山各地。常见。

入药部位 全草或根（白英）。

采收加工 夏、秋二季采收，洗净，晒干或鲜用。

功能主治 清热解毒，利湿消肿，抗癌。用于感冒发热，乳痈，恶疮，湿热黄疸，腹水，带下病，肾炎水肿；外用于痈疖肿毒。

评　　述 本品有小毒。

龙　葵　野辣虎、野海椒、地泡子

Solanum nigrum L.

标本采集号：361028170426015LY

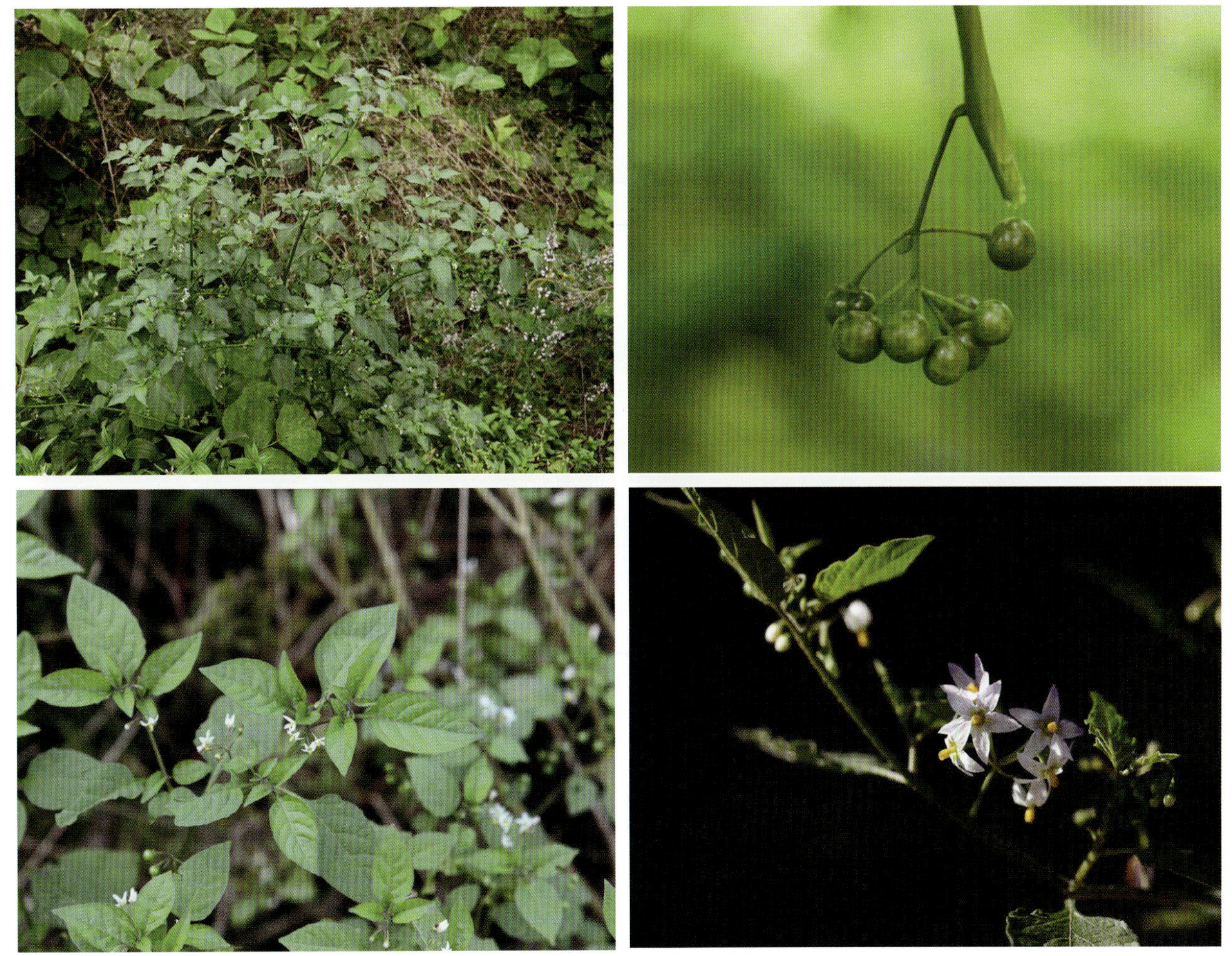

形态特征 一年生草本。茎绿色或紫色，近无毛或被微柔毛。叶卵形，长2.5~10cm，宽1.5~5.5cm，先端短尖，基部楔形至阔楔形而下延至叶柄，全缘或每边具不规则的波状粗齿，光滑或两面均被稀疏短柔毛，叶脉每边5~6条；叶柄长1~2cm。蝎尾状花序腋外生，由3~10花组成；花冠白色。浆果球形，直径约8mm，熟时黑色。种子多数，近卵形，直径1.5~2mm，两侧压扁。花、果期9~10月。

适宜生境 生于田边、荒地及村庄附近。

资源状况 分布于马头山各地。常见。

入药部位 全草（龙葵）、根（龙葵根）、种子（龙葵子）。

采收加工 全草：夏、秋二季采收，鲜用或晒干。根：夏、秋二季采挖，鲜用或晒干。种子：秋季果实成熟时采收，鲜用或晒干。

功能主治 全草：清热解毒，活血消肿。用于疔疮，痈肿，丹毒，跌打扭伤，慢性支气管炎，肾炎水肿。根：清热利湿，活血解毒。用于痢疾，淋浊，尿路结石，白带异常，风火牙痛，跌打损伤，痈疽肿毒。种子：清热解毒，化痰止咳。用于咽喉肿痛，疔疮，咳嗽痰喘。

少花龙葵 狗牙根、狗奶子、扣子草

Solanum photeinocarpum Nakamura et Odashima

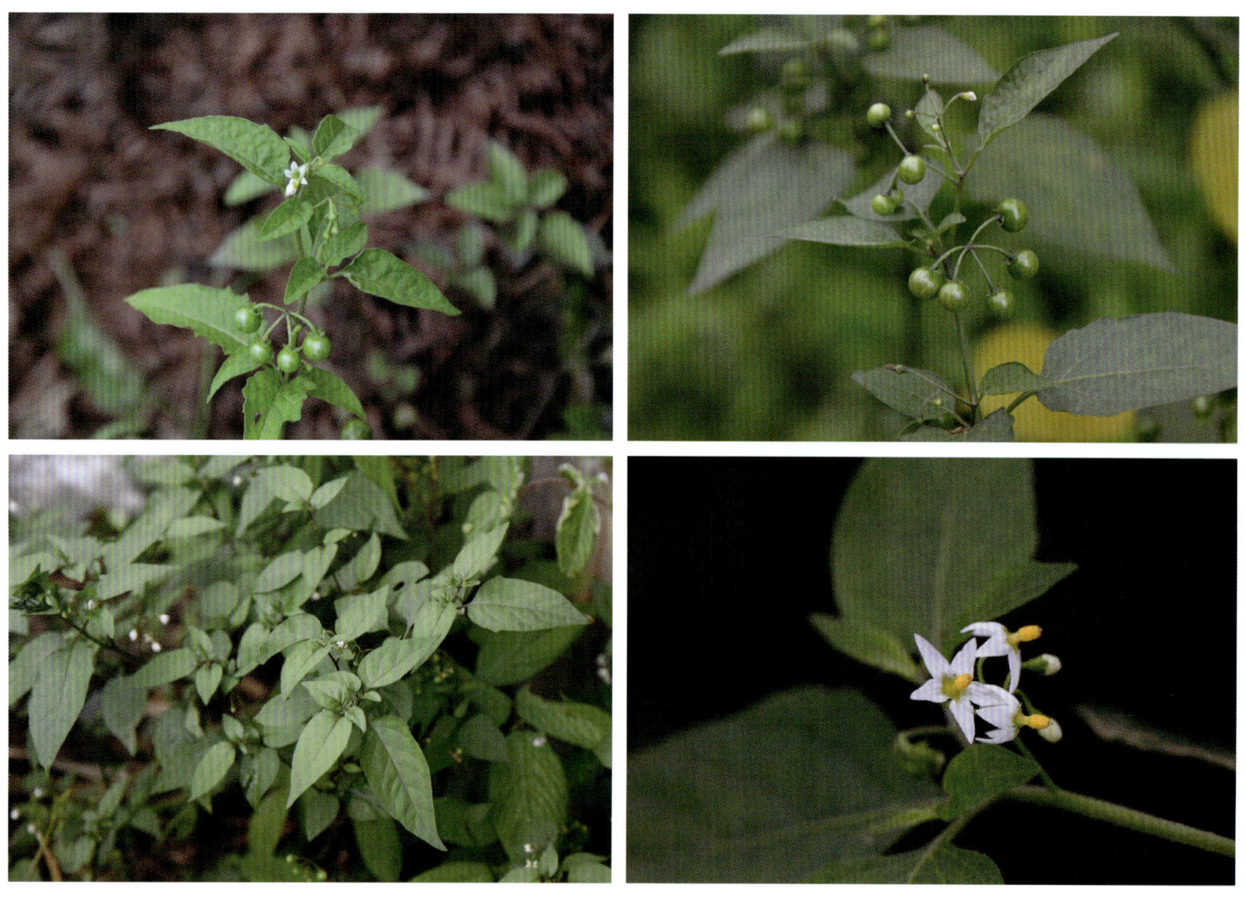

形态特征 一年生草本。叶薄，卵形至卵状长圆形，长4~8cm，宽2~4cm，先端渐尖，基部楔形下延至叶柄而成翅，叶两面均具疏柔毛，有时下面近于无毛；叶柄纤细，长1~2cm，具疏柔毛。花序近伞形，腋外生，纤细，具微柔毛，着生花1~6朵；花冠白色。浆果球状，直径约5mm，幼时绿色，成熟后黑色。种子近卵形，两侧压扁，直径1~1.5mm。几乎全年均开花结果。

适宜生境 生于溪边、密林阴湿处或林边荒地。

资源状况 分布于马头山各地。常见。

入药部位 全草（龙葵）。

采收加工 夏、秋二季采收，鲜用或晒干。

功能主治 清热解毒，活血消肿。用于疔疮，痈肿，丹毒，跌打扭伤，慢性支气管炎，肾炎水肿。

珊瑚豆 刺石榴、洋海椒

Solanum pseudo-capsicum L. var. *diflorum* (Vell.) Bitter

标本采集号：361028180511015LY

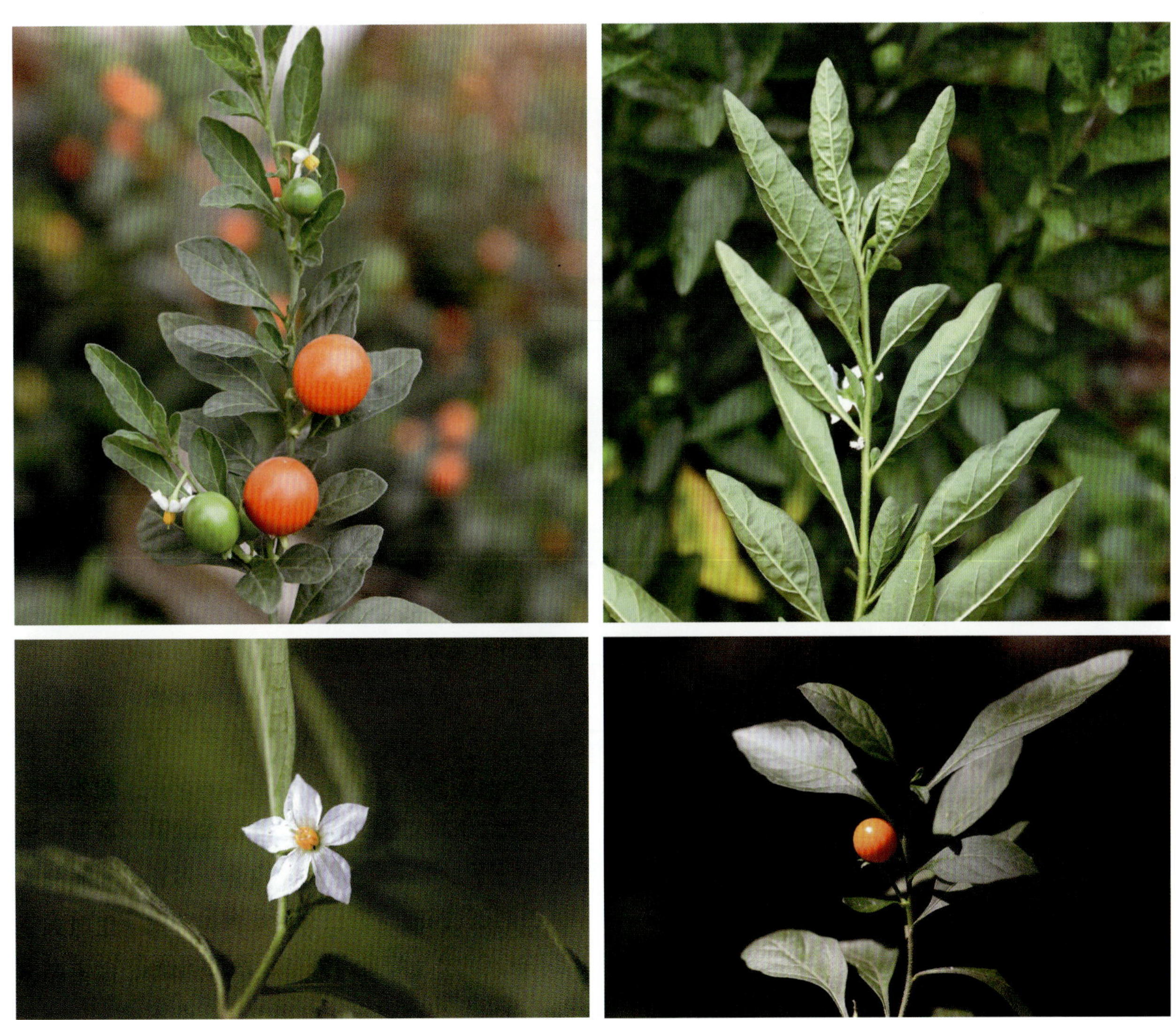

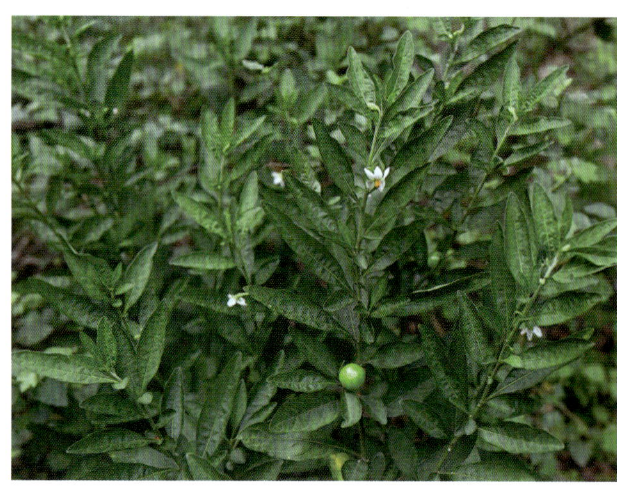
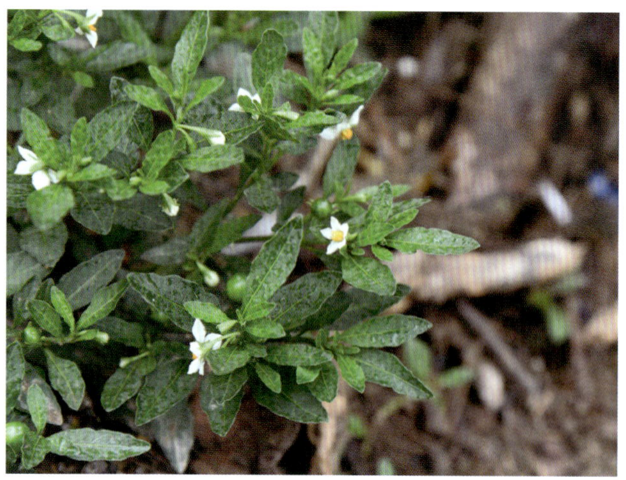

形态特征 小灌木。小枝幼时被树枝状簇绒毛，后渐脱落。叶双生，大小不相等，椭圆状披针形，叶面无毛，叶背沿脉常有树枝状簇绒毛，侧脉每边4~7条，在下面明显；叶柄长2~5mm，幼时被树枝状簇绒毛，后逐渐脱落。花序短，腋生，单生或排成蝎尾状花序；总花梗短，几近于无；花小；花萼绿色，5深裂；花冠白色，筒部隐于萼内，5深裂。浆果单生，球状，珊瑚红色或橘黄色，直径1~2cm。种子扁平。花期4~7月，果熟期8~12月。

适宜生境 生于田边、路旁、丛林中或水沟边。

资源状况 分布于马头山各地。常见。

入药部位 全草（野海椒）。

采收加工 夏、秋二季采收，晒干。

功能主治 祛风湿，通经络，消肿止痛。用于风湿痹痛，腰背疼痛，跌打损伤，无名肿毒。

评　　述 本品有小毒。

牛茄子 颠茄、番鬼茄、油辣果

Solanum surattense Burm. f.

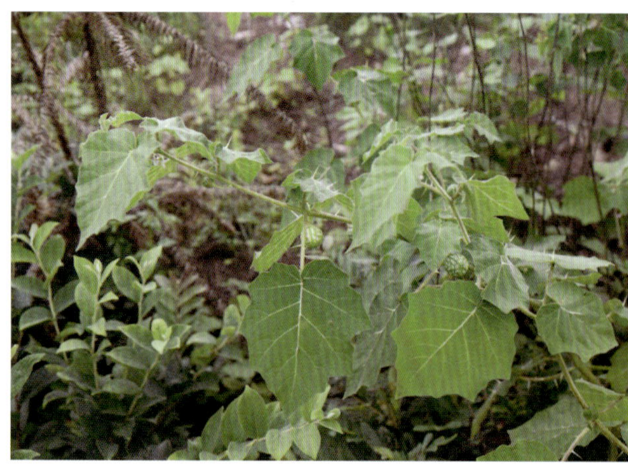
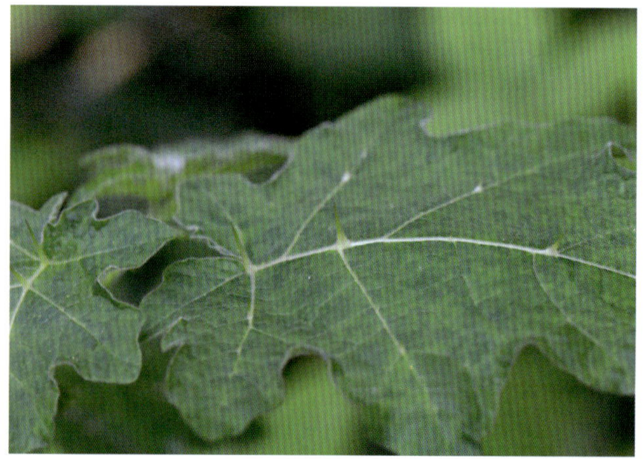

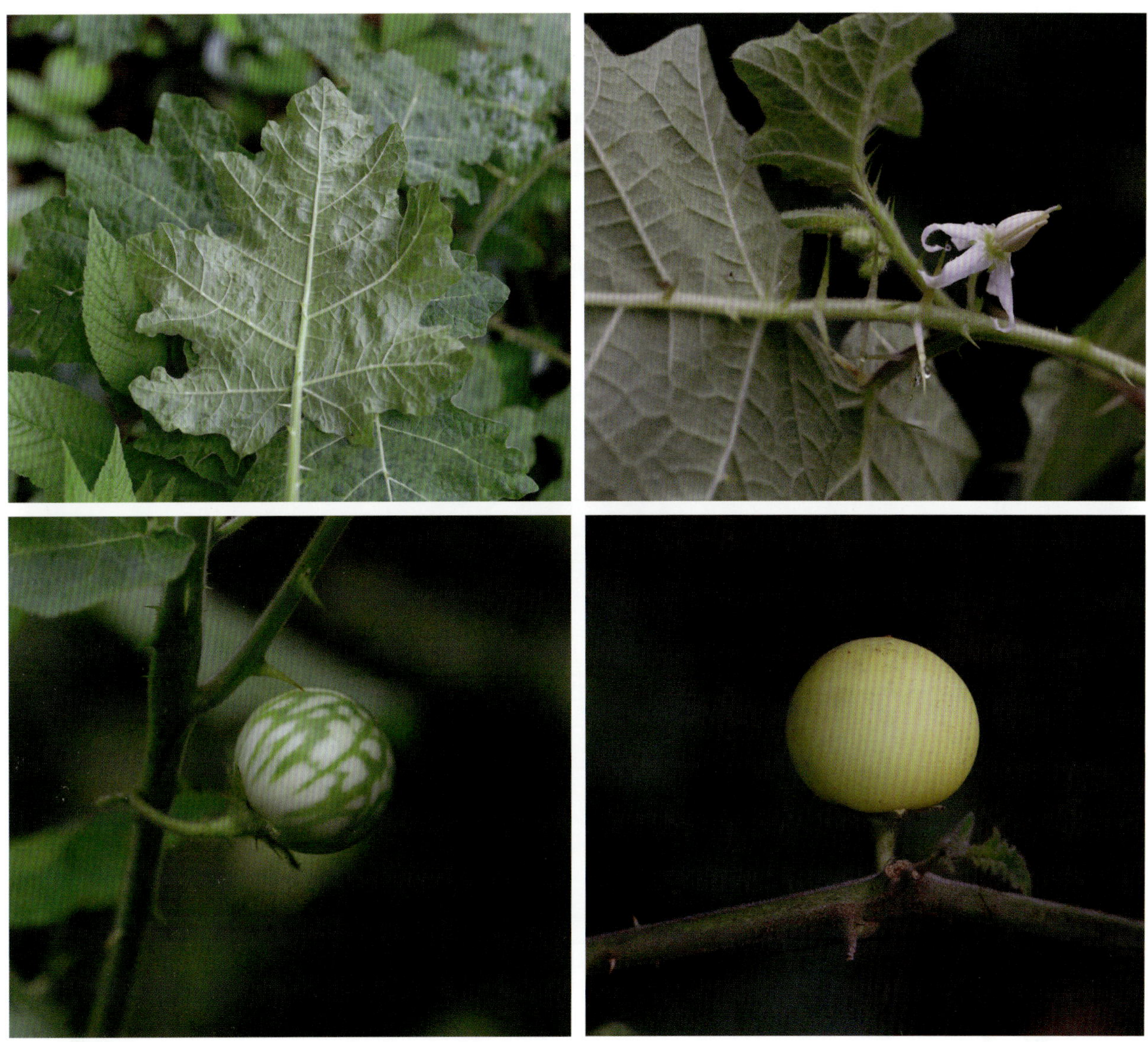

形态特征 灌木，植物体除茎、枝外各部均被具节的纤毛。茎及小枝具淡黄色细直刺。叶阔卵形，长5~10.5cm，宽4~12cm，先端短尖至渐尖，基部心形，5~7浅裂或半裂，裂片三角形或卵形，边缘浅波状，上面深绿色，下面淡绿色。聚伞花序腋外生，短而少花，长不超过2cm；花冠白色。浆果扁球状，初绿白色，成熟后橙红色。种子干后扁而薄，边缘翅状，直径约4mm。花、果期1~11月。

适宜生境 生于路旁荒地、疏林或灌木丛中。

资源状况 分布于马头山各地。常见。

入药部位 全草（野颠茄）。

采收加工 全年均可采收，鲜用或晒干。

功能主治 镇咳平喘，散瘀止痛。用于慢性支气管炎，哮喘，胃痛，风湿腰腿痛，瘰疬，寒性脓疡，痈肿疮毒，跌打损伤。

评　　述 本品有毒。

龙　珠 赤珠、龙珠根、红珠草

Tubocapsicum anomalum (Franch. et Sav.) Makino

标本采集号：361028170909006LY

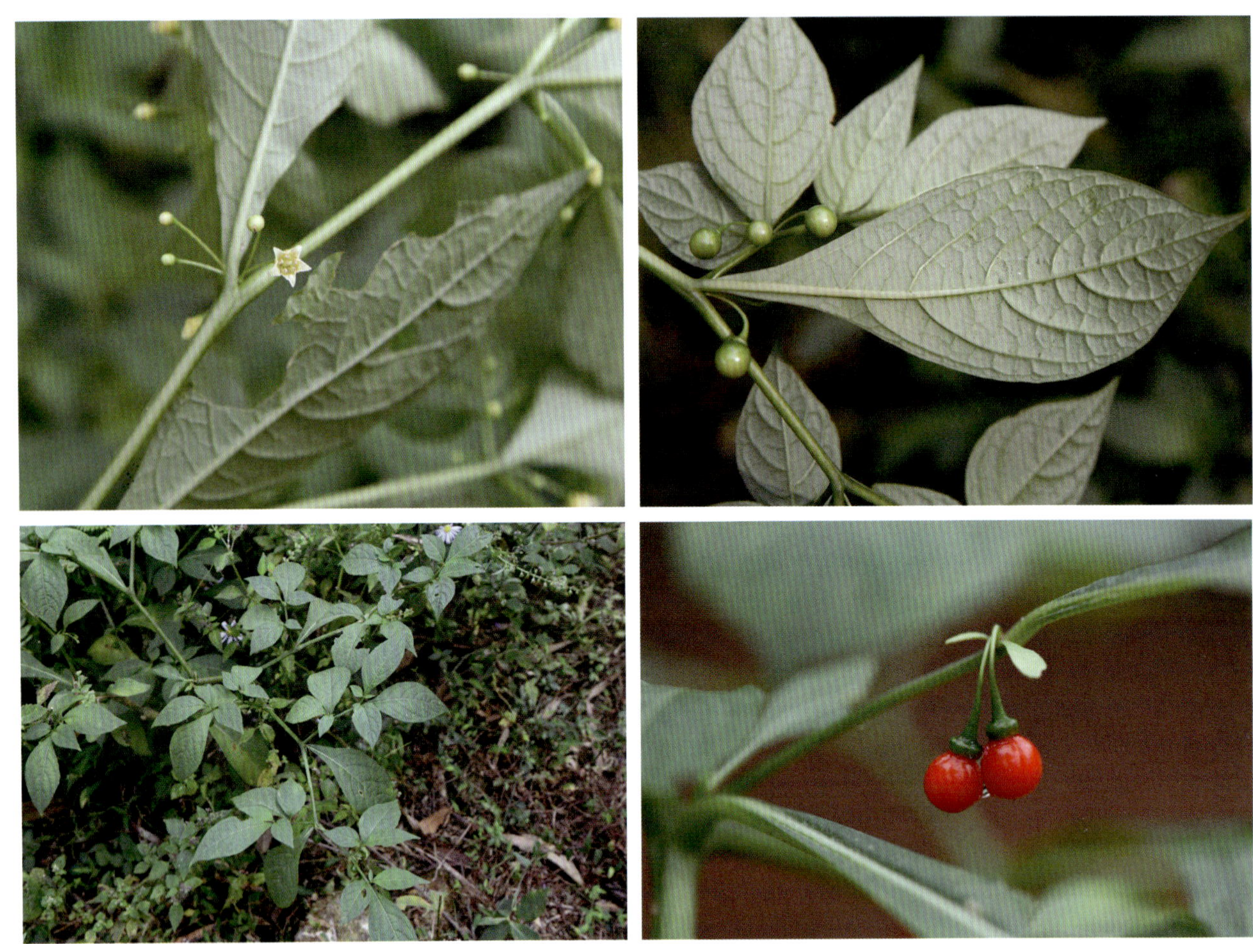

形态特征 多年生草本。茎下部直径达 1.5cm，二歧分枝开展。叶薄纸质，卵形、椭圆形或卵状披针形，长5~18cm，宽3~10cm，顶端渐尖，基部歪斜楔形，下延到长0.8~3cm的叶柄，侧脉5~8对。花1~6朵簇生；花梗细弱，长1~2cm，顶端增大；花萼直径约3mm，长约2mm，果时稍增大而宿存；花冠直径6~8mm，裂片卵状三角形，顶端尖锐，向外反曲，有短缘毛。浆果直径8~12mm，熟后红色。种子淡黄色。花、果期8~10月。

适宜生境 生于山谷、水旁或山坡密林中。

资源状况 分布于马头山各地。常见。

入药部位 全草或根、果实（龙珠）。

采收加工 7~8月采收全草，秋季果熟时采收果实或挖取根部，鲜用或晒干。

功能主治 清热解毒，利小便。用于小便淋痛，痢疾，疔疮。

玄参科

长蒴母草 长果母草

Lindernia anagallis (Burm. f.) Pennell

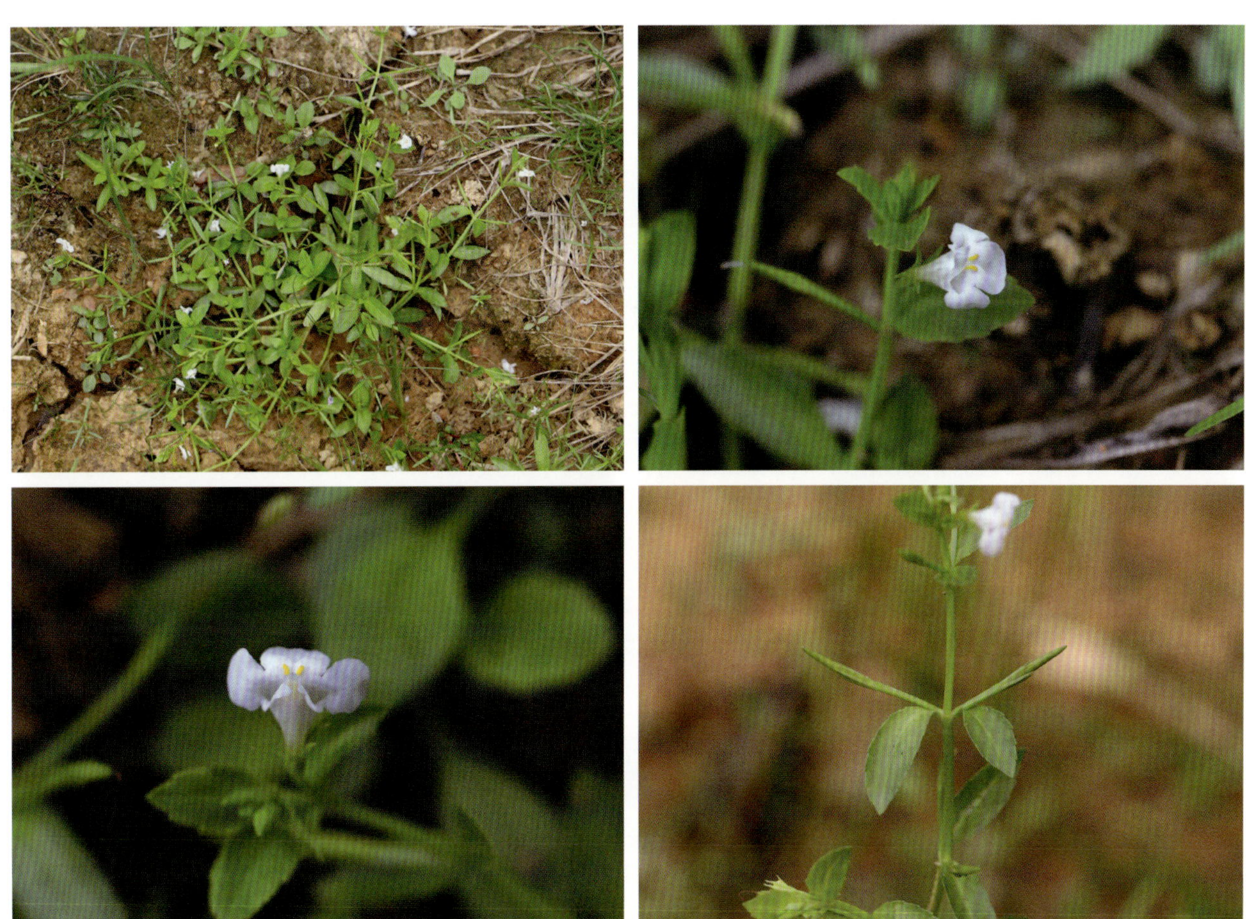

形态特征 一年生草本，长10~40cm。根须状。茎开始简单，不久即分枝，下部匍匐长蔓，节上生根，并有根状茎，有条纹，无毛。叶仅下部者有短柄；叶片三角状卵形、卵形或矩圆形，长4~20mm，宽7~12mm，边缘有不明显的浅圆齿，侧脉3~4对，两面均无毛。花单生于叶腋；花冠白色或淡紫色。蒴果条状披针形。种子卵圆形，有疣状突起。花期4~9月，果期6~11月。

适宜生境 生于林边、溪旁及田野的较湿润处。

资源状况 分布于马头山各地。常见。

入药部位 全草（鸭嘴癀）。

采收加工 夏、秋二季采收，洗净，鲜用或晒干。

功能主治 清热利湿，解毒消肿。用于扁桃体炎，咽喉炎，咳嗽，肠炎，小儿消化不良；外用于痈肿疮疖。

狭叶母草 羊角桃、蛇舌草

Lindernia angustifolia (Benth.) Wettst.

标本采集号：361028170912019LY

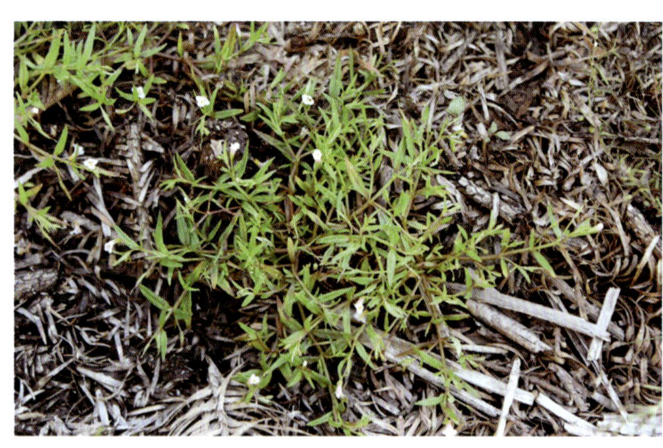

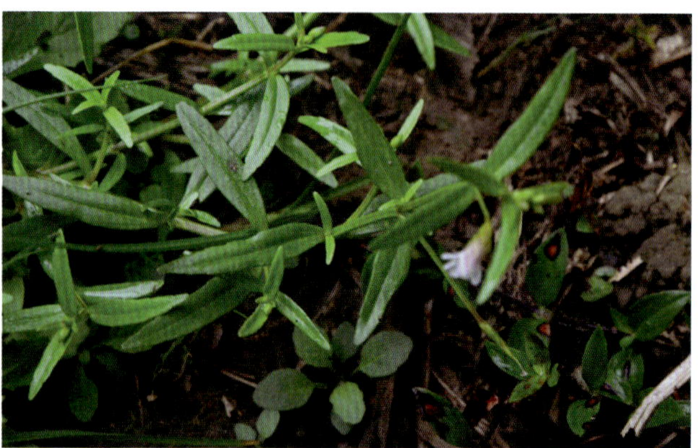

形态特征 一年生草本，下部弯曲上升，长达40cm以上。根须状而多。茎枝有条纹而无毛。叶几无柄；叶片条状披针形至披针形或条形，长1~4cm，宽2~8mm，基部楔形，呈极短的狭翅，全缘或有少数不整齐的细圆齿，脉自基部发出3~5条，两面无毛。花单生于叶腋，有长梗；花冠紫色、蓝紫色或白色。蒴果条形，长达14mm。种子矩圆形，浅褐色，有蜂窝状孔纹。花期5~10月，果期7~11月。

适宜生境 生于水田、河流旁等低湿处。

资源状况 分布于马头山各地。常见。

入药部位 全草（羊角草）。

采收加工 夏、秋二季采收，鲜用或切段晒干。

功能主治 清热利湿，解毒消肿。用于湿热黄疸，泄泻，痢疾，咽喉肿痛，跌打损伤。

母　草 四方草、小叶蛇针草、铺地莲

Lindernia crustacea (L.) F. Muell

标本采集号：361028170711029LY

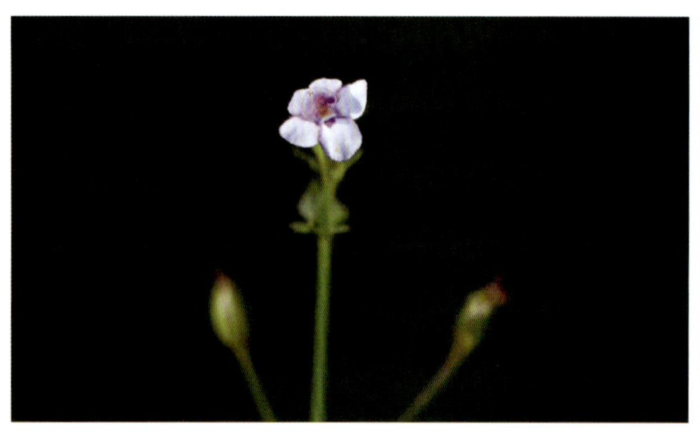

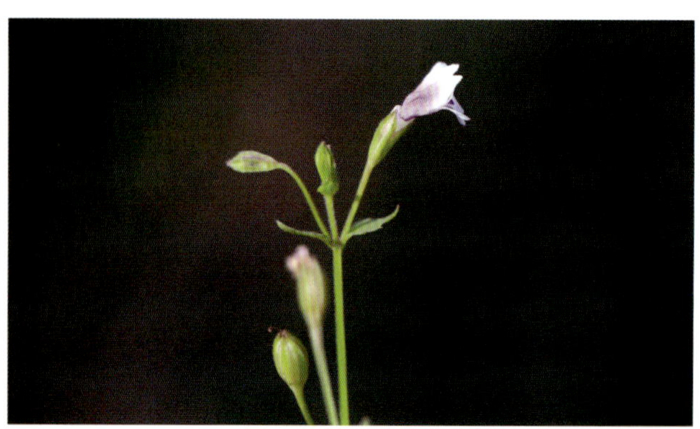

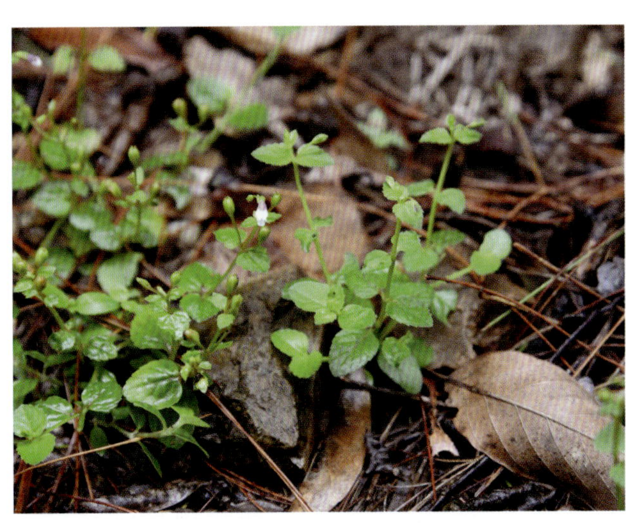
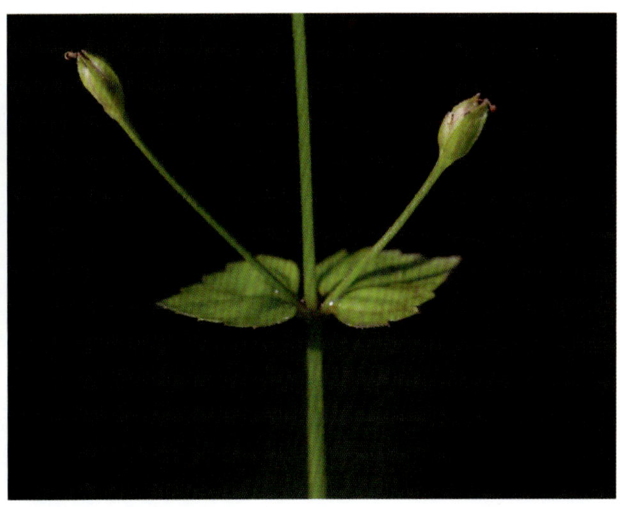

形态特征 一年生草本，高10~20cm，常铺散成密丛，多分枝，枝弯曲上升，微方形有深沟纹，无毛。根须状。叶柄长1~8mm；叶片三角状卵形或宽卵形，长10~20mm，宽5~11mm，边缘有浅钝锯齿，两面近于无毛。花单生于叶腋或在茎枝之顶排成极短的总状花序；花冠紫色。蒴果椭圆形，与宿萼近等长。种子近球形，浅黄褐色，有明显的蜂窝状瘤突。花、果期全年。

适宜生境 生于田边、草地、路边等低湿处。

资源状况 分布于马头山各地。常见。

入药部位 全草（母草）。

采收加工 夏、秋二季采收，鲜用或晒干。

功能主治 清热利湿，活血止痛。用于风热感冒，湿热泻痢，肾炎水肿，带下病，月经不调，痈疖肿毒，毒蛇咬伤，跌打损伤。

白花泡桐 大果泡桐、火筒木、饭桐子

Paulownia fortunei (Seem.) Hemsl.

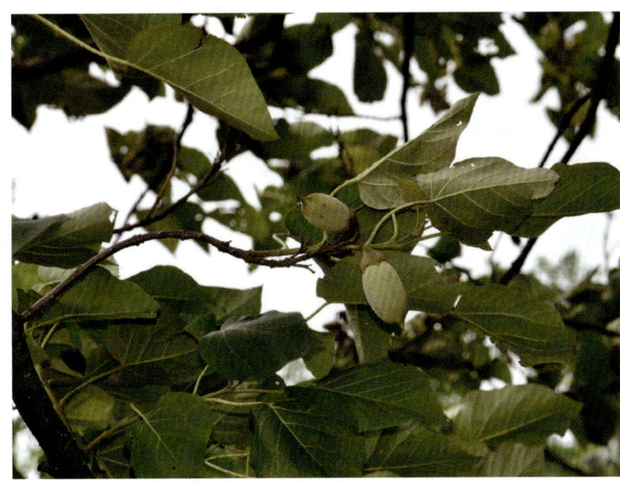
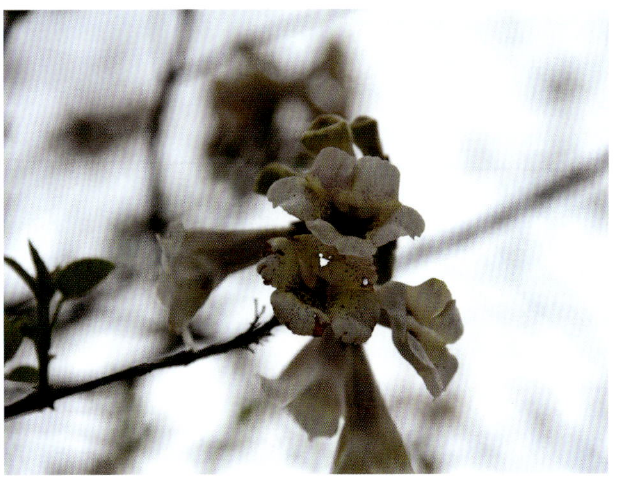

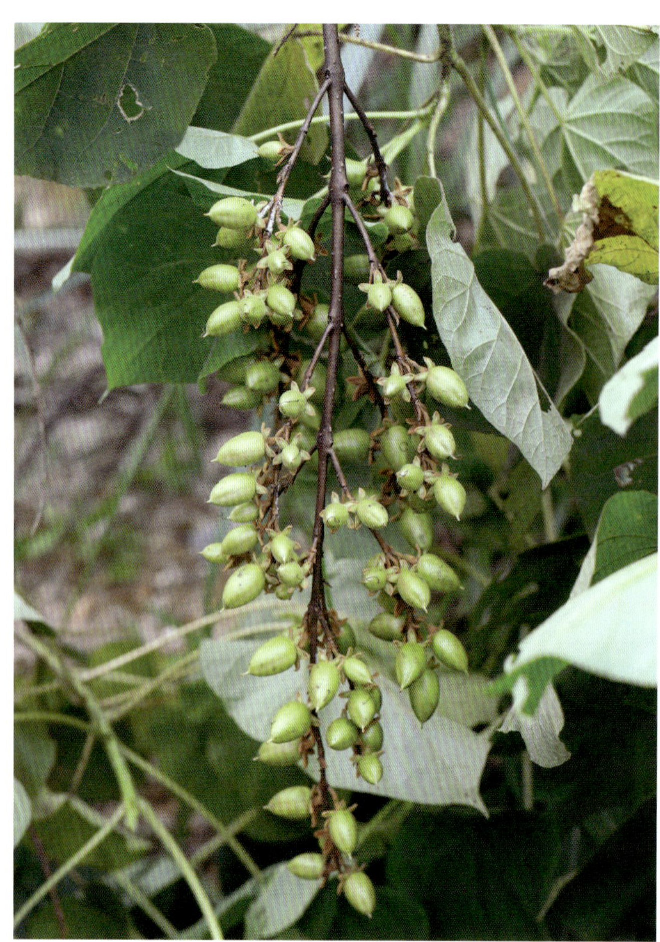

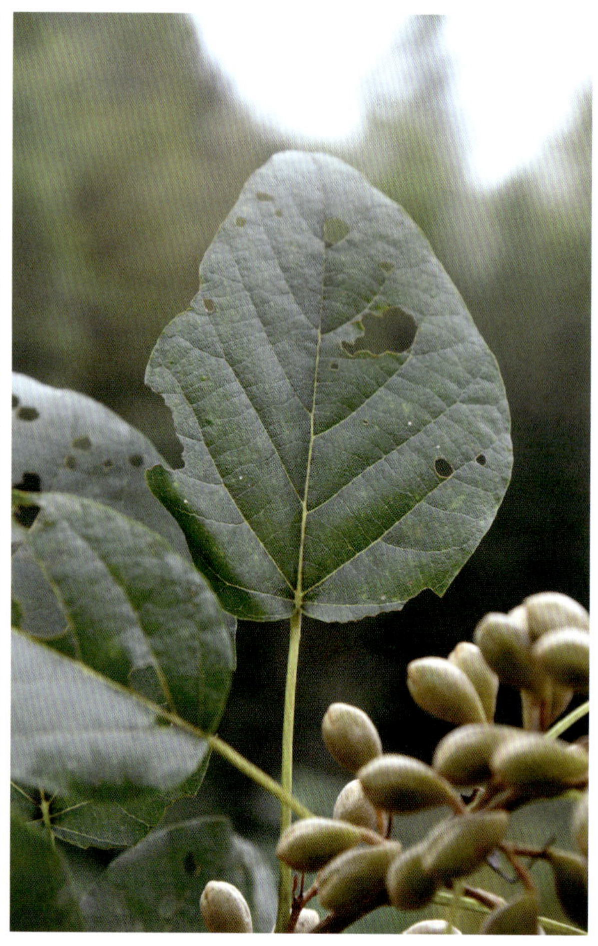

形态特征 乔木。树冠圆锥形，主干直，胸径可达2m；树皮灰褐色；幼枝、叶、花序各部和幼果均被黄褐色星状绒毛。叶片长卵状心形，长达20cm，顶端长渐尖或锐尖头。花序狭长，几呈圆柱形，长约25cm，小聚伞花序有花3~8朵；花冠管状漏斗形，白色仅背面稍带紫色或浅紫色。蒴果长圆形或长圆状椭圆形，长6~10cm，顶端之喙长达6mm，果皮木质。种子连翅长6~10mm。花期3~4月，果期7~8月。

适宜生境 生于山坡、林中、山谷及荒地。

资源状况 分布于马头山各地。常见。

入药部位 根或根皮（泡桐根）、树皮（泡桐树皮）、叶（泡桐叶）、花（泡桐花）、果实（泡桐果）。

采收加工 根或根皮：秋季采挖，洗净，鲜用或晒干。树皮：全年均可采收，鲜用或晒干。叶：夏、秋二季采摘，鲜用或晒干。花：春季花开时采收，晒干或鲜用。果实：夏、秋二季采摘，晒干。

功能主治 根或根皮：祛风止痛，解毒活血。用于风湿热痹，筋骨疼痛，疮疡肿毒，跌打损伤。树皮：祛风除湿，消肿解毒。用于风湿热痹，淋病，丹毒，痔疮肿毒，肠风下血，外伤肿痛，骨折。叶：清热解毒，止血消肿。用于痈疽，疔疮肿毒，创伤出血。花：清肺利咽，解毒消肿。用于肺热咳嗽，急性扁桃体炎，细菌性痢疾，急性肠炎，急性结膜炎，腮腺炎，疖肿，疮癣。果实：化痰，止咳，平喘。用于慢性支气管炎，咳嗽咯痰。

腺毛阴行草

Siphonostegia laeta S. Moore

标本采集号：361028170709005LY

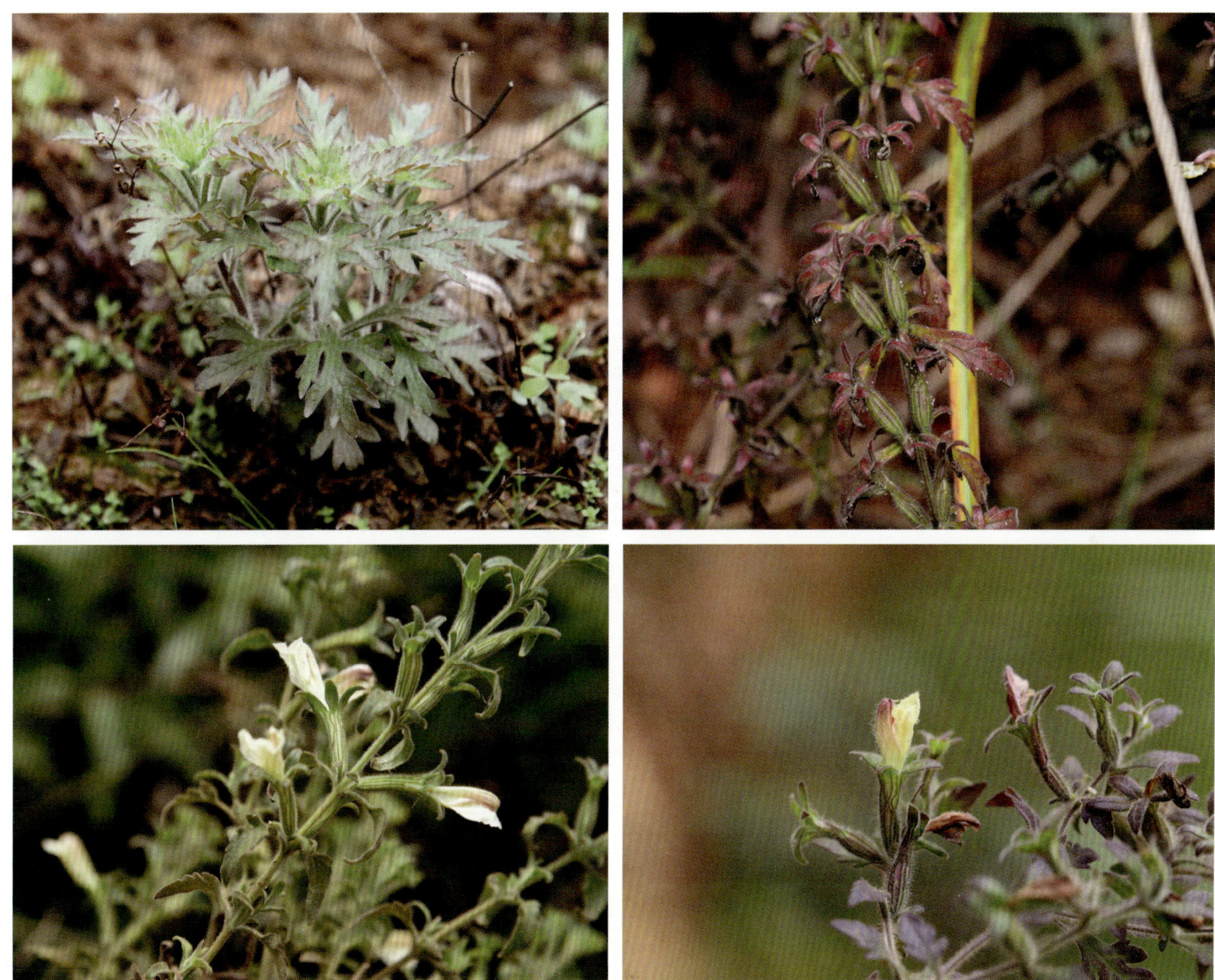

形态特征 一年生草本，直立，高30~70cm，干时稍变为黑色，全体密被腺毛。根系浅。茎常单条，基部木质化，枝对生，均为圆筒形，中空。叶对生，叶片三角状长卵形，长15~25mm，宽8~15mm。花序总状，生于茎枝顶端；萼管状钟形；花冠黄色。蒴果黑褐色，包于宿萼内，卵状长椭圆形，长12~13mm，直径约3.5mm。种子多数，黄褐色，长卵圆形。花期7~9月，果期9~10月。

适宜生境 生于草丛或灌木林中较阴湿的地方。

资源状况 分布于马头山各地。常见。

入药部位 全草（北刘寄奴）。

采收加工 秋季采收，除去杂质，晒干。

功能主治 活血祛瘀，通经止痛，凉血，止血，清热利湿。用于跌打损伤，外伤出血，瘀血经闭，月经不调，产后瘀痛，癥瘕积聚，血痢，血淋，湿热黄疸，水肿腹胀，白带过多。

长叶蝴蝶草 蓝花草、水远志

Torenia asiatica L.

标本采集号：361028170711030LY

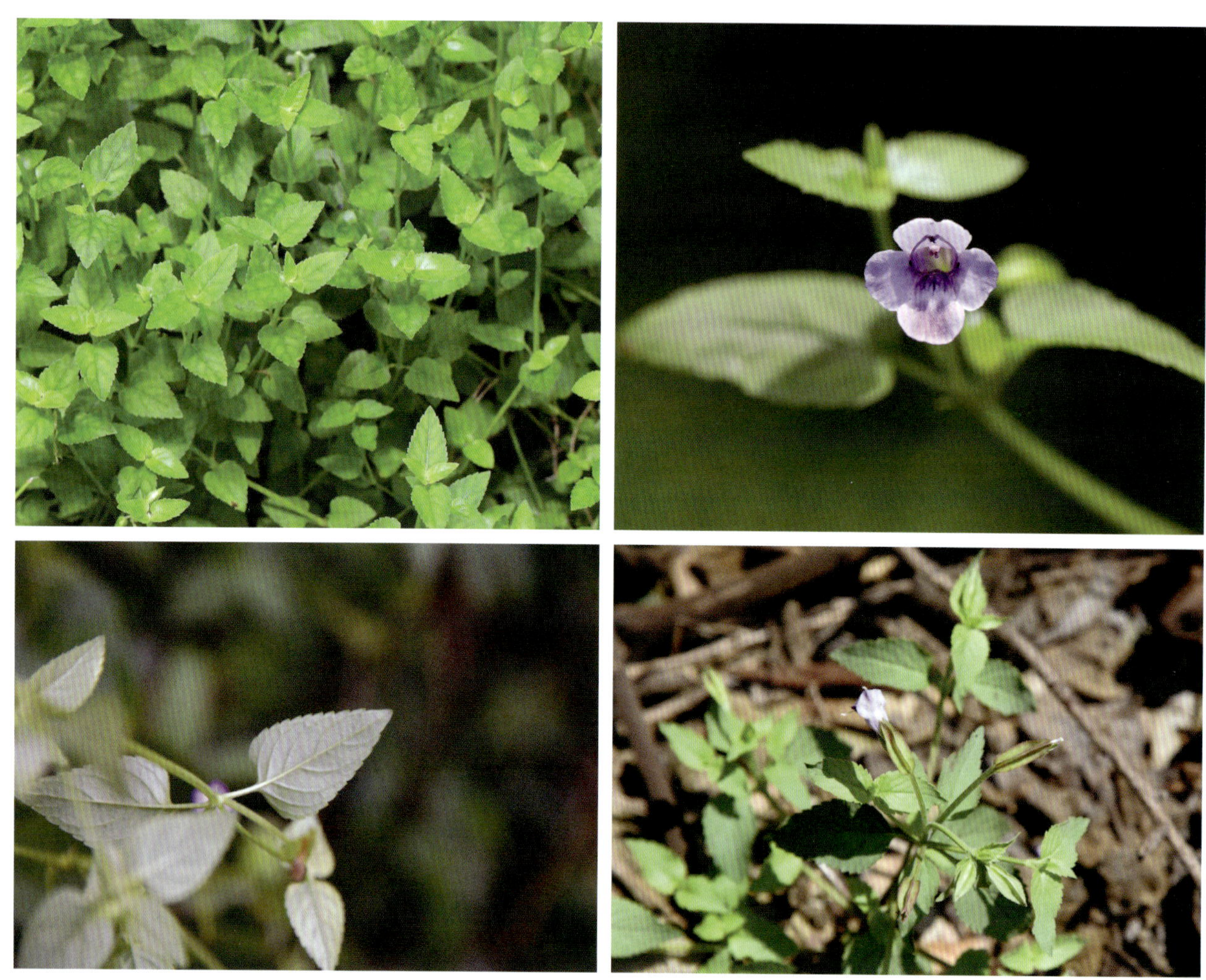

形态特征 一年生草本，疏被向上弯的硬毛，铺散或倾卧而后上升。茎具棱或狭翅，自基部起多分枝；枝对生，偶有二歧状。叶柄长0.3~0.5cm；叶片卵形或卵状披针形，长2~3.5cm，宽1~1.8cm，两面疏被短糙毛，边缘具齿。花单生于分枝顶部叶腋或顶生，或3~5朵于近顶部的叶腋，排成伞形花序；萼狭长；花冠暗紫色。蒴果长椭圆形，长1.6cm，宽0.4cm。种子小，矩圆形或近于球形，黄色。花、果期5~11月。

适宜生境 生于沟边湿润处。

资源状况 分布于马头山各地。常见。

入药部位 全草（水韩信草）。

采收加工 夏、秋二季采收，鲜用或晒干。

功能主治 清热利湿，解毒，散瘀。用于热咳，黄疸，泻痢，血淋，疔毒，蛇伤，跌打损伤。

紫萼蝴蝶草

Torenia violacea (Azaola) Pennell

标本采集号：361028180825007LY

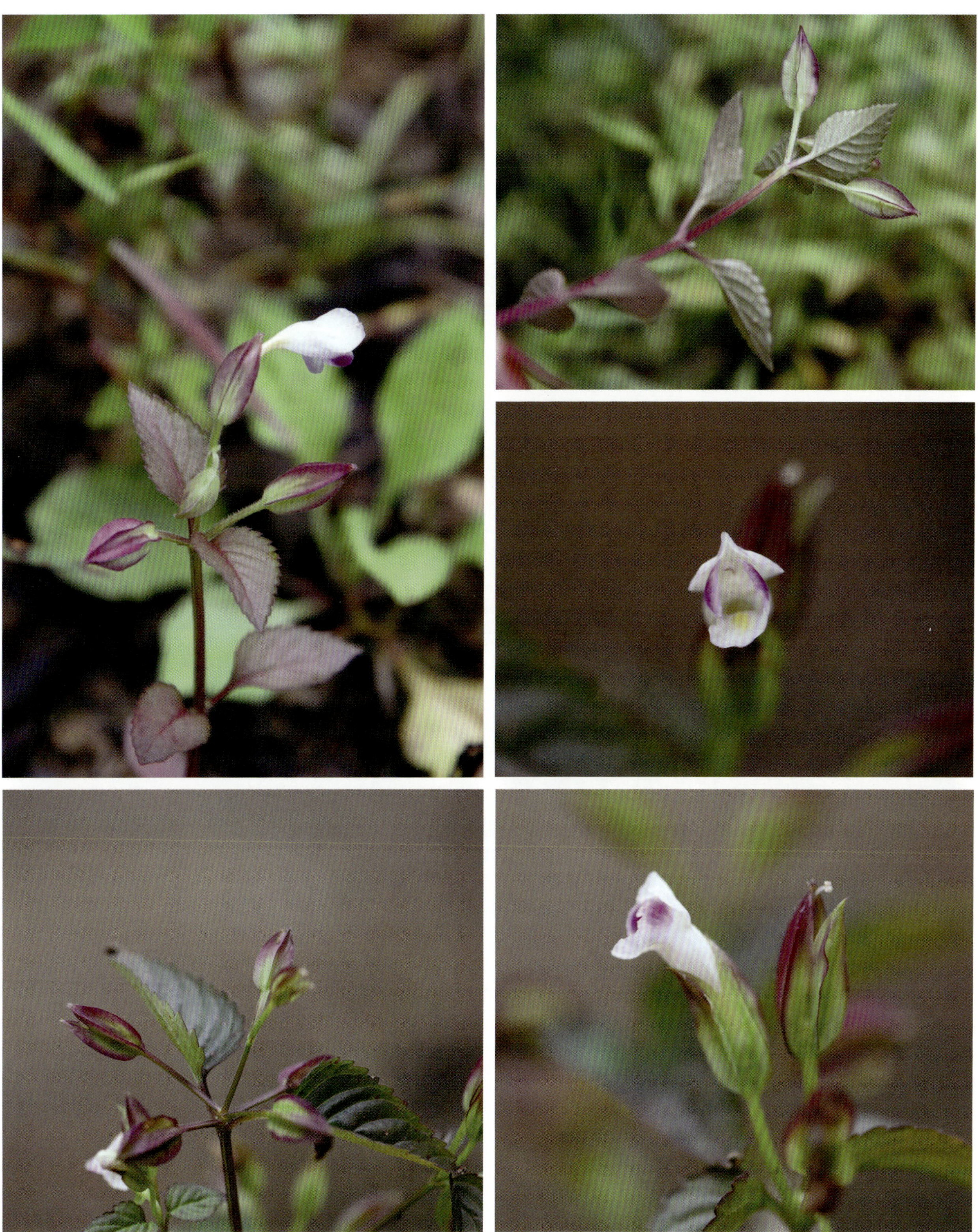

形态特征 一年生草本，自近基部起分枝。叶柄长5~20mm；叶片卵形或长卵形，长2~4cm，宽1~2cm，边缘具略带短尖的锯齿，两面疏被柔毛。花具长约1.5cm之梗，在分枝顶部排成伞形花序或单生于叶腋；花冠淡黄色或白色，上唇近于圆形，直径约6mm，下唇3裂片彼此近于相等，长约3mm，宽约4mm，各有1枚蓝紫色斑块，中裂片中央有1枚黄色斑块；花丝不具附属物。花、果期8~11月。

适宜生境 生于山坡草地、林下、田边及路旁潮湿处。

资源状况 分布于马头山各地。常见。

入药部位 全草（紫色翼萼）。

采收加工 夏、秋二季采收，洗净，晒干。

功能主治 消食化积，解暑，清肝。用于小儿疳积，中暑呕吐，腹泻，目赤肿痛。

直立婆婆纳

Veronica arvensis L.

标本采集号：361028180509026LY

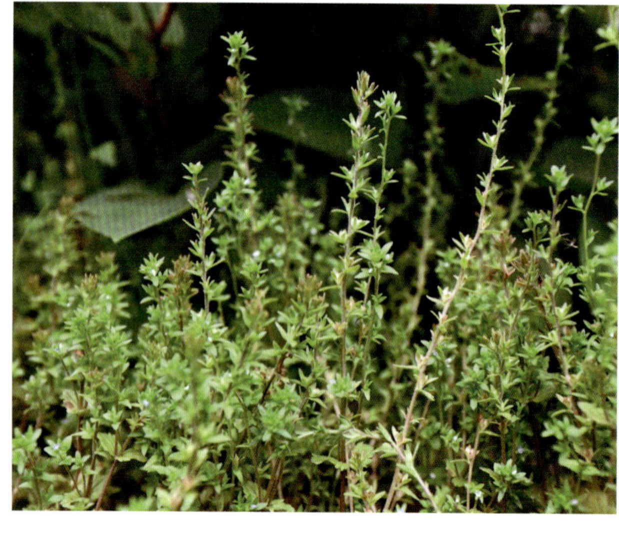

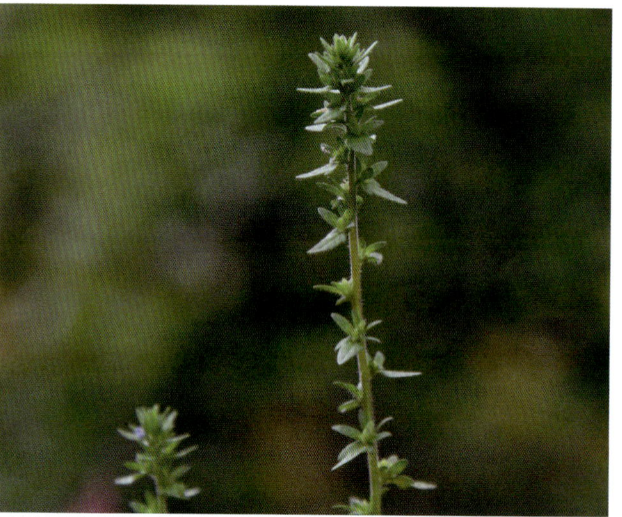

形态特征 一年生草本。茎直立或上升，高5~30cm，有2列多细胞白色长柔毛。叶常3~5对，卵形至卵圆形，长5~15mm，宽4~10mm，具3~5脉，边缘具圆或钝齿，两面被硬毛。总状花序长而多花，长可达20cm，各部分被多细胞白色腺毛；花冠蓝紫色或蓝色。蒴果倒心形，强烈侧扁，边缘有腺毛，凹口很深，几乎为果实长的1/2，裂片圆钝。种子矩圆形，长近1mm。花期4~5月。

适宜生境 生于路边及荒野草地。

资源状况 分布于马头山各地。常见。

入药部位 全草（直立婆婆纳）。

采收加工 夏季采收，鲜用或晒干。

功能主治 清热，除疟。用于疟疾。

婆婆纳

Veronica didyma Tenore

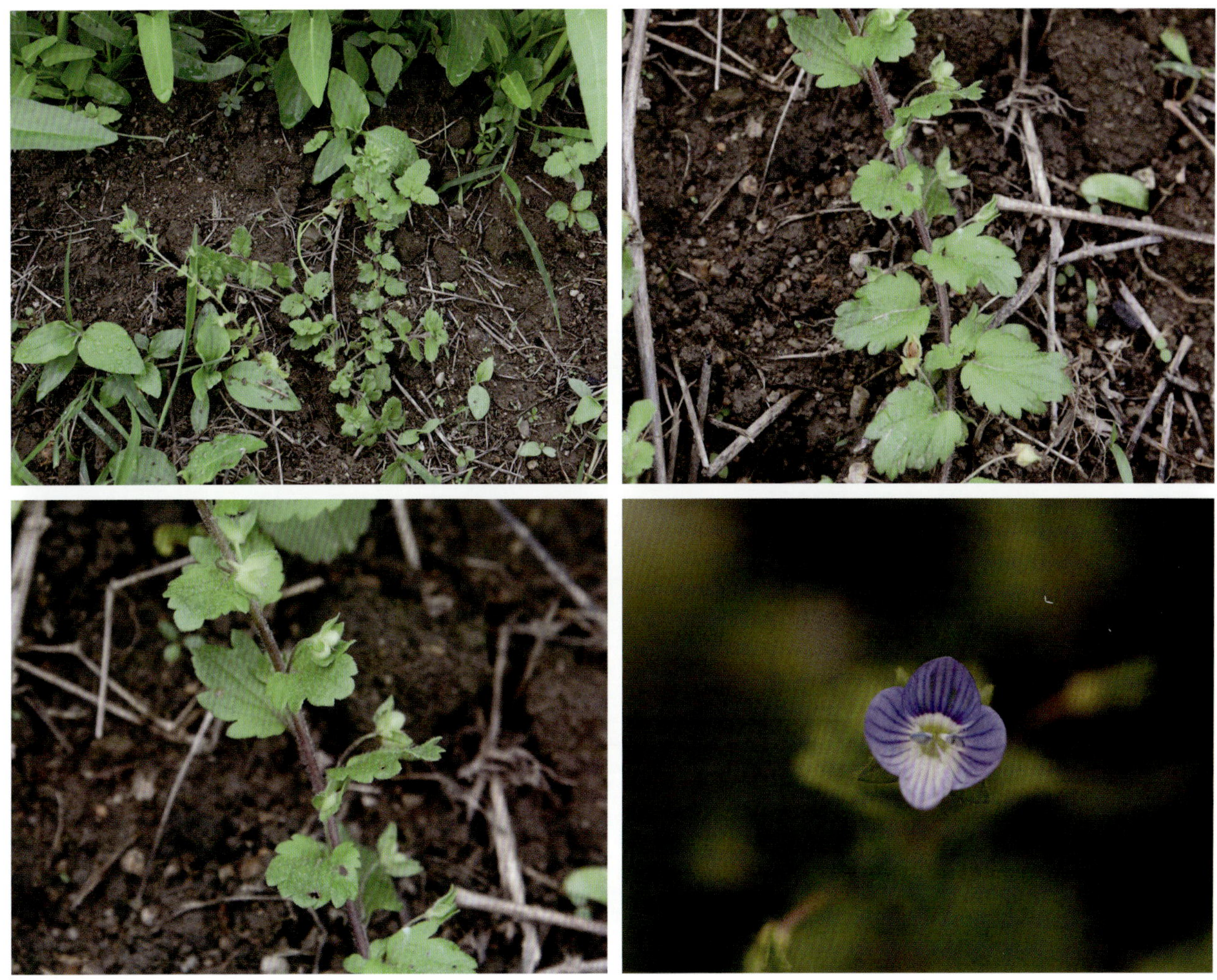

形态特征 一年生草本，铺散而多分枝，多少被长柔毛，高10~25cm。叶仅2~4对，具3~6mm长的短柄；叶片心形至卵形，长5~10mm，宽6~7mm，每边有2~4个深刻的钝齿，两面被白色长柔毛。总状花序很长；苞片叶状，下部的对生或全部互生；花冠淡紫色、蓝色、粉色或白色。蒴果近于肾形，密被腺毛，宽4~5mm，宿存的花柱与凹口齐或略过之。种子背面具横纹，长约1.5mm。花、果期3~10月。

适宜生境 生于荒地。

资源状况 分布于马头山各地。常见。

入药部位 全草（婆婆纳）。

采收加工 3～4月采收，洗净，晒干。

功能主治 补肾强腰，解毒消肿。用于肾虚腰痛，疝气，睾丸肿痛，白带异常，痈肿。

阿拉伯婆婆纳 波斯婆婆纳

Veronica persica Poir.

标本采集号：361028170425012LY

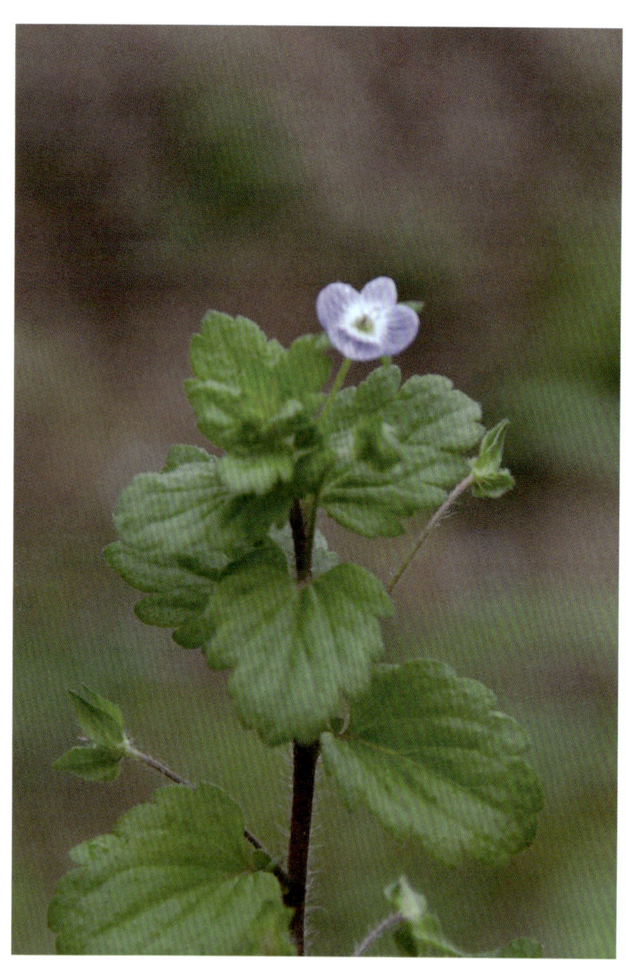

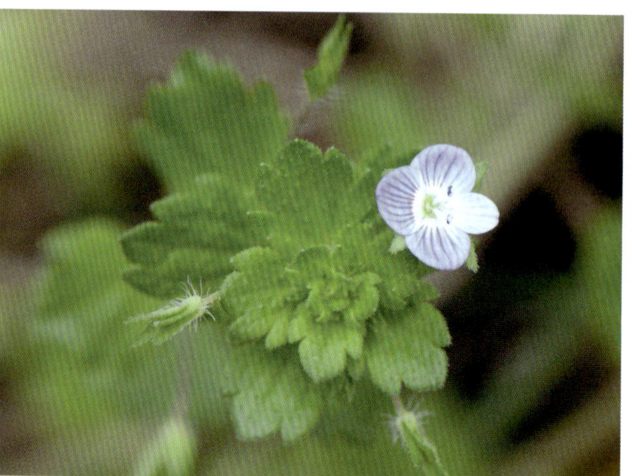

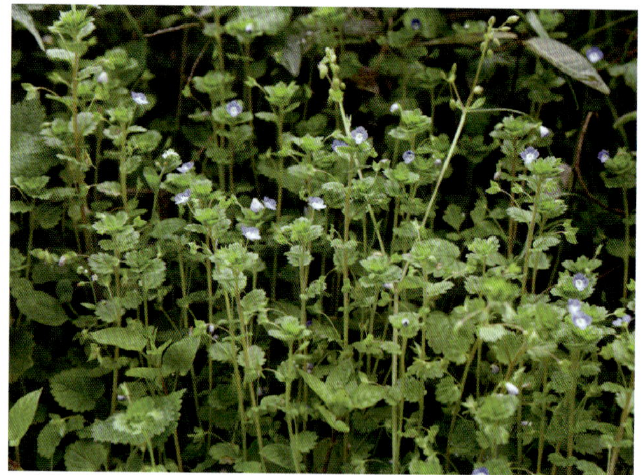

形态特征 二年生草本，铺散，多分枝，高10~50cm。茎密生2列多细胞柔毛。叶2~4对，具短柄，卵形或圆形，长6~20mm，宽5~18mm，边缘具钝齿，两面疏生柔毛。总状花序很长；苞片互生，与叶同形且几乎等大；花梗比苞片长，花冠蓝色、紫色或蓝紫色。蒴果肾形，长5mm，宽约7mm，网脉明显，凹口角度超过90°，裂片钝，宿存的花柱长约2.5mm，超出凹口。种子背面具深的横纹，长约1.6mm。花期3~5月。

适宜生境 生于路边及荒野。

资源状况 分布于马头山各地。常见。

入药部位 全草（肾子草）。

采收加工 夏季采收，鲜用或晒干。

功能主治 祛风除湿，壮腰，截疟。用于风湿痹痛，肾虚腰痛，外疟。

评　　述 本种和婆婆纳*Veronica polita* Fries形态相似，区别在于本种花梗明显长于苞片（或称苞叶）；蒴果表面明显具网脉，凹口大于90° 角，裂片顶端钝而不浑圆。

腹水草 小钓鱼竿

Veronicastrum stenostachyum (Hemsl.) Yamazaki subsp. *plukenetii* (T. Yamazaki) D. Y. Hong

标本采集号：361028170709015LY

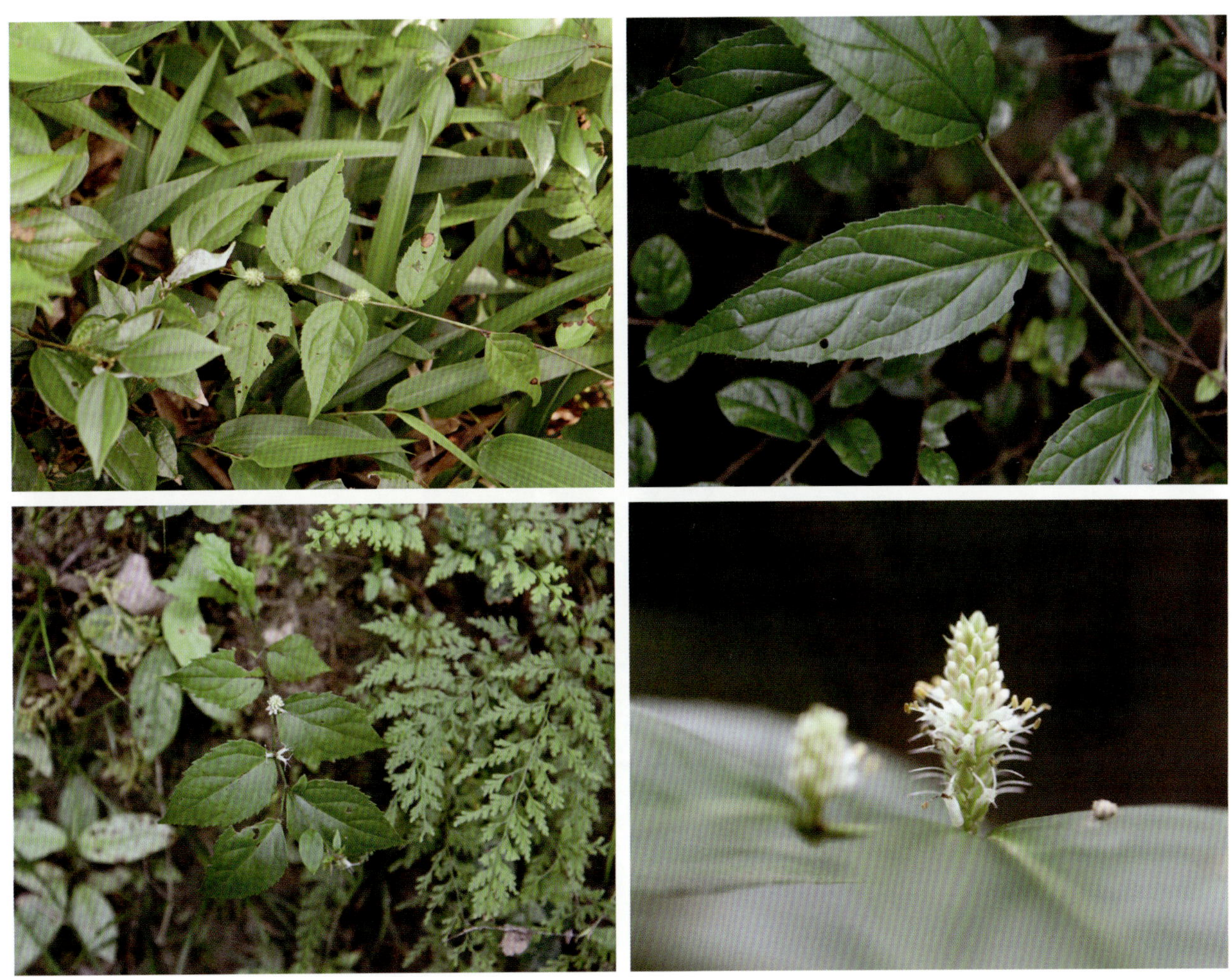

形态特征 多年生草本。根状茎短而横走；茎圆柱状，有条棱，多弓曲，顶端着地生根。叶互生，具短柄；叶片膜质至纸质，长卵形至卵状披针形，长9~16cm，宽3~6cm，顶端长渐尖，边缘具细锯齿，下面无毛，上面仅主脉上有短毛，少全面具短毛。花序腋生，有时顶生于侧枝上，长1.5~5cm；苞片及花萼裂片钻形，具睫毛或否；花冠白色、紫色或紫红色。蒴果卵状。种子小，具网纹。花期8~9月。

适宜生境 生于灌丛中及林下阴湿处。

资源状况 分布于马头山各地。常见。

入药部位 全草（钓鱼竿）。

采收加工 四季均可采收，洗净，鲜用或晒干。

功能主治 清热解毒，利水消肿，散瘀止痛。用于肺热咳嗽，肝炎，水肿；外用于跌打损伤，毒蛇咬伤，烧烫伤。

毛叶腹水草 两头绷、惊天雷、毛叶仙桥

Veronicastrum villosulum (Miq.) Yamazaki

标本采集号：361028180822006LY

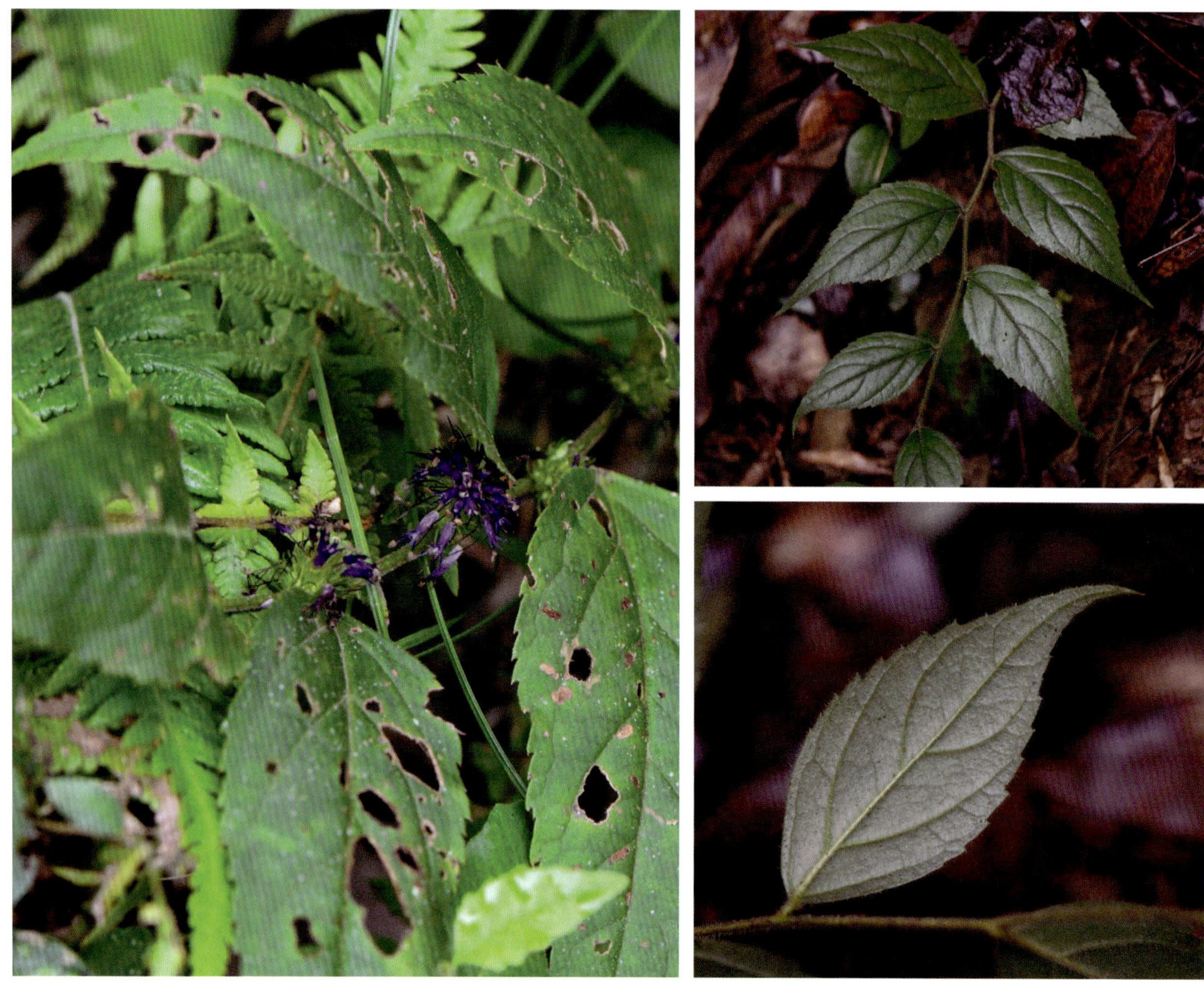

形态特征 多年生草本。根状茎极短；茎圆柱形，弓状弯曲，顶端着地生根，茎叶均相当密地被棕色多细胞长腺毛，毛伸直。叶互生，叶片常卵状菱形，长7~12cm，宽3~7cm，基部常宽楔形，边缘具三角状锯齿。花序头状，腋生，长1~1.5cm；苞片披针形，密生棕色多细胞长腺毛；花萼裂片钻形；花冠紫色或紫蓝色。蒴果卵形，长2.5mm。种子黑色，球状，直径0.3mm。花期6~8月，果期9~10月。

适宜生境 生于林下。

资源状况 分布于马头山各地。常见。

入药部位 全草（腹水草）。

采收加工 10月采收，鲜用或晒干。

功能主治 行水，消肿，散瘀，解毒。用于肝硬化腹水，肾炎水肿，跌打损伤，疮肿疔毒，烫伤，毒蛇咬伤。

紫葳科

凌 霄 堕胎花、白狗肠、搜骨风

Campsis grandiflora (Thunb.) Schum.

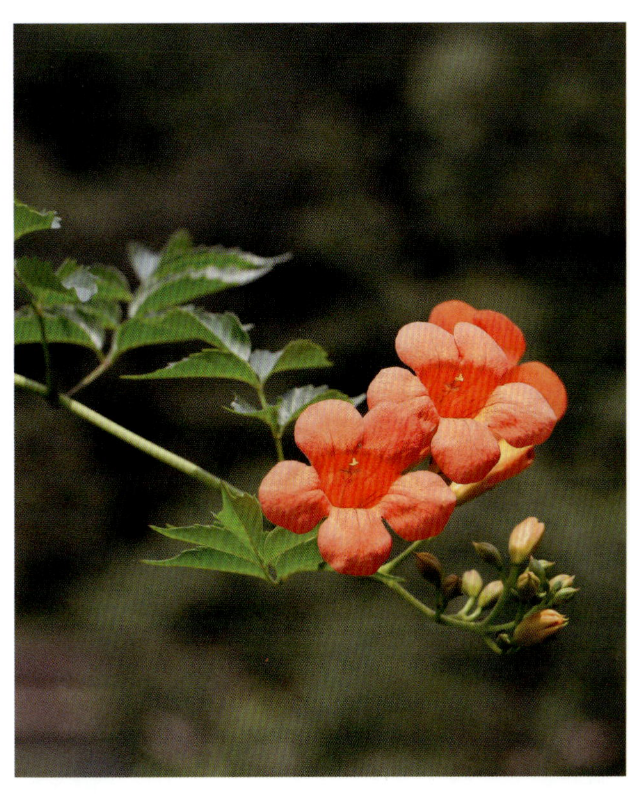

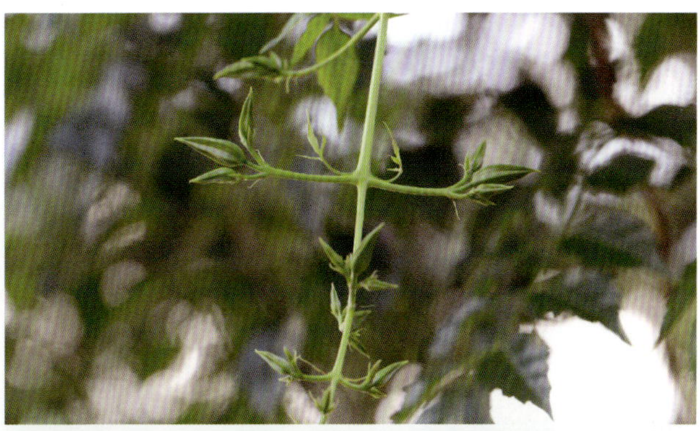

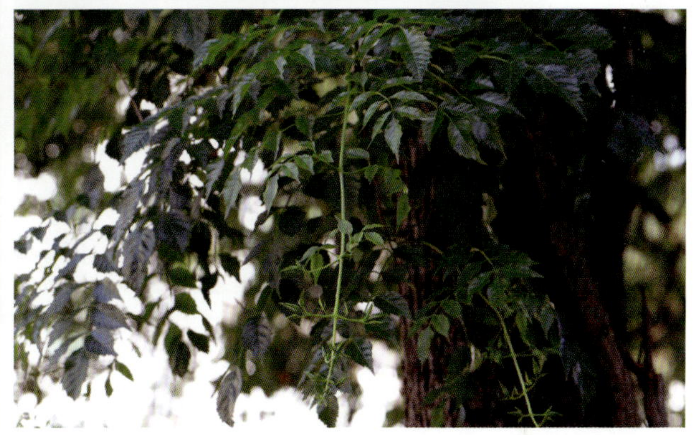

形态特征 攀缘藤本。茎木质，表皮脱落，枯褐色，以气生根攀附于他物之上。叶对生，为奇数羽状复叶；小叶7~9枚，卵形至卵状披针形，顶端尾状渐尖，基部阔楔形，两侧不等大，长3~9cm，宽1.5~5cm，两面无毛，边缘有粗锯齿；叶轴长4~13cm。顶生疏散的短圆锥花序，花序轴长15~20cm；花萼钟状，分裂至中部，裂片披针形；花冠内面鲜红色，外面橙黄色，裂片半圆形。蒴果顶端钝。花期5~8月，果期8~10月。

适宜生境 生于山谷、小河边、疏林下，攀缘于树上、石壁上。

资源状况 分布于马头山各地。常见。

入药部位 根（紫葳根）、茎叶（紫葳茎叶）、花（凌霄花）。

采收加工 根：全年均可采，洗净，切片，晒干。茎叶：夏、秋二季采收，晒干。花：夏、秋二季花盛开时采摘，干燥。

功能主治 根：凉血祛风，活血通络。用于血热生风，身痒，风疹，腰脚不遂，痛风，风湿痹痛，跌打损伤。茎叶：清热，凉血，散瘀。用于血热生风，身痒，风疹，手脚酸软麻木，咽喉肿痛。花：活血通经，凉血祛风。用于月经不调，经闭癥瘕，产后乳肿，风疹发红，皮肤瘙痒，痤疮。

爵床科

白接骨 玉钱草、麒麟草、玉连环

Asystasiella neesiana (Wall.) Lindau

标本采集号：361028180825013LY

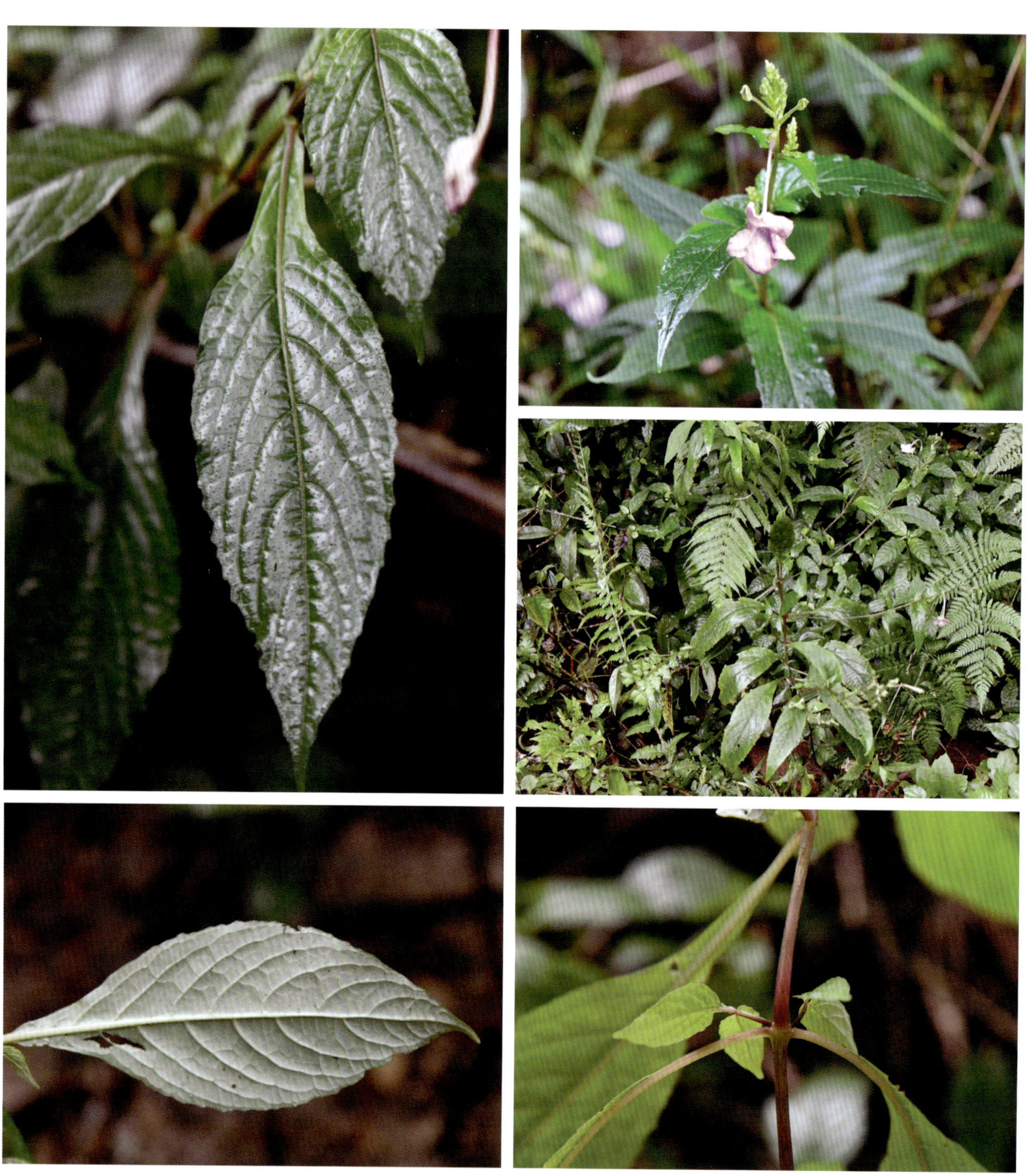

形态特征 多年生草本。具白色、富黏液、竹节形根状茎；茎高达1m，略呈四棱形。叶纸质，卵形至椭圆状矩圆形，长5~20cm，顶端尖至渐尖，边缘微波状至具浅齿，基部下延成柄，侧脉6~7条，两面凸起，疏被微毛。总状花序或基部有分枝，顶生，长6~12cm；花单生或对生；花冠淡紫红色，漏斗状，外疏生腺毛。蒴果长18~22mm，上部具4粒种子，下部实心细长似柄。花期7~8月，果期10~11月。

适宜生境 生于林下或溪边。

资源状况 分布于马头山各地。常见。

入药部位 全草（白接骨）。

采收加工 夏、秋二季采收，晒干或鲜用。

功能主治 化瘀止血，续筋接骨，利尿消肿，清热解毒。用于吐血，便血，外伤出血，跌打瘀肿，扭伤骨折，风湿肢肿，腹水，疮疡溃烂，咽喉肿痛。

杜根藤 青泽兰、化痰清

Calophanoides quadrifaria (Nees) Ridl.

标本采集号：361028180821013LY

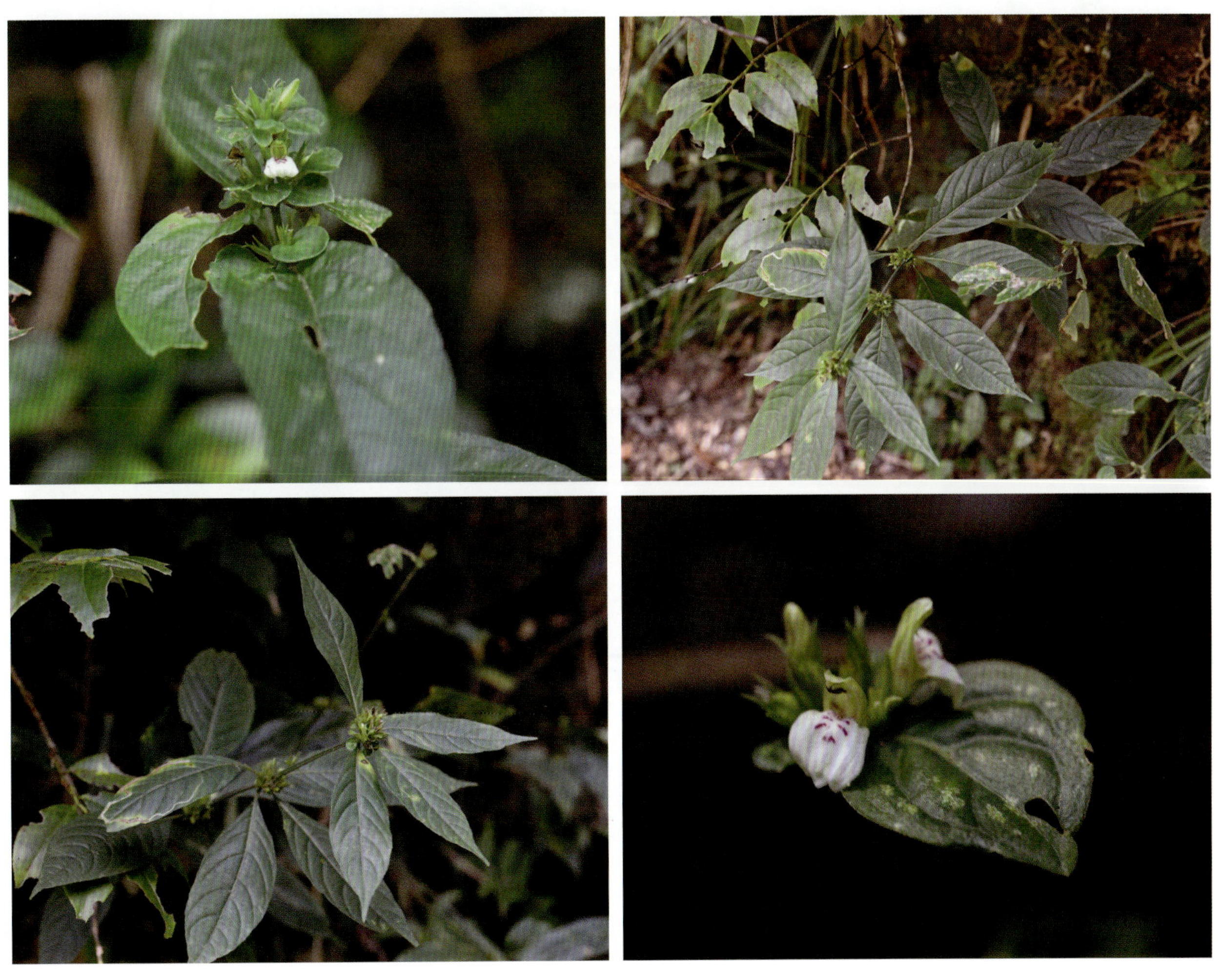

形态特征 草本。茎基部匍匐，下部节上生根，后直立，近四棱形，在两相对面具沟，幼时被短柔毛，后近圆柱形而无毛。叶有柄；叶片矩圆形或披针形，基部锐尖，先端短渐尖，边缘常具有间距的小齿，背面脉上无毛或被微柔毛，长2.5~10cm，宽1~3.5cm，叶片干时黄褐色。花序腋生，花冠白色，具红色斑点，被疏柔毛。蒴果无毛，长8mm。种子无毛，被小瘤。花期6~10月，果期8~11月。

适宜生境 生于山坡、路旁草丛或林下。

资源状况 分布于马头山各地。常见。

入药部位 全草（大青草）。

采收加工 夏、秋二季采收，洗净，鲜用或晒干。

功能主治 清热解毒。用于口舌生疮，时行热毒，丹毒，黄疸。

狗肝菜 金龙棒、华九头狮子草

Dicliptera chinensis (L.) Juss.

标本采集号：361028170710010LY

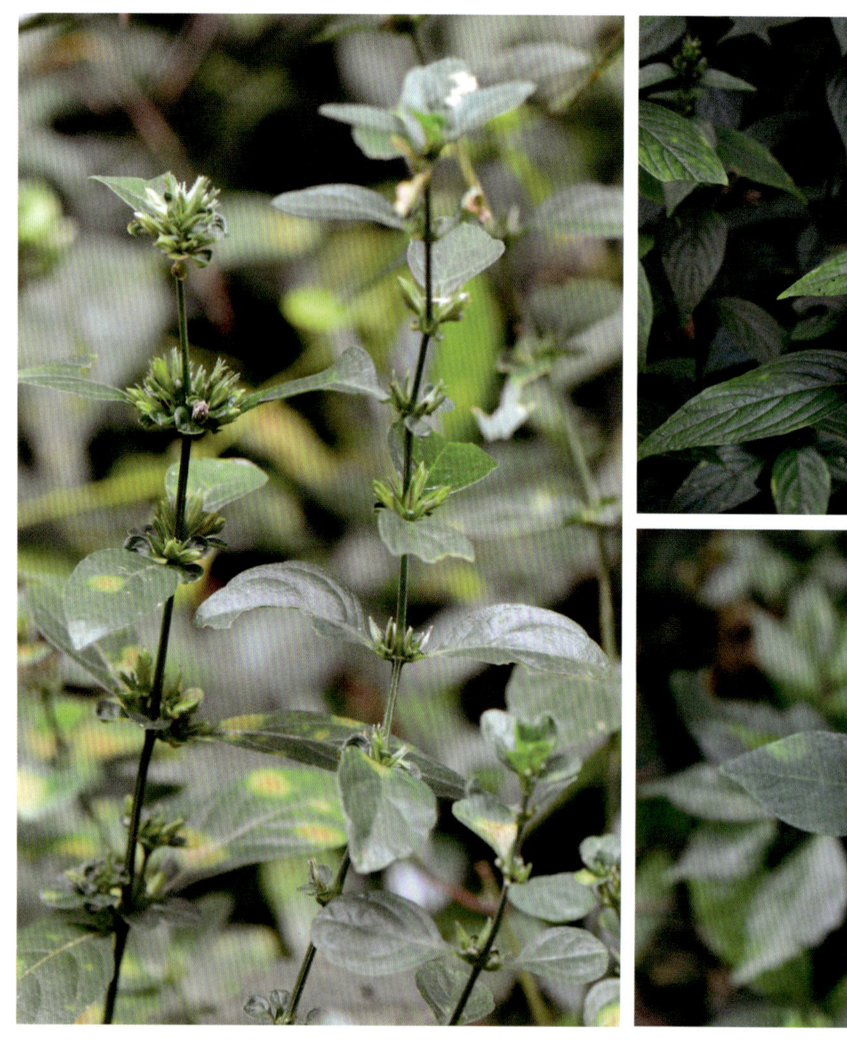

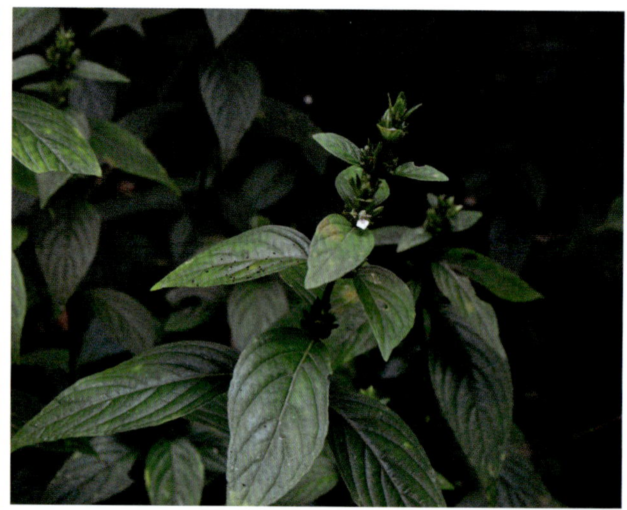

形态特征 草本。茎具6条钝棱和浅沟，节常膨大膝曲状，近无毛或节处被疏柔毛。叶卵状椭圆形，长2~7cm，宽1.5~3.5cm，纸质，绿深色，两面近无毛或下面脉上被疏柔毛；叶柄长5~25mm。花序腋生或顶生，由3~4个聚伞花序组成，具长3~5mm的总花梗；总苞片阔倒卵形或近圆形，稀披针形；小苞片线状披针形；花冠淡紫红色，外面被柔毛。蒴果长约6mm，被柔毛，具种子4粒。花期10~11月，果期翌年2~3月。

适宜生境 生于疏林下、溪边、路旁。

资源状况 分布于马头山各地。常见。

入药部位 全草（狗肝菜）。

采收加工 夏、秋二季采收，洗净，鲜用或晒干。

功能主治 清热，凉血，利湿，解毒。用于感冒发热，热病发斑，吐血，衄血，便血，尿血，崩漏，肺热咳嗽，咽喉肿痛，肝热目赤，小儿惊风，小便淋沥，带下病，带状疱疹，痈肿疔疖，蛇犬咬伤。

水蓑衣 柳叶水蓑衣、墨菜

Hygrophila salicifolia (Vahl) Nees

标本采集号：361028170912012LY

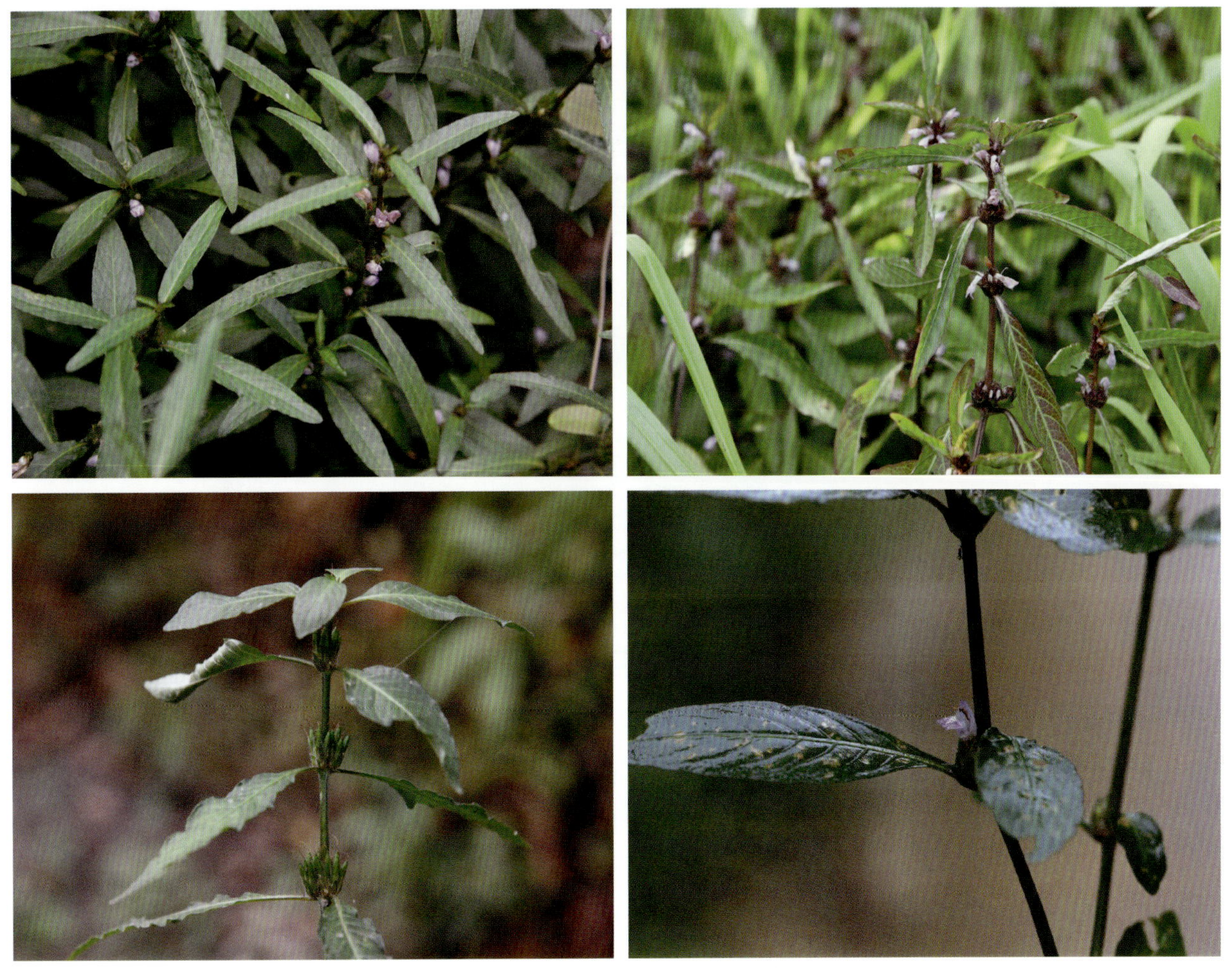

形态特征 草本。高80cm，茎四棱形，幼枝被白色长柔毛，不久脱落至近无毛或无毛。叶近无柄，纸质，长椭圆形、披针形、线形，长4~11.5cm，宽0.8~1.5cm，两端渐尖，先端钝，两面被白色长硬毛，下面脉上较密，侧脉不明显。花簇生于叶腋，无梗；苞片披针形，外面被柔毛；小苞片细小，线形，外面被柔毛，内面无毛；花冠淡紫色或粉红色，被柔毛。蒴果比宿存萼长1/4~1/3，干时淡褐色，无毛。花期秋季。

适宜生境 生于溪沟边或洼地等潮湿处。

资源状况 分布于马头山各地。常见。

入药部位 全草（水蓑衣）。

采收加工 夏、秋二季采收，洗净，鲜用或晒干。

功能主治 清热解毒，化瘀止痛。用于咽喉炎，乳腺炎，吐血，衄血，百日咳；外用于骨折，跌打损伤，毒蛇咬伤。

九头狮子草 接骨草、土细辛

Peristrophe japonica (Thunb.) Bremek.

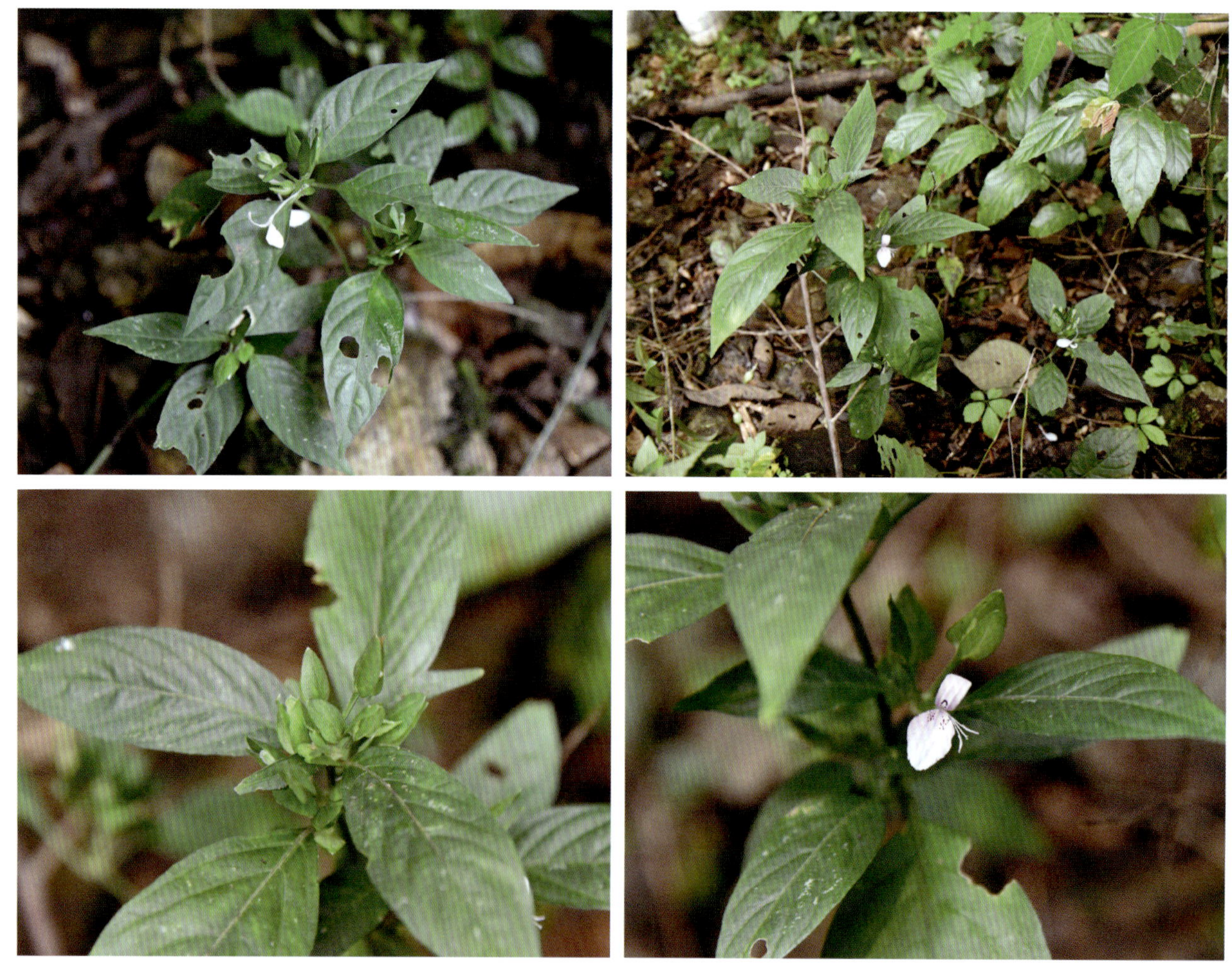

形态特征 多年生草本。叶卵状矩圆形，长5~12cm，宽2.5~4cm，顶端渐尖或尾尖，基部钝或急尖。花序顶生或腋生于上部叶腋，由2~10个聚伞花序组成；每个聚伞花序下托以2枚总苞状苞片，一大一小，卵形，全缘，近无毛，羽脉明显；花萼裂片5，钻形；花冠粉红色至微紫色，外疏生短柔毛。蒴果长1~1.2cm，疏生短柔毛，上部具4粒种子，下部实心。种子有小疣状突起。花期5~9月。

适宜生境 生于路边、草地或林下。

资源状况 分布于马头山各地。常见。

入药部位 全草（九头狮子草）。

采收加工 夏、秋二季采收，鲜用或晒干。

功能主治 祛风清热，凉肝定惊，散瘀解毒。用于感冒发热，肺热咳喘，肝热目赤，小儿惊风，咽喉肿痛，痈肿疔毒，乳痈，聤耳，瘰疬，痔疮，蛇虫咬伤，跌打损伤。

爵 床 爵卿、香苏、赤眼老母草

Rostellularia procumbens (L.) Nees

标本采集号：361028180821010LY

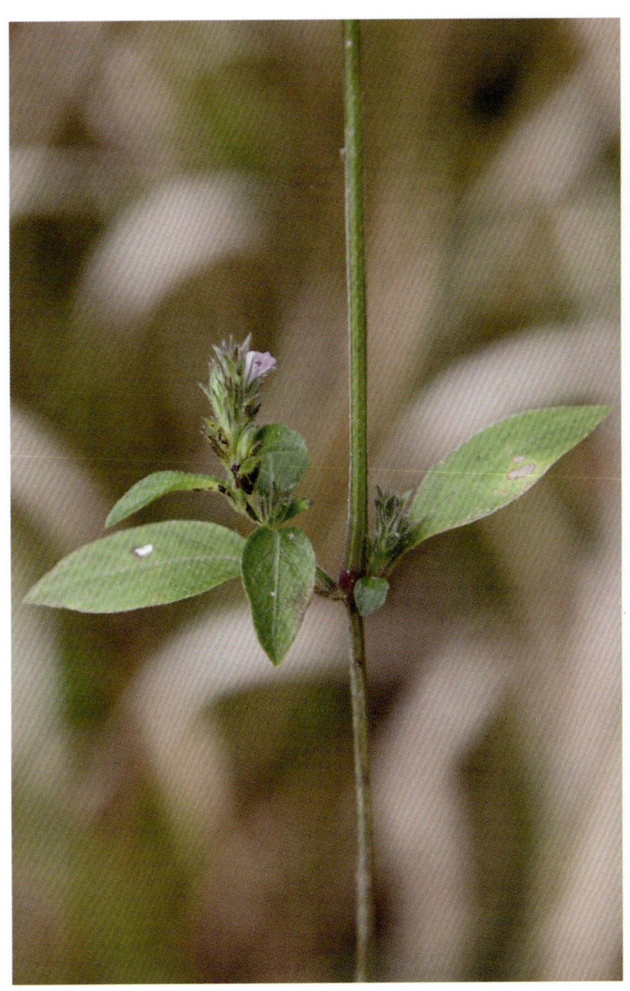

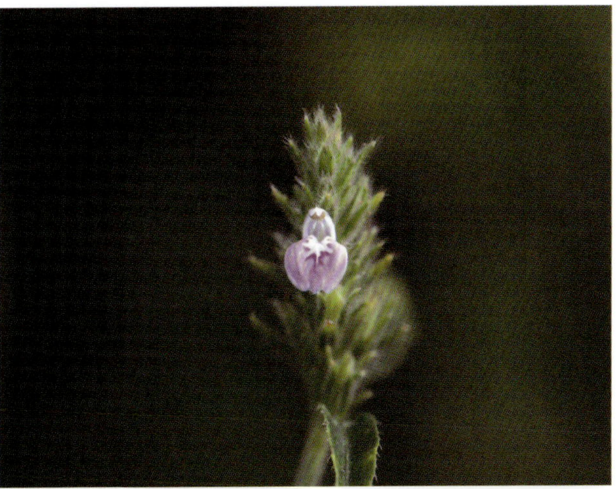

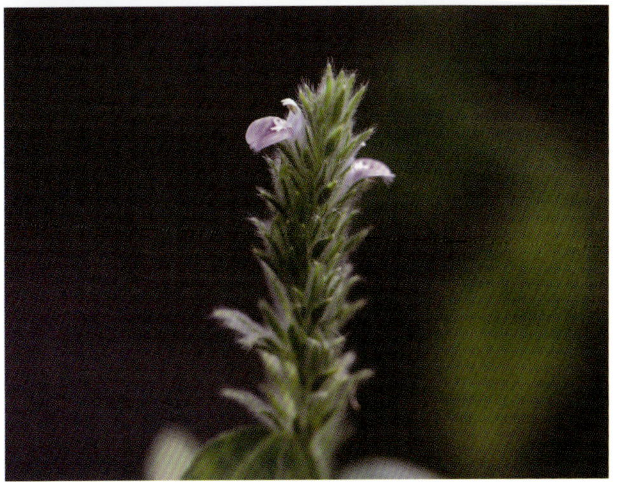

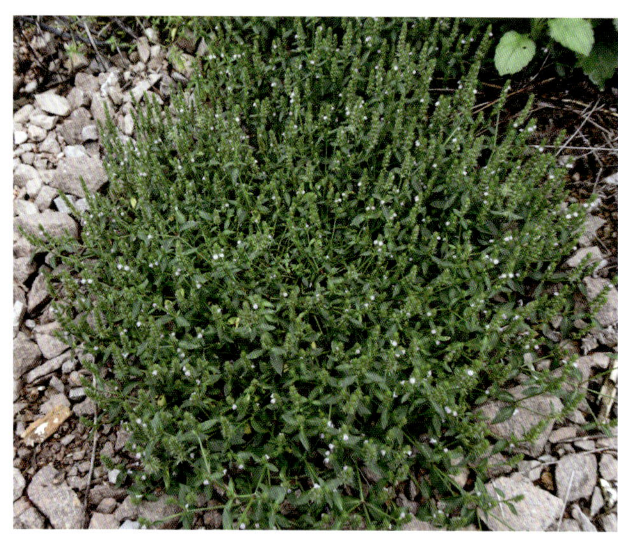

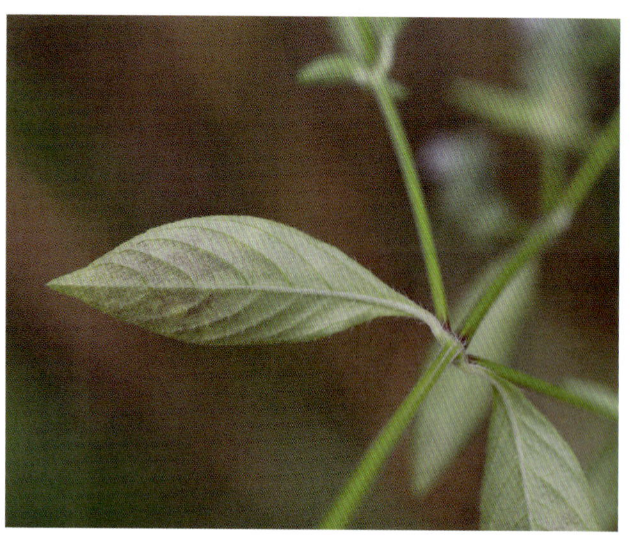

形态特征 一年生草本。茎基部匍匐，通常有短硬毛，高20~50cm。叶椭圆形至椭圆状长圆形，长1.5~3.5cm，宽1.3~2cm，先端锐尖或钝，基部宽楔形或近圆形，两面常被短硬毛；叶柄短，被短硬毛。穗状花序顶生或生上部叶腋；苞片1，小苞片2，均披针形，有缘毛；花萼裂片4，线形，约与苞片等长，有膜质边缘和缘毛；花冠粉红色。蒴果长约5mm，上部具4粒种子，下部实心似柄状。种子表面有瘤状皱纹。花期8~11月，果期10~11月。

适宜生境 生于山坡林间草丛中。

资源状况 分布于马头山各地。常见。

入药部位 全草（爵床）。

采收加工 8~9月盛花期采收，割取地上部分，晒干。

功能主治 清热解毒，利湿消积，活血止痛。用于感冒发热，咳嗽，咽喉肿痛，目赤肿痛，疳积，湿热泻痢，疟疾，黄疸，浮肿，小便淋浊，筋骨疼痛，跌打损伤，痈疽疔疮，湿疹。

苦苣苔科

蚂蝗七 红蚂蝗七、石螃蟹、岩蚂蝗

Chirita fimbrisepala Hand. -Mazz.

标本采集号：361028180509035LY

形态特征 多年生草本，具粗根状茎。叶均基生；叶片草质，两侧不对称，卵形或近圆形，长4~10cm，宽3.5~11cm，顶端急尖或微钝，基部斜宽楔形或截形，边缘有牙齿，上面密被短柔毛并散生长糙毛，下面疏被短柔毛；叶柄长2~8.5cm，有疏柔毛。聚伞花序，花序梗长6~28cm，被柔毛；花梗长0.5~3.8cm，被柔毛。花冠淡紫色或紫色。蒴果长6~8cm，直径约2.5mm，被短柔毛。种子纺锤形，长6~8mm。花期3~4月。

适宜生境 生于山地林中石上或石崖上，或山谷溪边。

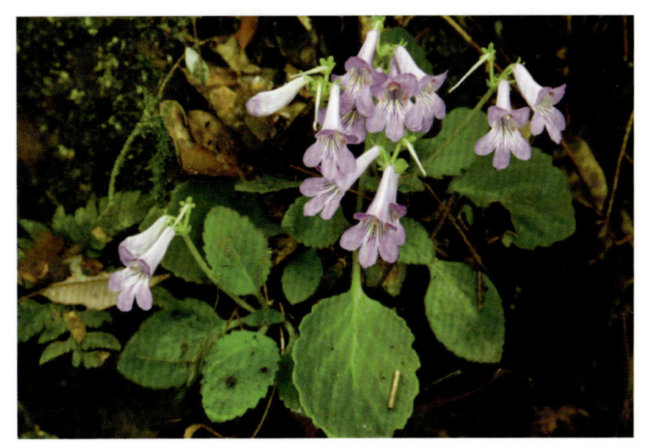

资源状况 分布于马头山各地。常见。

入药部位 根茎（蚂蝗七）。

采收加工 全年均可采收，晒干。

功能主治 健脾消食，清热利湿，活血止痛。用于小儿疳积，胃痛，肝炎，痢疾，肺结核咯血；外用于刀伤出血，无名肿毒，跌打损伤。

长瓣马铃苣苔 岩白菜、岩桐草、皱皮草

Oreocharis auricula (S. Moore) Clarke

标本采集号：361028170427027LY

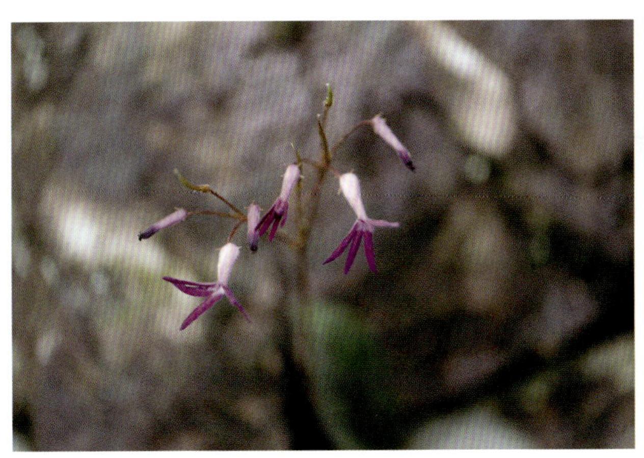

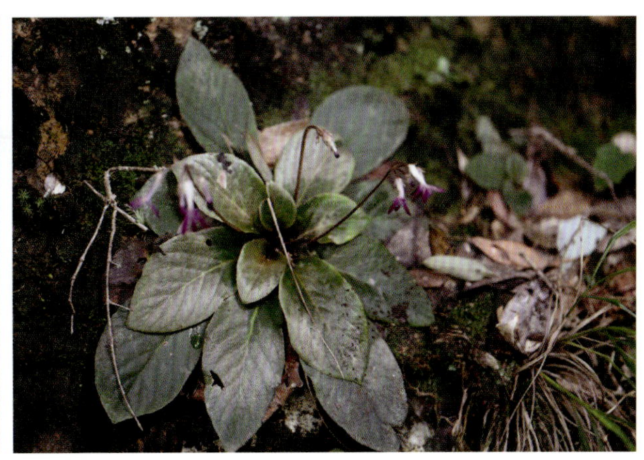

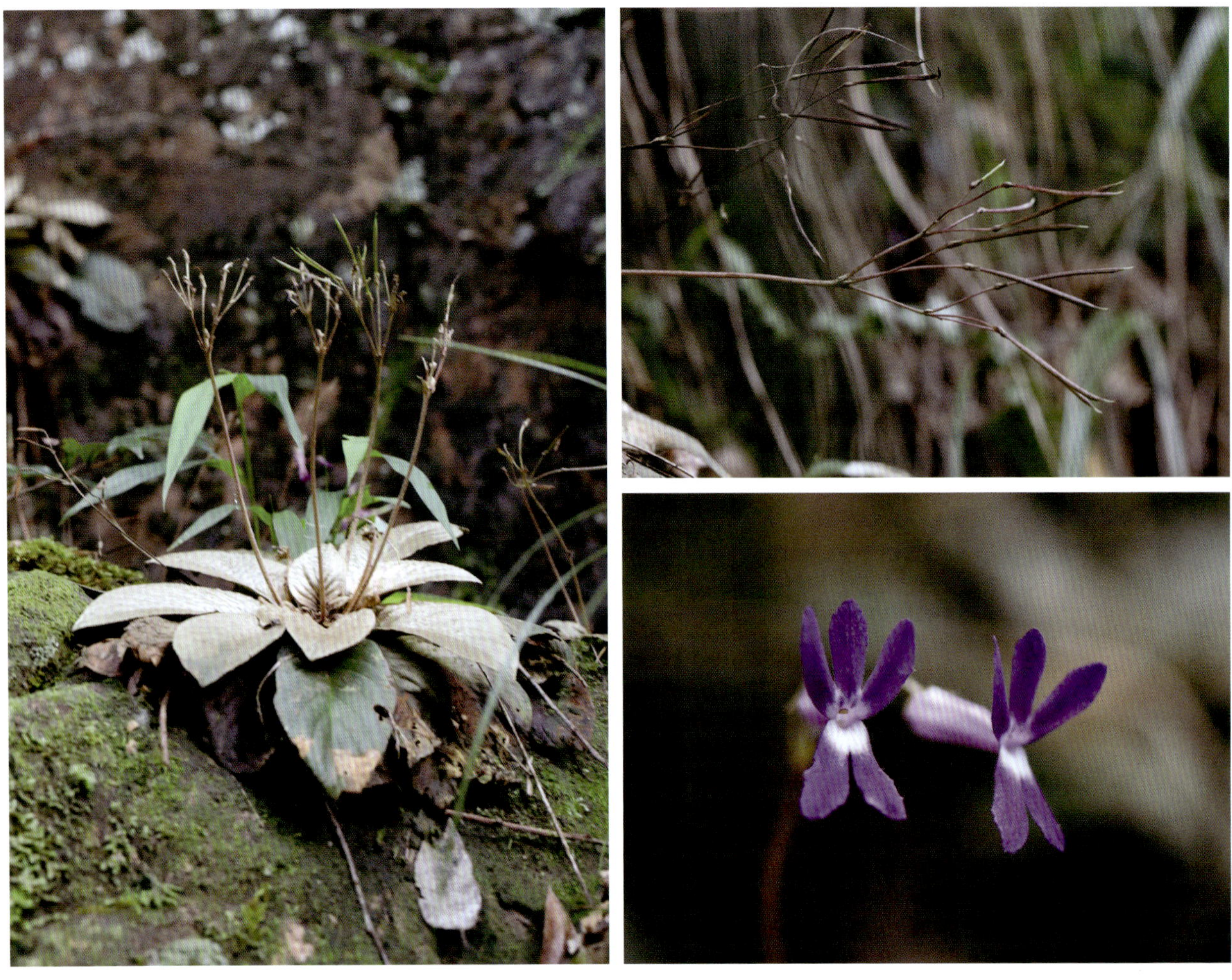

形态特征 多年生草本。叶全部基生，具柄；叶片长圆状椭圆形，长2~8.5cm，宽1~5cm，顶端微尖或钝，上面被贴伏短柔毛，侧脉每边7~9条，在下面隆起，密被褐色绢状绵毛；叶柄长2~4cm，密被褐色绢状绵毛。聚伞花序2次分枝；花序梗长6~12cm；苞片2，长圆状披针形，密被褐色绢状绵毛；花萼5裂至近基部，外面被绢状绵毛；花冠细筒状，蓝紫色。蒴果长约4.5cm。花期6~7月，果期8月。

适宜生境 生于山谷、沟边及林下潮湿岩石上。

资源状况 分布于马头山各地。常见。

入药部位 全草（长瓣马铃苣苔）。

采收加工 全年均可采收，鲜用或晒干。

功能主治 凉血止血，清热解毒。用于各种出血，湿热带下，痈疽疮疖。

列当科

野 菰 蛇箭草、白茅花、赤膊花

Aeginetia indica L.

标本采集号：361028170910002LY

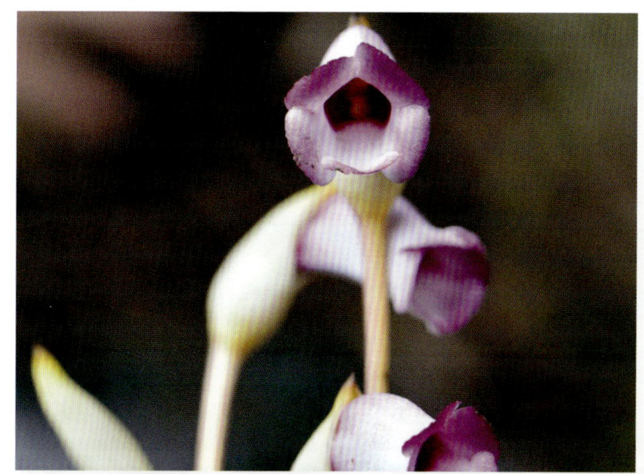

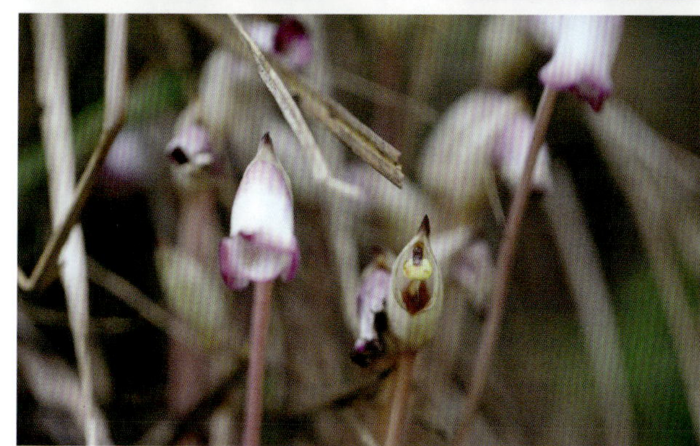

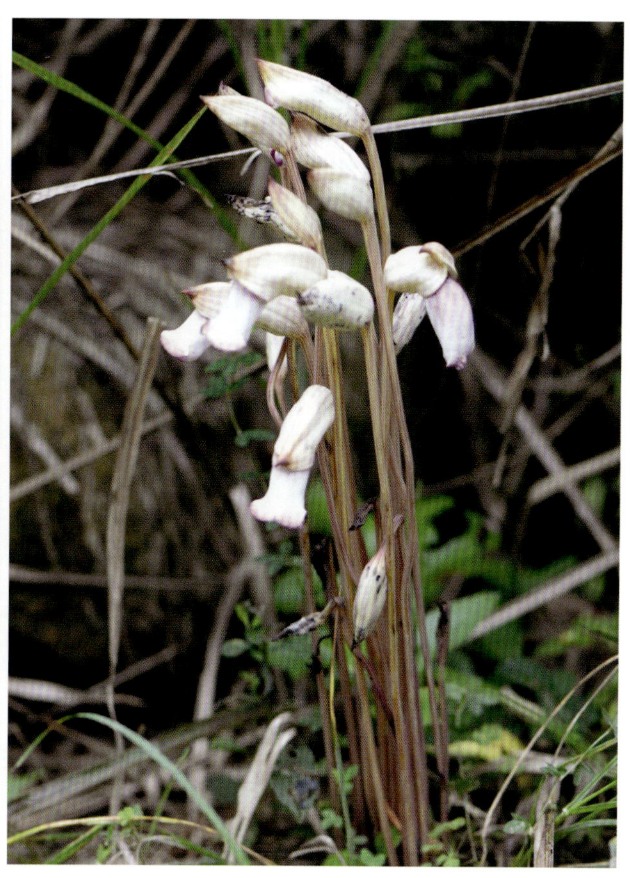

形态特征 一年生寄生草本，高15~50cm。根稍肉质。茎黄褐色或紫红色。叶肉红色，卵状披针形或披针形，长5~10mm，宽3~4mm，两面光滑无毛。花常单生茎端；花梗粗壮，无毛；花萼一侧裂开至近基部，紫红色、黄色或黄白色；花冠带黏液，常与花萼同色，凋谢后变绿黑色，干时变黑色。蒴果圆锥状或长卵球形，2瓣开裂。种子多数，细小，椭圆形，黄色。花期4~8月，果期8~10月。

适宜生境 生于林下草地或较阴湿地，寄生于禾本科植物芒草、芦苇等的根上。

资源状况 分布于马头山各地。常见。

入药部位 肉质茎、花或全草（野菰）。

采收加工 春、夏二季采收，鲜用或晒干。

功能主治 清热解毒。用于咽喉肿痛，咳嗽，小儿高热，尿路感染，骨髓炎，毒蛇咬伤，疔疮。

评　　述 本品有小毒。

透骨草科

透骨草 药曲草、一扫光、倒刺草

Phryma leptostachya L. subsp. *asiatica* (Hara) Kitamura

标本采集号：361028180823006LY

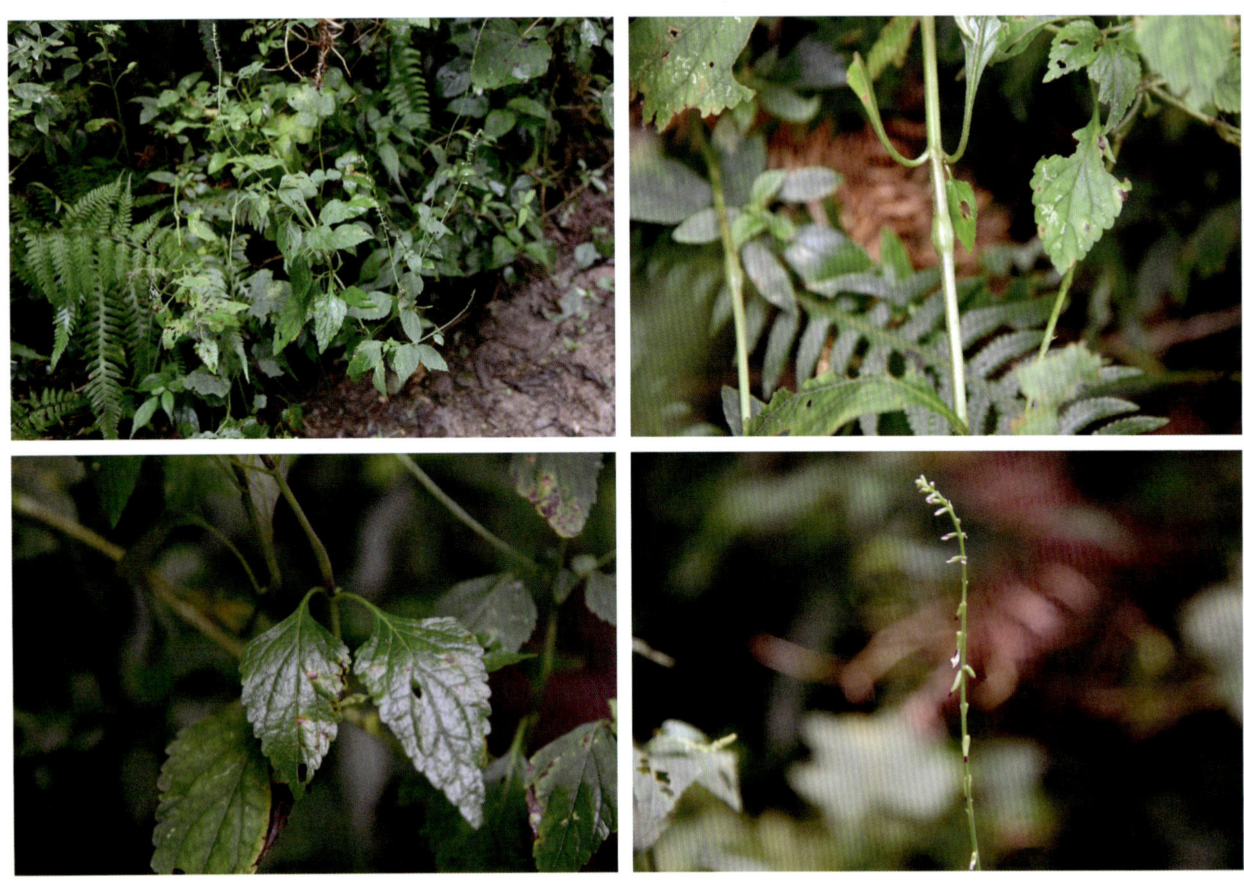

形态特征 多年生草本。茎直立，四棱形，绿色或淡紫色。叶对生，草质，长（1~）3~11（~16）cm，宽（1~）2~8cm，边缘有钝锯齿或圆齿状牙齿，两面沿脉被短柔毛，侧脉每侧4~6条。穗状花序生茎顶及侧枝顶端，被微柔毛或短柔毛；花通常多数，出自苞腋，具短梗。瘦果狭椭圆形，包藏于棒状宿存花萼内。种子1，基生，种皮薄膜质，与果皮合生。花期6~10月，果期8~12月。

适宜生境 生于阴湿山谷或林下。

资源状况 分布于马头山各地。常见。

入药部位 全草、叶（毒蛆草）。

采收加工 春、夏二季采收，鲜用或晒干。

功能主治 清热利湿，活血消肿。用于黄水疮，疥疮，湿疹，跌打损伤，骨折。

车前科

车 前 车轮草、牛耳朵草、蛤蟆草

Plantago asiatica L.

标本采集号：361028170426023LY

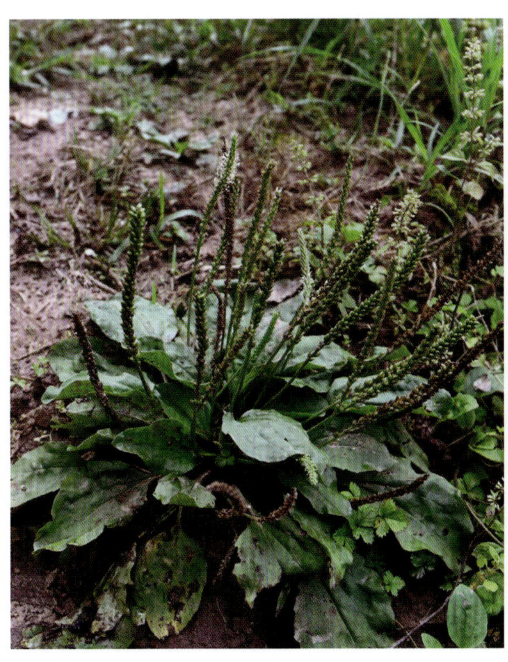

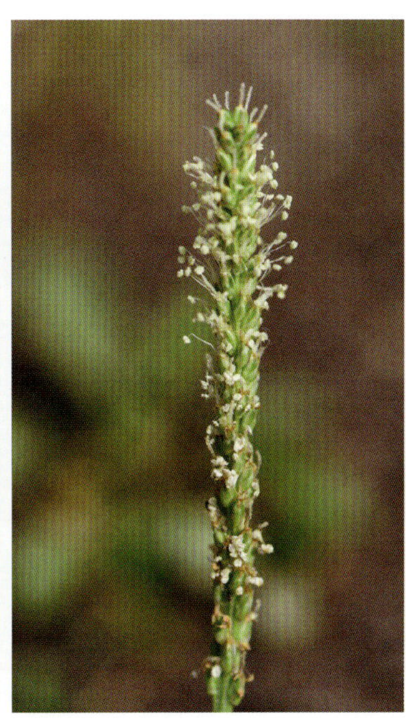

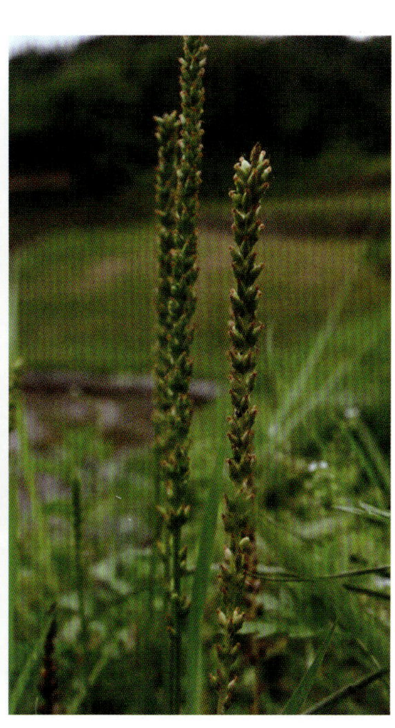

形态特征 多年生草本。须根多数。根状茎短，稍粗。叶基生，呈莲座状；叶片薄纸质或纸质，宽卵形至宽椭圆形，长4~12cm，宽2.5~6.5cm，两面疏生短柔毛；脉5~7条；叶柄长2~27cm，疏生短柔毛。花序3~10个，疏生白色短柔毛，穗状花序细圆柱状；花具短梗；花冠白色，无毛。蒴果纺锤状卵形、卵球形或圆锥状卵形。种子5~12颗，卵状椭圆形或椭圆形，黑褐色至黑色。花期4~8月，果期6~9月。

适宜生境 生于草地、沟边、河岸湿地、田边、路旁等。

资源状况 分布于马头山各地。常见。

入药部位 全草（车前草）、种子（车前子）。

采收加工 全草：夏季采挖，除去泥沙，晒干。种子：夏、秋二季种子成熟时采收果穗，晒干，搓出种子，除去杂质。

功能主治 全草：清热利尿，通淋，祛痰，凉血，解毒。用于热淋涩痛，水肿尿少，暑湿泄泻，痰热咳嗽，吐血衄血，痈肿疮毒。种子：清热利尿，渗湿通淋，明目，祛痰。用于水肿胀满，热淋涩痛，暑湿泄泻，目赤肿痛，痰热咳嗽。

忍冬科

菰腺忍冬 山银花、大银花、大金银花

Lonicera hypoglauca Miq.

标本采集号：361028170912014LY

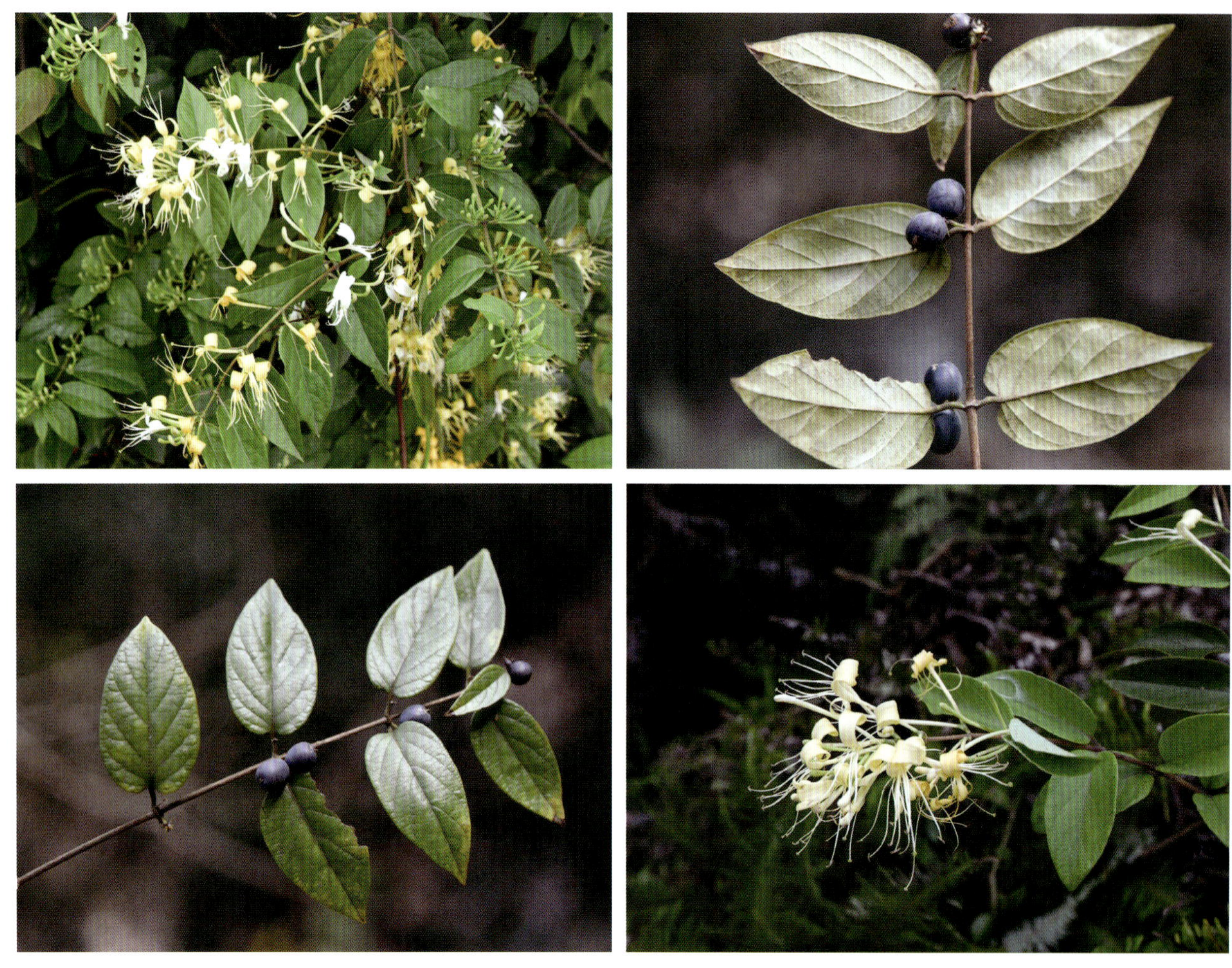

形态特征 藤本，幼枝、叶柄、叶下面和上面中脉及总花梗均密被上端弯曲的淡黄褐色短柔毛。叶纸质，卵形至卵状矩圆形，长6~11.5cm，顶端渐尖或尖，基部近圆形或带心形，有无柄或具极短柄的黄色至橘红色蘑菇形腺；叶柄长5~12mm。双花集生于侧生短枝上，或于小枝顶集合成总状；花冠白色，后变黄色。果实熟时黑色，近圆形。种子淡黑褐色，椭圆形。花期4~6月，果熟期10~11月。

适宜生境 生于灌丛或疏林中。

资源状况 分布于马头山各地。常见。

入药部位 花蕾或带初开的花（山银花）。

采收加工 夏初花开放前采收，干燥。

功能主治 清热解毒，疏散风热。用于痈肿疔疮，喉痹，丹毒，热毒血痢，风热感冒，温病发热。

评　　述 本种叶下面具明显的无柄或具极短柄的蘑菇状腺（由橘黄色变为橘红色），而与同亚组的其他种区分开。

忍　冬 金银花、金银藤、二色花藤

Lonicera japonica Thunb.

标本采集号：361028170426008LY

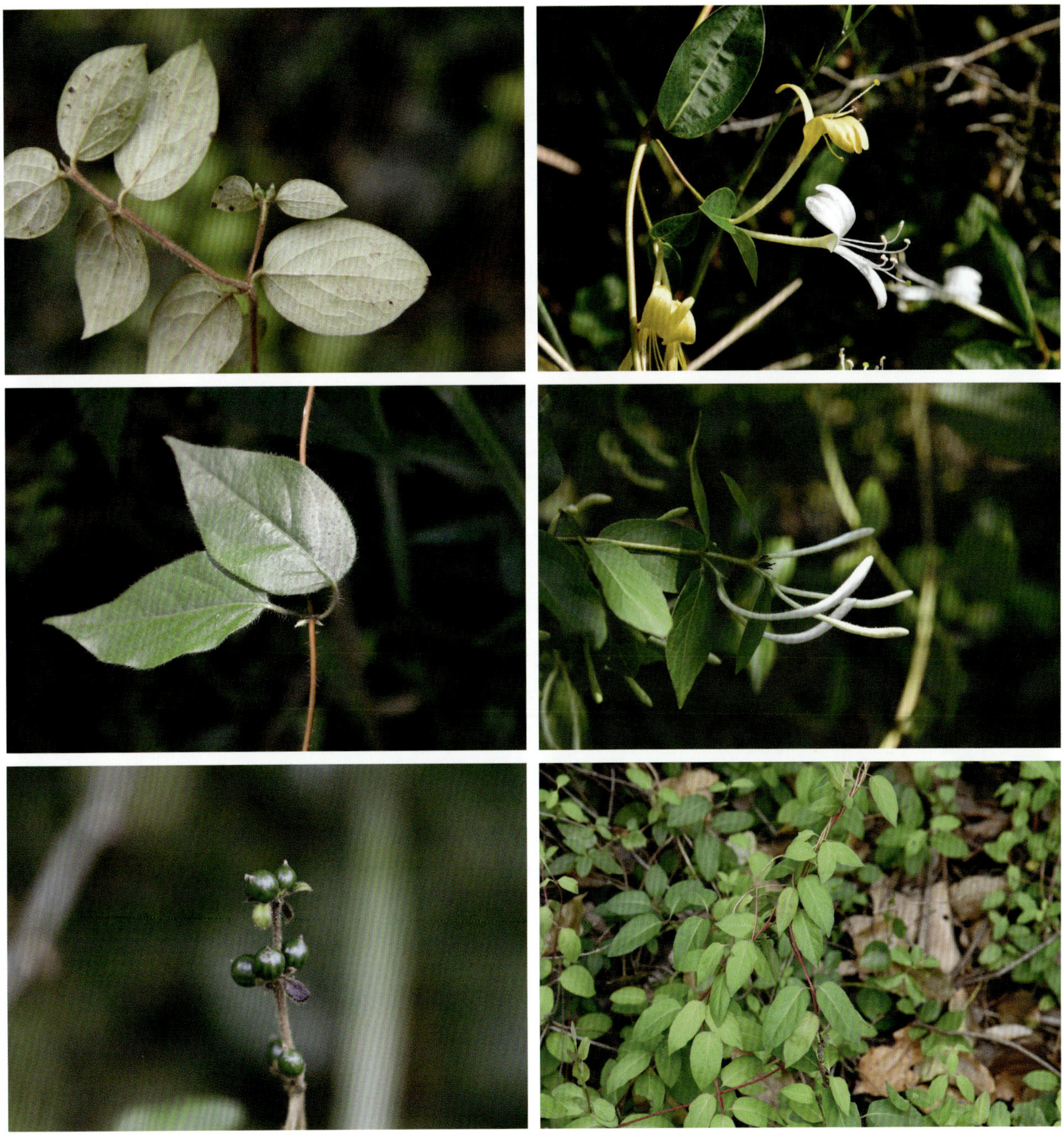

形态特征 藤本。幼枝暗红褐色，密被黄褐色、开展的硬直糙毛、腺毛和短柔毛。叶纸质，卵形，长3~9.5cm，小枝上部叶通常两面均密被短糙毛；叶柄长4~8cm，密被短柔毛。总花梗通常单生于小枝上部叶腋，密被短柔毛，并夹杂腺毛；苞片大，叶状；萼筒无毛；花冠白色，后变黄色。果实圆形，直径6~7mm，熟时蓝黑色。种子卵圆形或椭圆形，褐色。花期4~6月，果熟期10~11月。

适宜生境 生于山坡灌丛或疏林中、乱石堆、山脚下路旁及村庄篱笆边。

资源状况 分布于马头山各地。常见。

入药部位 茎枝（忍冬藤）、花蕾或带初开的花（金银花）。

采收加工 茎枝：秋、冬二季采割，晒干。花：夏初花开放前采收，干燥。

功能主治 茎枝：清热解毒，疏风通络。用于温病发热，热毒血痢，痈肿疮疡，风湿热痹，关节红肿热痛。花：清热解毒，疏散风热。用于痈肿疔疮，喉痹，丹毒，热毒血痢，风热感冒，温病发热。

评　　述 忍冬是一种具有悠久应用历史的常用中药，始载于《名医别录》，列为上品。“金银花”一名始见于《本草纲目》，在“忍冬”项下提及，现已公认其为该药材的正名，并收入《中国药典》；余尚有“银花”“双花”“二宝花”“双宝花”等药材名称。商品药材主要来源于栽培品种，以河南的“南银花”“密银花”和山东的“东银花”“济银花”产量最高，品质也最佳，供销全国并出口。野生品种来自华东、华中和西南各地，总称“山银花”或“上银花”。金银花商品以花蕾为佳，混入开放的花或梗叶杂质者质量较逊。花蕾以肥大、色青白、握之干净者为佳。5、6月间采收，择晴天早晨露水刚干时摘取花蕾，置于芦席、石棚或场上摊开晾晒或通风阴干，以1~2日内晒干为好。晒花时切勿翻动，否则花色变黑而质量降低，至九成干，拣去枝叶杂质即可。忌在烈日下曝晒。阴天可微火烘干，但花色较暗，不如晒干或阴干为佳。

接骨草 蒴藋、陆英

Sambucus chinensis Lindl.

标本采集号：361028170711026LY

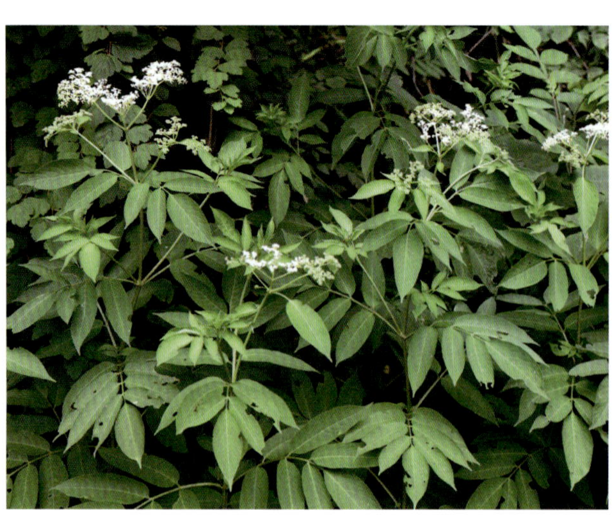

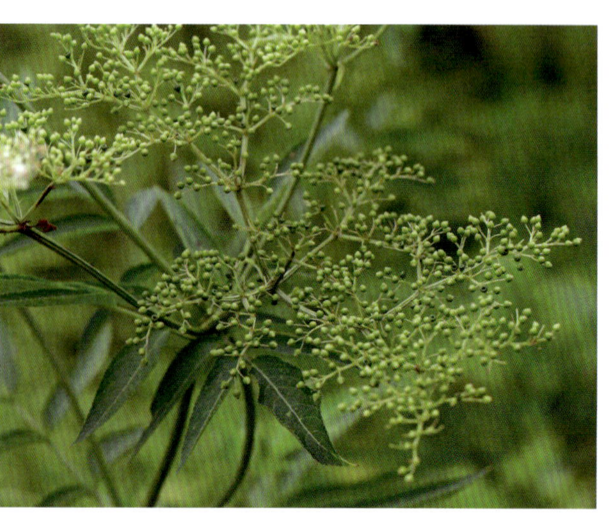

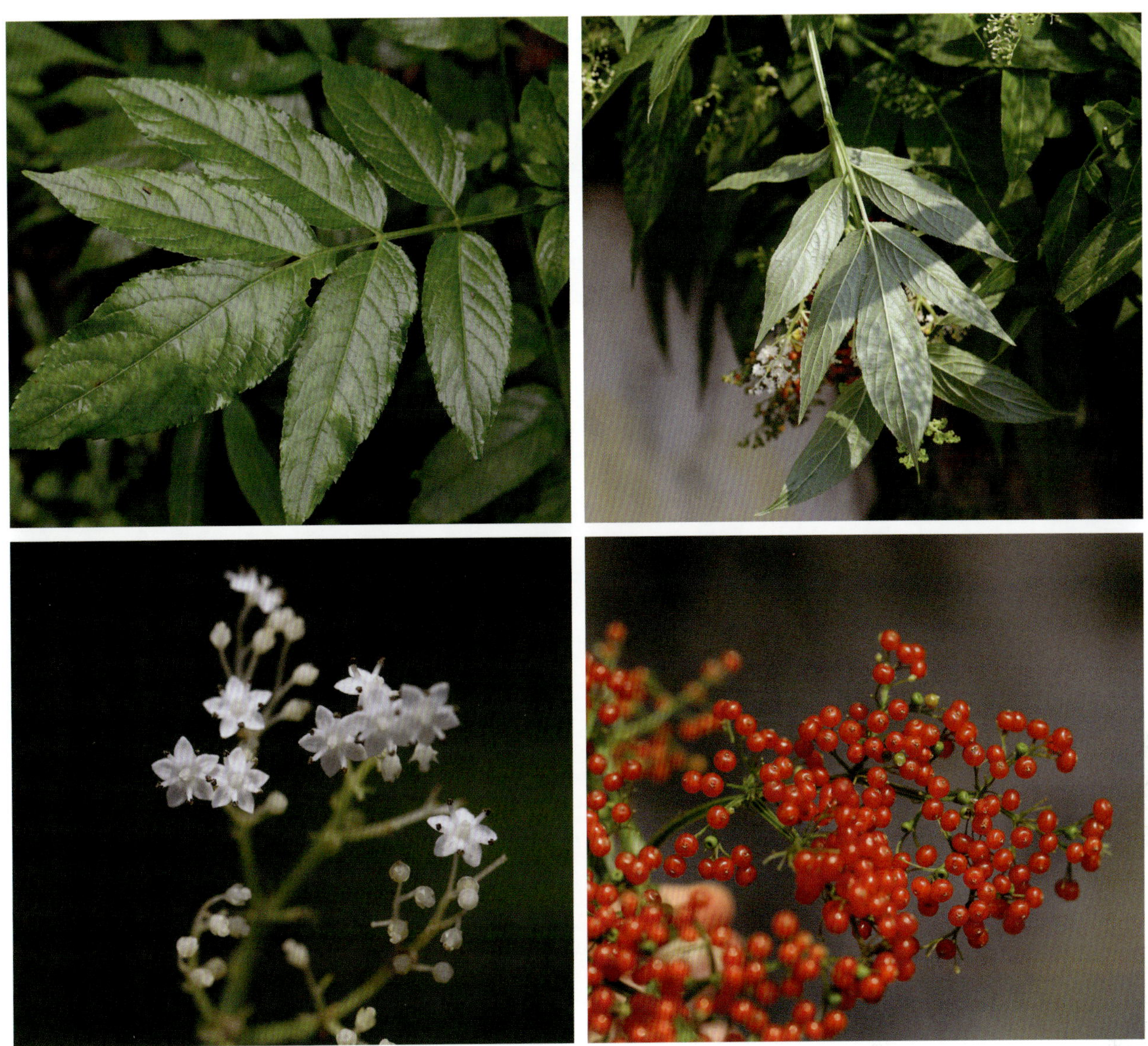

形态特征 高大草本或半灌木。茎有棱条，髓部白色。羽状复叶的托叶叶状或有时退化成蓝色的腺体；小叶2~3对，狭卵形，长6~13cm，宽2~3cm，先端长渐尖，基部钝圆，两侧不等，边缘具细锯齿。复伞形花序顶生，总花梗基部托以叶状总苞片，分枝3~5出，被黄色疏柔毛；花冠白色，仅基部联合。果实红色，近圆形，直径3~4mm；核2~3粒，卵形，表面有小疣状突起。花期4~5月，果熟期8~9月。

适宜生境 生于山坡、林下、沟边和草丛中。

资源状况 分布于马头山各地。常见。

入药部位 茎叶（陆英）。

采收加工 夏、秋二季采收，切段，鲜用或晒干。

功能主治 祛风，利湿，舒筋，活血。用于风湿痹痛，腰腿痛，水肿，黄疸，跌打损伤，产后恶露不行，风疹瘙痒，丹毒，疮肿。

荚 蒾 酸汤杆、孩儿拳头

Viburnum dilatatum Thunb.

标本采集号：361028180824023LY

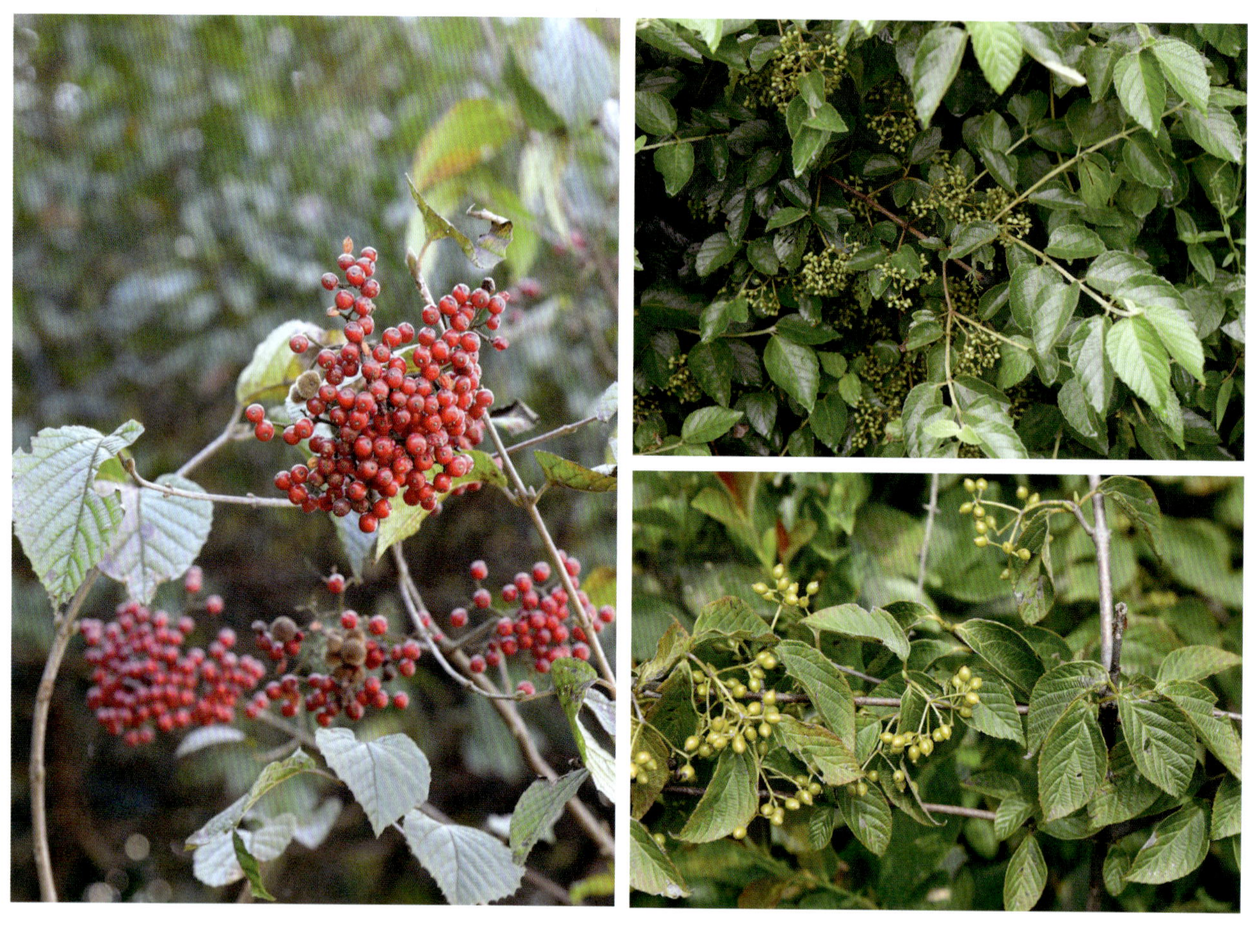

形态特征 灌木。当年小枝连同芽、叶柄和花序均密被土黄色或黄绿色开展的小刚毛状粗毛及簇状短毛，二年生小枝暗紫褐色。叶纸质，宽倒卵形或宽卵形，长3~13cm，顶端急尖，边缘有牙齿状锯齿，两面被毛，有透亮腺点，侧脉6~8对；无托叶。复伞形式聚伞花序稠密；花萼和花冠外面均有簇状糙毛；花冠白色。果实红色，椭圆状卵圆形；核扁，卵形。花期5~6月，果熟期9~11月。

适宜生境 生于山坡或山谷疏林下、林缘及山脚灌丛中。

资源状况 分布于马头山各地。常见。

入药部位 根（荚蒾根）、茎叶（荚蒾）、果实（荚蒾子）。

采收加工 根：夏、秋二季采挖，洗净，切段，晒干。茎叶：春、夏二季采收，鲜用或切段晒干。果实：秋季果实成熟时采收，晒干。

功能主治 根：祛瘀消肿，解毒。用于跌打损伤，牙痛，淋巴结炎。茎叶：疏风解毒，清热解毒，活血。用于风热感冒，疔疮发热，产后伤风，跌打骨折。果实：破血，止痢，消肿，用于蛊症，蛇毒。

宜昌荚蒾 野绣球、糯米条子

Viburnum erosum Thunb.

标本采集号：361028180511001LY

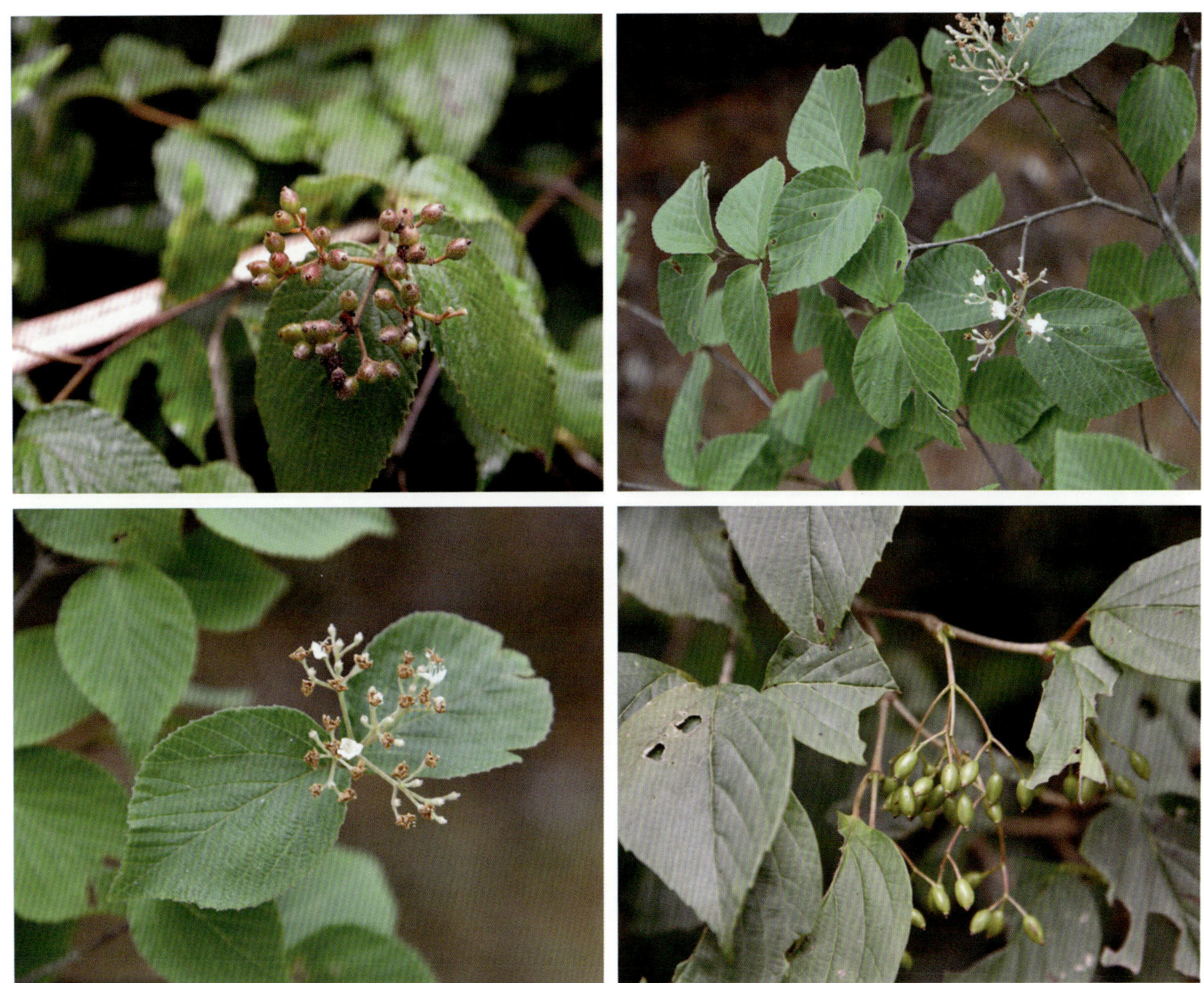

形态特征 灌木。当年小枝连同芽、叶柄和花序均密被簇状短毛和简单长柔毛，二年生小枝带灰紫褐色，无毛。叶纸质，形状变化很大，长3~11cm，边缘有波状小尖齿，下面密被由簇状毛组成的绒毛，侧脉7~14对，直达齿端；叶柄被粗短毛，基部有2枚宿存、钻形小托叶。复伞形式聚伞花序生于具1对叶的侧生短枝之顶；花冠白色，辐状。果实红色，宽卵圆形；核扁。花期4~5月，果熟期8~10月。

适宜生境 生于山坡林下或灌丛中。

资源状况 分布于马头山各地。常见。

入药部位 根（宜昌荚蒾）、茎叶（宜昌荚蒾叶）。

采收加工 根：全年均可采挖，鲜用或切段、切片晒干。茎叶：春、夏二季采收，鲜用。

功能主治 根：祛风，除湿。用于风湿痹痛。茎叶：解毒，祛湿，止痒。用于口腔炎，脚丫湿烂，湿疹。

南方荚蒾 东南荚蒾

Viburnum fordiae Hance

标本采集号：361028170710027LY

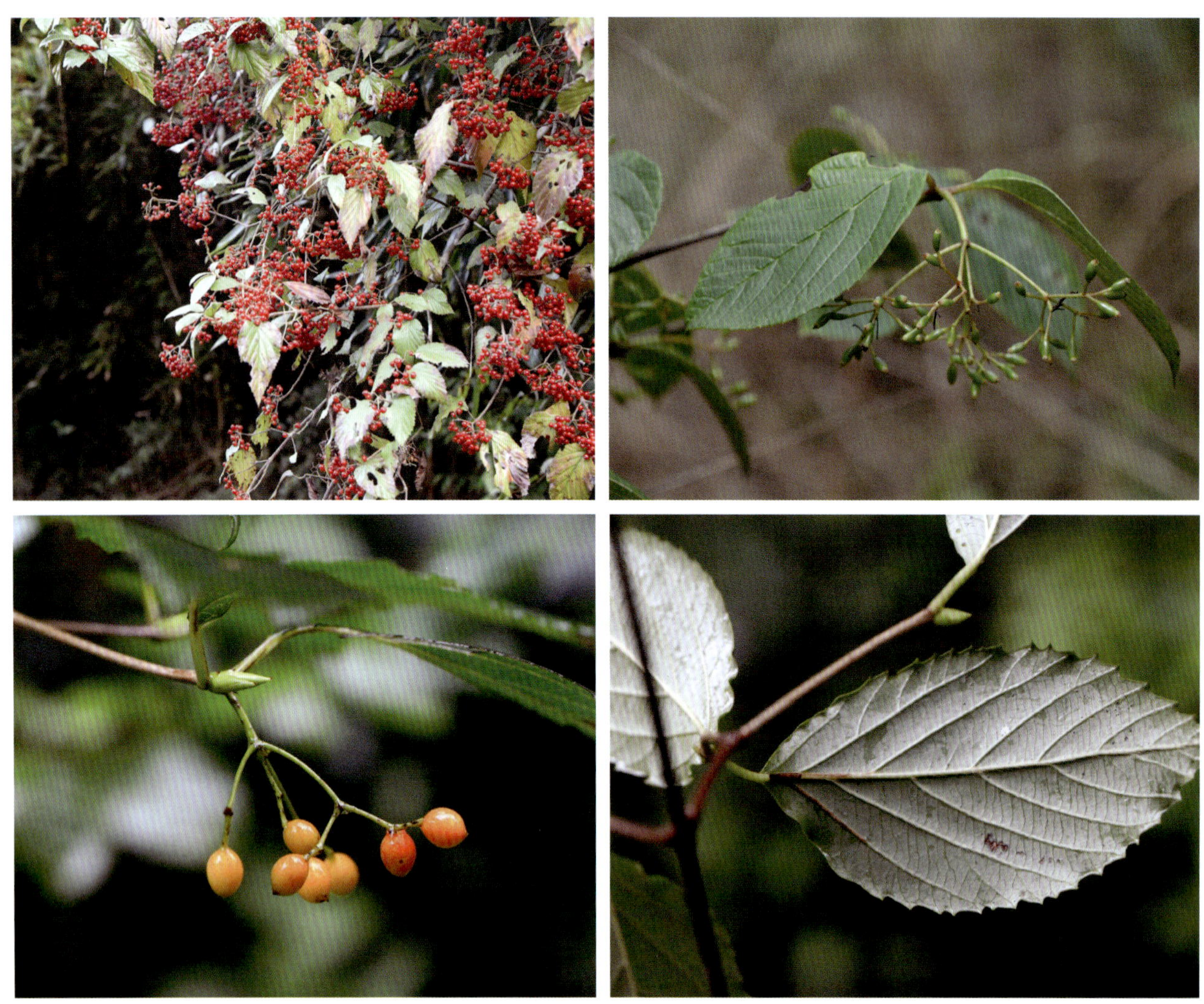

形态特征 灌木，幼枝、芽、叶柄、花序、萼和花冠外面均被由暗黄色或黄褐色簇状毛组成的绒毛。枝灰褐色或黑褐色。叶纸质至厚纸质，宽卵形或菱状卵形，长4~9cm，边缘基部除外常有小尖齿，侧脉直达齿端；无托叶。复伞形式聚伞花序顶生或生于具1对叶的侧生小枝之顶；花冠白色，辐状。果实红色，卵圆形；核扁。花期4~5月，果熟期10~11月。

适宜生境 生于山谷溪涧旁疏林、山坡灌丛中或平原旷野。

资源状况 分布于马头山各地。常见。

入药部位 根、茎、叶（宜昌荚蒾）。

采收加工 全年均可采挖根，洗净，切段或切片晒干；夏、秋二季采收茎、叶，鲜用或切段晒干。

功能主治 疏风解表，活血散瘀，清热解毒。用于感冒，发热，月经不调，风湿痹痛，跌打损伤，淋巴结炎，疮疖，湿疹。

披针叶荚蒾

Viburnum lancifolium Hsu

标本采集号：361028170709014LY

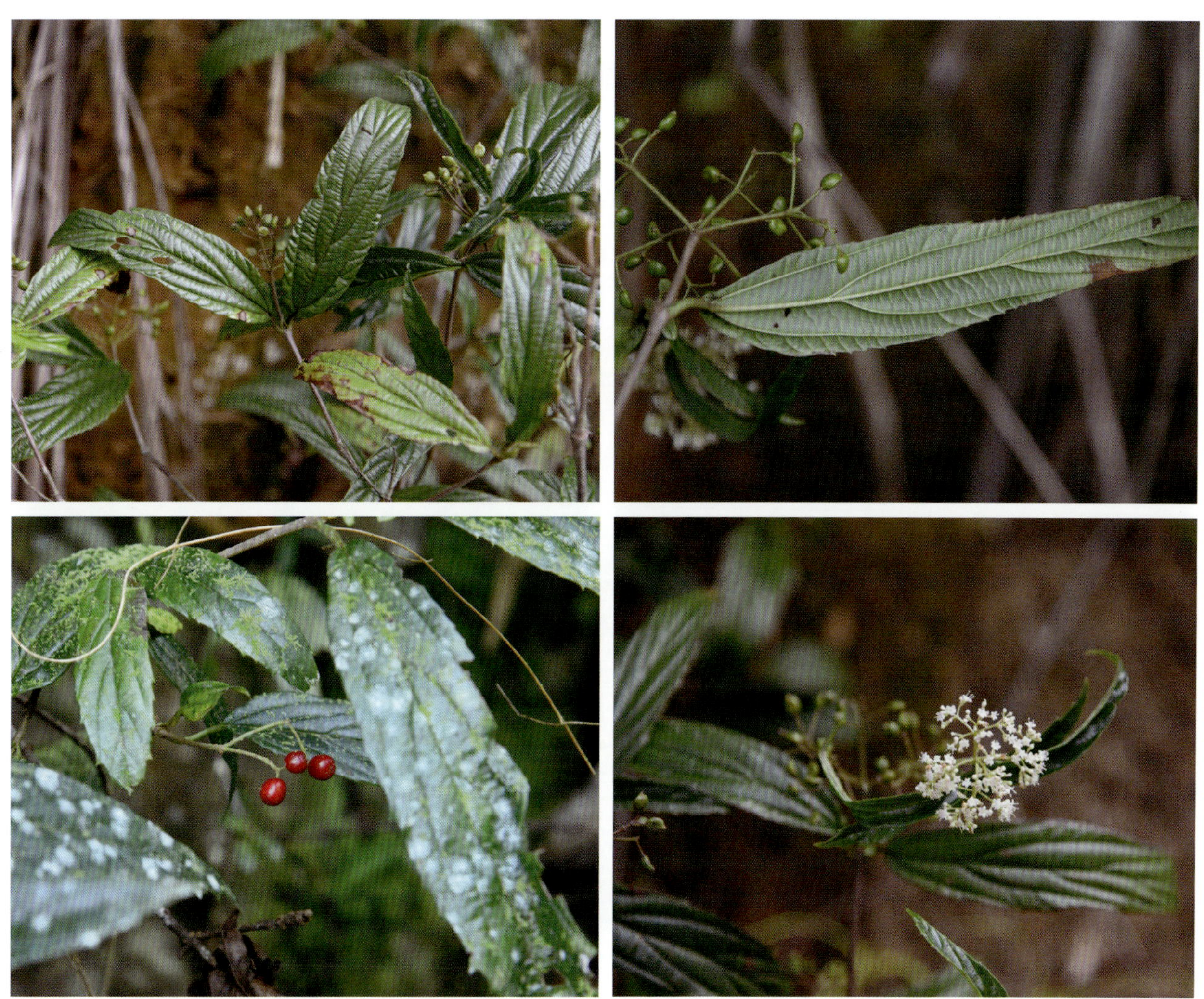

形态特征 灌木，幼枝、叶下面、叶柄、花序和萼筒外面均有红褐色微细腺点。当年生小枝四角状，连同叶、叶柄、花序、萼筒及萼裂片边缘均被黄褐色簇状毛，二年生小枝浅紫褐色，圆柱形。叶片纸质，矩圆状披针形至披针形，长9~19（~27）cm，边缘通常离基1/3以上疏生开展的尖锯齿。复伞形式聚伞花序顶生；花冠白色，无毛。果实红色，圆形；核扁，常带方形。花期5月，果熟期10~11月。

适宜生境 生于山坡疏林中、林缘及灌丛中，有时见于竹林内。

资源状况 分布于马头山各地。常见。

入药部位 根（猪母柴根）。

采收加工 全年均可采挖，鲜用或切片晒干。

功能主治 清热解毒。用于疮疡肿毒。

蝴蝶戏珠花 蝴蝶花、蝴蝶树、蝴蝶荚蒾

Viburnum plicatum Thunb. var. *tomentosum* (Thunb.) Miq.

标本采集号：361028180824015LY

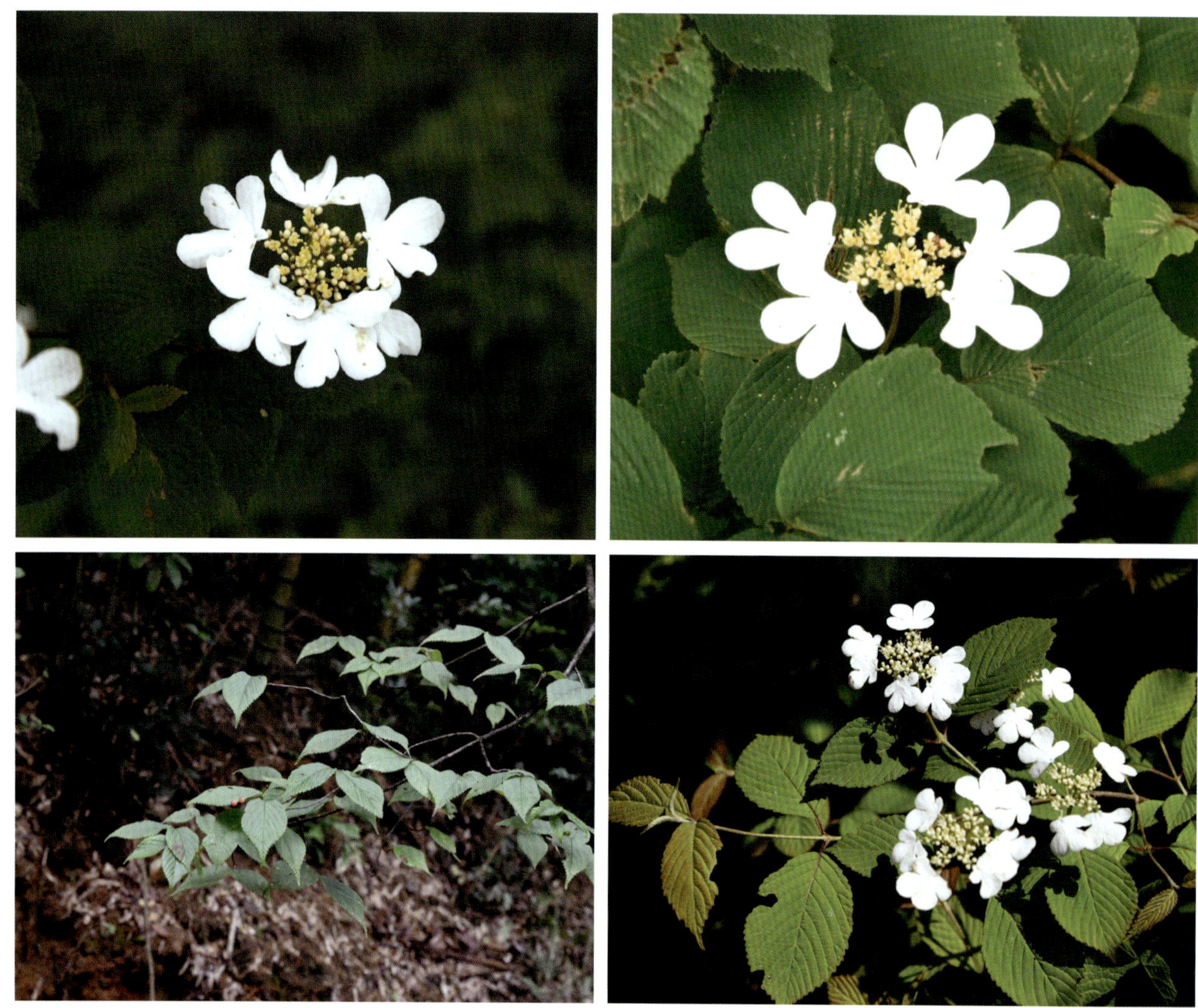

形态特征 灌木。叶较狭，宽卵形或矩圆状卵形，下面常带绿白色，侧脉10~17对。花序直径4~10cm，外围有4~6朵白色、大型的不孕花，具长花梗，花冠直径达4cm，不整齐4~5裂；中央可孕花直径约3mm，萼筒长约15mm，花冠辐状，黄白色，裂片宽卵形。果实先红色后变黑色，宽卵圆形或倒卵圆形，长5~6mm，直径约4mm；核扁，两端钝形。花期4~5月，果熟期8~9月。

适宜生境 生于山坡、山谷混交林内及沟谷旁灌丛中。

资源状况 分布于马头山竹延山等地。少见。

入药部位 根或茎（蝴蝶树）。

采收加工 全年均可采收，切片，晒干。

功能主治 清热解毒，健脾消积，祛风止痛。用于疮毒，淋巴结炎，小儿疳积，风热感冒，风湿痹痛。

茶荚蒾 鸡公柴、垂果荚蒾、糯米树

Viburnum setigerum Hance

标本采集号：361028180822023LY

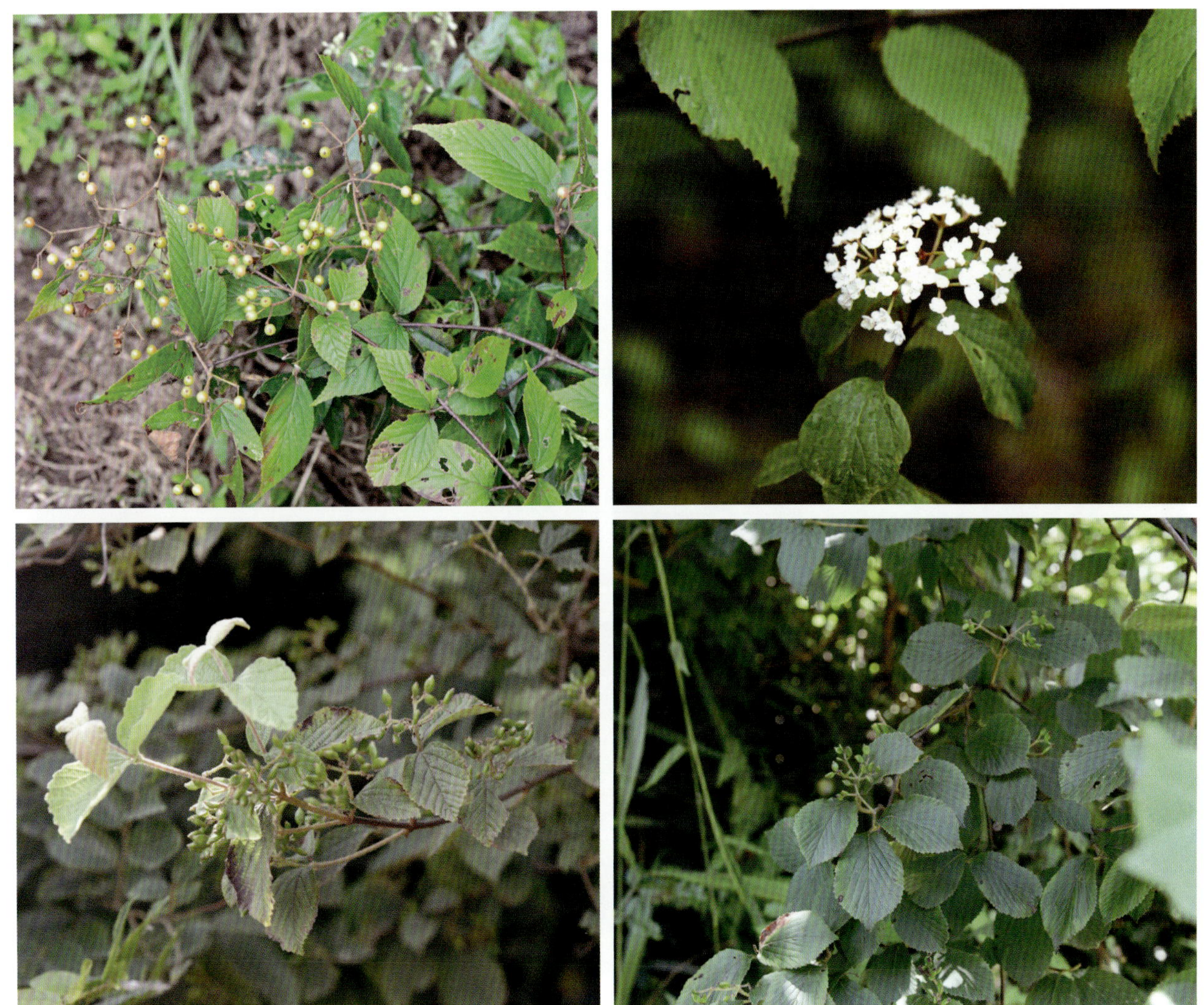

形态特征 灌木，芽及叶干后变黑色、黑褐色。当年生小枝浅灰黄色，无毛，二年生小枝灰色、灰褐色或紫褐色。叶纸质，形态多变，长7~15cm，顶端渐尖，基部圆形，边缘基部除外疏生尖锯齿，侧脉6~8对。复伞形式聚伞花序无毛或稍被长伏毛，有极小红褐色腺点；花冠白色，干后变茶褐色或黑褐色，无毛。果序弯垂；果实红色，卵圆形；核甚扁。花期4~5月，果熟期9~10月。

适宜生境 生于山谷溪涧旁疏林或山坡灌丛中。

资源状况 分布于马头山各地。常见。

入药部位 根（鸡公柴）、果实（鸡公柴果）。

采收加工 根：秋后采挖，洗净，切片，晒干。果实：秋季果实成熟时采摘，晒干。

功能主治 根：清热利湿，活血止血。用于小便白浊，肺痈，吐血，热瘀经闭。果实：健脾。用于消化不良，食欲不振。

败酱科

攀倒甑 白花败酱、苦菜、萌菜

Patrinia villosa (Thunb.) Juss.

标本采集号：361028170909002LY

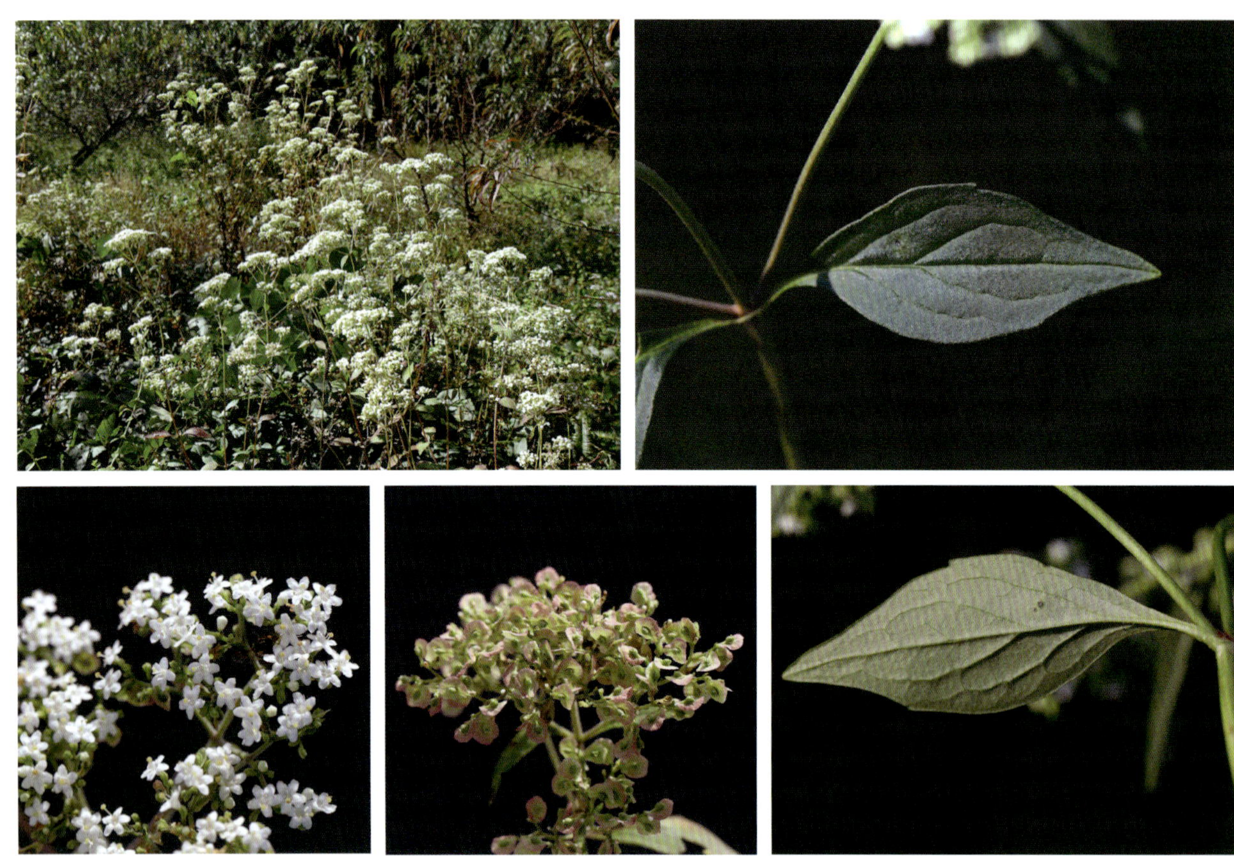

形态特征 多年生草本。地下根状茎长而横走；茎密被白色倒生粗毛，有时几无毛。基生叶丛生，叶片卵形、卵状披针形至长圆状披针形，长4~25cm，宽2~18cm，边缘具粗钝齿；茎生叶对生，与基生叶同形，上面鲜绿色，下面绿白色。由聚伞花序组成顶生圆锥花序或伞房花序；花序梗粗糙毛；花冠钟形，白色，5深裂。瘦果倒卵形，与宿存增大苞片贴生。花期8~10月，果期9~11月。

适宜生境 生于山地林下、林缘或灌丛中、草丛中。

资源状况 分布于马头山各地。常见。

入药部位 全草（败酱）。

采收加工 野生者夏、秋二季采挖，栽培者可在当年开花前采收，洗净，晒干。

功能主治 清热解毒，活血排脓。用于肠痈，肺痈，痈肿，痢疾，产后瘀滞腹痛。

评　　述 全草药用与败酱 *Patrinia scabioseafolia* Fisch. ex Trev.相同。民间常以嫩苗作蔬菜食用，也作猪饲料用。

桔梗科

轮叶沙参 南沙参、四叶沙参

Adenophora tetraphylla (Thunb.) Fisch.

标本采集号：361028170910014LY

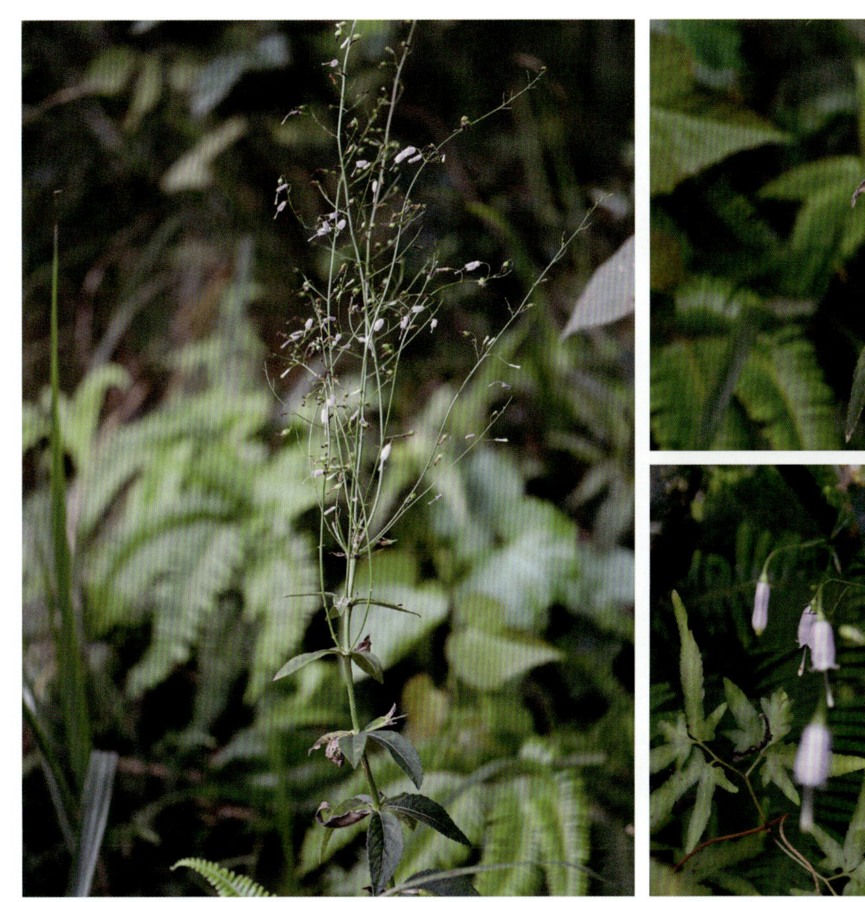

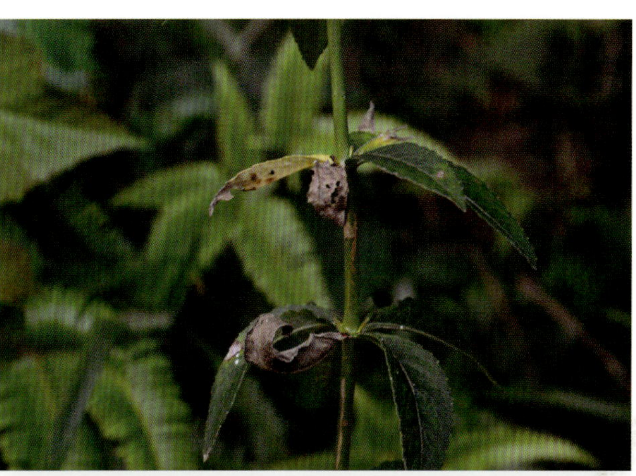

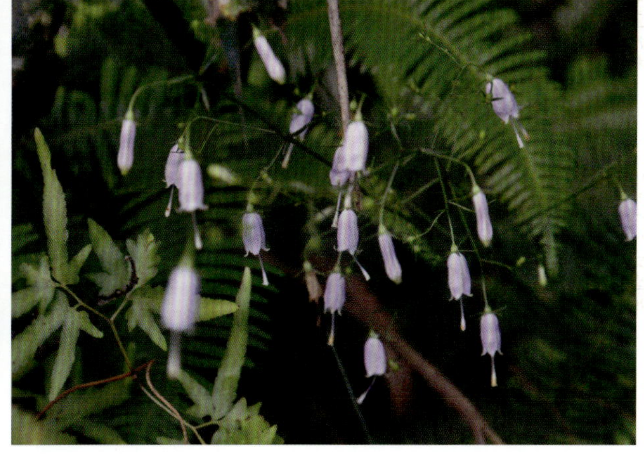

形态特征 多年生草本。茎生叶3~6枚轮生，叶片卵圆形至条状披针形，长2~14cm，边缘有锯齿，两面疏生短柔毛。花序狭圆锥状，花序分枝（聚伞花序）大多轮生，细长或很短；花萼无毛；花冠筒状细钟形，蓝色、蓝紫色。蒴果球状圆锥形或卵圆状圆锥形。种子黄棕色，矩圆状圆锥形，稍扁，有1条棱，并由棱扩展成1条白带。花期7~9月。

适宜生境 生于草地和灌丛中。

资源状况 分布于马头山各地。常见。

入药部位 根（南沙参）。

采收加工 春、秋二季采挖，除去须根，洗后趁鲜刮去粗皮，洗净，干燥。

功能主治 养阴清肺，益胃生津，化痰，益气。用于肺热燥咳，阴虚劳嗽，干咳痰黏，胃阴不足，食少呕吐，气阴不足，烦热口干。

羊　乳 羊奶参、轮叶党参

Codonopsis lanceolata (Sieb. et Zucc.) Trautv.

标本采集号：361028170910026LY

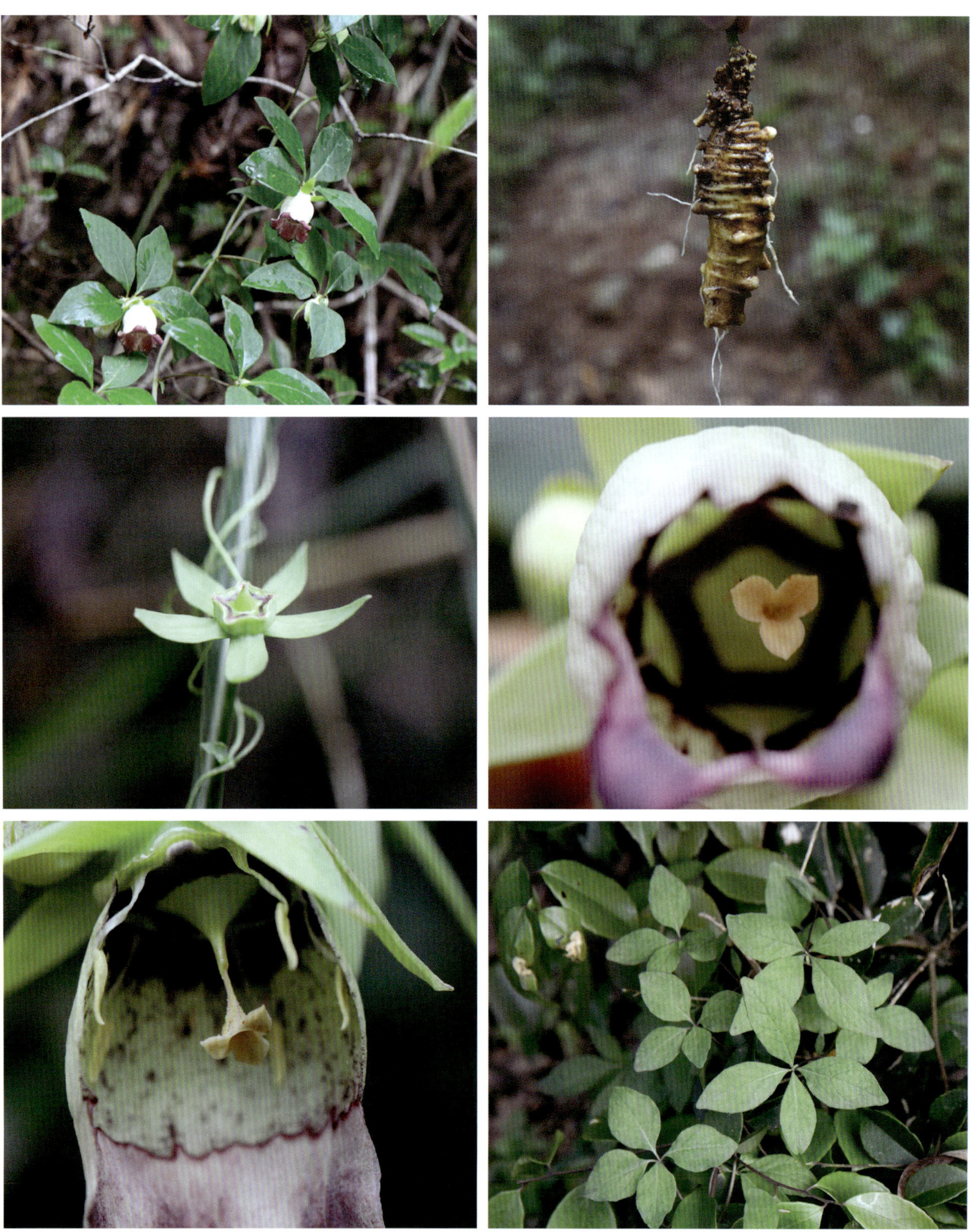

形态特征 多年生草本，植株表面有多数瘤状茎痕。根常肥大，呈纺锤状，表面灰黄色。叶在主茎上的互生，披针形或菱状狭卵形，长0.8~1.4cm，宽3~7mm；在小枝顶端通常2~4叶簇生，而近于对生或轮生状。花单生或对生于小枝顶端；花冠阔钟状，浅裂，裂片三角状，反卷，长0.5~1cm。蒴果下部半球状，上部有喙，直径2~2.5cm。种子多数，卵形，细小，棕色。花、果期7~8月。

适宜生境 生于山地灌木林下沟边阴湿地区或阔叶林内。

资源状况 分布于马头山各地。常见。

入药部位 根（山海螺）。

采收加工 7~8月采挖，洗净，鲜用或切片晒干。

功能主治 益气养阴，解毒消肿，排脓，通乳。用于神疲乏力，头晕头痛，肺痈，乳痈，肠痈，疮疖肿毒，喉蛾，瘰疬，产后乳少，带下病，毒蛇咬伤。

半边莲 急解索、鱼尾花、瓜仁草

Lobelia chinensis Lour.

标本采集号：361028170911008LY

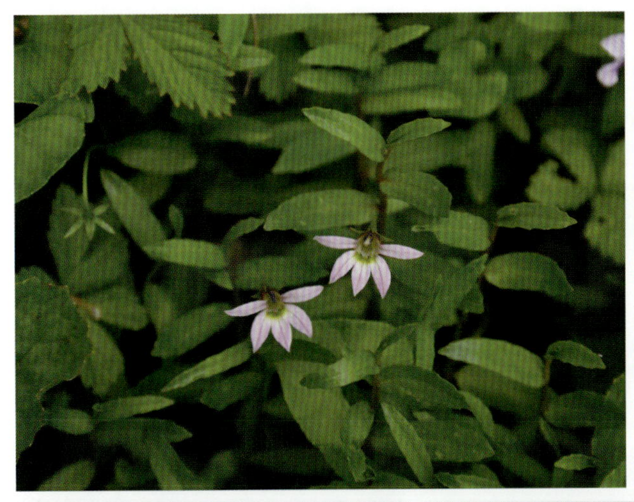
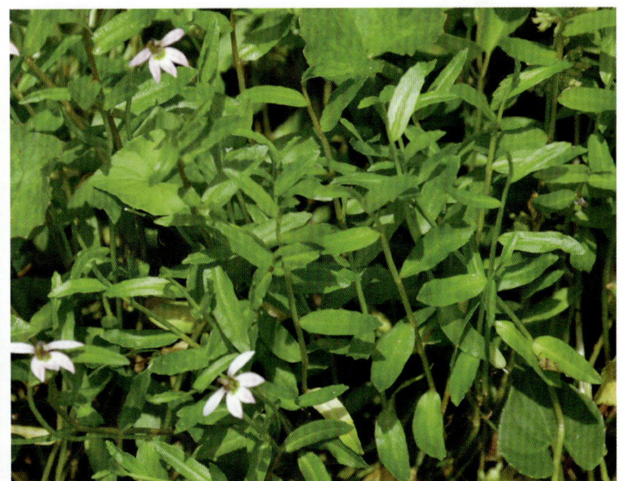
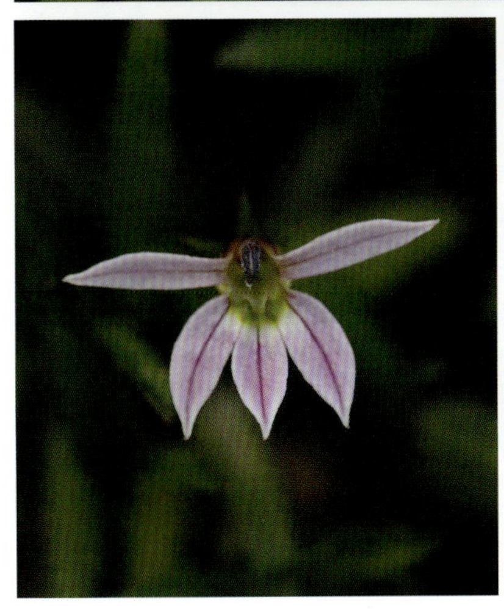
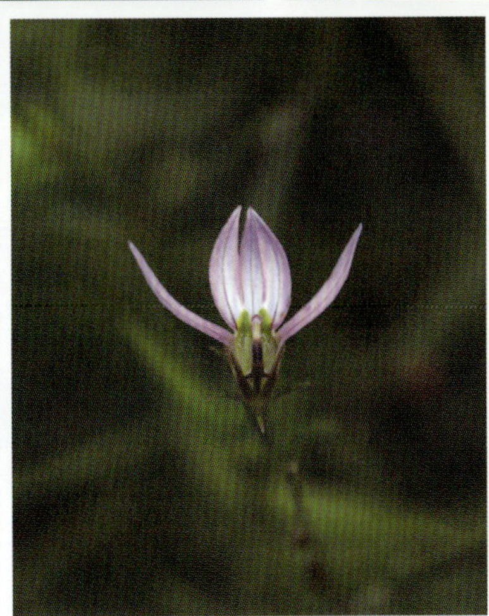
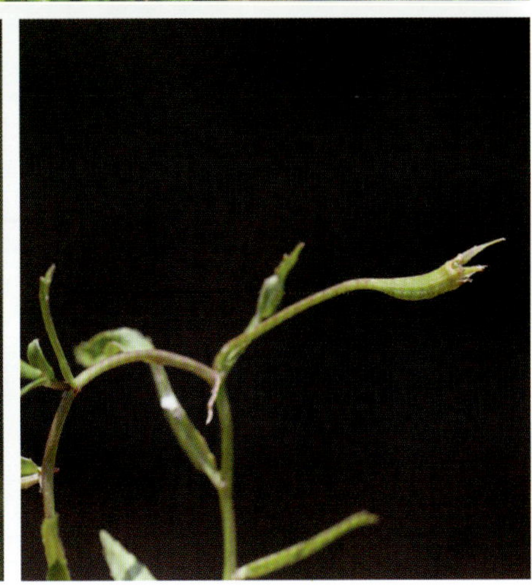

形态特征 多年生草本。茎细弱，匍匐，节上生根，分枝直立，高6~15cm，无毛。叶互生，椭圆状披针形至条形，长8~25cm，宽2~6cm，先端急尖，基部圆形至阔楔形，无毛。花通常1朵，生于分枝的上部叶腋；花冠粉红色或白色，长10~15mm，背面裂至基部。蒴果倒锥状，长约6mm。种子椭圆状，稍扁压，近肉色。花、果期5~10月。

适宜生境 生于水田边、沟边及潮湿草地上。

资源状况 分布于马头山各地。常见。

入药部位 全草（半边莲）。

采收加工 夏季采收，除去泥沙，洗净，晒干。

功能主治 清热解毒，利尿消肿。用于痈肿疔疮，蛇虫咬伤，臌胀水肿，湿热黄疸，湿疹湿疮。

江南山梗菜 苦菜、节节花

Lobelia davidii Franch.

标本采集号：361028170912001LY

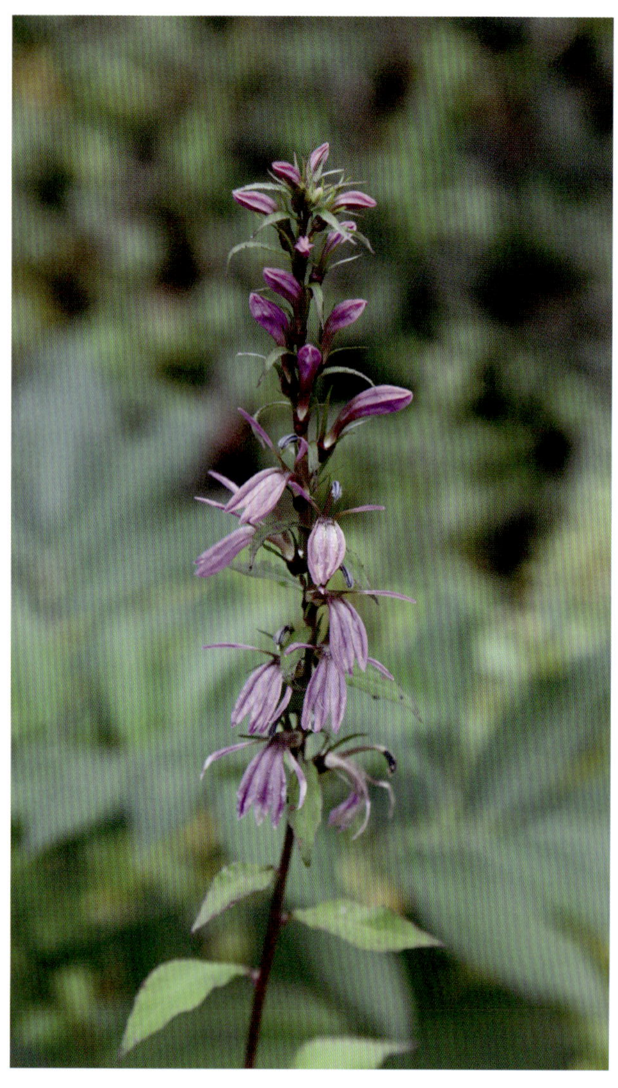

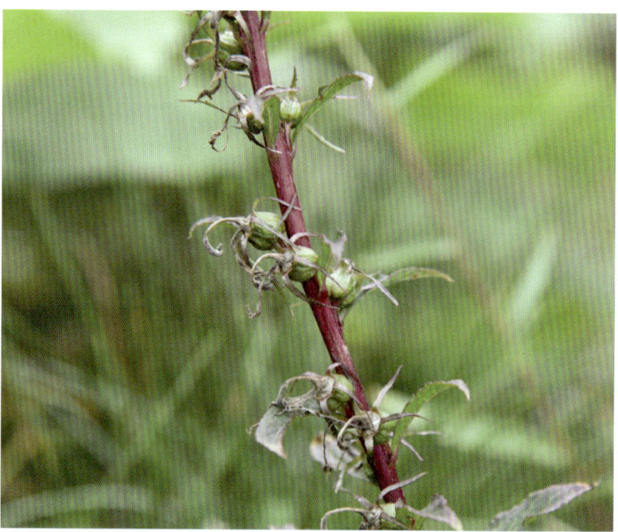

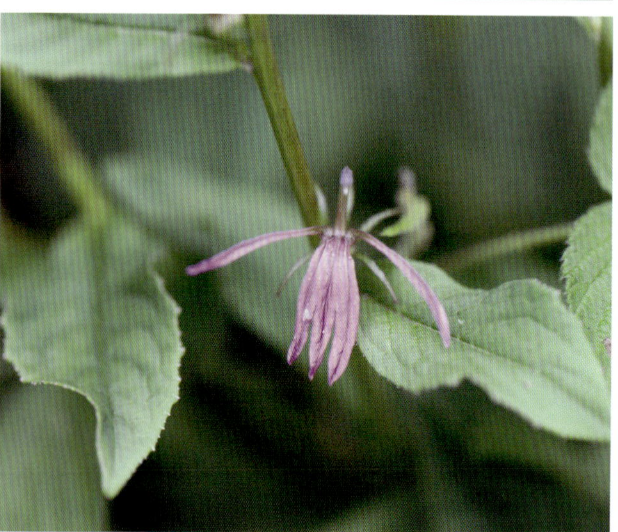

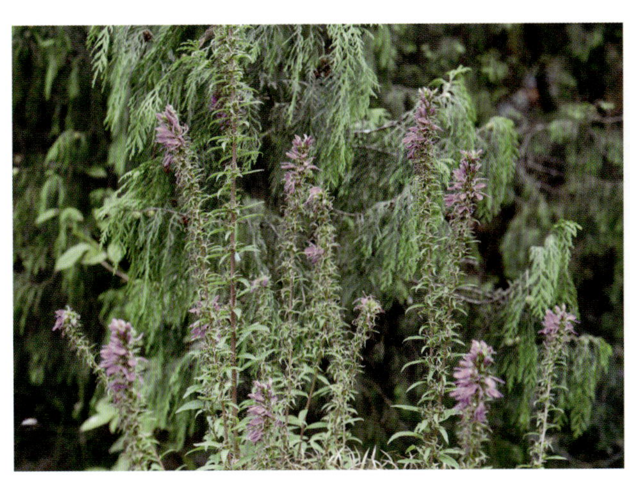
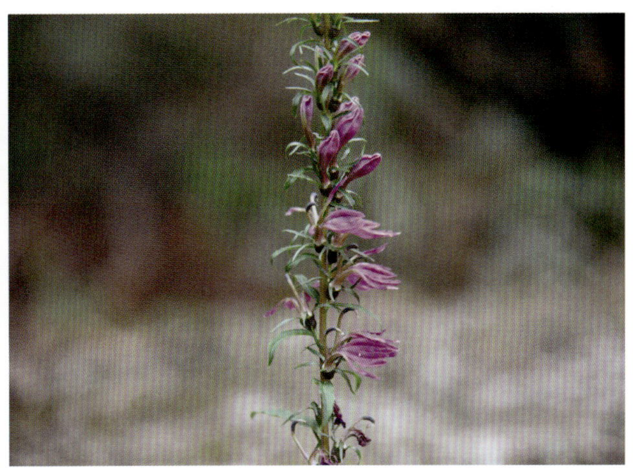

形态特征 多年生草本，高可达180cm。主根粗壮，侧根纤维状。茎直立，幼枝有隆起的条纹。叶螺旋状排列，叶片卵状椭圆形至长披针形，大的长可达17cm，宽达7cm，先端渐尖，基部渐狭成柄；叶柄两边有翅，向基部变窄。总状花序顶生，长20~50cm；苞片卵状披针形至披针形，比花长；花冠紫红色或红紫色，近二唇形。蒴果球状，直径6~10mm。种子黄褐色，稍压扁，椭圆状。花、果期8~10月。

适宜生境 生于山地林边或沟边较阴湿处。

资源状况 分布于马头山各地。常见。

入药部位 根或全草（大种半边莲）。

采收加工 夏、秋二季采收，洗净，鲜用或晒干。

功能主治 宣肺化痰，清热解毒，利尿消肿。用于咳嗽痰多，水肿，痈肿疮毒，下肢溃烂，蛇虫咬伤。

评　　述 本品有小毒。

铜锤玉带草 小铜锤、地钮子、地扣子

Pratia nummularia (Lam.) A. Br. et Aschers.

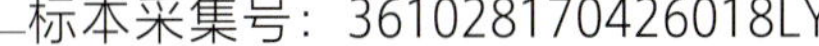
标本采集号：361028170426018LY

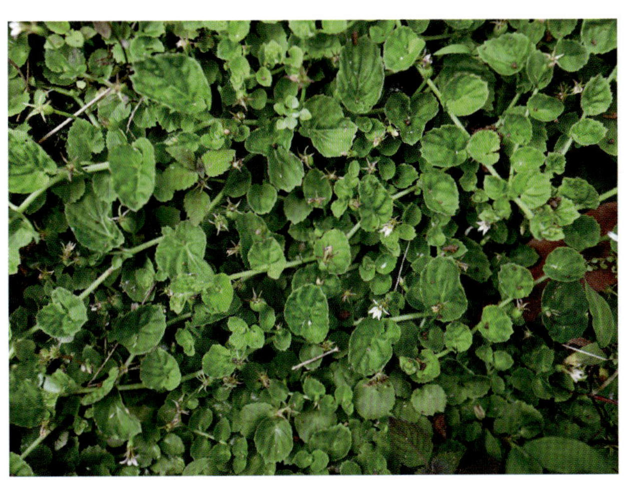
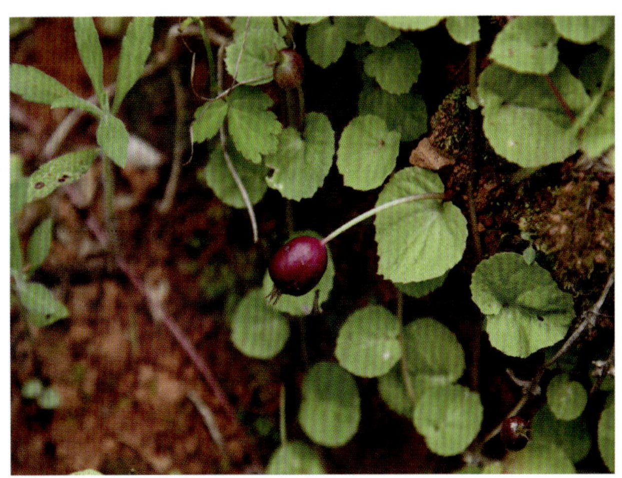

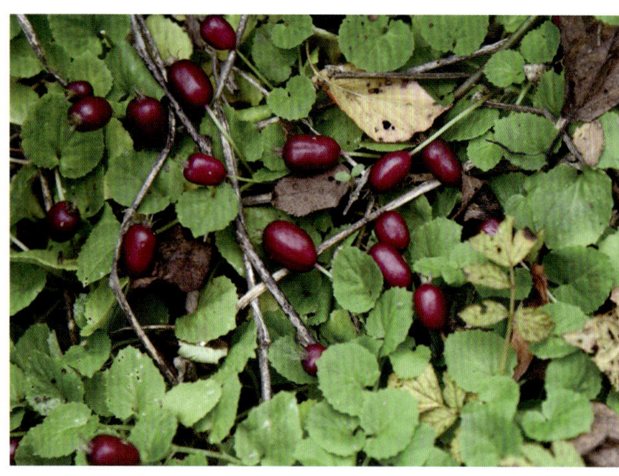
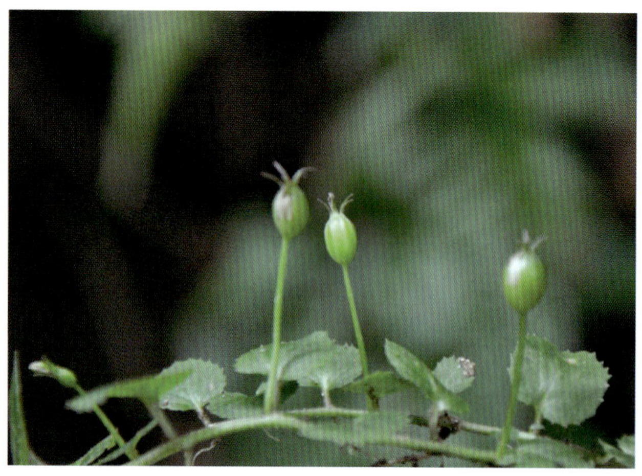

形态特征 多年生草本，有白色乳汁。茎平卧，长12~55cm，被开展的柔毛，节上生根。叶互生，叶片圆卵形、心形或卵形，长0.8~1.6cm，宽0.6~1.8cm，基部斜心形，边缘有牙齿，两面疏生短柔毛，叶脉掌状至掌状羽脉。花单生叶腋；花梗无毛；花冠紫红色、绿色或黄白色，花冠筒外面无毛，内面生柔毛。浆果紫红色，椭圆状球形，长1~1.3cm。种子多数，近圆球状，稍压扁。在热带地区整年可开花结果。

适宜生境 生于田边、路旁以及丘陵、低山草坡或疏林中的潮湿地。

资源状况 分布于马头山周家等地。少见。

入药部位 全草（铜锤玉带草）、果实（地茄子）。

采收加工 全草：夏季采收，洗净，鲜用或晒干。果实：8~9月采收，鲜用或晒干。

功能主治 全草：祛风除湿，活血，解毒。用于风湿疼痛，跌打损伤，月经不调，目赤肿痛，乳痈，无名肿毒。果实：祛风，利湿，理气，散瘀。用于风湿痹痛，疝气，跌打损伤，遗精，带下病。

蓝花参 细叶沙参、毛鸡腿、拐棒参

Wahlenbergia marginata (Thunb.) A. DC.

标本采集号：361028170424030LY

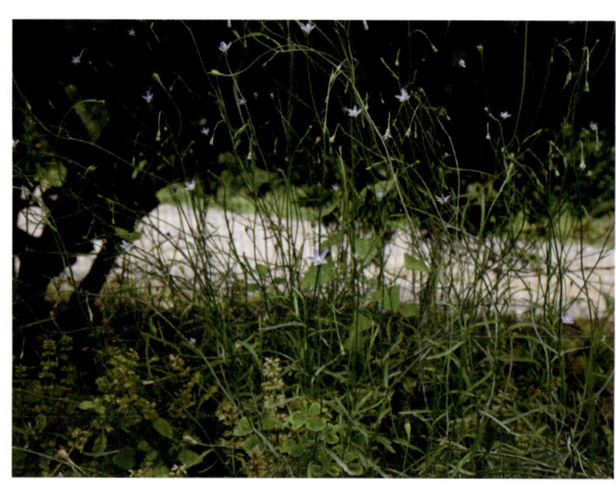
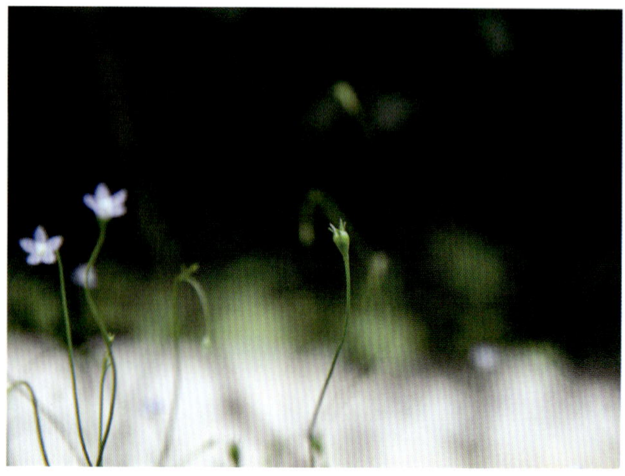

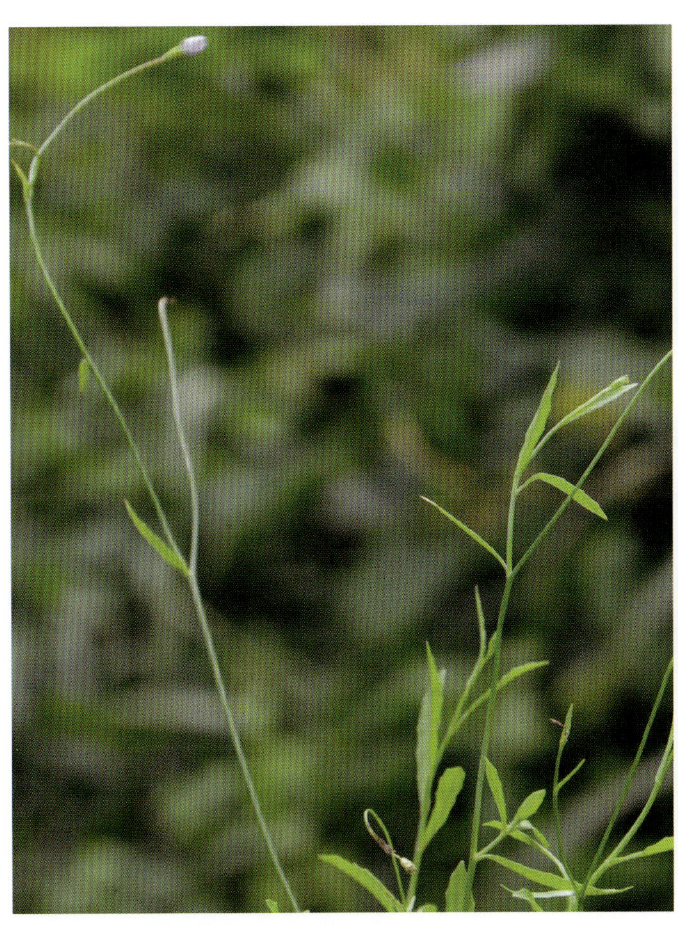
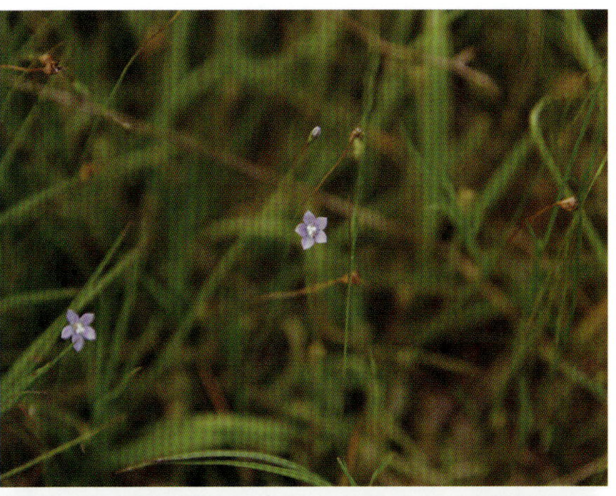
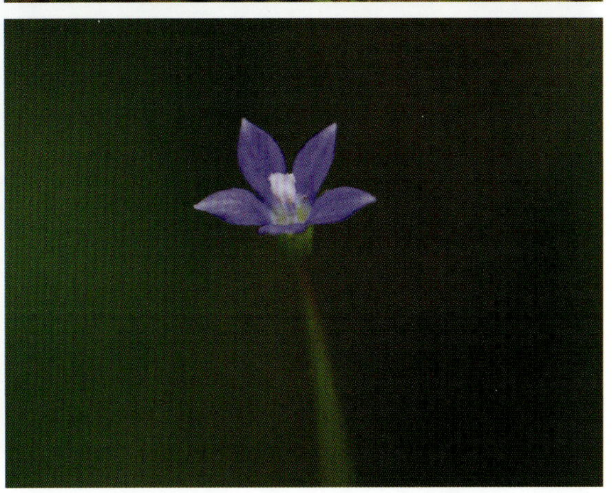

形态特征 多年生草本，有白色乳汁。根细长，外面白色，细胡萝卜状。茎自基部多分枝，长10~40cm。叶互生，常在茎下部密集，下部的匙形、倒披针形或椭圆形，上部的条状披针形或椭圆形，长1~3cm，宽2~8mm。花梗极长，细而伸直，长可达15cm；花冠钟状，蓝色，分裂达2/3，裂片倒卵状长圆形。蒴果倒圆锥状或倒卵状圆锥形。种子矩圆状，光滑，黄棕色，长0.3~0.5mm。花、果期2~5月。

适宜生境 生于田边、路边和荒地中。

资源状况 分布于马头山各地。常见。

入药部位 根或全草（蓝花参）。

采收加工 秋季采根，春、夏、秋三季采挖全草，鲜用或晒干。

功能主治 益气补虚，祛痰，截疟。用于病后体虚，小儿疳积，支气管炎，肺虚咳嗽，疟疾，高血压，带下病。

菊　科

藿香蓟 胜红蓟

Ageratum conyzoides L.

标本采集号：361028170711006LY

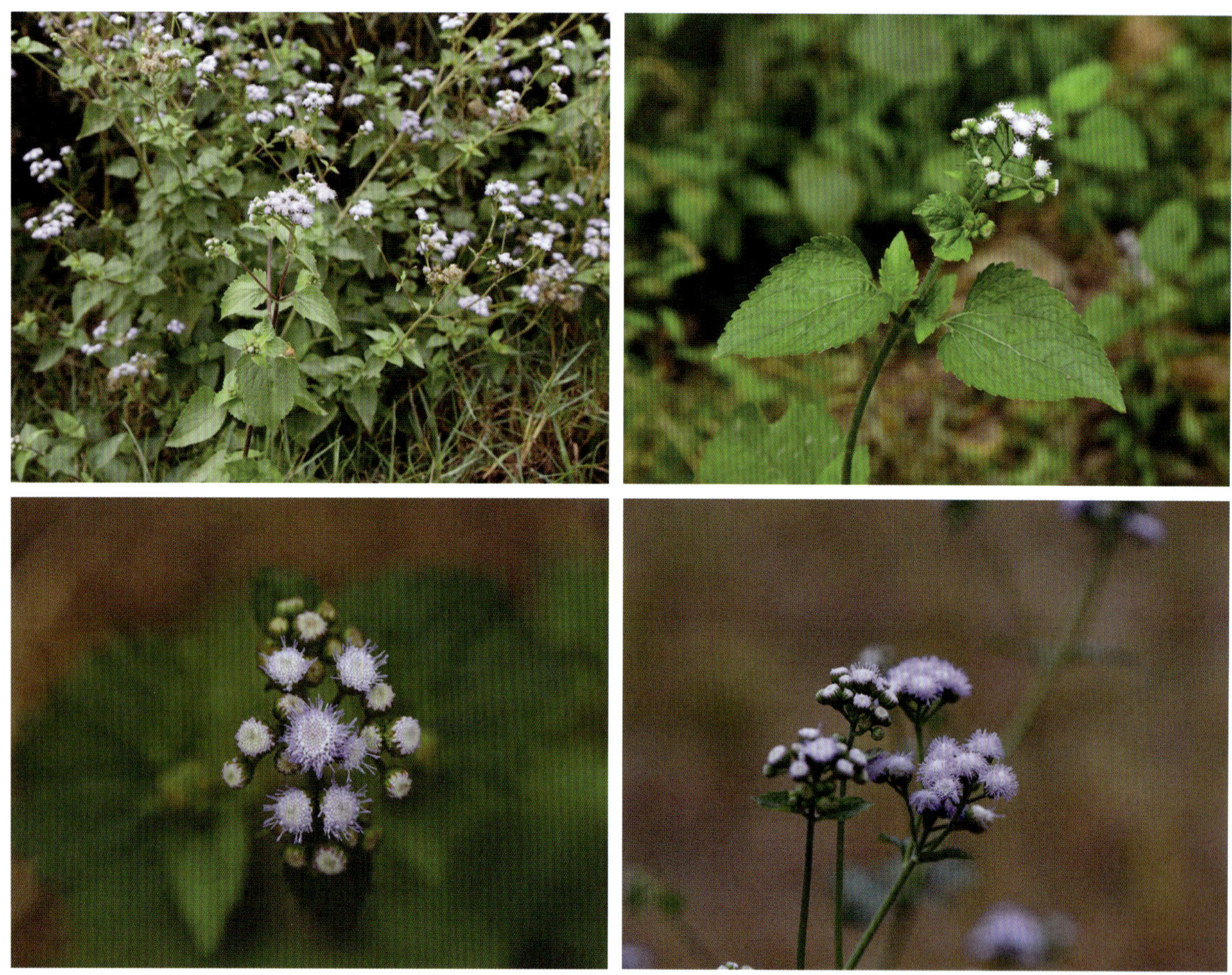

形态特征 一年生草本。无明显主根。全部茎枝淡红色，或上部绿色，被白色尘状短柔毛或上部被稠密开展的长绒毛。叶多对生，常有腋生的不发育的叶芽，全部叶基部钝或宽楔形，顶端急尖，边缘圆锯齿，有长1~3cm的叶柄，两面被白色稀疏的短柔毛且有黄色腺点。头状花序；总苞钟状或半球形；花冠淡紫色。瘦果黑褐色，5棱，有白色稀疏细柔毛。花、果期全年。

适宜生境 生于山谷、山坡林下或林缘、河边或山坡草地、田边或荒地上。

资源状况 分布于马头山各地。常见。

入药部位 全草（胜红蓟）。

采收加工 夏、秋二季采收，除去根部，鲜用或切段晒干。

功能主治 清热解毒，止血，止痛。用于感冒发热，咽喉肿痛，口舌生疮，咯血，衄血，崩漏，脘腹疼痛，跌打损伤，外伤出血，痈肿疮毒，湿疹瘙痒。

杏香兔儿风 杏香兔耳风、红背兔儿风

Ainsliaea fragrans Champ.

标本采集号：361028170910004LY

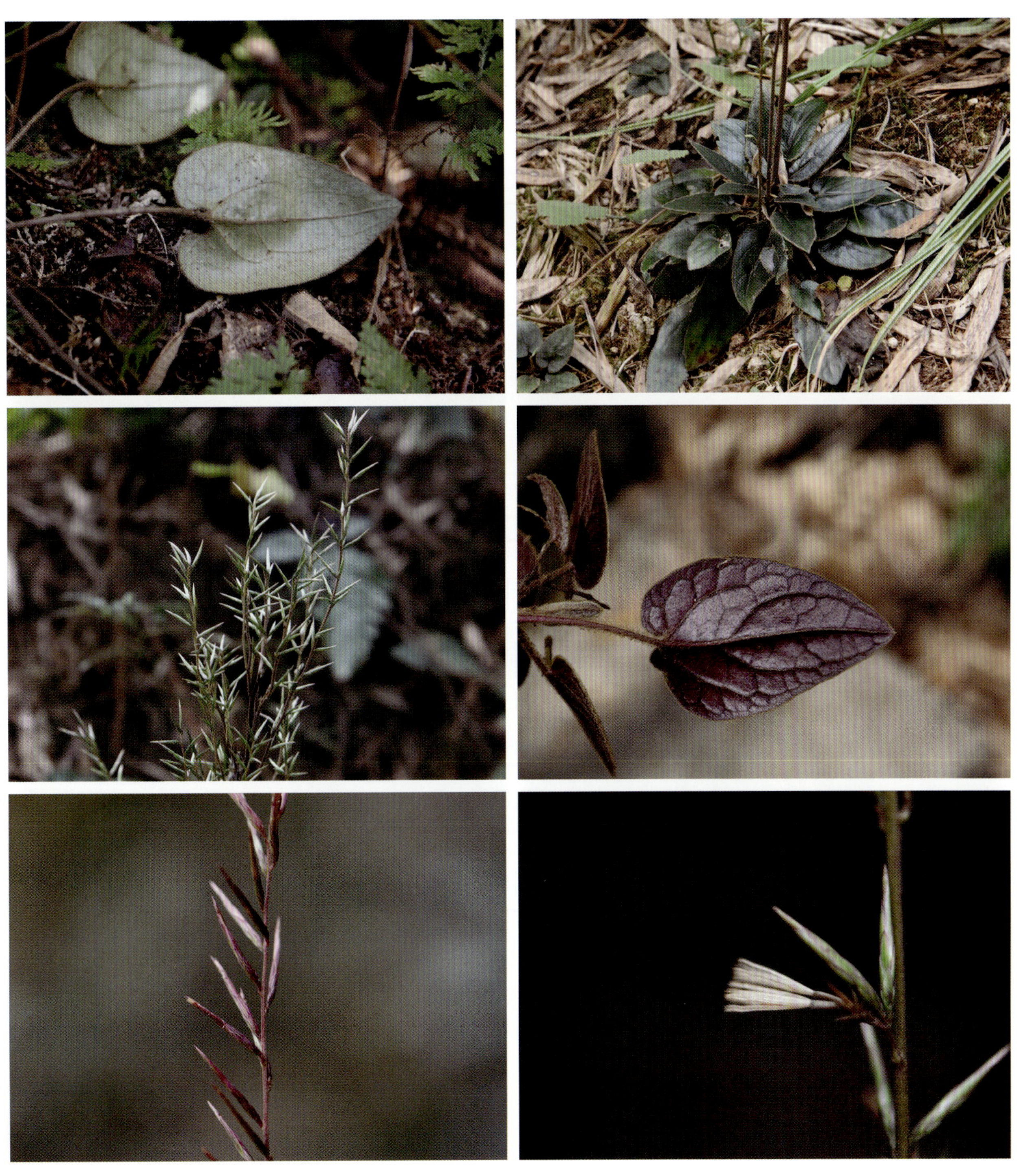

形态特征 多年生草本。根颈被褐色绒毛。根状茎圆柱形；茎直立，单一，不分枝，花葶状，高25~60cm，被褐色长柔毛。叶聚生于茎的基部，莲座状或呈假轮生；叶片厚纸质，卵形，长2~11cm，宽1.5~5cm，上面绿色，下面淡绿色或带紫红色，被较密的长柔毛，基出脉5条。头状花序于花葶顶端排成总状花序；花全部两性，白色。瘦果棒状圆柱形或近纺锤形，栗褐色，被8条显著的纵棱，被较密的长柔毛。花期11~12月。

适宜生境 生于山坡灌木林下或路旁、沟边草丛中。

资源状况 分布于马头山各地。常见。

入药部位 全草（金边兔耳）。

采收加工 春、夏二季采收，拣去杂质，洗净，鲜用或切段晒干。

功能主治 清热补虚，凉血止血，利湿解毒。用于虚劳骨蒸，肺痨咯血，妇女崩漏，湿热黄疸，水肿，痈疽肿毒，瘰疬结核，跌打损伤。

灯台兔儿风 阿里山兔儿风

Ainsliaea macroclinidioides Hayata

标本采集号：361028170708020LY

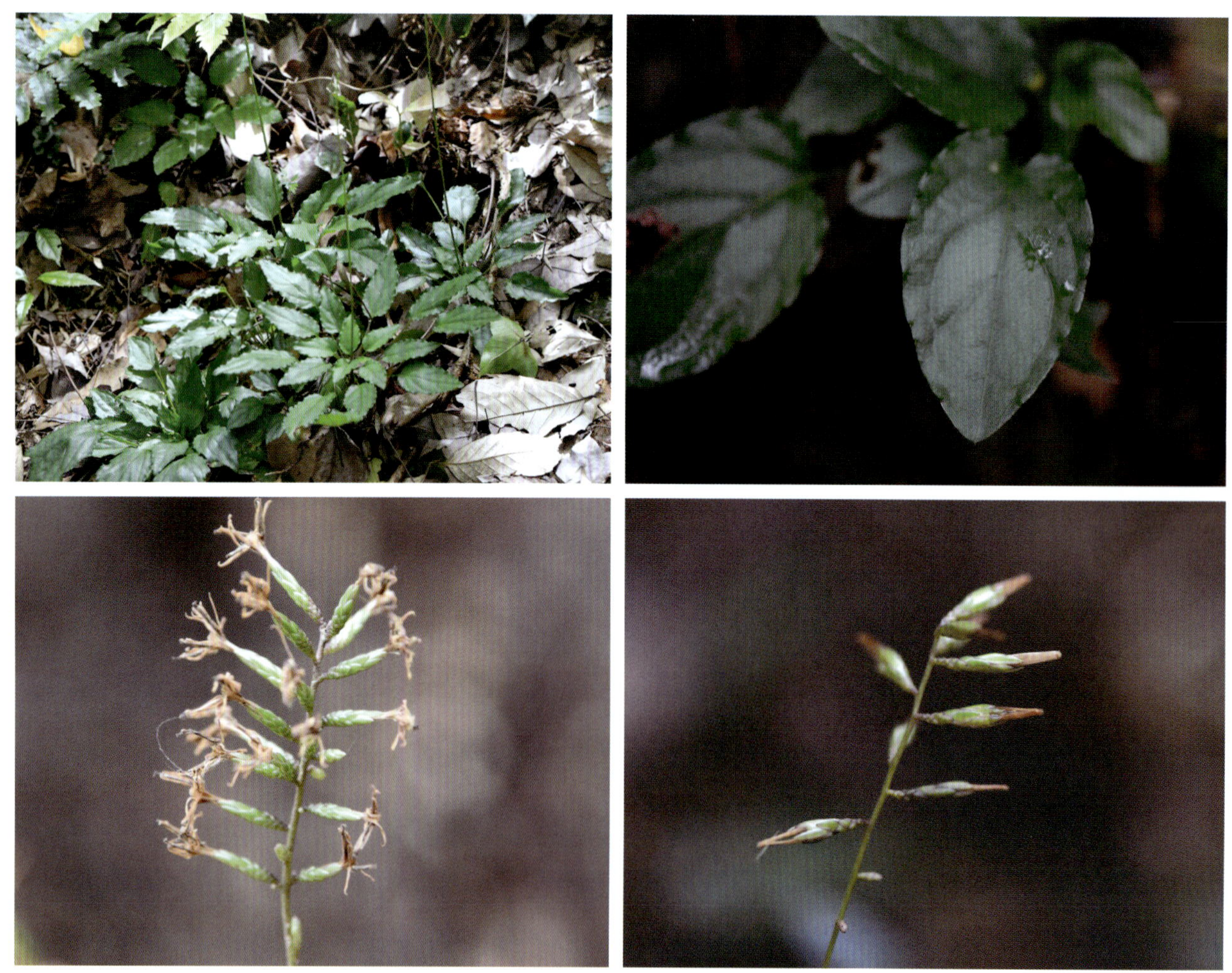

形态特征 多年生草本。根颈密被深褐色绒毛。根状茎短；茎单一，不分枝，高25~65cm，下部无叶。叶聚生于茎的上部，呈莲座状；叶片纸质，阔卵形至卵状披针形，长4~10cm，宽2.5~6.5cm，顶端短尖，边缘具芒状疏齿，基出脉3条；叶柄长3~8cm，被长柔毛。头状花序具花3朵；花序长15~40cm，无毛；花冠管状，5深裂。瘦果近圆柱形，有纵棱，略被短柔毛，长约4mm。花期8~11月。

适宜生境 生于山坡、河谷林下或湿润草丛中。

资源状况 分布于马头山各地。常见。

入药部位 全草（铁灯兔耳风）。

采收加工 春、夏二季采收，切段，晒干。

功能主治 清热解毒。用于鹅口疮。

奇 蒿 南刘寄奴、六月霜、化食丹

Artemisia anomala S. Moore

标本采集号：361028170708043LY

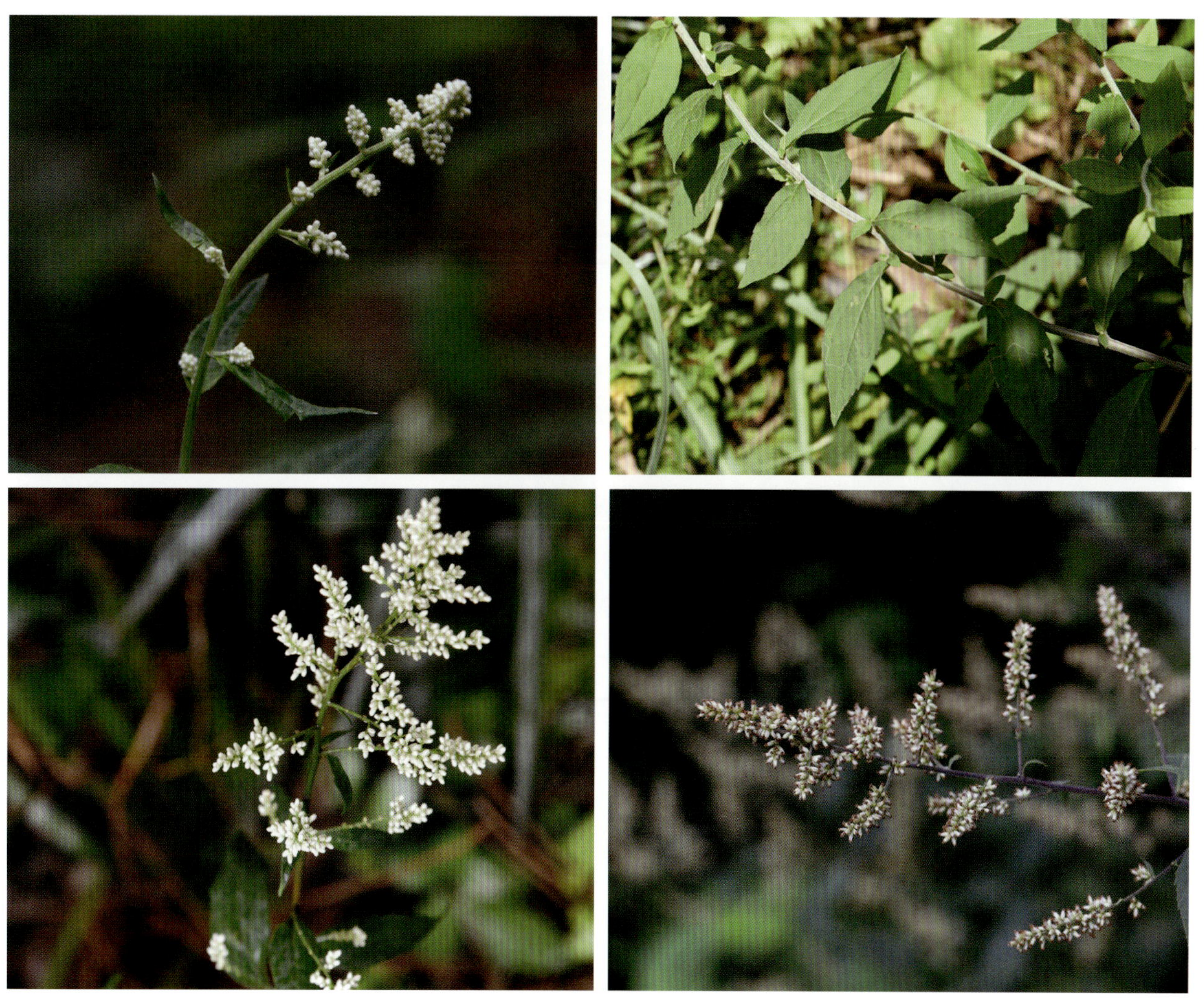

形态特征 多年生草本。根状茎稍粗，直径3~5mm，弯曲；茎单生，高80~150cm，具纵棱，黄褐色或紫褐色，上半部有分枝，长5~15cm。叶厚纸质或纸质，上面绿色或淡绿色，下面黄绿色；下部叶具短柄，叶柄长3~5mm；中部叶叶柄长2~4（10）mm；上部叶无柄。头状花序长圆形或卵形，直径2~2.5mm；总苞片3~4层，背面淡黄色，无毛。瘦果倒卵形或长圆状倒卵形。花、果期6~11月。

适宜生境 生于林缘、路旁、沟边、河岸、灌丛及荒坡等地。

资源状况 分布于马头山各地。常见。

入药部位 带花全草（刘寄奴）。

采收加工 夏、秋二季花开时采收，连根拔起，洗净，鲜用或晒干，打成捆，防夜露雨淋变黑。

功能主治 破瘀通经，止血消肿，消食化积。用于经闭，痛经，产后瘀滞腹痛，恶露不净，癥瘕，跌打损伤，金疮出血，风湿痹痛，便血，尿血，疮痈肿毒，烫伤，食积腹痛，泄泻痢疾。

艾 艾蒿、蕲艾、五月艾

Artemisia argyi Lévl. et Van.

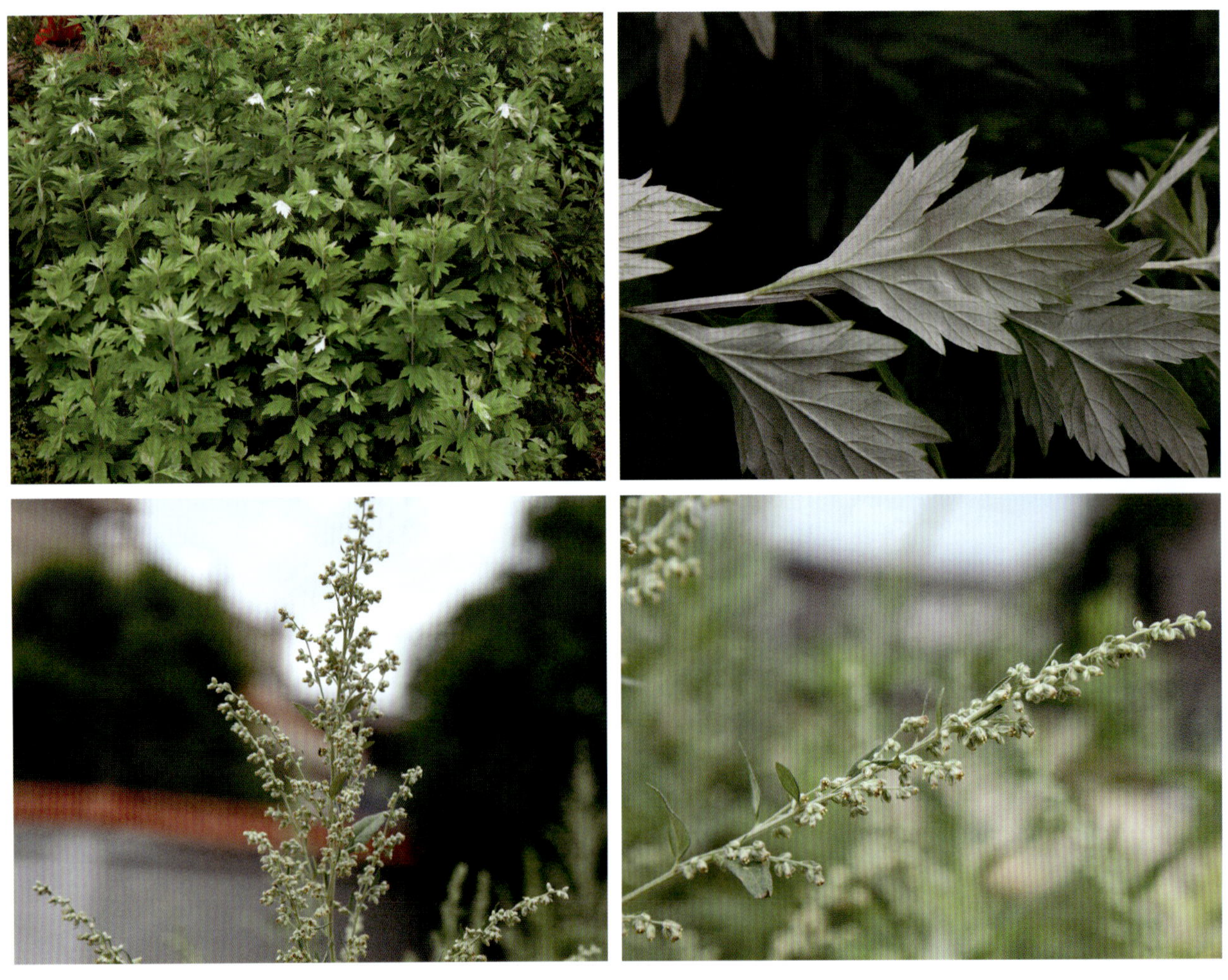

形态特征 多年生草本，植株有浓烈香气。主根明显，略粗长，直径达1.5cm。茎高80~250cm，有明显纵棱，褐色或灰黄褐色，茎、枝均被灰色蛛丝状柔毛。叶厚纸质，多分裂，上面被灰白色短柔毛，下面密被灰白色蛛丝状密绒毛。头状花序椭圆形，直径2.5~3.5mm；总苞片3~4层，覆瓦状排列。瘦果长卵形或长圆形。花、果期7~10月。

适宜生境 生于荒地、路旁及山坡等地，常见栽培。

资源状况 分布于马头山油榨窠等地。少见。

入药部位 叶（艾叶）、果实（艾实）。

采收加工 叶：夏季花未开时采摘，除去杂质，晒干。果实：9~10月，果实成熟后采收，晒干。

功能主治 叶：温经止血，散寒止痛；外用祛湿止痒。用于吐血，衄血，崩漏，月经过多，胎漏下血，少腹冷痛，经寒不调，宫冷不孕；外用于皮肤瘙痒。果实：温肾壮阳。用于肾虚腰酸，阳虚内寒。

评　　述 历代医籍记载为“止血要药”，又是妇科常用药之一，治虚寒性的妇科疾患尤佳，又治老年慢性支气管炎与哮喘，煮水洗浴时可防治产褥期母婴感染疾病，或制药枕头、药背心，防治老年慢性支气管炎或哮喘及虚寒胃痛等。艾叶晒干捣碎得“艾绒”，制艾条供艾灸用，又可作“印泥”的原料。

白苞蒿 白花艾、珍珠菊、白米蒿

Artemisia lactiflora Wall. ex DC.

标本采集号：361028170910020LY

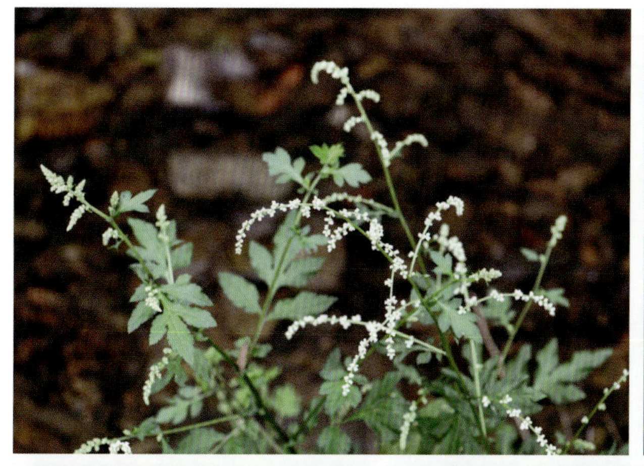

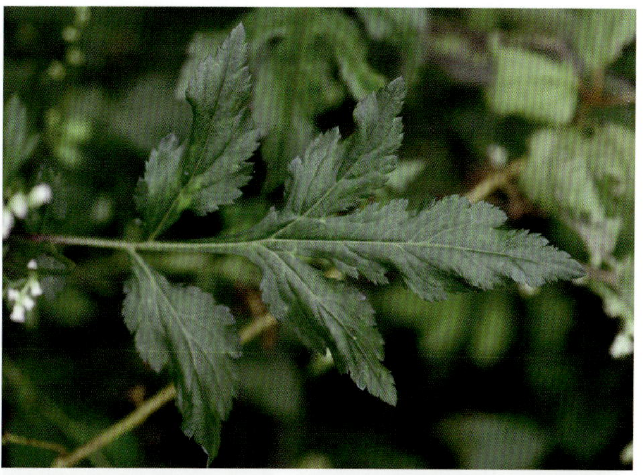

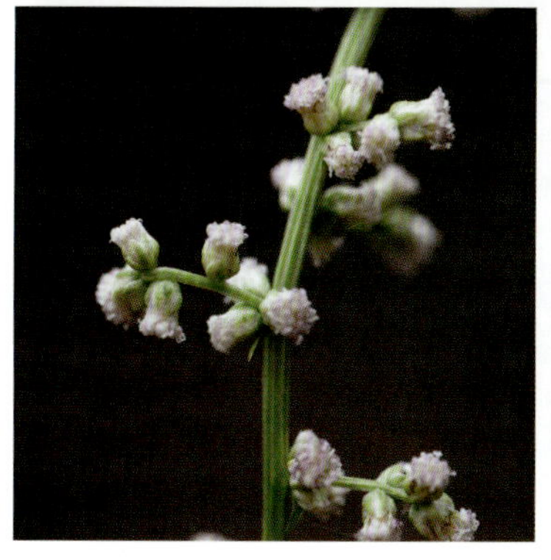

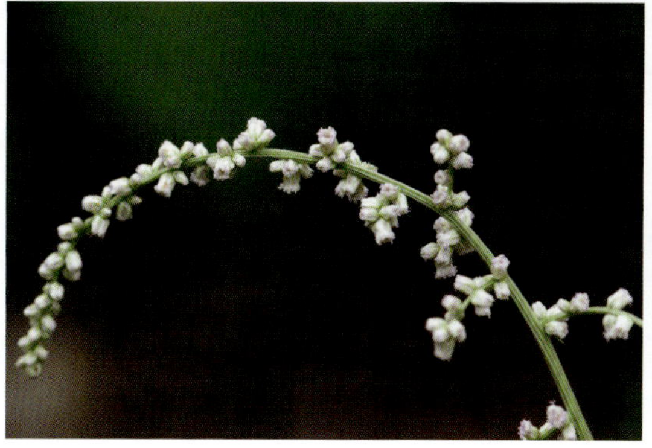

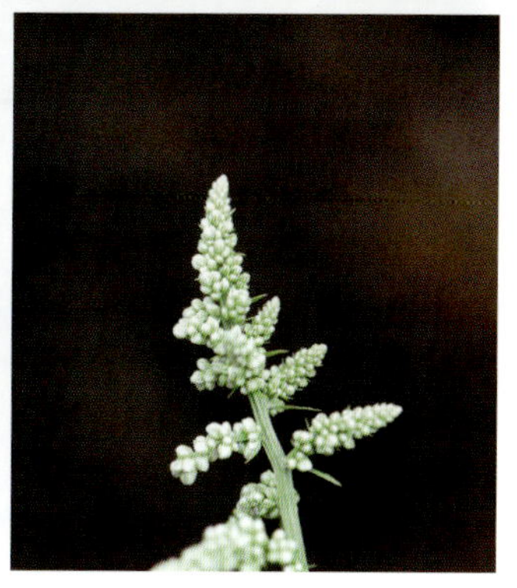

形态特征 多年生草本。主根明显，侧根细而长。根状茎短，直径4~15mm；茎通常单生，直立，高50~200cm，绿褐色或深褐色，纵棱稍明显，上半部具开展、纤细、着生头状花序的分枝，枝长5~25cm。叶薄纸质或纸质，叶多分裂。头状花序长圆形，直径1.5~3mm，无梗，基部无小苞叶；总苞片3~4层。瘦果倒卵形或倒卵状长圆形。花、果期8~11月。

适宜生境 生于林下、林缘、灌丛边缘、山谷等湿润地区。

资源状况 分布于马头山各地。常见。

入药部位 地上部分或根（鸭脚艾）。

采收加工 夏、秋二季割取地上部分，晒干或鲜用。秋季采挖根，洗净，鲜用或晒干。

功能主治 活血散瘀，理气化湿。用于血瘀痛经，经闭，产后瘀滞腹痛，慢性肝炎，肝脾肿大，食积腹胀，寒湿泄泻，疝气，阴疽肿痛，跌打损伤，水火烫伤。

陀螺紫菀 单头紫菀、一枝香、百条根

Aster turbinatus S. Moore

标本采集号：361028170912028LY

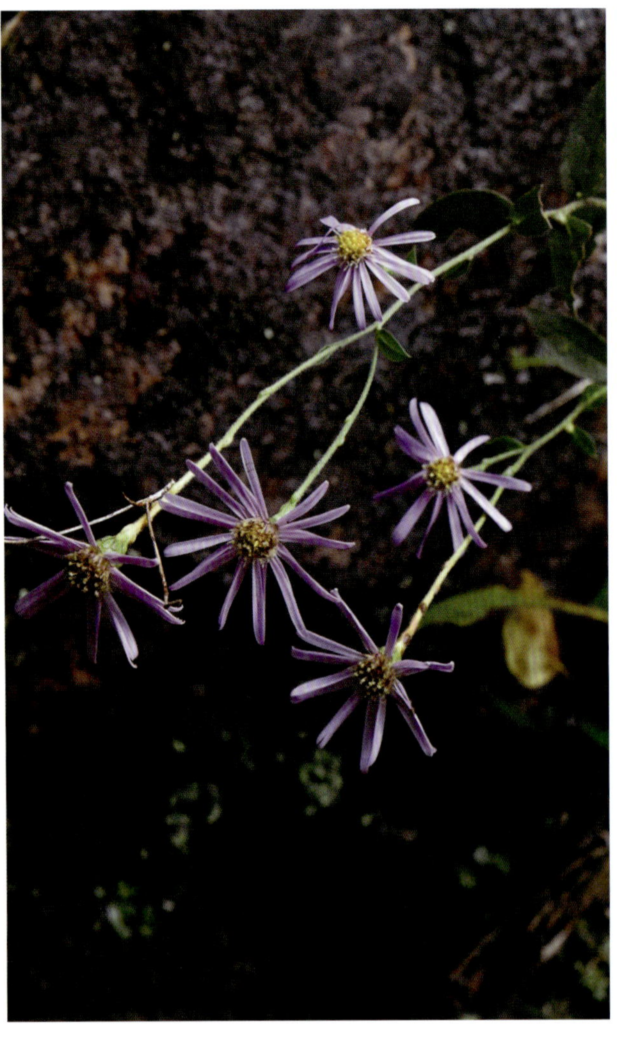

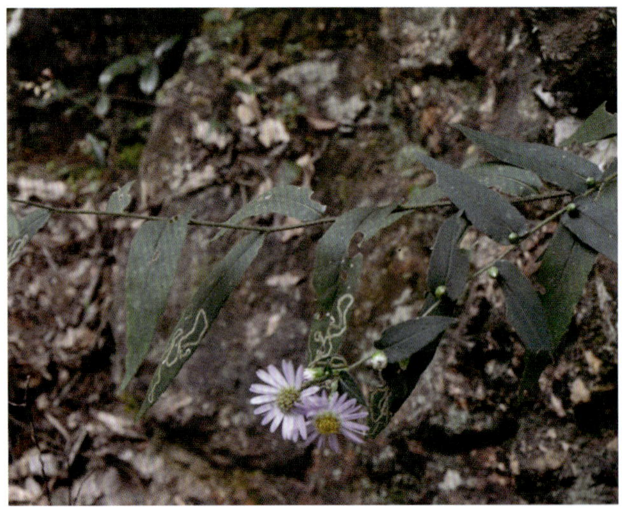

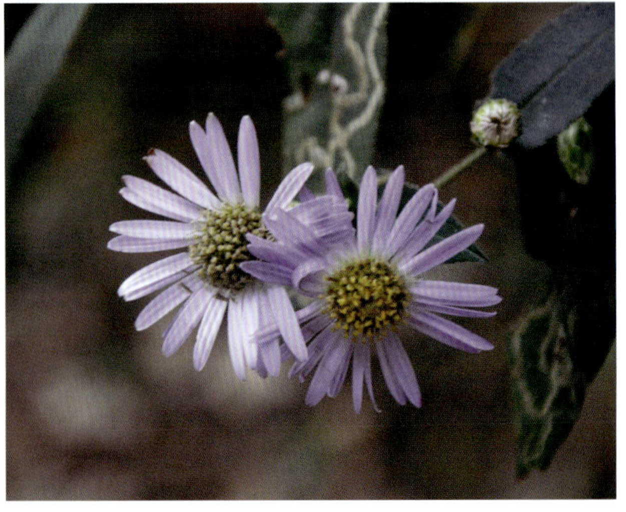

形态特征 多年生草本。具根状茎；茎直立，高60~100cm，粗壮，常单生，被糙或有长粗毛，下部有较密的叶。叶厚纸质，两面被短糙毛，下面沿脉有长糙毛；中脉在下面凸起，有离基三出脉及2~3对侧脉。头状花序直径2~4cm，花序梗长1.5~5cm。瘦果倒卵状长圆形，长3mm，两面有肋，被密粗毛。花期8~10月，果期10~11月。

适宜生境 生于低山山谷、溪岸或林荫地。

资源状况 分布于马头山各地。常见。

入药部位 全草（单头紫菀）、根（单头紫菀根）。

采收加工 全草：夏、秋二季采收，鲜用或扎把晒干。根：夏、秋二季采挖，除去地上部分，洗净，晒干。

功能主治 全草：清热解毒，止痢。用于感冒发热，痢疾。根：清热解毒。用于喉蛾，乳痈，小儿疳积。

鬼针草 三叶鬼针草、对叉草、一包针

Bidens pilosa L.

标本采集号：361028170711014LY

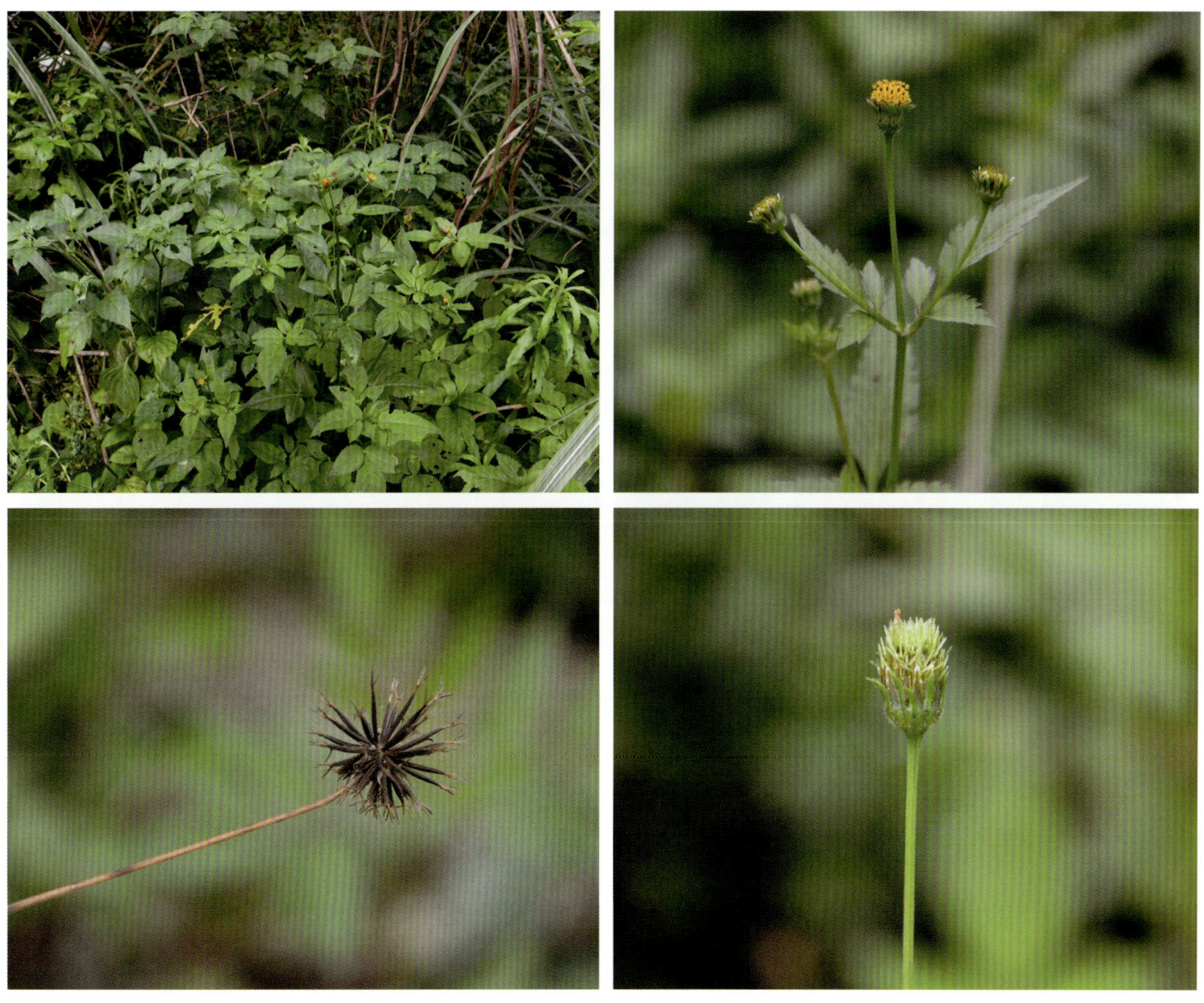

形态特征 一年生草本。茎高30~100cm，钝四棱形，基部直径可达6mm。茎下部叶和上部叶较小，3裂或不分裂；中部叶三出，小叶3枚的羽状复叶，长2~4.5cm，宽1.5~2.5cm；顶生小叶较大，长3.5~7cm。头状花序直径8~9mm，有长1~6cm（果时长3~10cm）的花序梗。瘦果黑色，条形，略扁，具棱，长7~13mm，宽约1mm；顶端芒刺3~4枚，长1.5~2.5mm，具倒刺毛。花期8~9月，果期9~11月。

适宜生境 生于村旁、路边及荒地中。

资源状况 分布于马头山各地。常见。

入药部位 全草（鬼针草）。

采收加工 夏、秋二季开花盛期收割，拣去杂草，鲜用或晒干。

功能主治 清热解毒，祛风除湿，活血消肿。用于咽喉，肿痛，泄泻，痢疾，黄疸，肠痈，疔疮肿毒，蛇虫咬伤，风湿痹痛，跌打损伤。

狼杷草 狼把草、矮狼杷草、鬼针

Bidens tripartita L.

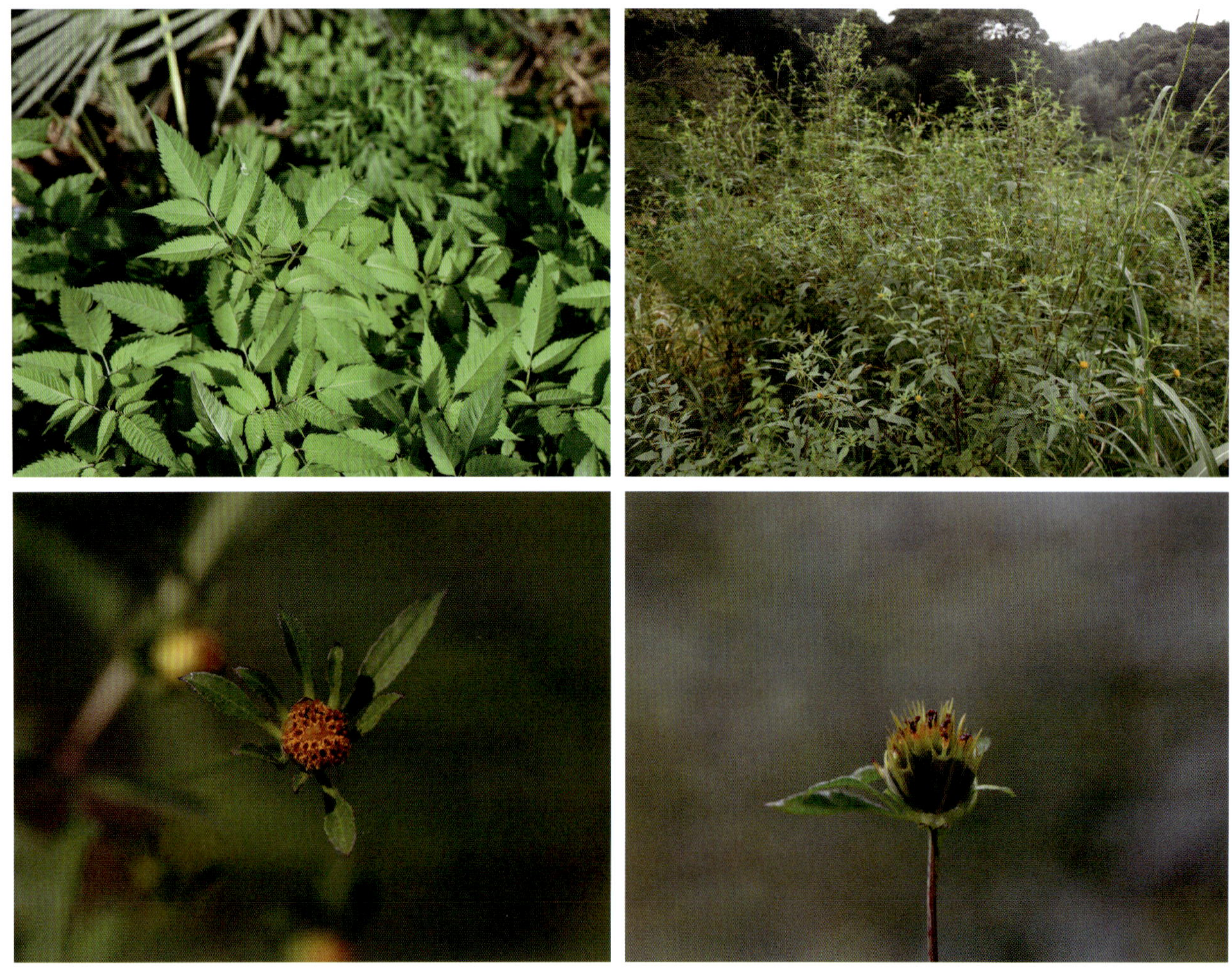

形态特征 一年生草本。茎高20~150cm，圆柱状或具钝棱而稍呈四方形，基部直径2~7mm，无毛，绿色或带紫色。叶对生，下部的较小，不分裂，中部叶具柄，通常3~5深裂，上部叶较小，披针形，3裂或不分裂。头状花序单生于茎端及枝端，直径1~3cm，高1~1.5cm，具较长的花序梗。瘦果扁，楔形或倒卵状楔形，长6~11mm，宽2~3mm；顶端芒刺通常2枚，长2~4mm，两侧有倒刺毛。花、果期8~10月。

适宜生境 生于路边荒野及水边湿地。

资源状况 分布于马头山各地。常见。

入药部位 地上部分（狼杷草）。

采收加工 8~9月除保留种植株外，割取地上部分，晒干或鲜用。

功能主治 清热解毒，利湿，通经。用于肺热咳嗽，咯血，咽喉肿痛，赤白痢疾，黄疸，月经不调，闭经，小儿疳积，瘰疬结核，湿疹癣疮，毒蛇咬伤。

烟管头草 杓儿菜、烟袋草

Carpesium cernuum L.

标本采集号：361028170909016LY

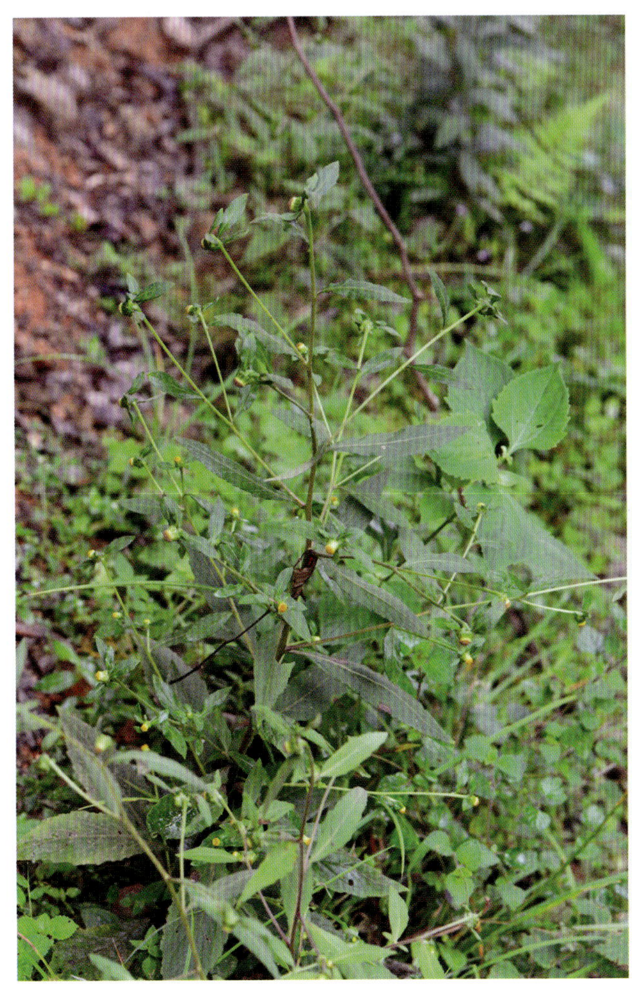

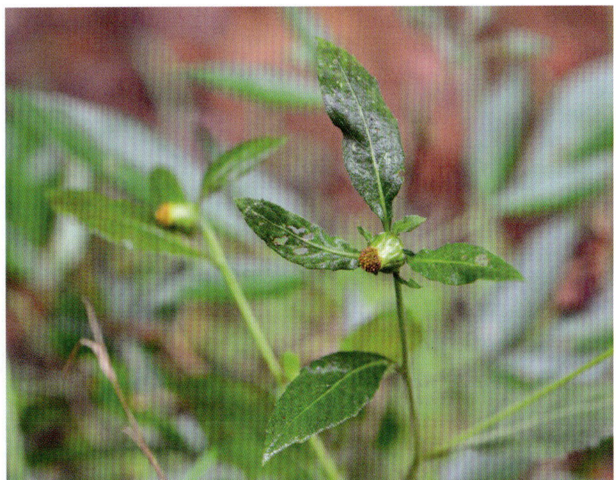

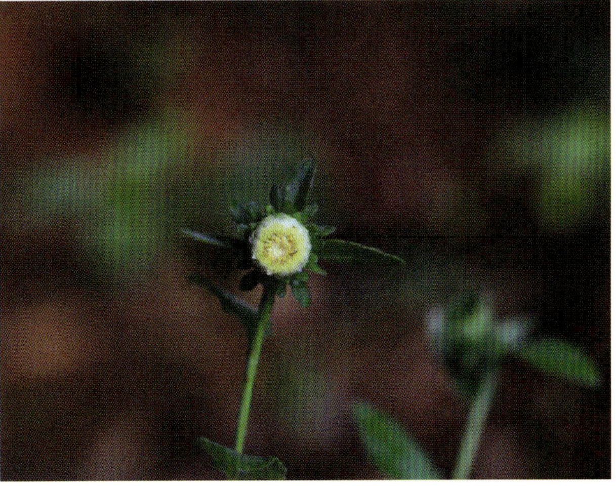

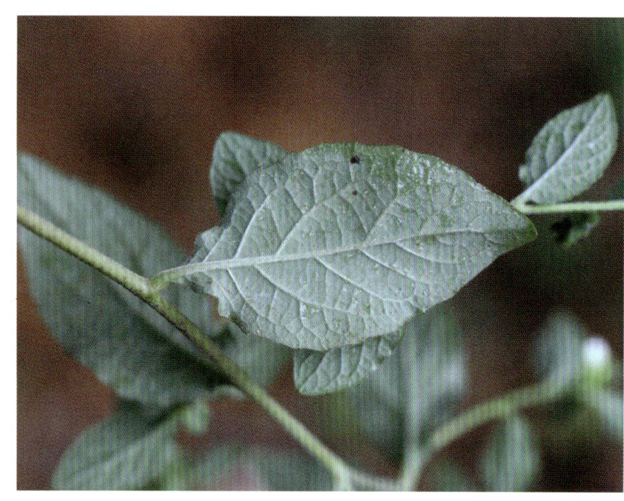
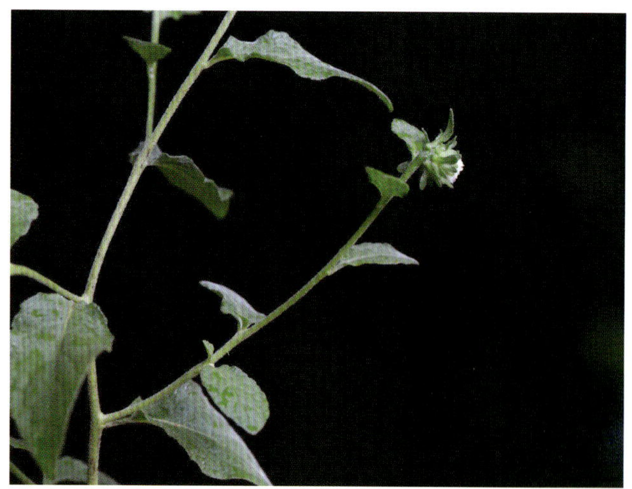

形态特征 多年生草本。茎高50~100cm，下部密被白色长柔毛及卷曲的短柔毛，有明显的纵条纹，多分枝。茎下部叶较大，具长柄，长6~12cm，宽4~6cm，边缘有具胼胝尖稍不规整的锯齿，中部叶椭圆形至长椭圆形，长8~11cm，宽3~4cm，具短柄，上部叶渐小，椭圆形至椭圆状披针形，近全缘。头状花序单生于茎端及枝端。瘦果长4~4.5mm。花期秋季。

适宜生境 生于路边荒地及山坡、沟边等处。

资源状况 分布于马头山各地。常见。

入药部位 全草（杓儿菜）、根（挖耳草根）。

采收加工 全草：秋季初开花时采收，鲜用或切段晒干。根：秋季采收，切段，晒干。

功能主治 全草：清热解毒，消肿止痛。用于感冒发热，高热惊风，咽喉肿痛，痄腮，牙痛，尿路感染，淋巴结结核，疮疡疖肿，乳腺炎。根：清热解毒。用于痢疾，牙痛，乳蛾，子宫脱垂，脱肛。

石胡荽 鹅不食草、球子草

Centipeda minima (L.) A. Br. et Aschers.

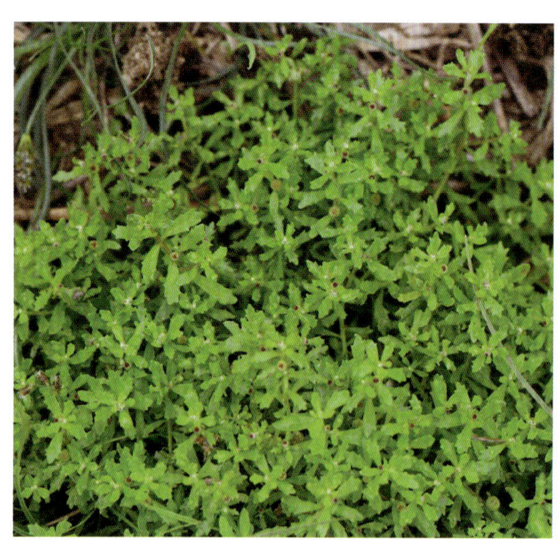
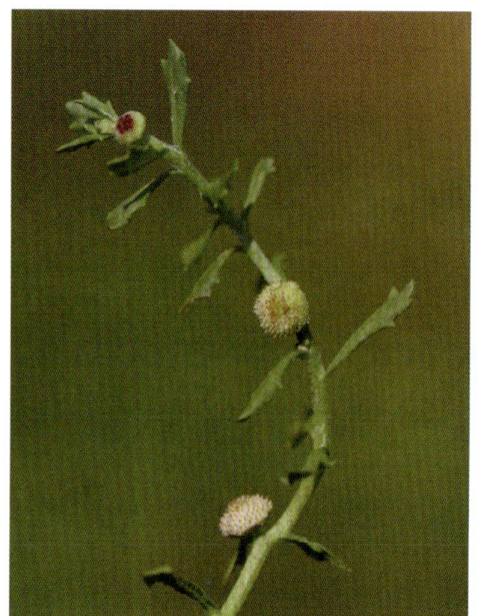
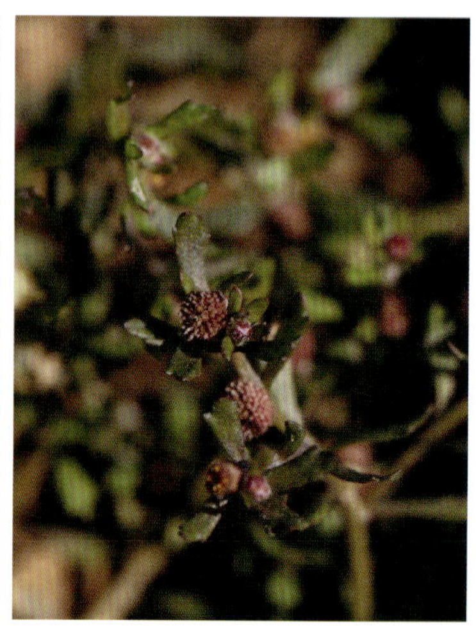

形态特征 一年生小草本。茎多分枝，高5~20cm，匍匐状。叶互生，楔状倒披针形，长7~18mm，顶端钝，基部楔形，边缘有少数锯齿。头状花序小，扁球形，直径约3mm，单生于叶腋；总苞半球形，总苞片2层，椭圆状披针形，绿色。瘦果椭圆形，长约1mm，具4棱，棱上有长毛。花、果期6~10月。

适宜生境 生于路旁、荒野阴湿地。

资源状况 分布于马头山各地。常见。

入药部位 全草（鹅不食草）。

采收加工 夏、秋二季花开时采收，洗去泥沙，晒干。

功能主治 发散风寒，通鼻窍，止咳。用于风寒头痛，咳嗽痰多，鼻塞不通，鼻渊流涕。

蓟 大蓟、山萝卜、地萝卜

Cirsium japonicum Fisch. ex DC.

标本采集号：361028170426003LY

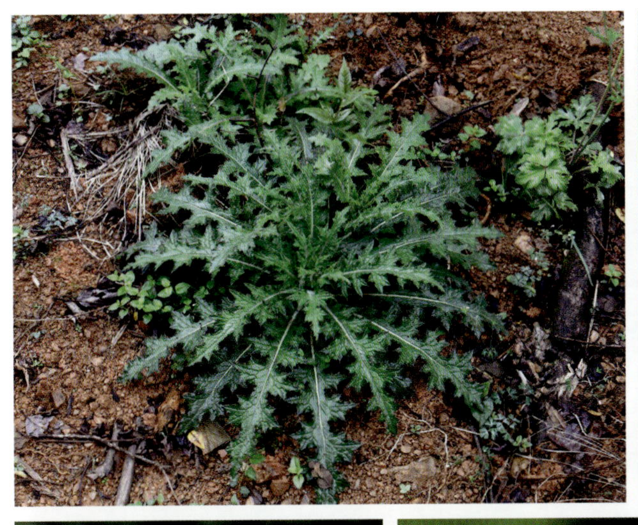
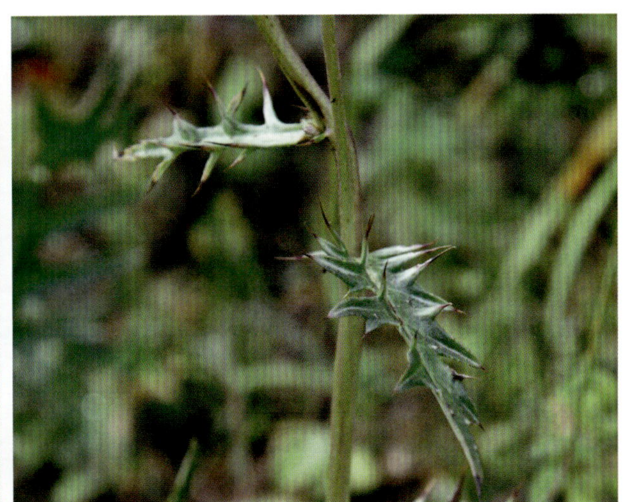
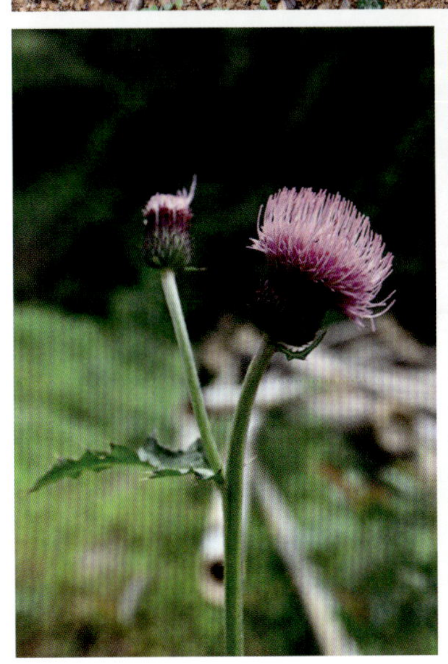
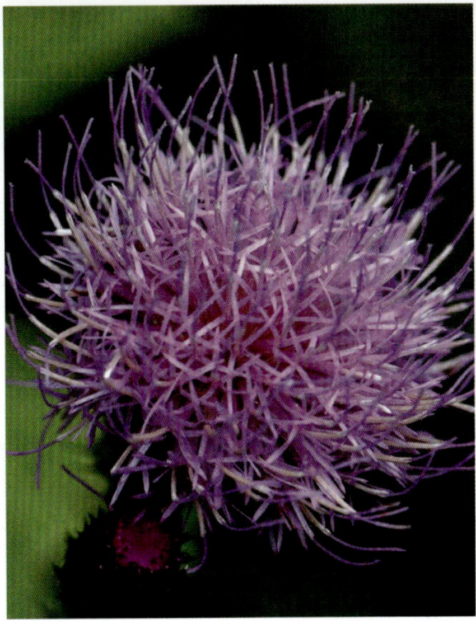
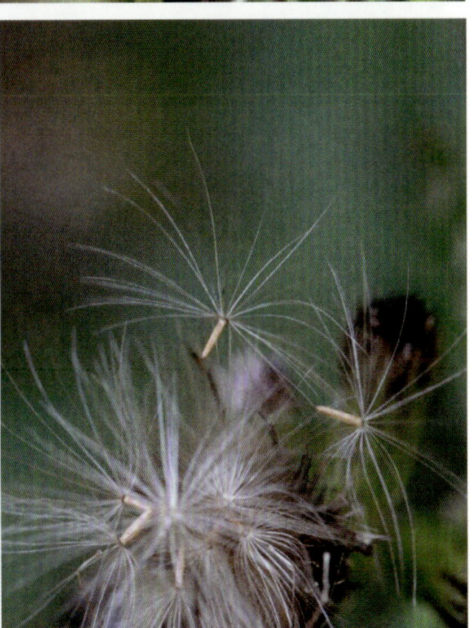

形态特征 多年生草本。块根纺锤状或萝卜状，直径达7mm。茎直立，30~150cm，全部茎枝有条棱，被稠密或稀疏的多细胞长节毛。基生叶较大，长8~20cm，宽2.5~8cm，羽状深裂或几全裂，中部侧裂片较大，边缘有稀疏大小不等小锯齿，顶裂片披针形或长三角形；全部茎叶两面同色，绿色。头状花序直立；总苞钟状，直径3cm，总苞片约6层。瘦果压扁，偏斜楔状倒披针状，长4mm，宽2.5mm。花、果期4~11月。

适宜生境 生于山坡林中、林缘、灌丛中、草地、荒地、田间、路旁或溪旁。

资源状况 分布于马头山各地。常见。

入药部位 地上部分（大蓟）。

采收加工 夏、秋二季花开时采割地上部分，除去杂质，晒干。

功能主治 凉血止血，散瘀解毒消痈。用于衄血，吐血，尿血，便血，崩漏，外伤出血，痈肿疮毒。

苏门白酒草

Conyza sumatrensis (Retz.) Wallker

标本采集号：361028180825039LY

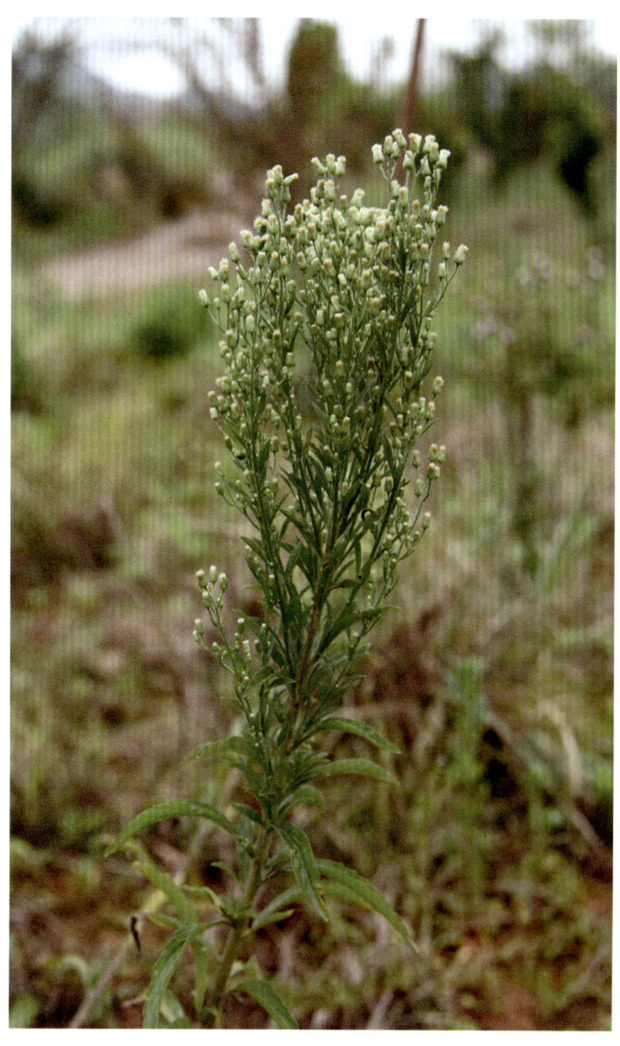

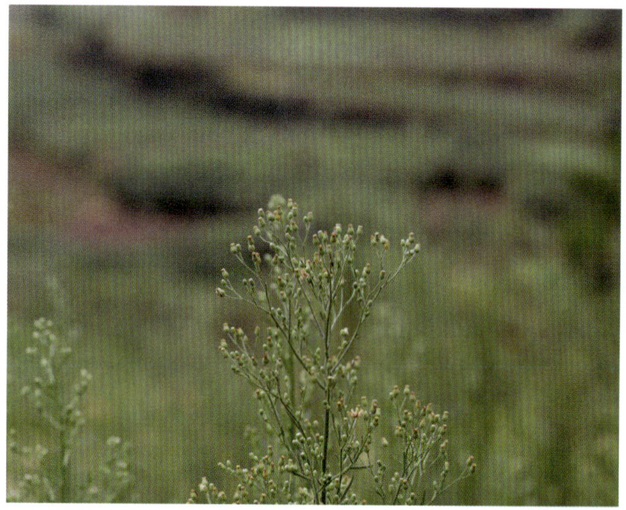

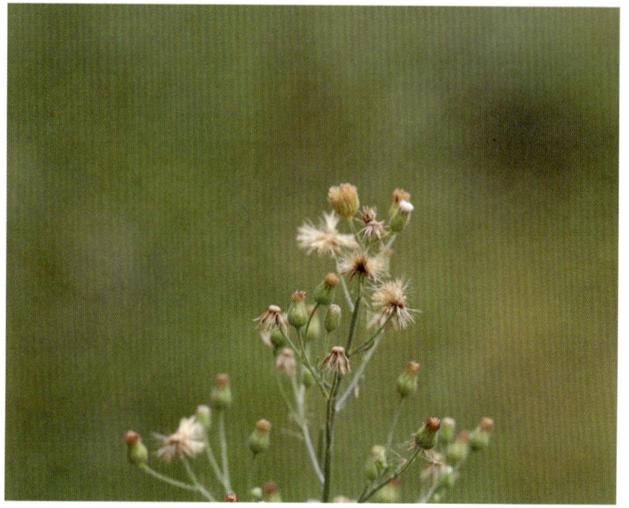

形态特征 一年生草本。根纺锤状。茎粗壮，直立，高80~150cm，基部直径4~6mm，具条棱，绿色或下部红紫色，被较密灰白色上弯糙短毛。叶密集，基部叶花期凋落，下部叶倒披针形或披针形，长6~10cm，宽1~3cm，中部和上部叶渐小，两面尤其下面被密糙短毛。头状花序多数，直径5~8mm；花序梗长3~5mm；总苞卵状短圆柱状，长4mm，宽3~4mm。瘦果线状披针形，长1.2~1.5mm，扁压。花期5~10月。

适宜生境 生于山坡草地、旷野、路旁。

资源状况 分布于马头山各地。常见。

入药部位 全草（竹叶艾）。

采收加工 夏、秋二季采收，切段，晒干。

功能主治 化痰，通络，止血。用于咳嗽痰多，风湿痹痛，子宫出血。

野茼蒿 革命菜、假茼蒿

Crassocephalum crepidioides (Benth.) S. Moore

标本采集号：361028170911014LY

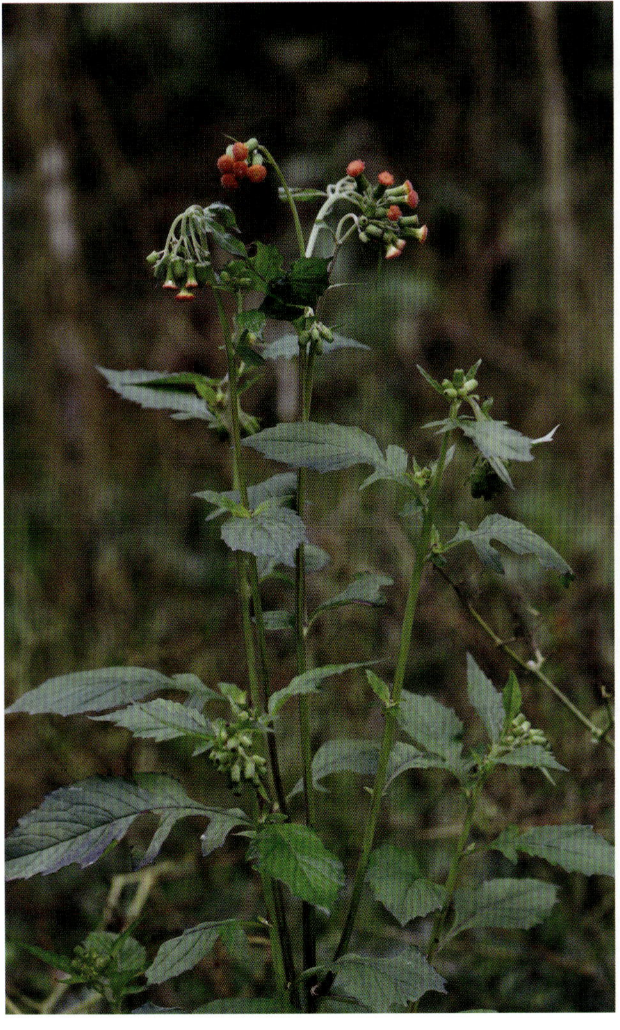

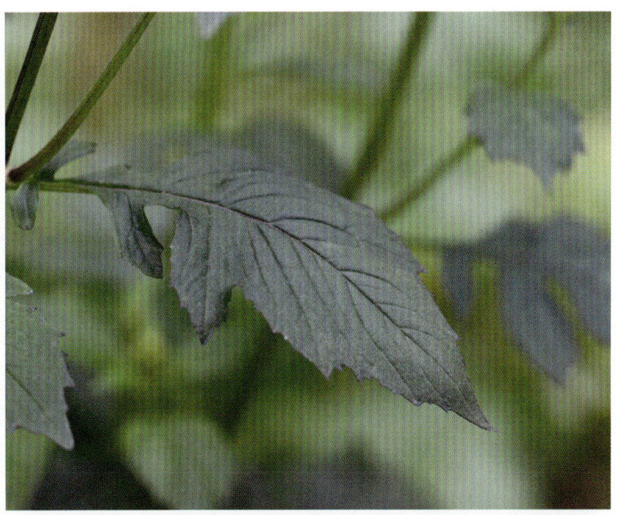

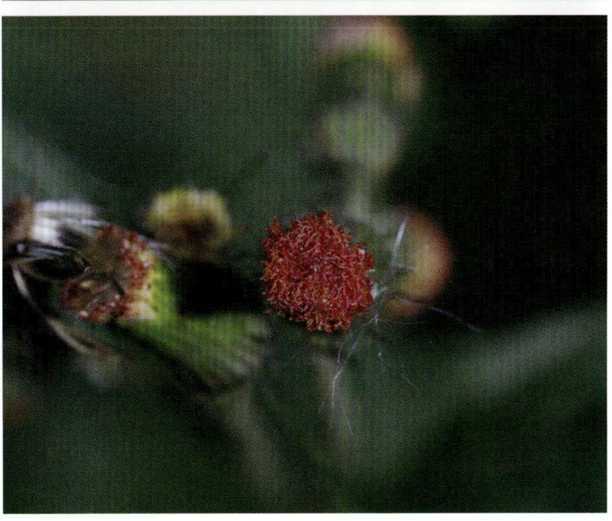

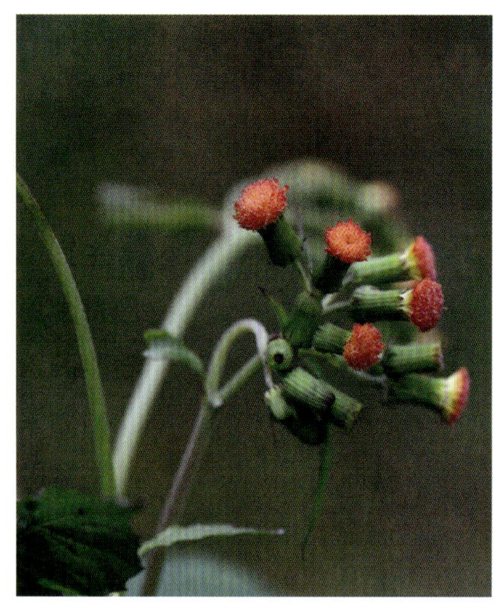
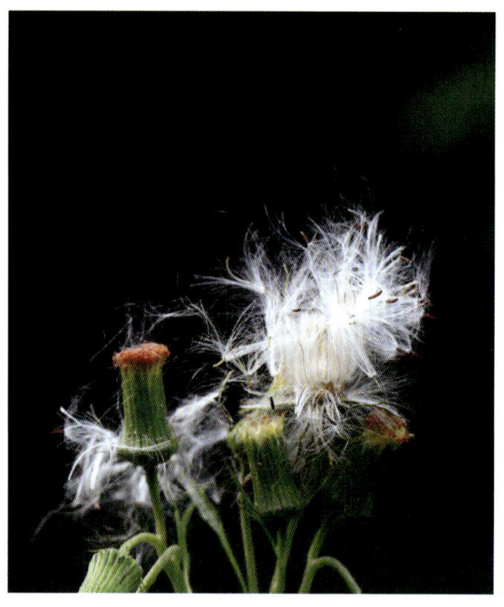
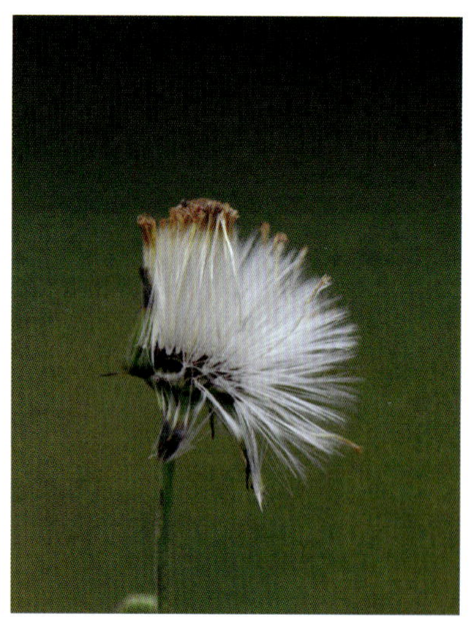

形态特征 直立草本，高20~120cm。茎有纵条棱，无毛。叶膜质，椭圆形或长圆状椭圆形，长7~12cm，宽4~5cm，顶端渐尖，基部楔形，边缘有不规则锯齿或重锯齿，或有时基部羽状裂，两面无或近无毛；叶柄长2~2.5cm。头状花序数个在茎顶端排成伞房状，直径约3cm；总苞钟状；花冠红褐色或橙红色。瘦果狭圆柱形，赤红色，有肋，被毛。花期7~12月。

适宜生境 生于山坡路旁、水边、灌丛中。

资源状况 分布于马头山各地。常见。

入药部位 全草（野木耳菜）。

采收加工 夏季采收，鲜用或晒干。

功能主治 清热解毒，调和脾胃。用于感冒，肠炎，痢疾，口腔炎，乳腺炎，消化不良。

野　菊 疟疾草、山菊花、黄菊仔

Dendranthema indicum (L.) Des Moul.

标本采集号：361028181122005LY

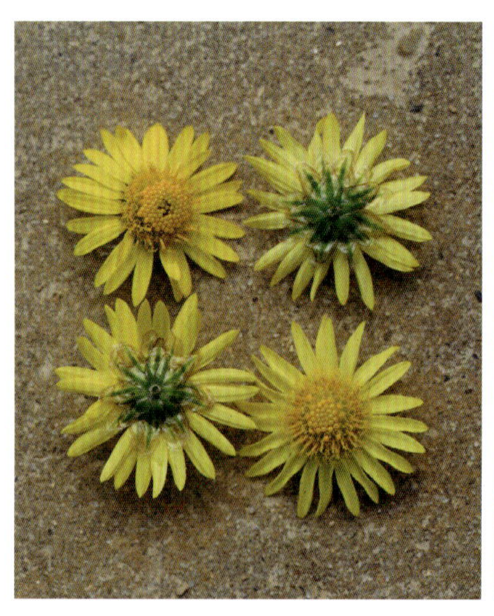
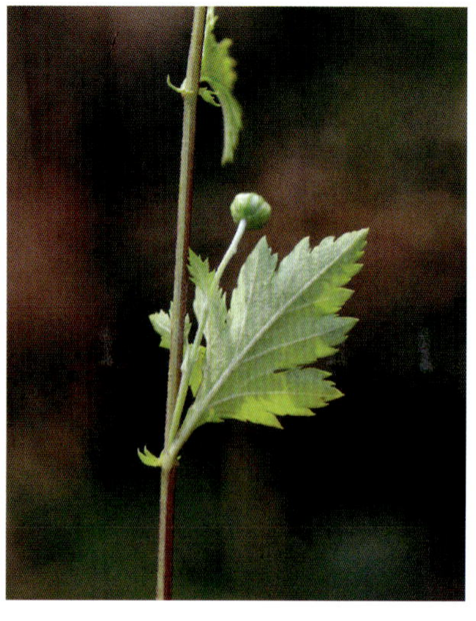
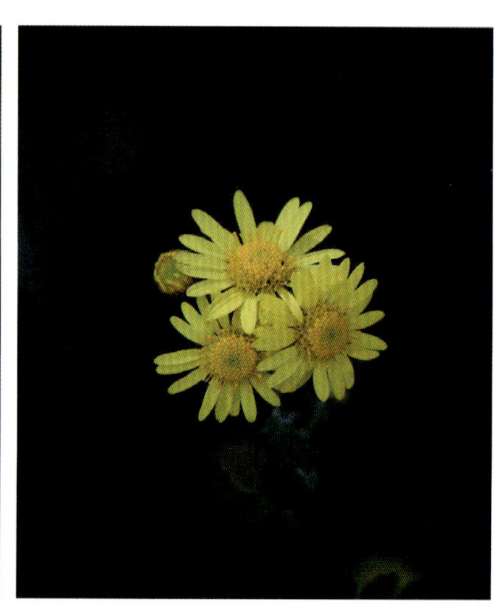

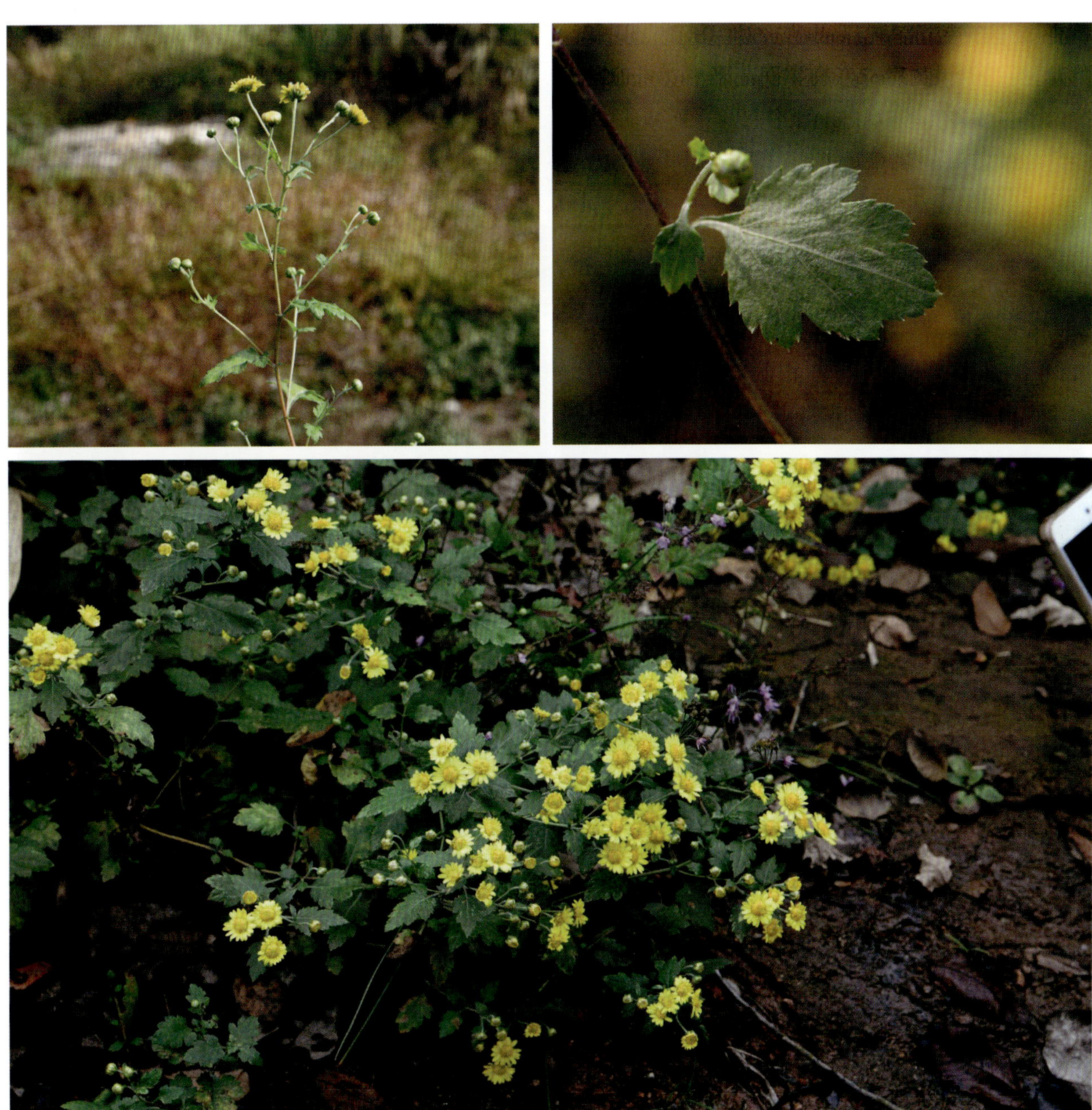

形态特征 多年生草本，高0.25~1m，有地下长或短匍匐茎。茎枝被稀疏的毛。基生叶和下部叶花期脱落；中部茎叶卵形、长卵形或椭圆状卵形，长3~10cm，宽2~7cm，羽状半裂、浅裂或分裂不明显而边缘有浅锯齿，叶柄长1~2cm。头状花序直径1.5~2.5cm；总苞片约5层，外层卵形或卵状三角形，全部苞片边缘白色或褐色宽膜质，顶端钝或圆；舌状花黄色。瘦果长1.5~1.8mm。花期6~11月。

适宜生境 生于山坡草地、灌丛、河边水湿地、田边及路旁。

资源状况 分布于马头山各地。常见。

入药部位 头状花序（野菊花）。

采收加工 秋、冬二季花初开放时采摘，晒干或蒸后晒干。

功能主治 清热解毒，泻火平肝。用于疔疮痈肿，目赤肿痛，头痛眩晕。

鳢肠 墨旱莲、旱莲草、墨菜

Eclipta prostrata (L.) L.

标本采集号：361028170711012LY

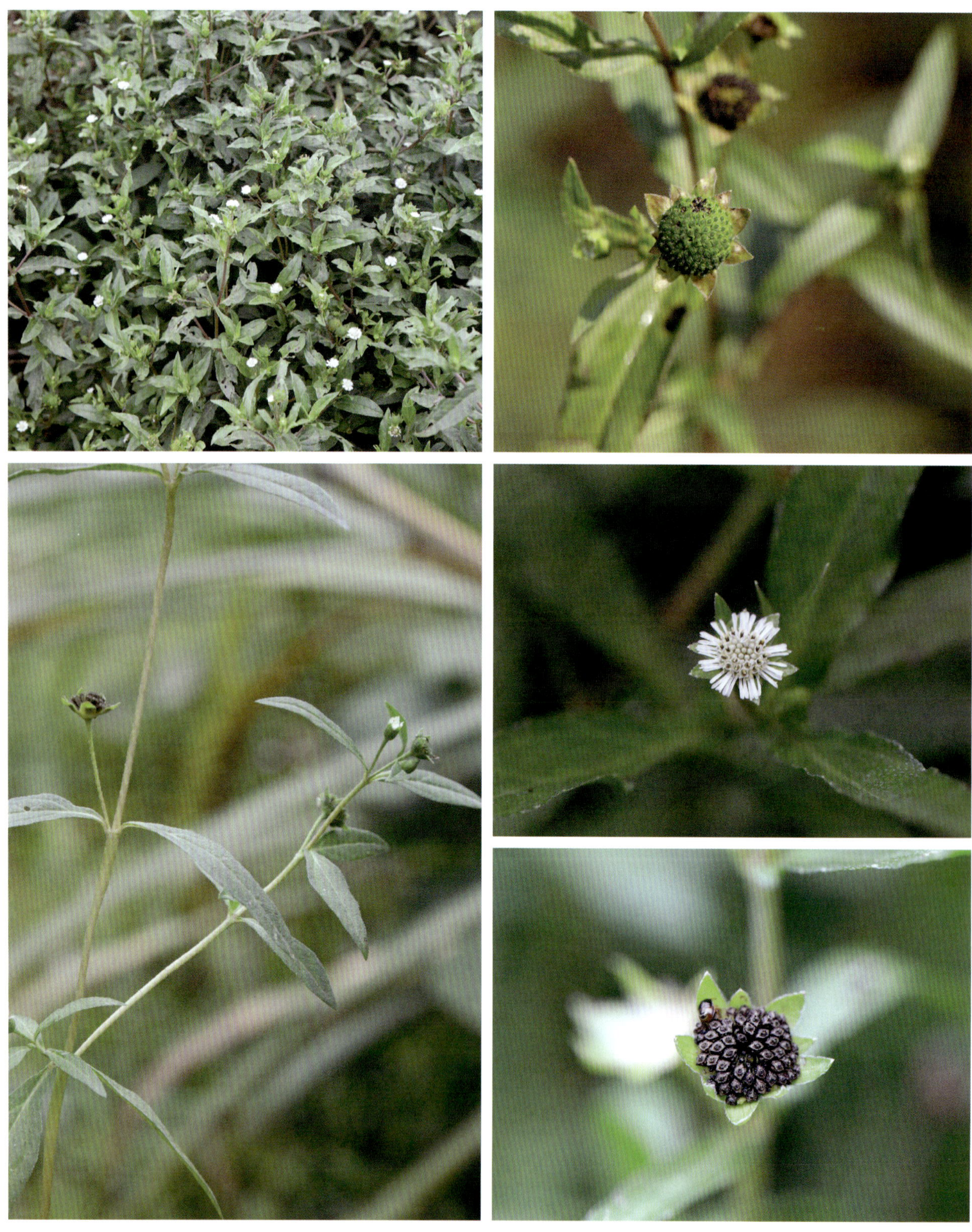

形态特征 一年生草本。茎直立，斜升或平卧，被贴生糙毛。叶长圆状披针形或披针形，长3~10cm，宽0.5~2.5cm，顶端尖或渐尖，边缘有细锯齿或有时仅波状，两面被密硬糙毛。头状花序直径6~8mm，有长2~4cm的细花序梗；总苞球状钟形，总苞片绿色；花冠管状，白色，长约1.5mm，顶端4齿裂。瘦果暗褐色，长2.8mm，雌花的瘦果三棱形，两性花的瘦果扁四棱形。花期6~9月，果期9~10月。

适宜生境 生于河边、田边或路旁。

资源状况 分布于马头山各地。常见。

入药部位 地上部分（墨旱莲）。

采收加工 花开时采割，晒干。

功能主治 滋补肝肾，凉血止血。用于肝肾阴虚，牙齿松动，须发早白，眩晕耳鸣，腰膝酸软，阴虚血热吐血、衄血、尿血，血痢，崩漏下血，外伤出血。

地胆草 苦地胆、地胆头、鹿耳草

Elephantopus scaber L.

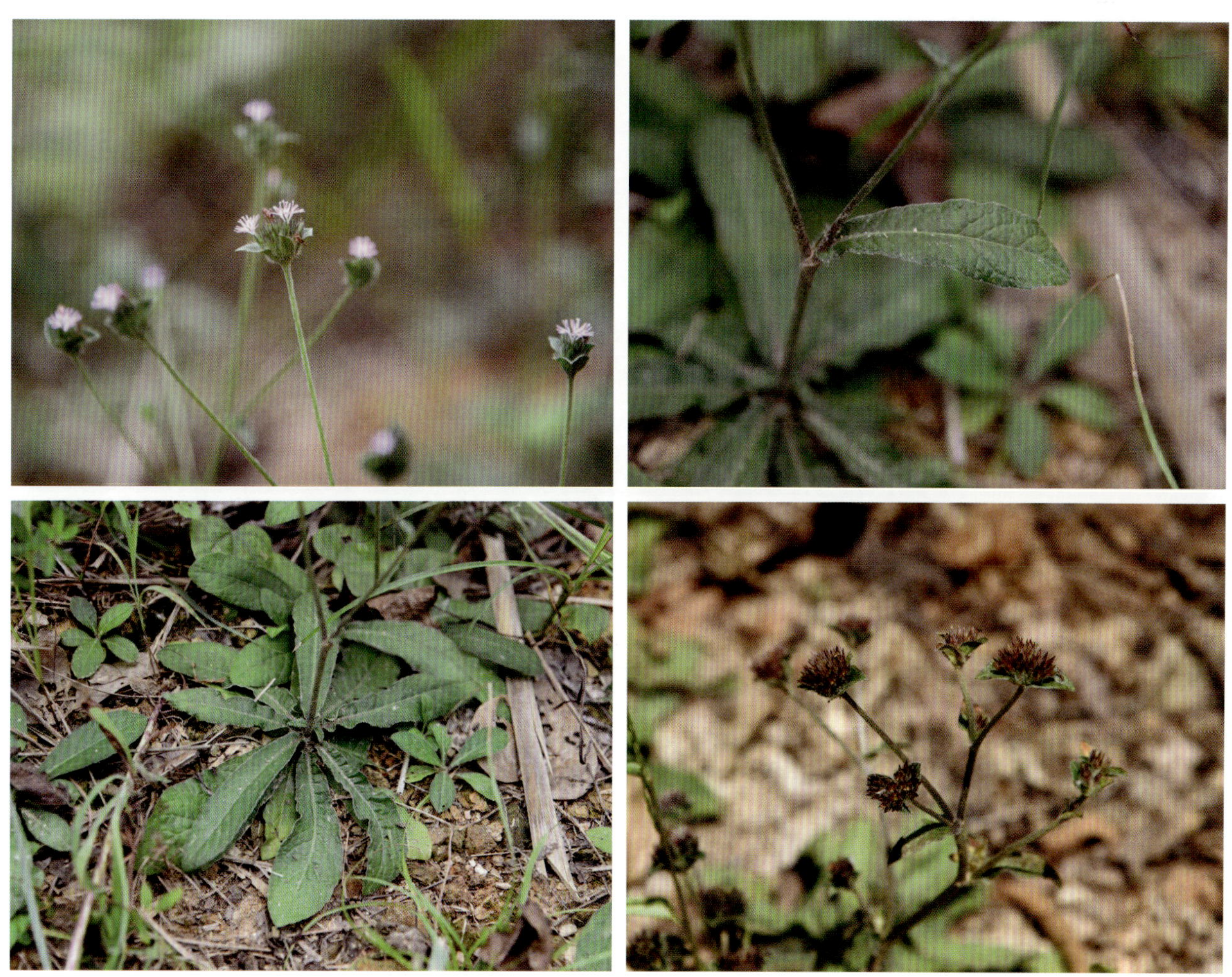

形态特征 多年生坚硬草本。根状茎平卧或斜升，具多数纤维状根；茎直立，高20~60cm，常多少二歧分枝，稍粗糙，密被白色贴生长硬毛。基部叶花期生存，呈莲座状，匙形或倒披针状匙形，长5~18cm，宽2~4cm；茎叶少数而小，倒披针形或长圆状披针形，向上渐小，全部叶上面被疏长糙毛。头状花序多数；花淡紫色或粉红色。瘦果长圆状线形，长约4mm，顶端截形，基部缩小，具棱，被短柔毛。花期7~11月。

适宜生境 生于开旷山坡、路旁或山谷林缘。

资源状况 分布于马头山各地。常见。

入药部位 全草（苦地胆）、根（苦地胆根）。

采收加工 全草：夏末采收，洗净，鲜用或晒干。根：全年均可采收，鲜用或晒干。

功能主治 全草：清热，凉血，解毒，利湿。用于感冒，百日咳，扁桃体炎，咽喉炎，眼炎，黄疸，肾炎水肿，月经不调，带下病，疮疖，湿疹，蛇虫咬伤。根：清热，除湿，解毒。用于中暑发热，头痛，牙痛，肾炎水肿，细菌性痢疾，肠炎，乳腺炎，月经不调，带下病，痈肿。

一点红 红背叶、红头草、叶下红

Emilia sonchifolia (L.) DC.

标本采集号：361028170427022LY

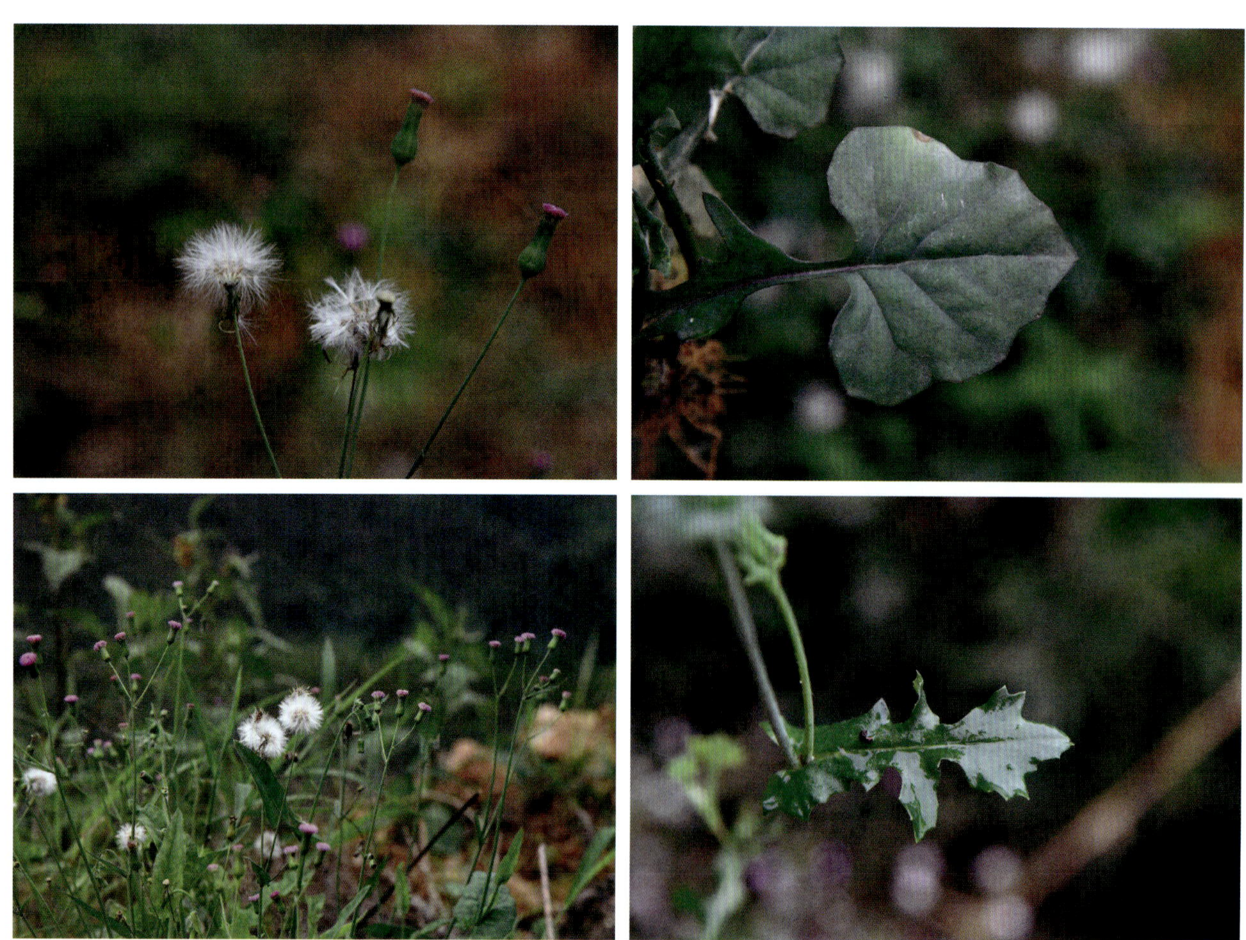

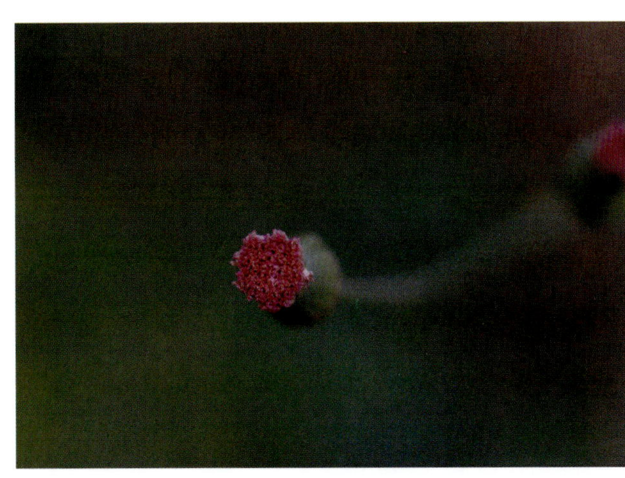
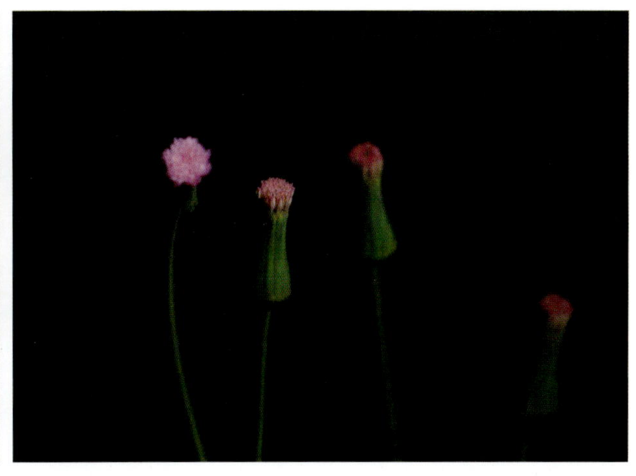

形态特征 一年生草本。根垂直。茎直立或斜升，高25~40cm，稍弯，通常自基部分枝，灰绿色。叶质较厚，下部叶密集，大头羽状分裂，长5~10cm，宽2.5~6.5cm，上面深绿色，下面常变紫色，两面被短卷毛；中部茎叶疏生，较小；上部叶少数，线形。头状花序长8mm，后伸长达14mm；花序梗细，长2.5~5cm；小花粉红色或紫色，长约9mm。瘦果圆柱形，长3~4mm，具5棱，肋间被微毛。花、果期7~10月。

适宜生境 生于山坡荒地、田埂、路旁。

资源状况 分布于马头山各地。常见。

入药部位 全草（一点红）。

采收加工 夏、秋二季采收，洗净，晒干或趁鲜切段晒干。

功能主治 清热解毒，散瘀消肿。用于上呼吸道感染，咽喉肿痛，口腔溃疡，肺炎，急性肠炎，细菌性痢疾，泌尿系统感染，睾丸炎，乳腺炎，疖肿疮疡，皮肤湿疹，跌打扭伤。

一年蓬 千层塔、治疟草、野蒿

Erigeron annuus (L.) Pers.

标本采集号：361028170424024LY

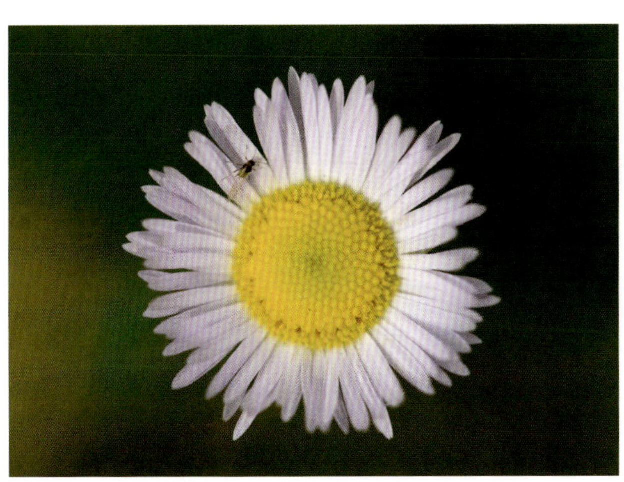
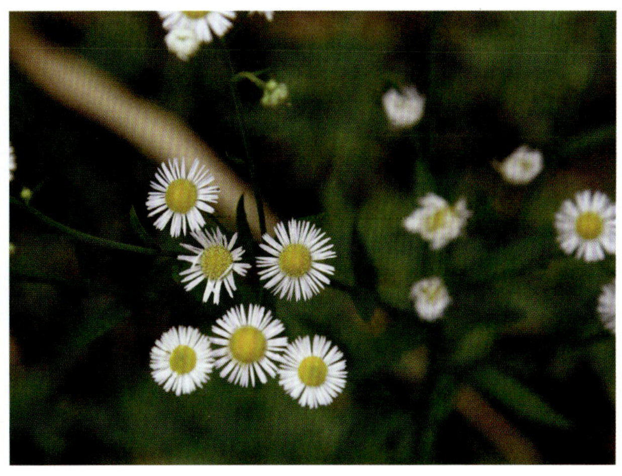

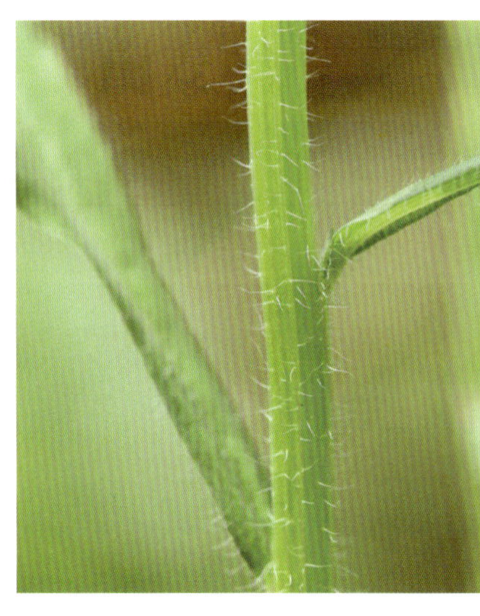
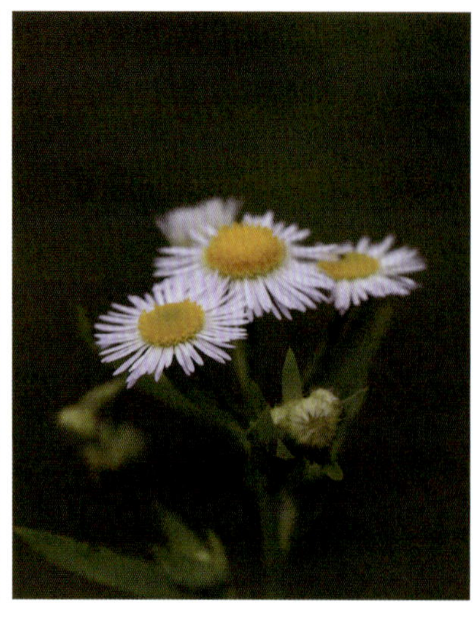
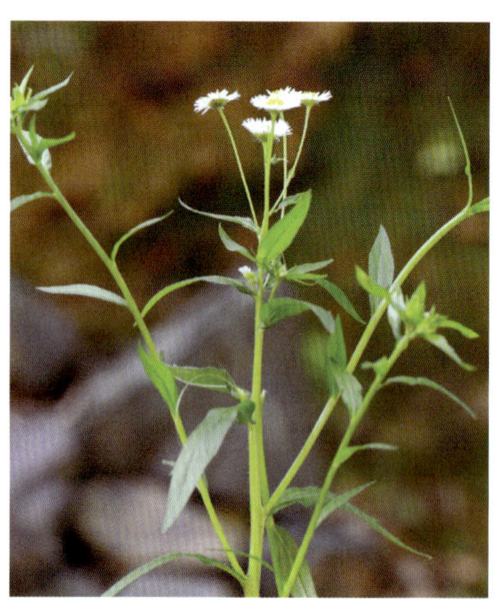

形态特征 一年生草本。茎粗壮，直立，上部有分枝，绿色，被硬毛。基部叶花期枯萎，长圆形或宽卵形，长4~17cm，宽1.5~4cm，或更宽；下部叶与基部叶同形，但叶柄较短；中部和上部叶较小，长圆状披针形，最上部叶线形。头状花序数个或多数，排列成疏圆锥花序，长6~8mm，宽10~15mm；总苞半球形，总苞片3层，披针形。瘦果披针形，长约1.2mm，扁压，被疏贴柔毛。花期6~9月。

适宜生境 生于路边旷野或山坡荒地。

资源状况 分布于马头山各地。常见。

入药部位 全草（一年蓬）。

采收加工 夏、秋二季采收，洗净，鲜用或晒干。

功能主治 消食止泻，清热解毒，截疟。用于消化不良，胃肠炎，牙龈炎，疟疾，毒蛇咬伤。

多须公 华泽兰、白须公、六月霜

Eupatorium chinense L.

标本采集号：361028170911023LY

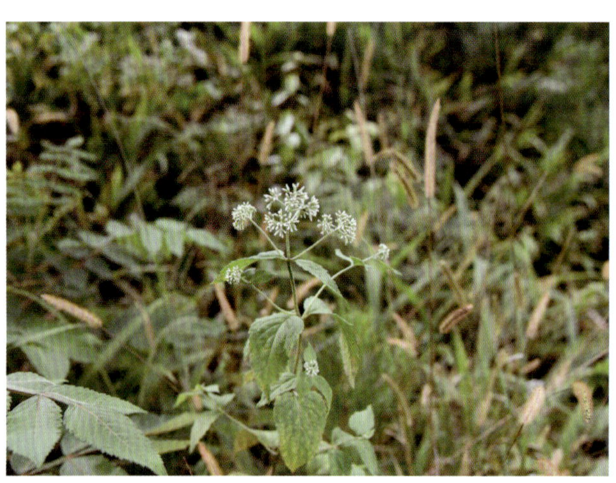
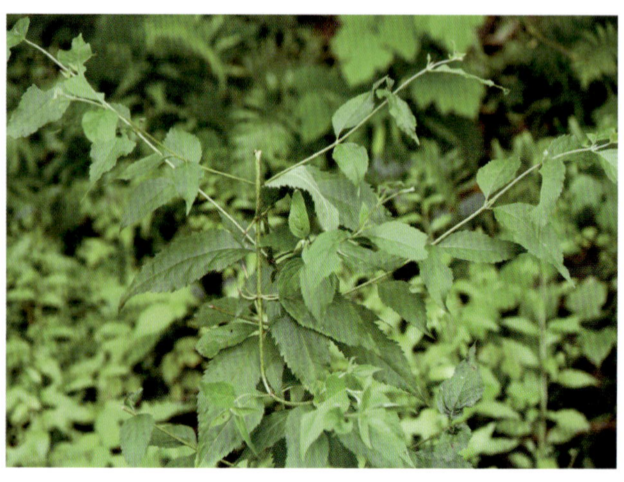

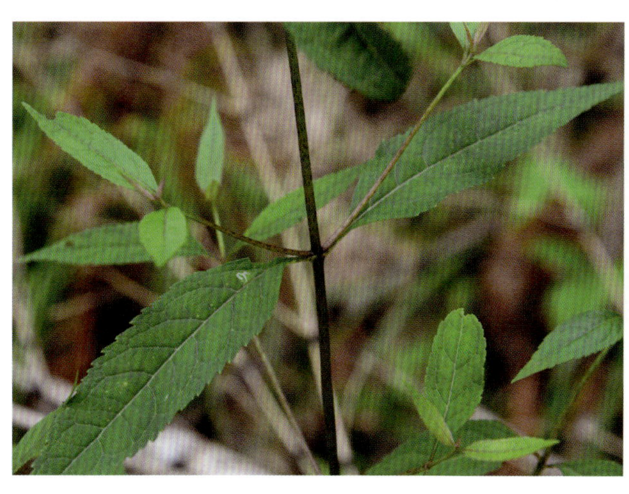
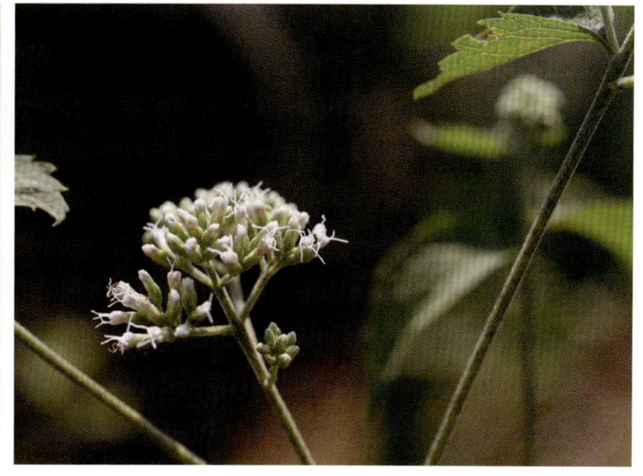

形态特征 多年生草本。全株多分枝，全部茎枝被污白色短柔毛。叶对生，无柄或几无柄；中部茎叶常卵形、宽卵形，长4.5~10cm，宽3~5cm，羽状脉3~7对，两面被白色短柔毛及黄色腺点，自中部向上及向下的茎叶渐小。头状花序多数在茎枝顶端排成大型疏散的复伞房花序；总苞钟状，有5朵小花；花白色、粉色或红色。瘦果淡黑褐色，椭圆状，长3mm，有5棱。花、果期6~11月。

适宜生境 生于山谷、山坡林缘、林下、灌丛或山坡草地上。

资源状况 分布于马头山各地。常见。

入药部位 全草（华泽兰）。

采收加工 夏、秋二季采收，洗净，鲜用或晒干。

功能主治 清热解毒，疏肝活血。用于风热感冒，胸胁痛，脘痛腹胀，跌打损伤，痈肿疮毒，蛇咬伤。

评　　述 全草有毒，以叶为甚。

白头婆 泽兰、三裂叶白头婆

Eupatorium japonicum Thunb.

标本采集号：361028170909010LY

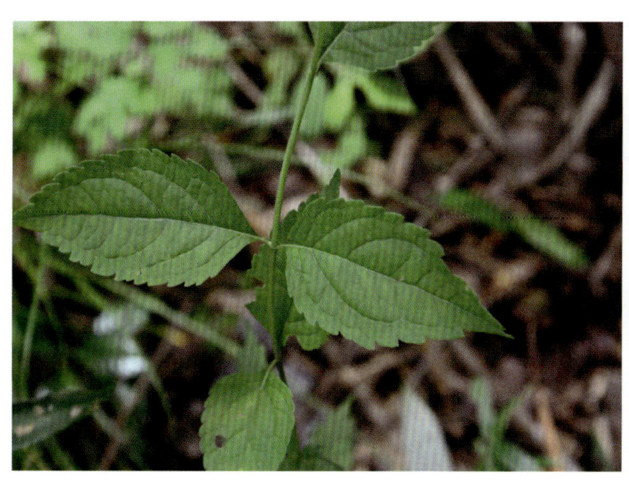
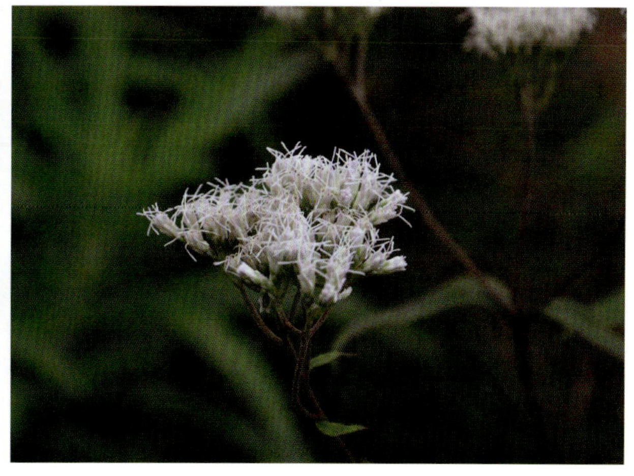

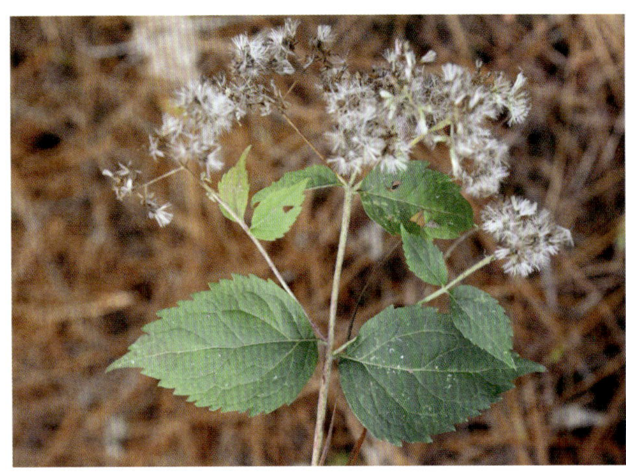

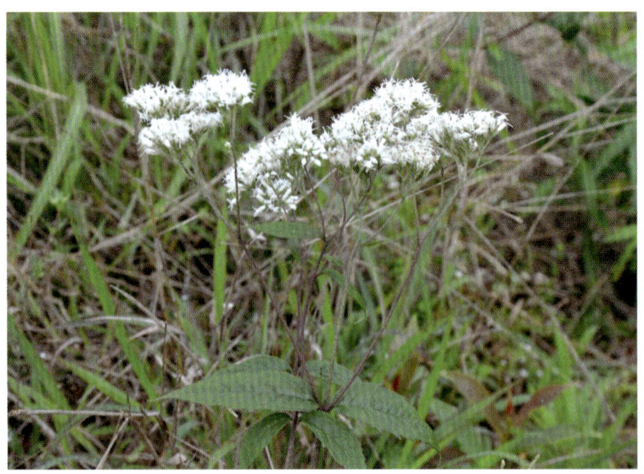

形态特征 多年生草本。地下根状茎匍匐，木质化；茎直立，有紫色斑点，被柔毛。单叶对生；叶柄长1~2cm；叶片卵圆形，长7~16cm，宽3~8cm，基部渐狭，边缘有锯齿，被疏毛，脉上较多，有腺点。头状花序多数，在茎端或分枝顶端排列成伞房状，花序基部有1小苞叶；总苞钟状，总苞片约9枚，先端钝，覆瓦状排列；头状花序含5朵白色两性管状花，先端5裂。瘦果具5棱，冠毛白色羽毛状。花、果期6~11月。

适宜生境 生于丘陵地带的山坡向阳草丛中及沟边。

资源状况 分布于马头山各地。常见。

入药部位 全草（山佩兰）。

采收加工 夏、秋二季采收，洗净，鲜用或晒干。

功能主治 祛暑发表，化湿和中，理气活血，解毒。用于百般伤暑湿，发热头痛，胸闷腹胀，消化不良，胃肠炎，感冒，咳嗽，咽喉炎，扁桃体炎，月经不调，跌打损伤，痈肿，蛇咬伤。

鼠麹草 田艾、清明菜、鼠曲草

Gnaphalium affine D. Don

标本采集号：361028170424042LY

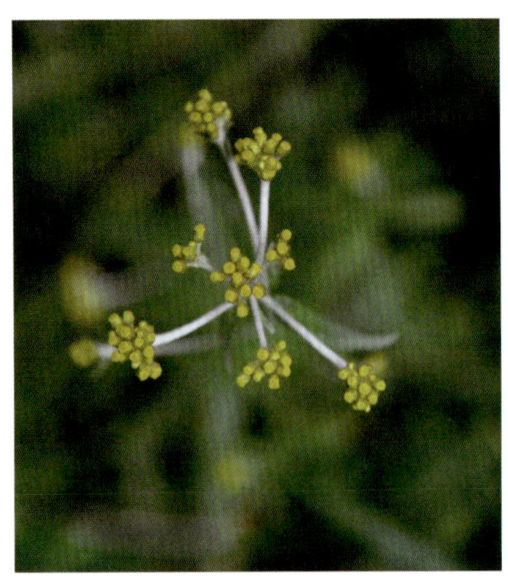

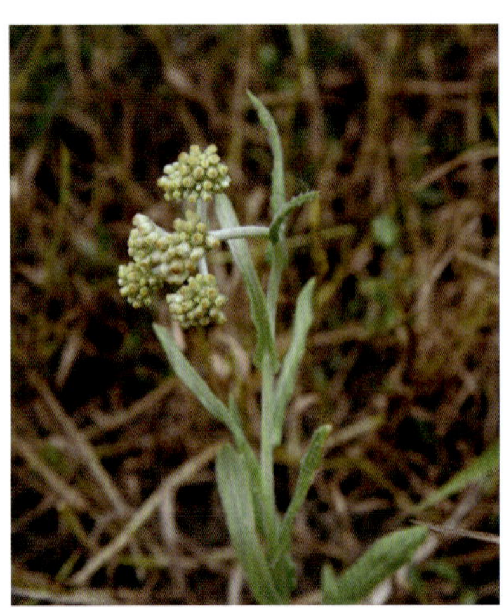

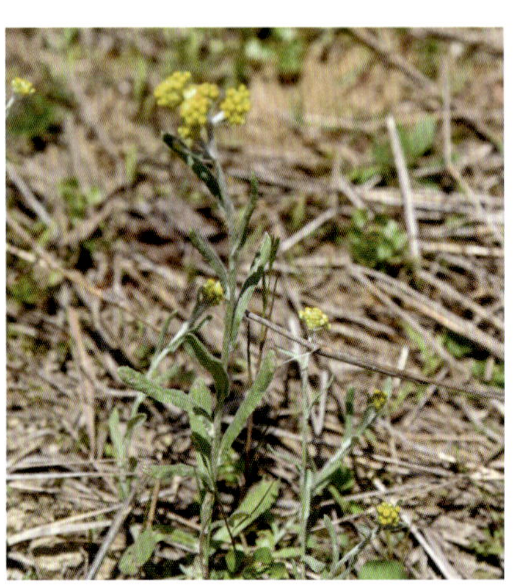

形态特征 一年生草本。茎直立或由基部发出的枝下部斜升，高10~40cm或更高，基部径约3mm，上部不分枝，有沟纹，被白色厚棉毛，节间长8~20mm，上部节间罕有达5cm。叶无柄，匙状倒披针形或倒卵状匙形，长5~7cm，宽11~14mm，两面被白色棉毛，叶脉1条。头状花序较多或较少数，直径2~3mm，花黄色至淡黄色；总苞钟形。瘦果倒卵形或倒卵状圆柱形，长约0.5mm，有乳头状突起。花期1~4月、8~11月。

适宜生境 生于田边、山坡及路边。

资源状况 分布于马头山各地。常见。

入药部位 全草（鼠曲草）。

采收加工 春季开花时采收，除去杂质，晒干，贮藏干燥处；鲜品随采随用。

功能主治 化痰止咳，祛风除湿，解毒。用于咳喘痰多，风湿痹痛，泄泻，水肿，蚕豆病，赤白带下，痈肿疔疮，阴囊湿痒，荨麻疹，高血压。

秋鼠麴草 亮褐秋鼠麴草、同白秋鼠麴草

Gnaphalium hypoleucum DC.

标本采集号：361028170910005LY

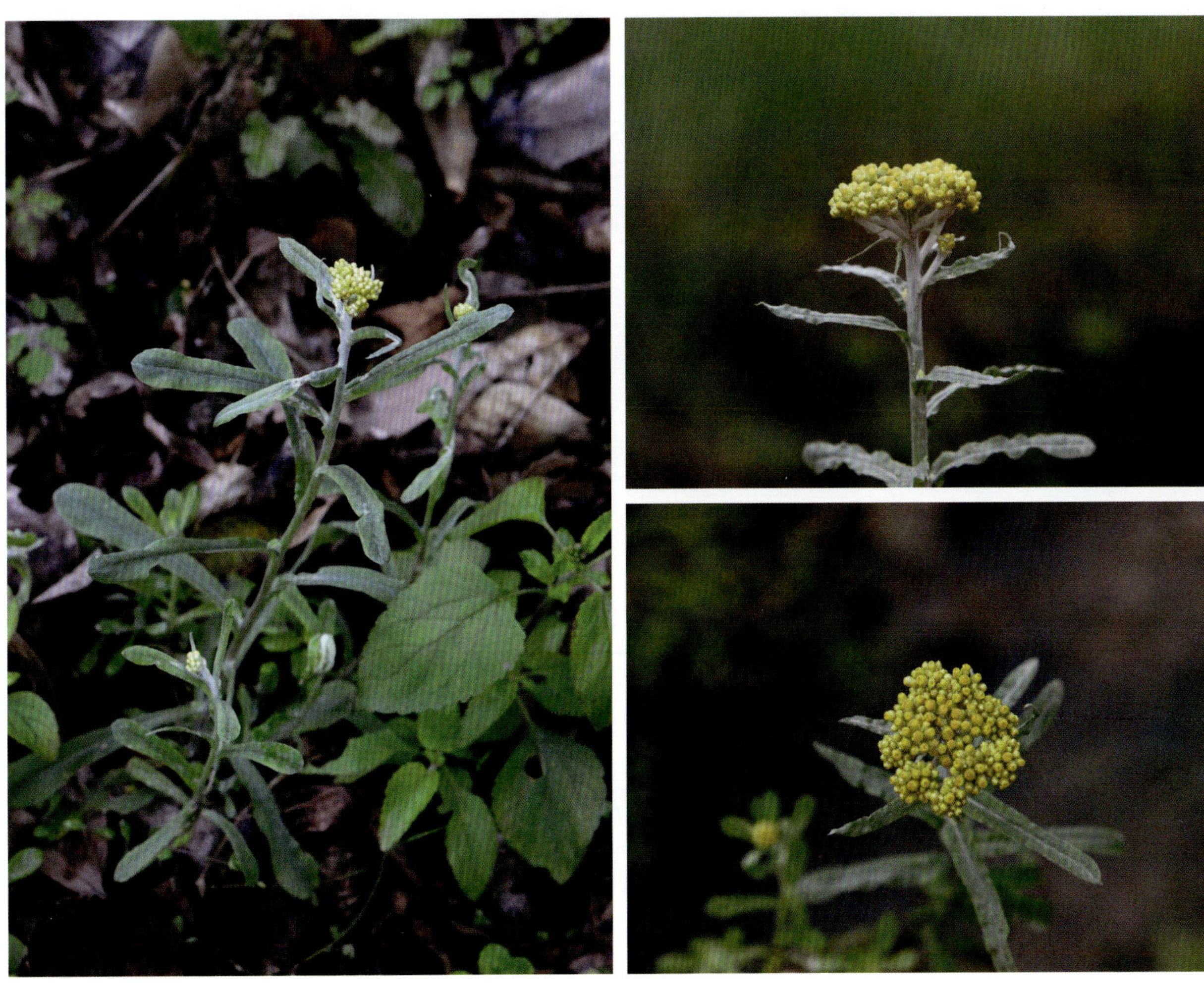

形态特征 粗壮草本。茎直立，高可达70cm，基部通常木质，上部有斜升的分枝，有沟纹。下部叶线形，无柄，长约8cm，宽约3mm，上面有腺毛，下面厚，被白色棉毛，叶脉1条；中部和上部叶较小。头状花序多数，直径约4mm；花黄色；总苞球形，总苞片4层，全部金黄色或黄色，有光泽，膜质或上半部膜质；花冠管状，长约4mm。瘦果卵形或卵状圆柱形，顶端截平，无毛，长约0.4mm。花期8~12月。

适宜生境 生于空旷沙土地或山地路旁及山坡上。

资源状况 分布于马头山各地。常见。

入药部位 全草（秋鼠曲草）。

采收加工 夏、秋二季采收，鲜用或晒干。

功能主治 祛风止咳，清热利湿。用于感冒，肺热咳嗽，痢疾，淋巴结结核；外用于下肢溃疡。

细叶鼠麹草 天青地白草、磨地莲、小火草

Gnaphalium japonicum Thunb.

标本采集号：361028170909038LY

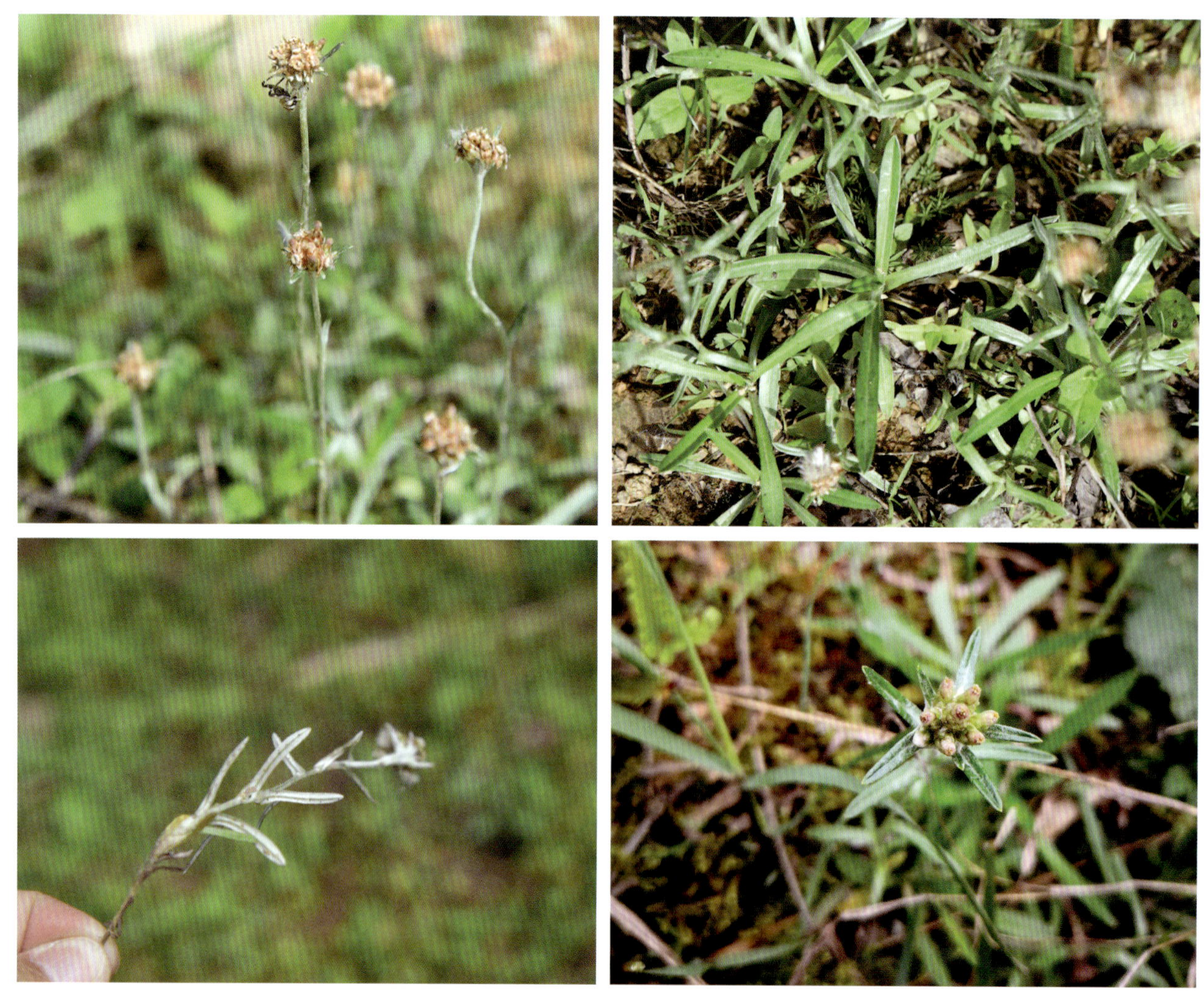

形态特征 一年生细弱草本。茎稍直立，高8~27cm，有细沟纹，密被白色棉毛。基生叶在花期宿存，呈莲座状，线状剑形，长3~9cm，宽3~7mm，上面绿色，疏被棉毛，下面白色，厚被白色棉毛，叶脉1条。头状花序少数，直径2~3mm，无梗，在枝端密集成球状，作复头状花序式排列；花黄色；总苞近钟形；花冠管状，檐部5浅裂。瘦果纺锤状圆柱形，长约1mm，密被棒状腺体。花期1~5月。

适宜生境 生于草地或耕地上。

资源状况 分布于马头山各地。常见。

入药部位 全草（细叶鼠曲草）。

采收加工 夏、秋二季采收，洗净，鲜用或晒干。

功能主治 清热利湿，解毒消肿。用于结膜炎，角膜白斑，感冒，咳嗽，咽喉肿痛，尿道炎；外用于乳腺炎，痈疖肿毒，毒蛇咬伤。

菊 芋 菊藷、五星草、洋羌

Helianthus tuberosus L.

标本采集号：361028180826019LY

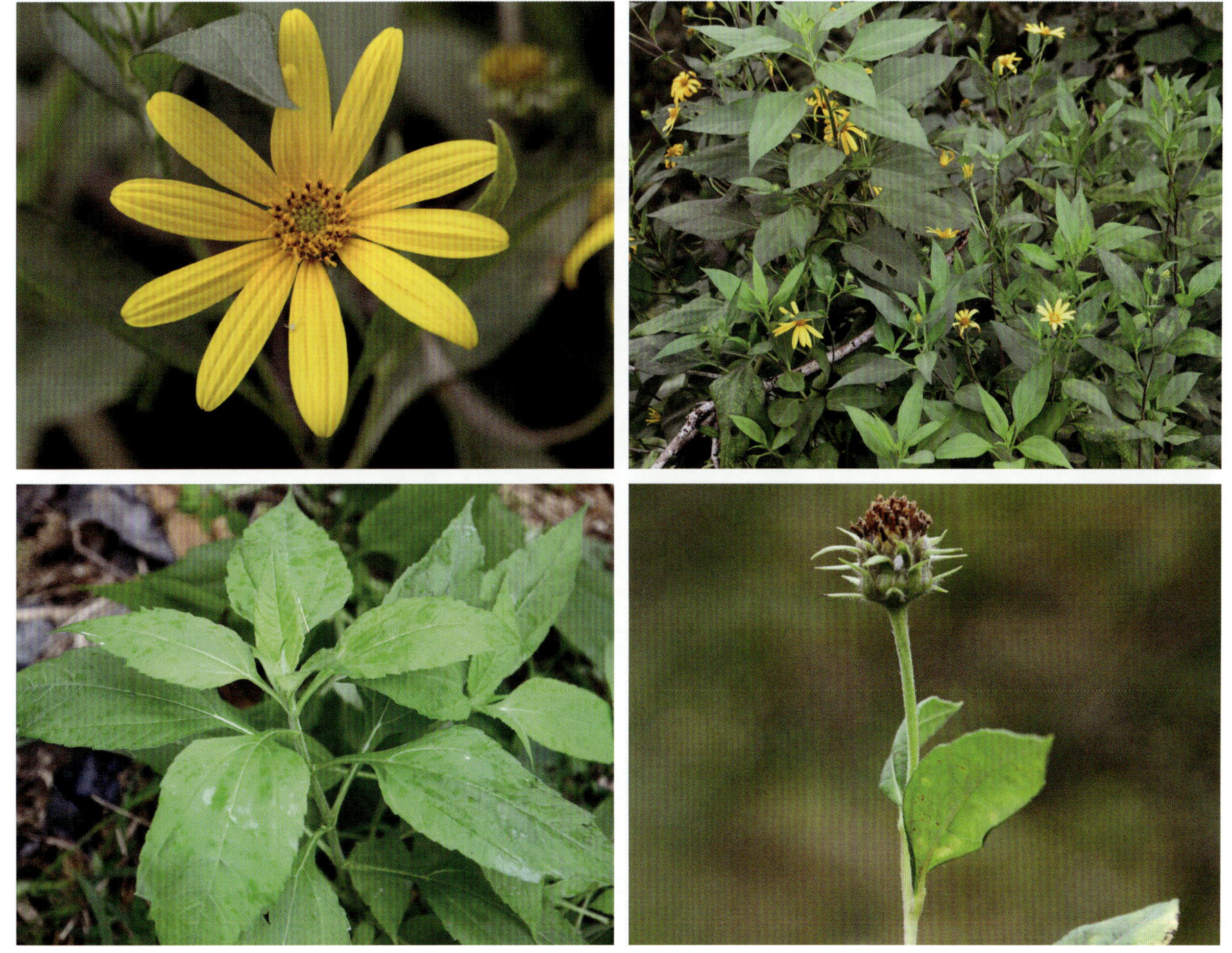

形态特征 多年生草本。有块状的地下茎及纤维状根。茎直立，有分枝，被白色短糙毛或刚毛。叶通常对生，有叶柄，但上部叶互生；下部叶卵圆形或卵状椭圆形，有长柄，长10~16cm，宽3~6cm，边缘有粗锯齿，两面被毛，上部叶长椭圆形至阔披针形。头状花序较大，单生于枝端；总苞片多层，披针形，背面被短伏毛；管状花花冠黄色。瘦果小，楔形，上端有2~4个有毛的锥状扁芒。花期8~9月。

适宜生境 生于田间、河边、路旁等。

资源状况 分布于马头山各地。常见。

入药部位 块茎或茎叶（菊芋）。

采收加工 秋季采挖块茎，夏、秋二季采收茎叶，鲜用或晒干。

功能主治 清热凉血，消肿。用于热病，肠热出血，跌打损伤，骨折肿痛。

评　　述 我国各地广泛栽培，块茎俗称“洋薑”，含有丰富的淀粉，可供食用，亦是优良的多汁饲料。新鲜的茎、叶作青贮饲料，营养价值较向日葵为高。块茎也是一种美味的蔬菜并可加工制成酱菜；另外还可制菊糖及酒精，菊糖在医药上又是治疗糖尿病的良药，也是一种有价值的工业原料。

泥胡菜 猪兜菜、艾草

Hemistepta lyrata (Bunge) Bunge

标本采集号：361028180509021LY

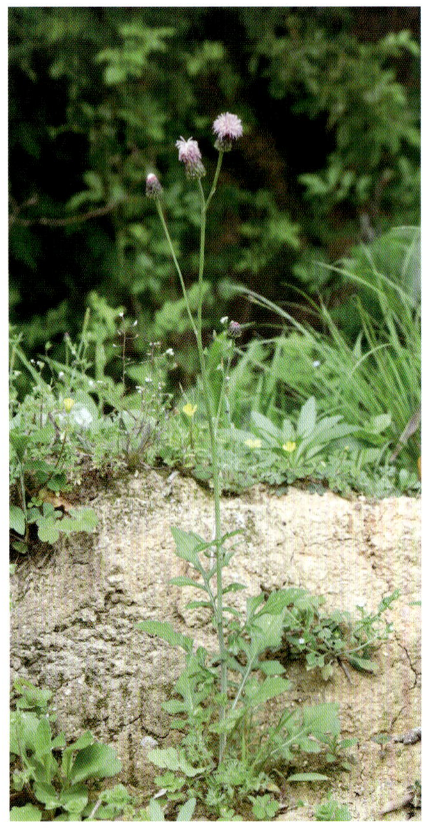
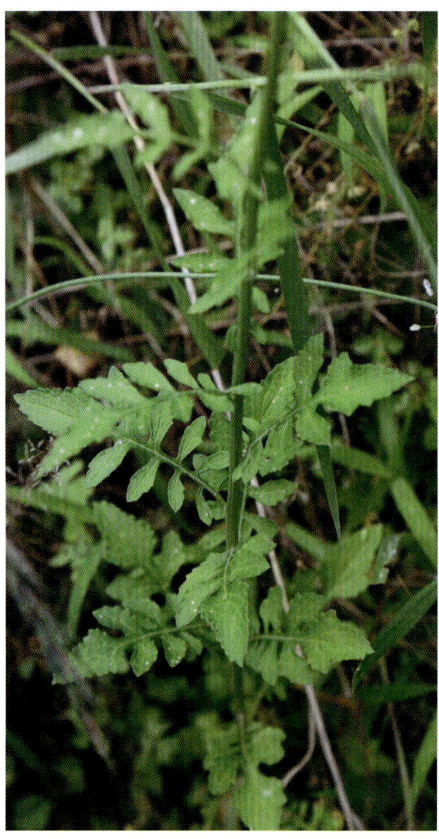
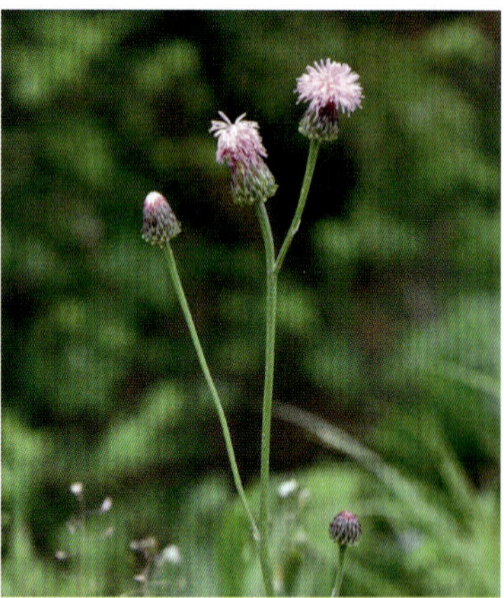
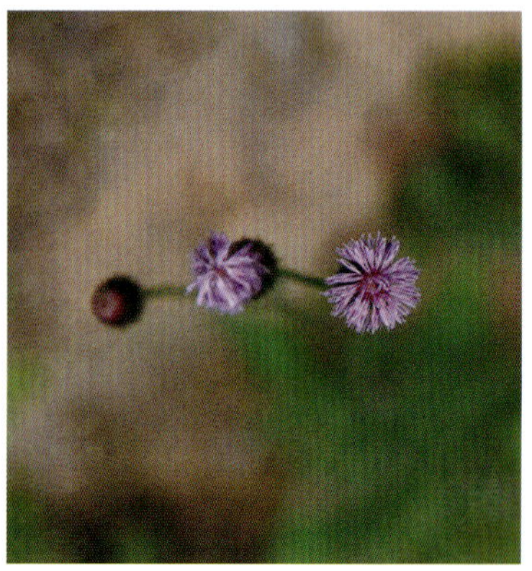

形态特征 一年生草本。茎通常纤细，被稀疏蛛丝毛。全部叶大头羽状深裂或几全裂，全部茎叶质地薄，两面异色，上面绿色，无毛，下面灰白色，被毛；基生叶及下部茎叶有长叶柄，上部茎叶的叶柄渐短，最上部茎叶无柄。头状花序在茎枝顶端排成疏松伞房花序；总苞宽钟状或半球形，直径1.5~3cm；小花紫色或红色，花冠裂片线形。瘦果小，楔状或偏斜楔形，深褐色。花、果期3~8月。

适宜生境 生于林缘、林下、荒地、田间、河边、路旁等。

资源状况 分布于马头山各地。常见。

入药部位 全草或根（泥胡菜）。

采收加工 夏、秋二季采集，洗净，鲜用或晒干。

功能主治 清热解毒，散结消肿。用于痔漏，痈肿疔疮，乳痈，淋巴结炎，风疹瘙痒，外伤出血，骨折。

羊耳菊 羊耳风、白面风、壮牛浪

Inula cappa (Buch. -Ham.) DC.

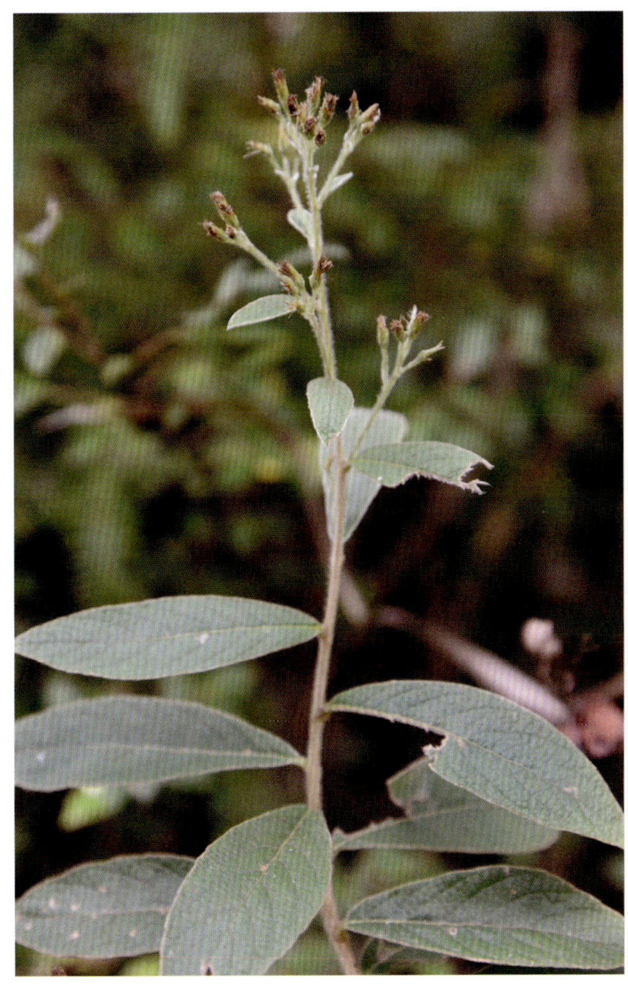
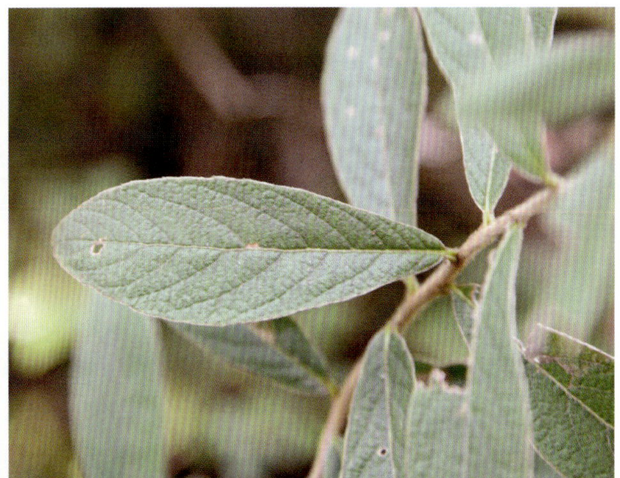
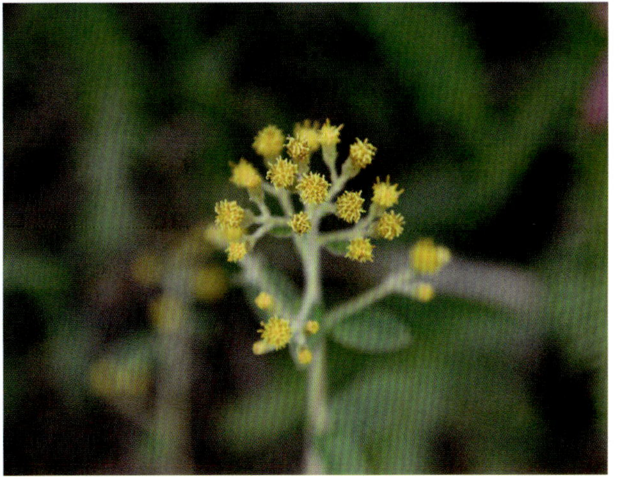

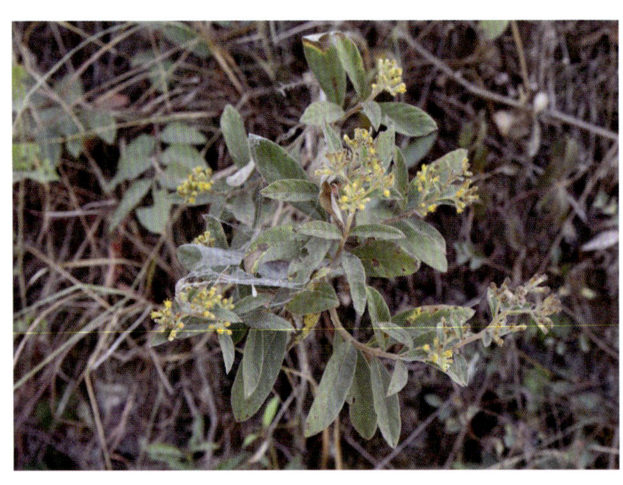
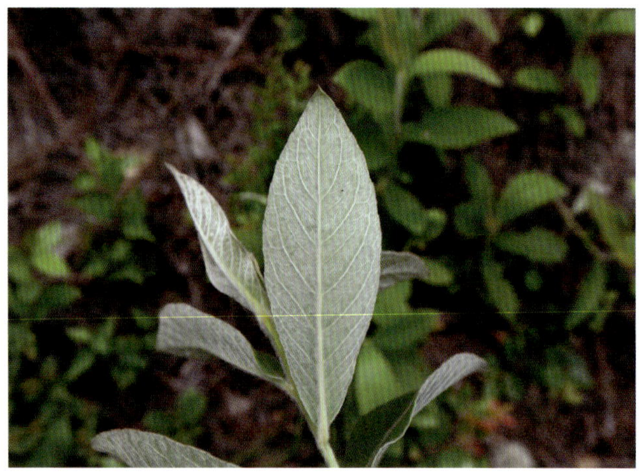

形态特征 亚灌木。根状茎粗壮，多分枝；茎直立，高70~200cm，粗壮，全部被密茸毛。下部叶在花期脱落后留有腋芽，叶长圆形或长圆状披针形；中部叶长10~16cm，有长约0.5cm的柄；上部叶渐小，近无柄；全部叶边缘有齿，两面被毛。头状花序密集于茎枝顶端并排成聚伞圆锥花序，被绢状密茸毛；有线形的苞叶，总苞近钟形。瘦果长圆柱形，长约1.8mm，被白色长绢毛。花期6~10月，果期8~12月。

适宜生境 生于荒地、灌丛或草地。

资源状况 分布于马头山各地。常见。

入药部位 全草或根（羊耳菊）。

采收加工 夏、秋二季采割全草，春、秋二季挖根，洗净，鲜用或晒干。

功能主治 散寒解表，祛风消肿，行气止痛。用于风寒感冒，咳嗽，神经性头痛，胃痛，风湿腰腿痛，跌打肿痛，月经不调，带下病，血吸虫病。

马　兰　马兰头、田边菊、路边菊

Kalimeris indica (L.) Sch. -Bip.

标本采集号：361028170909028LY

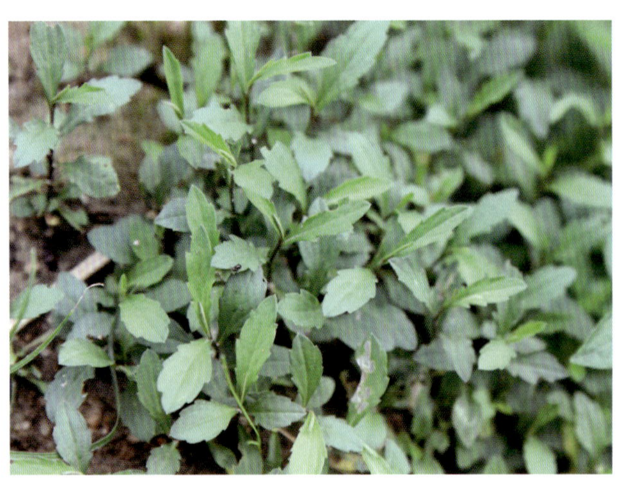
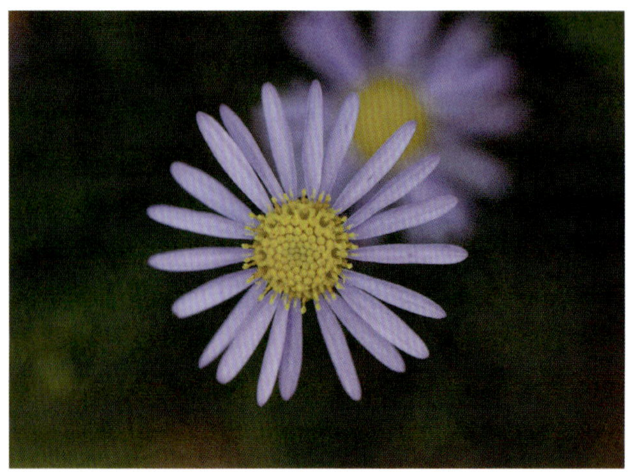

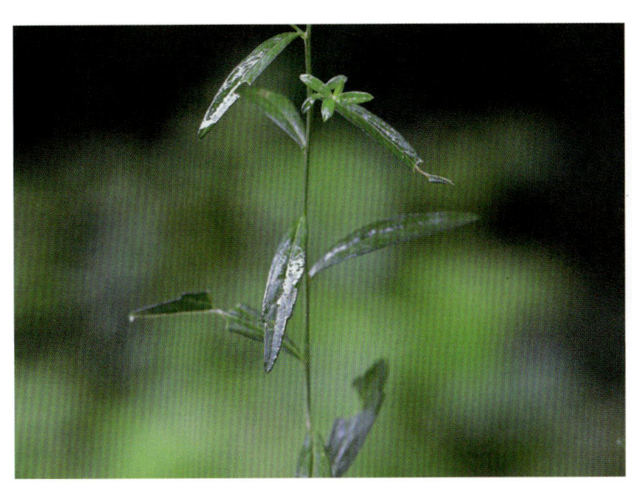
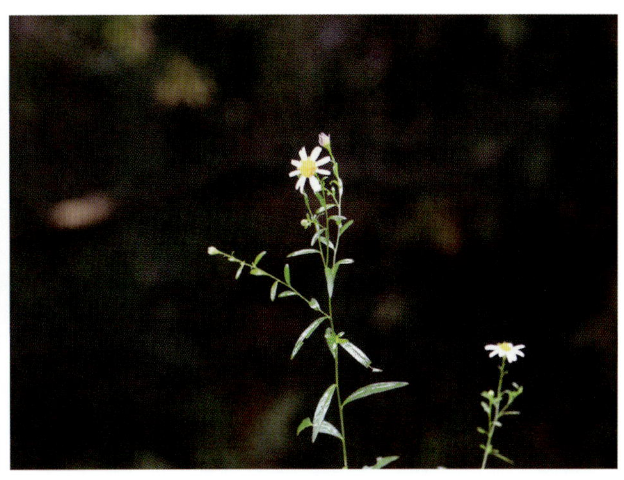

形态特征 多年生草本。基部叶在花期枯萎；茎部叶倒披针形或倒卵状矩圆形，长3~10cm，宽0.8~5cm，基部渐狭成具翅的长柄，边缘从中部以上具齿或有羽状裂片；上部叶小，全缘，基部急狭无柄；全部叶稍薄质，两面或上面有疏微毛或近无毛，边缘及下面沿脉有短粗毛。头状花序单生于枝端并排列成疏伞房状；总苞半球形。瘦果倒卵状矩圆形，极扁，褐色。花期5~9月，果期8~10月。

适宜生境 生于林缘、草丛、溪岸、路旁。

资源状况 分布于马头山各地。常见。

入药部位 全草及根（马兰）。

采收加工 夏、秋二季采收，鲜用或晒干。

功能主治 凉血止血，清热利湿，解毒消肿。用于吐血，衄血，血痢，崩漏，创伤出血，黄疸，水肿，淋浊，感冒，咳嗽，咽痛喉痹，痔疮，痈肿，丹毒，小儿疳积。

秋分草 白鱼鳅串、调羹菜

Rhynchospermum verticillatum Reinw.

标本采集号：361028181122014LY

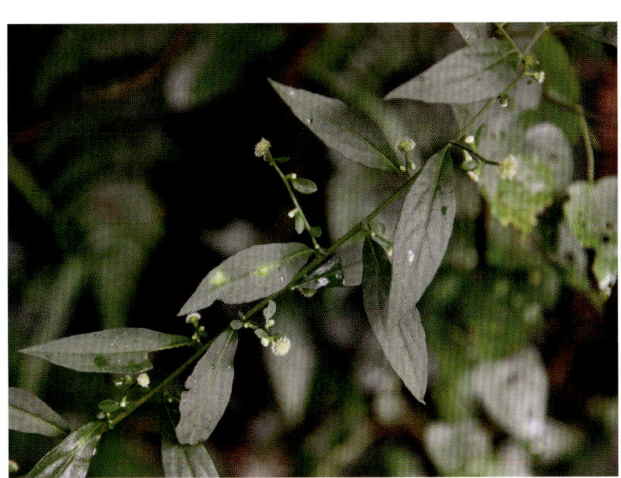
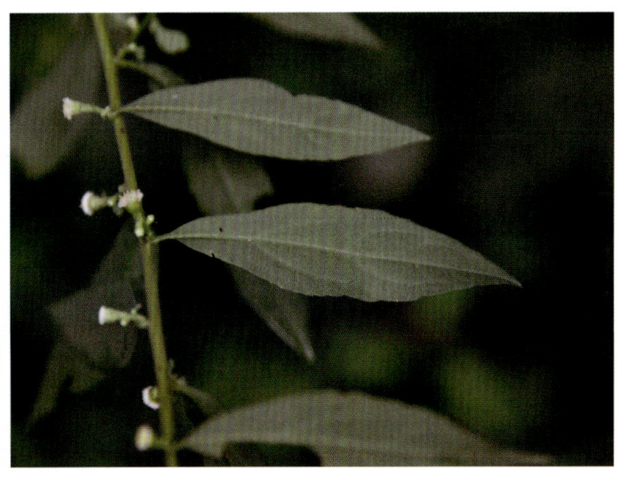

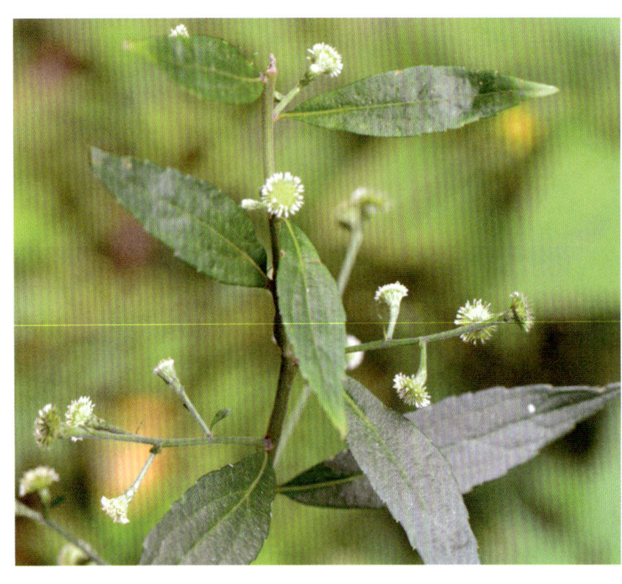

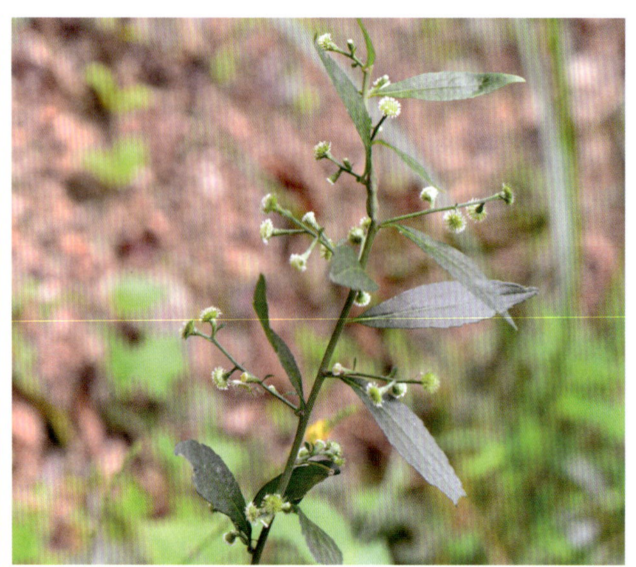

形态特征 多年生草本。茎坚硬，直立，被尘状微柔毛。叶两面被稍稀疏的贴伏短柔毛；基部叶花期脱落稀生存；下部的茎叶形态多变，长4.5~14cm，宽2.5~4cm，有长的具翼叶柄；中部茎叶稠密，披针形，有短叶柄；上部叶渐小。头状花序单生，有短花序梗，花序梗密被锈色尘状短柔毛；总苞宽钟状或果期半球状。雌花瘦果压扁，长椭圆形，喙较长；两性花瘦果喙短或无喙。花、果期8~11月。

适宜生境 生于沟边、水旁、林缘、林下以及杂木林下阴湿处。

资源状况 分布于马头山各地。常见。

入药部位 全草（大鱼鳅串）。

采收加工 夏、秋二季采收，洗净，晒干。

功能主治 清湿热，利水消肿。用于湿热带下，急、慢性肝炎，肝硬化腹水。

千里光 九里明、蔓黄菀

Senecio scandens Buch. -Ham. ex D. Don

标本采集号：361028181122001LY

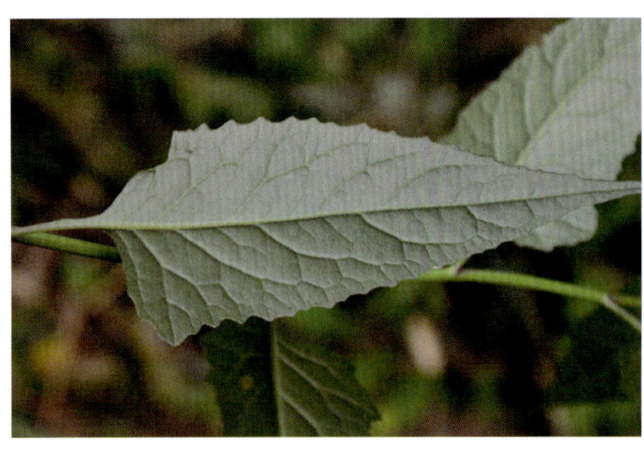

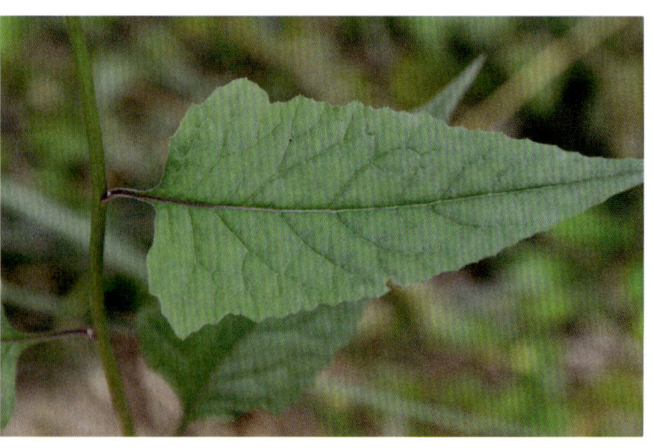

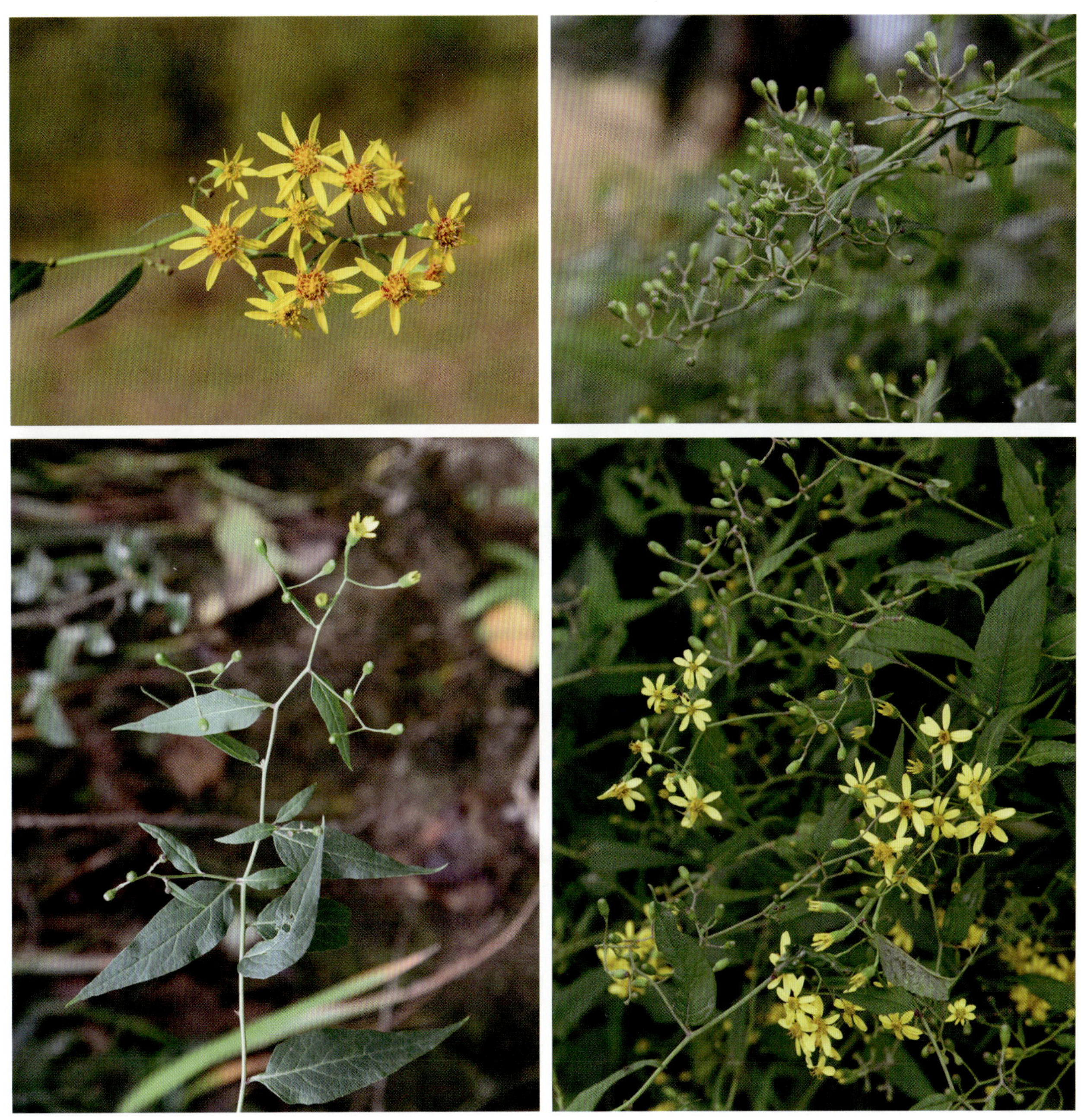

形态特征 多年生草本。根状茎木质，粗。茎伸长，弯曲，长2~5m，多分枝，老时变木质，皮淡色。叶具柄，叶片卵状披针形至长三角形，长2.5~12cm，宽2~4.5cm，通常具浅或深齿，羽状脉；叶柄长0.5~2cm；上部叶变小，披针形或线状披针形。头状花序有舌状花，多数，在茎枝顶端排列成顶生复聚伞圆锥花序；分枝和花序梗被柔毛；总苞圆柱状钟形；花冠黄色。瘦果圆柱形，长3mm，被柔毛。花期10月至翌年3月，果期2~5月。

适宜生境 生于森林、灌丛中，攀缘于灌木、岩石上或溪边。

资源状况 分布于马头山各地。常见。

入药部位 地上部分（千里光）。

采收加工 全年均可采收，除去杂质，阴干。

功能主治 清热解毒，明目，利湿。用于痈肿疮毒，感冒发热，目赤肿痛，泄泻痢疾，皮肤湿疹。

豨莶 猪膏草、粘糊菜、希仙

Sigesbeckia orientalis Linnaeus

标本采集号：361028181122007LY

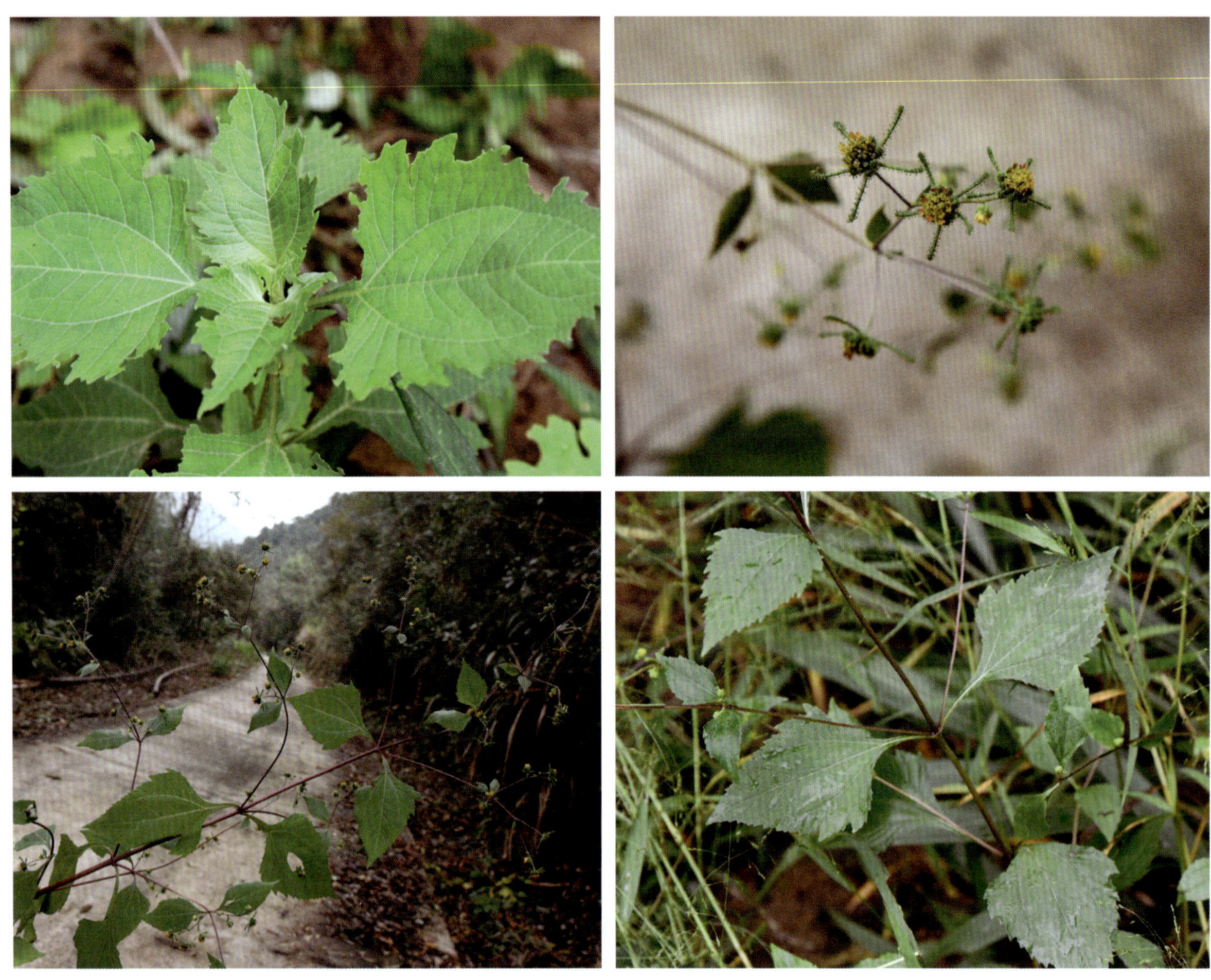

形态特征 一年生草本。茎直立，高30~100cm，上部的分枝常呈复二歧状，分枝被短柔毛。基部叶花期枯萎；中部叶三角状卵圆形或卵状披针形，长4~10cm，宽1.8~6.5cm，下延成具翼的柄，纸质，两面被毛，基出三脉；上部叶渐小，近无柄。头状花序聚生于枝端，排列成具叶的圆锥花序；花梗长1.5~4cm，密生短柔毛；总苞阔钟状；花黄色。瘦果倒卵圆形，有4棱，顶端有灰褐色环状突起。花期4~9月，果期6~11月。

适宜生境 生于山野、荒草地、灌丛、林缘及林下，也常见于耕地中。

资源状况 分布于马头山各地。常见。

入药部位 地上部分（豨莶草）。

采收加工 夏、秋二季花开前和花期均可采割，除去杂质，晒干。

功能主治 祛风湿，利关节，解毒。用于风湿痹痛，筋骨无力，腰膝酸软，四肢麻痹，半身不遂，风疹湿疮。

腺梗豨莶 毛豨莶、棉苍狼、珠草

Sigesbeckia pubescens Makino

标本采集号：361028181122002LY

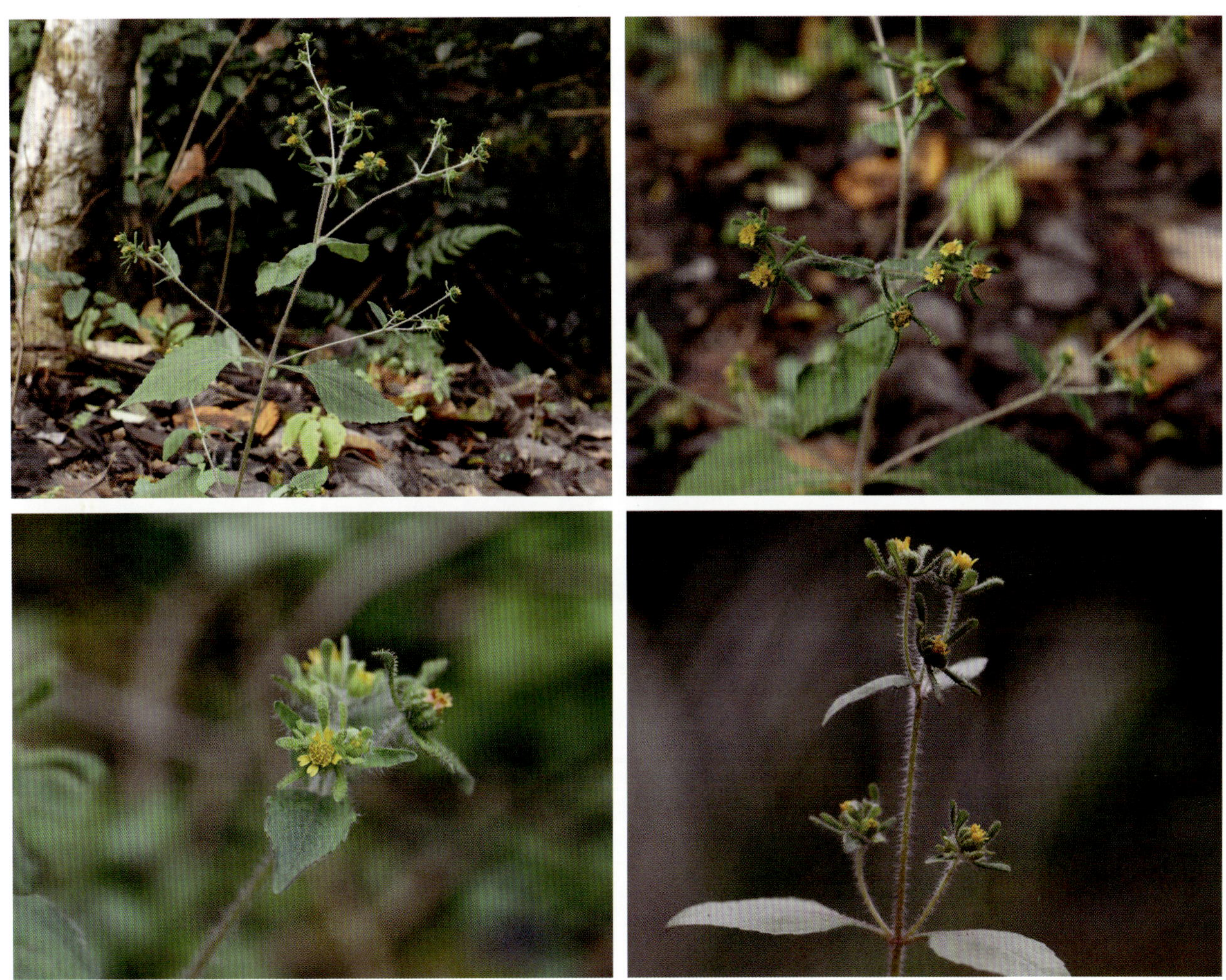

形态特征 一年生草本。茎直立，粗壮，高30~110cm，上部多分枝，被长柔毛和糙毛。基部叶花期枯萎；中部叶卵圆形或卵形，长3.5~12cm，宽1.8~6cm，下延成具翼而长1~3cm的柄；上部叶渐小；全部叶基出三脉，两面被平伏短柔毛。头状花序多数生于枝端，排列成松散的圆锥花序；花梗较长，密生紫褐色头状具柄腺毛和长柔毛；总苞宽钟状。瘦果倒卵圆形，4棱，顶端有灰褐色环状突起。花期5~8月，果期6~10月。

适宜生境 生于山坡、山谷林缘、灌丛林下的草坪中。

资源状况 分布于马头山各地。常见。

入药部位 地上部分（豨莶草）。

采收加工 夏、秋二季花开前和花期均可采割，除去杂质，晒干。

功能主治 祛风湿，利关节，解毒。用于风湿痹痛，筋骨无力，腰膝酸软，四肢麻痹，半身不遂，风疹湿疮。

蒲儿根 黄菊莲、猫耳朵、野麻叶

Sinosenecio oldhamianus (Maxim.) B. Nord.

标本采集号：361028181122002LY

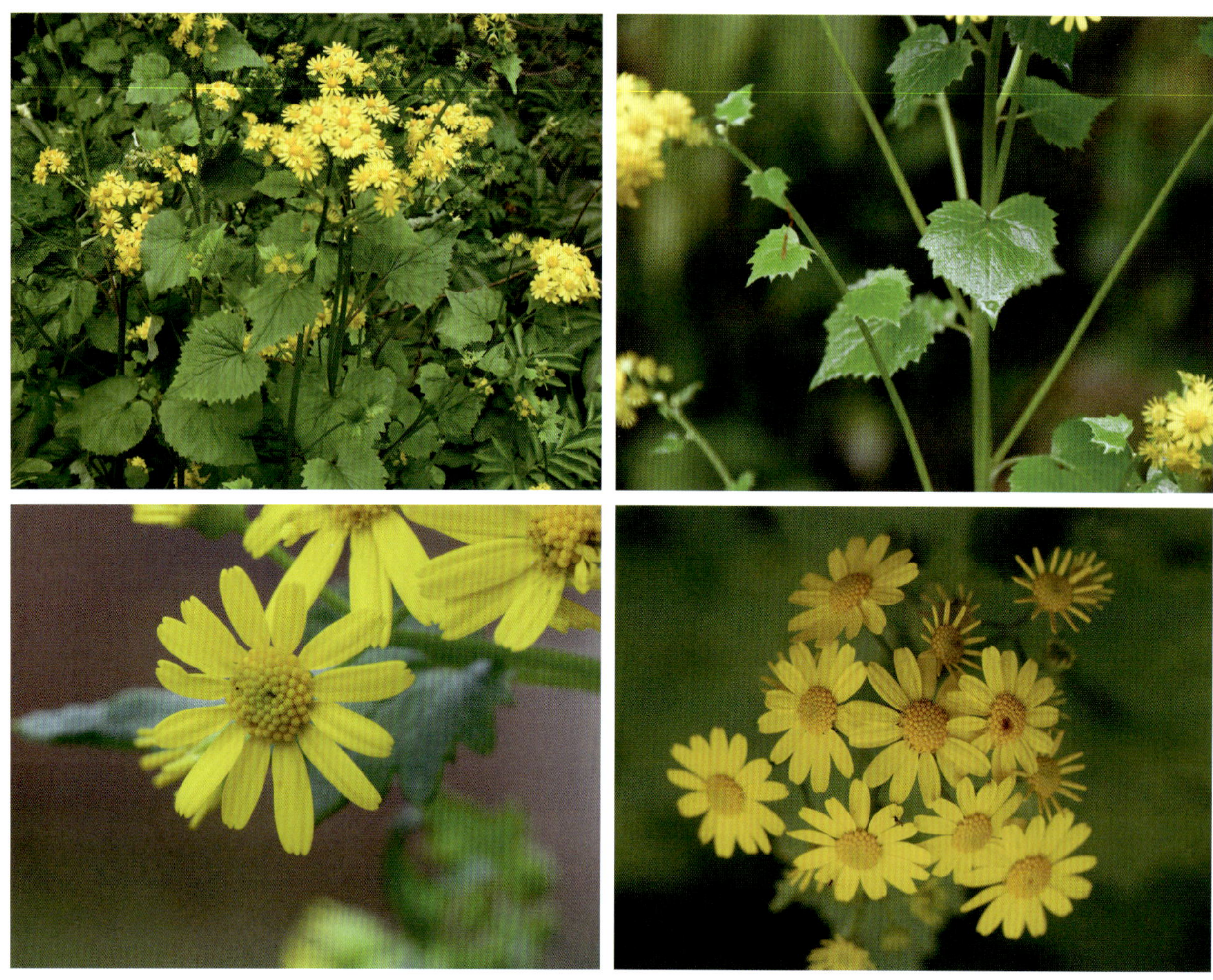

形态特征 多年生草本。根状茎木质；茎常单生，直立。基部叶在花期凋落，具长叶柄；下部茎叶具柄，叶片卵状圆形或近圆形，长3~8cm，宽3~6cm，边缘具齿，掌状5脉，叶柄长3~6cm，被白色蛛丝状毛；上部叶渐小，叶片具短柄。头状花序多数排列成顶生复伞房状花序；花序梗细，被疏柔毛；总苞宽钟状。瘦果圆柱形，长1.5mm，舌状花瘦果无毛，在管状花被短柔毛；舌状花无冠毛，管状花冠毛白色，长3~3.5mm。花期1~12月。

适宜生境 生于林缘、溪边、潮湿岩石边及草坡、田边。

资源状况 分布于马头山各地。常见。

入药部位 全草（肥猪苗）。

采收加工 夏季采收，洗净，鲜用或晒干。

功能主治 清热解毒，利湿，活血。用于疮痈肿毒，泌尿系统感染，湿疹，跌打损伤。

评　　述 本品有小毒。

一枝黄花 野黄菊、黄花细辛、黄花一枝香

Solidago decurrens Lour.

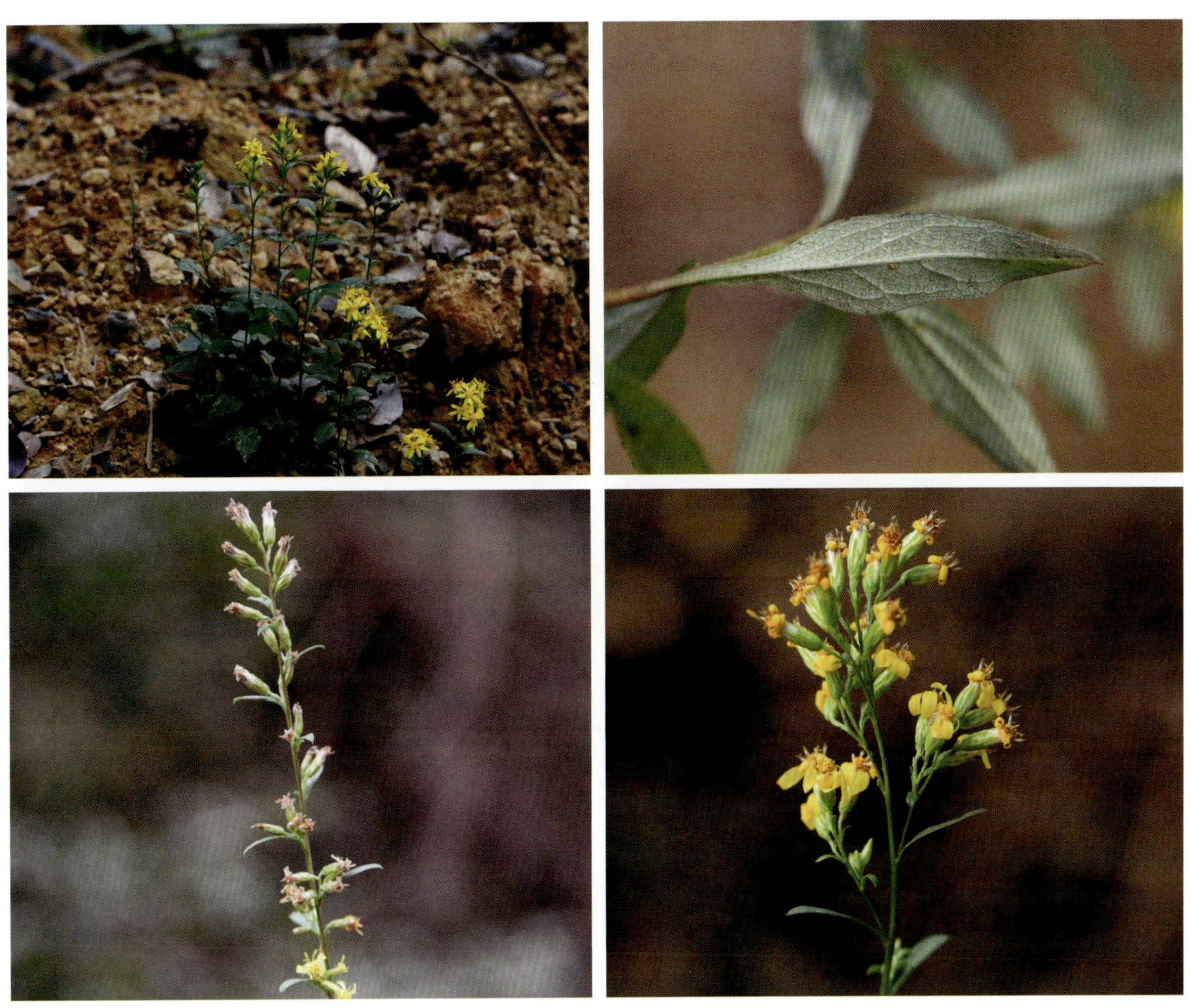

形态特征 多年生草本。茎直立，通常细弱。中部茎叶长2~5cm，宽1~2cm，下部楔形渐窄，有具翅的柄，仅中部以上边缘有细齿或全缘，叶质地较厚，叶两面、沿脉及叶缘有短柔毛或下面无毛。头状花序较小，长6~8mm，宽6~9mm，多数在茎上部排列成紧密或疏松的总状花序或伞房圆锥花序，长6~25cm；总苞片4~6层；舌状花舌片椭圆形，长6mm。瘦果长3mm，无毛，极少有在顶端被稀疏柔毛的。花、果期4~11月。

适宜生境 生于阔叶林缘、林下、灌丛中及山坡草地上。

资源状况 分布于马头山各地。常见。

入药部位 全草（一枝黄花）。

采收加工 秋季花、果期采挖，除去泥沙，晒干。

功能主治 清热解毒，疏散风热。用于喉痹，乳蛾，咽喉肿痛，疮疖肿毒，风热感冒。

夜香牛 寄色草、假咸虾花、消山虎

Vernonia cinerea (L.) Less.

标本采集号：361028170909027LY

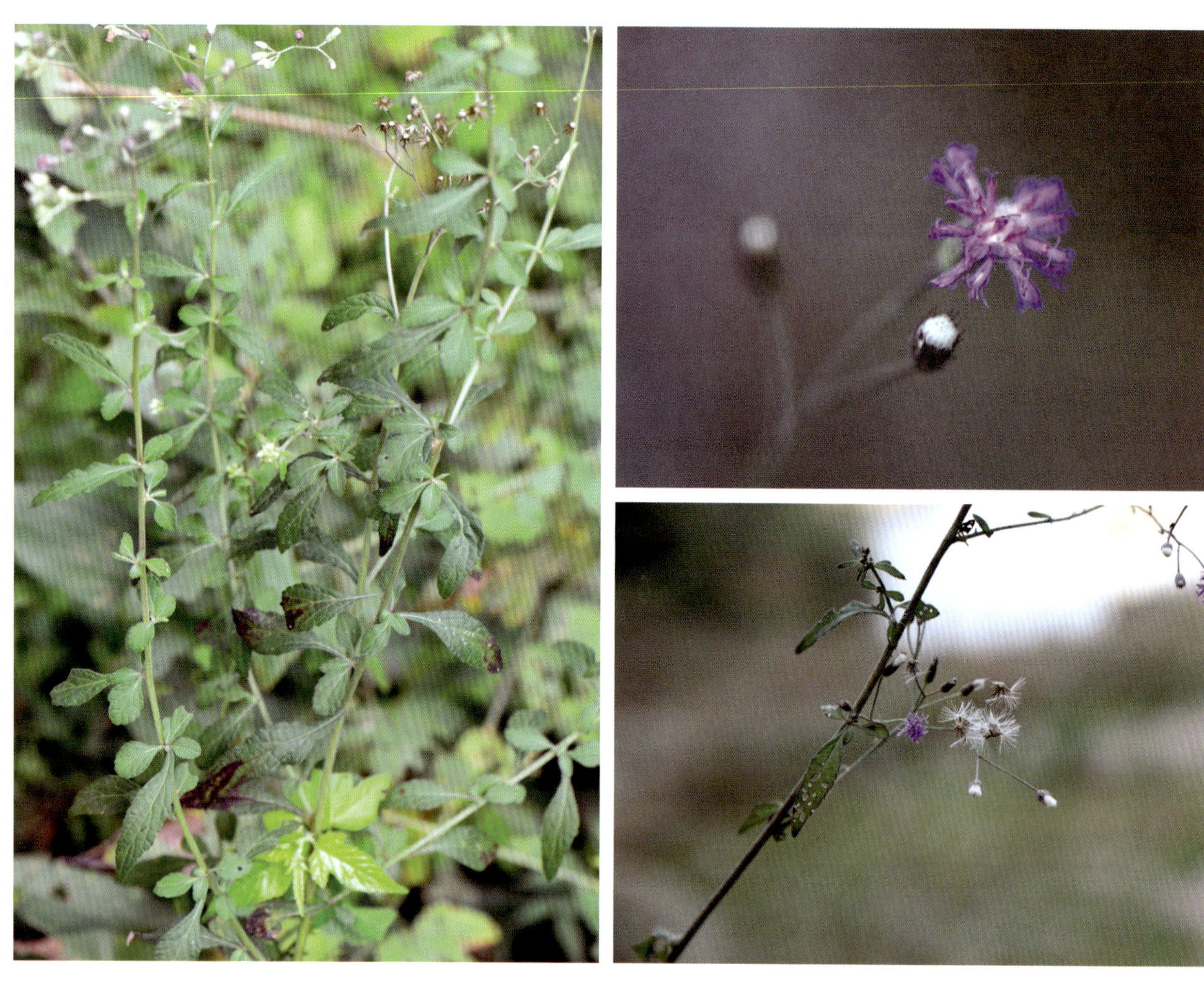

形态特征 草本。根垂直，多少木质，分枝，具纤维状根。茎直立，通常上部分枝。下部和中部叶具柄，菱状卵形、菱状长圆形或卵形，长3~6.5cm，宽1.5~3cm，顶端尖或稍钝，基部楔状，狭成具翅的柄，边缘有具小尖的疏锯齿；叶柄长10~20mm。头状花序多数，直径6~8mm，具花19~23朵，在茎枝端排列成伞房状圆锥花序；花序梗细，长5~15mm，具线形小苞片或无苞片，被密短柔毛。瘦果圆柱形，长约2mm。花期全年。

适宜生境 生于山坡旷野、荒地、田边、路旁。

资源状况 分布于马头山各地。常见。

入药部位 全草或根（伤寒草）。

采收加工 夏、秋二季采收全草，洗净，鲜用或晒干；秋、冬二季挖根，洗净，切片，晒干。

功能主治 疏风清热，除湿，解毒。用于外感发热，咳嗽，急性黄疸性肝炎，湿热腹泻，带下病，疔疮肿毒，乳腺炎，鼻炎，毒蛇咬伤。

苍 耳 卷耳、葹、苓耳

Xanthium sibiricum Patrin ex Widder

标本采集号：361028170911032LY

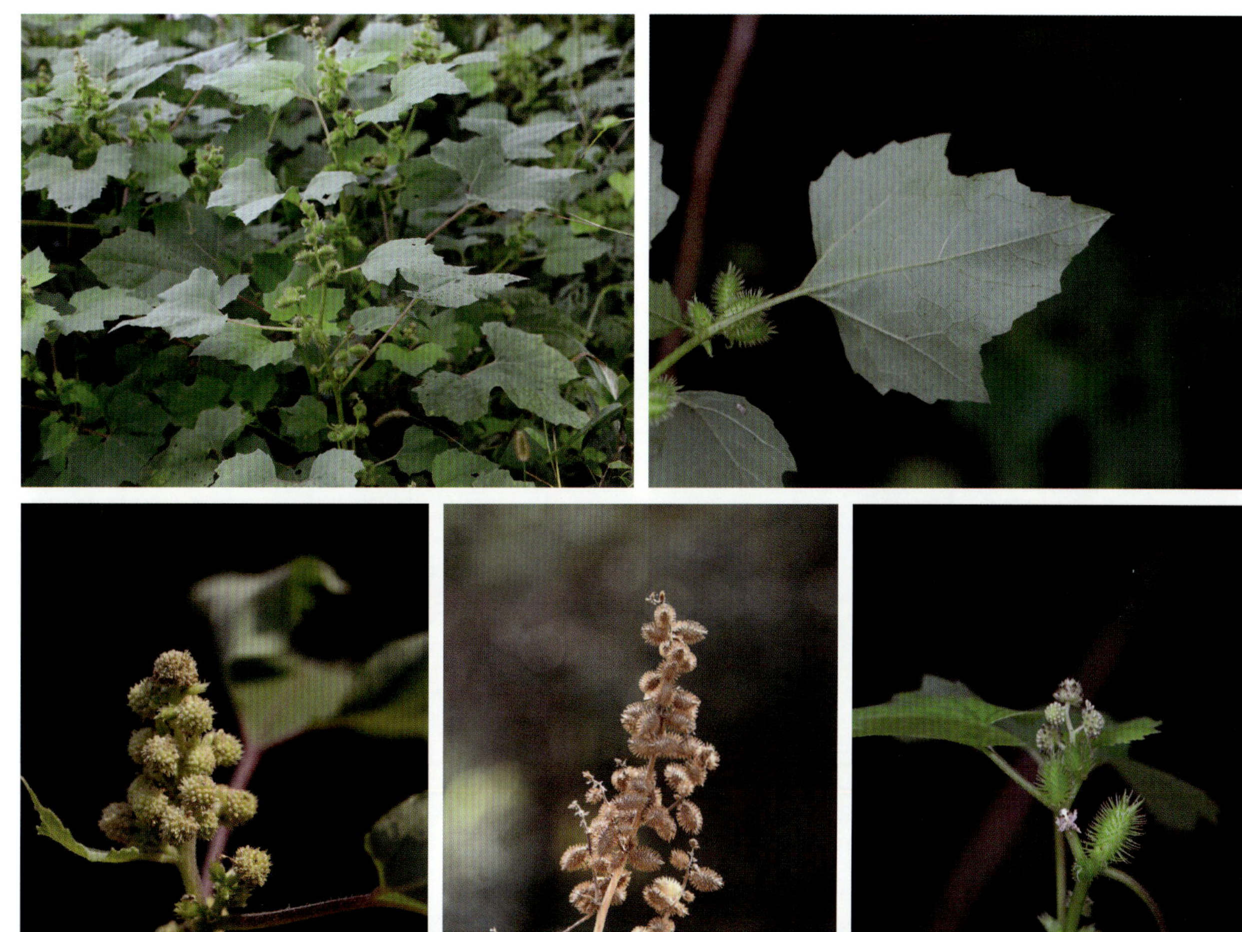

形态特征 一年生草本。根纺锤状。茎直立，不分枝或少有分枝。叶三角状卵形或心形，近全缘，脉上密被糙伏毛，上面绿色，下面苍白色；叶柄长3~11cm。雄性的头状花序球形，直径4~6mm，有或无花序梗，总苞片长圆状披针形；雌性的头状花序椭圆形，外层总苞片小，披针形，长约3mm，被短柔毛，内层总苞片结合成囊状，宽卵形或椭圆形。花期7~8月，果期9~10月。

适宜生境 生于荒野路边、田边。

资源状况 分布于马头山各地。常见。

入药部位 果实（苍耳子）。

采收加工 秋季果实成熟时采收，干燥，除去梗、叶等杂质。

功能主治 散风寒，通鼻窍，祛风湿。用于风寒头痛，鼻塞流涕，鼻鼽，鼻渊，风疹瘙痒，湿痹拘挛。

评　　述 本品有小毒。

泽泻科

野慈姑 剪刀草、水慈姑、燕尾草

Sagittaria trifolia L.

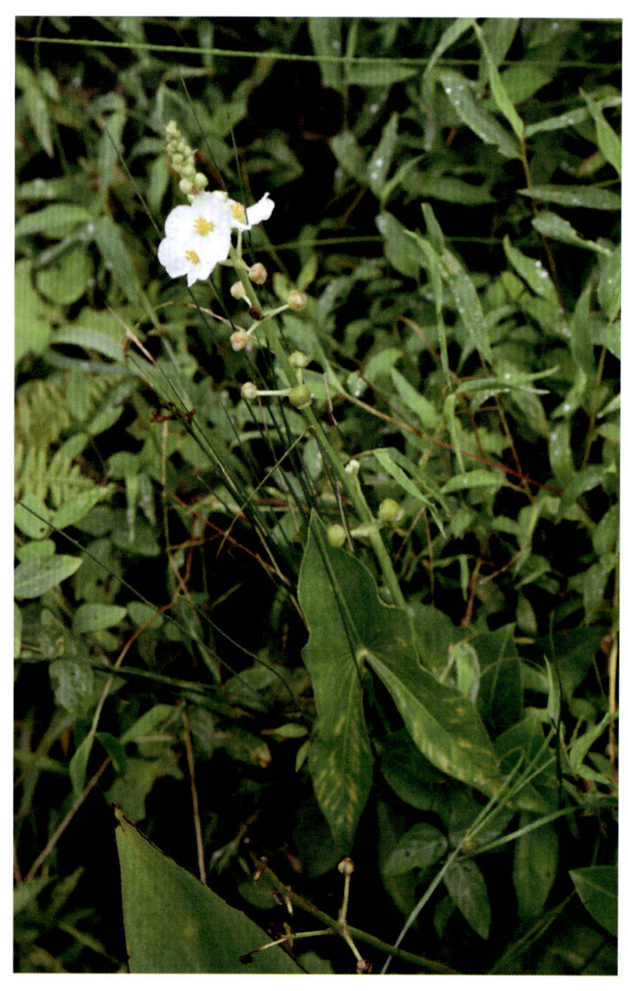

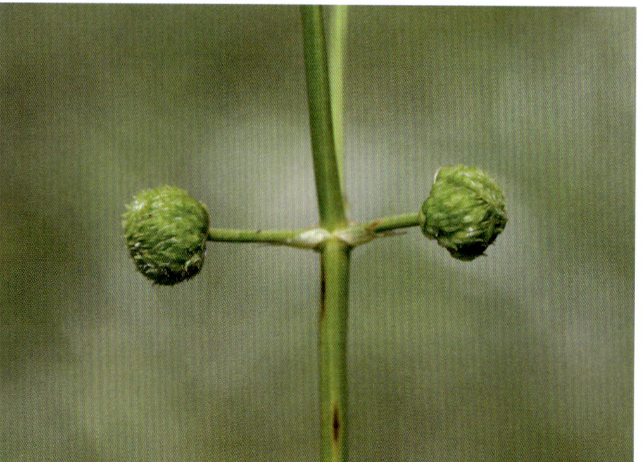

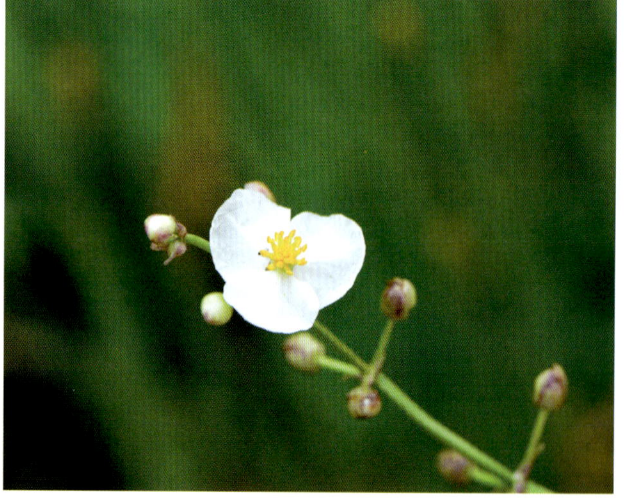

形态特征 多年生草本。根状茎横走，较粗壮。挺水叶箭形，叶片长短、宽窄变异很大，通常顶裂片短于侧裂片；叶柄基部渐宽，鞘状，边缘膜质。花葶直立，挺水，高20~70cm或更高，通常粗壮；花序总状或圆锥状，长5~20cm，具分枝，具花多轮，每轮2~3花；苞片3枚；花单性；花被片反折，外轮花被片椭圆形或广卵形，内轮花被片白色或淡黄色。瘦果两侧压扁，长约4mm，宽约3mm，倒卵形。种子褐色。花、果期5~10月。

适宜生境 生于湖泊、池塘、沼泽、沟渠、水田等水域。

资源状况 分布于马头山各地。常见。

入药部位 球茎（慈姑）、地上部分（慈姑叶）、花（慈姑花）。

采收加工 球茎：秋季初霜后茎叶黄枯、球茎充分成熟，自此至次春发芽前，可随时采收，采收后，洗净，鲜用或晒干。地上部分：夏、秋二季采收，鲜用或切段晒干。花：秋季花开时采收，鲜用。

功能主治 球茎：活血凉血，止咳通淋，散结解毒。用于产后血闷，胎衣不下，带下病，崩漏，衄血，呕血，咳嗽痰血，淋浊，疮肿，目赤肿痛，角膜白斑，瘰疬，睾丸炎，骨膜炎，毒蛇蛟伤。地上部分：清热解毒，凉血化瘀，利水消肿。用于咽喉肿痛，黄疸，水肿，恶疮肿毒，丹毒，瘰疬，湿疹，蛇虫咬伤。花：清热解毒，利湿。用于疔肿，痔漏，湿热黄疸。

慈 姑 茨菇、白地栗、华夏慈菇

Sagittaria trifolia L. var. *sinensis* (Sims) Makino

标本采集号：361028180826024LY

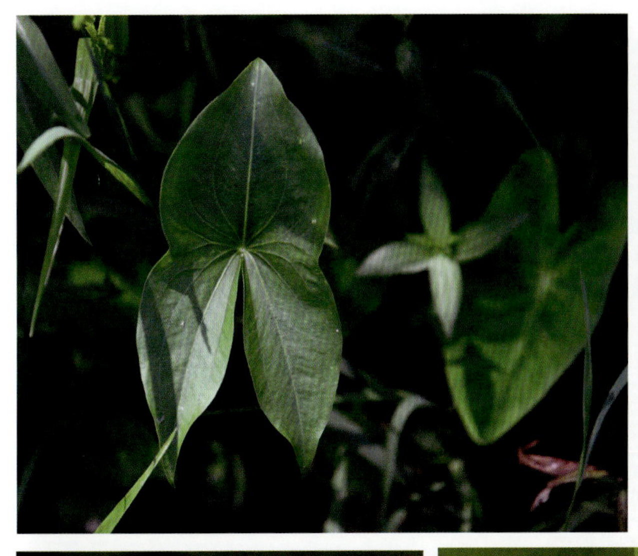
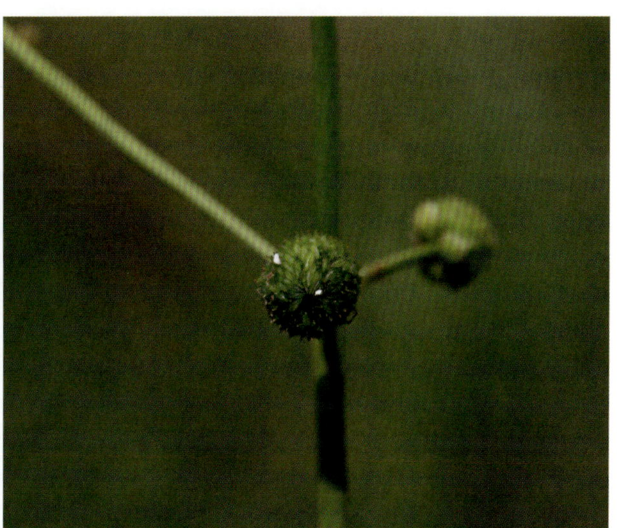
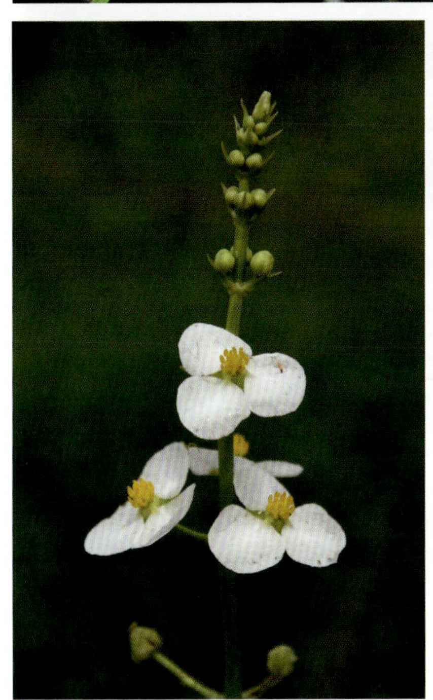
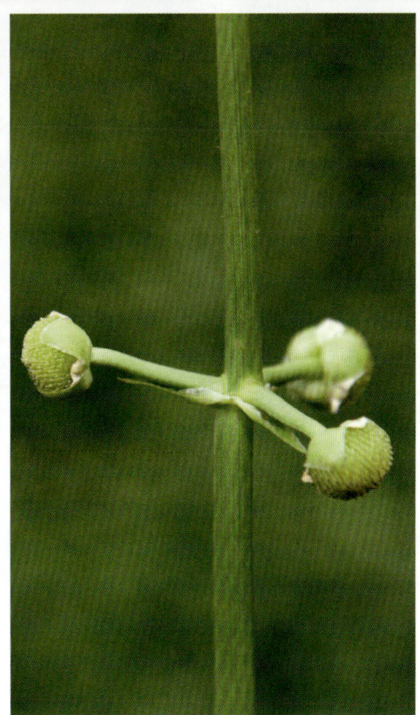
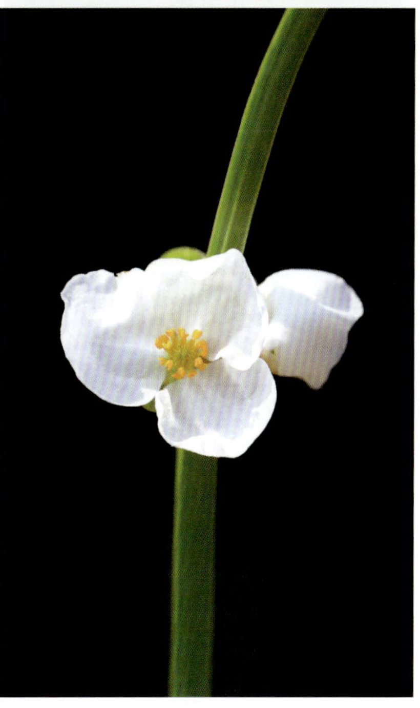

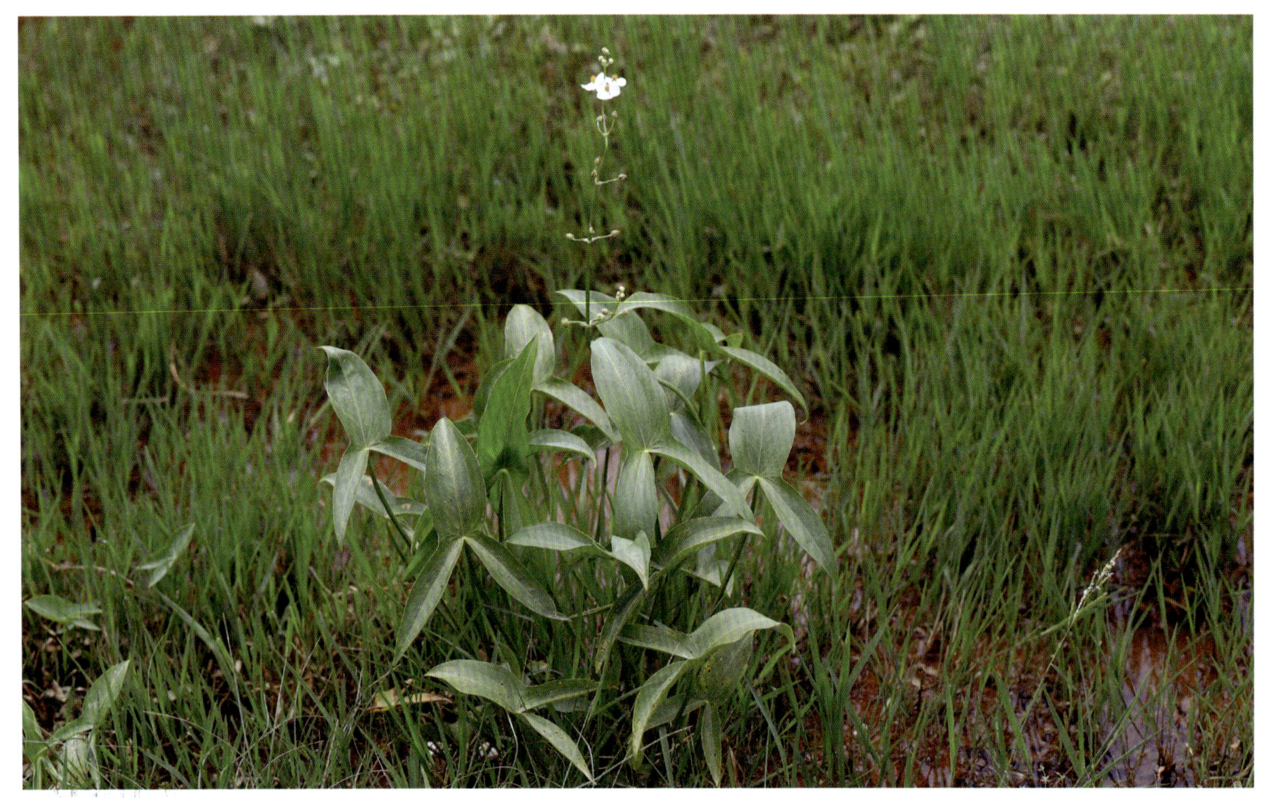

形态特征 多年生草本。根状茎横走，末端膨大，呈球茎；球茎卵圆形或球形。挺水叶箭形，叶片宽大，肥厚，顶裂片先端钝圆，卵形至宽卵形。花葶直立，挺水，高20~70cm或更高，通常粗壮；花序总状或圆锥状，长5~20cm，具分枝，具花多轮，着生于下部，具1~2轮雌花，主轴雌花3~4轮，位于侧枝之上；雄花多轮，生于上部，组成大型圆锥花序，果期常斜卧水中。瘦果两侧压扁，长约4mm，宽约3mm，倒卵形。种子褐色，具小突起。花、果期5~10月。

适宜生境 生于湖泊、池塘、沼泽、沟渠、水田等水域。

资源状况 分布于马头山各地。常见。

入药部位 球茎（慈姑）、地上部分（慈姑叶）、花（慈姑花）。

采收加工 球茎：秋季初霜后茎叶黄枯、球茎充分成熟，自此至次春发芽前，可随时采收，采收后，洗净，鲜用或晒干。地上部分：夏、秋二季采收，鲜用或切段晒干。花：秋季花开时采收，鲜用。

功能主治 球茎：活血凉血，止咳通淋，散结解毒。用于产后血闷，胎衣不下，带下病，崩漏，衄血，呕血，咳嗽痰血，淋浊，疮肿，目赤肿痛，角膜白斑，瘰疬，睾丸炎，骨膜炎，毒蛇咬伤。地上部分：清热解毒，凉血化瘀，利水消肿。用于咽喉肿痛，黄疸，水肿，恶疮肿毒，丹毒，瘰疬，湿疹，蛇虫咬伤。花：清热解毒，利湿。用于疔肿，痔漏，湿热黄疸。

百合科

粉条儿菜 金线吊白米、肺筋草、小肺筋草

Aletris spicata (Thunb.) Franch.

标本采集号：361028170427032LY

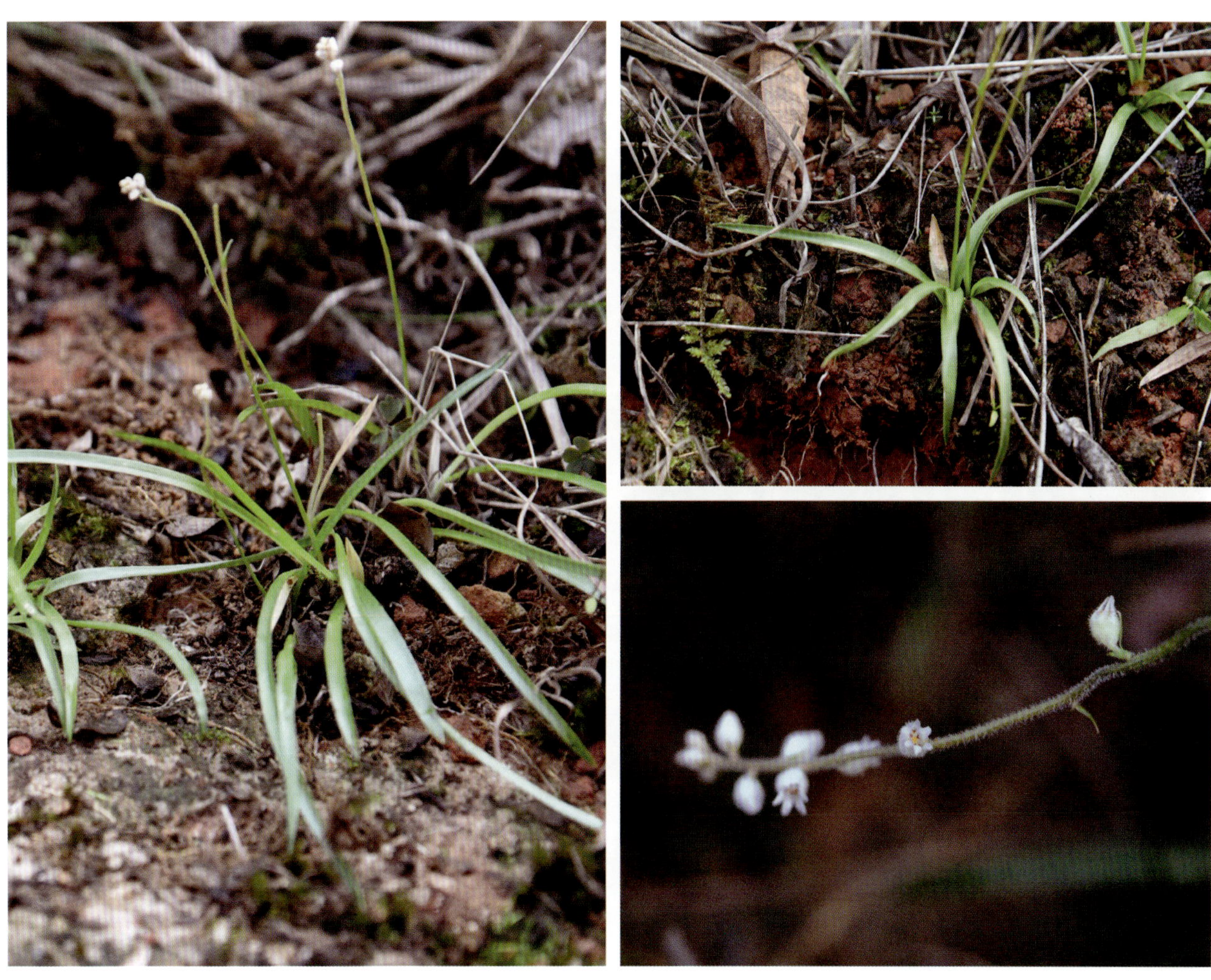

形态特征 多年生草本。植株具多数须根，根毛局部膨大；膨大部分长3~6mm，宽0.5~0.7mm，白色。叶簇生，纸质，条形，有时下弯，长10~25cm，宽3~4mm，先端渐尖。花葶高40~70cm，有棱，密生柔毛，中下部有几枚长1.5~6.5cm的苞片状叶；总状花序长6~30cm，疏生多花；苞片2枚，窄条形，位于花梗的基部，长5~8mm，短于花。蒴果有棱角，密生柔毛。花期4~5月，果期6~7月。

适宜生境 生于山坡上、路边、灌丛边或草地上。

资源状况 分布于马头山各地。常见。

入药部位 根及全草（小肺筋草）。

采收加工 5~6月采收，洗净，鲜用或晒干。

功能主治 清热，润肺止咳，活血通经，杀虫。用于咳嗽，咳血，百日咳，喘息，肺痈，乳痈，腮腺炎，经闭，缺乳，小儿疳积，蛔虫病，风火牙痛。

藠　头 薤、薤根

Allium chinense G. Don

标本采集号：361028181122010LY

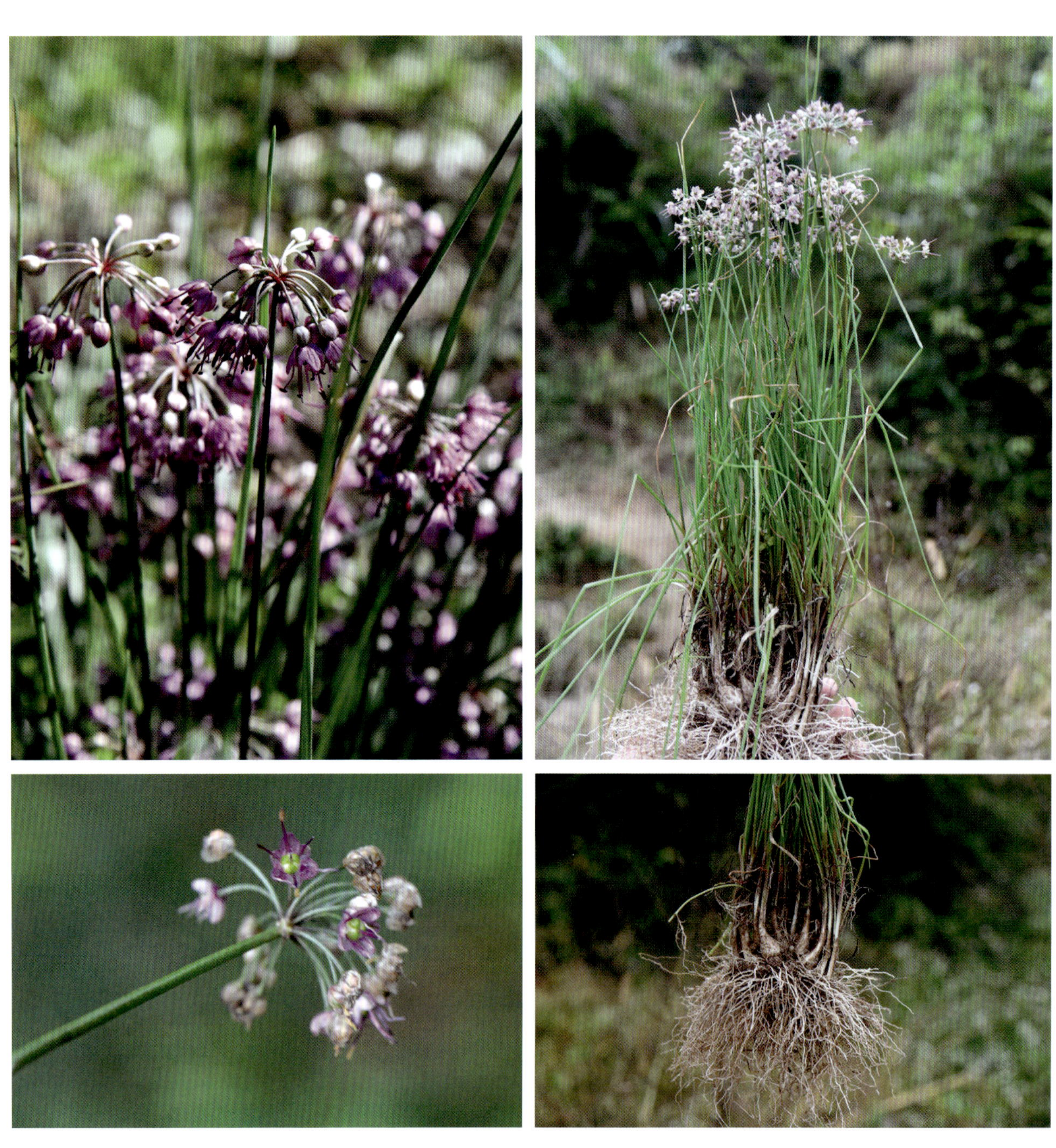

形态特征 多年生草本。鳞茎数枚聚生，狭卵状；鳞茎外皮白色或带红色，膜质，不破裂。叶2~5枚，具3~5棱的圆柱状，中空，近与花葶等长，直径1~3mm。花葶侧生，圆柱状，高20~40cm，下部被叶鞘；总苞2裂，比伞形花序短；伞形花序近半球状，较松散；花淡紫色至暗紫色；子房倒卵球状，腹缝线基部具有帘的凹陷蜜穴；花柱伸出花被外。花、果期10~11月。

适宜生境 常见栽培。

资源状况 分布于马头山各地。常见。

入药部位 鳞茎（薤白）。

采收加工 夏、秋二季采挖，洗净，除去须根，蒸透或置沸水中烫透，晒干。

功能主治 通阳散结，行气导滞。用于胸痹心痛，脘腹痞满胀痛，泻痢后重。

薤 白 菜芝、荞子、藠子

Allium macrostemon Bunge

标本采集号：361028180509020LY

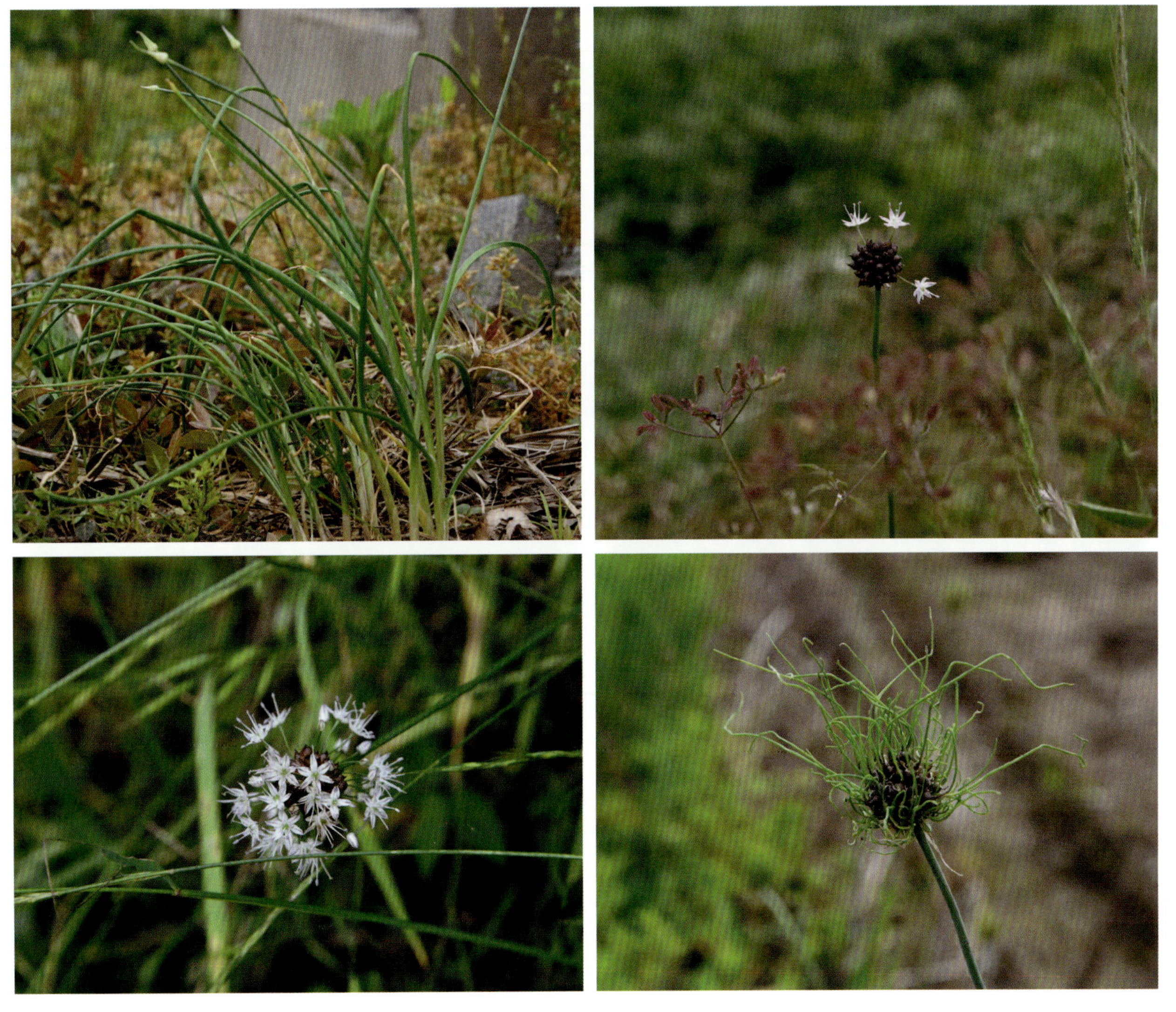

形态特征 多年生草本。鳞茎近球状，基部常具小鳞茎；鳞茎外皮带黑色，纸质或膜质，不破裂。叶3~5枚，半圆柱状，中空，上面具沟槽，比花葶短。花葶圆柱状，高30~70cm，1/4~1/3被叶鞘；总苞2裂，比花序短；伞形花序半球状至球状，具多而密集的花，或间具珠芽或有时全为珠芽；子房近球状，腹缝线基部具有帘的凹陷蜜穴；花柱伸出花被外。花、果期5~7月。

适宜生境 生于山坡、丘陵、山谷或草地上。

资源状况 分布于马头山各地。常见。

入药部位 鳞茎（薤白）。

采收加工 夏、秋二季采挖，洗净，除去须根，蒸透或置沸水中烫透，晒干。

功能主治 通阳散结，行气导滞。用于胸痹心痛，脘腹痞满胀痛，泻痢后重。

天门冬 颠勒、万岁藤、婆罗树

Asparagus cochinchinensis (Lour.) Merr.

标本采集号：361028180510015LY

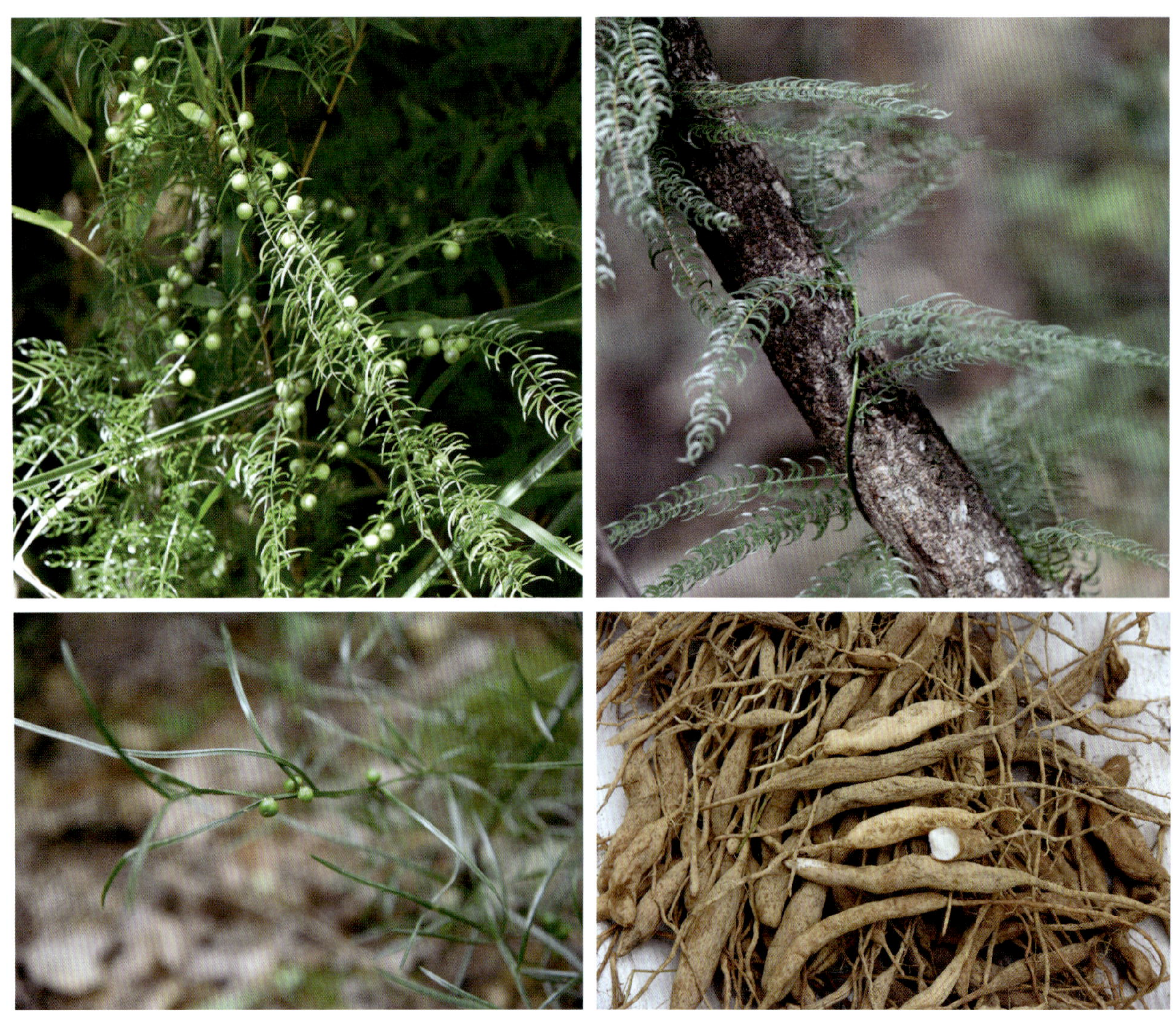

形态特征 多年生攀缘草本植物。根在中部或近末端呈纺锤状膨大，膨大部分长3~5cm，直径1~2cm。茎平滑，常弯曲或扭曲，长可达1~2m，分枝具棱或狭翅。叶状枝通常每3枚成簇，长0.5~8cm，宽1~2mm；茎上的鳞片状叶基部延伸为长2.5~3.5mm的硬刺。花通常每2朵腋生，淡绿色，花梗长2~6mm。浆果直径6~7mm，熟时红色，有1颗种子。花期5~6月，果期8~10月。

适宜生境 生于山坡、路旁、疏林下、山谷或荒地上。

资源状况 分布于马头山各地。常见。

入药部位 块根（天冬）。

采收加工 秋、冬二季采挖，洗净，除去茎基和须根，置沸水中煮或蒸至透心，趁热除去外皮，洗净，干燥。

功能主治 养阴润燥，清肺生津。用于肺燥干咳，顿咳痰黏，腰膝酸痛，骨蒸潮热，内热消渴，热病津伤，咽干口渴，肠燥便秘。

万寿竹 石竹根、竹林梢、万花梢

Disporum cantoniense (Lour.) Merr.

标本采集号：361028180825036LY

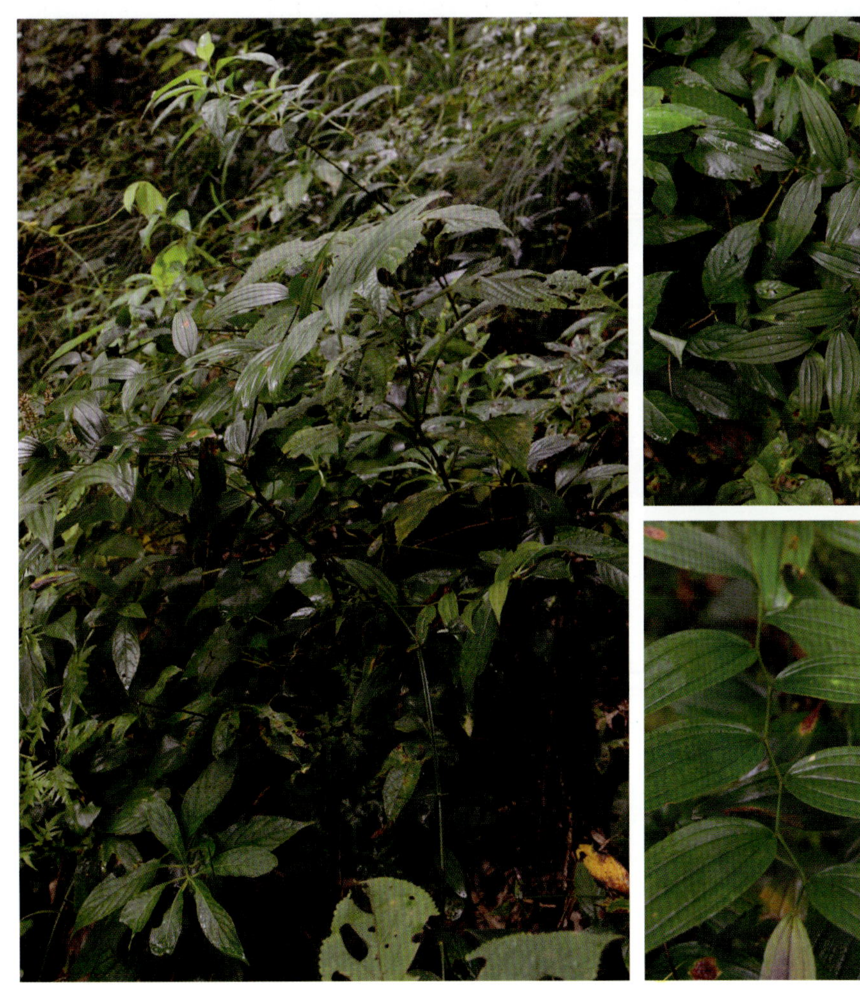

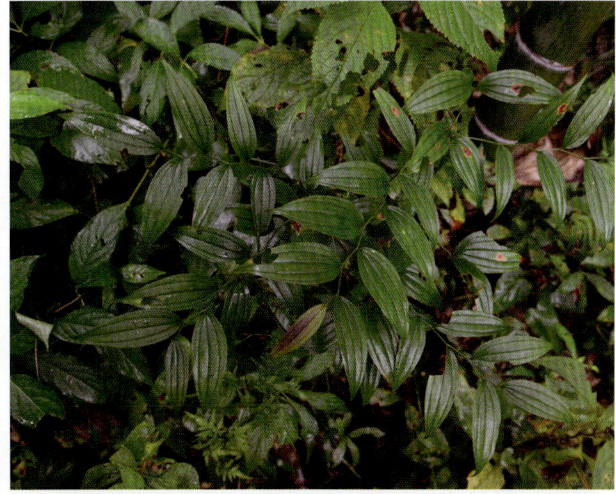

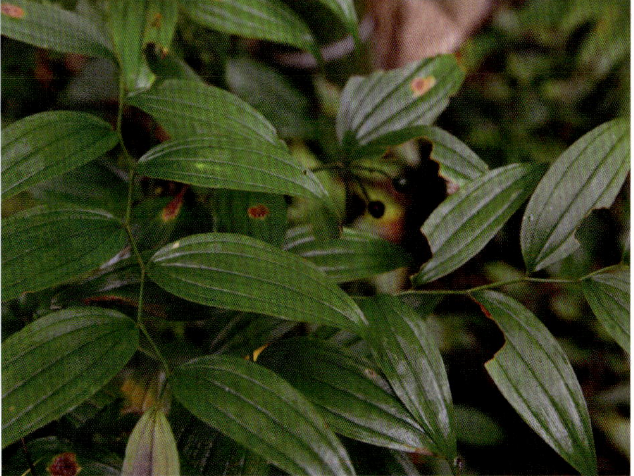

形态特征 多年生草本。根粗长，肉质。根状茎横出，质地硬，呈结节状；茎高50~150cm，直径约1cm，上部有较多的叉状分枝。叶纸质，披针形至狭椭圆状披针形，长5~12cm，宽1~5cm，叶柄短。伞形花序有花3~10朵，着生在与上部叶对生的短枝顶端；花梗长1~4cm；花紫色。浆果直径8~10mm，具2~5颗种子。种子暗棕色，直径约5mm。花期5~7月，果期8~10月。

适宜生境 生于灌丛中或林下。

资源状况 分布于马头山各地。常见。

入药部位 根及根茎（竹叶参）。

采收加工 夏、秋二季采挖，洗净，鲜用或晒干。

功能主治 祛风湿，舒筋活血，清热祛痰止咳。用于风湿痹证，关节腰腿疼痛，跌打损伤，骨折，虚劳，骨蒸潮热，肺痨咯血，肺热咳嗽，烫火伤。

宝铎草 少花万寿竹

Disporum sessile D. Don

标本采集号：361028181124001LY

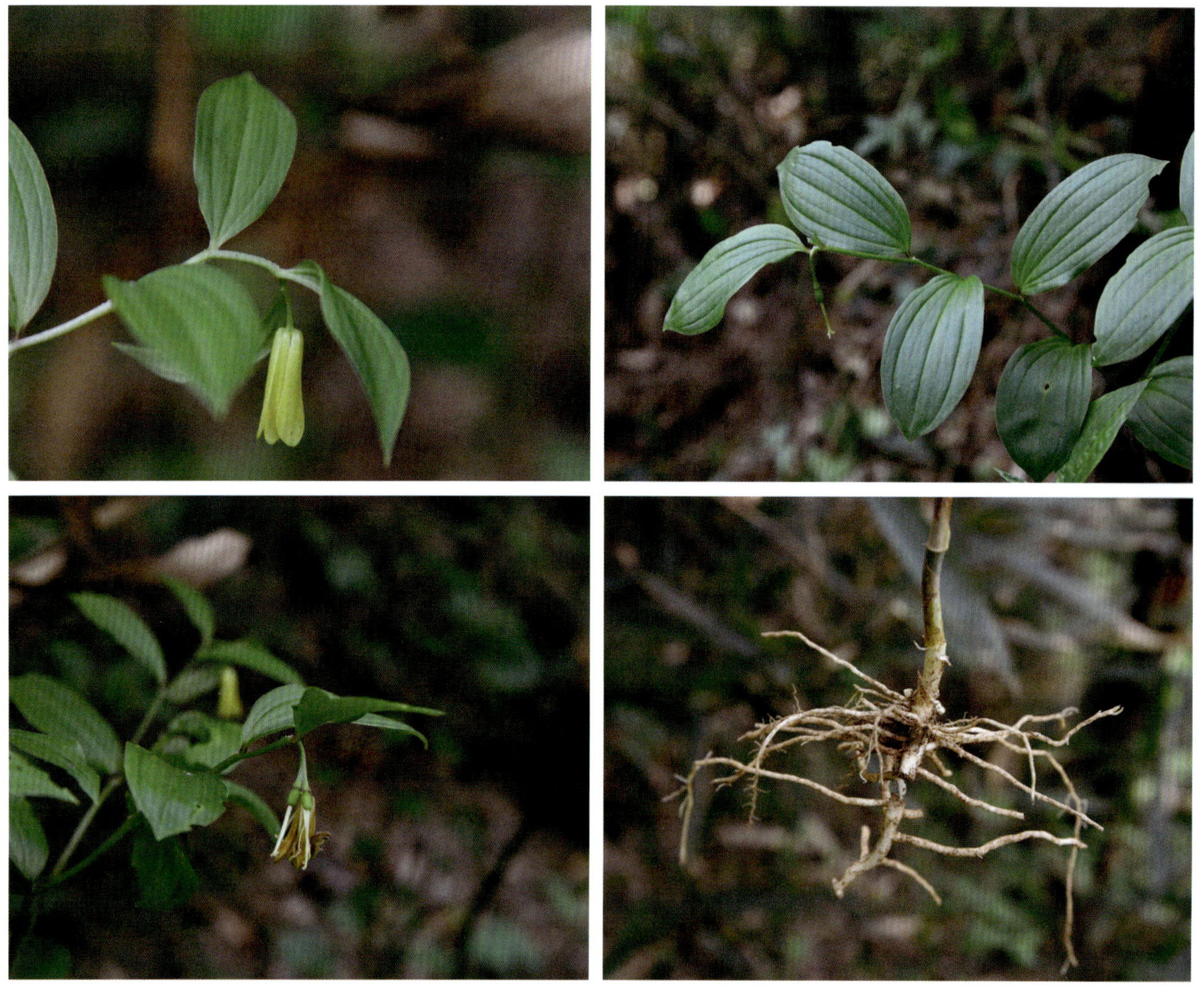

形态特征 多年生草本。根簇生，直径2~4mm。根状茎肉质，横出，长3~10cm；茎直立，高30~80cm，上部具叉状分枝。叶薄纸质至纸质，长4~15cm，宽1.5~9cm。花黄色、绿黄色或白色，1~5朵着生于分枝顶端；花梗长1~2cm，较平滑；雄蕊内藏，花丝长约15mm，花药长4~6mm；花柱长约15mm，具3裂而外弯的柱头。浆果椭圆形或球形，直径约1cm，具3颗种子。种子直径5mm，深棕色。花期3~6月，果期6~11月。

适宜生境 生于灌丛中或林下。

资源状况 分布于马头山各地。常见。

入药部位 根及根茎（竹林霄）。

采收加工 夏、秋二季采挖，洗净，鲜用或晒干。

功能主治 润肺止咳，健脾消食，舒筋活络，清热解毒。用于肺热咳嗽，肺痨咯血，食积胀满，风湿痹痛，腰腿痛，骨折，烧烫伤。

萱 草 黄花菜、摺叶萱草

Hemerocallis fulva (L.) L.

标本采集号：361028170910021LY

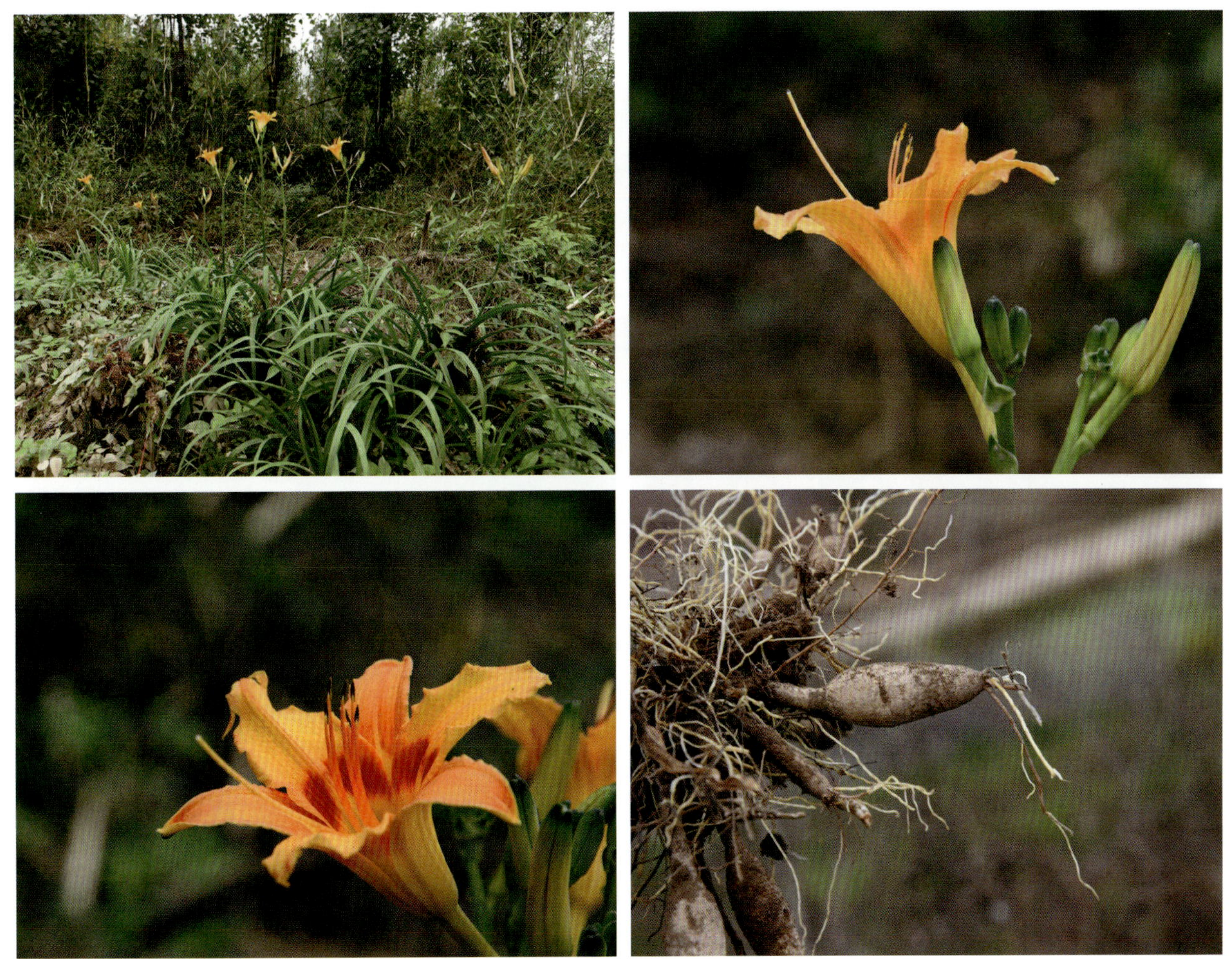

形态特征 多年生草本。根状茎极短，丛生多数肉质纤维根及膨大成纺锤形的块根。叶基生，线形，长60~100cm，宽2.5~4cm。花茎圆柱状，自叶丛抽出；花6至10余朵，集成伞房花序；花橘红色或黄红色，上部钟状，6裂，裂片长椭圆形，排列为2轮，外轮3片，内轮2片，内花被裂片下部一般有“∧”形彩斑；雄蕊6，突出花被外，花丝线状；子房长圆形，3室。蒴果长圆形，长5~10cm，具钝棱，成熟时开裂。种子有棱角，黑色，光亮。花期6~7月。

适宜生境 生于沼泽地、湿地、林荫旁。

资源状况 分布于马头山各地。少见。

入药部位 根（萱草根）

采收加工 夏、秋二季采挖，除去残茎、须根，洗净泥土，晒干。

功能主治 清热利湿，凉血止血，解毒消肿。用于黄疸，水肿，淋浊，带下病，衄血，便血，崩漏，乳痈，乳汁不通。

评　　述 本品有毒。

紫　萼 梭子草、耳叶七、化骨莲

Hosta ventricosa (Salisb.) Stearn

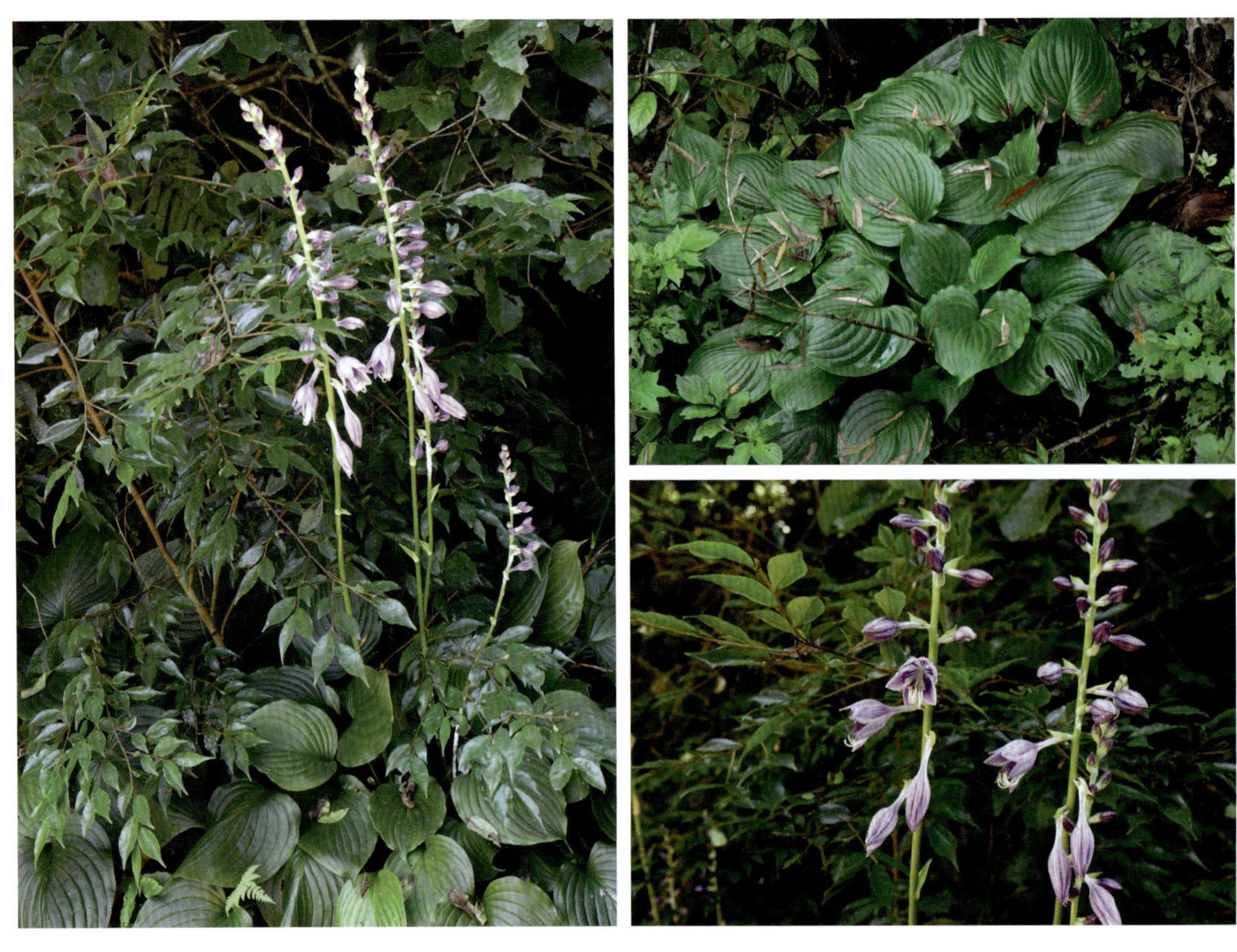

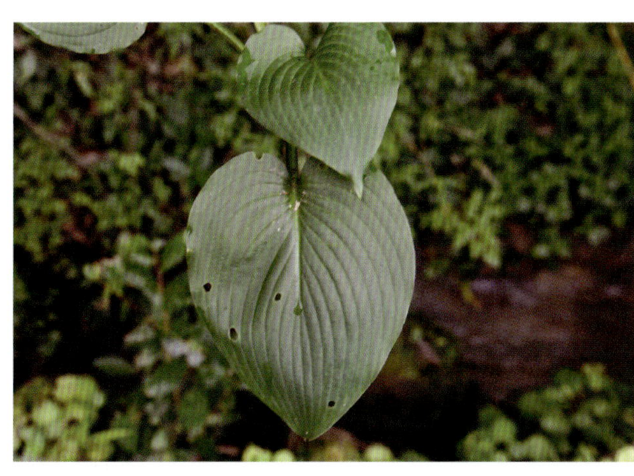
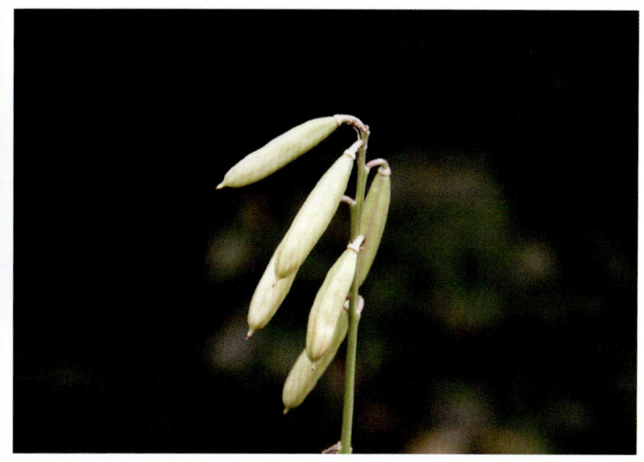

形态特征 多年生草本。根状茎直径0.3~1cm。叶卵状心形、卵形至卵圆形，长8~19cm，宽4~17cm，具7~11对侧脉；叶柄长6~30cm。花葶高60~100cm，具花10~30朵；苞片矩圆状披针形，长1~2cm，白色，膜质；花单生，长4~5.8cm，盛开时从花被管向上骤然作近漏斗状扩大，紫红色；花梗长7~10mm；雄蕊伸出花被之外，完全离生。蒴果圆柱状，有3棱，长2.5~4.5cm，直径6~7mm。花期6~7月，果期7~9月。

适宜生境 生于山坡林下阴湿处。

资源状况 分布于马头山各地。常见。

入药部位 根（紫玉簪根）、叶（紫玉簪叶）、花（紫玉簪）。

采收加工 根：全年均可采收，晒干。叶：夏季采集，晾干。花：夏、秋二季采收，晾干。

功能主治 根：清热解毒，散瘀止痛，止血，消骨鲠。用于咽喉肿痛，痈肿疮疡，跌打损伤，胃痛，牙痛，吐血，崩漏，骨鲠。叶：凉血止血，解毒。用于崩漏，湿热带下，疮肿，溃疡。花：凉血止血，解毒。用于崩漏，湿热带下，咽喉肿痛。

药百合 百合蒜、夜合花、重迈

Lilium speciosum Thunb. var. *gloriosoides* Baker

标本采集号：361028180822004LY

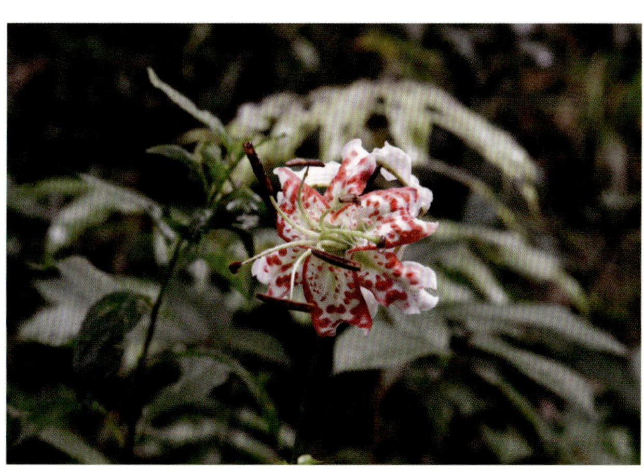
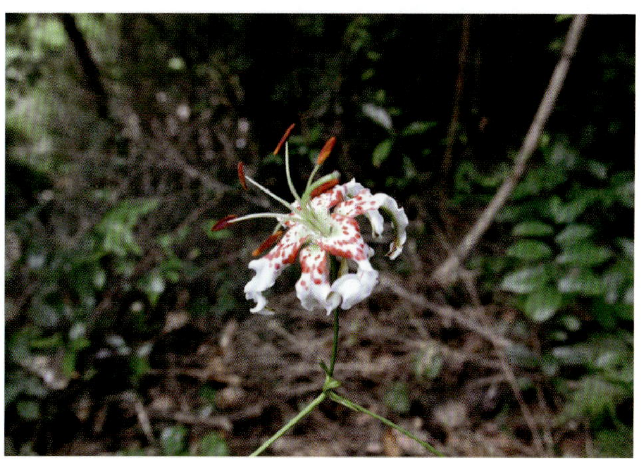

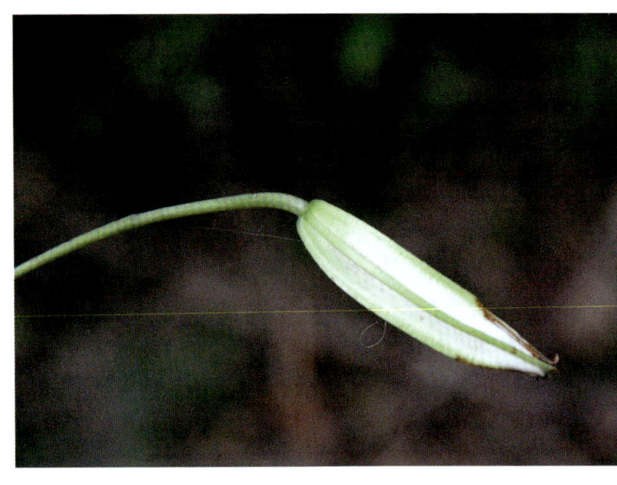

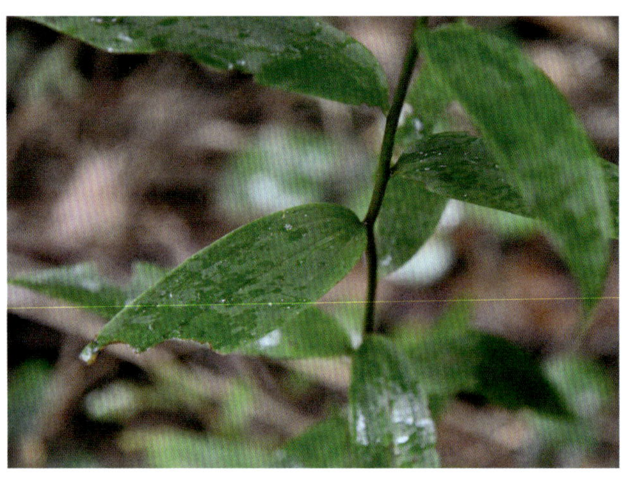

形态特征 多年生草本。鳞片宽披针形，长2cm，宽1.2cm，白色。茎高60~120cm，无毛。叶散生，宽披针形，长2.5~10cm，宽2.5~4cm；叶柄长约5mm。花1~5朵，排列成总状花序；苞片叶状，卵形，长3.5~4cm，宽2~2.5cm；花梗长达11cm；花下垂，花被片长6~7.5cm，反卷，边缘波状，白色，下部1/3~1/2有紫红色斑块和斑点，蜜腺两边有红色的流苏状突起和乳头状突起。蒴果近球形，宽3cm，淡褐色，成熟时果梗膨大。花期7~8月，果期10月。

适宜生境 生于阴湿林下及山坡草丛中。

资源状况 分布于马头山各地。少见。

入药部位 肉质鳞叶（百合）。

采收加工 秋季采挖，洗净，剥取鳞叶，置沸水中略烫，干燥。

功能主治 养阴润肺，清心安神。用于阴虚久咳，痰中带血，虚烦惊悸，失眠多梦，精神恍惚。

阔叶山麦冬 大麦冬

Liriope platyphylla Wang et Tang

标本采集号：361028180823012LY

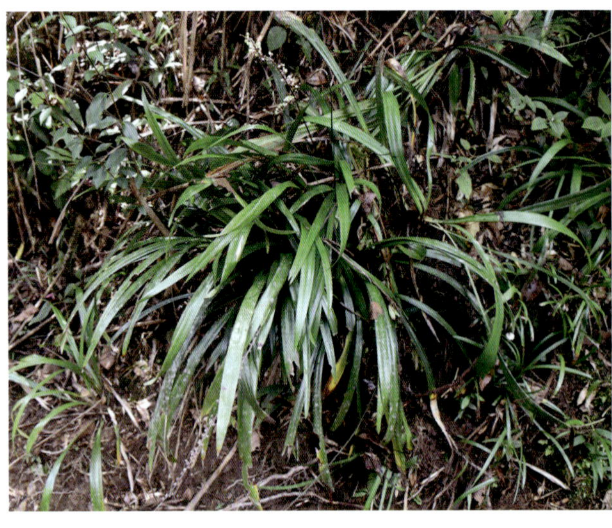

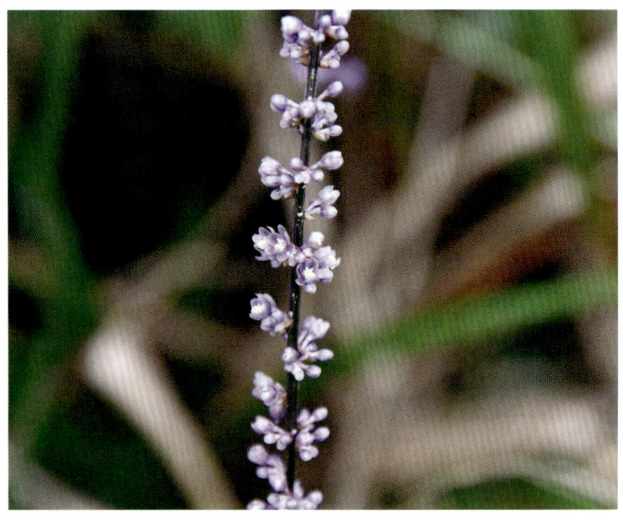

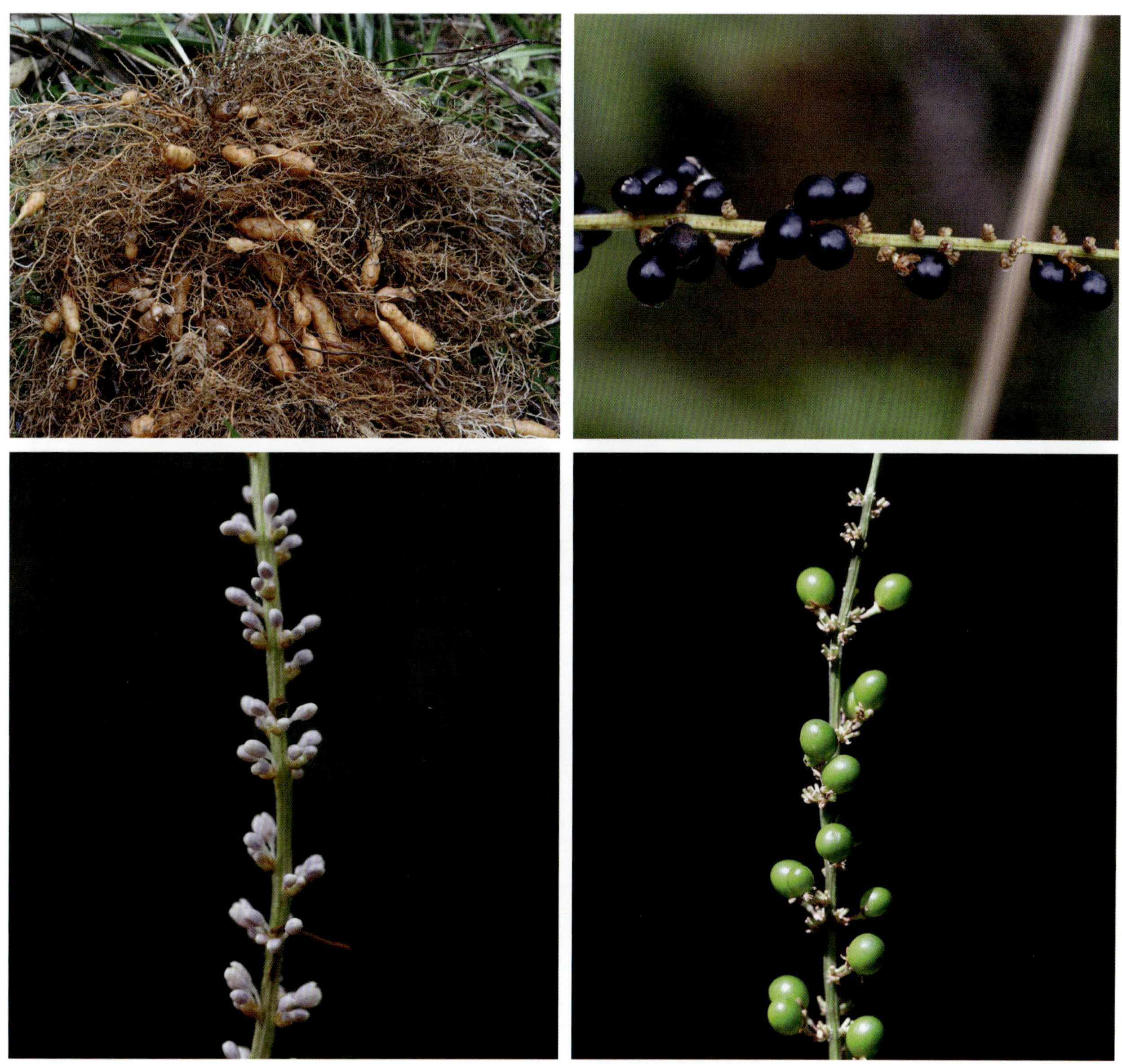

形态特征 多年生草本。根多分枝，常局部膨大成纺锤形块根；块根长可达3.5cm，直径7~8mm。叶丛生，革质，长20~65cm，宽1~3.5cm，具9~11条脉。花葶通常长于叶，长35~100cm；总状花序长25~40cm，具多数花；苞片小，刚毛状；花被片长约3.5mm，紫色；花丝长约1.5mm，花药近矩圆状披针形，长1.5~2mm；子房近球形，花柱长约2mm，柱头3裂。种子球形，初期绿色，成熟后变黑紫色。花期7~8月，果期9~10月。

适宜生境 生于山地、山谷的疏、密林下或潮湿处。

资源状况 分布于马头山各地。常见。

入药部位 块根（阔叶麦冬）。

采收加工 夏季采挖，洗净，反复暴晒、堆置，至七八成干，除去须根，干燥。

功能主治 养阴生津，润肺清心。用于肺燥干咳，虚痨咳嗽，津伤口渴，心烦失眠，内热消渴，肠燥便秘，白喉。

山麦冬 土麦冬

Liriope spicata (Thunb.) Lour.

标本采集号：361028180823011LY

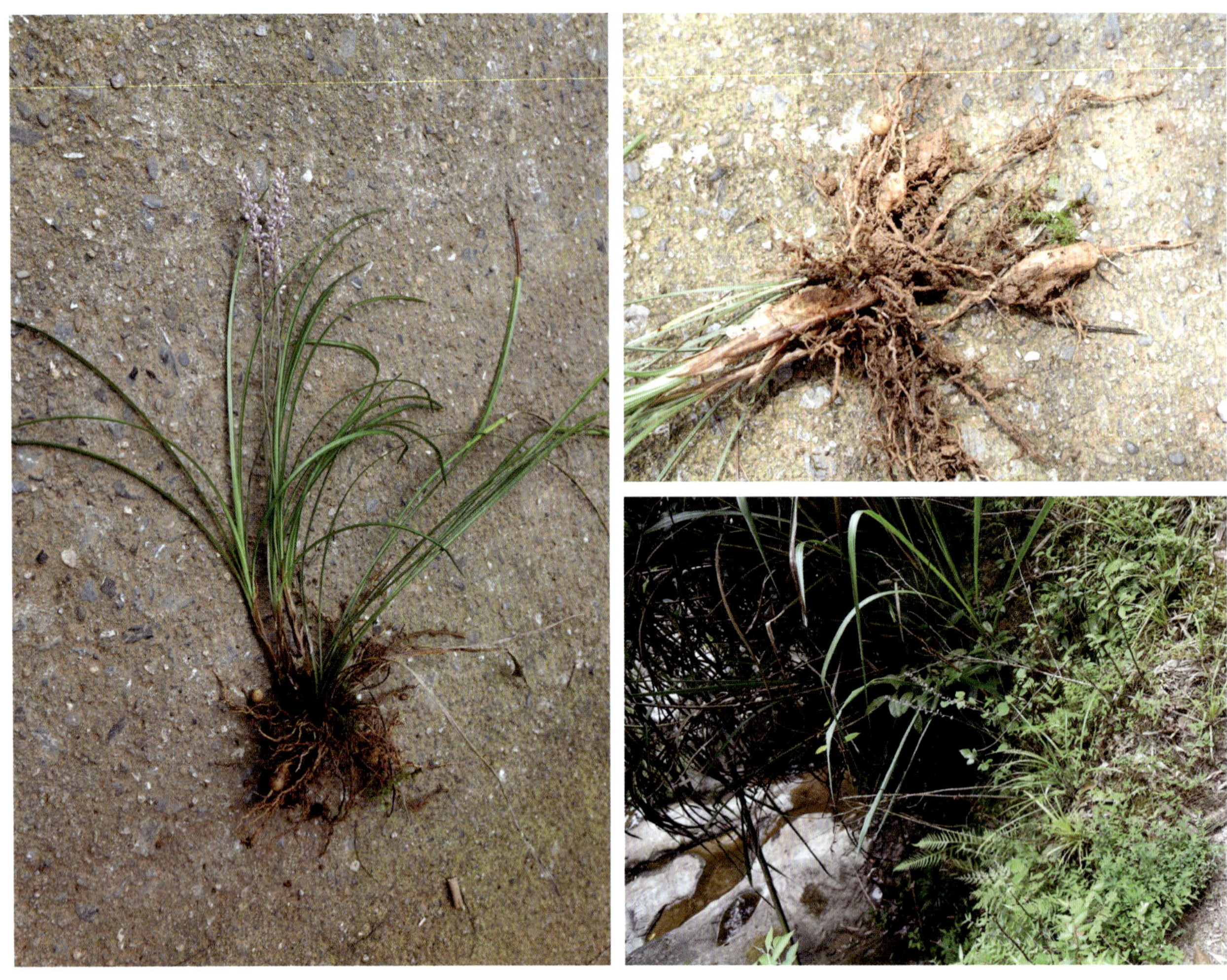

形态特征 多年生草本。根近末端处常膨大成小块根。根状茎短，具地下走茎。叶基生，禾叶状，长20~45cm，宽4~6mm；先端急尖或钝，具5条脉，边缘具细锯齿。花葶通常长于叶，长20~50cm；总状花序长6~10cm，具多数花，花2~5朵簇生于苞片腋内；苞片小，披针形；花梗长约4mm；花被片紫色；花丝长约2mm，花药狭矩圆形，长约2mm；子房近球形，花柱长约2mm，柱头不明显。种子近球形。花期5~7月，果期8~10月。

适宜生境 生于山地、山谷的疏、密林下或潮湿处。

资源状况 分布于马头山各地。常见。

入药部位 块根（土麦冬）。

采收加工 立夏或清明前后采挖，剪下块根，洗净，晒干。

功能主治 养阴生津。用于阴虚肺燥，咳嗽痰黏，胃阴不足，口燥咽干，肠燥便秘。

麦 冬 麦门冬、沿阶草

Ophiopogon japonicus (L. f.) Ker-Gawl.

标本采集号：361028180825002LY

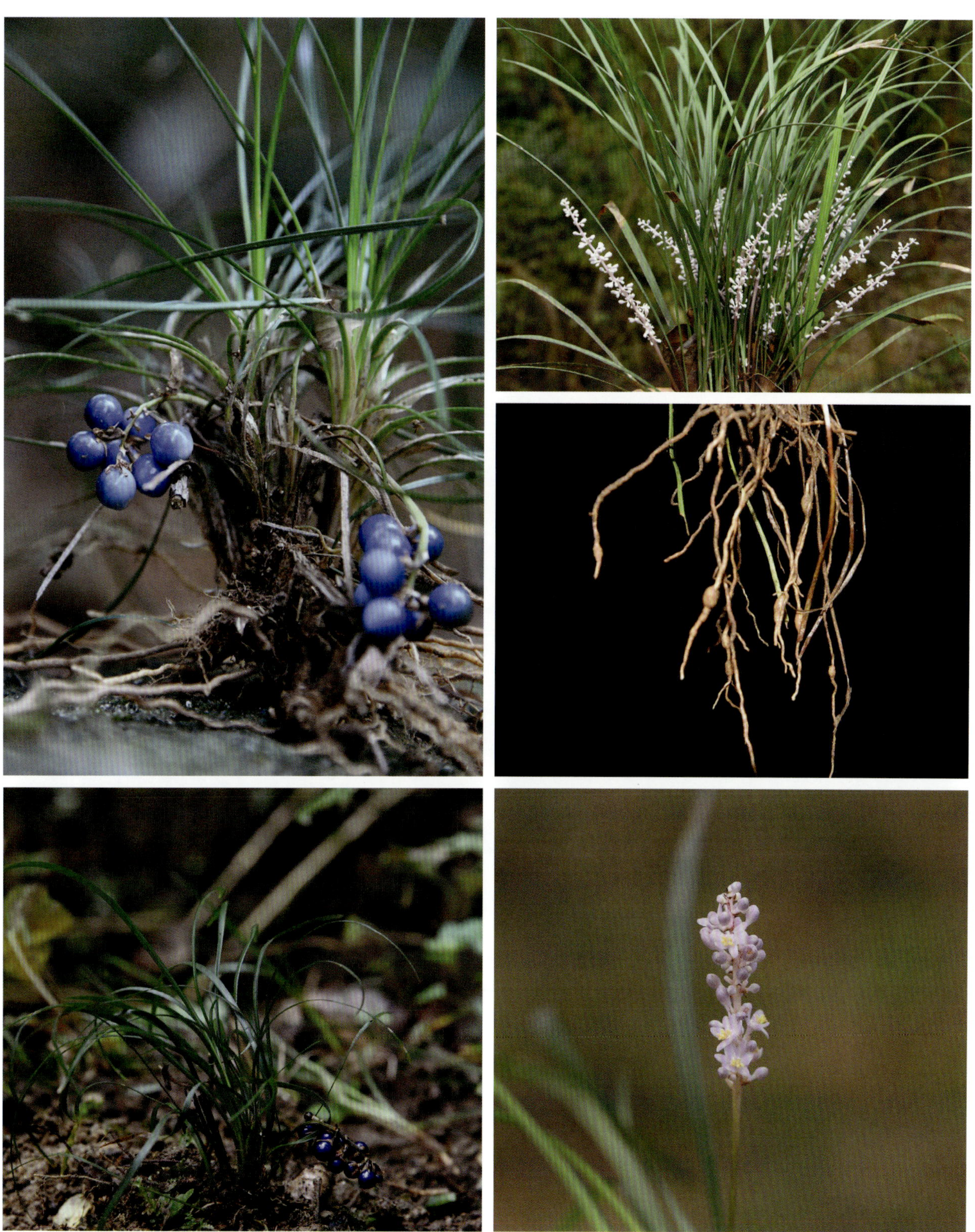

形态特征 多年生草本。根较粗，中间或近末端常膨大成小块根，长1~1.5cm，宽5~10mm。地下走茎细长，节上具膜质的鞘；茎很短。叶基生成丛，禾叶状，长10~50cm，少数更长些，宽1.5~3.5mm，具3~7条脉，边缘具细锯齿。花葶长6~27cm，通常比叶短得多，总状花序长2~5cm；苞片披针形；花梗长3~4mm；花被片几不展开，披针形，长约5mm，白色或淡紫色。种子球形，直径7~8mm。花期5~8月，果期8~9月。

适宜生境 生于山坡阴湿处、林下或溪旁。

资源状况 分布于马头山各地。常见。

入药部位 块根（麦冬）。

采收加工 夏季采挖，洗净，反复暴晒、堆置，至七八成干，除去须根，干燥。

功能主治 养阴生津，润肺清心。用于肺燥干咳，阴虚痨嗽，喉痹咽痛，津伤口渴，内热消渴，心烦失眠，肠燥便秘。

七叶一枝花 蚤休

Paris polyphylla Smith

标本采集号：361028170426001LY

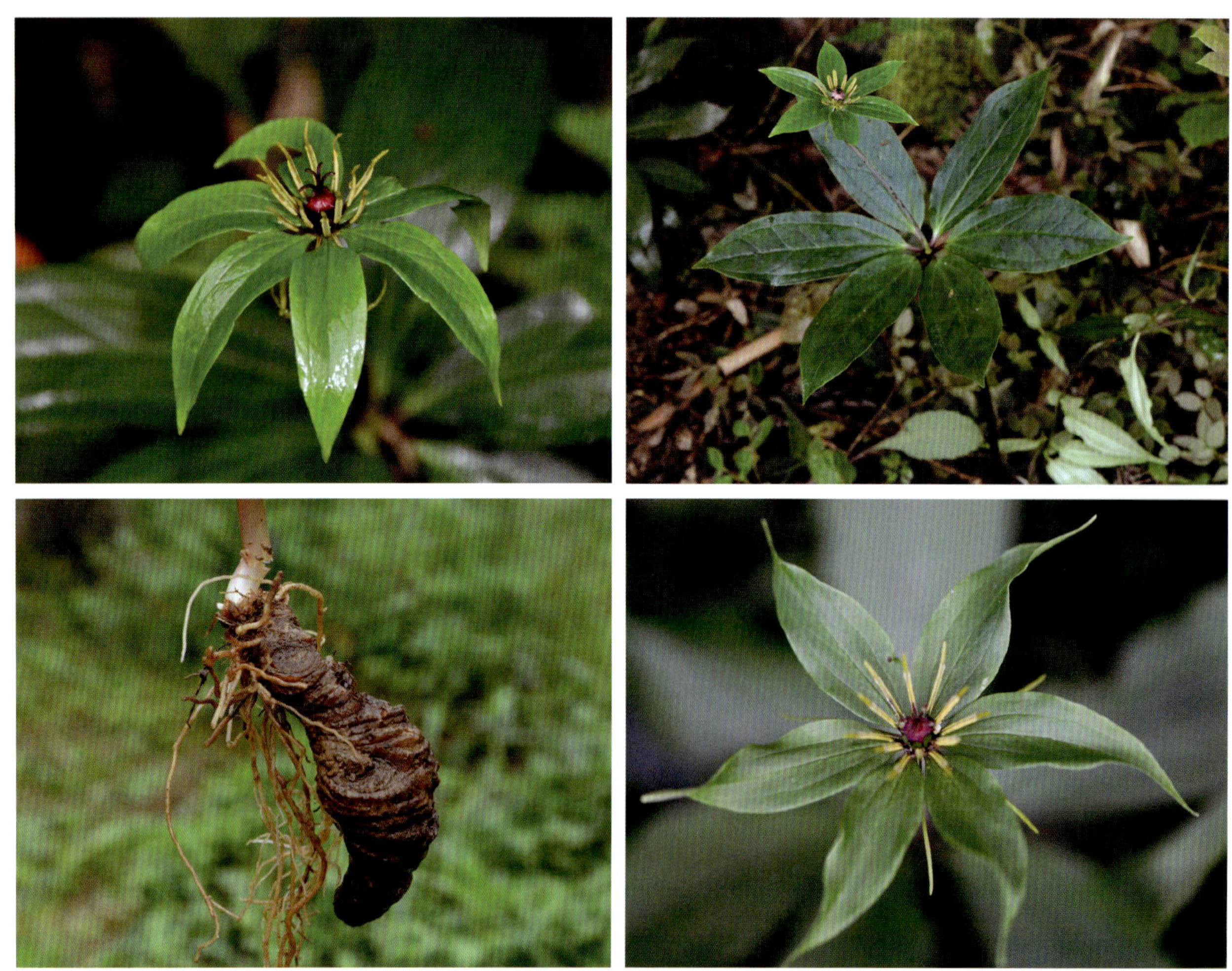

形态特征 多年生草本，植株高35~100cm。根状茎粗厚，直径达1~2.5cm；茎通常带紫红色，直径0.8~1.5cm。叶5~10枚，矩圆形、椭圆形或倒卵状披针形，长7~15cm，宽2.5~5cm；叶柄长2~6cm。花梗长5~30cm；外轮花被片绿色，3~6枚，狭卵状披针形，长3~7cm；内轮花被片狭条形，通常比外轮长。蒴果紫色，直径1.5~2.5cm，3~6瓣裂开。种子多数，具鲜红色多浆汁的外种皮。花期4~7月，果期8~11月。

适宜生境 生于林下或沟谷边的草丛中。

资源状况 分布于马头山各地。少见。

入药部位 根茎（重楼）。

采收加工 秋季采挖，除去须根，洗净，晒干。

功能主治 清热解毒，消肿止痛，凉肝定惊。用于疔疮痈肿，咽喉肿痛，毒蛇咬伤，跌扑伤痛，惊风抽搐。

评 述 本品有小毒。

多花黄精 黄精、长叶黄精、山姜

Polygonatum cyrtonema Hua

标本采集号：361028170426009LY

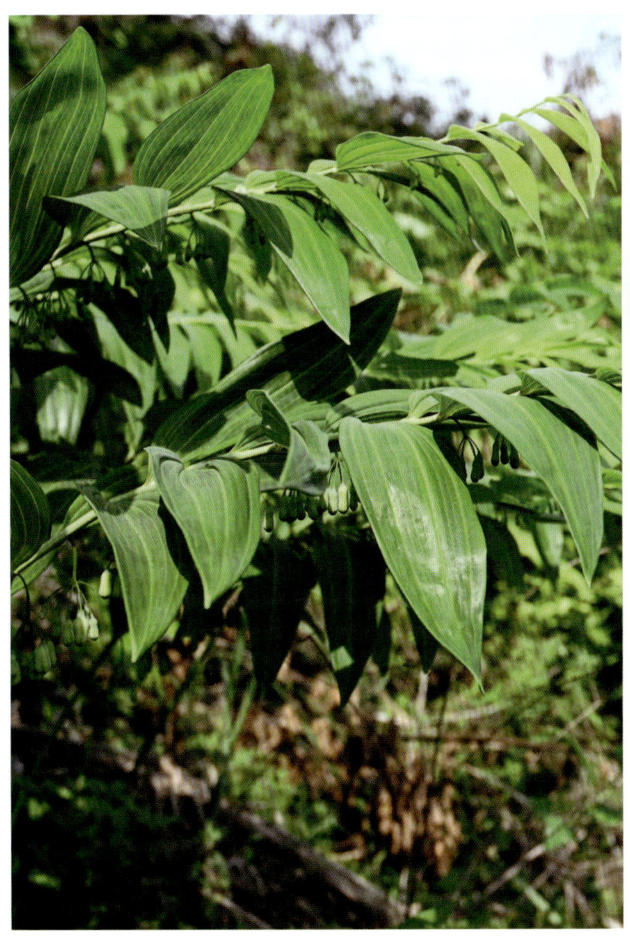

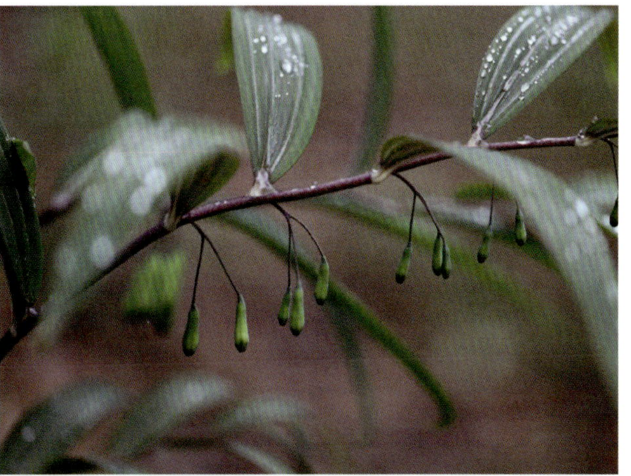

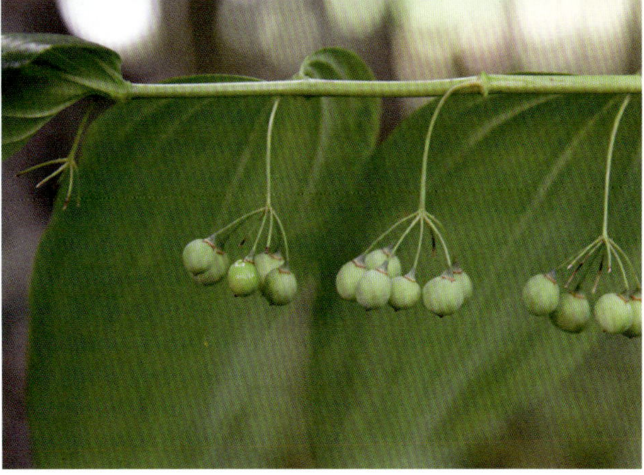

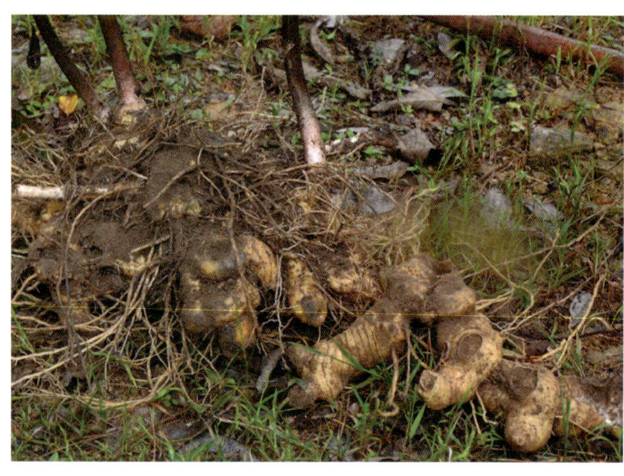

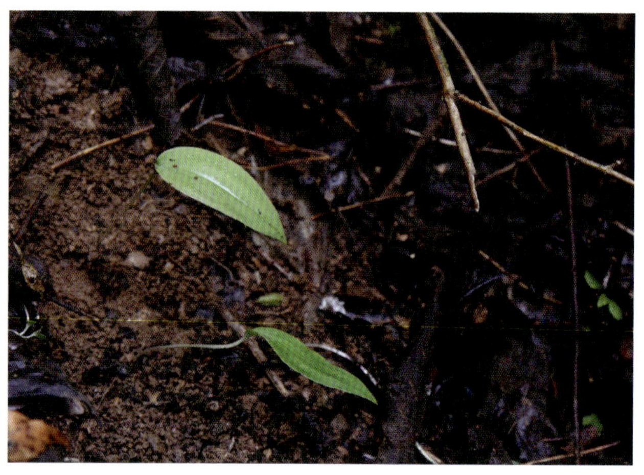

形态特征 多年生草本。根状茎肥厚，直径1~2cm；茎高50~100cm，通常具10~15枚叶。叶互生，披针形，长10~18cm，宽2~7cm。花序具1~14花，伞形；总花梗长1~6cm，花梗长0.5~3cm；苞片微小，位于花梗中部以下；花被黄绿色，全长18~25mm，裂片长约3mm；花丝长3~4mm，两侧扁或稍扁，花药长3.5~4mm；子房长3~6mm，花柱长12~15mm。浆果黑色，直径约1cm，具3~9颗种子。花期5~6月，果期8~10月。

适宜生境 生于林下、灌丛或山坡阴处。

资源状况 分布于马头山各地。常见。

入药部位 根茎（黄精）。

采收加工 春、秋二季采挖，除去须根，洗净，置沸水中略烫或蒸至透心，干燥。

功能主治 补气养阴，健脾，润肺，益肾。用于脾胃虚弱，体倦乏力，口干食少，肺虚燥咳，精血不足，内热消渴。

长梗黄精 小冰盘七

Polygonatum filipes Merr.

标本采集号：361028170425006LY

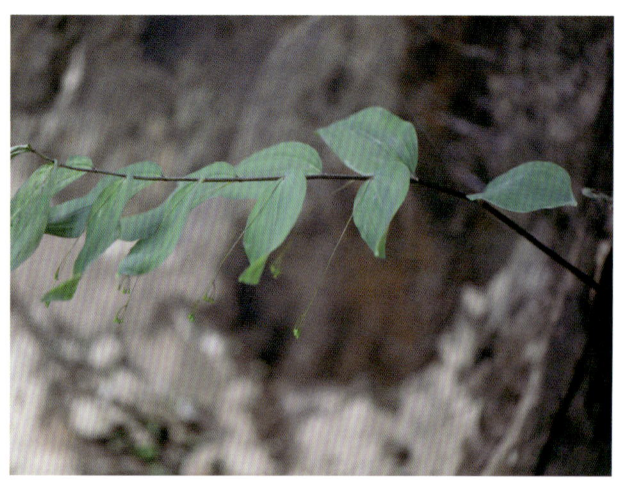

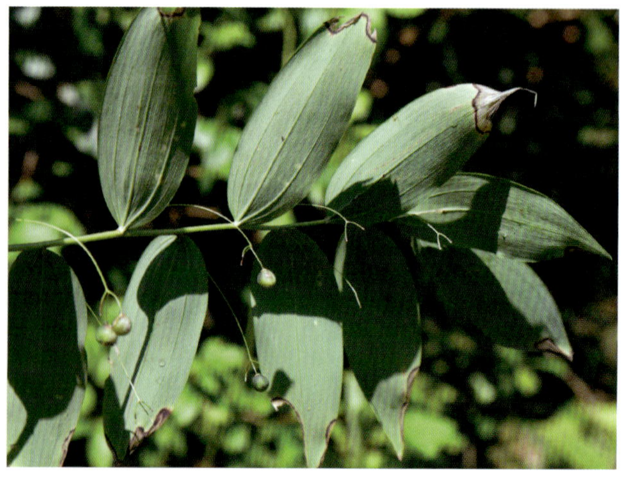

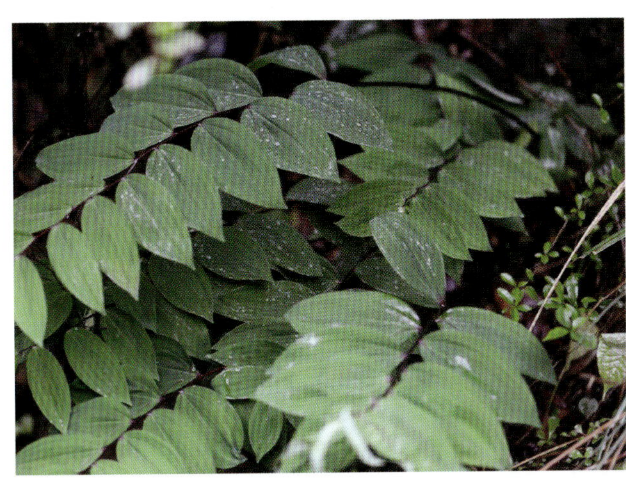
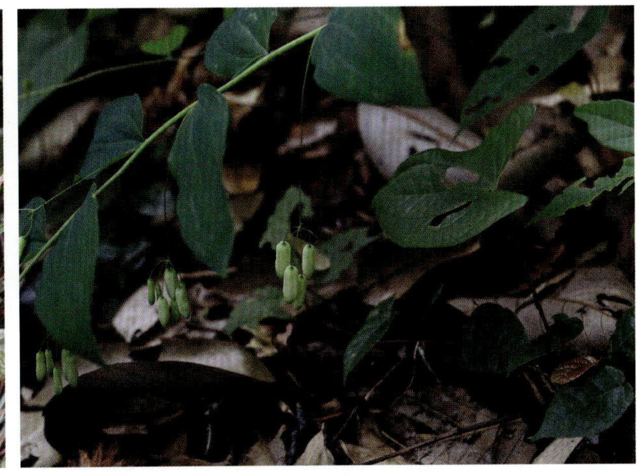

形态特征 多年生草本。根状茎连珠状，直径1~1.5cm；茎高30~70cm。叶互生，矩圆状披针形至椭圆形，长6~12cm，下面脉上有短毛。花序具2~7花；总花梗细丝状，长3~8cm；花梗长0.5~1.5cm；花被淡黄绿色，全长15~20mm，裂片长约4mm，筒内花丝贴生部分稍具短绵毛；花丝长约4mm，具短绵毛，花药长2.5~3mm；子房长约4mm，花柱长10~14mm。浆果直径约8mm，具2~5颗种子。

适宜生境 生于林下、灌丛或山坡阴处。

资源状况 分布于马头山各地。常见。

入药部位 根茎（黄精）。

采收加工 春、秋二季采挖，除去须根，洗净，置沸水中略烫或蒸至透心，干燥。

功能主治 补气养阴，健脾，润肺，益肾。用于脾胃虚弱，体倦乏力，口干食少，肺虚燥咳，精血不足，内热消渴。

菝 葜 金刚藤、山梨儿、铁菱角

Smilax china L.

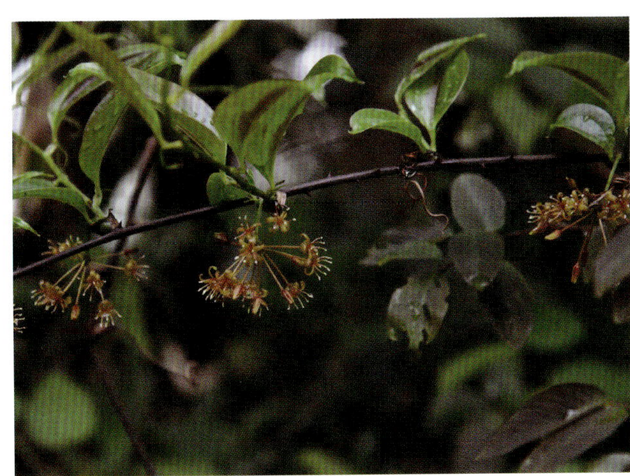
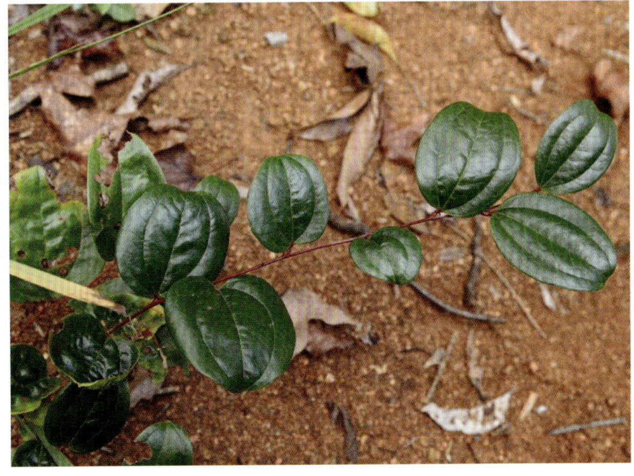

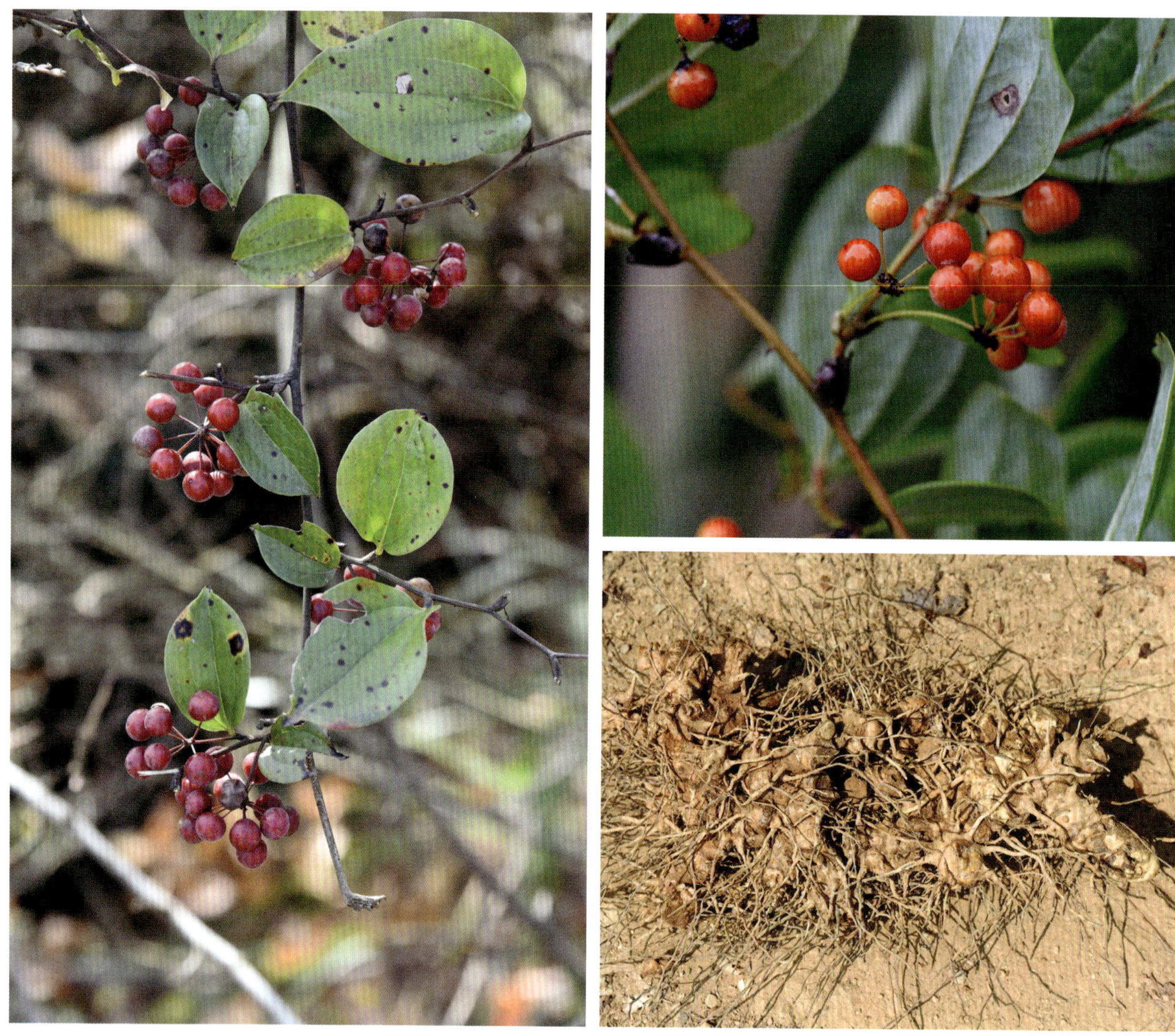

形态特征 攀缘灌木。根状茎粗厚，坚硬，为不规则的块状，直径2~3cm；茎长1~3m，少数可达5m，疏生刺。叶薄革质或坚纸质，长3~10cm，宽1.5~10cm，叶柄长5~15mm，几乎均有卷须。伞形花序具10余朵花，常呈球形；总花梗长1~2cm；花绿黄色，外花被片长3.5~4.5mm，宽1.5~2mm，内花被片稍狭；雌花与雄花大小相似，有6枚退化雄蕊。浆果直径6~15mm，熟时红色。花期2~5月，果期9~11月。

适宜生境 生于林下、灌丛中、路旁、河谷或山坡上。

资源状况 分布于马头山各地。常见。

入药部位 根茎（菝葜）、叶（菝葜叶）。

采收加工 根茎：秋末至次年春采挖，除去须根，洗净，晒干或趁鲜切片，干燥。叶：夏、秋二季采收，鲜用或晒干。

功能主治 根茎：利湿去浊，祛风除痹，解毒散瘀。用于小便淋浊，带下量多，风湿痹痛，疔疮痈肿。叶：祛风，利湿，解毒。用于风肿，疮疖，肿毒，臁疮，烧烫伤，蜈蚣咬伤。

土茯苓 光叶菝葜、革禹余粮、刺猪苓

Smilax glabra Roxb.

标本采集号：361028170911016LY

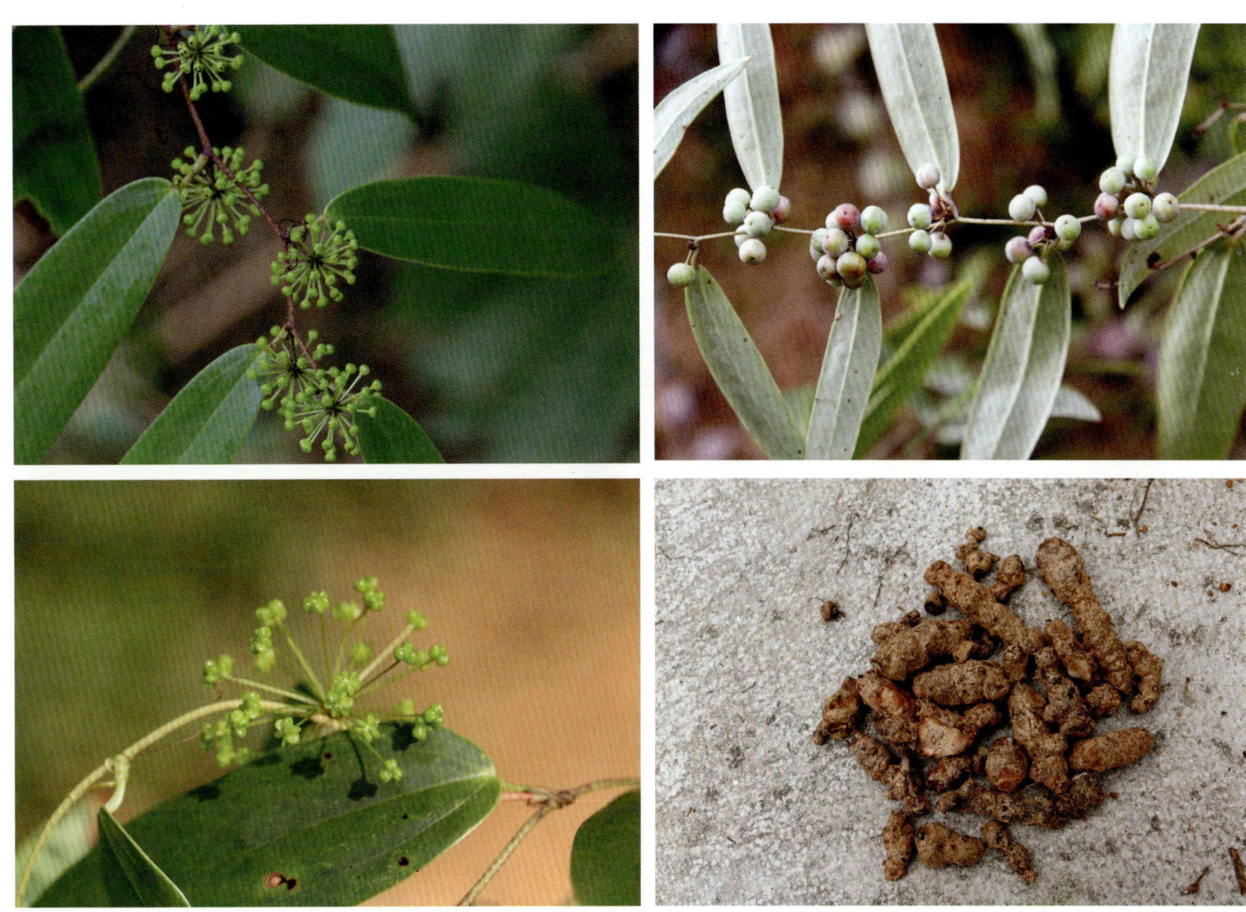

形态特征 攀缘灌木。根状茎粗厚，块状，直径2~5cm；茎长1~4m，枝条光滑，无刺。叶薄革质，披针形，长6~15cm，宽1~7cm；叶柄长5~20mm。伞形花序通常具花10余朵；总花梗长1~8mm，通常明显短于叶柄；花绿白色，六棱状球形，直径约3mm；雄花外花被片近扁圆形，宽约2mm，内花被片近圆形，宽约1mm。浆果直径7~10mm，熟时紫黑色，具粉霜。花期7~11月，果期11月至翌年4月。

适宜生境 生于林下、灌丛中、路旁、河谷或山坡上。

资源状况 分布于马头山各地。常见。

入药部位 根茎（土茯苓）。

采收加工 夏、秋二季采挖，除去须根，洗净，干燥或趁鲜切成薄片干燥。

功能主治 解毒，除湿，通利关节。用于梅毒及汞中毒所致的肢体拘挛、筋骨疼痛，湿热淋浊，带下病，痈肿，瘰疬，疥癣。

牛尾菜 草菝葜、白须公、软叶菝葜

Smilax riparia A. DC.

标本采集号：361028170427019LY

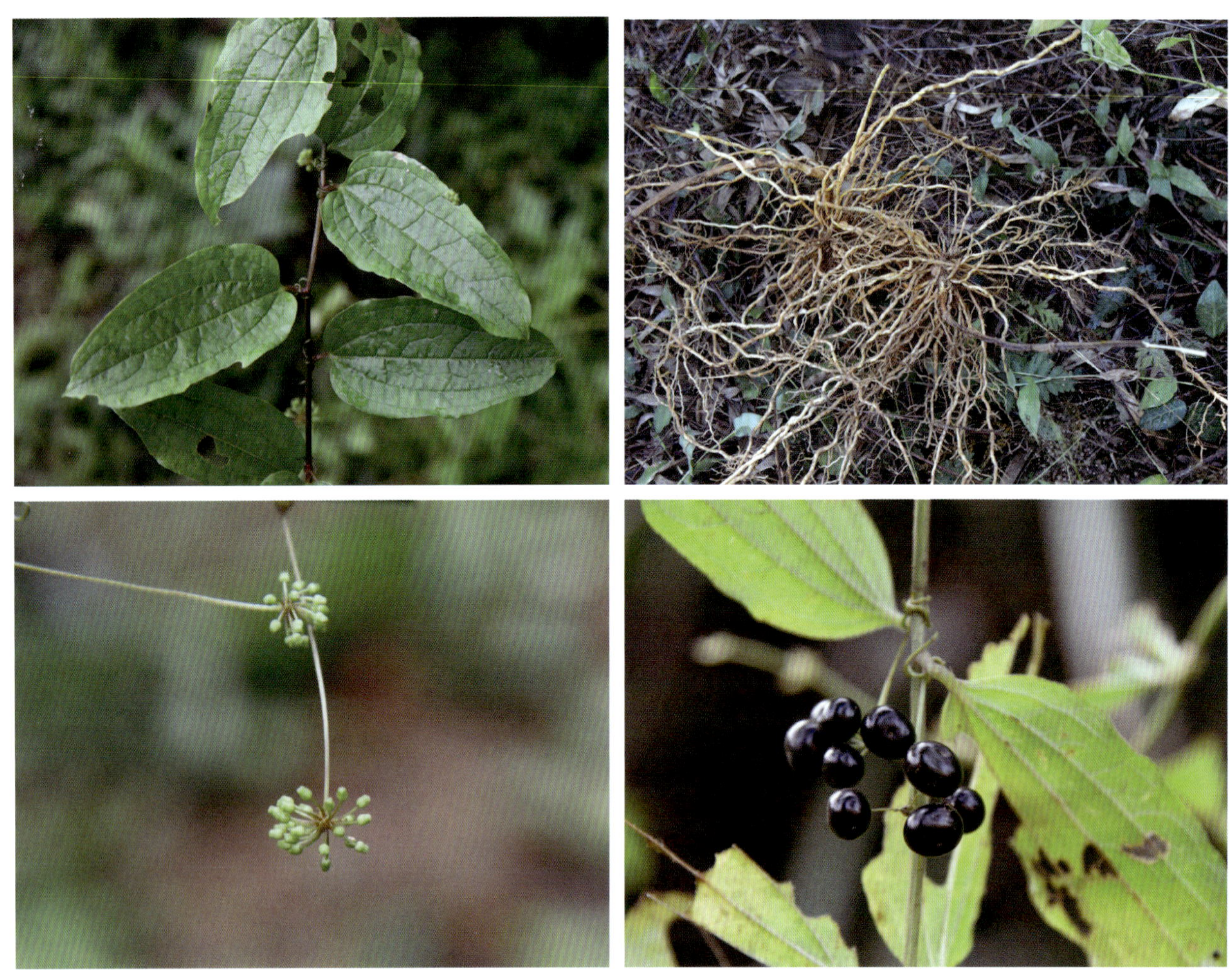

形态特征 多年生草质藤本。茎长1~2m，中空，有少量髓，干后凹瘪并具槽。叶卵形至矩圆形，形状变化较大，长7~15cm，宽2.5~11cm，下面绿色，无毛；叶柄长7~20mm，通常在中部以下有卷须。伞形花序总花梗较纤细，长3~10cm；小苞片长1~2mm，在花期一般不落；雌花比雄花略小，不具或具钻形退化雄蕊。浆果直径7~9mm。花期6~7月，果期10月。

适宜生境 生于林下、灌丛中或山坡处。

资源状况 分布于马头山各地。常见。

入药部位 根及根茎（牛尾菜）。

采收加工 夏、秋二季采挖，洗净，晾干。

功能主治 祛风湿，通经络，祛痰止咳。用于风湿痹证，劳伤腰痛，跌打损伤，咳嗽气喘。

百部科

百　部　蔓生百部、婆妇草

Stemona japonica (Bl.) Miq.

标本采集号：361028170427019LY

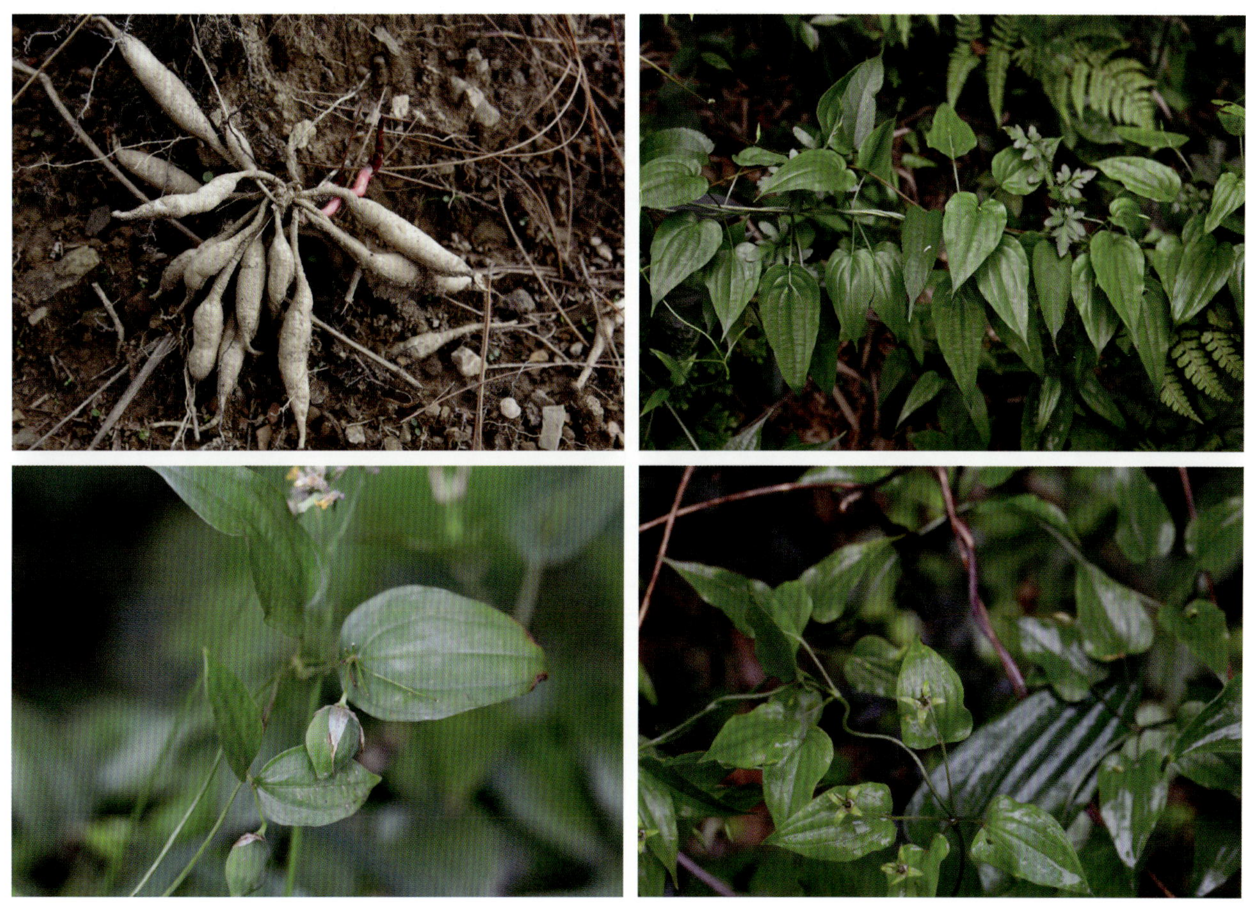

形态特征　多年生草质藤本。块根肉质，长圆状纺锤形，直径1~1.5cm。茎下部直立，上部攀缘状。叶2~5枚轮生，纸质，卵状披针形，长4~11cm，宽1.5~4.5cm；叶柄细，长1~4cm。花序柄贴生于叶片中脉上，花单生或数朵排成聚伞状花序，花柄纤细，长0.5~4cm；苞片线状披针形，长约3mm。蒴果卵形，扁，赤褐色，成熟果实2爿开裂，常具2颗种子。种子椭圆形，长约6mm，宽3~4mm，深紫褐色。花期5~7月，果期7~10月。

适宜生境　生于山坡丛林下、溪边、路旁以及山谷和阴湿岩石中。

资源状况　分布于马头山各地。常见。

入药部位　块根（百部）。

采收加工　春、秋二季采挖，除去须根，洗净，置沸水中略烫或蒸至无白心，取出，晒干。

功能主治　润肺下气止咳，杀虫灭虱。用于新久咳嗽，肺痨咳嗽，顿咳；外用于头虱，体虱，蛲虫病，阴痒。

大百部 大春根药、对叶百部、九重根

Stemona tuberosa Lour.

标本采集号：361028170709019LY

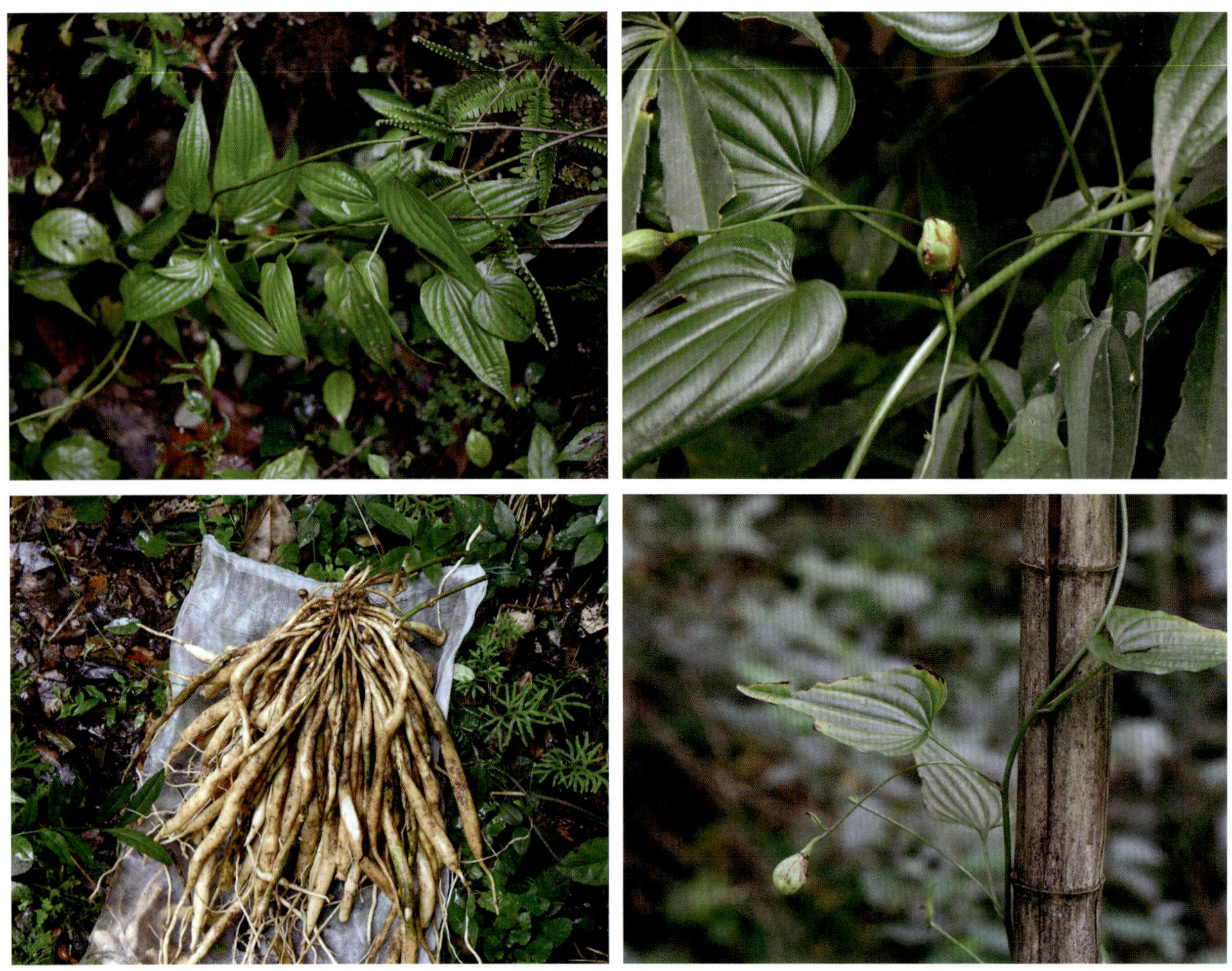

形态特征 多年生草质藤本。块根通常纺锤状，长达30cm。茎下部木质化，上部攀缘状。叶对生或轮生，卵状披针形，长6~24cm，宽5~17cm，纸质；叶柄长3~10cm。花单生或2~3朵排成总状花序；花序柄腋生，与叶柄分离或偶贴生于叶柄基部；苞片小，披针形，长5~10mm；雄蕊紫红色，花丝粗短，长约5mm，花药长1.4cm；子房小，卵形，花柱近无。蒴果光滑，具多数种子。花期4~7月，果期5~8月。

适宜生境 生于山坡丛林下、溪边、路旁以及山谷和阴湿岩石中。

资源状况 分布于马头山各地。常见。

入药部位 块根（百部）。

采收加工 春、秋二季采挖，除去须根，洗净，置沸水中略烫或蒸至无白心，取出，晒干。

功能主治 润肺下气止咳，杀虫灭虱。用于新久咳嗽，肺痨咳嗽，顿咳；外用于头虱，体虱，蛲虫病，阴痒。

石蒜科

石　蒜 彼岸花、蟑螂花、龙爪花

Lycoris radiata (L' Her.) Herb.

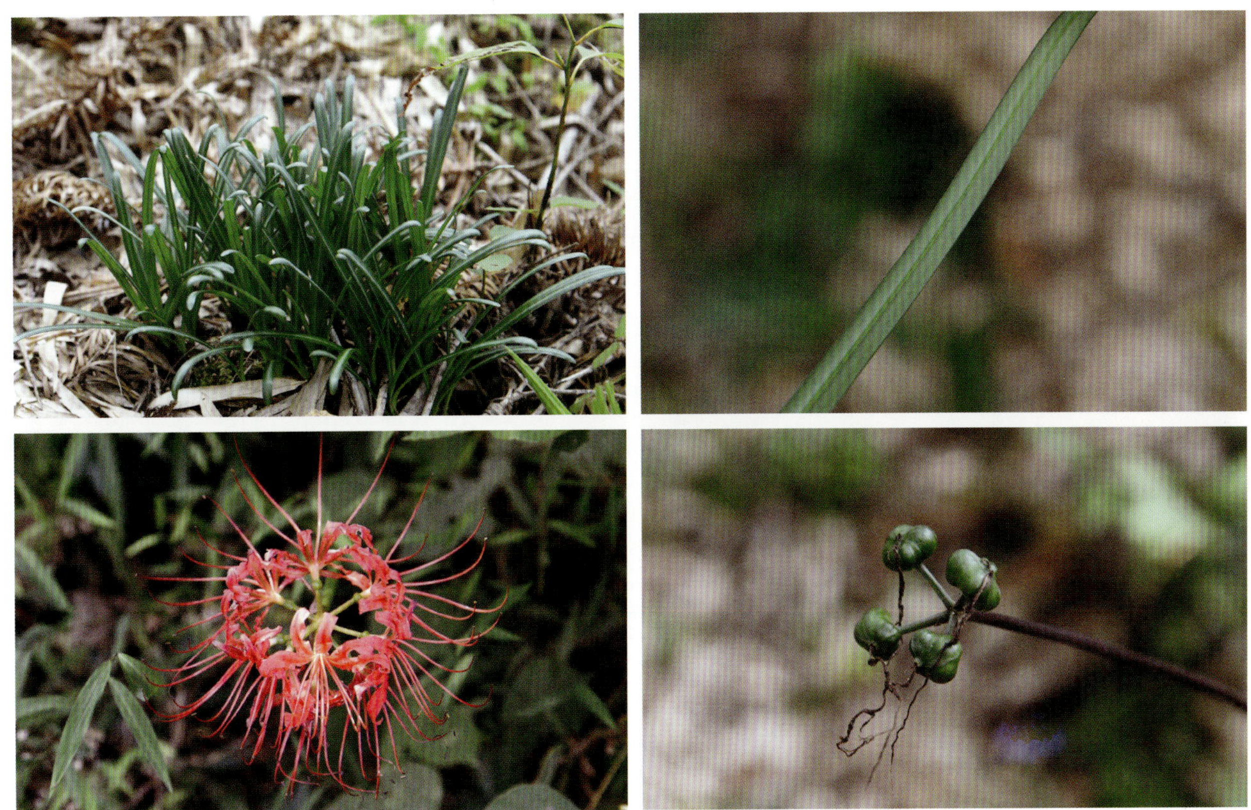

形态特征 多年生草本。鳞茎近球形，直径1~3cm。秋季出叶，叶狭带状，长约15cm，宽约0.5cm，顶端钝，深绿色，中间有粉绿色带。花茎高约30cm；总苞片2枚，披针形，长约35cm，宽约5cm；伞形花序有花4~7朵，花鲜红色；花被裂片狭倒披针形，长约3cm，宽约5cm，强度皱缩和反卷，花被筒绿色，长约5cm；雄蕊显著伸出于花被外，比花被长1倍左右。花期8~9月，果期10月。

适宜生境 生于阴湿山坡和溪沟边。

资源状况 分布于马头山各地。常见。

入药部位 鳞茎（石蒜）。

采收加工 秋后采收，洗净，阴干。

功能主治 祛痰，利尿，解毒，催吐。用于喉风，水肿腹水，痈疽肿毒，疔疮，瘰疬，食物中毒，痰涎壅塞，黄疸。

评　　述 本品有毒。

薯蓣科

黄　独 山慈姑、零余薯、黄药子

Dioscorea bulbifera L.

标本采集号：361028170912004LY

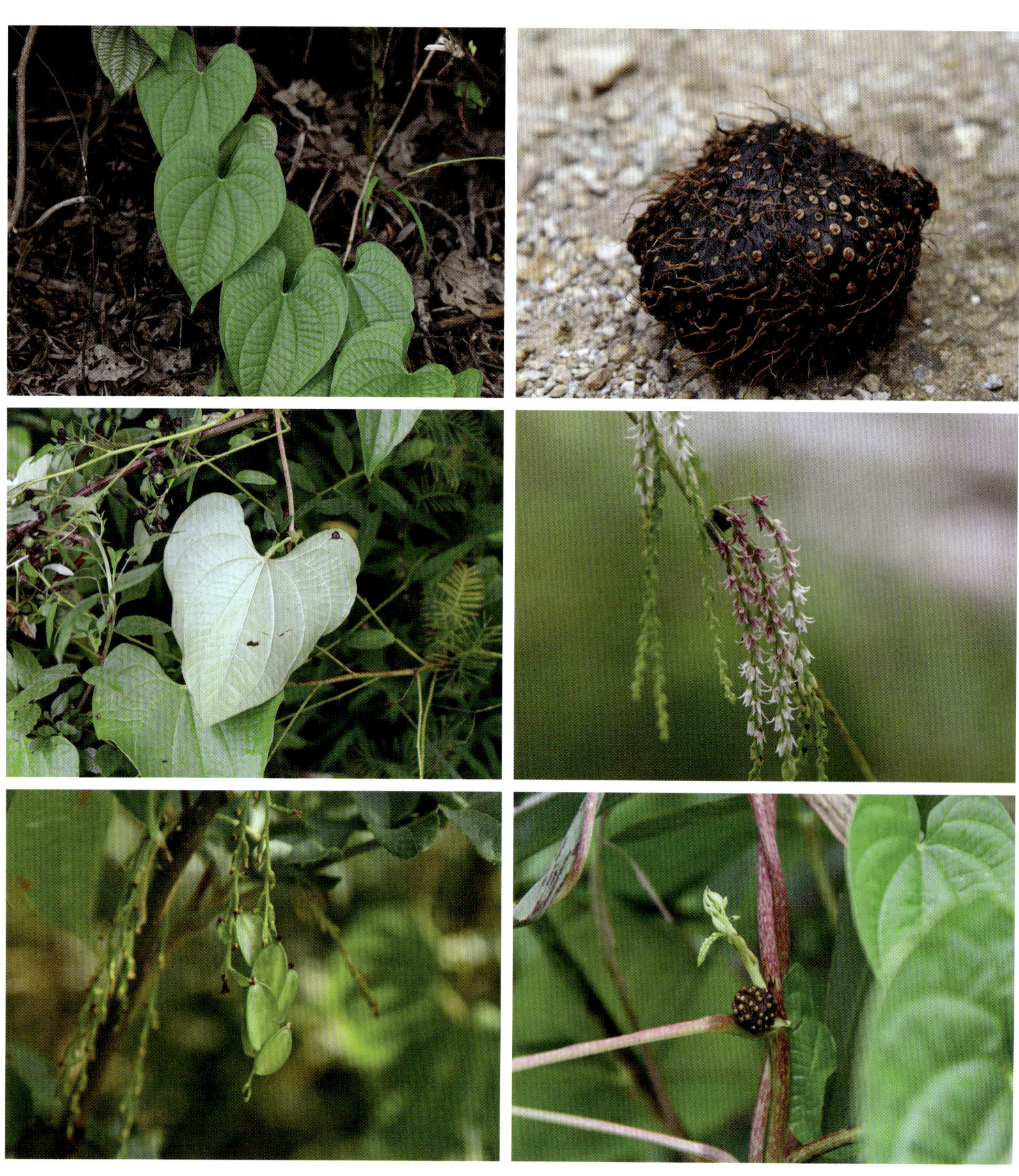

形态特征 多年生缠绕草质藤本。块茎卵圆形或梨形，直径4~10cm，外皮棕黑色，表面密生须根；茎左旋。叶腋内有紫棕色的球形或卵圆形珠芽，大小不一，最重者可达300g；单叶互生；叶片宽卵状心形，长15~26cm，宽2~26cm。雄花序穗状，下垂，常数个丛生于叶腋。蒴果反折下垂，三棱状长圆形，长1.5~3cm，宽0.5~1.5cm。种子深褐色，扁卵形，通常两两着生于每室中轴顶部。花期7~10月，果期8~11月。

适宜生境 生于阴湿山坡和溪沟边。

资源状况 分布于马头山各地。常见。

入药部位 块茎（黄药子）。

采收加工 冬季采挖块茎，洗净，切片，晒干。

功能主治 散结消瘿，清热解毒，凉血止血。用于瘿瘤，喉痹，痈肿疮毒，毒蛇咬伤，肿瘤，吐血，衄血，咯血，百日咳，肺热咳喘。

评　　述 本品有小毒。

薯 莨

Dioscorea cirrhosa Lour.

标本采集号：361028170427018LY

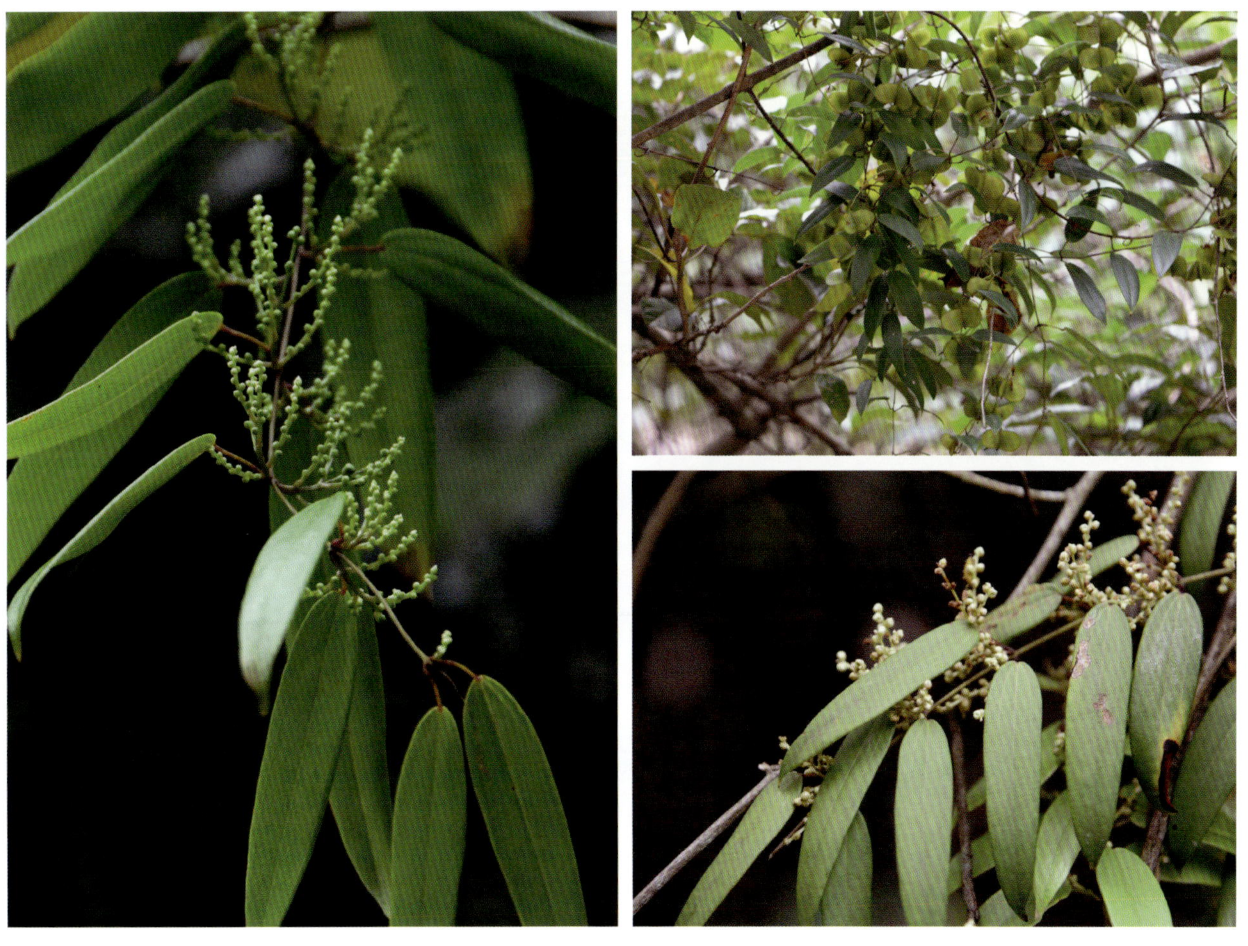

形态特征 藤本。块茎外皮黑褐色；茎绿色，无毛，右旋，有分枝，下部有刺。单叶，在茎下部的互生，中部以上的对生；叶片革质，长椭圆状卵形，长5~20cm，宽1~14cm；叶柄长2~6cm。雌雄异株；雄花序为穗状花序，长2~10cm；雌花序为穗状花序，单生于叶腋，长达12cm。蒴果三棱状扁圆形，长1.8~3.5cm，宽2.5~5.5cm。种子着生于每室中轴中部。花期4~6月，果期7月至翌年1月。

适宜生境 生于山坡、路旁、河谷边的杂木林中、阔叶林中、灌丛中或林边。

资源状况 分布于马头山各地。常见。

入药部位 块茎（薯莨）。

采收加工 秋、冬二季采挖，洗净，捣碎鲜用或切片晒干。

功能主治 活血止血，理气止痛，清热解毒。用于咯血，呕血，衄血，尿血，便血，崩漏，月经不调，痛经，经闭，产后腹痛，脘腹胀痛，痧胀腹痛，热毒血痢，水泻，关节痛，跌打肿痛，疮疖，带状疱疹，外伤出血。

评　　述 本品有小毒。

粉背薯蓣 粉萆薢

Dioscorea collettii Hook. f. var. *hypoglauca* (Palibin) C. T. Ting et al.

标本采集号：361028180511007LY

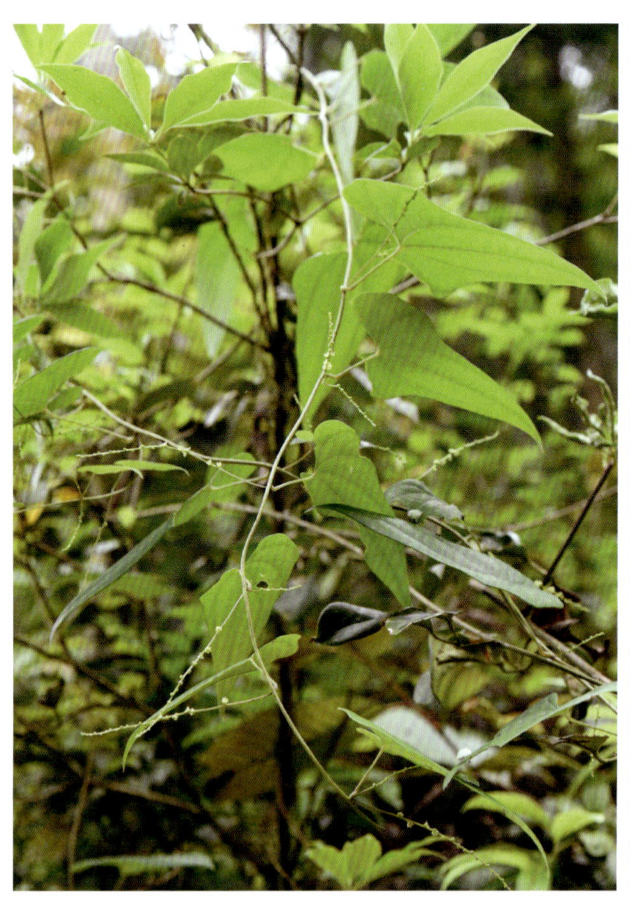

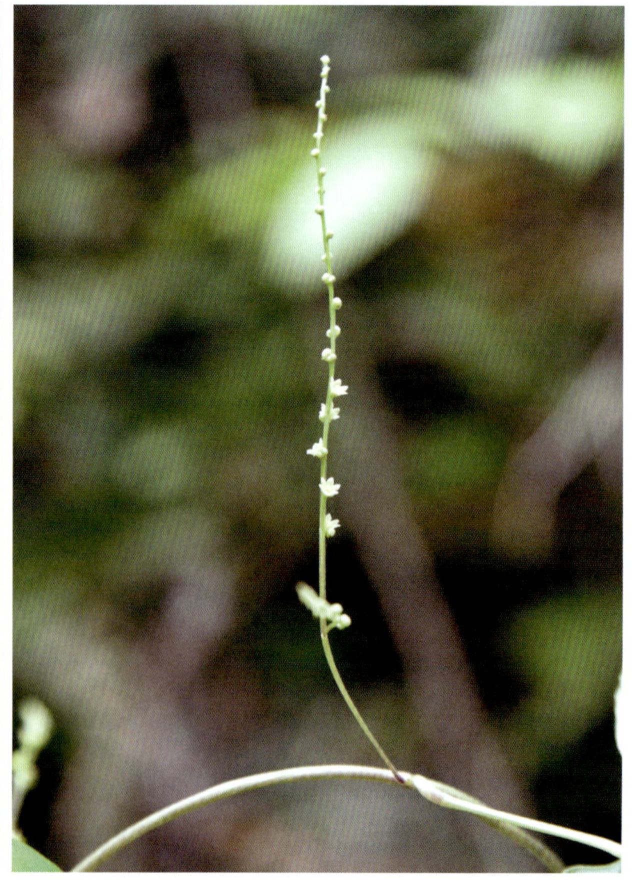

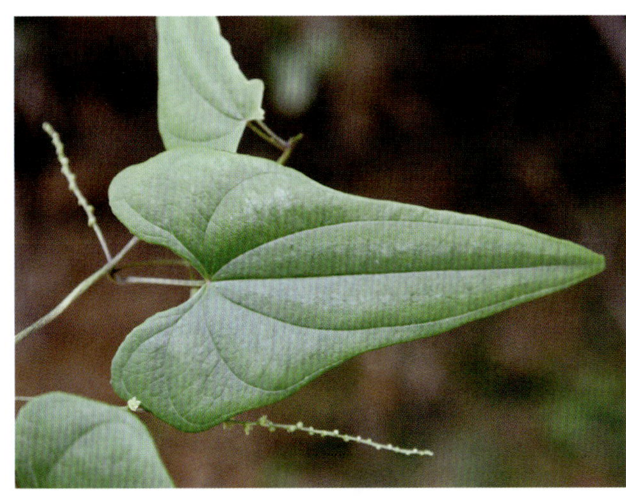

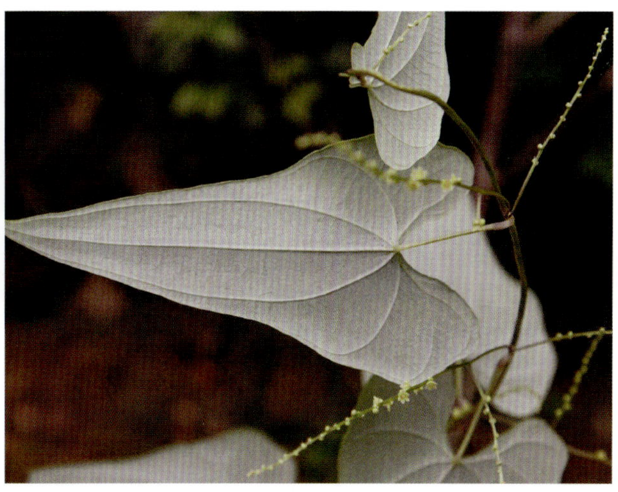

形态特征 缠绕草质藤本。根状茎横生，竹节状，直径约2cm；茎左旋，长圆柱形，无毛。单叶互生，三角状心形。花单性，雌雄异株；雄花序生于叶腋，雄花无梗，在花序基部由2~3朵簇生，至顶部常单生；雌花序穗状，雄蕊开放后药隔宽约为花药的一半，雌花的退化雄蕊呈花丝状，子房长圆柱形，柱头3裂。蒴果三棱形，富有光泽，成熟后反曲下垂。种子2枚，着生于中轴中部。花期5~8月，果期6~10月。

适宜生境 生于山坡、路旁、河谷边的杂木林中、阔叶林中、灌丛中或林边。

资源状况 分布于马头山各地。常见。

入药部位 根茎（粉萆薢）。

采收加工 秋、冬二季采挖，除去须根，洗净，切片，晒干。

功能主治 利湿去浊，祛风除痹。用于膏淋，白浊，白带过多，风湿痹痛，关节不利，腰膝疼痛。

福州薯蓣 萆薢

Dioscorea futschauensis Uline ex R. Knuth

标本采集号：361028170913002LY

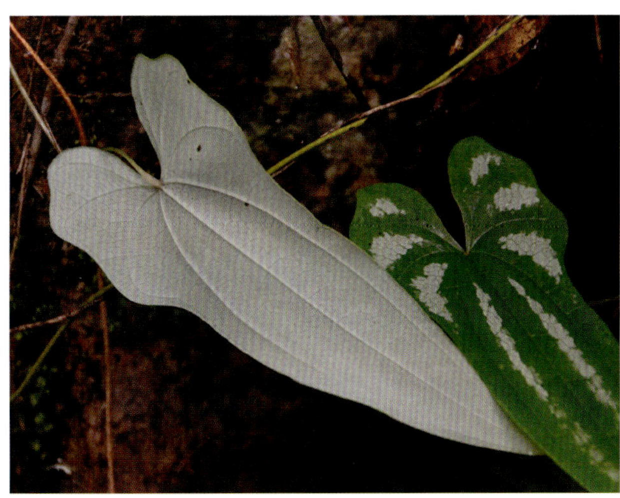

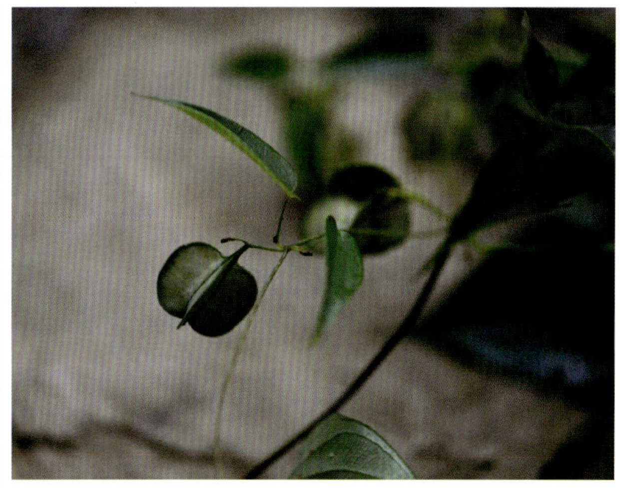

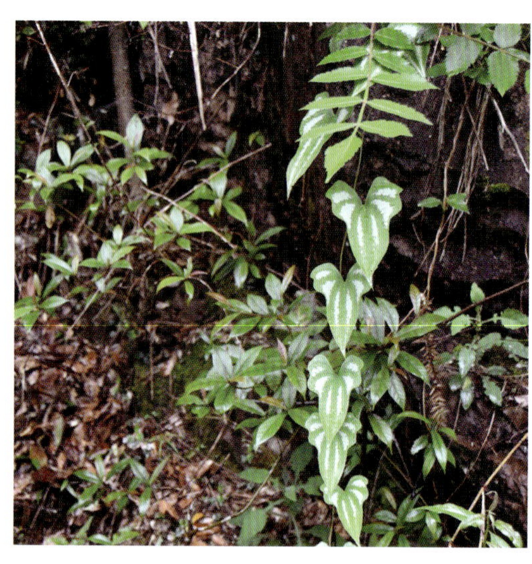
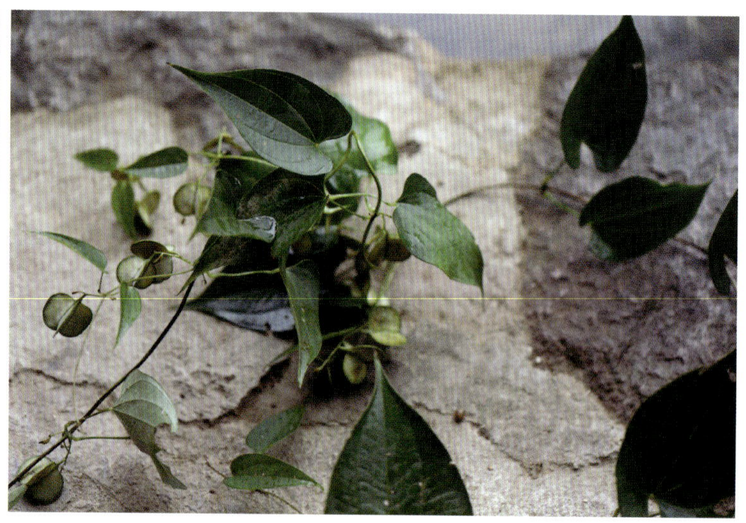

形态特征 多年生草本。根状茎横生，不规则长圆柱形。茎左旋。单叶互生，茎基部叶为掌状裂叶，7裂，大小不等，基部深心形，中部以上叶为卵状三角形。花单性，雌雄异株；雄花序总状，通常分枝呈圆锥花序，单生或2~3个簇生于叶腋；雌花花被6裂，退化雄蕊花药不完全或仅存有花丝。蒴果三棱形，长1.5~1.8cm，宽1~1.2cm。种子扁圆形，直径4~5mm。花期6~7月，果期7~10月。

适宜生境 生于山坡灌丛和林缘、沟谷边或路旁。

资源状况 分布于马头山各地。常见。

入药部位 根茎（绵萆薢）。

采收加工 秋、冬二季采挖，除去须根，洗净，切片，晒干。

功能主治 利湿去浊，祛风除痹。用于膏淋，白浊，白带过多，风湿痹痛，关节不利，腰膝疼痛。

日本薯蓣 风车子、山蝴蝶

Dioscorea japonica Thunb.

标本采集号：361028170708055LY

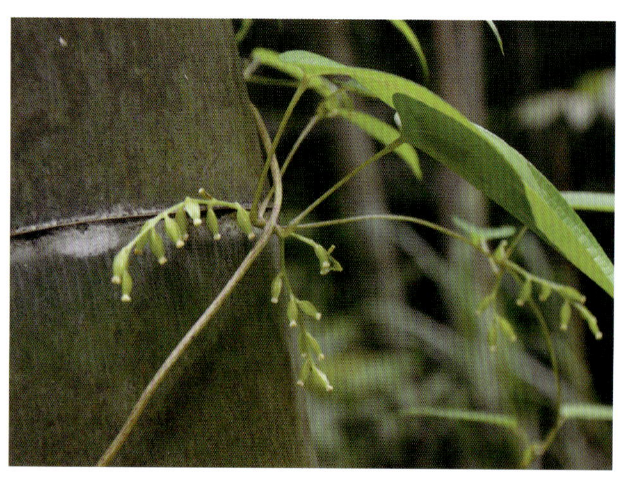
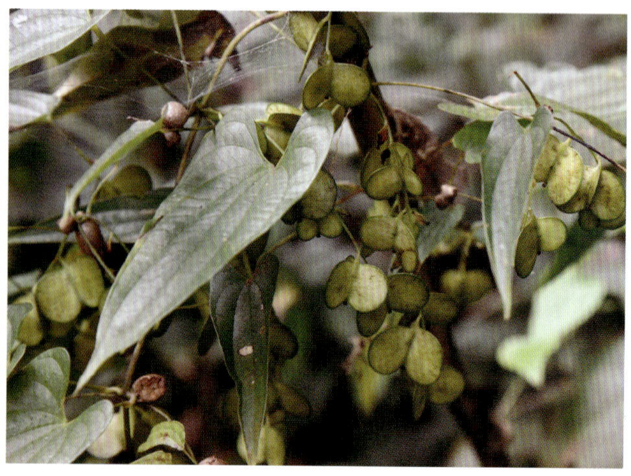

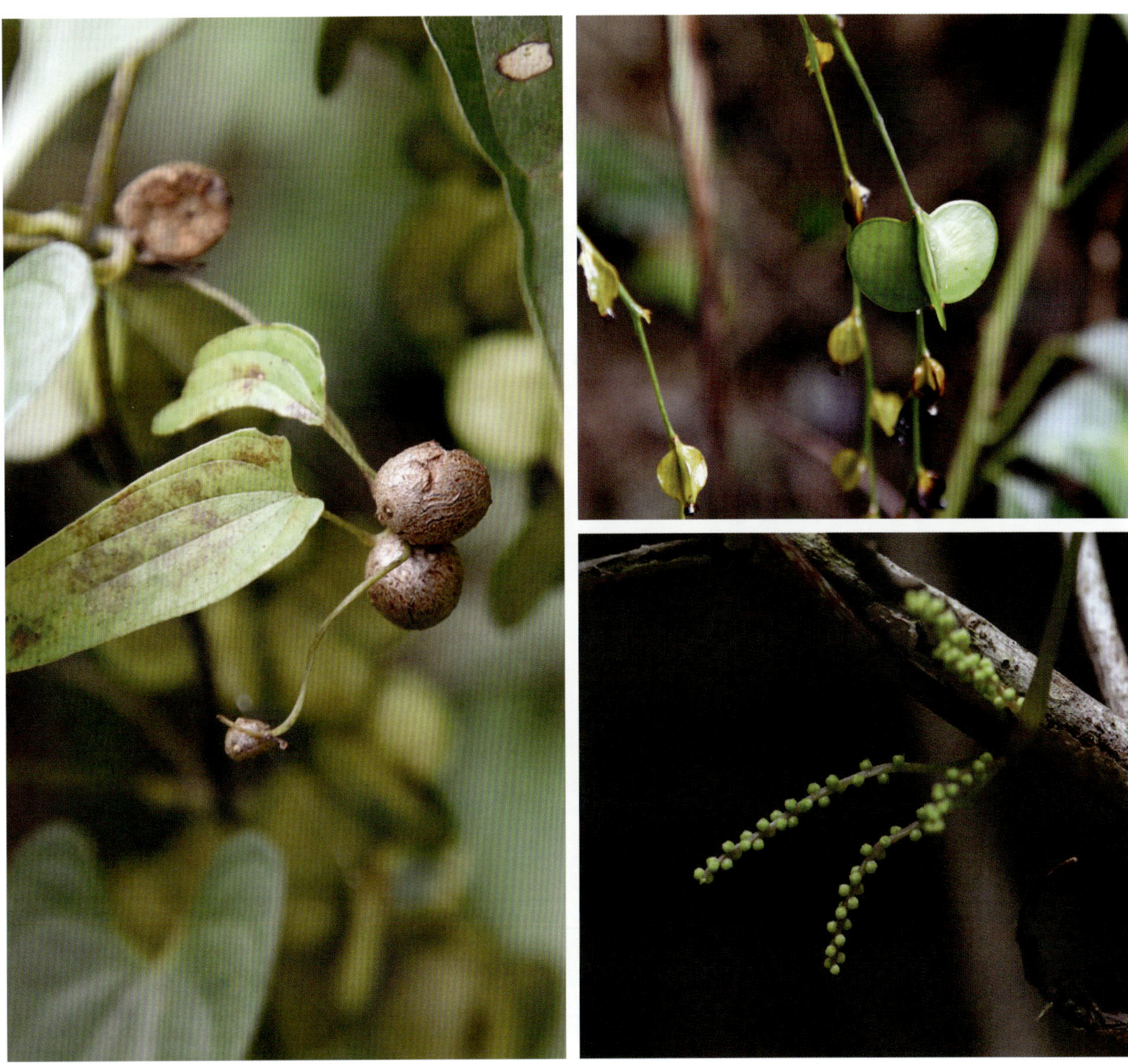

形态特征 缠绕草质藤本。块茎长圆柱形，垂直生长，直径3cm左右；茎右旋。单叶，在茎下部的互生，中部以上的对生；叶片纸质，长3~19cm，宽1~18cm；叶柄长1.5~6cm；叶腋内有珠芽。雌雄异株；雄花序为穗状花序，长2~8cm；雌花序为穗状花序，长6~20cm，1~3个着生于叶腋，雌花的花被片为卵形或宽卵形。蒴果三棱状形，长1.5~2.5cm，宽1.5~4cm。种子着生于每室中轴中部。花期5~10月，果期7~11月。

适宜生境 生于向阳山坡、山谷、溪沟边、路旁的杂木林下或草丛中。

资源状况 分布于马头山各地。常见。

入药部位 块茎（风车儿）。

采收加工 冬季茎叶枯萎后采挖，切去根头，洗净，除去外皮和须根，干燥。

功能主治 补脾养胃，生津益肺，补肾涩精。用于脾虚食少，久泻不止，肺虚喘咳，肾虚遗精，带下病，尿频，虚热消渴。

薯 蓣 野山豆、野脚板薯、面山药

Dioscorea opposita Thunb.

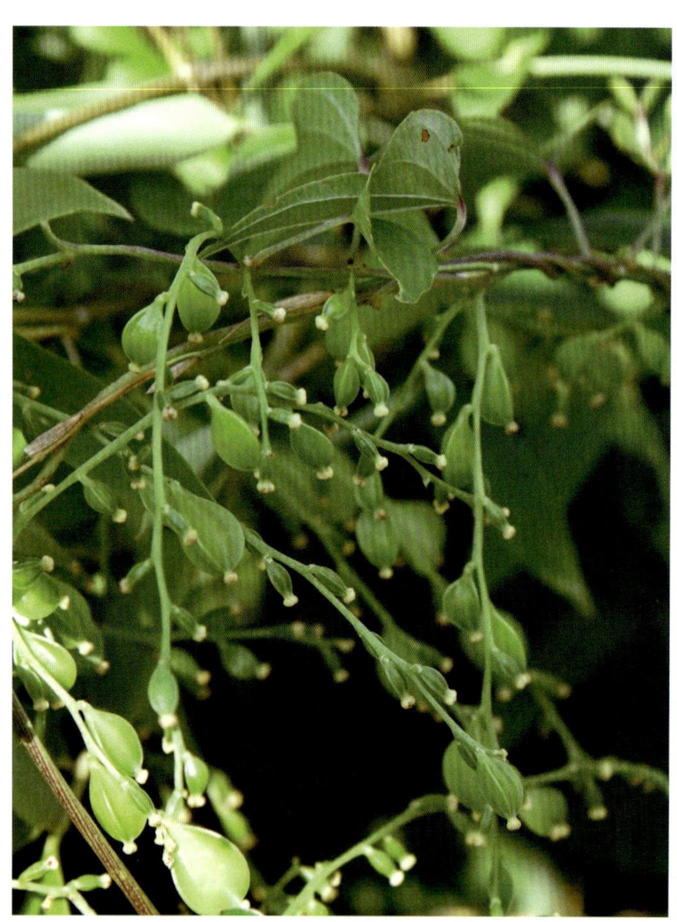
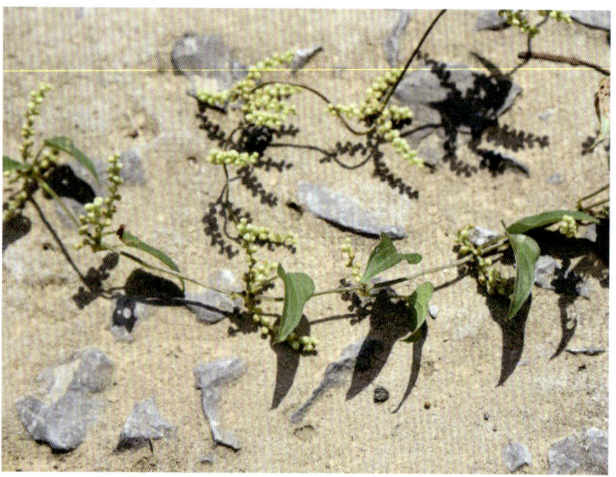
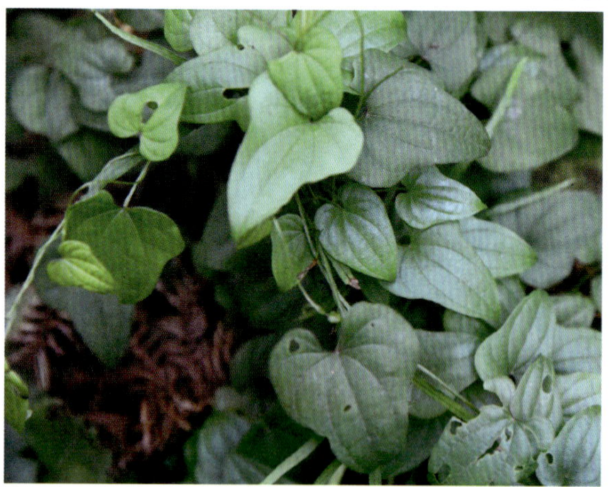

形态特征 缠绕草质藤本。块茎长圆柱形，垂直生长；茎右旋。单叶，在茎下部的互生，中部以上的对生；叶片变异大，卵状三角形，长3~16cm，宽2~14cm；叶腋内常有珠芽。雌雄异株；雄花序为穗状花序，长2~8cm，2~8个着生于叶腋，花序轴明显地呈“之”字状曲折；雌花序为穗状花序，1~3个着生于叶腋。蒴果三棱状扁圆形，长1.2~2cm，宽1.5~3cm。种子着生于每室中轴中部。花期6~9月，果期7~11月。

适宜生境 生于山坡、山谷林下、溪边、路旁的灌丛中或杂草中。

资源状况 分布于马头山各地。常见。

入药部位 根茎（山药）。

采收加工 冬季茎叶枯萎后采挖，切去根头，洗净，除去外皮和须根，干燥，习称“毛山药片”；或除去外皮，趁鲜切厚片，干燥，称为“山药片”；也有选择肥大顺直的干燥山药，置清水中，浸至无干心，闷透，切齐两端，用木板搓成圆柱状，晒干，打光，习称“光山药”。

功能主治 补脾养胃，生津益肺，补肾涩精。用于脾虚食少，久泻不止，肺虚喘咳，肾虚遗精，带下病，尿频，虚热消渴。

绵萆薢

Dioscorea septemloba Thunb.

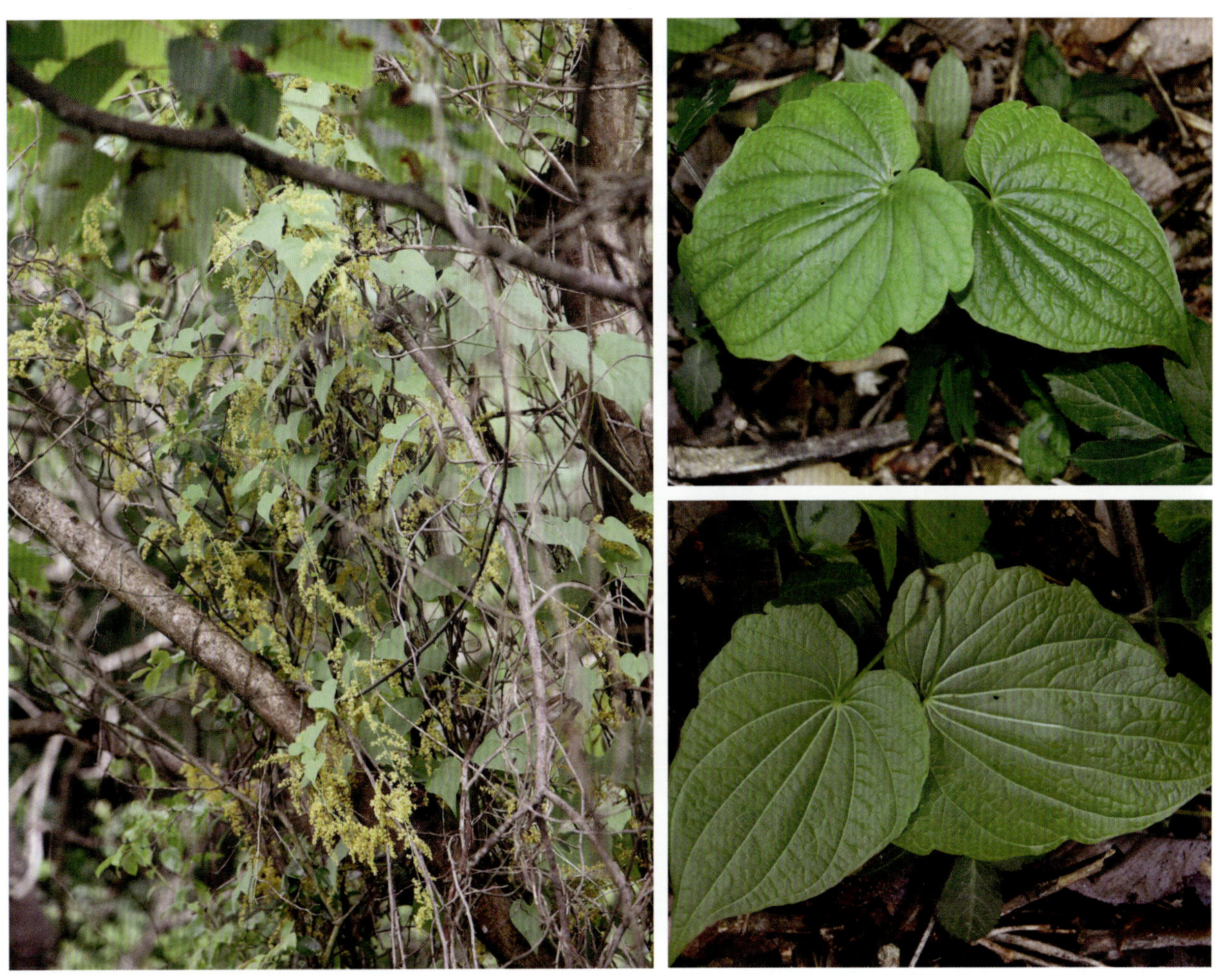

形态特征　缠绕草质藤本。根状茎横生，圆柱形，直径2~5cm；茎左旋。单叶互生；叶有二种类型，一种从茎基部至顶端全为三角状或卵状心形，全缘或边缘微波状；另一种茎基部的叶为掌状裂叶，5~9深裂、中裂或浅裂，裂片顶端渐尖，茎中部以上的叶为三角状或卵状心形，全缘；叶柄短于叶片。花单性，雌雄异株。蒴果三棱形，每棱翅状。种子通常2枚。花期6~8月，果期7~10月。

适宜生境　生于山地疏林或灌丛中。

资源状况　分布于马头山各地。常见。

入药部位　根茎（绵萆薢）。

采收加工　秋、冬二季采挖，除去须根，洗净，切片，晒干。

功能主治　利湿去浊，祛风除痹。用于膏淋，白浊，白带过多，风湿痹痛，关节不利，腰膝疼痛。

雨久花科

鸭舌草 鸭儿嘴、鸭儿菜、肥猪草

Monochoria vaginalis (Burm. f.) Presl ex Kunth

标本采集号：361028180825019LY

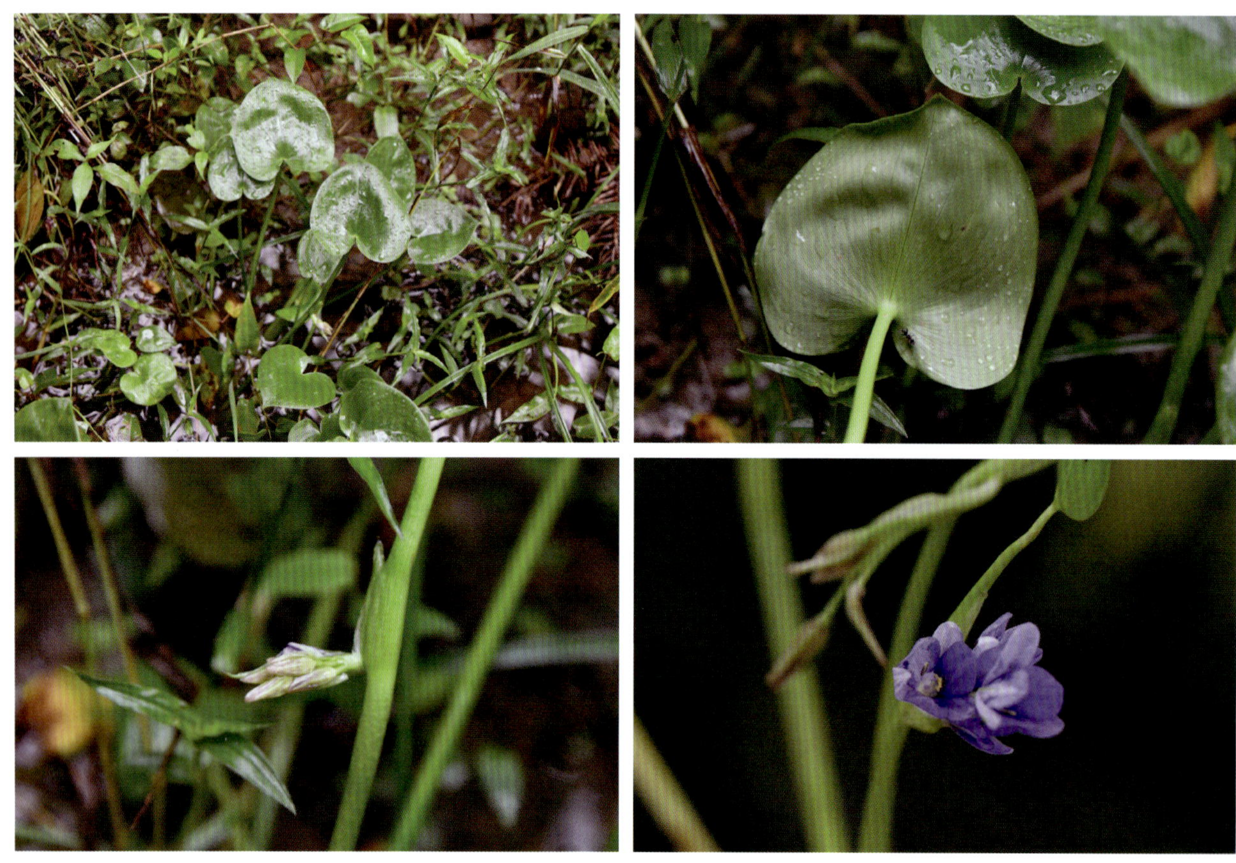

形态特征 水生草本。根状茎极短；茎直立或斜上，全株光滑无毛。叶片形状和大小变化较大，叶基部圆形或浅心形，全缘，具弧状脉；叶柄基部扩大成开裂的鞘，鞘长2~4cm，顶端有舌状体。总状花序从叶柄中部抽出，花序在花期直立，果期下弯；花序梗短，基部有1枚披针形苞片；花通常3~5朵，蓝色；花被片卵状披针形或长圆形；花梗长不及1cm；雄蕊6枚，其中1枚较大。蒴果长卵圆形，长约1cm。种子多数，灰褐色，具8~12条纵条纹。花期8~9月，果期9~10月。

适宜生境 生于稻田、沟旁、浅水池塘等水湿处。

资源状况 分布于马头山各地。常见。

入药部位 全草（鸭舌草）。

采收加工 夏、秋二季采收，晒干。

功能主治 清热，凉血，利尿，解毒。用于感冒高热，肺热咳喘，百日咳，咯血，吐血，崩漏，尿血，热淋，痢疾，肠炎，肠痈，丹毒，疮肿，咽喉肿痛，牙龈肿痛，风火赤眼，毒蛇咬伤，食毒菇中毒。

鸢尾科

射　干 乌扇、黄远、夜干

Belamcanda chinensis (L.) DC.

标本采集号：361028170910011LY

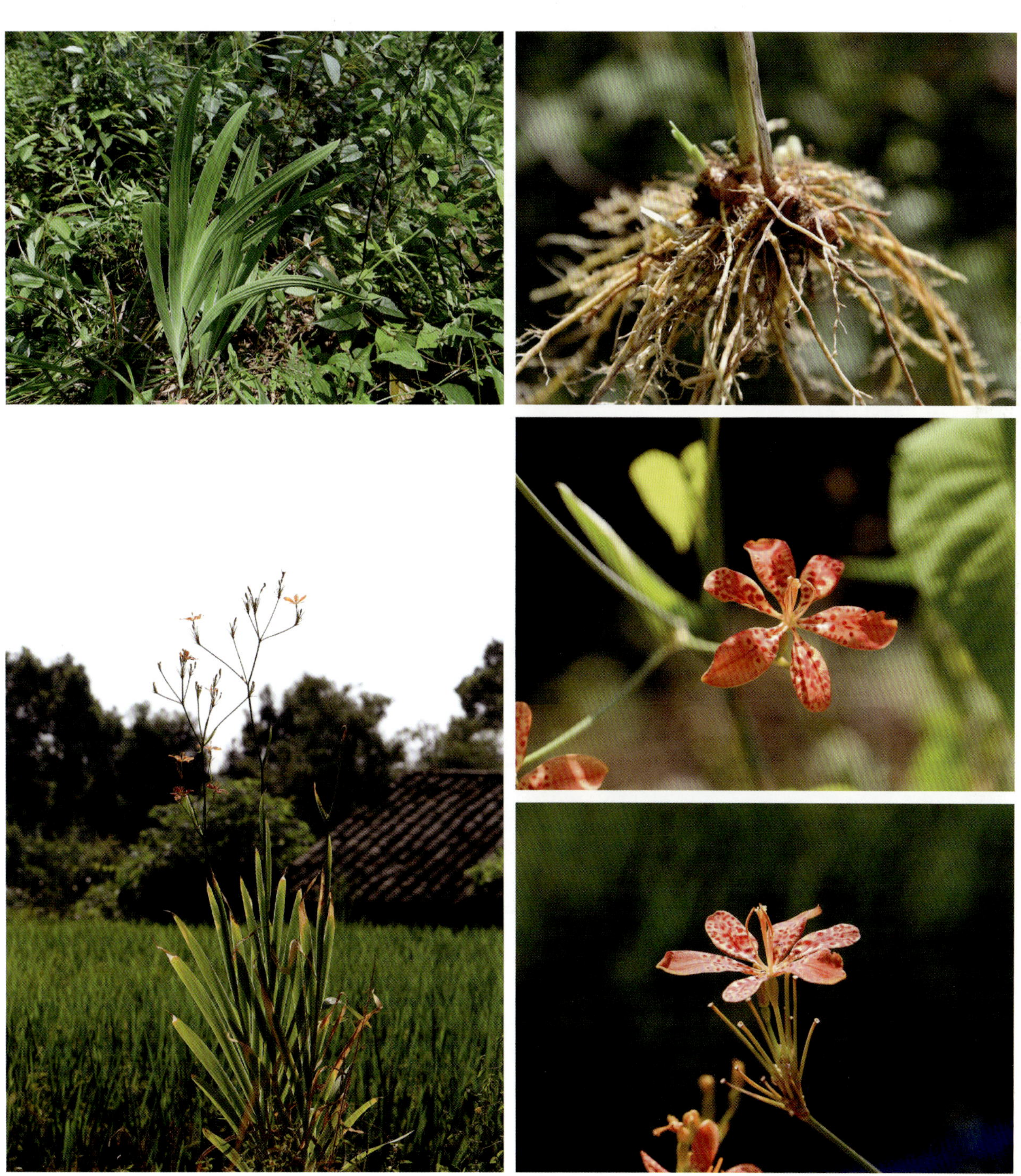

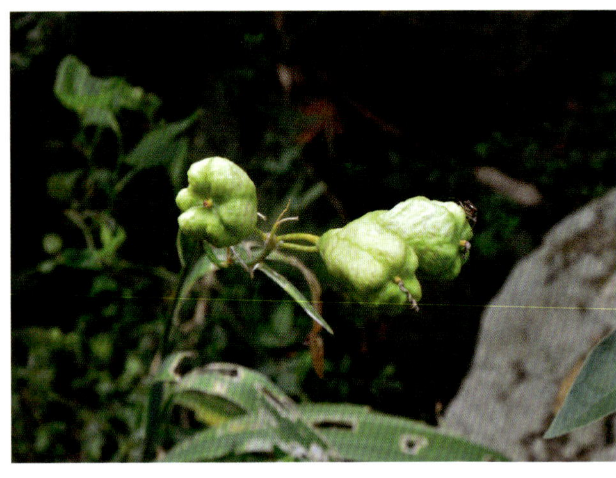

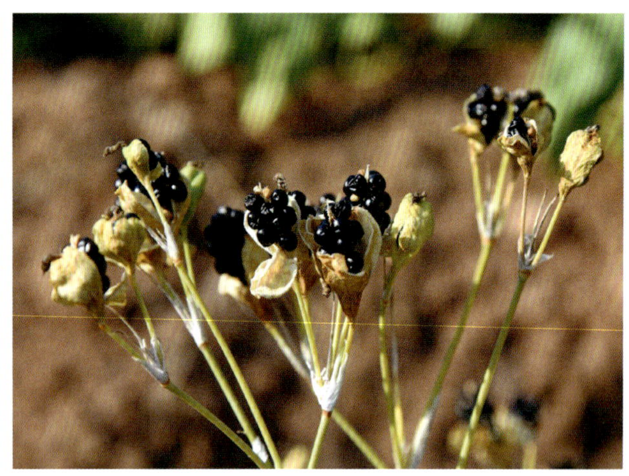

形态特征 多年生草本。根状茎为不规则的块状；茎高1~1.5m，实心。叶互生，嵌迭状排列，长20~60cm，宽2~4cm，无中脉。花序顶生；花梗细，长约1.5cm；雄蕊3，长1.8~2cm，着生于外花被裂片的基部，花药条形，外向开裂，花丝近圆柱形，基部稍扁而宽。蒴果倒卵形，长2.5~3cm，直径1.5~2.5cm。种子圆球形，黑紫色，有光泽，直径约5mm，着生于果轴上。花期6~8月，果期7~9月。

适宜生境 生于林缘或山坡草地。

资源状况 分布于马头山各地。常见。

入药部位 根茎（射干）。

采收加工 春初刚发芽或秋末茎叶枯萎时采挖，除去须根和泥沙，干燥。

功能主治 清热解毒，消痰利咽。用于热毒痰火郁结，咽喉肿痛，痰涎壅盛，咳嗽气喘。

小花鸢尾 亮紫鸢尾、八棱麻、六轮茅

Iris speculatrix Hance

标本采集号：361028180509015LY

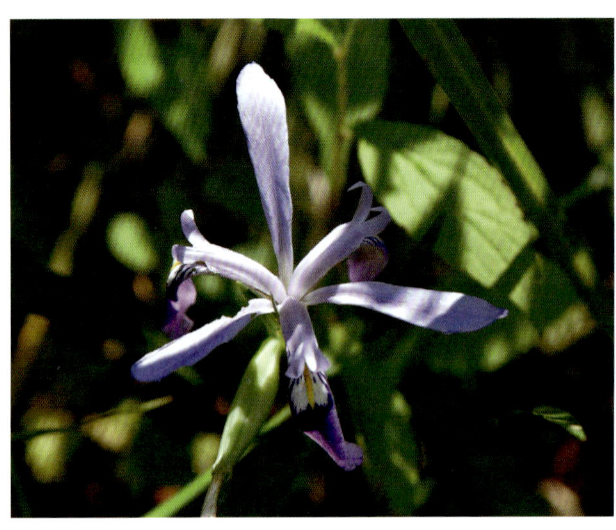

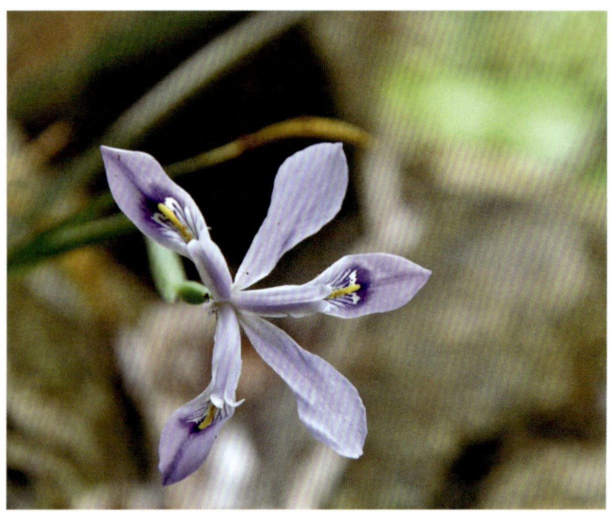

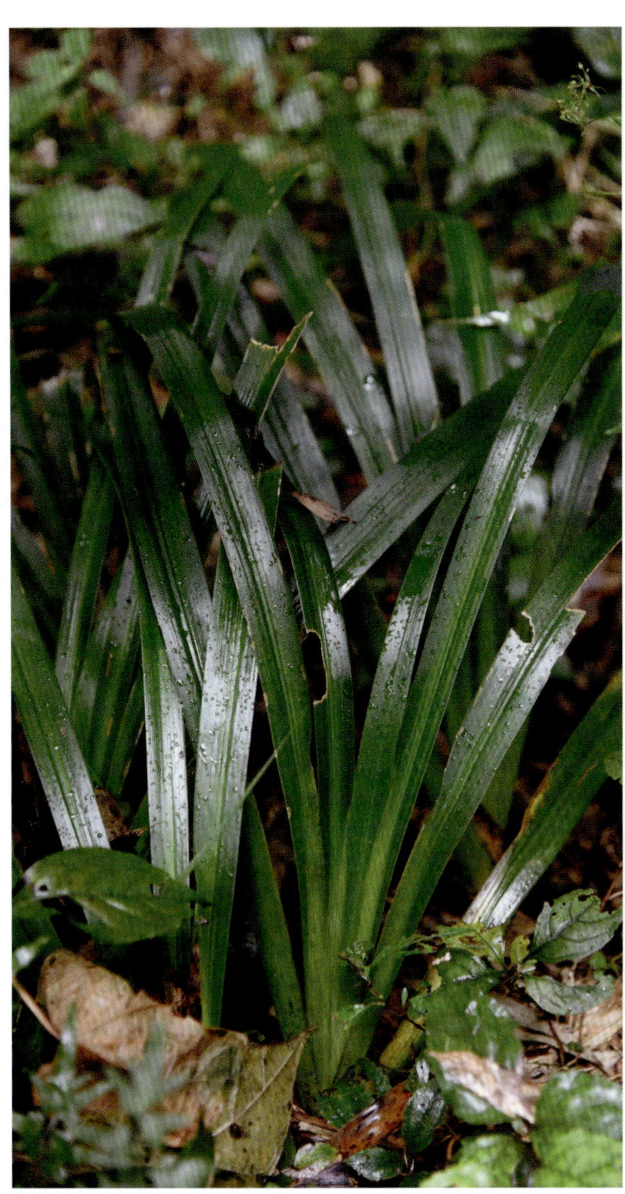

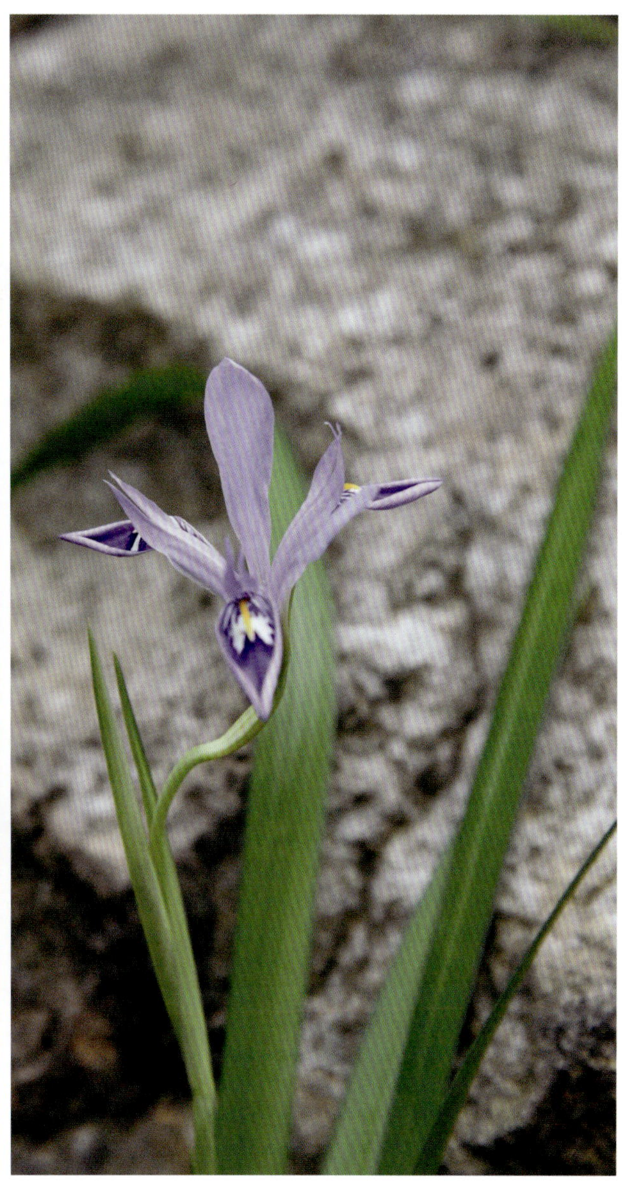

形态特征 多年生草本。根状茎二歧状分枝。叶略弯曲，有光泽，剑形或条形，长15~30cm，宽0.6~1.2cm，顶端渐尖，基部鞘状，有3~5条纵脉。花茎光滑，高20~25cm，有1~2枚茎生叶；苞片2~3枚，草质，绿色，狭披针形，长5.5~7.5cm，顶端长渐尖，内包含有1~2朵花；花梗长3~5.5cm。蒴果椭圆形，长5~5.5cm，直径约2cm，果梗弯曲成90°角。种子为多面体，棕褐色，旁附有小翅。花期5月，果期7~8月。

适宜生境 生于山地、路旁、林缘或疏林下。

资源状况 分布于马头山各地。常见。

入药部位 根及根茎（小花鸢尾根）。

采收加工 秋季采收，洗净，切段，晒干或鲜用。

功能主治 活血镇痛，祛风除湿。用于跌打损伤，风寒湿痹，疯狗咬伤，蛇伤。

评　　述 本品有小毒。

鸢　尾 屋顶鸢尾、蓝蝴蝶、紫蝴蝶

Iris tectorum Maxim.

标本采集号：361028180511009LY

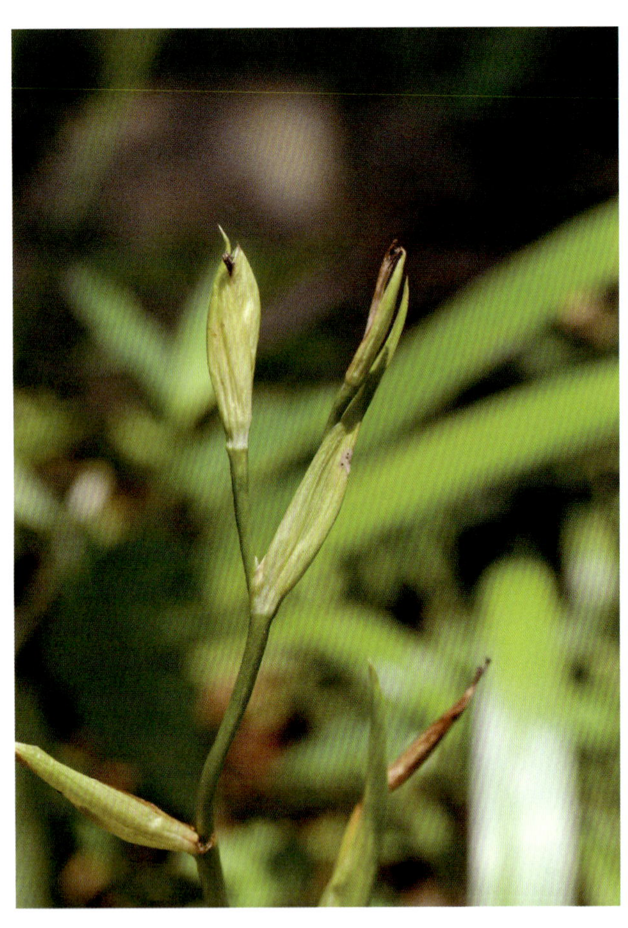

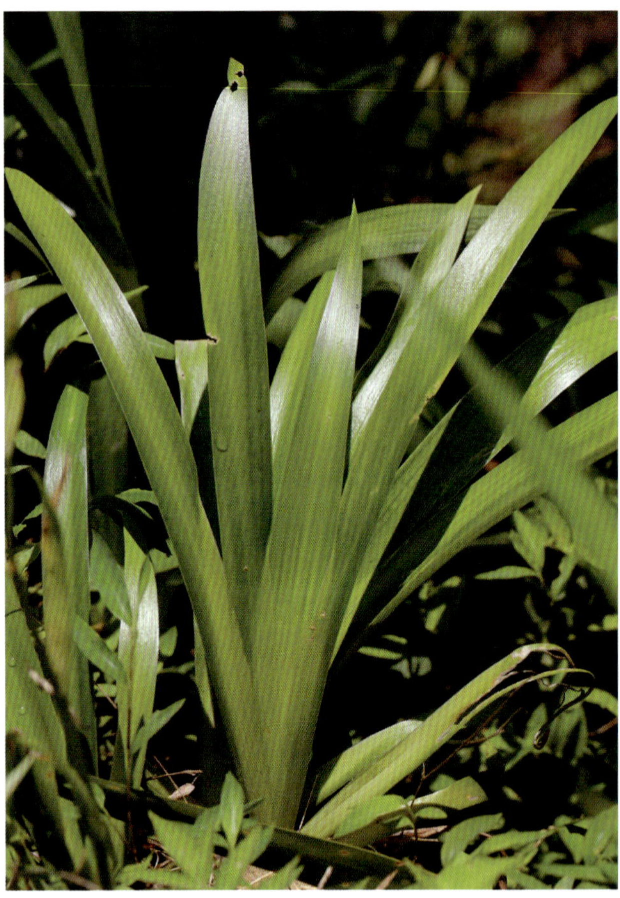

形态特征 多年生草本。根状茎粗壮，二歧分枝，直径约1cm。叶基生，宽剑形，长15~50cm，宽1.5~3.5cm。花茎光滑，高20~40cm；苞片2~3枚，绿色，草质，长5~7.5cm，宽2~2.5cm，内包含有1~2朵花；花蓝紫色，直径约10cm，中脉上有不规则的鸡冠状附属物，呈不整齐的缝状裂，长4.5~5cm，宽约3cm，花盛开时向外平展，爪部突然变细。蒴果长椭圆形或倒卵形。种子黑褐色，梨形，无附属物。花期4~5月，果期6~8月。

适宜生境 生于向阳坡地、林缘及水边湿地。

资源状况 分布于马头山各地。常见。

入药部位 根茎（川射干）、叶或全草（鸢尾）。

采收加工 根茎：全年均可采挖，除去须根及泥沙，干燥。叶或全草：夏、秋二季采收，洗净，切碎，鲜用。

功能主治 根茎：清热解毒，祛痰，利咽。用于热毒痰火郁结，咽喉肿痛，痰涎壅盛，咳嗽气喘。叶或全草：清热解毒，祛风利湿，消肿止痛。用于咽喉肿痛，肝炎，肝肿大，膀胱炎，风湿痛，跌打肿痛，疮疖，皮肤瘙痒。

灯心草科

灯心草 赤须、灯心、碧玉草

Juncus effusus L.

标本采集号：361028170426024LY

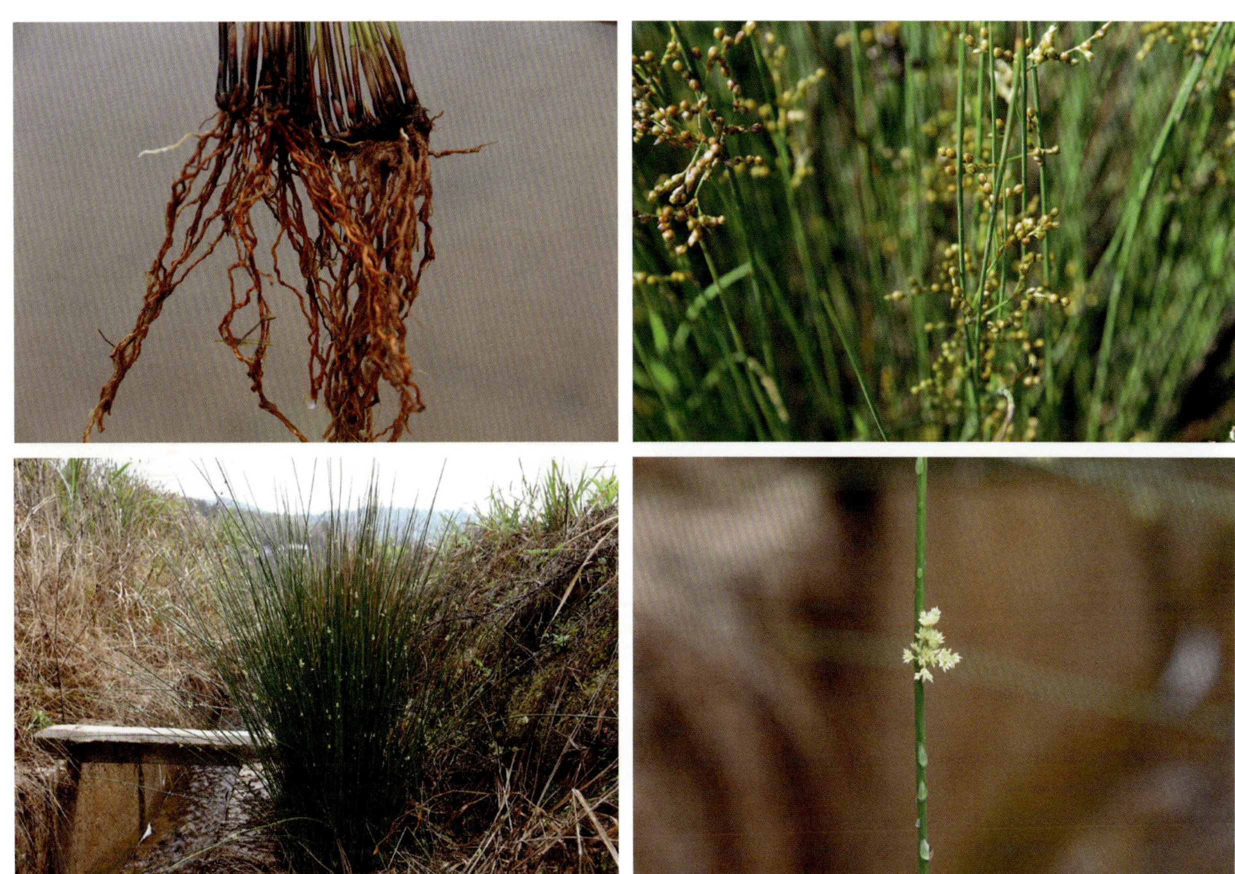

形态特征 多年生草本。根状茎粗壮横走，具黄褐色稍粗的须根；茎丛生，直立，圆柱形，淡绿色，具纵条纹，直径1~4mm，茎内充满白色的髓心。叶全部为低出叶，呈鞘状或鳞片状，包围于茎的基部，长1~22cm，基部红褐至黑褐色。聚伞花序假侧生，含多花。蒴果长圆形或卵形，长约2.8mm，顶端钝或微凹，黄褐色。种子卵状长圆形，长0.5~0.6mm，黄褐色。花期4~7月，果期6~9月。

适宜生境 生于河边、池旁、水沟、稻田旁、草地及沼泽湿处。

资源状况 分布于马头山各地。常见。

入药部位 茎髓（灯心草）。

采收加工 夏末至秋季割取茎，晒干，取出茎髓，理直，扎成小把。

功能主治 清心火，利小便。用于心烦失眠，尿少涩痛，口舌生疮。

鸭跖草科

饭包草 火柴头

Commelina bengalensis L.

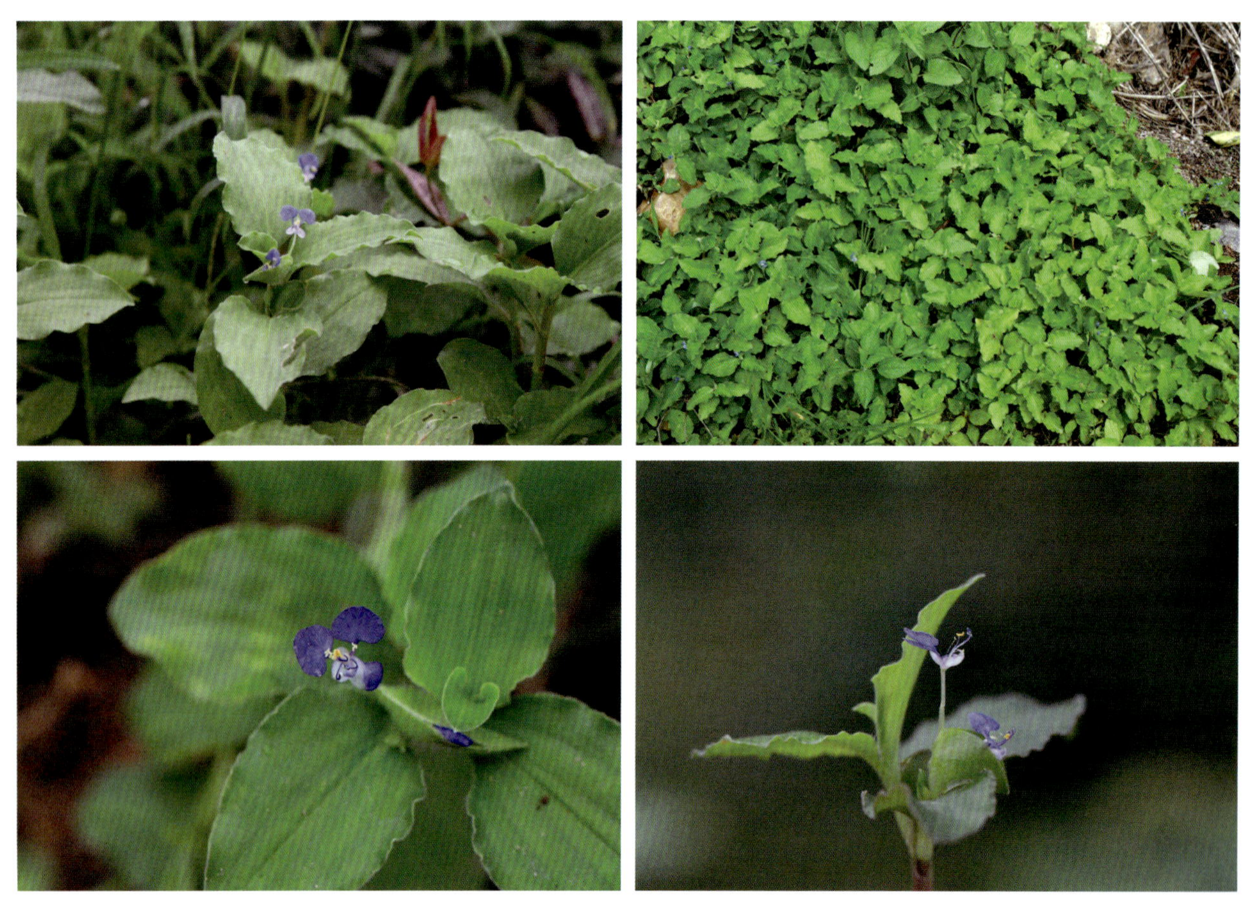

形态特征 多年生草本。茎大部分匍匐，节上生根，上部及分枝上部上升，长可达70cm。叶有明显的叶柄；叶片卵形，长3~7cm，宽1.5~3.5cm。总苞片佛焰苞状，与叶对生；花序下面一枝具细长梗，具1~3朵不孕的花，伸出佛焰苞，上面一枝有花数朵，结实，不伸出佛焰苞；花瓣蓝色，圆形，长3~5mm，内面2枚具长爪。蒴果椭圆状，长4~6mm，3室。种子长近2mm，黑色。花期夏、秋二季。

适宜生境 生于河边、池旁、水沟、稻田旁、草地及沼泽湿处。

资源状况 分布于马头山各地。常见。

入药部位 全草（饭包草）。

采收加工 夏、秋二季采收，晒干。

功能主治 清热解毒，利湿消肿。用于小便短赤涩痛，赤痢，疔疮。

鸭跖草 竹叶菜、鸭趾草、挂梁青

Commelina communis L.

标本采集号：361028170711036LY

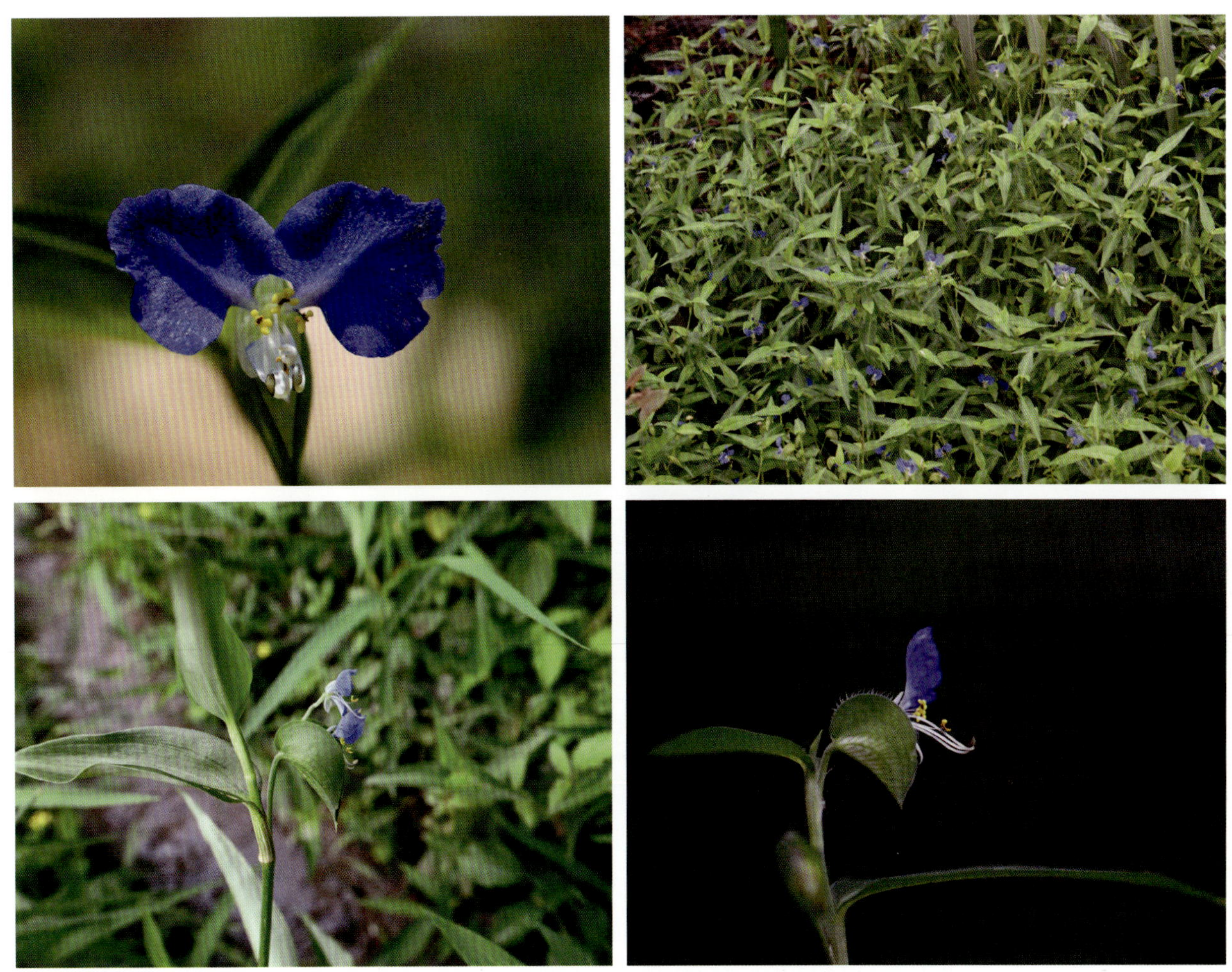

形态特征 一年生草本。茎匍匐生根，多分枝。叶披针形，长3~9cm，宽1.5~2cm。总苞片佛焰苞状，有1.5~4cm的柄，与叶对生；聚伞花序，下面一枝仅有花1朵，具长8mm的梗，不孕；上面一枝具花3~4朵，具短梗，几乎不伸出佛焰苞；花瓣深蓝色，内面2枚具爪，长近1cm。蒴果椭圆形，长5~7mm，2室，2爿裂，有种子4颗。种子长2~3mm，棕黄色，一端平截、腹面平。花期夏季。

适宜生境 生于河边、池旁、水沟、稻田旁、草地及沼泽湿处。

资源状况 分布于马头山各地。常见。

入药部位 全草（鸭跖草）。

采收加工 夏、秋二季采收，晒干。

功能主治 清热泻火，解毒，利水消肿。用于感冒发热，热病烦渴，咽喉肿痛，水肿尿少，热淋涩痛，痈肿疔毒。

聚花草 水草、大祥竹篙草

Floscopa scandens Lour.

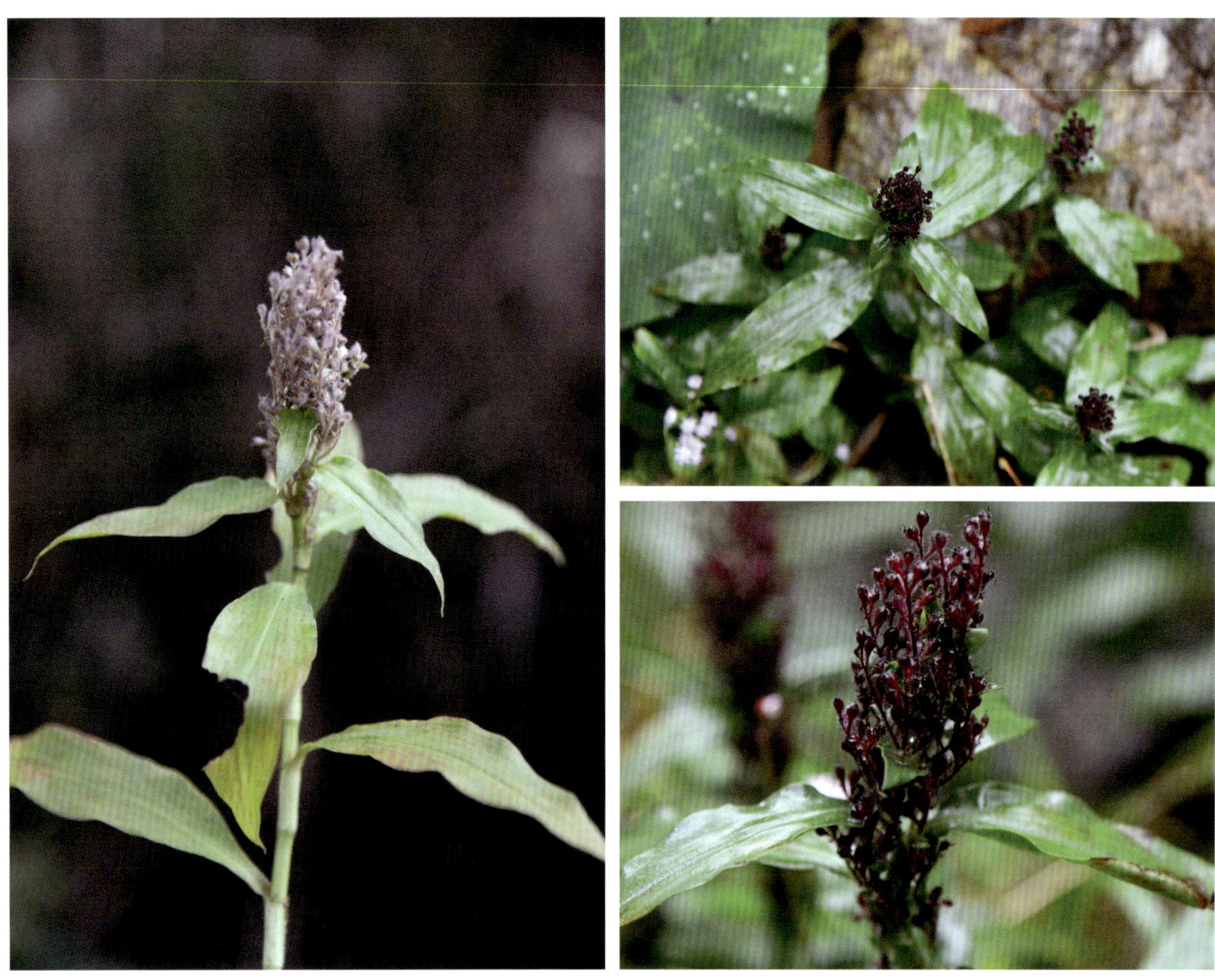

形态特征 多年生草本，植株被多细胞腺毛。根状茎节上密生须根；茎高20~70cm，不分枝。叶片椭圆形至披针形，长4~12cm，宽1~3cm。圆锥花序多个，顶生并兼有腋生，组成长达8cm、宽达4cm的扫帚状复圆锥花序；花瓣蓝色或紫色，倒卵形，略比萼片长；花丝长而无毛。蒴果卵圆状，长、宽均约为2mm，侧扁。种子半椭圆状，灰蓝色，有从胚盖发出的辐射纹；胚盖白色，位于背面。花、果期7~11月。

适宜生境 生于水边、山沟边草地及林中。

资源状况 分布于马头山各地。常见。

入药部位 全草（聚花草）。

采收加工 夏、秋二季采收，洗净，晒干或鲜用。

功能主治 清热利水，解毒。用于肺热咳嗽，目赤肿痛，淋证，水肿，疮疖肿毒。

牛轭草 鸡嘴草、水竹草

Murdannia loriformis (Hassk.) Rolla Rao et Kammathy

标本采集号：361028180825011LY

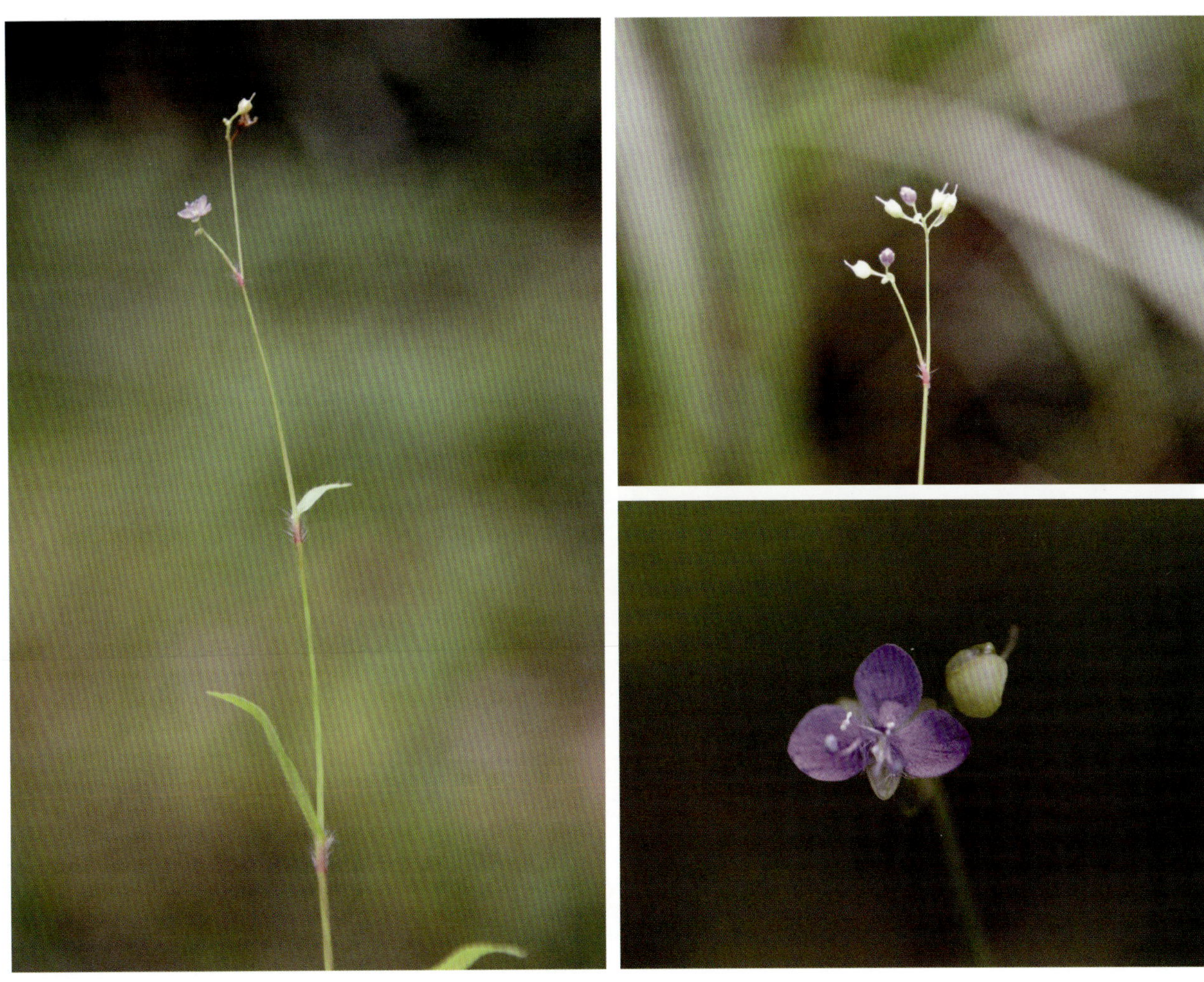

形态特征 多年生草本。根须状，直径0.5~1mm。主茎不发育，有莲座状叶丛，多条可育茎从叶丛中发出，下部节上生根，长15~100cm。主茎上的叶密集，长5~30cm，宽近1cm。蝎尾状聚伞花序单枝顶生；总苞片下部的叶状而较小，长不过1cm；花瓣紫红色或蓝色，倒卵圆形，长5mm；能育雄蕊2枚。蒴果卵圆状三棱形，长3~4mm。种子黄棕色，具以胚盖为中心的辐射条纹。花、果期5~10月。

适宜生境 生于山谷溪边林下、山坡草地。

资源状况 分布于马头山各地。常见。

入药部位 全草（牛轭草）。

采收加工 夏、秋二季采收，洗净，晒干或鲜用。

功能主治 清热止咳，解毒，利尿。用于小儿高热，肺热咳嗽，目赤肿痛，热痢，疮痈肿毒，热淋，小便不利。

裸花水竹叶 地韭菜、天芒针、地蓝花

Murdannia nudiflora (L.) Brenan

标本采集号：361028180826010LY

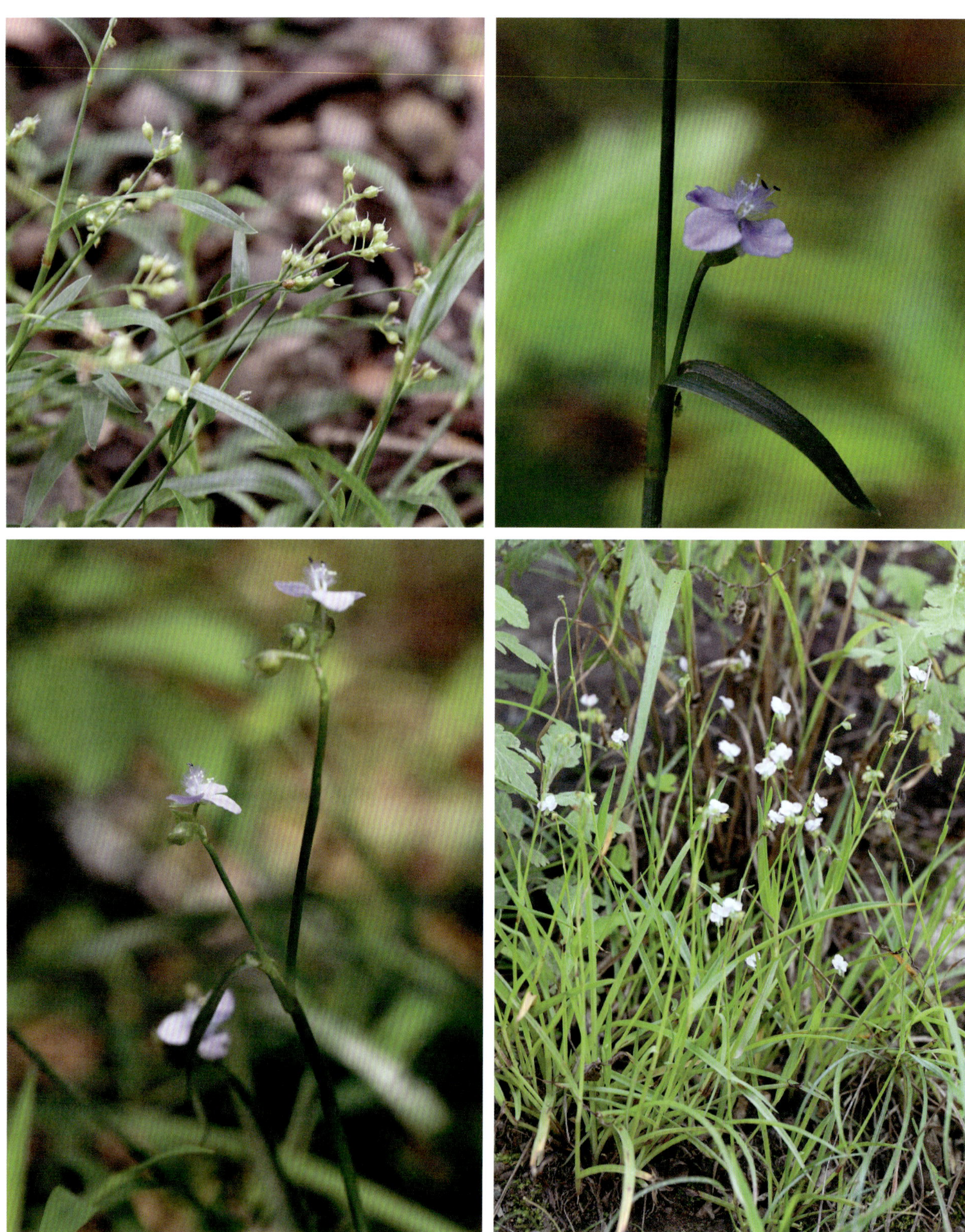

形态特征 多年生草本。根须状。茎多条，自基部发出，下部节上生根，主茎发育。叶几乎全部茎生，有时有1~2枚条形、长达10cm的基生叶，茎生叶叶鞘长一般不及1cm，通常全面被长刚毛；叶片禾叶状或披针形，长2.5~10cm，宽5~10mm。蝎尾状聚伞花序数个，排成顶生圆锥花序；苞片早落；花梗细；花瓣紫色，长约3mm；能育雄蕊2枚，不育雄蕊2~4枚。蒴果卵圆状三棱形，长3~4mm。种子黄棕色，有深窝孔。花期8~9月，果期8~11月。

适宜生境 生于水边潮湿处，少见于草丛中。

资源状况 分布于马头山各地。常见。

入药部位 全草（红毛草）。

采收加工 夏、秋二季采收，洗净，鲜用或晒干。

功能主治 清肺热，凉血解毒。用于肺热咳嗽，咯血，吐血，咽喉肿痛，目赤肿痛，疮痈肿毒。

水竹叶 肉草、细竹叶高草

Murdannia triquetra (Wall. ex C. B. Clarke) Bruckn.

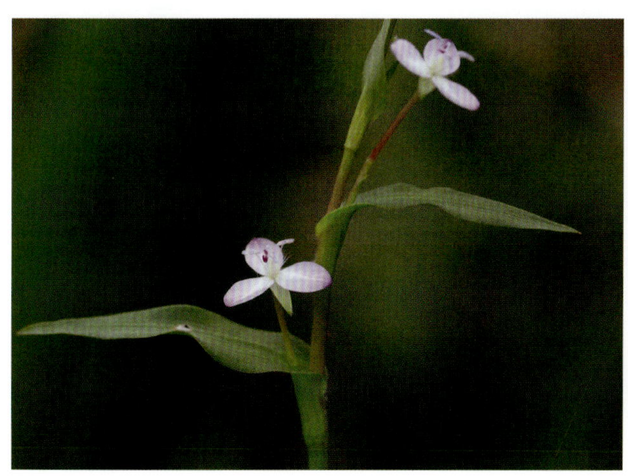

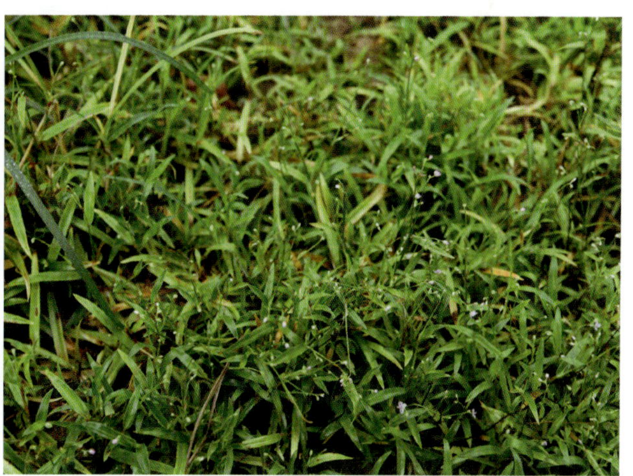

形态特征 多年生草本，具长而横走根状茎。茎肉质，下部匍匐，节上生根，上部上升，长达40cm。叶无柄；叶片竹叶形，平展或稍折叠，长2~6cm，宽5~8mm。花序通常仅有单朵花，顶生并兼腋生；花序梗长1~4cm；花瓣粉红色、紫红色或蓝紫色，倒卵圆形；花丝密生长须毛。蒴果卵圆状三棱形，长5~7mm，直径3~4mm，每室有种子3颗。种子短柱状，不扁，红灰色。花、果期9~11月。

适宜生境 生于水稻田边或湿地上。

资源状况 分布于马头山各地。常见。

入药部位 全草（水竹叶）。

采收加工 夏、秋二季采收，洗净，鲜用或晒干。

功能主治 清热解毒，利尿。用于发热，咽喉肿痛，肺热喘咳，咯血，热淋，热痢，痈疖疔肿，蛇虫咬伤。

杜　若 地藕、水芭蕉、竹叶菜

Pollia japonica Thunb.

标本采集号：361028170709020LY

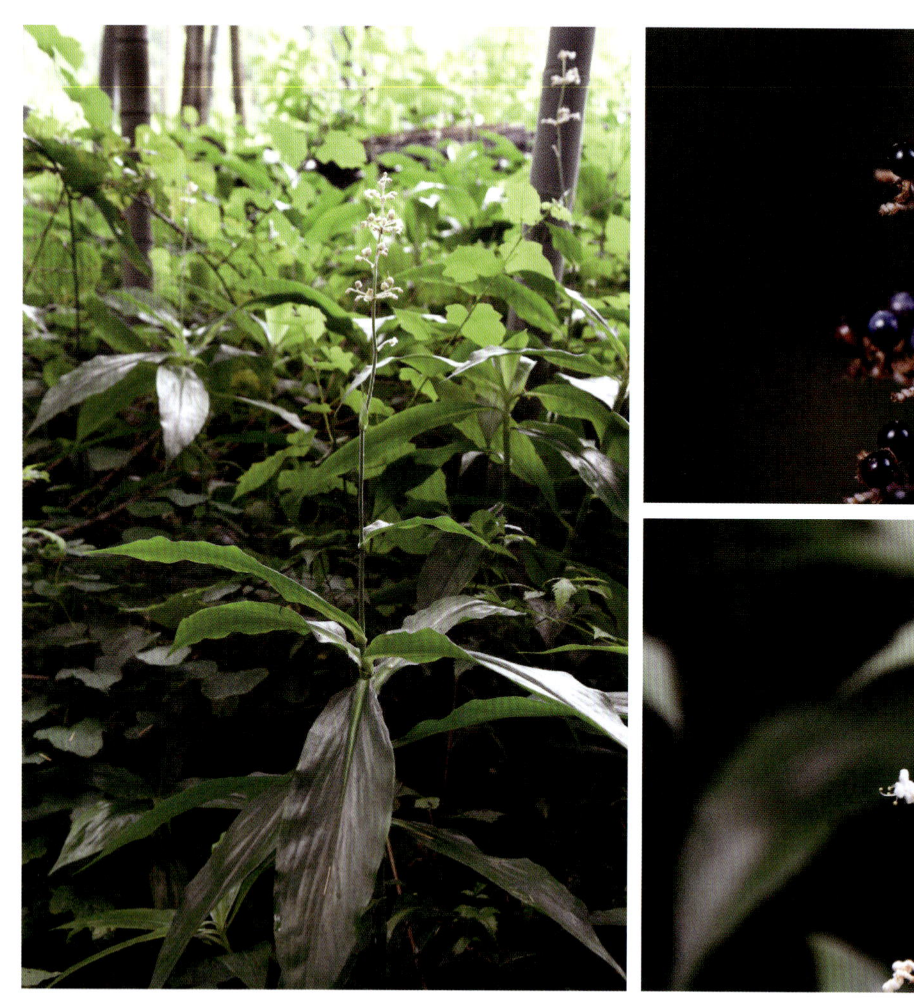

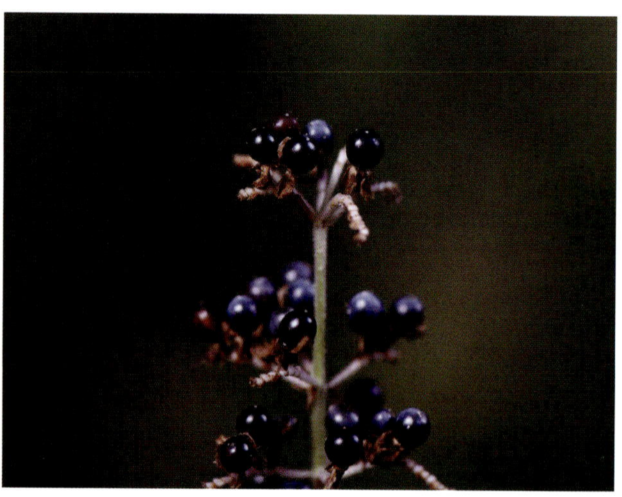

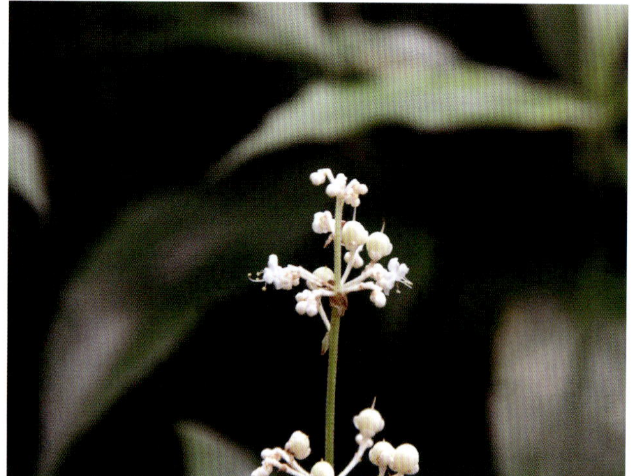

形态特征 多年生草本。地下茎横走，白色，节上生多数须根；茎直立，连花序高30~80cm。叶互生，长椭圆形，长20~30cm，宽3~6cm，全缘，草质。圆锥花序顶生，有白色细毛；花梗轮生，通常有3~6轮；苞片狭卵形，膜质；花白色，花被6，外3片肥厚，内3片倒卵形，薄质；雄蕊6，花丝长，无毛；雌蕊子房3室，各室有少数胚珠。果实球状，果皮黑色，直径约5mm，每室有种子数颗。种子灰色带紫色。花期7~9月，果期9~10月。

适宜生境 生于山沟林边阴湿处及溪边等处。

资源状况 分布于马头山各地。常见。

入药部位 全草（竹叶莲）。

采收加工 夏、秋二季采收，洗净，鲜用或晒干。

功能主治 清热利尿，解毒消肿。用于小便黄赤，热淋，疔痈疖肿，蛇虫咬伤。

谷精草科

谷精草 连萼谷精草、珍珠草

Eriocaulon buergerianum Koern.

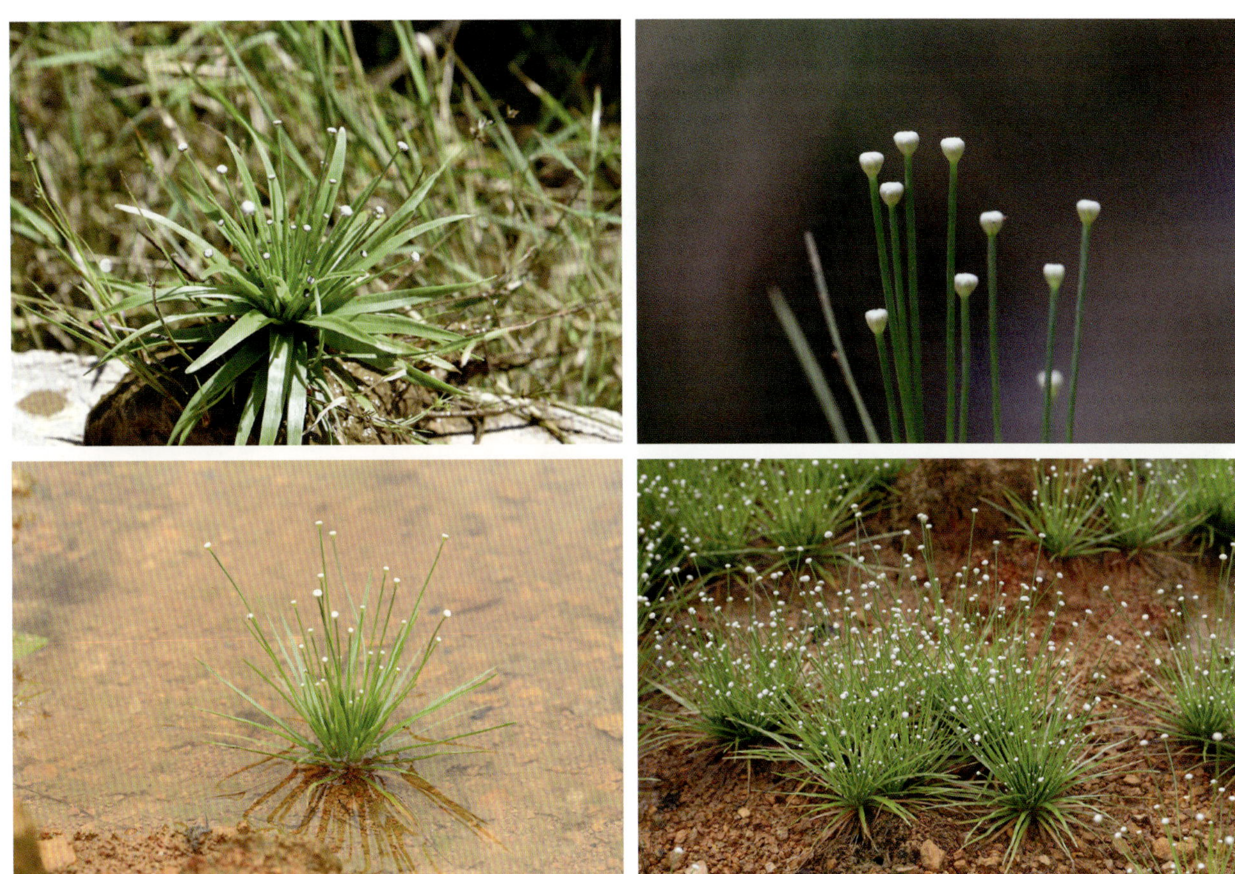

形态特征 多年生草本。叶线形，丛生，具横格，长4~20cm，中部宽2~5mm，脉7~18条。花葶多数，长达30cm，直径0.5mm，具4~5棱；花序熟时近球形，禾秆色，长3~5mm，宽4~5mm；雄花：花萼佛焰苞状，外侧裂开，3浅裂，长1.8~2.5mm，雄蕊6枚，花药黑色；雌花：萼合生，外侧开裂，顶端3浅裂，长1.8~2.5mm，果实成熟时毛易落，子房3室，花柱分枝3，短于花柱。种子矩圆状，长0.75~1mm，表面具横格及“T”字形突起。花、果期7~12月。

适宜生境 生于水稻田或池沼边潮湿处。

资源状况 分布于马头山各地。常见。

入药部位 带花茎的头状花序（谷精草）。

采收加工 秋季采收，将花序连同花茎拔出，晒干。

功能主治 疏散风热，明目退翳。用于风热目赤，肿痛羞明，眼生翳膜，风热头痛。

禾本科

看麦娘 牛头猛、山高粱、路边谷

Alopecurus aequalis Sobol.

标本采集号：361028180509023LY

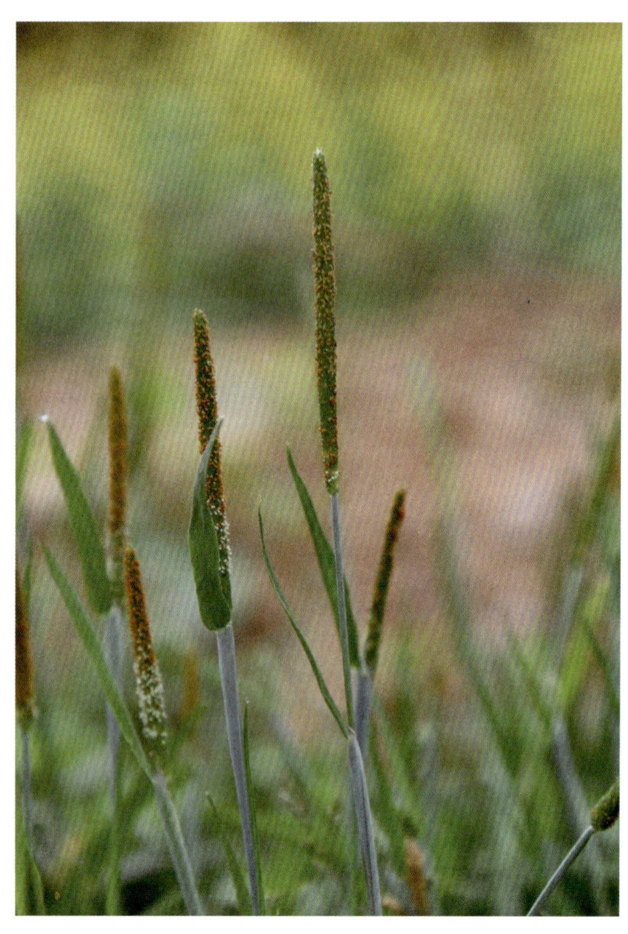

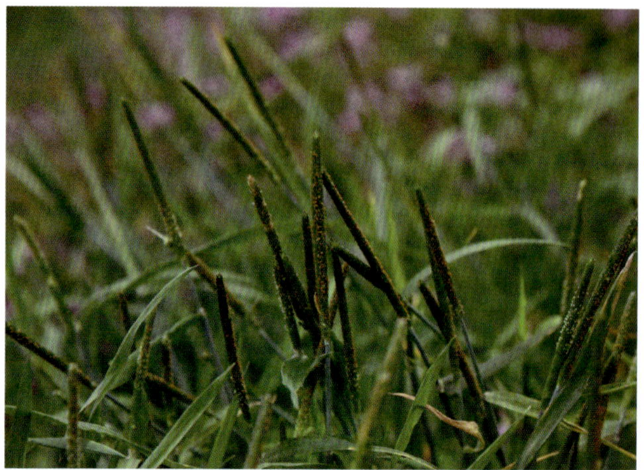

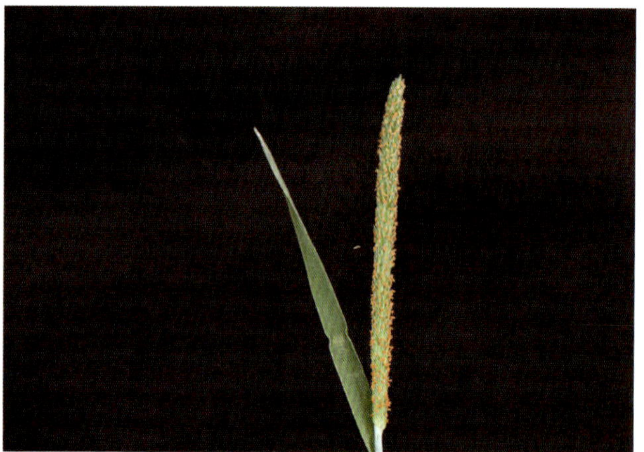

形态特征 一年生草本。秆少数丛生，细瘦，光滑，节处常膝曲，高15~40cm。叶鞘光滑；叶舌膜质，长2~5mm；叶片扁平，长3~10cm，宽2~6mm。圆锥花序圆柱状，灰绿色，长2~7cm，宽3~6mm；小穗椭圆形或卵状长圆形，长2~3mm；颖膜质，基部互相联合，具3脉，芒长1.5~3.5mm，约于稃体下部1/4处伸出，隐藏或稍外露；花药橙黄色，长0.5~0.8mm。颖果长约1mm。花、果期4~8月。

适宜生境 生于水稻田或池沼边潮湿处。

资源状况 分布于马头山各地。常见。

入药部位 全草（看麦娘）。

采收加工 春、夏二季采收，晒干或鲜用。

功能主治 清热利湿，止泻，解毒。用于水肿，水痘，泄泻，黄疸性肝炎，急性结膜炎，毒蛇咬伤。

荩 草 绿竹、菉竹、黄草

Arthraxon hispidus (Thunb.) Makino

标本采集号：361028180824021LY

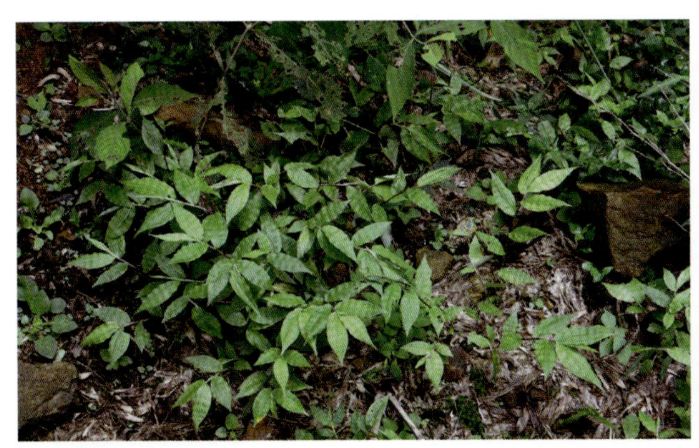
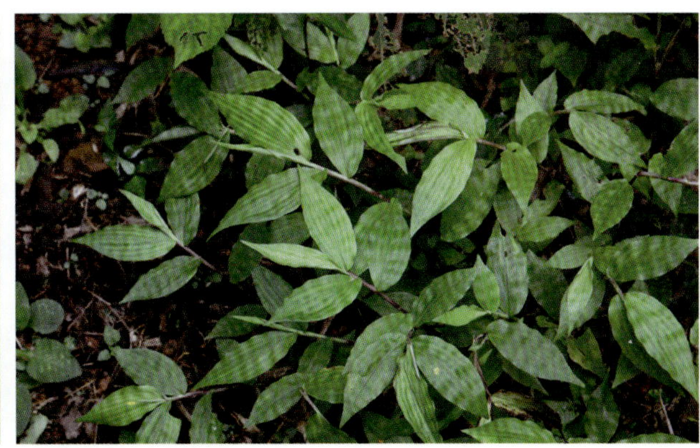

形态特征 一年生草本。秆细弱，高30~60cm。叶舌膜质，长0.5~1mm，边缘具纤毛；叶片卵状披针形，长2~4cm，宽0.8~1.5cm，基部心形，抱茎。总状花序细弱，长1.5~4cm，2~10枚呈指状排列；无柄小穗卵状披针形，呈两侧压扁，长3~5mm，灰绿色或带紫色；雄蕊2，花药黄色或带紫色，长0.7~1mm。颖果长圆形，与稃体等长。有柄小穗退化仅到针状刺，柄长0.2~1mm。花、果期9~11月。

适宜生境 生于水稻田或池沼边潮湿处。

资源状况 分布于马头山各地。常见。

入药部位 全草（荩草）。

采收加工 秋季采收，晒干。

功能主治 止咳定喘，杀虫解毒。用于久咳气喘，肝炎，咽喉炎，口腔炎，鼻炎，淋巴结炎，乳腺炎，疮疡疥癣。

薏 苡 菩提子、薏珠子

Coix lacryma-jobi L.

标本采集号：361028180826021LY

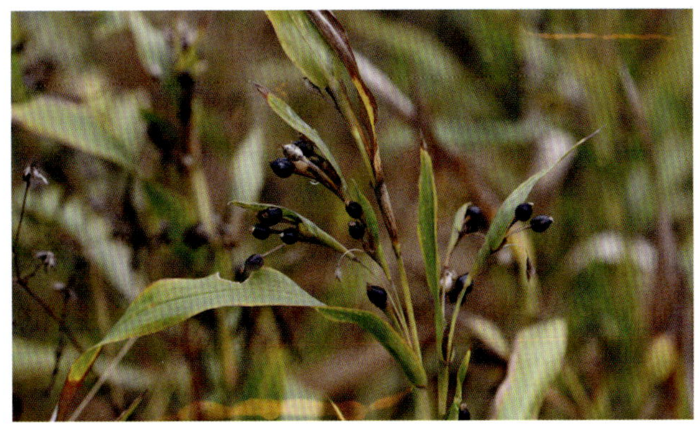
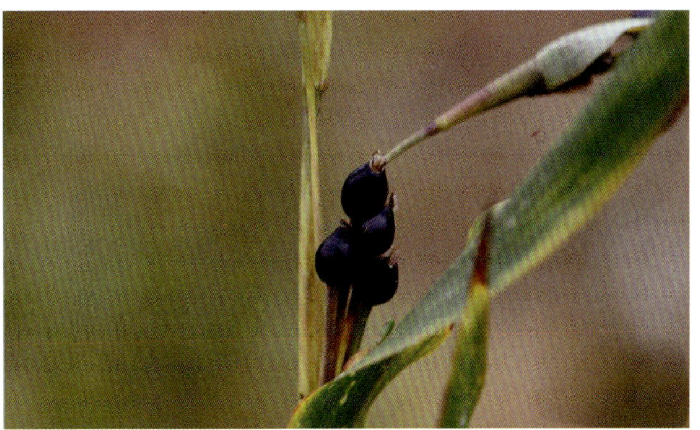

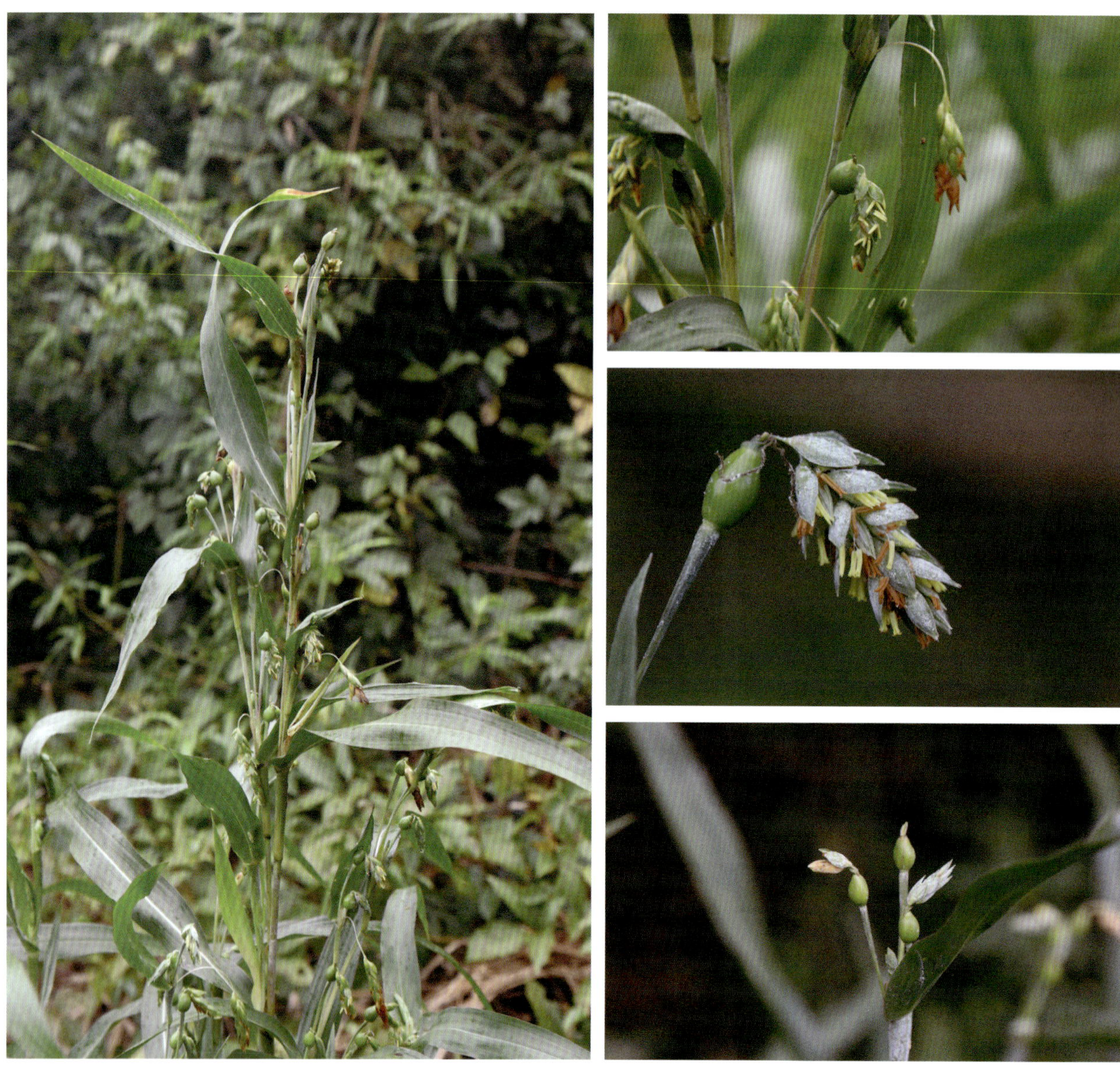

形态特征 一年生粗壮草本。须根黄白色，海绵质，直径约3mm。秆直立丛生，高1~2m，具10多节，节多分枝。总状花序腋生成束，长4~10cm，直立或下垂，具长梗；雌小穗位于花序之下部，外面包以骨质念珠状之总苞，总苞卵圆形，长7~10mm，直径6~8mm，珐琅质，坚硬，有光泽；第一及第二小花常具雄蕊3枚，花药橘黄色，长4~5mm；有柄雄小穗与无柄者相似。花、果期6~12月。

适宜生境 生于湿润的屋旁、池塘、河沟、山谷、溪涧或易受涝的农田等处。

资源状况 分布于马头山各地。常见。

入药部位 种仁（薏苡仁）。

采收加工 秋季果实成熟时采割植株，晒干，打下果实，再晒干，除去外壳、黄褐色种皮及杂质，收集种仁。

功能主治 利水渗湿，健脾止泻，除痹，排脓，解毒散结。用于水肿，脚气病，小便不利，脾虚泄泻，湿痹拘挛，肺痈，肠痈，赘疣，癌肿。

牛筋草 蟋蟀草、千金草、千千踏

Eleusine indica (L.) Gaertn.

标本采集号：361028180822021LY

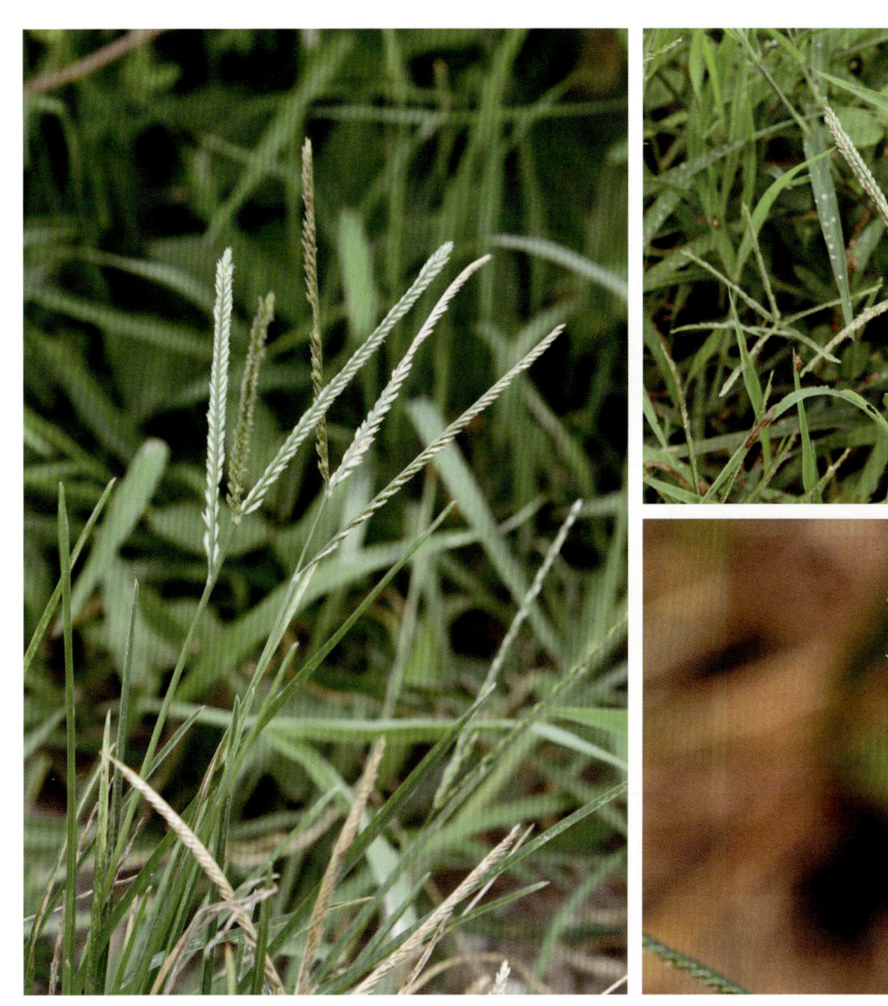

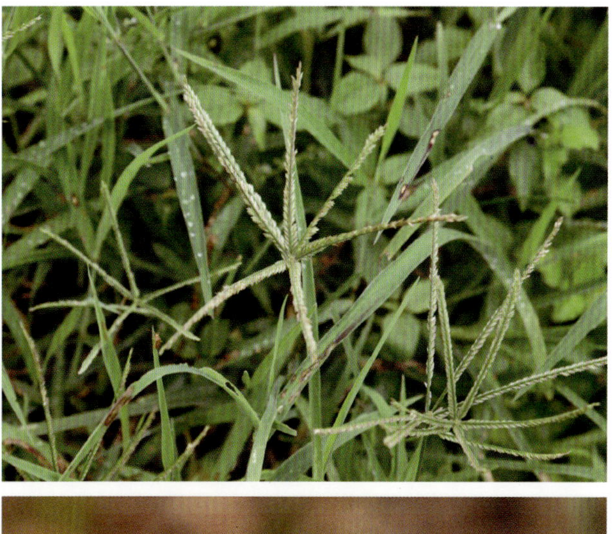

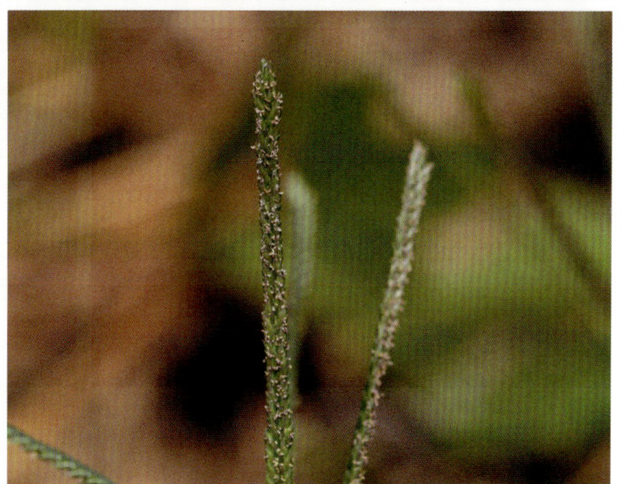

形态特征 一年生草本。须根细而密。秆丛生，直立或基部膝曲。叶片扁平或卷折，长达15cm，宽3~5mm；叶鞘压扁，具脊，口部有时具柔毛；叶舌长约1mm。穗状花序，长3~10cm，宽3~5mm，常为数个呈指状排列于茎顶端；小穗有花3~6朵，长4~7mm，宽2~3mm；颖披针形，第1颖长1.5~2mm，第2颖长2~3mm；第1外稃长3~3.5mm，脊上具狭翼。囊果卵形，长约1.5mm。种子矩圆形，长约1.5mm。花、果期6~10月。

适宜生境 生于路旁、山坡、草地上。

资源状况 分布于马头山各地。常见。

入药部位 全草或根（牛筋草）。

采收加工 8~9月采收，洗净，晒干。

功能主治 清热利湿，凉血解毒。用于伤暑发热，小儿惊风，乙型脑炎，流行性脑脊髓膜炎，黄疸，淋证，小便不利，痢疾，便血，疮疡肿痛，跌打损伤。

丝 茅 茅针、白茅根、茅根

Imperata koenigii (Retz.) Beauv.

标本采集号：361028180511014LY

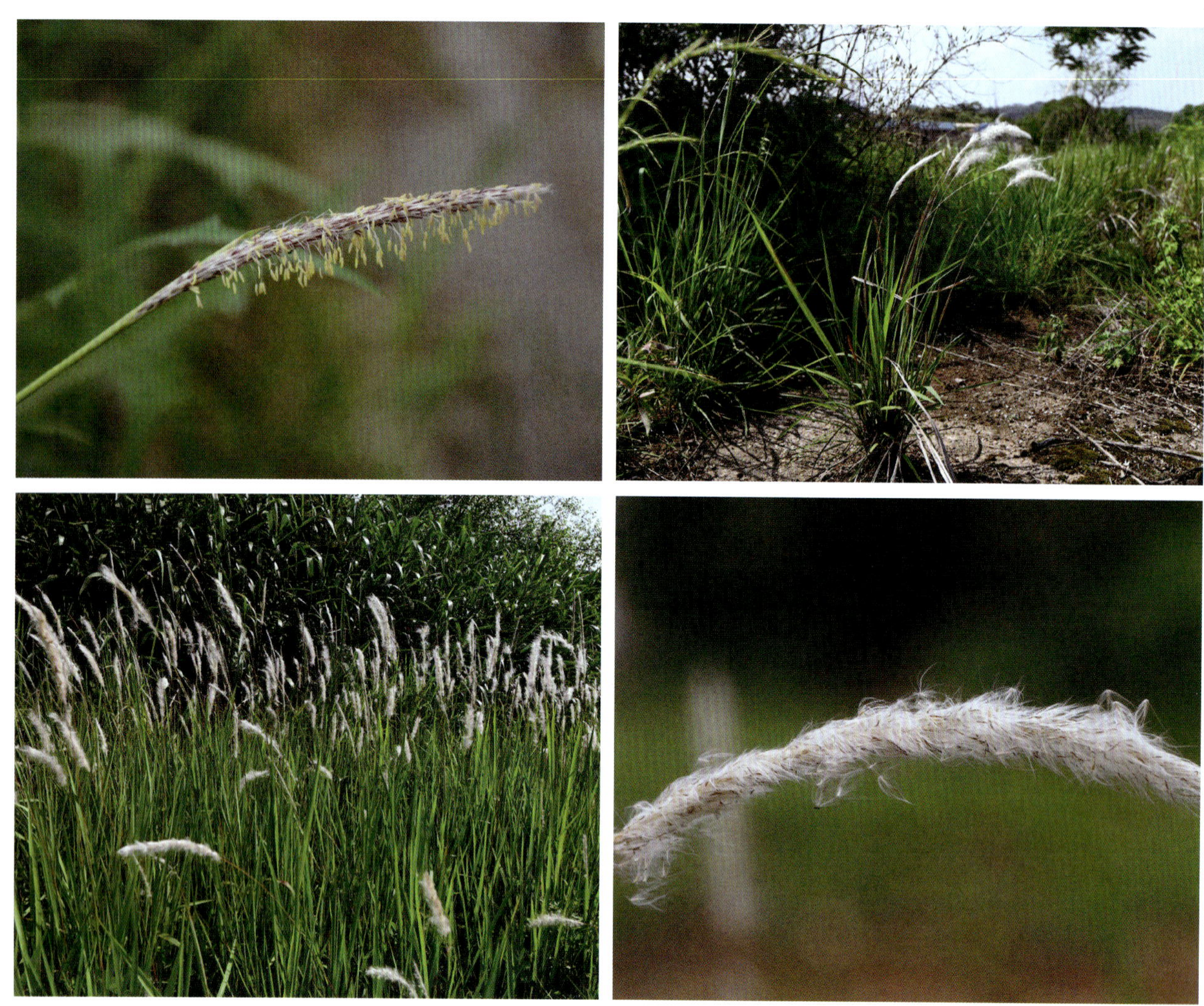

形态特征 多年生草本，具横走多节被鳞片的长根状茎。秆直立，高25~90cm，具2~4节，节具长2~10mm的白柔毛。叶片线形或线状披针形，长10~40cm，宽2~8mm，顶端渐尖，中脉在下面明显隆起并渐向基部增粗或成柄。圆锥花序穗状，长6~15cm，宽1~2cm；雄蕊2枚，花药黄色，长2~3mm，先雌蕊而成熟；柱头2枚，紫黑色，自小穗顶端伸出。颖果椭圆形，长约1mm。花、果期5~8月。

适宜生境 生于湿润的屋旁、池塘、河沟、山谷、溪涧或易受涝的农田等处。

资源状况 分布于马头山各地。常见。

入药部位 根茎（白茅根）、叶（茅草叶）、初生未开放花序（白茅针）。

采收加工 根茎：春、秋二季采挖，洗净，晒干，除去须根及膜质叶鞘，捆成小把。叶：全年可采，晒干。初生未开放花序：4~5月采摘未开放的花序，鲜用或晒干。

功能主治 根茎：凉血止血，清热利尿。用于血热吐血，衄血，尿血，热病烦渴，黄疸，水肿，热淋涩痛，急性肾炎水肿。叶：祛风除湿。用于风湿痹痛，风疹。初生未开放花序：止血，解毒。用于衄血，尿血，大便下血，外伤出血，疮痈肿毒。

箬 竹 箬竹

Indocalamus tessellatus (Munro) Keng f.

标本采集号：361028180824024LY

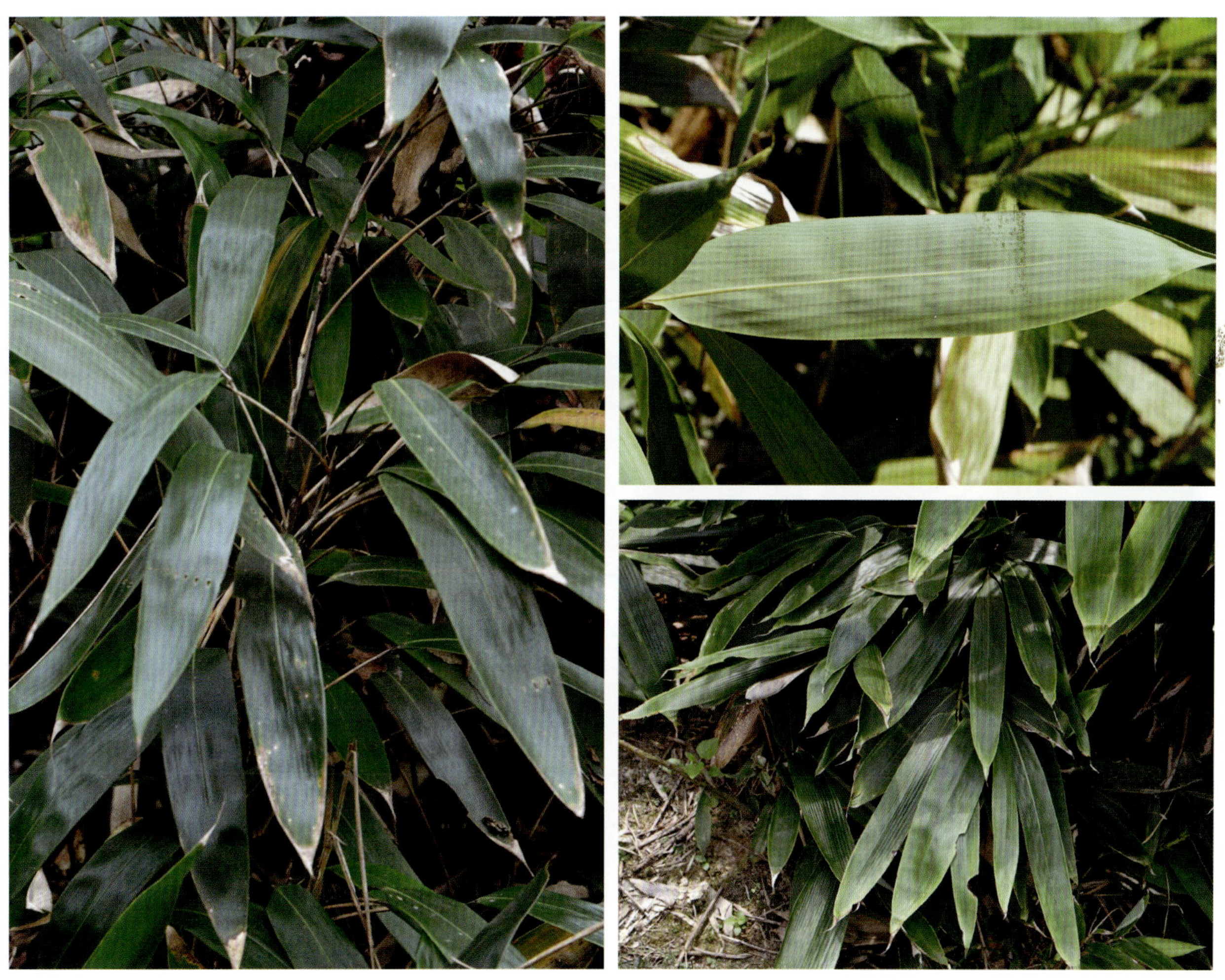

形态特征 灌木。秆高0.75~2m，直径4~7.5mm，节间长约25cm，最长者可达32cm，圆筒形，一般为绿色，秆壁厚2.5~4mm；箨片大小多变化，窄披针形。小枝具2~4叶；叶缘生有细锯齿。圆锥花序长10~14cm，小穗绿色带紫色，长2.3~2.5cm，几呈圆柱形，含5或6朵小花；小穗柄长5.5~5.8mm；小穗轴节间长1~2mm，被白色绒毛；花药长约1.3mm，黄色；子房和鳞被未见。笋期4~5月，花期6~7月。

适宜生境 生于山坡路旁等地。

资源状况 分布于马头山各地。常见。

入药部位 叶（箬叶）。

采收加工 全年均可采收，晒干。

功能主治 清热止血，解毒消肿。用于吐血，衄血，便血，崩漏，小便不利，喉痹，痈肿。

淡竹叶 竹叶门冬青、竹叶麦冬、长竹叶

Lophatherum gracile Brongn.

标本采集号：361028180821001LY

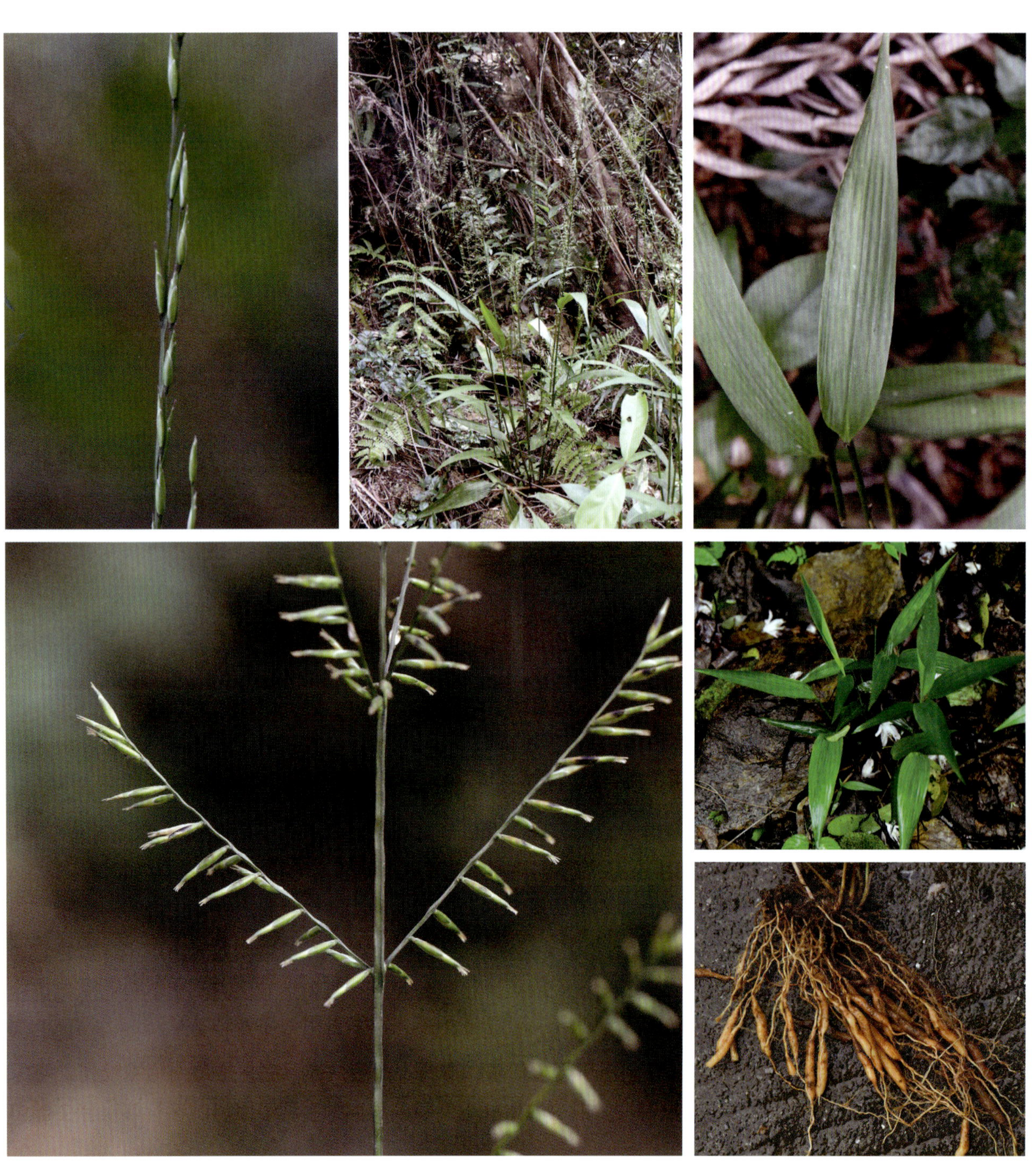

形态特征 多年生草本，具木质根头。须根中部膨大成纺锤形小块根。秆直立，疏丛生，高40~80cm，具5~6节。叶片披针形，长6~20cm，宽1.5~2.5cm，具横脉。圆锥花序长12~25cm；小穗线状披针形，长7~12mm，宽1.5~2mm，具极短柄；颖顶端钝，具5脉，边缘膜质，第一颖长3~4.5mm，第二颖长4.5~5mm；第一外稃长5~6.5mm，宽约3mm，具7脉，顶端具尖头，内稃较短，其后具长约3mm的小穗轴；不育外稃向上渐狭小，互相密集包卷，顶端具长约1.5mm的短芒；雄蕊2枚。颖果长椭圆形。花、果期6~10月。

适宜生境 生于山坡、林地或林缘、道旁荫蔽处。

资源状况 分布于马头山各地。常见。

入药部位 茎叶（淡竹叶）。

采收加工 夏季未抽花穗前采割，晒干。

功能主治 清热除烦，利尿。用于热病烦渴，小便赤涩淋痛，口舌生疮。

五节芒 牛草果、苦芦骨

Miscanthus floridulus (Lab.) Warb. ex Schum et Laut.

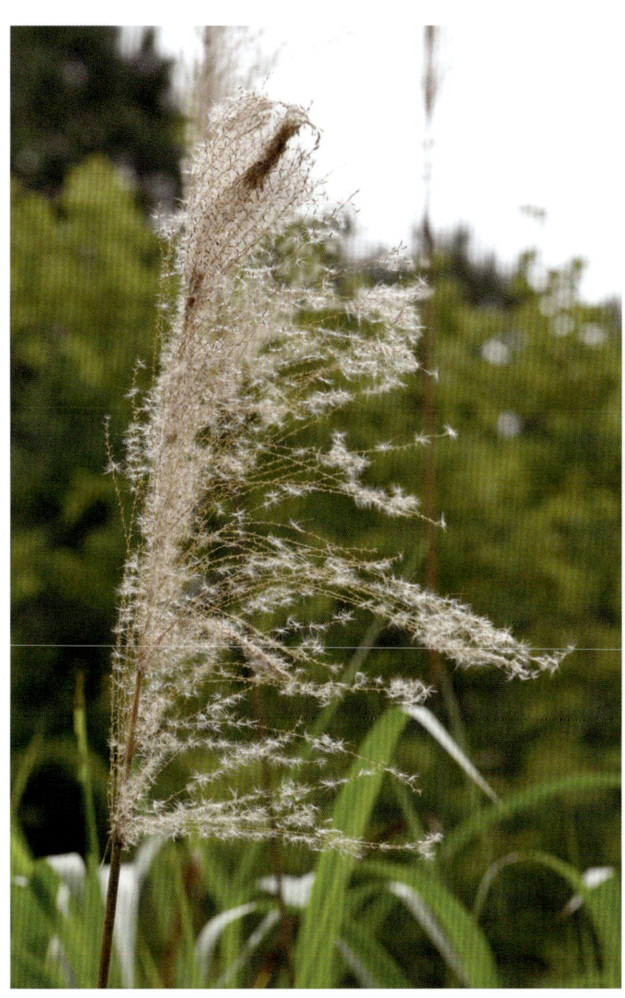

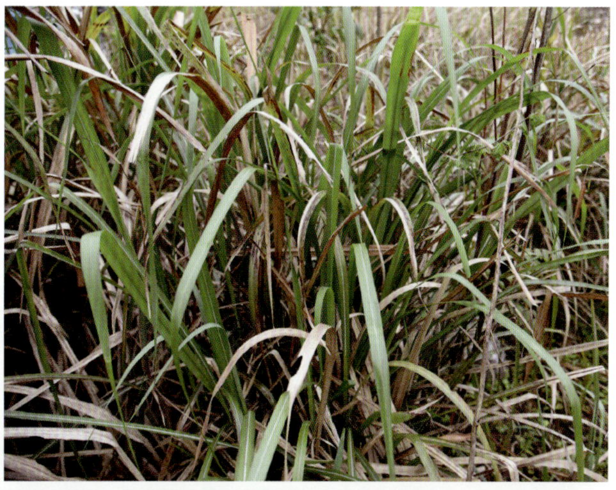

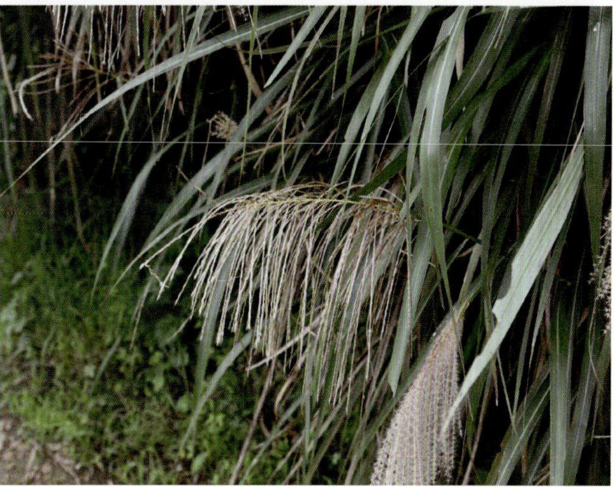

形态特征 多年生草本。具发达根状茎；秆高大似竹，高2~4m。叶片披针状线形，长25~60cm，宽1.5~3cm。圆锥花序大型，稠密，长30~50cm，主轴粗壮，延伸达花序的2/3以上，无毛；分枝较细弱，长15~20cm，通常10多枚簇生于基部各节，具二至三回小枝；总状花序轴的节间长3~5mm，无毛，短柄长1~1.5mm，长柄向外弯曲，长2.5~3mm；小穗卵状披针形，长3~3.5mm，黄色；雄蕊3枚，花药长1.2~1.5mm，橘黄色；花柱极短，柱头紫黑色。花、果期5~10月。

适宜生境 生于撂荒地、丘陵潮湿谷地和山坡或草地。

资源状况 分布于马头山各地。常见。

入药部位 茎部叶鞘内的虫瘿（巴茅果）。

采收加工 全年均可采集虫瘿。

功能主治 解表透疹，行气调经。用于小儿疹出不透，胃脘痛，疝气，月经不调。

狼尾草 狗尾巴草、芮草、老鼠狼

Pennisetum alopecuroides (L.) Spreng.

标本采集号：361028180825010LY

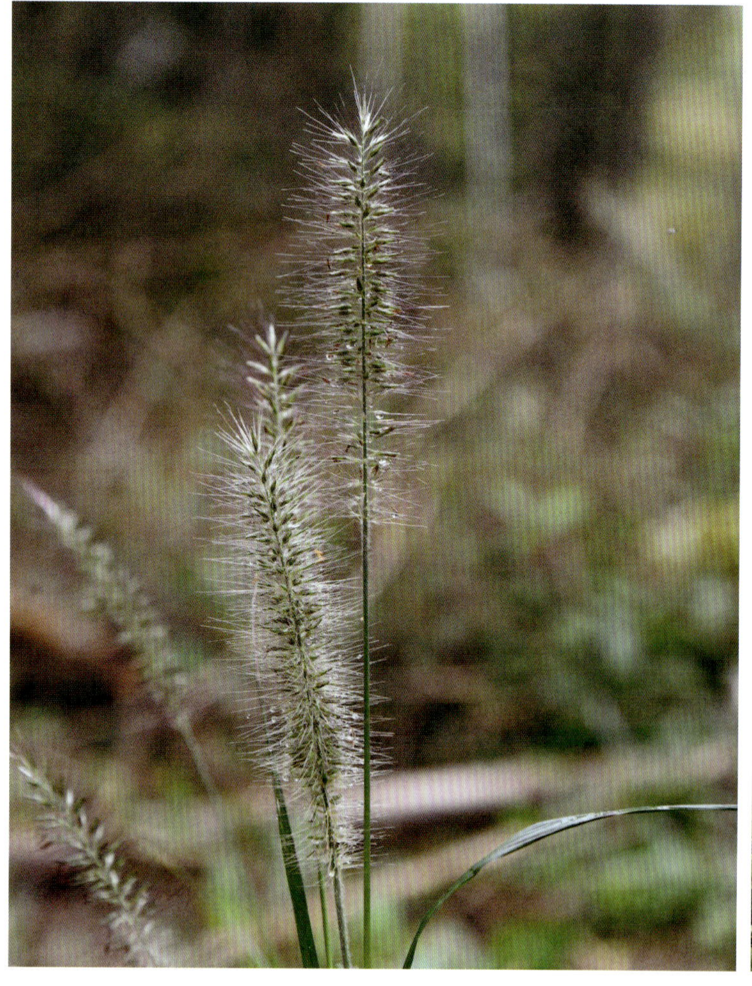

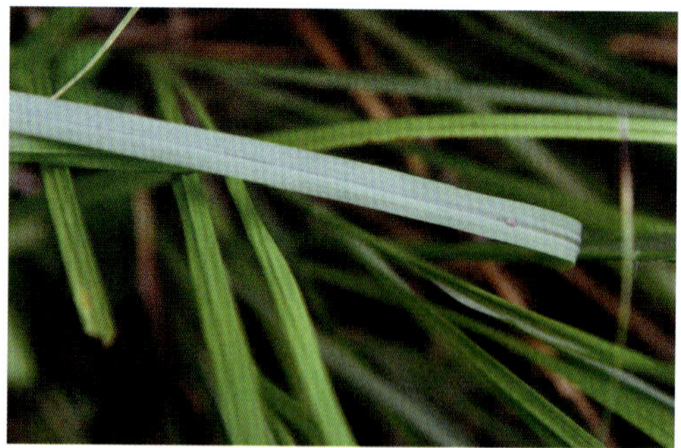

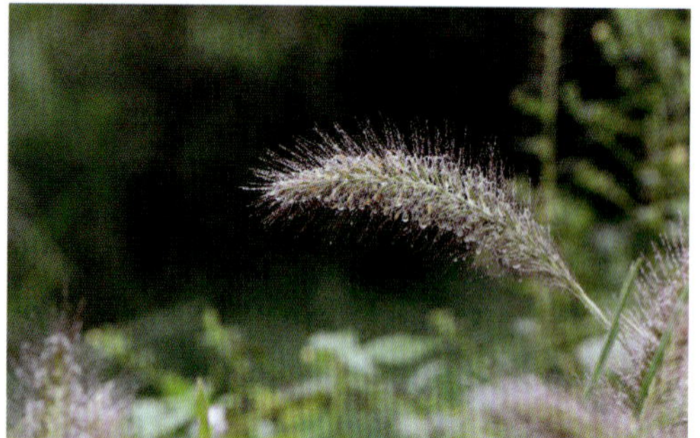

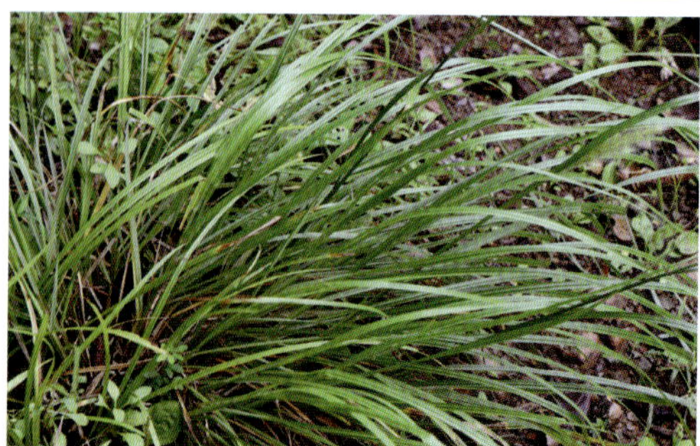

形态特征 多年生草本。须根较粗壮。秆直立，丛生，高30~120cm，在花序下密生柔毛。叶鞘光滑，两侧压扁，主脉呈脊，在基部者跨生状，秆上部者长于节间；叶片线形，长10~80cm，宽3~8mm。圆锥花序直立，长5~25cm，宽1.5~3.5cm；主轴密生柔毛；总梗长2~5mm；小穗通常单生，线状披针形，长5~8mm；雄蕊3，花药顶端无毫毛；花柱基部联合。颖果长圆形，长约3.5mm。花、果期夏、秋二季。

适宜生境 生于田岸、荒地、道旁及小山坡上。

资源状况 分布于马头山各地。常见。

入药部位 全草（狼尾草）。

采收加工 夏、秋二季采收，洗净，晒干。

功能主治 清肺止咳，凉血明目。用于肺热咳嗽，目赤肿痛。

毛 竹 南竹、猫头竹

Phyllostachys pubescens Mazel ex H. de Leh.

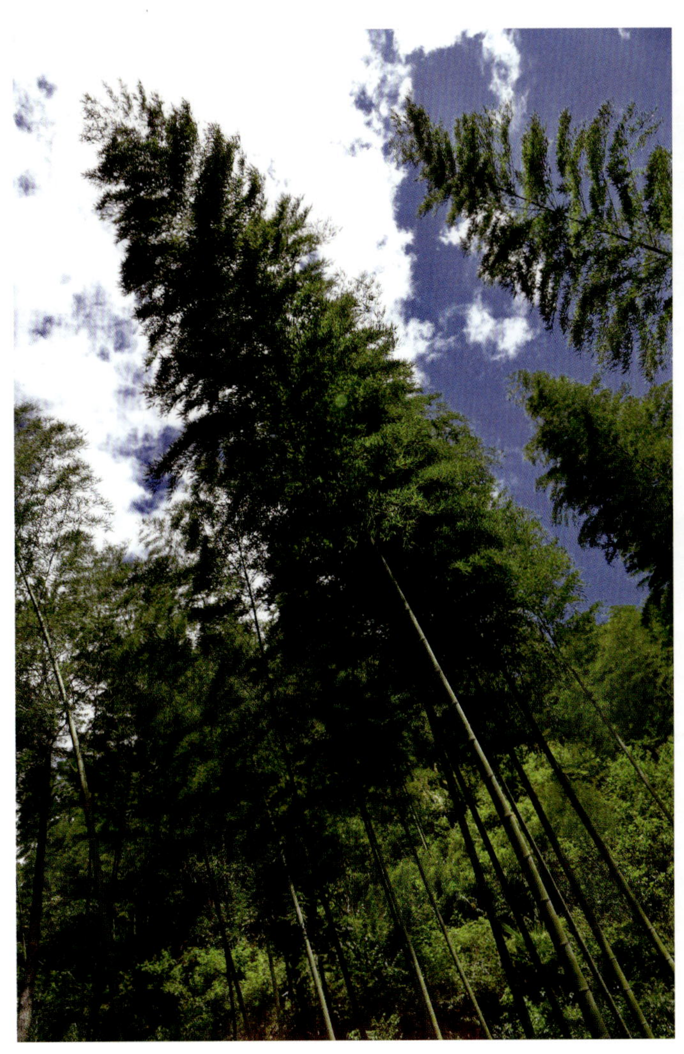

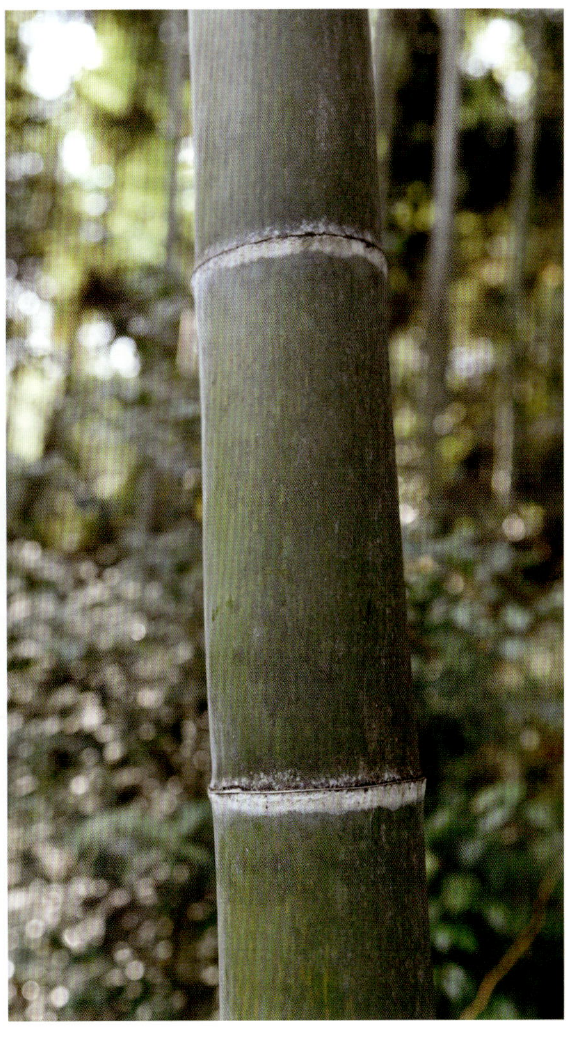

形态特征 乔木。秆高达20余米，粗者可达20余厘米，幼秆密被细柔毛及厚白粉，箨环有毛。花枝穗状，长5~7cm，基部托以4~6片逐渐稍较大的微小鳞片状苞片；佛焰苞通常在10片以上，每片孕性佛焰苞内具1~3枚假小穗；小穗仅有1朵小花；花丝长4cm，花药长约12mm；柱头3，羽毛状。颖果长椭圆形，长4.5~6mm，直径1.5~1.8mm，顶端有宿存的花柱基部。笋期4月，花期5~8月。

适宜生境 生于田岸、荒地、道旁及小山坡上。

资源状况 分布于马头山各地。常见。

入药部位 苗（毛笋）。

采收加工 4月采挖，鲜用。

功能主治 化痰，消胀，透疹。用于食积腹胀，痘疹不出。

棕叶狗尾草 芩草、箬叶莩、棕叶草

Setaria palmifolia (Koen.) Stapf

标本采集号：361028180824029LY

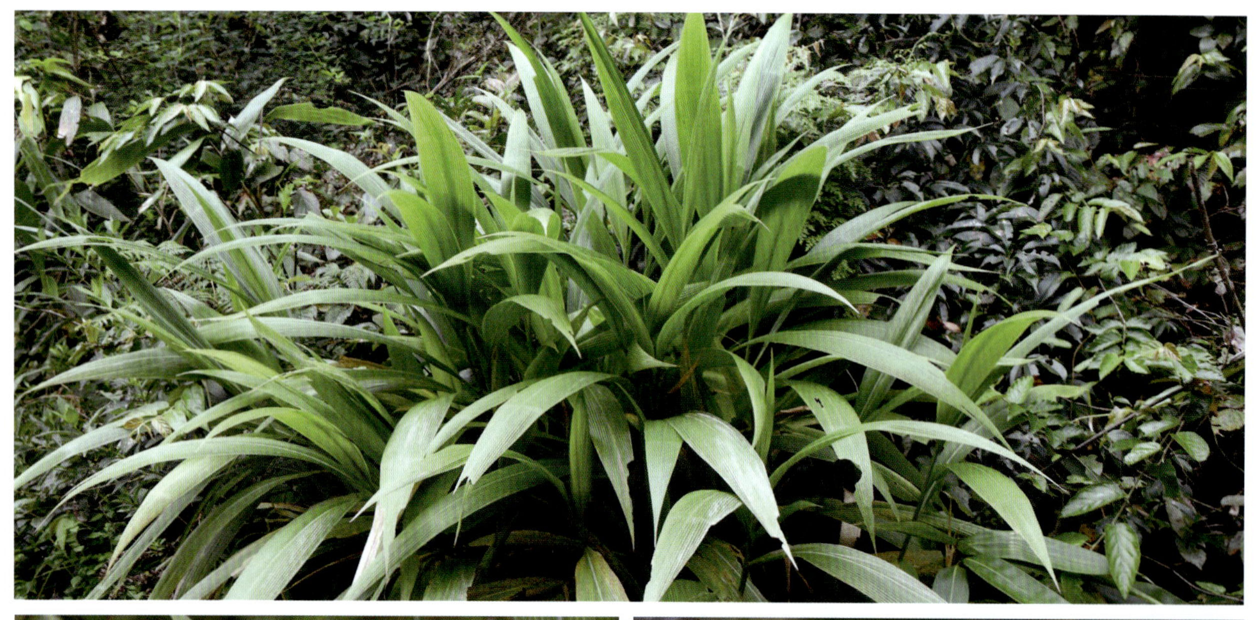

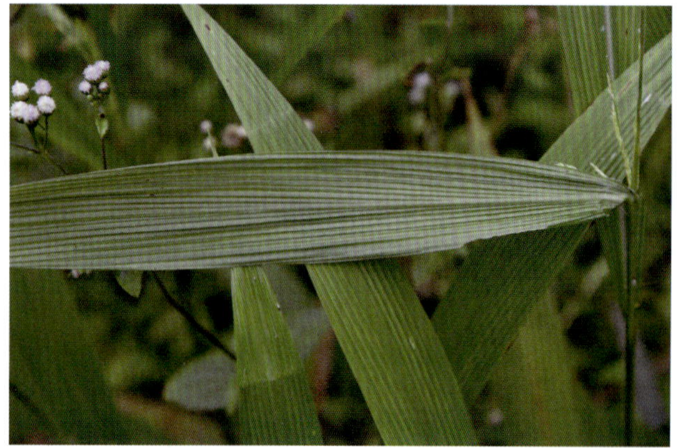

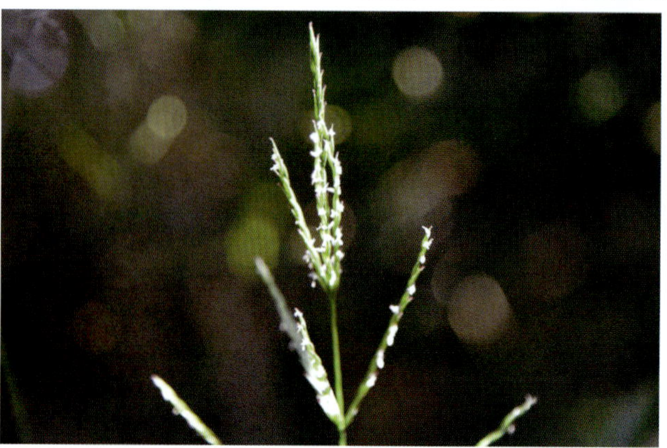

形态特征 多年生草本。须根较坚韧。具根状茎；秆直立，高0.75~2m，直径3~7mm，基部可达1cm，具支柱根。叶片纺锤状宽披针形，长20~59cm，宽2~7cm，近基部边缘有长约5mm的疣基毛，具纵深皱折，两面具疣毛或无毛。圆锥花序主轴延伸甚长，呈开展的塔形，长20~60cm，宽2~10cm；小穗卵状披针形，长2.5~4mm。第一颖三角状卵形，顶端尖，第二外稃皱纹不显著。颖果卵状披针形。花、果期8~12月。

适宜生境 生于山坡或林下阴湿处。

资源状况 分布于马头山各地。常见。

入药部位 全草（竹头草）。

采收加工 秋季采挖，洗净，晒干。

功能主治 益气固脱。用于脱肛，子宫脱垂。

狗尾草 谷莠子、莠

Setaria viridis (L.) Beauv.

标本采集号：361028180821015LY

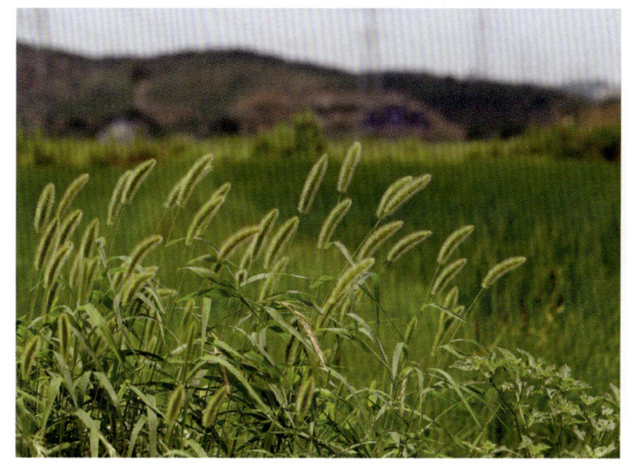

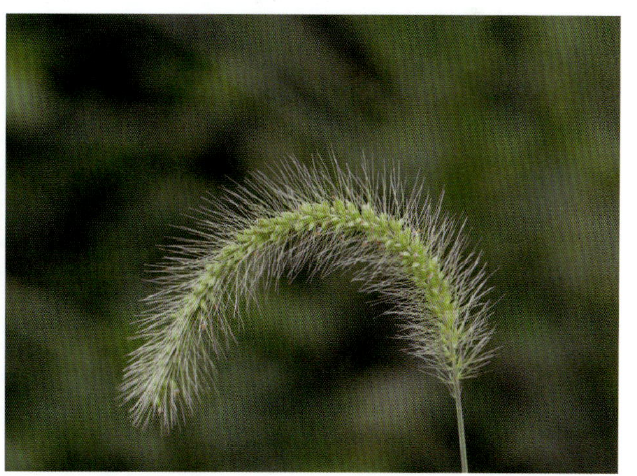

形态特征 一年生草本。根为须状，高大植株具支持根。秆直立，高10~100cm，基部直径达3~7mm。叶鞘松弛，边缘具较长的密绵毛状纤毛；叶片扁平，长三角状狭披针形或线状披针形，长4~30cm，宽2~18mm。圆锥花序紧密，呈圆柱状，主轴被较长柔毛，长2~15cm，宽4~13mm，刚毛长4~12mm，通常绿色；小穗2~5个簇生于主轴上，椭圆形，长2~2.5mm，铅绿色；花柱基分离。颖果灰白色。花、果期5~10月。

适宜生境 生于荒野、道旁等处。

资源状况 分布于马头山各地。常见。

入药部位 全草（狗尾草）。

采收加工 夏、秋二季采收，晒干或鲜用。

功能主治 清热利湿，祛风明目，解毒，杀虫。用于风热感冒，黄疸，小儿疳积，痢疾，小便涩痛，目赤肿痛，痈肿，寻常疣，疮癣。

棕榈科

棕　榈 栟榈

Trachycarpus fortunei (Hook.) H. Wendl.

标本采集号：361028180509022LY

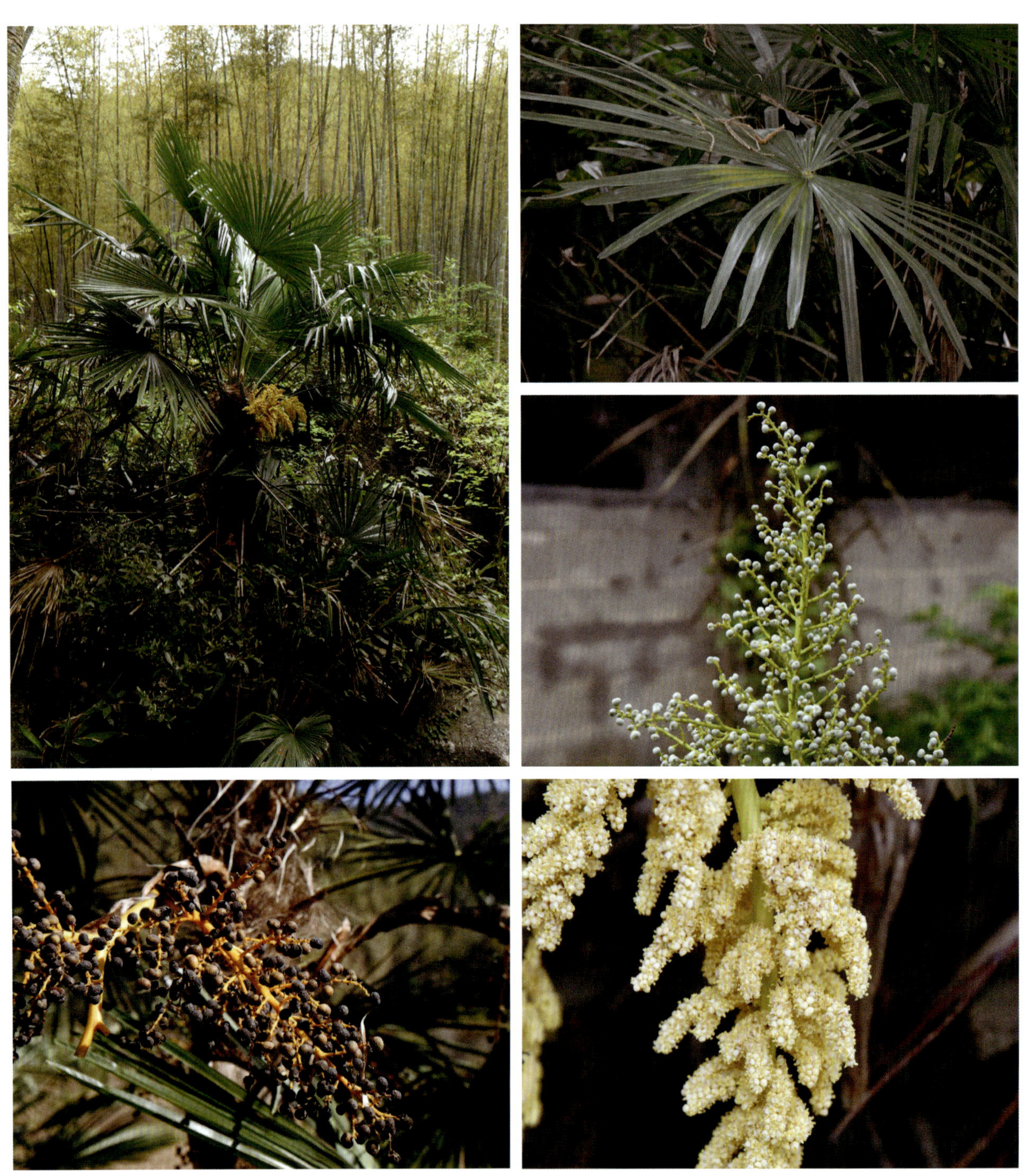

形态特征 乔木。树干圆柱形。叶片呈3/4圆形，深裂成30~50片具皱折的线状剑形，宽2.5~4cm，长60~70cm的裂片；叶柄长75~100cm。花序粗壮，多次分枝，从叶腋抽出，通常是雌雄异株；雄花序长约40cm，具有2~3个分枝花序；雌花序长80~90cm，花序梗长约40cm，其上有3个佛焰苞包着。果实阔肾形，有脐，宽11~12mm，高7~9mm。种子胚乳均匀，角质，胚侧生。花期4月，果期12月。

适宜生境 栽培于村边、溪边、田边、丘陵地或山地。

资源状况 分布于马头山各地。常见。

入药部位 根（棕榈根）、心材（棕树心）、叶柄（棕榈）、叶鞘纤维（棕榈皮）、叶（棕榈叶）、花蕾及花（棕榈花）、果实（棕榈子）。

采收加工 根：全年均可采挖，洗净，鲜用或切段晒干。心材：全年均可采收，除去茎皮，取木质部，切段晒干。叶柄：采棕时割取旧叶柄下延部分及鞘片，除去纤维状的棕毛，晒干。叶鞘纤维：全年均可采，一般多于9~10月间采收期剥下的纤维状鞘片，除去残皮，晒干。叶：全年均可采，晒干或鲜用。花蕾及花：4~5月花将开或刚开放时连序采收，晒干。果实：霜降前后待果皮呈现青黑色时采收，晒干。

功能主治 根：收敛止血，涩肠止痢，除湿，消肿，解毒。用于吐血，便血，崩漏，带下病，痢疾，淋浊，水肿，关节疼痛，瘰疬，流注，跌打肿痛。心材：养心安神，收敛止血。用于心悸，头昏，崩漏，脱肛，子宫脱垂。叶柄：收涩止血。用于吐血，衄血，尿血，便血，崩漏下血。叶鞘纤维：收敛止血。用于吐血，衄血，便血，血淋，尿血，血崩，外伤出血。叶：收敛止血，降血压。用于吐血，劳伤，高血压。花蕾及花：止血，止泻，活血，散结。用于血崩，带下病，肠风，泻痢，瘰疬。果实：止血，涩肠，固精。用于肠痈，崩漏，带下病，泻痢，遗精。

天南星科

金钱蒲 钱蒲、菖蒲、石菖蒲

Acorus gramineus Soland.

标本采集号：361028170427011LY

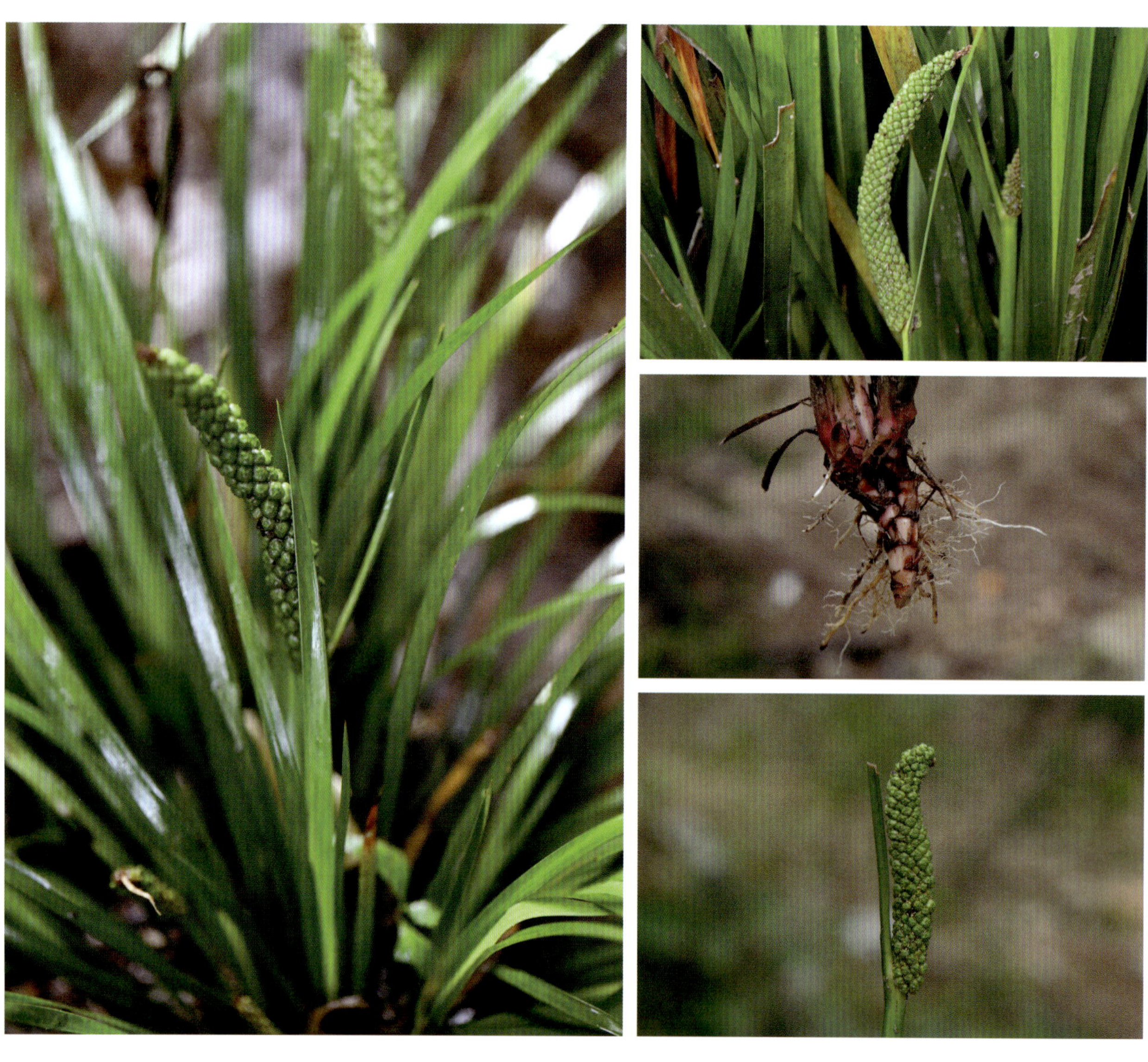

形态特征 多年生草本。根肉质，长可达15cm；须根密集。根状茎较短，长5~10cm，芳香，外皮淡黄色，节间长1~5mm，根状茎上部多分枝，呈丛生状。叶片质地较厚，线形，绿色，长20~30cm，极狭，宽不足6mm。花序柄长2.5~15cm；叶状佛焰苞短，长3~14cm，为肉穗花序长的1~2倍，狭，宽1~2mm；肉穗花序黄绿色，圆柱形，长3~9.5cm，直径3~5mm。果序粗达1cm，果实黄绿色。花期5~6月，果7~8月成熟。

适宜生境 生于水旁湿地或石上。

资源状况 分布于马头山各地。常见。

入药部位 根茎（石菖蒲）。

采收加工 秋、冬二季采挖，除去须根和泥沙，晒干。

功能主治 开窍豁痰，醒神益智，化湿开胃。用于神昏癫痫，健忘失眠，耳鸣耳聋，脘痞不饥，噤口下痢。

海 芋 隔河仙、天荷、滴水芋

Alocasia macrorrhiza (L.) Schott

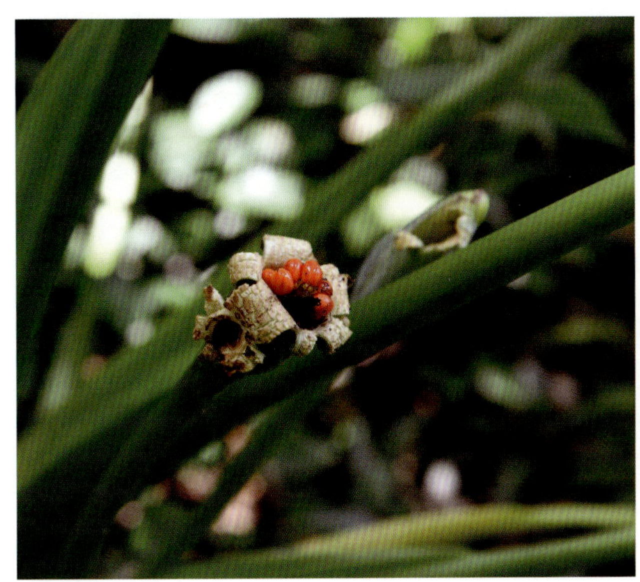

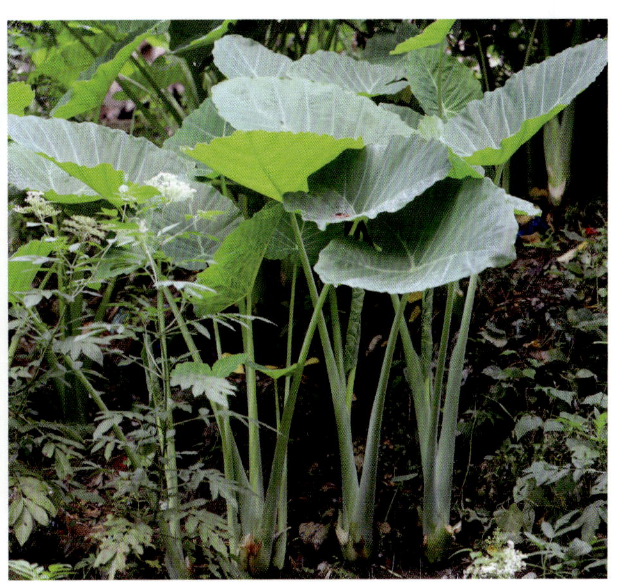

形态特征 多年生草本。具匍匐根状茎。叶多数；叶柄绿色，螺状排列，粗厚，长可达1.5m；叶片亚革质，草绿色，箭状卵形，边缘波状，长50~90cm，宽40~90cm。花序柄2~3枚丛生，圆柱形，长12~60cm，通常绿色；佛焰苞管部绿色，长3~5cm，直径3~4cm。肉穗花序芳香，雌花序白色，长2~4cm，不育雄花序绿白色，长2.5~6cm，能育雄花序淡黄色，长3~7cm。浆果红色，卵状，长8~10mm，直径5~8mm。种子1~2。花期四季。

适宜生境 生于荒野、道旁等处。

资源状况 分布于马头山各地。常见。

入药部位 果实（野芋实）、根茎或茎（海芋）。

采收加工 果实：夏季采收，晒干。根茎或茎：全年均可采收，用刀削去外皮，切片，清水浸漂5~7日，并多次换水，取出鲜用或晒干。加工时以布或纸垫手，以免中毒。

功能主治 果实：行气止痛。用于小肠疝气。根茎或茎：清热解毒，行气止痛，散结消肿。用于流行性感冒，腹痛，肺结核，风湿骨痛，疔疮，痈疽肿毒，瘰疬，附骨痈，斑秃，疥癣，蛇虫咬伤。

评　述 本品有小毒。

磨 芋 魔芋、蒟蒻、鬼芋

Amorphophallus rivieri Durieu

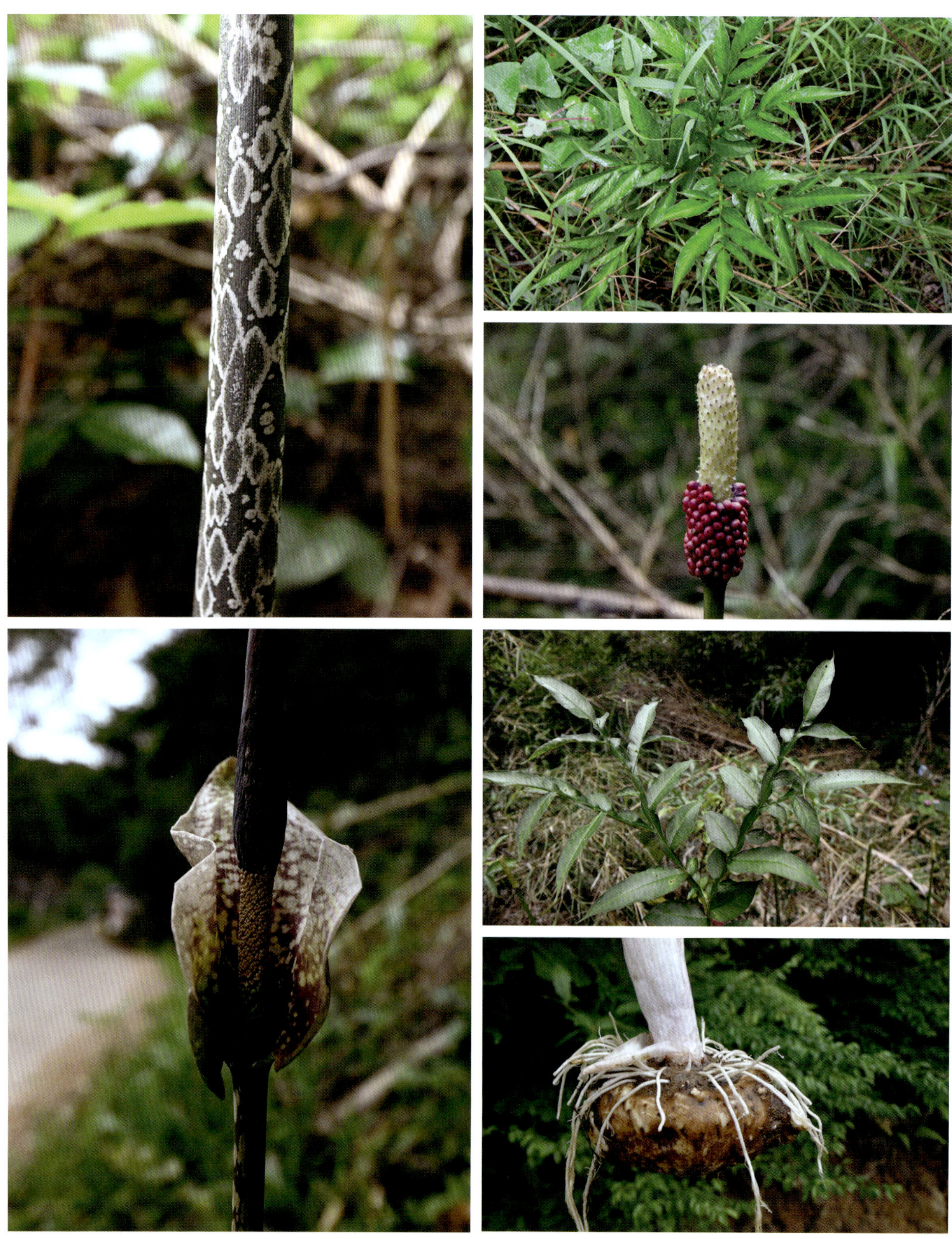

形态特征 多年生草本。块茎扁球形，直径7.5~25cm。叶柄长45~150cm，基部直径3~5cm，有绿褐色或白色斑块；叶片绿色，3裂，长圆状椭圆形，骤狭渐尖，基部宽楔形，外侧下延成翅状。花序柄长50~70cm，直径1.5~2cm，色泽同叶柄；佛焰苞漏斗形，长20~30cm；肉穗花序比佛焰苞长1倍，雌花序圆柱形，长约6cm，直径约3cm，紫色；雄花序紧接，长8cm，直径2~2.3cm；附属器伸长的圆锥形，长20~25cm，中空。浆果球形或扁球形，成熟时黄绿色。花期4~6月，果熟期8~9月。

适宜生境 生于疏林下、林椽或溪谷两旁湿润地。

资源状况 分布于马头山各地。常见。

入药部位 块茎（魔芋）。

采收加工 10~11月采挖块茎，鲜用，或洗净，切片，晒干。

功能主治 化痰消积，解毒散结，行瘀止痛。用于痰嗽，积滞，疟疾，瘰疬，癥瘕，跌打损伤，痈肿，疔疮，丹毒，烫火伤，蛇咬伤。

评　　述 本品有毒。

一把伞南星 天南星、虎掌南星、麻蛇饭

Arisaema erubescens (Wall.) Schott

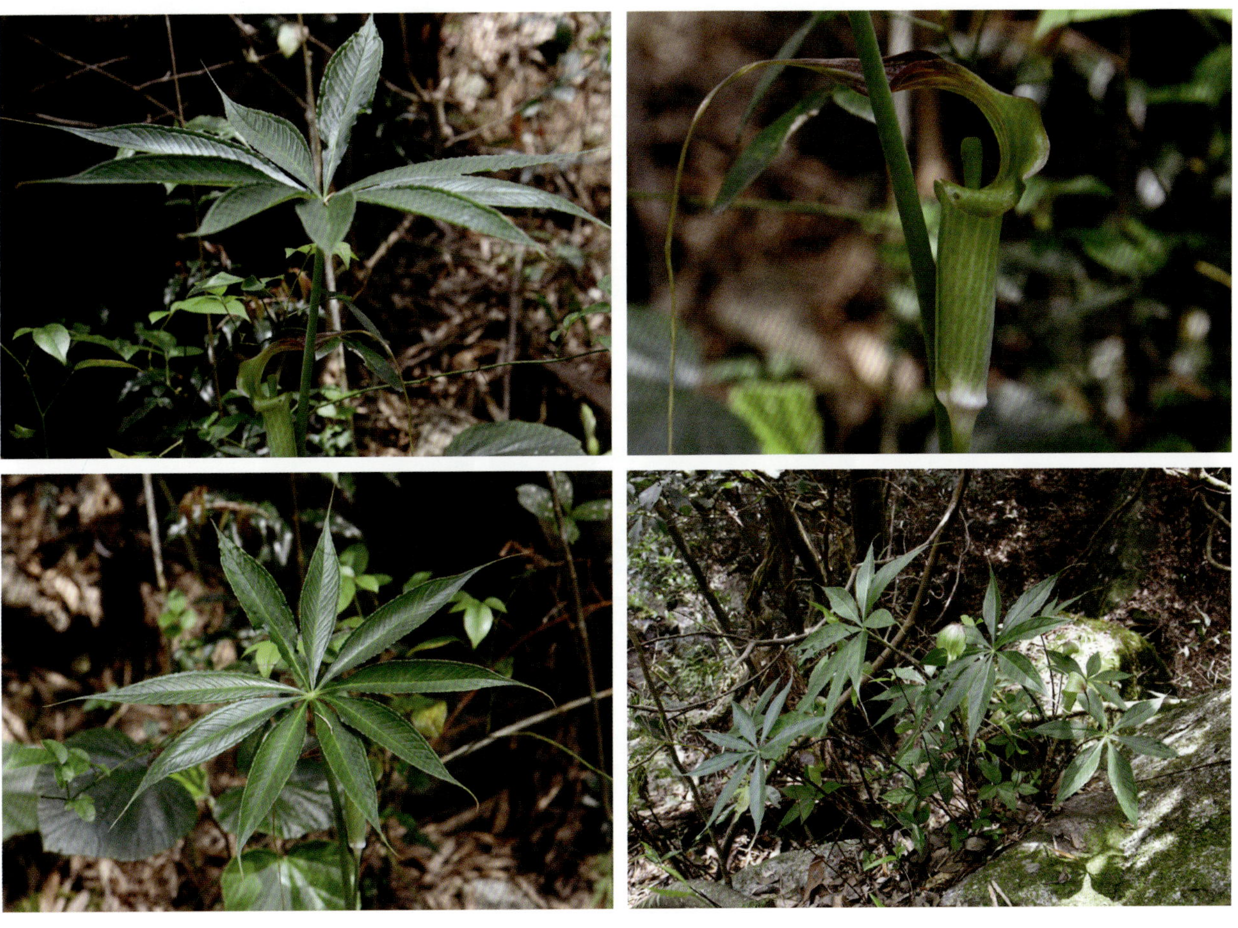

形态特征 多年生草本。块茎扁球形，直径可达6cm。叶1，极稀2；叶柄长40~80cm，中部以下具鞘；叶片放射状分裂，裂片无定数，长6~24cm，宽6~35mm。花序柄比叶柄短；佛焰苞绿色，背面有清晰的白色条纹，管部圆筒形，长4~8mm，直径9~20mm；肉穗花序单性，雄花序长2~2.5cm，花密；雄花具短柄，淡绿色、紫色至暗褐色。雌花子房卵圆形，柱头无柄。浆果红色。种子1~2，球形，淡褐色。花期5~7月，果熟期9月。

适宜生境 生于林下、灌丛、草坡、荒地。

资源状况 分布于马头山各地。常见。

入药部位 块茎（天南星）。

采收加工 秋、冬二季茎叶枯萎时采挖，除去须根及外皮，干燥。

功能主治 燥湿化痰，祛风定惊，消肿散结。用于中风痰壅，口眼歪斜，半身不遂，癫痫，惊风，破伤风，风痰眩晕，喉痹，瘰疬，痈肿，跌扑损伤，蛇虫咬伤。

评　　述 本品有毒。

天南星 异叶天南星、狗爪半夏、虎掌半夏

Arisaema heterophyllum Blume

标本采集号：361028170425007LY

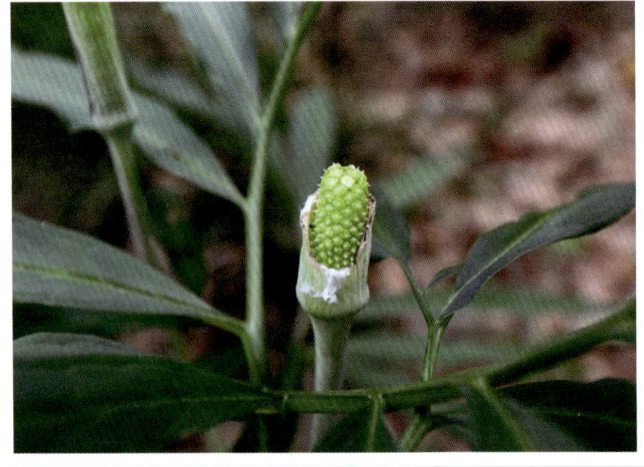
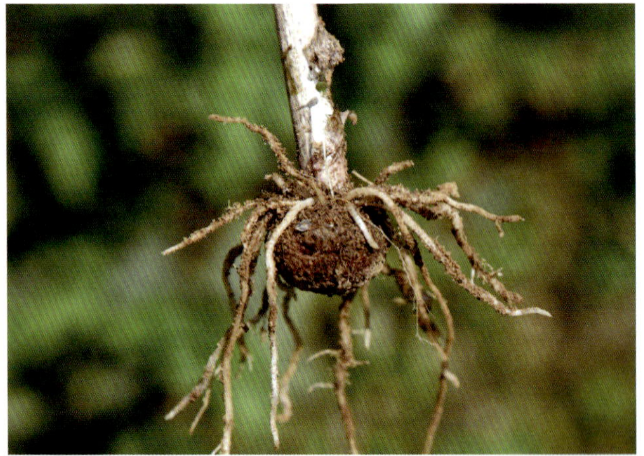
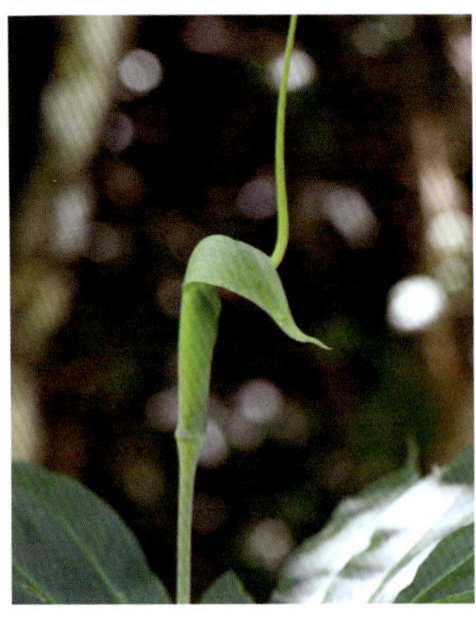
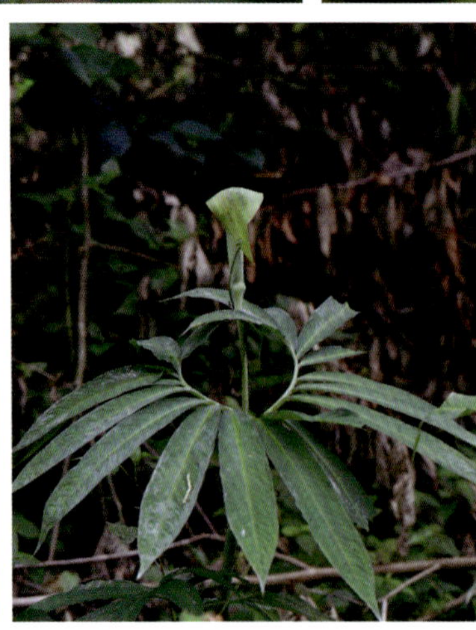
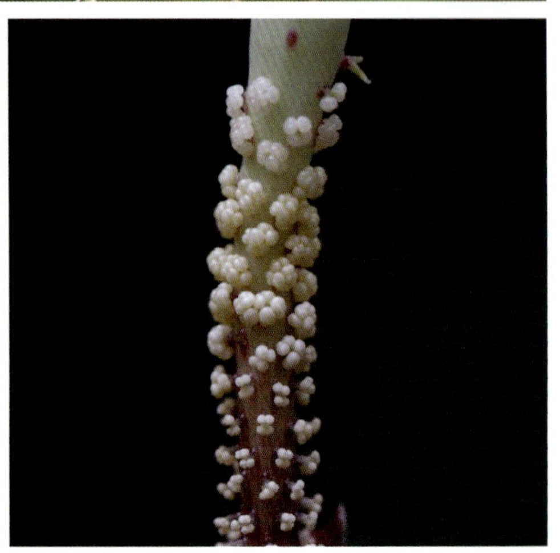

形态特征 多年生草本。块茎扁球形，直径2~4cm，周围生根。叶常单一；叶柄圆柱形，粉绿色，长30~50cm，下部3/4鞘筒状；叶片鸟足状分裂。花序柄长30~55cm，从叶柄鞘筒内抽出；佛焰苞管部圆柱形，长3.2~8cm，直径1~2.5cm；肉穗花序两性和雄花序单性。浆果黄红色、红色，圆柱形，长约5mm，内有棒头状种子1枚，不育胚珠2~3枚。种子黄色，具红色斑点。花期4~5月，果期7~9月。

适宜生境 生于林下、灌丛、草坡、荒地。

资源状况 分布于马头山各地。常见。

入药部位 块茎（天南星）。

采收加工 秋、冬二季茎叶枯萎时采挖，除去须根及外皮，干燥。

功能主治 燥湿化痰，祛风定惊，消肿散结。用于中风痰壅，口眼歪斜，半身不遂，癫痫，惊风，破伤风，风痰眩晕，喉痹，瘰疬，痈肿，跌扑损伤，蛇虫咬伤。

评　　述 本品有毒。

灯台莲 路边黄、大叶天南星、蛇包谷

Arisaema bockii Engler

标本采集号：361028170426005LY

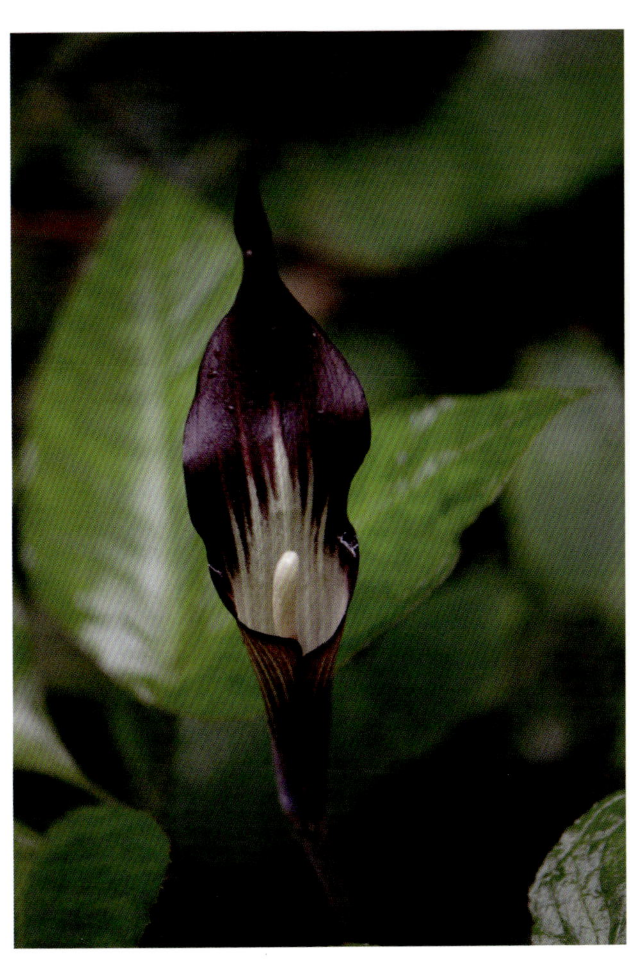

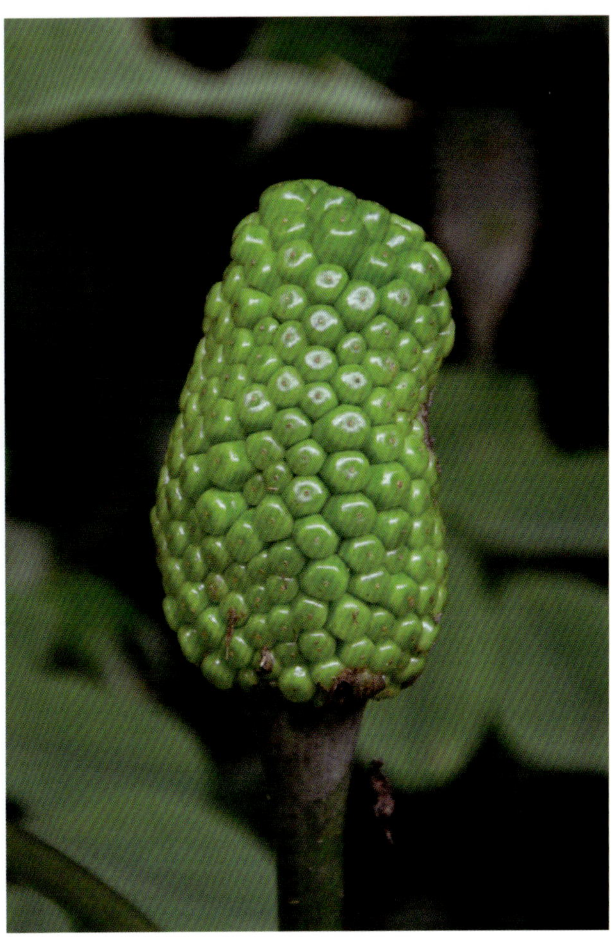

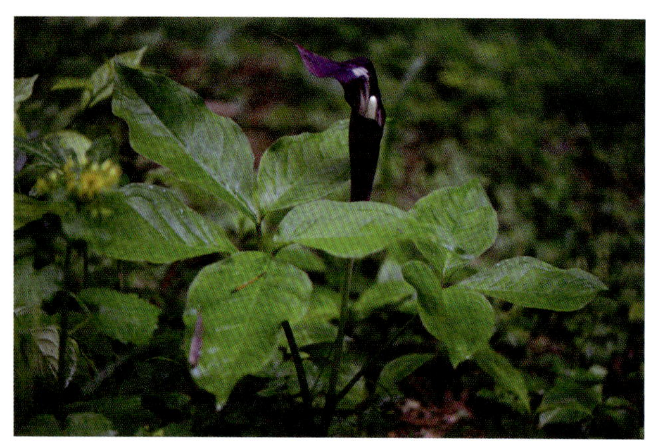
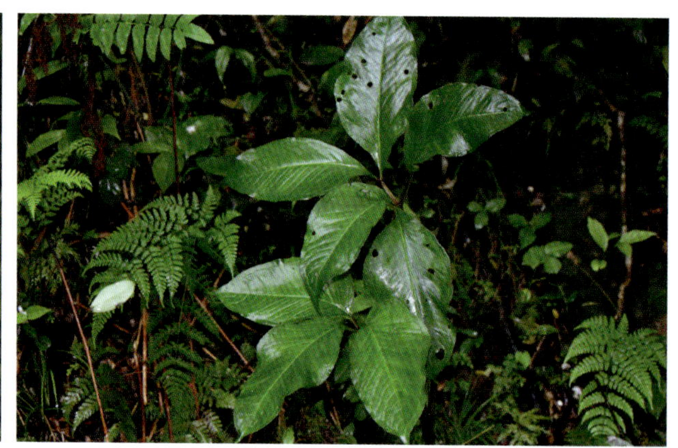

形态特征 多年生草本。块茎扁球形，直径2~3cm。鳞叶2；叶2，叶柄长20~30cm，下面1/2鞘筒状；叶片鸟足状5裂，边缘具不规则的粗锯齿至细的啮状锯齿，中裂片具长柄。佛焰苞淡绿色至暗紫色，管部漏斗状，喉部边缘近截形，无耳；檐部卵状披针形，稍下弯；肉穗花序单性；雄花序圆柱形，雄花药2~3；雌花序近圆锥形。浆果黄色，长圆锥状。种子卵圆形，具柄。花期5月，果期8~9月。

适宜生境 生于山坡林下或谷沟岩石上。

资源状况 分布于马头山各地。常见。

入药部位 块茎（灯台莲）。

采收加工 夏、秋二季采挖，除去茎叶及须根，洗净，鲜用或切片晒干。

功能主治 燥湿化痰，息风止痉，消肿止痛。用于痰湿咳嗽，风痰眩晕，癫痫，中风，口眼歪斜，破伤风，痈肿，毒蛇咬伤。

评　　述 本品有毒。

野　芋 野芋头、野山芋

Colocasia antiquorum Schott

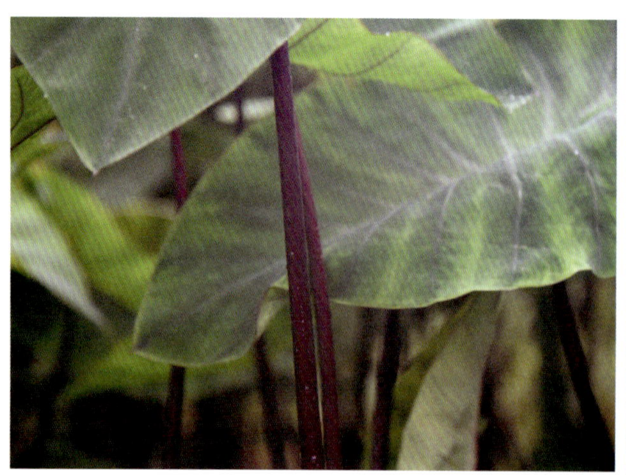
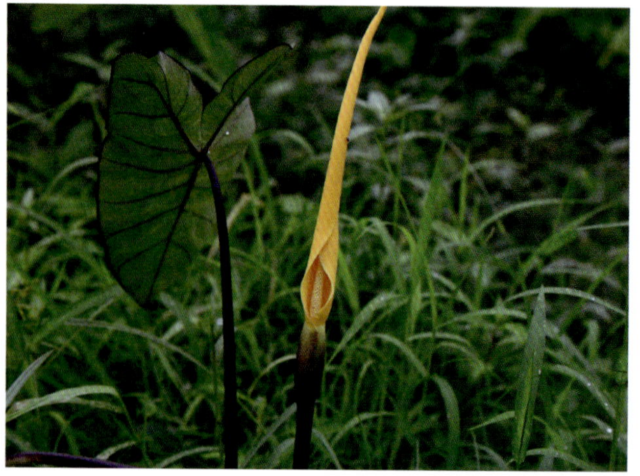

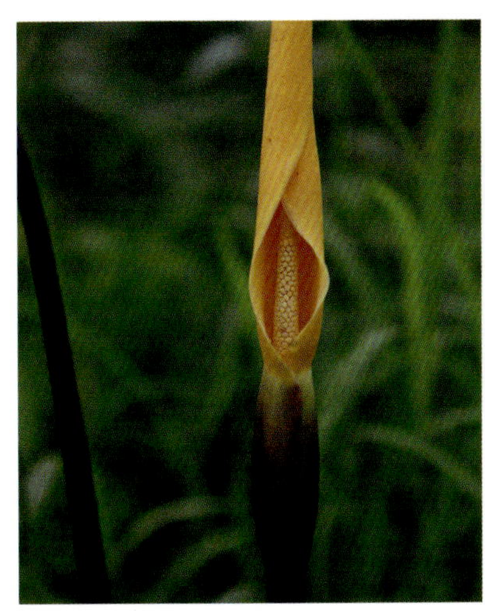
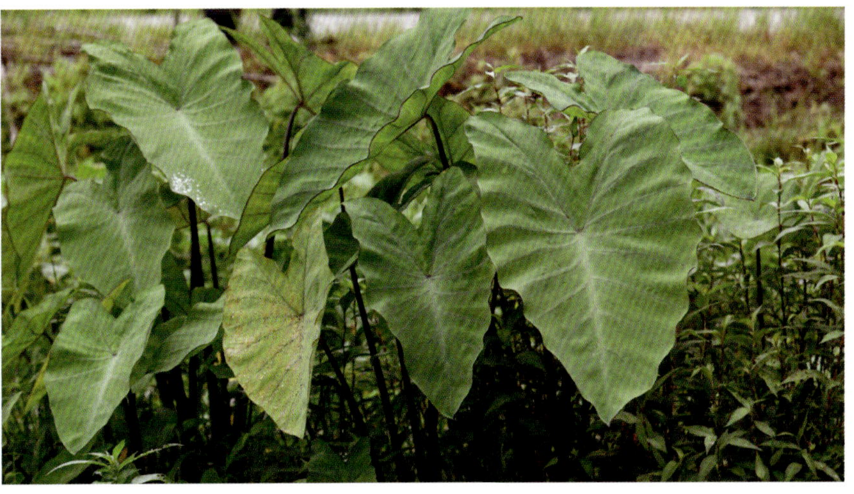

形态特征 多年生草本。块茎球形，有多数须根；匍匐茎常从块茎基部外伸，具小球茎。叶基生；叶柄肥厚，直立，长可达1.2m；叶片盾状，长达50cm以上。花序柄比叶柄短；佛焰苞苍黄色，长15~25cm，管部淡绿色，长圆形，为檐部长的1/5~1/2，檐部狭长线状披针形，先端渐尖；肉穗花序短于佛焰苞；雌花序与不育雄花序等长；能育雄花序和附属器各长4~8cm；子房具极短的花柱。花期8月。

适宜生境 生于林下阴湿处。

资源状况 分布于马头山各地。常见。

入药部位 块茎（野芋）、叶（野芋叶）。

采收加工 块茎：夏、秋二季采挖，鲜用或切片晒干。叶：春、夏二季采收，鲜用或晒干。

功能主治 块茎：清热解毒，散瘀消肿。用于疮痈肿毒，乳痈，颈淋巴结炎，痔疮，疥癣，跌打损伤，蛇虫咬伤。叶：清热解毒，消肿止痛。用于疔疮肿毒，蛇虫咬伤。

评　　述 本品有大毒。

滴水珠 斑叶滴水珠、岩芋、石半夏

Pinellia cordata N. E. Brown

标本采集号：361028170425018LY

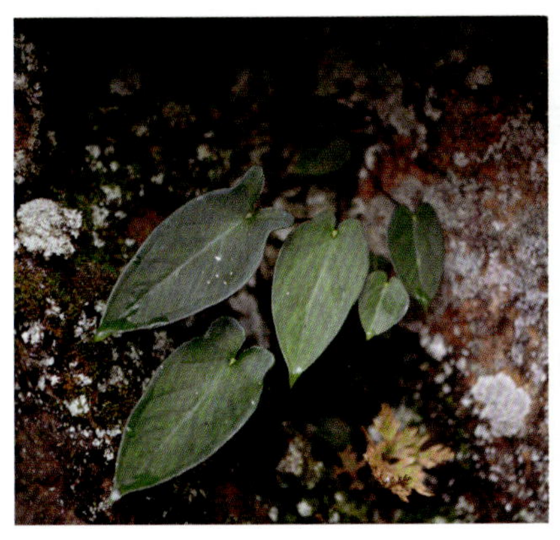
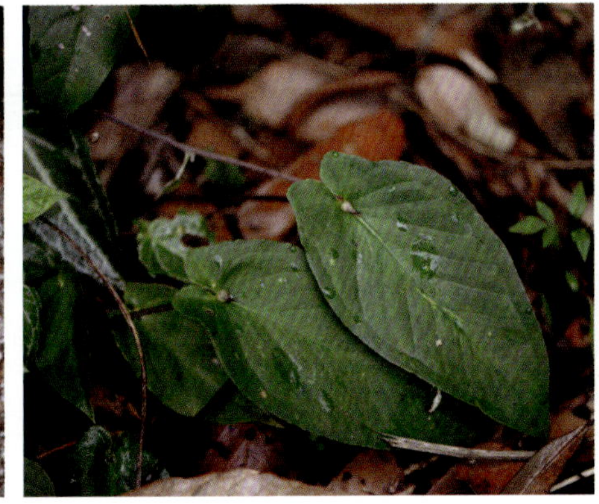
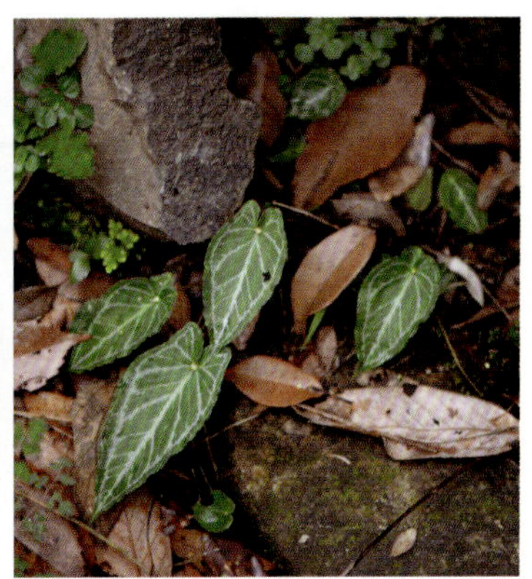

形态特征 多年生草本。块茎球形、卵球形至长圆形，长2~4cm，直径1~1.8cm，表面密生多数须根。叶单一；叶柄长12~25cm，下部及顶头各有珠芽1枚；幼株叶片心状长圆形，长4cm，宽2cm。花序柄短于叶柄，长3.7~18cm；檐部椭圆形，长1.8~4.5cm；肉穗花序，雌花序1~1.2cm，雄花序长5~7mm；附属器青绿色，长6.5~20cm，渐狭为线形，略呈"之"字形上升。花期3~6月，果熟期8~9月。

适宜生境 生于林下溪旁、潮湿草地、岩石边、岩隙中或岩壁上。

资源状况 分布于马头山各地。常见。

入药部位 块茎（滴水珠）。

采收加工 春、夏二季采挖，洗净，鲜用或晒干。

功能主治 解毒消肿，散瘀止痛。用于毒蛇咬伤，乳痈，肿毒，深部脓肿，瘰疬，头痛，胃痛，腰痛，跌打损伤。

评　　述 本品有小毒。

半　夏 三叶半夏、三步跳、麻芋果

Pinellia ternata (Thunb.) Breit.

标本采集号：361028170425024LY

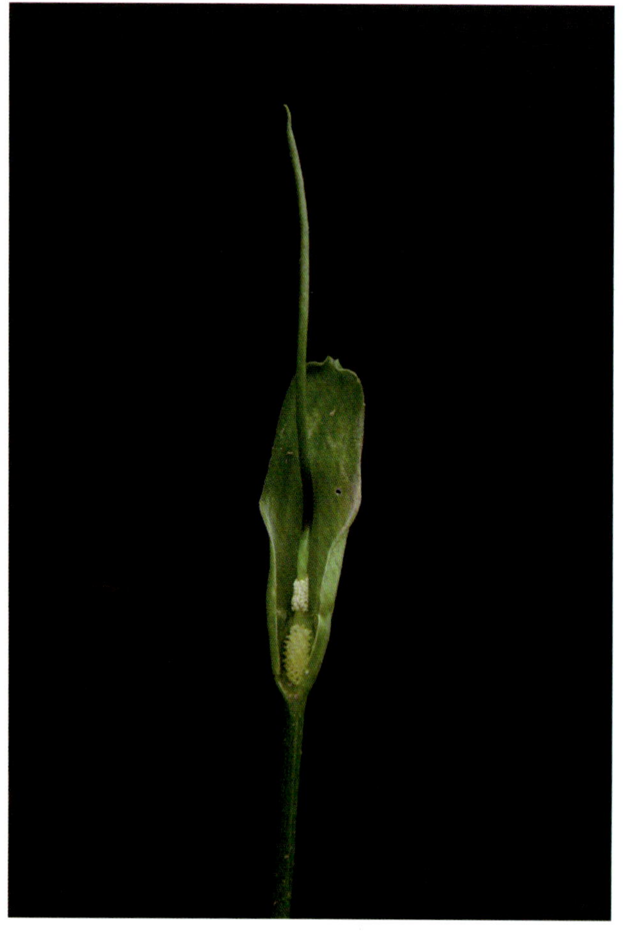

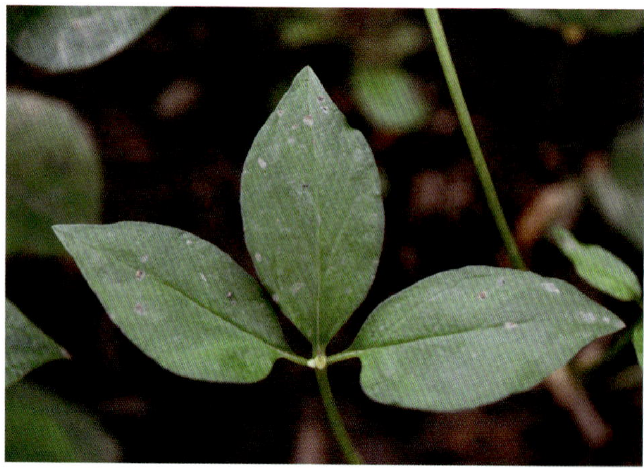

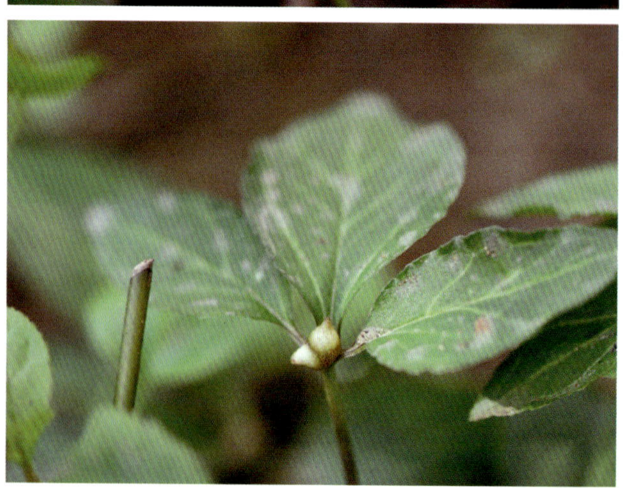

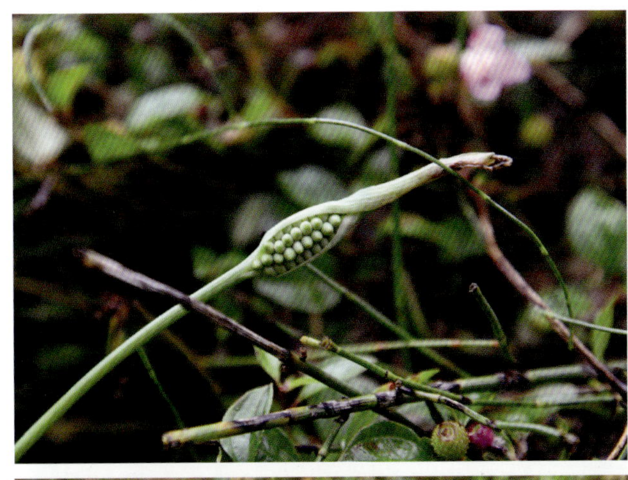
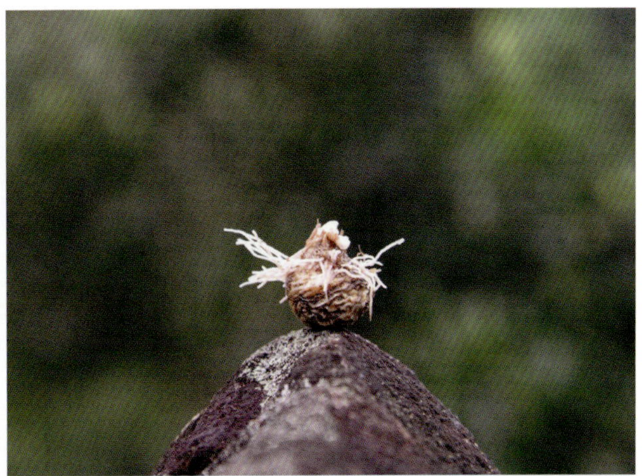
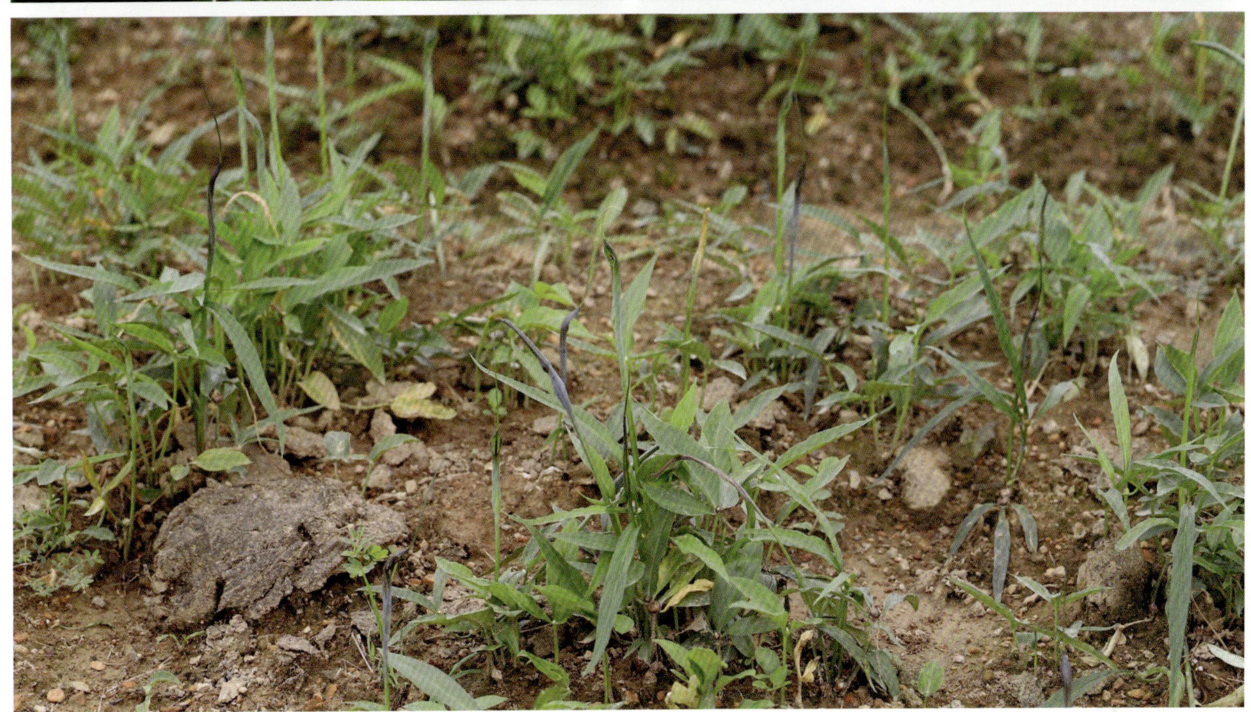

形态特征 多年生草本。块茎圆球形，直径1~2cm，具须根。叶2~5枚；叶柄长15~20cm；珠芽在母株上萌发或落地后萌发。花序柄长25~35cm，长于叶柄；佛焰苞绿色，管部狭圆柱形，长1.5~2cm，檐部长圆形，长4~5cm，宽1.5cm；肉穗花序，雌花序长2cm，雄花序长5~7mm，其中间隔3mm；附属器绿色变青紫色，长6~10cm。浆果卵圆形，先端渐狭为明显的花柱。花期5~7月，果熟期8月。

适宜生境 生于草坡、荒地、玉米地、田边或疏林下。

资源状况 分布于马头山各地。常见。

入药部位 块茎（半夏）。

采收加工 夏、秋二季采挖，洗净，除去外皮和须根，晒干。

功能主治 燥湿化痰，降逆止呕，消痞散结。用于湿痰寒痰，咳喘痰多，痰饮眩悸，风痰眩晕，痰厥头痛，呕吐反胃，胸脘痞闷，梅核气；外用于痈肿痰核。

评　　述 本品有毒。

犁头尖 独角莲、茨菇七、百步还原

Typhonium divaricatum (L.) Decne.

标本采集号：361028170424035LY

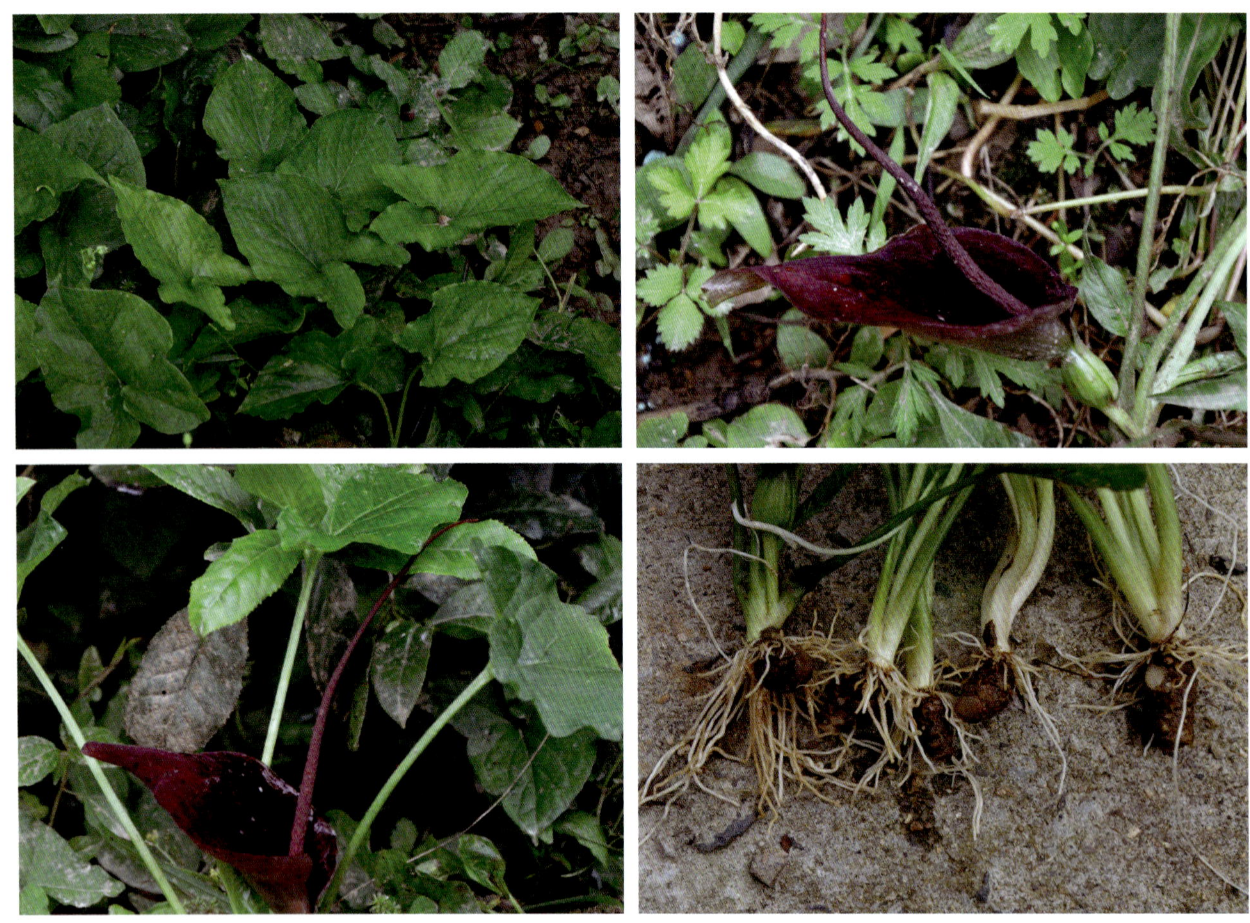

形态特征 多年生草本。块茎近球形，具环节。幼株叶1~2枚，叶片心形至戟形；多年生植株有叶4~8枚，叶片戟状三角形。花序柄单一，直立；佛焰苞管部绿色，檐部绿紫色，卷成长角状，盛花时展开，中部以上骤狭成带状下垂，先端旋曲，内面深紫色，外面绿紫色；肉穗花序无柄；附属器深紫色，具强烈的粪臭味，明显具细柄，向上渐狭成鼠尾状，下部1/3具疣皱，向上平滑。雄花近无柄，长圆状倒卵形；雌花黄色，柱头无柄，盘状具乳突，红色；中性花同型，线形，两头黄色，腰部红色。花期5~7月。

适宜生境 生于地边、田头、草坡、石隙中。

资源状况 分布于马头山油榨窠等地。少见。

入药部位 块茎及全草（犁头尖）。

采收加工 秋季采挖，洗净，鲜用或晒干。

功能主治 解毒消肿，散瘀止血。用于痈疽疔疮，无名肿毒，瘰疬，血管瘤，毒蛇咬伤，蜂蜇伤，跌打损伤，外伤出血。

评　　述 本品有毒。

莎草科

碎米莎草 三轮草、见骨草、四方草

Cyperus iria L.

标本采集号：361028180822038LY

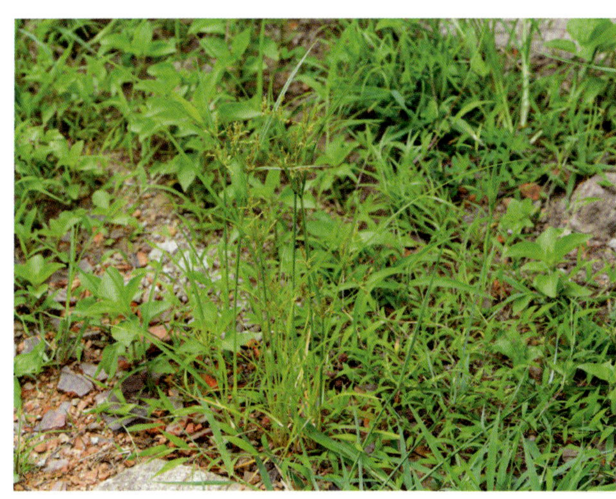

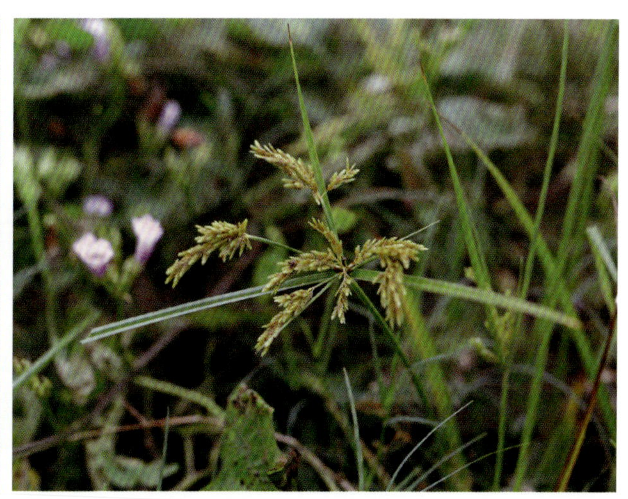

形态特征 一年生草本。无根状茎，具须根。秆丛生，高8~85cm。叶鞘红棕色或棕紫色；叶状苞片3~5枚，下面的2~3枚常较花序长。穗状花序卵形或长圆状卵形，长1~4cm，具5~22个小穗；小穗排列松散；小穗轴上近于无翅；鳞片排列疏松，膜质；雄蕊3，花丝着生于环形的胼胝体上；花柱短，柱头3。小坚果倒卵形或椭圆形，三棱形，与鳞片等长，褐色，具密的微突起细点。花、果期6~10月。

适宜生境 生于田间、山坡、路旁阴湿处。

资源状况 分布于马头山各地。常见。

入药部位 全草（三楞草）。

采收加工 8~9月抽穗时采收，洗净，晒干。

功能主治 祛风除湿，活血调经。用于风湿筋骨疼痛，瘫痪，月经不调，闭经，痛经，跌打损伤。

芭蕉科

芭　蕉 甘蕉、大叶芭蕉、天苴

Musa basjoo Sieb. et Zucc.

标本采集号：361028180825020LY

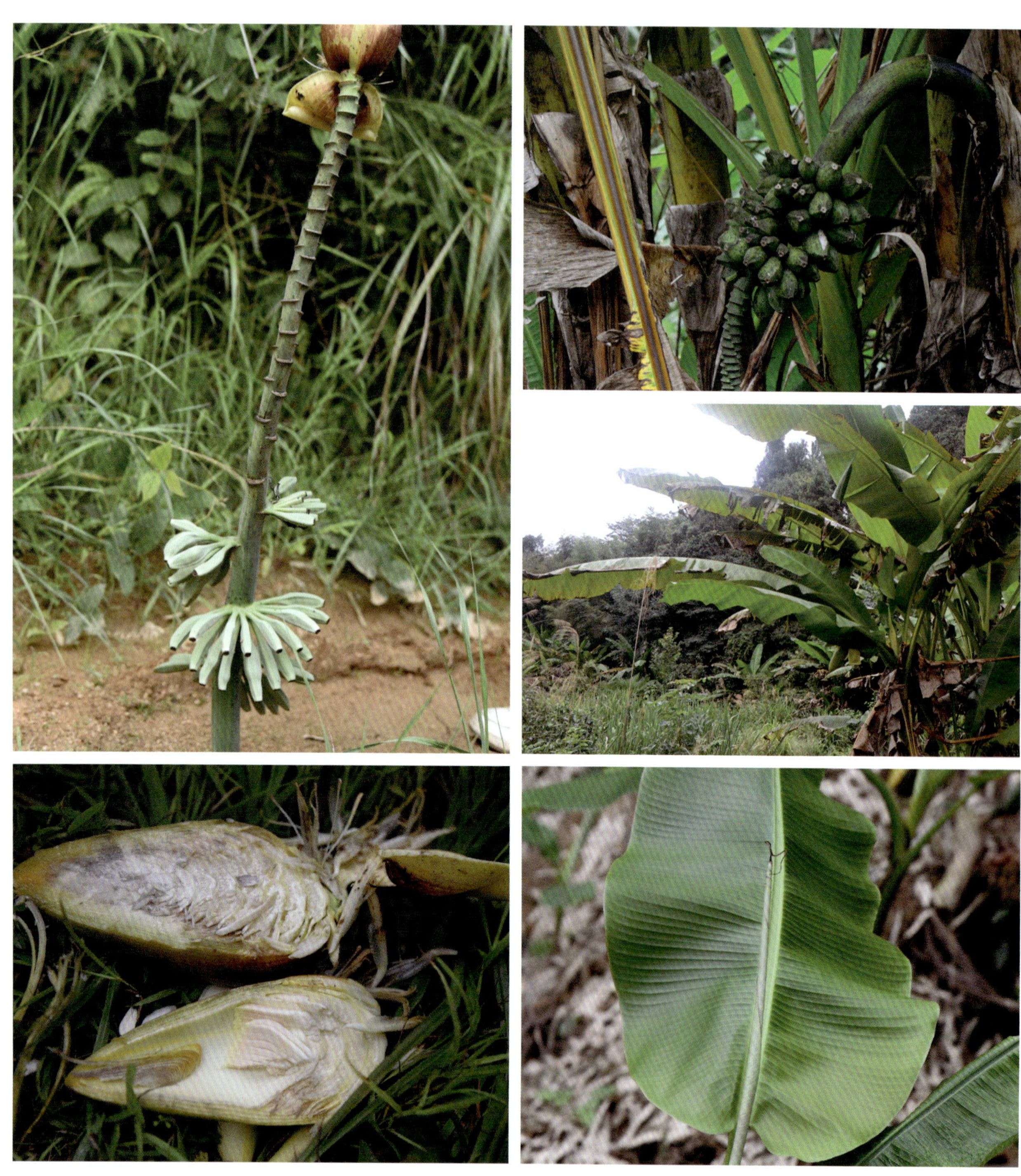

形态特征 多年生草本。植株高2.5~4m。叶片长圆形，长2~3m，宽25~30cm，叶面鲜绿色；叶柄粗壮，长达30cm。花序顶生，下垂；苞片红褐色或紫色；雄花生于花序上部，雌花生于花序下部；雌花在每一苞片内10~16朵，排成2列；合生花被片长4~4.5cm，具5齿裂。浆果三棱状，长圆形，长5~7cm，具3~5棱，近无柄，肉质，内具多数种子。种子黑色，具疣突及不规则棱角，宽6~8mm。花期8~9月。

适宜生境 栽培于庭园及农舍附近。

资源状况 分布于马头山各地。常见。

入药部位 根茎（芭蕉根）、叶（芭蕉叶）、花（芭蕉花）、果实（芭蕉子）。

采收加工 根茎：全年均可采挖，晒干或鲜用。叶：全年均可采摘，切碎，鲜用或晒干。花：花开时采收，鲜用或阴干。果实：夏、秋二季果实熟时采收，鲜用。

功能主治 根茎：清热解毒，止渴，利尿。用于热病，烦闷消渴，痈肿疔毒，丹毒，崩漏，淋浊，水肿，脚气病。叶：清热，利尿，解毒。用于热病，中暑，水肿，脚气病，痈肿，烫伤。花：化痰消痞，散瘀，止痛。用于胸膈饱胀，脘腹痞痛，吞酸反胃，呕吐痰涎，头目昏眩，心痛，怔忡，风湿疼痛。果实：止渴，润肺，通血脉，填骨髓。

姜　科

山　姜 箭秆风、九姜连、九龙盘

Alpinia japonica (Thunb.) Miq.

标本采集号：361028170424003LY

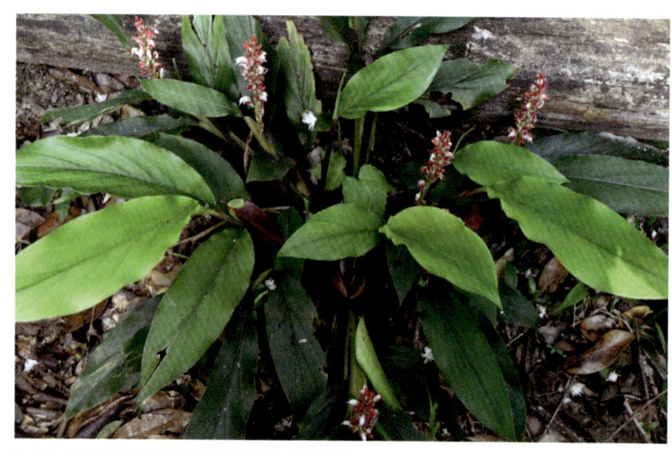
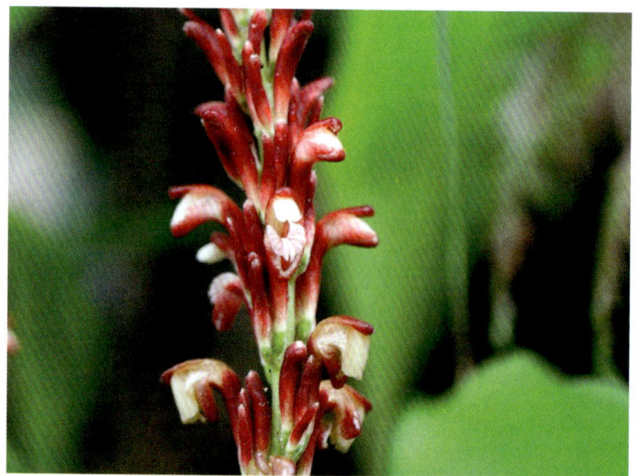
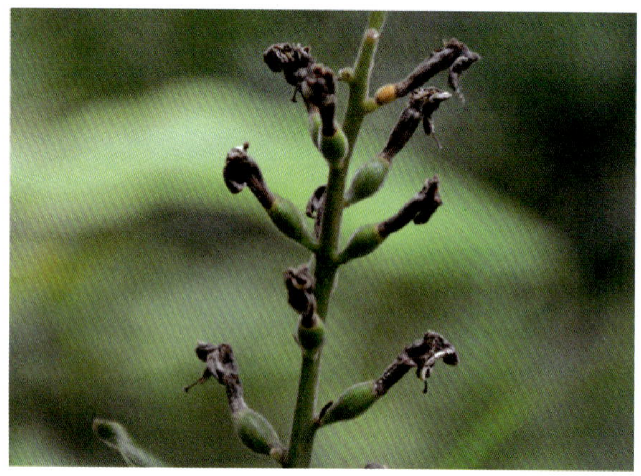
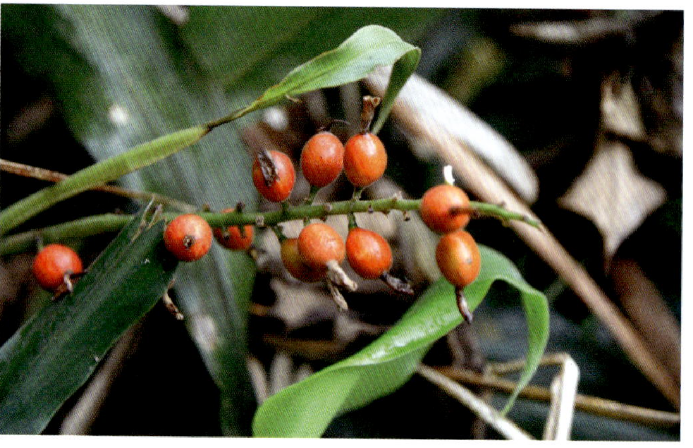

形态特征 多年生草本，株高35~70cm。具横生分枝的根状茎。叶通常2~5片，叶片长25~40cm，宽4~7cm，叶舌2裂，长约2mm。总状花序顶生；总苞片披针形；花通常2朵聚生；小花梗长约2mm；花萼棒状；花冠裂片长圆形；雄蕊长1.2~1.4cm；子房密被绒毛。果实球形或椭圆形，直径1~1.5cm，被短柔毛，顶有宿存的萼筒。种子多角形，长约5mm，直径约3mm。花期4~8月，果期7~12月。

适宜生境 生于林下阴湿处。

资源状况 分布于马头山各地。常见。

入药部位 根茎（山姜）、果实（建砂仁）。

采收加工 根茎：3~4月采挖，洗净，晒干。果实：果实将熟时采摘，晒干或烘干。

功能主治 根茎：温中，散寒，祛风，活血。用于脘腹冷痛，肺寒咳嗽，风湿痹痛，跌打损伤，月经不调，劳伤吐血。果实：温中散寒，行气调中。用于脘腹胀痛，呕吐泄泻，食欲不振。

郁 金 姜黄、马蒁

Curcuma aromatica Salisb.

标本采集号：361028180826020LY

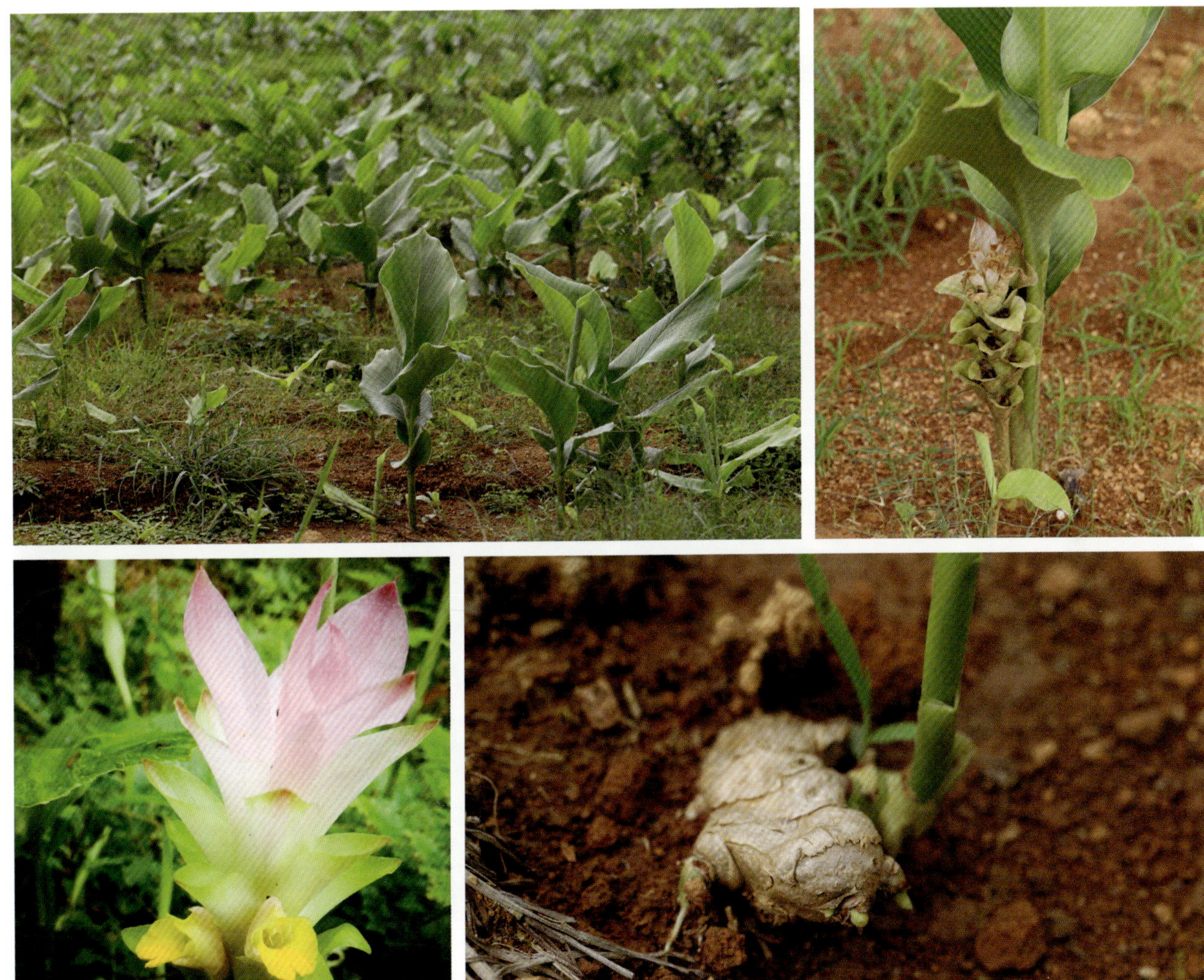

形态特征 多年生草本，株高约1m。根端膨大，呈纺锤状。根状茎肉质肥大，黄色，芳香。叶基生，叶片长圆形，长30~60cm，宽10~20cm，叶背被短柔毛；叶柄约与叶片等长。花葶单独由根状茎抽出；穗状花序圆柱形，长约15cm，直径约8cm，卵形，长4~5cm，花葶被疏柔毛，长0.8~1.5cm，顶端3裂；花冠管漏斗形，长2.3~2.5cm，唇瓣黄色，倒卵形，长2.5cm，顶微2裂。花期4~6月。

适宜生境 生于土质肥沃、湿润的向阳山坡或田地。

资源状况 分布于马头山笔架边等地。少见。

入药部位 块根（郁金）。

采收加工 冬季茎叶枯萎后采挖，除去泥沙及细根，蒸或煮至透心，干燥。

功能主治 行气化瘀，清心解郁，利胆退黄。用于经闭痛经，胸腹胀痛、刺痛，热病神昏，癫痫发狂，黄疸尿赤。

蘘 荷 野姜、阳藿、阳荷

Zingiber mioga (Thunb.) Rosc.

标本采集号：361028180826013LY

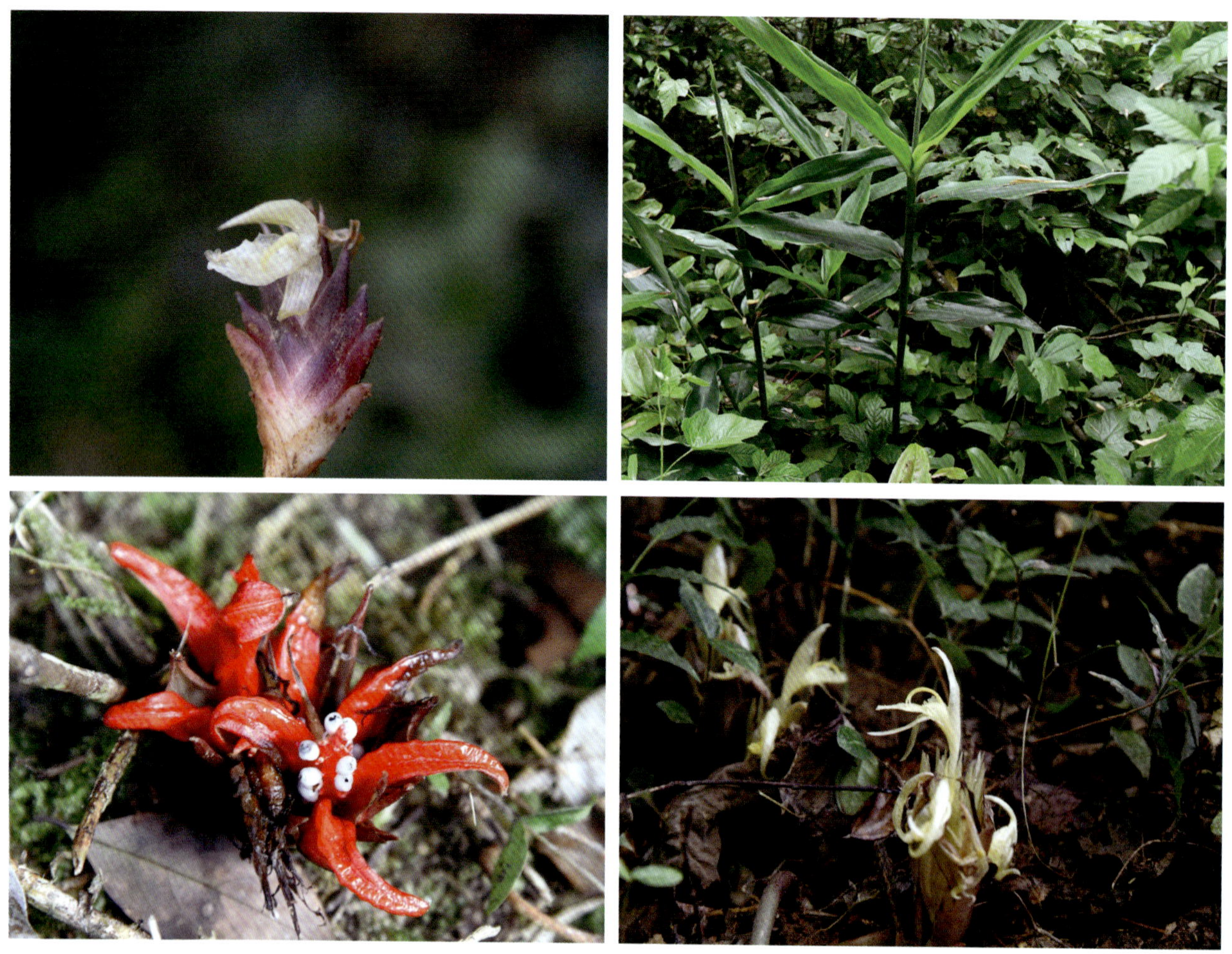

形态特征 多年生草本，株高0.5~1m。根状茎淡黄色。叶片披针状椭圆形，长20~37cm，宽4~6cm；叶柄长0.5~1.7cm；叶舌膜质，长0.3~1.2cm。穗状花序椭圆形，长5~7cm；苞片覆瓦状排列，椭圆形，红绿色，具紫脉；花萼长2.5~3cm，一侧开裂；花冠管较花萼为长，裂片披针形，淡黄色；花药、药隔附属体各长1cm。果实倒卵形，熟时裂成3瓣，果皮里面鲜红色。种子黑色，被白色假种皮。花期8~10月。

适宜生境 生于山谷中阴湿处。

资源状况 分布于马头山东山坪等地。常见。

入药部位 根茎（蘘荷）、果实（蘘荷子）、花（蘘荷花）。

采收加工 根茎：夏、秋二季采收，鲜用或切片晒干。果实：果实成熟开裂时采收，晒干。花：花开时采收，鲜用或烘干。

功能主治 根茎：活血调经，祛痰止咳，解毒消肿。用于月经不调，痛经，跌打损伤，咳嗽气喘，痈疽肿毒，瘰疬。果实：温胃止痛。用于胃痛。花：温肺化痰。用于肺寒咳嗽。

美人蕉科

美人蕉 观音姜、小芭蕉头

Canna indica L.

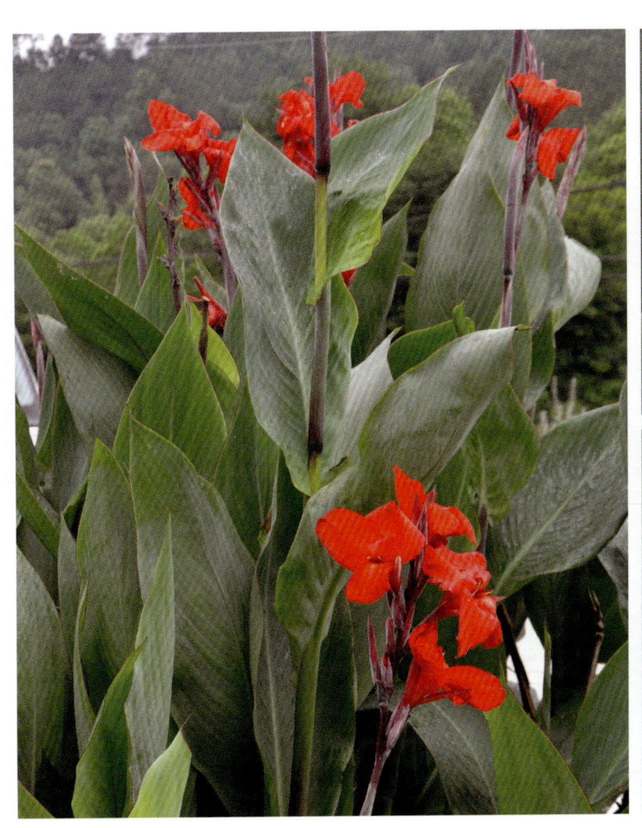

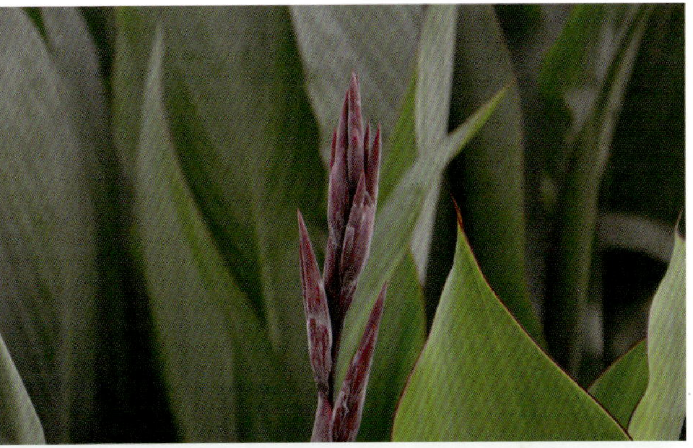

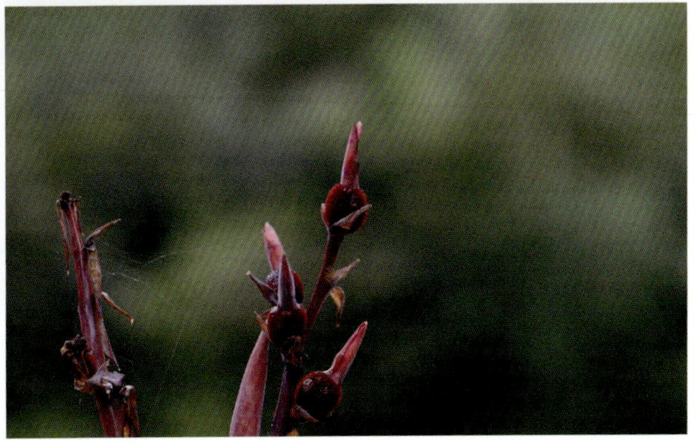

形态特征 多年生草本，高可达1.5m。叶片卵状长圆形，长10~30cm，宽达10cm。总状花序疏花；花红色，单生；苞片卵形，绿色，长约1.2cm；萼片3，披针形，长约1cm；外轮退化雄蕊2~3枚，鲜红色，其中2枚倒披针形，长3.5~4 cm，宽5~7mm，另一枚如存在则特别小，长1.5cm，宽仅1mm；唇瓣披针形，长3cm，弯曲；发育雄蕊长2.5cm，花药室长6mm；花柱扁平，长3cm，一半和发育雄蕊的花丝联合。蒴果绿色，长卵形，有软刺，长1.2~1.8cm。花、果期3~12月。

适宜生境 栽培于村边、溪边、田边等地。

资源状况 分布于马头山油榨窠、东山坪等地。常见。

入药部位 根茎（美人蕉根）、花（美人蕉花）。

采收加工 根茎：全年可采挖，除去茎叶，洗净，切片，晒干或鲜用。花：花开时采收，阴干。

功能主治 根茎：清热解毒，调经，利水。用于月经不调，带下病，黄疸，痢疾，疮疡肿毒。花：活血止血。用于吐血，衄血，外伤出血。

兰　科

金线兰 花叶开唇兰

Anoectochilus roxburghii (Wall.) Lindl.

标本采集号：361028170709003LY

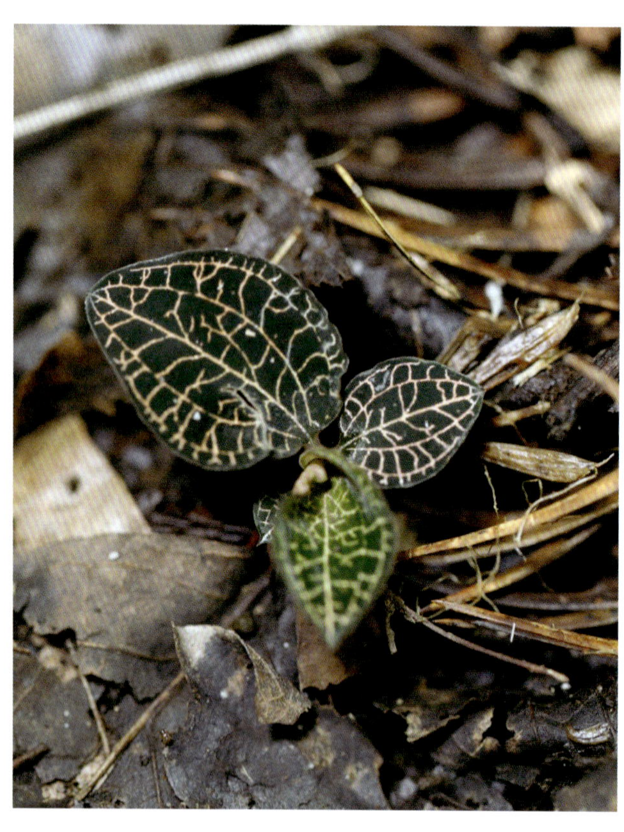
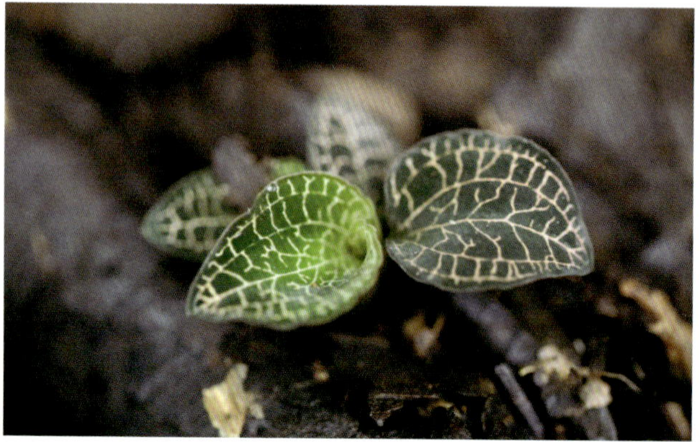
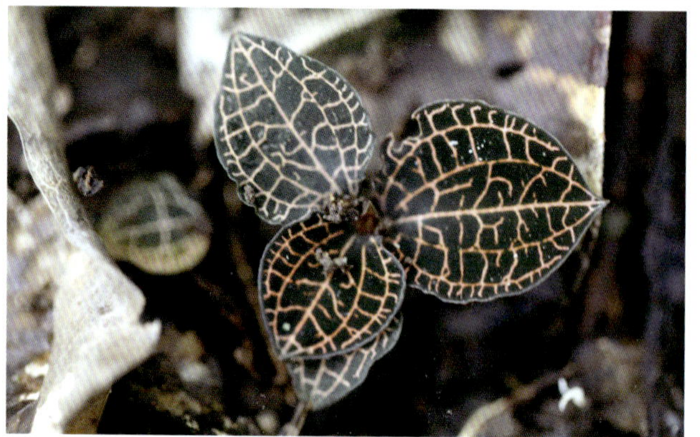

形态特征 多年生草本，高10~18cm。根状茎匍匐，伸长。叶互生，茎下部具2~4叶；叶柄长4~10mm，基部扩展抱茎；叶片卵状椭圆形，长1.5~3.5cm，宽1~3cm，弧形脉5~7条。总状花序，疏生2~6朵花，花序轴被柔毛；花苞片卵状披针形，淡紫色；花淡紫色，外面被短柔毛；中萼片卵形；唇瓣2裂，呈“Y”字形，裂片舌状条形，先端钝，两侧各具6条流苏状细条。花期9~10月。

适宜生境 生于常绿阔叶林下或沟谷阴湿处。

资源状况 分布于马头山周家等地。少见。

入药部位 全草（金线兰）。

采收加工 夏、秋二季采收，鲜用或晒干。

功能主治 清热凉血，除湿解毒。用于肺热咯血，肺结核咯血，尿血，小儿惊风，破伤风，肾炎水肿，风湿痹痛，跌打损伤。

虾脊兰 九子连环草、肉连环、一串钮子

Calanthe discolor Lindl.

标本采集号：361028170424033LY

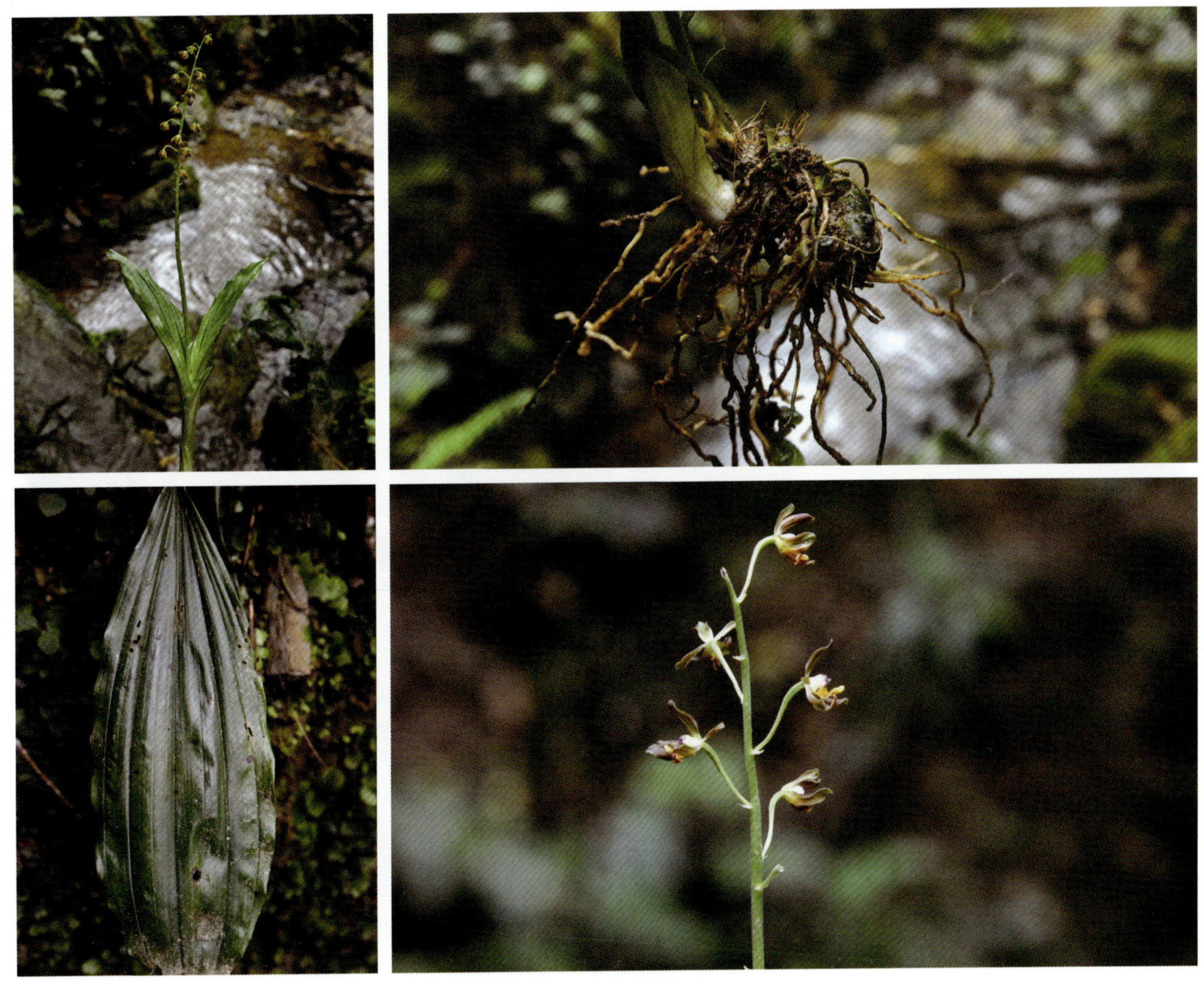

形态特征 多年生草本。根状茎不甚明显；假鳞茎粗短，直径约1cm，具3~4枚鞘和3枚叶；假茎长6~10cm，直径达2cm。叶在花期全部未展开。花葶从假茎上端的叶间抽出，总状花序长6~8cm，疏生约10朵花；花梗和子房长6~13mm，子房棒状；萼片和花瓣褐紫色；花瓣近长圆形，唇瓣白色；蕊柱长约4mm，上端扩大，蕊柱翅下延到唇瓣基部，蕊喙2裂；花粉团棒状，长约1.8mm。花期4~5月。

适宜生境 生于常绿阔叶林下。

资源状况 分布于马头山油榨窠等地。少见。

入药部位 全草或根茎（九子连环草）。

采收加工 春、夏二季花后采收，洗净，鲜用或晒干。

功能主治 清热解毒，活血止痛。用于瘰疬，痈肿，咽喉肿痛，痔疮，风湿痹痛，跌打损伤。

钩距虾脊兰 纤花根节兰

Calanthe graciliflora Hayata

标本采集号：361028170424007LY

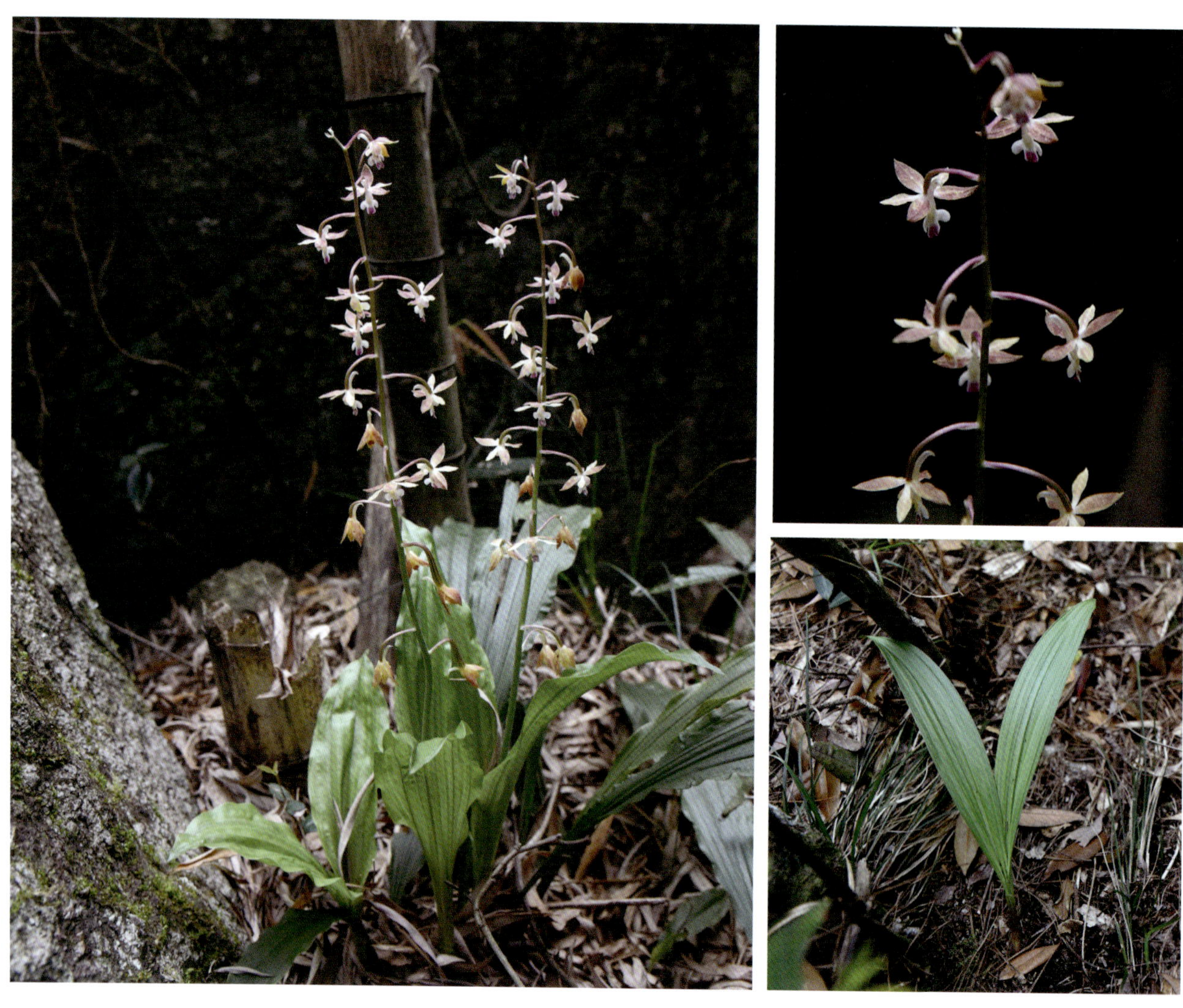

形态特征 多年生草本。根状茎不明显；假鳞茎短，近卵球形；假茎长5~18cm，直径约1.5cm。叶在花期尚未完全展开，椭圆形或椭圆状披针形。花序柄常具1枚鳞片状的鞘；总状花序长达32cm，无毛；花梗白色；萼片和花瓣在背面褐色；中萼片近椭圆形；花瓣倒卵状披针形，长9~13mm，宽3~4mm；蕊柱长约4mm；花粉团棒状，等大，长约2mm，具明显的花粉团柄。花期3~5月。

适宜生境 生于山谷溪边、林下等阴湿处。

资源状况 分布于马头山油榨窠等地。少见。

入药部位 全草及根（四里麻）。

采收加工 夏、秋二季采收，洗净，鲜用或晒干。

功能主治 清热解毒，活血止痛。用于咽喉肿痛，痔疮，脱肛，风湿痹痛，跌打损伤。

建　兰 四季兰

Cymbidium ensifolium (L.) Sw.

标本采集号：361028180825003LY

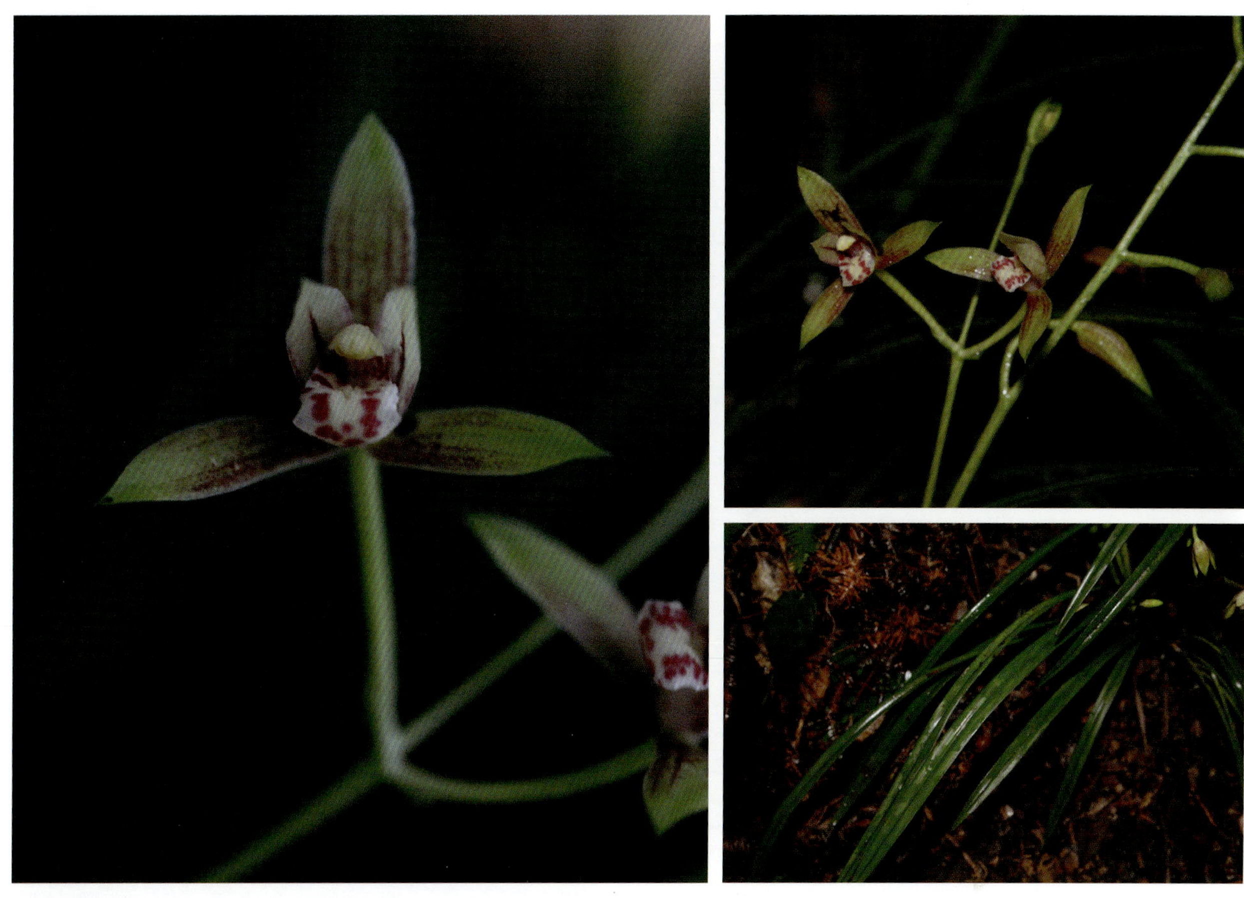

形态特征　多年生草本。假鳞茎卵球形，长1.5~2.5cm，宽1~1.5cm，包藏于叶基之内。叶2~6枚，带形，有光泽。花葶从假鳞茎基部发出，直立；总状花序具3~13朵花；花梗和子房长2~3cm；萼片近狭长圆形或狭椭圆形；花瓣狭椭圆形或狭卵状椭圆形；蕊柱长1~1.4cm，稍向前弯曲，两侧具狭翅；花粉团4个，成2对，宽卵形。蒴果狭椭圆形，长5~6cm，宽约2cm。花期通常为6~10月。

适宜生境　生于疏林下、灌丛中、山谷旁或草丛中。

资源状况　分布于马头山百丈济等地。常见。

入药部位　根（建兰根）、叶（建兰叶）。

采收加工　根：四季可采，鲜用。叶：四季可采，鲜用或晒干。

功能主治　根：理气，和血，利湿，消肿。用于咳嗽吐血，肠风，血崩，淋病，白浊，白带异常，跌打损伤，痈肿。叶：清热，凉血，理气，利湿。用于咳嗽，肺痈，吐血，咯血，白浊，白带异常，疮毒，疔肿。

斑叶兰 大斑叶兰、白花斑叶兰

Goodyera schlechtendaliana Rchb. F.

标本采集号：361028180825003LY

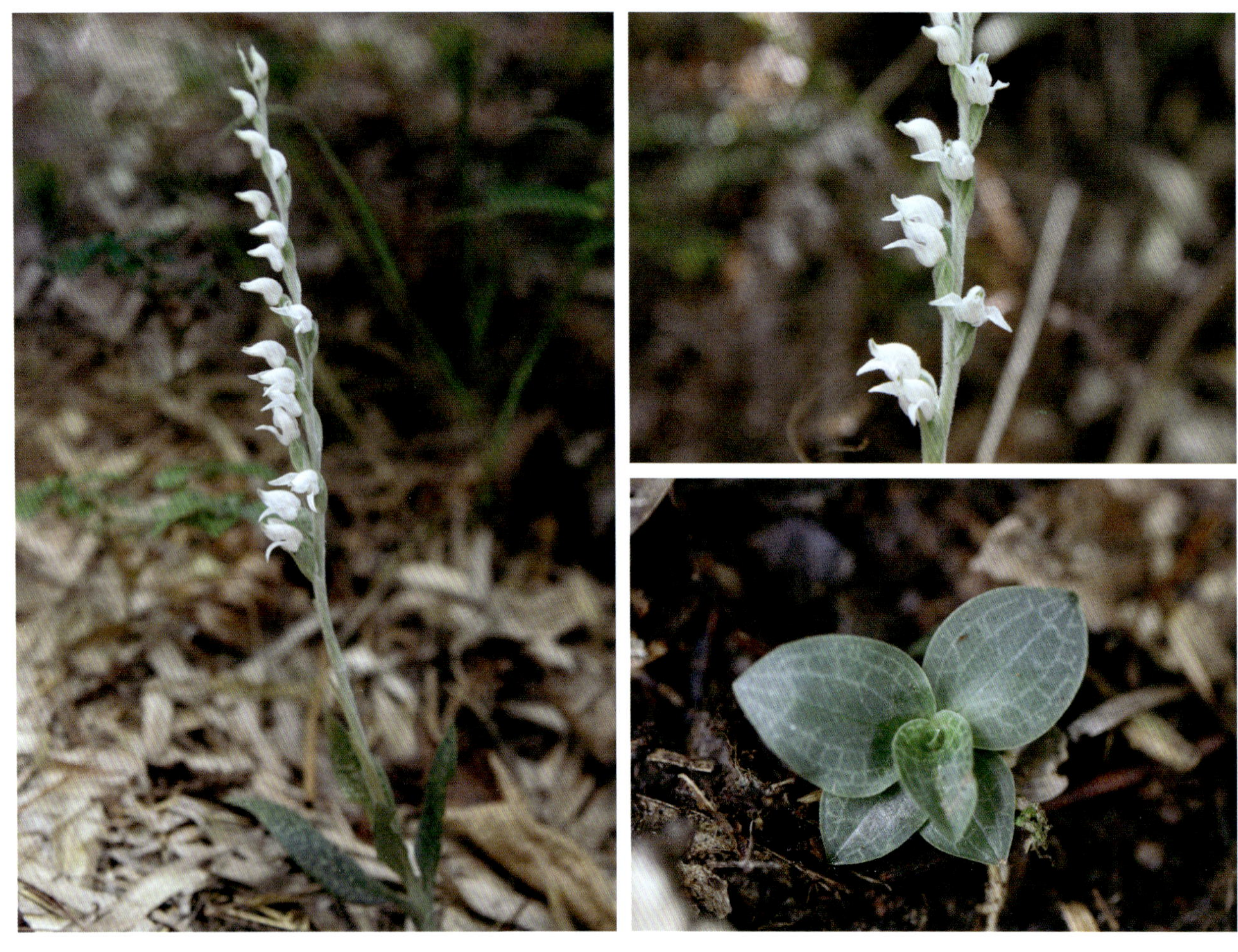

形态特征 多年生草本，植株高15~35cm。根状茎伸长，匍匐，具节；茎直立，具4~6枚叶。叶片卵形或卵状披针形，长3~8cm，宽0.8~2.5cm，具柄；叶柄长4~10mm。总状花序具几朵至20余朵疏生近偏向一侧的花，长8~20cm；花苞片披针形；子房圆柱形，连花梗长8~10mm，被长柔毛；花较小，半张开；花瓣菱状倒披针形；花粉团长约3mm；蕊喙直立，长2~3mm；柱头1个。花期8~10月。

适宜生境 生于山谷林下阴湿处。

资源状况 分布于马头山鹰嘴岩等地。常见。

入药部位 全草（斑叶兰）。

采收加工 夏、秋二季采收，洗净，鲜用或晒干。

功能主治 润肺止咳，补肾益气，行气活血，消肿解毒。用于肺痨咳嗽，支气管炎，头晕乏力，神经衰弱，阳痿，跌打损伤，骨节疼痛，咽喉肿痛，乳痈，疮疖，瘰疬，毒蛇咬伤。

毛莛玉凤花 毛葶玉凤花、丝裂玉凤花、玉蜂兰

Habenaria ciliolaris Kranzl.

标本采集号：361028170910017LY

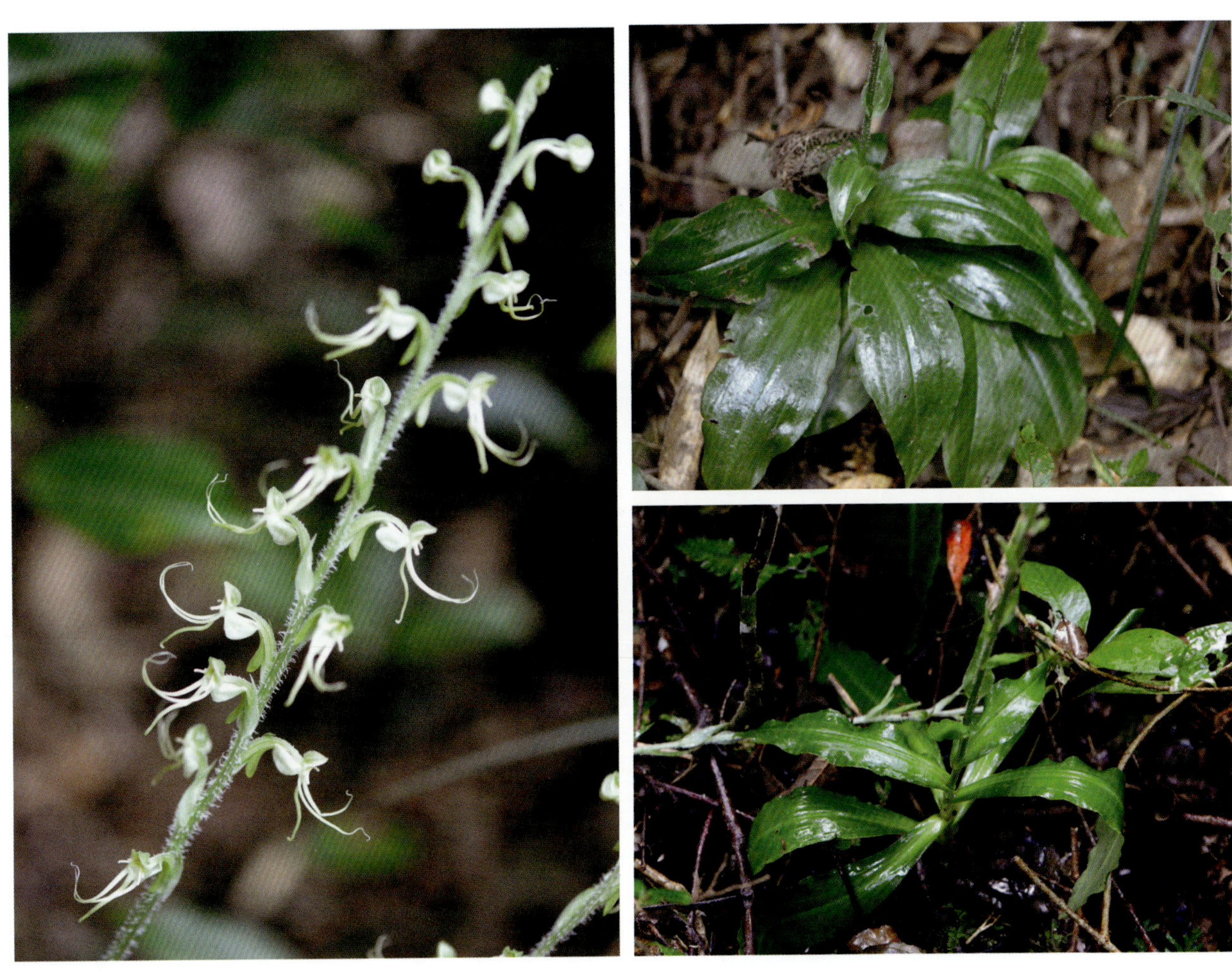

形态特征 多年生草本，植株高25~60cm。块茎肉质，长椭圆形或长圆形，长3~5cm，直径1.5~2.5cm；茎粗，直立，圆柱形，近中部具5~6枚叶，向上有5~10枚疏生的苞片状小叶。叶片长5~16cm，宽2~5cm。总状花序具6~15朵花，长9~23cm，花葶具棱；花苞片卵形；花白色或绿白色，中等大；中萼片宽卵形，凹陷，兜状；花瓣直立，斜披针形，唇瓣较萼片长；柱头2个，隆起，长圆形，长约1.5mm。花期7~9月。

适宜生境 生于山坡或沟边林下阴处。

资源状况 分布于马头山江家等地。少见。

入药部位 块茎（肾经草）。

采收加工 春、秋二季采挖，去净茎叶和须根，洗净，晒干。

功能主治 壮腰补肾，清热利水，解毒。用于肾虚腰痛，遗精，阳痿，带下病，热淋，毒蛇咬伤，疮疖肿毒。

裂瓣玉凤花 毛瓣玉凤花

Habenaria petelotii Gagnep.

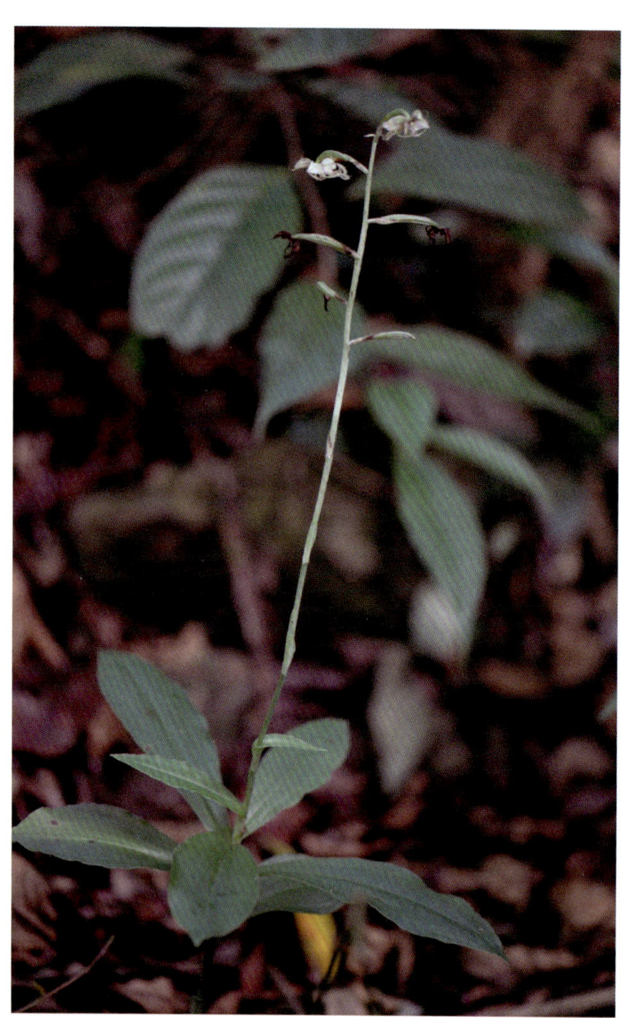
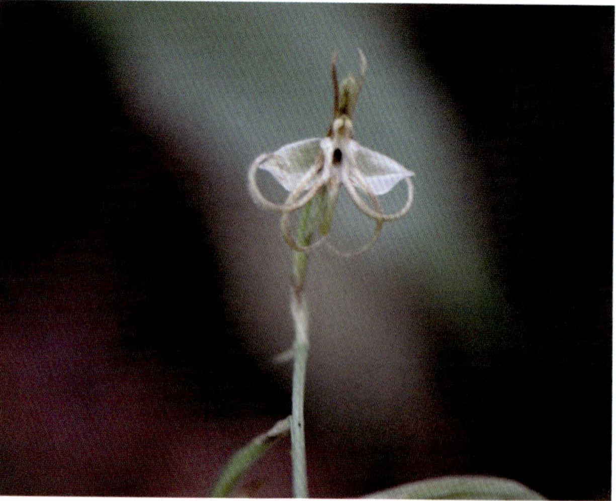
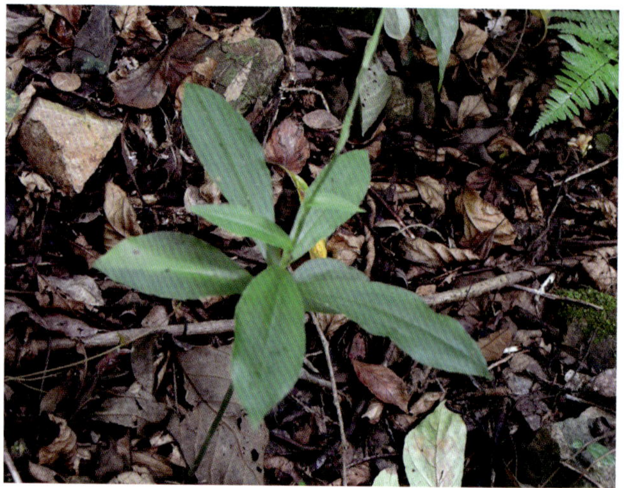

形态特征 多年生草本，高35~60cm。块茎近长圆形，肉质。叶5~6枚，互生于近中部，基部抱茎；叶片椭圆形或披针形。花淡绿色；花苞片狭披针形；中萼片卵状渐尖，舟状，侧萼片披针形，先端渐尖，较长；花瓣从基部2裂，裂片条状，极长，边缘具缘毛，唇瓣3深裂；距长1.5~2.5cm，弧曲，到近先端明显膨大成棒状，先端渐尖；柱头2裂，突起物伸长；子房中部弧曲，纺锤形，具短柄。花期7~9月。

适宜生境 生于山坡或沟边林下阴处。

资源状况 分布于马头山江家等地。少见。

入药部位 块茎（单肾草）。

采收加工 夏、秋二季采挖，除去茎叶及须根，洗净，晒干。

功能主治 补肾清肺。用于肾虚腰痛，阳痿，小儿遗尿，疝气，肺热咳嗽。

羊耳蒜 珍珠七、鸡心七

Liparis japonica (Miq.) Maxim.

标本采集号：361028170425025LY

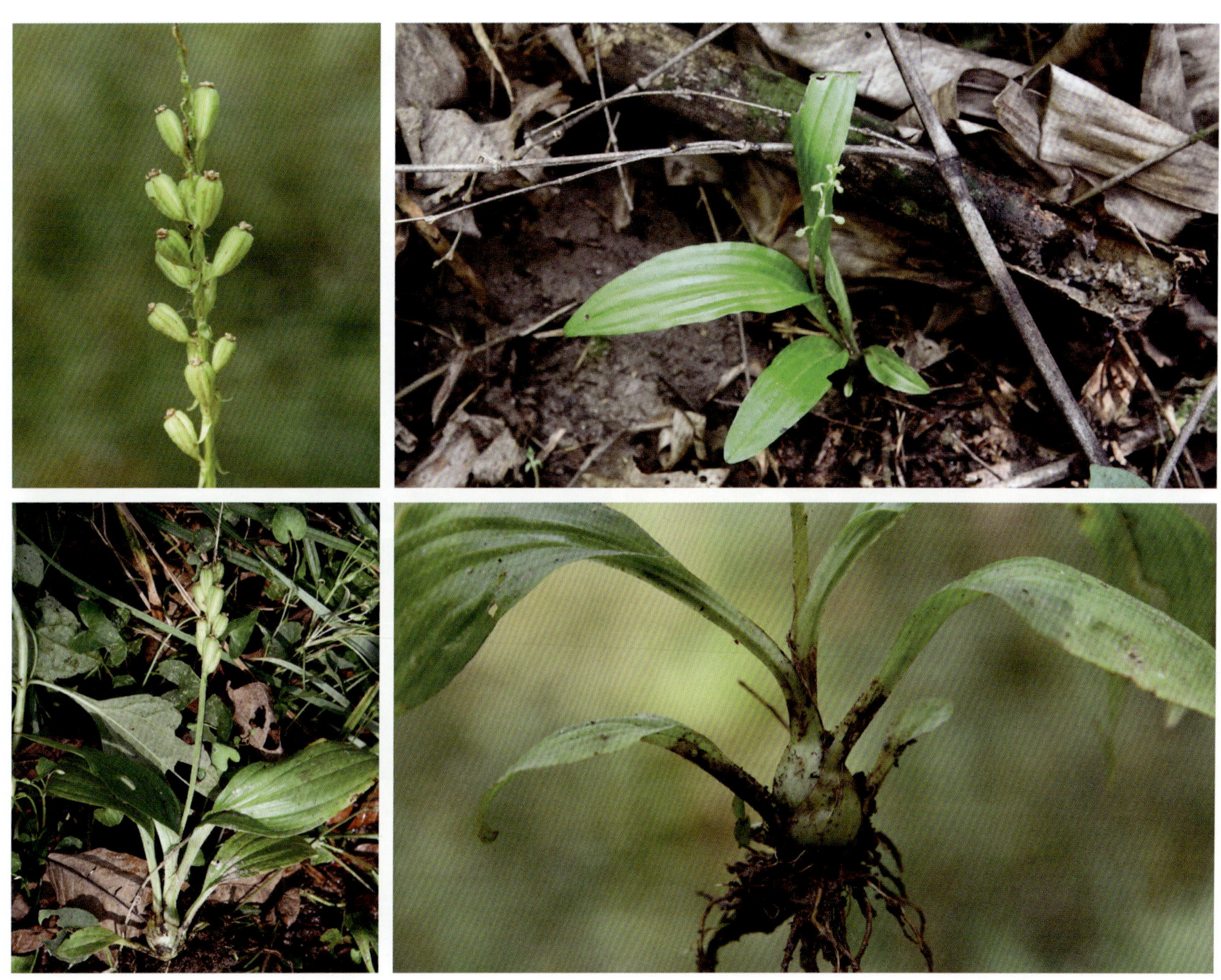

形态特征 多年生草本。假鳞茎卵形，长5~12mm，直径3~8mm，外被白色的薄膜质鞘。叶2枚，卵形、卵状长圆形或近椭圆形，先端急尖或钝，基部收狭成鞘状柄，无关节。花葶长12~50cm；总状花序具数朵至10余朵花；花通常淡绿色，有时可变为粉红色或带紫红色；花瓣丝状，长7~9mm，宽约0.5mm，具1脉，唇瓣近倒卵形，长6~8mm，宽4~5mm。蒴果倒卵状长圆形，长8~13mm，宽4~6mm；果梗长5~9mm。花期6~8月，果期9~10月。

适宜生境 生于林下岩石积土上或松林下草地上。

资源状况 分布于马头山江家等地。少见。

入药部位 全草（羊耳蒜）。

采收加工 夏、秋二季采挖，鲜用或切段晒干。

功能主治 活血止血，消肿止痛。用于崩漏，产后腹痛，白带过多，扁桃体炎，跌打损伤，烧伤。

见血青 毛慈姑、岩芋、肉螃蟹

Liparis nervosa (Thunb. ex A. Murray) Lindl.

标本采集号：361028170708049LY

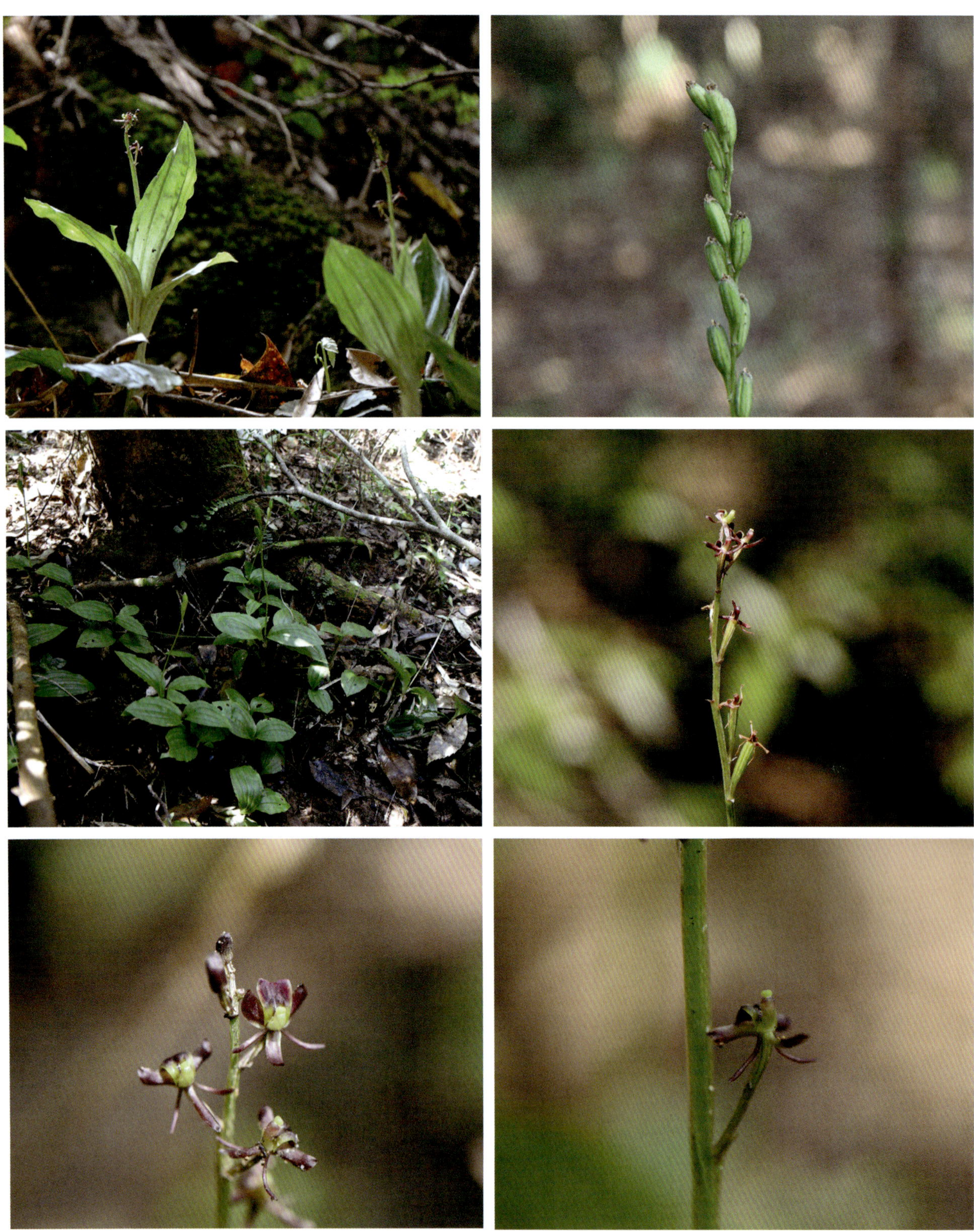

形态特征 多年生草本。茎圆柱状，肥厚，肉质，有数节。叶2~5枚，卵形至卵状椭圆形，先端近渐尖，全缘，基部收狭并下延成鞘状柄，无关节。花葶发自茎顶端，长10~25cm；总状花序通常具数朵至10余朵花；花苞片很小，三角形；花梗和子房长8~16mm；花紫色；花瓣丝状，亦具3脉，唇瓣长圆状倒卵形，先端截形并微凹，基部收狭并具2个近长圆形的胼胝体；蕊柱较粗壮，上部两侧有狭翅。蒴果倒卵状长圆形或狭椭圆形。花期2~7月，果期10月。

适宜生境 生于山坡或沟边林下阴处。

资源状况 分布于马头山油榨窠等地。常见。

入药部位 全草（见血清）。

采收加工 夏、秋二季采收，鲜用或切段晒干。

功能主治 凉血止血，清热解毒。用于胃热吐血，肺热咯血，肠风下血，崩漏，手术出血，创伤出血，疮疡肿毒，毒蛇咬伤，跌打损伤。

香花羊耳蒜 绿蟾蜍花、绿叶绿花、仙鹅抱蛋

Liparis odorata (Willd.) Lindl.

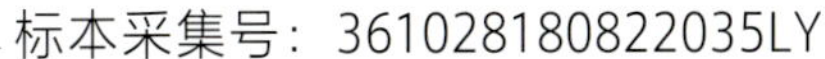
标本采集号：361028180822035LY

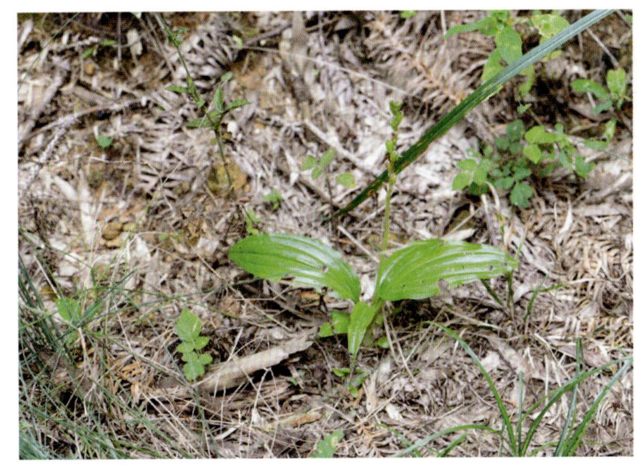

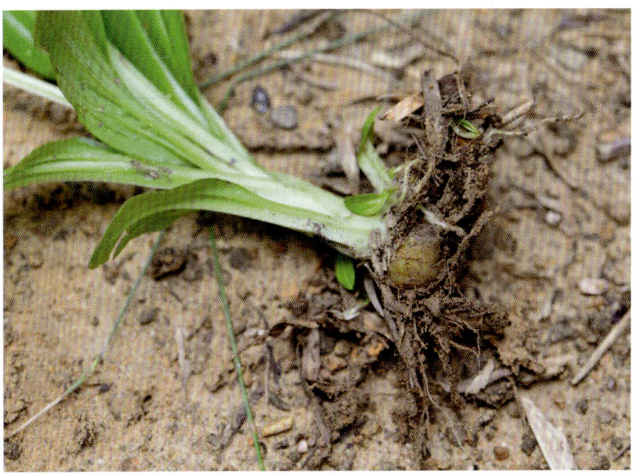

形态特征 多年生草本。假鳞茎近卵形，有节，外被白色的薄膜质鞘。叶2~3枚，狭椭圆形、卵状长圆形、长圆状披针形或线状披针形，基部收狭为鞘状柄，无关节。花葶长14~40cm；总状花序疏生数朵至10余朵花；花苞片披针形；花绿黄色或淡绿褐色；中萼片线形，侧萼片卵状长圆形；花瓣近狭线形，唇瓣倒卵状长圆形，先端近截形并微凹，上部边缘有细齿，近基部有2个三角形的胼胝体。蒴果倒卵状长圆形或椭圆形。花期4~7月，果期10月。

适宜生境 生于林下、疏林下或山坡草丛中。

资源状况 分布于马头山峰上等地。少见。

入药部位 全草（二仙桃）。

采收加工 夏、秋二季采收，切段，晒干。

功能主治 解毒消肿，祛风除湿。用于疮疡肿毒，风寒湿痹，带下病，腰痛，咳嗽。

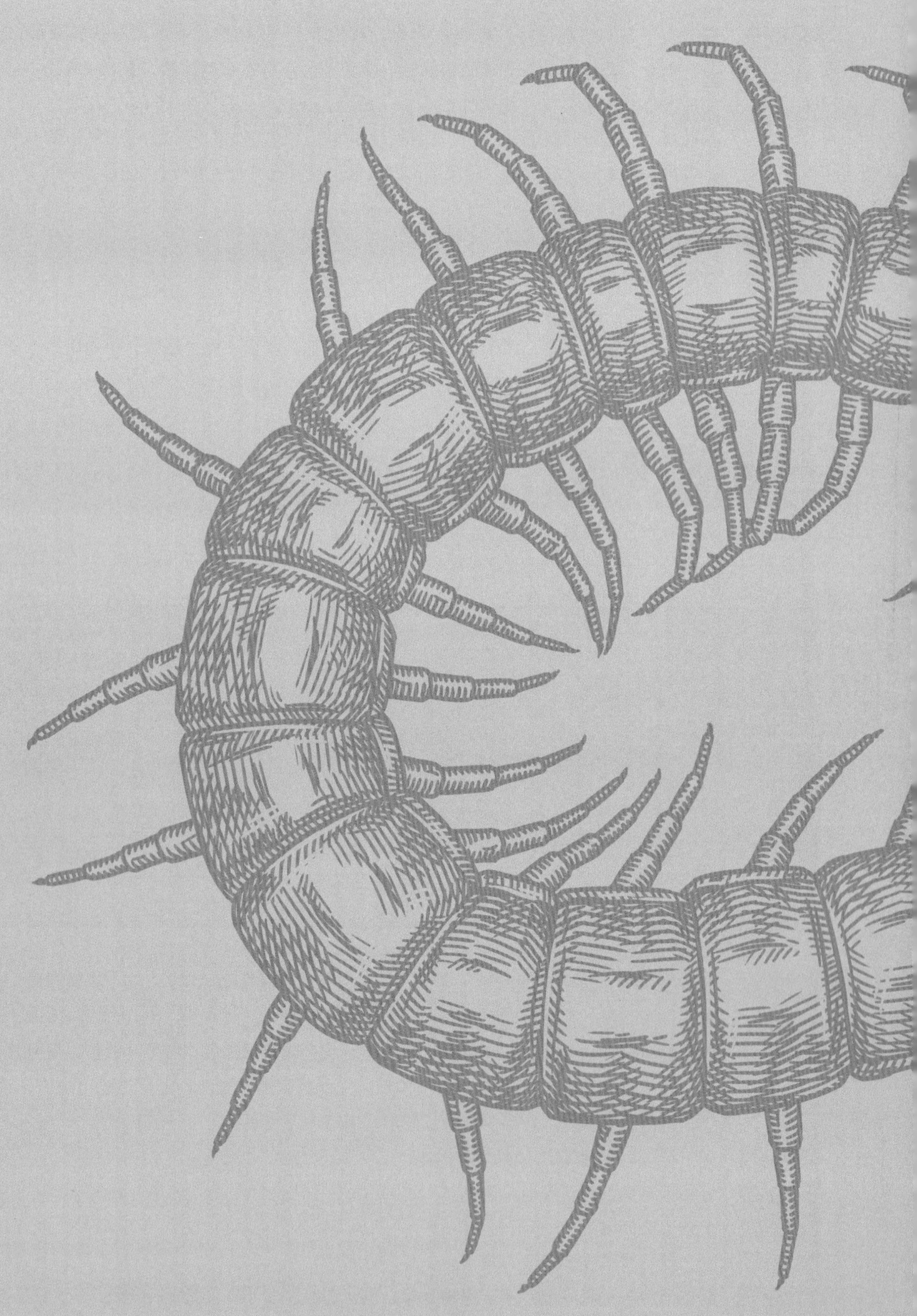

第二章

马头山药用动物资源

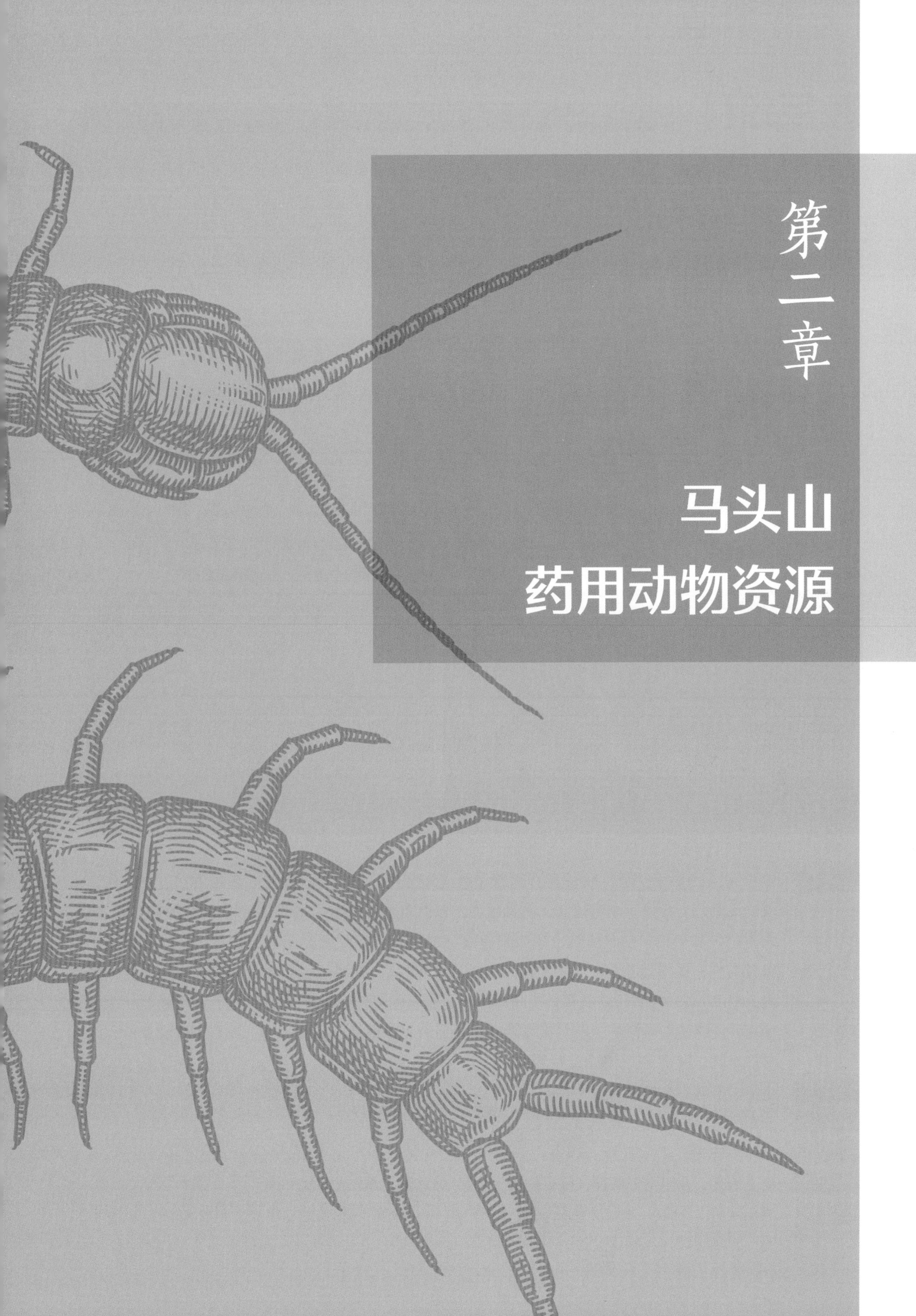

巨蚓科

通俗环毛蚓

Pheretima vulgaris Chen

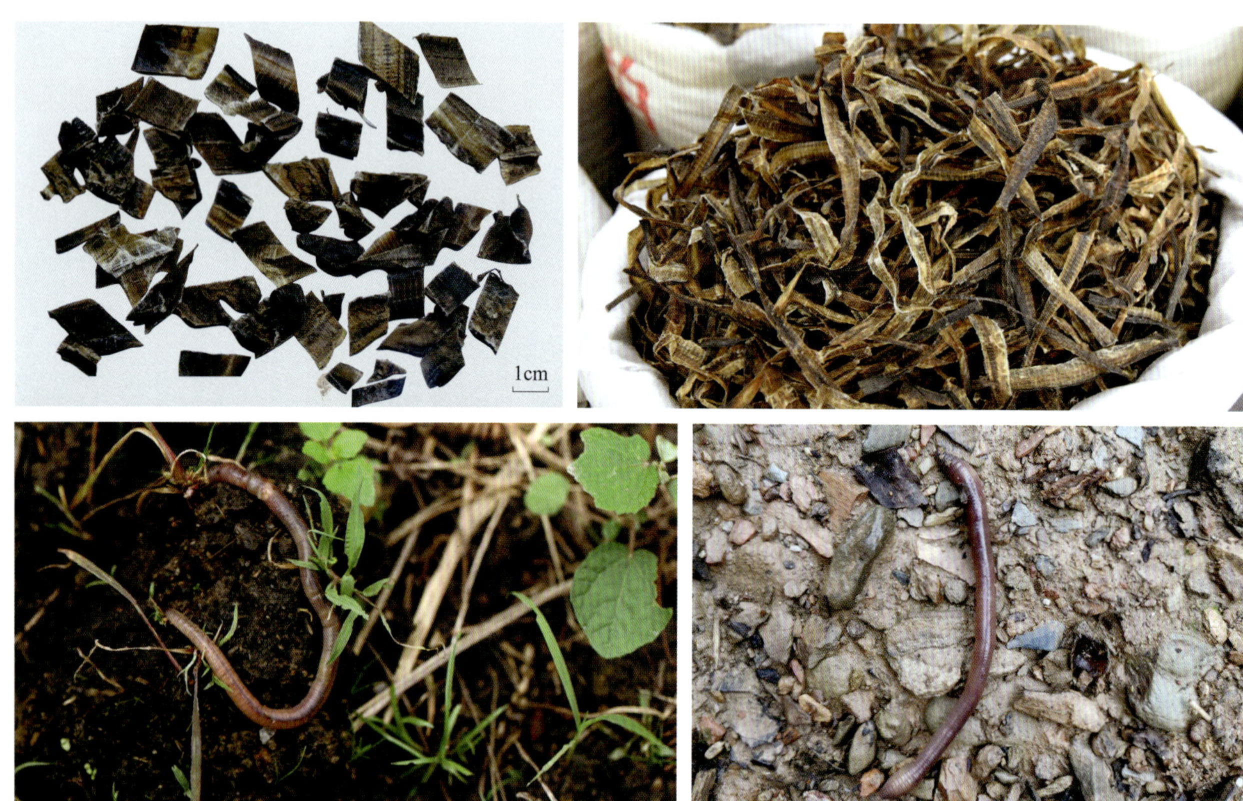

形态特征 体长96～150mm，宽5～8mm。背面青黄色或灰青色，背中浅深青色。环带占14、15、16三节，无刚毛。身体上刚毛较细，前端腹面不粗而疏。雄生殖孔在18节两侧一浅交配腔内，陷入时呈纵裂缝，内壁有褶皱，褶皱间有刚毛2～3条，在腔底突起上为雄孔，突起前面通常有孔头突；受精囊孔3对，在6～7、7～8、8～9节间，孔在一横裂中的小突起上，无受精囊腔；8～9、9～10节间缺隔膜，盲肠简单。受精囊的盲管内端2/3在平面上，左右弯曲，为纳精囊；受精囊腔较深广，前后缘均隆肿，外面可见腔内大小乳突各一；雄交配腔亦深广，内壁多皱纹，有平顶乳突3个，位置在腔底，有一突为雄孔所在处，能全部翻出，一如阴茎。

适宜生境 生活于潮湿多有机物处。

资源状况 分布于马头山各地。常见。

入药部位 全体（地龙）。

采收加工 夏季捕捉，及时剖开腹部，除去内脏和泥沙，洗净，晒干或低温干燥。

功能主治 清热定惊，通络，平喘，利尿。用于高热神昏，惊痫抽搐，关节痹痛，肢体麻木，半身不遂，肺热喘咳，水肿尿少。

水蛭科

宽体金线蛭

Whitmania pigra Whitman

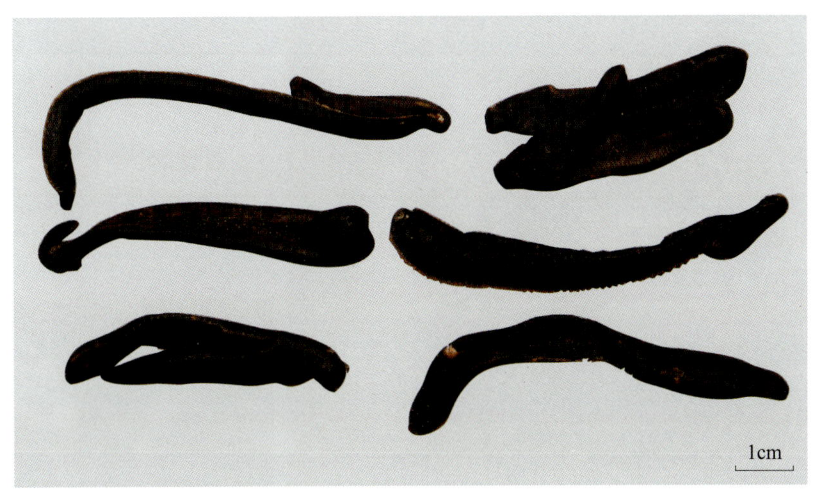

形态特征 体大型，成体长60~120mm，宽13~40mm。背面通常暗绿色，有5条纵纹，纵纹由黑色和淡黄色2种斑纹间杂排列组成。腹面两侧各有1条淡黄色纵纹，其余部分灰白色，杂有茶褐色斑点。体环数107，前吸盘小。颚齿不发达，不吸血。雄、雌生殖孔各位于33/34、38/39环沟间。

适宜生境 栖息于水田湖沼中。

资源状况 分布于马头山各地。常见。

入药部位 全体（水蛭）。

采收加工 夏、秋二季捕捉，用沸水烫死，晒干或低温干燥。

功能主治 破血通经，逐瘀消癥。用于血瘀经闭，癥瘕痞块，中风偏瘫，跌扑损伤。

蜈蚣科

少棘巨蜈蚣

Scolopendra subspinipes mutilans L. Koch

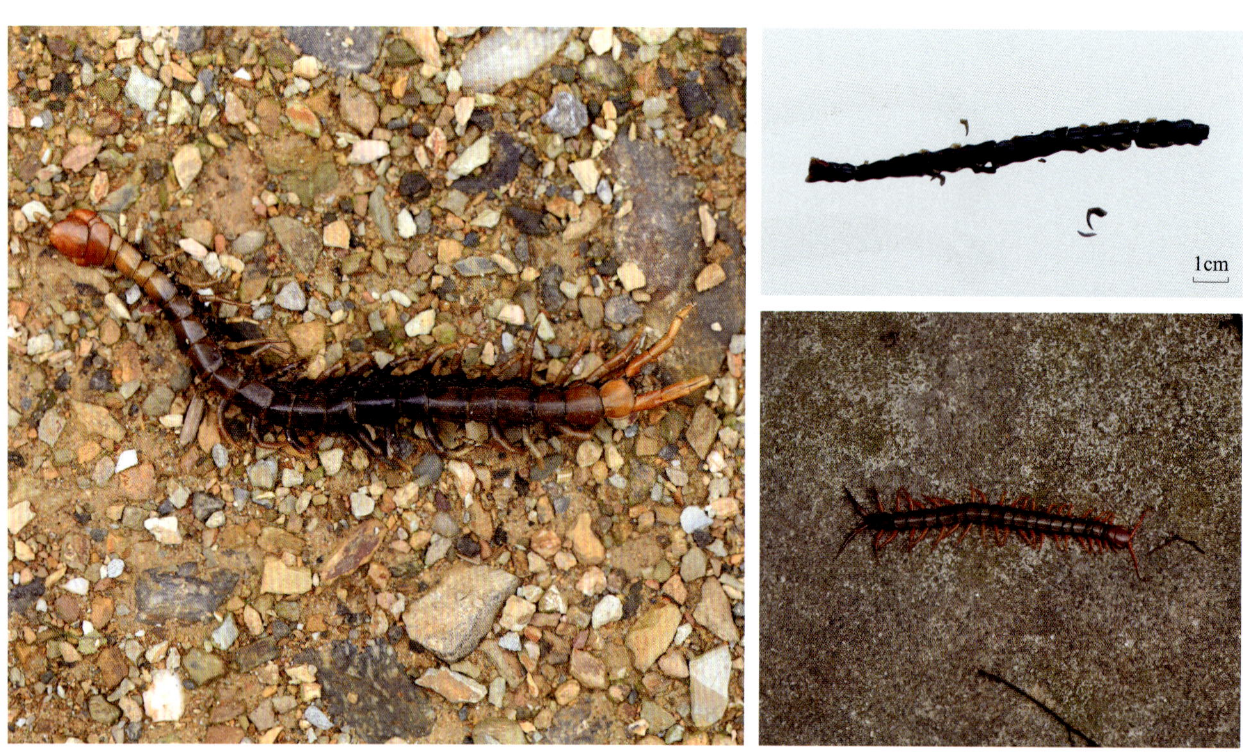

形态特征 成体体长110～140mm。头板和第1背板金黄色，自第2背板起墨绿色或暗绿色，末背板有时近于黄褐色，胸腹板和步足淡黄色。背板自4～9节起，有2条不显著的纵沟；腹板在第2～19节间有纵沟；第3、5、8、10、12、14、16、18、20体节的两侧各具气门1对。头板前部的两侧各有4个单眼，集成左、右眼群，颚肢内部有毒腺。齿板前缘具小齿5个，内侧3小齿相接近。步足21对。基侧板后端有2小棘；前腿节腹面外侧有2棘，内侧有1棘；背面内侧有1棘和1隅棘；隅棘顶端有2小棘。

适宜生境 栖息于丘陵地带和多砂土的低山区，喜欢在温暖的地方。

资源状况 分布于马头山各地。常见。

入药部位 全体（蜈蚣）。

采收加工 春、夏二季捕捉，用竹片插入头尾，绷直，干燥。

功能主治 息风镇痉，通络止痛，攻毒散结。用于肝风内动，痉挛抽搐，小儿惊风，中风口㖞，半身不遂，破伤风，风湿顽痹，偏正头痛，疮疡，瘰疬，蛇虫咬伤。

鳖蠊科

中华真地鳖 地鳖虫、土鳖、过街

Eupolyphaga sinensis Walker

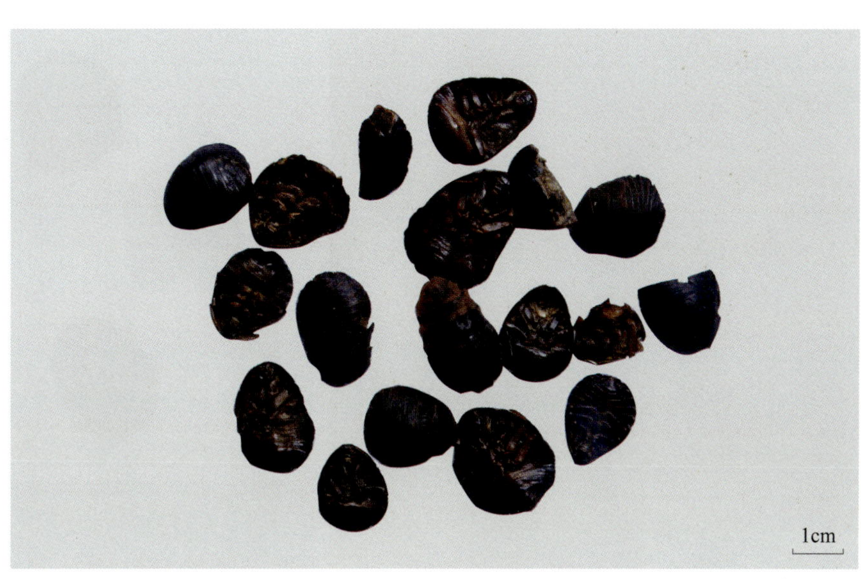

形态特征 雌雄异型。雄性体型较大，扁平。体淡黄色。头部栗色，唇部淡黄色。头顶不露出前胸背板；复眼间距明显狭于单眼间距；上唇隆起，唇基缝不到达触角窝下缘之水平。触角短于体长。前胸背板横椭圆形，中部最宽，表面密被细微的颗粒和短毛。前翅和后翅发育完全，前翅前缘增厚并具短毛；前足股节前腹缘无刺，仅具1个端刺；前足胫节具8枚端刺和1枚中刺。中和后足股节腹面无刺，后足跗节腹面具2列细刺，跗节基节不长于其余节之和，跗节跗垫明显，爪对称，具中垫。腹节背板侧缘具短毛，肛上板对称，横宽，后缘中央具弱的缺刻。尾须被毛，端部数节略延长。下生殖板对称，横宽，后缘近乎平直，密被短毛。腹突较短小，圆柱形。雌性体较宽扁，卵圆形，完全无翅。体色完全呈栗褐色。复眼间距约等宽于单眼间距。第6~8腹节背板后缘弧形内凹。肛上板横宽，具中脊，后缘中央具缺刻。下生殖板横宽，后缘宽圆。

适宜生境 栖息于草丛及树枝上。

资源状况 分布于马头山各地。常见。

入药部位 雌虫全体（土鳖虫）。

采收加工 捕捉后，置沸水中烫死，晒干或烘干。

功能主治 破血逐瘀，续筋接骨。用于跌打损伤，筋伤骨折，血瘀经闭，产后瘀阻腹痛，癥瘕痞块。

螳螂科

中华大刀螳 团螵蛸

Tenodera sinensis Saussure

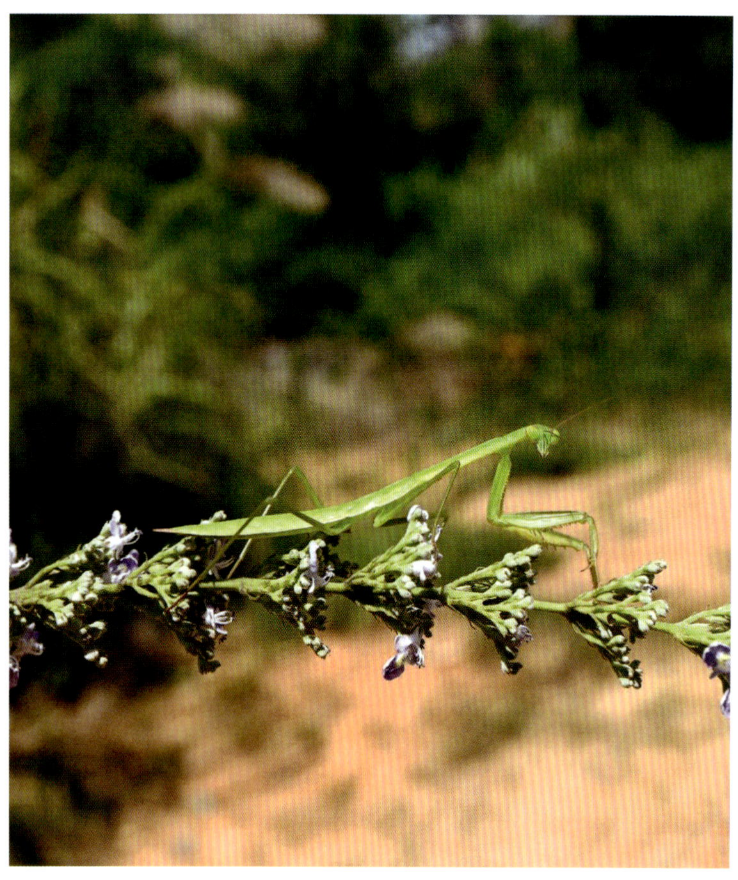

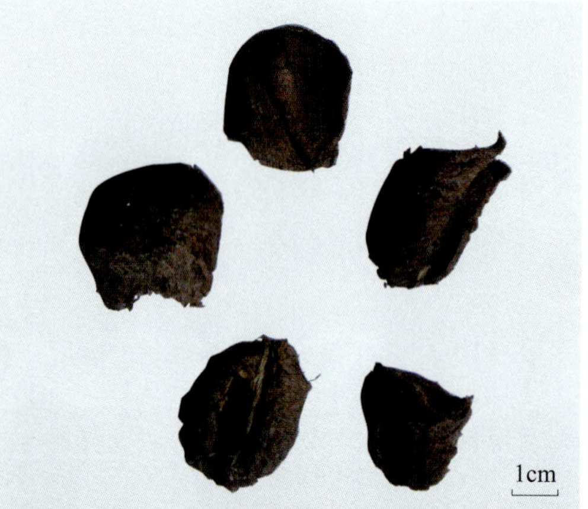

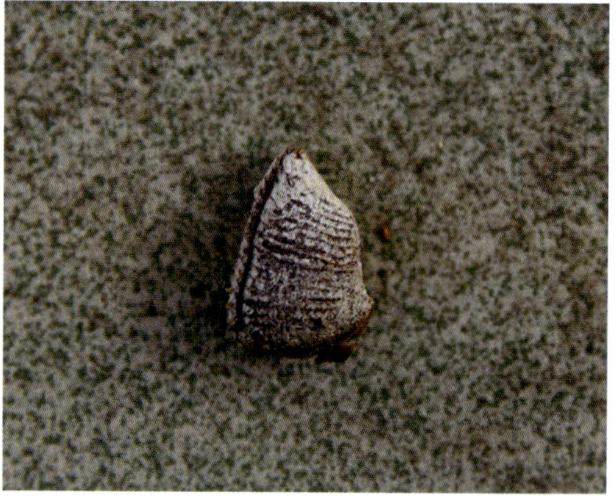

形态特征 体大型，体长雌虫约92mm，雄虫约78mm，全体淡褐色或暗黄绿色。头部大，比前胸背板宽，近似三角形，宽大于高，复眼椭圆形，浅褐绿色，单眼3个，三角形排列。触角丝状，柄节粗大，鞭节细小。前胸背板、肩部较发达，后部至前肢基部稍宽。前胸细长。前翅浅褐色或浅绿色，末端有较明显的褐色翅脉；后翅扇形，比前翅稍长，有深浅不等的黑褐色斑点散布其间。雌虫腹部特别膨大。足3对，前胸足粗大，镰刀状。中足和后足细长。

适宜生境 栖息于草丛及树枝上。

资源状况 分布于马头山各地。常见。

入药部位 卵鞘（桑螵蛸）。

采收加工 深秋至次春收集，除去杂质，蒸至虫卵死后，干燥。

功能主治 固精缩尿，补肾助阳。用于遗精滑精，遗尿尿频，小便白浊。

蝉科

黑蚱 蚱蝉、秋蝉、知了

Cryptotympana pustulata Fabricius

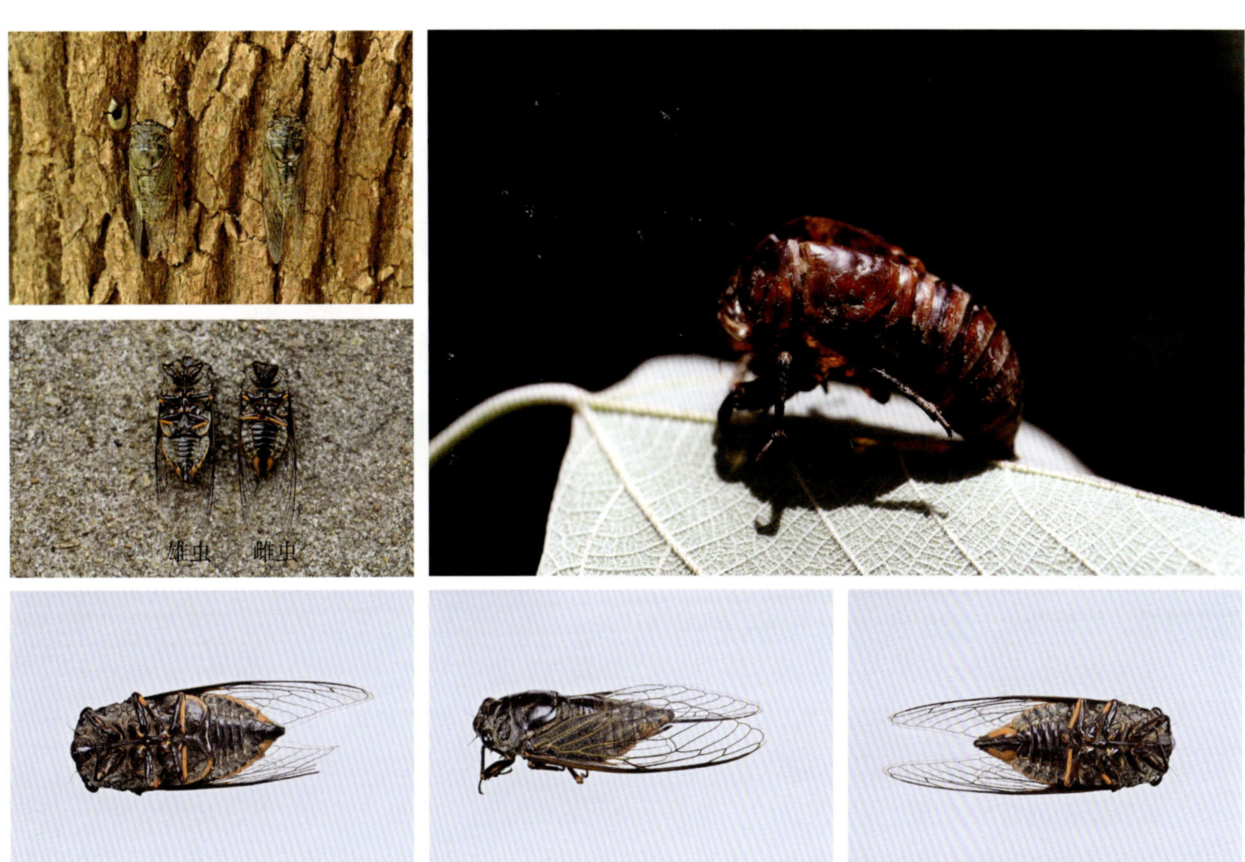

形态特征 体大，色黑而有光泽，被金黄色细毛。雄虫长4.4~4.8cm，翅展约12.5cm，雌虫稍短。复眼1对，大型；2个复眼间有单眼3只，三角形排列。触角1对。口器发达，刺吸式，唇基梳状，上唇宽短，下唇延长成管状，胸部发达，后胸腹板上有1个显著的锥状突起，向后延伸。足3对。翅2对，膜质，翅膜焦黑色，基部黄褐色。腹部分7节，雄蝉腹部第1节间有特殊的发音器官，雌蝉同一部位有听器。

适宜生境 栖息于杨属、柳属、榆属植物以及槐、枫杨等树上。

资源状况 分布于马头山各地。常见。

入药部位 若虫羽化时脱落的皮壳（蝉蜕）。

采收加工 夏、秋二季收集，除去泥沙，晒干。

功能主治 疏散风热，利咽，透疹，明目退翳，解痉。用于风热感冒，咽痛音哑，麻疹不透，风疹瘙痒，目赤翳障，惊风抽搐，破伤风。

蝽 科

九香虫

Aspongopus chinensis Dallas

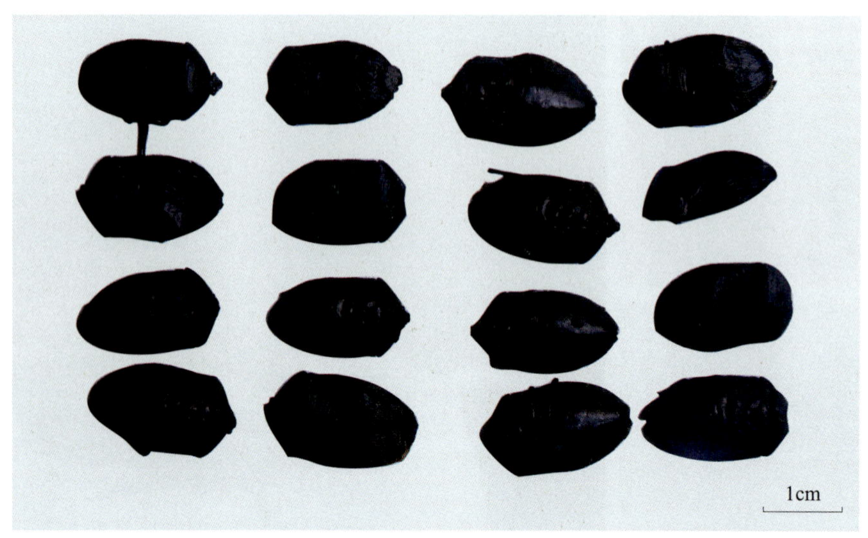

形态特征 体椭圆形，体长雄虫约17mm，雌虫约18mm。体色紫黑色，带铜色光泽。头黑色，略呈三角形，头部边缘稍向上卷起。单眼1对，红黄色；复眼突出，卵圆形，黑褐色。触角丝状黑色，第5节红黄色或暗红色，第2节长于第3节。后翅膜质暗灰色。胸部下面黑色，前胸及后胸每侧的后缘区为暗红黄色。3对足和基节均为紫黑色。腹部背面红黄色。侧接缘黑色，每节中间有暗黄点，或明或隐约，腹部下面侧区铜绿色。中间为暗铜红色，其侧边每节有1暗黄点，与侧接缘上的黄点是一致的。雌虫后足胫节中间扩大，内侧有1个长椭圆形的内凹，雄虫无。后胸腹板近前缘区有2个气孔，位于后足基节前外侧，由此放出臭气。腹部每节气孔下各有1条浅沟。雄虫第9节为生殖节，其端缘弧形，中央尤为弓凸。

适宜生境 隐藏于石隙间。

资源状况 分布于马头山各地。常见。

入药部位 全体（九香虫）。

采收加工 11月至翌年3月前捕捉，置适宜容器内，用酒少许将其闷死，取出阴干；或置沸水中烫死，取出，干燥。

功能主治 理气止痛，温中助阳。用于胃寒胀痛，肝胃气痛，肾虚阳痿，腰膝酸痛。

芫菁科

南方大斑蝥 大斑蝥

Mylabris phalerata Pallas

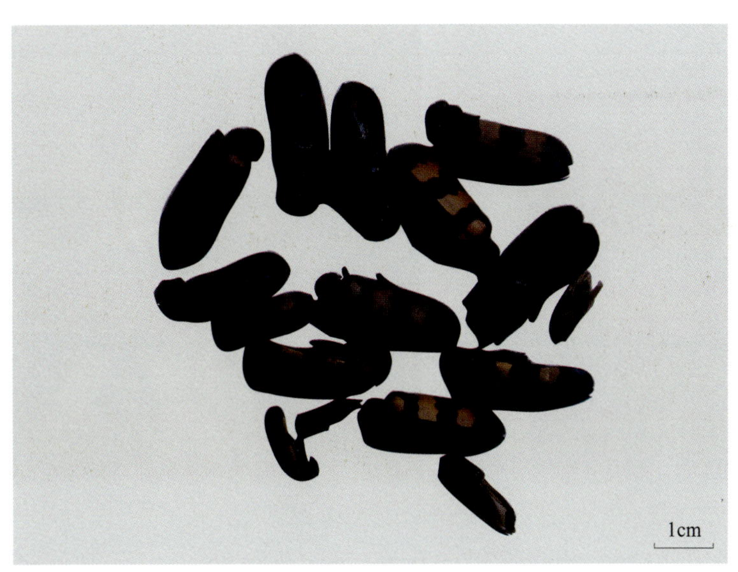

形态特征 体长15~30mm。全体被黑毛。头圆三角形，密布细小刻点，额中有1条光纵纹。触角短，11节，端部5节膨大成棒状，前胸两侧平行，前端束狭。背板密布细刻点，中部有1个圆凹洼，接近后缘的中部有1个三角形凹洼。鞘翅有黄、黑两色相间，翅基部具一暗长方圆形大黄斑。肩部外侧有1块小黄斑，翅的中部及中下部各有1条横贯全翅的黄色宽横纹，翅上除黄斑、黄横纹外，余全为黑色，腹面及足均为黑色。

适宜生境 多群集取食大豆之花、叶，花生、茄子叶片及棉花的芽、叶、花等。

资源状况 分布于马头山各地。常见。

入药部位 全体（斑蝥）。

采收加工 夏、秋二季捕捉，闷死或烫死，晒干。

功能主治 破血逐瘀，散结消癥，攻毒蚀疮。用于癥瘕，经闭，顽癣，瘰疬，赘疣，痈疽不溃，恶疮死肌。

蜜蜂科

中华蜜蜂 中华蜂、中蜂、土蜂

Apis cerana Fabricius

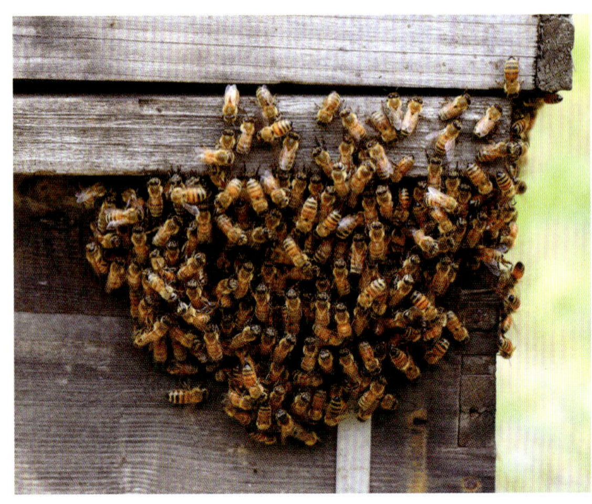

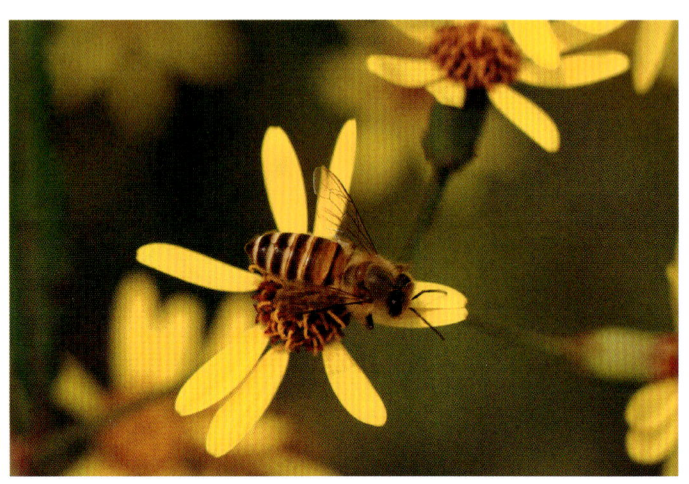

形态特征 工蜂：体长10~13mm；前翅长7.5~9.0mm；喙长4.5~5.6mm。头部呈三角形，前端窄小；唇基中央稍隆起，中央具三角形黄斑；上唇长方形，具黄斑；上颚顶端有1块黄斑；触角柄节黄色。小盾片黄色或棕色或黑色；体黑色。足及腹部第3~4节背板红黄色，第5~6节背板色稍暗，各节背板端缘均具黑色环带；后足胫节扁平，呈三角形，外侧光滑，有弯曲的长毛（花粉篮），端部表面稍凹，胫节端缘具栉齿；后足基跗节宽而扁平，基部端缘具夹钳，内表面具整齐排列的毛刷；后翅中脉分叉。体毛浅黄色；单眼周围颅顶被灰黄色毛。

蜂王：体长14~19mm；前翅长9.5~10.0mm。体色分为黑色和棕红色2种类型。体被黑色及深黄色混杂的绒毛。

雄蜂：体长11~14mm；前翅长10~12mm；体黑色或棕黑色。复眼大，在头顶处靠近；足无采粉结构。

适宜生境 栖息于山区或半山区处。

资源状况 分布于马头山各地。常见。

入药部位 蜂蜡、蜂蜜。

采收加工 蜂蜡：将蜂巢置水中加热，滤过，冷凝取蜡或再精制而成。蜂蜜：春季至秋季采收，滤过。

功能主治 蜂蜡：解毒，敛疮，生肌，止痛。外用于溃疡不敛，臁疮糜烂，外伤破溃，烧烫伤。蜂蜜：补中，润燥，止痛，解毒；外用生肌敛疮。用于脘腹虚痛，肺燥干咳，肠燥便秘，解乌头类药毒；外用于疮疡不敛，水火烫伤。

胡峰科

果马蜂 马蜂

Polistes olivaceus (De Geer)

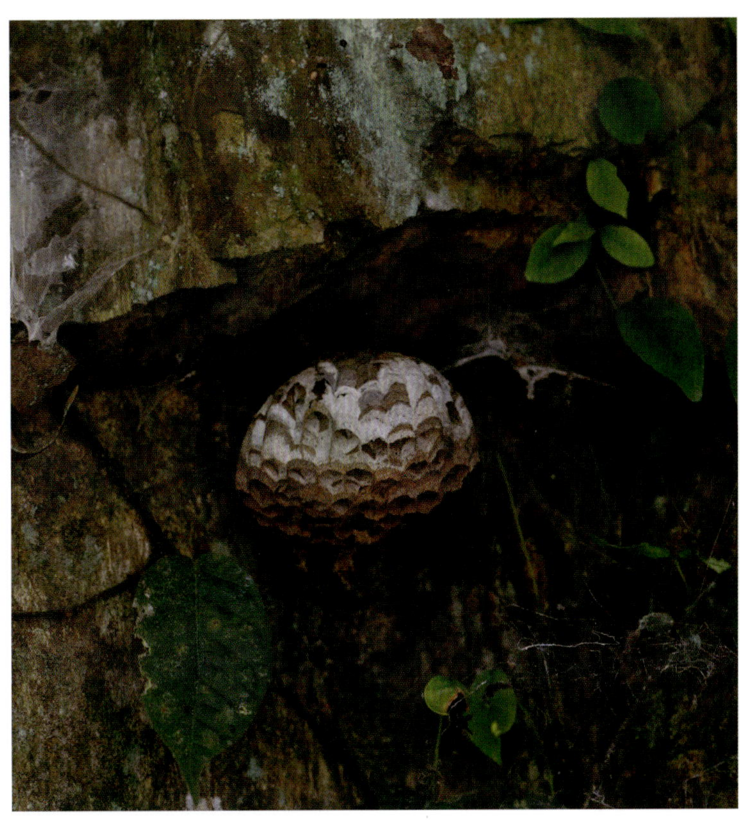

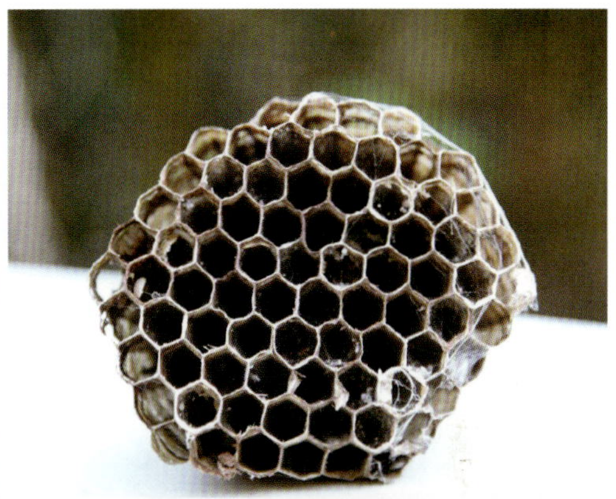

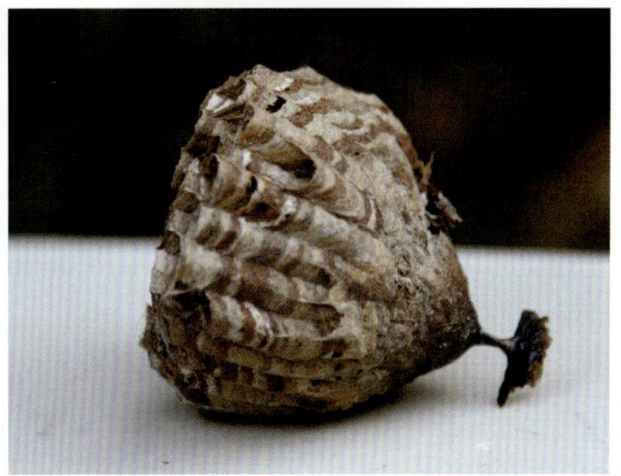

形态特征 体长约17mm，体较光滑；额黄色，前单眼周围黑色，后单眼处有1个弧形黑斑，颅顶及颊部黄色；触角支角突、柄节、鞭节棕色；唇基黄色，端部中央有角状突起；上颚黄色，3齿黑色；前胸背板前缘领状突起，黄色，两侧各有1条棕色带；中胸背板中间纵线黑色，两侧各有2条黄纵带；小盾片、后小盾片、中胸侧板、后胸侧板均黄色，各骨片相接处黑色；并胸腹节黄色，中央沟处黑色，两侧各有1条棕色带；足黄色，爪光滑无齿；腹部各节背、腹板均暗黄色，近中部处各有1条凹形棕色横纹，但第1节腹板和第6节背、腹板无棕色纹。

适宜生境 栖息于山区或半山区处。

资源状况 分布于马头山各地。常见。

入药部位 蜂房。

采收加工 秋、冬二季采收，晒干；或略蒸，除去死蜂死蛹，晒干。

功能主治 攻毒杀虫，祛风止痛。用于疮疡肿毒，乳痈，瘰疬，皮肤顽癣，鹅掌风，牙痛，风湿痹痛。

蟾蜍科

中华大蟾蜍 大蟾蜍、大疥蛤蟆、大癞蛤蟆

Bufo gargarizans Cantor

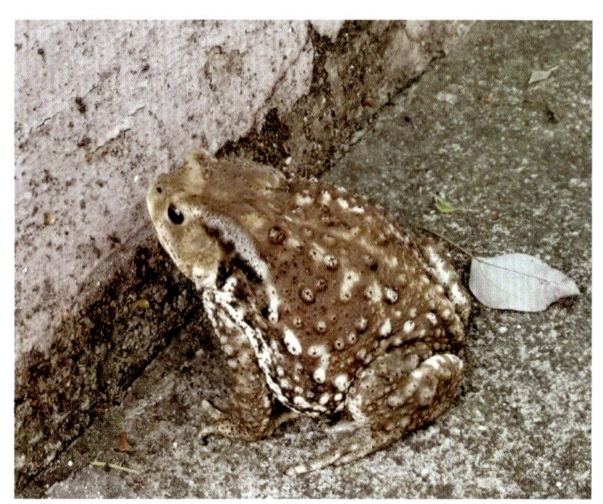

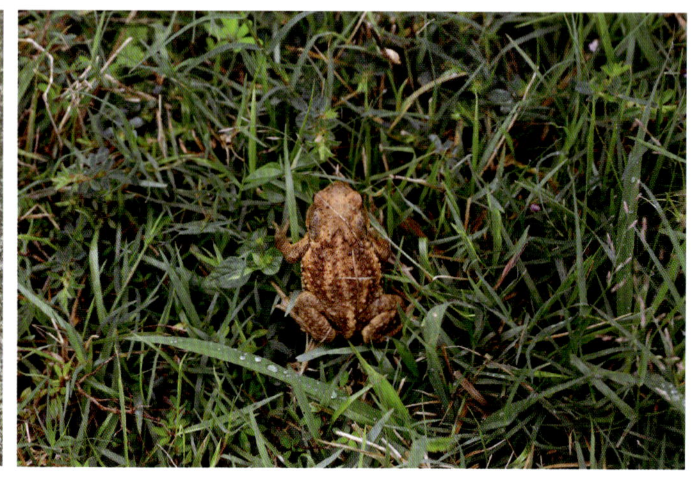

形态特征 体型肥大，雄蟾体长95mm左右，雌蟾105mm左右，大者可达140mm。头宽大于头长；吻圆而高，吻棱显著，颊部向外倾斜；鼻间距小于眼间距，鼻孔近吻端；瞳孔圆或横椭圆形；鼓膜显著；上颌无齿，无犁骨齿；舌长椭圆形，后端无缺刻；咽鼓管孔大。前肢长而粗壮；指端较圆，指侧具缘膜；指关节下瘤成对；内掌突小，椭圆形，外掌突大而圆。后肢粗短，前伸贴体时胫跗关节达肩后，左右跟部不相遇；趾端钝尖，趾侧缘膜显著，第4趾具半蹼；关节下瘤多成对；一般无跗褶。

适宜生境 栖息于泥土中、石下或草间。

资源状况 分布于马头山各地。少见。

入药部位 分泌物（蟾酥）。

采收加工 多于夏、秋二季捕捉蟾蜍，洗净，挤取耳后腺和皮肤腺的白色浆液，加工，干燥。

功能主治 解毒，止痛，开窍醒神。用于痈疽疔疮，咽喉肿痛，中暑神昏，痧胀腹痛吐泻。

鳖 科

鳖 甲鱼、团鱼、王八

Pelodiscus sinensis Wiegmann

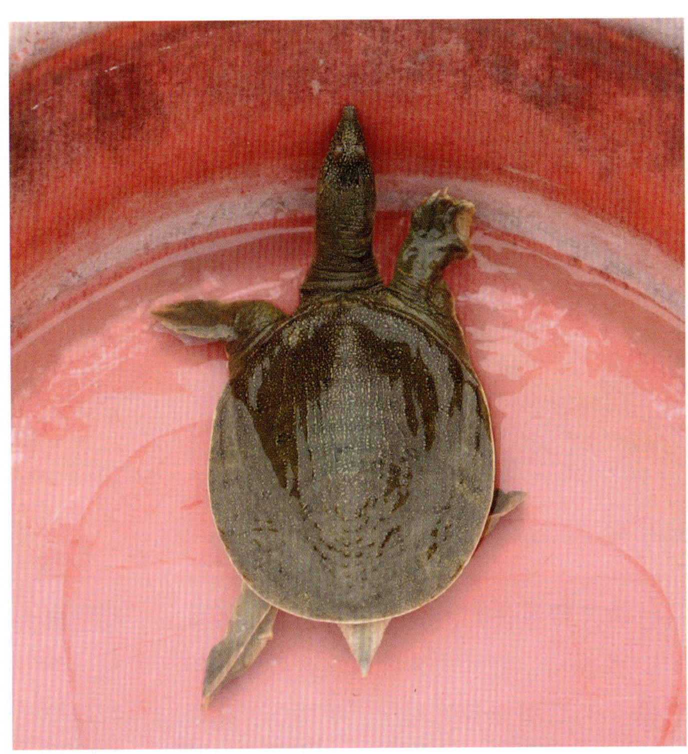
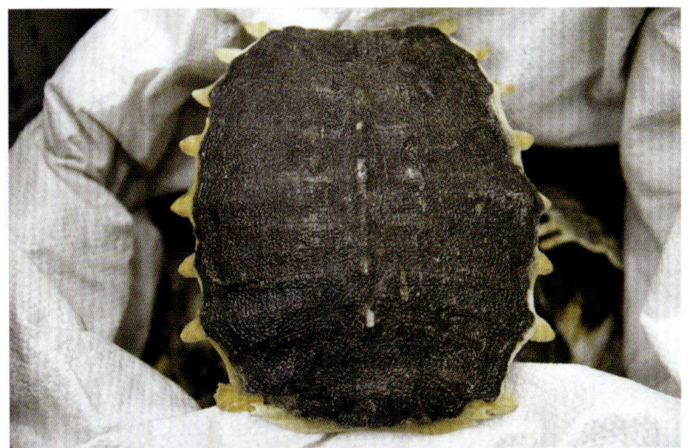
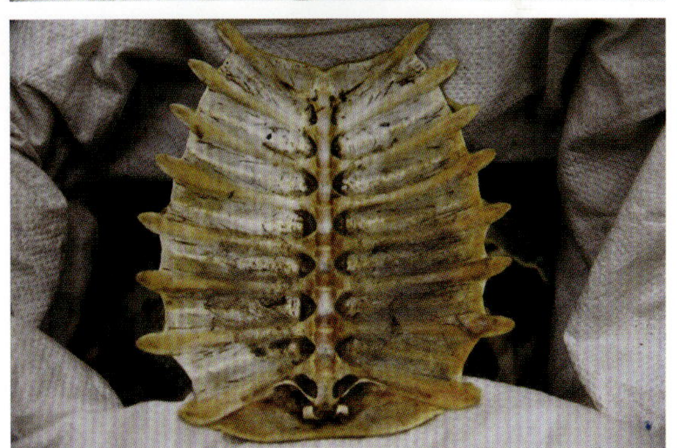

形态特征 属中小型鳖类。背甲扁平，长略大于宽，裙边发达，身体背面灰绿色，分布有许多不甚明显的疣粒；腹甲黄白色，幼鳖有大型黑色块状斑纹。7块硬皮分布于舌腹甲、下腹甲和剑腹甲，少数分布到上腹甲。吻部管状、吻突长约等于眼径。上颌稍长于下颌，无齿，具角质喙。眼后缘有1条纵行黑色条纹。四肢粗短，为五趾型。前肢前方生有角状鳞，四足具蹼。雄性较雌性体薄、扁平，且雄鳖尾巴较长，超出裙边。泄殖孔位于尾的亚末端处。

适宜生境 栖息于湖泊、河流、池塘及水库等水域。

资源状况 分布于马头山各地。常见。

入药部位 背甲（鳖甲）。

采收加工 全年均可捕捉，以秋、冬二季为多，捕捉后杀死，置沸水中烫至背甲上的硬皮能剥落时，取出，剥取背甲，除去残肉，晒干。

功能主治 滋阴潜阳，退热除蒸，软坚散结。用于阴虚发热，骨蒸劳热，阴虚阳亢，头晕目眩，虚风内动，手足瘈疭，经闭，癥瘕，久疟疟母。

龟 科

乌 龟 草龟、墨龟、泥龟

Chinemys reevesii (Gray)

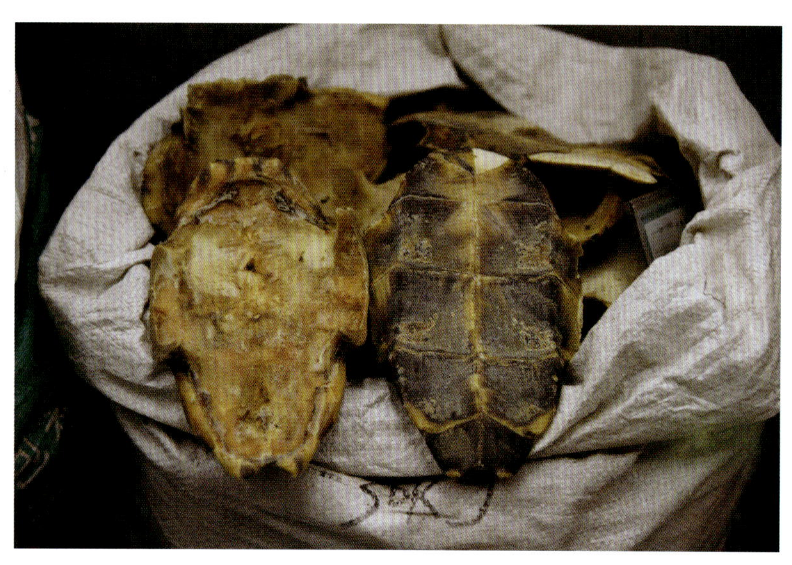

形态特征 雄性背甲长94~168mm，宽63~105mm；雌性背甲长73~170mm，宽52~116.5mm。头中等大小，吻短；鼓膜明显。背甲较平扁，有3条纵棱，雄性成体棱弱。颈盾小，甲桥明显，头骨有一骨质颧弓；肋板8对；缘板11对。腹甲与背甲以骨缝连接，甲桥弱。生活时，背甲棕褐色，雄性几近黑色，雄性色深。头部橄榄色或黑褐色；头侧及咽喉部有暗色镶边的黄纹及黄斑，并向后延伸至颈部，雄性不明显；四肢灰褐色。雄龟有异臭。

适宜生境 栖息于江河、湖沼或池塘中。

资源状况 分布于马头山各地。常见。

入药部位 背甲及腹甲（龟甲）。

采收加工 全年均可捕捉，以秋、冬二季为多，捕捉后杀死，或用沸水烫死，剥取背甲和腹甲，除去残肉，晒干。

功能主治 滋阴潜阳，益肾强骨，养血补心，固经止崩。用于阴虚潮热，骨蒸盗汗，头晕目眩，虚风内动，筋骨痿软，心虚健忘，崩漏经多。

游蛇科

王锦蛇

Elaphe carinata (Güenther)

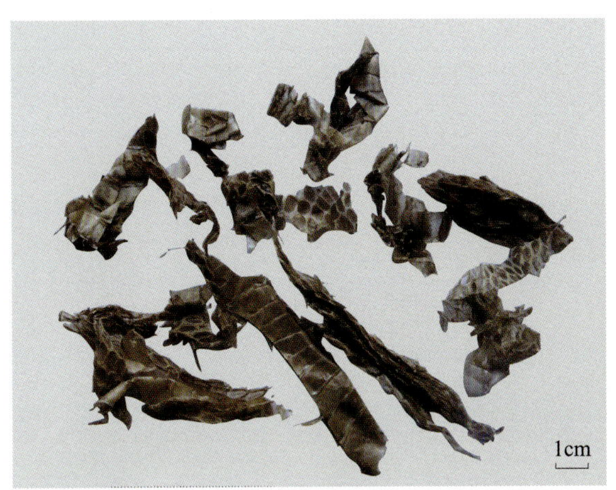

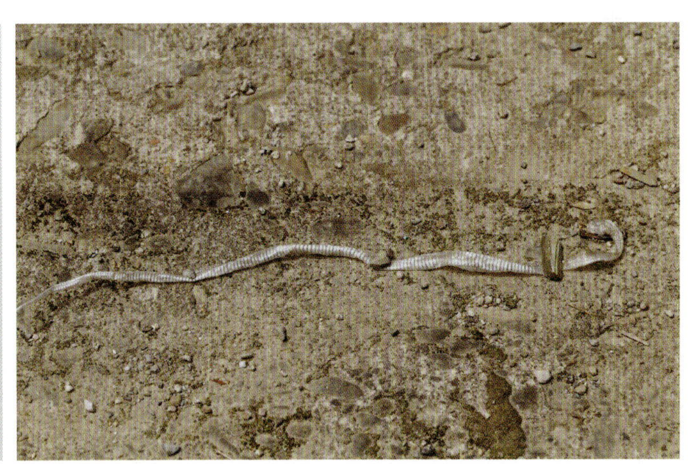

形态特征 体粗壮，全长2m左右。全身黑色杂以黄色花斑，形似菜花，体前部有若干黄色横纹。头背棕黄色，鳞缘黑色，散以黑色斑，在尾下形成黑色纵线。幼蛇背面灰橄榄色，鳞缘微黑，枕后有一短黑纵纹；腹面肉色。眶前鳞1，其下方常有1~2枚小鳞；眶后鳞2（3）；颞鳞2（3，1）+3（2、4）；上唇鳞3-2-3式。背鳞23（25）-23（21）-19（17），除最外1~2行平滑，余均具强棱；腹鳞203~224；肛鳞二分；尾下鳞69~102对。

适宜生境 栖息于高山及平原地区。

资源状况 分布于马头山各地。常见。

入药部位 蜕下的干燥表皮膜（蛇蜕）。

采收加工 春末夏初或冬初收集，除去泥沙，干燥。

功能主治 祛风，定惊，退翳，解毒。用于小儿惊风，抽搐痉挛，翳障，喉痹，疔肿，皮肤瘙痒。

乌梢蛇 剑脊乌梢、黑花蛇、乌峰蛇

Zaocys dhunmades (Cantor)

形态特征 背部绿褐色；次成体黑色侧纵纹纵贯全身，成年个体黑纵纹在体前段明显；前段背鳞鳞缘黑色，形成网状斑纹。前段腹鳞多呈黄色或土黄色，后段由浅灰黑色渐变为浅棕黑色。幼体之背部多呈灰绿色，有4条黑纹纵贯躯尾。头颈区别显著；瞳孔圆形；鼻孔开口于前后二鼻鳞间；吻鳞自头背可见，宽大于高；鼻间鳞为前额鳞长的2/3；前额鳞短于额鳞；顶鳞之后有两枚稍大的鳞片；颊鳞1，半阴茎不分叉，基部光滑，中部刺粒粗壮，末端呈蜂窝状，精沟自外侧基部达顶端。

适宜生境 栖息于丘陵地带、田野草丛或水边。

资源状况 分布于马头山各地。常见。

入药部位 全体（乌梢蛇）、蜕下的干燥表皮膜（蛇蜕）。

采收加工 全体：多于夏、秋二季捕捉，剖开腹部或先剥皮留头尾，除去内脏，洗净，用竹片撑开腹部，盘成圆盘状，干燥后拆除竹片。干燥表皮膜：春末夏初或冬初收集，除去泥沙，干燥。

功能主治 全体：祛风，通络，止痉。用于风湿顽痹，麻木拘挛，中风口眼㖞斜，半身不遂，抽搐痉挛，破伤风，麻风，疥癣。干燥表皮膜：祛风，定惊，退翳，解毒。用于小儿惊风，抽搐痉挛，翳障，喉痹，疔肿，皮肤瘙痒。

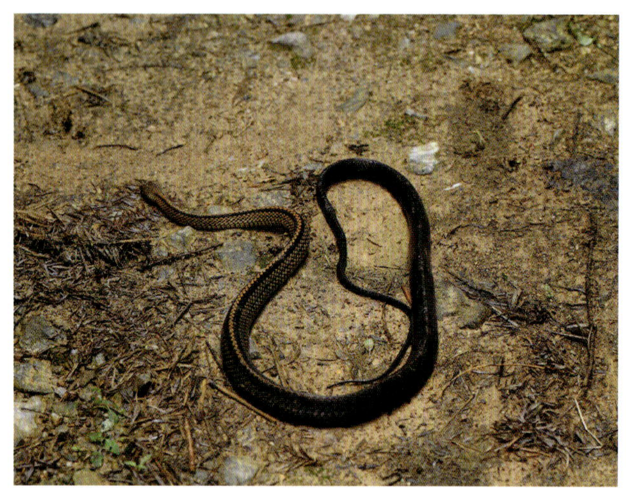

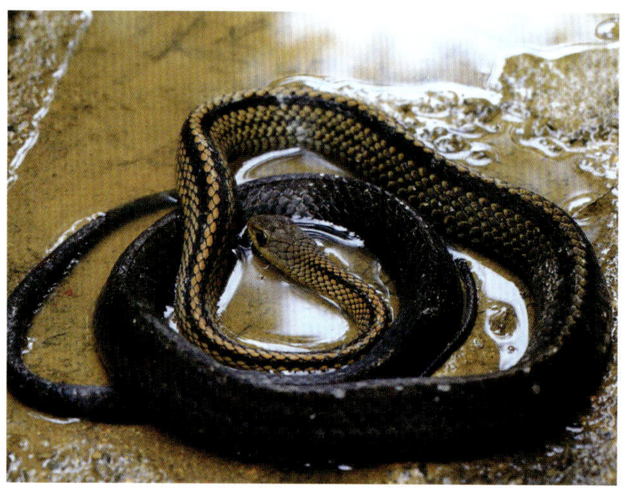

眼镜蛇科

银环蛇 铁包应、寸白蛇、银包铁

Bungarus multicinctus Blyth

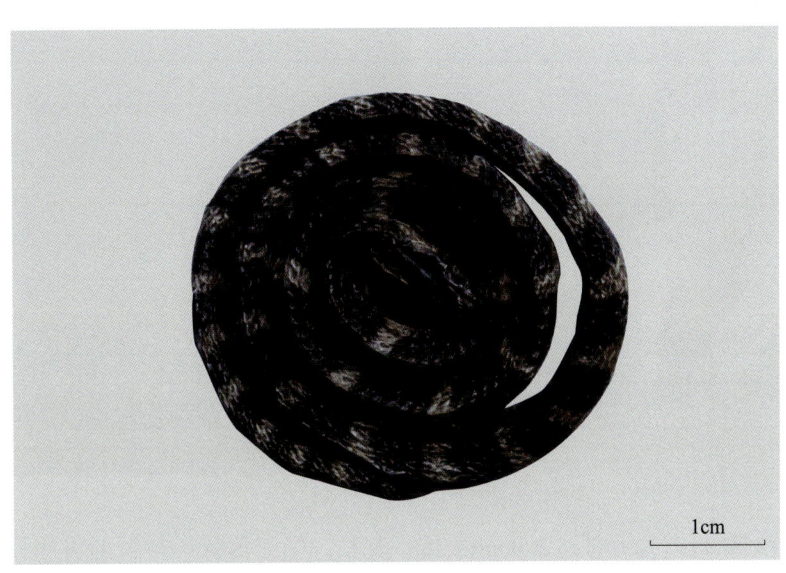

形态特征 全长140cm左右。头部椭圆形，稍大于颈，有前沟牙。眼小，鼻鳞2，鼻孔椭圆形，位于两鳞之间，颊鳞缺，上唇鳞7，2-2-3式，下唇鳞7，个别6或8，3~4片切前颏片，眼前鳞1，眼后鳞2，颞鳞1（2）+2。背鳞光滑，通身15行，少数颈部为16、17行，背鳞扩大，呈六角形，背脊为不明显棱起。腹鳞雄性204~231，雌性203~227，肛鳞完整，尾下鳞单列，雄性43~54，雌性37~55，尾末端较尖细。生活时体背黑白横纹相间，在躯干部有20~50个，尾部7~17个，白色横纹的宽度占1~2个鳞片，腹部白色。

适宜生境 栖息于平原及丘陵地带多水处。

资源状况 分布于马头山各地。常见。

入药部位 幼蛇全体（金钱白花蛇）。

采收加工 夏、秋二季捕捉，剖开腹部，除去内脏，擦净血迹，用乙醇浸泡处理后，盘成圆形，用竹签固定，干燥。

功能主治 祛风，通络，止痉。用于风湿顽痹，麻木拘挛，中风口眼㖞斜，半身不遂，抽搐痉挛，破伤风，麻风，疥癣。

蝰亚科

尖吻蝮 五步蛇、百步蛇、懒蛇、五步龙

Deinagkistrodon acutus (Günther)

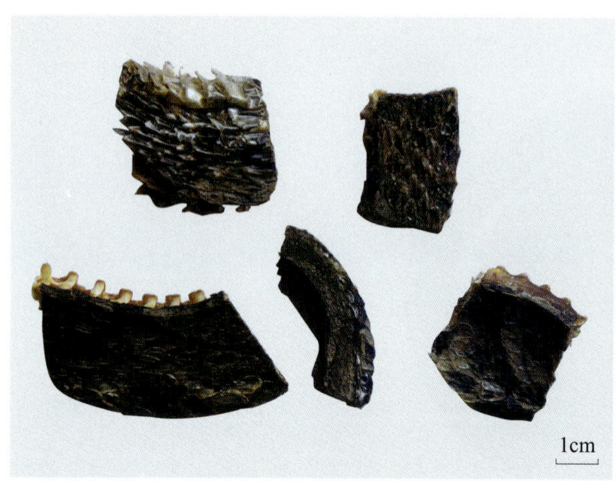

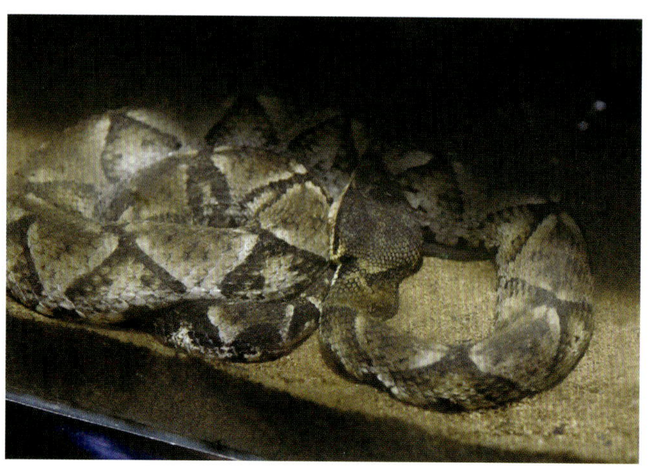

形态特征 体长120~150cm，大者可达200cm以上。头大，呈三角状，与颈部可明显区别，有管牙。吻鳞和鼻间鳞向上前方突起，鼻孔与眼之间有一椭圆形颊窝——热测位器。背鳞具强棱，21（23）-21（23）-17（19），腹鳞157~171，尾下鳞52~60，多成对，末端鳞片角质化，形成一尖出硬物，称佛指甲。体色变化较大，背面黑褐色、黑灰色、棕褐色、土褐色、土黄色、棕绿色或棕红色。自颈至尾有2行中央色浅的深色圆斑或由此斑形成的网纹，或斑纹不显，尾色同体色。腹面色浅者，颌部灰白色；腹面黑色发亮者（背黑灰色），颌片和下唇鳞腹侧有黑斑，颌部亦灰白色。眼后斜向口角有深色宽带状斑，其背缘有醒目的细白边，即所谓白眉。

适宜生境 栖息于山区或丘陵林木茂盛等阴湿地方。

资源状况 分布于马头山各地。少见。

入药部位 全体（蕲蛇）。

采收加工 多于夏、秋二季捕捉，剖开蛇腹，除去内脏，洗净，用竹片撑开腹部，盘成圆盘状，干燥后拆除竹片。

功能主治 祛风，通络，止痉。用于风湿顽痹，麻木拘挛，中风口眼㖞斜，半身不遂，抽搐痉挛，破伤风，麻风，疥癣。

[1] 中国科学院《中国植物志》编辑委员会．中国植物志［M］．北京：科学出版社，1959-2004.

[2] 国家药典委员会．中华人民共和国药典：一部［M］．北京：中国医药科技出版社，2015.

[3] 国家中医药管理局《中华本草》编委会．中华本草［M］．上海：上海科学技术出版社，1999.

[4] 南京中医药大学．中药大辞典［M］．上海：上海科学技术出版社，2006.

[5] 全国中草药汇编编写组．全国中草药汇编［M］．北京：人民卫生出版社，1983.

[6] 苏颂．本草图经［M］．尚志钧，辑校．合肥：安徽科学技术出版社，1994.

[7] 苏敬．新修本草［M］．尚志钧，辑校．合肥：安徽科学技术出版社，1981.

[8] 吴其濬．植物名实图考［M］．北京：中华书局，1963.

[9] 中国科技出版传媒股份有限公司．中国生物志库·动物［DB/OL］.（2018-11-16）［2021-3-9］. https://speciestest.sciencereading.cn/biology/v/botanyIndex/122/DW.html.

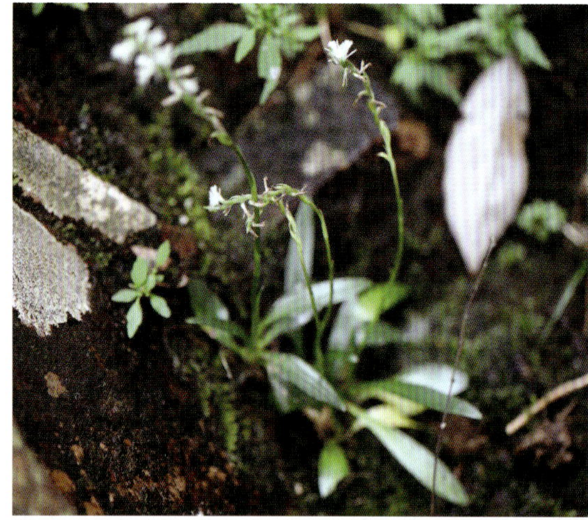

香港绶草 *Spiranthes hongkongensis* S. Y. Hu & Barretto

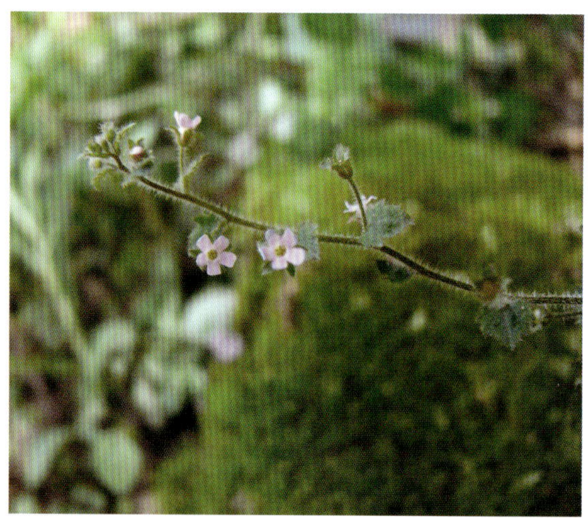

红花假婆婆纳 *Stimpsonia chamaedryoides* Wright. ex A. Gray f. *rubriflora* J. Z. Shao

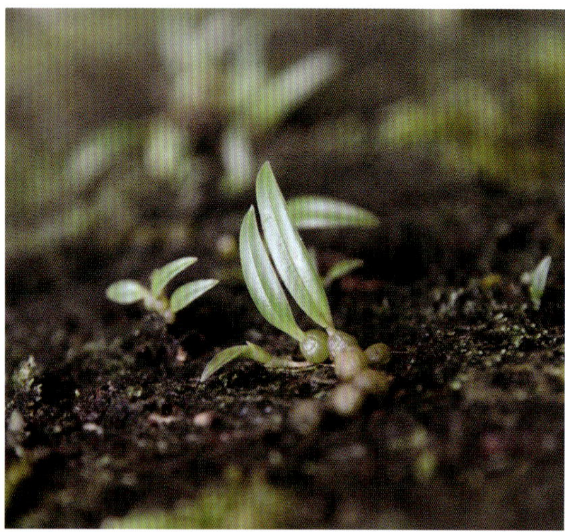

瘤唇卷瓣兰 *Bulbophyllum japonicum* (Makino) Makino

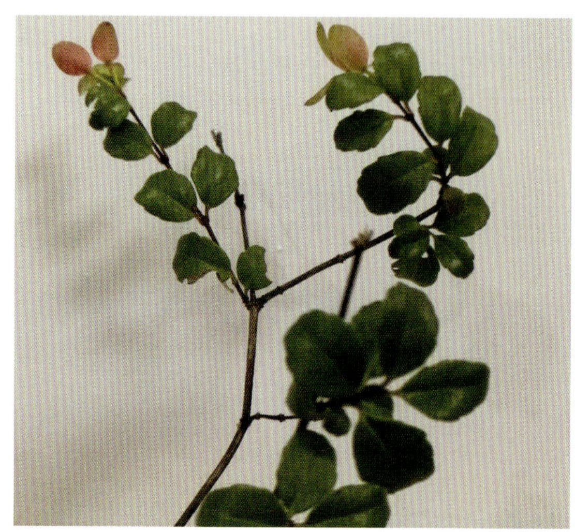

蓪梗花 *Abelia engleriana* (Graebn.) Rehd.

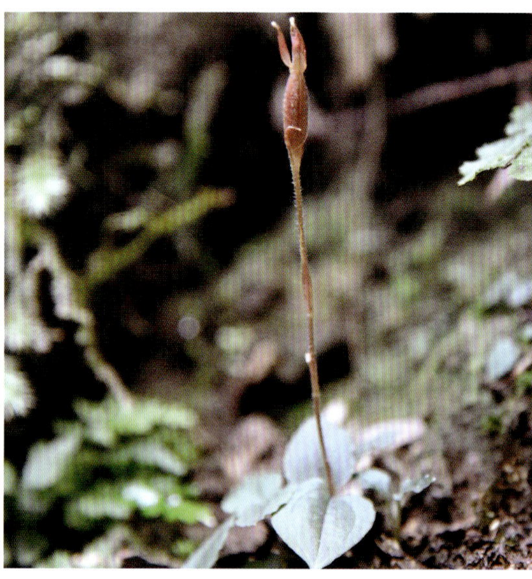

绿花斑叶兰 *Goodyera viridiflora* (Bl.) Bl.

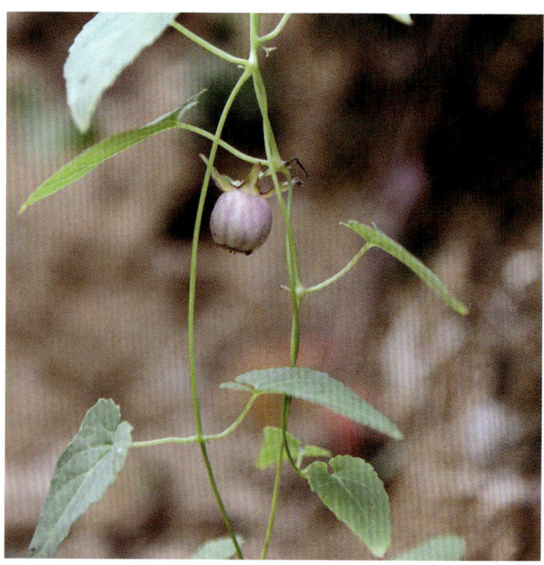

金钱豹 *Campanumoea javanica* Bl.

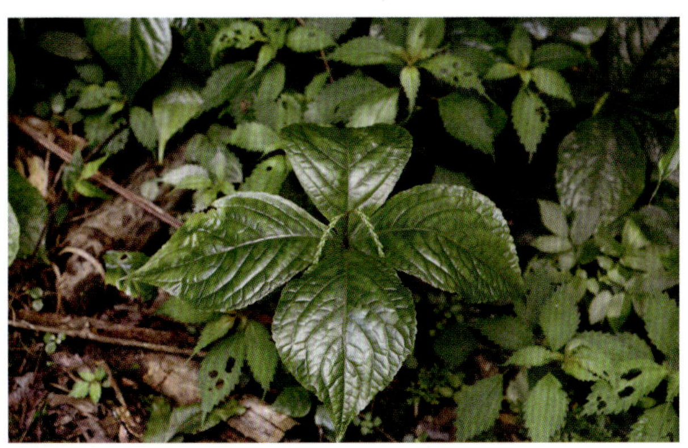

华南金粟兰 *Chloranthus sessilifolius* K. F. Wu var. *austro-sinensis* K. F. Wu

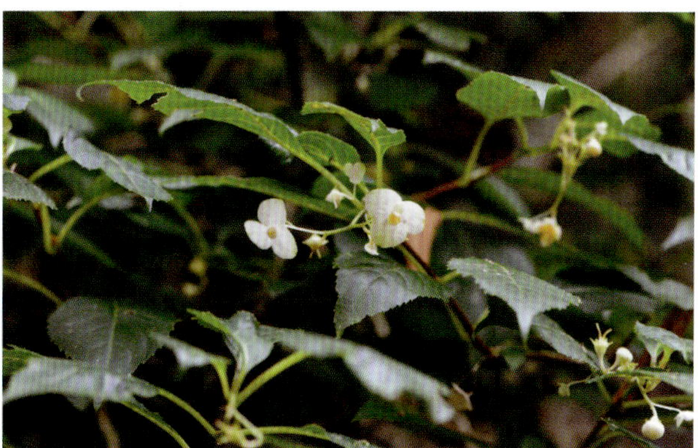

蛛网萼 *Platycrater arguta* Sieb. et Zucc.

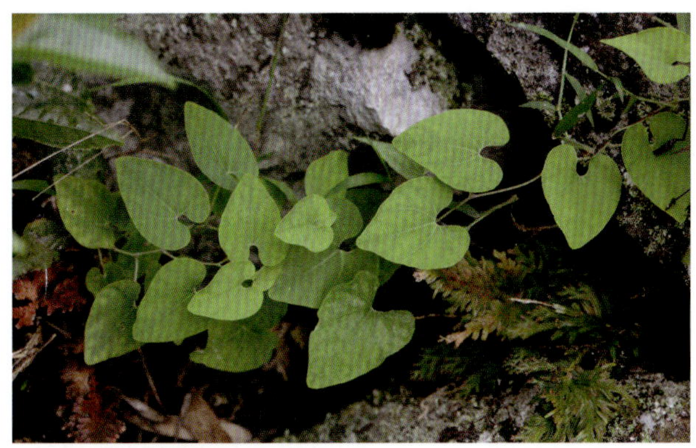

蜂窠马兜铃 *Aristolochia foveolata* Merr.

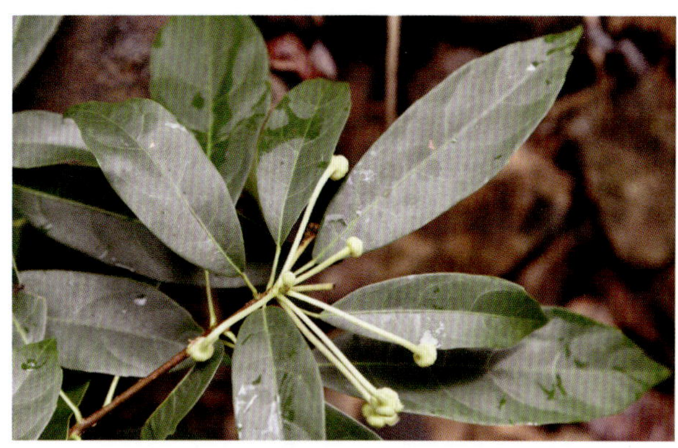

猴欢喜 *Sloanea sinensis* (Hance) Hemsl.

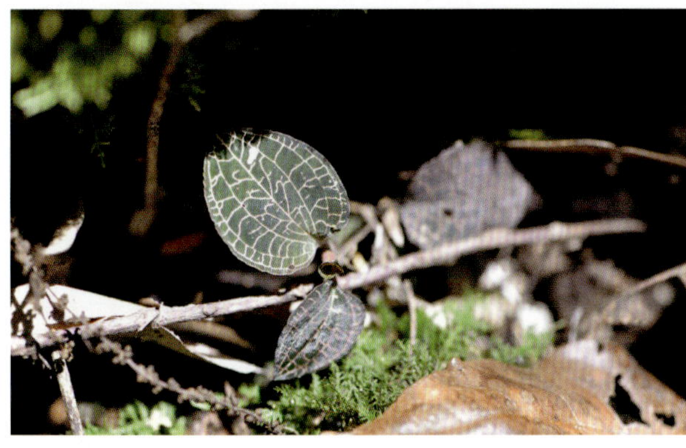

金线兰 *Anoectochilus roxburghii* (Wall.) Lindl.

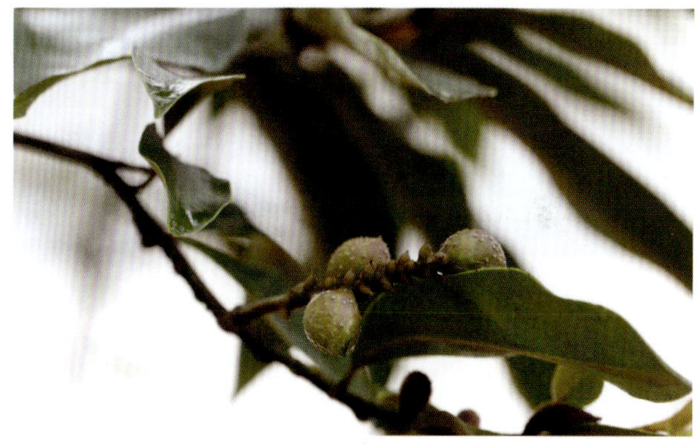

美毛含笑 *Michelia caloptila* Law et Y. F. Wu

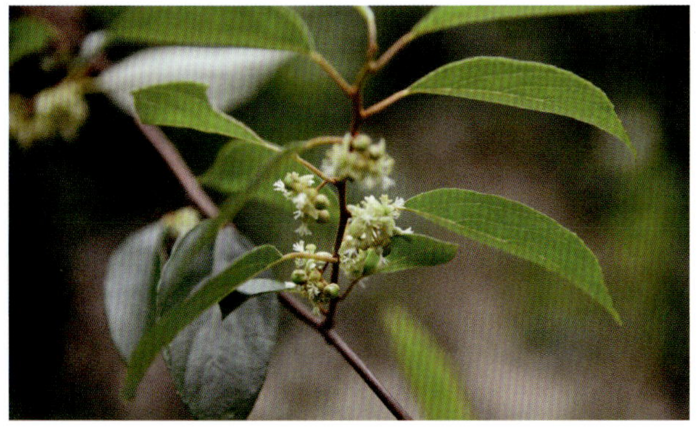

小叶猕猴桃 *Actinidia lanceolata* Dunn

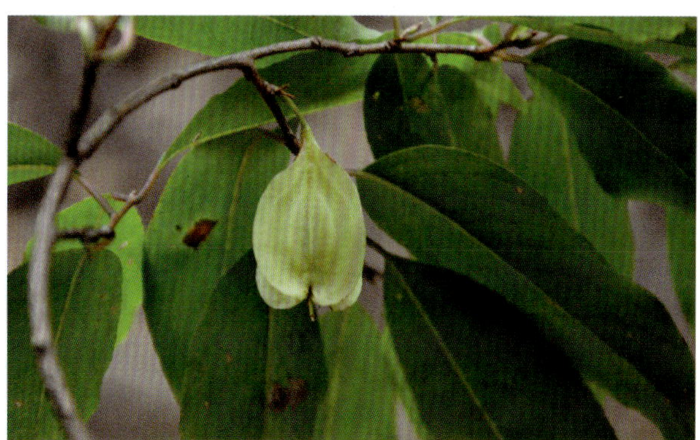

银钟花 *Halesia macgregorii* Chun

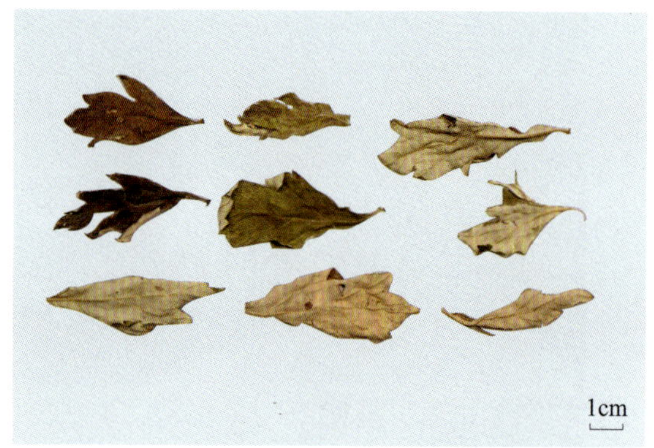

艾叶
Artemisiae argyi folium

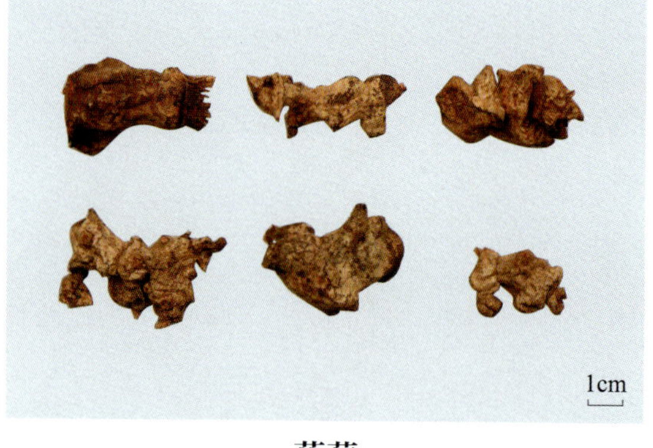

菝葜
Smilacis chinae rhizoma

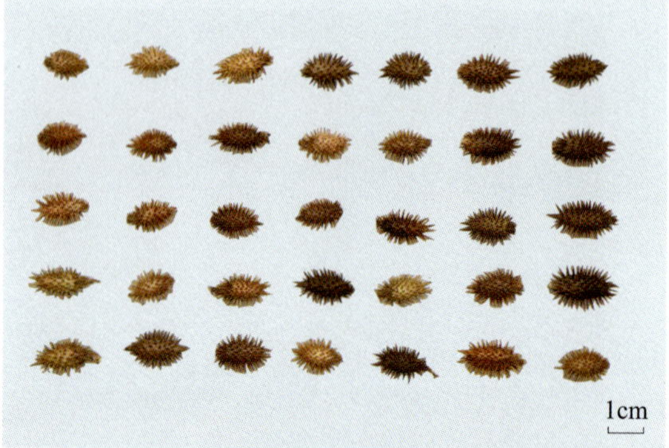

苍耳子
Xanthii fructus

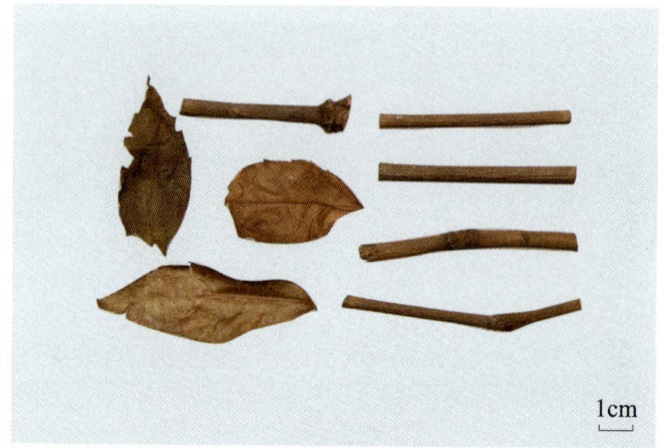

肿节风
Sarcandrae herba

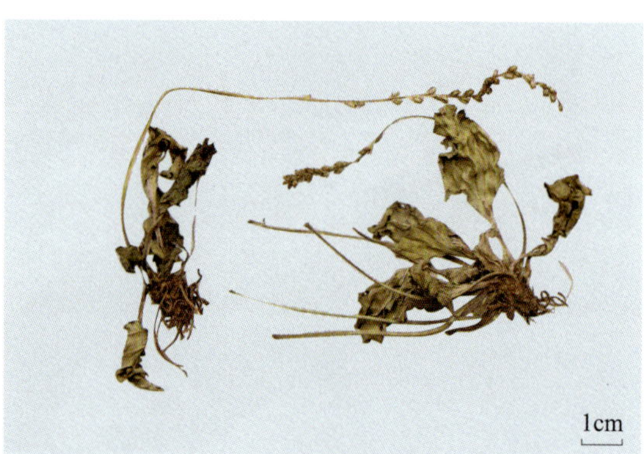

车前草
Plantaginis herba

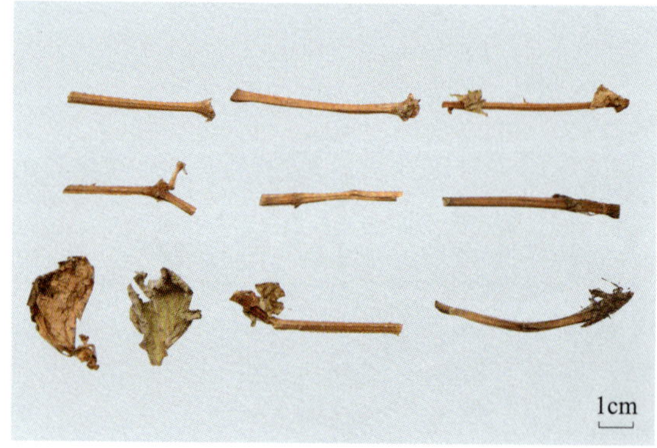

杠板归
Polygoni perfoliati herba

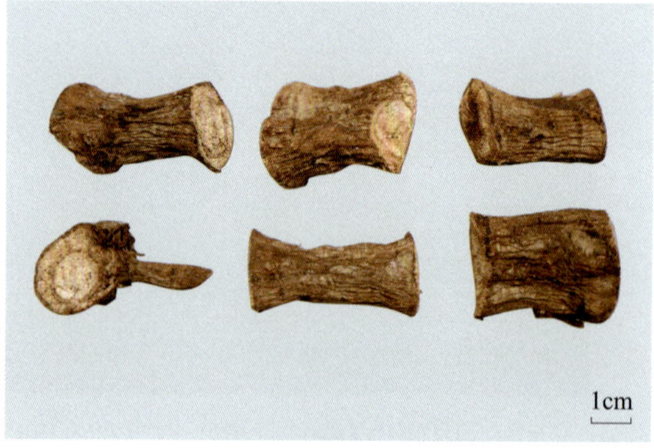

葛根
Puerariae lobatae radix

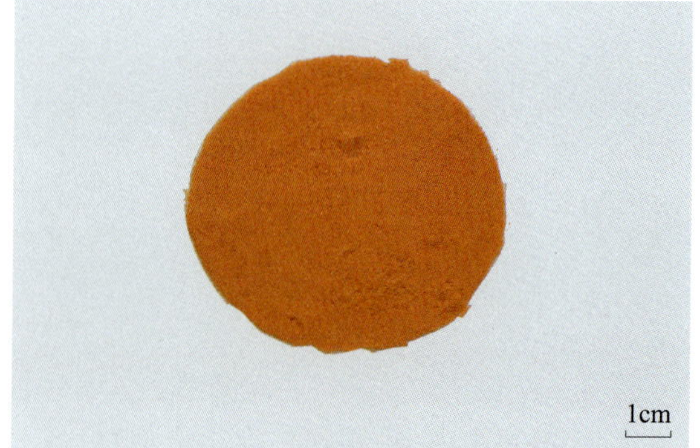

海金沙
Lygodii spora

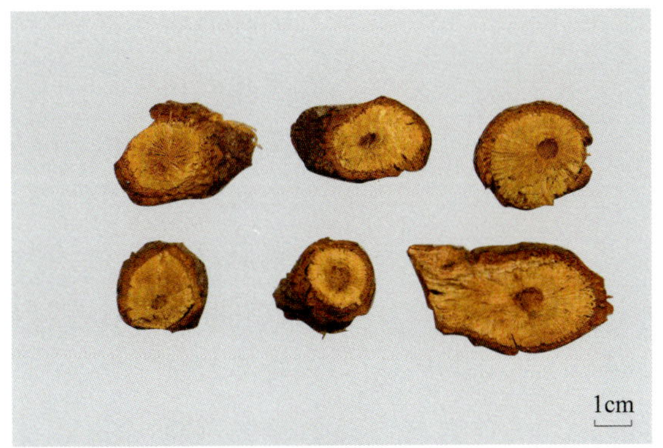

虎杖
Polygoni cuspidati rhizoma et radix

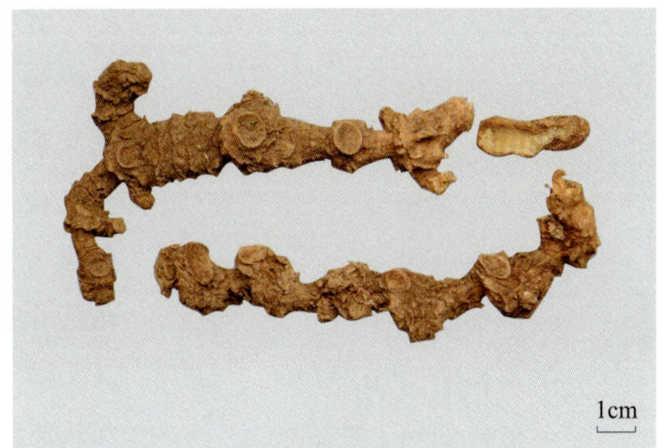

黄精
Polygonati rhizoma

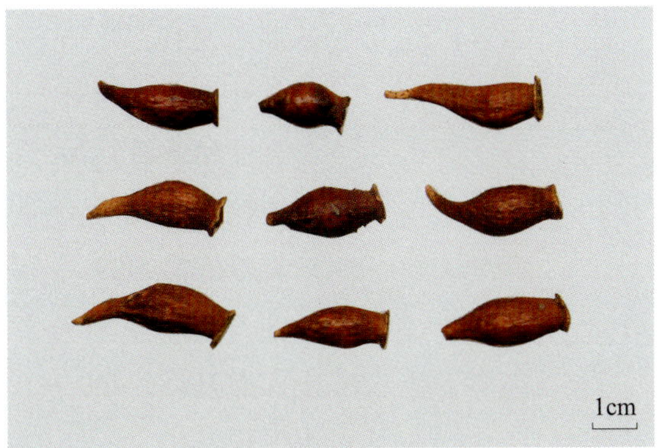

金樱子
Rosae laevigatae fructus

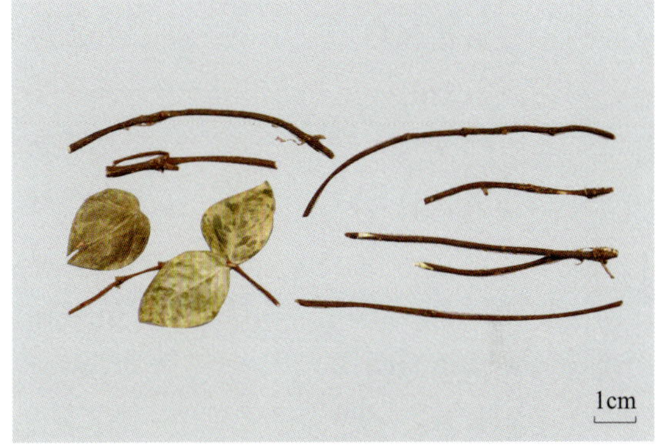

络石藤
Trachelospermi caulis et folium

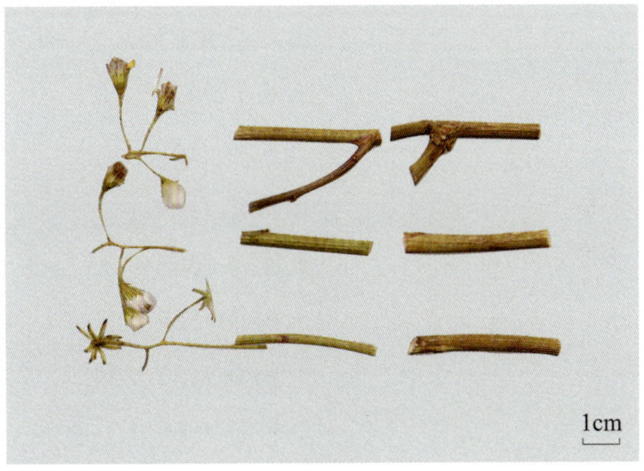

千里光
Senecionis scandentis hebra

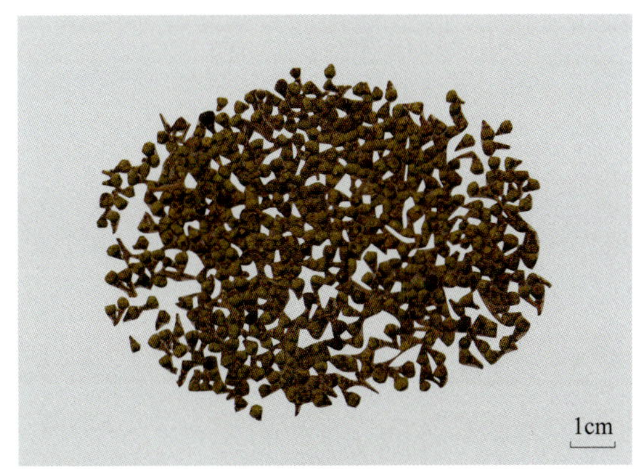

吴茱萸
Euodiae fructus

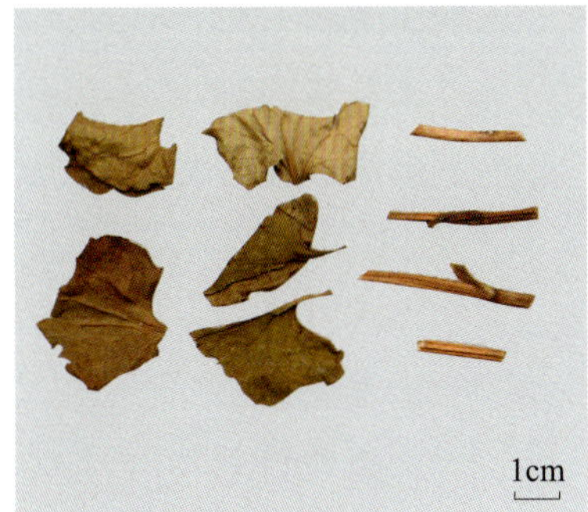

鱼腥草
Houttuyniae herba

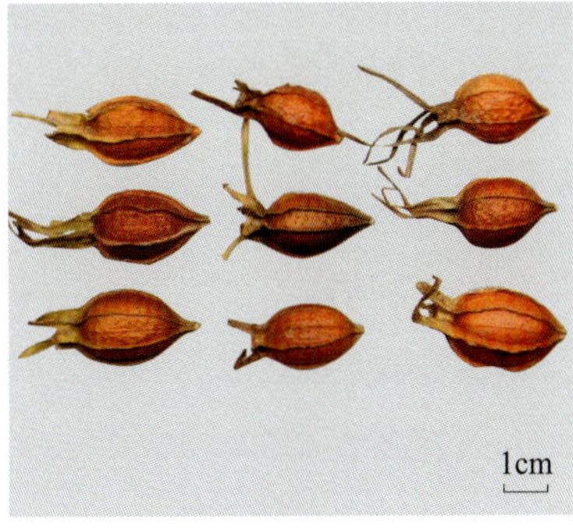

栀子
Gardeniae fructus

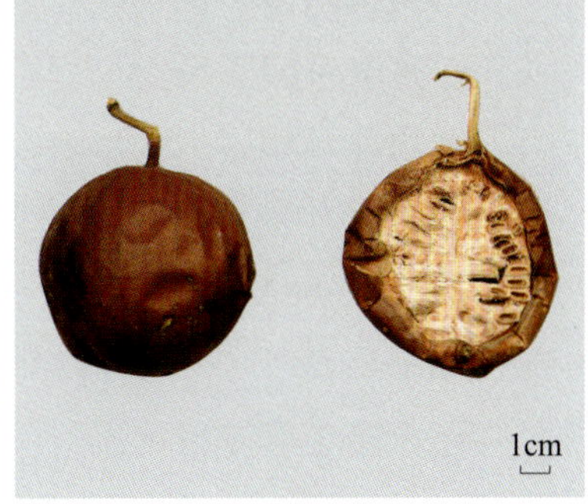

瓜蒌
Trichosanthis fructus

索引

中文名笔画索引

一画

二画

三画

五画

六画

七画

八画

九画

十画

十一画

十二画

十三画

十四画

十五画

十六画

十七画

十八画及以上

拉丁学名索引

D

E

F

G

H

I

J

K

L

M

N

O

P

Q

R

S

T

U

V

W

X

Z